史密斯泌尿外科学

Smith and Tanagho's General Urology

第19版

主　编　**Jack W. McAninch**
　　　　Tom F. Lue

主　审　张小东

主　译　田　龙　刘晓强

副主译　韩　虎

人民卫生出版社
·北　京·

图书在版编目（CIP）数据

史密斯泌尿外科学 /（美）杰克·W.麦卡尼奇
（Jack W. McAninch），（美）汤姆·F.卢（Tom F. Lue）
主编；田龙，刘晓强主译 . —北京：人民卫生出版社，
2024.9

　　ISBN 978-7-117-36061-6

　　Ⅰ. ①史⋯　Ⅱ. ①杰⋯　②汤⋯　③田⋯　④刘⋯　Ⅲ.
①泌尿外科学　Ⅳ. ①R69

　　中国国家版本馆 CIP 数据核字（2024）第 050924 号

人卫智网	**www.ipmph.com**	医学教育、学术、考试、健康， 购书智慧智能综合服务平台
人卫官网	**www.pmph.com**	人卫官方资讯发布平台

史密斯泌尿外科学
Shimisi Miniao Waikexue

主　　译：田　龙　刘晓强
出版发行：人民卫生出版社（中继线 010-59780011）
地　　址：北京市朝阳区潘家园南里 19 号
邮　　编：100021
E - mail：pmph @ pmph.com
购书热线：010-59787592　010-59787584　010-65264830
印　　刷：北京华联印刷有限公司
经　　销：新华书店
开　　本：889×1194　1/16　印张：48
字　　数：1322 千字
版　　次：2024 年 9 月第 1 版
印　　次：2024 年 9 月第 1 次印刷
标准书号：ISBN 978-7-117-36061-6
定　　价：398.00 元
打击盗版举报电话：**010-59787491**　　**E-mail：WQ @ pmph.com**
质量问题联系电话：**010-59787234**　　**E-mail：zhiliang @ pmph.com**
数字融合服务电话：**4001118166**　　**E-mail：zengzhi @ pmph.com**

史密斯泌尿外科学

Smith and Tanagho's General Urology

第19版

主　　编　Jack W. McAninch
　　　　　Tom F. Lue

主　　审　张小东

主　　译　田　龙　刘晓强

副 主 译　韩　虎

审　　校　（按章节排序）

邱剑光　薛　蔚　刘晓强　董作亮　赵　新　郎　旭　车翔宇　张　弋　张小东
张　宁　田　龙　秦卫军　王亚轩　唐　伟　宋鲁杰　祖雄兵　董　强　林　毅
张文学　崔　喆　李黎明　闫铁昆　姜埃利　刘毅东　周任远

译　　者　（按章节排序）

蔡启亮　王　旭　刘利维　刘　康　刘　莉　卢　毅　康家旗　周克冲　宋宇轩
潘　阳　李晓东　洪保安　蒋一航　张　建　于茂衡　韩振伟　袁正勇　蒋　立
朱卫东　陈金波　周晓光　王福利　张哲鑫　王明帅　崔　韵　李慕玮　耿　凯
李春昶　常　冉　吴栗洋　张建忠　关　星　汤坤龙　王宝龙　齐　焰　孙桂江
王　伟　刘　赛　杨　波　杨永姣　刘　莉　庄利恺　关　星　韩　虎　雷洪恩
顾本宏　孙泽家　李泽林　薛文勇　王尚任

主译秘书　雷洪恩　王尚任

人民卫生出版社
·北　京·

译 者 前 言

《史密斯泌尿外科学》是一部经典的泌尿外科专业读物。自出版以来，深受广大读者的欢迎，目前已经是第 19 版。《史密斯泌尿外科学》之所以受欢迎是由于其经典，内容在保留先辈智慧的基础上不断完善，不断增加新理论、新技术和科技新成果，凝结了历版作者丰富的临床经验，新版还采纳并丰富了临床大数据。我相信读者在阅读本书的过程中会感到既熟悉又新鲜，一定会有所收获。

本书原著第 19 版的书名有所变化，前几版书名为 *Smith's General Urology*，几经再版完善，推陈出新，到现在更名为 *Smith and Tanagho's General Urology*，体现出了本书在学术上的一脉相承。Emil Tanagho 教授是前几版 *Smith's General Urology* 的主编，而第 19 版即今天的 *Smith and Tanagho's General Urology* 是由 Emil Tanagho 教授的学生——Tom F. Lue 教授——本着传承、发展的理念，与 Jack W. McAninch 教授等人精心编写。

本书在北美、欧洲的医学生中广受关注，被视为医学生的泌尿外科学辅助教材。在中国，大陆与台湾省的大学医学院或医科类大学也曾使用本书作为专科教材。可想而知本书为什么受到广泛的欢迎。20 世纪 90 年代，在北京国际泌尿外科年会（ISU）上，我有幸结识了 Emil Tanagho 教授，他精湛的专业技术和丰富的学识深深激励着我，也就是后来我将本书译成中文版的动力和初心，并于 15 年前完成了 *Smith's General Urology* 第 17 版的中文版翻译。Tom F. Lue 曾经跟随 Emil Tanagho 教授学习，后来成为加州大学旧金山分校医学中心的泌尿外科主任。Tom F. Lue 教授已经历练成为美国乃至国际的顶尖男科专家。我由于工作的关系也曾访问 Tom F. Lue 教授，并参观他的病房及实验室，对其工作状态及所取得的成就大为惊叹。Tom F. Lue 教授是一位热爱祖国的华裔，经常回国做学术交流及培养来自中国的医生。

医学是一门快速发展和更新速度极快的科学，泌尿外科学的发展除了外科先辈们的不断进取，更借助于基础科学、工业技术的发展。今天的光学技术、影像学技术、化学及药理学等技术的发展已经大大推动了医疗向精准模式的进步，使数亿患者受益。医学的发展永远能够超越人们的想象。

第 19 版《史密斯泌尿外科学》的中文版由首都医科大学附属北京朝阳医院田龙教授和天津医科大学总医院泌尿外科刘晓强教授领衔主译，翻译及后期整理工作得到了来自国内许多医院医生的帮助，他们本着忠实原文、字斟句酌的理念，认真完成本书的翻译。在第 19 版《史密斯泌尿外科学》即将问世之际，感谢翻译团队为本书的付出，也希望本书能够使相关专业的医学生、医护工作者受益。

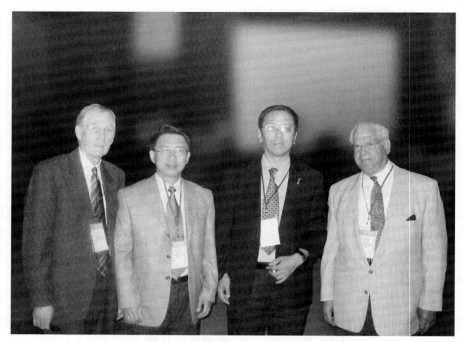

（张小东教授与本书作者 Emil Tanagho 教授、Tom F. Lue 教授合影）

张小东

医学博士、主任医师、教授

首都医科大学附属北京朝阳医院泌尿外科

2024 年 4 月

参译人员名单

主审

张小东　首都医科大学附属北京朝阳医院

主译

田　龙　首都医科大学附属北京朝阳医院
刘晓强　天津医科大学总医院

副主译

韩　虎　首都医科大学附属北京朝阳医院

审校（按章节排序）

邱剑光　中山大学附属第六医院
薛　蔚　上海交通大学医学院附属仁济医院
刘晓强　天津医科大学总医院
董作亮　天津医科大学总医院
赵　新　天津医科大学总医院
郎　旭　天津医科大学总医院
车翔宇　大连医科大学附属第一医院
张　弋　北京大学国际医院
张小东　首都医科大学附属北京朝阳医院
张　宁　首都医科大学附属北京安贞医院
田　龙　首都医科大学附属北京朝阳医院
秦卫军　空军军医大学第一附属医院
王亚轩　河北医科大学第二医院
唐　伟　重庆医科大学附属第一医院
宋鲁杰　上海交通大学医学院附属第六人民医院
祖雄兵　湖南省人民医院
董　强　四川大学华西医院
林　毅　天津医科大学总医院
张文学　天津医科大学总医院
崔　喆　天津医科大学总医院
李黎明　天津医科大学总医院
闫铁昆　天津医科大学总医院

姜埃利　天津医科大学第二医院
刘毅东　上海交通大学医学院附属仁济医院
周任远　上海市静安区中心医院

译者（按章节排序）

蔡启亮　天津医科大学第二医院
王　旭　天津医科大学第二医院
刘利维　天津医科大学第二医院
刘　康　香港中文大学
刘　莉　天津医科大学总医院
卢　毅　中国医学科学院北京协和医院
康家旗　天津市人民医院
周克冲　湖北省襄阳市中心医院
宋宇轩　北京大学人民医院
潘　阳　重庆医科大学附属第一医院
李晓东　新疆医科大学第一附属医院
洪保安　首都医科大学附属北京安贞医院
蒋一航　首都医科大学附属北京朝阳医院
张　建　河北医科大学第一医院
于茂衡　天津市海河医院
韩振伟　河北医科大学第二医院
袁正勇　都江堰市医疗中心
蒋　立　重庆医科大学附属第一医院
朱卫东　上海交通大学医学院附属第六人民医院
陈金波　中南大学湘雅医院
周晓光　首都医科大学附属北京朝阳医院
王福利　空军军医大学第一附属医院
张哲鑫　中南大学湘雅医院
王明帅　中国医学科学院肿瘤医院
崔　韵　首都医科大学附属北京朝阳医院
李慕玮　天津医科大学总医院
耿　凯　天津医科大学总医院
李春昶　天津医科大学总医院

常　冉　中国康复研究中心
吴栗洋　首都医科大学附属北京朝阳医院
张建忠　首都医科大学附属北京友谊医院
关　星　首都医科大学附属北京朝阳医院
汤坤龙　天津医科大学总医院
王宝龙　天津医科大学总医院
齐　焰　天津医科大学总医院
孙桂江　天津医科大学第二医院
王　伟　首都医科大学附属北京朝阳医院
刘　赛　首都医科大学附属北京朝阳医院
杨　波　空军军医大学第一附属医院
杨永姣　天津医科大学第二医院
刘　莉　天津医科大学总医院

庄利恺　复旦大学附属儿科医院泌尿外科
关　星　首都医科大学附属北京朝阳医院
韩　虎　首都医科大学附属北京朝阳医院
雷洪恩　首都医科大学附属北京朝阳医院
顾本宏　上海交通大学医学院附属同仁医院
孙泽家　首都医科大学附属北京朝阳医院
李泽林　首都医科大学附属北京朝阳医院
薛文勇　河北医科大学第一医院
王尚任　天津医科大学肿瘤医院

主译秘书

雷洪恩　首都医科大学附属北京朝阳医院
王尚任　天津医科大学肿瘤医院

作　　者

Karl-Erik Andersson, MD, PhD
Institute for Regenerative Medicine
Wake Forest University School of Medicine
Winston Salem, North Carolina

Susan Barbour, RN, MS, WOCN
Palliative Care Services
UCSF School of Medicine
San Francisco, California

John M. Barry, MD
Professor of Urology and Professor of Surgery
Division of Abdominal Organ Transplantation
Organ Health and Science University
Portland, Oregon

Laurence S. Baskin, MD
Chief of Pediatric Urology
University of California Children's Medical Center
UCSF School of Medicine
San Francisco, California
Attending Urologist
Children's Hospital Oakland
Oakland, California

David B. Bayne, MD, MPH
Endourology Fellow
Department of Urology
UCSF School of Medicine
San Francisco, California

Benjamin N. Breyer, MD, MAS, FACS
Associate Professor and Vice Chair
Department of Urology
UCSF School of Medicine
San Francisco, California

Peter R. Carroll, MD, MPH
Professor
Ken and Donna Derr-Chevron Endowed Chair in
    Prostate Cancer
Department of Urology
UCSF School of Medicine
San Francisco, California

June M. Chan, ScD
Program Director, Genitourinary Cancer Epidemiology and
    Population Sciences
Department of Urology

UCSF School of Medicine
San Francisco, California

Thomas Chi, MD
Associate Professor and Katzman Endowed Professor in
    Clinical Urology
Department of Urology
UCSF School of Medicine
San Francisco, California

Matthew R. Cooperberg, MD, MPH
Associate Professor
Department of Urology
Helen Diller Family Comprehensive Cancer Center
UCSF School of Medicine
San Francisco, California

Hillary L. Copp, MD, MS
Associate Professor of Urology and Pediatric Urology
    Fellowship Director
Benioff Children's Hospital
UCSF School of Medicine
San Francisco, California

Donna Y. Deng, MD, MS
Neurourology Lead, Kaiser Permanente Northern
    California
Medical Director, Kaiser NorCal Regional Spina Bifida
    Program
Associate Fellowship Director, Female Pelvic Medicine
    Reconstructive Surgery, Kaiser East Bay/UCSF
Oakland, California

Arpita Desai, MD
Clinical Instructor
Department of Genitourinary Medical Oncology
Helen Diller Family Comprehensive Cancer Center
UCSF School of Medicine
San Francisco, California

Michael DiSandro, MD
Professor of Urology
Department of Urology
UCSF School of Medicine
San Francisco, California

Daniela Franz, MD
Department of Diagnostic and Interventional Radiology
Klinikum rechts der Isar
Munich Technical University
Munich, Germany

Thomas W. Gaither, MD, MAS
Urology resident
University of California
Los Angeles, California

Maurice M. Garcia, MD, MAS
Associate Professor of Urology and Anatomy (Adjunct)
Departments of Urology and Anatomy
UCSF Medical Center
San Francisco, California
Director, Cedars-Sinai Transgender Surgery and
    Health Program
Division of Urology
Cedars-Sinai Medical Center
Los Angeles, California

Scott Gerst, MD
Associate Attending Physician
Department of Radiology
Memorial Hospital, Memorial Sloane-Kettering
    Cancer Center
New York, New York

Rolf Gillitzer, MD
Clinical Director
Department of Urology
Johannes Gutenberg University Medical Center Mainz
Mainz, Germany

Roy L. Gordon, MD
Professor of Interventional Radiology
Department of Radiology
UCSF School of Medicine
San Francisco, California

Alexander R. Gottschalk, MD, PhD
Professor of Radiation Oncology
Director of CyberKnife
Departments of Radiation and Oncology
UCSF School of Medicine
San Francisco, California

Kirsten L. Greene, MD, MS
Professor and Chair
Department of Urology
University of Virginia
Charlottesville, Virginia

Hedvig Hricak, MD, PhD
Chair
Department of Radiology
Memorial Sloan-Kettering Cancer Center
Professor of Radiology
Cornell University
New York, New York

Christopher J. Kane, MD, FACS
Dean of Clinical Affairs
UC San Diego School of Medicine
CEO, UC San Diego Health Physician Group
La Jolla, California

Stacey A. Kenfield, ScD
Associate Professor
Department of Urology
UCSF School of Medicine
San Francisco, California

Barry A. Kogan, MD
Professor, Surgery and Pediatrics
Falk Chair in Urology
Albany Medical College
Albany, New York

Ryan Kohlbrenner, MD
Assistant Professor of Interventional Radiology
Departments of Radiology and Biomedical Imaging
UCSF School of Medicine
San Francisco, California

Badrinath R. Konety, MD, MBA
Associate Dean for Innovation
Professor of Urology
Director of the Institute for Prostate and Urologic Cancers
University of Iowa
Iowa City, Iowa

Vadim S. Koshkin, MD
Assistant Clinical Professor
Genitourinary Medical Oncologist
Departments of Hematology and Oncology
UCSF School of Medicine
San Francisco, California

John N. Krieger, MD
Professor of Urology
University of Washington School of Medicine
Seattle, Washington

Brian K. Lee, MD
Professor of Medicine
The Connie Frank Kidney Transplant Center
UCSF School of Medicine
San Francisco, California

Yun Rose Li, MD, PhD
Resident Physician
Departments of Radiation and Oncology
UCSF School of Medicine
San Francisco, California

Tom F. Lue, MD, FACS, ScD (Hon)
Professor of Urology
Emil Tanagho Endowed Chair in Clinical Urology
Department of Urology
UCSF School of Medicine
San Francisco, California

Kristin Madden, PharmD
Pharmacist
Department of Veterans Affairs
San Antonio, Texas

Jack W. McAninch, MD, FACS, FRCS(E)(Hon)
Professor of Urology
UCSF School of Medicine
San Francisco, California

Michelle L. McDonald, MD
Urologist
San Diego, California

Maxwell V. Meng, MD, MPH
Professor
Department of Urology
UCSF School of Medicine
San Francisco, California

Hiep T. Nguyen, MD
Associate Professor
Surgery and Urology
Harvard Medical School and Children's Hospital
Boston, Massachusetts

Anobel Y. Odisho, MD, MPH
Assistant Professor
Department of Urologic Oncology
UCSF School of Medicine
San Francisco, California

Sima P. Porten, MD, MPH
Assistant professor
Department of Urology
UCSF School of Medicine
San Francisco, California

Joseph C. Presti, Jr., MD
Lead for Urologic Oncology
Kaiser Permanente Northern California
Oakland, California

Amanda B. Reed-Maldonado, MD, FACS
Chief, Male Reproductive Urology
Department of Urology
Tripler Army Medical Center
Honolulu, Hawaii

Mack Roach III, MD
Professor of Radiation Oncology and Urology
Department of Urology
UCSF School of Medicine
San Francisco Comprehensive Cancer Center
San Francisco, California

Tami S. Rowen, MD, MS
Assistant Professor
Departments of Obstetrics, Gynecology, and
    Reproductive Sciences
UCSF School of Medicine
San Francisco, California

Bogdana Schmidt, MD, MPH
Urologic Oncology Fellow
Stanford University Medical Center
Stanford, California

Alan W. Shindel, MD, MAS
Associate Professor
Department of Urology
University of California
Davis, California

Katsuto Shinohara, MD
Professor
Helen Diller Family Chair in Clinical Urology
Department of Urology
UCSF School of Medicine
San Francisco, California

Eric J. Small, MD
Professor of Medicine and Urology
Urologic Oncology Program and Program Member,
    Comprehensive Cancer Center
UCSF School of Medicine
San Francisco, California

James F. Smith, MD, MS
Associate Professor
Director, Male Reproductive Health
Departments of Urology, Obstetrics, Gynecology, and
    Reproductive Sciences
UCSF School of Medicine
San Francisco, California

Marshall L. Stoller, MD
Professor of Urology
Department of Urology
UCSF School of Medicine
San Francisco, California

Anne M. Suskind, MD, MS, FACS
Associate Professor of Urology, Obstetrics, Gynecology, and
    Reproductive Sciences
Director, Neurourology, Female Pelvic Medicine &
    Reconstructive Surgery
UCSF School of Medicine
San Francisco, California

Emil A. Tanagho, MD
Professor of Urology
Department of Urology
UCSF School of Medicine
San Francisco, California

David Tat, DO
Infectious Disease Specialist
Moses H. Cone Memorial Hospital
Greensboro, North Carolina

Joachim W. Thüroff, MD
Professor
Department of Urology
University Medical Center
Mannheim, Germany

Flavio G. Vincenti, MD
Professor of Medicine

The Connie Frank Kidney Transplant Center
UCSF School of Medicine
San Francisco, California

Thomas J. Walsh, MD, MS
Associate Professor
Department of Urology
University of Washington School of Medicine
Seattle, Washington

Mary K. Wang, MD
Childrens' Urology
Austin, Texas

Samuel L. Washington, III, MD
Urologic Oncology Clinical Fellow
Department of Urology
UCSF School of Medicine
San Francisco, California

J. Stuart Wolf, Jr., MD, FACS
Professor, Department of Surgery and Perioperative Care
Dell Medical School
The University of Texas at Austin
Austin, Texas

原 著 前 言

《史密斯泌尿外科学》第19版以简明扼要的方式为泌尿外科医师提供了用于对本领域疾病的理解、诊断和治疗的必要信息。我们的目的是使本书的内容保持先进、准确和可读性强等特点。

医学生会发现这本书的实用性，因为它具有简明扼要、易懂、内容组合好及涉猎内容广泛等优点。无论是实习医生、住院医生还是资深泌尿外科医生或者全科医生都会发现它的作用和参考价值，特别是其重点强调了诊断和治疗。

第19版对当前最新的临床观念和参考文献进行了彻底更新。本版利用简明直接的方式对泌尿外科疾病的相关诊断和治疗等临床知识和治疗指南进行了阐述。书中对泌尿系统恶性肿瘤的免疫治疗、泌尿系统肿瘤的放射治疗、尿失禁和血管介入放射学等章节都进行了较大幅度的修订。并且，该版增加了关于性别焦虑和临床研究设计这两个章节的内容。

书中的许多图片都利用现代技术进行重新绘制和着色，并对关键的临床信息加以经典精细的解剖图谱予以说明。

本书一直是世界各地的医学生、实习医生和泌尿外科医生的主要参考教材之一。除英语版本外，本书还被翻译成其他多种语言，如汉语、法语、希腊语、意大利语、日语、韩语、葡萄牙语、俄语、西班牙语和土耳其语。

我们非常感谢 McGraw-Hill 出版社的编辑的耐心和努力，感谢编者们的专业精神，感谢读者的广泛支持。

Jack W. McAninch, MD, FACS, FRCS（E）（Hon）
Tom F. Lue, MD, FACS, ScD（Hon）
2020 年 1 月于美国加州旧金山

目　　录

第 1 章　泌尿生殖系统解剖

Emil A. Tanagho，Tom F. Lue

泌尿学研究的是肾上腺、男性泌尿生殖道和女性泌尿道的疾病和功能失调。这些系统的图解如图 1-1 和图 1-2 所示。

肾上腺

▶大体解剖

A. 解剖

每个肾脏顶部都被肾上腺覆盖。肾脏和肾上腺都在 Gerota（肾周）筋膜内。每个肾上腺的重量为 4~5g。右肾上腺呈三角形。左侧肾上腺更圆呈新月状。肾上腺平均尺寸为宽 3cm，长 5cm，厚 1cm。两侧腺体都由皮质和髓质组成，皮质主要受垂体调控，髓质源自嗜铬细胞组织（Avisse et al，2000；O'Donoghue et al，2010）。

B. 毗邻

图 1-2 显示了肾上腺和其他器官之间的关系。右肾上腺位于肝脏和腔静脉之间。左肾上腺靠近主动脉，其下表面被胰腺覆盖。脾脏位于其上外侧。

▶组织学

肾上腺皮质占肾上腺总重量的 85%。皮质由三个不同层次组成：外层球状带，中层束状带和内层网状带。肾上腺髓质位于中央，由多面体形的嗜铬细胞构成。这些嗜铬细胞伴有少量交感神经节细胞。

▶血液供应

A. 动脉

每个肾上腺有三条动脉：一条来自膈下动脉，一条来自主动脉，一条来自肾动脉。

B. 静脉

右肾上腺的血液通过一条很短的静脉流入腔静脉；左肾上腺静脉回流至左肾静脉。

▶淋巴回流

淋巴管伴随肾上静脉汇入腰淋巴结。

肾脏

▶大体解剖

A. 解剖

肾脏呈斜形卧于腰大肌前方。由于肝脏挤压的因素，右肾的位置低于左肾（图 1-2，图 1-3）。成年男性肾脏的重量为 125~170g，女性为 115~155g。肾脏长 10~12cm，宽 5~7cm，厚 3~5cm。

肾脏由位于肾筋膜内的肾周脂肪、肾血管蒂、腹肌张力和腹腔内脏器支撑（Rusinek et al，2004）。这些因素的变化影响肾脏的活动程度。在吸气或直立位时肾脏的平均下降是 4~5cm。活动受限提示肾脏异常粘连，如肾周炎，但肾脏过度活动不一定是病理性的。

在纵切面上（图 1-4），肾脏由外层的皮质、中间的髓质及内部的肾盏肾盂组成。外观上皮质是

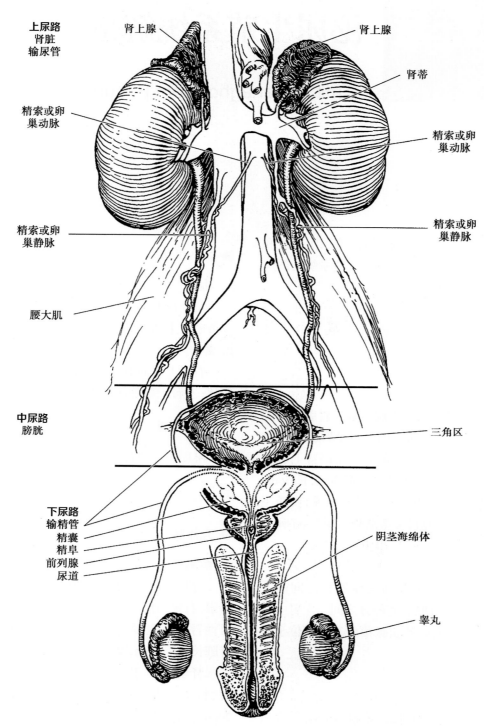

上尿路
肾脏
输尿管

肾上腺

肾上腺

肾蒂

精索或卵
巢动脉

精索或卵
巢动脉

精索或卵
巢静脉

精索或卵
巢静脉

腰大肌

中尿路
膀胱

三角区

下尿路
输精管
精囊
精阜
前列腺
尿道

阴茎海绵体

睾丸

▲ 图 1-1　男性泌尿生殖道解剖学

上尿路和中尿路仅有泌尿功能。下尿路同时具有生殖和泌尿功能

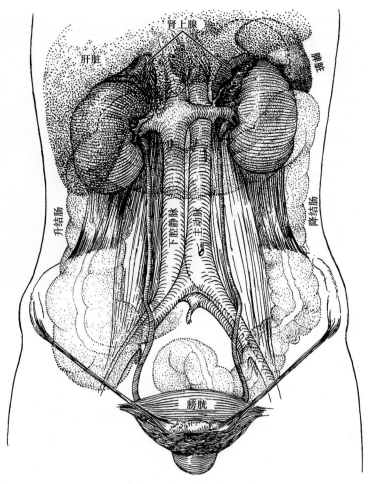

▲ 图 1-2　肾、输尿管和膀胱之间的关系（前面观）

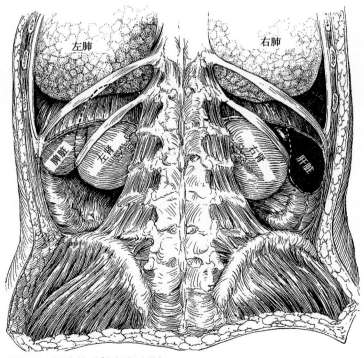

▲ 图 1-3　肾脏的毗邻（后面观）
虚线代表肾脏的轮廓，虚线处肾脏结构被覆盖

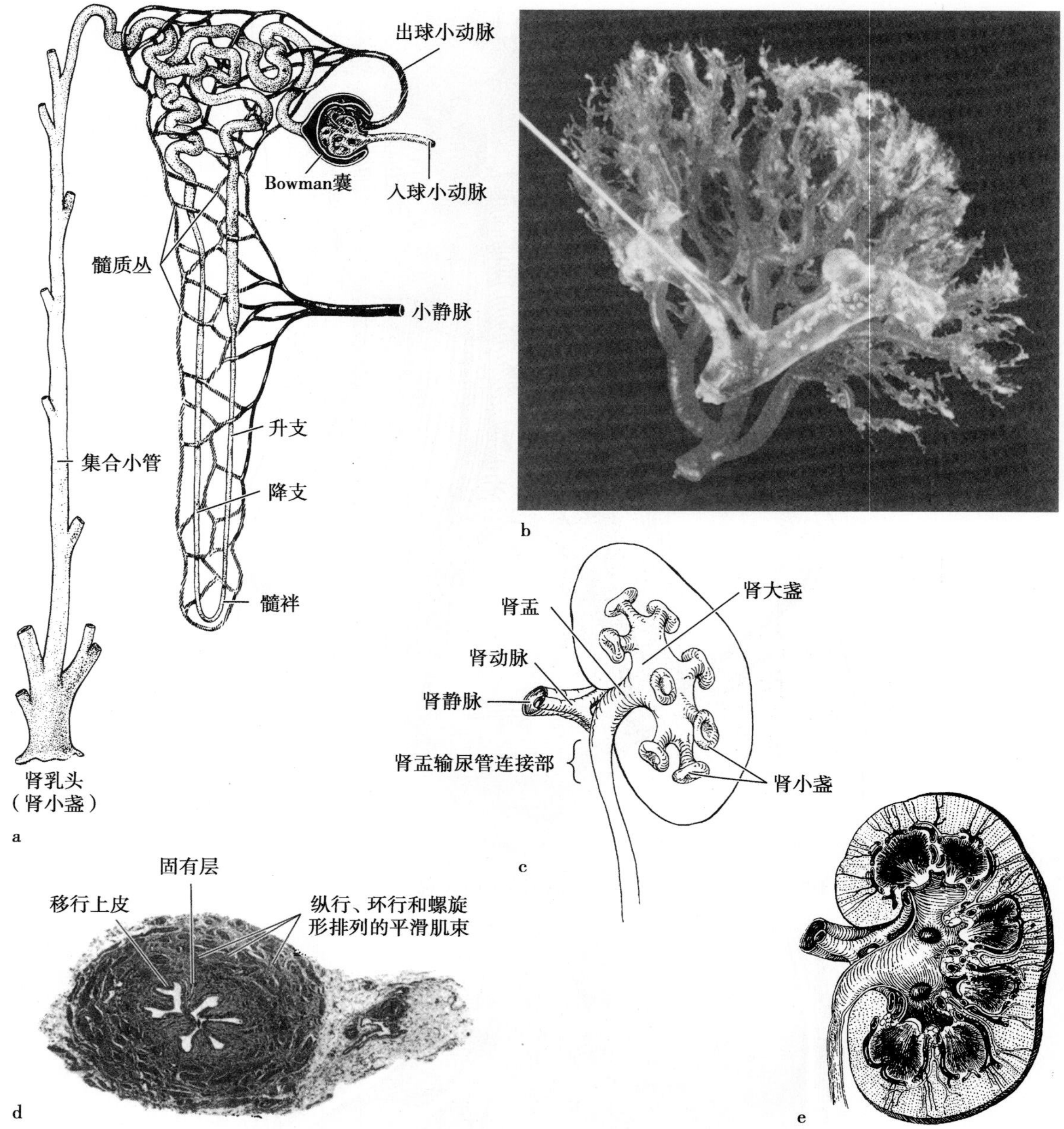

▲ 图 1-4 肾脏和输尿管的解剖学和组织学

a：肾单位及其血液供应。b：肾盂肾盏系统和肾脏的动脉供应铸形模型。c：肾盏、肾盂、输尿管（后面观）。d：输尿管组织学，平滑肌束呈螺旋状和纵向状排列。e：肾脏纵切面，显示肾盏、肾盂、输尿管和肾血供（后面观）

均匀的，部分肾皮质在肾乳头和肾穹窿之间向肾盂突出，这部分肾皮质被称为肾柱。髓质由众多肾小管汇聚而成的肾锥体组成。肾小管开口到肾乳头顶端的肾小盏中。

B. 毗邻

图 1-2 和图 1-3 显示了肾脏与邻近器官和结构的关系。肾脏与腹腔内器官的密切关系以及它们与这些器官共享自主神经支配的现象部分解释了一些肾脏疾病伴随胃肠道症状的缘由（Avisse et al, 2000; O'Donoghue et al, 2010）。

▶组织学

A. 肾单位

肾脏的功能单位是肾单位，它由一个兼具分泌和排泄功能的小管组成（图 1-4）。肾单位的分泌部分主要包含在皮质内，由肾小体和肾小管的分泌部组成。肾单位排泄部分位于髓质。肾小体由伸入肾小囊的血管性肾小球组成，而肾小球与近曲小管上皮相连。肾小管的分泌部分由近曲小管、髓袢和远曲小管组成。

肾单位的排泄部分是集合小管，它与远曲小管升支的远端相连，并通过位于肾乳头尖部的开口将尿液引流至肾小盏。

B. 支持组织

肾基质由疏松结缔组织组成，包括血管、毛细血管、神经和淋巴管。

▶血液供应（图 1-2，图 1-4，图 1-5）

A. 动脉

肾脏通常只有一条肾动脉，肾动脉是主动脉的一个分支，在位于肾静脉和肾盂（通常位于后方）之间进入肾门。肾动脉可能在到达肾脏之前

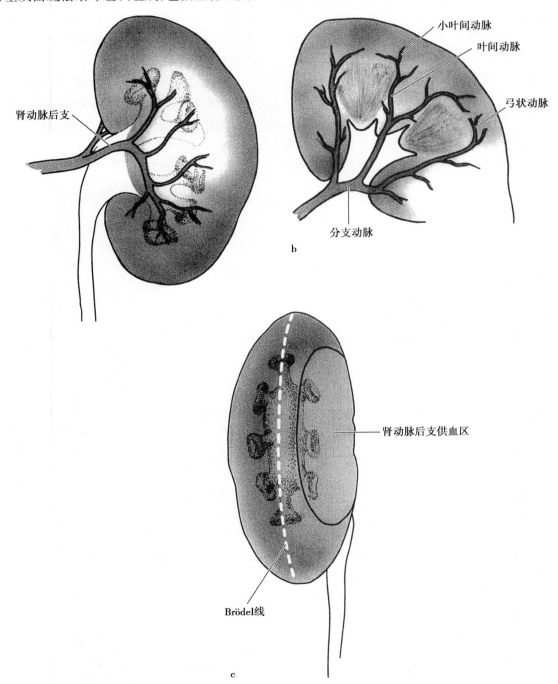

▲ 图 1-5　肾脏的血液供应

a：肾动脉后支，供应肾后表面中央段。b：肾动脉前支供应整个肾前表面和上、下极前后侧肾实质。节段分支通向叶间动脉、弓形动脉和小叶间动脉。c：肾脏的侧凸边缘。Brödel 线是由肾动脉后支供应边界标划的无血平面，距凸缘 1cm

出现分支,其分支可以是两条或更多(Budhiraja et al,2010)。在重复肾盂和重复输尿管时,通常上下肾都有其自己的动脉供应。

肾动脉分为前支和后支。后支供应后表面的中段。前支供应上极和下极以及整个前表面。肾动脉都是终末动脉。

肾动脉分支进一步分为叶间动脉,它们在肾柱(肾椎体之间)中穿行,然后沿肾椎体的底部弓形走行(弓状动脉)。这些动脉然后分支成小叶间动脉,较小的分支(入球小动脉)进入肾小球。出球小动脉离开肾小球后,走行于间质内的肾小管旁。

B. 静脉

肾静脉与肾动脉伴行,但是如果将一部分静脉结扎,其他的任何一条静脉都能将整个肾脏的血液引流回去。

▶神经支配

肾脏的神经发自肾丛,伴随肾血管走行遍布于肾实质。

▶淋巴回流

肾脏的淋巴引流至腰淋巴结。

肾盏、肾盂和输尿管

▶大体解剖

A. 解剖

1. 肾盏　肾小盏有 8~12 个。肾椎体从顶部突入到肾小盏中(图 1-4)。这些肾小盏相连形成两个或三个肾大盏,然后再相连形成肾盂。

2. 肾盂　肾盂可以完全在肾内,也可以部分在肾内而部分在肾外。在下方,它逐渐变细并与输尿管相连。

3. 输尿管　成人输尿管约长 30cm,与身高成正比。输尿管呈一个相当光滑的 S 形。常见的结石嵌塞处包括肾盂输尿管连接部、输尿管跨越髂血管处及输尿管膀胱壁内段。

B. 毗邻

1. 肾盏　肾盏位于肾内,与肾实质紧密连接。

2. 肾盂　如果肾盂部分位于肾外,那么它位于腰大肌外侧缘和腰方肌上;前面为肾蒂。左肾盂位于第一或第二腰椎的水平;右肾盂位置稍低。

3. 输尿管　输尿管往下走行于腰大肌上,经骶髂关节内侧向下走行,到坐骨棘附近转向外侧,再转向内进入膀胱底部(图 1-2)。在女性,输尿管膀胱连接部紧邻子宫动脉。输尿管被后腹膜覆盖,其下段紧贴腹膜,输尿管膀胱连接部则包埋在富含血管的腹膜外脂肪中。

输精管离开腹股沟内环时,沿着输尿管前的骨盆侧壁走行(图 1-6)。输精管在输尿管内侧与精囊相连,并穿过前列腺底部,成为射精管。

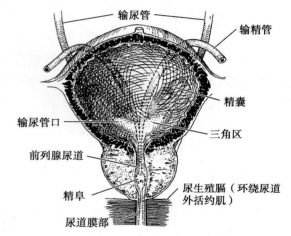

▲ 图 1-6　输尿管、膀胱、前列腺、精囊、输精管的解剖关系(前面观)

▶组织学(图 1-4)

肾盏、肾盂和输尿管的管壁内层由移行细胞上皮组成,其下有疏松的结缔组织(固有层)。外部是螺旋形和纵行排列的平滑肌纤维,但两者间没有明显的分层。最外层的外膜由纤维结缔组织组成。

▶血液供应

A. 动脉

肾盏、肾盂和上段输尿管的血液供应来自肾动脉;中段输尿管由精索(或卵巢)内动脉供血、下段输尿管由髂总动脉、髂内动脉和膀胱动脉的分支供血。

B. 静脉

肾盏、肾盂和输尿管的静脉与动脉伴行。

▶ **淋巴回流**

肾盏、肾盂连同输尿管上段的淋巴回流至腰淋巴结,输尿管中段的淋巴汇入髂内和髂总淋巴结,输尿管下段淋巴管进入膀胱和髂内淋巴结。

膀胱

▶ **大体解剖**

膀胱是一个贮存尿液的肌性中空器官。在女性,膀胱后壁和膀胱顶与子宫毗邻并被推挤向前。成人膀胱的正常容量为 400~500ml,膀胱壁厚度为 3~5mm;当膀胱充盈时,膀胱壁会变薄。

A. 解剖

当膀胱空虚时,成人的膀胱位于耻骨联合后面,属于盆腔器官。在婴儿和儿童中,膀胱位置较高。当膀胱充盈时,会高于耻骨联合处,可以很容易被触及或叩到。当膀胱过度膨胀时,如急性或慢性尿潴留,可导致下腹部明显的隆起。

从膀胱顶连至脐的纤维条索,称为脐正中韧带,即退化的脐尿管。输尿管在膀胱后下方斜行穿入膀胱,两侧输尿管的膀胱外穿入部间相距 5cm,而输尿管膀胱内开口仅相距 2.5cm,开口之间形成了新月形的输尿管间嵴(图 1-6)。位于输尿管间嵴和膀胱颈之间的部分称为膀胱三角区。

膀胱内括约肌(或膀胱颈)其实不是真正的环形括约肌,而是膀胱逼尿肌纤维向远端延伸形成尿道肌层的过程中相互交错增厚形成的。

B. 毗邻

男性的膀胱在后方与精囊、输精管、输尿管和直肠相邻(图 1-7,图 1-8)。女性的子宫和阴道位于膀胱和直肠之间(图 1-9)。膀胱顶和膀胱底被腹膜覆盖;因此,在此区域膀胱与小肠、乙状结肠密切相关。无论男性还是女性,膀胱都与耻骨联合的后表面相邻,当膀胱膨胀时,膀胱与下腹壁贴近。

▶ **组织学(图 1-10)**

膀胱黏膜由移行上皮组成。其下是发育良好的黏膜下层,主要由结缔组织和弹性组织构成。黏膜可被认为是一个单一的功能单位,由上皮质、基底膜和固有层组成。对膀胱的物理或化学应激可诱发多种因子的释放,调节传入和传出神经活动。逼尿肌位于黏膜下层的外部,由不同排列的平滑肌纤维混合组成,这些平滑肌纤维以纵行、环形和螺旋形方式随机排列,没有固定的方向和分层。仅在膀胱尿道内口附近,膀胱逼尿肌形成明显的三层:中间为环形肌,内层和外层为纵行肌。

▶ **血液供应**

A. 动脉

膀胱由起源于髂内动脉(腹下动脉)前干的膀胱上、中、下动脉,以及来自闭孔动脉和臀下动脉的较小分支供应。女性的子宫和阴道动脉发出分支至膀胱。

B. 静脉

膀胱周围是丰富的静脉丛,最终汇入髂内静脉(腹下静脉)。

▶ **神经支配**

膀胱接受交感神经和副交感神经系统的神经支配。膀胱的感觉传入起源于黏膜上皮下方的神经末梢和逼尿肌束间的神经纤维。

▶ **淋巴回流**

膀胱的淋巴管流入膀胱、髂外、髂内(腹下)和髂总淋巴结。

前列腺

▶ **大体解剖**

A. 解剖

前列腺是一个由纤维肌肉和腺体组成的器官,位于膀胱下方(图 1-6,图 1-7)。正常的前列腺重约 20g,包含长约 2.5cm 的后尿道。前部由前列腺耻骨韧带支撑,下部由尿生殖膈支撑(图 1-6)。射精管斜行穿过前列腺后部,在尿道外括约肌的近端开口于尿道前列腺部,开口处称为精阜(图 1-11)。

前列腺可按两种方式继续划分:按叶或按区。

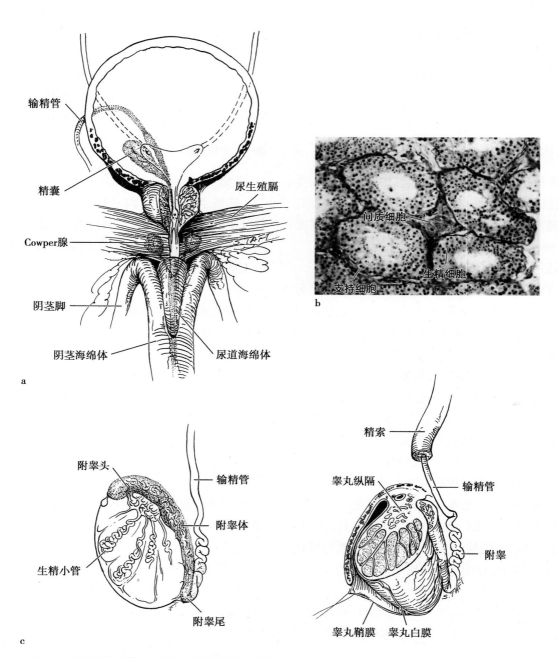

▲ 图 1-7　输尿管、膀胱、前列腺、精囊、输精管的解剖关系

a：膀胱、前列腺、前列腺膜部尿道与阴茎根部的解剖关系。b：睾丸组织学。由支持细胞和生精细胞的基底膜排列的生精小管，后者处于不同的发展阶段。c：睾丸和附睾横切面（a、c 摘自 Walsh PC，Campbell MF：Campbell's Urology, 6th ed.Philadelphia, PA：Saunders；1992）

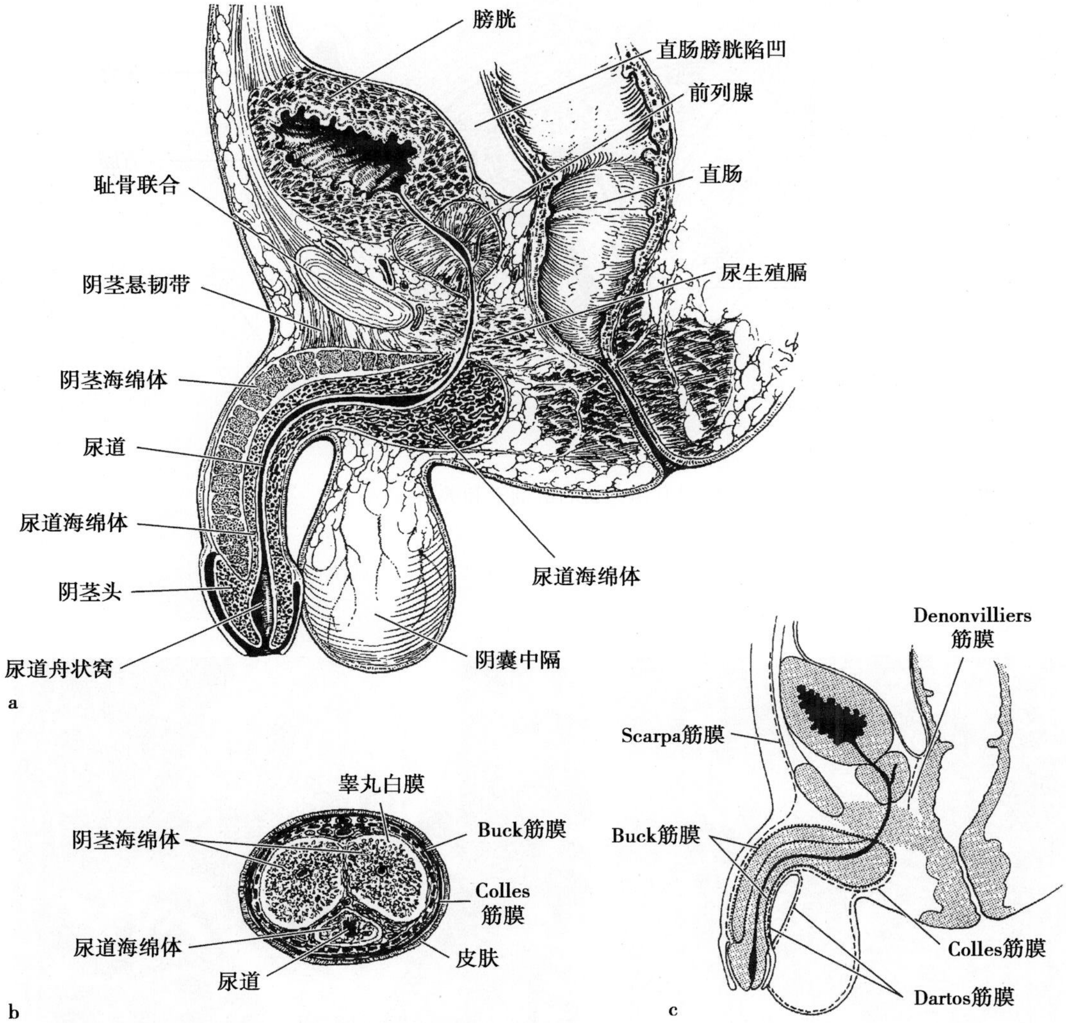

▲ 图 1-8　膀胱、前列腺、精囊、阴茎、尿道和阴囊解剖

a：膀胱、前列腺、精囊、阴茎、尿道和阴囊内容物之间的关系。b：阴茎横切面。上方成对的是阴茎海绵体。
下方环绕尿道的单个结构为尿道海绵体。c：泌尿生殖道下段的筋膜平面

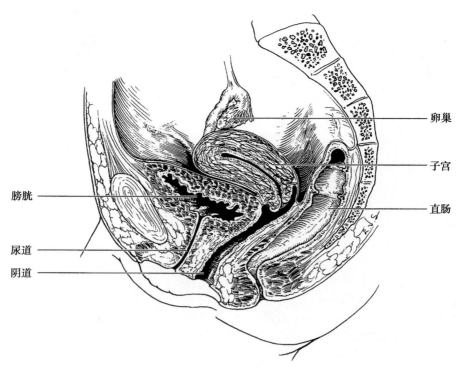

卵巢

子宫

膀胱

直肠

尿道

阴道

▲ 图 1-9 膀胱、尿道、子宫和卵巢、阴道和直肠的解剖学和关系

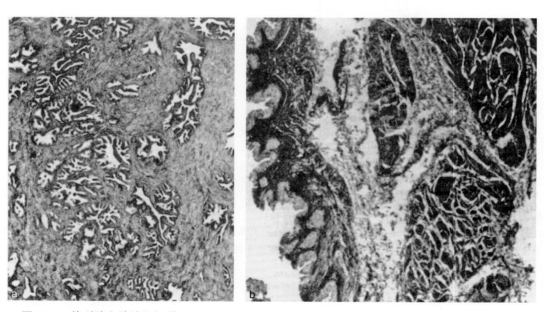

▲ 图 1-10 前列腺和膀胱组织学

a：前列腺组织学。上皮腺体嵌在结缔组织、弹性组织和平滑肌的混合组织中。b：膀胱组织学。黏膜为移行上皮，下方是结缔组织发育良好的黏膜下层。逼尿肌是由交错的纵向、圆形和螺旋平滑肌束组成

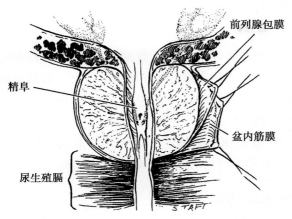

▲ 图 1-11　前列腺切面

前列腺切片显示前列腺尿道、精阜、尿道嵴，以及前列腺小囊开口和中线的两个射精管开口。值得注意的是前列腺被前列腺包膜所包围，而前列腺包膜被来自盆内筋膜的另一层前列腺筋膜所覆盖。前列腺位于尿生殖膈上方（摘自 Walsh PC，Campbell MF：Campbell's Urology，6th ed. Philadelphia，PA：Saunders；1992）

按叶分型常用于膀胱尿道检查。前列腺由五个叶组成：前叶、后叶、中间叶、左侧叶及右侧叶。按区分类常用于病理。McNeal（1981）将前列腺分为 4 个区：外周区、中心区（环绕射精管）、移行区（环绕尿道）和前纤维肌区（图 1-12）。穿过前列腺的尿道段是前列腺尿道。它由一层纵向排列的肌肉包绕（与膀胱的相应层面相连续）。在前列腺内含有大量的平滑肌组织，这些平滑肌组织主要来自膀胱外层纵行肌纤维。在男性，这部分肌组织组成后尿道的非自主括约肌。

B. 毗邻

　　前列腺位于耻骨联合的后面，紧靠后上表面的是输精管和精囊（图 1-7）。在后方，前列腺与直肠被成两层筋膜结构的 Denonvilliers 筋膜（Douglas 窝的浆膜原基）分隔。胚胎时的 Denonvilliers 筋膜曾延伸至尿生殖膈（Raychaudhuri and Cahill，2008）（图 1-8）。

▶组织学（图 1-10）

　　前列腺由一薄纤维包膜包绕，包膜下有环绕尿道的环形平滑肌纤维和胶原组织（非自主括约肌）。深部为前列腺基质，由结缔组织和平滑肌纤维组成。前列腺基质内嵌有上皮腺体。这些腺体

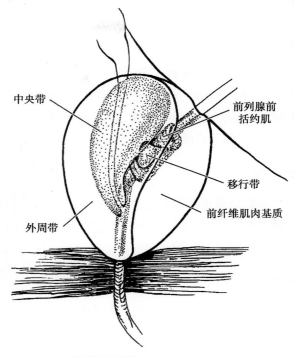

▲ 图 1-12　前列腺解剖学

前列腺腺瘤起源于中叶或侧叶的尿道周围腺体。癌变主要发生在后叶［摘自 McNeal JE：The zonal anatomy of the prostate.Prostate 1981；2（1）：35-49］

流入主排泄管（约 25 个），主排泄管开口于精阜和膀胱颈之间的尿道底部。尿道周围腺体分布于前列腺尿道的移行上皮之下。

▶血液供应

A. 动脉

　　前列腺的动脉供应来自膀胱下动脉、阴部内动脉和直肠中动脉（痔动脉）。

B. 静脉

　　前列腺的静脉流入前列腺周围静脉丛，最终汇入阴茎背深静脉和髂内静脉（胃下静脉）。

▶神经支配

　　前列腺受到来自下腹下丛的丰富的交感神经和副交感神经支配。

▶淋巴回流

　　前列腺的淋巴管流入髂内（腹下）、骶、膀胱和髂外淋巴结。

精囊

▶外观

精囊位于膀胱底部前列腺的头端(图 1-6,图 1-7),长约 6cm,质软。它与同侧的输精管汇合形成射精管(kim et al, 2009)。精囊的内侧为输尿管,后表面与直肠相邻。

▶组织学

黏膜层被覆假复层上皮,黏膜下层由致密的结缔组织组成,外面包绕薄层肌纤维,最外层为结缔组织包膜。

▶血液供应

精囊的血供与前列腺的血供相似。

▶神经支配

神经支配主要来自交感神经丛。

▶淋巴回流

同前列腺的淋巴回流。

精索

▶大体解剖

两个精索从腹股沟内环经腹股沟管延伸至睾丸(图 1-7)。每条精索内包含输精管、精索内外动脉、输精管动脉、蔓状静脉丛(在上方形成精索静脉)、淋巴管和神经。上述结构外被覆薄层筋膜。一部分提睾肌纤维汇入腹股沟管内的精索中。

▶组织学

覆盖在精索上的筋膜是由疏松的结缔组织构成的,它支撑动脉、静脉、神经和淋巴管。输精管是一个小的厚壁管,管内部是黏膜和黏膜下层,周围环绕着三层平滑肌,平滑肌外侧被纤维组织包裹。在睾丸上方,输精管是直的,在其近端 4cm处趋于卷曲状。

▶血液供应

A. 动脉

精索外动脉来源于腹壁下动脉,供应精索的筋膜。精索内动脉穿过精索到达睾丸。输精管动脉与输精管伴行。

B. 静脉

睾丸和精索筋膜的静脉共同形成蔓状静脉丛,在腹股沟内环水平汇聚成精索静脉。

▶淋巴回流

精索的淋巴回流至髂外淋巴结。

附睾

▶大体解剖

A. 解剖

附睾的上部(附睾头)通过大量来自睾丸的输出小管与睾丸相连(图 1-7)。附睾的下极(附睾尾)形成一个明显卷曲的管道,与输精管相通。附睾的附件常可见于其上极,为一个囊性体,在某些情况下是有蒂的,但有时也无蒂。

B. 毗邻

附睾位于睾丸后外侧,其上极离睾丸最近。它的下极通过纤维组织与睾丸相连。输精管位于附睾后内侧。

▶组织学

附睾被浆膜覆盖。附睾管内表面全长被覆假复层柱状上皮。

▶血液供应

A. 动脉

附睾的动脉供应来自精索内动脉和输精管动脉。

B. 静脉

静脉血流入蔓状静脉丛,最终汇入精索静脉。

▶淋巴回流

淋巴管流入髂外和髂内(腹下)淋巴结。

睾丸

▶大体外观

A. 解剖

睾丸的平均大小约为 4cm×3cm×2.5cm（图 1-7）。体积可以用睾丸测量器测量，也可以用超声波测量公式（长 × 宽 × 高 ×0.71）测量。平均体积为 18ml（范围 12~30ml）。睾丸有一层致密的筋膜覆盖，称为睾丸白膜，在睾丸后方向内凹陷，形成睾丸纵隔。睾丸纵隔发出纤维隔膜进入睾丸，并将睾丸分隔成约 250 个小叶。

睾丸的前部和外侧覆盖着浆液性鞘膜的内脏层，它与将睾丸和阴囊壁分开的壁层相连。鞘膜囊内通常存在少量液体。睾丸的上极有睾丸附件，是一个小的带蒂或无蒂体，外观与附睾附件相似。

B. 毗邻

睾丸后外侧与附睾紧密相连，特别是在附睾的上极和下极。

▶组织学（图 1-7）

每个小叶包含 1~4 个明显弯曲的生精小管，每一个约 60cm 长。这些导管在睾丸纵隔汇聚形成睾丸网，再通过睾丸输出小管与附睾相连。

生精小管的基底膜含有结缔组织和弹性组织。生精细胞分为两种：支持细胞和精原细胞。Leydig 细胞位于生精小管之间的结缔组织间质中。

▶血液供应

睾丸的血液供应与肾脏的血液供应密切相关，因为这两个器官有共同的胚胎来源。

A. 动脉

睾丸动脉起源于肾动脉下方的主动脉，经过精索到达睾丸，在那里它们与从髂内动脉（腹下动脉）分支出来的输精管动脉相吻合。

B. 静脉

睾丸的血液返回到精索的蔓状静脉丛。在腹股沟内环处，蔓状静脉丛形成精索静脉。

右精索静脉在右肾静脉下方进入下腔静脉；左精索静脉流入左肾静脉。

▶淋巴回流

睾丸的淋巴回流至腰淋巴结，最终与纵隔淋巴结相连通。

阴囊

▶大体解剖

在阴囊皱缩的皮肤下为肉膜，肉膜下是在睾丸下降时来自腹壁的三个筋膜层。其深面是睾丸和精索鞘膜的壁层。

阴囊被结缔组织分隔成两个囊。阴囊不仅支撑着睾丸，而且通过舒张或收缩其肌肉层调节睾丸的温度。

▶组织学

位于阴囊皮肤下的肉膜肌为非横纹肌。深层是由结缔组织组成的。

▶血液供应

A. 动脉

阴囊的动脉起源于股动脉、阴部内动脉和腹壁下动脉。

B. 静脉

静脉与动脉伴行。

▶淋巴回流

淋巴管流入腹股沟浅淋巴结和腹股沟下淋巴结。

阴茎和男性尿道

▶外观

阴茎由两个阴茎海绵体和一个尿道海绵体组成，尿道海绵体包绕尿道。阴茎海绵体远端增大，形成阴茎头。每个海绵体都包裹在筋膜鞘（白膜）中，三个海绵体又一起被一层厚的纤维膜包围，称为 Buck 筋膜。一层没有脂肪的皮肤松散地包裹着整个结构。阴茎头为包皮所包裹。

在阴茎（和阴囊）皮肤下方，从阴茎头基部延伸至尿生殖膈的是 Colles 筋膜（Colles fascia），它与下腹壁的 Scarpa 筋膜（腹壁浅筋膜深层）相连（图 1-8）。

阴茎海绵体近端与坐骨结节前方的骨盆骨相连。坐骨海绵体肌在海绵体近端插入白膜外侧。位于正中线的尿道海绵体位于腹侧表面的凹陷处，其下部与尿生殖膈下表面相连，下方是尿道球腺。尿道海绵体的这部分被球海绵体肌包围。

阴茎悬韧带起源于白线和耻骨联合并与海绵体筋膜相延续。

▶组织学

A. 阴茎和阴茎头

阴茎海绵体、尿道海绵体和阴茎头由平滑肌、海绵体内支撑物（仅在阴茎海绵体）和内皮排列的窦状体组成。交感神经和副交感神经［以及非肾上腺素能 - 非胆碱能（the nonadrenergic，noncholinergic，NANC）］神经末梢常见于血管周围和平滑肌附近。

B. 尿道

横贯阴茎头的尿道黏膜由鳞状上皮构成，阴茎头近端尿道黏膜由移行上皮组成。黏膜之下是黏膜下层，包括结缔组织、弹性组织和平滑肌。黏膜下层有大量的尿道腺，其导管与尿道腔相连。尿道被血管状的尿道海绵体和阴茎头包围。

▶血液供应

A. 动脉

阴茎和尿道是由阴部内动脉供应的。每条动脉分为阴茎海绵体动脉（供给阴茎海绵体）、阴茎背动脉和尿道球动脉。这些分支供给海绵体、阴茎头和尿道。起源于膀胱下动脉、闭孔动脉的副阴部动脉或其他动脉也可供应阴茎（Henry et al，2017）。

B. 静脉

阴茎背浅静脉位于 Buck 筋膜外，并流入隐静脉。阴茎背深静脉位于 Buck 筋膜下，位于背动脉之间。海绵体静脉引流阴茎体和阴茎脚。这些静脉与阴部静脉丛相连，阴部静脉丛流入阴部内静脉和前列腺周围静脉丛。

▶淋巴回流

淋巴从阴茎包皮引流到腹股沟浅淋巴结和腹股沟下淋巴结。阴茎头的淋巴管流入腹股沟下淋巴结和髂外淋巴结。淋巴管从近端尿道流入髂内（腹下）和髂总淋巴结（Wood and Angermeier，2010）。

女性尿道

▶大体解剖

成年女性尿道长约 4cm，直径约 8mm，略弯曲，位于耻骨联合下方，阴道的前面。

▶组织学

女性尿道的远端被覆鳞状上皮，其余部分被覆假复层柱状上皮或移行上皮。黏膜下层由结缔组织、弹性组织和海绵体静脉间隙组成。黏膜下层内有许多尿道周围腺体，远端最多，其中最大是开口在尿道口后壁的 Skene 腺。

黏膜下层的外部是一层平滑肌，它与膀胱内壁的纵向肌连续。周围是一层较厚的环形平滑肌纤维，从膀胱壁外层肌层延伸出来。这块肌肉构成非随意尿道内括约肌。尿道环形肌远侧是环绕中 1/3 尿道的外横纹括约肌，由环绕在中 1/3 尿道的平滑肌和横纹肌组成（Ashton-Miller and Delancey，2009；Morgan et al 2009；Thor and de Groat，2010）。

▶血液供应

女性尿道的动脉供应来自膀胱下动脉、阴道动脉和阴部内动脉。尿道静脉流入阴部内静脉。

▶淋巴回流

尿道外部的淋巴引流到腹股沟和腹股沟下淋巴结。尿道深部的引流进入髂内淋巴结。

（蔡启亮 翻译　邱建光 审校）

参考文献

肾上腺

Avisse C et al: Surgical anatomy and embryology of the adrenal glands. Surg Clin North Am 2000;80:403–415.

O'Donoghue PM et al: Genitourinary imaging: Current and emerging applications. J Postgrad Med 2010;56:131–139.

肾脏

Budhiraja V et al: Renal artery variations: Embryological basis and surgical correlation. Rom J Morphol Embryol 2010;51:533–536.

Glassberg KI: Normal and abnormal development of the kidney: A clinician's interpretation of current knowledge. J Urol 2002; 167:2339.

Rusinek H et al: Renal magnetic resonance imaging. Curr Opin Nephrol Hypertens 2004;13:667–673.

肾盏，肾盂，输尿管

Koff SA: Requirements for accurately diagnosing chronic partial upper urinary tract obstruction in children with hydronephrosis. Pediatr Radiol 2008;38(Suppl 1):S41–S48.

Sozen S et al: Significance of lower-pole pelvicaliceal anatomy on stone clearance after shockwave lithotripsy in nonobstructive isolated renal pelvic stones. J Endourol 2008;22(5):877–881.

膀胱

Andersson KE: Detrusor myocyte activity and afferent signaling. Neurourol Urodyn 2010;29(1):97–106.

Berrocal T et al: Anomalies of the distal ureter, bladder, and urethra in children: Embryologic, radiologic, and pathologic features. Radiographics 2002;22:1139.

Birder L et al: Neural control of the lower urinary tract: Peripheral and spinal mechanisms. Neurourol Urodyn 2010;29(1):128–139.

Fry CH, Vahabi B: The role of the mucosa in normal and abnormal bladder function. Basic Clin Pharmacol Toxicol 2016;119(Suppl 3): 57–62.

John H et al: Ultrastructure of the trigone and its functional implications. Urol Int 2001;67(4):264–271.

McCloskey KD: Interstitial cells in the urinary bladder—localization and function. Neurourol Urodyn 2010;29(1):82–87.

前列腺

McNeal JE: The zonal anatomy of the prostate. Prostate 1981;2: 35–49.

Myers RP et al: Making anatomic terminology of the prostate and contiguous structures clinically useful: Historical review and suggestions for revision in the 21st century. Clin Anat 2010;23:18–29.

Raychaudhuri B, Cahill D: Pelvic fasciae in urology. Ann Roy Coll Surg Engl 2008;90:633–637.

Saokar A et al: Detection of lymph nodes in pelvic malignancies with computed tomography and magnetic resonance imaging. Clin Imaging 2010;34:361–366.

精索与精囊

Bhosale PR et al: The inguinal canal: Anatomy and imaging features of common and uncommon masses. Radiographics 2008; 28(3):819–835.

Jen PY et al: Colocalisation of neuropeptides, nitric oxide synthase and immunomarkers for catecholamines in nerve fibres of the adult human vas deferens. J Anat 1999;195(Pt 4):481–489.

Kim B et al: Imaging of the seminal vesicle and vas deferens. Radiographics 2009;29(4):1105–1121.

睾丸，阴囊，阴茎

Bidarkar SS, Hutson JM: Evaluation and management of the abnormal gonad. Semin Pediatr Surg 2005;14:118.

Henry BM et al: Variations in the arterial blood supply to the penis and the accessory pudendal artery: A meta-analysis and review of implications in radical prostatectomy. J Urol 2017;198(2):345–353.

Kim W et al: US MR imaging correlation in pathologic conditions of the scrotum. Radiographics 2007;27(5):1239–1253.

Klonisch T et al: Molecular and genetic regulation of testis descent and external genitalia development. Dev Biol 2004;270:1.

Wood HM, Angermeier KW: Anatomic considerations of the penis, lymphatic drainage, and biopsy of the sentinel node. Urol Clin North Am 2010;37(3):327–334.

女性尿道

Ashton-Miller JA, Delancey JO: On the biomechanics of vaginal birth and common sequelae. Annu Rev Biomed Eng 2009;11:163–176.

Delancey JO: Why do women have stress urinary incontinence? Neurourol Urodyn 2010;29(Suppl 1):S13–S17.

Morgan et al: Urethral sphincter morphology and function with and without stress incontinence. J Urol 2009;182(1):203–209.

Thor KB, de Groat WC: Neural control of the female urethral and anal rhabdosphincters and pelvic floor muscles. Am J Physiol Regul Integr Compar Physiol 2010;299:R416–R438.

第 2 章 泌尿生殖系统胚胎学

Emil A. Tanagho，Hiep T. Nguyen，
Michael DiSandro

出生时生殖系统和泌尿系统的关联仅仅在于它们共享某些共同的通道。然而在胚胎学上它们是密切相关的。由于这两个系统在胚胎期之间存在复杂的相互关系，这里将它们分为五个分支：肾脏、膀胱尿道、性腺、生殖道和外生殖器。

肾脏系统

肾脏的发生经历了三个不同的阶段：前肾、中肾和后肾。

▶前肾

前肾是人类最早的肾脏阶段，相当于最原始

的脊椎动物的成熟肾脏。它从第 4 延伸到第 14 体节，由 6~10 对前肾小管组成，这些前肾小管相互连通，形成纵行的前肾管，向尾部延伸并最终开口于泄殖腔。前肾是一种退化结构，在胚胎生命的第 4 周完全消失（图 2-1）。

▶中肾

胚胎中肾相当于较大的鱼类和两栖动物成熟的排泄器官。它是早期胚胎（4~8 周）的主要排泄器官。尽管它的部分管道系统与雄性生殖器官有关，但它也在逐渐退化。在前肾退化前不久，中肾小管已经形成，它来源于前肾尾端的间介中

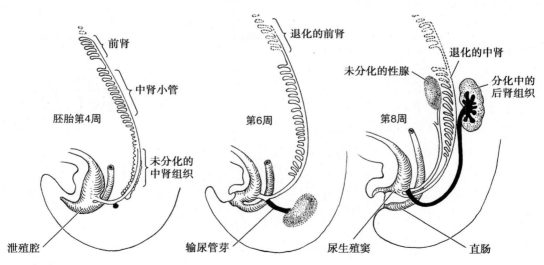

▲ 图 2-1　肾脏发生的图示
在胚胎第 4 周早期能够看到前肾小管，同时中肾组织分化成中肾小管，逐渐连接成中肾管，可以看到中肾管末端的输尿管芽的雏形。在第 6 周，前肾已经完全退化，中肾小管开始退化，输尿管芽向头端和背侧生长，并与后肾帽相遇。在第 8 周，正在分化中的后肾向头端迁移。输尿管芽的头端膨大，呈现出多个连续的突起

胚层。与前肾小管的不同之处在于,中肾小管形成一个杯状突起,其内容纳毛细血管球,这叫做Bowman囊,而这簇毛细血管即肾小球。在生长过程中,中肾小管逐渐向尾部延伸,最终与相邻的前肾管相吻合,开口于泄殖腔(图2-1)。这个前肾管即成为中肾管。此后原始的中肾小管逐渐延伸呈S形,并发出分支,以此增大表面积,增加与附近血管中血液进行物质交换的能力。完成物质交换后,输出血管携带血液离开肾小球,很快分散成丰富的毛细血管丛,并与中肾小管保持密切关系。中肾在胚胎第4周形成,在第2个月底体积达到最大。

▶后肾

后肾是肾脏系统发育的最终阶段,起源于间质中胚层和中肾管。发育开始于5~6mm的胚胎期,在中肾管弯曲进入泄殖腔时形成一芽状突起。标志着后肾的发生。输尿管芽不断向头端生长,在其尖端不断有来源于间介中胚层的间质组织汇入,这些间质组织呈帽状包绕在输尿管芽周围,被称为生后肾原基,形成后肾帽。在输尿管芽向头端延伸的过程中,后肾帽逐渐变大,经历了迅速的分化;同时输尿管芽头部膨大形成肾盂(图2-1),膨大的肾盂逐渐向外,呈放射状伸入不断生长的后肾组织内,并逐渐分支,在周围组织中形成中空管道结构,即为肾的原始集合管。中胚层细胞不断增殖,在集合管的盲端附近排列成囊泡状,每一个这样的泡状细胞团将会发育成一个泌尿小管,将尿液引流至距离最近的输尿管道。

后肾发育过程中,集合管外周泡状细胞团的数目不断增多,逐渐出现了中空的腔隙,最后发展成S形,S形的一端与集合管的盲端相连,形成连续的泌尿通道。S形泌尿小管的近端发展成为远曲小管、近曲小管和Henle袢,远端形成血管球和Bowman囊。发育至这个阶段,未分化完全的中胚层组织和未成熟的肾小球就已经能够通过显微镜进行观察(图2-2)。胚胎发育至36周2 500g时,肾小球已发育完全。后肾在第28节体(第四腰椎节段)对面出现。在一定时期内,上升到第1腰椎甚至第12胸椎的水平。肾脏的这种上升不仅是后肾向头端伸展迁移的结果,还与胚胎躯干尾部的生长分化有关。在上升早期(第7~9周),肾脏在主动脉分支处穿过并旋转90°,其凸面由背侧转向侧面。肾脏的上升逐渐变慢直至其升至最终位置。

必须强调这三个发展阶段的某些特征:①前肾、中肾、后肾这三个连续出现的肾脏发育阶段均起源于间介中胚层;②各级小管均为独立的原基,此后与肾管相互连通;③前肾小管的末端依次相连,形成了前肾管,为肾的管道系统;④前肾管由中肾管接替,最终形成输尿管;⑤肾管通过尾部独立生长到达泄殖腔;⑥胚胎期的输尿管是肾管的延伸,但肾小管来源于周围的生后肾原基。

▶肾和输尿管发育的分子机制

肾脏和集合系统源自中肾管(沃尔夫管)和后肾间质(metanephric mesenchyme, MM)之间的相互作用。输尿管芽(uretic bud, UB)形成于中肾管的上皮细胞,并侵入周围的后肾间质。输尿管芽和后肾间质之间的相互诱导,导致输尿管芽从集合系统中分支和伸长,并导致输尿管芽分支末端周围后肾间质的凝结和上皮分化。在人类肾脏发育过程中,输尿管芽发生了大约15次分支,每个肾脏产生30万~100万个肾单位(Nyengaard and Bendtsen, 1992)。

这种相互诱导的过程依赖于特定因子的表达。神经胶质细胞源性神经营养因子(glial cell-derived neurotrophic factor, GDNF)是输尿管出芽的主要诱导剂(Costantini and Shakya, 2006)。GDNF与来自后肾间质(如Wt1、Pax2、Eyal、Six1、Sall1)和输尿管芽自身(Pax2、Lim1、Ret)的几种不同蛋白质相互作用,导致输尿管芽生长。正确激活输尿管芽上皮顶端的Ret/GDNF信号通路似乎在分支形态发生的进程中是必不可少的(Michos, 2009)。B-catenin和Gata3是Ret表达的重要调控因子,Ret的正确活性受正反馈信号(后肾间质的Wnt11)和负反馈信号(输尿管芽的Sprouty1)调控。①早期分支(如Wnt4和Wnt11, fgf 7~10)需要额外的特异性因子;②晚期分支和成熟期(bmp2, activin);③分支终末和小管维持(肝细胞生长因子、转化生长因子-α、表皮生长因子受体)(Shah et al, 2004)。分支

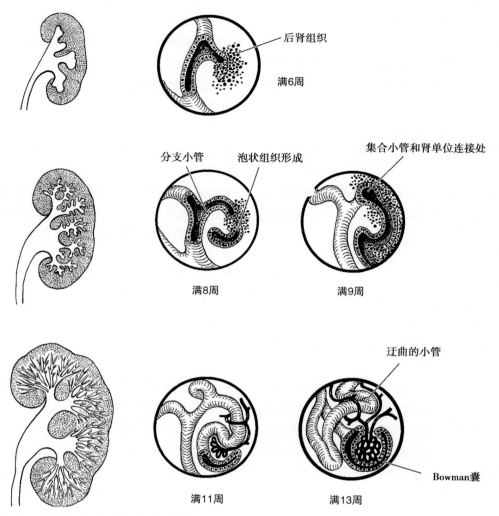

后肾组织

满6周

分支小管　　泡状组织形成　　集合小管和肾单位连接处

满8周　　　　　满9周

迁曲的小管

满11周　　　　　满13周

Bowman囊

▲ 图 2-2　肾单位的分化阶段及肾单位与分支集合小管的连接
小的后肾组织团与集合小管的末端相连。这些细胞排列成囊泡状，将进一步分化形成泌尿小管，将尿液
引流至邻近的管道。泌尿小管的一端形成 Bowman 囊和肾小球；另一端则与邻近的集合小管建立联系

型输尿管芽产生的 BMP7、SHH 和 Wnt11 诱导后肾间质分化。这些因素诱导肾间充质细胞中 Pax2、α-8 整合素和 Wnt4 的激活，导致后肾间质凝结，形成肾小管前聚集和原始肾小泡（Burrow，2000）。随着输尿管芽的持续诱导和 Wnt4 的自分泌活性，管前聚集体分化为逗号状体。血小板衍生生长因子外抑制因子和血管内皮生长因子（vascular endothelial growth factor，VEGF）的表达是启动内皮细胞向 comma 形体的间隙迁移以形成退化肾小球毛细血管簇的必要条件（Burrow，2000）。Wt1 和 Pod1 可能在调节足细胞分化所必需的基因转录方面具有重要作用（Ballermann，2005）。

成纤维细胞生长因子（fibroblast growth factors，FGF）对早期后肾发育也很重要，尤其是受体 Fgfr1 和 Fgfr2。这两种受体的缺失会导致肾脏发育不全。其他信号蛋白包括 Six1 和 Sall1。Six1 是一种对早期肾脏发育至关重要的同源箱蛋白。Sall1 是一种转录因子，对后肾细胞的发育很重要。Sall1 缺失导致肾脏发育不全（Krause，2015）。

肾脏系统的异常

后肾上升失败导致异位肾。异位肾可能位于正常侧但位置较低（单纯性异位），或位于正常位置的对侧（交叉异位），交叉异位的肾脏可能融合,也可能不融合。上升过程中旋转失败导致肾脏旋转不良。后肾组织的对称融合将会导致多种畸形,最常见的是马蹄肾。

来自中肾管的输尿管芽可能分叉,根据分支的时间在不同的水平上造成重复输尿管畸形。副输尿管芽可从中肾管发育,从而形成一个双输尿管畸形,通常与同一后肾组织相连。少见情况下,每个芽都有单独的后肾组织,从而导致重复肾。

如果双输尿管芽在中肾盂管上紧密相连,则它们在膀胱开口处也会彼此靠近。在这种情况下,最早出现的输尿管主芽,在中肾盂管的尾部最先到达膀胱。然后它开始向上和向外移动,随后在到达生殖器窦时出现第二副芽。输尿管主芽(现在更多的位于头侧的尿生殖窦)引流肾脏的下部。当两个输尿管芽从中肾管移至尿生殖窦时,它们的关系逆转。这就是为什么重复的输尿管总是交叉(Weigert-Meyer 定律)。如果两个输尿管芽在中肾盂管上相距较远,则副芽在中肾管上更靠近近端,因此在膀胱末端比平时相距更远,异位开口比正常开口低。因此在膀胱的末端较远,异位开口低于正常开口。这个异位开口可能仍然在膀胱靠近其出口处,甚至在尿道内或生殖管道系统内(图 2-3)。少见情况下,单一的输尿管芽在中肾管上位置过高也可导致相似的异位。

输尿管芽发育不全导致孤立肾和肾盂偏位。输尿管芽也可能发育或迁移到膀胱内,异常导致输尿管囊肿。输尿管囊肿是远端壁内输尿管的囊性扩张,最常见于重复集合系统的副输尿管芽,但也可以在单一集合系统中看到。输尿管芽进入膀胱的迁移和植入依赖于 Ret 基因活性和 Ret 基因表达,并由视黄酸和 Gata3 基因的作用介导(Schultza, 2016)。

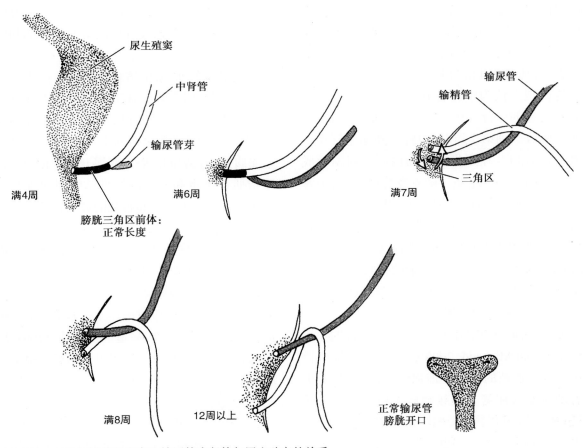

▲ 图 2-3　输尿管芽的发育和输尿管中肾管与尿生殖窦的关系
输尿管在胚胎满 4 周时出现,在输尿管芽远端的中肾管逐渐被吸收到尿生殖窦,从而使输尿管和中肾管独立开口于尿生殖窦。汇入尿生殖窦中的中肾组织扩展形成膀胱三角区

膀胱尿道单位

尿囊尾部的盲端扩展到起源点,形成泄殖腔。由位于尾部根下的外胚层凹陷(直肠)的薄板组织(泄殖腔膜)与外界分离。在胚胎发育至 4mm 大小,泄殖腔头端,也就是尿囊和后肠汇合之处,长出一个新月形皱褶,从两侧突入泄殖腔,向尾端生长,最终互相融合,并与泄殖腔膜相连,这个新月形皱褶被称为尿直肠隔。在第 7 周内将泄殖腔分为腹侧部分(尿生殖窦)和背侧部分(直肠)。在尿直肠隔的发育过程中,泄殖腔膜经历了反向旋转,因此外胚层表面不再朝向发育中的前腹壁,而是逐渐转向尾侧和稍向后。这种变化促进了泄殖腔的细分,主要是由于前腹壁的脐部的发展和胚胎尾巴的退缩所致。穿过泄殖腔膜到脐带尾部附着的中胚层增殖并生长,形成了一个生殖器结节表面。腹壁下脐下部分的进一步生长逐渐将脐带与生殖器结节分开。泄殖腔的分隔在泄殖腔膜破裂之前完成,因此其两个部分具有单独的开口。腹侧部分是原始的尿生殖窦,呈细长圆柱状,头端与尿囊相连,末端开口是泌尿生殖道口。背侧部分是直肠,其末端开口为肛门。

传统观点认为中肾管开口于尿生殖窦。输尿管芽远端的中肾管尾部(总排泄管)逐渐被尿生殖窦吸收。到第 7 周时,中肾管和输尿管芽有了独立的开口。在尿生殖窦的内胚层周围形成一个岛状的中胚层组织。随着发育的进行,中肾管(将成为射精管)的开口向下向内侧迁移。输尿管芽的开口(将成为输尿管口)向上和向两侧迁移。被融合的中肾管中胚层随着这种迁移而扩张,占据了输尿管开口之间剩余的空间(图 2-3)。这部分会被分化为膀胱三角区,也是膀胱内胚层组织中唯一混入的中胚层。

最近的研究提出了另一种发育的路径(McInnes and Michaud, 2009)。左右共同排泄管似乎经历了逐渐的程序性细胞死亡;消除共同排泄管使远端输尿管直接接触尿生殖窦上皮。同时,输尿管沿中肾管(又称沃尔夫管)的轴线旋转 180°。输尿管的远端也会发生凋亡。结果,这个过程在尿生殖窦区域产生了一个新的输尿管连接点,这个连接点将促进膀胱增大,而沃尔夫管则保留在产生尿道的区域。膀胱和尿道的进一步生长使输尿管口向头侧移动,而到达沃尔夫管的输尿管则向尾侧移动。这种观点得到了最近的研究的支持,这些研究表明三角区主要由膀胱平滑肌形成,较少由输尿管形成。妊娠 12 周时,成肌细胞在输尿管开口和沃尔夫管之间的区域聚集,形成三角区肌层,作为唯一的环行肌层,输尿管远端肌肉穿过中线形成输尿管间嵴(Oswald et al, 2006)。

尿生殖窦可分为两个主要部分。分界线是合并的中肾旁管与尿生殖窦背壁的交界处,这是一个被称为窦结节的隆起,它是整个结构中最固定的参考点,将在后面的章节中讨论。具体内容如下:

1. 尿生殖窦的腹侧和盆侧与输尿管相通,将形成膀胱,同时在男性发育成尿道的一部分,在女性发育为尿道的全部。这部分接受输尿管。

2. 尿生殖窦的尿道及阴茎部与中肾管、融合的中肾旁管相连通,在男性将发育成为尿道的另一部分,在女性发育成阴道的下半部和阴道前庭。

在第 3 个月,尿生殖窦腹侧开始扩张并形成上皮囊,其顶端逐渐变细,形成狭长的脐尿管。骨盆部分仍然是狭窄的管状;它形成了女性的整个尿道和男性前列腺尿道的上半部分。环绕尿生殖窦腹侧和盆腔的内脏中胚层开始分化为交错的平滑肌纤维带和外层的纤维结缔组织外套。到第 12 周时,成人尿道和膀胱的分层特征已可辨认(图 2-4)。

尿生殖窦尾侧至中肾旁管开口的部分形成阴道前庭,并构成女性阴道的下 1/5(图 2-5)。在男性,它形成前列腺尿道的精阜以下部分和膜部尿道。阴茎尿道是由尿道褶在生殖器结节的腹侧表面融合而成。在女性,尿道褶仍然是分开的,形成小阴唇。尿道板再通将形成男性的尿道腺部。膀胱最初延伸到脐,在那里它与延伸到脐带的尿囊相连。尿囊通常在第 15 周时消失在脐部水平。膀胱在第 18 周开始下降。当它下降的时候,它的顶点变得伸展和狭窄,它拉着已经消失的部分尿囊,现在叫做脐尿管。到第 20 周,膀胱与脐分离良好,延伸的脐尿管成为脐正中韧带。

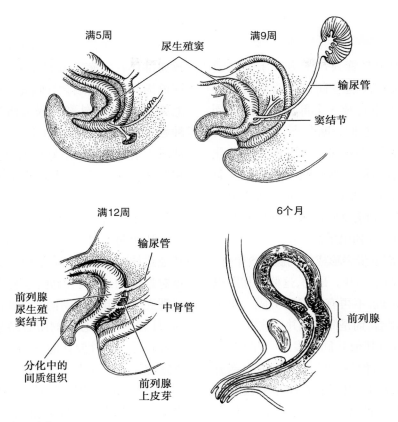

▲ 图 2-4　男性尿生殖窦的分化

在胚胎满 5 周，尿直肠隔形成，将泄殖腔分成尿生殖窦和直肠。中肾管和输尿管芽开口于尿生殖窦。尿生殖窦呈管状，直到满 12 周，周围的间质开始分化成包绕在尿生殖窦外面的肌肉纤维组织，中肾管开口上下尿道上皮呈多发突起形成前列腺。在第 3 个月，尿生殖窦的腹侧增大形成膀胱，盆侧仍保持细管状，形成尿道的一部分［摘自 Tanagho EA, Smith DR：Mechanism of urinary continence.I.Embryologic, anatomic and pathologic considerations, J Urol. 1968 Nov；100（5）：640-646］

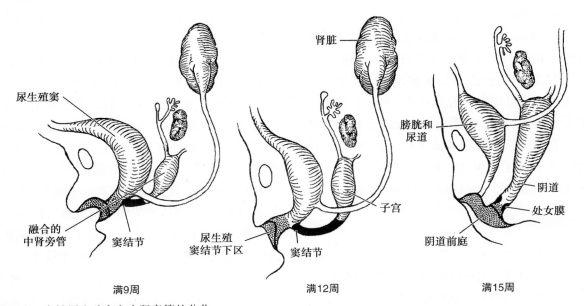

▲ 图 2-5　女性尿生殖窦和中肾旁管的分化

在满 9 周，融合的中肾旁管与尿生殖窦相连，连接处为实性的细胞团，称为窦结节（即窦结节）。满 15 周，窦结节远端的尿生殖窦变得宽且浅，从而尿道和中肾旁管有独立的开口。结节远端的尿生殖窦将形成阴道前庭和阴道的下 1/5，结节近端的将形成膀胱和全部尿道。融合的中肾旁管形成子宫和阴道的 4/5。窦结节和尿生殖窦的连接处将形成处女膜

2

前列腺

前列腺发育为中肾管入口上方和下方尿道上皮的多个实性突起。这些简单的管状突起在第 11 周结束时开始发育成 5 个部分,在第 16 周完成(112mm 阶段)。它们不断分支,形成复杂的管道系统,该系统在尿生殖窦的这一部分被分化的间质细胞所包绕、分隔。这些间充质细胞在第 16 周开始在肾小管周围发育,并在周围变得更密以形成前列腺包膜。到第 22 周,肌肉间质相当发达,并继续逐步增加,直到出生。

上皮芽的 5 个部分最终形成前列腺的 5 个叶:前叶、后叶、中叶和两个侧叶。最初,这些叶相隔很远,后来他们逐渐靠近,不再有明显的分隔。每个叶的小管并不相互融合,而是简单地并排放置。

前叶小管开始与其他叶同时发育。早期,前叶小管虽大且多分支,但逐渐收缩并失去大部分分支。它们会继续缩小,以至于在出生时没有管腔,看起来像小而坚实的胚胎上皮瘤。相反,后叶的小管数量较少,但较大,分支广泛。这些小管,随着它们的生长而向后延伸到正在发育的中叶和侧叶,形成了腺体的后部,可以通过直肠触及。

在雄激素存在下,尿生殖窦上皮和间质之间相互作用导致前列腺发育(Cunha et al, 2004; Thomson, 2008)。在发育早期,雄激素受体仅在尿生殖窦间质中表达。在雄激素的影响下,间充质诱导上皮芽的形成,调节上皮芽的生长和分支,促进分泌上皮的分化,并指定前列腺分泌蛋白的差异表达。全基因组分析揭示了前列腺发育中的关键分子事件。这些基因包括 *Nkx3.1*、*Sox* 和管道形态发育的同源盒基因;sonic hedgehog 因子、成纤维细胞生长因子和 *Wnt5a* 基因,以及用于分支的骨形态发生蛋白和 *notch* 基因(Meeks, 2011)。

膀胱尿道单位异常

泄殖腔分隔失败是罕见的,会导致持续性泄殖腔。不完全的分隔更常见,会导致直肠膀胱瘘、直肠尿道瘘或直肠前庭瘘(通常合并有无孔肛管或称肛门闭锁)。

膀胱下降失败或不完全下降会导致脐尿管瘘、脐尿管囊肿或脐尿管憩室,这取决于膀胱下降

的程度和阶段。

生殖原基若在更偏向尾部的地方发育将会导致海绵体在生殖窦开口下端形成,其背侧表面有尿道沟。这一缺陷会导致完全的或不完全的尿道上裂,甚至膀胱外翻。尿道褶融合失败会导致各种程度的尿道下裂。由于其发生机制,这种缺损从来不会延伸到尿道球部的近端。这与尿道上裂相反,后者通常累及整个尿道直到尿道内口。

性腺

胚胎期生殖系统的大部分组成结构已发育成其他系统,它们向生殖系统的分化是一个继发的相对迟缓的过程。因此,这种结构的早期分化与性别无关。此外,每个胚胎最初在形态上是双性的,具有两性所必需的所有结构。一组性原体的发育和另一组性原体的逐渐退化是由性腺的性别决定的。

未分化的性别原基是一个复合结构。向男性或女性的发育由特异的组织因素所决定,即髓质和皮质,它们在性腺发育中交替发挥作用,即正常性腺的分化由哪种构成因素处于优势来决定。

原始性腺在第 5 和 6 周局部增厚,称为泌尿生殖嵴(它包含肾原基和生殖原基)。在第 6 周,性腺由表面的表面上皮和内部的芽基组成。囊胚主要来自从基底膜松散的浅表上皮的增生性生长。

在第 7 周,性腺开始呈现睾丸或卵巢的特征。卵巢的分化通常比睾丸的分化稍晚。

如果性腺发育成睾丸,腺体就会增大并缩短为内部更致密的器官,同时达到一个更靠近尾部的位置。它广泛附着在中肾上,转化为性腺系膜,称为睾丸系膜。表面上皮细胞向下层间质生长,形成绳状团块。这些细胞呈放射状排列,并向睾丸系膜聚集,在那里密集的一部分囊胚团也作为睾丸网的原基出现。很快就形成了与睾丸索相连的丝状网络。后者也分裂成三到四个子索。这些最终分化成生精小管,通过生精小管产生精子。睾丸网与中肾组成部分结合形成男性生殖管道,将在后面的章节中讨论(图 2-6)。

如果性腺发育成卵巢,它(像睾丸一样)获得卵巢系膜并在更尾侧的位置固定。第 9 周时,内

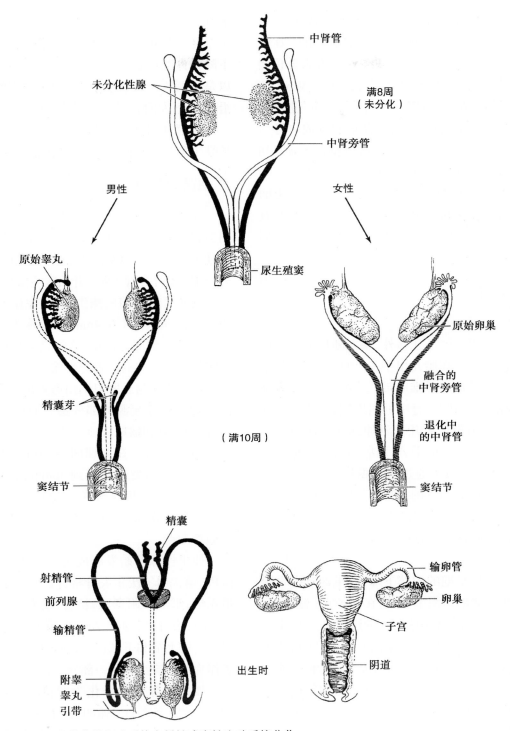

中肾管

未分化性腺

满8周
（未分化）

中肾旁管

男性

女性

原始睾丸

尿生殖窦

原始卵巢

融合的
中肾旁管

精囊芽

（满10周）

退化中
的中肾管

窦结节

窦结节

精囊

射精管

输卵管

前列腺

卵巢

输精管

子宫

出生时

阴道

附睾

睾丸

引带

▲ 图 2-6　未分化的生殖系统向男性或女性生殖系统分化

胚基分化为表面上皮下面的初级皮质和疏松的初级髓质。致密的细胞团块从髓质凸出进入中卵巢，形成原始的卵巢网。在 3~4 个月大时，内部细胞团变成初期卵泡。表面上皮和胚芽形成了一种新的最终皮质，形成了不同的细胞索（Pfluger管），并形成了永久的髓质。皮质分化为含有卵子的卵泡。

从遗传学上讲，在存在 Y 染色体的情况下，SRY［即睾丸决定因子（testis determining factor, TDF）］诱导未分化性腺中 Sox9 的上调（Sekido, 2010）。这进而上调了 FGF9 的表达，增加了 PGD2 的合成，两者都有助于维持 Sox9 的表达。

Sox9通过激活几个下游基因如 *Amh*、*Cbln4*、*FGF9* 和 *Ptgds*，引导细胞向支持细胞分化。在没有 Y 染色体和 SRY 的情况下，Rspo1 在未分化性腺中上调（Nef 和 Vassalli 回顾，2009）。Wnt4 的表达需要 Rspo1，它们共同激活 catenin，进而通过抑制 Sox9 和 FGF9 抑制睾丸索的形成。另一种途径涉及 Foxl2 的上调，也可以抑制 Sox 9 和 FGF9 的活性，促进卵巢的发育。

来自现代基因测序的关于人类性别决定的新基因数据将为机械模型的发展创造机会，并有助于更好地理解这个复杂的过程（Bashamboo 回顾，2017）。

▶性腺下降

A. 睾丸

除了早期向尾部迁移外，睾丸随后会离开腹腔下降到阴囊。在胎儿出生 3 个月时，睾丸位于腹膜后的假骨盆。纤维肌带（睾丸引带）从睾丸的下极穿过腹前壁发育中的肌肉层，终止于阴囊皮下组织。引带还有几个延伸到邻近区域的分支。就在睾丸下极的下方，腹膜沿着引带形成一个憩室样疝出，最终通过腹前壁肌肉到达阴囊。睾丸保留在腹股沟管的腹部末端直到第 7 个月，然后穿过腹股沟管，进入鞘膜。正常情况下，它在第 8 个月结束时到达阴囊。

B. 卵巢

除了经历早期的内部下降，卵巢通过引带附着在生殖皱襞的组织上，然后在与子宫（输卵管）管连接处附着在发育中的子宫阴道管上。卵巢和子宫之间的引带变成了卵巢固有韧带；子宫和大阴唇之间的部分成为子宫圆韧带。这些韧带能够防止卵巢进一步降至腹腔外，并牵引卵巢进入小骨盆。卵巢最终停留在输卵管的后面，尿生殖系膜的上面。此时的尿生殖系膜随着卵巢下降，形成子宫阔韧带。一个小的阴道突起形成并向阴唇方向延伸，但通常在足月时消失。

性腺异常

性腺异常可能有以下四种情况：①不发育；②发育不全；③发育异常；④发育正常，但随后发生胚胎损伤（如宫内扭转）。重复性腺很罕见。

最常见的性腺畸形出现在性腺下降过程中，尤其是睾丸。睾丸滞留在腹部或沿着其自然路径停止下降称为隐睾症，这种隐睾症可以是单侧的，也可以是双侧的。如果睾丸没有沿着引带的主干而是沿着其分支下降，可能导致异位睾丸。

若睾丸网和中肾管结合失败，会导致睾丸与男性生殖管道（附睾）分离和无精子症。

生殖管道系统

在胚胎早期，除了未分化的性腺，还有两个不同但密切相关的管道：一个主要是中肾管（沃尔夫管），但如果胚胎发育成雄性，它也作为生殖管；另一条（中肾旁管）从一开始就主要是生殖管道。

两套管道都向尾侧生长，与原始的尿生殖窦相连。沃尔夫管（在 4mm 阶段称为前肾管）与泄殖腔的腹侧部分连接，这将是尿生殖窦。该管道在靠近其尾端的位置产生输尿管芽。输尿管芽向头侧生长并与后肾组织相遇。每个中肾管的尾部到输尿管芽起源的部分融入原始尿生殖窦的壁，使中肾管和输尿管独立开放，常在 15mm 阶段（第 7 周）实现。在此期间，从 10mm 阶段开始，中肾旁管开始发展。直到 30mm 阶段（第 9 周）到达尿生殖窦，相对较晚；它们部分融合的盲端形成了窦结节，窦结节是整个系统中最恒定、最可靠的参考点。

如果性腺开始发展成为一个睾丸（为 17mm 阶段，第 7 周），沃尔夫管将开始分化成男性的管道系统，形成了附睾、输精管、精囊和射精管。与此同时，中肾旁管向它与尿生殖窦的交界处退化，只有它的上端和下端存在，前者作为睾丸附件，后者作为前列腺小囊的一部分。

如果性腺开始分化为卵巢（22mm 阶段，第 8 周），中肾旁管形成输卵管、子宫和大部分阴道。除了参与尿生殖窦的形成外，沃尔夫管仍未发育。

男性的管道系统

▶附睾

由于性腺分化时和中肾管相近，一些中肾小管被保留为输出小管，并且它们的管腔与睾丸网的管腔相连。这些小管与中肾管的空管部分一起，将形成附睾。每个卷曲的小管构成一个圆锥形团块，称为附睾小叶。中肾管的头端高度弯曲，参与附睾的形成。这是一个胚胎肾脏结构直接参与生殖系统构成的例子。在附睾形成过程中，头尾两侧的中肾小管仍然未发育，形成附睾附件和旁睾。

▶ **输精管，精囊和射精管**

位于附睾尾端的中肾管将发育成输精管。在汇入尿道（尿生殖窦）之前，中肾管局部膨隆成壶腹状，并呈囊状卷曲，形成精囊。精囊起源和尿道之间的中肾管形成射精管。整个中肾管现在具有了特征性的较厚的平滑肌，其大部分是一个狭窄的管腔。

在中肾管进入尿道的入口点的上下方，尿道上皮不断增殖呈多发突起，形成前列腺。随着上皮芽的生长，它们与尿生殖窦周围发育中的肌肉纤维相遇，其中一些纤维缠绕在生长中的前列腺分支小管中，并与之融合，形成肌肉间质（图 2-4）。

女性的生殖管道系统

在中肾管旁边可见成对的中肾旁管。目前尚不清楚它们是直接起源于中肾管，还是源于中肾管头侧间质中的内脏上皮形成，但后一种说法更受支持。中肾旁管在中肾管的外侧发育并延长。它进入子宫体腔的开口作为输卵管的腹膜口持续存在（后来它发展为毛状体）。另一端在尾侧生长为实性，然后穿过中肾管尾端水平继续沿中间方向生长，直到它与另一侧的中肾旁管相遇并融合。起初是部分融合，所以在两个腔之间有一个临时的间隔。以后间隔逐渐消失，留下一个将形成子宫阴道管的腔，完全充满了细胞。中肾旁管的实性端将尿生殖窦的上皮向外推，形成窦结节（33mm 阶段，第 9 周）。在 63mm 阶段（第 13 周），中肾旁管融合，形成窦结节，接受来自尿生殖窦的部分结构（这部分结构形成阴道的下 1/5）。

位于窦结节远端的尿生殖窦，原本狭窄而深，后变短、变宽并打开形成阴部或外阴裂隙的底部。这导致了阴道和尿道的单独开口，并使阴道口更接近表面的最终位置。与此同时，阴道段的长度明显增加。阴道前庭起源于尿生殖窦的结节下段（男性的尿道前列腺部和尿道膜部的精阜下部分由同一段形成）。小阴唇由尿道褶形成（男性

形成下垂的尿道）。处女膜是残余的窦结节。阴道的下 1/5 来自尿生殖窦与阴道窦结节结合的部分。阴道和子宫的其余部分由下面 1/3 的中肾旁管（融合）形成。子宫管（输卵管、输卵管）是头段 2/3 的中肾旁管（图 2-6）。

生殖管道系统畸形

睾丸网和输出小管可能未融合，如果是双侧的，则会引起无精子症和不育。如果中肾旁管不能接近或无法完全融合，会导致生殖管中不同程度的重复生殖管道。一侧或双侧输卵管、子宫或阴道的先天性缺如情况很少发生。

窦结节下部的尿生殖窦发育停止会导致尿生殖窦持续存在，尿道和阴道将共同开口于此。

外生殖器

在第 8 周，外生殖器开始分化。然而，直到 3 个月后，逐渐发育的外生殖器才会有明显的男性或女性特征。在性发育的不同阶段，泄殖腔膜的外侧面出现三个小突起。前面是生殖器结节，膜的两边是生殖隆起。

随着泌尿生殖膜的破裂（17mm 阶段，第 7 周），原始的尿生殖窦在生殖结节的下表面形成一个单独的开口。

男性外生殖器

尿生殖窦开口于生殖结节的腹侧，中间呈沟状成为尿道沟。原始的泌尿生殖口和尿道沟在两侧被尿道褶所束缚。生殖结节被拉长形成阴茎。阴茎海绵体在第 7 周显示为阴茎体内成对的间质柱。第 10 周，尿道褶开始从尿生殖窦口向阴茎末端融合。第 14 周时完全融合，形成尿道阴茎部。阴茎海绵体是由阴茎尿道周围形成的间充质团块分化而成。

在环形冠状沟远端的阴茎称为阴茎头。尿道沟和融合的尿道褶不超过冠状沟。穿过阴茎头的外胚层上皮再通形成了尿道腺部。并与已经形成了的尿道阴茎部的远端相通。在第 3 个月，阴茎头基底部的皮肤皱襞开始向远端生长，2 个月后环绕阴茎头形成包皮。同时，生殖隆起向尾端迁移形成阴囊结节。它们相遇并融合，形成阴囊，正

中的融合嵴将阴囊分成两部分。

女性外生殖器

直到第 8 周，除尿道沟较短外，女性外生殖器的外观与男性极为相似。生殖结节向尾端弯曲，发育缓慢形成阴蒂。与男性接近（虽然体积较小）的是，间充质柱分化为阴蒂海绵体，冠状沟远端为阴蒂头。尿生殖窦尾端变短变宽，形成阴道前庭。尿道褶没有融合，将发育成小阴唇。生殖嵴增大，在肛管前会合，形成后联合，同时膨胀扩大并在前庭两侧分离，形成大阴唇。

外阴异常

阴茎或阴蒂的缺如或重复是非常罕见的。更常见的情况是阴茎未发育，或者阴蒂肥大。这些异常可能单独出现，或者更常见的是与性发育障碍（disorders of sex development, DSD）有关。隐匿性阴茎和阴茎阴囊转位相对少见。

尿道褶不融合或不全融合导致尿道下裂（见前面的讨论）。阴茎发育不良可能会导致尿道上裂和尿道外翻（见前面的讨论）。

（王旭　翻译　邱建光　审校）

参考文献

基本理论

Arey LB: Developmental Anatomy: A Textbook and Laboratory Manual of Embryology. 7th ed. Saunders, Philadelphia, 1974.

Ballermann BJ: Glomerular endothelial cell differentiation. Kidney Int 2005;67(5):1668–1671.

Burrow CR: Regulatory molecules in kidney development. Pediatr Nephrol 2000;131(7):240–253.

Carlson BM: Patten's Foundations of Embryology. 6th ed. McGraw-Hill, New York, 1996.

Costantini F, Shakya R: GDNF/Ret signaling and the development of the kidney. Bioessays 2006;28(2):117–127.

Cunha GR et al: Hormonal, cellular, and molecular regulation of normal and neoplastic prostatic development. J Steroid Biochem Mol Biol 2004;92(4):221–236.

Fine RN: Diagnosis and treatment of fetal urinary tract abnormalities. J Pediatr 1992;121:333.

FitzGerald MJT: Human Embryology: A Regional Approach. Harper & Row, London, 1978.

Gilbert SG: Pictorial Human Embryology. University of Washington Press, Seattle, 1989.

Marshall FF: Embryology of the lower genitourinary tract. Urol Clin North Am 1978;5:3.

Michos O: Kidney development: From ureteric bud formation to branching morphogenesis. Curr Opin Genet Dev 2009;19:484–490.

Mcinnes RR, Michaud JL: Plumbing in the embryo: Development defects of the urinary tracts. Clin Genet 2009;75:307–317.

Nef S, Vassalli JD: Complementary pathways in mammalian female sex determination. J Biol 2009;8:74.

Nyengaard JR, Bendtsen TF: Glomerular number and size in relation to age, kidney weight, and body surface in normal man. Anat Rec 1992;232(2):194–201.

Oswald J et al: Reevaluation of the fetal muscle development of the vesical trigone. J Urol 2006;176(3):1166–1170.

Reddy PP, Mandell J: Prenatal diagnosis: Therapeutic implications. Urol Clin North Am 1998;25:171.

Sekido R: SRY: A transcriptional activator of mammalian testis determination. Int J Biochem Cell Biol 2010;42(3):417–420.

Shah MM et al: Branching morphogenesis and kidney disease. Development 2004;131(7):1449–1462.

Stephens FD: Embryopathy of malformations. J Urol 1982;127:13.

Stephens FD: Congenital Malformations of the Urinary Tract. Praeger, New York, 1983.

Tanagho EA: Embryologic development of the urinary tract. In: Ball TP (ed): AUA Update Series. American Urological Association, Philadelphia, 1982.

Tanagho EA: Developmental anatomy and urogenital abnormalities. In: Raz S (ed): Female Urology. 2nd ed. Saunders, Philadelphia, 1986.

Thomson AA: Mesenchymal mechanisms in prostate organogenesis. Differentiation 2008;76(6):587–598.

Vaughan ED Jr, Middleton GW: Pertinent genitourinary embryology: Review for practicing urologist. Urology 1975;6:139.

肾系统异常

Avni EF et al: Multicystic dysplastic kidney: Natural history from in utero diagnosis and postnatal followup. J Urol 1987;138:1420.

Bomalaski MD et al: Vesicoureteral reflux and ureteropelvic junction obstruction: Association, treatment options and outcome. J Urol 1997;157:969.

Chevalier RL: Effects of ureteral obstruction on renal growth. Pediatr Nephrol 1995;9:594.

Churchill BM et al: Ureteral duplication, ectopy and ureteroceles. Pediatr Clin North Am 1987;34:1273.

Corrales JG, Elder JS: Segmental multicystic kidney and ipsilateral duplication anomalies. J Urol 1996;155:1398.

Cox R et al: Twenty-year follow-up of primary megaureter. Eur Urol 1990;17:43.

Decter RM: Renal duplication and fusion anomalies. Pediatr Clin North Am 1997;44:1323.

El-Galley RE, Keane TE: Embryology, anatomy, and surgical applications of the kidney and ureter. Surg Clin North Am 2000;80:381.

Glassberg KI: Normal and abnormal development of the kidney: A clinician's interpretation of current knowledge. J Urol 2002;167:2339.

Keating MA et al: Changing concepts in management of primary obstructive megaureter. J Urol 1989;142:636.

Krause M et al: Signaling during kidney development. Cells 2015;4(2):112.

MacDermot KD et al: Prenatal diagnosis of autosomal dominant polycystic kidney disease (PKD1) presenting in utero and prognosis for very early onset disease. J Med Genet 1998;35:13.

Magee MC: Ureteroceles and duplicated systems: Embryologic hypothesis. J Urol 1980;123:605.

Maher ER, Kaelin WG Jr: Von Hippel-Lindau disease. Medicine (Baltimore) 1997;76:381.

Mesrobian HG et al: Unilateral renal agenesis may result from in utero regression of multicystic renal dysplasia. J Urol 1993;150:793.

Murcia NS et al: New insights into the molecular pathophysiology of polycystic kidney disease. Kidney Int 1999;55:1187.

Nguyen HT, Kogan BA: Upper urinary tract obstruction: Experimental and clinical aspects. Br J Urol 1998;81(Suppl 2):13.

Osathanondh V, Potter EL: Pathogenesis of polycystic kidneys:

Survey of results of microdissection. Arch Pathol 1964a;77:510.

Osathanondh V, Potter EL: Pathogenesis of polycystic kidneys: Type 4 due to urethral obstruction. Arch Pathol 1964b;77:502.

Pope JC IV et al: How they begin and how they end: Classic and new theories for the development and deterioration of congenital anomalies of the kidney and urinary tract, CAKUT. J Am Soc Nephrol 1999;10:2018.

Prasad PV, Priatna A: Functional imaging of the kidneys with fast MRI techniques. Eur J Radiol 1999;29:133.

Robson WL et al: Unilateral renal agenesis. Adv Pediatr 1995;42:575.

Ross JH, Kay R: Ureteropelvic junction obstruction in anomalous kidneys. Urol Clin North Am 1998;25:219.

Scherz HC et al: Ectopic ureteroceles: Surgical management with preservation of continence. Review of 60 cases. J Urol 1989;142:538.

Soderdahl DW et al: Bilateral ureteral quadruplication. J Urol 1976; 116:255.

Somlo S, Markowitz GS: The pathogenesis of autosomal dominant polycystic kidney disease: An update. Curr Opin Nephrol Hypertens 2000;9:385.

Tanagho EA: Ureteroceles: Embryogenesis, pathogenesis and management. J Cont Educ Urol 1979;18:13.

Tanagho EA: Development of the ureter. In: Bergman H (ed): The Ureter. 2nd ed. Springer-Verlag, New York, 1981.

Thomsen HS et al: Renal cystic diseases. Eur Radiol 1997;7:1267.

Tokunaka S et al: Morphological study of ureterocele: Possible clue to its embryogenesis as evidenced by locally arrested myogenesis. J Urol 1981;126:726.

Zerres K et al: Autosomal recessive polycystic kidney disease. Contrib Nephrol 1997;122:10.

尿道单位异常

Asopa HS: Newer concepts in the management of hypospadias and its complications. Ann Roy Coll Surg Engl 1998;80:161.

Austin PF et al: The prenatal diagnosis of cloacal exstrophy. J Urol 1998;160(3, Pt 2):1179.

Baskin LS: Hypospadias and urethral development. J Urol 2000; 163:951.

Begg RC: The urachus, its anatomy, histology and development. J Anat 1930;64:170.

Belman AB: Hypospadias update. Urology 1997;49:166.

Burbige KA et al: Prune belly syndrome: 35 years of experience. J Urol 1987;137:86.

Churchill BM et al: Emergency treatment and long-term follow-up of posterior urethral valves. Urol Clin North Am 1990;17:343.

Chwalle R: The process of formation of cystic dilatations of the vesicle end of the ureter and of diverticula at the ureteral ostium. Urol Cutan Rev 1927;31:499.

Connor JP et al: Long-term follow-up of 207 patients with bladder exstrophy: An evolution in treatment. J Urol 1989;142:793.

Dinneen MD, Duffy PG: Posterior urethral valves. Br J Urol 1996; 78:275.

Duckett JW: The current hype in hypospadiology. Br J Urol 1995; 76(Suppl 3):1.

Eagle JR Jr, Barrett GS: Congenital deficiency of abdominal musculature with associated genitourinary abnormalities: A syndrome. Report of nine cases. Pediatrics 1950;6:721.

Elmassalme FN et al: Duplication of urethra—case report and review of literature. Eur J Pediatr Surg 1997;7:313.

Escham W, Holt HA: Complete duplication of bladder and urethra. J Urol 1980;123:773.

Goh DW et al: Bladder, urethral, and vaginal duplication. J Pediatr Surg 1995;30:125.

Greskovich FJ III, Nyberg LM Jr: The prune belly syndrome: A review of its etiology, defects, treatment and prognosis. J Urol 1988;140:707.

Hinman F Jr: Surgical disorders of the bladder and umbilicus of urachal origin. Surg Gynecol Obstet 1961;113:605.

Jaramillo D et al: The cloacal malformation: Radiologic findings and imaging recommendations. Radiology 1990;177:441.

Jeffs RD: Exstrophy, epispadias, and cloacal and urogenital sinus abnormalities. Pediatr Clin North Am 1987;34:1233.

Landes RR et al: Vesical exstrophy with epispadias: Twenty-year follow-up. Urology 1977;9:53.

Mackie GG: Abnormalities of the ureteral bud. Urol Clin North Am 1978;5:161.

Manzoni GA et al: Cloacal exstrophy and cloacal exstrophy variants: A proposed system of classification. J Urol 1987;138:1065.

Massad CA et al: Morphology and histochemistry of infant testes in the prune belly syndrome. J Urol 1991;146:1598.

Meeks J et al: Genetic regulation of prostate development. J Andrology 2011;32(3):210.

Mesrobian HG et al: Long-term followup of 103 patients with bladder exstrophy. J Urol 1988;139:719.

Mouriquand PD et al: Hypospadias repair: Current principles and procedures. Br J Urol 1995;76(Suppl 3):9.

Nguyen HT, Kogan BA: Fetal bladder physiology. Adv Exp Med Biol 1999;462:121.

Orvis BR et al: Testicular histology in fetuses with the prune belly syndrome and posterior urethral valves. J Urol 1988;139:335.

Randall A, Campbell EW: Anomalous relationship of the right ureter to the vena cava. J Urol 1935;34:565.

Rosenfeld B et al: Type III posterior urethral valves: Presentation and management. J Pediatr Surg 1994;29:81.

Schultza K et al: Genetic basis of ureterocele. Curr Genom 2016; 17(1):62.

Shapiro E: Embryologic development of the prostate: Insights into the etiology and treatment of benign prostatic hyperplasia. Urol Clin North Am 1990;17:487.

Silver RI: What is the etiology of hypospadias? A review of recent research. Delaware Med J 2000;72:343.

Stein R, Thuroff JW: Hypospadias and bladder exstrophy. Curr Opin Urol 2002;12:195.

Stephens FD: The female anus, perineum and vestibule: Embryogenesis and deformities. J Obstet Gynaecol Br Commonw 1968; 8:55.

Tanagho EA: Embryologic basis for lower ureteral anomalies: A hypothesis. Urology 1976;7:451.

Uehling DT: Posterior urethral valves: Functional classification. Urology 1980;15:27.

Van Savage JG et al: An algorithm for the management of anterior urethral valves. J Urol 1997;158(3, Pt 2):1030.

Wakhlu AK et al: Congenital megalourethra. J Pediatr Surg 1996; 31:441.

Workman SJ, Kogan BA: Fetal bladder histology in posterior urethral valves and the prune belly syndrome. J Urol 1990;144:337.

性腺异常

Barteczko KJ, Jacob MI: The testicular descent in humans: Origin, development and fate of the gubernaculum Hunteri, processus vaginalis peritonei, and gonadal ligaments. Adv Anat Embryol Cell Biol 2000;156: III–X, 1.

Bashamboo A et al: Anomalies in human sex determination provide unique insights into the complex genetic interactions of early gonad development. Clin Genet 2017;91(2):143.

Belville C et al: Persistence of Müllerian derivatives in males. Am J Med Genet 1999;89:218?

Ben-Chaim J, Gearhart JP: Current management of bladder exstrophy. Scand J Urol Nephrol 1997;31:103.

Borzi PA, Thomas DF: Cantwell-Ransley epispadias repair in male epispadias and bladder exstrophy. J Urol 1994;151:457.

Crankson SJ, Ahmed S: Female bladder exstrophy. Int Urogynecol J Pelvic Floor Dysfunct 1997;8:98.

de Palma L et al: Epididymal and vas deferens immaturity in cryptorchidism. J Urol 1988;140:1166.

Diez Garcia R et al: Peno-scrotal transposition. Eur J Pediatr Surg 1995;5:222.

Elder JS et al: Androgenic sensitivity of gubernaculum testis: Evidence for hormonal/mechanical interactions in testicular descent. J Urol 1982;127:170.

Gad YZ et al: 5 alpha-reductase deficiency in patients with micropenis. J Inherit Metab Dis 1997;20:95.

Hadziselimovic F et al: The significance of postnatal gonadotropin surge for testicular development in normal and cryptorchid testes. J Urol 1986;136:274.

Honoré LH: Unilateral anorchism: Report of 11 cases with discussion of etiology and pathogenesis. Urology 1978;11:251.

Johnson P et al: Inferior vesical fissure. J Urol 1995;154:1478.

Mollard P et al: Female epispadias. J Urol 1997;158:1543.

Nef S, Parada LF: Hormones in male sexual development. Genes Dev 2000;14:3075.

Newman K et al: The surgical management of infants and children with ambiguous genitalia: Lessons learned from 25 years. Ann Surg 1992;215:644.

Pagon RA: Diagnostic approach to the newborn with ambiguous genitalia. Pediatr Clin North Am 1987;34:1019.

Parker KL et al: Gene interactions in gonadal development. Annu Rev Physiol 1999;61:417.

Rajfer J, Walsh PC: Testicular descent: Normal and abnormal. Urol Clin North Am 1978;5:223.

Toppari J, Kaleva M: Maldescendus testis. Horm Res 1999;51:261.

Zaontz MR, Packer MG: Abnormalities of the external genitalia. Pediatr Clin North Am 1997;44:1267.

第 3 章 泌尿生殖系统疾病症状学

Benjamin N. Breyer

在任何患者的诊治过程中,病史都是至关重要的,在泌尿外科中尤其如此。这里只讨论易于被患者提及从而引起医生注意的泌尿系统症状。医生不仅要了解疾病发作是急性还是慢性,还要了解是否为复发,因为复发的症状可能代表慢性疾病的加重。

采集病史是一门艺术,取决于获取信息的技巧和方法。患者描述症状的能力决定病史的准确性。这种由患者提供的主观信息对于做出正确的诊断非常重要。

全身表现

医生应该注意患者是否有发热和体重减轻的症状。发热连同泌尿系感染的其他症状,有助于评估感染部位。单纯的急性膀胱炎本质上不会出现发热,急性肾盂肾炎或前列腺炎容易引起发热 [≤40℃（104℉）],通常伴有寒战。对于婴儿和儿童,急性肾盂肾炎可能仅表现为高热,而没有局部的症状或体征,临床上通常需要进行尿液的细菌学检查。

数年前出现的不明原因的发热病史可能提示无症状的肾盂肾炎。肾脏肿瘤有时也会出现发热,体温可达 39℃甚至更高。无发热症状并不意味着排除肾脏感染,因为慢性肾盂肾炎通常不会引起发热。

体重减轻可能提示晚期恶性肿瘤,也可能为继发于梗阻或感染的肾功能不全所致。对于发育不良的儿童（低体重及低于平均身高）,应怀疑慢性梗阻和 / 或泌尿系感染的可能。

全身不适应考虑肿瘤、慢性肾盂肾炎或肾衰竭可能。如果这些症状同时存在,应警惕人类免疫缺陷病毒（human immunodeficiency virus, HIV）感染（见第 17 章）。

局部痛和牵涉痛

来源于泌尿生殖器官的疼痛分为两种：局部痛和牵涉痛。后者尤其常见。

局部痛位于受累器官所在部位或其周围。如果肾脏出现病变（T_{10}-T_{12}, L_1）,疼痛将位于肋脊角和第 12 肋以下的腰部。睾丸发生炎症时,疼痛位于其内部。

牵涉痛由受累器官引起,但可在距该器官一定距离处感知。上段输尿管结石可引起输尿管绞痛（图 3-1）,还可出现同侧睾丸的剧烈绞痛,这是因为上段输尿管和睾丸受共同的神经支配（T_{11}-T_{12}）。下段输尿管结石引起的疼痛可牵涉至阴囊,此时睾丸本身没有剧痛。急性膀胱炎常伴有排尿时烧灼样疼痛,在女性可放射至尿道远端,在男性可放射至尿道腺体（S_2-S_3）。

泌尿器官的异常也可导致受相同神经支配的其他器官疼痛,如胃肠道、女性生殖系统（图 3-2,图 3-3）。

▶肾脏疼痛（图 3-1）

典型的肾脏疼痛位于肋脊角（在骶脊肌旁第 12 肋下）,呈持续性钝痛。该疼痛通常沿肋下向脐部或下腹部放射。肾脏疼痛可见于引起肾包膜突然扩张的肾脏疾病。急性肾盂肾炎（肾脏突发性水肿）和急性输尿管梗阻（肾后性压力增加）均会引起这种典型的疼痛。然而需要指出的是，许多肾脏疾病由于进展缓慢，不会引起肾包膜的突然扩张，因而不会出现疼痛。此类疾病包括肿瘤、慢性肾盂肾炎、鹿角状结石、结核、多囊肾，以及慢性输尿管梗阻引起的肾积水。

▶ 输尿管疼痛（图 3-1）

输尿管疼痛通常由急性梗阻（结石或血块通过）引起的。该疼痛既可以表现为肾包膜扩张引起的后背疼痛，也可为剧烈的绞痛（由于肾盂和输尿管肌肉痉挛）并从肋脊角沿输尿管走行放射至下腹部。在男性，输尿管疼痛可放射至膀胱、阴囊或睾丸；在女性可放射至外阴。这种剧烈的绞痛是由于输尿管作为一种平滑肌性器官在试图排出异物或解除梗阻的过程中过度蠕动和痉挛

所致。

医生可通过疼痛史和疼痛放射部位判断输尿管结石的位置。如果结石位于输尿管上段，疼痛可放射至睾丸，因为睾丸、肾脏和输尿管上段受相同的神经支配（T_{11}-T_{12}）。如果结石位于右输尿管中段，疼痛可放射至麦氏点，容易与阑尾炎相混淆；如果结石位于左输尿管中段，可能与憩室炎或降结肠、乙状结肠的疾病相混淆。如果结石靠近膀胱，输尿管开口处继发炎症、水肿，会表现出膀胱刺激症状，如尿频、尿急。然而，轻度的输尿管梗阻，如先天性狭窄，通常没有肾脏或输尿管疼痛。

▶ 膀胱疼痛

在急性尿潴留的患者中，膀胱过度充盈会导致耻骨上区的剧烈疼痛。除此之外，若耻骨上持续疼痛，与排尿无关，通常不是源于泌尿系统。

由膀胱颈梗阻或神经源性膀胱导致慢性尿潴

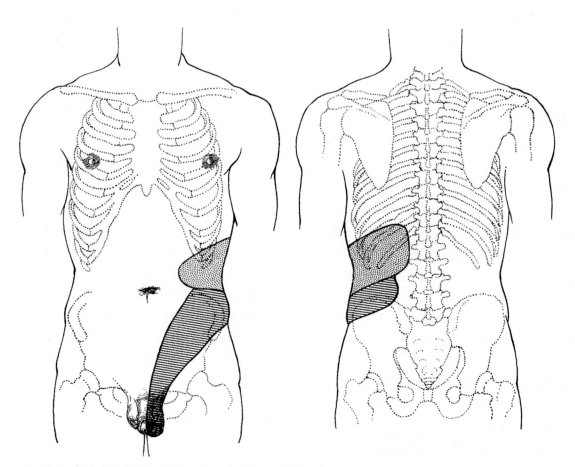

▲ 图 3-1　肾脏牵涉痛（带点区）和输尿管牵涉痛（阴影区）

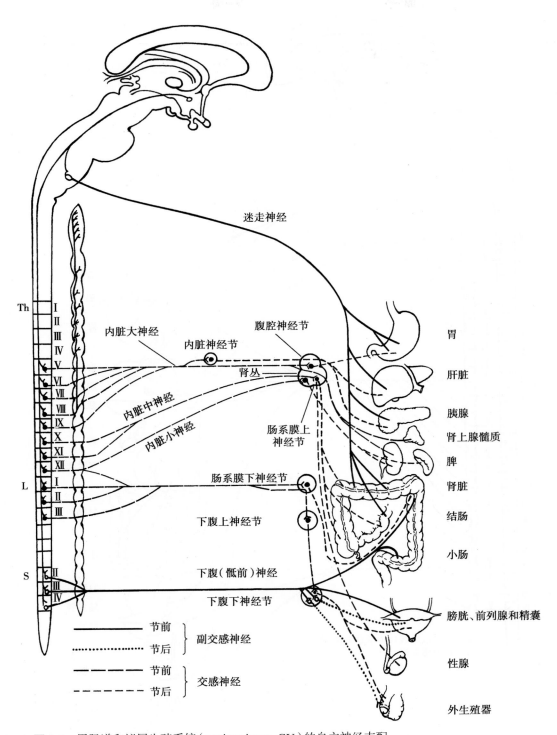

迷走神经

Th　I
　　II
　　III
　　IV
　　V
　　VI
　　VII
　　VIII
　　IX
　　X
　　XI
　　XII

内脏大神经
内脏神经节
腹腔神经节

胃

肝脏

肾丛

内脏中神经
肠系膜上
神经节

内脏小神经

胰腺

肾上腺髓质

脾

L　I
　　II
　　III

肠系膜下神经节

肾脏

结肠

下腹上神经节

小肠

S　II
　　III
　　IV

下腹（骶前）神经

下腹下神经节

膀胱、前列腺和精囊

性腺

外生殖器

———	节前	} 副交感神经
·········	节后	
– – –	节前	} 交感神经
— — —	节后	

▲ 图 3-2　胃肠道和泌尿生殖系统（genitourinary，GU）的自主神经支配

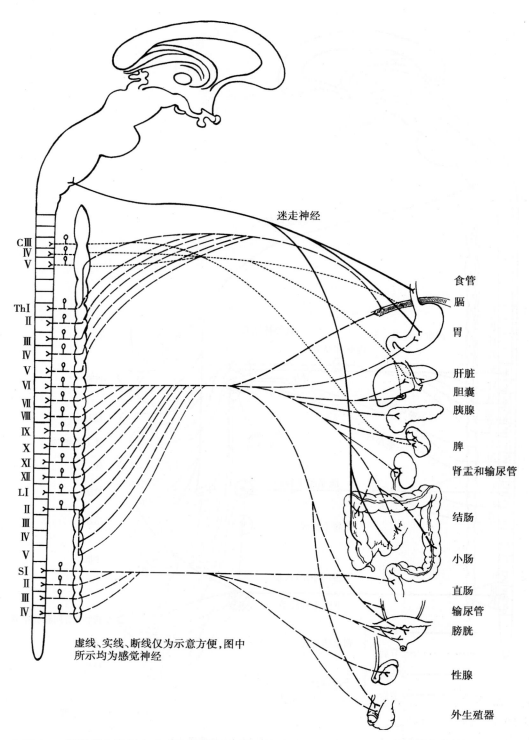

▲ 图 3-3   胃肠道和泌尿生殖系统的感觉神经支配

留的患者,即使膀胱充盈至脐水平,可能仅会表现为耻骨上的轻微疼痛或无明显不适。

引起膀胱疼痛最常见的原因是感染,疼痛很少位于膀胱,而是放射至尿道远端,并与排尿行为相关。终末尿痛可能是严重膀胱炎的主要症状。尿急和逼尿肌过度活动通常会导致膀胱疼痛。

▶前列腺疼痛

单纯的前列腺疼痛并不常见。偶尔,当前列腺发生急性炎症时,患者可能会感到会阴或直肠区域(S_2-S_4)模糊的不适或憋胀。前列腺炎偶尔出现放射至腰骶部的牵涉痛,但并不常见。前列腺的炎症会引起尿频、尿急和尿痛。

▶睾丸疼痛

睾丸的外伤、感染或精索扭转会引起睾丸局部的剧烈疼痛,同时可能会沿精索放射至下腹。未合并感染的睾丸鞘膜积液、精液囊肿以及肿瘤通常不引起睾丸疼痛。精索静脉曲张可引起睾丸的钝痛,并在剧烈运动后加重。有时,早期腹股沟斜疝的首发症状可能为睾丸牵涉痛。上段输尿管结石的疼痛可放射至睾丸。

▶附睾疼痛

急性附睾感染十分常见,是唯一导致附睾疼痛的疾病。附睾疼痛起始于阴囊,邻近组织的感染累及睾丸后可进一步加重疼痛。在附睾炎的早期,疼痛可能首先出现于腹股沟或下腹部(如果为右侧的附睾炎,可与阑尾炎表现类似)。这种疼痛可为牵涉痛,也可由输精管继发感染所致。

泌尿系统疾病的胃肠道症状

无论肾脏或输尿管疾病是否伴有疼痛,通常都会出现胃肠道症状。急性肾盂肾炎的患者不仅有后背局部疼痛、膀胱刺激症状、寒战及发热,还可能出现腹痛、腹胀。输尿管结石的患者除了典型的肾、输尿管绞痛和血尿之外,可伴有剧烈的恶心、呕吐和腹胀。然而,泌尿系统症状通常掩盖了胃肠道症状,后者常被忽视。肾盂的过度扩张(如为获得逆行尿路造影显示而使用造影剂)可使患者出现恶心、呕吐以及腹部绞痛。这些表明

肾肠反射的存在,可能会导致混淆的症状。在一些常见的"无症状"的泌尿系统疾病中,可能会出现不同程度的胃肠道症状,这可能导致医生误诊为胃肠道疾病。

▶胃肠道症状出现的原因

A. 肾肠反射

肾肠反射解释了大部分的困惑。因为这两个系统拥有共同的自主神经和感觉神经支配(图 3-2,图 3-3)。来自肾脏包膜或肾盂肌层的传入刺激可通过反射作用引起幽门痉挛(类似于消化性溃疡的症状)或胃肠道及其平滑肌张力的其他变化。

B. 器官之间的毗邻关系

右肾与结肠肝曲、十二指肠、胰头、胆总管、肝脏和胆囊关系密切(图 1-3)。左肾位于结肠脾曲后方,与胃、胰腺、脾关系密切。腹膜后的炎症或肿瘤可向腹膜内蔓延或使腹膜内器官移位,从而产生胃肠道症状。

膀胱位于直肠的顶部,因此便秘、肠易激综合征和慢性腹泻等疾病通常与排尿功能障碍同时发生。治疗胃肠疾病有助于缓解排尿症状。

C. 腹膜刺激征

肾脏的前表面被腹膜覆盖。因此,肾脏的炎症会导致腹膜刺激症状,从而表现为肌紧张和反跳痛。

肾脏的慢性疾病(如非感染性肾盂积水、鹿角状结石、肿瘤、慢性肾盂肾炎)可能完全表现为胃肠道症状,并且与消化性溃疡、胆囊疾病或阑尾炎的症状相似,或为其他不太具体的胃肠道症状。如果进行了全面的胃肠道检查后未能发现可疑疾病,医生应充分考虑进行泌尿系统的检查。

与排尿行为相关的症状

许多疾病会导致类似膀胱炎症状。其中包括膀胱感染、化学或 X 线所致的膀胱炎、间质性膀胱炎、前列腺炎、精神疾病(如抑郁和焦虑)、卵巢囊肿扭转或破裂以及膀胱内异物。然而,慢性膀胱炎的患者通常不会出现膀胱刺激症状。对尿道口有刺激性的化学物质或肥皂刺激可导致尿痛、尿频、尿急等膀胱炎样的症状。这在经常洗肥皂

浴的年轻女性中尤为常见。

▶尿频

膀胱的正常容量约为 400ml。尿频可能是由残余尿引起的,这会降低膀胱的功能容量。当膀胱黏膜层、黏膜下层甚至肌层出现炎症(如感染、异物、结石、肿瘤),膀胱容量会急剧下降。这是由两个因素造成:一是膀胱的轻微扩张就会引起疼痛,二是炎症性水肿会导致膀胱顺应性下降。当膀胱正常时,如果情况需要,排尿可以延迟,但在急性膀胱炎时并非如此。膀胱容量一旦减小到一定程度,膀胱任何进一步的扩张都会引起剧痛,如不能立即排尿,患者可能会发生尿失禁。在严重的急性感染期间,患者会持续有排尿的愿望,但每次可能仅排出几毫升尿液。尿频如不伴有夜尿,或持续仅数小时的急、慢性尿频常提示精神紧张。

引起膀胱纤维化的疾病会伴有尿频,例如,结核、放射性膀胱炎、间质性膀胱炎和血吸虫病。结石或异物会产生膀胱刺激症状,通常也会继发感染。尿液 pH 过高或过低会刺激膀胱并导致尿频。对于一些人而言,酒精、咖啡因、碳酸饮料、柑橘类、辛辣食物和巧克力可能是膀胱刺激物,会导致尿频和疼痛。

▶夜尿

夜尿可以是肾脏疾病的一种症状,与肾脏实质功能的下降、肾浓缩功能的减退有关。夜尿也会发生于晚上饮用过多液体的健康人。由于其特殊的利尿作用,在睡前饮用咖啡和酒精,通常会出现夜尿。在老年人中,轻度心力衰竭或静脉曲张会导致体内液体潴留,在夜间平卧时,这些液体被调动,导致夜尿增多。

▶尿痛

尿痛通常与膀胱、尿道或前列腺的急性炎症有关。有时,疼痛被描述为排尿时的"灼痛",通常位于男性的尿道远端,女性则通常局限于尿道。疼痛仅在排尿时出现,并在排尿结束后很快消失。有时在排尿即将结束时,膀胱会出现更严重的疼痛,这提示膀胱的炎症。疼痛也可能在排尿起始更明显或持续于整个排尿过程。尿痛通常是泌尿系感染的首发症状,并与尿频和尿急同时存在。

▶遗尿

严格来说,遗尿是指夜间尿床。对于 2~3 岁的婴儿,这是生理现象,但超过了这个年龄仍然出现遗尿就会变得麻烦,尤其是对父母而言。遗尿可能是功能性的,或继发于膀胱尿道神经肌肉成熟延迟;也可能为器质性疾病的症状(如感染、女孩远端尿道狭窄、男孩后尿道瓣膜、神经源性膀胱)。如果遗尿发生在白天,或同时伴有其他泌尿系统症状,则必须进行泌尿系统的检查。在成人,遗尿可能被无器质性病变的夜尿所取代。

▶膀胱出口梗阻的症状

A. 排尿踌躇

排尿踌躇是膀胱出口梗阻的早期症状之一。梗阻越严重,排尿等待时间越长,患者通常需要用力克服梗阻来排尿。前列腺梗阻和尿道狭窄是常见的病因。

B. 尿无力和尿线变细

尽管膀胱内压力增加,尿流阻力增加,会出现尿无力和尿线变细。这可以通过测量尿流率来评估;在正常膀胱充盈的情况下,最大尿流率可达到 20ml/s。

C. 尿后滴沥

随着梗阻的进展,尿后滴沥成为越来越值得注意和使人沮丧的症状。

D. 尿急

强烈、突然的排尿欲望是由膀胱过度反应和刺激引起,主要见于膀胱梗阻、炎症或神经源性疾病。在大多数情况下,患者能够暂时控制突然出现的排尿欲望,但可能会出现少量不自主排尿[急迫性尿失禁(urgency urinary incontinence, UUI)]。

E. 急性尿潴留

急性尿潴留时患者突然不能排尿,出现耻骨上进行性加重的剧烈疼痛,伴有严重的尿急症状,可能仅有少量的尿液滴沥。

F. 慢性尿潴留

慢性尿潴留一般不会对患者造成严重的不适,可能会出现排尿起始困难、尿无力以及尿线变细。患者可能出现持续性尿滴沥（充溢性尿失禁），如同水流从坝上流下一样。

G. 尿流中断

尿流中断可能是突然的，并伴有沿尿道放射的剧烈疼痛。这种反应提示膀胱结石或前列腺增生。

H. 尿不尽感

即使在排尿结束后，患者仍经常感到膀胱内有尿液存在。

I. 膀胱炎

急性膀胱炎的反复发作提示残余尿的存在。

▶尿失禁

尿失禁的原因有很多，病史通常会提示尿失禁的原因（见第 29 章）。

A. 真性尿失禁

患者在毫无征兆的情况下尿液流出为真性尿失禁，可以为持续的或暂时的。最常见的原因包括既往根治性前列腺切除术（radical prostatectomy, RP）、膀胱外翻、尿道上裂、膀胱阴道瘘（vesicovaginal fistula, VVF）和输尿管异位开口。尿道括约肌的损伤可能为先天性的，或发生于前列腺切除术中。先天性或获得性的神经源性疾病可能会导致膀胱功能障碍和尿失禁。

B. 压力性尿失禁

如果括约肌功能有轻微的减退，伴随着用力活动（如咳嗽、大笑、从椅子上站起），尿液可能会不自主流出。这常见于膀胱颈和尿道肌肉支持减弱的经产妇和接受 RP 的男性。偶尔也可由神经源性膀胱功能障碍引起。患者躺在床上时不会发生压力性尿失禁（stress urinary incontinence, SUI）。

C. 急迫性尿失禁

尿意非常急迫和严重，以至于尿液会不自主地流出。急迫性尿失禁（urgency urinary incontinence, UUI）常发生于急性膀胱炎，尤其在女性中，因为女性的括约肌在解剖上相对不够完善。UUI 也是上运动神经元病变时的常见症状。

D. 充溢性尿失禁

充溢性尿失禁是由慢性尿潴留或膀胱松弛引起的少量尿液不自主流出。膀胱内压最终等于尿道阻力；尿液不断地向前流出。

▶少尿和无尿

少尿和无尿可能由急性肾衰竭（由于休克或脱水）、体液电解质紊乱或双侧输尿管梗阻所致。

▶气尿

尿液中混有气体提示泌尿道和肠道之间存在瘘管。瘘管多位于膀胱或尿道，也可见于输尿管或肾盂。大多数膀胱瘘由乙状结肠癌、憩室炎伴脓肿形成、局限性肠炎和外伤所致。尿道肠道瘘多为先天性畸形。一些细菌在发酵过程中偶尔会产生气体。

▶尿浑浊

患者常诉尿液浑浊，最常见的原因是碱性尿液导致了磷酸盐的沉积。感染也可导致尿液浑浊且有恶臭。尿液分析有助于明确尿液浑浊的原因。

▶乳糜尿

混有淋巴液或乳糜颗粒会使尿液呈乳白色，表明可能存在淋巴管和泌尿系统之间的瘘管。最常见的原因是肾淋巴管阻塞，肾穹窿破裂导致淋巴液渗漏，见于丝虫病、外伤、结核和腹膜后肿瘤。

▶血尿

血尿是不容忽视的危险信号，可见于肾脏和膀胱的肿瘤、结石、感染。重要的是要了解是否伴有尿痛，血尿是否与膀胱刺激征有关，以及血尿是全程还是部分。溶血性疾病导致的血红蛋白尿也可使尿液呈红色。

A. 与血尿有关的症状和疾病

与肾绞痛相关的血尿提示输尿管结石，但肾肿瘤出血形成的血凝块可引起类似的疼痛。

非特异性、结核或血吸虫性的膀胱感染可导致血尿，通常为终末血尿，但也可能为全程血尿。膀胱结石会导致血尿，常合并感染，并出现膀胱颈梗阻、神经源性膀胱或膀胱膨出的症状。

前列腺增大会导致膀胱颈处静脉扩张，患者用力排尿时扩张的静脉破裂，会导致肉眼或镜下血尿。

不伴有其他症状的血尿（无症状性血尿）应该怀疑为膀胱或肾脏的肿瘤。这种血尿呈间歇性，可能几个月才出现一次，绝不能因为出血自行停止而放松警惕。这种血尿还可见于鹿角状结石、多囊肾、良性前列腺增生（benign prostatic hyperplasia，BPH）、孤立肾囊肿、镰状细胞病及肾积水。无痛性出血常见于急性肾小球肾炎。反复的血尿偶可在儿童局灶性肾小球肾炎中出现。慢跑者和从事体育运动的人会经常出现一过性蛋白尿、肉眼或镜下血尿。

B. 血尿的时间

了解血尿是部分性（初始或终末）还是完全性（整个排尿过程中均存在）通常有助于确定出血部位。初始血尿提示前尿道病变（如尿道炎、尿道狭窄、男童尿道口狭窄）。终末血尿提示病变通常位于后尿道、膀胱颈或膀胱三角区，常见原因包括后尿道炎、膀胱颈的息肉和肿瘤。全程血尿来源于膀胱水平及以上（如结石、肿瘤、结核及肾炎）。

其他客观症状

▶尿道分泌物

在男性，尿道分泌物是最常见的泌尿系统主诉之一。通常由淋球菌或沙眼衣原体感染引起。常伴有排尿时的局部烧灼或尿道瘙痒（见第17章）。

▶外生殖器的皮肤病变

阴茎头或体部的皮肤溃疡提示为梅毒性下疳、软下疳、单纯疱疹病毒（herpes simplex virus，HSV）感染或鳞状细胞癌。阴茎尖锐湿疣很常见（见第17章和第42章）。

▶可见或可触及的肿块

患者上腹部可见或可触及肿块，可能提示为肾脏肿瘤、肾积水或多囊肾。颈部肿大的淋巴结可能为前列腺或睾丸肿瘤转移所致。腹股沟区的肿块可能提示阴茎肿瘤的扩散，或软下疳、梅毒或性病性淋巴肉芽肿引起的淋巴结炎。阴囊的无痛性肿块比较常见，可能为鞘膜积液、精索静脉曲张、精液囊肿、慢性附睾炎、疝和睾丸肿瘤。

▶水肿

下肢的水肿可能为前列腺癌淋巴转移压迫髂静脉所致。生殖器的水肿提示丝虫病、慢性腹水或盆腔恶性肿瘤放射治疗（简称放疗）引起的淋巴阻塞。

▶血精

前列腺或精囊的炎症可导致血精。

▶男性乳腺发育

男性乳腺发育通常是特发性的，常见于老年男性，尤其是那些服用雌激素以控制前列腺癌的男性。也见于睾丸绒毛膜癌、睾丸间质细胞和支持细胞肿瘤。一些内分泌疾病，如克兰费尔特综合征（Klinefelter syndrome），也会导致男性乳腺发育。

男性和女性的性功能障碍

男性和女性的性健康和性功能障碍受多种生理和心理因素的影响。激素、神经和血管通路的功能障碍都会导致性功能障碍。性行为受到周围文化的强烈影响；一个人的家庭、社会和宗教信仰都会影响性生活。性健康随着年龄、健康状况和个人经历而变化。

首先应全面了解患者的病史和体格检查。泌尿科医生应掌握患者问题的本质以及加重或缓解的因素。例如，性功能障碍可能是情境性的；有些患者能自慰，并有晨勃，但在与伴侣的亲密行为中可能会出现勃起功能障碍。泌尿科医生应对疾病过去的医疗、手术、药物等有所了解。

在男性，性功能障碍主要包括性欲减退症（hypoactive sexual desire disorder，HSDD）、早泄、勃起功能障碍和性快感缺失。在女性，性功能障碍包括HSDD、性唤醒障碍、性高潮障碍，以及性交疼痛，如阴道痉挛。

（刘利维　翻译　薛蔚　审校）

参考文献

Abul F et al: The acute scrotum: A review of 40 cases. Med Princ Pract 2005;14(3):177.

Ahmed M et al: Ureteric bupivicaine infusion for loin pain haematuria syndrome. Ann Roy Coll Surg Engl 2010;92(2):139–141.

Ahn JH et al: Workup and management of traumatic hematuria. Emerg Med Clin North Am 1998;16:145.

Andreoli SP: Renal manifestations of systemic diseases. Semin Nephrol 1998;18:270.

Anonymous: Blood in the urine: What does it mean for your health? Harv Mens Health Watch 2010;15(3):5–8.

Beni-Israel T et al: Clinical predictors for testicular torsion as seen in the pediatric ED. Am J Emerg Med 2010;28(7):786–789.

Breyer BN, McAninch JW: Management of recalcitrant bladder neck contracture after radical prostatectomy for prostate cancer. Endoscopic and open surgery. J Urol 2011;185(2):390–391.

Catalano O et al: Real-time, contrast-enhanced sonographic imaging in emergency radiology. Radiol Med (Torino) 2004;108(5–6):454.

Chhor V et al: Misleading abdominal pain following extracorporeal renal lithotripsy. Urol Int 2009;83(2):246–248.

Ciftci AO et al: Clinical predictors for differential diagnosis of acute scrotum. Eur J Pediatr Surg 2004;14:333.

Crawford ED: Management of lower urinary tract symptoms suggestive of benign prostatic hyperplasia: The central role of the patient risk profile. BJU Int 2005;95(Suppl 4):1.

Eisner BH et al: Ureteral stone location at emergency room presentation with colic. J Urol 2009;182(1):165–168.

Elstad EA et al: Beyond incontinence: The stigma of other urinary symptoms. J Adv Nurs 2010;66(11):2460–2470.

Glassberg KI: Normal and abnormal development of the kidney: A clinician's interpretation of current knowledge. J Urol 2002; 167:2339.

Green E, Ali Z: Flank pain and haematuria. BMJ 2009;339:b5443.

Heinberg LJ et al: Psychological factors in pelvic/urogenital pain: The influence of site of pain versus sex. Pain 2004;108(1–2):88.

Ho CH et al: Predictive factors for ureteral double-J-stent-related symptoms: A prospective, multivariate analysis. J Formos Med Assoc 2010;109(11):848–856.

Hollenbeck BK et al: Delays in diagnosis and bladder cancer mortality. Cancer 2010;116(22):5235–5242.

Hori S et al: Long-term outcome of epididymectomy for the management of chronic epididymal pain. J Urol 2009;182(4):1407–1412.

Kanematsu A et al: Objective patterning of uroflowmetry curves in children with daytime and nighttime wetting. J Urol 2010; 184(4 Suppl):1674–1679.

Kaye JD, Palmer LS: Characterization and management of voiding dysfunction in children with attention deficit hyperactivity disorder. Urology 2010;76(1):220–224.

Kershen RT et al: Blood flow, pressure and compliance in the male human bladder. J Urol 2002;168:121.

Khadra MH et al: A prospective analysis of 1930 patients with hematuria to evaluate current diagnostic practice. J Urol 2000; 163:524.

Kumar P et al: Clinical management of chronic testicular pain. Urol Int 2010;84(2):125–131.

Kumar A et al: A prospective randomized comparison between early (<48 hours of onset of colicky pain) versus delayed shockwave lithotripsy for symptomatic upper ureteral calculi: A single center experience. J Endourol 2010;24(12):2059–2066.

Kurowski K: The women with dysuria. Am Fam Physician 1998; 57(9):2155.

Lee YS et al: Most bothersome symptom and symptom specific goal achievement in patients with benign prostatic obstruction: A prospective open label study. J Urol 2011;185(3):1003–1009.

Lutz MC et al: Cross-sectional associations of urogenital pain and sexual function in a community based cohort of older men: Olmsted County, Minnesota. J Urol 2005;174:624.

Manger JP et al: Use of renal ultrasound to detect hydronephrosis after ureteroscopy. J Endourol 2009;23(9):1399–1402.

Mevcha A et al: Diagnosing urological disorders in ageing men. Practitioner 2010;254(1726):2–3, 25–26, 28–29.

Nappi PR et al: Female sexual dysfunction (FSD): Prevalence and impact on quality of life (QoL). Maturitas 2016;94:87–91.

Navanimitkul N, Lojanapiwat B: Efficacy of tamsulosin 0.4 mg/day in relieving double-J stent-related symptoms: A randomized controlled study. J Int Med Res 2010;38(4):1436–1441.

Nickel JC et al: Predictors of patient response to antibiotic therapy for the chronic prostatitis/chronic pelvic pain syndrome: A prospective multicenter clinical trial. J Urol 2001; 165:1539.

Nickel JC et al: The patient with chronic epididymitis: Characterization of an enigmatic syndrome. J Urol 2002;167:1701.

Nitti VW et al: Lower urinary tract symptoms in young men: Videourodynamic findings and correlation with noninvasive measures. J Urol 2002;168:135.

Oelke M et al: Nocturia: state of the art and critical analysis of current assessment and treatment strategies. World J Urol 2014; 32(5):1109–1117.

Pabon-Ramos W et al: Excretory urography: Trends in clinical use and diagnostic yield. Abdom Imaging 2010;35(5):607–611.

Paryavi E et al: Acute exertional lumbar paraspinal compartment syndrome. Spine (PhilaDelphia, 1976) 2010;35(25):E1529–E1533.

Payne C: Urodynamics for the evaluation of painful bladder syndrome/interstitial cystitis. J Urol 2010;184(1):15–16.

Persaud AC et al: Pediatric urolithiasis: Clinical predictors in the emergency department. Pediatrics 2009;124(3):888–894.

Quddus MB, Mahmud SM: Testicular torsion: A diagnosis not to be missed. J Pak Med Assoc 2011;61(4):391–392.

Roehrborn CG: Male lower urinary tract symptoms (LUTS) and benign prostatic hyperplasia (BPH). Med Clin North Am 2011; 95(1):87–100.

Sea J et al: Review of exercise and the risk of benign prostatic hyperplasia. Phys Sportsmed 2009;37(4):75–83.

Steinberg PL et al: A standardized pain management protocol improves timeliness of analgesia among emergency department patients with renal colic. Qual Manag Health Care 2011; 20(1):30–36.

Sunela KL et al: Changes in symptoms of renal cell carcinoma over four decades. BJU Int 2010;106(5):649–653.

Swinn MJ et al: The cause and natural history of isolated urinary retention in young women. J Urol 2002;167:151.

Swithinbank LV et al: The natural history of daytime urinary incontinence in children: A large British cohort. Acta Paediatr 2010; 99(7):1031–1036.

Wampler SM, Llanes M: Common scrotal and testicular problems. Prim Care 2010;37(3):613–626, x.

Weiss JP, Blaivas JG: Nocturia. J Urol 2000;163:5.

Wik L et al: Exertional paraspinal muscle rhabdomyolysis and compartment syndrome: A cause of back pain not to be missed. Clin Rheumatol 2010;29(7):803–805.

Wong LM et al: Creation and validation of a visual macroscopic hematuria scale for optimal communication and an objective hematuria index. J Urol 2010;184(1):231–236.

Wu JN et al: Palliative care in urology. Surg Clin North Am 2011; 91(2):429–444, x.

第 4 章 泌尿生殖系统体格检查

Maxwell V. Meng，Emil A. Tanagho

仔细询问病史和评估症状提示我们选择系统还是局部的体格检查,也有助于选择后续的诊断方法。

肾的检查

▶视诊

上腹部可见的肿块,如果质软,一般难以触及,例如肾积水。肋脊角(costovertebral angle,CVA)隆起常提示肿瘤或肾周感染。如果患者躺在褶皱的床单后皮肤出现持续性凹陷,提示肾周脓肿所致的皮肤水肿。

▶触诊

肾位于膈肌和肋骨下方,受到很好的保护。由于肝脏的存在,右肾比左肾低。男性的肾脏难以触及,因为:①腹部肌肉的张力和阻力;②男性的肾脏位置比女性更为固定,只随着姿势或呼吸的改变而轻微移动。有时能触及右肾的下半部,尤其是在体型偏瘦的患者;左肾很难触及,除非其发生肿大或移位。

肾脏触诊时被检者取仰卧位,卧于硬板床上(图 4-1)。检查者一只手置于肋脊角并向上托起胁腹部,嘱被检者深吸气,此时肾脏向下移动,另一只手在同侧肋缘下进行深部触诊,令被检者缓慢深呼气,在肾脏恢复原位时可触诊其大小、形状和连续性。

另一种方法是,被检者取坐位,检查者位于

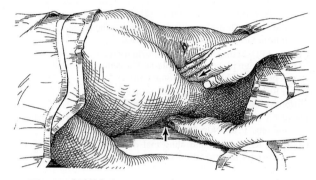

▲ 图 4-1 肾触诊法
后手向上抬起肾脏。前手摸肾脏。然后患者深吸气;这导致肾脏下降。当患者吸气时,前手的手指在肋缘向内插入。如果肾脏是可活动的或增大的,可以在两只手之间触及

患者的后方,对肾脏进行触诊。或被检者取侧卧位,使对侧肾脏向内向下移动,使其更易被触诊。Perlman 和 Williams(1976)描述了一种识别新生儿肾异常的有效方法,拇指在前,其余四指置于肋脊角,用拇指进行触诊。

如果发现增大的肾脏肿物,可能为对侧肾脏萎缩或缺如后该侧肾脏的代偿性肥大,或肾积水、肿瘤、囊肿或多囊肾。然而,此区域的肿块也可能代表腹膜后肿瘤、脾脏、肠道病变(如肿瘤、脓肿)、胆囊病变或胰腺囊肿。肿瘤可与正常组织类似或呈结节状,而肾盂积水或硬或软。多囊肾通常表现为质硬结节。

急性感染时的肾脏质软,但肌肉痉挛可能使其难以触及。由于正常肾脏质地也是软的,故该体征诊断意义不大。

虽然源于肾脏的疼痛可广泛放射至背部,但其压痛点定位明确,通常位于竖脊肌旁和第12肋下方(即 CVA)。肋脊角的触诊或叩诊可诱发疼痛。

▶ 叩诊

有时,增大的肾脏仍难以触诊,尤其是当其质地柔软时,如肾积水。然而,这类肿块可通过前后叩诊检查,这部分检查不应被省略。

对于肾外伤后的患者,压痛和肌紧张使其触诊不合作时,叩诊腹部增大的肿块(活动性出血)具有特殊的价值。

▶ 透光试验

当1岁以下儿童出现耻骨上或侧腹部肿块时,透光试验可能会有助于诊断。该试验需要一个暗室和一个手电筒,手电筒的不透明边缘突出在光源外。手电筒以直角照射腹部。用于照明各种光学仪器的光纤灯芯是一种很好的冷光源。在透光试验中,膨胀的膀胱或囊性肿块会透光;硬的肿块则不会透光。侧腹部肿块可以通过在后方发射光源来评估。

▶ 肾脏痛和神经根痛的鉴别

神经根痛通常发生在椎弓和肋下区域,也可能沿着输尿管走行区域放射,导致了所谓的"肾脏痛"。对主诉腰痛的患者都应检查其有无神经根刺激症状。常见的原因有姿势不良(脊柱侧弯、脊柱后凸)、肋突或肋间横突关节的关节炎性病变、肋下神经受肋骨骨刺压迫、肋突韧带肥大压迫神经和椎间盘疾病(Smith and Raney,1976)。神经根疼痛可能是肋骨骨折切开复位固定后肋间韧带压迫神经引起的后遗症。带状疱疹如发生于胸11至腰2节段,可表现出与肾脏痛类似的疼痛。

神经根炎通常引起其支配的皮肤区域感觉过敏,可以通过刺激腹部和腹侧的皮肤和脂肪引出。用拇指按压肋脊角出现压痛。

▶ 听诊

听诊肋脊角和上腹部闻及收缩期杂音可提示肾动脉狭窄或动脉瘤。股动脉听诊杂音可能提示 Leriche 综合征,该综合征可能是导致勃起功能障碍的原因之一。

膀胱的检查

膀胱一般不会被触及,除非在适度充盈的情况下。对于成年人,膀胱至少含有 150ml 的尿液时才能被触及。急性或慢性尿潴留时,膀胱可达到或超过脐水平,此时可看到并触诊过度充盈的膀胱轮廓。在慢性尿潴留时,由于膀胱壁松弛而难以触诊,在这种情况下可行叩诊。

在男婴或男童中,触诊到骨盆正中深部的硬块提示后尿道瓣膜阻塞引起的膀胱增厚、肥大。

如果腹股沟滑疝含有一部分膀胱壁,可在膀胱充盈时按压阴囊肿物,膀胱增大即可作出诊断。

有病例报道充盈的膀胱压迫髂血管可导致下肢水肿。双合诊(直肠 - 腹部双合诊或腹部 - 阴道双合诊)可明确膀胱肿瘤的范围,但须在麻醉下进行。

男性外生殖器检查

▶ 阴茎

A. 视诊

未行包皮环切术的患者,检查前应先将包皮翻转。可能发现肿瘤或包皮垢积聚所致的阴茎头炎。包皮不能向上外翻者,应行包皮背侧切开术或包皮环切术。

在新生儿中,尿流不畅是神经源性膀胱或后尿道瓣膜的重要体征,而在成年男性中,尿流不畅提示尿道狭窄或前列腺梗阻。

梅毒愈合后形成的瘢痕是诊断的一个重要线索。活动期的溃疡需要进行细菌学或病理学检查,如梅毒所致的硬下疳或表皮瘤。浅表溃疡或水疱可能与单纯疱疹有关,常被患者误解为严重的性传播疾病(如梅毒)。检查也能够发现尖锐湿疣。

尿道口狭窄是男婴尿道口滴血的常见原因,严重时可导致双侧肾盂积水。

应注意尿道口的位置。尿道口位于阴茎的腹

4

侧或阴囊、会阴部为尿道下裂,位于背侧为尿道上裂,且常伴有在异位尿道口方向的阴茎弯曲。

在检查阴茎时可能会发现小阴茎或大阴茎。在新生儿中,尿道下裂和双侧隐睾并存提示两性畸形可能。

B. 触诊

触诊海绵体背侧发现覆盖于白膜下的纤维斑块提示典型的阴茎纤维性海绵体炎(Peyronie disease,PD)。触及尿道周围硬结且伴压痛,提示继发于尿道狭窄的尿道炎。

C. 尿道分泌物

出现尿道分泌物是男性生殖系统最常见的主诉。尿道出现大量黏稠、黄色或灰褐色的脓性分泌物是淋球菌尿道炎的典型症状。尿道出现少量无色或白色稀薄分泌物为非淋病性尿道炎。虽然必须排除淋病是尿道分泌物的原因,但有很大比例的病例是由衣原体引起的。因为合并感染很常见,所以,尿道分泌物异常者也应接受其他性传播疾病筛查。

血性分泌物提示尿道异物、狭窄或肿瘤。

尿道分泌物必须在患者排尿之前进行收集。

▶ 阴囊

阴囊皮肤血管神经性水肿、感染和炎症并不常见。偶见小皮脂腺囊肿,恶性肿瘤罕见。存在阴囊中部或会阴处尿道下裂时,阴囊被分割成两部分。

阴囊象皮肿是由淋巴引流不畅引起的,通常由热带地区多见的丝虫导致。也可发生于腹股沟和股部淋巴结根治性切除术后,此时会累及阴茎皮肤。阴囊皮肤上常见小血管瘤,可继发出血。

阴囊超声可用于评估阴囊内容物。

▶ 睾丸

检查者应当用双手仔细触诊睾丸。一旦触及睾丸内的质硬肿物,必须除外恶性肿瘤可能后再考虑其他病变。阴囊肿块应常规进行透光试验。在暗室中进行,检查者将手电或光纤光源从阴囊后方照射。鞘膜积液会导致阴囊内肿块发红;而实体肿瘤不透光。肿瘤通常是光滑的,但也可能是结节状的,并伴有睾丸的沉重感。睾丸被肿瘤

或梅毒瘤侵犯时,对压力不敏感,导致异常感觉不明显。约 10% 的睾丸肿瘤伴有继发性鞘膜积液,需要在对鞘膜积液进行抽吸后触诊更具诊断意义。

阴囊空虚可能是暂时性的(生理性睾丸回缩)或隐睾。可在腹股沟区触及睾丸。

睾丸萎缩(常发生于睾丸固定术、腮腺睾丸炎或睾丸扭转后)可能出现睾丸质软和阵发性感觉过敏,但通常情况下萎缩睾丸是坚硬而感觉减弱的。虽然丧失了生精功能,但可能保留分泌雄激素的能力。

▶ 附睾

附睾可紧贴于睾丸的后表面或具有较大的活动度。应当仔细触诊附睾的大小和质地。附睾质地变硬常提示附睾感染,而附睾原发肿瘤很罕见。

在附睾炎的急性期,触诊无法区分睾丸和附睾;睾丸和附睾可贴附在阴囊上,阴囊红肿并有明显的压痛。除少数特例外,病原菌通常是淋病奈瑟菌、沙眼衣原体或大肠埃希菌。

附睾的慢性无痛性硬结常提示结核或血吸虫病,但也有慢性非特异性附睾炎的可能。泌尿生殖系统(genitourinary,GU)结核的其他症状包括"无菌性"脓尿、精囊增厚、结节样前列腺和"串珠状"输精管。

▶ 精索和输精管

肿胀的精索可以是囊性的(如鞘膜积液或疝)或实性的(如结缔组织肿瘤),精索肿瘤较少见。精索筋膜内的脂肪瘤可被误认为疝。精索的弥漫性肿胀和硬化可见于丝虫性精索炎。

仔细触诊输精管,异常时可发现输精管增粗(如慢性感染)、梭形增大(结核引起的"串珠状"改变),或输精管缺失。后者对不育男性很重要,可能与囊性纤维化或同侧中肾管异常(如肾脏发育不全)有关。

当患者站立时,若在睾丸后方和上方看到大量扩张的精索静脉团提示精索静脉曲张,仰卧位时扩张减轻或消退,通过瓦尔萨尔瓦动作(Valsalva maneuver)(站立位,用力屏气增加腹压)后加重。精索静脉曲张的主要潜在并发症是男性不育(见第 43 章)。

▶睾丸鞘膜和其他附件

鞘膜积液（hydrocele）通常是囊性的，但有时张力较高，表现为类似实体肿瘤的硬度，透光试验可鉴别。鞘膜积液可继发于非特异性急性附睾炎、结核性附睾炎、创伤或睾丸肿瘤。18~35 岁男性自发出现鞘膜积液，应注意睾丸肿瘤可能。应将鞘膜积液吸出后，仔细触诊或行超声检查。

鞘膜积液通常完全包围睾丸。位于睾丸上极的可分离囊性肿块是典型的精液囊肿。可抽吸出稀薄的乳白色液体，其中含有精子。

女性外生殖器的检查

▶阴道检查

女性生殖道疾病可累及泌尿系统，因此必须进行全面的妇科检查，男医生应在女性医务工作者在场的情况下对患者进行妇科检查。常见的疾病包括继发于尿道憩室炎或宫颈炎的尿道膀胱炎，妊娠期间的肾盂肾炎，以及宫颈癌淋巴结转移或直接侵犯造成的输尿管梗阻。

A. 视诊

对于新生儿和女童，应检查阴道前庭是否为单一开口（尿生殖窦）、阴唇融合、阴蒂分裂和阴唇前系带融合不全（尿道上裂），或阴蒂肥大和大阴唇阴囊化（肾上腺性征综合征）。

老年性尿道炎和阴道炎常表现为尿道口红肿、触痛、存在质脆的病变（尿道肉阜）或后唇外翻。如果不能排除恶性肿瘤，需进行活检。老年性阴道炎和尿道炎的诊断是通过鲁氏碘液（Lugol iodine solution）对阴道上皮细胞涂片进行染色确定的。缺乏糖原的细胞（低雌激素影响）不吸收染色剂，正常细胞则吸收。

若发现多发性疼痛的小溃疡或水疱样病变，通常为 2 型疱疹病毒感染，可能有严重的后遗症。

可采集尿道或阴道分泌物进行涂片和培养。淋球菌比较容易识别；而衣原体的培养较困难。

尿道旁腺炎和前庭大腺炎可能导致持续性尿道炎或膀胱炎。应观察阴道壁的情况，取阴道分泌物进行细菌学检查。尿道膨出和膀胱膨出常合并压力性尿失禁（stress urinary incontinence，

SUI），可能与残余尿及其并发的膀胱感染有关。阴道前壁的隆起提示尿道憩室（urethral diverticulum，UD）。检查子宫颈是否有癌症或感染。可能需要取活检标本或做宫颈脱落细胞涂片。

B. 触诊

触诊时，尿道、膀胱底和输尿管下段可能会有压痛，但其意义不大。尿道或膀胱三角区发现质硬肿块可能提示为肿瘤。该区域质软肿块可能提示尿道憩室，用力按压可有脓液从尿道口流出。触诊可发现输尿管下段结石。增大的子宫（如妊娠、子宫平滑肌瘤）或结肠及附件的炎性病变可能引起泌尿系统症状（如卵巢肿瘤压迫输尿管、子宫内膜异位症或膀胱附近的乙状结肠憩室炎）。

宫颈癌可侵袭膀胱基底部，引起膀胱刺激症状及血尿；髂淋巴结转移可压迫输尿管。

直肠指诊可提供更多的信息，是儿童和未婚女性的常规检查手段。

男性直肠指诊

▶括约肌和直肠下段

检查者应评估肛门括约肌张力。肛门肌肉松弛提示尿括约肌和膀胱逼尿肌的张力也有所下降，这可能是神经源性疾病的表现；对于肛门括约肌痉挛也是如此。除指诊前列腺检查外，检查者还应触诊整个直肠下段，以了解是否存在狭窄、内痔、直肠隐窝炎、直肠瘘、黏膜息肉和直肠癌。同时还必须检查肛周感觉是否正常。

▶前列腺

直肠检查前应收集尿液标本作常规分析，这是非常重要的，因为前列腺按摩甚至是触诊有时会使前列腺分泌物进入后尿道。如果其中含有脓性分泌物，尿液标本会被污染。

A. 大小

前列腺的平均长和宽约为 4cm。当前列腺增大时，外侧沟变深，中央沟消失。前列腺增生是通过症状的严重程度和残余尿量来衡量的，而非通过触诊时腺体的大小来衡量。患有急性尿潴留或严重泌尿道梗阻性疾病患者的前列腺大小和质地

可能是正常的。

B. 质地

通常，正常前列腺腺体的质地与收缩的鱼际肌相似（拇指与小指完全对合），弹性良好。如果前列腺液引流不畅（由于缺乏性交或慢性感染导致引流功能受损），前列腺质地可变臃肿；如果发生慢性感染（伴或不伴结石），前列腺质地可变硬；如果是晚期癌症，前列腺质地会十分坚硬（如石头）。

前列腺质硬区域的鉴别诊断需要考虑许多情况：非特异性感染引起的纤维化，肉芽肿性前列腺炎，结核引起的结节，或前列腺钙化或早期前列腺癌。一般情况下，感染引起的结节会突出腺体表面，且其边缘硬度逐渐降低至正常的前列腺组织。相反，前列腺癌的可疑病变很少突出于前列腺表面，癌变通常会质硬，边缘清晰（即病变与周围正常前列腺组织的硬度变化明显），且往往出现在外侧沟（图 4-2）。

即使是经验丰富的临床医生也可能难以区分癌症和其他疾病。血清前列腺特异性抗原（prostate-specific antigen，PSA）水平检验是目前诊断前列腺癌（临床 T1c 期）最常用的方法，如果血清 PSA 升高，可能会对诊断有所帮助。经直肠超声引导前列腺活检（transrectal ultrasound-guided prostate biopsy，TRUS）可确诊。最近的证据表明，在根治性前列腺切除术（radical prostatectomy，RP）后，PSA 检测不到的情况下，直肠检查是不必要的，因为在 PSA 没有升高时，没有病例出现局部复发。

C. 活动度

前列腺的活动度有一定差异。少数情况下前列腺移动性较大。晚期前列腺癌时，由于肿瘤侵犯包膜而使前列腺固定不可推动。成人应常规进行前列腺指诊，并在显微镜下检查其分泌物。但是，在出现急性尿道分泌物、急性前列腺炎或急性前列腺膀胱炎、急性尿潴留（前列腺按摩可诱发完全尿潴留）和存在明显前列腺癌时，应避免前列腺按摩。

D. 前列腺按摩及前列腺液涂片

一些患者前列腺分泌旺盛，而有的人则分泌少或不分泌。前列腺液的获得量在一定程度上取决于按摩时的力度。如果没有分泌物，患者应在按摩后进行排尿，即使是几滴尿液也足够进行分泌物检查。分泌物的显微镜检查是在低倍放大下进行的。正常前列腺液含有大量卵磷脂小体，它们的折射类似红细胞，但小得多，偶有白细胞，少量上皮细胞，偶尔可见淀粉样颗粒，分泌物中可能含有精子，不含精子意义也不大。

大量白细胞出现提示前列腺炎。细菌染色涂片通常是不可行的，因为前列腺液很难固定于玻片上；即使固定和染色成功，化脓性细菌也很少见。但是可通过适当的染色方法发现抗酸杆菌。

有时，可能需要进行前列腺分泌物培养，以发

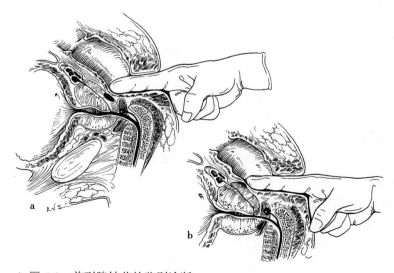

▲ 图 4-2　前列腺结节的鉴别诊断

a：炎症引起的结节突出于前列腺表面；其外周硬度逐渐降低。b：癌性结节不突出于前列腺表面；病变处与正常组织的硬度变化明显

现非特异性的微生物,如结核分枝杆菌、淋病奈瑟菌或衣原体。在彻底清洁阴茎头和排空膀胱以清洁尿道后,按摩前列腺。将分泌物采集到含有适当培养基的无菌试管中。

▶ 精囊

应尝试触诊精囊。精囊位于膀胱底部下方,并自下向上走行(图 1-8)。正常的精囊通常无法触及,但当其过度增大时可触及。如果存在慢性感染(特别是结核或血吸虫病)或伴有晚期前列腺癌,则精囊可能会硬化。前列腺按摩时应该拨开精囊,因为当前列腺炎出现时,精囊通常也会发生感染。精囊的原发肿瘤是非常罕见的。在前列腺上方触及囊性肿块比较少见,可能是中肾旁管囊肿或小囊;后者有时合并严重的尿道下裂。

▶ 淋巴结

全身淋巴结病变通常发生在人体免疫缺陷综合征(HIV 病毒感染)的早期(见第 16 章)。

A. 腹股沟和腹股沟下淋巴结

如果阴茎、阴囊或外阴的皮肤有炎性病变,则可能累及腹股沟和腹股沟下淋巴结。这些疾病包括软下疳、梅毒硬下疳、性病淋巴肉芽肿,有时淋病也会出现类似情况。

发生在阴茎、阴茎头、阴囊皮肤或女性尿道远端的恶性肿瘤(鳞状细胞癌),可转移至腹股沟和腹股沟下淋巴结。而睾丸肿瘤一般不会转移到这些淋巴结,除非肿瘤侵犯了阴囊皮肤或曾行睾丸固定术。

B. 其他淋巴结

睾丸和前列腺的肿瘤可累及左侧锁骨上淋巴结(Virchow 或 Troisier 淋巴结)。膀胱和前列腺的肿瘤通常会转移到髂内、髂外和主动脉前淋巴结,但很少可触及到肿大。年轻男性上腹部近中线处的肿块可能为睾丸癌转移;睾丸癌初期可能较小,隐藏在正常睾丸的组织中,表面看来无任何异常。

神经系统检查

仔细的神经系统检查可以发现感觉或运动神经功能受损,从而解释神经源性尿潴留或者尿失禁。由于膀胱和膀胱括约肌受骶 2~4 脊神经支配,可以通过检查肛门括约肌张力、评估肛周皮肤感觉、检查跟腱反射和球海绵体反射,来反映对应的神经功能。将手置于患者直肠中,挤压阴茎头或阴蒂,或突然牵拉留置的 Foley 尿管可诱发球海绵体反射。正常反射出现肛门括约肌和球海绵体肌的收缩。

对儿童应检查腰骶部菱形窝,并通过触诊确认骶骨存在且形态正常。骶骨不发育或发育不全提示 S_2-S_4 的缺陷。如发现异常,应进一步行 X 线检查。

（刘康　翻译　刘晓强　审校）

参考文献

肾脏检查

Lowe LH et al: Pediatric renal masses: Wilms tumor and beyond. Radiographics 2000;20:1585. [PMID: 11112813]

Mofenson HC, Greensher J: Transillumination of the abdomen in infants. Am J Dis Child 1968;115:428. [PMID: 5642347]

Perlman M, Williams J: Detection of renal anomalies by abdominal palpation in newborn infants. Br Med J 1976;3:347. [PMID: 947418]

Smith DR, Raney FL Jr: Radiculitis distress as a mimic of renal pain. J Urol 1976;116:269. [PMID: 957487]

男性外生殖器

Bemelmans BL et al: Penile sensory disorders in erectile dysfunction: Results of a comprehensive neuro-urophysiological diagnostic evaluation in 123 patients. J Urol 1991;146:777. [PMID: 1875492]

Galejs LE: Diagnosis and treatment of the acute scrotum. Am Fam Physician 1999;59:817. [PMID: 10068706]

Hanson P et al: Sacral reflex latencies in tethered cord syndrome. Am J Phys Med Rehabil 1993;72:39. [PMID: 8431266]

Horstman WG: Scrotal imaging. Urol Clin North Am 1997;24:653. [PMID: 9275983]

Lavoipierre AM: Ultrasound of the prostate and testicles. World J Surg 2000;24:198. [PMID: 10633147]

Kolettis PN et al: Clinical and genetic features of patients with congenital unilateral absence of the vas deferens. Urology 2002; 60:1073. [PMID: 12475673]

Lavoisier P et al: Bulbocavernosus reflex: Its validity as a diagnostic test of neurogenic impotence. J Urol 1989;141:311. [PMID: 2913351]

Leissner J et al: The undescended testis: Considerations and impact on fertility. BJU Int 1999;83:885. [PMID: 10368225]

Marcozzi D, Suner S: The nontraumatic, acute scrotum. Emerg Med Clin North Am 2001;19:547. [PMID: 11554275]

Sherrard J, Barlow D: Gonorrhoea in men: Clinical and diagnostic aspects. Genitourin Med 1996;72:422. [PMID: 9038638]

Wolf CK et al: The undescended testicle. Compr Ther 2001;27:11. [PMID: 11280851]

女性外生殖器

Edmonds DK: Congenital malformations of the genital tract. Obstet Gynecol Clin North Am 2000;27:49. [PMID: 10693182]

Redman JF: Techniques of genital examination and bladder catheterization in female children. Urol Clin North Am 1990;17:1. [PMID: 2305501]

前列腺

Carroll P et al: Prostate-specific antigen best practice policy—part II: Prostate cancer staging and post-treatment follow-up. Urology 2001;57:225. [PMID: 11182325]

Grossfeld GD, Coakley FV: Benign prostatic hyperplasia: Clinical overview and value of diagnostic imaging. Radiol Clin North Am 2000;38:31. [PMID: 10664665]

Lummus WE, Thompson I: Prostatitis. Emerg Med Clin North Am 2001;19:691. [PMID: 11554282]

Nickel JC: The Pre and Post Massage Test (PPMT): A simple screen for prostatitis. Tech Urol 1997;3:38. [PMID: 9170224]

Obek C et al: Comparison of digital rectal examination and biopsy results with the radical prostatectomy specimen. J Urol 1999; 161:494. [PMID: 9915434]

Pound CR et al: Digital rectal examination and imaging studies are unnecessary in men with undetectable prostate specific antigen following radical prostatectomy. J Urol 1999;162:1337. [PMID: 10492192]

神经泌尿学检查

Cardenas DD et al: Lower urinary changes over time in suprasacral spinal cord injury. Paraplegia 1995;33:326. [PMID: 7644258]

Vodusek DB: Electromyogram, evoked sensory and motor potentials in neurourology. Neurophysiol Clin 1997;27:204. [PMID: 9260161]

第 5 章　泌尿外科实验室检查

Anobel Y. Odisho，Sima P. Porten，
Kirsten L. Greene

导言

对于尿液、血液和泌尿生殖系统（genitourinary，GU）分泌物或渗出物标本的检查，通常可以指导后续的临床工作，并可以帮助做出诊断。每年有超过 2 700 万人次的门诊就诊是为了进行常见泌尿系统疾病的诊断（Litwin and Saigal，2012），医生必须综合了解对于不同标本的有效实验室检测方法，这一点非常重要。正确应用这些检查，可以提供快速、准确且经济的诊断，并指导泌尿系统疾病患者的治疗。

尿液检查

尿液分析是最重要和最有用的泌尿系统检查之一，但是，一些必要的细节和重要的信息通常被忽视或误解（Simerville et al，2005）。尿液分析不当的原因包括：①标本收集不当；②未能立即检验标本；③检验不完整（如非特殊要求，很少有实验室进行显微镜检查）；④检验人员缺乏经验；⑤对检出结果的重要性认识不足。

常规尿液检查对患者筛查意义不大，应该在有临床指征时留存，如有尿路症状或体征的患者（Davis et al，2012；Anonymous，2012；Hagan et al，2018）。研究表明，由于敏感性低（44%~77%）和特异性低（66%~87%），肉眼分析（试纸）对尿路感染（urinary tract infection，UTI）的预测价值有限，但在下文讨论的某些特定的情况下可能是有帮助的（Hessdoerfer et al，2011；Little et al，

2009，2010）。

▶尿液收集

A. 收集时间

最好把在实验室中正确留取的尿液送检。对于因糖尿病或高血压而患有肾脏疾病的患者来说，晨起第一次排尿的标本有助于尿蛋白定性检测，也有助于鉴别良性体位性蛋白尿（Witte et al，2009）。在患者餐后立刻留取的尿液标本或站立数小时留取的尿液标本会变为碱性，可能含有溶解的红细胞、碎裂的管型或迅速繁殖的细菌；因此，在患者进食几小时后留存的新鲜尿液标本，并在排尿后 1 小时内进行检测是最可靠的。患者的水化状态可能会改变尿液成分的浓度。为了明确评估肾功能或蛋白尿的情况，可能需要采集一定时间的尿液（24 小时）。检查在排尿过程中在几个容器中连续收集的尿液标本可能有助于确定血尿或 UTI 的来源部位。

B. 收集方法

正确收集样本特别重要，因为它会影响结果的准确性。标本应在生殖系统或直肠检查前留取，以防止来自阴道口或前列腺液的污染。从避孕套、留置导尿管或肠道导管引流袋送检的尿液，不是尿液分析的合适标本。试纸分析时，尿液应在室温下进行；而所有其他情况下标本都应冷藏。

1. 成年人　通常很容易从成年人那里收集到干净的中段尿液样本。常规提示可以给患者打印在一张纸上，也可以张贴在洗手间的墙面上。

男性在排尿前应将包皮翻开。男性的阴茎头和尿道口,女性的外阴和会阴部,可以用肥皂清洗,尽管在一项小型研究中,这并没有被证明对污染率有显著影响(Lifshitz and Kramer, 2000)。患者丢弃前段尿液(15~30ml),并将下一部分或中段尿液(50~100ml)收集在无菌标本容器中,并立即盖上盖子。一部分标本准备进行肉眼和显微镜检查,其余保存在无菌容器中,以便在必要时进行后续培养。采用这种中段清洁收集方法,标本被尿道口或尿道分泌物污染的可能性尽管没有完全消除,但明显降低。在成年男性中,除非出现尿潴留,否则很少需要通过导尿来收集尿液。

2. 儿童　对于男孩或女孩,除用于细菌培养外,送检的尿液可使用塑料袋接清洗后的尿道口收集。对于年龄太小不能自动排尿的儿童,用于培养的尿液标本可能需要进行导尿或耻骨上针吸。耻骨上针吸术:①用酒精海绵清洁耻骨上区域;②用少量局部麻醉剂,在耻骨上方 1~2cm 的中线上打一个皮丘(幼童膀胱位于耻骨上方);③将一个 10ml 的注射器连接到一个 22 号针头上;④将针头垂直穿过腹壁插入膀胱壁,用注射器保持轻柔的吸力,以便一进入膀胱就能吸出尿液。

▶肉眼检查

A. 颜色和外观

尿液可因药物而变色;非那吡啶(pyridium)会使尿液变成橙色,利福平会使其变成橘黄色,呋喃妥因会使其变成棕色,左旋多巴和甲硝唑会使其变成红棕色。红色尿液并不总是表示血尿。与尿液中完整的红细胞无关的红色变色可能是由于摄入甜菜后排泄的甜菜素、泻药中的酚酞、摄入植物色素、浓缩的尿酸盐排泄、横纹肌溶解导致的肌红蛋白尿,或溶血后的血红蛋白尿。此外,黏质沙雷菌可引起"红尿布"综合征。然而,只要看到红色的尿液,就必须通过显微镜分析排除血尿的可能。浑浊的尿液通常被认为是代表脓尿,但更多的时候,浑浊是由于大量的无定形磷酸盐(加入酸后消失),或尿酸盐(使用碱后溶解)。尿液的气味很少具有临床意义。

B. 比重

尿比重(正常为 1.003~1.030)反映了尿液渗透压,对诊断很重要。低比重(<1.010)反映水合(真实的或内环境调节导致的),高比重(>1.020)反映脱水。在有严重颅内创伤的患者中,由于缺乏抗利尿激素(血管升压素),尿比重一般会很低,原发性尿崩症患者的尿比重即使在过夜脱水后也小于 1.010,广泛的急性肾小管损伤患者的尿比重始终低于 1.010(类似于血浆的比重),尿比重低可能是镰状细胞贫血等疾病造成肾损伤的早期迹象。尿比重是评价术后患者水化状态最简单的经典检验。尿液的比重可能影响尿液的其他检查结果;在稀释的尿液中,妊娠试验可能是假阴性;在浓缩的液尿中,试纸检测尿蛋白可能出现假阳性,但在定量试验中尚未证实。尿液的比重可能受葡萄糖、蛋白质、人工血浆扩容剂或静脉造影剂的影响而升高。

碱性 pH 可能会降低尿比重结果(pH>7.0 降低 0.005)。

C. 化学法检验

尿化学试纸条测定是准确的,它大大简化了尿常规分析。然而,必须通过适当的标准化质量控制试剂对其进行常规监测。只有在试纸条没有过期且使用室温的尿液检测时,结果才是可靠的。

1. pH　尿液的正常 pH 为 4.5~8,在一些特殊的临床情况下很重要。尿酸结石患者的尿液 pH 很少超过 6.5,因为尿酸可溶于碱性尿液。含钙结石、肾癌或两者都有的患者可能患有肾小管酸中毒,不能将尿液酸化至 pH 6.0 以下。产尿素菌(如变形杆菌、假单胞菌和克雷伯菌)造成的 UTI,尿 pH 通常在 7.0 以上。应该再次强调的是,在餐后 2 小时内获得的尿液或在室温下放置数小时的尿液往往是碱性的。

2. 蛋白　含有溴酚蓝的试纸条可用于测定尿液中是否存在大于 10mg/dl 的蛋白质,随后需要进行蛋白质定量检测来确认。试纸条主要测量白蛋白,对本周蛋白(免疫球蛋白)不敏感。浓缩尿液可能会出现假阳性结果,混有大量白细胞或含大量上皮细胞的阴道分泌物的尿液也会产生假阳性结果。若患者立位前测尿蛋白正常,而直立数小时后尿蛋白升高,可证实为直立性蛋白尿。长期发热和过度劳累也是导致短暂蛋白尿的常见原因。尿蛋白水平持续升高(>150mg/24h)可能预示着严重疾病。因此,可能需要进行特定的定量蛋白质检测和/或尿液的电泳分析,来确定蛋白质的类型。

3. 葡萄糖　葡萄糖氧化酶-过氧化物酶检测试纸测试尿液中葡萄糖具有相当的准确性和特异性。患者摄入大剂量阿司匹林、维生素 C 或头孢菌素时,可能会得到假阳性结果。然而,大多数判读为阳性的患者都有糖尿病。

4. 血红蛋白　血红蛋白的试纸检测对红细胞不具有特异性,仅应用于筛查血尿,并结合尿沉渣显微镜检,来证实血尿。若试纸结果为阳性而显微镜检结果为阴性时,则显微镜检查应重复 3 次,以进行验证(Davis et al,2012)。美国泌尿外科协会指南判读血尿的标准为:每个高倍视野检出大于等于 3 个红细胞(≥3RBC/hpf)(Davis et al,2012)。尿液中的游离血红蛋白或肌红蛋白可能会导致假阳性结果;尿液中的维生素 C 可以抑制试纸条上的反应,并得到假阴性结果。请注意,低比重的尿液(<1.008)会溶解红细胞,而导致血红蛋白试纸判读为阳性,但在显微镜检中未见红细胞。

5. 细菌和白细胞　试纸条通过检测细菌(硝酸盐)的数量或白细胞(白细胞酯酶)判断是否为菌尿,其特异性与显微镜评估一样,但不是特别敏感。亚硝酸盐还原酶试验的判读依赖于硝酸盐转化为亚硝酸盐试验。许多导致 UTI 的细菌,特别是肠道细菌,可以将硝酸盐还原为亚硝酸盐,因此可以通过本试验而检测到。当亚硝酸盐试验为阳性时,表明每毫升存在 >10 000 个细菌;然而,有几个因素可能导致假阴性结果。亚硝酸盐试验仅对凝固酶阳性,因此,单独使用时,其准确度仅为 40%~60%。尿液必须在膀胱中足够长的时间(>4 小时)才能发生硝酸盐的还原作用;因此,当第一次晨尿标本送检时,最有可能得到阳性的结果。服用利福平、非那吡啶或维生素 C 的患者亚硝酸盐试验可能会得到假阴性结果。在空气中暴露一周的试纸条,空气可以与试纸条中的硝酸盐反应,而导致假阳性结果(Gallagher et al,1990)。

白细胞酯酶试验应用广泛,它测定粒系白细胞中的酯酶,阳性结果提示脓尿,即使白细胞裂解后仍呈阳性。白细胞酯酶试验能准确识别离心标本中每个高倍视野有 10~12 个白细胞的患者。尽管白细胞酯酶试验是脓尿的良好指标,但它不能检测细菌尿。因此,它常常与亚硝酸盐试验结合起来,同时检测细菌尿和炎症,以最大限度地提高预测 UTI 的概率。这两种试验一起使用时,其准确性与显微镜分析一样,但不如尿液培养准确。

▶ 显微镜检查

如果可以在收集后几分钟内完成检查,晨尿是最好的标本。在大多数情况下,尿沉渣的制备方法如下:

①10ml 尿液标本,在 2 000r/min 下,离心 5 分钟;②弃去上清液;③将试管轻轻地在台面上敲击,来将沉淀物重新悬浮在剩余的 1ml 尿液中;④在显微镜载玻片上滴一滴混悬好的尿液标本,盖上盖玻片,首先在低倍(×10)镜下检查,然后在高倍(×40)镜下检查。为了最大限度地对比尿沉渣的成分,应将显微镜光圈关闭,以防视野过亮。如果玻片用亚甲基蓝染色,则更容易看到重要成分(特别是细菌),但染色不是必需的。图 5-1 显示了尿沉渣的典型表现。

A. 说明

1. 细菌　细菌在尿沉渣中的意义在"细菌尿"一节中讨论。

2. 白细胞　正如尿沉渣中细菌的存在不是感染的绝对指标一样,脓尿也一样。在来自清洁中段尿标本的沉渣中,每个高倍视野发现超过 5 个白细胞通常被认为是异常的(脓尿)。如果患者有 UTI 的症状,以及脓尿和细菌尿,则一般考虑诊断为感染并进行经验性治疗。然而,对于出现 UTI 症状的女性患者中,60% 的脓尿患者通过导尿或耻骨上抽吸获得的膀胱尿液中并没有细菌生长,这就强调了通过细菌培养进行确认的必要性。肾结核可引起"无菌"的酸性脓尿,如果患者有持续脓尿和常规细菌培养结果阴性,应考虑到肾结核的可能性。尿沉渣的抗酸染色具有诊断意义;然而,在肾结核患者中随机尿沉渣阳性率仅为 50%,24 小时尿沉渣阳性率为 70%~80%。耻垢分枝杆菌是一种共生菌,可能存在于尿液中(特别是在未进行包皮环切的男性中),并可使抗酸染色呈假阳性。

细胞	管型	晶体	其他

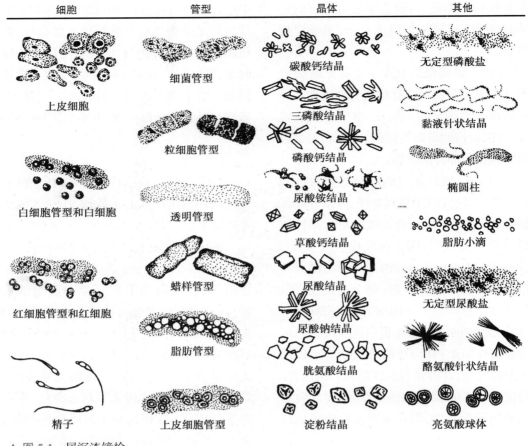

上皮细胞　细菌管型　碳酸钙结晶　无定型磷酸盐

粒细胞管型　三磷酸结晶　黏液针状结晶

白细胞管型和白细胞　透明管型　磷酸钙结晶　椭圆柱

尿酸铵结晶

红细胞管型和红细胞　蜡样管型　草酸钙结晶　脂肪小滴

脂肪管型　尿酸结晶　无定型尿酸盐

尿酸钠结晶

精子　上皮细胞管型　胱氨酸结晶　酪氨酸针状结晶

淀粉结晶　亮氨酸球体

▲ 图 5-1　尿沉渣镜检

尿石症也可引起脓尿。对于持续的脓尿患者，医生应考虑至少进行腹部的 X 线平片检查，可能的话还需要进行 CT，以确定是否存在尿石症。同样，留置的异物，如膀胱异物或被遗忘的输尿管内支架，也会引起脓尿。腹部的 X 线检查应该可以发现此类病因。

3. 红细胞　尿液中即使有少量红细胞的存在也是异常的，需要进一步的检查。血尿不常见的原因包括剧烈运动（长跑），阴道出血，以及泌尿系毗邻器官的炎症，如憩室炎或阑尾炎。伴随着膀胱炎或尿道炎的血尿一般在治疗后会消失。在排除其他良性病因后，其他无症状患者的持续性血尿（≥3RBC/hpf）是进一步泌尿学评估的指征（Davis et al, 2012）。研究表明，约 12% 的肉眼血尿患者将被诊断为膀胱癌，但这取决于潜在的患者危险因素，如年龄和吸烟状况（Khadra et al, 2018）。

对镜下血尿患者中，尿三杯试验可以明确红细胞来源部位。给患者三个尿杯，标记为 1、2 和 3（或初始、中段和终末段）。指导患者排尿，并在第一个尿杯中收集尿流的初始部分（10~15ml），第二个尿杯中收集中段尿液（30~40ml），第三个尿杯中收集终末段尿液（5~10ml）。使用前面描述的方法，分别离心三个标本，制备尿沉渣滴片（染色或不染色），并进行显微镜下检查。起始段血尿通常来自前尿道；终末段血尿通常来自膀胱颈或后尿道；全程血尿（3 个尿杯中红细胞数量均等）通常提示病变位于膀胱颈以上（膀胱、输尿管或肾脏）。在进行体格检查之前（尤其是男性进行直肠指诊前）收集尿液是很重要的，以避免误判结果。尿三杯试验对于肉眼血尿患者可能不是必需的，因为患者（特别是男性）通常可以告诉医生哪部分尿流的颜色最深（即红细胞最多）。异形红细胞的存在高度指示活动性肾小球疾病（图 5-2）。这种异型性被认为是渗透压的极端变化和尿液中高浓度的化学成分影响红细胞通过肾小管而形成的。

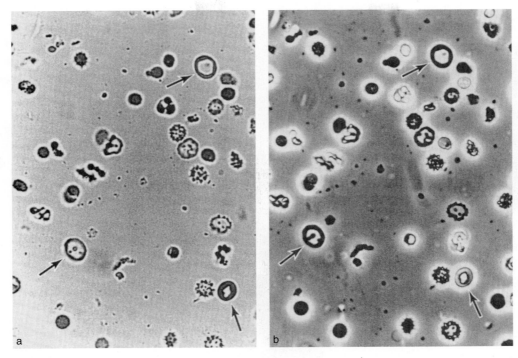

▲ 图 5-2 尿异型红细胞

a：光镜下（×400）尿异型红细胞（箭头）。b：相差显微镜下尿异型红细胞（摘自 Stamey TA，Kindrachuk RW：Urinary Sediment and Urinalysis：A Practical Guide for the Health Science Professional.Philadelphia，PA：WB Saunders；1985）

4. 上皮细胞 尿沉渣中的鳞状上皮细胞提示标本被尿道远端（男性）或被阴道口（女性）所污染，无其他意义。在正常尿沉渣中发现移行上皮细胞并不少见，然而，如果它们数量很多或聚集成块，组织学形态异常（包括核大、多核和核质比变大），常提示尿路上皮的恶变（图 5-3）。

5. 管型 管型在肾远端小管和集合管中形成，通常在正常尿沉渣中见不到，因此它们一般提示肾脏的内部病变。尽管一直以来认为白细胞管型提示肾盂肾炎，但它们不是一个绝对的指标，不应作为诊断的唯一标准。白细胞管型必须与上皮细胞管型区分开来，后者少量存在时意义不大。如果在盖玻片下添加少量醋酸可以使细胞核的形态更加清晰（请注意管型易聚集在盖玻片的边缘），则可以很容易地将这两者区分出来。在肾移植受者中，肾小管上皮细胞或管型数量的增加可能是急性移植物排斥反应的一个早期表现。

红细胞管型是潜在肾小球肾炎或血管炎的特征性表现。透明管型由凝结在肾小管中的黏液蛋白组成。少量的透明管型没有什么特别意义，但如果大量存在提示肾盂肾炎或慢性肾病的可能性。透明管型常见于运动后采集的尿液标本和浓缩或高度酸性尿液标本。在碱性尿液中很少见到管型，因此在静置过的尿液标本或无法酸化的患者标本中也很少出现管型。颗粒管型通常代表崩解的上皮细胞、白细胞或蛋白质；它们通常提示肾小管疾病。

6. 其他发现 在某些情况下，尿液中发现晶体是有意义的，但仅仅存在晶体并不能说明患有疾病。正常尿液在低于室温情况下可以形成晶体。胱氨酸、亮氨酸、酪氨酸、胆固醇、胆红素、苏木素和磺胺晶体是具有不同重要性的异常发现。在尿沉渣显微镜检查中可以发现的几种类型的晶体如图 5-1 所示。尿液中高浓度的蛋白酶抑制剂，如茚地那韦，用于治疗人类免疫缺陷病毒（human immunodeficiency virus，HIV），可导致尿液中形成抑制剂晶体（Izzedine et al，2014）。典型晶体是扁平的，长方形的，通常是扇形或星形的。在正确送检的尿液标本制备的尿沉渣涂片中若发现滴虫或酵母细胞，可作出诊断。

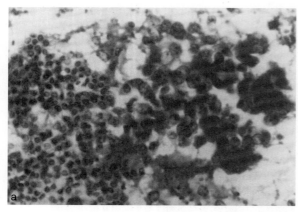
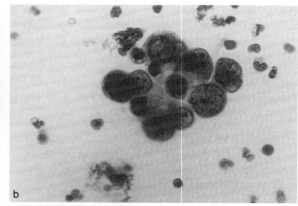
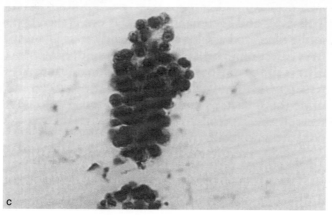

▲ 图 5-3　经巴氏染色膀胱细胞学标本

a：正常细胞（左）和恶性细胞（右）。b：高倍镜视野下的恶性细胞。c：呈乳头状聚集的恶性细胞（摘自 Larry Kluskens，MD，Cytopathology Laboratory，University of Iowa）

▶细菌尿

A. 显微镜检查

尿沉渣的显微镜检可以为诊断细菌感染提供依据。如果在经女性耻骨上抽吸或导尿获得的尿液标本中，或男性正确送检的清洁中段尿标本中，在每个高倍视野下发现了若干细菌，则可以临时诊断为细菌感染，并开始经验性治疗。如果是女性的尿液标本，在每高倍视野中有几个细菌是意义不大的。若要确诊要通过细菌培养来进一步证实。

B. 细菌培养

尿沉渣镜检提示的细菌感染应通过细菌培养来进一步证实。细菌培养可以用来估计尿液中细菌的数量（定量培养），鉴别具体的菌种，并评估哪些药物可有效地治疗感染。细菌培养对复发性或持续性感染、肾功能不全或药物过敏者尤为重要。

尿液中细菌的数量（菌落计数）受收集尿液标本的方法、患者体内的水化状态以及患者是否服用过抗菌药物所影响。诊断泌尿系感染，并不一定要求尿液中细菌数大于 $10^5/ml$，低于 $10^5/ml$ 的细菌数也不能排除感染的可能性，特别对于有症状的患者（Kunin et al，2018）。尿培养中有多种菌落共生通常提示标本已被污染。由于样本被稀释了，低比重的尿液检出少量细菌比高比重的尿液中的同样发现更有意义。

确定细菌对药物的敏感性是至关重要的，特别是严重或反复感染时。革兰氏染色可以快速提供信息，经验性治疗可以依据指南建议和医院抗菌谱来开始。然而，在反复感染、败血症、肾功能不全、糖尿病或疑似肠球菌、变形杆菌或假单胞菌感染的患者中，重要的是确定细菌对抗生素的敏感性和有效治疗所需的药物浓度。

1. 结核菌培养 显微镜检查（荧光染色）显示抗酸杆菌可以确诊为泌尿系结核。培养中分枝杆菌的生长速度在一定程度上取决于患者的结核菌负荷。因此，如果涂片是显示强阳性的（3~4+），细菌培养将在 1~2 周得到阳性结果。同时，就可以做结核病的 DNA 培养探针。需要注意的是，探针不能区分结核患者和接受过卡介苗（Bacille Calmette-Guérin，BCG）治疗的患者；如果患者没有接受过卡介苗治疗，那么结核分枝杆菌感染的可能性很大。从接收标本到明确诊断通常需要约 2 周时间。如果患者结核分枝杆菌呈阳性，则需要一周时间做药敏试验。

▶**其他尿液检查**

尿液的其他检查有助于诊断泌尿系统疾病。

A. 尿路上皮癌检查

评估尿液或膀胱冲洗液中的膀胱尿路上皮癌细胞对高级别肿瘤和原位癌诊断相当成功，特异性高（81%~100%），但敏感性低（38%~51%）（Konety，2018；Mowatt et al，2010）。低级别肿瘤较少脱落异常细胞，细胞学在这种情况下相对不敏感，但对高级别肿瘤具有较高的阳性预测值。

尿细胞学检查具有相当的主观性，癌症的检测可以通过收集膀胱灌洗液样本、多个样本（至少三个连续样本）和非晨尿来改进。这种测试在初始诊断和后续监测中都是有用的。许多基于生物标志物的检测方法已被开发和验证，可用于诊断或监测尿路上皮癌（Mbeutcha et al，2016）。然而，尽管 FDA 已经批准，但不建议用它们来替代膀胱镜评估，它们的作用仍然有限（Chang et al，2016）。膀胱肿瘤抗原（bladder tumor antigen，BTA）试验是一种检测尿液中人补体因子 H 相关蛋白的方法。BTA-TRAK 试验为定量试验，BTASTAT 试验为定性、即时检测。两者都比细胞学检查更敏感（特别是对于低级别肿瘤），但特异性较差。BTA 试验在活动性感染患者和接受膀胱内治疗的患者中是不可靠的。核基质蛋白 22 试验（NMP22）是尿 NMP22 水平的免疫测定，在尿路上皮癌患者中 NMP22 水平升高（Grossman et al，2005）。与 BTA 试验一样，其他泌尿系统疾病 NMP22 水平可以增加，导致假阳性（Boman et

al，2018）。与细胞学检查相比，NMP22 对低级别肿瘤的检测更为敏感，但在高级别癌症的检测两者效果相当。UroVysion 荧光原位杂交（FISH）检测可检测出 3、7、17 号染色体拷贝数增加和 9p21 的缺失。与其他膀胱肿瘤标志物一样，它可以提高尿液细胞学的敏感性。然而，与其他测试不同，UroVysionFISH 可用于监测已接受膀胱内化学药物治疗（简称化疗）的患者，或对不明确的细胞学结果进行判定（Mengual et al，2007）。表 5-1 比较了这些膀胱癌测试和其他测试的特点（Konety，2018；Mowatt et al，2010；Konety and Getzenberg，2018）。

表 5-1 膀胱 TCC 不同检测方法的比较

测试	敏感性 /%	特异性 /%
血红蛋白试纸	71	67
NMP22	68	79
BTA-TRAK	62	74
BTA-stat	69	74
FDP	68	78
端粒酶	75	86
ImmunoCyt	84	75
Uro Vysion FISH	76	85
流式细胞术	59	84
BLCA-4	96	100
LEWIS·X	80	86
玻璃酸酶	100	89
透明质酸	92	93
生物素	100	87
微卫星 DNA	72	80
细胞学	44	96

BTA，膀胱肿瘤抗原；FDP，纤维蛋白 / 纤维蛋白原降解产物；NMP22，核基质蛋白 22。

摘自 Konety BR, Getzenberg RH: Urine based markers of urological malignancy, J Urol. 2001 Feb; 165（2）: 600-601。

B. 前列腺癌检查

通常采用直肠指诊（digital rectal exam，DRE）后排尿留取的尿液标本进行前列腺癌检测。

1. *PCA3* PCA3 是非编码 RNA 基因，在前列腺癌细胞中高表达（Bussemakers et al，1999）。*PCA3* 检测可检测尿液中 PCA3 mRNA 水平，并

已被 FDA 批准用于既往前列腺活检阴性的男性。根据所使用的截断值，PCA3 可以改善风险预测，并有可能避免不必要的活检，同时遗漏少量的高级别癌症，并有助于决定是否在最初阴性活检后进行重复活检（Haese et al，2008；Wei et al，2014）。

2. TMPRSS2：ERG　*TMPRSS2：ERG* 基因融合在前列腺癌细胞中的发生率高于非恶性前列腺组织，该基因产物可在排出的尿液中检测到。*TMPRSS2：ERG* 检测已被证明与侵袭性前列腺癌有关，并且可以增加。检测侵袭性前列腺癌的特异性，同时保持较高的敏感性（Sanda et al，2017）。单独使用或与 PCA3 联合使用，可对主动监测的患者进行风险分层，提高高危前列腺癌的检出率（Tomlins et al，2016；Lin et al，2013）。

3. ExoDx Prostate Intelliscore　这是一种新兴的外泌体来源的基因表达指标，无须提前直肠指诊，检测患者尿液中外泌体中的 ERG、PCA3 和 ETS 的转录因子 mRNA（McKiernan et al，2016）。初步证据表明，它可以提高对良性 / 低级别前列腺癌（Gleason ≤ 6）和高级别前列腺癌（Gleason ≥ 7）患者的鉴别。这项检测尚未被广泛验证或纳入临床路径。

4. SelectMDx　SelectMDx 是另一种新兴的前列腺癌尿液中的生物标志物，它检测三种基因的表达（*DLX1*、*TDRD1* 和 *HOXC6*）（Leyten et al，2015）。在一项队列研究中，它已被证明可为高级别前列腺癌的预测提供较高的准确性（AUC 0.90）；然而，需要进一步的外部验证来确认这些结果（Neste et al，2016）。

C. 激素的检验

24 小时尿中游离皮质醇已被用于库欣综合征的诊断。然而，考虑到样本收集不良及敏感性低的问题，在临床应用中已被唾液皮质醇评估取代（Viardot et al，2005）。嗜铬细胞瘤和神经母细胞瘤可以通过 24 小时收集法或定点分析法测定香草酸（vanillylmandelic acid，VMA）和纯香草酸（homovanillic acid，HVA）的排泄量来检测（Cangemi et al，2013）。然而，血清和尿中 3- 甲氧基肾上腺素、肾上腺素和去甲肾上腺素水平是更为敏感的指标，特别是在嗜铬细胞瘤中，其敏感性

和特异性可达 98%（Sawka et al，2003）。虽然尿液中醛固酮水平高通常提示存在可分泌醛固酮的肿瘤，但药物的干扰可导致假阳性或假阴性的结果。其他肾上腺皮质肿瘤可通过尿液中 17- 酮类固醇水平升高而被发现。

D. 结石成分的研究

复发性尿石症患者可能存在潜在的钙、尿酸、草酸、镁、半胱氨酸或柠檬酸盐的排泄异常。可通过对 24 小时收集的尿液样本进行检测，以确定上述每种成分的水平异常升高，并评估其水合作用是否充足（Curhan et al，2001）。硝普钠试验是一种简单的尿胱氨酸定性筛选试验，可能表明需要对定时尿液收集中的胱氨酸水平进行定量（Finocchiaro et al，1998）。无论何时发现结石，都建议进行正规的结石分析。

E. 其他研究

对于怀疑有泌尿道瘘和肠瘘的患者（如结肠癌、憩室炎和区域性回肠炎），摄入不易吸收的染料（如酚磺酞）后，尿液变色即可确诊。在瘘管检查中，也可要求患者摄入含有颗粒木炭的凝胶胶囊，并在几天后提交尿液样本。如果有瘘管存在，离心尿沉渣检查可出现典型的黑色颗粒。疑似膀胱阴道瘘（vesicovaginal fistula，VVF）的患者，膀胱内滴注亚甲基蓝或靛蓝胭脂红染料，阴道卫生棉条染成蓝色，有助于诊断。

尿道分泌物和阴道分泌物检查

▶尿道分泌物

检查男性尿道分泌物对疾病的确诊非常有帮助。下面的程序虽然严格，但可以提供适当的标本来确定细菌性尿液或脓尿的来源。四个无菌容器分别标为 VB1、VB2、EPS 和 VB3（VB= 排出膀胱的尿液；EPS= 前列腺分泌物）。嘱患者翻开包皮，清理尿道口，收集尿液标本，然后立即盖上容器。最初的 10~15ml 尿液收集在 VB1 容器中，随后的 15~30ml 尿液收集在 VB2 容器中。然后按摩前列腺，将分泌物收集在 EPS 容器中。

患者最后一次排尿，将标本收集在 VB3 容器中。对每个标本的一部分进行亚硝酸盐和白细胞酯酶的检测，然后离心，对沉淀物进行前述的显

微镜检查。每个 VB 标本和 EPS 标本需单独分离保存以备后续需要进行样本培养时使用。仅在 VB1 中存在白细胞或细菌（或两者皆有）提示前尿道炎；如果三个 VB 标本都存在白细胞或细菌，则可能提示膀胱炎或上 UTI；如果只是在 EPS 或 VB3 中出现白细胞或细菌，表明前列腺是感染灶。另外，一种更简单的双样本检测（前列腺按摩前和按摩后）已被证明可以提供类似的诊断信息，它收集的样本更为可靠，且成本更低（Nickel et al, 2018）。定量培养同理。

如果患者的尿道分泌物呈黄色黏稠样，为淋球菌感染的典型表现，则应对分泌物进行革兰氏染色，寻找细胞内革兰氏阴性双球菌。需要注意的是，包皮垢中的共生菌可能会产生假阳性结果。

如果患者的尿道分泌物清亮或略呈白色，则应对挤压尿道或 VB1 得到的分泌物用亚甲蓝或革兰氏染色并进行镜检。在正确方法采集的标本中出现滴虫、酵母细胞或细菌则表明存在感染，需要治疗。

在急性附睾炎的病例中，尿液分析和培养通常有助于确定病因。对于年轻男性，附睾炎通常由衣原体引起；对于 35 岁以上的男性，附睾炎通常由大肠埃希菌引起。培养衣原体既费时又昂贵。尽管通过免疫荧光的方法可以快速检测衣原体，最好根据患者的年龄和临床结果来指导治疗。值得注意的是，任何接受性传播感染（sexually transmitted infection, STI）筛查的患者也应进行艾滋病毒检测（Workowski and Bolan, 2015）。

▶阴道分泌物

阴道炎的潜在病因通常是病毒、酵母菌或原虫感染，或异物的存留（如棉球），简单的体检即可作出诊断。用棉签拭子获得的阴道分泌物既可以染色也可以不染色。将一滴阴道渗出物的标本置于玻片上，加入一滴生理盐水，充分混匀，盖上盖玻片。在低倍或高倍镜下检查，可能会发现酵母细胞或滴虫，从而指导正确的治疗。由于阴道中通常有细菌存在，其分泌物在湿涂片中发现细菌无重要的意义。氢氧化钾（KOH）湿法涂片有助于鉴别菌丝和酵母菌，使用 KOH 后出现鱼腥味和胺味提示可能为细菌性阴道病。

肾功能检查

▶尿比重

随着肾功能的减退，肾脏浓缩尿液的能力逐渐减弱，直到尿比重降至 1.006~1.010。然而，除非损害非常严重，肾脏仍然能够保留稀释尿液的能力。即使在尿毒症时，尽管肾脏的浓缩能力有限，尿比重仅能达到 1.010，但仍能将尿液稀释到 1.002~1.004。尿液渗透压的测定无疑是一种更有意义的肾功能测量方法，但比重的测定更有助于临床诊断。

▶血清肌酐

肌酐是肌酸在骨骼肌中代谢的最终产物，通常由肾脏排泄。由于个体每日肌酐的生成是恒定的，所以血清肌酐水平直接反映肾功能。在丧失 50% 的肾功能之前，血清肌酐水平均可保持在正常范围内（成人 0.8~1.2mg/dl；儿童 0.4~0.8mg/dl）。不同于其他大多数的分泌物，血清肌酐水平一般不受饮食摄入的影响。

▶肾小球滤过率

尽管使用血清肌酐来估计肾小球滤过率（glomerular filtration rate, GFR）存在一定的局限性，如肌酐的产生、分泌和测量的多变，但它仍然是衡量肾功能很有价值的指标。有多种公式可用于估算 GFR，如 Cockcroft-Gault、MDRD 和 CKD-EPI。然而研究表明，当 GFR 较高时，用 CKD-EPI 来进行评估更加准确，也能更准确地预测终末期肾病（end-stage renal disease, ESRD）、心血管死亡和全因死亡的风险（Matsushita et al, 2012）。

▶内生肌酐清除

因为肌酐的生成是恒定的，通过肾小球过滤（尽管有少量被分泌），它的肾清除率基本上等于肾小球滤过率。因此，内生肌酐清除率检测成为无须输注放射性核素等外源性物质的最准确、最可靠的肾功能检测方法。肌酐清除率的测定只需要收集定时（通常是 24 小时）的尿样和血清标本。由此产生的差值以 ml/min 表示,正常范围为 90~110ml/min。

由于不同个体的肌肉质量不同,肌酐清除率结果需进一步标准化,校正后的正常范围为 70~140ml/min。尽管肌酐作为肾功能的评估指标是高度可靠的,但如果在一定时间内只收集部分尿液或没有收集相应的血浆标本,肌酐清除率可能呈假性降低。

▶ 血尿素氮

尿素是蛋白质分解的主要代谢物,完全由肾脏排出。因此,血尿素氮(blood urea nitrogen,BUN)的水平与肾小球滤过率相关。然而,与肌酐不同,BUN 受到膳食蛋白质摄入量、水合状态和胃肠道出血的影响。直到大约 2/3 的肾功能丧失,BUN 水平才会显著上升。因此,BUN 水平升高对于肾功能不全诊断的特异性不如血肌酐。然而,BUN 和肌酐的比值(BUN∶Cr)可以提供特异性诊断信息。正常情况下比值为 10∶1;在脱水、双侧尿路梗阻或尿液外渗患者中,比值可能在 20∶1~40∶1 之间;在晚期肝功能不全和过度水合的患者中,BUN 水平和 BUN∶Cr 比值可能低于正常水平。肾功能不全的患者 BUN 水平会极度升高,这在一定程度上可以通过低蛋白饮食来控制。

血液、血清和血浆检查

▶ 全血细胞计数

正细胞正色素性贫血常见于慢性肾功能不全的患者。镜下血尿提示的慢性失血很少严重到引起贫血,但肉眼血尿可以导致贫血的发生。红细胞数目的异常增加,表现为血红蛋白和血细胞比容的升高(红细胞增多,而不是真性红细胞增多症),可能提示为与肾细胞癌(renal cell carcinoma,RCC)相关的副瘤综合征。白细胞计数通常不具备特异性,白细胞的显著升高提示着泌尿系统症状可能由潜在的白血病所致。

▶ 凝血功能检查

通常不需要检查凝血功能,除非存在内在的异常,如血管性血友病、肝脏疾病或怀疑对摄入的水杨酸盐敏感而导致的无法解释的血尿。通常测定凝血酶原时间和部分凝血活酶时间即可。血小板计数对于接受化疗和大剂量放疗的患者很重要。

▶ 电解质检查

对于服用利尿剂和特定的术后患者,例如,那些没有任何口服摄入或已经用无菌水或甘氨酸灌洗的经尿道前列腺切除的患者,应该进行血清钠和钾的测定。对于患有尿盐结石的患者,血清钙(连同甲状旁腺激素)的测定是有帮助的。血钙水平升高偶尔提示 RCC 患者出现副肿瘤综合征。血清白蛋白水平应与钙离子同时测量,以充分评估后者的意义。

▶ 前列腺癌标志物

尽管存在争议,前列腺特异性抗原(prostate-specific antigen,PSA)是一种重要的前列腺癌标记物。PSA 是前列腺特异性的,但不是癌症特异性的。其水平受前列腺体积、良性增大的腺体、炎症和腺体内肿瘤比例的影响。PSA 已成为一项有用的筛查工具,最有用的价值是作为评价治疗效果(局限在前列腺内的肿瘤被切除后,PSA 降至 0)和早期复发的指标。血清游离 PSA 的百分比(游离 PSA 占总 PSA 的比值)有助于提高 PSA 诊断前列腺癌的特异性。利用 PSA 进行前列腺癌筛查是一个颇具争议的话题,后面将在专门讨论前列腺癌的章节中进行更多的探讨(见第 21 章)。

前列腺健康指数(prostate health index,PHI)结合总 PSA、游离 PSA 和[-2]proPSA,可以为高级别前列腺癌(Gleason≥4+3)的存在提供风险预测因子(Catalona,2018)。PSA 是激肽释放因子家族 15 种丝氨酸蛋白酶中的一种(人激肽释放因子 3)。4KScore 由四种基于激肽的生物标志物(总 PSA、游离 PSA、完整 PSA 和人类激肽 2)水平的测量组成(Vickers et al,2008)。它的使用已被证明会将高级别疾病的预测准确率提高 8%~13%,同时避免了近 50% 的活组织检查和 1%~4% 的高级别癌症的漏诊(Parekh et al,

2018）。无论是首次活检还是阴性活检后的重复活检，前列腺健康指数和 4KScore 在确定患者是否需要接受前列腺活检时都是有用的。

▶睾丸肿瘤标志物

人绒毛膜促性腺激素（human chorionic gonadotrophin, hCG）的 β 亚单位、甲胎蛋白（α-fetoprotein, AFP）和乳酸脱氢酶（lactate dehydrogenase, LDH）血清水平的测定对睾丸癌的分期和监测具有重要意义。为了进行分期，必须在根治性睾丸切除术后 3~5 个半衰期后对标记物进行抽样，hCG 的半衰期为 24~36 小时，AFP 为 5~7 日。这些肿瘤标志物之一通常在高达 85% 的非精原睾丸肿瘤患者中升高。

▶激素研究

血清甲状旁腺激素检测有助于确定血清钙水平升高的尿石症患者是否存在甲状旁腺腺瘤。然而，作为甲状旁腺腺瘤唯一的筛查试验，甲状旁腺激素水平的测定并不可靠，不应常规应用到所有的尿石症患者当中。血清肾素水平升高可能提示为肾性高血压，但许多情况下会有假阳性结果。肾上腺类固醇激素（如醛固酮、皮质醇、肾上腺素和去甲肾上腺素）的检测在判断肾上腺功能或肾上腺肿瘤时提供了帮助。血清睾酮的测定有助于确定勃起功能障碍或不育的原因（表 5-2 和表 5-3）。

表 5-2　不随年龄变化而改变的实验室检查

肝功能检查
血清胆红素
AST（谷草转氨酶）
ALT（谷丙转氨酶）
GGTP（γ 谷胱甘肽转移酶）
凝血检查
生化检查
血清电解质
总蛋白
钙
磷
血清叶酸

续表

动脉血检查
pH
PaCO₂
肾功能检查
血清肌酐
甲状腺功能检测
T₄
全血细胞计数
血细胞比容
血红蛋白
红细胞各项指标
血小板计数

表 5-3　随年龄变化而发生改变的实验室检查

指标	改变程度
碱性磷酸酶	在 30~80 岁增长 20%
生化检查	
血清白蛋白	轻度降低
尿酸	轻度增加
总胆固醇	女性 55 岁，男子 60 岁时增加 30~40mg/dL
高密度脂蛋白胆固醇	男性增加 30%；女性降低 50%
甘油三酯	
血清 B₁₂	男性增加 30%，女性增加 50% 轻度降低
血清镁	在 30~80 岁减少了 15%
PaO₂	在 30~80 岁减少了 25%
肌酐清除率	每一个年龄段降低 10ml/（min·1.73m²）
甲状腺功能	
T₃	可能轻度降低
TS	可能轻度增加
糖耐量试验	
空腹血糖	略微增高（在正常范围内）
餐后 1 小时血糖	在 30 岁后，每一个年龄段增加 10mg/dL
餐后 2 小时血糖	在 40 岁后，增高至 100mg/dL 以上
白细胞计数	降低

HDL，高密度脂蛋白；TSH，促甲状腺素。

注：其他因素，包括不典型的疾病表现、多种并发病以及处方和非处方药物的使用，可能会使实验室结果的解释更困难。

（刘莉　翻译　董作亮　审校）

参考文献

导言

Litwin MS, Saigal CS: Urologic Diseases in America. National Institute of Diabetes and Digestive and Kidney Diseases; 2012.

尿液检查

Anonymous: American Society of Anesthesiologists Task Force on Preanesthesia Evaluation: Practice advisory for preanesthesia evaluation. Anesthesiology 2012;116:522–538. (Available online at: http://anesthesiology.pubs.asahq.org/Article.aspx?doi=10.1097/ALN.0b013e31823c1067.)

Boman H, Hedelin H, Sten A, et al: Four bladder tumor markers have a disappointingly low sensitivity for small size and low grade recurrence. J Urol 2002;167:80–83. (Available online at: http://www.jurology.com/article/S0022-5347([05])65387-6/pdf; accessed 2/7/ 2018.)

Bussemakers MJ, Can Bokhoven A, Verhaegh GW, et al: DD3: A new prostate-specific gene, highly overexpressed in prostate cancer. Cancer Res 1999;59:5975–5979. (Available online at: http://www.ncbi.nlm.nih.gov/pubmed/7538903; accessed 2/7/2018.)

Cangemi G, Barco S, Reggiardo G, et al: Interchangeability between 24-hour collection and single spot urines for vanillylmandelic and homovanillic acid levels in the diagnosis of neuroblastoma. Pediatr Blood Cancer 2013;60:E170–E172. (Available online at: http://doi.wiley.com/10.1002/pbc.24671; accessed 2/8/2018.)

Chang SS, Boorjian SA, Chou R, et al: Diagnosis and treatment of non-muscle invasive bladder cancer: AUA/SUO Guideline. J Urol 2016;196:1021–1029. (Available online at: http://www.jurology.com/article/S0022-5347([16])30629-2/pdf; accessed 2/2018.)

Curhan GC, Willett WC, Speizer FE, et al: Twenty-four–hour urine chemistries and the risk of kidney stones among women and men. Kidney Int 2001;59:2290–2298. (Available online at: https://ac.els-cdn.com/S0085253815477257/1-s2.0-S0085253815477257-main.pdf?_tid=9f84a8a0-0d0a-11e8-8b87-00000aacb361&acdnat=1518120171_39eac28b9e928f8a25ac91c7a46ea174; accessed 2/8/ 2018.)

Davis R, Jones JS, Barocas D, et al: American Urological Association (AUA) Guideline ADULTS: AUA GUIDELINE American Urological Association Asymptomatic Microhematuria. J Urol 2012;188:1–30. (Available online at: http://www.ncbi.nlm.nih.gov/pubmed/23098784.)

Finocchiaro R, D'Eufemia P, Celli M, et al: Usefulness of cyanide-nitroprusside test in detecting incomplete recessive heterozygotes for cystinuria: A standardized dilution procedure. Urol Res 1998;26:401–405. (Available online at: http://link.springer.com/10.1007/s002400050076; accessed 2/8/2018.)

Gallagher EJ, Schwartz E, Weinstein RS: Performance characteristics of urine dipsticks stored in open containers. Am J Emerg Med 1990;8:121–123. (Available online at: http://www.ajemjournal.com/article/0735-6757(90)90197-8/pdf; accessed 2/7/ 2018.)

Grossman HB, Messing E, Soloway M, et al: Detection of bladder cancer using a point-of-care proteomic assay. JAMA 2005;293:810. (Available online at: http://jama.jamanetwork.com/article.aspx?doi=10.1001/jama.293.7.810; accessed 2/7/2018.)

Haese A, de la Taille A, van Poppel H, et al: Clinical utility of the PCA3 urine assay in European men scheduled for repeat biopsy. Eur Urol 2008;54:1081–1088. (Available online at: http://www.europeanurology.com/article/S0302-2838(08)00778-1/pdf; accessed 2/7/ 2018.)

Hagan JF, Shaw JS, Duncan PM: Guidelines for health supervision of infants, children, and adolescents. American Academy of Pediatrics Guidelines 2017. (Available online at: https://brightfutures.aap.org/BrightFutures Documents/BF4_POCKETGUIDE.pdf; accessed 2/1/2018.)

Hessdoerfer E, Jundt K, Peschers U: Is a dipstick test sufficient to exclude urinary tract infection in women with overactive bladder? Int Urogynecol J 2011;22:229–232. (Available online at: http://link.springer.com/10.1007/s00192-010-1263-5; accessed 2/1/2018.)

Izzedine H, Lescure FX, Bonnet F: HIV medication-based urolithiasis. Clin Kidney J 2014;7:121–126. (Available online at: https://www.ncbi.nlm.nih.gov/pmc/articles/PMC4377784/pdf/sfu008.pdf; accessed 2/7/2018.)

Khadra MH, Pickard RS, Charlton M, et al: A prospective analysis of 1,930 patients with hematuria to evaluate current diagnostic practice. J Urol 2000;163:524–527. (Available online at: http://www.jurology.com/article/S0022-5347[(05)]67916-5/pdf; accessed 2/7/2018.)

Konety BR, Getzenberg RH: Urine based markers of urological malignancy. J Urol 2001;165: 600–611. (Available online at: http://www.jurology.com/article/S0022-5347(05)66778-X/pdf; accessed 2/7/2018.)

Konety BR: Molecular markers in bladder cancer: A critical appraisal. Urol Oncol 2006;24:326–337. (Available online at: http://www.urologiconcology.org/article/S1078-1439[05]00287-5/pdf; accessed 2/7/2018.)

Kunin CM, White LV, Hua TH: A reassessment of the importance of low-count bacteriuria in young women with acute urinary symptoms. Ann Intern Med 1993;119: 454. (Available online at: http://annals.org/article.aspx?doi=10.7326/0003-4819-119-6-199309150-00002; accessed 2/7/2018.)

Leyten GHJM, Hessels D, Smit FP, et al: Identification of a candidate gene panel for the early diagnosis of prostate cancer. Clin Cancer Res 2015;21:3061–3070. (Available online at: http://clincancerres.aacrjournals.org/content/clincanres/21/13/3061.full.pdf; accessed 2/8/ 2018.)

Lifshitz E, Kramer L: Outpatient urine culture. Arch Intern Med 2000;160:2537. (Available online at: http://archinte.jamanetwork.com/article.aspx?doi=10.1001/archinte.160.16.2537; accessed 2/7/2018.)

Lin DW, Newcomb LF, Brown EC, et al: Urinary TMPRSS2:ERG and PCA3 in an active surveillance cohort: Results from a baseline analysis in the canary prostate active surveillance study. Clin Cancer Res 2013;19:2442–2450.

Little P, Turner S, Rumsby K, et al: Dipsticks and diagnostic algorithms in urinary tract infection: Development and validation, randomised trial, economic analysis, observational cohort and qualitative study. Health Technol Assess 2009;13.

Little P, Turner S, Rumsby K, et al: Validating the prediction of lower urinary tract infection in primary care: Sensitivity and specificity of urinary dipsticks and clinical scores in women. Br J Gen Pract 2010;60:495–500.

Mbeutcha A, Lucca I, Mathieu R, et al: Current status of urinary biomarkers for detection and surveillance of bladder cancer. Urol Clin North Am 2016;43:47–62.

McKiernan J, Donovan MJ, O'Neill V, et al: A novel urine exosome gene expression assay to predict high-grade prostate cancer at initial biopsy. JAMA Oncol 2016;2:882–889.

Mengual L, Marín-Aguilera M, Ribal MJ, et al: Clinical utility of fluorescent in situ hybridization for the surveillance of bladder cancer patients treated with Bacillus Calmette-Guérin therapy. Eur Urol 2007;52:752–759. (Available online at: http://www.europeanurology.com/article/S0302-2838[07]00354-5/pdf; accessed 2/7/2018.)

Mowatt G, Zhu S, Kilonzo M, et al: Systematic review of the clinical effectiveness and cost-effectiveness of photodynamic diagnosis and urine biomarkers (FISH, ImmunoCyt, NMP22) and cytology for the detection and follow-up of bladder cancer. Health Technol Assess 2010;14:1–331. (Available online at: http://aura.abdn.ac.uk/bitstream/handle/2164/731/Mowatt2010.pdf?sequence=1; accessed 2/7/2018.)

Neste L Van, Hendriks RJ, Dijkstra S, et al: Prostate cancer detection of high-grade prostate cancer using a urinary molecular biomarker—based risk score. Eur Urol 2016;70:740–748. (Available online at: http://dx.doi.org/10.1016/j.eururo.2016.04.012; accessed 2/8/2018.)

Sanda MG, Feng Z, Howard DH, et al: Association between combined TMPRSS2:ERG and PCA3 RNA urinary testing and detection of aggressive prostate cancer. JAMA Oncol 2017;3:1085–1093.

Sawka AM, Jaeschke R, Singh RJ, et al: A comparison of biochemical tests for pheochromocytoma: Measurement of fractionated plasma metanephrines compared with the combination of 24-hour urinary metanephrines and catecholamines. J Clin Endocrinol Metab 2003;88:553–558. (Available online at: https://watermark.silverchair.com/jcem0553.pdf?token=AQECAHi208BE49Ooan9kkhW_Ercy7Dm3ZL_9Cf3qfKAc485ysgAAAdAwggHMBgkqhkiG9w0BBwagggG9MIIBuQIBADCCAbIGCSqGSIb3DQEHATAeBglghkgBZQMEAS4wEQQM8rZhm-;v2Sheq2ZjtAgEQgIIBg50hPm2Z5fpI2C2Dh4avPpyNans_4WTyLusM_k1smuN1ed; accessed 2/8/2018.)

Simerville JA, Maxted WC, Pahira JJ: Urinalysis: A comprehensive review. Am Fam Physician 2005.

Tomlins SA, Day JR, Lonigro RJ, et al: Urine TMPRSS2:ERG plus PCA3 for individualized prostate cancer risk assessment. Eur Urol 2016;70:45–53. (Available online at: http://dx.doi.org/10.1016/j.eururo.2015.04.039; accessed 2/7/2018.)

Viardot A, Huber P, Puder JJ, et al: Reproducibility of nighttime salivary cortisol and its use in the diagnosis of hypercortisolism compared with urinary free cortisol and overnight dexamethasone suppression test. J Clin Endocrinol Metab 2005;90:5730–5736. (Available online at: https://watermark.silverchair.com/jcem5730.pdf?token=AQECAHi208BE49Ooan9kkhW_Ercy7Dm3ZL_9Cf3qfKAc485ysgAAAdEwggHNBgkqhkiG9w0BBwagggG-MIIBugIBADCCAbMGCSqGSIb3DQEHATAeBglghkgBZQMEAS4wEQQM_3eDGcSpDTsxUNp7AgEQgIIBhODrY9-syTDDaG6iPcCisiJgqJK6aHpNXkMNsjWkeUQHjN; accessed 2/8/2018.)

Wei JT, Feng Z, Partin AW, et al: Can urinary PCA3 supplement PSA in the early detection of prostate cancer? J Clin Oncol 2014;32:4066–4072. (Available online at: http://ascopubs.org/doi/10.1200/JCO.2013.52.8505; accessed 2/7/2018.)

Witte EC, Lambers Heerspink HJ, de Zeeuw D, et al: First morning voids are more reliable than spot urine samples to assess microalbuminuria. J Am Soc Nephrol 2009;20:436–443. (Available online at: http://www.ncbi.nlm.nih.gov/pubmed/19092125; accessed 2/1/2018.)

分泌物检查

Nickel JC, Shoskes D, Wang Y, et al: How does the pre-massage and post-massage 2-glass test compare to the Meares-Stamey 4-glass test in men with chronic prostatitis/chronic pelvic pain syndrome? J Urol 2006;176:119–124. (Available online at: http://www.jurology.com/article/S0022-5347[06]00498-8/pdf; accessed 2/8/18.)

Workowski KA, Bolan GA: Sexually transmitted diseases treatment guidelines, 2015. MMWR (Morbidity and Mortality Weekly Report) 2015;64:1–137.

肾功能检查

Matsushita K, Mahmoodi BK, Woodward M, et al: Comparison of risk prediction using the CKD-EPI equation and the MDRD study equation for estimated glomerular filtration rate. JAMA 2012;307:1941–1951. (Available online at: http://jama.jamanetwork.com/article.aspx?doi=10.1001/jama.2012.3954; accessed 2/8/18.)

血液、血清和血浆检查

Catalona WJ, Partin AW, Sanda MG, et al: A multicenter study of [-2]pro-prostate specific antigen combined with prostate specific antigen and free prostate specific antigen for prostate cancer detection in the 2.0 to 10.0 ng/ml prostate specific antigen range. J Urol 2011;185:1650–1655. (Available online at: http://www.jurology.com/article/S0022-5347[10]05374-7/pdf; accessed 2/8/18.)

Parekh DJ, Punnen S, Sjoberg DD, et al: A multi-institutional prospective trial in the USA confirms that the 4K score accurately identifies men with high-grade prostate cancer. Eur Urol 2015;68:464–470. (Available online at: http://dx.doi.org/10.1016/j.eururo.2014.10.021; accessed 2/8/18.)

Vickers AJ, Cronin AM, Aus G, et al: A panel of kallikrein markers can reduce unnecessary biopsy for prostate cancer: Data from the European Randomized Study of Prostate Cancer Screening in Göteborg, Sweden. BMC Med 2008;6. (Available online at: http://www.biomedcentral.com/1741-7015/6/19; accessed 2/8/18.)

第 6 章　泌尿系统影像学

Daniela Franz,Scott Gerst,
Hedvig Hricak

随着电子计算机技术和微型处理器的发展，放射诊断学的革新速度也以指数级的速度增长。一系列新的影像学技术和算法的产生为临床实践提供了新的可选方式，也使得泌尿系统的影像变得更加精确。超声检查、CT 和 MRI 提供了比传统影像学更高的软组织对比分辨率以及多平面成像的能力，使得泌尿影像领域有了重大进展。在学术研究方面，代谢和分子成像技术已成为新的焦点并已开始应用到临床工作中。虽然影像学进步产生了许多有诊断意义的新算法，但针对单独的病例，成像方法的适当使用也在很大程度上取决于现有的设备和专业技术人才。某种成像技术相对于其他技术是否能提供特异性的优势取决于需要解决的临床问题，并且医学临床团队的协作也起着至关重要的作用。

综上所述，不断改进的泌尿放射学在诊断和治疗患者的泌尿系统疾病中仍然是不可缺少的。本章讨论了泌尿影像学的技术与应用，总结了其各自优势与劣势，并将这些成像方法进行了对比与总结归纳。

放射学

X 线是一种介于伽马射线（γ）和紫外线之间具有光子能量的电磁波。影像学的成像是基于不同的组织吸收 X 线的能力不同。使用不透 X 线的造影剂可用于增强软组织对比度。

尽管在很多泌尿疾病诊断方面新生的影像学技术都已经很大程度地取代了传统技术，但是对于某些疾病传统的方法仍然有用。因此，泌尿外科医师仍应熟悉 X 线造影和泌尿造影技术。最基础的泌尿影像技术包括腹部平片（plain abdominal radiograph）[又称肾、输尿管及膀胱平片（kidney ureter bladder position, KUB）]、静脉尿路造影（intravenous urograms, IVU）、膀胱尿路造影、尿道造影和血管造影。以下章节中会对这些技术做一一介绍。

▶基本技术和方法

1. X 线透视检查　许多 X 线的传统设备兼具摄片和透视两种方式。设备包括高压电源、X 线管、准直装置以及 X 线检测器或胶片。荧光装置还要使用电子图像增强器和图像显示系统。如今，随着数字记录的发展，显示和图像存档正在取代基于胶片的技术，大多数放射科已经变得完全"无胶片"。

2. 图像增强　图像增强器与摄像机耦联，以电子的方式增强普通的图像。

3. 图像记录　X 线图像的常规记录使用胶片和增强屏幕。图像增强器和相机可用于捕获动态和静态图像。现在通常使用常规或数字视频记录实时图像。常规的静态或动态图像可以记录在 X 线胶片上或通过数字方式记录。

4. 造影技术造影剂　泌尿系统 X 线摄影检查所用的造影剂是不透 X 线的水溶性碘化合物。它们既可用于传统的 X 线摄影检查，也可用于 CT 检查，碘浓度会根据使用者偏好和给药途径而有所不同。一般而言,成人 CT 或静脉尿路造影的静脉注射碘为 200mg/Lb,直接注入集合系统或膀胱使用的是稀释至 15%~45% 浓度的碘造影剂。这些药物分布于细胞外间隙,提高了对比分辨率和各种组织结构间的差异。

随着低渗、非离子型造影剂的出现,水溶性造影剂的研究取得了显著进展。这些非离子型造影剂可显著提高患者的耐受性并降低不良反应的发生率,使用非离子型造影剂是许多医疗机构的标准做法。非离子型造影剂是否能降低使用造影剂所致的死亡率尚未得到证实。使用它们的主要障碍是成本较高。

5. 不良反应　使用血管内造影剂均具有较小的不良反应风险。不良反应的总发生率约为 5%,而非离子型造影剂的发生率则较低,为 0.34%(Li et al, 2015)。非静脉的造影剂不良反应(如膀胱造影)虽极为罕见,但也有报道。

大多数不良反应是轻微的(如恶心、呕吐、荨麻疹、皮疹或潮红),通常仅需要对患者给予安慰。心肺反应和类过敏反应可以在没有任何征兆下发生,但不会危及生命。在一项大型荟萃分析中,由于血管内注射造影剂而导致的死亡发生率为每十万次注射中出现 0.9 例死亡。目前没有可靠的方法可以预知患者可能的不良反应。在使用造影剂之前,应仔细评估使用造影剂的风险和益处。不良反应的治疗包括使用抗组胺药、肾上腺素、血管扩张剂、支气管扩张药和其他心肺药物,以及根据反应性质和严重程度进行的辅助治疗。在某些时候,即使患者先前有过中度或重度不良反应,但再次使用血管内造影剂进行影像学检查也至关重要。在这种情况下,可以通过使用非离子造影剂,并用糖皮质激素(有时与抗组胺药合用)进行预处理,以防止复发。但这种预防性治疗并不总是成功的,因此在这种情况下是否使用造影剂的决定都应谨慎权衡风险。

血管内造影剂引起的肾毒性是另一个值得关注的问题。造影剂肾病(contrast nephropathy,CN)的发病机制可能是由于造影剂引起的血管收缩和直接的肾小管损伤引起的髓质缺血。在肾功能不全、糖尿病或脱水的患者,以及接受大剂量造影剂的患者中发生风险较高。高危患者可以选择其他方法。如果高危患者必须使用造影剂,则可以通过适当的水化,停用可能加剧毒性作用的药物,在扫描前 24 小时内充分水化,减少造影剂的用量以及尽可能口服 N- 乙酰半胱氨酸,将 CN 降至最低。

▶优势和劣势

X 线摄影几乎可用于身体任何部位。与横截面成像相比,成本适中,空间要求适中,并且便携式设备可用于医院病房、手术室和重症监护室。由于有许多受过放射摄影训练的专家,它的使用并不局限于大型医疗中心。射线照相成像的主要缺点是使用电离辐射和相对较差的软组织对比度。泌尿放射检查几乎总是需要用碘造影剂。

1. 腹部平片(图 6-1~ 图 6-3)　腹部平片通常称为 KUB(如上所述),是最简单的泌尿放射检查。它通常是需要进一步的放射学检查(如静脉尿路造影)的患者最开始拍摄的第一张 X 线片,通常在患者仰卧位时拍摄。它可以发现骨质异常、异常钙化或较大的软组织肿块。

肾脏轮廓通常可以在平片上看到,因此可以评估其大小、数量、形状和位置。健康成人肾脏的大小差异很大。肾脏的长轴(长度)是使用最广泛、最方便的射线照相测量方法。成人的平均肾脏长 12~14cm。在 2 岁以上的儿童中,正常肾脏的长度大约等于从第 1 腰椎顶部到第 4 腰椎椎体底部的距离。尿路钙化(图 6-1,图 6-2)可能有助于识别特定疾病。

2. 尿路造影(图 6-4~ 图 6-8)　肾脏集合系统、输尿管和膀胱的结构可以通过使用造影剂方法进行成像。我们在以下章节中描述。

▶静脉尿路造影

静脉尿路造影,也称为排泄性尿路造影(excretory urography,EU)(图 6-4)或静脉肾盂造影(intravenous pyelogram,IVP),可显示多种尿路病变(图 6-4,图 6-5),操作简单,并且大多数患者对它的耐受性良好。

在大多数情况下,CT、超声检查和 MRI 已取代了尿路造影。然而,尿路造影偶尔还会被使用,

6

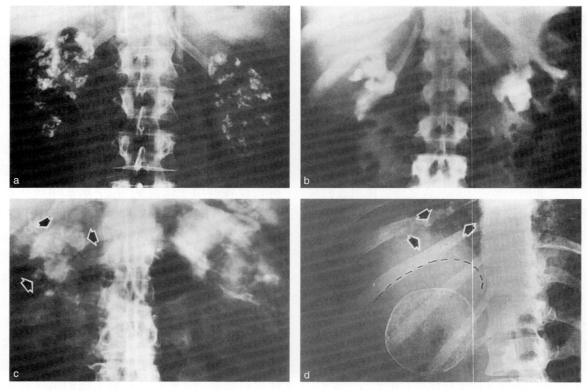

▲ 图 6-1　异常的 KUB

a：双侧肾癌。肾小管性酸中毒的年轻成年男性。b：双侧鹿角结石。见于一位 37 岁的女性，患有慢性肾盂肾炎，有既往的右侧结石肾盂切开术史。c：肾结核。右肾结核缩小，肾自截和钙化（箭头）。一位 74 岁的男子，有肾脏和胸腰椎脊柱结核病史。d：右肾乳头状腺癌。肿瘤表面钙化明显。肾癌发生多发性肺转移（箭头）。见于一位 22 岁的女性，颈部无痛性软组织肿块

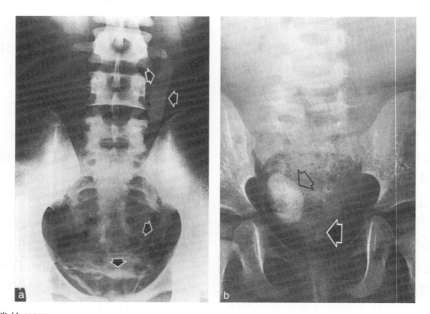

▲ 图 6-2　异常的 KUB

a：膀胱和左输尿管中的血吸虫病钙化（箭头）。见于一位来自亚丁的 19 岁男孩，患有体重减轻和血尿。b：大的阴道结石（空心箭头）和几乎看不见的小膀胱结石（实心箭头）。见于一位患有泌尿生殖系统窦道的 4 岁女孩

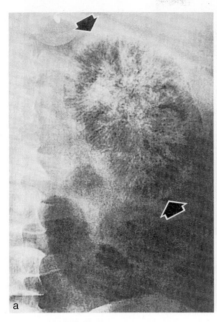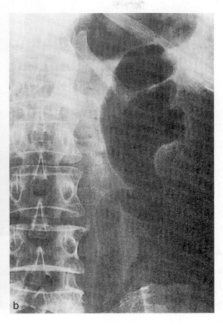

▲ 图 6-3　异常的 KUB

a：气性肾盂肾炎。贯穿整个左肾的气体密度的间质横纹。右肾也有类似的变化。见于一位 58 岁的糖尿病男子，患有脓尿和脓毒性休克。b：气体肾盂造影图。没有间质性气体，但是气体充满了扩张的左肾肾盂、肾盏和输尿管。见于一位 50 岁的糖尿病妇女，患有败血症，并由于左侧上尿路产气菌感染形成气体

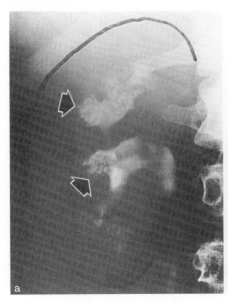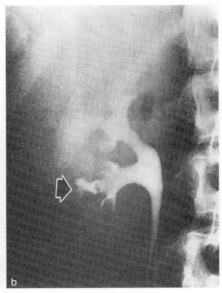

▲ 图 6-4　异常的排泄尿路造影图

a：海绵肾。整个右肾明显的沿髓质分布的肾小管扩张（箭头）。在左肾的上极也有类似的发现，在两个肾的肾小管扩张的某些区域也有小的结石。见于一位 34 岁的妇女，反复发作寒战，高热和左胁腹部疼痛。b：肾结核。下盏不规则的钙化（箭头）。见于一位 22 岁妇女，结核菌尿培养阳性

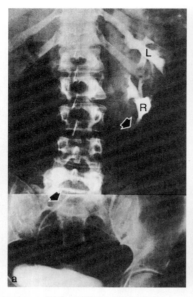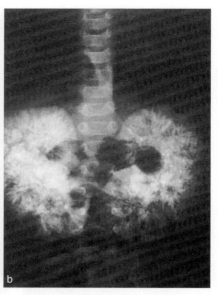

▲ 图 6-5   异常的排泄尿路造影图

a：交叉融合异位肾。由两张排泄性尿路造影的图像合成一张，显示异位的右肾（R）与左肾（L）融合。右输尿管（箭头）穿过中线，正常进入膀胱右侧。肾移植术中健康的 31 岁女性肾脏提供者。b：婴儿多囊肾病。超大肾脏，在静脉注射造影剂 26 小时后可见放射状高密度影，直至皮质。见于一位 4 个月大的女孩，双侧腹部肿块

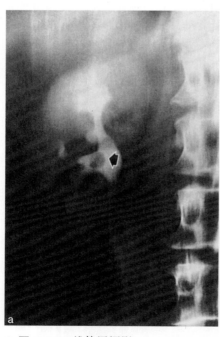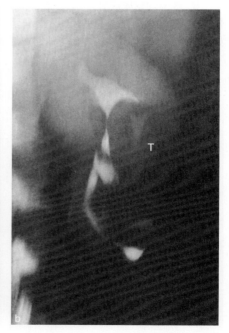

▲ 图 6-6   X 线体层摄影

体层摄影是用来成像体内一个特定平面的图像。该技术被广泛用于泌尿放射学，通常可以显示可能被软组织覆盖或肠阴影遮盖而隐藏的病变。然而，CT 正在迅速取代传统的排泄性尿路造影，因此，体层摄影的使用也在下降。a：移行细胞癌（transitional cell carcinomas，TCC）。清晰显示肾盂中的肿瘤（箭头），如果不使用体层摄影会受到肠道内气体阴影干扰。见于一位 56 岁的男子，有肾结石病史。b：肾细胞癌（renal cell carcinoma，RCC）（T）。可以看到中盏移位和充盈缺损，没有结肠脾曲粪便阴影的干扰。见于一位 44 岁的女性，伴发热、体重减轻及贫血，15 年前因肾癌行对侧肾切除

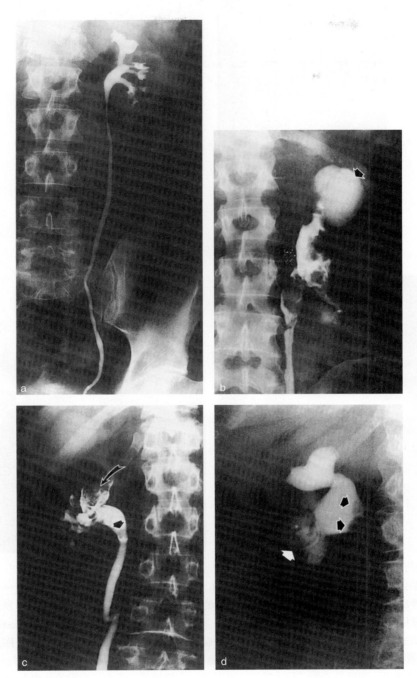

▲ 图 6-7　逆行肾盂造影

下部输尿管并未完全显示。a：正常逆行肾盂造影图。肾盏、肾盂和输尿管正常。成年男性，有镜下血尿而排泄性尿路造影效果不令人满意。b：鳞状细胞癌。肾盏、肾盂和近端输尿管内明显的不规则充盈缺损，并伴肾上极脓腔（箭头）。肾脏也显示鳞状上皮化生和结石。见于一位 51 岁女性，有 2 周的左胁腹蜂窝织炎和压痛史。c：TCC。右肾上盏严重变形并见充盈缺损（弯曲的箭头），下盏和输尿管肾盂移行部可见血块（直箭头）。见于一位 65 岁的男性，有肉眼血尿和右胁腹疼痛。d：真菌球。肾盂造影显示肾盂有两个充盈缺损（箭头）。通过肾造口术吸出丰富的真菌物质。见于一位 65 岁的糖尿病妇女，接受了左肾切除术，因右肾梗阻行经皮肾造瘘术置管（白色箭头）

6

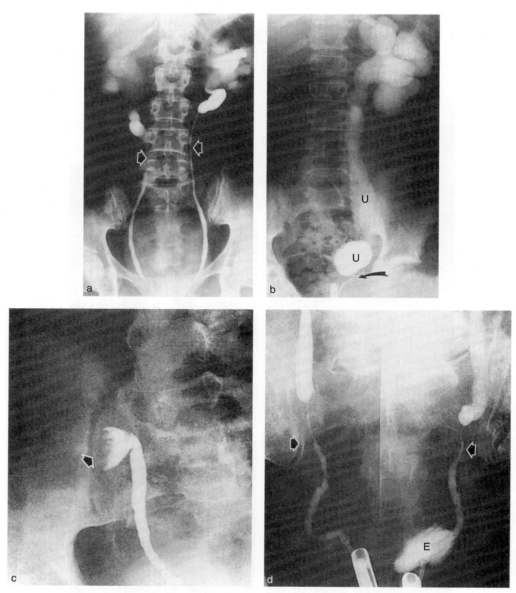

▲ 图 6-8　异常的逆行尿路造影检查

a：特发性腹膜后纤维化。两侧输尿管中段平滑变窄（箭头），双侧输尿管近端扩张和肾积水。见于一位 51 岁妇女，无泌尿道症状。b：功能性输尿管梗阻。阻塞是由于输尿管远端的先天性肌肉排列异常（弯曲的箭头）所致。在异常输尿管狭窄近端有明显的肾积水和输尿管扩张（U）。见于一位 13 岁男孩反复尿路感染（urinary tract infection, UTI）。c：输尿管 TCC。造影剂无法通过较大的右输尿管肿瘤（箭头）。肿瘤下方的输尿管增宽是具有特征性的，称为"香槟杯"征（在本例中，玻璃杯是横置的）。见于一位 76 岁的男性，右肾功能不全。d：继发于结肠癌的输尿管狭窄。双侧远端输尿管变窄（箭头）伴有上尿路梗阻。图像是两侧逆行输尿管造影图（E= 左输尿管插管尖端周围的外渗）。见于一位 76 岁男子，患有乙状结肠癌

用于显示尿路中的小病变（如乳头状坏死、髓质海绵肾、尿道上皮肿瘤、囊性肾盂输尿管炎）。

A. 患者准备

　　过去曾一度提倡在 IVP 前使患者脱水。现已经不再需要。不仅如此，婴儿、衰弱和老年患者及患有糖尿病、肾衰竭、多发性骨髓瘤或高尿酸血症的患者应避免脱水。

　　预先进行肠道清洁是否有益还存在争议，可以根据个人偏好进行选择。

B. 标准方法

　　在首先摄 KUB 之后静脉内注射含碘造影剂，每隔一定时间拍摄 X 线片。正常肾脏通过肾

小球滤过,迅速排泄造影剂。

造影剂的注射量和速度,以及所拍摄的胶片的数量和类型,随操作者偏好、患者的耐受性和具体的临床情况而异。

C. 技术改良

可以通过几种方式改良标准技术。然而,这些改良在很大程度上已被断层成像方式所取代。在断层成像出现之前,X 线体层摄影可以在对体内选定平面进行断层成像,用于识别肾脏结构,避免了普通 X 线片上肾脏结构被肾外阴影(如由于骨头或粪便引起的阴影)所掩盖的情况发生(图 6-4)。快速造影剂(弹丸)注射后立即拍摄的“即刻”图像通常显示出高密度的肾影,可以更好地显示肾脏轮廓。直至今日,某些改良后的技术仍在使用。透视检查可以研究尿路动力学。在排泄性尿路造影期间,腹部(输尿管)压迫装置会暂时阻塞上尿路,并改善肾脏集合系统的充盈。数小时后或在第 2 日摄片的“延迟”图像,也可以提供有用的信息。在患者站立或半立位拍摄的“立位”图像可显示肾脏的活动度和排泄情况,患者排尿空后立即拍摄(“排尿后”图像),可显示膀胱中残留尿液。

▶逆行尿路造影

逆行输尿管造影术是一种微创手术,需要进行膀胱镜检查并在输尿管中放置导管。将造影剂通过输尿管导管引入输尿管或肾脏集合系统结构中(图 6-7,图 6-8),并拍摄腹部 X 线片。这项检查必须由泌尿科医生或有经验的介入泌尿放射科医生完成。应使用局部或全身麻醉,术后偶有并发症或尿路感染(urinary tract infection, UTI)。

如果排泄性尿路造影或 CT 尿路造影效果不能令人满意,患者对静脉造影剂有不良反应史,或者其他影像学方法不可用或不合适,则可选择逆行尿路造影。

▶经皮尿路造影

当排泄性尿路造影或逆行尿路造影失败或禁忌时,或有肾造瘘管并且需要了解肾脏集合系统情况时,有时会通过经皮导管了解肾脏集合系统和输尿管。顺行法是通过肾造瘘管或在患者背部行经皮穿刺直接将造影剂注入肾集合系统中。上尿路的经皮逆行尿路造影是将造影剂逆行注射而进行的,造影剂是通过皮肤输尿管造瘘术或肾盂造瘘术的开口(皮肤输尿管造影术,皮肤尿路造影术)或通过插入小肠(回肠)内的导管进行的。

1. 膀胱造影,排尿,膀胱尿道造影和尿动力学(图 6-9~ 图 6-12)　将造影剂直接注入膀胱(膀胱造影)可以更精准地检查膀胱。通常通过经尿管注入造影剂,但必要时可通过经皮耻骨上

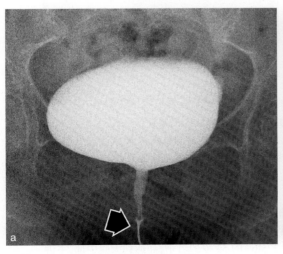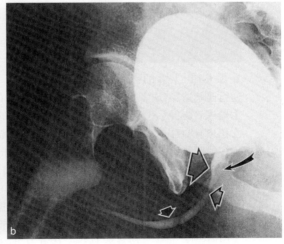

▲ 图 6-9　正常排尿膀胱尿道造影图

a:正常女性膀胱和尿道。箭头表示尿道口。见于一位 31 岁的女性,有排尿症状。b:正常男性尿道。大空心箭头 = 尿道前列腺部;小空心箭头 = 尿道膜部;闭合箭头 = 尿道海绵体部;弯曲的箭头 = 精阜。见于一位 27 岁的男性,右下腹模糊不清,睾丸疼痛

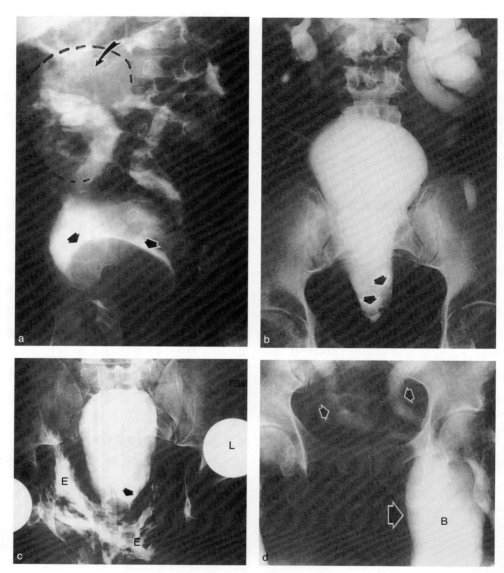

▲ 图 6-10　异常的膀胱造影

逆行膀胱造影,或者是作为排泄性尿路造影中的,"膀胱图像"。a:异位输尿管膨出。右侧巨大输尿管囊肿(直箭头)导致肾积水,无功能的上部集合系统(弯曲箭头)。一位 9 个月大的女孩患有 UTI。b:盆腔脂肪增多症。梨形膀胱盆腔脂肪增多使盆腔软组织 X 线透过度增强,增多的脂肪足以引起上尿路梗阻性扩张。由于腺性膀胱炎导致的膀胱底部充盈缺损(箭头)。见于一位 62 岁的男子,患有间歇性左胁腹疼痛。c:尿道膜部断裂。梨形膀胱继发于腹膜外渗出(E)和腹膜外血肿。Foley 导管的充气球囊(箭头)。见于一位 41 岁的男子,接受了肾脏移植,发生了机动车交通事故,导致盆骨骨折,骶髂关节分离,左髋关节假体(L)脱位(患者有双侧髋关节假体)。d:膀胱疝。双侧梗阻性输尿管扩张(小箭头),整个膀胱明显(大箭头,B)突入腹股沟区,见于一位身高 165cm,体重 102kg(225lb)的 53 岁的男子,疝达到大腿中部,主诉排尿困难

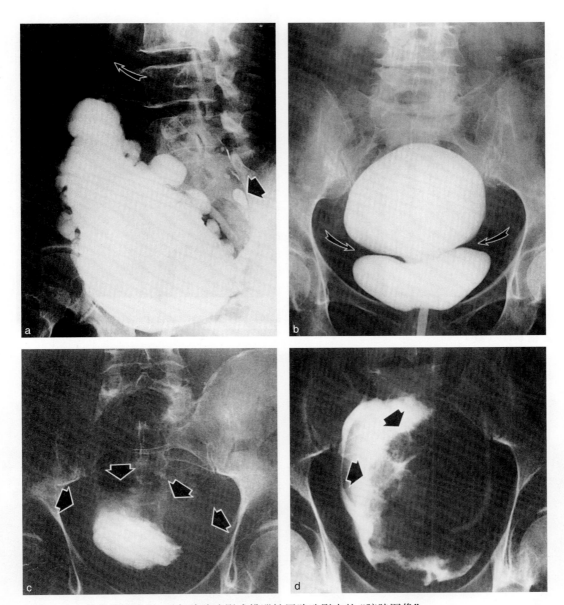

▲ 图 6-11　异常膀胱造影：逆行膀胱造影或排泄性尿路造影中的"膀胱图像"

a：神经源性膀胱。这种神经源性膀胱呈"圣诞树"形，有小梁和许多憩室。椎管内残留脊髓造影的造影剂（直箭头）。右侧膀胱输尿管反流（vesicoureteral reflux，VUR）（弯曲的箭头）。见于一位 70 岁男子患有尿失禁。b：先天性"沙漏"状膀胱。横向同心圆肌带（箭头）将膀胱分成上、下两部分，这两部分同时收缩和完全排空膀胱。见于一位 66 岁的女性患有尿失禁。c：膀胱霍奇金病。膀胱壁弥漫增厚（箭头），左侧为著。见于一位 54 岁的男子，患有弥漫的霍奇金病。d：乳头状 TCC。巨大（12cm）的菜花状膀胱肿块（箭头）几乎充满了整个膀胱。见于一位 40 岁复发性膀胱肿瘤男子的排泄性尿路造影中的"膀胱图像"。e：排尿期膀胱尿道造影（voiding cystourethrogram，VCUG）显示右侧 VUR，输尿管明显扩张和肾积水。f：VCUG 显示双侧 VUR

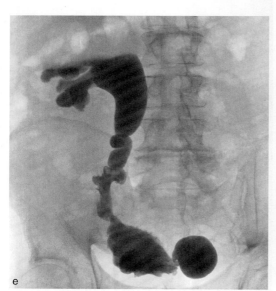

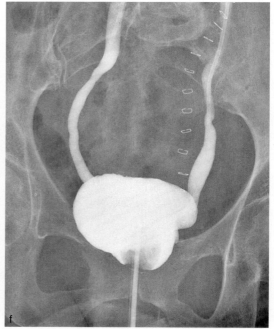

▲ 图 6-11 （续）

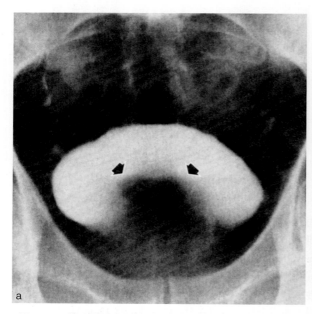

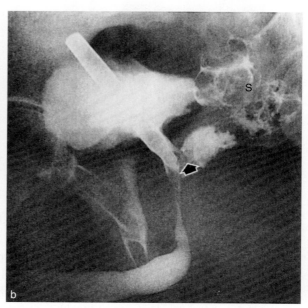

▲ 图 6-12　前列腺和尿道后部异常：膀胱造影和尿道造影

a：良性前列腺增生（benign prostatic hyperplasia，BPH）。前列腺体积的增大导致膀胱底部明显升高（箭头）。膀胱显示小憩室和小梁。65 岁的男性，有阻塞性排尿症状史，排泄性尿路造影（膀胱造影）。b：异物（眼线笔套）留在膀胱和尿道前列腺部中，并伴有尿道直肠瘘。造影剂通过尿道前列腺部的瘘管（箭头）进入直肠和乙状结肠（S）。见于一位 43 岁男子的逆行尿道造影。c：前列腺横纹肌肉瘤。小的充盈缺损（大箭头）侵犯了尿道前列腺部。见于一位排尿困难的 5 岁男孩的膀胱尿道造影图。尿道海绵体部（小箭头）。d：后尿道瓣膜。后尿道瓣膜（曲箭头），尿道前列腺部（P）的明显扩张和伸长，伴反流进入前列腺导管（直箭头），双侧 VUR，输尿管（U）扩张。见于一位 10 日大的男孩的膀胱尿道造影

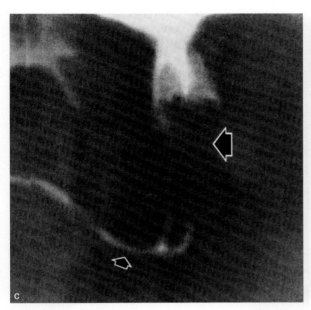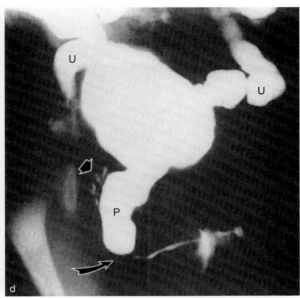

▲ 图 6-12 （续）

膀胱穿刺进行。在膀胱内和直肠内使用压力传感器分别动态测量膀胱内和腹腔内压力可以用于尿动力学研究。可以使用标准体位进行 X 线摄片或在透视检查过程中进行摄片。

排泄性膀胱尿路造影是排尿期间获得的膀胱和尿道的 X 线片。膀胱造影和膀胱尿道造影是检测 VUR 的重要放射学技术，可用于检查患有尿失禁的患者。膀胱造影和 CT 膀胱造影（将稀释造影剂注入膀胱后的盆腔 CT）可用于评估创伤性膀胱破裂或膀胱术后功能不良（Patel et al，2014；Lehnert et al，2014）。

2. 尿道造影术（图 6-13~ 图 6-15）　尿道可以通过逆行注射造影剂后进行 X 线摄片，造影剂以顺行排泄的方式进行显影。逆行尿道造影是评估男性尿道损伤的首选方式（Chapple et al，2004）。当怀疑后尿道病变（如后尿道瓣膜）时，需要使用顺行技术。逆行技术对检查前尿道（阴茎）更为有用。尿道也可以通过特定的 MRI 检查序列评估，需使用薄层成像和小的视野。例如，尿道肿瘤或憩室可以很容易地用 MRI 证实（Ryu J and Kim B，2001）。

3. 输精管造影（图 6-16）　输精管精囊造影术最常用于男性不育的检查中。造影剂是通过内

镜检查后直接注射到射精管中而引入导管系统，更常见的是通过阴囊颈部的小切口进行手术暴露输精管后，注入造影剂。

4. 淋巴管造影术　淋巴管造影术目前已被淘汰，由 CT 和 MRI 代替。

5. 血管造影　在 Seldinger 等描述了经皮动脉造影技术之后近 50 年，血管造影在治疗某些泌尿系统疾病方面的作用有限，且诊断价值也正在被 CT 或 MRI 替代。尽管血管造影术是一种成熟的成像技术，具有一定的价值以及可接受的并发症发生率，但它具有中等程度的侵入性并且价格相对昂贵。

► 主动脉和选择性肾动脉造影（图 6-17）

常规动脉造影几乎都是通过经皮穿刺股动脉置入导管进行的。在非离子型造影剂注入过程中就可以快速获得一系列图像。在肾血管水平进行主动脉造影后，进行选择性的肾动脉插管。CT 和 MR 血管造影术都需要外周部位造影剂注射，并通过对感兴趣的目标区域进行屏气快速采集图像。CT 血管造影比磁共振血管造影术（magnetic resonance angiography，MRA）具有更高的空间分辨率，但存在放射线暴露和碘造影剂使用的风险。

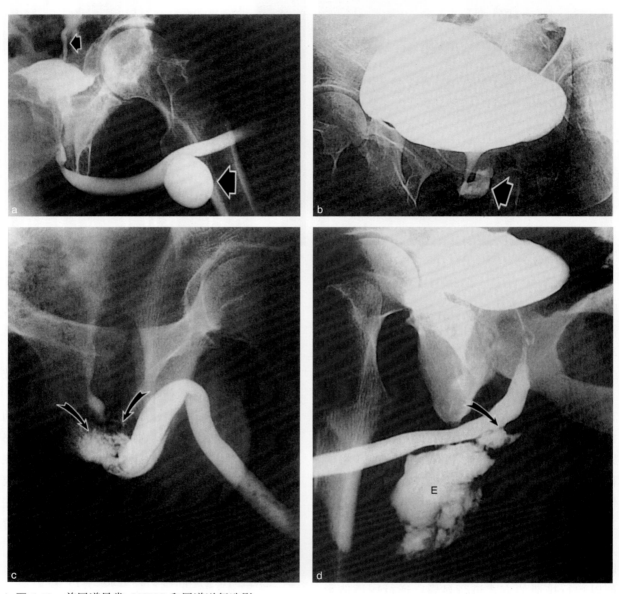

▲ 图 6-13　前尿道异常：VCUG 和尿道逆行造影

a：一位病因不明的尿道憩室病史的 78 岁男子的 VCUG 图片。前尿道憩室 4cm（大箭头）和左 VUR（小箭头）。b：女性的尿道憩室。大的不规则憩室（箭头）。见于一位 51 岁女性，排尿困难，怀疑尿道狭窄，VCUG。c：尿道破裂。尿道膜部周围造影剂的渗出（箭头）。见于一位 16 岁男孩的逆行尿道造影检查图片，其中会阴钝性创伤后出现血尿和排尿困难。d：尿道阴囊瘘。从尿道球部的瘘管渗入（E）到尿道外组织（箭头）。见于一位 26 岁男性，端到端的尿道成形术端到端输尿管狭窄术后，逆行尿道造影

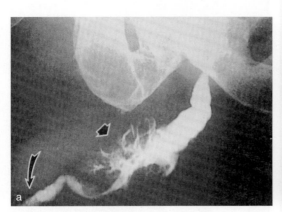
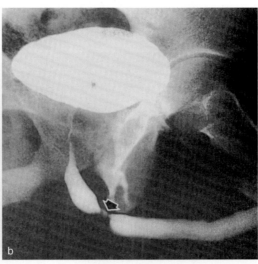

▲ 图 6-14　前尿道异常：逆行尿道造影

a：尿道癌。较大的球囊尿道球部表皮样癌,抗菌不规则窦道(直箭头)。尿道球海绵体部还有多个轻微的狭窄(弯曲的箭头)。见于一位 75 岁的男性,有阻塞性排尿困难症状,有 30 年的尿道狭窄史,需要扩张。b：局灶性尿道狭窄(箭头)。阻塞性排尿困难症状的中年男子否认既往有尿道炎

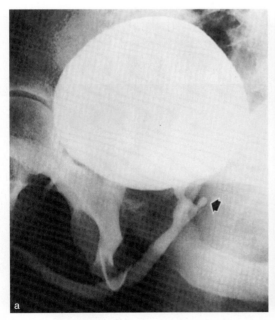
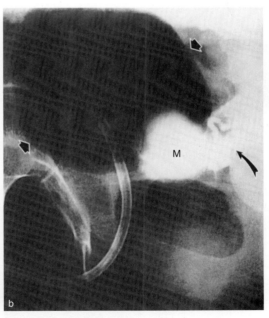

▲ 图 6-15　先天性泌尿生殖系统异常：排泄性尿道造影和尿道逆行造影

a：精阜中线的小囊。在两侧射精管口之间(箭头),代表中肾旁管囊肿。b：膀胱充气造影与输精管注射造影剂结合,斜位图像。(M,明显膨大的囊肿,中肾旁管囊肿;直箭头,充满空气的膀胱;弯曲箭头,左精囊和输精管同时部分显影。)见于一位 34 岁的男子,尿急,尿频,怀疑有逆行射精。c：常见的尿生殖窦。VCUG 显示阴道(V)和尿道(U)最接近的地方(箭头)是发生尿生殖窦(S)常见的位置。见于一位三周大的女孩,假两性畸形伴有生殖器辨别不清和先天性肾上腺增生。d：男性假两性畸形。膀胱内尿液过度充盈(黑色箭头)。经尿道下裂口逆行输尿管造影术,可见阴道(V),子宫颈和宫颈管(C)和后倾的子宫(U)这些中肾旁管残留物。发育不良的前尿道中残留的造影剂(白色箭头)。见于一位 27 岁的男性,外生殖器小,尿道下裂和会阴疼痛

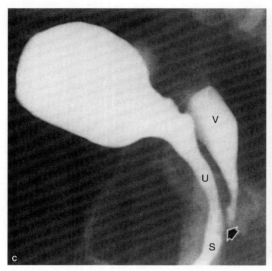
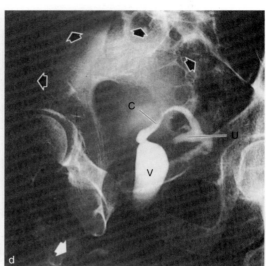

▲ 图 6-15 （续）

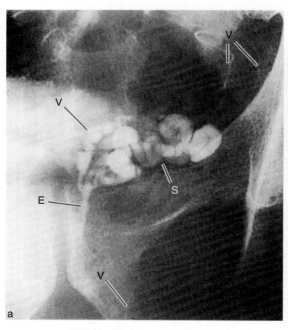
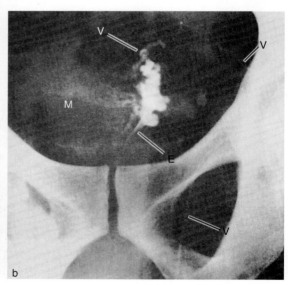

▲ 图 6-16   输精管 - 精囊造影（输精管造影）

a：正常的左输精管 - 精囊造影（V，输精管；S，精囊；E，射精管）。见于一位 40 岁的男性，患有弱精症。b：精囊炎。双侧输精管造影。肿胀，未充盈的右侧精囊形成的肿块（M）使射精管（E）向左移位，并推挤左精囊和输精管（V）。见于一位 33 岁男子在右精索静脉曲张修复后射精疼痛

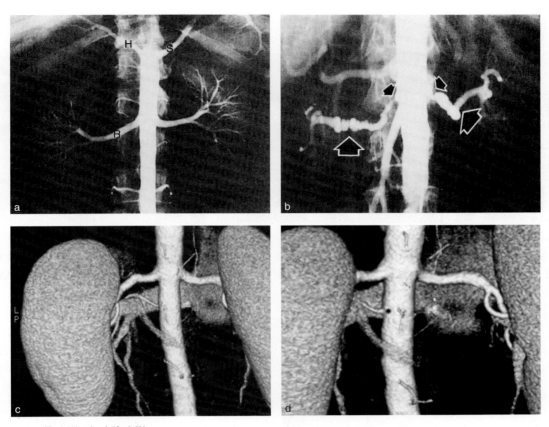

▲ 图 6-17　血管造影：主动脉造影

a：正常的腹部主动脉造影。插入主动脉内的导管被正常主动脉隐藏。右（R）和左肾动脉和分支以及腹腔干发出的脾动脉（S）和肝动脉（H）均清晰显示。肠系膜上动脉重叠在主动脉轮廓上，不可见。一位 28 岁的健康女性，肾移植器官提供者。b：双侧肾动脉狭窄。由动脉粥样硬化（小箭头）和纤维肌发育异常（大箭头）引起的狭窄的典型血管造影表现和位置。见于一位 58 岁的女性，有腹部杂音，有 16 年的高血压病史。c：3D 动脉 CT 血管造影冠状位图像显示左下肾上腺素动脉（后视图）。d：比横轴位图像更好地显示了左肾上腺素动脉起源（星号）。见于一位准备接受腹腔镜部分肾切除术 65 岁男子术前评估

肾动脉造影的适应证包括疑似肾动脉狭窄（肾血管性高血压）、血管畸形、肿瘤栓塞以最大限度地减少手术失血或治疗肿瘤出血以及创伤。诊断性肾血管造影显示肾血管解剖结构并不常用，因为现在可以通过无创方式诊断。血管造影术的并发症包括穿刺部位出血，造影剂过敏、肾毒性以及肾或远端栓塞。

▶ **下腔静脉造影和选择性静脉造影（图 6-18，图 6-19）**

导管插入股总静脉或较少使用的颈内静脉，进行下腔静脉、肾和肾上腺静脉的血管造影。由

于大多数情况下都可以通过断层成像（CT 或MRI）获得这些信息，因此静脉造影如今已经很少使用。当无创检查无法判定激素分泌情况时，肾上腺和肾静脉的静脉取血有助于判定异常激素分泌的侧别。

▶ **其他泌尿外科血管造影**

尽管血管造影对输尿管、膀胱、肾上腺和前列腺的检查几乎没有价值，但在某些特定临床情况下可能会需要显示这些器官的血管造影图像，现很少使用这些方法。

尽管海绵体造影很少见，但可以通过将适当

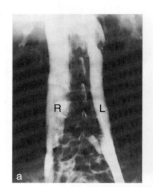
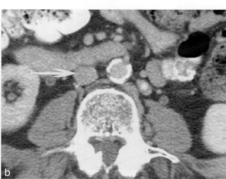
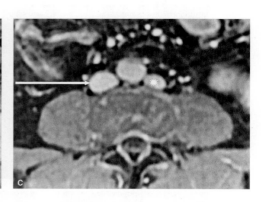

▲ 图 6-18   血管造影：下腔静脉造影

a：双下腔静脉（R、L）伴有左侧锁骨上静脉异常。见于一位 23 岁男子，睾丸畸形睾丸切除术后。b：下腔静脉重复畸形增强 CT 轴位像。c：下腔静脉重复畸形增强 MRI 压脂 T_1 轴位像。箭头，正常的下腔静脉（IVC）；星号，重复的 IVC

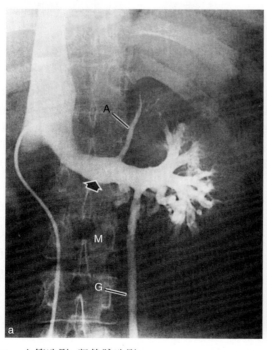
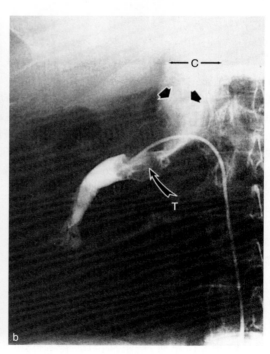

▲ 图 6-19   血管造影：肾静脉造影

a：正常的左肾静脉。在左侧，肾上腺（A）和性腺（G）静脉进入肾静脉（箭头）（M，射线照相定位标记）。患有蛋白尿的年轻妇女。b：瘤栓。肾静脉瘤栓（T）显示为的充盈缺损，其的上缘（直箭头）延伸到下腔静脉（C）。见于一位 68 岁男子，因右肾腺癌引起的肉眼血尿

的造影剂直接注射到阴茎海绵体后摄片。这种方法可用于检查 Peyronie 病、纤维化、勃起功能障碍、阴茎持续勃起症和阴茎外伤。

超声检查（图 6-20～图 6-26）

▶基本原则

声音是一种机械波，在不同介质中传播时声压和声波是可以变化的。声波频率为 1 周 / 秒称为 1Hz。声音的频率超过 20kHz 就超出了人类的听力范围，被称为超声波。医学超声成像就是使用超声波来产生图像的。

医学超声常用的频率范围为 3.5~15MHz。超声波是由传感换能器产生的，它是能将电能和声能相互转化的装置。它既可以作为声波发射装置，也可以作为声波探测器。超声图像是由换能器发出的声波部分从组织界面反射到换能器时形成的反射图像。静止组织反射的声波形成灰阶图像。由于多普勒效应，运动结构反射的声音的频率会发生变化。通过确定多普勒频移，血管血流方向和速度可以波形（频谱多普勒）或彩色图像（彩色多普勒）方式显示。现代设备上有一种更灵敏的检测流量的方法，称为功率模式多普勒。这种技术显示的是多普勒信号的综合功率，而不是平均多普勒频移。在功率模式下不显示流向或流速。较新的血管内微气泡造影剂提供了更精细的血管成像，其使用在未来几年可能会增加（Ascenti et al，2007；Fan et al，2008；Lu et al，2015）。

超声图像在视频显示器上快速更新，提供了探查部位的完整断层解剖图像。超声检查可以记录单帧图像，也可以将电影图像记录为数字视频。

▶临床应用

超声检查通常用于评估肾脏、膀胱、前列腺、睾丸和阴茎。超声可评估肾脏大小和长度。它也有助于对肾衰竭患者进行判定。例如，体积小的肾脏提示肾实质性疾病，而肾盂肾盏扩张则表明是梗阻性病变，而且所造成的肾衰竭可能是可逆的。

超声在肾脏肿块的检测和定性方面是有用

的。超声是鉴别良性皮质囊肿与具有潜在恶性可能的实性肾脏病变的有效方法。由于最常见的肾脏病变是单纯的皮质囊肿，所以超声是一种经济有效的方法来确认这种诊断。超声也可用于随访 CT 上发现的复杂囊肿，如高密度囊肿或具有菲薄的囊内分隔。肾肿块的鉴别诊断包括肾结石、血管平滑肌脂肪瘤（angiomyolipomas，AML）、肾皮质肿瘤（包括肾癌），以及不太常见的脓肿和血

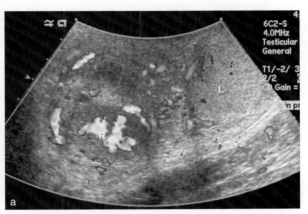

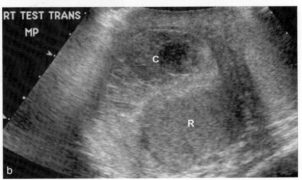

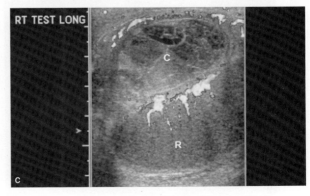

▲ 图 6-20　一位 67 岁的男子近期因尿脓毒病住院

a：右（R）和左（L）睾丸的横向彩色多普勒图像显示右侧睾丸充血，内有低回声及周围的低回声肿块。b：右侧阴囊横断灰阶图像证实右睾丸（R）低回声，附睾尾部（C）回声混杂。c：彩色多普勒证实混杂回声区内缺乏血流。病理证实慢性肉芽肿性睾丸炎、附睾炎和鞘膜炎

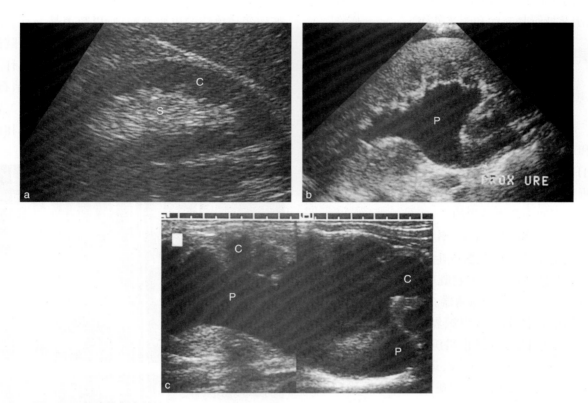

▲ 图 6-21　肾脏的超声检查

a：正常肾脏。肾皮质（C），肾窦回声正常。b：中度肾积水、输尿管积水；肾盂扩张（P）。输尿管近端扩张。
c：移植肾严重肾积水，矢状位扫描显示扩张的杵状肾盏（C），扩张的肾盂（P）

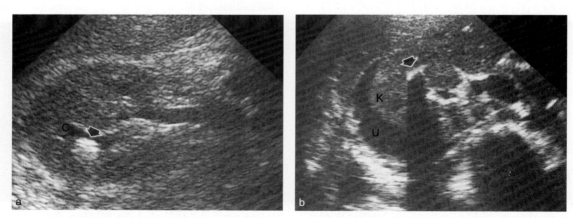

▲ 图 6-22　肾结石和引起的梗阻的超声表现

a：右肾横切面显示肾盏结石（C）和肾结石（箭头）。b：右肾急性梗阻（K）伴自发性尿（U）外渗至肾周间隙。
肾结石（箭头）

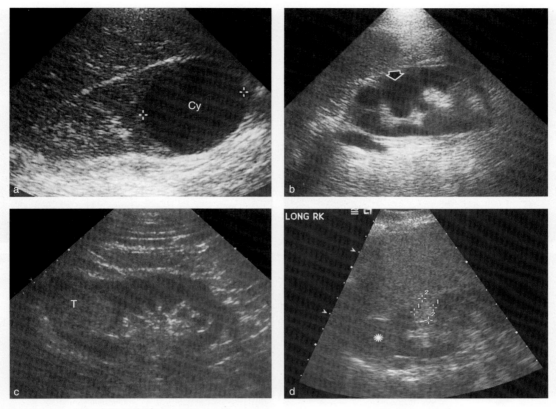

▲ 图 6-23　肾肿瘤的超声检查

a：单纯性肾囊肿（Cy），与肾实质间呈锐利界面，无内部回声，并有后方回声增强。b：复杂肾囊肿（箭头），边缘分叶状，壁厚。c：左肾上极实性肿瘤（T），相对邻近肾实质回声增强。病理为嗜酸细胞瘤。d：右肾上极实性肾肿瘤（星号），肾脏中部的部分外生肿块内有高回声。中部肿块是血管平滑肌脂肪瘤，而上极肿块是 RCC

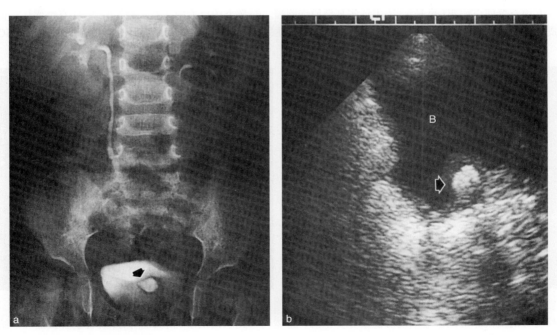

▲ 图 6-24　超声的对比研究

IVP（a）和经腹超声（b）显示同一例患者的左肾重复畸形，输尿管囊肿异位和囊肿内的结石（箭头）患者的膀胱进行摄片。B，膀胱

6

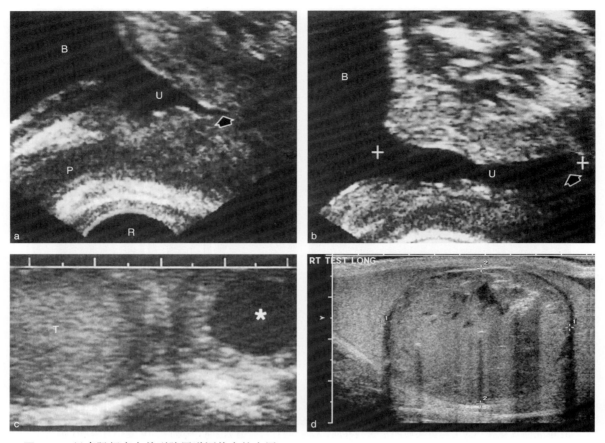

▲ 图 6-25   经直肠超声在前列腺尿道评价中的应用

a：经尿道切除（transurethral resection，TUR）术后前列腺尿道（U）的超声表现，如经直肠超声在扫描矢状面上所见。膀胱（B）。尿道（U）扩张到精阜水平（箭头）。前列腺周围带（P），直肠（R）。b：前列腺尿道（U）扩张至尿道膜部（箭头）。膀胱（B）。光标用于测量尿道前列腺部的长度。下部图像：睾丸的超声表现。c：右睾丸（T）正常。左睾丸内有低回声病变（星号）。手术证实是精原细胞瘤。d：睾丸内巨大的实性和囊性肿块，伴有钙化灶。良性表皮样囊肿。此肿块没有表现出表皮样囊肿典型的同心层裂状表现。超声有时不能区分表皮样囊肿和恶性 GCT

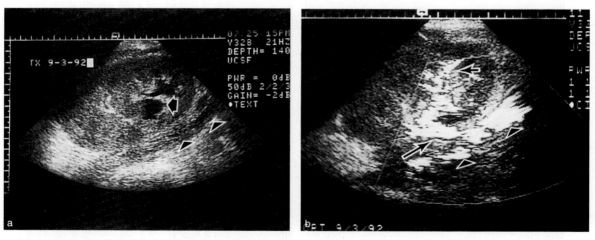

▲ 图 6-26   灰阶和多普勒超声：肾移植急性排斥反应

a：移植肾的灰阶超声图像显示皮质髓质分界不清。肾盂内可见少量积液（箭头）。髂外血管呈管状低回声结构（箭头）。b、c：彩色多普勒显示髂外动脉（箭头）、移植肾动脉（长箭头）和叶间动脉（短箭头）内有血流。d：频谱多普勒分析显示阻力指数升高 0.84。这些发现与急性排斥反应是一致的，但不是特异性的。在非急性排斥反应、环孢素毒性或慢性排斥反应也可能表现为动脉阻力指数升高

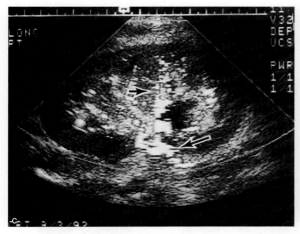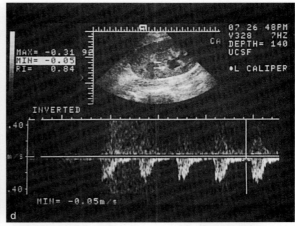

▲ 图 6-26 （续）

肿。所有肾脏肿块应结合临床病史，如有必要，可通过其他影像学检查或通过超声随访进行确认。薄层 CT 显示肾脏病变内有脂肪，其特征是良性 AML，无须进一步检查。由于部分容积效应，小于 1cm 的病变则难使用 CT 定性；所以超声随诊可能比 CT 检查更有效。多普勒超声检查有助于评估肾血管、肾肿块的血管情况和肾移植术后并发症。它可以用于肾静脉血栓形成、肾动脉狭窄、在肾积水前发现输尿管梗阻、动静脉瘘和假性动脉瘤的诊断。外伤后肾周血肿、肾移植术后积液、冲击波碎石术或急性梗阻可通过超声波评估。

随着其他成像方式的发展，超声应用正在减少。大多数怀疑肾血管性高血压的患者用计算机断层血管造影术（computed tomographic angiography，CTA）或 MRA 而不是多普勒超声来评估。螺旋低剂量 CT 平扫是目前评估急性腰痛和疑似尿路结石患者的首选方法。螺旋 CT 等也可用于鉴别例如阑尾炎、憩室炎等引起胁腹部疼痛的疾病。对于血尿的评估，最近的研究表明 CT（或 CT 尿路造影）是首选的检查方式（Cowan，2012）。建议在优化成像质量和尽量减少辐射剂量之间取得平衡。

膀胱超声检查包括可用于评估膀胱容积、壁厚、膀胱癌和肿瘤的检出。耻骨上经腹扫查最常用。膀胱镜检查时经尿道扫查已被推荐用于肿瘤检测和分期。

睾丸和阴囊的超声扫查采用高频探头（10～15MHz）可获得较高空间分辨率。彩色和频谱多普勒超声的加入可使形态学和血流信息同时显示。超声检查在区分睾丸内和睾丸外疾病以及睾丸内病变定性方面是非常准确的。超声通常用于评估阴囊的急性病变。它可以区分炎症过程、腹股沟疝和急性睾丸扭转（Hart et al，2008；Sparano et al，2008）。附睾炎在 2 周内对抗生素无效，应进一步进行阴囊超声检查。

▶ 优点和缺点

超声的主要优点是使用方便，患者耐受性高，无创性，无电离辐射，相对成本低，可广泛应用。缺点包括相对较低的信噪比、组织的非特异性、视野受限以及受到操作者技术和患者体态的影响。

CT（图 6-27~ 图 6-33 ）

▶ 基本原则

在 CT 中，一束细而准直的 X 线束穿过患者，并被固态或气体探测器捕获。

患者仰卧在检查床上，联动 X 线管球和探测器系统在周围的机架中快速旋转。计算机将收集到的 X 线数据整合起来重建成横断面图像。

螺旋 CT 使用滑环技术，当患者在准直的 X 线束中不断移动时，滑环机架上 X 线管球和探测器也不断旋转。螺旋 CT 技术为增强 CT 检查提供了在特定时间成像的能力，包括 CT 血管造影，

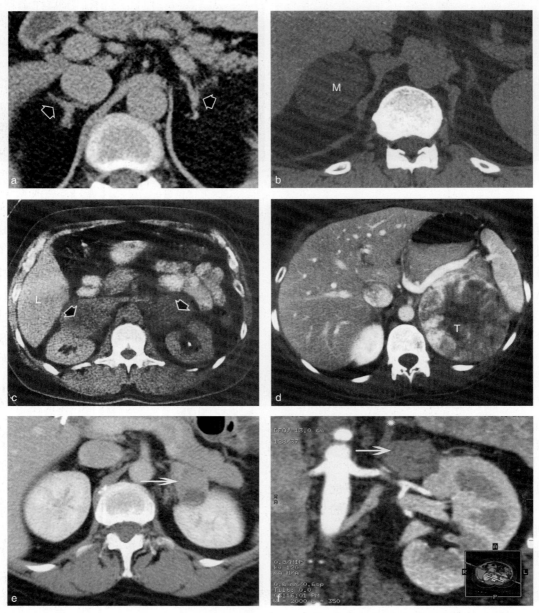

▲ 图 6-27　肾上腺 CT

a：箭头示正常肾上腺，呈倒三角或 Y 形。b：CT 密度测量。薄层平扫 CT 发现右侧肾上腺偶发肿块（M），密度在 10Hu 以下（接近 0），符合肾上腺腺瘤表现，并经病理证实。c：双侧肾上腺淋巴瘤。箭头示增大的肾上腺，位于肾脏前方（L 为肝脏）。见于一位 53 岁的男性，患中枢神经系统淋巴瘤，伴有腹痛症状。d：左肾上腺癌。左上腹膜后可见一大肿瘤（T），内有坏死或囊性变。CT 上的鉴别诊断包括外生型肾癌。见于一位 52 岁的女性，伴有肺结节（考虑转移）。e：轴位 CT 显示一实性为主的肿块（箭头），紧邻左肾，内有囊性变。f：来自同一患者的冠状斜位重建图像，箭头示肿块与左肾上腺（星号）密不可分。病理证实为肾上腺癌

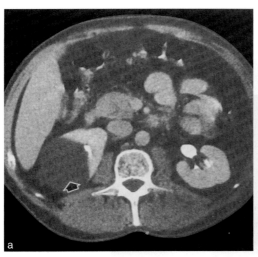
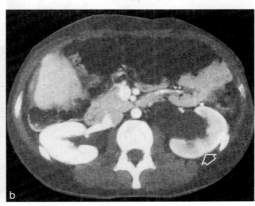

▲ 图 6-28　肾脏 CT

a：单纯性肾囊肿。箭头示囊肿 CT 值与水接近。见于一位 49 岁的男性,伴有腰痛。b：新发肾积水,左侧为重度,右侧为轻度。箭头示左侧肾盂扩张,左侧肾显像延迟。见于一位 40 岁卵巢癌患者,伴腹膜转移

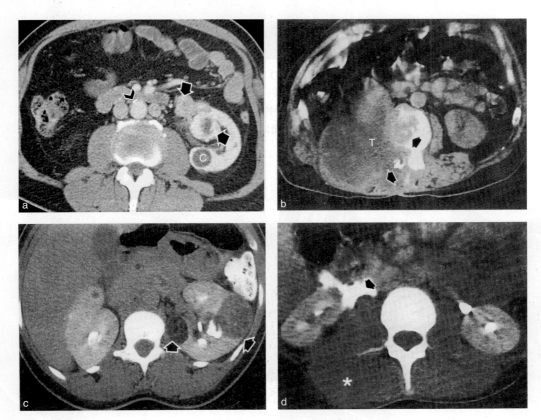

▲ 图 6-29　肾脏 CT

a：RCC。箭头示左肾肿瘤不均匀强化和中央坏死(N)。注意多发的囊实性肿块(C),腹主动脉可见动脉硬化性钙化(三角)。见于一位 63 岁的男性,曾因 RCC 行右肾切除术。b：复发性肾腺癌。右肾窝内可见肿物复发(T),广泛侵犯背部软组织,箭头示椎体破坏。见于一位 51 岁男性患者,因肾癌行右肾切除术后。c：肾 AML。双侧不均匀肿块。箭头示较大范围的脂肪密度区。见于一位 35 岁的女性,可能患有淋巴管肌瘤病。d：右肾盂撕裂伤。肾脏增强 CT 可见造影剂外溢(箭头)。血液流入腰背部肌肉使其显影增大(星号)。见于一位 22 岁的男性,被刺伤后右肾盂撕裂。e：左肾较大不均匀肿块,伴有包膜下出血。见于一位 9 岁的女孩,患有肾母细胞瘤,伴急性发热和腹痛。f：轴位 CT 显示较大神经母细胞瘤,包裹腹主动脉(A)和下腔静脉(I)

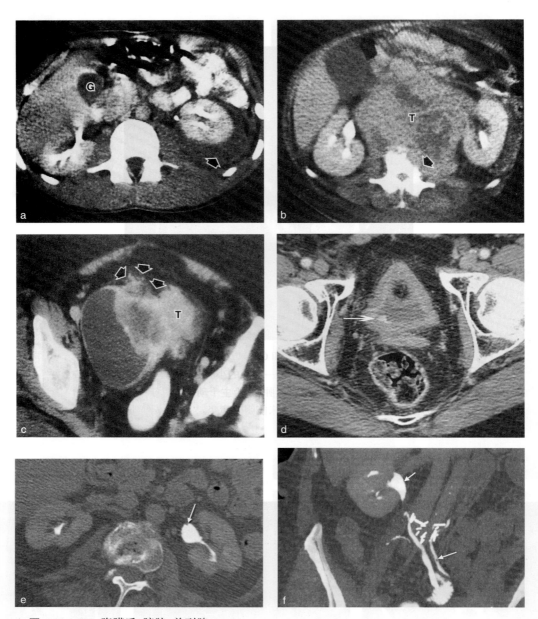

▲ 图 6-33　CT：腹膜后、膀胱、前列腺

a：肾周血肿。箭头示血肿，推挤肾脏向前移位（G 为胆囊）。见于一位 16 岁的男孩，患急性肾小球肾炎，左肾活检后出现低热、左腰部疼痛。b：精原细胞瘤腹膜后转移。T 为巨大的腹膜后转移瘤，箭头示椎体破坏，中腹部轮廓和腹膜后结构模糊，推挤肾脏向侧方移位，肠管向前移位。见于一位 46 岁的男性，患转移性未分化精原细胞瘤。c：膀胱 TCC。肿瘤（T）突入膀胱憩室。箭头示肿瘤侵犯至膀胱周围的脂肪。d：增强 CT 动脉期。箭头示一增强的 5mm 结节提示膀胱 TCC。e：CT 尿路造影显示囊性输尿管炎。造影剂静脉给药后 12 分钟延迟排泄图像上，左侧肾盂可见一点状的圆形充盈缺损（箭头）。f：冠状位重建延迟显像显示了集合系统其他类似的点状充盈缺陷。见于一位 77 岁的女性，膀胱切除术后，双侧肾盂多发点状的圆形充盈缺损，尿脱落细胞学检查为阴性

并提高了图像重建能力。多层螺旋 CT 仪在螺旋扫描同时使用多排探测器,因此每次旋转都可以获得多个层面的图像,可以实现更薄的层厚和更高的分辨率。CT 与功能强大的计算机工作站搭配,以便快速生成高质量的三维(3D)和多平面重组图像。

▶临床应用

肾脏 CT 最常用于评估急性腰痛、血尿、肾脏感染(寻找脓肿)或外伤,以及肾脏肿瘤的特征和分期。CT 评估肾脏正常和异常表现通常需要静脉注射碘化造影剂;但是,当怀疑肾或肾周钙化、出血或尿液外渗时,需要进行 CT 平扫,因为造影剂注射后获得的扫描可能掩盖这些异常。另外,增强前后的对比有助于判定肿块是实性的还是囊性的。

造影剂注射方法通常采用静脉团注法。使用团注法和多期 CT。肾动脉显影后立即扫描可获得增强皮质期图像。60 秒扫描时肾图期可获得髓质的强化。根据肾脏排泄功能的不同,注射造影剂后 2~3 分钟可以见到造影剂排泄到集合系统中。

CT 可以发现输尿管肿瘤,CT 在输尿管肿瘤评估中的主要作用是进行肿瘤分期和判断梗阻的原因和程度。无须口服及静脉给予造影剂的低剂量螺旋 CT 是肾绞痛或疑似尿路结石患者的首选检测方式(图 6-32)。

CT 在膀胱疾病应用主要用于膀胱肿瘤分期和外伤后膀胱破裂的诊断(Shin et al, 2007)以及膀胱术后情况的评估。在用稀释造影剂填充膀胱后进行 CT 检查(CT 膀胱造影术)提高了这种检查方法检测肿瘤和膀胱破裂的敏感性。对于前列腺疾病,CT 可用于发现淋巴结的增大、前列腺肿瘤向前列腺外的侵犯,以及发现脓肿。CT 还可用于检测可疑隐睾的腹部位置、睾丸肿瘤的分期以及寻找淋巴结或远处转移。

静脉注射增强 CT 的造影剂后 10~15 分钟加延迟 CT 成像对显示肾上腺病变有较高灵敏度和特异性。良性的腺瘤,包括乏脂腺瘤,表现为明显的造影剂廓清。CTA 或 MRA 正在取代传统的血管造影进行诊断。较新的双能量 CT 使用双能源交替扫描为增强检查和平扫检查提供更多帮助。双能 CT 在评估肾内肿块(Brown et al, 2009;Graser et al, 2009)和肾上腺(Mileto et al, 2015)肿块以及评估尿路结石,如结石成分测定(如尿酸盐结石)等方面,可能会发挥越来越大的作用(Eiber et al, 2012;Boll et al, 2009;Graser et al, 2008;Primak et al, 2007)。

▶优点与缺点

CT 的主要优点包括视野广,能够检测各种组织的 X 线衰减特性的细微差异,具有良好的空间分辨率,可获得横断面解剖图像,以及受操作者的影响较小。检查方式的精心设计是必不可少的。应用螺旋图像数据可在不同的平面和三维上进行重建,获得肾 CT 图像、肾脏血管图像和集合系统图像,这些图像在术前计划评估(特别是肾部分切除术前计划评估)中很有价值。CT 的局限性包括只有横断面图像、组织非特异性、低软组织对比分辨率低以及需要造影剂(口服和静脉注射)。即使使用造影剂,组织对比有时也不令人满意。最后,辐射暴露是多期强化 CT 的一个需要考虑的因素(Hricak et al, 2011)。目前有关评估如何减少暴露及检查方案修改的研究正在进行。

MRI(图 6-34~ 图 6-41)

▶基本原理

临床 MRI 以人体内氢原子核的特性为基础。当把氢原子核视为一个整体时,有时也称为"质子",其表现类似于小磁铁,在空间任何一个给定点上,沿着一个轴表现为完全的极性(一个方向为正,一个方向为负)。通常,体内氢原子的轴是无序的。但是,如果将氢原子核置于强磁场中(如 MRI 扫描仪产生的磁场),它们像陀螺一样围绕磁力线旋转摆动。

位于强磁场中的氢原子核,如果被适当频率的短脉冲波所激发,它们会吸收能量并能将自旋方向转换成与磁场方向一致。在射频脉冲终止时,氢原子核以无线电波的形式发射能量,以不同速率返回到它们在磁场中的初始方向。这种现象

6

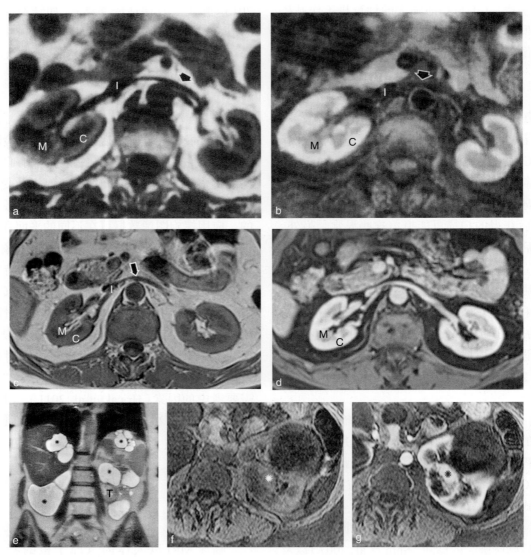

▲ 图 6-34   正常肾脏的 MRI

a：T_1 加权自旋回波序列成像示肾脏的解剖结构，其中皮质（C）为高信号强度，髓质（M）为低信号强度。箭头示左肾静脉，I 为下腔静脉。b：使用脂肪饱和技术的 T_1 加权自旋回波序列成像。由于脂肪信号被抑制，计算机会自动调整信号强度的灰阶，在高信号强度的皮质（C）和低信号强度的髓质（M）之间产生了更强的对比。c：T_1 加权梯度回波序列成像，显示了肾脏的解剖结构，其中较高信号强度的皮质（C）和较低信号强度的延髓（M）之间存在区别。d：注射造影剂后的脂肪饱和 T_1 加权像。高信号强度皮质（C）和低信号强度髓质（M）之间有极好的对比度。e：冠状位 T_2 加权像，该成年女性为多肾囊患者，星号示肾脏和肝脏多发囊肿，T 为左肾一囊实性肿物。f：未增强的 T_1 加权脂肪饱和容积扫描，用于动态成像。左肾显示不佳（星号）。g：注射 Gd-DTPA 后的动脉期显像。左肾肿块的实性成分明显强化（星号）。钆显著增加了软组织对比度

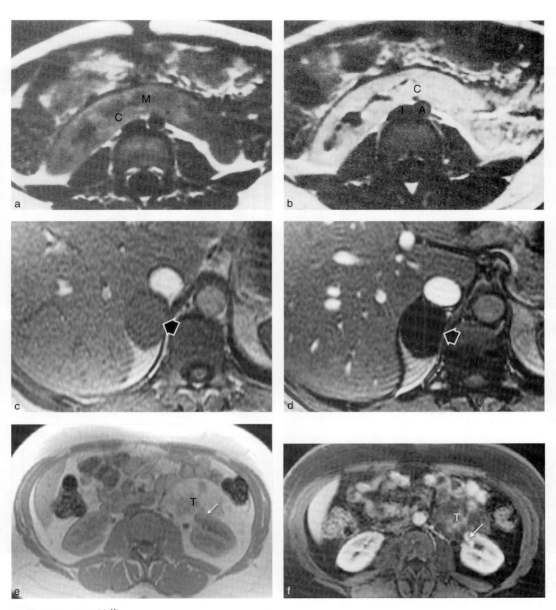

▲ 图 6-35　MR 显像

a、b：马蹄肾。a：未增强的 T_1 加权像，m 为髓质，c 为皮质。b：Gd-DTPA 增强的 T_1 加权像，注射造影剂后，肾皮质（C）均匀强化。位于主动脉（A）和下腔静脉（I）前的肾实质可被造影剂强化，表明是功能正常的肾实质。c、d：化学位移成像，肾上腺腺瘤。c：同相位 T_1 加权像，箭头示右肾上腺一 3cm 软组织信号影。d：反相位 T_1 加权像，病灶信号明显下降，说明包含脂肪成分，考虑为良性。见于一位 40 岁的女性，既往 CT 检查未能明确肾上腺病变性质。e：活检证实的 AML。轴位同相位 T_1 加权像示左肾中部前唇一肿物（T），箭头示肾脏轮廓缺损，提示肿块起源。f：静脉注射钆造影剂后脂肪饱和 T_1 加权像，示肿物（T）内含有大量低信号强度的脂肪，以及从肾皮质缺损处延伸出来的供血血管（箭头）

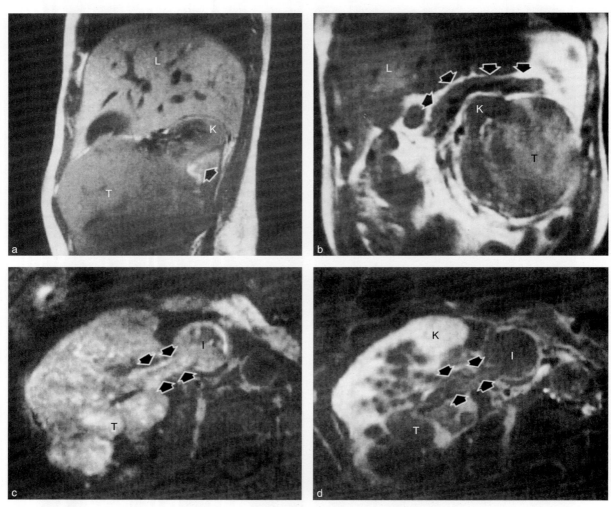

▲ 图 6-36　RCCMRI。MRI 的优点是多平面成像，使用造影剂可以更好地对肿瘤定性

a：矢状位 T_1 加权像，示巨大的 RCC（T）出现在右肾下极（K）。箭头示肿瘤向腹膜后间隙延伸。L 为肝脏。b：冠状位图像，示巨大的 RCC（T）几乎替代了左肾（K）的整个实质。箭头示胰腺被推挤向上移位。L 为肝脏。c、d：注射造影剂前后的脂肪饱和成像。d：右肾后部的肿瘤（T）在注射钆后出现不均匀增强，提示肿瘤存在异质性。肿瘤延伸到肾静脉（箭头）和下腔静脉（I）

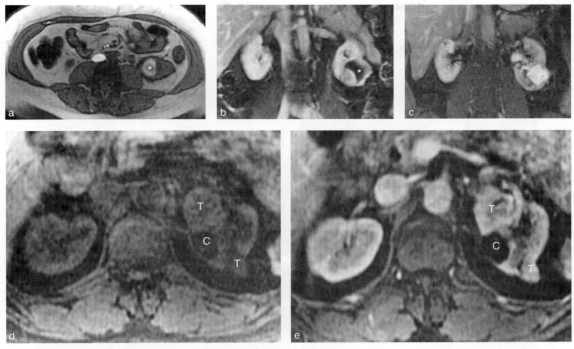

▲ 图 6-37　见于一位 42 岁的女性,空手道被踢后出现腹痛,伴肉眼血尿

a:轴位反相位 T_1 加权像。星号示左肾病变为高 T_1 信号强度,表明其内有出血,其他序列成像证实为囊性。
b:注射钆后的冠状位 T_1 脂肪饱和像,星号示囊肿无强化。c:注射造影剂后的延迟显像,星号示囊肿内容物呈高信号强度,提示与集合系统相通。d、e:注射造影剂前后的 MR 显像,来自另一位患者,可见与右肾囊肿相邻的两个 RCC 肿。d:注射造影剂前的脂肪饱和 T_1 加权像,囊肿(C)、肿瘤(T)和正常肾实质之间信号强度差异不大。e:增强显像。囊肿(C)无增强,RCC(T)出现不均匀增强

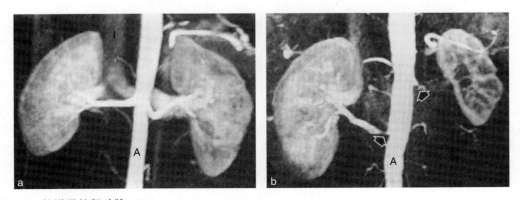

▲ 图 6-38　钆增强的肾动脉 MRA

a:肾动脉 MRA 的最大强度投影(MIP)图像。来自一位 22 岁的年轻人,可能是移植肾供体。肾动脉正常。
b:肾动脉 MRA 的 MIP 图像,见于一位 56 岁的男性,怀疑为肾血管性高血压。左肾萎缩,左肾动脉闭塞(箭头),右肾动脉严重狭窄(箭头),没有看到包膜上存在侧枝血管。A 为主动脉,I 为下腔静脉

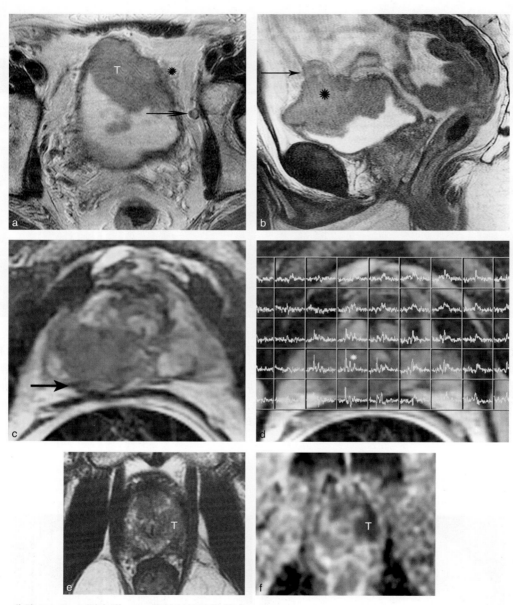

▲ 图 6-39　盆腔 MRI。上图表明 MRI 能够显示膀胱肿瘤

a：轴位 T_2 加权像。位于膀胱前壁的巨大肿瘤（T），与膀胱周围脂肪分界不清（星号），提示肿瘤侵犯膀胱肌层。箭头示左闭孔区域一突出血管，其图像较差。b：矢状位 T_2 加权像。肿瘤（星号）延伸至脐尿管残部（箭头）。c-f：前列腺癌。c：轴位 T_2 加权像，肿瘤位于前列腺右中腺外周带和移行带，并伴有明显的后壁囊外侵犯（箭头）。d：磁共振波谱。在肿瘤区域中，与相邻的胆碱和肌酸峰相比，柠檬酸盐峰（星号）下降。e：轴位 T_2 加权像。显示前列腺左尖部至中部均质性病变（T），见于另一位患者。f：表观扩散系数图。肿瘤（T）扩散受限。穿刺活检确诊前列腺癌，Gleason 评分为 4+4

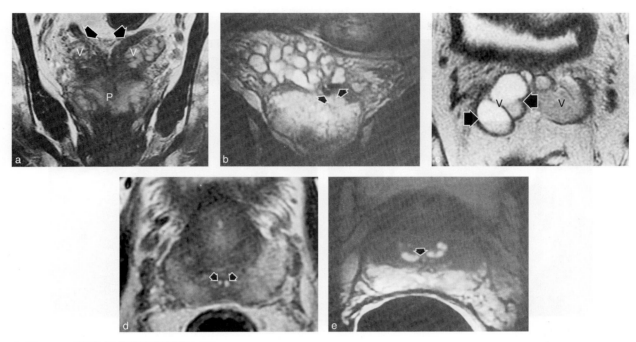

▲ 图 6-40 精囊、输精管和射精管 MRI

a：冠状位 T₂ 加权像，正常的精囊、输精管和射精管。输精管壶腹（箭头）位于精囊（V）内侧，精囊位于前列腺（P）上方。b：通过精囊（V）的轴位 T₂ 加权像。精囊显示为高信号强度，箭头示精囊内的黏稠液体出现沉积。c：精囊和输精管结石。冠状位 T₂ 加权像显示，在左侧输精管近端和精囊内部可见低信号强度的结石。此患者有前列腺炎病史，伴有前列腺痛和血精。d：通过前列腺的轴位 T₂ 加权像。外周带为正常的高信号强度。箭头示正常的射精管，呈两个小点状的高信号影，位于低信号强度的中央带内。e：通过前列腺的轴位 T₂ 加权像。箭头示一低信号强度结石，位于右射精管内。与右上图为同一患者

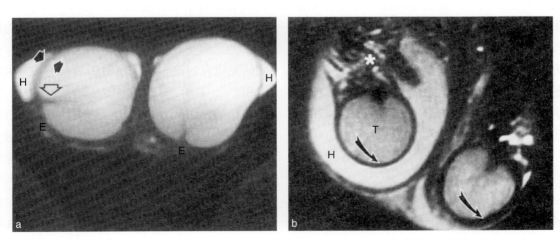

▲ 图 6-41 阴囊内容物 MRI

a：T₂ 加权像。正常的睾丸组织，表现为均匀的高信号强度。白膜（箭头）和睾丸纵隔（空心箭头）为低信号强度。H 为少量鞘膜积液。附睾（E）为低信号强度。b：右侧阴囊鞘膜积液（T₂ 加权像）。鞘膜积液（H）为高信号强度。T 为睾丸。弯曲的黑色箭头示白膜。星号示精索静脉曲张。c、d：睾丸肿瘤。c：质子加权像，示双侧睾丸信号强度相似。d：T₂ 加权像，与正常睾丸组织（T）的高信号强度相比，睾丸肿瘤（星号）显示较低的信号强度

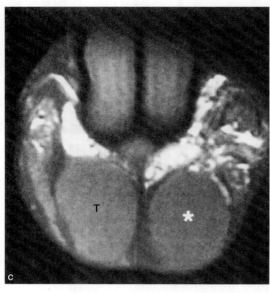
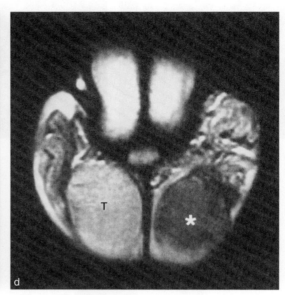

▲ 图 6-41 （续）

被称为磁共振。由共振的氢原子核发出的微弱无线电信号被精密的天线或线圈接收，通过各种计算机程序转换为断层图像。

不同的 MR 信号强度反映了人体组织中不同的氢原子密度，以及不同的生理、细胞、化学微环境及流动（流体）特性。氢原子核发出的信号不包含空间信息。空间定位是通过改变磁场梯度和时间来获得的。除氢原子核外，还有一些具有生物学意义的原子核，如磷、钠和钾，它们也是对 MRI 敏感的，但生理浓度较氢原子低。目前，以这些原子为基础的显像用于组织分类和定位，以及作为生物示踪剂（MRI 波谱），正处于研究和发展阶段。

▶临床应用

MRI 在肾脏中的应用包括发现先天畸形、肾静脉血栓以及 RCC 的诊断与分期。MR 血管造影在评估移植肾脏的血供、肾静脉瘤栓或血栓以及肾动脉狭窄中很有帮助。

肾脏 MRI 中使用造影剂拓宽了临床应用。使用钆静脉团注和快序列显像能够同时评价肾脏的解剖和功能。钆和碘造影剂类似，是一种细胞外造影剂，主要通过肾脏排泄。但不同于碘造影

剂的是，对于肾衰竭患者，钆也具有良好的肾脏耐受性。在 X 线成像和 CT 中使用的碘造影剂，随着浓度变化呈线性衰减。然而，钆在 MR 组织信号强度中的效应更为复杂，通常来说，钆在较低浓度下会导致信号强度增加。肾源性系统纤维化（nephrogenic system fibrosis，NSF）在接受钆的肾衰竭患者中已有报道。最近的研究表明，透析或肾小球滤过率≤30ml/min 的患者使用钆后患 NSF 的风险更高，而环状螯合物风险最低。最近的研究也在讨论多次使用造影剂后钆在人大脑的沉积。

钆的使用使 MRI 的应用更加广泛，可以评价肾梗阻（在其他方法无法判断时可以使用磁共振尿路造影）以及发现肾脏肿瘤和定性。尽管 MRI 无须造影剂即可对血管成像，增强的快序列的显像更加不易受到血液流向影响以及高估狭窄的程度。钆增强的 MRA 对于判断肾动脉狭窄和筛选肾移植供体很有帮助（图 6-39）。

MRI 主要用于判断膀胱肿瘤的分期，鉴别膀胱壁的良性病变和浸润性恶性肿瘤。直肠线圈联合表面线圈 MR 可能在膀胱肿瘤分期方面也有优势。在前列腺的显像中，MRI 主要用于判断前列腺癌的分期（de Rooij et al, 2016；Claus et al,

2004；Coakley et al，2002；Mazaheri et al，2008）。在形态 MRI 基础上增加 MRI 功能序列（如动态增强 MRI，扩散加权 MRI 和 MR 波谱）可以提高诊断效能并减少观察者间的差异（Shukla-Dave et al，2007；Barentsz et al，2012；Fusco et al，2016）。在其他影像学检查无法明确诊断时，可行睾丸 MRI 检查，用于判断睾丸创伤、附睾 - 睾丸炎、肿瘤以及睾丸未降。怀疑阴茎折断时，对阴茎进行 MRI 检查可能会有帮助。

化学位移成像是一种改进的 MRI 技术，可以检测病变内少量的脂肪（图 6-35，中图）。此技术通常用于判断肾上腺肿物的性质。含有脂肪的肾上腺肿物可能是肾上腺腺瘤，或髓样脂肪瘤，因此在肾上腺病变中，如果 CT 或 MRI 显示含有脂肪，即使在肿瘤的患者中，也可以判断该病变是良性的。

磁共振尿路造影利用了 MR 成像显示流体（尿液）的优势，无须造影剂即可产生类似尿路造影的图像。这种技术用来检测输尿管和肾积水非常敏感，尤其是对不能使用造影剂（如曾出现造影剂反应或肾衰竭）的患者很有帮助。

扩散加权成像作为一种正在积极研究的技术，近年来也已应用到泌尿系统成像，它利用了水在病变组织中扩散受限的特点。该技术在肿瘤病变的检出方面已显现出更多的获益和前景。

▶优点和缺点

MRI 的优点包括可在任意平面直接成像（横断面、矢状面、冠状面最常用），能够选择视野大小，出色的软组织对比度，不必暴露于电离辐射，以及和超声检查相比较少依赖操作者技术。MRI 可以在不使用造影剂的情况下显示血管和尿路。然而，MRI 并非没有缺点。MRI 扫描时间相对较慢，因此图像清晰度较 CT 差。MRI 的绝对禁忌证包括：①颅内动脉瘤夹，除非主诊医生确定夹子为非铁磁材料（如钛）；②眶内金属碎片；③任何电磁或机械活性的植入体（包括心脏起搏器、生物刺激仪、神经刺激仪、人工耳蜗和助听器）。相对禁忌证，如怀孕，应始终根据风险和收益来决定是否检查。

成像方法的比较（图 6-42~ 图 6-45）

随着新的成像方法的发展，每种成像类型的使用方式都发生了变化。例如，对于超声和 CT 的熟悉度和信任度的增加，使得一些长期以来传统的泌尿放射学检查如排泄性尿路造影的使用率大大降低了。

这些变化涉及几个因素：①与旧方法相比，新的成像方法在泌尿学诊断的某些方面效率更高；②设备的可用性，接受过培训的技术人员和能够解释结果的医师；③对电离辐射危害的认识有所提高（Nawfel et al，2004）；④尽可能使用无创检查的愿望。

由于存在许多不同的成像方法，每一种的费用、风险和应用范围均不同，临床医生在选择以最少的成本和风险获得最多信息的检查方法上面临着一定的困难。一种方法对某种情况的诊断可能是关键性的，但可能在其他情况下价值不大。例如，超声检查是一种出色的非侵入性、相对便宜的方法，可以将简单的肾囊肿与肾脏的其他肿物区分开，但在肾上腺和输尿管的显像方面远不如 CT 有效。超声检查还很大程度上依赖于操作者的技术水平。CT 能够得到清晰的图像，目前是腹膜后脏器的首选成像方法。MRI 在某些结构（如肾脏）的成像能力上可与 CT 相媲美，并在盆腔成像方面已超过 CT。随着设备和技术的发展，MRI 在泌尿外科学的应用很可能会增加。

认真咨询放射科医生对于患者和临床医生都会有益处，能够确保所选择的成像方法对诊断和治疗计划有所帮助，没有浪费时间和额外费用做重复检查。

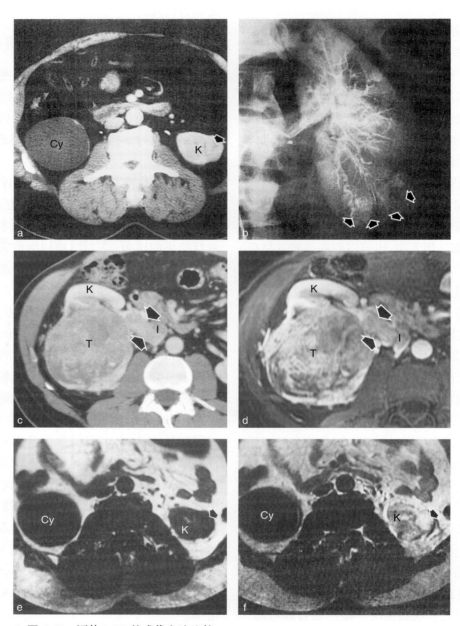

▲ 图 6-42 评估 RCC 的成像方法比较

a: CT 示右肾囊肿 (Cy)。箭头示左肾轮廓略有凸起,但很难辨别是否为肿瘤。b: 血管造影示左肾下极有小血管病变 (箭头)。c、d: 增强的 CT 和 MRI 扫描,示右肾后部肿瘤 (K) 不均匀强化,肾静脉 (箭头) 和下腔静脉 (I) 内可见瘤栓。c: 增强 CT 显示肿瘤不均匀强化。d: 注射造影剂后的脂肪饱和 MR 图像。e、f: MRI 扫描。e: 未增强的 T1 加权像。f: 增强的 T1 加权像。右肾囊肿 (Cy) 没有强化。左肾 (K) 的病变 (箭头) 明显强化,提示病变为实性。本例说明,在发现左肾肿物并判断其性质方面,增强的 MRI 优于 CT

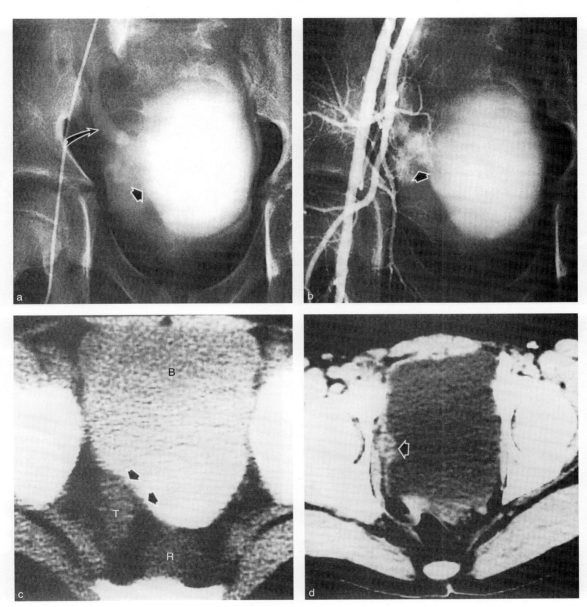

▲ **图 6-43　成像方法比较：家族性嗜铬细胞瘤肾上腺外转移**
见于一位 10 岁的男孩，触诊腹部可诱发高血压和癫痫发作。母亲有多发肾上腺外嗜铬细胞瘤的家族史。
a：排泄性尿路造影。弯箭头示右输尿管扩张并抬高，直箭头示膀胱右后部向左移位。通过尿路造影，诊断存
在肾上腺外、膀胱旁嗜铬细胞瘤可能。b：右股动脉造影。箭头示肿瘤染色，位于膀胱右侧旁。血管造影诊断
为肾上腺外、膀胱旁嗜铬细胞瘤。c：膀胱 CT，箭头示肿瘤（T）挤压膀胱。R 为直肠。d：膀胱 CT，膀胱右侧壁
嗜铬细胞瘤切除术后，症状复发，复查 CT。箭头示膀胱壁肿瘤复发。每一种影像学方法都完善或补充了之前
的方法。但是，没有一种方法能够诊断术中发现的肝脏小转移灶

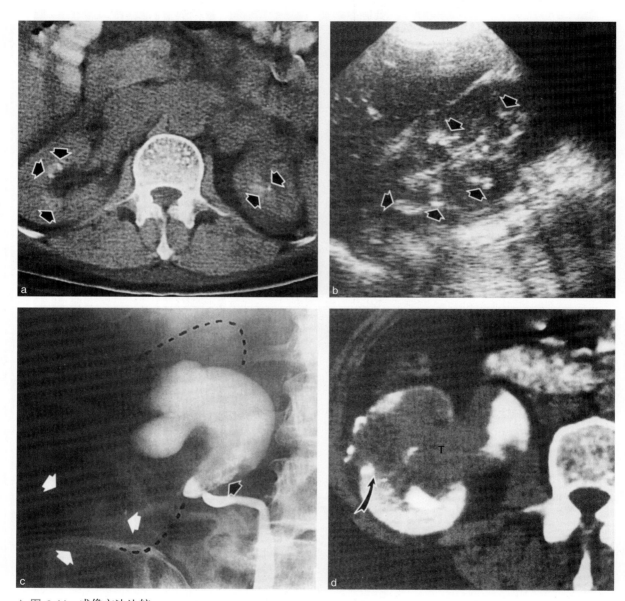

▲ 图 6-44　成像方法比较

a：CT 平扫。b：超声检查显示肾钙化。髓质的细小钙化提示肾髓质钙质沉着症，在 CT 上为高密度（箭头），超声上为高回声灶（箭头）。下图为 TCC 和肾囊肿钙化的图示。c：逆行尿路造影示，在肾盂输尿管连接部，由肿瘤引起肾盂充盈缺损（黑箭头）；位于肾脏下极的肿物内部可见钙化（白箭头）。注意下极的肾漏斗和肾盏未能显像，见于一位患有血尿的 45 岁女性。d：CT 很好地显示了发生钙化（弯箭头）的肾脏肿物为囊性，并描绘出肿瘤（T）的范围，累及整个肾脏下极，并延伸到扩张的肾盂

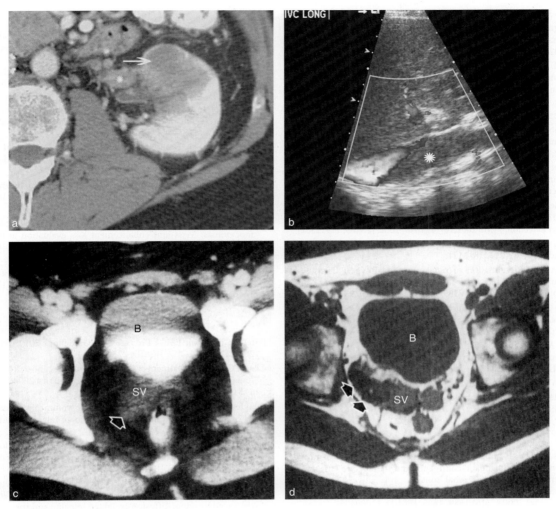

▲ 图 6-45　成像方法比较

上图示肾脏肉瘤伴血管侵犯。a：轴位 CT 示左肾肿物（箭头），侵犯左肾静脉并伴有瘤栓（星号）。b：超声检查示瘤栓从左肾静脉延伸至下腔静脉（星号）。下图示精囊动静脉畸形。c：CT 示右侧精囊（SV）增大，但很难判断增大部位（箭头）的性质。d：MRI 扫描示，与精囊（SV）的中等信号强度对比，增宽的血管（箭头）由于血液流动出现流空效应而呈低信号。B，膀胱

（卢毅　康家旗　翻译　赵新　审校）

参考文献

X线

Amis ES Jr: Epitaph for the urogram. Radiology 1999;213(3):639–640.

Chan DY et al: Image-guided therapy in urology. J Endourol 2001;15(1):105–110. [PMID: 11248911]

Chapple C et al: Consensus statement on urethral trauma. BJU Int 2004;93(9):1195–1202. [PMID: 15180604]

Dyer RB et al: Intravenous urography: Technique and interpretation. Radiographics 2001;21(4):799–821; discussion 822–824.

Lehnert BE et al: Lower male genitourinary trauma: A pictorial review. Emerg Radiol 2014;21(1):67–74. [PMID: 24052083]

Li X et al: Clinical observation of the adverse drug reactions caused by non-ionic iodinated contrast media: Results from 109,255 cases who underwent enhanced CT examination in Chongqing, China. Br J Radiol 2015;88(1047):20140491. [PMID: 25582519]

McFarlane JP et al: Outpatient ureteric procedures: A new method for retrograde ureteropyelography and ureteric stent placement. BJU Int 2001;87(3):172–176. [PMID: 11167637]

Morey AF et al: Bladder rupture after blunt trauma: Guidelines for diagnostic imaging. J Trauma 2001;51(4):683–686. [PMID: 11586159]

Patel BN et al: Imaging of iatrogenic complications of the urinary tract: Kidneys, ureters, and bladder. Radiol Clin North Am 2014;52(5):1101–1116. [PMID: 25173661]

超声

Agrawal A et al: Clinical and sonographic findings in carcinoma of the penis. J Clin Ultrasound 2000;28(8):399–406. [PMID: 10993967]

Ascenti G et al: Complex cystic renal masses: Characterization with contrast-enhanced US. Radiology 2007;243(1):158–165.

Bateman GA, Cuganesan R: Renal vein Doppler sonography of obstructive uropathy. Am J Roentgenol 2002;178(4):921–925. [PMID: 11906873]

Caoili EM et al: Evaluation of sonographically guided percutaneous core biopsy of renal masses. Am J Roentgenol 2002;179(2):

373–378. [PMID: 12130435]

Carmignani L et al: High incidence of benign testicular neoplasms diagnosed by ultrasound. J Urol 2003;170(5):1783–1786. [PMID: 14532776]

Chow L et al: Power Doppler imaging and resistance index measurement in the evaluation of acute renal transplant rejection. J Clin Ultrasound 2001;29(9):483–490. [PMID: 11745858]

Cowan NC: CT urography for hematuria. Nat Rev Urol 2012;9(4):218–226. [PMID: 22410682]

Datta SN et al: Urinary tract ultrasonography in the evaluation of haematuria—a report of over 1,000 cases. Ann Roy Coll Surg Engl 2002;84(3):203–205. [PMID: 12092877]

Fan L et al: Diagnostic efficacy of contrast-enhanced ultrasonography in solid renal parenchymal lesions with maximum diameters of 5 cm. J Ultrasound Med 2008;27(6):875–885.

Frauscher F et al: Comparison of contrast enhanced color Doppler targeted biopsy with conventional systematic biopsy: Impact on prostate cancer detection. J Urol 2002;167(4):1648–1652. [PMID: 11912381]

Hart JL et al: Ultrasound imaging of the scrotum. Br J Hosp Med (Lond) 2008;69(2):M18–M21.

Lu Q et al: Differentiation of renal tumor histotypes: Usefulness of quantitative analysis of contrast-enhanced ultrasound. Am J Roentgenol 2015;205(3):W335–W342. [PMID: 26295670]

Ragheb D, Higgins JL Jr: Ultrasonography of the scrotum: Technique, anatomy, and pathologic entities. J Ultrasound Med 2002;21(2):171–185. [PMID: 11833873]

Sellars ME, Sidhu PS: Ultrasound appearances of the testicular appendages: Pictorial review. Eur Radiol 2003;13(1):127–135. [PMID: 12541120]

Sparano A et al: Using color power Doppler ultrasound imaging to diagnose the acute scrotum. A pictorial essay. Emerg Radiol 2008;15(5):289–294.

CT

Abramson S et al: Impact in the emergency department of unenhanced CT on diagnostic confidence and therapeutic efficacy in patients with suspected renal colic: A prospective survey. 2000 ARRS President's Award. American Roentgen Ray Society. Am J Roentgenol 2000;175(6):1689–1695. [PMID: 11090405]

Boll DT et al: Renal stone assessment with dual-energy multidetector CT and advanced postprocessing techniques: Improved characterization of renal stone composition—pilot study. Radiology 2009;250(3):813–820.

Brown CL et al: Dual-energy CT iodine overlay technique for characterization of renal masses as cyst or solid: A phantom feasibility study. Eur Radiol 2009;19(5):1289–1295.

Caoili EM et al: Delayed enhanced CT of lipid-poor adrenal adenomas. Am J Roentgenol 2000;175(5):1411–1415. [PMID: 11044054]

Caoili EM et al: Urinary tract abnormalities: Initial experience with multi-detector row CT urography. Radiology 2002;222(2):353–360.

Caoili EM et al: Optimization of multi-detector row CT urography: Effect of compression, saline administration, and prolongation of acquisition delay. Radiology 2005;235(1):116–123. [PMID: 15716388]

Eiber M et al: Targeted dual-energy single-source CT for characterisation of urinary calculi: Experimental and clinical experience. Eur Radiol 2012;22(1):251–258. [PMID: 21847542]

Graser A et al: Dual energy CT characterization of urinary calculi: Initial in vitro and clinical experience. Invest Radiol 2008;43(2):112–119.

Graser A et al: Dual-energy CT in patients suspected of having renal masses: Can virtual nonenhanced images replace true nonenhanced images? Radiology 2009;252(2):433–440.

Hricak H et al: Managing radiation use in medical imaging: a multifaceted challenge. Radiology. 2011;258(3):889–905. [PMID: 21163918]

Israel GM, Bosniak MA: How I do it: Evaluating renal masses.

Radiology 2005;236(2):441–450. [PMID: 16040900]

Joffe SA et al: Multi-detector row CT urography in the evaluation of hematuria. Radiographics 2003;23(6):1441–1455; discussion 1446–1455. [PMID: 14615555]

Kawashima A et al: Imaging evaluation of posttraumatic renal injuries. Abdom Imaging 2002;27(2):199–213. [PMID: 11847582]

Mileto A et al: Dual-energy multidetector CT for the characterization of incidental adrenal nodules: Diagnostic performance of contrast-enhanced material density analysis. Radiology 2015;274(2):445–454. [PMID: 25207467]

Primak AN et al: Noninvasive differentiation of uric acid versus non-uric acid kidney stones using dual-energy CT. Acad Radiol 2007;14(12):1441–1447.

Shin SS et al: The sentinel clot sign: A useful CT finding for the evaluation of intraperitoneal bladder rupture following blunt trauma. Korean J Radiol 2007;8(6):492–497.

Szolar DH et al: Adrenocortical carcinomas and adrenal pheochromocytomas: Mass and enhancement loss evaluation at delayed contrast-enhanced CT. Radiology 2005;234(2):479–485. [PMID: 15671003]

Vaccaro JP, Brody JM: CT cystography in the evaluation of major bladder trauma. Radiographics 2000;20(5):1373–1381. [PMID: 10992026]

MRI

Barentsz JO et al: ESUR Prostate MR Guidelines 2012. Eur Urol 2012;22(4):746–757. [PMID: 22322308]

Claus FG et al: Pretreatment evaluation of prostate cancer: Role of MR imaging and 1H MR spectroscopy. Radiographics 2004;24(Suppl 1):S167–S180. [PMID: 15486239]

Coakley FV et al: Prostate cancer tumor volume: Measurement with endorectal MR and MR spectroscopic imaging. Radiology 2002;223(1):91–97. [PMID: 11930052]

De Rooji M et al: Accuracy of magnetic resonance imaging for local staging of prostate cancer: A diagnostic meta-analysis. Eur Urol 2016;70(2):233–245. [PMID: 26215604]

Fusco R et al: Multiparametric MRI for prostate cancer detection: Preliminary results on quantitative analysis of dynamic contrast enhanced imaging, diffusion-weighted imaging and spectroscopy imaging. Magn Reson Imaging 2016;34(7):839–845. [PMID: 27071309]

Giannarini G et al: Potential and limitations of diffusion-weighted magnetic resonance imaging in kidney, prostate, and bladder cancer including pelvic lymph node staging: A critical analysis of the literature. Eur Urol 2012;61(2):326–340. [PMID: 22000497]

Harisinghani MG et al: Noninvasive detection of clinically occult lymph-node metastases in prostate cancer. N Engl J Med 2003;348(25):2491–2499. [PMID: 12815134]

Hricak H et al: The role of preoperative endorectal magnetic resonance imaging in the decision regarding whether to preserve or resect neurovascular bundles during radical retropubic prostatectomy. Cancer 2004;100(12):2655–2663. [PMID: 15197809]

Lim HK et al: Prostate cancer: Apparent diffusion coefficient map with T2-weighted images for detection—a multireader study. Radiology 2009;250(1):145–151.

Mazaheri Y et al: Prostate cancer: Identification with combined diffusion-weighted MR imaging and 3D 1H MR spectroscopic imaging—correlation with pathologic findings. Radiology 2008;246(2):480–488.

McDonald RJ et al: Intracranial gadolinium deposition after contrast-enhanced MR imaging. Radiology 2015;275(3):772–782. [PMID: 25742194]

Muglia V et al: Magnetic resonance imaging of scrotal diseases: When it makes the difference. Urology 2002;59(3):419–423. [PMID: 11880084]

Mullerad M et al: Comparison of endorectal magnetic resonance imaging, guided prostate biopsy and digital rectal examination in the preoperative anatomical localization of prostate cancer. J Urol 2005;174(6):2158–2163. [PMID: 16280755]

Pretorius ES et al: MR imaging of the penis. Radiographics 2001;21:S283–S298; discussion S298–S299. [PMID: 11598264]

Ryu J, Kim B: MR imaging of the male and female urethra. Radiographics 2001;21(5):1169–1185. [PMID: 11553824]

Seitz M et al: Functional magnetic resonance imaging in prostate cancer. Eur Urol 2009;55(4):801–814.

Shukla-Dave A et al: Detection of prostate cancer with MR spectroscopic imaging: An expanded paradigm incorporating polyamines. Radiology 2007;245(2):499–506.

Takahashi N et al: Small (<2-cm) upper-tract urothelial carcinoma: Evaluation with gadolinium-enhanced three-dimensional spoiled gradient-recalled echo MR urography. Radiology 2008;247(2): 451–457.

Takahashi N et al: MR urography for suspected upper tract urothelial carcinoma. Eur Radiol 2009;19(4):912–923.

Uder M et al: MRI of penile fracture: Diagnosis and therapeutic follow-up. Eur Radiol 2002:12(1):113–120. [PMID: 11868085]

Wertman R et al: Risk of nephrogenic systemic fibrosis: Evaluation of gadolinium chelate contrast agents at four American universities. Radiology 2008;248(3):799–806.

成像方法比较

Andrews SJ et al: Ultrasonography and abdominal radiography versus intravenous urography in investigation of urinary tract infection in men: Prospective incident cohort study. BMJ 2002;324(7335):454–456. [PMID: 11859046]

Bigongiari LR et al: Trauma to the bladder and urethra. American College of Radiology. ACR Appropriateness Criteria. Radiology 2000;215(Suppl):733–740. [PMID: 11429965]

Heidenreich A et al: Modern approach of diagnosis and management of acute flank pain: Review of all imaging modalities. Eur Urol 2002;41(4):351–362. [PMID: 12074804]

Jaffe JS et al: A new diagnostic algorithm for the evaluation of microscopic hematuria. Urology 2001;57(5):889–894. [PMID: 11337288]

Kawashima A et al: Imaging of renal trauma: A comprehensive review. Radiographics 2001;21(3):557–574. [PMID: 11353106]

Lang EK et al: Computerized tomography tailored for the assessment of microscopic hematuria. J Urol 2002;167(2 Pt 1):547–554. [PMID: 11792916]

Lang EK et al: Improved detection of renal pathologic features on multiphasic helical CT compared with IVU in patients presenting with microscopic hematuria. Urology 2003;61(3):528–532.

Nawfel RD et al: Patient radiation dose at CT urography and conventional urography. Radiology 2004;232(1):126–132. [PMID: 15220498]

Sourtzis S et al: Radiologic investigation of renal colic: Unenhanced helical CT compared with excretory urography. Am J Roentgenol 1999;172(6):1491–1494. [PMID: 10350278]

Sudah M et al: Patients with acute flank pain: Comparison of MR urography with unenhanced helical CT. Radiology 2002;223(1):98–105.

Wefer AE et al: Advances in uroradiological imaging. BJU Int 2002;89(5):477–487; Quiz i–iii. [PMID: 11929470]

第 7 章　血管介入放射学

Ryan Kohlbrenner,
Roy L. Gordon

介入放疗可分为两大类：血管性介入和经皮非血管性介入。经皮非血管介入术将在其他章节讨论。经导管栓塞术经常用于治疗尿路和盆腔出血，该技术也用于阻断肿瘤的血供、阻断肾脏血供以消除其功能，以及治疗睾丸静脉和卵巢静脉曲张。对狭窄的肾动脉行球囊扩张术或支架置入术可用于治疗药物无法控制的肾血管性高血压。肾动脉瘤也可以使用介入技术进行治疗，如支架置入术和选择性栓塞。本章将回顾上述和其他的一些血管介入治疗技术。

经导管栓塞术

▶肾动静脉瘘、动静脉畸形和假性动脉瘤

肾动静脉瘘（arteriovenous fistulae, AVF）可能是先天的，自发的，或获得性的，经导管栓塞是首选的治疗方法。医源性肾动静脉瘘是最常见的此类疾患，主要为经皮肾活检（Libicher et al, 2006）、肾造瘘和肾盂切开等手术的并发症。外伤或手术也可导致肾动静脉瘘。肾移植术所致的肾动静脉瘘可以通过栓塞治疗。自发性或后天性肾动静脉瘘的典型血管造影表现为伴有引流静脉早期显像的供血动脉。肾假性动脉瘤可伴有肾动静脉瘘，也可单独出现。与真性动脉瘤不同，假性动脉瘤不包含正常的三层动脉壁结构，在某些情况下，假性动脉瘤仅被动脉周围组织包绕。肾假性动脉瘤常发生于肾切除术或经皮肾活检术后。先天性动静脉畸形（arteriovenous malformation,

AVM）由形态不规则、迂曲紊乱的动、静脉间交通支构成，常伴有扩张的供血动脉及引流静脉。

常见的临床表现包括血尿和腹膜后出血，充血性心力衰竭可见于大的、高流量的 AVM 患者。由于分流较大使正常肾实质相对缺血，患者也可能出现高血压。CTA 或 MRA 不仅可以在介入手术前诊断这些病变，还可以描绘血管病变的特点，有助于介入手术方案的制订。

介入手术的成功施行有赖于对造影图像的识别、选择性导管置入技术及对供血动脉的栓塞。经由股动脉入路，插入 5Fr 造影导管，将导管置于肾动脉行血管造影以辨识出血的靶动脉。对于移植肾，在选择性造影前，行盆腔血管的斜位投照造影可能有助于发现吻合的肾动脉。使用 3Fr 或更小的同轴微导管进行供血动脉的超选择性插管和供血动脉栓塞术。微弹簧圈可用于闭塞医源性动静脉瘘和假性动脉瘤，因为他们可以非常精确地释放在较小的血管分支，从而最大限度减少因缺血造成的肾实质损伤（图 7-1a、b）。异位栓塞和肾动脉夹层是该手术不常见的并发症。

▶良性前列腺增生

前列腺动脉栓塞（prostate artery embolization, PAE）是近年来出现的一种安全有效的治疗良性前列腺增生（benign prostatic hyperplasia, BPH）的方法。过去常采用前列腺动脉栓塞来控制前列腺来源的难治性出血，而最近的研究发现 PAE 后前列腺增生所致的下尿路症状（lower urinary

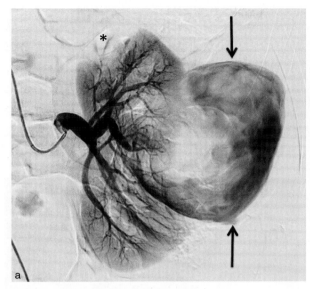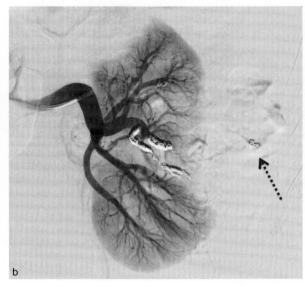

▲ 图 7-1　66 岁男性肾部分切除术后血尿

经导管栓塞巨大的左肾假性动脉瘤。a：选择性左肾动脉血管造影（DSA）显示造影剂通过多支供血动脉充盈巨大的假性动脉瘤（箭头）。左侧副肾动脉向左肾上极供血，因此左肾动脉造影时左肾上极未见显影（*）。b：经微导管推送微弹簧圈栓塞多支动脉供血后，造影复查显示假性动脉瘤内血流停滞。单个微弹簧圈（虚线箭头）在栓塞过程中移位进入到假性动脉瘤内。栓塞后大部分正常肾实质得以保留

tract symptoms，LUTS）也得到了缓解（Uflacker et al，2016；Feng et al，2017）。美国泌尿系统协会症状指数（AUA-SI）评分在术后数周至数月可以降低 10~15 分。小型前瞻性研究显示，PAE 术后患者 AUA-SI 评分的降低与经尿道前列腺切除术（transurethral resection of prostate，TURP）无显著差异（Gao et al，2014；Carnevale et al，2016）。然而，对泌尿系统功能的客观测量，如最大尿流率（Q_{max}）和残余尿（postvoid residual，PVR），TURP 则表现出更大的改善（Carnevale et al，2016）。PAE 在前列腺重量超过 90g 的较大前列腺患者中表现出了良好的前景，在 3 个月的随访中，前列腺体积减小了近 1/3，并且 AUA-SI 评分减少了 80%（de Assis et al，2015）。在少数留置膀胱导尿管的患者中，几乎所有患者都能在 PAE 术后 2 周内通过自发排尿试验（Yu et al，2017）。由于 PAE 是一种相对较新的技术，有关长期疗效的随访数据有限。来自欧洲的一项大型队列研究表明，在 PAE 后的 3~5 年，70% 患者的症状得到持续缓解（Pisco et al，2016）。然而，为了确定 PAE 在前列腺增生治疗中的作用，还需要进行更多长期随访的比较研究。

在 PAE 手术过程中，介入医生首先通过经股动脉或经桡动脉入路建立动脉通路，将 4Fr 或 5Fr 造影导管插入髂内动脉，于同侧前斜位（通常超过 45°）进行动脉造影，以显示出同侧髂内动脉的解剖结构。在斜位投照位置，前列腺动脉向前穿过盆腔下部，经常靠近闭孔动脉或与之重叠显示。这一走行特点，有助于介入医生在造影图像上辨识前列腺动脉。然后将同轴微导管（2.5Fr 或更小直径的微导管）插入前列腺动脉，并进行选择性血管造影以确定微导管位于前列腺动脉的适当位置。前列腺动脉可能与供应膀胱或直肠的分支共干，术中行锥束 CT（CBCT）可以在血管造影中发现这些分支，有助于将微导管向前列腺动脉远端插入，避开这些分支。PAE 术中使用弹簧圈保护性栓塞前列腺动脉以外的其他分支是安全的，因为盆腔血供非常丰富，其他动脉会通过侧支继续向这些部位代偿供血（Bhatia et al，2017）（图 7-2）。为了尽可能到达前列腺动脉末梢分支，通常采用微小颗粒（100~500μm）进行前列腺动脉栓塞。当前列腺动脉血流完全停滞后，在对侧前列腺动脉重复这一过程。双侧前列腺动脉栓塞才能达到预期的治疗效果（Bilhim et al，2016）。

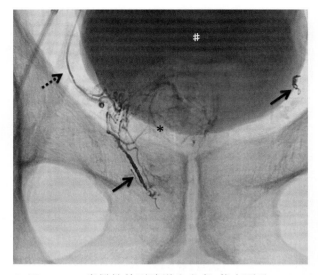

▲ 图 7-2　78 岁男性前列腺增生患者，伴有严重 LUTS，行前列腺动脉栓塞术

使用 2.0Fr 微导管（虚线箭头）行右侧前列腺动脉血管造影显示动脉分支走行至前列腺右叶（*）。为了使用微粒安全栓塞前列腺动脉，保护性弹簧圈（实箭头）被释放到右侧阴部副动脉及左侧中结肠动脉。膀胱（#）内积聚了大量含高密度造影剂的尿液

有时患者存在多于两条的前列腺动脉，这种情况下，需要对每条前列腺动脉进行栓塞。患者通常能够很好地耐受前列腺动脉栓塞，手术可以在门诊进行。栓塞术后 7~10 日应常规服用非甾体抗炎药。在 PAE 术后，推荐使用一个疗程的抗生素治疗，因为患者在手术后的几天内处于尿路感染（urinary tract infection，UTI）的高风险期。排尿困难和膀胱痉挛的患者可分别受益于术后短疗程的非那吡啶或奥昔布宁治疗。患者在术后的 1~2 周经常出现排尿困难和尿频加重的症状，一些患者亦可出现轻度血尿、血精或便血，这些症状通常几天内就会消失。少数患者可能出现术后疼痛，通常症状比较轻微。大约 8% 的患者会出现急性尿潴留，可能需要暂时放置膀胱导尿管，直到前列腺缺血性水肿消退（Uflacker et al，2016）。有文献报道异位栓塞所致的前列腺以外其他组织的损伤（如膀胱和直肠），但是非常罕见。PAE 术后勃起功能障碍、逆行射精和尿失禁也非常少见。

患者通常在 PAE 后 2~3 周就能察觉 LUTS 的缓解，但最大的缓解可能要到手术后 3~6 个月才能实现。在治疗后的数月内，MRI 检查可以发现前列腺移行带的坏死灶（图 7-3）。对于长期留

置膀胱导尿管的患者，可在 PAE 术后 2 周进行自发排尿试验。如果此时尿管不能永久拔除，建议在 1 个月后再次进行排尿试验。大部分患者 PAE 术后可以立即停用 5-α 还原酶抑制剂。然而，α- 肾上腺素受体阻滞剂治疗通常需要持续到术后 1 个月随访证实 PAE 治疗有效为止。对于症状无缓解或者复发的 BPH 患者，既往 PAE 手术并不影响泌尿外科手术治疗。

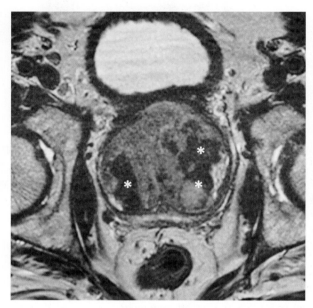

▲ 图 7-3　62 岁男性患者，前列腺动脉栓塞术后 2 个月行 MRI 复查，轴位 T$_2$ 加权像显示双侧多发的前列腺坏死灶（*）

▶盆腔和下尿路出血

经导管栓塞术是盆腔和下尿路出血的重要治疗方法。栓塞术治疗肾源性出血已在前述章节进行讨论。急性的危及生命的出血可因创伤、器械伤和肿瘤所致。慢性的顽固性出血与放射性膀胱炎、肿瘤、前列腺切除术和浸润性疾病有关。血流动力学稳定的患者在栓塞术前应接受无创性检查，如增强 CT 检查。如果怀疑动脉出血的可能性，增强 CT 检查同时行 CTA 检查常可明确出血部位。

对于骨盆骨折所致的严重出血，如果复苏和骨盆外固定无效，需要行栓塞术控制出血。经导管栓塞术在治疗外伤所致出血方面已被证明有效。在选择性插管和栓塞髂内动脉之前，医生会通过股动脉或桡动脉途径插入造影导管进行盆腔

动脉造影。由于双侧存在交叉血供,盆腔出血需要进行双侧彻底检查。明胶海绵是常用的栓塞剂。明胶海绵能够迅速到达栓塞位置,如果患者凝血功能正常,会立刻起效,并使出血靶血管暂时性闭塞。明胶海绵很容易被切割成与栓塞的血管口径相适应的碎片。如果合用弹簧圈与明胶海绵,一旦患者发生再出血,可能会阻碍导管进入髂内动脉,而无法再次行栓塞治疗。小颗粒栓塞剂对骨盆外伤没有意义,因为将出血周围的血管一起闭塞可能导致缺血。使用明胶海绵进行盆腔动脉栓塞很安全,相关的并发症很少见,除非进行双侧广泛的非选择性栓塞。

▶肾肿瘤

A. 肾细胞癌

原发性肾细胞癌(renal cell carcinoma, RCC)的治疗方法是手术切除或热消融治疗。尽管肾动脉栓塞术对肾癌的治疗作用有争议,但在根治性肾切除术前仍可进行肾动脉栓塞。术前栓塞的主要目的是减少术中出血,并为结扎肾静脉创造条件。对于肿瘤负荷大或供血动脉来源多的患者,术前栓塞可能获益。术前栓塞和外科肾切除术之间的最佳时间间隔不应超过 24 小时。尽管术前肾动脉栓塞理论上具有优点,但前瞻性研究中并未显示生存获益(May et al, 2009)。然而,近期的报道提出在对体积较大的肿瘤行经皮消融术前,经导管肾动脉栓塞术已被用作辅助治疗手段(Yamakado et al, 2006;Woodrum et al, 2010)。虽然缺乏前瞻性研究,但消融术前行肾动脉栓塞的理论益处包括在消融过程中减少出血,并且如果使用不透 X 线的栓塞剂,可在消融时提高肿瘤的可视性(图 7-4)。肾动脉栓塞术还可使肿瘤缺血,使其在随后的消融术中更容易受到热损伤。经导管栓塞术可以作为导致疼痛和血尿的晚期不可切除肿瘤的姑息治疗(Muller & Rouvière, 2015)。双侧 RCC 和单侧 RCC 的患者可以接受亚选择性栓塞术替代手术,从而保留正常肾实质。肾癌骨转移灶的栓塞可以在手术切除病灶前进行,以减少术中出血(Chatziioannou, Johnson, Pneumaticos, Lawrence, & Carrasco, 2000)。CT 或 MRI 可在介入治疗前后用于肿瘤评估。

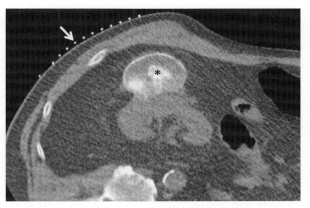

▲ 图 7-4 70 岁男性患者,发现右肾肿物(6.5cm)

在即将行冷冻消融治疗前取得的 CT 平扫图像。患者在消融术前 1 日使用无水酒精和碘油的混合栓塞剂进行肾肿物的栓塞治疗。尽管采用了非增强扫描,但在 CT 上可以很容易地识别出目标病变的边缘(*)。在患者皮肤上可以看到一个穿刺定位网格线(箭头)

栓塞术中首先经股动脉入路行腹主动脉造影和选择性肾动脉造影来明确肾脏和肿瘤的血供。可以将球囊导管放置在靶血管并在栓塞前充胀,以防止栓塞物反流和可能出现的异位栓塞。然而,多数医生会仅使用导管栓塞。明胶海绵悬浮液或明胶海绵颗粒可用于肾切除术前的栓塞治疗,术中应避免使用弹簧圈,因为在行肾切除术时,弹簧圈在手术过程中可能会移位,造成异位栓塞。对于不能手术切除的肿瘤的消融术前栓塞或姑息性栓塞治疗,无水酒精和碘油的混合物是首选的栓塞剂。对于 RCC 骨转移灶,可将微导管置于肿瘤供血动脉,经微导管注入明胶海绵悬浮液或颗粒,直至供血动脉血流基本停滞。

肿瘤栓塞术是一种安全的治疗方法,穿刺点血肿、异位栓塞等并发症的发生率不足 2%,但是许多患者会出现栓塞后综合征(postembolization syndrome, PES)。PES 包括疼痛、恶心和呕吐、发热或白细胞增多,这些症状可能是肿瘤组织栓塞后血供中断、组织坏死所致。一过性肠梗阻、一过性高血压、脓毒症和可逆性肾衰竭等少见并发症在文献中也有报道。PES 在术后几个小时内发生,并可持续数天,其发生并不影响后续的外科手术治疗,在影像学检查中可以发现组织肿胀、积气。止痛药和抗生素可用于 PES 治疗,栓塞术前应用类固醇激素和抗生素可能会减轻 PES 的严重程度。

B. 血管平滑肌脂肪瘤

选择性栓塞术已被证实是一种在保留正常肾实质的同时，控制良性肾脏病变出血的有效方法（Kothary et al, 2005）。这项技术已被用于治疗活动性出血的血管平滑肌脂肪瘤（angiomyolipomas, AML）或对具有高出血风险的病变进行预防性栓塞。与结节性硬化症患者一样，AML 可能是多发的，也可能累及双肾。在一系列选择性栓塞术后 5 年的随访中，94% 的患者不需要手术干预（Ramon et al, 2009）。尽管多年来对直径大于 4cm 的 AML 进行预防性栓塞术是普遍采用的标准，但这一界值最近受到了质疑（Kuusk et al, 2015）。CT 或 MRI 可用于栓塞术前、术后对病变的监测。

采用的栓塞技术与 RCC 的栓塞治疗类似，通过经股动脉或经桡动脉入路，首先行腹主动脉及肾动脉造影用于确定肾脏和肿瘤的供血动脉，然后使用同轴微导管选择性插管至供血靶动脉。目前，首选的栓塞剂为无水酒精和碘油混合栓塞剂（体积比 7∶3）。酒精易于操作，价格低廉，而且会永久性栓塞病变血管床。碘油不透 X 线，可用于显示栓塞过程中栓塞剂的流动情况。球囊导管可以用来防止栓塞剂反流。碘油可以保留在肿瘤血管内，因此可以在后续进行的随访 CT 上测量肿瘤体积的变化，以评价栓塞的疗效。栓塞完成后应复查造影以确认病变血供完全阻断（图 7-5a、b）。报道的并发症与 RCC 栓塞术后并发症相似。10%~15% 的患者出血症状会复发，并可以通过重复栓塞进行治疗。短期递减剂量的泼尼松可能会减少栓塞后综合征的发生（Bissler, Racadio, Donnelly, & Johnson, 2002）。

▶肾功能的停止

在包括尿瘘、蛋白尿过多、无法控制的高血压或良性梗阻性泌尿系疾病在内的患者中，使用经导管栓塞术所致的全肾梗死可能会使部分患者停止尿液生成（Toussi, McConnell, & Srinivasan, 2001; de Baere et al, 2000）。肾移植失败和移植物不耐受综合征的患者也可受益于栓塞治疗（Delgado et al, 2005）。对于终末期肾病（end-stage renal disease, ESRD）和顽固性高血压或肾病综合征的患者，必须权衡栓塞治疗消除肾功能带来的好处和那些仍可以产生尿液的患者栓塞后可能出现的红细胞生成减少和液体调节功能丧失的风险。肾功能的消除必须完全，避免通过肾包膜动脉分支对残余肾实质的灌注。栓塞剂必须充盈整个肾实质的血供，即使栓塞剂通过肾脏进入静脉循环也是安全的。这项技术适用于成人和儿童，也适用

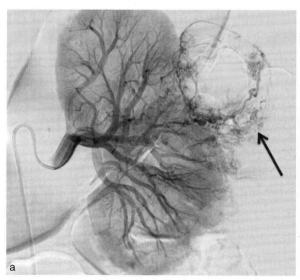
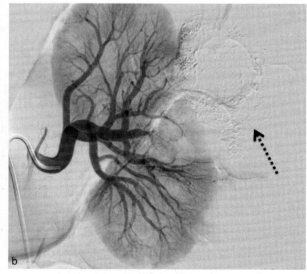

▲ 图 7-5　35 岁女性患者，既往结节性硬化症病史，左肾发现一直径 4.7cmAML
a：选择性左肾动脉造影显示一个外生的、位于肾脏中部、并有多支蜿蜒迂曲的供血动脉（箭头）包绕的肾脏肿物。b：使用无水酒精和碘油栓塞病变后造影复查，病变处血流消失，栓塞剂充满了肿瘤供血动脉（虚线箭头）

于自体和同种异体肾脏移植,是一种安全的治疗方法,并且对大多数患者都是有效的(de Baere et al, 2000)。

在血管造影前,应回顾可用的横断面影像等影像学资料以评估副肾动脉的情况。手术过程中的初始腹主动脉造影图像显示了肾动脉起始部位等特征,腹主动脉造影之后是肾动脉插管和选择性血管造影。栓塞期间可以使用球囊导管暂时闭塞肾动脉以防止栓塞剂反流到非靶区。栓塞微球、聚乙烯醇微粒(PVA)、酒精或明胶海绵可以用来栓塞肾动脉血管网,导管可以放置在肾上腺动脉起始部之外,这一治疗过程最后可以在肾动脉主干放置栓塞圈或血管塞。

大多数患者都会出现栓塞术后综合征,可通过止吐、解热和止痛药进行对症治疗。若不慎栓塞肾上腺动脉和其他内脏血管则会出现罕见但严重的并发症,可以通过使用球囊辅助技术来避免。该手术的发病率和死亡率均低于外科肾切除术。

▶原发性精索静脉曲张栓塞术

精索静脉曲张和男性不育症的诊断和治疗在其他章节也有讨论。手术和经皮静脉栓塞术在治疗精索静脉曲张方面似乎同样有效(Bechara et al, 2009)。然而,经静脉栓塞的优点包括患者舒适度更高,双侧治疗更加容易,以及恢复时间更短。

栓塞术是在清醒镇静的情况下通过经颈静脉或股静脉途径进行的。对于左侧精索静脉曲张,使用 5Fr 造影导管来选择左肾静脉。左精索静脉通常从左肾静脉下壁发出,可通过 5Fr 导管或同轴微导管进行选择,患者采取反向头低脚高体位,并进行左侧精索静脉造影。静脉造影阳性表现为精索静脉纡曲扩张、静脉瓣缺如和功能不良导致的静脉逆行显影、侧支循环形成。栓塞术通常使用液体硬化剂,如十四烷基硫酸钠(STS),或医用液体黏合剂,如氰基丙烯酸正丁酯。许多医生也会在性腺静脉内放置弹簧圈,从腹股沟韧带区域开始一直到肾静脉,直到精索静脉和侧支血管闭塞。如果还存在右侧精索静脉曲张,则从下腔静脉选择性对右精索静脉进行插管。然后对其进行类似的操作和栓塞。

精索静脉曲张栓塞后的复发率约为 4%。较小的并发症包括静脉穿孔导致的造影剂外渗、异位栓塞、静脉痉挛和血肿。如果使用液体栓塞剂,患者可能会出现一过性血栓性静脉炎。

▶卵巢静脉曲张栓塞术(盆腔充血综合征)

盆腔充血综合征是女性慢性盆腔疼痛的公认病因之一,与卵巢静脉曲张有关,其病理生理机制尚未完全阐明。疲倦、月经前和直立时症状往往更为严重,有的患者检查时会发现外阴和大腿静脉曲张。在适当的临床情况下,盆腔充血综合征的诊断可以通过双功能多普勒超声或磁共振静脉成像来发现。然而,盆腔静脉曲张也可能在无症状女性中偶然发现。

经静脉栓塞术对大多数患者的症状可有持久的缓解效果(>70%),大多数患者在治疗后2 周内起效;据报道,症状持续改善的时间长达 12个月(Kim, Malhotra, Rowe, Lee, & Venbrux, 2006)。无论是经股静脉入路还是经颈静脉入路,卵巢静脉均需单独置管,栓塞剂如弹簧圈、STS 或医用合成胶等在盆腔入口水平置入曲张静脉血管内,有时可能需要对髂内静脉分支进行栓塞,报道的并发症与精索静脉曲张栓塞术后并发症相似。这一过程不会对女性生育或月经周期产生有害影响。

▶高流量阴茎异常勃起的治疗

高流量阴茎异常勃起是一种由于动脉血流入海绵体窦内增加所致的罕见情况,阴茎或会阴部的损伤是动脉海绵窦瘘最常见的原因,彩色多普勒超声可显示异常。

经导管栓塞术是治疗这种疾病的一种有效的微创方法(Kojima et al, 2009)。首先进行盆腔血管造影来识别动脉海绵窦瘘病变,然后用微导管穿过阴部内动脉以选择受损的血管,通过微导管进行瘘管的栓塞。根据最新的指南,治疗时首选临时栓塞剂如可吸收明胶海绵,因为它们导致术后勃起功能障碍的可能性很小(Muneer & Ralph, 2017)。栓塞治疗失败的患者仍可进行手术治疗。

肾动脉血管成形术和支架置入术

肾动脉狭窄是成人继发性高血压的常见原因，血管内技术是目前最常见的肾脏血运重建方法，但比起最合适的药物治疗，血运重建的相对获益仍存在争议。ASTRAL 试验（Bechara et al，2009）和 CORAL 试验（Cooper et al，2014）均为肾动脉血运重建联合药物治疗与单纯药物治疗的大型随机对照研究。两项研究均未显示肾动脉介入结合最佳药物治疗对比单纯药物治疗更优。然而，这两项研究都因其纳入标准而受到质疑。例如，在纳入 ASTRALA 试验的患者中，近 2/3 的患者肾功能正常或接近正常，而在纳入 CORAL 试验的患者中，估计超过一半的患者肾小球滤过率大于 60ml/（min·1.73m²）。在这两项研究中，超过 1/3 的患者狭窄程度低于 70%（Mohan & Bourke，2015）。虽然肾脏血运重建的益处仍然存在争议，但目前美国心脏学会/美国心脏学会的指南建议，对于有以下情况之一的患者，经皮肾血运重建术是合理的：①恶性高血压；②顽固性高血压；③急性期高血压；④单侧小肾且无其他可识别原因的高血压；⑤抗高血压药物不耐受（Rooke et al，2011）。在临床实践中，许多接受肾动脉经皮腔内血管成形（percutaneous transluminal angioplasty，PTA）或支架置入术的患者的狭窄程度 >80%，跨病变的峰值收缩压差 >20mmHg，并且对三种或三种以上的降压药反应不佳（Mohan & Bourke，2015）。

PTA 是伴有高血压的肌纤维发育不良患者的首选治疗方法。这项技术使用球囊导管，该导管被放置在狭窄处的血管腔内，然后充盈球囊，扩张狭窄段血管。由于 PTA 对这些病变往往疗效很好，因此除非 PTA 术后发生并发症，如肾动脉夹层，否则不推荐置入支架，外科血管重建术就更加少见了。

几种诊断成像方式用于患者的选择和术后随访，包括双功能多普勒超声、CTA 和 MRA。这些技术的优缺点不在本章详述，卡托普利肾显像不再常规使用。

肾动脉狭窄被分为开口部血管狭窄、非开口部血管狭窄（主干）或分支血管狭窄。开口型病变位于肾动脉主干开口部 3mm 以内，是动脉粥样硬化性血管疾病的典型表现。在肌纤维发育不良的患者中，非开口型血管病变和分支血管型病变更为常见。PTA 初期成功率各不相同，对于某些动脉粥样硬化性导致的血管开口部的病变，其成功率可能低至 35%，但在大多数病变中，总的成功率接近 95%~100%。如上所述，临床成功高度依赖于患者选择。PTA 术后效果最好的是高血压合并肌纤维发育不良的患者，改善或治愈的比例约为 90%。

支架置入通常是腔内再通的首选方法。在过去，支架置入术主要用于 PTA 术后即刻失效或出现并发症时，如弹性回缩或限流性内膜夹层、残余狭窄 >30%、PTA 术后收缩压差 >20mmHg、早期再狭窄，以及单纯 PTA 难以治疗的开口处病变。肾动脉支架置入术可稳定（38% 的患者）或改善（30% 的患者）肾功能，持久改善（49%）或治愈（20%）肾血管性高血压（Leertouwer et al，2000）。PTA 和支架置入也被成功地用于治疗移植肾动脉狭窄。支架置入后初期再通率不一致。术后随访 6~12 个月，平均再狭窄率约为 17%。然而，随着随访时间的延长，这一比例上升到了 20%~30%。90% 以上的患者可以达到后期再通。

通常采用的是经股动脉入路，也可采用经桡动脉或肱动脉入路。首先，进行腹主动脉造影以识别肾动脉，然后进行选择性肾动脉造影以评估狭窄动脉的形态和位置、血管直径和狭窄百分比。在肌酐水平升高的肾功能改变时，可以使用二氧化碳气体作为初始造影剂。显著狭窄的指标包括横截面直径缩小至少 70%、狭窄后扩张、侧支血管通向受累肾脏、跨狭窄病变部位收缩压梯度 >20mmHg 等。干预前需要口服抗血小板药物，如氯吡格雷。患者接受肝素化治疗，并通过动脉给予血管扩张剂，如硝酸甘油。首先，病灶处用导丝穿过，如果存在高度狭窄，在最终血管成形术或支架置入前，可能需要使用小球囊进行预扩张。引导导管或导管鞘用于在手术过程中促进造影剂注射，并提高导管的稳定性。连续透视引导和"血管路线图"也可确保精度，通常首选球囊扩张支架，因为它们可以精准置入。支架置入推荐的最小血管直径为 5mm。使用 10~20mm 长的支架，治疗开口处病变时，支架应突出到主动脉腔内 1~2mm（图 7-6a、b）。手术的成功定义为残留狭

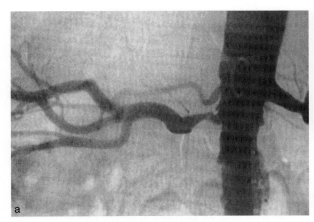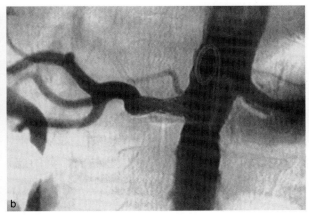

▲ 图 7-6　80 岁女性高血压患者行肾动脉支架置入治疗

尽管进行了最大限度的药物治疗，但由于动脉粥样硬化性血管疾病导致右肾动脉重度狭窄，药物治疗效果不佳。a：肾动脉水平的腹主动脉造影显示右肾动脉开口处严重狭窄。b：置入 20mm 长，扩张至 6mm 直径的 Palmaz 支架后行腹主动脉造影，可见远端显影良好的肾动脉分支，支架稍微突出于主动脉腔内。手术后患者的高血压有所改善

窄小于 30% 和跨狭窄段收缩压梯度的解除。止血常用经皮闭合设备，手术后服用阿司匹林和氯吡格雷至少持续 6 周，阿司匹林单药治疗持续 6 个月。

PTA 和支架置入术后的并发症发生率差异很大，但经验丰富的术者其手术并发症的发生率为 3%~10%。并发症包括穿刺部位血肿、股动脉假性动脉瘤、造影剂肾病、胆固醇栓塞、支架位置不佳，以及肾动脉损伤，如夹层、血栓形成和破裂等，很少发生与手术相关的死亡。血管内远端保护装置的使用可以降低肾动脉支架置入术中胆固醇栓塞的风险，这种小装置的功能是过滤血管成形术或支架置入术中所掉下来的微小栓子。

其他血管内治疗

▶ 经导管的肾交感神经消融术治疗顽固性高血压

肾去神经术目前在美国还没有实施，但在欧洲是可行的。这种手术是使用一种特殊设计的导管进行的，该导管将腔内射频能量传递给肾动脉，破坏肾动脉壁内的交感神经，抑制肾素 - 血管紧张素 - 醛固酮系统和交感神经的激活。在较小规模的研究中取得令人鼓舞的初步结果后，一项名为 SYMPLICITY HTN-3 的大型随机非对照试验表明交感神经消融组与假手术组相比血压没有明显降低（Bhatt et al，2014）。然而，目前几种新的交感神经消融装置正在进行研究。

▶ 肾动脉瘤

肾动脉瘤很少见，也很少有临床症状，但有破裂的风险，并伴随着危及生命的出血。肾动脉瘤偶尔与肾血管性高血压有关。治疗肾动脉瘤的适应证包括其直径 >2.0cm、短期内增大、肾血管性高血压、疼痛、血尿、肾内血栓和育龄妇女的病变。可通过彩色多普勒超声、CT 或 MRI 诊断。

对于高危手术患者，血管内技术非常适合于动脉瘤修复，因为它不仅可以治疗动脉瘤，而且同时保留了流向肾脏的血流。根据动脉瘤的位置、与分支血管的关系，以及动脉瘤颈的存在与否，病变可以进行覆膜支架置入术或经导管栓塞术治疗。置入的覆膜支架是一种金属支架，由不透水的外科移植材料覆盖。置入支架后阻止了流向动脉瘤的血流，随后动脉瘤腔内可能会形成血栓。

由分支血管供应的动脉瘤的选择性栓塞可以通过在分支血管近端放置弹簧圈来实现。这种方法会导致远端肾实质梗死，因此只有在有足够的肾功能储备的情况下才能安全地实施。如果在原血管和动脉瘤之间有一个可识别的颈分隔，可以使用弹簧圈和液体栓塞剂，如医用液体胶（Onyx）来填充动脉瘤腔，从而在保留远端血流的同时使动脉瘤内血栓形成，该过程的风险与上述报告的风险相似。比较外科修复和血管内修复的研究报

告，在肾功能下降、死亡率或围手术期发病率等方面结果相似（Coleman & Stanley，2015）。

导管定向溶栓术

导管定向溶栓治疗已广泛应用于外周血管系统，但在处理自体肾动脉或主肾旁路移植血管血栓方面取得的成功有限。小规模的研究或个别病例报告表明，在肾动脉闭塞 PTA 前进行短期的溶栓治疗和急性肾动脉血栓的溶栓治疗中可能发挥作用（Nakayama，Okaneya，Kinebuchi，Murata，& Iizuka，2006）。

除药物溶栓之外或作为药物溶栓的替代方法，各种机械装置也被用于清除血栓。通过非侵入性成像，如双功能多普勒超声、MRA 或 CTA 初步诊断，再经血管造影确认，然后开始溶栓治疗。经股动脉入路行诊断性动脉造影，并将溶栓导管嵌入血栓处。我们的首选方案是每小时持续输注 1mg 组织型纤溶酶原激活剂（t-PA）。在整个溶栓治疗过程中，在重症监护病房监测患者的穿刺点和全身出血情况，在治疗开始后 12~24 小时行动脉造影复查。如果可以实现血管再通，通常会发现潜在的血管狭窄病变，随后可进行 PTA 或支架置入术进一步治疗。

溶栓过程中最严重的并发症是自发性全身出血，在溶栓前必须彻底评估溶栓的潜在禁忌证，出血可能严重到需要输血或停止溶栓。并发症的发生率与治疗时间和给药剂量有关。

（周克冲　翻译　郎旭　审校）

参考文献

Bechara CF et al: Percutaneous treatment of varicocele with microcoil embolization: Comparison of treatment outcome with laparoscopic varicocelectomy. Vascular 2009;17(Suppl 3):S129–S136.

Bhatia S, Sinha V, Bordegaray M, Kably I, Harward S, Narayanan G: Role of coil embolization during prostatic artery embolization: Incidence, indications, and safety profile. J Vasc Intervent Radiol 2017;28(5):656–664, e3.

Bhatt DL et al: A controlled trial of renal denervation for resistant hypertension. New Engl J Med 2014;370(15):1393–1401.

Bilhim T et al: Predictors of clinical outcome after prostate artery embolization with spherical and nonspherical polyvinyl alcohol particles in patients with benign prostatic hyperplasia. Radiology 2016;281(1):289–300.

Bissler JJ, Racadio J, Donnelly LF, Johnson ND: Reduction of postembolization syndrome after ablation of renal angiomyolipoma. Am J Kidney Dis.2002;39(5):966–971.

Carnevale FC, Iscaife A, Yoshinaga EM, Moreira AM, Antunes AA, Srougi M: Transurethral resection of the prostate (TURP) versus original and PErFecTED prostate artery embolization (PAE)

due to benign prostatic hyperplasia (BPH): Preliminary results of a single center, prospective, urodynamic-controlled analysis. Cardiovasc Intervent Radiol 2016;39(1):44–52.

Chatziioannou AN, Johnson ME, Pneumaticos SG, Lawrence DD, Carrasco CH: Preoperative embolization of bone metastases from renal cell carcinoma. Eur Radiol 2000;10(4):593–596.

Coleman DM, Stanley JC: Renal artery aneurysms. J Vasc Surg 2015;62(3):779–785.

Cooper CJ et al: Stenting and medical therapy for atherosclerotic renal-artery stenosis. New Engl J Med 2014;370(1):13–22.

de Assis AM et al: Prostatic artery embolization for treatment of benign prostatic hyperplasia in patients with prostates > 90 g: A prospective single-center study. J Vasc Intervent Radiol 2015;26(1):87–93.

De Baere T, Lagrange C, Kuoch V, Morice P, Court B, Roche A: Transcatheter ethanol renal ablation in 20 patients with persistent urine leaks: An alternative to surgical nephrectomy. J Urol 2000;164(4):1148–1152.

Delgado P et al: Intolerance syndrome in failed renal allografts: Incidence and efficacy of percutaneous embolization. Am J Kidney Dis 2005;46(2):339–344.

Feng S et al: Prostatic arterial embolization treating moderate-to-severe lower urinary tract symptoms related to benign prostate hyperplasia: A meta-analysis. Cardiovasc Intervent Radiol 2017;40(1):22–32.

Gao YA et al: Benign prostatic hyperplasia: Prostatic arterial embolization versus transurethral resection of the prostate—a prospective, randomized, and controlled clinical trial. Radiology 2014;270(3):920–928.

Investigators A et al: Revascularization versus medical therapy for renal-artery stenosis. New Engl J Med 2009;361(20):1953–1962.

Kim HS, Malhotra AD, Rowe PC, Lee JM, Venbrux AC: Embolotherapy for pelvic congestion syndrome: Long-term results. J Vasc Intervent Radiol 2006;17(2 Pt 1):289–297.

Kojima H et al: High-flow priapism undergoing arterial embolization: Review of literature following American Urological Association guideline on the management of priapism. Minim Invasive Ther Allied Technol 2009;18(1):1–5.

Kothary N et al: Renal angiomyolipoma: Long-term results after arterial embolization. J Vasc Intervent Radiol 2005;16(1):45–50.

Kuusk T et al: Treatment of renal angiomyolipoma: Pooled analysis of individual patient data. BMC Urol 2015;15:123.

Leertouwer TC et al: Stent placement for renal arterial stenosis: Where do we stand? A meta-analysis. Radiology 2000;216(1):78–85.

Libicher M et al: Interventional therapy of vascular complications following renal transplantation. Clin Transplant 2006;20(Suppl 17):55–59.

May M, Brookman-Amissah S, Pflanz S, Roigas J, Hoschke B, Kendel F: Pre-operative renal arterial embolisation does not provide survival benefit in patients with radical nephrectomy for renal cell carcinoma. Br J Radiol 2009;82(981):724–731.

Mohan IV, Bourke V: The management of renal artery stenosis: An alternative interpretation of ASTRAL and CORAL. Eur J Vasc Endovasc Surg 2015;49(4):465–473.

Muller A, Rouviere O: Renal artery embolization-indications, technical approaches and outcomes. Nat Rev Nephrol 2015;11(5):288–301.

Muneer A, Ralph D: Guideline of guidelines: Priapism. BJU Int 2017;119(2):204–208.

Nakayama T, Okaneya T, Kinebuchi Y, Murata Y, Iizuka K: Thrombolytic therapy for traumatic unilateral renal artery thrombosis. Int J Urol 2006;13(2):168–170.

Pisco JM et al: Medium- and long-term outcome of prostate artery embolization for patients with benign prostatic hyperplasia: Results in 630 patients. J Vasc Intervent Radiol 2016;27(8):1115–1122.

Ramon J et al: Renal angiomyolipoma: Long-term results following selective arterial embolization. Eur Urol 2009;55(5):1155–1161.

Rooke TW et al: 2011 ACCF/AHA focused update of the guideline for the management of patients with peripheral artery disease (updating the 2005 guideline): A report of the American College of Cardiology Foundation/American Heart Association Task Force on Practice Guidelines. J Am Coll Cardiol 2011;58(19):2020–2045.

Toussi H, McConnell C, Srinivasan V: Renal artery embolization for benign obstructive uropathy. J Urol 2001;165(4):1162–1164.

Uflacker A, Haskal ZJ, Bilhim T, Patrie J, Huber T, Pisco JM: Meta-analysis of prostatic artery embolization for benign prostatic hyperplasia. J Vasc Intervent Radiol 2016;27(11):1686–1697, e8.

Woodrum DA, Atwell TD, Farrell MA, Andrews JC, Charboneau JW, Callstrom MR: Role of intraarterial embolization before cryoabla-tion of large renal tumors: A pilot study. J Vasc Intervent Radiol. 2010;21(6):930–936.

Yamakado K et al: Radiofrequency ablation combined with renal arterial embolization for the treatment of unresectable renal cell carcinoma larger than 3.5 cm: Initial experience. Cardiovasc Intervent Radiol 2006;29(3):389–394.

Yu SC, Cho CC, Hung EH, Chiu PK, Yee CH, Ng CF: Prostate artery embolization for complete urinary outflow obstruction due to benign prostatic hypertrophy. Cardiovasc Intervent Radiol 2017;40(1):33–40.

Marshall L. Stoller

泌尿外科不同于其他学科之处在于不需要开放手术切口的情况下就可以探查尿道。诊断或治疗（或两者）干预都需要逆行的尿路器械。了解各种导管、导丝、支架、内镜和相关仪器是帮助医生完成预期任务的关键。尿道的操作应该以温和的方式进行。对解剖学和器械的理解可以使医生能够熟练地完成他们的任务。患者应该理解这样操作的潜在并发症。例如，外科医生试图放置逆行输尿管导管来引流感染的肾脏，如果逆行引流失败，可能最终导致经皮肾造口术。知道什么时候停止操作和知道什么时候开始操作一样重要。

许多操作是在床边或膀胱镜检查室局麻下进行的。一个舒适的、被告知和知情的患者更有可能配合和耐受手术。医生如果熟悉器械并理解其局限性且预备有替代方案，这会赢得患者的信任。

尿路操作可能会导致严重伤害。若拟行的手术时间较长，应根据术前尿液培养和药敏试验使用适当的抗生素。大量使用水溶性润滑剂和低压冲洗降低了重大医源性感染的风险。患者的体位和正确选择仪器一样重要。必须确定压力点并适当填充，尤其是当患者处于截石位时。此外，腿应该固定在马镫式固定用具上，以防止意外伤害，例如，发生闭孔反射后，腿撞到外科医生可能导致意外伤害。

导尿管留置

导尿是最常见的尿路逆行操作；每年使用超过 1 亿个 Foley 导尿管。在需要麻醉剂的外科手术过程中和手术后，放置导尿管排出尿液，以评估危重患者的排尿量，收集可靠的尿液标本，用于尿动力学评估，用于放射学研究（如膀胱造影），并评估残余尿液。这种导管可以用气囊充水保持留置。必须强调进行自我间歇导尿管置入术的患者中的尿管无须固定装置，足够的润滑以保持膀胱在合理的容量是至关重要的。相反，当留置导尿管时，使用无菌技术很重要。

▶导尿技术

A. 男性

当导管通过球部尿道时，阴茎应朝向脐部，以减少锐角。大多数情况下，导尿管可以顺利通过。当遇到阻力时，应仔细询问患者的病史与既往的泌尿外科操作。尿道狭窄并不少见，可能发生在腔内泌尿外科手术后。尿道狭窄可能发生于尿道口到膀胱颈部。骑跨伤病史可能提示球部尿道狭窄。向尿道注射足够的润滑剂，并指导患者放松盆底，可以使导尿管更容易通过。应使用大约 18Fr（直径 18Fr=6mm）的大口径导管。狭窄、坚硬的小导管更有可能造成假腔和穿孔。尖端弯曲的导管有助于克服膀胱颈抬高，如良性前列腺增生（benign prostatic hyperplasia，BPH）的患者。使用自保持式 Foley 导尿管，完全推进直到尿液流出是很重要的。过早地给气囊充气（当它在尿道中时）可能会导致严重的疼痛及尿道破裂。必须向护理人员强调这一点，尤其是对无法有效沟通的患者，因为在这种情况下，只有在出现明显感染症状以后，才可能出现尿道破裂的征象。

B. 女性

在肥胖或尿道下裂患者中，可能很难找到尿道口。对阴唇进行侧向和向外的牵引以及使用阴道窥镜可能会有所帮助。对于重复导管插入术，将手指插入阴道可以帮助引导导尿管。

C. 难以放置和拔出导尿管

当导尿管留置困难时，可以使用丝状探条和接杆进行引导。探条很硬，如果用力过猛，会刺穿尿道。因此，当遇到阻力时，应该停止前进，最初的探条应该留在原位。第二个探条和第三个探条，以及可能附加的探条，应放置在先前放置的探条旁边，以防止现有的探条占据错误的通道或打结。最终，其中一根探条会通过并进入到膀胱中。探条末端的螺旋适配器可用于连接逐渐变大的探杆，以扩张狭窄的尿道。在充分扩张后，可以通过探条上置入一个末端开口的导管进入膀胱。如果在任何阶段遇到问题或不适当的阻力，应中止手术，并进行尿道膀胱镜检查，或进行耻骨上膀胱造口术以获得足够的尿液引流。

留置导尿管应固定在封闭的重力引流系统中。对于需要长期留置导尿的男性而言，导尿管应固定在腹壁上，以减少尿道牵引压力和潜在的狭窄形成。需要进行尿道护理，以确保尿道分泌物有足够的排放口。

当拔除导尿管时，困难要少得多。这里，在拔管前，将球囊排水。有时，经常会出现一个问题，球囊可能不能排水。仔细观察注水阀可能会找到解决办法，可以在切开注水阀，以期排空球囊，但这并不总是有效的。也可以选择经会阴或经腹气囊穿刺（最好在超声引导下进行），或通过气囊开口注射有机试剂如乙醚（注意防止化学性膀胱炎）以溶解气囊壁。如尿管无法推进、回拉或旋转，则应思考之前手术中是否缝到了尿管；这种缝合线可以通过沿着 Foley 导管放置的小型内镜来切割。导尿管的另一个并发症是结壳，尤其是当导尿管留置时间较长时。

▶导尿管设计

导尿管在尺寸、形状、材料类型、管腔数量上有所不同（图 8-1）。外部导管直径和大多数内镜器械的标准尺寸是根据 Charriére 法式标准 0.33mm=1Fr［1Charriére（Charr）］给出的。因此，3Fr 等于 1mm 直径，30Fr 等于 10mm 直径。

导尿管尺寸的选择取决于患者情况和使用目的。大口径导管用于清除血凝块或其他碎片。其他导管用于稳定开放性尿道成形术后的移植物，用于尿道狭窄患者内镜切口后的支架植入，用于支撑尿道，或计算尿量。三腔导管（一个端口用于气囊充水和放水，一个端口用于流入和流出）的内腔小于双腔导管。较小的导管通常具有较小的气囊。大气囊（如 30ml）可膨胀至 50ml 以上，以减少气囊进入前列腺窝的可能性，特别是在经尿道前列腺切除术（transurethral resection of prostate，TURP）后。它们可用作膀胱颈部的牵引装置，以控制 TURP 或钬激光前列腺剜除术（holmium laser enucleation of the prostate，HoLEP）后前列腺窝的出血。

导尿管的硬度、内外径比，以及生物相容性取决于制造导尿管的材料。标准乳胶导尿管可导致乳胶过敏患者的严重反应，最常见的是脊髓膨出患者。硅胶品种在这种情况下是很好的替代品。当使用低摩擦系数的导管时，黏膜刺激性降低。水凝剂被放置在导管上，以形成短暂的涂层，在生物组织和异物之间形成界面；这个界面持续大约 5 日。永久水凝胶涂层可延长导管的寿命。降低这些导尿管的摩擦系数可减少黏膜刺激并获得更好的生物相容性。具有更持久界面的导管可减少结壳。

尿道镜检查

为了有助于诊断和治疗尿道病变，通过带有 0° 透镜的尿道镜进行内镜检查是有帮助的。狭窄疾病可以在影像学检查后确诊。狭窄的特征是圆周变窄。通过插入越来越大的导管对尿道狭窄进行顺序扩张，会对黏膜产生剪切力和撕裂力，并可能产生扩展的瘢痕。因此，如果周期性尿道扩张后突然终止，则尿道狭窄复发是常见的。带有

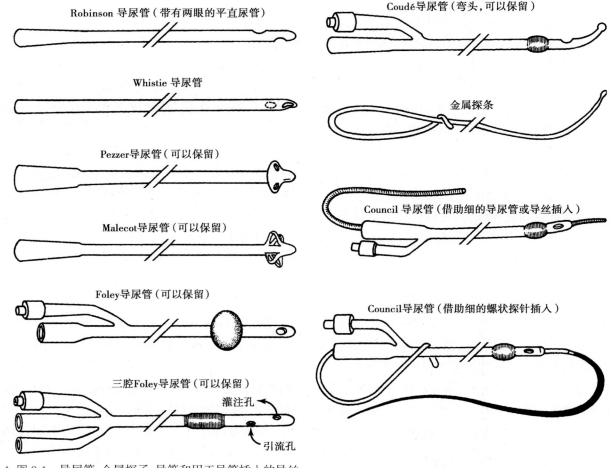

▲ 图 8-1　导尿管、金属探子、导管和用于导管插入的导丝

7~9Fr 球囊（可通过导丝并在 ≤15atm 的压力下膨胀至 30Fr）的扩张器不会产生剪切力，但长期结果各不相同。局限的环状狭窄可以用内镜冷刀在直视下切开。插入通常在 12 点钟的位置切开，足以让尿道镜通过。如果进一步的插入导致出血，则可以排空膀胱并进行充分的冲洗。仅从视觉上很难确定狭窄的真实范围和深度，因为瘢痕可能涉及更深层的组织。因此，尿道超声可以作为辅助手段。

尿道憩室（urethral diverticulum，UD）可以通过尿道镜来识别。导管可以穿过扩张器的颈部，以帮助在最终的开放手术修复过程中确定其位置。尿道镜可用于将染料直接注射到罕见的囊肿中，以识别和提取异物或罕见的结石，并进入憩室中对可疑病变进行活检。尿道镜可用于治疗尿道湿疣。

膀胱镜检查

下尿路的内镜检查需要灌注、照明（光纤）和镜头。为了优化完整的检查，应该旋转内镜，并且可能需要 0°、30°、70° 和 120° 透镜。按压耻骨上有助于检查膀胱顶，膀胱顶通常有气泡。应系统评估尿道，前列腺，膀胱侧壁、膀胱顶、膀胱颈和输尿管口（包括位置、数量、形状和特征）。膀胱应在不同的充盈水平进行评估。只有在膀胱完全排空后，间质性膀胱炎患者才会出现典型的瘀斑。在内镜下进行直肠检查是很有用的，特别是在评估前列腺大小和前列腺尿道长度方面。类似地，女性同时进行阴道检查有助于评估膀胱膨出。

内镜操作过程中冲洗剂的选择很重要。有导电的和不导电的冲洗剂。导电冲洗剂，包括盐水和乳酸林格溶液,在传统的腔内外科手术中是不合适的,因为电荷会被冲洗剂扩散。不导电的冲洗液包括水和甘氨酸。水具有增加可见度的理论优势,并且因为它是低渗的,所以它可以溶解肿瘤细胞。由于存在增加血管内吸收的可能性,故首选等渗剂或其他非溶血剂,而非低渗溶液。

硬性膀胱镜检查会导致不适,可通过尿道注射 1% 利多卡因作为局部麻醉剂来减轻不适。软性膀胱镜减少了患者的不适,并允许在仰卧位而不是截石位使用器械。它们现在通常用于血尿 / 肿瘤监测和双 J 支架回收时。具有灵活范围的可视内镜可以看见患者正常和异常的解剖结构,从而帮助他们了解自己的病理。可视内镜检查减少了与泌尿科医生的液体接触,并有助于减少进行普通内镜检查时因姿势改变而加剧的潜在膀胱颈相关疾病。软性膀胱镜也有缺点。软镜灌注口较小,并且没有工作鞘。因此,如果不完全移除内镜,就无法完成更换镜片、评估残余尿液和灌注液的重复排空。硬性膀胱镜检查允许更多样的仪器、更好的光学系统和更高的耐用性。

评估尿道和膀胱的仪器可用于检查可控性储尿囊或回肠通道。放置在内镜前的 Robinson 或 Foley 导尿管为操作员提供了一个视觉标志和一个冲洗出口,以保持手术的低压。或者,Foley 气囊可以充气,导管可以堵塞以暂时扩张肠段以识别病理损害。内镜检查可以识别结石、异物和黏液堵塞,并有可能探查输尿管肠吻合口。

输尿管插管术

在进行逆行肾盂造影、收集尿液进行细胞学检查或培养,以及进行刷式活检时,需要进行输尿管插管术(图 8-2)。需要输尿管插管术的其他器械(图 8-3),包括引流由于内部或外部压迫而阻塞的肾脏,以及留置内置的双 J 支架管。找到输尿管口可能很困难。长期留置导尿管、感染、输尿管再植手术史或肾移植会阻碍输尿管口的识别。人们必须首先尝试识别输尿管间嵴,然后看到喷尿。改变膀胱容量和使用静脉注射亚甲蓝可能会有所帮助。然而,静脉注射药物可能需要 5~20 分钟才能排出输尿管。一旦确定了输尿管口,导管

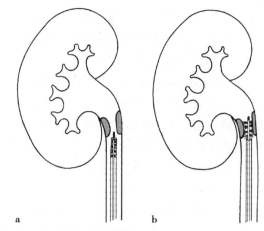

▲ 图 8-2　近端输尿管病变的刷子
a:插入覆盖刷子的导管。b:刷子穿过病变部位

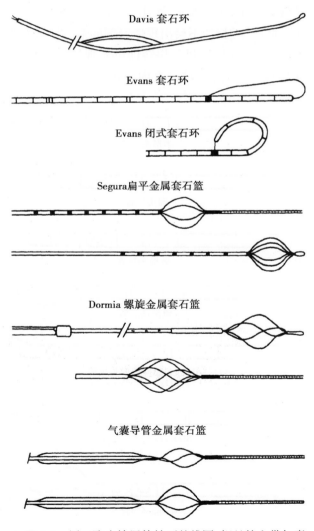

▲ 图 8-3　用于取出输尿管结石的线圈、钢丝篮和带气囊导管的钢丝篮

通常会顺利放置。然而,在 BPH 伴有远端输尿管 J 形钩环、既往输尿管手术、输尿管再置入、下肢活动能力下降或其他骨骼异常或继发于长期嵌顿输尿管结石的水肿或扭结的情况下,支架管置入术可能会很困难。Albiron 桥可能有助于引导导管和导丝。或者,使用带有角尖端亲水导丝的血管造影交换导管,是一种相对无创伤的方法来识别和处理输尿管口。

导管尖端有多种配置(图 8-4)。橡子或锥形尖端导管是常规逆行肾盂造影的理想选择。应注意在置入前排空导管中的空气,以避免将空气与填充缺陷混淆。荧光透视有助于确定放射造影材料的合适体积,以降低肾盂肾炎、肾盂输尿管反流或穹窿破裂的可能性。平均集合系统可容纳 7~9ml 的造影剂。如果在局部麻醉下进行导管置入术,过度扩张会引起严重的同侧腰部疼痛。低压注射时,不会出现造影剂的系统性吸收。Coudé-tipped 导管只需扭转即可实现导管尖端的剧烈移动,不需要对放大内镜进行转动,这有助

于识别那些由于水肿或肿瘤浸润而难以识别的开口。

为了绕过过大的角度,必须首先尝试导丝通过。如果它们有可伸缩的核心,它们可以轻松通过。这种情况下,亲水性 Coudé-tipped 导丝是有帮助的。如果孔口可以与导丝的尖端接合,但是导丝不能前进,则当导丝前进通过内镜时,内镜的尖端应该朝向对侧孔口旋转,刚好足以保持导丝接合在孔口中。然后,导丝应该靠着膀胱后壁前进,有效地改变受力,以便导丝可以前进(图 8-5)。随着导丝的前进,导管顺着导丝前进,用于注射造影剂,随后可以用另一根(通常是一根更硬的)导丝或开口导管进行交换。尖端为圆锥形的导丝(带有可拆卸的芯导管)可通过这种交换导管前进,以便绕过结石。推拉动作(在推动导丝的同时拉动交换导管)通常会由于交换导管的阻力而使导管变直,从而允许导丝前进。为了增加阻力,闭塞球囊输尿管导管可以膨胀,并适当牵拉,可以帮助拉直扭结或弯曲导丝。也可以

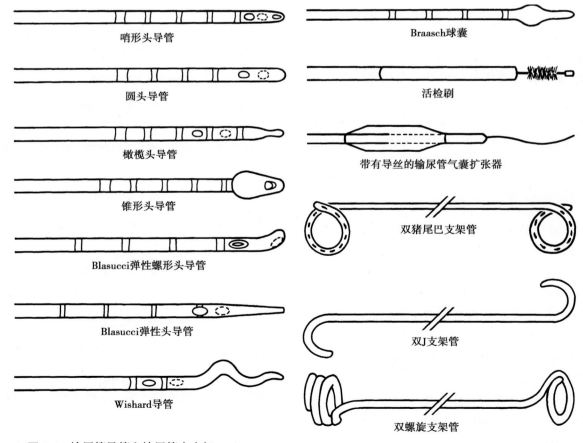

哨形头导管

圆头导管

橄榄头导管

锥形头导管

Blasucci弹性螺形头导管

Blasucci弹性头导管

Wishard导管

Braasch球囊

活检刷

带有导丝的输尿管气囊扩张器

双猪尾巴支架管

双J支架管

双螺旋支架管

▲ 图 8-4　输尿管导管和输尿管内支架

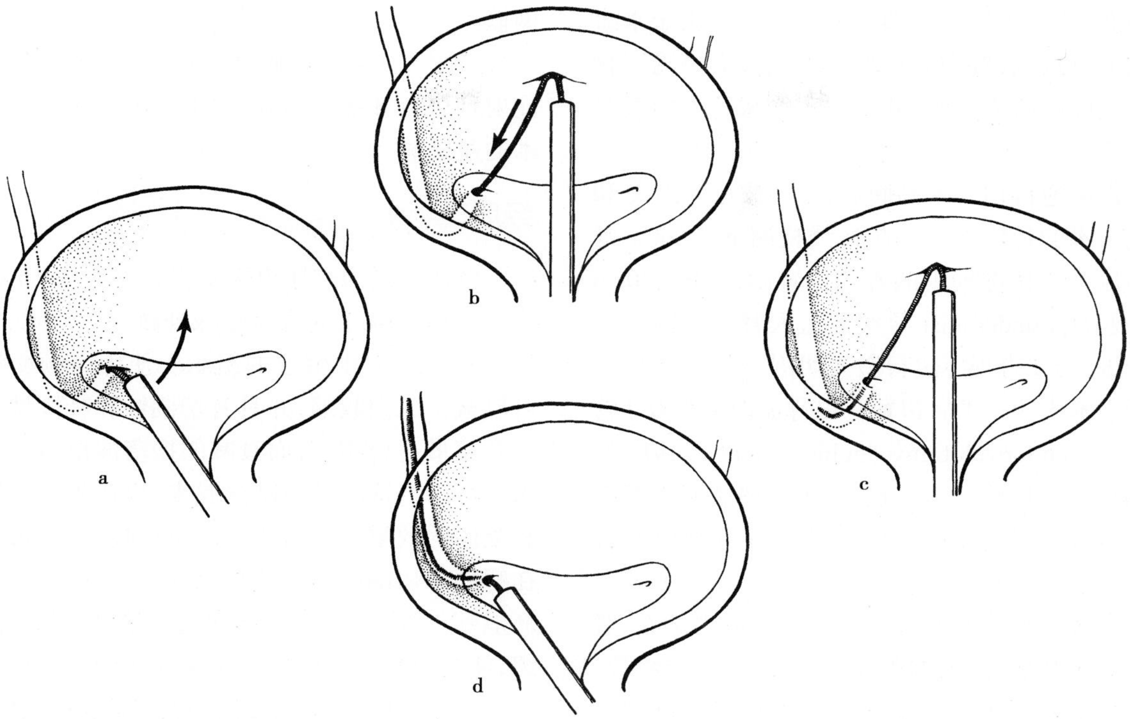

▲ 图 8-5　通过进入困难的输尿管口
a: 无法直接将导丝置入输尿管。b: 内镜向对侧输尿管口旋转,导丝保持不动。c: 导丝靠着膀胱壁前进。d: 导丝越过角度进入输尿管

使患者深呼吸,从而提升横膈膜,这有助于导丝前进。

双 J 管用于因输尿管成角或输尿管受压迫引起的梗阻性反流;它们也用于冲击波碎石术后,可降低败血症或输尿管梗阻的风险。双 J 管增加了输尿管的内腔,这有利于输尿管狭窄的恢复。输尿管镜检查后放置双 J 管,然后几天后再行手术,这可以显著降低手术的难度。双 J 管可干扰正常的输尿管蠕动,并且其可顺着导丝将其近端放置在肾盂适当的位置中。X 线提示:腹部侧位片提示双 J 管向外侧突出,正位片提示双 J 管位于输尿管近端位置。怀孕患者可以通过肾脏超声确认双 J 管放置位置是否正确。留在膀胱内的双 J 管太长会导致严重的尿路刺激症状;太短可能发生移位,这种情况下,不能保证有效的引流,双 J 管必须用输尿管镜取出或用输尿管结石篮取出。

必须告知患者其体内已放置了双 J 管。通常,他们自身感觉不到双 J 管。当双 J 管长时间留在体内时,会增加积垢、引流不畅和取出困难的

风险。双 J 管引流的具体机制尚存争议,引流可能是在导管周围进行的,也可能是通过与内腔连通的多个侧孔进行的。新的螺旋脊双 J 管可能在呼吸和体壁运动期间通过外脊上的单向棘轮样运动来促使输尿管结石通过。金属双 J 管可以用于长期留置(1 年)。其他双 J 管放置并发症包括远端移位到膀胱内、远端移位到膀胱颈外(导致完全性尿失禁),以及排尿后的腰部疼痛。导管可以通过软性或硬性膀胱镜用镊子取出。虽然双 J 管会导致潜在的并发症,但它们可以帮助尿液引流,而不需要经皮肾造口术。

球囊扩张器可用于使输尿管镜(硬镜或软镜)更容易通过并取出较大的完整结石,球囊通常可以顺着导丝插入。编织的球囊有一个紧密的、展开的外表面,充气后其纵向长度缩短。相比之下,非编织的球囊是折叠的,在最初的膨胀和缩小之后可能很难通过;然而,它们的长度并不会随着膨胀而缩短。在输尿管远端结石旁边膨胀的球囊会导致球囊穿孔或结石挤压到输尿管腔外。球囊充气最好通过带有压力表的扭转式注射

器辅助装置来实现。输尿管接入鞘通常由亲水涂层制成，可以放置在导丝上。他们不需要输尿管球囊就能扩张输尿管，并简化了输尿管上的多个通道。

肾盂逆行切开术是腹腔镜、开腹手术修复和经皮手术的替代方法。在 X 线检测下，记录下肾盂输尿管连接部梗阻的确切位置后，一根 150cm 长的超硬 Lunderquist 导丝被送入肾盂。输尿管镜推进，可在直视下进行激光切割。大约 70% 的患者手术成功。术后留置一根肾盂内切置双 J 管（internal endopyelotomy double-J stent），14Fr 的头端跨过输尿管肾盂连接部，进入膀胱时逐渐变细至 6~8Fr，或常规 7~8Fr 的双 J 管通过导丝置入，放置 6 周。

有多种内镜网篮可用于包裹并取出结石、脱落的乳头状瘤、巨大的肿瘤、真菌结石和异物等。输尿管网篮的设计分为有丝状和无丝状两种，可以自行在输尿管中推进，或者是通过软性和硬性输尿管镜的工作端口进行推进。圆形钢丝篮可以被扭转，以帮助捕获目标。几个（两个或三个）铁丝网篮用于处理大型目标，而多个（四到六个）铁丝网篮用于处理多个目标。扁平的篮子可以有效地接合结石。然而，如果缠绕在一起，金属丝就会折叠，变成刀状的边缘。使用网篮的过程中，应该确保血管内皮细胞不会被损伤。温和的牵拉有助于取出这些外来物质。接合的网篮可能很难脱开。有时，必须离断手柄，并将输尿管镜放在网篮旁边，以方便取出结石和网篮。镍钛合金网篮的顶部是圆形的，可以减少潜在的血管内皮损伤，现在是大多数泌尿科医生的首选

网篮。

经尿道注射可以通过各种内镜进行。较新的注射剂包括纤维蛋白胶、肉毒杆菌和用于脱流手术的蓬松剂。

经尿道手术

电切镜是为经尿道手术设计的鞘为 10~30Fr 的内镜（图 8-6），它允许泌尿外科医生切除、电灼或汽化下泌尿生殖道的组织。使用高频交流电可以减少肌肉收缩，并具有切割性和凝固性。纯正弦波最适合切割，而衰减的振荡波形最适合凝固。可以将这两种波结合起来，以达到同时切割和凝固的效果。这需要一个负极板，通常被粘贴在臀部。切割电流导致组织的快速气化，使电切环能够以最小的阻力轻松地通过组织，并分离组织，使其容易流入膀胱。快速连续的切割加快了手术速度。相反，凝固电流导致气化速度较慢，从而减少了组织与切割电流的分离。如果传统的电切镜不能切割组织，术者应该检查是否有切除回路故障、断裂或断开的电缆或发电机，或者导电灌注液（如生理盐水）泄露。相比之下，等离子动力或双极分光镜将电流从内镜环路的一端发送到另一端，在环路局部产生高电流，并在接触时有效地汽化组织。由于双极设计，导电性灌注液常与这些双极显微镜一起使用。切除手术也可以用激光等类似的方式进行。

在经尿道手术之前，尿道应该用探子试探，以确保能够放置电切镜。尿道探子有很多品种（图 8-7）。Otis 尿道刀可用于在 12 点钟位置切开尿道，从而降低狭窄尿道再次发生狭窄疾病的可

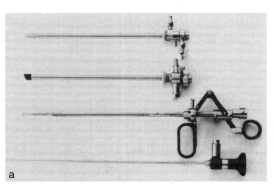
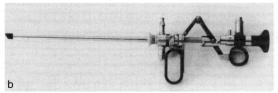

▲ 图 8-6　经尿道电切镜
a：连续式护套、标准护套、带切割环的工作元件、内镜。b：组装后的仪器

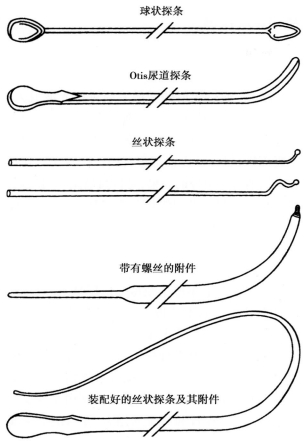

球状探条

Otis尿道探条

丝状探条

带有螺丝的附件

装配好的丝状探条及其附件

▲ 图 8-7　尿道探子

能性。建议使用大量水溶性润滑剂。在放置电切镜之前,应检查线圈以确保其完全回缩到鞘内,从而允许切除的组织顺利地流入膀胱。内镜可以在直视下放置,特别是在患者最近没有做过膀胱镜检查的情况下。或者,使用 Timberlake 封闭器可以直接放置镜鞘。老式的内镜需要术者简短地移除工作元件,以便排出膀胱内容物。现代内镜有一个额外的通道可供连续操作。另一种选择是经皮耻骨上引流导管,它允许持续引流。在操作前应明确定位体表标志,如外阴和输尿管开口,可显著降低并发症的发生率。膀胱病变最好在膀胱充盈的情况下切除,以降低穿孔的可能性。Bugbee 电极可用于凝固点状出血点或病变。滚珠可以用来凝固大片出血区域。经尿道切除(transurethral resection, TUR)可用于切除梗阻的前列腺,引流前列腺脓肿,或在某些不育症患者中打开射精管。

　　TURP 是一个技术成熟的手术,用于切除前列腺组织和减轻尿路梗阻症状。有经验的医生能

够较容易地完成这类手术。HoLEP 目前正在推广,可用于前列腺腺瘤的完全剜除。通过适当的内镜反牵引和高功率激光的使用,腺瘤可以被摘除,然后以安全的方式被粉碎和排空。目前,新的替代手术正处于探索阶段,特别是对麻醉风险高、预期寿命短或禁忌 TURP 的患者。那些有小前列腺或膀胱颈挛缩的患者可从输尿管口远端至精阜的前列腺经尿道切开治疗。经膀胱镜尿道成形术,也被称为前列腺球囊扩张术,在直视下和透视下扩张前列腺尿道。高危患者可以放置尿道内线圈,以避免术后使用永久的导尿管引流,但是术后如果需要移除这些线圈是很困难的。热疗温度为 41~44℃,持续 60 分钟,中叶梗阻不适合热疗。前列腺间质激光消融术是治疗前列腺增大的另一种方法。有多种双极系统可用于前列腺组织的汽化。与常规的切除技术相比,出血较少,但需要更长的时间才能切除等量的组织。在 BPH 症的治疗中,许多替代技术正在成为 TURP 的流行替代手段。

　　在 TURP、HOLEP 手术中,有多种切割技术可用于切除梗阻的前列腺。需要良好的视野,术者舒适的体位,外科内镜的识别。还需要在切除阶段之前,完成既定目标,搏动性动脉出血应先凝结,其次是静脉出血。有时,动脉出血在没有额外切除组织的情况下无法凝结。应该使用 Ellik 球或活塞注射器来清除切除的组织。在手术结束时,应确保充分切除和止血,并检查是否有遗漏的组织碎片和可能的损伤。应将 Foley 导尿管插入膀胱并冲洗,以确保血流畅通和止血充分。如果怀疑膀胱三角区受损,导管的尖端、手指插入直肠中协助可以帮助正确放置导尿管。Foley 气囊充气量应在 20ml 基础上,每切除 1 克组织增加 1ml。适度的牵引导管可以帮助止血。

　　在实施经尿道手术时,摄像机通常固定在光学目镜上。摄像头的使用有助于降低术者颈椎疾病的风险,并使外科医生与血液保持距离。这是提高内镜外科教学质量的一个很好的设备。

　　急性并发症包括膀胱腹膜内或腹膜外破裂、直肠穿孔、大小便失禁,并可能出现输尿管反流或狭窄、出血、气体爆炸(尤其是在有积气的情况下切除穹顶膀胱病变时)、附睾炎、脓毒症和经尿道

电切综合征。经尿道电切综合征的特征是稀释性低钠血症,可能导致意识模糊、充血性心力衰竭或肺水肿。它通常继发于通过低压系统穿孔,如静脉窦等情况时大量液体被吸收。如果发现静脉窦的穿孔,应该降低冲洗液的高度,止血,并迅速结束手术。其他并发症包括勃起功能障碍(凝血过度)和尿道狭窄。在完全前列腺切除后,逆行射精也会经常发生的。

下尿路结石

大多数起源于上尿路的膀胱结石自发通过尿道排出。相反,出口梗阻导致的膀胱结石可能需要内镜摘除。许多结石都可以通过各种钳子或电切镜环路冲洗或取出。结石太大,无法穿过内镜鞘,首先需要碎石。带有冲压式机械装置的直视下碎石是有效的。然而这些设备也具有潜在的风险。因此,将膀胱充盈有助于结石的有效接合,而不会损伤膀胱壁。在粉碎前扭曲碎石可以确保膀胱壁不受仪器的影响。

其他可用于粉碎膀胱结石的方法包括超声波、电动液压、激光和气压弹道碎石。超声波碎石使用通过金属换能器传递的振动能量,需要一个内镜。换能器轻轻地压在结石上使其碎裂,过大的压力会穿透膀胱壁。电动液压碎石会产生火花间隙,产生冲击波。它是在软镜导管的末端输送的,可以作为单次或重复电击使用,并可以用生理盐水进行碎裂。变阻器可以调节功率输出。较高的压力可能会导致结石在膀胱中的不同位置旋转;较低的压力会导致碎石效果不理想。为了优化碎石,仪器的尖端应该离结石几毫米远。为保护内镜光学元件,内镜应保持一定距离。冲击波可以粉碎易碎的物质,如结石或透镜。生物组织是有弹性的,只要火花间隙不接触它们就不会受到伤害。气压弹道碎石术是有效的,组织损伤最小。它们使用可重复使用的探头,并由压缩气体提供动力。钬激光(holmium laser)的光热机制可以有效粉碎各种类型的结石(大的、小的和多个膀胱结石),也是现在最受欢迎的碎石方法。尿酸结石在用钬激光粉碎时会产生少量的氰化物气体,但目前还未报告有相关的临床并发症出现。

先进高级仪器

▶激光

激光(通过辐射的受激发射进行光波放大)已经通过软镜和硬镜被广泛使用。二氧化碳和氩激光不易穿透正常组织。钕激光具有足够的组织凝固性,对各种皮损都很有用。钬激光对碎石和组织消融有很好的效果,是目前最流行的方式。缺点是缺乏足够的组织用于组织病理学评估,以及昂贵的初始成本。

▶超声检查

超声波在下泌尿生殖道的应用越来越广泛。它对患者造成的不适极小。它可对器官和病变的形状、大小和体积进行三维评价;并且可以提供直接的干预。有多种探头可供选择;浅层结构(如阴囊结构)需要高兆赫探头来评估睾丸疾病(包括肿瘤和扭转),而低兆赫探头则用于深层结构(如引导经皮肾和膀胱入路)。介入组织会显著降低图像质量。

经直肠超声在评估前列腺、确定前列腺大小、确认直肠状态或根据前列腺特异性抗原(prostate-specific antigen, PSA)升高的基础上检查前列腺以帮助确定可疑恶性肿瘤的存在和分期方面具有重要价值。由于恶性肿瘤的检测率很低(1.6%~7%),大规模筛查项目并不划算。具有自动活检机制的直接针吸活组织检查快速、耐受性好,产生可靠的活检组织,比传统的指诊引导针(如 Tru-Cut)痛苦少。用于前列腺冷冻手术的经皮引流管、放射性粒子植入物和高温线圈可以在经直肠超声引导下安全放置。经直肠超声检查可能会产生不可靠的图像,这往往会误导经验不丰富的医师。经直肠超声检查的缺陷包括仪器设置错误、粪便或气体造成的耦合不良,以及混响、偏转、阴影或增强导致的无法识别的伪影。

耻骨上超声可以帮助评估前列腺解剖,特别是大小和膀胱内突出程度。它可以帮助评估膀胱的残余尿液和结石,而这些结石在腹部平片上也是可见的(改变患者的位置可以改变结石的位置）。耻骨上超声可以识别输尿管远端结石，特别是通过一个充盈的膀胱作为声学窗口进行可视化时。可识别双J管、结痂、憩室和大的恶性病变。该方法还可用于放置耻骨上膀胱造口引流管。

其他应用包括腔内超声、彩色超声、多普勒超声和动态超声。腔内超声包括经阴道、经尿道（图 8-8）和膀胱镜技术，可以显示阴道、尿道和膀胱疾病。输尿管内超声可以帮助识别交叉血管，最好是在肾盂内切开术之前。彩色和多普勒超声可以评估与勃起功能障碍有关的血流。动态超声可以补充尿动力学表现。超声波应用于下泌尿生殖道，造成的不适极小，可提供有价值的信息。

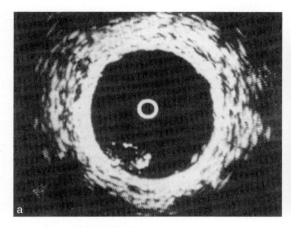
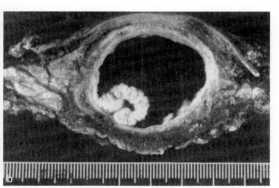

▲ 图 8-8 多病灶膀胱癌
a：经尿道超声成像。b：膀胱癌切除术标本

（宋宇轩 翻译 车翔宇 审校）

参考文献

导尿管

Bloom DA et al: A brief history of urethral catheterization. J Urol 1994;151:317.

Cardenas DD et al: Intermittent catheterization with a hydrophilic-coated catheter delays urinary tract infections in acute spinal cord injury: A prospective, randomized, multicenter trial. PM&R (Physical Medicine and Rehabilitation) 2011;3(5):408–417.

Choong S et al: A prospective, randomized, double-blind study comparing lignocaine gel and plain lubricating gel in relieving pain during flexible cystoscopy. Br J Urol 1997;80:69.

Christison K et al: Intermittent catherization: The devil is in the details. J Neurotrauma 2017.

Foxley S: Indwelling urinary catheters: Accurate monitoring of urine output. Br J Nurs 2011;20(9):564, 566–569.

Lapides J et al: Clean, intermittent self-catheterization in the treatment of urinary tract disease. J Urol 1972;107:458.

Lee EA, Malatt C: Making the hospital safer for older adult patients: A focus on the indwelling urinary catheter. Perm J 2011;15(1):49–52.

Mamoulakis C et al: Results from an international multicentre double-blind randomized controlled trial on the perioperative efficacy and safety of bipolar vs monopolar transurethral resection of the prostate. BJU Int 2012;109(2):240–248.

Williams JC et al: Deflation techniques for faulty Foley catheter balloons: Presentation of a cystoscopic technique. Tech Urol 1996;2:174.

经直肠超声和经尿道超声

Demura T et al: Differences in tumor core distribution between palpable and nonpalpable prostate tumors in patients diagnosed using extensive transperineal ultrasound-guided template prostate biopsy. Cancer 2005;103(9):1826–1832.

Eisenberg ML et al: The importance of tumor palpability and transrectal ultrasonographic appearance in the contemporary clinical staging of prostate cancer. Urol Oncol 2011;29(2):171–176.

Huffman JL et al: Ureteral catheterization, retrograde ureteropy-elography and self retaining ureteral stents. In: Bagley DH et al (eds): Urologic Endoscopy: A Manual and Atlas. Little, Brown and Company, Boston, Toronto, 1985, pp. 163–177.

Monga M: The dwell time of indwelling ureteral stents—the clock is ticking but when should we set the alarm? J Urol 2011;185(2):387.

Nash PA et al: Sono-urethrography in the evaluation of anterior urethral strictures. J Urol 1995;154:72.

Phan CN, Stoller ML: Helically ridged ureteral stent facilitates the passage of stone fragments in an experimental porcine model. Br J Urol 1993;72:17.

结石篮

de la Rosette JJ et al: Handling and prevention of complications in stone basketing. Eur Urol 2006;50(5):991–998.

Dourmashkin RL: Cystoscopic treatment of stones in the ureter with special reference to large calculi: Based on a study of 1550 cases. J Urol 1945;54:245.

Leone NT et al: Changing trends in the use of ureteroscopic instruments from 1996 to 2008. J Endourol 2010;24(3):361–365.

Wang CJ et al: Randomized trial of NTrap for proximal ureteral stones. Urology 2011;77(3):553–557.

Wolf JS Jr et al: Cost-effectiveness vs. patient preference in the choice of treatment for distal ureteral calculi: A literature-based decision analysis. J Endourol 1995;9:243.

细胞学检查和活检

Dodd LG et al: Endoscopic brush cytology of the upper urinary tract: Evaluation of its efficacy and potential limitations in diagnosis. Acta Cytol 1997;41:377.

内镜

Hopkins HH: The modern urological endoscope. In: Gow JG, Hopkins HH (eds): A Handbook of Urological Endoscopy. Churchill Livingstone, Edinburgh, London, New York, 1978, pp. 20–34.

Merkle EM et al: Virtual cystoscopy based on helical CT scan datasets: Perspectives and limitations. Br J Radiol 1998;71:262.

Reuter MA, Reuter HJ: The development of the cystoscope. J Urol 1998;159:638.

碎石

Bapat SS: Endoscopic removal of bladder stones in adults. Br J Urol 1977;49:527.

Hussein NS, Gohar MR: Pneumatic ureterolithotripsy in paediatric and adolescent patients: A ten-year experience at the Hospital Universiti Sains Malaysia. Singapore Med J 2011;52(1):42–46.

Kara C et al: Transurethral cystolithotripsy with holmium laser under local anesthesia in selected patients. Urology 2009;74(5): 1000–1003.

Vassar GJ et al: Holmium:YAG lithotripsy efficiency varies with energy density. J Urol 1998;160:471.

第 9 章　经皮肾镜和输尿管镜技术

David B. Bayne，Joachim W. Thüroff，
Rolf Gillitzer，Thomas Chi

肾脏内镜手术主要有两种途径,即逆行和顺行。逆行方式是利用输尿管肾镜通过尿道、输尿管进入上尿路,顺行方式则是通过经皮肾穿刺入路直接进入肾脏。和开放肾切除手术一样,两种入路必须注意肾内解剖,同时成像技术是安全性的保障。

经皮肾入路

为安全的建立经皮肾通路,最重要的原则是确定一个能够提供通向目标的直接通路和安全的无出血的器械操作的穿刺路线。穿刺针以及目标的可视化和精确的引导需要使用成像技术,如超声、X 线透视,对于某些病例,需要做 CT。

经皮肾穿刺的禁忌证是凝血障碍或药物抗凝所致的凝血异常。尽管尿路生殖系统的手术切口级别为清洁 - 污染,但无菌消毒和术区铺巾与开放手术相同。局部麻醉只适用于肾穿刺和用于输尿管支架或肾造口导管顺行性插入的小口径(6~12Fr)的管道扩张,以 2% 盐酸利多卡因 10ml 用于浸润皮肤和沿着预期穿刺路线周围的组织,直到肾囊。为保障患者舒适度及安全,大口径(≤30Fr)通道的扩张建议全麻,只在绝对需要时才选择局部麻醉或区域麻醉。

成像和穿刺技术

经皮肾集合系统穿刺术可用于诊断性操作(如顺行肾盂造影,压力 / 灌注检查)或用来建立治疗性介入通道(表 9-1)。

表 9-1　经皮穿刺肾集合系统的指征

诊断性指征
顺行肾盂造影
压力 / 灌注检查（Whitaker 试验）
治疗性指征
肾造瘘引流
顺行放置输尿管支架
输尿管狭窄扩张
经皮肾盂内切开术
经皮肾镜取石术（PCNL）
经皮尿路上皮肿瘤切除或凝固

无论超声还是 X 线透视均能提供显像和引导安全精确的经皮肾穿刺,但超声引导相对于 X 线透视具有如下优点:

1. 相较于 X 线,掌握肾脏通道的学习曲线更短;

2. 更易识别后组肾盏以确保安全进入肾脏;

3. 无需经静脉或逆行使用造影剂;

4. 无辐射接触;

5. 持续实时的穿刺控制;

6. 可使可透 X 线的不能造影增强的肾和肾外结构(如肾囊肿、腹膜后肿瘤)成像,以利于穿刺;

7. 可避开穿刺针道可能损伤的邻近器官(如肠、肺、肝、脾);

8. 相较于 X 线,费用低。

对于无积水的肾脏鹿角状结石,X 线透视优

于超声。一旦穿刺针进入肾脏集合系统,就可以使用超声和透视来控制和指导后续的步骤(如放置导丝、通道扩张、导管置入)。目前多数扩张器械的设计是为了适应 X 线,透视下观察导丝走行和是否进入输尿管更容易。

经皮肾穿刺可以使用多种患者体位,包括俯卧位和改良仰卧位。俯卧位时可在腹部下方放置可透 X 线的衬垫,以纠正腰椎前凸和支撑肾脏。我们采用标准俯卧位肾下极穿刺,穿刺点选择在竖脊肌外缘外侧两横指、第 12 肋缘下方两横指;此处穿刺基本可避开肠管,且具有舒适的取石操作角度。更靠外或靠前穿刺增加损伤肠管的机会。超声扫描肾脏时可将探头置于第 12 肋下,获取纵向的肾脏图像。为了超声波与皮肤的最佳耦合,可以在扫描部位将无菌盐水、水或凝胶涂抹于皮肤。在静脉肾盂造影(intravenous pyelogram, IVP)的前位片中,肾脏长轴通常沿腰大肌而行,与中线约呈 30°(图 9-1a)。在 CT 的横切面上,肾脏横轴与水平线和矢状线均呈约 45°(图 9-1b)。因此,传感器放置位置和方向可定位于如下标志:第 12 肋下(如可能),头端朝向穿刺部位,尾端侧方旋转 30°、同时扫描探头

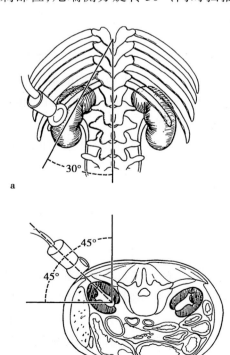

▲ 图 9-1　肾脏超声
a: 肾脏长轴与中线呈 30°。b: 肾横轴与水平及矢状线呈 45°

向侧方倾斜 45°。对于仰卧位经皮肾镜取石术(percutaneous nephrolithotomy, PCNL),改良的切开取石位包括使用垫子在手术侧轻微的垫高;与俯卧位类似,在仰卧位入路时,X 线透视或超声均可用于显像。

无论何种引导,影响扫描方法和穿刺部位选择的因素包括:患者体型;肾脏的位置和旋转程度;骨性结构异常;结肠、脾、肝、肺相对于肾脏的位置;穿刺目标(上盏、中盏或下盏、肾盏憩室)。对于每个患者,扫描探头的放置应提供最佳显像和最适宜的穿刺部位。因此,如果肺没有在穿刺通路中显像的话,穿刺部位甚至可高于 11 肋。如穿刺方向可见肠道或肝脾,必须更换穿刺点。

穿刺路线的目标应该通过一个肾锥体进入一个背侧肾盏。穿刺进入肾盏可能会导致肾窦的节段和叶间血管出血,而肾盂的直接穿刺会使肾造口管道的扩张和导管与器械的插入变得困难,同时增加了成功进入后导管意外移出的风险。肾盏的选择以可处理最多结石为目的。在仰卧位时,最佳穿刺位置为后组肾盏,直接进入集合系统,后续无须器械撬动盏颈,降低出血风险。憩室合并结石的入路常采用直接穿刺憩室的方法。

一旦选定穿刺路线,进入肾脏集合系统的目标时必须通过 X 线透视或超声显像,然后以 16~18 号口径的穿刺针在引导下穿刺(图 9-2)。

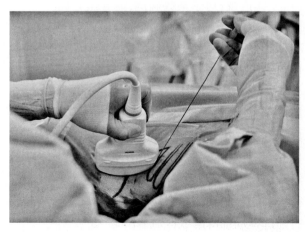

▲ 图 9-2　超声引导下的穿刺

超声引导下肾通道

超声探头的放置必须在同一扫描平面上同时显示目标和穿刺针,如此针尖才能清晰可见。在

调整探针头的位置时,抖动针可提高针尖可见度。在肾包膜外,穿刺针可安全地前后多次移动,但理想情况下,穿刺肾实质最好一次成功。

为使穿刺针始终位于扫描平面内,超声探头可配备穿刺引导器。引导器的穿刺角度与扫描平面纵轴(深度)相固定,在显示器上投射虚拟的穿刺引导线。如果需要调整穿刺角度,带有引导器的探头必须整体转动,因而限制了穿刺点的选择。引导器的另一个缺点是穿刺皮肤后,如果针偏离预期穿刺方向,则无法独立调整穿刺和扫描的方向。这种情况经常发生在有手术瘢痕的患者中,而且目标距离皮肤穿刺点越远,这种情况就越严重。徒手穿刺(无引导器)可个体化调整穿刺点和扫描平面。

如果穿刺目标较小,且仅在呼吸运动特定时相出现于显像中,那么呼吸过程中肾脏的运动可能会增加穿刺难度。在针的方向与目标位置对齐,且在显示器上都清晰可见时,在恰当的呼吸时相上穿刺,针就会穿过肾包膜(图 9-3)。穿刺进

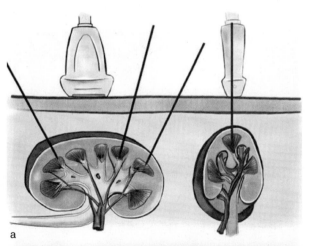

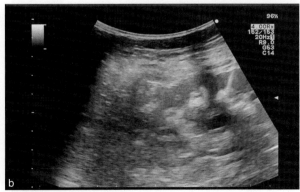

▲ 图 9-3　肾脏穿刺
a:超声探头沿肾脏长轴指导的徒手穿刺。b:超声显示针穿刺进入肾包膜

入肾实质时,肾脏常被小幅推动,以致图像短暂影响。但是,一旦针通过肾包膜,针尖的显示就变清晰,当针尖和目标在同一平面内相交,即表示穿刺到达合适空间。

X 线透视引导下肾通道

在 X 线下,穿刺成功后顺行注射少量造影剂可显示肾集合系统。但如果穿刺未成功,注射造影剂可进入小叶间静脉,在肾盏周围形成网篮样结构或造影剂外溢。更少见的是造影剂直接注射到集合系统外膜,X 线下呈类似集合系统的轮廓,造成穿刺成功假象。必须注意:造影剂只应用最少量,避免对进一步的 X 线透视或超声引导造成困难。在集合系统外注射过多的造影剂可压迫目标肾盏,使穿刺更困难。集合系统显影后,穿刺盏的选择同样重要。俯卧位时多选择下盏入路,第二目标盏为下极之上的肾盏。肾上极,可选择内侧或外侧盏均可提供足够的通道空间。穿刺可采取三角法或牛眼征技术。

如采用 X 线透视引导肾穿刺,穿刺针常规 16~18G, 20~22G 的细针也可,配合静脉或逆行注射造影剂。可以用开口的或球囊输尿管闭塞导管逆行造影,可使集合系统轻度扩张协助穿刺无积水肾。用细针时,可先将 16~18G 粗针穿至腹壁下,更长的细针同轴穿入粗针(图 9-4a)。这项技术提高了细针操控度。细针穿刺成功后,粗针以细针为引导直接推入集合系统,之后取出细针常规放导丝进入集合系统。一旦进入集合系统(图 9-4b),就可应用 X 线透视或超声指导后续步骤。抽出的肾盂尿液应做培养,尤其是怀疑存在泌尿系感染时当怀疑存在泌尿系统感染时,抽出的肾盂尿液应做培养。

顺行肾盂造影和压力 / 灌注检查

由于存在更微创的影像学(IVP 术、超声、CT、MRI 和逆行肾盂造影),肾脏穿刺的诊断性顺行肾盂造影只在极少的情况下应用。然而,对于任何适应证来说,在顺行造影剂注射后拍 X 线片应该是所有经皮穿刺术的一个整合部分。在注射前须抽吸部分尿液,给梗阻的集合系统减压;为了更好的细节显像,造影剂必须稀释到 20%~30%;

9

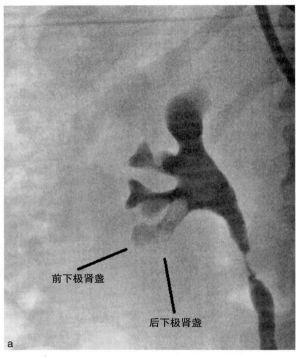

前下极肾盏

后下极肾盏

a

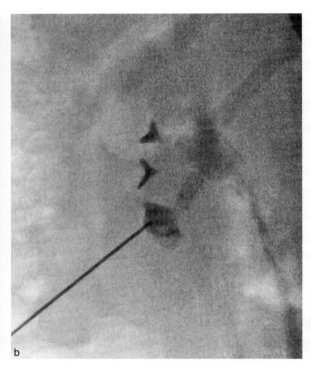

b

▲ 图 9-4　X 线透视引导肾穿刺

a：X 线透视显示穿刺针进入肾下极背侧。b：俯卧位逆行造影显示肾集合系统，标记腹侧及背侧肾盏

然后顺行肾盂造影可达到与逆行造影大致相等的细节分辨率。

　　顺行肾盂造影也可用于经皮压力 / 灌注检查（Whitaker 试验），以评估肾盂输尿管阻力。上尿路扩张的经皮尿流动力学检查仅适于 10%~30% 的病例，他们的非侵入性放射性核素检查（利尿肾图）无法鉴别肾盂扩张是否为梗阻性的。Whitaker 试验更适合输尿管膀胱连接部梗阻，利尿肾图对肾盂输尿管连接部梗阻更可靠。

　　Whitaker 试验可提供顺行性灌注时流速分别为 5、10、15、20ml/min 时的肾盂内和膀胱内压力的同步测量。使用外径 6Fr 的穿刺针 - 导管同轴套件穿刺肾集合系统并进行测量，穿刺和导管放置可一步式完成。起始灌流量 5~10ml/min，直到压力读数达到一个稳定的平衡状态，此时，整个上尿路是乳白色的（图 9-5），压力读数可通过一个三向阀门从灌注导管间断获得，如果灌注和压力测量中使用的是双腔肾造口导管或两个独立的导管，压力读数也可持续地获得。在灌注中通过一个 T 接头从一个单腔灌注导管持续的记录会产生错误的读数（灌注导管的腔越小、灌流速度越快，则压力读数越高），除非各个灌注流

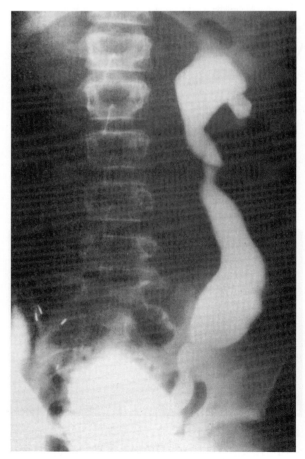

▲ 图 9-5　Whitaker 试验上尿路显影

速事先都经过整个系统的阻力的校准。为了获得精确的压力读数，肾盂内和膀胱内的压力计的位置必须分别调整到肾盂和膀胱的水平。对于 10ml/min 的流速，压力差（肾盂压力减膀胱压力）小于 13cmH$_2$O 为正常，14~22cmH$_2$O 为轻度梗阻，22cmH$_2$O 以上则为中到重度梗阻。对于 15ml/min 和 20ml/min 的流速，正常压力的上限分别为 18cmH$_2$O 和 21cmH$_2$O。

经皮导管放置

经皮肾放置造瘘管对上尿路引流和减压，是针对那些不适合逆行输尿管插管（如感染中毒合并血流动力学不稳定，难于接受全麻者）或无法插管的病例（因结石、肿瘤或狭窄梗阻导管无法通过）。经皮肾术后，留置肾造瘘管或输尿管支架至少 24 小时。如果要把肾造口导管改道转变成一个内部支架引流，即使该患者先前的逆行性支架置入尝试失败也可以尝试通过肾造口管道进行顺行性支架置入。如果逆行性支架置入的失败不是因为纯粹的机械性梗阻，而是由于输尿管弯曲、假道（输尿管阴道瘘，开放性手术后的尿性囊肿），或是内镜下无法辨认入口（输尿管回肠吻合）造成时，支架置入的顺行性入路有望成功。

对于诊断性手术，比如压力／灌注研究（Whitaker 试验），一个 6Fr 的导管就足够了。如果使用的是共轴针／导管系统，这个型号的导管在单步穿刺操作中就可放入（图 9-2）。

对于治疗性的介入，比如肾造口引流或顺行性输尿管支架置入，必须插入更软更大的导管，并且在导管插入之前穿刺通道的扩张是必要的。为了扩张穿刺通道，一个 0.035 英寸或 0.038 英寸（1 英寸 =2.54cm）的导丝必须插入肾脏集合系统，以可以直接通过穿刺针或通过一个共轴针／导管系统的外导管。弯头（J）导丝引起肾盂黏膜损伤的可能性要比直导丝小。管道扩张最常见的问题之一是插入筋膜扩张器时导丝打结；因此，头端软近端硬的导丝（Lunderquist 导丝）要优于软导丝。如酚酞丝头端因为困在一个漏斗狭窄的扩张肾盏内或是因为被一个梗阻性的结石挡住了通路，而不能向肾盂前进的话，可用共轴针／导管系统的外导管操纵导丝进入集合系统（图 9-6a），或

为了达到这个目的，可将弯头形状不同的血管造影导管套在导丝上插入。一旦导丝位于正确的位置（上肾盏、肾盂、输尿管上段），在 X 线透视控制下插入不透射线的筋膜扩张器，在前进的同时旋转扩张器。如果使用的是有弹性的塑料筋膜扩张器，就需要依次插入型号逐渐增大的扩张器（通常间隔 2Fr）。如果使用的是硬金属或 Kevlar 扩张器，那么从 6Fr 到 10~12Fr 的扩张可以是一步操作。

在管道扩张后，相对来说，硬的肾造口导管（如聚乙烯导管）可以容易地用导丝引导。但是，如果使用的是较软的导管的话，那么使用引导导管会有帮助。引导导管也有助于顺行性输尿管支架置入和不同的能自我保持的尖端形状（如猪尾）的导管的插入。这些导管在通过引导导管插入时可伸展直线形状；由于材料的记忆功能，一旦撤回导丝，尖端就会回复到它原来的形状。如果使用共轴针／导管系统，引导导管的插入可与最后一个筋膜扩张器作为同一步操作进行（图 9-6b、c）。使用引导导管可以给各种形状的导管［肾造瘘导管（图 9-6d）、输尿管支架、球囊扩张导管］的放置提供一个进入肾脏集合系统的通用通路，它还可保障安全，也可作为用于内镜器械插入所需的大口径肾造瘘管道扩张的各种系统的工作导丝。

肾造瘘导管应该是软性的，以避免引起肾盂的不适和激惹，它也应该有个自我固定机制或应该放置得足够松弛以避免肾脏活动时导管移出集合系统。标准的肾造瘘导管是 Malecot 导管、Pigtail 导管和 Loop 导管。Loop 导管有一个非常有效的保持机制；但是，如酚酞管被意外拉出肾脏的话，它可能会引起严重的并发症。

顺行性支架置入可以通过一个引导导管使用尖端开放或尖端闭合的支架进行。尖端开放形状的导管通过导丝外面带的推进导管向前，作为第一步，它必须通过引导鞘顺着输尿管向下插入膀胱。尖端闭合形状的导管是通过推动里面的导丝向前的。不管是哪种技术，都必须在导管的近侧口穿一根线，当导管太往前的时候，可以将导管拉回肾盂。在撤回导丝之前必须先拉出那条线，这样的话推进导管仍能把双 J 支架保持在合适的位置。

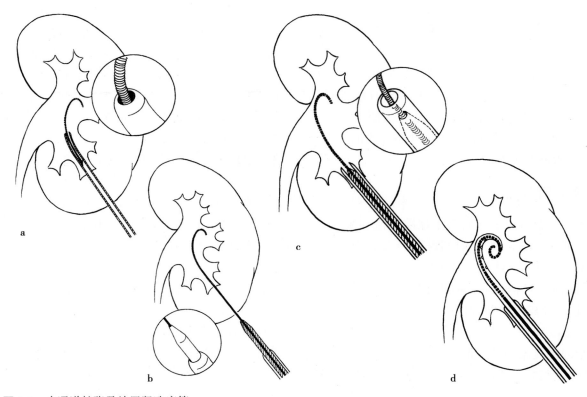

▲ 图9-6 小通道扩张及放置肾造瘘管
a：导丝置入集合系统。b：沿导丝放置筋膜扩张器。c：沿导丝放置导入鞘。d：通过导入鞘放置肾造瘘管

通过导丝往输尿管插入一个7Fr的气囊，将狭窄的输尿管扩张到12~18Fr，球囊压力≤15atm，在这个过程中也可以使用引导导管。在成功的扩张后，通常把一个8~10Fr的支架放在输尿管里留置数周。良性病变近期手术有一个并发症是输尿管狭窄，这项技术对于该并发症的防治很有效；但对输尿管肾盂梗阻无效。已持续很长时间的狭窄或肿瘤压迫输尿管、放射损害或根治性肾盂手术所致的缺血性输尿管坏死导致的狭窄，气囊扩张的结果不好。

肾镜操作

肾镜是一种内镜器械，带15~26Fr的鞘，通过肾造瘘管道经皮插入。标准的硬镜可获得的尺寸有18~26Fr；它们具有带偏移目镜的望远镜（图9-7a）。直器械如抓持器和超声探头可以通过中央工作腔道插入（图9-7b）。也可以使用可弯曲光导纤维肾镜。它们的尖端有一个转向机制，允许观察别的方式难以到达的肾盏。可弯曲器械如取石篮、线抓持器和液电或激光探头可通过一个更小的工作管插入。但是，通过纤维肾镜的器械操作受限于工作器械如结石钳的尺寸和弹性，而且纤维肾镜的视觉质量和耐用性不如直肾镜。

肾镜只在极少数的情况下适用于诊断性目的。对于绝大多数病例，实施肾镜是为了经皮碎石术和经皮肾结石取出（percutaneous nephrolithotomy，PNL）或切除肿瘤。非首选冲击波碎石（shockwave lithotripsy，SWL）或输尿管镜的病例适于PCNL，包括梗阻非源于结石、大体积肾结石，或输尿管镜无法处理的结石，清石率>90%。肾镜也可用于输尿管肾盂狭窄的直视下内切开和上尿路输尿管上皮肿瘤的内镜治疗。

肾镜进入集合系统需扩张通道，通道口径差异大（8~30Fr）。一根安全导丝应该平行工作导丝插入，向前进入上盏或上输尿管，以便于当扩张器和工作导丝意外移出时，将其引导回肾脏集合系统。当小口径管道扩张到10~12Fr时插入一个引导导管，可使安全导丝和工作导丝的平行

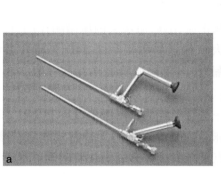
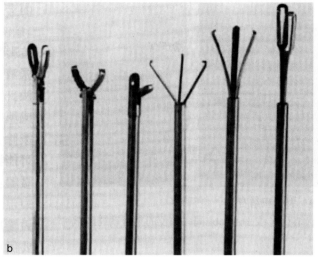

▲ 图 9-7　肾镜

a：肾镜。b：用于经皮内镜取石的各种抓石器械

插入变得容易。共轴金属扩张器系统的中央金属导管、用于顺序的塑料扩张器插入的中央塑料导管或气囊扩张器导管都可以通过工作导丝插入。9Fr 球囊导管可一步扩张至 ≤30Fr（压力 ≤30atm）。如果过去手术所形成的肾周瘢痕组织妨碍了气囊导管全长的充分扩张，这项操作会难于或不能进行。顺序的塑料扩张器可在 X 线透视下使管道逐步扩张；但是，在为了插入下一个更大的扩张器的回撤过程时，管道的压迫是逐渐失去的，出血会进入集合系统，有些时候会妨碍随后的肾镜。共轴金属扩张器（图 9-8）（每个扩张器可在下一个较小的扩张器上滑动）可使管道逐步扩张，即使存在严重的瘢痕形成，它对肾造口管道持续的压迫还可缓解出血情况。

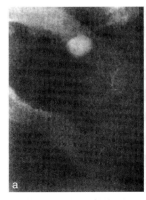
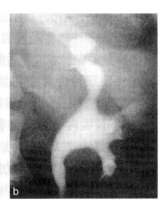

▲ 图 9-8　结石合并憩室

a：肾盏憩室合并结石的 X 线平片。b：集合系统造影显示类似分支的肾上盏憩室

不管是哪种扩张技术，最后一个步骤都是插入一个工作鞘，它可以是肾镜的一个金属工作鞘或是一个更大的塑料鞘。使用气囊扩张技术时，工作鞘必须通过一个塑料扩张器引导；使用系列塑料或共轴金属扩张器时，工作鞘顺着最后一个扩张器滑入。工作鞘越粗则灌注越佳、肾内压越低，但出血风险更高。因此通道口径应取决于结石的负荷和复杂程度，以及患者本身特点。

▶肾结石

在 SWL 和输尿管镜的时代，PCNL 指征总体如下：

1. 尿路梗阻并非由于结石本身，如结石合并憩室（图 9-8）、肾盂输尿管连接部狭窄（ureteropelvic stenosis）继发结石，或输尿管镜不可及的结石。虽然这些结石可被 SWL 或输尿管镜击碎，但碎片无法自行排出。

2. 大体积结石（>2cm，如鹿角状结石）（图 9-9）。此类结石需要多次输尿管镜手术，而且清石率不高，SWL 总体效果也不佳。

3. 结石位于 SWL 无法碎石的位置，同时输尿管镜也不适合的病例（如骨骼畸形合并肾结石、移植肾合并结石、过度肥胖超出 SWL 碎石焦点或超出 SWL 台承载力）。

4. 1~2cm 肾下极结石，SWL 或输尿管镜对此类结石清石率仅 60%。

▶肾囊肿

　　肾囊肿可在大约 50% 年龄大于 50 岁的人的尸检标本上发现,它也经常是超声和 CT 检查的意外发现。在现代影像学技术下,只有少数患者需要诊断性经皮穿刺。囊性病变的穿刺活检几乎没有恶性肿瘤播散的报告。治疗性穿刺(吸液 + 注射硬化剂)适于囊肿压迫盏颈或输尿管引起尿路梗阻,以及引起不适和疼痛。

　　抽吸的液体可进行各种检查。没有一个检查是特异性的,除非细胞学检查能够发现恶性细胞。但是,囊肿内的新生物是极其罕见的,而且肾脏新生物的囊性变性通常很容易就能通过超声或 CT 辨别。良性囊肿的囊液清亮、淡黄、脂肪和蛋白含量低,乳酸脱氢酶(lactate dehydrogenase,LDH)水平 <250mIU/ml。如囊液为血性、晦暗、且脂肪、蛋白和 LDH 含量高,应怀疑恶性。

　　对于囊肿的治疗性去除,在囊液完全排空后可注入硬化剂如碘苯十一酸乙酯(潘托帕克或 pantopaque)或 95% 的酒精。10~100ml 的 95% 的酒精,相当于囊肿原始体积的 10%~20%,注入囊肿,30min 后吸出。经皮引流和肾囊肿硬化与相对较高的复发率有关。

▶腹膜后积液

　　低黏度的腹膜后积液(尿性囊肿、淋巴囊肿)通常是外科手术的一个并发症。但是尿性囊肿也可由外源性创伤或急性输尿管梗阻所致的穿窿破裂引起。对于大多数病例,可使用经皮导管引流技术,而不需要开放性外科手术治疗。

　　插入一个小(8~10Fr)导管(有很多的侧孔)通常就足够了。辅助方法是为了确保液漏封闭和囊性病变的去除。对于尿性囊肿的病例,必须同时用一个输尿管导管或经皮肾造口导管引流上尿路,直到尿性囊肿的引流停止。由盆腔或腹膜后淋巴结切除术或肾移植后发展而来的淋巴囊肿通常会自然消退,一般不需要穿刺和引流。但是,腹膜后淋巴结切除术后发展而来的大的淋巴囊肿可能会引起疼痛甚至是输尿管梗阻(图 9-10)。患者必须肠外营养、静脉使用生长抑素和腹带压迫治疗,但是如果经皮穿刺和导管放置后的淋巴引

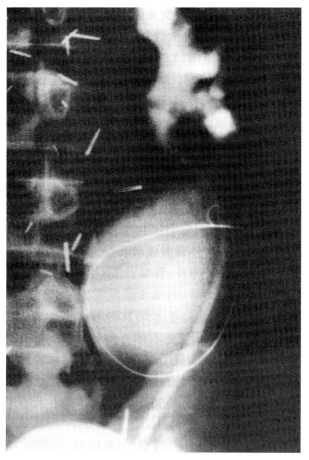

▲ 图 9-10　X 线显示腹膜后积液将输尿管推向一侧

流持续超过 1 周,就表明需要外科介入,即淋巴囊肿开窗或淋巴管结扎或电凝。

　　高黏度积液(血肿、脓肿)的有效引流通常需要大口径(14~20Fr)的经皮导管。肾周血肿最常见是由外科手术或外源性创伤引起的,在存在出血障碍或肾脏肿瘤破裂的罕见情况下,血肿会自发发展。经皮引流的适应证是非常少的,因为绝大多数小血肿会自然消除,而且只需超声或 CT 随访。一个体积逐渐增大的血肿更需要的是外科手术介入而不是经皮引流。血肿的继发感染可能是经皮引流的一个适应证。

　　肾周脓肿常为手术或尿路结石的并发症;血原性肾脓肿(肾痈)少见。穿刺和引流的适应证应基于 CT 的发现,即一个能有效和安全经皮引流的单发病灶。多发肾脓肿不适合经皮引流。

▶肾脏和腹膜后肿瘤

　　肾脏和腹膜后肿瘤的经皮抽吸活检适用于侵

入性较少的放射影像学检查无确定结果或细胞学发现可能会影响下一步的内科或外科治疗的情况（图 9-11）。如果开放性手术的治疗方法看起来可行，通常不需要作抽吸活检。如果肾脏病变的确定还存在疑问或保守的保留器官的手术在技术上可行，那么手术切除病变，术中冷冻切片要优于经皮抽吸活检。但是，抽吸活检可能有助于避免对一个可能良性的病变行根治性肾切除术。对于多发病灶或可能是转移病灶，细胞学评估对制订外科或内科治疗方案是有关键作用的，这些患者通常适合做抽吸活检。细胞学发现结果的判读受限于 10%~25% 的假阴性发现的发生率和识别正常肾小管细胞和低级别肾细胞癌（renal cell carcinoma, RCC）的困难性。作为一个罕见的并发症，穿刺通道的肿瘤播种已有报道。抽吸物迅速在载玻片上涂开。对于标准的巴氏染剂，必须使用酒精固定。

用于临床肾脏疾病诊断和分型的肾活检可以经皮或通过开放性手术进行。因为诊断性组织学研究所需的是标本而不是抽吸物，所以使用的是大口径（14~16G）的 Franklin-Silverman 或 Tru-Cut 针。超声或 X 线透视引导要优于肾脏盲穿。但是，即使穿刺精确地对准肾脏下极的背面，那里引起大血管意外损伤的可能性要小，但由于肾实质丰富的血管，出血还是会预期发生的，它也是这项手术的主要并发症（大约 5% 的病例，死亡率为 0.1%）。血肿通常可以用超声或 CT 保守随访，但是诊断性肾活检后有的也需要经血管栓塞、转换成开放性手术，甚至是肾切除。所以，对于孤立肾或高血压控制不好的患者，开放性肾活检要比经皮肾活检更合适。

由于超声的广泛应用，更多的偶发性肾脏小型肿瘤被发现，占 RCC 的 48%~66%。随着微创技术和影像诊断能力的提高，非切除性肾肿瘤消融对肾脏小型肿瘤成为一种可行的策略（短期和中期的肿瘤学结局良好）。局部应用能量选择性破坏肿瘤组织为治疗策略，对周围肾实质影响轻微，冷冻治疗是其中开展最多和评价最全面

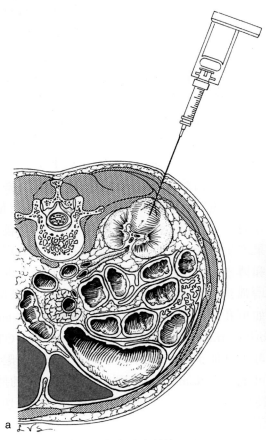
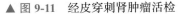
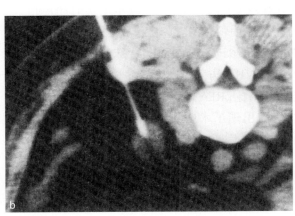

▲ 图 9-11　经皮穿刺肾肿瘤活检

的。冷冻治疗是以快速冰冻 - 融化反复多周期重复为生物学原则，最低温度 –20℃，液氩和液氮是两种最常用的冷冻剂。细胞破坏机制为细胞内和细胞外形成冰晶，导致细胞内脱水，最终细胞破裂；局部组织血管收缩和微循环衰竭，随后在融化期出现延迟的细胞死亡，反复冰冻 - 融化的周期进一步加强组织损伤。不过，随着离开探针的距离增加，冰冻效应衰减，因此形成的"冰球"必须超过肿瘤边缘 1cm 才能确保效果。射频消融（radiofrequency ablation，RFA）则是通过穿过肿瘤的针状电极直接加热达到组织凝固，温度 50~100℃。由于针尖旁组织发生碳化可减低射频传导，同步向组织灌注生理盐水（也称为湿性 RFA）可维持组织传导性，因此 RFA 可针对更大的肾肿瘤。当然，多针穿刺将多个消融灶重叠也是一种策略。靠近大血管处可致热量散失（热沉效应）影响 RFA 效果，因此周边外生性肿瘤比中心性近大血管的更适合。

目前，两种技术的指征仅限于如下病例：严重并发症和 / 或高龄不适合手术、合并肾功能不全、双侧多发（如 VHL 病）、孤立肾。冷冻治疗不建议肿瘤 >3cm，RFA 不建议 >5cm，而且对肾门部、中心性和囊性肿瘤均为相对禁忌证。绝对禁忌证为未治疗的凝血障碍。

肿瘤消融可通过开放、腹腔镜或经皮等不同方式，推荐应用细探针和高分辨率影像，但微创本身意味着应避免开放手术。腹腔镜的支持者强调直视下可游离肿瘤、暴露良好、避免周围组织损伤等优点，还可精确定位肿瘤、监测治疗全过程，如冷冻治疗时直视观察冰球的形成。经皮方式术前需要 MRI 或 CT 的三维重建，或术中实时超声指导，监测探针穿刺和治疗的全过程，主要针对背侧肿瘤，可在门诊进行。在一些特殊病例中需要多次治疗，如 VHL 病。与冷冻治疗具有腹腔镜和超声监测等相比，RFA 缺乏有效的实时治疗监测。不过，目前出现了术中实时 MRI 指导和监测，有可能克服这一困难。

在经严格选择的病例中，无论冷冻治疗还是 RFA 的疗效十分肯定，冷冻治疗 5 年和 10 年肿瘤特异性生存分别达到 93% 和 81%。不过，两者与肾部分切除术相比有明显升高的局部进展发生率（冷冻治疗 *RR*=7.45，RFA 的 *RR*=18.23）。必须强调，肾部分切除的随访比消融技术长得多，同时两者在患者选择上存在很大的应用偏倚。公开发表的报告中显示，消融治疗和标准肾部分切除的病例相比年龄更大、肿瘤更小，而且相当数量的消融病例存在组织学不明或未确定，这可能是影响肿瘤学疗效的冲突因素。另外，影响比较结果的还有不同治疗方法定义复发的标准也不同。相对于肿瘤逐渐缩小的冷冻治疗，RFA 术后肿瘤大小常维持不变。成功的冷冻治疗 3 年内肿瘤可缩小 75%，甚至在 MRI 上完全消失，对治疗后监测非常重要。消融技术的一个主要缺陷是缺乏可靠的确定肿瘤是否完全损毁，通常评估方式为 CT，与有活力的肿瘤相比，RFA 成功消融后病变纤维化并丧失增强。

冷冻治疗的主要和次要并发症的发生率分别为 1.4% 和 12.2%，RFA 则分别为 2.2% 和 6%。最常见的是疼痛、感觉异常和穿刺点出血（约 5%）。少见并发症包括肾周血肿、肾破裂、肾盂输尿管连接部梗阻（ureteropelvic junction obstruction，UPJO）和邻近脏器损伤。前侧或中心型肿瘤邻近肾盂输尿管连接部（ureteropelvic junction，UPJ），增加损伤风险，尤其是结肠和肾脏集合系统及输尿管。超细探针（直径 1.5mm）可降低出血的发生。出血可出现在后撤探针主动凝固穿刺通道时，尤其是 RFA。冷冻治疗的中转手术率（3.5%）与肾部分切除类似（3.9%），但高于 RFA（1.6%）。

消融治疗还在不断演化，本身的一些不确定性使相互比较困难，比如需要多少能量、治疗时长、能量传递方式、探针类型等都可能对效果产生影响；辅助化疗（如环磷酰胺、氟尿嘧啶和博来霉素）或放疗与冷冻治疗是否能够协同增强消融效力；影像技术发展和新技术组合，如单孔腹腔镜和经自然腔道内镜手术（natural orifice transluminal endoscopic surgery，NOTES）可否延伸消融手术的潜力。冷冻治疗的限度有可能达到 4cm 以下肿瘤，但对 –4~7cm 的肿瘤，冷冻治疗长期观察显示局部复发率高于切除性治疗。

其他试验性微创治疗都处于有限的动物实

验和临床经验积累阶段,如高能聚焦超声(high-intensity focused ultrasound, HIFU)、微波治疗(microwave thermotherapy, MT)、激光间质热疗(laser interstitial thermotherapy, LITT)、脉冲空化超声、伴或不伴射频的化学消融和放射手术等。

输尿管肾镜检查

输尿管肾镜检查是上至肾盂的输尿管的内镜检查术,它既可用于诊断性评估,也可用于治疗性介入(表9-4)。

表 9-4　输尿管肾镜检查指征

诊断性指征
输尿管或肾盂病变
上尿路来源的血尿
治疗性指征
输尿管结石
直视下输尿管狭窄内切开
内镜下输尿管肿瘤切除或凝固

输尿管肾镜(图9-12)是从输尿管逆行进入上尿路的内镜,也可以通过经皮建立的肾造瘘通道顺行操作。过去10年中技术不断进步,更细小和更多样的镜种出现,使逆行经过输尿管直至肾盂的方式得到更多应用,而且治疗不仅限于尿路结石,还可用于治疗尿路上皮瘤。硬性输尿管镜7~12Fr,半硬性输尿管镜和软性输尿管镜6~9Fr。最细的输尿管镜仅用于诊断,较粗的输尿管镜有3~6Fr的工作通道,可通过取石网篮、抓石器、取石钳、活检钳和超声探杆、液电或激光光纤。软性输尿管镜(也称软镜或可弯曲性输尿管镜)可沿输尿管解剖顺利进入肾脏,利用其主动弯曲机制观察中盏和下盏。新型一次性和重复性软镜可弯曲270°(双向弯曲),理论上可进入集合系统内的任何肾盏。不过,软镜通道和弯曲度会受到器械的限制,如取石钳等,而且光学质量和耐久性不如硬镜。

输尿管内扩张可使输尿管肾镜更容易插入输尿管口:①可使用可在一根导丝上滑动的逐渐增粗的顺序塑料扩张器;②使用一个气囊扩张器导管(图9-13)。如果将输尿管导丝通过输尿管肾镜的工作管道插入到输尿管内作为一个引导的话,通常不需要扩张输尿管,然后输尿管肾镜旋转180°,在倒置位被引入(图9-14)。在这个位置,输尿管导管能将输尿管内壁的顶像一顶帐篷样展

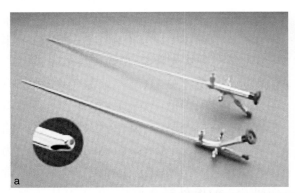
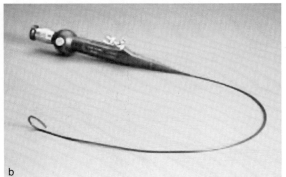
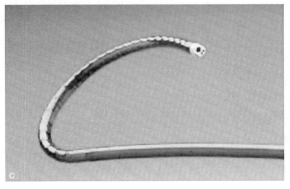

▲ 图 9-12　各种输尿管镜

开,器械的管口可以通过这个三角平滑地进入输尿管口。输尿管口和输尿管内壁只需扩张到器械插入所需的宽度。

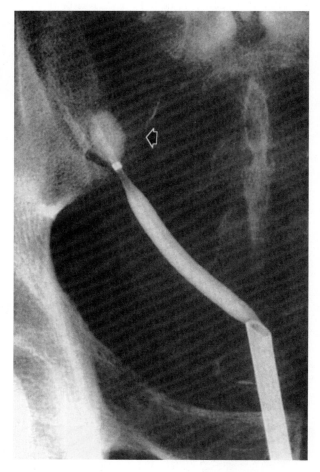

▲ 图 9-13　输尿管狭窄球囊扩张透视影像

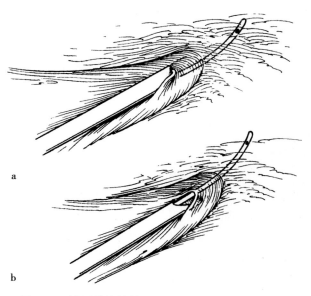

▲ 图 9-14　输尿管镜旋转 180°辅助进入输尿管开口

▶ 诊断性输尿管肾镜检查

诊断性输尿管肾镜的适应证是输尿管或肾盂的性质不能通过侵入性较小的诊断程序如逆行性肾盂造影、选择性尿细胞学、CT 或 MRI 等明确的罕见病变。如果诊断过程使用的是一个小的没有工作管道的输尿管肾镜,那么将不能进行病变部位的活检。如果输尿管肾镜是用于评估来自上尿路的血尿,很少能辨认出肉眼血尿的出血原因,因为通过输尿管肾镜的冲洗有限,导致了其可见度较差。即使尿液清洁,辨认出不能被影像学检查检测到的病变的可能性也小。

▶ 输尿管结石

输尿管肾镜最常用于治疗输尿管结石。对于输尿管结石的其他适应证,输尿管肾镜可用于结石的取出、将结石移至肾盂以便于下一步的 ESWL,以及输尿管内结石崩解。随着输尿管肾镜技术总体经验的不断增长,小口径输尿管肾镜已安全地用于儿童,未出现影响肾功能和 / 或肾脏发育或导致输尿管反流。

对输尿管远段结石,短小的硬性输尿管镜配合鳄嘴取石钳或取石网篮很有效,清石率可达 93%~100%。对 SWL 无反应的且不能被输尿管导管推动的近段输尿管嵌顿结石,可用细的半硬镜直视下将其送入肾盂,接受进一步的 SWL。如结石过大或完全嵌顿,需在输尿管内原位碎石。如果软性输尿管镜(软镜)在输尿管上段碎石取石,反复通过输尿管的操作具有潜在风险;输尿管输送鞘(ureteral access sheath, AUS)就是为此目的设计,软镜多次进出上尿路时降低输尿管损伤机会。AUS 外径 9~16Fr,灌注液从鞘管引流可使内镜获得更大的灌流,提高了上尿路的清晰度,还可维持肾内低压(<40cm)。AUS 还可以减少软镜损耗并缩短手术时间。不过,放置 AUS 也有争议,可能发生损伤导致输尿管狭窄(1.4%);然而,不放置 AUS 病例中也有类似狭窄的发生。

为了防止在碎石术中将结石或结石碎片推回肾盂,可以使用一个 3Fr 的金属丝网篮以在崩解过程中容纳结石或用一个 3Fr 气囊导管在结石一侧通过并在近端阻断,其他阻石器使用方法类似。超声波探头在持续吸引下使得结石安全崩解,但是它不如液电探头和激光探头有效,并且只能通过直输尿管肾镜使用。气压弹道探针更细更有效、设备便宜,但也仅能通过硬镜或半硬镜。液电探头和激光探头通过直或可弯曲输尿管肾镜都可以使用。用于输尿管内碎石术的激光探头拥有最小的直径(<1Fr),并且在直视下使用不会损伤输尿管黏膜。目前输尿管内碎石术可获得的几种脉冲激光有钬:钇铝石榴石激光(holmium:YAG laser),脉冲-染料激光(pulsed-dye laser)和变色石激光(Alexandrite laser)等。钬激光(holmium laser)应用最广、效率最高,可击碎任何成分的结石(粉碎率接近 100%),还可进行组织凝固、消融和切割。激光光纤可弯,内芯直径 200μm,可通过软镜而不影响主动弯曲,提升了耐久力。液电光纤 1.6~5Fr,设备比激光价格低,但如使用不当可损伤输尿管。取石和碎石时,输尿管镜需与无创辅助工具合用,如镍钛合金无头网篮和钬激光光纤,可使下极结石治疗成功率达到 79%~90%。输尿管镜治疗效果取决于结石数目和大小,有时需多次手术。如果发生了手术并发症之一的输尿管穿孔,通常用一个 6~8Fr 的 D-J 管置入输尿管 2~6 周就可治愈,而不需后续治疗。即使是没有并发症的输尿管肾镜术后也应该在输尿管内放置几天支架,以预防器械操作后输尿管内壁水肿所致的尿液淤滞引起的疼痛。如果发生了输尿管穿孔,并且置入了一个支架,那么在几天内必须使用一个经尿道 Foley 导管或耻骨上膀胱造瘘导管进行膀胱的持续引流,以避免经 D-J 管的膀胱输尿管反流(vesicoureteral reflux,VUR)引起的尿性囊肿形成。

▶输尿管肾盂狭窄

输尿管镜进行肾盂内切开治疗 UPJO 是可行性的,可选择冷刀、电烧或钬激光,成功率为 73%~90%。但其中约 10% 需再次球囊扩张,3% 需再次切开,而且至少 10% 的复发病例需要开放或腹腔镜手术修复。因此,这种术式比开放或腹腔镜或机器人辅助的成形术效果略差,是微创(如住院短和恢复快)的不足。输尿管镜的并发症风险(1%~15%,穿孔、狭窄、假道、撕脱、出血和感染中毒等)也要与效果相权衡。

近年来在选择性的病例中,Acucise 肾盂内切开(一步式球囊扩张和电切开的组合)作为 UPJO 和其他术后输尿管狭窄的一种治疗方式获得了更多关注。此方法简单、微创,甚至可在流动设施中完成,但依赖 X 线透视而非镜下直视。UPJO 总体成功率为 76%~81%,继发性 UPJO 更佳。预判失败的因素包括狭窄 >2cm、分肾功能 <20%、前侧或后侧存在异位血管和巨大肾积水。

▶输尿管狭窄

根据腔内切开的 Davis 原则,以冷刀、电或激光切开狭窄至肾周脂肪后应放置输尿管支架 4~6 周。术中腔内超声对准确判断狭窄位置、周围结构关系非常重要,可直接指导切开。

良性病变手术导致输尿管狭窄术后短期内治疗的效果好,近段和远段狭窄效果好于中段。长期狭窄,或由于外源性肿瘤压迫、放射性损伤、手术相关缺血性输尿管坏死等引起的狭窄,内切开效果欠佳。Acucise 治疗狭窄应针对肾功能良好的短段狭窄(<1.5cm)。

▶输尿管肿瘤

内镜下电凝切除或激光凝固输尿管肿瘤是经皮治疗肾盂肿瘤(见肾镜和肾盂肿瘤部分)的两种输尿管镜应用。内镜治疗上尿路上皮细胞癌仍限于低级别/低分期小肿瘤,肿瘤合并孤立肾、双侧病变或慢性肾功能不全。输尿管肾镜随访检查可以对保留器官术后的患者进行监测,必要时可取活检。尽管罕见,输尿管良性纤维上皮瘤也可通过输尿管治疗。内镜治疗输尿管尿路上皮癌的注意事项和局限与前面经皮肾治疗肾盂肿瘤相同。

(潘阳 翻译 张弋 审校)

参考文献

经皮导管放置

Dyer RB et al: Update on interventional uroradiology. Urol Clin North Am 1997;24:623.

Gofrit ON et al: Lateral decubitus position for percutaneous nephrolithotripsy in the morbidly obese or kyphotic patient. J Endourol 2002;16(6):383.

Goodwin WE et al: Percutaneous trocar (needle) nephrostomy in hydronephrosis. JAMA 1955;157:891.

Kaye KW, Goldberg ME: Applied anatomy of the kidney and ureter. Urol Clin North Am 1982;9:3.

Lau MWM et al: Urinary tract obstruction and nephrostomy drainage in pelvic malignant disease. Br J Urol 1995;76:565.

Pedersen JF: Percutaneous nephrostomy guided by ultrasound. J Urol 1974;112:157.

See WA: Continuous antegrade infusion of Adriamycin as adjuvant therapy for upper tract urothelial malignancies. Urology 2000;56(2):216.

Seldinger SI: Catheter replacement of the needle in percutaneous arteriography. Acta Radiol 1953;39:368.

Smith AD, Badlani GH: Special use of retrograde percutaneous nephrostomy in endourology. J Endourol 1987;1:23.

Tekin MI et al: Practical approach to terminate urinary extravasation: Percutaneous fistula tract embolization with N-butyl cyanoacrylate in a case with partial nephrectomy. Tech Urol 2001;7(1):67.

Thüroff JW, Alken P: Ultrasound for renal puncture and fluoroscopy for tract dilatation and catheter placement: A combined approach. Endourology 1987;2:1.

Thüroff JW, Becht E: Urologist's ultrasound. In: Lytton B et al (eds): Advances in Urology, Vol. 1. Year Book Medical Publishers, 1988.

顺行肾盂造影和压力/灌注检查

Ahlawat R, Basarge N: Objective evaluation of the outcome of endopyelotomy using Whitaker's test and diuretic renography. Br J Urol 1995;76:686.

Jones A et al: Compliance studies, pressure flow measurements and renal function assessment in patients with upper urinary tract dilatation. J Urol 1987;138:571.

Kashi SH et al: Does the Whitaker test add to antegrade pyelography in the investigation of collecting system dilatation in renal allografts? Br J Radiol 1993;66:877.

Pagne S, Ramsay J: The effect of double-J-stents on renal pelvic dynamics in the pig. J Urol 1988;140:637.

Whitaker RH: Methods of assessing obstruction in dilated ureters. Br J Urol 1973;45:15.

Whitaker RH, Buxton-Thomas MS: A comparison of pressure flow studies and renography in equivocal upper urinary tract obstruction. J Urol 1984;131:446.

Woodburg P et al: Constant pressure perfusion: A method to determine obstruction in the upper urinary tract. J Urol 1989;142:632.

经皮肾结石治疗

Albala DM et al: Lower pole I: A prospective randomized trial of extracorporeal shock wave lithotripsy and percutaneous nephrostolithotomy for lower pole nephrolithiasis: Initial results. J Urol 2001;166(6):2072.

Alken P et al: Percutaneous nephrolithotomy: A routine procedure? Br J Urol 1983;51(Suppl):1.

Calvert RC, Burgess NA: Urolithiasis and obesity: Metabolic and technical considerations. Curr Opin Urol 2005;15(2):113.

Cato AR, Tulloch AGS: Hypermagnesemia in a uremic patient during renal pelvis irrigation with Renacidin. J Urol 1974;111:313.

Chatham JR et al: Effect of percutaneous nephrolithotomy on differential renal function as measured by mercaptoacetyl triglycine nuclear renography. Urology 2002;59(4):522, discussion 525.

Desai MR et al: A prospective randomized comparison of type of nephrostomy drainage following percutaneous nephrostolithotomy: Large bore versus small bore versus tubeless. J Urol 2004;172(2):565.

el-Damanhoury H et al: Surgical aspects of urolithiasis in children. Pediatr Nephrol 1991;5:339.

Falahatkar S, Allahkhah A, Kazemzadeh M, Enshaei A, Shakiba M, Moghaddas F: Complete supine PCNL: Ultrasound vs. fluoroscopic guided: a randomized clinical trial. Int Braz J Urol 2016;42(4):710–716.

Feng MI et al: Prospective randomized study of various techniques of percutaneous nephrolithotomy. Urology 2001;58(3):345.

Fernström I, Johansson B: Percutaneous pyelolithotomy: A new extraction technique. Scand J Urol Nephrol 1976;10:257.

Heimbach D et al: Percutaneous chemolysis: An important tool in the treatment of urolithiasis. Int Urol Nephrol 1998;30(6):655.

Holman E et al: Simultaneous bilateral compared with unilateral percutaneous nephrolithotomy. BJU Int 2002;89(4):334.

Hudnall M, Usawachintachit M, Metzler I, Tzou DT, Harrison B, Lobo E, Chi T: Ultrasound guidance reduces percutaneous nephrolithotomy cost compared to fluoroscopy. Urology 2017;103:52–58.

Jou YC et al: Nephrostomy tube-free percutaneous nephrolithotomy for patients with large stones and Staghorn stones. Urology 2006;67(1):30.

Lahme S et al: Minimally invasive PCNL in patients with renal pelvic and calyceal stones. Eur Urol 2001;40(6):619.

Limb J, Bellman GC: Tubeless percutaneous renal surgery: Review of first 112 patients. Urology 2002;59(4):527, discussion 531.

Minon Cifuentes J et al: Percutaneous nephrolithotomy in transplanted kidney. Urology 1991;38:232.

Osman M et al: Percutaneous nephrolithotomy with ultrasonography-guided renal access: Experience from over 300 cases. BJU Int 2005;96(6):875.

Pathak AS, Bellman GC: One-step percutaneous nephrolithotomy sheath versus standard two-step technique. Urology 2005;66(5):953.

Ramakumar S, Segura JW: Renal calculi: Percutaneous management [review]. Urol Clin North Am 2000;27(4):617.

Rao PN et al: Prediction of septicemia following endourological manipulation for stones in the upper urinary tract. J Urol 1991;146:955.

Schwartz BF, Stoller M: Percutaneous management of caliceal diverticula [review]. Urol Clin North Am 2000;27(4):635.

Segura JW et al: Percutaneous removal of kidney stones: Review of 1000 cases. J Urol 1985;134:1077.

Segura JW: The role of percutaneous surgery in renal and ureteral stone removal. J Urol 1989;141(Pt 2 of 2):780.

Segura JW: Role of percutaneous procedures in the management of renal calculi. Urol Clin North Am 1990;17:207.

Suby HI, Albright F: Dissolution of phosphatic urinary calculi by the retrograde introduction of citrate solution containing magnesium. N Engl J Med 1943;228:81.

Thüroff JW, Alken P: Stones in caliceal diverticula: Removal by percutaneous nephrolithotomy. In: Jonas U et al (eds): Endourology: New and Approved Techniques. Springer-Verlag, 1988.

Usawachintachit M, Tzou DT, Hu W, Li J, Chi T: X-ray-free ultrasound-guided percutaneous nephrolithotomy: How to select the right patient? Urology 2017;100:38–44.

Wong MY: An update on percutaneous nephrolithotomy in the management of urinary calculi [review]. Curr Opin Urol 2001;11(4):367.

经皮内镜手术

American Urological Association: Guideline for Management of the Clinical Stage 1 Renal Mass. (Available online at: http://www.auanet.org/content/guidelines-and-quality-care/clinical-guidelines/main-reports/renalmass09.pdf; accessed 9/22/09.)

Aron M, Gill IS: Renal tumor ablation. Curr Opin Urol 2005;15(5):298.

Aslan P, Preminger GM: Retrograde balloon cautery incision of ureteropelvic junction obstruction. Urol Clin North Am 1998;25:295.

Berger A et al: Cryoablation for renal tumors: current status. Curr Opin Urol 2009;19:138.

Bernardo NO, Smith AD: Percutaneous endopyelotomy. Urology 2000;56:322.

Chan Y, Durbin Johnson B, Sturm RM, Kurzrock EA: Outcomes after pediatric open, laparoscopic, and robotic pyeloplasty at academic institutions. J Pediatr Urol 2017;13(1):49.e1–49.e6.

Chow WH et al: Rising incidence of renal cell cancer in the United States. JAMA 1999;281(17):1628.

Danuser H et al: Endopyelotomy for primary ureteropelvic junction obstruction: Risk factors determine the success rate. J Urol 1998;159(1):56.

Danuser H et al: Influence of stent size on the success of antegrade endopyelotomy for primary ureteropelvic junction obstruction: Results of 2 consecutive series. J Urol 2001;166(3):902.

Davis DM: Intubated ureterotomy: A new operation for ureteral and ureteropelvic strictures. Surg Gynecol Obstet 1943;76:513.

Delakas D et al: Long-term results after percutaneous minimally invasive procedure treatment of symptomatic simple renal cysts. Int Urol Nephrol 2001;32(3):321.

Delvecchio FC et al: Combined antegrade and retrograde endoscopic approach for the management of urinary diversion-associated pathology. J Endourol 2000;14(3):251.

Figenshau RS, Clayman RV: Endourologic options for management of ureteropelvic junction obstruction in the pediatric patient. Urol Clin North Am 1998;25:199.

Gill IS: Renal cryotherapy: Pro. Urology 2005;65(3):415.

Gill IS, et al: Renal cryoablation: Outcome at 3 years. J Urol 2005;173(6):1903.

Goldfischer ER, Smith AD: Endopyelotomy revisited. Urology 1998;51:855.

Hauser S, Studer UE: Therapy of carcinoma of the kidney pelvis. Urologe A 2001;40(6):452.

Hibi H et al: Retrograde ureteroscopic endopyelotomy using the holmium:YAG laser. Int J Urol 2002;9(2):77.

Hulbert JC et al: Percutaneous intrarenal marsupialization of a perirenal cystic collection: Endocystolysis. J Urol 1988;139:1039.

Hvarness H et al: Long-term remission of transitional cell carcinoma after Bacillus Calmette-Guérin instillation in the renal pelvis. J Urol 2001;166(5):1829.

Jabbour ME et al: Percutaneous management of grade II upper urinary tract transitional cell carcinoma: The long-term outcome. J Urol 2000;163:1105.

Kapoor R et al: Endopyelotomy in poorly functioning kidney: Is it worthwhile? J Endourol 2001;15(7):725.

Kumar R et al: Optimum duration of splinting after endopyelotomy. J Endourol 1999;13(2):89.

Kunkle DA et al: Excise, ablate or observe: The small renal mass dilemma—A meta-analysis and review. J Urol 2008;179:1227.

McAchran SE et al: Radiofrequency ablation of renal tumors: Past, present, and future. Urology 2005;66(5A):15.

Meretyk I et al: Endopyelotomy: Comparison of ureteroscopic retrograde and antegrade percutaneous techniques. J Urol 1992;148:775.

Nakada SY et al: Retrospective analysis of the effect of crossing vessels on successful retrograde endopyelotomy outcomes using spiral computerized tomography angiography. J Urol 1998;159:62.

Okubo K et al: Intrarenal bacillus Calmette-Guérin therapy for carcinoma in situ of the upper urinary tract: Long-term follow-up and natural course in cases of failure. BJU Int 2001;88(4):343.

Potter SR et al: Percutaneous endoscopic management of urothelial tumors of the renal pelvis. Urology 2001;58(3):457.

Rosdy E: Percutaneous transrenal ureteroneocystostomy. J Endourol 1999;13(5):369.

Savage SJ, Streem SB: Simplified approach to percutaneous endopyelotomy. Urology 2000;56:848.

Schenkman EM, Terry WF: Comparison of percutaneous endopyelotomy with open pyeloplasty for pediatric ureteropelvic junction obstruction. J Urol 1998;159:1013.

Schwartz BF et al: Treatment of refractory kidney transplant ureteral strictures using balloon cautery endoureterotomy. Urology 2001;58(4):536.

Segura JW: Antegrade endopyelotomy. Urol Clin North Am 1998;25:311.

Shalhav AL et al: Adult endopyelotomy: Impact of etiology and antegrade versus retrograde approach on outcome. J Urol 1998;160:685.

Shalhav AL et al: Endopyelotomy for high-insertion ureteropelvic junction obstruction [review]. J Endourol 1998;12(2):127.

Sterrett SP et al: Renal thermal ablative therapy. Urol Clin North Am 2008;35:397.

Streem SB: Percutaneous endopyelotomy [review]. Urol Clin North Am 2000;27(4):685, ix.

Van Cangh PJ, Nesa S: Endopyelotomy. Urol Clin North Am 1998;25:281.

Watterson JD et al: Holmium:YAG laser endoureterotomy for ureterointestinal strictures. J Urol 2002;167(4):1692.

Weizer AZ et al: Complications after percutaneous radiofrequency ablation of renal tumors. Urology 2005;66(6):1176.

Wolf JS: Retrograde Acucise endopyelotomy. Urology 1998;51:859.

Yohannes P, Smith AD: The endourological management of complications associated with horseshoe kidney. J Urol 2002;168(1):5.

经皮穿刺和活检

Bodner L et al: The role of interventional radiology in the management of intra- and extra-peritoneal leakage in patients who have undergone continent urinary diversion. Cardiovasc Intervent Radiol 1997;20:274.

Bush WH Jr et al: Needle tract seeding of renal cell carcinoma. Am J Roentgenol 1977;129:725.

Caputo PA, Zargar A, Ramirez D, Andrade HS, Akca O, Gao T, Kaouk JH: Cryoablation versus partial nephrectomy for clinical T1b renal tumors: A matched group comparative analysis. Eur Urol 2017;71(1):111–117.

Coptcoat MJ et al: Endoscopic tissue liquidization and surgical aspiration. J Endourol 1988;2:321.

De Dominicis C et al: Percutaneous sclerotization of simple renal cysts with 95% ethanol followed by 24–48 h drainage with nephrostomy tube. Urol Int 2001;66(1):18.

Diaz-Buxo JA, Donadio JV Jr: Complications of percutaneous renal biopsy: An analysis of 1,000 consecutive biopsies. Clin Nephrol 1975;4:223.

Ferrucci JT et al: Malignant seeding of the tract after thin-needle aspiration biopsy. Radiology 1979;130:345.

Gibbons RP et al: Needle tract seeding following aspiration of renal cell carcinoma. J Urol 1977;118:865.

Hara I et al: Role of percutaneous image-guided biopsy in the evaluation of renal masses. Urol Int 2001;67(3):199.

Michael JM et al: Angiomyolipoma of the renal sinus: Diagnosis by percutaneous biopsy. Urology 2000;55(2):286.

Sadi MV et al: Percutaneous drainage of retroperitoneal abscesses. J Endourol 1988;2:293.

Stiles KP et al: The impact of bleeding times on major complication rates after percutaneous real-time ultrasound-guided renal biopsies. J Nephrol 2001;14(4):275.

Wehle MJ, Grabstald H: Contraindications to needle aspiration of a solid renal mass: Tumor dissemination by renal needle aspiration. J Urol 1986;136:446.

结石套篮，输尿管镜检查

Abrahams HM, Stoller ML: The argument against the routine use of ureteral access sheaths. Urol Clin North Am 2004;31(1):83.

Al-Awadi KA et al: Steinstrasse: A comparison of incidence with and without "J" stenting and the effect of "J'" stenting on subsequent management. BJU Int 1999;84:618.

Bagley DH: Ureteroscopic surgery: Changing times and perspectives. Urol Clin North Am 2004;31(1):1.

Borboroglu PC et al: Ureteral stenting after ureteroscopy for distal ureteral calculi: A multi-institutional prospective randomized controlled study assessing pain, outcomes and complications. J Urol 2001;166(5):1651.

Busby JE, Low RK: Ureteroscopic treatment of renal calculi. Urol Clin North Am 2004;31(1):89.

Chen CL, Bagley DH: Ureteroscopic management of upper tract transitional cell carcinoma in patients with normal contralateral kidneys. J Urol 2000;164:1173.

Conlin MJ et al: Ureteroscopy, development and instrumentation. Urol Clin North Am 1997;24:25.

Delvecchio FC et al: Assessment of stricture formation with the ureteral access sheath. Urology 2003;61(3):518.

Denstedt JD et al: A prospective randomized controlled trial comparing nonstented versus stented ureteroscopic lithotripsy. J Urol 2001;165(5):1419.

Dourmashkin RL: Cystoscopic treatment of stones in the ureter with special reference to large calculi: Based on a study of 1550 cases. J Urol 1945;54:245.

Dretler SP: Clinical experience with electromechanical impactor. J Urol 1993;150:1402.

Dretler SP: The stone cone: A new generation of basketry. J Urol 2001;165(5):1593.

El-Anany FG et al: Retrograde ureteropyeloscopic holmium laser lithotripsy for large renal calculi. BJU Int 2001;88(9):850.

Gettman MT, Segura JW: Management of ureteric stones: Issues and controversies. BJU Int 2005;95(Suppl 2):85.

Goldfischer ER, Gerber GS: Endoscopic management of ureteral strictures. J Urol 1997;157:770.

Grasso M et al: Ureteropyeloscopic diagnosis and treatment of upper urinary tract urothelial malignancies. Urology 1999;54:240.

Grasso M, Ficazzola M: Retrograde ureteropyeloscopy for lower pole caliceal calculi. J Urol 1999;162(11):1904.

Hafner C et al: Evidence for oligoclonality and tumor spread by intraluminal seeding in multifocal urothelial carcinomas of the upper and lower urinary tract. Oncogene 2001;20(35):4910.

Hara I et al: Usefulness of ureteropyeloscopy for diagnosis of upper urinary tract tumors. J Endourol 2001;15(6):601.

Hennessey DB, Fojecki GL, Papa NP, Lawrentschuk N, Bolton D: Single-use disposable digital flexible ureteroscopes: an ex vivo assessment and cost analysis. BJU Int 2018;121(Suppl 3): 55–61.

Hollenbeck BK et al: Flexible ureteroscopy in conjunction with in situ lithotripsy for lower pole calculi. Urology 2001;58(6):859.

Hosking DH et al: Is stenting following ureteroscopy for removal of distal ureteral calculi necessary? J Urol 1999;161(1):48.

Krambeck AE et al: The evolution of ureteroscopy: A modern single-institution series. Mayo Clin Proc 2006;81(4):468.

Kourambas J et al: Dose a ureteral access sheath facilitate ureteroscopy? J Urol 2001;165(3):789.

Lam JS, Gupta M: Ureteroscopic management of upper tract transitional cell carcinoma. Urol Clin North Am 2004;31(1):115.

Larizgoitia I, Pons JMV: A systematic review of the clinical efficacy and effectiveness of the holmium:YAG laser in urology. BJU Int 1999;84:1.

Lechevallier E et al: Retrograde Acucise endopyelotomy: Long term results. J Endourol 1999;13:575.

Mendez-Torres FR et al: Retrograde ureteroscopic endopyelotomy. Urol Clin North Am 2004;31(1):99.

Nakada SY et al: Long-term outcome of flexible ureterorenoscopy in the diagnosis and treatment of lateralizing essential hematuria. J Urol 1997;157:776.

Nakada SY: Acucise endopyelotomy. Urology 2000;55(2):277.

Netto NR et al: Ureteroscopic stone removal in the distal ureter. Why change? J Urol 1997;157:2081.

Patel RC, Newman RC: Ureteroscopic management of ureteral and ureteroenteral strictures. Urol Clin North Am 2004; 31(1):107.

Richter F et al: Endourologic management of benign ureteral strictures with and without compromised vascular supply. Urology 2000;55:652.

Schuster TG et al: Ureteroscopy for the treatment of urolithiasis in children. J Urol 2002;167(4):1813.

Seseke F et al: Treatment of iatrogenic postoperative ureteral strictures with Acucise endoureterotomy. Eur Urol 2002;42(4):370.

Singal RK, Denstedt JD: Contemporary management of ureteral stones. Urol Clin North Am 1997;24:59.

Sofer M et al: Holmium:YAG laser lithotripsy for upper urinary tract calculi in 598 patients. J Urol 2002;167:31.

Thomas R et al: Safety and efficacy of pediatric ureteroscopy for management of calculous disease. J Urol 1993;149:1082.

Vanlangendonck R, Landman J: Ureteral access strategies: Pro-access sheath. Urol Clin North Am 2004;31(1):71.

Zheng W, Denstedt JD: Intracorporeal lithotripsy: Update on technology. Urol Clin North Am 2000;27:301.

第10章 腹腔镜外科

David B.Bayne，J. Stuart Wolf, Jr.，
Marshall L. Stoller，Thomas Chi，MD

腹腔镜在泌尿外科中扮演着重要的角色。腹腔镜这项微创技术最早应用于肾切除术，随着时间的推移，腹腔镜手术的设备和技术也有了显著的发展，已推行至多种器官的手术操作，同时在泌尿、血管、消化等多个系统进行手术操作，完成更高难度的术式。手助式和机器人辅助下的腹腔镜技术，进一步扩大了腹腔镜技术在泌尿外科手术的应用范围。

腹腔镜生理

在腹腔镜的气腹期间，患者面临着不同于开放手术的生理挑战。尽管绝大多数挑战可以通过合理的准备及关注来应对，但是腹腔镜外科医生必须认识到这一点（Ost et al, 2005）。

▶心血管生理变化

气腹过程中腹内压上升，全身血管阻力增加，静脉回流量减少，影响心每搏输出量。腹内压和循环血容量影响着气腹对心血管系统的效应。轻微的腹内压升高增加静脉压的作用要大于增加阻力的作用，因而增加了静脉回心血量和心每搏输出量。当腹内压上升超过某个点时，阻力的增加将超过静脉压的增加，从而导致静脉回心血量和心每搏输出量都下降（图 10-1）。相对血容量正常的患者，低血容量状态患者的这个转折点对应腹内压更低。对血容量正常的患者，15mmHg 的腹内压通常不会导致静脉回心血量和心每搏输出量的明显减少。

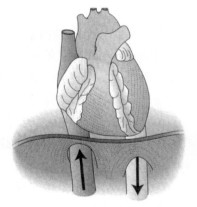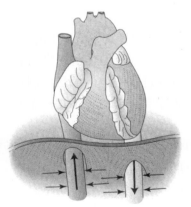

▲ 图 10-1 腹腔镜术中静脉回心血量和心每搏输出量的减少

［摘自 Wolf JS Jr, Stoller ML：The physiology of laparoscopy：basic principles，complications and other considerations，J Urol. 1994 Aug；152（2 Pt 1）：294-302］

最常用的充气气体是 CO_2，CO_2 可被身体吸收入血，并具有直接的心脏抑制效应，但是 CO_2 也能刺激交感神经系统。如果酸中毒持续发展，副交感作用也可能会增强。适度的高碳酸血症（血液中 CO_2 过多）可以增加心每搏输出量和血压，降低全身血管阻力，而这刚好跟气腹的机制效应相反。

总的来说，15mmHg 的腹内压和适度的高碳酸血症在患者身上能产生一种高动力学状态（升高的中心静脉压、全身血管阻力、心率和血压），而不会导致心每搏输出量的明显改变（Junghans et al, 2005）。

▶ 心血管生理变化后并发症

腹腔镜的心血管并发症包括张力性气腹、心律失常、液体潴留和静脉血栓形成。

当腹内压过高时，通常大于 40mmHg，血管阻力将极大地增加，可导致张力性气腹的发生。比如手术中失去了肌松的效果时，易出现上述情况。同时，张力性气腹会造成静脉回心血量、心每搏输出量和血压急速下降。必须使血容量状态最优化，避免在较低的压力下就发生张力性气腹。通常腹内压应该保持低于 15mmHg。针对张力性气腹的应对措施是立即放气。

高碳酸血症引起的心动过速和室性期前收缩通常是良性的，但是在动脉 CO_2 分压（$PaCO_2$）很高的情况下也可以发生致命的心律失常。腹膜牵张引起的迷走神经刺激可能产生缓慢性心律失常（Valentin et al, 2004）。

相较于开放手术，腹腔镜术中不显性失水和尿量都减少，因为缺乏蒸发和肾实质压迫引起，容易造成液体潴留。建立气腹前，需要将患者血容量调整到最佳状态，再通过术中液体入量限制在大约是失血量加上维持率 5ml/（kg·h），从而避免血容量过载。

腹腔镜术中腹压的增加限制了下肢的静脉回流，增加了下肢血栓形成的可能。静脉血栓预防方案需使用在标准腹腔镜或机器人辅助腹腔镜的泌尿外科手术中，针对高危组使用间歇性充气加压装置和低剂量皮下注射肝素（Forrest et al, 2009）。

▶ 肺、酸碱平衡和充气后生理变化

随着腹内压的增加，横膈被抬高，使得肺容量和顺应性都下降。CO_2 灌入腹腔后，快速弥散入血流。常规腹内压力的腹腔镜手术中，术中吸收的 CO_2 的总量相当于在人体 CO_2 产量的基线上增加了 5%~25%。皮下气肿、腹内压升高、腹膜外充气和充气时间延长都会提高 CO_2 的吸收量。

▶ 肺、酸碱平衡和充气后生理变化相关并发症

腹腔镜与肺、酸碱平衡和充气相关的并发症包括：高碳酸血症、酸中毒、腹腔以外其他腔隙积气和静脉气体栓塞（venous gas embolism，VGE）。

适当的高碳酸血症总的来说是个刺激因素，但当动脉血 PCO_2 超过 60mmHg 时，心脏抑制作用会占据主导作用，进而有致命的风险。提高通气速度和潮气量用以加快 CO_2 的清除。在全身麻醉过程中，呼气末 PCO_2 易于被监测，需要注意的是，大多数情况下呼气末 PCO_2 要比动脉血 PCO_2 低 3~5mmHg。但是在延长的手术或是有肺病的患者中，呼气末 PCO_2 的增加会以一种无法预测的方式超过动脉血 PCO_2，为了精确监测应该做动脉血气（Kim, 2008）。

充气以后 CO_2 的吸收会引起轻微的呼吸性酸中毒。当气体充入压大于 20mmHg 时，也会形成代谢性酸中毒，很可能跟尿量减少时的酸剩余有关。

充入腹膜腔的气体可能会漏入某些腹膜外组织层面或间隙。皮下气肿是最常见的腹膜外积气部位。皮下气肿通常是无害的，但是因为它是高碳酸血症的一个危险因素，皮下气肿的存在警醒我们预防高碳酸血症的可能（Saggar et al, 2008）。心包积气、纵隔积气和气胸能够抑制心脏充盈，限制肺移动，或同时影响两者。如果气胸是由 CO_2 充入所致的，通常自然消退，但是对一个巨大的或是有症状的气胸，应该行胸廓造口术（Msezane et al, 2007）。

静脉气体栓塞是指气泡经过静脉系统进入了心脏和肺循环（Min et al, 2007）。当 VGE 临床症状典型时，心脏右室流出道梗阻，造成低氧血症、高碳酸血症和心每搏输出量降低。腹腔镜术中持

续的气体进入循环系统,造成多发的 VGE 可以致命。VGE 的表现有低氧血症、肺水肿的证据、升高的气道压、低血压、颈静脉充盈、面红、心律失常和一种磨轮样杂音（Millwheel murmur）。如果是大的 CO_2 气栓,CO_2 监测器会记录一个突然的呼气末 PCO_2 的下降。需要立即对此作出快速的应对措施,包括立刻放气、纯氧的快速通气、左侧卧位并头低脚高的过倾位和常规复苏的方法。

腹腔镜入路和方式的选择

腹腔镜的入路包括经腹腔入路和经腹膜后入路。腹腔镜方法包括标准腹腔镜、手助腹腔镜和机器人辅助腹腔镜。同时还发展出更具特色的腹腔镜技术：显微腹腔镜手术、单孔腹腔镜手术（laparoendoscopic single-site surgery, LESS）、经自然腔道内镜手术（natural—orifice transluminal endoscopic surgery, NOTES）（Kommu et al, 2009; Raman et al, 2008）。这里仅介绍临床上常用的腹腔镜技术。

▶经腹腔入路和经腹膜后入路

经腹腔入路能提供一个更宽阔的手术操作空间,展现出直视下熟悉的腹腔内解剖。这是最常用的入路,可以进行大多数的术式。腹膜后入路过程可能相对困难,但有广泛腹部手术史的情况时,腹膜后入路可以避免分离腹腔内粘连的器官,直接和快速地进入腹膜后间隙中来完成手术。腹膜后入路受限的空间限制了它能完成的术式。对比两种入路在不同术式中的手术时间、花费、住院时间和术后恢复期,没有显示出持续高于另一种入路的优势（Desai et al, 2005）。入路的选择更多是由术者对入路的个人熟悉程度和患者的条件决定的。

▶手助腹腔镜

手助腹腔镜手术（Hand-assisted laparoscopic surgery, HALS）需要在保持气腹状态下,将手通过一个长 7~9cm 切口、附有手助设备的通道伸入手术区域,手助设备采用压缩机制使设备与腹部黏附固定,同时防止腹内手周围漏气（图 10-2）。腹内手用于分离、辨认组织、牵引暴露和控制损伤

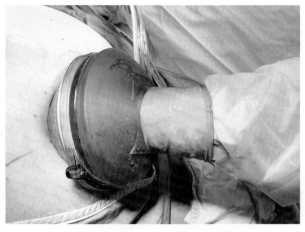

▲ 图 10-2　术者腹内手通过手助设备进入腹腔

部位。与标准经腹膜腔腹腔镜手术相比,HALS 缩短了手术时间,更利于没有腹腔镜经验的外科医生学习和增强处理高难度的外科情况的能力。此外,手助腹腔镜还可以作为腹腔镜术中需要转为开放手术时的选择之一。HALS 的缺点包括设备问题,比如漏气或干扰套管放置,医生手的过度疲劳,手术野里面手的干扰和比标准的腹腔镜手术更大的切口（Wolf, 2005）。多个对比研究比较了手助腹腔镜和标准腹腔镜的疗效,发现两个术式有相似的恢复效果（Silberstein and Parsons, 2009）。

▶机器人辅助腹腔镜

机器人辅助装置使用了 3D 成像摄像系统和机械臂,术者坐在控制台即可控制这套系统（图 10-3）。最普遍使用的设备是达芬奇外科手术系统（Intuitive Surgical, Sunnyvale, 加州, 森尼韦尔市）。在泌尿系统中,该系统已在根治性前列腺切除术（radical prostatectomy, RP）、膀胱切除术和肾脏手术中非常普及。机器人辅助的腹腔镜的优势有：易于使有开放手术技能的术者快速掌握腹腔镜技能,手术器械的工作端有更大角度的活动度,更符合人体工程学的设计。其劣势是,应用贵重的一次性医疗耗材会增加医疗费用,术中需要一个经受培训的助手在手术台旁进行辅助操作（Nelson, 2007）。尽管购买和维护该系统需要较大的资本,但欧美国家的数据显示长期使用该系统,总支出可能会变得缓和,因该系统能减少患者术后住院人数和平均住院天数。

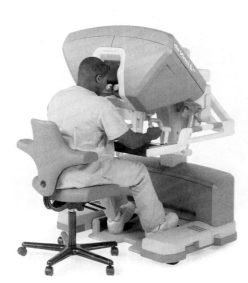
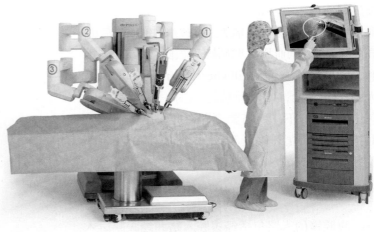

▲ 图 10-3   达芬奇外科手术系统

腹腔镜器械操作和基本技术

▶术前准备

在一个肥胖的、有腹部手术史的、解剖异常的患者身上的任何手术都要难于常规患者,这些因素也相应地导致腹腔镜手术的实施要难于开放性手术。经过前面论述的腹腔镜下生理变化,建议对于患有严重肺部疾病或充血性心力衰竭的患者,选择开放性手术的优先级高于腹腔镜手术。腹腔镜手术术前患者应被完整地告知手术的风险和好处,最好是这个手术跟开放性手术相比的风险和好处。告知术者在该腹腔镜手术上的经验和改为开放性手术的可能性很重要。对于无肠切除预期的经腹腔入路腹腔镜手术,患者术前可以食用无渣的液体饮食和口服柠檬酸镁。对于经腹膜后腔完成的手术,肠道准备不是必需的。

腹腔镜手术所需的全部设备在手术间里需要有一个合理的布局。腹腔镜主车放在医生的对面。对于上腹部或经腹膜后手术,为护士或助手在患者对面放第二个监视器,有助于更好地术中配合。手术间天花板如果有能保持主要设备的悬臂,可以减少手术间的混乱和缩短布置时间。在全身麻醉诱导和气管内插管后,插入导尿管,或同时留置胃管。患者的体位由手术方式决定。对于

一个盆腔手术,患者是仰卧位(或在某些情况下使用俯卧截石位),胸部绑牢以允许头低脚高位。不折床的半侧卧位(45°)适合经腹腔入路需进入腹膜后腔的手术。折床的完全侧卧位适合直接经腹膜后腔入路的腹腔镜手术。

▶进入术区

A. 建立气腹

建立气腹最常用的方法有闭合(Veress 气腹针)和开放(Hassan 套管)两种技术。尽管提供直接可视化的工具可以帮助术者安全地建立气腹,仍建议术者都能熟练掌握以上两种技术,以防止一种方法存在禁忌或失败时,可以使用其他技术安全地建立气腹。

Veress 气腹针有一个内置有弹簧装置的管心针,它只在致密组织(如筋膜)的压力下锋利的针尖显露出良好的穿刺效果;一旦针尖进入腹膜腔,钝性针芯前弹,可避免损伤腹腔器官。在第一个套管的选定部位(避开既往手术切口)通过腹部皮肤小切口放入 Veress 气腹针,这个部位通常用来放腹腔镜。反复的腹部手术史或怀疑严重的腹膜腔内粘连是使用 Veress 气腹针的相对禁忌证。将 Veress 气腹针垂直插入腹壁后,轻微倾斜再突破腹膜,以避开中线的腹膜后大血管。而针对体型瘦的患者需要在脐部建立气腹时,气腹针应以

更为倾斜的角度进行穿刺。

当认为气腹针针头进入腹膜腔后,把装了一半生理盐水的 10ml 注射器接上气腹针针尾,然后回抽。应该不能回抽到气体或液体。然后,把几乎全部的生理盐水都通过气腹针注入,试着回抽。生理盐水应该很容易注入,而回抽应该没有所得。最后,在 Veress 气腹针针尾处放一滴生理盐水。如果针头在腹腔内,它应该快速地滴入腹腔。这些操作可以评估针头进入空腔结构(肠、膀胱、血管)的可能性,但是如果针头在腹膜外的话,这些操作得到的结果是正常的——而这是最常见的放置错误(图 10-4)。针对这种可能,可以用最后的检查——"开放压"来评估。注意保持气腹针位置,开始充入气体,在最初的 0.5L 气体充入之后,压力不应该超过 8mmHg,气腹针如果在腹腔内,它应该是暂时性的,可通过将针慢慢旋转,稍稍回撤或向上倾斜,得到纠正(可使针尖离开网膜或肠系膜脂肪)。如果这些条件得到满足,继续充气直到腹内压稳定在选定的水平。如果这些条件没有满足,那么认为针头处于错误的位置。应断开充气管,让气体溢出,撤出气腹针。

Hassan 套管技术优点是直视下打开腹膜再留置套管,能减小穿刺造成的腹腔内器官损伤可能。通过选定部位取一个 1.5~3.0cm 的小切口,直视下打开腹膜,在筋膜切口的两边预置缝线,插入 Hassan 套管(10/12 套管包含一个钝性闭孔器,带一个圆锥形的可调节套,图 10-5)。把缝线跟 Hassan 套管的臂系紧,圆锥套就不会在筋膜上松动。然后充入气体。这种方法的一个改进是带有一个可在腹内膨胀的气囊,能通过一个可调节的保持圈与筋膜紧密而固定套管(图 10-6)。另

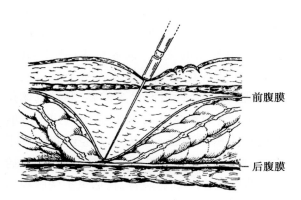

▲ 图 10-4　Veress 气腹针头位于进入腹膜腔前

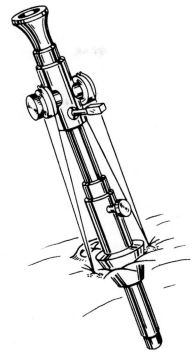

▲ 图 10-5　Hassan 套管

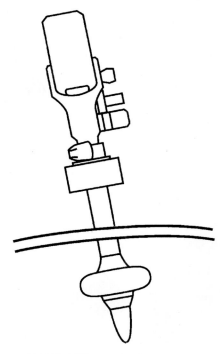

▲ 图 10-6　自固定套管

一个改进是只在筋膜和腹膜处做一个小切口,插入一个钝性套管扩张通道而不是直接切割筋膜。

可视化戳卡被设计用于在切皮后直接进行穿刺,完成通道的建立。缘于可视化戳卡内有摄像头和镜片,术者在穿刺过程中,通过观察到的每一

层解剖层次,不需要进行预充气,就可以精准将戳卡放入腹腔内。戳卡的头端设计可以让其穿透组织的同时,最大程度地减少腹腔内器官损伤的可能性。

所有建立气腹的方法都存在优势和劣势,皆有腹内脏器损伤、血管损伤和放置位置不当的可能。原则是维持对这些方法的高熟练度,选用最小风险的方法进入腹腔。

B. 套管放置

套管是手术操作器械的通道,所以套管位置的选择很关键。总的套管位置设计的方案是围绕手术野,必要的手术器械的数量,并且足够分开,避免它们在腹内相互"打架",并保证腹腔镜位于能提供良好的视野的位置。

套管的型号有很多,标准型号指的是 5~12mm,也有特殊使用的"针镜"的套管(3mm)和特宽的套管(18、30mm)。套管可以是完全一次性的,可以是可重复使用的,也可以是一次性加重复性

的(即既包含一次性的,也包含可重复使用的组件)。套管内戳卡有可切割或非切割的头端设计。有一些重复使用的戳卡是无防护的锋利头端设计,而一次性戳卡的锋利头端有防护装置,可以避免内脏损伤(图 10-7)。Hasson 套管使用了钝头设计。可视化套管采用透明的塑料材质头端(图 10-8),使得套管放置的过程都在直视下完成。

STEP 系统采用了可膨胀的外鞘,并内置有 Veress 针;去除针芯后,使用扩张 trocar 插入外鞘内。应用这种方法建立通道过程中,可以减少腹膜的缺失,降低损伤腹腔内器官的风险(图 10-9)。

Veress 气腹针用于气腹的建立时,该穿刺点是第一个套管通道的建立位置,也是腹腔镜进入的通道。为了避免此戳卡在手术过程中意外脱出,建议用缝线将其与皮肤进行固定,trocar 外鞘的防滑脱的设计也可以达到类似的效果。其余的通道建立,应该在腹腔镜直视下完成。

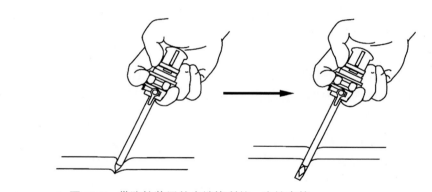

▲ 图 10-7   带防护装置的尖端锋利的一次性套管

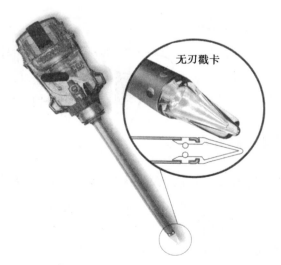

无刃戳卡

▲ 图 10-8   带透明塑料末端的无刃戳卡,使腹壁穿刺可视

C. 经腹膜外入路通路的建立

对于侧卧位的经腹膜后腹腔镜手术,在第 12 肋末端下做一个 2cm 的切口,在直视下,向下切开腰背筋膜。腹膜后空间先用一个手指扩张,然后用一个可膨胀的气囊[商业有售(图 10-10),或自制]扩张。在这个位置插入一个能自己固定的套管,其余套管根据术式需要,制订具体位置。其余套管放置在第 12 肋底部,第 11 肋末端,和髂嵴以上的腋中线上。对于盆腔经腹膜外手术,可膨胀的气囊直接置入一个脐下切口,然后顺着腹直肌鞘内侧到达耻骨,在那里扩张腹膜前间隙。

10

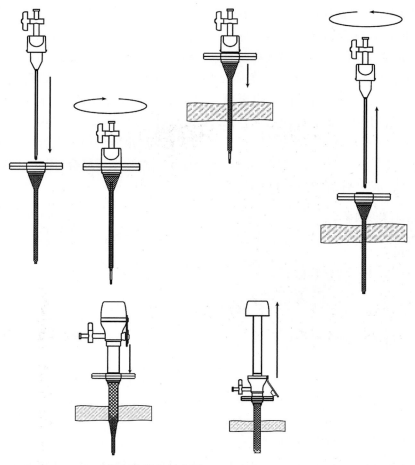

▲ 图 10-9　Step 系统套管操作示意图

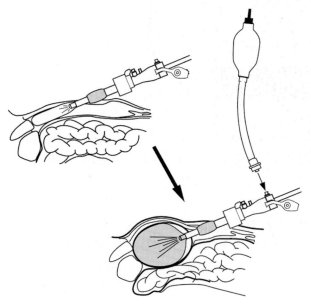

▲ 图 10-10　腹膜外扩张气囊

▶腹腔镜视频仪器和腹腔镜车

标准的成人腹腔镜直径是 10mm。5mm 的腹腔镜的光传输能力也在不断改善,但还无法达到 10mm 的效果。小儿外科主要使用的是 5mm 的腹腔镜,但是也有 2mm 的腹腔镜。绝大多数腹腔镜使用 0° 或 30° 的镜头,后者提供了更多的视角。末端可弯曲的腹腔镜也能提供更多的视角。有部分腹腔镜在仪器的头端内置有摄像芯片,这样可以省去一个接口和提高分辨率。一个或两个大的屏幕、一个电缆强光源和数字图像转换器(照相盒)构成了影像装置。静态图像和视频捕捉设备可以术中录像,提供了有用的录制手术操作和术中所见的功能。腹腔镜车上的其他的仪器包括高流量充气机和外科能量设备。

▶ 腹腔镜器械

腹腔镜手术器械提供包括抓持和剥离、切割、止血、牵拉、冲洗和吸引、缝合、施夹或订合、标本装获、切碎和术中成像等功能。很多器械都既有一次性的也有可重复使用的型号。绝大多数标准器械直径是 5~10mm，长度是 35cm；但是也有更长、更细或更粗的设备用于特殊情况。

▶ 离开腹部

在腹腔镜手术完成之后，在 5mmHg 的压力

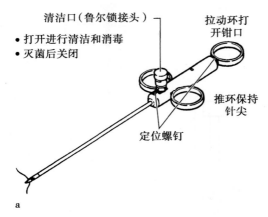

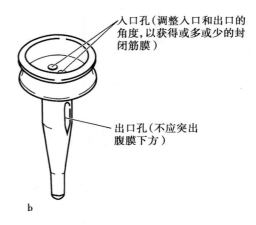

▲ 图 10-11　卡特 - 托马森装置
a：针尖缝合传递器。b：筋膜闭合导向器

▶ 术后管理

对于不涉及肠切除的泌尿外科腹腔镜手术，通过积极的术后管理，绝大多数患者的术后住院时间可以限制到 1~2 日。对于涉及肠切除的大手术，比如根治性膀胱切除术，快速康复外科（enhanced recovery after surgery，ERAS）理念提倡快速的恢复饮食和早期步行已被证实可以减少术后住院天数。腹腔镜手术后患者在术后 24~48h 内出现肠梗阻的早期症状并不少见。在没有肠功能障碍的易感因素的情况下，而术后出现持续恶心或呕吐或不能耐受经口摄入食物的患者，首先考虑术中存在未能识别的肠损伤可能。

具体术式

▶ 盆腔淋巴结清扫术

腹腔镜盆腔淋巴结清扫术（laparoscopic pelvic lymph node dissection，LPLND）是第一个被广泛接受的成人腹腔镜泌尿外科术式。该技术早在前列腺特异型抗原检测广泛应用之前就被提出，应用的原因是 1/3 的前列腺癌患者中 LPLND 会有阳性结果。但由于肿瘤分期转移与淋巴结阳性相关性较低，人们对单纯 LPLND 的兴趣逐渐下降。然而，随着腹腔镜 / 机器人 RP 和膀胱切除术的兴起，LPLND（作为这些手术的一部分组成）的实用性仍然存在。

尽管腹腔镜疝修补术、其他盆腔手术或放疗可导致盆腔粘连，但除腹腔镜手术的一般禁忌证外，LPLND 没有特定的禁忌证。

患者呈仰卧、头低脚高位，LPLND 可经腹腔或腹膜外进行（图 10-12）。第一个套管通常是经脐旁进入，另外 2~3 个套管摆成菱形或扇形（图 10-13）。关键解剖标志是闭塞的脐韧带、生殖血管和腹股沟内环（图 10-14），前列腺癌淋巴结清扫的界限通常是髂血管分叉、耻骨、闭孔神

下检查手术野，这个压力可以暴露可能被手术中气腹压迫而暂时未出血的已破裂的小血管。在直视下取出套管，有助于发现来自腹壁的出血。所有 10mm 或更大的套管部位切口需要缝合关闭筋膜层。Carter-Thomason 装置（图 10-11）或类似的设备可以简化缝合关闭筋膜的步骤。对于儿童，即使是 5mm 的套管部位切口也得缝合。CO_2 对腹部有刺激性，它可能和腹腔镜术后疼痛有关，所以在移走最后一个套管之前，应该试着放出所有的气体。皮下缝合、用伤口胶或无菌胶带关闭套管处切口。

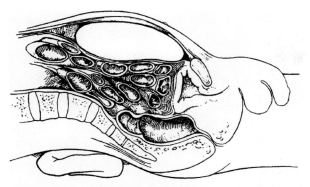

▲ 图 10-12　经腹膜外 LPLND 前气囊装置在腹膜前间隙内膨胀

经、骨盆侧壁,以及脐内侧韧带。进行膀胱癌、阴茎癌或尿道癌的根治性手术时,需要清扫更大区域的淋巴结,以髂总动脉、生殖股神经和膀胱为界。

LPLND 的并发症与开放 PLND 的并发症相似。具体而言,闭孔神经、髂骨和腹壁下血管,以及输尿管的损伤虽有报道,但已明显减少。其他潜在的并发症包括淋巴囊肿、肠或膀胱损伤、皮下气肿、血栓栓塞事件和阴囊肿胀。开放手术盆腔淋巴结切除术和 LPLND 清扫的淋巴结数量相似。

▶精索静脉曲张高位结扎术

由于经腹股沟管显微镜下精索静脉结扎技术的改进及普及,腹腔镜精索静脉曲张高位结扎术的实施越来越少(Ahmed et al, 2007)。有小型病例研究报告,使用两个套管进行无瘢痕腹腔镜精索静脉曲张切除术(Seo et al, 2018)。

▶睾丸下降固定术

针对体表无法触及或检查未发现隐睾的患儿,小儿泌尿科医生仍认为腹腔镜检查是此时诊断的金标准。尽管有点争议,但在最近的一个多机构的分析中,腹腔镜睾丸固定术已经被证实即使不优于也至少相当于开放性睾丸固定术(Baker et al, 2001)。两性人的评估也可以使用腹腔镜检查明确诊断(Tafazzoli et al, 2018)。

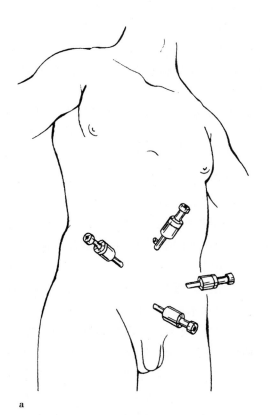

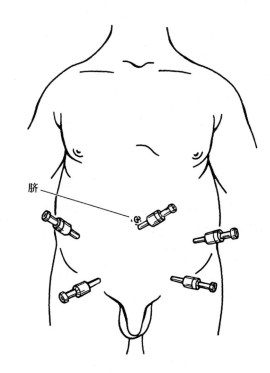

脐

a　　　　　　　　　　　　b

▲ 图 10-13　LPLND 的套管放置方式
a:菱形分布。b:应用于肥胖患者的扇形分布

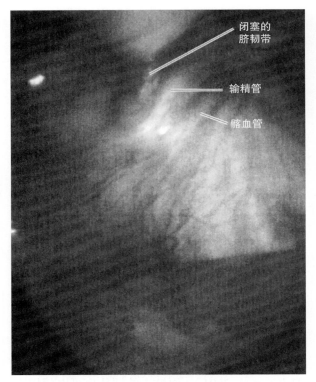

▲ 图 10-14　LPLND 关键的解剖标记是闭塞的脐韧带、生殖血管和腹股沟内环

通常采用仰卧位，患者双腿呈"蛙腿"状张开。通过脐周置入腹腔镜套管，再布置 1~3 个套管作为操作通道。第一步包括通过相应的精索血管辨认腹股沟内环和输精管。如果看见精索血管和输精管进入腹股沟管，撤出腹腔镜，在可触摸到的隐睾的位置进行开放性腹股沟探查术。如果精索血管是盲端，手术终止。如果发现是不能保留的睾丸，行腹腔镜睾丸切除术。如果是位于腹内的可以挽救的睾丸，放入工作套管，从非关键性的附着处游离睾丸（图 10-15）。如果精索长度足够长，做一个阴囊切口，固定睾丸。如果精索长度不够，可先行 Fowler-Stephens 一期或分两期手术。一个多机构的回顾发现在分两期手术后，睾丸萎缩减少，术后阴囊内睾丸位置保持率较高。一些研究表明，通过二期手术，开放手术比腹腔镜手术的成功率更高（Casanova et al, 2013）。

▶ **肾囊肿去顶减压术**

虽然单纯性肾囊肿很常见，但很少需要干预。偶尔会出现疼痛、感染、早饱或造成继发性梗阻，此时应积极治疗，而多数情况下，经皮穿刺抽吸和

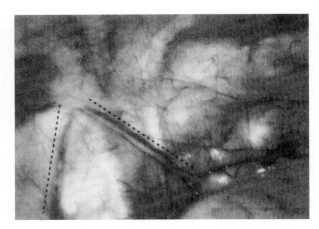

▲ 图 10-15　虚线表示左侧腹内睾丸固定术的腹膜后切口

囊肿硬化就能解决临床问题。在很少的情况下，一个囊性肿物需要诊断性探查。囊肿去顶术可以用来减轻肾功能良好状态的多囊肾患者的疼痛。通过三孔或四孔方法（通常是经腹腔），游离结肠推向中线，以暴露肾脏，切开 Gerota 筋膜暴露囊肿。腹腔镜超声检查可以帮助发现更多的囊肿。如果怀疑囊肿与集合系统之间相通，或者在集合系统附近操作，有损伤集合系统的风险，通过预先逆行放置输尿管支架灌注染色盐水可帮助确定集合系统向肾周的密闭性。囊肿去顶术不应打开周围的肾实质。可以对可疑部位进行活检。可将肾周脂肪填充在囊肿基底部，以防止囊液再次积聚，可增高长期无复发成功率。肾囊肿去顶减压术并发症包括囊肿复发和肾实质或集合系统损伤。

▶ **单纯性和根治性肾切除术**

腹腔镜已被广泛用于治疗各种良性和恶性肾脏疾病，包括无功能肾、慢性感染、有症状的多囊肾疾病和肿瘤。最初，体积大的肿瘤被认为是腹腔镜肾切除术的禁忌证，但是随着经验的积累，肿瘤的大小已经不再是问题。唯一的限制是泌尿科医生的经验。腹腔镜下进行伴有肾静脉癌栓的根治性肾切除术也是可行的。相对禁忌证包括严重的肾周围炎、限制肾门通路的巨大淋巴结病变、大的静脉血栓和邻近器官的浸润固定。

患者取侧卧位，垫褥并固定。手术台的偏曲和卧位的变化范围从 45° 到 90°，随术式和外科医生的偏好而变化。术者和扶镜手都站在患者的腹侧实施经腹腔入路腹腔镜手术。

腹腔镜肾切除术的技术会被详细讨论细节，因为其可以作为其他常见上尿路器官手术的模板。关于套管的位置有很多变化。对于经腹腔入路的腹腔镜肾切除术，左肾切除术通常使用三孔或四孔 L 形分布，右肾切除术则也可以使用三孔或反 L 形分布。起始套管位于腹直肌外侧缘肋缘下两指宽处，腹部开始充气至 15~18mmHg。检查腹腔内器官是否有意外损伤。另一个套管位于腋中线髂骨上方两指宽的位置。沿着直肌外侧边缘放置一个或者两个的套管，如需使用腔镜吻合器，需放置一个可以通过腔镜吻合器的套管。根据患者的体质，肾、脾、肝的相对位置，可以选择其他套管分布位置（图 10-16）。

对于左侧病变，游离左侧结肠脾曲，将其放置到髂血管附近，保持 Gerota 筋膜的前束完好无损。切除胃脾韧带，使脾能够向内侧旋转。通过牵拉胰腺，可以实现进一步的内旋，暴露肾门。输尿管位于腰大肌表面生殖静脉的侧方。输尿管可以用多种器械切断。顺着生殖静脉向上有助于找到肾静脉。把肾静脉与动脉分离开有助于防止损伤肾上腺静脉和腰静脉。在肾门附近夹静脉分支时必须小心，因为这个会妨碍随后的腔镜切割吻合器的应用。通常肾动脉可以在肾静脉后方找到，确保钛夹或腔内切割吻合器夹住无误后切断肾动脉。一旦横断肾动脉，通过同样的方式夹住和横断肾静脉。在少数情况下，如果肾门的分离比较难，动静脉不能分开，可以用腔内切割吻合器

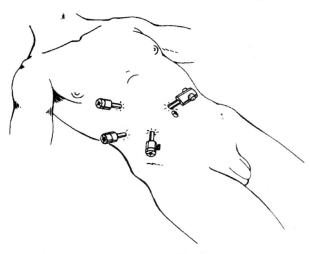

▲ 图 10-16 经右侧腹膜腔腹腔镜肾切除术的一个可选的套管放置

同时把动静脉合在一起横断。分离肾脏上缘，可连同肾上腺一起分离，如果要保留肾上腺的话，则在肾上腺下面分离。肾脏的侧方附着处最后分离，因为它们能够悬挂肾脏，使肾门容易分离。

将肾脏放入标本回收袋之后，肾脏可以完整取出或切碎后取出。如果需要完整地取出，利用一个预先标记的切口，或是在某个套管部位延长切口。如果准备切碎取出，从套管中出来的应该是标本回收袋的颈部。为了预防潜在可能的肿瘤播种，应该进行合理的覆盖，使用镊子将标本一块一块地取出，腹腔镜监控下完成上述操作有助于预防副损伤，然后这些仪器应视作是污染的，应从手术区移走。在所有的腹腔镜操作准备结束前，充气压应该降到 5mmHg 以便进行评估术区止血状态。大于 5mm 套管切口部位需要筋膜闭合。

对于右侧经腹腔肾切除术，游离升结肠肝曲，将其放置到髂总动脉分叉附近。切开三角韧带，注意避免损伤横膈。使用钝头器械牵拉肝脏。十二指肠向中线方向松解以利于暴露下腔静脉。从下腔静脉前面直接进入 Leriche 平面，可以直接找到右肾静脉。侧方分离到下腔静脉的下缘可以暴露腰大肌和输尿管。尽管右肾静脉比较短，但它很少有分支。剩余的操作跟左肾切除术类似，如前所述。

腹膜后肾切除术开始时，患者保持完全侧卧位，使用同前类似的垫褥和调整手术台。与经腹腔入路相比，外科医生站在患者背侧，助手站在患者的背侧或腹侧皆可。在 Petit 三角切口后，钝性分离腰背筋膜，在腰大肌表面分离出一个间隙。在这个空隙中放入一个带分离作用的气囊的套管针。市面上有售这种专门用于分离腹膜后间隙的气囊，或者把手套绑在导管上制作自制气囊。市售的分离气囊有一个额外优点，它允许腹腔镜术者直观地观察分离过程，确保位置合适。这种扩张通常需要气囊内充气 500~1 000ml。通过气囊壁可能看见肾动脉、输尿管。然后制造腹膜外气腹，根据外科医生的偏好放置另外的 2~3 个套管（图 10-17）。肾脏向前拉，以利于对肾门的直接操作。钝性分离容易暴露动脉，用钛夹钳夹，并横断。顺着动脉残端向前找到静脉，分离，用前面所述的方法处理。肾门处理完后，找到输尿管并

10

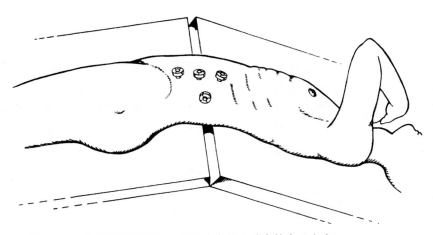

▲ 图 10-17　经左侧腹膜后腔镜肾切除术的一种套管布置方案

横断。进一步的分离跟经腹膜腔手术相似。由于其有限的工作空间，许多腹腔镜医生在做经腹膜外肾切除术时将标本完整地移除。如果选择了切碎，在标本很大时，标本袋的装入过程中可能需要切开腹膜。最后的步骤包括在低充气压下确认止血和观察套管部位都是相同的。

手助腹腔镜肾切术与腹腔镜肾切除术相似。如果选择了手助，就要更改套管位置，以便为手助设备留出空间。对于左侧病变，手助装置通常放置在脐正中线上。对于肥胖患者，该装置可以被放在旁正中线上，更接近病变部位。对于右侧病变，手助装置可放置在正中线或通过经肌肉的对角切口（Gibson）放置在右下象限。手助装置的位置取决于外科医生的手臂长度、非优势手所需位置和患者的身体状况。根据外科医生的偏好设两个或三个孔。解剖结构与前述的经腹腔手术相似。因为手可以提供反向牵引，肾外侧的附着物可以更早地分离，易于进行肾门剥离。通过手助切口快速获取标本。

腹腔镜肾切除术的严重并发症发生率约为 4%。轻度并发症包括肠梗阻、轻度出血、尿路感染（urinary tract infection，UTI）、疝和切口感染。严重并发症包括肺栓塞、气胸、各种脏器损伤、主动脉、下腔静脉或髂血管、生殖静脉、腰椎或肾血管出血。在术者前 30~50 例的手术经验中，技术相关并发症更常见。

比较腹腔镜和开放性肾切除术两种术式，腹腔镜手术的恢复期较短和创伤较小，并发症和癌症控制率相似（Columbo et al, 2008）。腹腔镜手术时间较长，但有经验之后，手术时间甚至可能比开放手术短。比较不同腹腔镜技术的研究显现相似的结果，这表明没有哪一种方法是绝对优越的。外科医生应该熟悉各种技术，以便完成最合适的手术操作（Gabr et al, 2009）。

▶肾输尿管切除术

肾输尿管切除术是上尿路上皮癌治疗的金标准。开放手术通过一个长而弯曲的侧面切口或两个单独的切口进行，可导致严重的术后并发症。腹腔镜下肾输尿管切除术在有效的瘤控同时，患者术后疼痛较轻，能尽早恢复正常活动。本文描述了经腹腔、腹膜后、手助和机器人辅助技术。肾切除过程类似于腹腔镜下的根治性肾切除术，不同之处在于输尿管保持完好。

输尿管末端的最佳处理方式仍存在争议。经尿道输尿管壁内切除术将远端输尿管留在腹膜后，有局部复发的风险，大部分医疗机构已摒弃。许多可选择的微创方法已被报道，包括单孔或双孔经膀胱切除远端输尿管（图 10-18），单孔不缝合输尿管口缺损处，双孔则缝合了输尿管口缺损处，或膀胱外使用能量消融外科切除末端输尿管。一些外科医师则先进行腹腔镜肾切除术，通过下腹部切口进行膀胱袖状切除，并取出标本。即使在没有膀胱袖状切除的情况下，输尿管肾切除术标本必须完整地切除。腹腔镜下肾输尿管切除术与开放手术有着相似的瘤控效果，而并发症的发生率与腹腔镜根治性肾切除术相似（Manabe et al, 2007；Liu et al, 2018），但是晚期患者可能受益于开放手术方式（Peyronnet et al, 2017）。

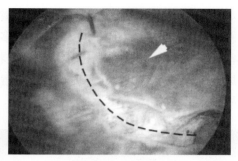

▲ **图 10-18**　经膀胱切除远端输尿管

在完成肾切除术和输尿管施夹之后,使用附有 Colling 刀的切除镜,通过一个位于耻骨上方、10mm 套管插入膀胱内,进行经膀胱切除输尿管末端。切口(黑色虚线)围绕输尿管口(白箭头)周围,直到远端输尿管可以从膀胱无阻力地拉走为止

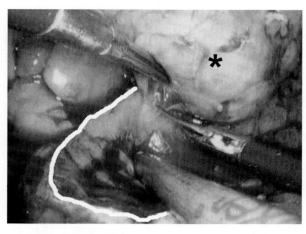

▲ **图 10-19**　肾部分切除术

当用剪刀切除肿瘤时,肿瘤(黑色星号)正被抓钳(从图的顶部进入)抬起。冲洗器 - 吸引器可以显露肿瘤床,并有助于保持术野清晰。周边切缘用白线表示

▶肾部分切除术与肾肿物消融术

　　肾部分切除术有绝对适应证、相对适应证和选择性适应证所对应的患者群体。一些适合开放性肾部分切除术的患者因为想要更快地术后康复,选择接受了不太合适的腹腔镜根治性肾切除术。然而,腹腔镜肾部分切除术既能保留肾单位,也能促进康复。但该手术的技术难度较高,限制了其在临床上的广泛应用。

　　前文已述经腹腔、腹膜后、手助和机器人辅助技术。虽然整体技术与腹腔镜根治性肾切除术相似,但仍有特殊细节需要介绍。一些医生在术前进行输尿管插管以评估集合系统的闭合程度。腹腔镜下超声检查可用于确定肿瘤边缘和多发病灶的位置。根据手术需要,将肾脏从肾周脂肪中剥离,以暴露病变部位(在肿瘤上留下一层脂肪组织),将肾脏移置于便于后续操作的位置。肾动脉可以在腹腔镜下用 bulldog 夹或 Satinsky 夹进行阻断,或直接用手压迫。浅表病灶可以直接切除而不需要阻断肾动脉,而对较深病灶的"无阻断"部分肾切除方法也有报道。临床上,有很多用于冷却肾实质的方法,也有很多方法(静脉输液、甘露醇等)试图将再灌注损伤降至最低,但没有哪一种被认为是最标准的方法。"冷"剪刀或能量器械都可以用于切除肿瘤(图 10-19)。术中活检和冷冻切片方法是多样的。使用体内缝合技术和 / 或组织胶封闭血管和集合系统的入口。覆盖的实质常用腹腔镜氩气束凝固器凝固。组织胶和膨胀剂(胶原蛋白、明胶等)可放置在切除创面,以帮助止血。可使用支撑缝线来压缩和重建残留的肾组织。

　　腹腔镜肾部分切除术的并发症主要是出血和尿漏,通常发生率比开放肾部分切除术稍高(Gill et al, 2007)。癌症的控制率似乎与开放肾部分切除术相当。2018 年多中心分析发现,对于腹腔镜、机器人和开放肾部分切除术三者,5 年随访中局部复发、远处转移和癌症相关死亡率相似;而机器人辅助肾部分切除术与较低的慢性肾病发生率相关(Chang et al, 2018)。

　　切除肿瘤的另一种选择是冷冻消融或射频消融(radiofrequency ablation, RFA)小的肾脏外周病变。暴露肿瘤的过程与腹腔镜肾部分切除术完全相同。应进行活检以确认是否为恶性肿瘤。冷冻消融时,探针进入肿瘤,将病变冷冻至 –20℃以下,解冻,然后再冷冻。这个过程可以通过腹腔镜超声波进行监测。对于 RFA 术,在充分游离和活检后将探针引入病变,并根据肿瘤体积提供预设量的能量。探头尖端的温度为 100℃。消融后,可切除病变,或者病变留于原处。与肾部分切除术相比,冷冻消融术和 RFA 术可减少出血和手术时间。无须夹闭肾动脉,避免缺血和再灌注损伤的风险。并发症与腹腔镜肾部分切除术相似。长期数据不足,并且需要密切随访(Kunkle and Uzzo, 2008)。荟萃分析显示,与热消融相比,

部分肾切除术的局部无复发生存率略高；然而，多次消融后，这一差异并不显著（Pierorazio et al，2016）。

▶供体肾切除术

　　腹腔镜手术已经成为美国供体肾切除术的标准。由于技术原因，大多数腹腔镜手术多选择左侧的单动脉肾脏，但多动脉或右侧供体肾经过正确的处理也可以达到很好的效果。定位和解剖技术与腹腔镜肾切除术相似，不同的是，血管结扎是完整摘除前的最后一步。对于纯腹腔镜技术，将预先标记的取肾的切口切到腹膜，然后结扎和切断肾动脉和肾静脉。为了优化肾静脉的长度，特别是右侧，不应该使用常规的 6 排钉吻合器，应选择使用没有切除功能的有 3 排钉子的腔内吻合器。切开腹膜把肾脏移送给移植组。

　　许多中心使用手助腹腔镜技术进行活体供体肾获取。与纯腹腔镜供体肾切除术相比，手助腹腔镜供体肾切除术的缺血时间和手术时间稍短（Broe et al，2018）。使用手助腹腔镜的支持者认为，应在手术开始时做取肾切口并帮助进行解剖，结束时可更快取出肾脏。而其他学者则认为，使用腹膜后方法进行腹腔镜供体肾切除术能减少手术时间。外科医生对腹腔镜的经验和熟练度共同决定其技术水平。腹腔镜供体肾切除术取得的肾脏的功能与开放手术相同，并发症发生率相似。

▶肾盂成形术

　　腹腔镜肾盂成形术被越来越多地用于治疗肾盂输尿管连接部梗阻。前文已述经腹腔、腹膜后和手助腹腔镜技术。所有方法的共同之处在于需要熟练掌握腹腔镜缝合技术，因此在缝合方面表现优异的机器人辅助腹腔镜手术技术变得更为流行。套管位置与腹腔镜下经腹腔或腹膜后肾切除术相似。腹腔镜下肾盂成形术的方法选择亦需要根据术中所见来决定具体方法。Anderson-Hynes 离断肾盂成形术、Y-V 成形、Heineke-Mikulicz 重建术、Davis 插管输尿管切开术、Hellstrom 血管移位术和管状肾盂成形术等都有学者描述了其在腹腔镜下完成上述术式的具体步骤。腹腔镜实施该手术已没有年龄限制，从婴幼儿和老年人都可进

行。如果前方有交叉血管，最好将输尿管横断并吻合在交叉血管前方（图 10-20）。较大的多余肾盂壁需要裁剪，缩小肾盂腔，使肾盂呈细长状，有利于尿液向下排出。可以在术前或术中放置输尿管支架。

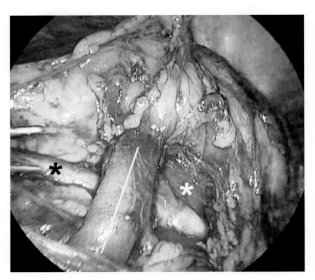

▲ 图 10-20　腹腔镜肾盂成形术前与交叉血管（白线）相关的左肾输尿管盆腔连接部阻塞
肾盂标有白色星号，输尿管用黑色星号表示

　　开放性和腹腔镜肾盂成形术的比较显示出相似的疼痛缓解率、活动水平改善程度和梗阻解除率。这些结果要好于其他的微创手术，如肾盂切开或气囊扩张（Dimarco et al，2006）。针对小儿的机器人辅助腹腔镜下肾盂成形术因减少并发症而获得了很多学者的关注，但成本高（Chang et al，2015）。手术相关并发症与腹腔镜肾切除术相似，但增加了尿漏和梗阻未能纠正两种可能。

▶肾上腺切除术

　　与开放手术相比，腹腔镜肾上腺切除术有缩短手术时间、并发症少、恢复期短、手术效果相当等优点，是大多数肾上腺病变的标准的手术方式，包括醛固酮瘤、嗜铬细胞瘤、库欣腺瘤、偶发瘤、转移性病变、有症状的髓样脂肪瘤和女性化 / 男性化肿瘤。经验丰富的腹腔镜医生已经报道了 ≤15cm 肾上腺病灶的成功切除。经腹腔（前或外侧）、腹膜后（后或外侧）、手助和经胸腹腔镜方法都有报道过。一期进行双侧肾上腺切除术及部分肾上腺切除术也是可行的。

腹腔镜肾上腺入路与之前所述的经腹腔腹腔镜肾切除术的入路相似，但套管多布置在肋弓下（图 10-21）。这种解剖可以比作打开一本书。对于左侧病变，脾移向正中，而特征性的黄色的肾上腺组织移向右侧。以逆时针方向进行解剖分离。因为肾上腺上静脉（来自膈下静脉）会在进入左肾静脉之前加入肾上腺静脉，所以在内侧上方向谨慎进行。在控制了肾上腺静脉后，用钝性和锐性结合的分离方式将肾上腺从腰大肌和肾脏上方游离出来。在右侧，手术入路类似于打开一本书，顺时针方向进行解剖。三角韧带和后腹膜一起切开，可允许肝脏和结肠向正中牵拉。这可使下腔静脉暴露，而肾上腺则移向左侧。将汇入下腔静脉的左侧肾上腺静脉结扎和切断。

机器人肾上腺切除术的主要并发症发生率和住院时间均低于或短于腹腔镜肾上腺切除术。血管和内脏损伤、与嗜铬细胞瘤相关的心血管并发症、气胸和其他典型并发症已有报道。产生皮质醇的肿瘤（库欣综合征）因抑制了正常肾上腺分泌糖皮质激素的功能，切除肿瘤后，可能导致肾上腺危象，而这多发生在术后 10 日以内。

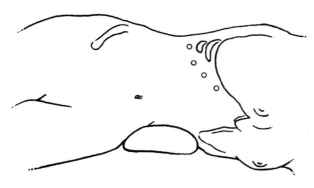

▲ 图 10-21　右侧经腹膜腔腹腔镜肾上腺切除术一个可行的套管布局

▶腹膜后淋巴结清扫

开放手术腹膜后淋巴结清扫术（retroperitoneal lymph node dissection, RPLND）需要从剑突至耻骨的腹正中切口，这与肠梗阻、出血和术后疼痛呈显著正相关。腹腔镜下 RPLND 能为患者减少上述并发症。手术过程与开放术式相同。对于左侧病变，切除腹主动脉旁、腹主动脉前和腹主动脉后淋巴结（图 10-22），其边界为肾血管、主动脉内侧

边缘和下至髂血管处的输尿管。对于右侧病变，切除主动脉腔静脉间、腔静脉前和主动脉前的淋巴结，其边界为肾血管、主动脉和下至髂血管的输尿管。此外还需切除肾门和肠系膜下动脉之间的主动脉旁淋巴结。腹腔镜下处理淋巴结肿大的患者应更加谨慎。

患者体位采用改良侧卧位姿势。初始套管放置在脐周。所有用于操作的套管的位置选择应尽可能有助于分离和牵拉。跟开放性手术一样，严格止血对辨认分离的解剖层次至关重要。分离过程跟前面所述的经腹膜腔腹腔镜肾切除术相似，处理左侧时，脾和胰腺要增大向正中旋转程度，升结肠要加大向耻骨方向移动。这可以极佳地暴露腹膜后腔。处理右侧时，在肝下切开后腹膜，以显露下腔静脉的上缘，而结肠和十二指肠要更向正中移动以暴露需要的腹膜后区域。然后进行有序的操作，使用的是跟开放性手术相同的分离和外旋（split-and-roll）方法。神经保留技术跟开放性手术相似，神经的保留能帮助保存射精功能。

腹腔镜 RPLND 的并发症包括出血、淋巴囊肿、淋巴瘘、肾静脉和腰椎静脉损伤以及肠道损伤。化疗后清扫术难度更大，并发症发生率和转开放的可能性更高。随访研究表明，瘤控效果与开放技术相当。一些中心已经表明，机器人 RPLND 的结果与开腹和腹腔镜手术获得的结果相当。

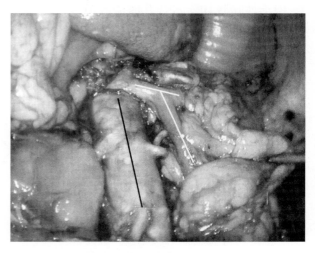

▲ 图 10-22　左侧腹腔镜 RPLND
黑线表示主动脉；白线表示肾静脉和生殖静脉

10

▶根治性前列腺切除术

随着腹腔镜 RP 技术的成功，人们对腹腔镜泌尿外科手术的兴趣日益浓厚。机器人的出现，让腹腔镜前列腺切除术成为大多数中心的常规手术，其手术时间与开腹前列腺切除术相似。腹腔镜 RP 的适应证与开腹手术相似，禁忌证与普通腹腔镜相同。

最常用的是经腹腔入路的方法。患者的体位是截石位并头高脚低状态。脐周放置注气套管，再将 4~5 个套管呈扇形放置于下腹部。腹腔镜下解剖首先在膀胱后侧切开腹膜以暴露精囊输精管，或在膀胱前侧切开腹膜以打开耻骨后间隙。与开放手术的一个主要区别是前列腺的剥离通常从膀胱颈远端到前列腺尖。两侧神经血管束可以用电灼或凝血剪控制，或者如果想保留神经，则可以使用夹子。腹腔镜手术的优点是在放大的视野下（机器人在三维空间中）进行吻合。

一旦获得足够的经验，瘤控效果［以切缘阳性率和前列腺特异性抗原（prostate-specific antigen, PSA）复发为衡量标准］可与开放 RP 相当（Ficarra et al, 2009）。同样，尿失禁和性功能障碍的发生率也相当。失血量低于开放术式，这应该是由于气腹手术有助于减少静脉出血以及放大可视化下盆腔血管结构。在经过最初的学习曲线之后，术中转为开放性手术可能性很低。

▶根治性膀胱切除术合并尿流改道

腹腔镜下根治性膀胱切除术加尿流改道，虽然也越来越受欢迎，但还没有达到前列腺切除术那样明显的优势。膀胱切除术通常被认为比前列腺切除术对技术要求更低；用肠道进行尿流改道手术使手术变得困难许多。

腹腔镜下膀胱切除术 / 膀胱前列腺切除术部分的程序类似于腹腔镜 RP。使用肠道进行尿流改道可在腹腔镜下进行，首先切取肠道，通过"小切口"进行尿流改道的术式，也可完全在盆腔内完成。关于瘤控疗效和并发症的数据仍在获取中（Nix et al, 2010）。机器人辅助腹腔镜根治性膀胱切除术可降低出血量和切口并发症发生率，但相对于开放式根治性膀胱切除术，需要更长的手术时间（Tan et al, 2016）。

▶多种腹腔镜手术

许多其他腹腔镜手术也有大量的报道。包括腹腔镜下用于治疗膀胱输尿管反流（vesicoureteral reflux, VUR）的输尿管膀胱吻合术、伴或不伴 Boari 膀胱瓣的腰大肌袢悬吊术、回肠膀胱扩大成形术、肾盂旁囊肿切除术、腰交感神经切除术、回肠输尿管成形术、萎缩肾切开取石术、肾盂取石术、输尿管切开取石术、腹疝修补术、和可插入式盲肠管。随着技术、手术技巧和患者需求的不断提高，腹腔镜泌尿外科手术可能会进一步扩大其可完成的术式范围。

临床并发症

在泌尿外科腹腔镜的第一个十年内，受关注颇多的是它的"陡峭的学习曲线"。许多大型的报道指出在医疗中心开展这项技术的起始阶段，并发症的发生率相当可观，当经验积累以后，这个率就会明显地下降（Kumar and Gill, 2006）。在并发症高发生率的这组患者中，外科医生通常是第一次开展先进的腹腔镜手术。更多最近的数据表明如果医生在他们的住院医生或专科医生阶段接受过腹腔镜培训的话，这个"陡峭的学习曲线"就会变得"平缓"（Cadeddu et al, 2001）。总的来说，腹腔镜的轻度和重度并发症跟同种疾病的开放性手术相似。腹腔镜最令人担忧的术中并发症与开放性手术一样，是血管和内脏损伤，腹腔镜的问题是这种损伤可能需要手术入路的紧急转换（如转换成手助式或开放性手术），而该问题在开放性手术中可以就地解决。因此，腹腔镜手术时的操作必须更加谨慎和小心，不是因为更容易产生并发症，而是因为它可能会比较难处理并发症。

腹腔镜技术的未来展望

尽管对于一些领域的应用，腹腔镜还没有发挥它最大的潜能，但是腹腔镜技术已经在泌尿外科中得到了很好的认可。腹腔镜设备的更新，以及所有的外科医师在临床实践中的思考和改进让这项技术不断地革新。单孔腹腔镜手术、NOTES、显微腹腔镜和机器人辅助腹腔镜技术仍在发展。最大的挑战是将腹腔镜技术整合到泌尿外科实践中，这样不仅对腹腔镜专科医生，而且对所有有外科实践的泌尿外科医生来说都是一项外科技术。

（李晓东　翻译　张小东　审校）

参考文献

Ahmed MA et al: Comparison of outcomes of different varicocelectomy techniques: Open inguinal, laparoscopic, and subinguinal microscopic varicocelectomy: A randomized clinical trial. Urology 2007;69(3):417–420.

Azhar RA et al: Enhanced recovery after urological surgery: A contemporary systematic review of outcomes, key elements, and research needs. Eur Urol 2016;70(1):176–187.

Baker LA et al: A multi-institutional analysis of laparoscopic orchidopexy. BJU Int 2001;87(6):484–489.

Brandao L et al: Robotic versus laparoscopic adrenalectomy: A systematic review and meta-analysis. Eur Urol 2014;65(6):1154–1161.

Breda A et al: Association of bowel rest and ketorolac analgesia with short hospital stay after laparoscopic donor nephrectomy. Urology 2007;69(5):828–831.

Broe M et al: Laparoscopic and hand-assisted laparoscopic donor nephrectomy: A systematic review and meta-analysis. Arab J Urol 2018;16(3):322–334.

Cadeddu JA et al: Complications of laparoscopic procedures after concentrated training in urologic laparoscopy. J Urol 2001;166:2109–2111.

Casanova NC et al: Two-step Fowler-Stephens orchiopexy for intra-abdominal testes: A 28-year single institution experience. J Urol 2013;190(4):1371–1376.

Chang K et al: Functional and oncological outcomes of open, laparoscopic and robot-assisted partial nephrectomy: A multicentre comparative matched-pair analyses with a median of 5 years. BJU Int 2018.

Chang S-J et al: Comparing the efficacy and safety between robotic-assisted versus open pyeloplasty in children: A systemic review and meta-analysis. World J Urol 2015;33(11):1855–1865.

Columbo JR et al: Seven years after laparoscopic radical nephrectomy: Oncologic and renal functional outcomes. Urology 2008;71(6):1149–1154.

Desai MM et al: Prospective randomized comparison of transperitoneal versus retroperitoneal laparoscopic radical nephrectomy. J Urol 2005;173:38–41.

Dimarco DS et al: Long-term success of antegrade endopyelotomy compared with pyeloplasty at a single institution. J Endourol 2006;20:707–712.

Ficarra V et al: Retropubic, laparoscopic, and robot-assisted radical prostatectomy: A systematic review and cumulative analysis of comparative studies. Eur Urol 2009;55(5):1037–1063.

Forrest J et al: AUA Best Practice Statement for the prevention of deep vein thrombosis in patients undergoing urologic surgery. J Urol 2009;181(3):1170–1177.

Gabr AH et al: Approach and specimen handling do not influence oncological perioperative and long-term outcomes after laparoscopic radical nephrectomy. J Urol 2009;182(3):874–880.

Gill IS et al: Comparison of 1,800 laparoscopic and open partial nephrectomies for single renal tumors. J Urol 2007;178(1):41–46.

Hughes D, Camp C, O'Hara J, Adshead J: Health resource use after robot-assisted surgery vs open and conventional laparoscopic techniques in oncology: Analysis of English secondary care data for radical prostatectomy and partial nephrectomy. BJU Int 2016;117(6):940–947 (doi: 10.1111/bju.13401).

Junghans T et al: Effect of increasing cardiac preload, sympathetic antagonism, or vasodilation on visceral blood flow during pneumoperitoneum. Langenbecks Arch Surg 2005;390(6):538–543.

Kim YS: Arterial and end-tidal carbon dioxide pressure differences during laparoscopic colorectal surgery. Eur J Anaesthesiol 2008;25(1):74–75.

Kommu SS et al: Laparo-endoscopic single-site surgery: Preliminary advances in renal surgery. BJU Int 2009;103(8):1034–1037.

Kumar U, Gill IS: Learning curve in human laparoscopic surgery. Curr Urol Rep 2006;7(2):120–124.

Kunkle DA, Uzzo RG: Cryoablation or radiofrequency ablation of the small renal mass. Cancer 2008;113(10):2671–2680.

Lai S et al: The efficacy of retroperitoneal laparoscopic deroofing of simple renal cyst with perirenal fat tissue wadding technique: A retrospective study. Medicine 2017;96(41):e8259.

Lee J et al: Open and laparoscopic adrenalectomy: Analysis of the national surgical quality improvement program. J Am Coll Surg 2008;206(5):953–959.

Liu F et al: Laparoscopic versus open nephroureterectomy for upper urinary tract urothelial carcinoma: A systematic review and meta-analysis. Medicine 2018;97(35):e11954.

Manabe D et al: Comparative study of oncologic outcome of laparoscopic nephroureterectomy and standard nephroureterectomy for upper urinary tract transitional cell carcinoma. Urology 2007;69(3):457–461.

Min SK et al: Carbon dioxide and argon gas embolism during laparoscopic hepatic resection. Acta Anaesthesiol Scand 2007;51(7):949–953.

Montgomery JS, Wolf JS Jr: Venous thrombosis prophylaxis for urological laparoscopy: Fractionated heparin versus sequential compression devices. J Urol 2005;173(6):1623–1626.

Msezane LP et al: Case report: conservative management of a large capnothorax following laparoscopic renal surgery. J Endourol 2007;21(12):1445–1447.

Nanidis TG et al: Laparoscopic versus open live donor nephrectomy in renal transplantation: A meta-analysis. Ann Surg 2008;247(1):58–70

Nelson JB: Debate: Open radical prostatectomy vs. laparoscopic vs. robotic. Urol Oncol 2007;25(6):490–493.

Nix J et al: Prospective randomized controlled trial of robotic versus open radical cystectomy for bladder cancer: Perioperative and pathologic results. Eur Urol 2010;57(2):196–201.

Ost MC et al: Urological laparoscopy: Basic physiological considerations and immunological consequences. J Urol 2005;174(4, pt 1):1183–1188.

Pearce S et al: Safety and early oncologic effectiveness of primary robotic retroperitoneal lymph node dissection for nonseminomatous germ cell testicular cancer. Eur Urol 2017;71(3):476–482.

Permpongkosol S et al: Complications of 2,775 urological laparoscopic procedures: 1993 to 2005. J Urol 2007;177(2):580–585.

Peyronnet B et al: Oncological outcomes of laparoscopic nephroureterectomy versus open radical nephroureterectomy for upper tract urothelial carcinoma: A European Association of Urology guidelines systematic review. Eur Urol Focus 2017.

Pierorazio P et al: Management of renal masses and localized renal cancer: Systematic review and meta-analysis. J Urol 2016;196(4):989–999.

Raman JD et al: Single-incision laparoscopic surgery: Initial urological experience and comparison with natural-orifice transluminal endoscopic surgery. BJU Int 2008;101(12):1493–1496.

Rassweiler JJ et al: Laparoscopic retroperitoneal lymph node dissection: Does it still have a role in the management of clinical stage I nonseminomatous testis cancer? A European perspective. Eur Urol 2009;54(5):1004–1019.

Saggar VR et al: Factors influencing development of subcutaneous carbon dioxide emphysema in laparoscopic totally extraperitoneal inguinal hernia repair. J Laparoendosc Adv Surg Tech A 2008;18(2):213–216.

Seo W et al: Laparoscopic 2-port varicocelectomy with scarless periumblical mini-incision: Initial experience in approach and out-

10

comes. Urol J 2018;15(2):10–15.

Silberstein J, Parsons JK: Hand-assisted and total laparoscopic nephrectomy: A comparison. J Soc Laparoendosc Surg 2009;13: 36–43.

Tafazzoli K et al: Endoscopy and laparoscopy in disorders of sex development. Sex Devel 2018;12(1–3):100–105.

Tan W et al: Robotic assisted radical cystectomy with extracorporeal urinary diversion does not show a benefit over open radical cystectomy: A systematic review and meta-analysis of randomised controlled trials. PLoS ONE 2016(11):e0166221.

Valentin MD et al: Recurrent asystolic cardiac arrest and laparoscopic cholecystectomy: A case report and review of the literature. J Soc Laparoendosc Surg 2004;8(1):65–68.

Wolf JS Jr: Devices for hand-assisted laparoscopic surgery. Expert Rev Med Devices 2005;2(6):725–730.

Yoder BM, Wolf JS Jr: Long-term outcome of laparoscopic decortication of peripheral and peripelvic renal and adrenal cysts. J Urol 2004;171(2):583–587.

10

第11章 泌尿外科机器人手术

Maxwell V. Meng

随着冲击波碎石、内镜和腹腔镜技术的广泛应用,微创手术在泌尿外科临床实践中发挥着越来越重要的作用。在过去的十年里,机器人辅助腹腔镜技术的引入已经显著改变了泌尿外科腹腔镜手术的格局,并且很可能在未来继续发挥重要作用。

背景

▶历史

尽管通过传统的腹腔镜技术可以开展多种、复杂的手术,但其存在着二维视觉、操作手术器械的自由度受限及触觉反馈低(力反馈)等缺陷。因此,最初开展的腹腔镜操作仅限于根治性切除或消融手术,而对于需要涉及缝合和体内打结的重建手术则仅限于有丰富经验的医生或专科医生开展。

通过器械辅助或增强人手操作能力的想法由来已久。机器人一词源自捷克语 robota,意思是"工作"或"强迫劳动",最初由作家 Karel Capek 引入。Isaac Asimov 创立了机器人学,尽管针对机器人的定义多种多样,但机器人的关键要素需包括可编程性、灵活性和与环境交互的能力。因此,大多数机器人都是具备力学性能的计算机化系统。

手术机器人可分为共享控制型(机器人作为手术助手,如相机架)、远程控制型和管理控制型。泌尿外科应用的首台机器人称为 PROBOT,它属于最后一种类型控制系统,机器人根据计算机录入的编程实施经尿道前列腺切除术(transurethral resection of prostate,TURP)。目前应用的手术机器人是基于远程一级~二级控制系统开发的,在手术过程中,外科医生从一个远程控制台控制机器人的机械臂,机器人只是一个手术工具。应用这些机器人进行的手术并非自动化完成,因而将其定义为机器人辅助手术更准确。

Computer Motion 公司开发了 AESOP 手术系统(定位可变的自动化内镜系统)和 ZEUS 外科手术系统,前者可以通过声音或手/脚来控制内镜,后者由外科医生远程控制连接在手术台上的三个机械臂。2003 年,该公司被 Intuitive Surgical 公司收购,后者成立于 1995 年,开发了达芬奇手术系统(da Vinci surgical system),该系统由外科医生控制台、计算机摄像系统和配有三或四个机械臂的患者侧推车组成。

▶达芬奇手术系统

达芬奇手术系统如图 11-1 所示。它是目前使用最广泛的外科手术机器人系统,在世界范围内约有 5 000 台设备投入应用。外科医生位于控制台,它可以提供一个身临其境的三维手术视野。手术器械的控制是通过外科医生手指的自由移动实现的,手指和手腕的物理运动转化为电信号,并通过计算机处理,然后转换成机器人机械臂的运动(图 11-2)。手术车由三臂或四臂组成,与型号不同相关。双眼的视觉来自一个 8~12mm 内镜

11

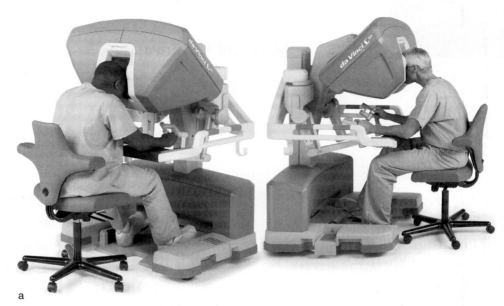

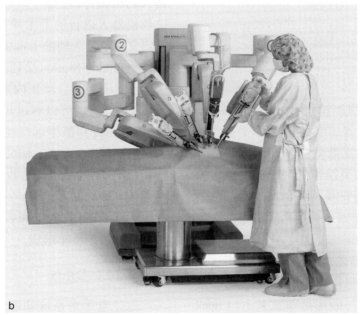

▲ 图 11-1　机器人手术系统

由（a）外科控制台（此处为双控制台高清系统）和（b）患者侧推车组成，此模型由四个机械臂组成（摘自 Intuitive Surgical Inc）

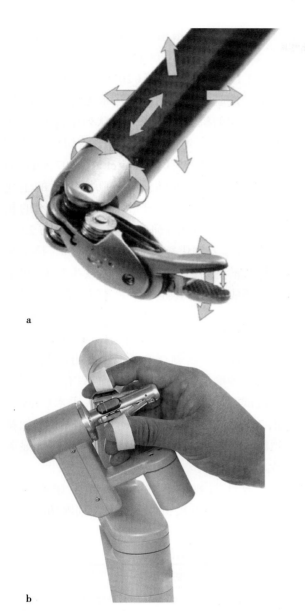

▲ 图 11-2　EndoWrist 技术示例

a：手术器械的末端含 7 个自由度。b：外科医生在控制台上手动进行操作控制

提供的两个独立的视频通道。各种可更换的手术器械连接到机器人的机械臂上，通过 8mm 或 5mm 的套管置入人体。手术器械末端有 7 个自由活动度，可以通过震颤过滤和运动缩放模拟外科医生手的运动。与传统的腹腔镜不同，达芬奇手术系统整合了以下几个方面：①三维的视觉；②手术器械腕部的关节结构；③改良的外科医生人体工学；④外科医生的操作可以自然转换到手术器械上。目前尚不清楚将机器人技术应用到传统泌尿外科手术中能否改善患者的预后，但对

于大多数外科医生而言，机器人辅助有利于复杂手术及重建手术的开展。几乎所有的泌尿外科手术，从输精管吻合术到肾移植术，均可在机器人辅助下进行。本章接下来的部分将讨论泌尿外科中最常见和成熟的机器人辅助腹腔镜手术。

下尿路手术

▶根治性前列腺切除术

达芬奇机器人手术系统最初的目标市场是心胸外科手术，试图通过免除胸骨切开和利用机器人的精细操作的优势以最大化降低手术并发症的发生率。目前，冠状动脉重建术和二尖瓣修补术都是在机器人辅助下进行的，但这些手术对技术的要求很高，因而应用推广的速度不如根治性前列腺切除术（radical prostatectomy，RP）。1991 年实施了首例腹腔镜 RP，在 20 世纪 90 年代末，一些中心报告了此类微创手术的经验。与传统的开放前列腺切除术相比，尽管腹腔镜 RP 在技术和患者预后方面有所改善，但仍然是一项具有挑战性的手术，学习曲线较长，且开展手术的医生相对较少。然而，此类手术最终被证明非常适合在机器人辅助下进行，过去的十年里，机器人手术很大程度上取代了开放和腹腔镜前列腺切除术。据估计，至 2019 年，美国超过 85% 的 RP 将通过机器人辅助进行。此外，机器人手术系统广泛分布，并迅速被各地的社区和学术医疗中心的外科医生所采用。

机器人手术与开放或腹腔镜 RP 方法基本相同，手术目的是完全切除前列腺和精囊，必要时行淋巴结清扫，并保留排尿功能和性功能。手术的入路有多种，包括经腹腔和经腹膜外途径，而经腹腔入路可以从前方的层面进行分离（即耻骨后间隙沿着膀胱颈），也可以从后方的层面进行分离（即分离精囊沿着前列腺和直肠之间的平面）。无论采用何种技术，均需将患者调整为 Trendelenburg 体位（即头低脚高位），从而使肠道向头侧移位，暴露盆腔。一些潜在伴随心脏或肺部疾病或肥胖的患者可能无法耐受长时间保持这种体位。此外，术中通常需要维持 15mmHg 的气腹压力，会进一步影响患者的心肺功能，因而需

要麻醉团队仔细监测。在昏暗的手术室环境中，严密观察患者的体位是防止发生神经失用症的关键；即使采用额外的监测设备和庞大的机器人系统可能也很难对患者进行全面评估。手术过程中，一旦机器人入位，通过端口与摄像系统和手术器械对接，就不能再移动患者和手术台，需等到手术器械和机器人断开。机器人手术相关的挑战性因素包括既往复杂的腹部或盆腔手术史、病态肥胖、增大的前列腺或中叶肥大、接受过放疗或前列腺手术史。然而，这些并不是手术的绝对禁忌证，即使合并这些因素，手术通常也是可行的。

当评估机器人辅助腹腔镜 RP 是否成功时，必须评估肿瘤的控制效果、尿控情况和性功能。与耻骨后开放前列腺切除术相比，机器人辅助前列腺切除术可以减少手术失血量和输血的比例。

针对肿瘤预后而言，开放耻骨后前列腺切除术患者的预后是对比其他新技术疗效的金标准。一些大型医学研究中心针对 RP 已开展了大规模长期的随访研究，公布的研究结果包括肿瘤病理结果及生化复发情况（表 11-1）。Smith 等（2007）报道，与开放手术组相比，机器人手术组的手术切缘阳性率更低（15% vs 35%，$P<0.001$）。

此外，其他研究也报道了类似的手术切缘阳性率，如 Ahlering 等（2004）（16.7%）、Menon 等（2007）（11%）和 Patel 等（2010）（10.6%），此结果与根治性耻骨后前列腺切除术无统计学差异。在两个大型的机器人手术研究队列中，pT2 的切缘阳性率分别为 4% 和 13%，pT3 的切缘阳性率分别为 34% 和 35%（Badani et al，2007；Patel et al，2008）。机器人辅助前列腺切除术后的生化复发风险相对较低，与开放前列腺切除术的相当。Badani 等（2007）研究报道，中位随访 22 个月，5 年精算无生化复发生存率为 84%。接下来需要更长的随访时间来评估无复发生存率，更重要的是评估癌症特异性生存率之间是否存在显著差异。Hu 等（2009）通过分析 SEER 数据库，结果显示，微创手术组与开放手术组之间接受辅助治疗率（如雄激素剥夺和放疗）无明显差异，这表明两组肿瘤的预后相似。目前，只有一项前瞻性随机试验比较开放手术和机器人手术（Yaxley et al，2016），结果显示在早期预后（12 周）如排尿功能、性功能和肿瘤预后方面，两组间无显著差异。

开放性前列腺切除术后 1 年控尿率预计 ≥90%。大多数开展机器人辅助前列腺切除术的

表 11-1　机器人辅助腹腔镜 RP 围手术期情况及肿瘤学预后的研究

研究	病例数	平均手术时间 /min	平均预计失血量 /ml	住院时间 /d	切缘阳性			生化复发 /%
					pT2/%	pT3/%	总体 /%	
Ahlering 等（2004）	60	231	103	—	9	—	16.7	—
Joseph 等（2006）	325	180	196	—	11	—	13	—
Smith 等（2007）	100	208[a]	141[a]	1.1	9	50	15	16[b,c]
Badani 等（2007）	2 766	154	142	1.14	13	35	12	7.3
Zorn 等（2007a）	744	234	222	1.4	13	45	19	6.9
Patel 等（2008）	1 500	105	111	1	4	33	9	5
Murphy 等（2009）	400	186	d	3.1	10	42	19	13
Sukumar 等（2014）	4 803	—	—		11.2	50.5[e]	25	9.8

[a] Chan RC et al：Effect of a large prostate gland on open and robotically assisted laparoscopic radical prostatectomy. BJU Int 2008；101：1140。

[b] Barocas DA et al：Robotic assisted laparoscopic prostatectomy versus radical retropubic prostatectomy for clinically localized prostate cancer：Comparison of short-term biochemical recurrence-free survival. J Urol 2010；183：990。

[c] 精算生存。

[d] 输血率 2.5%。

[e] pT3-T4 肿瘤。

单中心报道了类似的结果，≥93% 的患者在术后 12 个月能够自主控尿（表 11-2）。虽然开放手术与机器人手术两者间控尿率无明显的差异，但接受机器人前列腺切除术的患者其尿控功能恢复的更快。然而，Hu 等（2009）研究表明，患者接受微创前列腺切除术可能比开放前列腺切除术的排尿功能更差。这项基于人群的研究报道，前列腺术后尿失禁和勃起功能障碍的诊断率明显增高。值得注意的是，该研究没有区分腹腔镜手术和机器人手术，同时纳入了早期开展的微创前列腺切除术（2003—2007），并且它是基于医疗保险索赔记录统计而不是通过调查验证获得的评估结果。

达芬奇系统能够提供高清三维和放大的手术视野，使术者对前列腺的神经解剖和支配男性勃起功能的副交感神经解剖有了更好的认识和新的思考。在机器人前列腺切除术的发展过程中进一步完善了保留神经束的技术，包括高位前松解前列腺周围筋膜（又称为"阿佛洛狄忒的面纱"）和解剖游离神经血管束过程中最大限度地减少热损伤。这些操作是否能最终改善勃起功能尚不清楚，对手术技术和解剖的再思考改进了微创和开放手术，但很难确定哪种方法对保留性功能最佳。据报道，开放前列腺切除术后性功能总体恢复率接近 70%，但很大程度上取决于患者的术前勃起功能和年龄（表 11-3）。在接受保留双侧神经的机器人前列腺切除术中，60%~70% 的患者有望在术后 12 个月出现勃起。如前所述，Hu 等（2009）报道接受微创前列腺切除术的男性诊断勃起功能障碍会增加［26.8/（100 人·年）vs 19.2/（100 人·年）］。该研究还显示，微创手术的住院时间更短、输血率更低、呼吸系统和外科并发症更少以及吻合口狭窄发生率更低。然而，他们发现泌尿生殖系统（genitourinary, GU）并发症的发生率增高。表 11-4 总结了已发表的有关机器人前列腺切除术的并发症相关研究。

表 11-2　机器人辅助腹腔镜 RP 后排尿功能情况的研究

研究	病例数	控尿率 /%				吻合口狭窄率 /%
		3 个月	6 个月	12 个月	>12 个月	
Joseph 等（2006）	325	93	96	—	—	2.1
Patel（2007）	500	89	95	97	—	—
Zorn 等（2007b）	300	47	68	90	92	1.4
Menon 等（2007）	1 142	—	—	84		
Murphy 等（2009）	395	—	—	91	95	3.8
Patel 等（2010）	1 100	85	96	97	98	—

表 11-3　机器人辅助腹腔镜 RP 后性功能情况的研究

研究	病例数	平均年龄 / 岁	随访 / 月	保留神经 /%		性交 /%		总体性功能恢复率 /%			
				单侧	双侧	单侧	双侧	3 个月	6 个月	12 个月	>18 个月
Joseph 等（2006）	325	60	12	24	70	58	81	—		81	—
Patel（2007）	200	63	12	—		—			70	78	—
Zorn 等（2007b）	258	59	24	26	60	62	83	53	61	80	84
Menon 等（2007）	1 142	60	12	25	33	74	97			70	100
Tewari 等（2008）	215	60	12	11	85	87				87	—
Murphy 等（2009）	248	60	12	28	65					62	
Patel 等（2010）	404	58	12	0	100	97		69	82	92	97

表 11-4　机器人辅助腹腔镜 RP 后的并发症研究

研究	病例数	总体	Clavien ≥Ⅲ	死亡	肠道损伤	输血	神经失用症	尿漏	血栓栓塞事件	尿潴留
Joseph 等（2006）	325	10	—	0	0.3	1.3	0.6	1.2	1.5	—
Patel（2007）	1 500	4.4	—	0	0.13	0.5	—	1.4	0.33	0.3
Zorn 等（2007b）	300	10.6	—	—	0	1.7	1.4	1.4	0.6	—
Badani 等（2007）	2 766	12.2	0.6	<0.01	—	1.5				
Murphy 等（2009）	400	15.8	5.3	0	1.2	2.5	—	4.5	—	—
Novara 等（2010）	415	21.6	3.2		1.2	5.3	0.9	6.7	0.2	1.4
Lasser 等（2010）	239	17	5.4	0.4	0.4	4.2	1.3	2.9	0.4	0.8
Coelho 等（2010）	2 500	5.1	0.96	0	0.08	0.48	0	1.4	0.32	0.52

▶根治性膀胱切除术

与腹腔镜 RP 类似，腹腔镜膀胱切除术在腹腔镜技术发展的早期（1992）也报道是可行的，但由于手术器械的限制、技术的挑战性、手术时间长且需要复杂的重建，因此此类手术很少开展。随着腹腔镜 RP 技术和经验的提高，有关腹腔镜膀胱切除术的报道也越来越多。在过去的十年中，外科手术得到了发展，机器人辅助膀胱切除术由于机器人带来的优势而得以推进。尽管如此，它仍然是一个高难度的手术，因为此类手术需要精细地切除肿瘤，扩大淋巴结清扫以及尿路重建。

机器人膀胱切除术的主要适应证包括肌层浸润性膀胱癌或高危 / 难治性膀胱非浸润性尿路上皮癌。据报道，该手术对男性（膀胱前列腺切除术）和女性（前盆腔脏器切除术）均是可行的，包括盆腔淋巴结清扫。大多数外科医生使用机器人完成切除肿瘤的步骤，然后在下腹部做一个小切口取出标本，并进行尿道分流手术。然而，整个手术过程均通过微创方式完成也是可行的，但这可能既耗时又无额外获益。

大多数关于机器人膀胱切除术的研究是单中心、非随机的病例研究。Nix 等（2010）报道了首项前瞻性随机试验，该研究比较了 41 例男性膀胱癌患者接受机器人和开放根治性膀胱切除术的疗效。该研究的主要终点为清扫的淋巴结数量，机器人组和开放组平均清扫的淋巴结数量分别为 19 个和 18 个。两组在手术切缘阳性或围手术期

恢复方面（包括住院时间和总并发症发生率）无显著差异。该团队还报道了在连续的 100 例机器人根治性膀胱切除术中未出现手术切缘阳性（Pruthi et al, 2010），而国际机器人膀胱切除术联盟（Hellenthal et al, 2010）报道的 513 例患者中，手术切缘阳性的比例为 6.8%，其中早于 pT2 为 1.5%，pT3 为 8.8%，pT4 为 39%。除了评估清扫淋巴结数目和手术切缘情况等指标，进一步评估肿瘤的疗效也是非常必要的。

Yuh 等（2009）前瞻性分析了 34 例接受机器人膀胱切除术对患者生活质量的影响。尽管大量患者（38%）需要化疗，通过膀胱癌治疗的功能评估量表统计显示，患者的生活质量在术后 3 个月有所改善，术后 6 个月的评估总分超过术前评分。

Kauffman 等（2010）连续对 79 例接受机器人根治性膀胱切除术患者的术后并发症进行分析，结果显示术后 90 日内，49% 的患者出现并发症，其中 79% 为低级别并发症，包括感染性并发症（41%）或胃肠道（27%）。在这些患者中，16% 存在严重的并发症，其发生与患者的年龄大于 65 岁、手术失血量≥500ml 和静脉输液 >5L 显著相关。与开放根治性膀胱切除术相比，机器人手术效果更佳。其他研究表明，机器人手术的优点包括失血量减少、输血率降低、住院时间缩短和更快恢复正常饮食（Wang et al, 2008）。

最近一项荟萃分析纳入了 4 项随机对照试验，共 239 例病例（Tan et al, 2018），结果显示机器人与开放手术在清扫淋巴结数量、切缘阳性率、围手术期并发症和死亡率方面无统计学差异。机

器人手术的失血量较少,而开放手术的手术时间较短。

上尿路手术

▶ 肾盂成形术

肾盂输尿管连接部(ureteropelvic junction, UPJ)狭窄的治疗不断发展,临床尝试了各种治疗方法,包括传统的开放手术、内镜和腹腔镜/机器人手术。根据输尿管的具体解剖结构、肾盂的大小以及是否存在交叉肾血管,开放的术式划分为离断型、皮瓣型和切开插管型。虽然上述的术式在单纯腹腔镜或机器人辅助下均已开展,但其疗效必须与作为金标准的开放手术进行比较,目前研究报道其成功率大于 90%。

1993 年报道了第一例腹腔镜成人肾盂成形术,采用的是与开放手术方法相似的离断式肾盂成形术。此后,大量的腹腔镜肾盂成形术研究报道显示,解除 UPJ 梗阻的成功率大于 90%。很多人认为该术式是目前处理成人 UPJ 梗阻的金标准。然而,考虑到此类疾病的发生率低,涉及的重建技术包括肾盂和输尿管的切断再吻合,技术复杂且难度高,因此,它仍然主要由学术转诊中心经验丰富的外科医生开展。鉴于机器人手术在裁剪肾盂和输尿管及吻合重建方面的优势,2002 年首次报道了机器人辅助肾盂成形术。随后的研究结果显示,机器人辅助肾盂成形术的疗效确切,UPJ梗阻的短期解除率大于 95%;其中很多病例是既往治疗(如肾盂内切开术)失败后继发性 UPJ 梗阻(Singh et al, 2010)。Hemal 等(2010)比较了60 例机器人和腹腔镜肾盂成形术,结果显示机器人手术的优势包括手术时间短、出血量少、住院时间短(2 日比 3.5 日),但成功率相似(机器人 97% 对比腹腔镜 100%)。

Mufarrij 等(2008)报道了三个医疗中心的 140 例患者行机器人肾盂成形术的经验,平均手术时间 217 分钟,住院时间 2.1 日。平均随访 29 个月,术后第一次影像学随访评估显示,UPJ 梗阻的解除率达 96%,并发症发生率为 10%。Gupta 等(2010)总结了 85 例患者资料得到类似的结论,随访 14 个月的手术成功率达 97%。

▶ 肾部分切除术

在过去的 20 年里,随着腹腔镜技术的出现以及消融技术的应用,针对肾肿瘤的治疗发展迅速。1990 年实施了第一例腹腔镜根治性肾切除术,预示着肾脏手术向微创方向的转变,随后的研究证明腹腔镜技术治疗癌症的预后良好。由于根治性肾切除(包括肾脏小肿瘤)技术操作相对简单且能够获得良好的治疗效果,导致保留肾单位手术的开展相对不足(Dulabon et al, 2010)。有研究报道建议,为了尽量保留更多正常的肾实质,应该更多地开展肾部分切除术(McKiernan et al, 2002;Huang et al, 2006)。然而,由于患者的发病率、严重出血倾向以及手术切缘阳性的风险,开放肾部分切除术一直被认为是一项高难度的手术。所有这些因素在腹腔镜肾部分切除术中都是需要考虑的。虽然 1993 年报道了第一例腹腔镜肾部分切除术,但认可度和推广的速度相对较慢,因为此手术需要确保肿瘤完全切除和良好的止血技术。

经验丰富的腹腔镜外科医生进行的大量手术已证实,腹腔镜肾部分切除术在肿瘤学上的适当性、安全性良好,而且并发症的发生率低。随着手术器械的改进,如血管钳和动脉夹,以及能量器械的应用,提升了肿瘤切除和肾脏缝合技术。然而,手术中的肾缺血时间带来的肾损伤(通常在没有给予肾脏降温的情况下进行),仍然是处理的难题。因此,手动辅助被认为是一种有助于减少术中肾脏热缺血时间的方法。同样,机器人手术可以通过缩减具体操作步骤,缩短血管夹闭的时间,从而加快微创肾部分切除术。微创肾部分切除术,无论是腹腔镜或机器人辅助,都是一项具有挑战性的手术,不仅需要精准地切除肿瘤,控制出血,快速关闭集合系统,同时还需要评估潜在的重大出血风险。

Gettman 等(2004)早期报道了最初的一系列应用达芬奇机器人进行肾部分切除术,该研究证明机器人手术是可行的,未进行中转开放,平均手术时间 215 分钟。术中 13 例患者中有 8 例通过动脉内导管实现肾冷却,而其余患者仅仅通过阻断肾血管进行肾部分切除术(热缺血)。另一项研究比较了由开放肾部分切除术经验丰富的医生实施机器人肾部分切除术和由经验丰富的腹腔镜专家实施腹腔镜肾部分切除术的结果（Deane et al，2008）。在手术时间、手术失血量和热缺血时间方面两组无统计学差异，表明通过机器人辅助能使那些缺乏腹腔镜手术经验者获得良好的手术效果。一项大型同期由同一位外科医生实施手术的研究发现，就不同的手术技术而言，在失血量和手术切缘阳性方面并无差异；然而，机器人手术具有手术时间、热缺血时间以及住院时间更短的优点（Wang et al，2009）。

自 2013 年以来，机器人肾部分切除术的效果已经可以与腹腔镜部分肾切除术的效果相媲美（Scoll et al，2010；Benway et al，2009）。手术切缘阳性率 <5%，并发症发生率 <10%。潜在的并发症包括伤口感染、尿漏 / 尿性囊肿和肠梗阻。主要并发症包括出血和需要进行中转开放手术。

新的止血技术也得到开发和验证，包括止血剂的使用、止血能量设备、新的缝合线和缝合辅助措施。此外，肾动脉分支选择性阻断或不阻断 / 提前开放肾血管均可降低肾损伤。这些改进的措施使外科医生能够处理更困难的肿瘤，如肿瘤 >4cm、内生性肿瘤、肿瘤多发，以及位于肾门和大血管附近的肿瘤。但仍需要通过长期随访数据证实，机器人辅助肾部分切除术的肿瘤控制效果等同于根治性肾切除术和 / 或开放肾部分切除术，且能很好地保留肾功能。大多数人支持，机器人辅助技术有助于缺乏腹腔镜手术经验的外科医生开展手术，缩短了手术学习曲线，而且机器人辅助技术已被广泛采用和接受（Foerster et al，2018）。

小儿外科手术

在泌尿外科，机器人辅助技术已经应用于几乎所有通过腹腔镜能完成的儿科手术。机器人手术在此领域的优势可能更大，因为儿科涉及更多的是重建手术而不是切除手术。相反，儿童群体也带来了独特的挑战：体内手术操作的空间有限，需要更小的端口和手术器械，大型手术车限制了与小儿患者的接触，以及术中对娇嫩组织缺乏力反馈。此外，小儿微创手术在术后恢复和发病率方面的效果可能不如成人手术的显著。一项对

比开放和机器人肾盂成形术后家长满意度的调查研究显示，虽然他们对机器人手术效果的满意度更高，但差异并不像预期的那么大（Freilich et al，2010）。

儿童中最常见的机器人手术是肾盂成形术，早期积累的经验表明，其效果与开放肾盂成形术无显著差异（Lee et al，2006；Olsen et al，2007；Song et al，2017）。此手术的成功率达 95%，并发症发生率 <20%。机器人手术的其他应用包括切除重复肾中无功能的半侧肾、输尿管膀胱再植术和膀胱扩大术。机器人辅助在肾上腺切除术和根治性肾切除术中的作用尚不清楚，因为此类手术通过传统腹腔镜手术很容易开展，无法体现出机器人手术灵活性和精确性的优势。

单孔机器人手术

微创泌尿外科手术最新的进展是只采取一个切口，所有的手术器械和腹腔镜都通过这个切口置入，又称为单孔腹腔镜手术（laparoendoscopic single-site surgery，LESS）。相关的手术设备已经研发出来，助推手术和人体工程学的简化，主要体现在：更小的头端可偏转的腹腔镜，弯曲和带有活动关节的腹腔镜器械，以及单端口接入系统。LESS 面临的主要问题是术者需要适应新的腹腔镜器械，所谓的"剑术"（sword fighting）和体内外手术器械的交叉。达芬奇机器人已成功应用于 LESS 并开展了前列腺切除术、根治性和部分肾切除术、离断式肾盂成形术（Kaouk et al，2008）。机器人系统的进一步改进将更好地应用于 LESS，目前可用的是 2014 年经 FDA 批准的 da Vinci Si 系统的改版，以及最新应用于临床的 da Vinci SP 单端口机器人系统。

机器人手术性价比

机器人手术的一个主要问题是高昂的成本。每台达芬奇手术系统的成本将近 150 万美元，每年的维修费用超过 10 万美元。此外，与机器人手术相关的一次性耗材的成本超过了传统腹腔镜。Bolenz 等（2010）比较了 6 年期间 643 例前列腺癌患者分别使用机器人、腹腔镜和开放前列腺切除术的费用，由于手术耗材和手术室费用的

差异,机器人前列腺切除术的费用最高。虽然手术时间缩短、出院加快和手术量增加,但机器人辅助前列腺切除术的费用仍可能比其他术式更昂贵(Lotan,2010)。鉴于机器人辅助在改善治疗效果方面的作用尚未得到证实,医生应谨慎将其应用于所有的微创手术,而且应该尝试系统地学习更新的外科技术。在未来,这些经济因素只会对外科医生和患者更有意义,因为医疗支出的激增,对医疗的效果和质量会进行更严格的审查,以及面临医疗改革时代不可避免的成本削减措施。

机器人手术的培训

　　新技术和外科技术的引进和推广过程中提出了新的问题:如何最好地培训住院医师和泌尿外科医生?目前,尚未建立完善的系统以确保外科医生的能力和泌尿外科机器人手术的安全性。这些问题已经由一个专家小组提出(Zorn et al,2009),未来制订的指导方针应该有助于机器人教育、培训、监督和认证过程的标准化实施。

（洪保安　翻译　张宁　审校）

参考文献

根治性前列腺切除术（见下尿路手术部分）

Ahlering TE et al: Robot-assisted versus open radical prostatectomy: A comparison of one surgeon's outcomes. Urology 2004;63:819. [PMID: 15134953]

Badani KK et al: Evolution of robotic radical prostatectomy: Assessment after 2766 procedures. Cancer 2007;110:1951. [PMID: 17893904]

Barocas DA et al: Robotic assisted laparoscopic prostatectomy versus radical retropubic prostatectomy for clinically localized prostate cancer: Comparison of short-term biochemical recurrence-free survival. J Urol 2010;183:990. [PMID: 20083261]

Chan RC et al: Effect of a large prostate gland on open and robotically assisted laparoscopic radical prostatectomy. BJU Int 2008;101:1140. [PMID: 18399829]

Coelho RF et al: Early complication rates in a single-surgeon series of 2500 robotic-assisted radical prostatectomies: Report applying a standardized grading system. Eur Urol 2010;57(6):945–952. [PMID: 20181424]

Hu JC et al: Comparative effectiveness of minimally invasive vs. open radical prostatectomy. JAMA 2009;302:1557. [PMID: 19826025]

Joseph JV et al: Robotic extraperitoneal radical prostatectomy: An alternative approach. J Urol 2006;175:945. [PMID: 16469589]

Lasser MS et al: An unbiased prospective report on perioperative complications of robot-assisted laparoscopic radical prostatectomy. Urology 2010;75:1083. [PMID: 20110114]

Menon M et al: Vattikuti Institute prostatectomy: Contemporary technique and analysis of results. Eur Urol 2007;51:648. [PMID: 17097214]

Murphy DG et al: Operative details and oncological and functional outcome of robotic-assisted laparoscopic radical prostatectomy: 400 cases with a minimum of 12 months follow-up. Eur Urol 2009;55:1358. [PMID: 19147274]

Novara G et al: Prospective evaluation with standardized criteria for postoperative complications after robotic-assisted laparoscopic radical prostatectomy. Eur Urol 2010;57:363. [PMID: 19944519]

Patel VR et al: Robotic radical prostatectomy: Outcomes of 500 cases. BJU Int 2007;99:1109. [PMID:17437441]

Patel VR et al: Robot-assisted laparoscopic radical prostatectomy: Perioperative outcomes of 1500 cases. J Endourol 2008;22:2299. [PMID: 18837657]

Patel VR et al: Continence, potency and oncological outcomes after robotic-assisted radical prostatectomy: Early trifecta results of a high-volume surgeon. BJU Int 2010;106(5):696–702. [PMID: 20707793]

Smith JA Jr et al: A comparison of the incidence and location of positive surgical margins in robotic-assisted laparoscopic radical prostatectomy and open retropubic radical prostatectomy. J Urol 2007;178:2385. [PMID: 17936849]

Tewari A et al: Cancer control and the preservation of neurovascular tissue: How to meet the competing goals during robotic radical prostatectomy. BJU Int 2008;101:1013. [PMID: 18261153]

Yaxley JW et al: Robot-assisted laparoscopic prostatectomy versus open radical retropubic prostatectomy: early outcomes from a randomised controlled phase 3 study. Lancet 2016;388:1057. [PMID: 27474375]

Zorn KC et al: da Vinci robot error and failure rates: Single institution experience on a single three-arm robot unit of more than 700 consecutive robot-assisted laparoscopic radical prostatecomies. J Endourol 2007a;21:1341. [PMID: 18042027]

Zorn KC et al: Robotic-assisted laparoscopic prostatectomy: Functional and pathologic outcomes with interfascial nerve preservation. Eur Urol 2007b;61:755. [PMID: 17084520]

根治性膀胱切除术（见下尿路手术部分）

Hellenthal NJ et al: Surgical margin status after robot assisted radical cystectomy: Results from the International Robotic Cystectomy Consortium. J Urol 2010;184:87. [PMID: 20478596]

Kauffman EC et al: Critical analysis of complications after robotic-assisted radical cystectomy with identification of preoperative and operative risk factors. BJU Int 2010;105:520. [PMID: 19735257]

Nix J et al: Prospective randomized controlled trial of robotic versus open radical cystectomy for bladder cancer: Perioperative and pathologic results. Eur Urol 2010;57:196. [PMID: 19853987]

Parra RO et al: Laparoscopic cystectomy: Initial report on a new treatment for the retained bladder. J Urol 1992;148:1140. [PMID: 1404624]

Pruthi RS et al: Robotic radical cystectomy for bladder cancer: Surgical and pathological outcomes in 100 consecutive cases. J Urol 2010;183:510. [PMID: 20006884]

Sukumar S et al: Oncological outcomes after robot-assisted radical prostatectomy: long-term follow-up in 4803 patients. BJU Int. 2014 Dec;114(6):824–31. doi: 10.1111/bju.12404.

Tan J et al: Robotic-assisted versus open radical cystectomy in bladder cancer: A meta-analysis of four randomized controlled trials. Int J Med Robot 2018;14. [PMID: 29027351]

Wang GJ et al: Robotic vs. open radical cystectomy: Prospective comparison of perioperative outcomes and pathological measures of early oncological efficacy. BJU Int 2008;101:89. [PMID: 17888044]

Yuh B et al: Short-term quality-of-life assessed after robot-assisted radical cystectomy: A prospective analysis. BJU Int 2009;103:800. [PMID: 19021613]

肾盂成形术（见上尿路手术部分）

Gupta NP et al: Outcome analysis of robotic pyeloplasty: A large single-centre experience. BJU Int 2010;105:980. [PMID: 19874304]

Hemal AK et al: Laparoscopic pyeloplasty versus robotic pyeloplasty for ureteropelvic junction obstruction: A series of 60 cases performed by a single surgeon. Can J Urol 2010;17:5012. [PMID: 20156381]

Mufarrij PW et al: Robotic dismembered pyeloplasty: A 6-year, multi-institutional experience. J Urol 2008;180:1391. [PMID: 18707739]

Singh I et al: Robot-assisted pyeloplasty: Review of the current literature, technique and outcome. Can J Urol 2010;17:5099. [PMID: 20398449]

肾部分切除术（见上尿路手术部分）

Benway BM et al: Robot assisted partial nephrectomy versus laparoscopic partial nephrectomy for renal tumors: A multi-institutional analysis of perioperative outcomes. J Urol 2009;182:866. [PMID: 19616229]

Deane LA et al: Robotic versus standard laparoscopic partial/wedge nephrectomy: A comparison of intraoperative and perioperative results from a single institution. J Endourol 2008;22:947. [PMID: 18397157]

Dulabon LM et al: Trends in renal tumor surgery delivery within the United States. Cancer 2010;116:2316. [PMID: 20225227]

Foerster B et al: Robot-assisted partial nephrectomy: systematic review of functional results. Curr Opin Urol 2018;28:123. [PMID: 29278584]

Gettman MT et al: Robotic-assisted laparoscopic partial nephrectomy: Technique and initial clinical experience with DaVinci robotic system. Urology 2004;64:914. [PMID: 15533477]

Huang WC et al: Chronic kidney disease after nephrectomy in patients with renal cortical tumours: A retrospective cohort study. Lancet Oncol 2006;7:735. [PMID: 16945768]

McKiernan J et al: Natural history of chronic renal insufficiency after partial and radical nephrectomy. Urology 2002;59:816. [PMID: 12031359]

Scoll BJ et al: Robot-assisted partial nephrectomy: A large single-institutional experience. Urology 2010;75:1328. [PMID: 20080290]

Wang AJ et al: Robotic partial nephrectomy versus laparoscopic partial nephrectomy for renal cell carcinoma: Single-surgeon analysis of >100 consecutive procedures. Urology 2009;73:306. [PMID: 19038419]

小儿外科手术

Freilich DA et al: Parental satisfaction after open versus robot assisted laparoscopic pyeloplasty: Results from modified Glasgow Children's Benefit Inventory Survey. J Urol 2010;183:704. [PMID: 20022046]

Lee RS et al: Pediatric robot assisted laparoscopic dismembered pyeloplasty: Comparison with a cohort of open surgery. J Urol 2006;175:683. [PMID: 16407025]

Olsen LH et al: Pediatric robot assisted retroperitoneoscopic pyeloplasty: A 5-year experience. J Urol 2007;178;2137. [PMID: 17870122]

Song SH et al: A comparative study of pediatric open pyeloplasty, laparoscopy-assisted extracorporeal pyeloplasty, and robot-assisted laparoscopic pyeloplasty. PLoS One. 2017 Apr 20;12(4):e0175026. doi: 10.1371/journal.pone.0175026. eCollection 2017.

单孔机器人手术

Kaouk JH et al: Robotic single-port transumbilical surgery in humans: Initial report. BJU Int 2008;103:366. [PMID: 18778351]

机器人手术的成本效益

Bolenz C et al: Cost comparison of robotic, laparoscopic, and open radical prostatectomy for prostate cancer. Eur Urol 2010;57:453. [PMID: 19931979]

Lotan Y: Economics of robotics in urology. Curr Opin Urol 2010;20:92. [PMID: 19875963]

机器人手术的培训

Zorn KC et al: Training, credentialing, proctoring and medicolegal risks of robotic urological surgery: Recommendations of the society of urologic robotic surgeons. J Urol 2009;182:1126. [PMID: 19625032]

泌尿系统梗阻

Marshall L. Stoller，
Tom F. Lue

尿路梗阻和滞流是重要的泌尿系统紊乱,原因在于其可能破坏肾脏功能。输尿管梗阻将导致肾脏输尿管积水,并最终导致肾脏萎缩,乃至肾衰竭。此外,泌尿系统梗阻会继发感染,造成对其他受累器官的进一步损害。

病因,分类,特征及症状

▶分类

梗阻可以根据病因(先天性或后天性)、持续时间(急性或慢性)、程度(部分或完全)或梗阻水平(上尿路或下尿路)分类。

▶病因

相较任何其他系统,先天畸形在尿路中更加常见,通常引起尿路梗阻。在成人中,则会出现多种类型的后天性梗阻。

A. 先天性

先天性狭窄通常发生于男孩尿道外口(尿道口狭窄)或女孩尿道外口近端、尿道远端(狭窄)、后尿道瓣膜、异位输尿管、输尿管囊肿、输尿管膀胱和输尿管肾盂连接处(Beganović et al, 2007; Tan and Smith, 2004)。另一个致泌尿系梗阻的先天性病因为脊柱裂和脊膜膨出患者第2~4骶神经根损伤。膀胱输尿管反流(vesicoureteral reflux, VUR)会导致膀胱和肾脏的尿液潴留(见第13章)。

B. 后天性

后天性梗阻有很多种,可能为原发性尿路梗阻,或由腹膜后病变侵犯或压迫尿路所致。其中最常见的有:①感染或损伤所致的尿道狭窄;②良性前列腺增生(benign prostatic hyperplasia, BPH)症或前列腺癌;③膀胱肿瘤累及膀胱颈及一侧或双侧输尿管开口处;④前列腺或宫颈癌局部浸润至膀胱底,导致输尿管堵塞;⑤前列腺癌或宫颈癌的转移结节在骨盆界线处压迫输尿管;⑥输尿管结石;⑦腹膜后纤维化或恶性肿瘤;⑧妊娠。

神经源性功能障碍主要累及膀胱。膀胱输尿管梗阻或反流会导致上尿路损害,并通常继发感染。严重的便秘(尤其在儿童)会压迫输尿管下端导致双侧的肾脏输尿管积水。

VUR会使输尿管变长扭曲,通常导致输尿管肾盂梗阻和肾积水。对儿童而言,在这种情况下,建议行排尿期膀胱尿道造影(voiding cystourethrogram, VCUG),否则可能会遗漏原发病因,给予错误治疗。

▶发病机制和病理学

梗阻性和神经源性的膀胱功能障碍对尿路的影响大致相同。考虑如下因素就很容易理解这些病理生理变化:①严重尿道外口狭窄对下尿路(膀胱颈远端)的影响;②大体积前列腺的增生对中尿路(膀胱)的影响;③输尿管嵌顿性结石对上尿路(输尿管和肾脏)的影响。

A. 下尿路(如尿道狭窄)

梗阻近端的静水压增加导致尿道扩张,可能

导致尿道壁变薄,憩室形成。如果发生尿道感染,可能出现尿液外渗,尿道周围脓肿形成。前列腺导管亦可见广泛扩张。

B. 中尿路(如 BPH 症)

在早期阶段(代偿期),膀胱肌层代偿性肥大、增厚。在失代偿期,膀胱肌层收缩力减弱(Lieber et al, 2010)。

1. 代偿期

为了平衡膀胱出口阻力增加,膀胱肌肉组织肥大,厚度增至原来的 2~3 倍,以使膀胱能在排尿末期彻底排空尿液。

内镜下可看到肥大的肌纤维,继发感染时,相关表现进一步加重,可伴有黏膜下水肿,其中可见浆细胞、淋巴细胞、多形核细胞浸润。在膀胱镜、手术和尸检标本中可以见到代偿期表现如下(图 12-1):

a. 膀胱小梁膀胱充盈时膀胱壁通常很光滑,但肥大的膀胱肌束,连同沉积在间质中的胶原纤维,交织在一起,在黏膜表面形成粗糙的外观,通常被称之为小梁形成。正常情况下膀胱三角区的肌肉和输尿管间嵴轻度凸出于周围组织,而梗阻时发生代偿性肥厚,使输尿管间嵴明显突出。膀胱三角区肥大将会增加输尿管膀胱壁内段尿流阻力,导致输尿管膀胱连接处(ureterovesical junction, UVJ)相对的功能性梗阻,使得肾脏压力增加,肾脏输尿管积水形成。残余尿量显著增加进一步加重梗阻,进而牵拉输尿管膀胱三角区复合体(Tanagho and Meyers, 1965)。导尿管可以降低三角区的张力,缓解梗阻。前列腺切除术可永久性的解除对三角区的牵拉作用,随着梗阻的解除,肥厚的三角区肌层逐渐变软。

b. 膀胱小室正常情况下,排尿初的膀胱内压力为 30cmH$_2$O。为克服梗阻,膀胱肌层肥厚、小梁形成,排尿时膀胱内压可以达到原来的 2~4 倍。浅表肌束间的黏膜受到压力推挤,形成小的囊袋样结构,即膀胱小室(图 12-1)。

c. 憩室如果膀胱小室完全突出于膀胱壁肌层之外,逐步形成真正的憩室,因位置不同,被膀胱周围脂肪包裹或腹膜所覆盖。憩室没有肌肉组织,故即使原发梗阻已被解除,也无法有效地将其内容物排入膀胱,出现继发感染很难根治,可能需要手术切除憩室。如果憩室突出于膀胱处恰位于

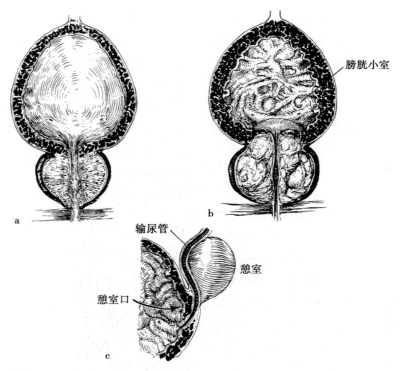

▲ 图 12-1　梗阻对膀胱的影响

a:正常的膀胱和前列腺。b:前列腺造成梗阻,导致膀胱内小梁和小室形成,输尿管间嵴肥厚。c:膀胱肌层肥厚,小梁更加明显;膀胱憩室使左侧输尿管移位

输尿管前,会导致 UVJ 功能障碍(见第 14 章)。

d. 黏膜急性感染时,黏膜变红、水肿,发生于输尿管膀胱黏膜移行处可导致暂时性的 VUR。慢性感染时黏膜变薄、苍白。无感染存在时黏膜为正常。

2. 失代偿期

膀胱肌层代偿能力差异很大。前列腺增生患者的症状可能很轻微,但直肠指诊时或膀胱镜检查发现腺体很大,已经导致梗阻出现;也可表现出严重的急性尿潴留症状,但指诊时发现前列腺体积正常,膀胱镜检提示轻度梗阻。

前列腺的感染、水肿或充血会进一步加重膀胱出口梗阻,导致膀胱逼尿肌失代偿,残余尿量增加,可能达到 500ml 或更多。

C. 上尿路

1. 输尿管

在梗阻早期,膀胱在充盈时压力正常,仅在排尿中增加。因为输尿管膀胱"瓣膜"功能良好,增加的压力不会传递至输尿管和肾盂(真正的瓣膜是不存在的,输尿管 - 膀胱三角区的内在结构能够阻止尿液反流)。然而,三角区的肥大(参见"膀胱小梁"部分)及由此导致的输尿管末端尿流阻力增加,使得输尿管和肾脏压力进行性增加,形成输尿管扩张和肾积水。此后,在失代偿期,残余尿增加,对已经肥厚的三角区产生了额外的牵拉作用,进一步增加了尿流通过输尿管末端的阻力,导致输尿管肾积水的加重。输尿管 - 膀胱三角区复合体失代偿时,瓣膜作用减弱,VUR 出现,增高的膀胱内压直接传递至肾盂,加重了肾输尿管积水的程度(Riccabona, 2010;Routh et al, 2010)。

输尿管反流、肥厚三角区的牵拉或输尿管结石造成上尿路压力增高,因此输尿管肌层变厚,试图通过增强蠕动将尿液排出(代偿期),这会使输尿管增长扭曲(图 12-2)。通常这种变化会非常显著,甚至伴纤维索带形成,收缩时进一步加重输尿管的弯曲成角,导致继发性输尿管梗阻。此时单纯解除下方梗阻并不能阻止由于继发性输尿管梗阻造成的肾脏功能进行性损害。

最后,尿路压力持续增加,输尿管壁变薄,失去了收缩能力(失代偿期)。输尿管显著扩张,看上去像肠管一样(Gimpel et al, 2010)(图 12-3)。

2. 肾脏

正常的肾盂内压力接近 0。梗阻或反流导致肾盂内压增加时肾盂、肾盏扩张。肾积水的程度取决于梗阻的时间、程度和部位(图 12-4)。梗阻部位越高,对肾脏的影响越显著。若为完全肾内型肾盂,梗阻位于输尿管肾盂连接处,全部的压力都将作用在肾实质(Klein et al, 2010)。若为肾外型肾盂,输尿管肾盂狭窄产生的压力仅有一部分作用在肾实质,这是因为肾外型肾盂为脂肪包裹,相比于肾实质更容易扩张,减轻了对肾盏的压迫(图 12-2)。

在早期阶段,肾盂肌层克服梗阻排出尿液,发生代偿性肥大。此后,肌层受牵拉,逐渐丧失张力,进入失代偿期。

肾积水引起的肾脏萎缩过程如下(Chevalier et al, 2010;Rodriguez, 2004):

(1)肾积水最早发生的改变位于肾盏。因为肾乳头凸入,正常肾盏末端呈凹面。肾盂内压增加,肾穹窿圆钝。肾盂内压持续增加,由于压迫以及缺血性萎缩导致肾乳头变扁平,突出呈杵状(图 12-5),此时肾盏之间的实质受累程度较小。肾实质的改变由以下引起:①肾盂(尤其是肾内型肾盂)内压增加导致的压迫性萎缩;②血流动力学改变导致的弓状血管缺血性萎缩。弓状血管走行在肾锥体基底,平行于肾脏外形,处于肾被膜和肾盂之间,肾盂内压增加时更容易受到压迫。

(2)这种局部萎缩由肾脏供血的特点所决定。肾血管为终末血管,因此,距小叶间动脉最远的区域缺血最明显。梗阻后压力增加,肾积水逐渐加重,距肾动脉主干近的肾细胞更能耐受缺血。

(3)增加的肾盂压力传递至肾小管,小管扩张,小管细胞发生缺血性萎缩。应当指出,某些情况下肾盂和肾盏的扩张并非继发于梗阻。较为少见的肾盂先天性扩张和肾积水相类似。更常见的是,在儿童期因 VUR 形成了肾积水,即使后来瓣膜功能恢复(这种情况较为常见),肾积水在一定程度上仍然存在。这可能使医生怀疑目前仍然存在梗阻,导致不必要的手术。此时可进行同位素肾图评估输尿管引流功能,以判断是否存在器质性梗阻。

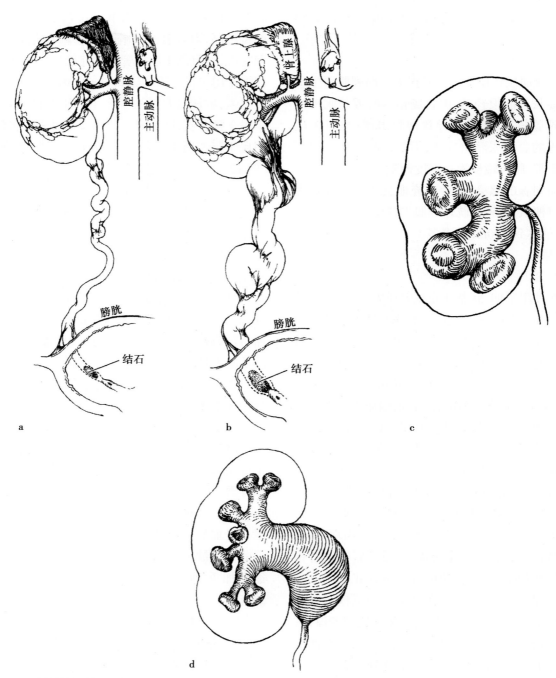

▲ 图 12-2　梗阻的机制和后果
a：早期，轻度梗阻造成输尿管延长、扩张。b：晚期，输尿管进一步扩张、增长迂曲，纤维索带加重了输尿管的扭曲。
c：肾内型肾盂。梗阻后的压力全部作用在肾实质。d：肾外型肾盂，当梗阻时，部分增加的压力可通过肾盂消散

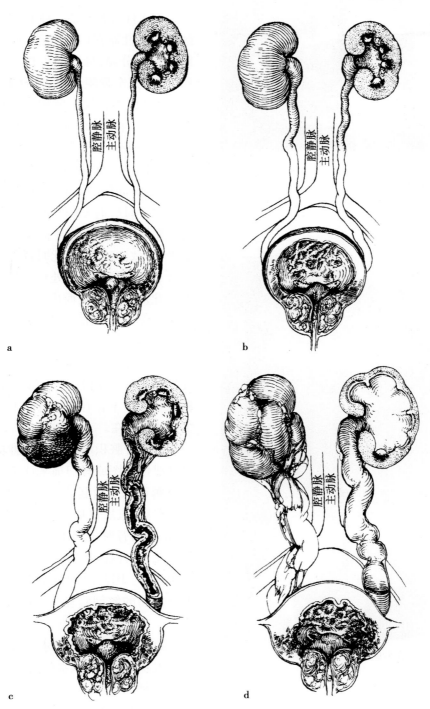

▲ 图 12-3　双侧肾积水的发病机制

增大的前列腺致梗阻发生，造成膀胱、输尿管和肾脏的病变不断进展，膀胱壁增厚、扩张，输尿管变长迂曲，肾积水发生

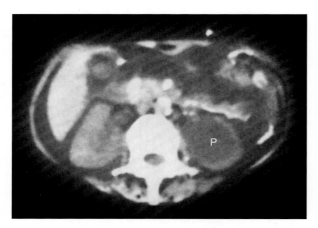

▲ 图 12-4　左肾盂积水

左侧肾窦内低密度的肿物（P）与水的衰减值相似，提示肾积水。除非使用静脉造影剂，肾积水与肾盂周围囊肿较难鉴别

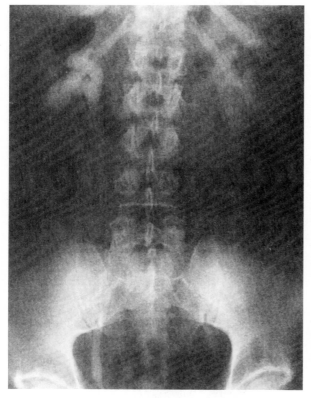

▲ 图 12-5　右下输尿管梗阻

肾盏圆钝，集合系统轻、中度扩张

（4）晚期的积水性肾萎缩通常只可见于单侧肾积水。最终，肾脏完全被破坏，成为一个充满澄清液体（水和电解质）或脓液的薄壁水囊（图 12-6）。

如果梗阻为单侧，肾内压力增加会导致该侧肾功能受损。肾盂内压越接近肾小球滤过压

（6~12mmHg），滤过的尿液越少。肾小球滤过率和肾血浆流量减少，浓缩能力逐渐降低，在积水肾脏产生的尿液中，尿素／肌酐浓度比值较正常低。

积水性肾萎缩是一种不常见的病理改变。其他的分泌性器官（如下颌下腺）在腺管发生梗阻时会停止分泌，导致原发性（失用性）萎缩。然而，即使完全梗阻情况下，肾脏仍可持续分泌尿液（否则就不会发生肾积水，因为肾积水的发生依赖于肾内压力增加）。尿液分泌入肾盂，其中的液体以及可溶性物质通过小管或淋巴管重吸收，这可以通过向梗阻的肾盂中注入羟基苯磺酸酞（phenolsulfonphthalein, PSP）来证实。这一物质在数小时后消失（被重吸收），并由对侧肾脏分泌。如果积水肾脏的肾盂内压迅速增加至滤过压水平，导致滤过终止，此时肾脏启动安全机制，在集合系统表层最薄弱处——肾穹窿产生裂口，尿液由此从肾盂逆流而出，渗入肾实质空隙（肾盂间质逆流）。渗出的液体被肾淋巴管重吸收，肾盂内压力降低，使尿液能够重新生成。这就解释了严重积水的肾脏仍然能够持续发挥滤过功能的病理生理过程。尿液外渗和重吸收的进一步证明，积水肾脏中不含有真正意义上的尿液，仅有水和少量的盐存在。

单侧肾脏积水引起的肾脏功能受损，可以通过排泄性肾图或肾扫描来评价，在尿路造影中显示单侧肾积水引起的肾脏功能损害比双侧积水更加严重，进展更加迅速。随着单侧肾积水的发展，正常的肾脏经历了肾单位的代偿性改变（尤其在儿童），以此替代受损肾脏的功能，保持总肾功能正常。因此，对积水肾脏而言，对输尿管梗阻进行成功的解剖修复并不能改善其清除废物的能力。

如果发生双侧肾积水，双侧肾脏均尽可能维持最大功能，对于积水的孤立肾而言同样如此。因此在梗阻解除后，这些肾脏功能有时会显著恢复。

不完全性梗阻治疗后肾功能恢复程度在术前很难确定。使用二巯基丁二酸（dimercaptosuccinic acid, DMSA）进行肾脏扫描意义重大。暂时性引流，尤其是肾造瘘引流，随后进行检测以评估肾功能是最好的衡量标准。

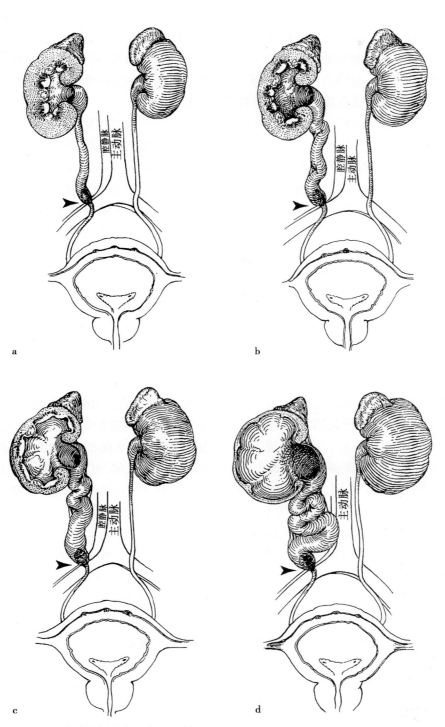

▲ 图 12-6　单侧肾积水的发生机制

结石（箭头）梗阻造成的输尿管和肾脏病变不断进展，右肾逐渐破坏，左肾增大（代偿性肥大）

▶膀胱颈梗阻症状的生理学解释

下面的假说用来解释进展性膀胱梗阻症状，即"前列腺综合征"。

膀胱和心脏一样，是一个中空的肌性器官，容纳液体，用力将其排出；并对增加的工作负荷作出反应，在经历了代偿阶段后，最终进入失代偿期。

正常情况下，膀胱逼尿肌收缩牵拉膀胱颈部开放，尿液得以排出。这个过程中产生的膀胱内压为 20～40cmH$_2$O。

在膀胱颈部梗阻中，膀胱肌层肥厚，膀胱排尿压增至 50～100cmH$_2$O 甚至更高，以此克服膀胱出口阻力增加，通常这样可以开放尿道内口，但增大的前列腺可能会干扰此机制；并且膀胱收缩期持续时间较短，肌肉收缩功能过早耗损殆尽，不能使全部尿液排出。在接下来的不应期，逼尿肌暂时无法对进一步的刺激做出反应。几分钟后，排尿再次开始并最终完成。

A. 代偿期

1. 致敏阶段

在膀胱颈梗阻的早期阶段，膀胱肌层开始增厚，在膀胱排尿和尿道梗阻之间达到平衡，故可以保持尿力和尿线正常。然而此阶段膀胱的敏感性增强，膀胱扩张就会出现尿意。对于膀胱正常的患者而言，早期的排尿意愿能够被抑制，膀胱松弛、扩张，容纳更多的尿液。然而，对于逼尿肌肥大的患者而言，逼尿肌的收缩力量非常强大（实际上已经发生肌肉痉挛），从而产生膀胱刺激症状。因此膀胱颈梗阻的最早症状为尿急（甚至出现尿失禁）和尿频，在白天和夜间均可出现。

2. 代偿阶段

梗阻逐渐加重，肌肉纤维进一步肥厚，收缩力增加，使膀胱能够排空。在此阶段，除了尿急和尿频，患者会出现排尿等待，这是因为排尿时需要膀胱逐渐收缩，以达到足够的强度克服膀胱颈部的阻力。梗阻造成尿无力，尿线变细，在膀胱接近排空时尿流更加缓慢（收缩末期逼尿肌疲劳）。

B. 失代偿期

如果膀胱张力受损或尿道阻力超出逼尿肌的收缩力，则会出现不同程度的失代偿期症状。膀胱肌肉的收缩期变短，不足以将膀胱内容物全部排出，导致部分尿液残留（残余尿）。

1. 急性失代偿期

膀胱的迅速充盈（大量的液体摄入）或逼尿肌的过度牵拉（出现尿意后延迟排尿）会使代偿的膀胱肌张力暂时受损，导致排尿困难加剧，合并严重的排尿等待、排尿费力、尿线细弱，以及完全排空前尿流中断（残余尿），也可出现急性完全性尿潴留。

2. 慢性失代偿期

随着梗阻的进展，膀胱收缩力和尿道阻力之间的不平衡更加显著，逼尿肌在收缩期排空尿液越发困难。梗阻症状明显加重，残余尿逐渐增多，减少了膀胱的有效容量，尿频进一步加重。失代偿时，膀胱过度牵拉变薄，可以容纳 1 000～3 000ml 尿液。膀胱失去收缩力，出现充溢性（矛盾性）尿失禁。

▶临床表现

A. 症状

1. 中下尿路（尿道和膀胱）

引起中下尿路梗阻的典型病变有尿道狭窄、BPH 症、神经源性膀胱、累及膀胱颈部的肿瘤等。主要的症状为排尿等待、尿线细弱、终末滴沥；部分尿道狭窄可出现非全程性血尿，前列腺梗阻导致初始或终末血尿，而膀胱肿瘤可能伴有全程血尿；其他症状还包括排尿烧灼感、云雾状尿（继发感染时），有时出现急性尿潴留（Elbadawi, 1998a, b）。

2. 上尿路（输尿管和肾脏）

引起上尿路梗阻的典型病变为输尿管狭窄、输尿管和肾结石。主诉可能为沿输尿管走行方向的放射性腰部疼痛、肉眼血尿（结石）、胃肠道症状、寒战、发热、排尿烧灼感，以及发生感染时出现的云雾状尿（梗阻或 VUR 时很容易继发感染）。双侧肾积水最终致尿毒症时，可出现恶心、呕吐、食欲下降、体重降低、全身乏力、面色苍白。儿童时期患 VUR 的病史很重要（Aslan and Kogan, 2003）。部分情况下患者并无上尿路梗阻症状，但已经出现了尿毒症。

B. 体征

1. 中、下尿路

尿道狭窄患者触诊可扪及硬结。直肠指诊可

发现肛门括约肌无张力（骶神经根受损）或良 / 恶性前列腺增大。也可能会触到充盈的膀胱。

观察尿力和尿线直径能够粗略估计最大尿流率，也可以通过尿流率仪准确测量。更简单的方法如下：嘱患者开始排尿，观察排尿达到最大尿流时，置一容器收集尿液，同时开始计时。在 5 秒后，移开容器，计算尿流率（ml/s）即可。正常的尿流率为男性 20~25ml/s，女性 25~30ml/s。尿流率低于 15ml/s 应引起注意。尿流率低于 10ml/s 时提示存在梗阻或膀胱逼尿肌无力。无张力神经源性膀胱（逼尿肌功能低下）、尿道狭窄及前列腺梗阻（尿道阻力增加）的尿流率可能仅为 3~5ml/s。膀胱内压测量能够鉴别这两种原因所致的尿流率低下。病因解除后尿流率会恢复正常。

膀胱憩室或 VUR 时，尽管逼尿肌功能正常，由于膀胱内压弥散至憩室、UVJ，甚至尿道，此时仍会出现尿流减弱。切除憩室或修复 UVJ 可以使尿液有效排出。

2. 上尿路

触诊、叩诊或 X 线影像会发现增大的肾脏。感染存在时肾脏质地较软。宫颈癌可能侵犯膀胱基底，阻塞一侧或双侧输尿管开口，或转移至髂淋巴结压迫输尿管。大的盆腔肿块（肿瘤或妊娠）会使输尿管移位或压迫输尿管。儿童在尿路梗阻的晚期（通常由后尿道瓣膜所致）可伴有腹水。肾穹窿破裂时尿液可向腹膜后渗漏；膀胱破裂时，尿液会通过腹膜的撕裂口流入腹腔（Kibar et al，2010）。

C. 实验室检查

慢性感染或双侧肾积水晚期（尿毒症期）的患者可出现贫血。急性感染时白细胞增多。白细胞计数轻度增高通常为慢性感染。

在梗阻性疾病中通常不会出现大量尿蛋白。肾积水很少伴有管型。镜下血尿提示可能为肾脏或膀胱的感染、肿瘤或结石。部分情况下可发现脓细胞和细菌。严重的双侧肾积水中，尿素和肌酐水平升高。

D. X 线检查（图 12-7）

腹部平片（plain abdominal radiograph）［又称肾、输尿管及膀胱平片（kidney ureter bladder position, KUB）］会显示肾影增大，钙化影（提示输尿管或肾脏结石）或脊柱和骨盆的转移肿瘤。肿瘤转移至脊柱可造成脊髓损害（神经源性膀胱）。如果骨转移肿瘤为成骨性改变，几乎可以肯定来自前列腺癌。

除了肾功能严重受损外，CT 和排泄性尿路造影通常能够显示泌尿系统的全部病变。部分性梗阻导致造影剂的存留可以更加准确地判断梗阻存在。尿路造影可以显示肾盂、肾盏、输尿管扩张的程度，并显示输尿管狭窄。输尿管末端的节段性扩张提示可能存在 VUR（图 12-7），可通过排尿期膀胱造影来进一步证实。膀胱造影能够显示出小梁（膀胱轮廓不规则）和憩室。膀胱肿瘤、透光的结石和向膀胱内凸出的增大前列腺可形成可透 X 线的阴影。排尿后立即摄影检查可发现残余尿。

逆行膀胱造影可显示远端梗阻造成的膀胱壁变化（膀胱小梁、憩室形成），或发现梗阻病变本身（增大的前列腺、后尿道瓣膜、膀胱肿瘤）。如果膀胱输尿管瓣膜功能丧失，尿液反流可以进一步得到输尿管肾盂的影像。

逆行尿路造影较排泄性造影能够提供更多的细节，但应注意不要使用过多造影剂使尿路过度扩张；这样会使轻度的肾盂积水也表现得很严重。造影剂排出的延迟时间可用来判断输尿管或输尿管膀胱梗阻的严重程度。

CT、MRI 和超声同样有助于判断尿路扩张和肾实质萎缩的程度。当怀疑泌尿系结石梗阻时，平扫或增强 CT 是首选检查方式（Kennish et al，2010）。为避免放射线对于孕妇产生危害，MRI 和超声是更好的选择。但是，若输尿管无扩张，这两种检查对于明确其解剖结构作用有限。

E. 同位素扫描（放射性核素肾图显像）

肾小球制剂锝 -99m- 二乙基三胺五醋酸（^{99m}Tc-diethylenetriaminepentaacetic acid，^{99m}Tc-DTPA）和肾小管制剂锝 -99m- 巯乙甘肽（^{99m}Tc-mercaptoacetyltriglycine，^{99m}Tc-MAG3）在梗阻评估中应用最为广泛。而在预测肾功能恢复方面，肾皮质制剂 DMSA 优于肾小管选择性制剂 DTPA 和 MAG3。梗阻存在时，因为大量含有同位素的尿液滞留在肾盂中，放射性核素肾图表现为血管相和分泌相的压低，排泄相升高。使用示

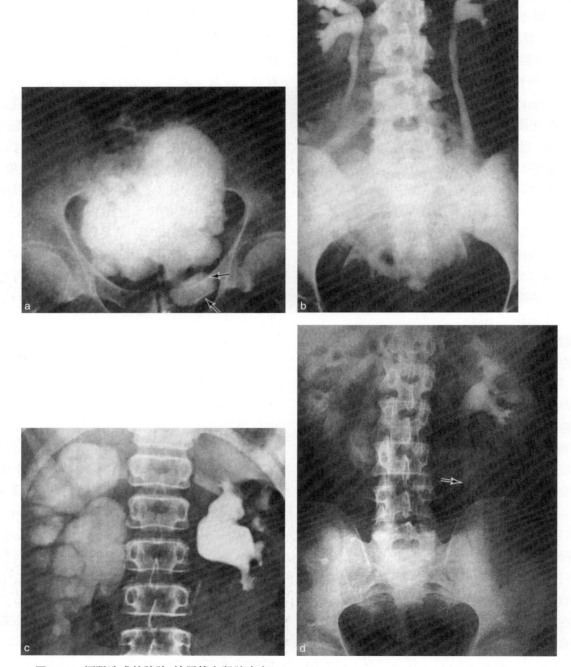

▲ 图 12-7　梗阻造成的膀胱、输尿管和肾脏病变

a：膀胱造影示前列腺增大，膀胱多发憩室。箭头示股疝，可能因排尿用力导致。b：妊娠。盆段输尿管受压，右侧输尿管上段显著扩张、延长，左侧正常。c：排泄性尿路造影，注入造影剂后 70min，显示输尿管肾盂连接处梗阻导致的晚期右肾积水。左侧输尿管肾盂连接处轻度梗阻。d：左侧输尿管结石（箭头），轻度肾积水

踪剂 20 分钟后可加用呋塞米利尿,从而有助于绘制清除曲线。

F. 器械检查

通过尿管或其他器械检查尿道是一项有诊断意义的重要方法。尿道狭窄或肿瘤会使导尿受阻,外括约肌痉挛使导尿变得困难。排尿后立即导尿可估计膀胱中残余尿量。膀胱超声检查同样可以准确测定残余尿量,明确膀胱出口梗阻情况(Housami et al,2009)。残余尿增加在膀胱颈梗阻(前列腺增大)、膀胱膨出、神经源性膀胱中很常见。

膀胱测压可用来测量膀胱张力,对于诊断神经源性膀胱以及鉴别膀胱颈部梗阻和无张力膀胱很重要。使用膀胱镜和输尿管镜检查尿道、膀胱、输尿管和肾盂可发现原发性梗阻因素(Van Cangh et al,2001)。将导管逆行插至肾盂,可以获得肾盂尿样,评价分肾功能,并进行逆行肾盂输尿管造影(Whitaker and Buxton-Thomas,1984)。

诊断,处理及预后

▶鉴别诊断

全面的检查可做出确切诊断,这种情况下鉴别诊断很容易。如果看似简单的感染,治疗无效或感染反复发作,应该注意是否存在梗阻、异物或VUR,此时应对泌尿系统进行全面的检查。

▶并发症

尿液滞流容易导致感染,感染可进一步扩散至整个泌尿系统。一旦细菌定植,即使梗阻已经解除,感染也很难(有时甚至无法)根除。

通常导致感染的微生物(变形杆菌、假单胞菌、普罗维登斯菌或克雷伯菌等)能够分解尿素,使尿液呈碱性。碱性尿液中钙盐更容易沉积,形成膀胱或肾脏结石(pH>7.2)。如果双侧肾脏受累,最终会导致肾功能不全。继发感染会加重肾脏的损害。

肾盂积脓是肾脏梗阻合并严重感染的终末阶段,此时肾脏丧失功能,充满黏稠的脓液。KUB通常可以显示产气致病菌所致的尿路充气像。

▶治疗

A. 解除梗阻

对造成泌尿系梗阻和尿液滞流的主要病因(如 BPH、前列腺癌、神经源性膀胱、输尿管结石、后尿道瓣膜、输尿管狭窄)的治疗将在本书其他章节详细叙述(Glassberg,2001;Hashim and Abrams,2010;Myers and McAninch,2009)。

1. 下尿路梗阻(膀胱以下)

继发性的肾脏或输尿管膀胱反流很小或尚不存在时,只需纠正梗阻即可;如果反流严重,在梗阻解除后未能自然消退,则需外科手术进行修复;如果反流同时还存在严重的肾积水,则必须行手术治疗。为了维持并改善肾功能,可以先留置尿管或使用其他方法引流(如输尿管造瘘)。如果引流几个月后反流仍存在,则 UVJ 可能已丧失抗反流功能,应行外科修复。前列腺增大或尿道狭窄导致的长期梗阻同样需要外科干预(Andrich and Mundy,2008;Robert et al,2011;Roehrborn,2011)。

2. 上尿路梗阻(膀胱以上)

如果继发于下尿路梗阻发生的输尿管迂曲、成角、扩张和无张力(此时输尿管本身迂曲也造成梗阻),膀胱引流无法保护肾脏功能免于进一步的损害。应行肾造瘘或输尿管造瘘来引流梗阻近端的尿液,肾脏可能会重获部分功能。几个月后,若输尿管的迂曲、扩张减轻,其梗阻部位可能重新开放。如果通过肾造瘘管注入造影剂,造影剂可以顺利进入膀胱,则可将造瘘管拔除。如果梗阻或反流持续存在,此时有外科手术指征,应行永久性的尿流改道(如输尿管回肠通道术)。

如果肾功能检查、尿路造影、超声、CT 或核素显像提示一侧肾脏已经发生不可逆的损害,可能需行肾脏切除术。

B. 消除感染

一旦梗阻解除,应努力根治感染。如果感染很严重且时间较长,抗生素可能无法清除全部的尿路细菌。另一方面,在产前已明确诊断上尿路梗阻的儿童中,泌尿道感染发生率较低(Roth et al,2009)。

▶预后

对于此类患者的预后无法做出简单的评价，最终结果取决于病因、部位、程度和梗阻持续时间，并且受合并感染的影响，尤其当感染存在时间较长时。

如果肾功能尚可，梗阻及其他病因可被纠正，或者合并的感染可被根治，预后通常会相当不错。

（蒋一航 翻译 田龙 审校）

参考文献

Andrich DE, Mundy AR: What is the best technique for urethroplasty? Eur Urol 2008;54(5):1031–1041.

Aslan AR, Kogan BA: The effect of bladder outlet obstruction on the developing kidney. BJU Int 2003;92(Suppl 1):38.

Beganović A et al: Ectopic ureterocele: Long-term results of open surgical therapy in 54 patients. J Urol 2007;178(1):251–254.

Chevalier RL et al: Mechanisms of renal injury and progression of renal disease in congenital obstructive nephropathy. Pediatr Nephrol 2010;25(4):687–697.

Elbadawi A: Voiding dysfunction in benign prostatic hyperplasia: Trends, controversies and recent revelations. I. Symptoms and urodynamics. Urology 1998a;51(Suppl 5A):62.

Elbadawi A: Voiding dysfunction in benign prostatic hyperplasia: Trends, controversies and recent revelations. II. Pathology and pathophysiology. Urology 1998b;51(Suppl 5A):73.

Gimpel C et al: Complications and long-term outcome of primary obstructive megaureter in childhood. Pediatr Nephrol 2010;25(9):1679–1686.

Glassberg KI: The valve bladder syndrome: 20 years later. J Urol 2001;166:1406.

Hashim H, Abrams P: Emerging drugs for the treatment of benign prostatic obstruction. Expert Opin Emerg Drugs 2010;15(2):159–174.

Housami F et al: The use of ultrasound-estimated bladder weight in diagnosing bladder outlet obstruction and detrusor overactivity in men with lower urinary tract symptoms. Indian J Urol 2009;25(1):105–109.

Kennish SJ et al: Unenhanced CT for the evaluation of acute ureteric colic: The essential pictorial guide. Postgrad Med J 2010;86(1017):428–436.

Kibar Y et al: Timing of posterior urethral valve diagnosis and its impact on clinical outcome. J Pediatr Urol 2010;7(5):538–842.

Klein J et al: Congenital ureteropelvic junction obstruction: Human disease and animal models. Int J Exp Pathol 2010;92(3):168–192.

Lieber MM et al: Natural history of benign prostatic enlargement: Long-term longitudinal population-based study of prostate volume doubling times. BJU Int 2010;105(2):214–219.

Myers JB, McAninch JW: Management of posterior urethral disruption injuries. Nat Clin Pract Urol 2009;6(3):154–163.

Riccabona M: Obstructive diseases of the urinary tract in children: Lessons from the last 15 years. Pediatr Radiol 2010;40(6):947–955.

Robert G et al: Lower urinary tract symptoms suggestive of benign prostatic hyperplasia: Who are the high-risk patients and what are the best treatment options? Curr Opin Urol 2011;21(1):42–48.

Rodriguez MM: Developmental renal pathology: Its past, present, and future. Fetal Pediatr Pathol 2004;23:211.

Roehrborn CG: Male lower urinary tract symptoms (LUTS) and benign prostatic hyperplasia (BPH). Med Clin North Am 2011;95(1):87–100.

Roth CC et al: Occurrence of urinary tract infection in children with significant upper urinary tract obstruction. Urology 2009;73(1):74–78.

Routh JC et al: Predicting renal outcomes in children with anterior urethral valves: A systematic review. J Urol 2010;184(4 Suppl):1615–1619.

Silverman SG et al: What is the current role of CT urography and MR urography in the evaluation of the urinary tract? Radiology 2009;250(2):309–323.

Tan BJ, Smith AD: Ureteropelvic junction obstruction repair: When, how, what? Curr Opin Urol 2004;14:55.

Tanagho EA, Meyers FH: Trigonal hypertrophy: A cause of ureteral obstruction. J Urol 1965;93:678.

Van Cangh PJ et al: The role of endourology in ureteropelvic junction obstruction. Curr Urol Rep 2001;2:149.

Vecchioli-Scaldazza C, Morosetti C: Effect of aging on urinary incontinence in woman. Arch Ital Urol Androl 2010;82(3):167–171.

Whitaker RH, Buxton-Thomas M: A comparison of pressure flow studies and renography in equivocal upper urinary tract obstruction. J Urol 1984;131:446.

第13章 膀胱输尿管反流

Thomas W. Gaither, Hillary L. Copp

在正常情况下, 尿液可以通过输尿管膀胱连接处 (ureterovesical junction, UVJ) 进入膀胱, 同时又能够防止尿液反流入输尿管, 这种作用在排尿时尤其明显。UVJ 的抗反流机制能够保护肾脏不受膀胱内高压的影响, 防止膀胱尿液反流引起的感染。当 UVJ 的 "瓣膜" 功能不全时, 泌尿系统感染的概率就会显著增加, 并可能导致肾盂肾炎。

UVJ 的解剖

要理解膀胱输尿管反流 (vesicoureteral reflux, VUR) 的病因, 必须先了解 UVJ 的解剖结构。这部分解剖学研究是由 Hutch (1972), 以及 Tanagho 和 Pugh (1963) 完成的 (图 13-1), 研究内容合并在下面的讨论当中。

▶中胚层成分

起源于中肾管的中胚层成分, 是由受交感神经支配的两部分结构组成的:

A. 输尿管和膀胱三角区浅层

参与构成肾盏、肾盂和膀胱外的输尿管的平滑肌组织由螺旋走行的纤维组成, 具有蠕动功能。当这些平滑肌纤维接近膀胱壁时, 则改变方向纵向延伸。输尿管斜行穿过膀胱壁, 在膀胱壁内走行的输尿管仅由纵行肌纤维组成, 不能够自主蠕动。当这些平滑肌纤维接近输尿管开口时, 输尿管顶侧的纤维向两侧包绕向下加入到底侧纤维中, 随后铺展开并与来自对侧输尿管的肌纤维会合后向远端走行, 这样就构成了膀胱三角浅层。膀胱三角肌纤维穿过膀胱颈, 男性终止于精阜, 女性终止于尿道外口的内侧。因此, 输尿管 - 膀胱三角是一个复合在一起的组织结构, 在输尿管开口之上是管道, 之下是平铺的三角区部分。

B. Waldeyer 鞘和膀胱三角区深层

自膀胱之上 2~3cm 开始, 由纵行平滑肌包绕输尿管外层, 这层肌肉形成的 Waldeyer 鞘穿过膀胱壁, 与膀胱逼尿肌纤维相连。进入膀胱腔内后, Waldeyer 鞘顶侧的纤维分叉向下汇入到底侧纤维中, 随后铺展开并且与来自对侧输尿管的肌纤维会合, 终止于膀胱颈, 构成膀胱三角深层。输尿管神经支配输尿管远端内侧, 并在 UVJ 完全包绕输尿管。上述神经在 Waldeyer 鞘外走行 (Yucel and Baskin, 2003)。

▶内胚层成分

膀胱逼尿肌的纤维束交叉纵横, 最终汇聚在膀胱内口, 可以分为三层:

A. 内层纵行纤维

内侧纵行纤维层延续为尿道黏膜下层, 女性终止于尿道外口的内侧, 男性终止于前列腺尖部。

B. 中层环形纤维

中层环形纤维层在前壁最厚, 终止于膀胱颈部。

C. 外层纵行纤维

外层纵行纤维肌束以环状和螺旋方式走行,

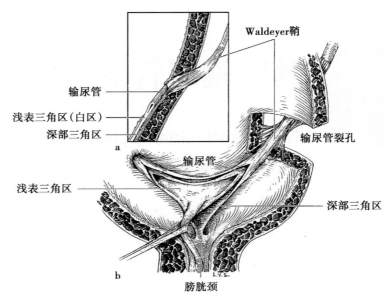

输尿管

浅表三角区（白区）

深部三角区

a

浅表三角区

输尿管

Waldeyer鞘

输尿管裂孔

深部三角区

b

膀胱颈

输尿管纤维向下延伸形成三角区浅层   Waldeyer鞘向下延伸形成三角区深层

▲ 图 13-1   正常的输尿管 - 膀胱三角区结构

a：UVJ 的侧面观。Waldeyer 鞘包绕近膀胱段的输尿管，向下延续成膀胱三角区深层，终止于膀胱颈。输尿管的肌肉组织构成三角区浅层，男性终止于精阜，女性终止于尿道外口的内侧。b：Waldeyer 鞘与输尿管裂孔处的逼尿肌纤维相连，在输尿管开口以下形成三角区深层。输尿管肌肉纤维向下延续成三角区浅层

构成女性尿道外层，或者与男性前列腺外周组织汇合。向下延续构成膀胱尿道括约肌。膀胱逼尿肌受副交感神经支配（S_2-S_4）。

UVJ 的生理

目前研究人员已提出多种理论，以解释原发性 VUR 的病因，但不同理论间存在矛盾。Tanagho 等认为输尿管膀胱三角区肌层组织发育缺陷，使其不能包绕输尿管壁内段，导致 VUR。其他的研究则发现反流的患者输尿管壁内段长度较短，因此认为反流的主要原因是 UVJ 的解剖性缺陷（Paquin，1959）。此外，神经功能及结构异常可能参与反流的形成（Oswald et al，2004）。

VUR 的基因领域研究

VUR 具有遗传易感性。现有报道中，索引患者的兄弟姐妹中 VUR 发病率为 27.4（2.9~51.9）%，这一数字显著高于一般人群发病率（1%）。严重的反流可能为 X 连锁显性遗传（Naseri et al，2010）。此外，不同国家和种族的反流发病率差别较大。针对某些特殊亚组的基因型筛查提示 VUR 具有基因异质性（Carvas et al，2010）。某些基因可能与 VUR 相关，如 uroplakin-3、SLIT2/ROBO2 和 TGF-β。第 1、2、3、5、13、18 和 23 号染色体上的特定区域也可能与 VUR 有关。但目前具体的遗传方式尚不完全清楚。

VUR 的病因

VUR 的病因通常可以分为两类：原发性和继发性。原发性反流由前文提及的 UVJ 解剖性缺陷导致。在原发性疾病中，UVJ 之外的结构是正常的。而继发性反流中，膀胱状态异常导致原本正常的 UVJ 出现功能障碍。通常情况下，针对病因的治疗，如解除膀胱出口梗阻等，可以解决反流的发生。

▶原发性反流

A. 先天性 UVJ 功能不良

先天性 UVJ 功能不良属于一种解剖性缺陷，造成膀胱三角区诱导的 UVJ 关闭失调。最常见于幼儿，女性较多。成人的反流（尤其是女性）大多也是源于类似的先天性缺陷。

人们认为，先天性 UVJ 功能不良与来源于中肾管的输尿管芽发育缺陷有关。输尿管全长都是

由肌性组织构成,因此,如果输尿管某段缺失了平滑肌,在其下端就会有缺陷部分。在中肾管发育过程中,如果输尿管过于接近尿生殖窦,在间充质组织包裹输尿管分化成正常的膀胱三角和输尿管下段之前,其可能在胚胎早期就与尿生殖窦融合。这种胚胎发育假说解释了反流输尿管全部的已知特征:肌肉组织松弛;沿膀胱底侧方移位,黏膜下层组织缺如;输尿管开口成裂隙状(个别病例内镜观察时呈高尔夫球洞外观)。这种假说还解释了这样一个现象:在双条输尿管疾病中,如果只有一条发生反流,必然发生在开口较高的下半肾输尿管。这是因为它在中肾管发育时更接近尿生殖窦,肌肉组织发育更不完善(图 13-2)。

B. 输尿管畸形

1. 完全性双输尿管(图 13-3)

膀胱壁内段输尿管到上半肾的长度是正常的,但是到下半肾的长度却异常缩短,通常情况下这一输尿管开口功能不良。同时,Stephens(1957)证明上方开口的输尿管开口肌肉组织也较薄,这进一步导致肌肉功能下降。

2. 异位输尿管开口

单一输尿管或双输尿管中的一个可能开口于膀胱三角区、膀胱颈或尿道。这种开口异位的输尿管组织通常缺乏平滑肌,因此,它们几乎没有闭合力度,VUR 必然发生。

3. 输尿管囊肿

输尿管囊肿若只累及单支输尿管时,几乎很少造成反流,但是这种病变常常累及引流上极重复肾的输尿管,由于输尿管开口阻塞,壁内段的输尿管相应扩张,增大了输尿管裂孔的宽度,造成其上方的引流下极重复肾的输尿管壁内段缩短,导致管口关闭不全。

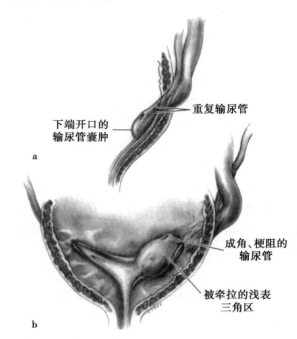

▲ 图 13-2 输尿管开口

a:在双输尿管系统中,下半肾输尿管位置较高,易发生反流。b:输尿管囊肿开口通常位于内下方,来自上半肾

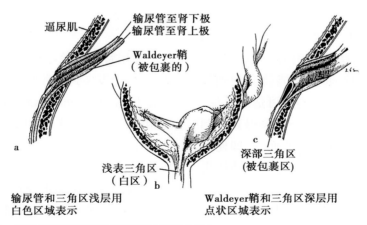

▲ 图 13-3 双输尿管畸形和输尿管囊肿导致 VUR

a:双输尿管邻近膀胱部分和壁内段由共同的鞘状结构(Waldeyer 鞘)包绕,上方输尿管通常引流下半肾,壁内段长度较短;同时缺乏肌肉组织,因此易于反流。b:双输尿管合并输尿管囊肿通常影响引流上半肾的下方输尿管。输尿管开口呈针尖样,导致肾输尿管积水,输尿管和输尿管裂孔扩张,缩短另一输尿管壁内段长度,造成反流。c:切除输尿管囊肿导致该输尿管反流

▶继发性反流

A. 膀胱和肠道功能障碍

异常的排尿习惯与反流的形成有关。可以独立上厕所的儿童，尤其是女童，可能通过抑制尿意从而改变膀胱功能，导致异常的排尿期高压，膀胱过度活动（overactive bladder，OAB），顺应性下降。这些膀胱动力性改变可能诱导反流的形成，或阻碍其恢复（Greenfield and Wan，2000）。

肠道功能改变（如便秘等）将导致膀胱功能进一步恶化，形成并延续原发性反流（Bower et al，2005）。功能性便秘和下尿路症状（lower urinary tract symptoms，LUTS）被命名为膀胱和肠道功能障碍（bladder and bowel dysfunction，BBD）（Burgers et al，2013；Peters et al，2010）。BBD 与反流相关，BBD 合并 VUR 的患儿 VUR 改善的可能性很低（Peters et al，2010）。这一群体出现尿路感染（urinary tract infection，UTI）风险最高（Keren et al，2015）。

B. 高压排尿

大量的膀胱小梁形成偶尔也会引起反流。原因包括神经源性膀胱和严重的膀胱远端梗阻等。另外，间质性膀胱炎、结核、放疗、肿瘤或血吸虫病造成膀胱挛缩，高压排尿，形成输尿管反流。

▶继发于膀胱炎的膀胱功能异常

当尿液清洁时，处于"临界状态"的 UVJ 不会发生反流，但是当膀胱炎引发三角区和输尿管膀胱壁内段水肿时，瓣膜功能就会受到损害。此外，异常的排尿压力增高也可造成反流，这种情况下会继发肾盂肾炎。当感染得到控制后，膀胱造影提示反流消失。一般而言，即使在这种情况下，完全正常的 UVJ 不会出现功能失代偿。

既往诊断 VUR 和儿童期 UTI 的患者妊娠期细菌尿和肾盂肾炎发病率增高（Martinell et al，1990）。妊娠期反流的病理生理学研究并不完善，但这种情况会因为妊娠期的激素分泌抑制输尿管膀胱三角区复合体张力而进一步加重。在分娩之后，反流会随之减轻（Hutch and Amar，1972）。

▶Prune Belly（干梅腹）综合征

Prune Belly 综合征相对罕见，患者双侧隐睾，腹部肌肉、膀胱和输尿管平滑肌发育不良。由于输尿管膀胱三角区复合体的平滑肌缺如，常常发生反流。

▶医源性原因

某些手术操作会导致暂时性或永久性的输尿管反流。

A. 输尿管口切开术

扩大的输尿管口切开术可能会导致反流。但是，输尿管壁内段顶部的局限性切开只分离了很少的肌纤维，因此，不会导致反流。膀胱癌患者切除较多膀胱组织或为去除 UVJ 结石通常会导致反流。

B. 输尿管囊肿切除或穿刺引流术

若输尿管裂孔扩张增宽，输尿管囊肿穿刺术后约一半患者出现受累输尿管反流（Chertin et al，2003）。因为输尿管囊肿通常合并重复输尿管畸形，囊肿穿刺同样可能导致原本无反流的下半肾输尿管出现新发反流，甚至对侧输尿管因三角区支撑作用减弱而发生反流（Jesus et al，2011）。输尿管囊肿通常缺乏肌肉组织支持，因此，如果同侧下半肾输尿管或对侧输尿管反流，则需进行标准的输尿管囊肿切除和输尿管再植。

并发症

输尿管反流常导致输尿管、肾盂和肾盏的扩张，有时会发展到非常严重的程度，称之为输尿管肾盂积水（hydroureteronephrosis）。由于男性尿道相对较长，并且无菌，所以反流并不伴有感染。

在胎儿期，高级别 VUR 可能与小肾脏或皮质畸形有关。存在争议的是，VUR 导致肾脏异常发育，抑或是肾脏畸形导致 VUR。胎儿期之后反流的无菌尿液不会引起肾脏受损。近期研究证实，小鼠模型中无菌性反流并不造成反流性肾病（Bowen et al，2013）。此外，既往诊断 VUR 但无发热性 UTI 病史的儿童出现肾脏瘢痕化的风险并未升高（Al-Sayyad et al，2005）。但是，感染性尿液反流可能造成肾脏瘢痕化。

VUR 患者尿液反复循环，出现持续性残余尿，无法规律排空膀胱以及抑制细菌在泌尿道蓄积，从而抵消了这一针对 UTI 的天然防御机制。此外，反流可能使得膀胱内感染性尿液更易于进入肾脏，由膀胱炎转变为肾盂肾炎（见第 14 章）。持续性残余尿一般存在感染，很难清除。在首次出现发热性 UTI 的儿童中，约 40% 的病例存在 VUR（Hoberman et al, 2003）。VUR 是反复性 UTI 的危险因素（Keren et al, 2015）。

流行病学

有 UTI 的儿童，VUR 的发生率是 25%~40%（Fanos and Cataldi, 2004；Hoberman et al, 2003），但对于有菌尿症的成人，发生率仅为 8%。由于在成人中排尿期膀胱尿道造影（voiding cystourethrogram，VCUG）并不常规进行，因此发病率可能被低估。群体筛查数据显示，VUR 在兄弟姐妹中发病率为 27%，在后代中为 36%（Skoog et al, 2010）。如果确诊 VUR 的患者兄弟姐妹或后代出现肾脏皮质畸形、超声提示肾脏体积不对称或 UTI 病史等情况，建议进行 VUR 筛查（Skoog et al, 2010）。

出生后数周内，患儿出现反流相关性感染，通常导致败血症和尿毒症。1 岁后，女性 VUR 发病率是男性 2 倍（Chand et al, 2003）。但是，女性患儿 UTI 发病率较高导致 VUR 筛查增加，可能造成发病率升高（Foxman, 2002）。

临床表现

▶ 体征和症状

患者通常出现如下情况：胎儿期肾积水相关症状或 UIT。否则，VUR 为无症状性疾病。我们以疑诊 VUR 的患者为例，综合论述相关临床表现。婴儿期 UTI 表现为发热或其他非特异性症状，如生长缓慢、呕吐、腹泻、食欲缺乏或嗜睡等。在年龄稍大的儿童中，常见症状为寒战、高热、侧腹部疼痛、恶心、呕吐和 / 或 LUTS（排尿困难、血尿、尿急或尿失禁）等。

▶ 体格检查

原发性反流若不伴有感染的表现，体格检查通常为正常。在急性发热性 UTI 或急性肾盂肾炎，耻骨上和 / 或肋脊角可能出现压痛。与继发性 VUR 病因相关的发现值得重视。在所有的男婴和幼童中，应注意检查有无包茎。研究发现，未行包皮环切手术的婴儿发热性 UTI 发病率为接受手术婴儿的 10 倍（Singh-Grewal et al, 2005）。耻骨上区触诊和叩诊可见膨隆的膀胱，一般继发于远端梗阻和神经源性疾病。脊柱畸形，如骶骨陷凹，可能是脊柱裂的表现。尽管患者进入成人期才会出现相关问题，但仍建议所有 VUR 患者评估血压。

▶ 实验室检查

除非患者出现 UTI 相关症状和体征，否则不建议常规检测尿液感染情况，应每年进行尿蛋白检查。在病程晚期，肾脏受损导致血肌酐水平升高，但在部分情况中反流和肾积水虽已十分显著，血肌酐仍维持正常。需记录肌酐的基线数值，如有升高需尽快进行功能性肾脏影像检查（Peters et al, 2010）。

▶ 影像学检查

影像学检查是筛查和诊断 VUR 的主要方法。

A. 肾 - 膀胱超声检查

肾 - 膀胱超声（renal bladder ultrasound，RBUS）是评估儿童泌尿道病情的最常见方法。所有小于 2 岁的儿童若出现发热性 UTI，均需接受 RBUS 检查。超声发现异常情况，如泌尿道扩张，应进行正规检查以确定有无 VUR（即 VCUG，详见下文）（Roberts et al, 2010）。RBUS 可作为辅助手段观察肾脏生长及肾积水程度。

B. 腹部 X 线检查

不推荐对于疑诊 VUR 患者常规进行腹部 X 线检查，但是其对于疑诊继发性反流的患者具有临床意义。BBD 患者中，可通过腹部平片（plain abdominal radiograph）[又称肾、输尿管及膀胱平片（kidney ureter bladder position，KUB）]评估便秘程度。另外，KUB 可显示脊柱裂、脊髓脊膜膨出以及骶骨缺失，从而提示神经源性疾病的可能。

C. 排尿期膀胱尿道造影

诊断 VUR 的金标准是使用造影剂的 VCUG，

借助液体造影剂和 X 线进行放射性检查,用以评估泌尿系统的结构和功能。目前广泛应用的 VCUG 分为两类: 透视显影和核素显影检查。其中透视显影的 VCUG 放射量较大,主要用于初始检查和评估,可以提供更多的解剖细节。核素显影的 VCUG 辐射量低,解剖细节显示较差,主要用于反流的监测和随访。1985 年建立的国际 VUR 分级系统,通过透视显影 VCUG 将反流分为 5 级(图 13-4),其与瓣膜结构功能异常直接相关。尽管这一系统目前应用广泛,但不同研究者评估结果一致性较差,仍需进一步改良、修正(Metcalfe et al, 2012)。此外,假阴性结果较为常见,因此推荐首次排尿时未见反流时进行第二次排尿(Neel et al, 2000)。总体来说,相比于低压反流,单纯排尿期反流提示瓣膜功能较好。一次检查未见反流不能除外感染期间出现的间断性反流。

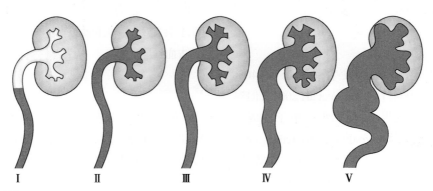

▲ 图 13-4　VUR 分级

Ⅰ级——尿液仅反流至输尿管内;Ⅱ级——尿液反流至输尿管、肾盂和肾盏;Ⅲ级——同样反流至输尿管、肾盂和肾盏,但同时可见轻度肾盂扩张和肾盏圆钝;Ⅳ级——中度肾盂扩张和肾盏圆钝;Ⅴ级——输尿管出现迂曲

治疗

虽然部分病例需要手术干预,但药物治疗仍占主体地位。治疗目的包括预防复发性 UTI、肾盂肾炎以及长期并发症,如高血压和反流性肾病。

▶药物治疗

A. 指征

绝大多数病例中,原发性反流可能自发性缓解,因此患儿最初接受药物治疗。反流缓解的预测指标包括单侧反流、低分级反流、发病年龄较小及男性(Estrada et al, 2009)。发生反流时膀胱容量较大与反流缓解具有相关性,可能成为另一个预后指标(Alexander et al, 2015)。后尿道瓣膜的男性患儿在处理瓣膜后,反流将消失。

B. 治疗方法

毫无疑问,应使用抗菌药物治疗泌尿系感染,在此之后可考虑接受长期抑菌药物治疗。VUR 患儿是否应用预防性抗生素仍存在争议。共有 8 项随机对照研究评估针对原发性 VUR 预防应用抗生素的有效性。总体来讲,预防性抗生素的持续使用可以降低发热性和有症状的 UTI 发生风险,其中一些结果证实其对于肾脏瘢痕形成有预防作用(Wang et al, 2015)。尽管 UTI 风险降低,但上述患者发生耐药细菌感染的风险增加。风险分层研究有助于明确哪类患者将从中获益最大。

出现原发性 VUR 和 BBD 的患儿 UTI 风险最高。对于潜在性的 BBD 治疗至关重要,具体包括行为治疗、生物反馈治疗、抗胆碱能药物治疗,以及使用通便药物治疗潜在的便秘等。推荐在进行任何针对 VUR 的外科干预之前,采用合理的药物治疗。

C. 药物治疗后评估

膀胱影像学复查每次应间隔 12~18 个月。如近期无感染出现,应停止预防性抗生素应用并推迟影像学检查。可采用 RBUS 周期性复查,以除外肾脏结构恶化。若超声检查发现异常,可行放射性核素扫描明确肾脏瘢痕形成的范围。自发性缓解与反流分级有关,Ⅰ 至 Ⅴ 级疾病(图 13-4)5 年后缓解率分别为 90%、70%、50%、30% 和 10%(Elder et al, 1997)。

▶外科治疗

A. 指征

药物治疗失败后应进行外科手术治疗。主要指征包括复发性 UTI 或肾盂肾炎，药物依从性差以及耐药病原体导致的严重感染等。

B. 外科治疗类型

1. 暂时性尿流改道

患者，主要为婴儿、高分级 VUR 和出现复发性感染的患者，接受膀胱造瘘后可能获益。通过自身发育，患者膀胱增大，同时其他解剖性参数逐步改善，使得最终进行的输尿管再植术成功率达到最大化。如果输尿管扩张扭曲，则可在输尿管迂曲成环处或输尿管末端行皮肤造口术，将尿液直接引流到尿片。之后，还纳输尿管，行输尿管膀胱再植术。暂时性尿流改道有助于缓解输尿管扩张，从而避免后期手术时进行输尿管裁剪。

2. 输尿管再植术

A. 修补原则

输尿管再植的目的是构建黏膜下隧道，长度为输尿管直径的 3~5 倍，可采用开放手术或机器人辅助的腹腔镜手术方式完成。主要手术入路分为经膀胱内或膀胱外途径，每种入路的不同技术要点已有详述。经膀胱内途径的共同步骤如下：①纵行切开膀胱，暴露输尿管；②切除输尿管口附近黏膜；③游离输尿管壁内段，使其与 Waldeyer 鞘分离；④构建黏膜下隧道；⑤将输尿管置于隧道中；⑥吻合输尿管口与膀胱黏膜；⑦缝合膀胱内黏膜破损。经膀胱外途径的共同步骤如下：①确认并分离输尿管至汇入膀胱处；②将输尿管壁内段和逼尿肌分离；③将逼尿肌分离至黏膜下层，形成约 3cm 沟槽用以放置输尿管；④游离侧方逼尿肌瓣，为放置输尿管提供空间；⑤使用可吸收线在输尿管上方缝合膀胱肌层，建立隧道。

B. 输尿管再植的疗效

开放手术后，95%~100% 的患者不再出现反流。机器人辅助的腹腔镜输尿管再植术成功率基本相同，但仍需进一步验证（Marchini et al，2011）。再植术后并发症包括 UVJ 狭窄（约 3%）和持续性对侧输尿管低分级反流（约 9%）（Sung and Skoog，2012）。

3. 内镜治疗

内镜下治疗反流已被越来越多的人接受。生物相容性材料，如 Deflux（一种葡聚糖酐微球和玻尿酸的混合物），可注射进输尿管壁内段。膨胀剂有助于输尿管口和输尿管壁内段的接合，从而防止反流发生（Aaronson，2005）。经尿道输尿管壁内注射（suburetic transurethral injection，STING）的成功率与反流分级相关，为 70%~90%，后续 STING 操作成功率进一步降低（Dogan et al，2015）。尽管相较开放手术，目前成功率低，但随着技术改进和治疗失败的风险因素的不断研究，这一方法的疗效将得到改观（Routh et al，2010）。近期，越来越多的研究提示内镜下注射后，VUR 可能复发，需要长期随访观察（Yucel et al，2007；Holmdahl et al，2010）。如今，注射方式已从 STING 进展为双重水扩张-再植技术（double hydrodistention implantation technique），即进行两次壁内注射，建立输尿管隧道与输尿管口的接合，在某些研究中成功率已达到开放手术水平（Kalisvaart et al，2012）。患者选择对于手术成功与否影响很大。出现 BBD 的患儿内镜治疗成功率较低，但开放手术后成功率基本相同（Skoog et al，2010）。

预后和并发症

VUR 的长期并发症包括高血压和反流性肾病。虽然 VUR 患者高血压可能与肾脏瘢痕形成以及反流分级有关，但确切发病率很难确定（Fidan et al，2013）。反流性肾病的发病原因可能与如下两种机制相关。胎儿期反流导致的损伤影响肾脏发育。获得性反流性肾病通常发生于多次 UTI 或肾盂肾炎（Peters et al，2010）。但是患儿复发性 UTI 的长期后果存在争议。一项大型研究纳入 1 576 例慢性肾脏病（chronic kidney disease，CKD）患者，结果发现仅有 1 例病因为儿童时期复发性 UTI（0.3%）（Salo et al，2011）。

（蒋一航 翻译　田龙 审校）

参考文献

Aaronson IA: Does deflux alter the paradigm for the management of children with vesicoureteral reflux? Curr Urol Rep 2005;6(2):152–156.

Alexander SE et al: Bladder volume at onset of vesicoureteral reflux is an independent risk factor for breakthrough febrile urinary tract infection. J Urol 2015;194(4):1342-1346.

Al-Sayyad AJ et al: Can prophylactic antibiotics safely be discontinued in children with vesicoureteral reflux? J Urol 2005;174(4):1587-1589.

Bowen SE et al: Interplay between vesicoureteral reflux and kidney infection in the development of reflux nephropathy in mice. Dis Model Mech 2013;6(4):934-941.

Bower WF et al: Dysfunctional elimination symptoms in childhood and adulthood. J Urol 2005;174(4, Pt 2):1623–1627; discussion 1627–1628.

Burgers RE et al: Management of functional constipation in children with lower urinary tract symptoms: report from the Standardization Committee of the International Children's Continence Society. J Urol 2013;190(1):29–36.

Carvas F et al: The genetics of primary, nonsyndromic vesicoureteral reflux. Curr Opin Urol 2010;20:336–342.

Chand DH et al: Incidence and severity of vesicoureteral reflux in children related to age, gender, race, and diagnosis. J Urol 2003;170(4):1548–1550.

Chertin B et al: Is primary endoscopic puncture of ureterocele a long-term effective procedure? J Pediatr Surg 2003;38(1):116–119.

Dogan HS et al: Factors affecting the success of endoscopic treatment of vesicoureteral reflux and comparison of two dextranomer based bulking agents: Does bulking substance matter? J Pediatr Urol 2015;11(2):e1-e5.

Elder JS et al: Pediatric vesicoureteral reflux guidelines panel summary report on the management of primary vesicoureteral reflux in children. J Urol 1997;157(5):1846–1851.

Estrada CR Jr et al: Nomograms for predicting annual resolution rate of primary vesicoureteral reflux: Results from 2462 children. J Urol 2009;182(4):1535–1541.

Fanos V, Cataldi L: Antibiotics or surgery for vesicoureteric reflux in children. Lancet 2004;364(9446):1720–1722.

Fidan K et al: Hypertension in pediatric patients with renal scarring in association with vesicoureteral reflux. Urology 2013;81(1):173–177.

Foxman B. Epidemiology of urinary tract infections: Incidence, morbidity, and economic costs. Am J Med 2002;113:5S-13S.

Gargollo PC, Diamond DA: Therapy insight: what nephrologists need to know about primary vesicoureteral reflux. Nat Clin Pract Nephrol 2007;3(10):551–563.

Greenfield SP, Wan J: The relationship between dysfunctional voiding and congenital vesicoureteral reflux. Curr Opin Urol 2000;10(6):607–610.

Hoberman A et al: Imaging studies after a first febrile urinary tract infection in young children. New Engl J Med 2003;348(3):195–202.

Holmdahl G et al: The Swedish reflux trial in children: II. Vesicoureteral reflux outcome. J Urol 2010;184(1):280–285.

Hutch JA: The mesodermal component: Its embryology, anatomy, physiology and role in prevention of vesicoureteral reflux. J Urol 1972;108:406.

Hutch JA, Amar AD: Vesicoureteral Reflux and Pyelonephritis. Appleton-Century-Crofts, New York, 1972.

Jesus LE et al: Clinical evolution of vesicoureteral reflux following

endoscopic puncture in children with duplex system ureteroceles. J Urol 2011;186(4):1455–1458.

Kalisvaart JF et al: Intermediate to long-term follow-up indicates low risk of recurrence after double HIT endoscopic treatment for primary vesico-ureteral reflux. J Pediatr Urol 2012;8(4): 359–365.

Keren R et al: Risk factors for recurrent urinary tract infection and renal scarring. Pediatrics 2015;136(1):e12–e21.

Marchini GS et al: Robotic assisted laparoscopic ureteral reimplantation in children: Case matched comparative study with open surgical approach. J Urol 2011;185(5):1870–1875.

Martinell J et al: Pregnancies in women with and without renal scarring after urinary infections in childhood. BMJ 1990;300(6728):840–844.

Metcalfe CB et al: Reliability assessment of international grading system for vesicoureteral reflux. J Urol 2012;188:1490–1492.

Naseri M et al: Five cases of vesico-ureteric reflux in a family with an X-linked compatible trait. Pediatr Nephrol 2010;25(2):349–352.

Neel KF, Shillinger JF: The prevalence of persistent vesicoureteral reflux after 1 negative nuclear medicine cystogram. J Urol 2000; 164:1067–1069.

Oswald, J., Brenner, E., Schwentner, C., Deibl, M., Bartsch, G., Fritsch, H., & Radmayr, C. (2003). The intravesical ureter in children with vesicoureteral reflux: a morphological and immunohistochemical characterization. The Journal of urology, 170(6), 2423–2427.

Paquin AJ Jr: Ureterovesical anastomosis: The description and evaluation of a technique. J Urol 1959;82:573.

Peters C, Rushton HG: Vesicoureteral reflux associated renal damage: Congenital renal reflux nephropathy and acquired renal scarring. J Urol 2010;184(1):265–273.

Peters CA et al: Summary of the AUA guideline on management of primary vesicoureteral reflux in children. J Urol 2010;184(3):1134–1144.

Roberts KB et al: Urinary tract infection: Clinical practice guidelines for the diagnosis and management of the initial UTI in febrile infants and children 2 to 24 months. Pediatrics 2010;128(3): 595–610.

Routh JC et al: Dextranomer/hyaluronic acid for pediatric vesicoureteral reflux: Systematic review. Pediatrics 2010;125(5):1010–1019.

Salo J et al: Childhood urinary tract infections as a cause of chronic kidney disease. Pediatrics 2011;128(5):840–847.

Singh-Grewal D et al: Circumcision for the prevention of urinary tract infection in boys: A systematic review of randomised trials and observational studies. Arch Dis Child 2005;90(8):853–858.

Skoog SJ et al: Pediatric vesicoureteral reflux guidelines panel summary report: Clinical practice Guidelines for screening siblings of children with vesicoureteral reflux and neonates/infants with prenatal hydronephrosis. J Urol 2010;184(3):1145–1151.

Stephens FD: Treatment of megaloureters by multiple micturition. Austral NZ J Surg 1957;27:130.

Sung J, Skoog S: Surgical management of vesicoureteral reflux in children. Pediatr Nephrol 2012;27(4):551–561.

Tanagho EA, Pugh RCB: The anatomy and function of the ureterovesical junction. Br J Urol 1963;35:151.

Wang HH et al: Efficacy of antibiotic prophylaxis in children with vesicoureteral reflux: Systematic review and meta-analysis. J Urol 2015;193(3):963–969.

Yucel S, Baskin LS: Neuroanatomy of the ureterovesical junction: clinical implications. J Urol 2003;170(3):945–948.

Yucel S et al: Durability of a single successful endoscopic polytetrafluoroethylene injection for primary vesicoureteral reflux: 14 year followup results. J Urol 2007;178(1):265–268.

第14章

泌尿生殖系统细菌感染

Mary K. Wang，Hillary L. Copp

尿路感染（urinary tract infection，UTI）一词可用于从具有下尿路症状（lower urinary tract symptoms，LUTS）的膀胱局部感染到可以导致尿毒症的严重的肾盂肾炎感染的各种临床情况。UTI 是最常见的疾病之一。据估计每年因 UTI 有超过 820 万人次门诊就诊和超过 170 万人次急诊就诊，并导致至少 60 亿美元的支出（Stamm and Norrby，2001；Litwin et al，2005）。有时 UTI 的诊断较困难；有些病例可通过短期使用一种有效的抗菌药物治愈，而有些则需要应用广谱抗菌药物治疗较长时间。UTI 的精确诊断和治疗可以降低与其相关的发病率和死亡率，避免长期或不必要地应用抗菌药物。随着对 UTI 发病机制认识的逐渐深入，新的诊断技术的发展，医师已经可以根据每个患者的病情制订个体化的治疗方案。遗憾的是由于细菌对于各种抗生素的耐药率的不断增高，药物治疗的疗效在逐渐减弱（Kodner and Thomas Gupton，2010）。

流行病学

根据年龄和性别分组，UTI 的流行情况见表 14-1。在新生儿期罹患 UTI 的发病率，男孩是女孩的两倍。其中在 1~6 个月，男孩和女孩罹患 UTI 的发病率基本相同，但在 6~12 个月，男孩罹患 UTI 的发病率是女孩的 1.4 倍。但总体而言，UTI 在女性当中更为常见（Shaikh et al，2008；Hsiao et al，2006）。未行包皮环切术者 UTI 的发病率比已行包皮环切术者高 85%（Singh Grewal

et al，2005）。儿童 UTI 的危险因素包括包皮环切状况、既往 UTI 病史，以及青春期的性行为。此外，解剖学异常如膀胱输尿管反流（vesicoureteral reflux，VUR）、输尿管膨出、输尿管肾盂连接处梗阻、后尿道瓣膜、神经源性膀胱，以及膀胱和肠道功能障碍（bladder and bowel dysfunction，BBD）提示更高的 UTI 发生率（Koff et al，1998）。在曾有症状的 UTI 患者当中，12%~30% 的患者会发生复发（Conway et al，2007）。据报道超过 60% 的成年女性在一生中罹患过 UTI，并且有 11% 的人每年至少感染一次（Fihn，2003）。

表 14-1 按年龄、性别分组的尿路感染流行病学

年龄 / 岁	发病率 /%		危险因素
	女	男	
<1	0.7	2.7	包皮过长，GU 解剖学异常
1~5	4.5	0.5	GU 解剖学异常
6~15	4.5	0.5	GU 功能异常
16~35	20	0.5	性交，应用阴道隔膜
36~65	35	20	手术，前列腺梗阻，导尿
>65	40	35	尿失禁，导尿，前列腺梗阻

GU，泌尿生殖系统。

每年大约有 700 万年轻女性被诊断出急性膀胱炎（Schappert，1999）；这很可能低估了 UTI 真实的发病率，至少有 50% 的 UTI 患者没有选择就医。在 16~35 岁的女性当中，主要的风险因素与性交、杀精子剂和避孕套的使用相关。某些疾病，如糖尿病、肥胖症、镰状细胞病和解剖学先天性异

常会增加 UTI 的风险（Hooton et al，1996）。在未来，男性和女性 UTI 的发病率都呈显著增高的趋势。对于 36~65 岁的女性，妇科手术和子宫脱垂似乎是重要的风险因素。在相同年龄的男性中，前列腺肥大 / 梗阻、导尿管置入和手术是相关的风险因素。在 65 岁以上的患者中，UTI 的发病率在男女中均呈持续增高。尿失禁和长期置入导尿管是重要的风险因素。对于小于 1 岁和大于 65 岁的人群，UTI 的发病率和致死率是最高的（Shortliffe and McCue，2002）。

来自北美泌尿系统疾病项目的数据表明，UTI 的总体终身患病率在男性中为每 10 万人中有 1.4 万人（Griebling，2005a），在女性中为每 10 万人中有 5.3 万人（Griebling，2005b）。美国治疗 UTI 的总体医疗支出预估男性为 10 亿美元（Griebling，2005a），女性为 25 亿美元（Griebling，2005b）。增加的经费支出主要由于女性治疗 UTI 使用氟喹诺酮类药物作为一线用药的趋势增加，尽管指南仍推荐使用甲氧苄啶 / 磺胺甲噁唑作为一线经验性用药（Warren et al，1999）。然而主要问题在于磺胺甲噁唑类药物的耐药性。不建议使用复方磺胺甲噁唑的原因是在部分地区耐药性已经大于 20%。在儿童中 UTI 的发病率为 2.4%~2.8%。在这个人群中 UTI 导致每年超过 110 万人次就诊，占就诊人数的 0.7%（Freedman，2005）。

发病机制

▶细菌侵入的途径

为制订最合适的治疗方案治疗临床表现各异的 UTI，必须了解细菌侵入的途径、宿主易感性和细菌的致病性。细菌可通过四种途径侵入泌尿生殖系统（genitourinary，GU）。普遍接受的理论是来自肠道和尿道周围的尿道病原菌上行进入尿道可以导致 UTI。细菌由尿道定植和迁移侵袭膀胱主要由菌毛和黏附因子所介导（Flores-Mireles et al，2015）。大多数肾盂肾炎的病例是细菌由膀胱上行输尿管，进入肾实质造成的。因此，由于女性的尿道较短且接近阴道前庭和直肠导致女性较男性更容易罹患 UTI（Nicolle et al，1982）。

其他的细菌侵入途径是不常见的。血行扩散可发生于免疫功能受损的患者和新生儿。金黄色葡萄球菌、念珠菌属和结核分枝杆菌是通过血液传播感染泌尿系的常见病原菌。通过直肠、结肠和尿道周围淋巴管的淋巴道扩散是 UTI 的一个可能途径；但目前几乎没有相关报道。细菌可从邻近的器官直接蔓延至尿路，可见于腹腔脓肿、膀胱直肠或膀胱阴道瘘（vesicovaginal fistula，VVF）的患者。前列腺或肾脏感染如处置不当，感染可蔓延至尿路的其他部位。

▶宿主的防御机制

宿主易感性在 UTI 的发病中占重要地位。在女性中，正常的阴道和尿道周围菌群中含有乳酸菌等微生物可以有助于防止尿路病原体定植（Schaeffer，2001）。保持尿路通畅对清除细菌上行和预防 UTI 至关重要。此外，尿液本身的特性（渗透压、尿素浓度、有机酸和 pH）可以抑制细菌的生长和定植（Sobel，1997；Schaeffer，2001）。其他还包括抑制细菌黏附的因素，如 Tamm-Horsfall 糖蛋白（Tamm-Horsfall glycoprotein，THG）（Duncan，1988；Pak et al，2001；Wagenlehner et al，2005）。在 THG 基因缺陷小鼠中发现，菌尿和泌尿道炎症的严重程度显著增加，这表明 THG 有助于减轻泌尿道中的细菌感染，是宿主针对 UTI 的一种天然防御方式（Raffi et al，2005）。尿潴留、淤滞或尿液反流到上尿路可促进细菌生长和发生后续的感染。因此，凡是影响尿流通畅的泌尿道解剖或功能异常都会增加宿主发生 UTI 的可能性。这些异常包括泌尿道发生阻塞性疾病、神经系统疾病，以及影响下尿路功能的疾病，包括糖尿病和妊娠等。同样，异物（如结石、导管、支架）易于使细菌逃避宿主相关的防御机制。

泌尿道上皮组织是一种天然的物理屏障，同时也具有识别细菌从而激活宿主自然防御的能力。在肾脏中中性粒细胞似乎对细菌清除至关重要，但在膀胱中它们的作用尚不明确（Haraoka et al，1999）。尿路上皮细胞中可以表达 Toll 样受体（toll-like receptors，TLR），其可以在特定细菌成分的介导下，参与炎症介质的产生（Chowdhury et al，2004）。由肾脏产生的特异性血清和尿抗体可以增强对细菌的调理作用和吞噬作用从而抑制细菌黏附。但细胞免疫和体液免疫对于 UTI 的保护作用尚不明确；B 细胞和 T 细胞存在功能上的缺陷对 UTI 发病率或感染进程的影响尚无报道（Schaeffer，2001；Svanborg et al，1988）。但是，需要注意的是，有助于限制感染（如炎症反应）的宿主防御机制也可以导致细胞和组织损伤。在肾脏中，由于细胞受损导致的瘢痕可以进而发展成病理状态，例如，高血压、子痫前期妊娠、肾功能不全和肾衰竭（Jahnukainen et al，2005）。

细胞毒性细胞的甘露糖受体也发现表达在许多大肠埃希菌菌株的 1 型菌毛（1 型 pili）上，这些受体可以促进吞噬作用。一些大肠埃希菌的种类已经适应了这种宿主防御并可以利用 1 型 pili 进行逃脱。许多研究表明细菌对泌尿道细胞内膜的黏附具有选择性，黏附性与细菌的定植和感染相关。复发性 UTI 的女性其细菌在体外对黏膜细胞的黏附性与从未感染过的女性相比更高（Navas et al，1994）。黏附性的增加可能是由于在黏膜上有更多的结合位点供细菌结合。也可能是这些患者不分泌可溶性化合物，这些化合物可以竞争性结合细菌黏附素的受体。血型抗原也可能构成某些可溶性化合物，抑制细菌的黏附（Lomberg et al，1986）。这些发现提示 UTI 可能有遗传易感性。

其他重要的宿主因素包括尿道周围区域或前列腺的菌群，以及是否存在 VUR。如前所述，女性尿道周围的正常菌群（例如乳酸菌菌群）可以提供一种天然的防御机制预防尿路致病菌的定植和感染（Osset et al，2001）。尿道周围环境的改变（如 pH、雌激素水平、使用抗生素）可能会破坏周围菌群，使尿路病原体定植和感染（Schaeffer et al，1999）。男性前列腺液中含有锌，具有强的抗菌能力（Fair，Couch，Wehner，1976）。儿童 VUR 的存在不会增加他们对 UTI 的敏感性，但可使细菌反流入上尿路而引发感染。

衰老可使 UTI 的易感性增加，在老年男性部分是由于梗阻性尿路疾病的患病率增高（Matsumoto，2001；Nicolle，2002）；在老年女性部分是由于绝经引起的阴道和尿道周围菌群的改变（Foxman et al，2001）；其他原因包括大便失禁、神经肌肉疾病、器械检查治疗增多和膀胱留置尿管引起的会阴污染。

细菌的致病性

并不是所有的细菌都可黏附和感染尿路。众多大肠埃希菌菌株中，只有 O、K 和 H 血清型可引起尿道疾病，它们的尿道上皮细胞的黏附能力较强（Blanco et al，1996；Hovanec and Gorzynski，1980；Orskov et al，1982）、对人血清的杀菌活性有抵抗力（Bjorksten and Kaijser，1978）、可产生溶血素（Hughes et al，1983；Koronakis and Hughes，1996）、K 荚膜抗原的表达较高（Whitfield and Roberts，1999）。大肠埃希菌与上皮细胞的黏附能力受位于细菌尖部菌毛（pili）上的配体的调控，这些配体与尿道上皮细胞膜表面的糖脂或糖蛋白类受体结合。根据引起血凝集反应的能力和阻断这一过程的糖的类型对 pili 加以分类。P pili 凝集人的血液，与尿路上皮细胞、红细胞（P-血型抗原）和肾小管细胞上的糖脂受体结合（Svenson et al，1983）。1 型 pili 可以凝集豚鼠血液，结合尿路上皮细胞上的甘露糖苷（Ofek et al，2000）。引起肾盂肾炎的 Ecoli 菌株中，超过 90% 存在 P pili；而引起下 UTI 的大肠埃希菌菌株中，存在 P pili 的少于 20%（Kallenius et al，1981；JA Roberts et al，1997）。与之相反，1 型 pili 更易于使细菌与膀胱黏膜结合（Connell et al，1996；Martinez，2000）。大多数的引起 UTI 的大肠埃希菌拥有这两种类型的 pili。一旦细菌与尿道上皮细胞结合，细菌的其他致病特性就变得重要了。大多数的引起 UTI 的大肠埃希菌株可产生溶血素，后者可促进病菌侵入组织和为病菌提供铁（Hughes et al，1983；Koronakis and Hughes，1996）。存在于入侵病菌中的 K 抗原可以保护病菌免受中性粒细胞的吞噬（Bortolussi et al，1979；Evans et al，1981）。这些特性可使病菌逃脱机体的各种防御作用（Svanborg et al，1996）。

已经观察到许多细菌可以作为机会致病菌入侵宿主细胞，如大肠埃希菌（Bower et al，2005）。细胞毒性坏死因子、黏附素 Afa/Dr 和 1 型 pili 已被证明可促进入侵宿主细胞。1 型 pili 远端的

FimH 黏附素可以与宿主的细胞膜结合导致局部的黏附素激酶、磷酸肌醇 -3- 激酶、α- 肌动蛋白和纽蛋白的募集,导致局部的肌动蛋白重排,并通过拉紧细菌周围的细胞膜结构来吞噬与其结合的细菌(Anderson et al,2004)。细菌在细胞内生成生物膜,并在尿路上皮表面形成豆荚状凸起。豆荚中包含富含多糖的基质,细菌包裹在其中,该基质被称为 uroplakin 保护壳。尿路致病菌在宿主细胞内短暂入侵、存活和繁殖,并在泌尿生殖道组织上形成生物膜的能力可能是 UTI 可以长期存在和复发的一种机制。

病原体

大多数 UTI 是由单一病原体引起。对于未绝经的女性至少 80% 的单纯性膀胱炎和肾盂肾炎是由大肠埃希菌引起,并且其中大多数属于 O 血清型(Fihn,2003)。其他不太常见的尿路病原体包括腐生葡萄球菌属、克雷伯菌属、变形杆菌属、肠杆菌属和肠球菌属。在医院获得性 UTI 中,发现了更广泛的多种致病微生物,包括假单胞菌属和葡萄球菌属(Wagen lehner and Naber,2000)。由金黄色葡萄球菌引起的 UTI 常出现血行播散。B 组 β- 溶血性链球菌可引起孕妇的 UTI(Wood and Dillon,1981)。葡萄球菌属腐生型曾经常被认为是尿液污染物,现发现可在年轻女性中引起简单的 UTI。儿童中的致病菌谱略有不同,但在住院患者和门诊人群中仍以大肠埃希菌为主。肠杆菌属、肠球菌属和克雷伯菌属是引起儿童 UTI 的常见致病菌(Edlin et al,2013;Saperston et al,2014)。厌氧菌、乳酸杆菌、棒状杆菌、链球菌(不包括肠球菌)和表皮葡萄球菌是尿道周围的正常菌丛,在健康个体不引起 UTI,是尿液污染的常见菌。

诊断

单纯的 UTI 被认为是指其他系统健康且尿路解剖不存在异常的 UTI。另一方面,复杂的 UTI 可能存在尿路解剖异常、免疫功能低下状态或感染多重耐药菌,这些情况会增加细菌定植且降低治疗效果(Badalato and Kaufmann,2016)。UTI 的诊断依赖于尿液分析和尿液培养,有时确

诊困难。有时需进行定位研究以辨别感染源。多数情况下,常从尿出的尿液采取标本。对于还不能妥善接尿留取尿标本的幼儿,可用集尿装置,如使用尿袋,套在生殖器上,留取尿液标本用于培养。UTI 的标准诊断是通过尿培养和尿液分析中的细菌计数达到 100CFU/ml(其中 CFU= 菌落形成单位)。

美国儿科学会(American Academy of Pediatrics,AAP)指南建议,如果尿液分析显示白细胞检测阳性酯酶或亚硝酸盐检测阳性,在开始抗微生物治疗尿液应从导尿管中或耻骨上穿刺抽取进行培养(Roberts,2011)。儿童中如未受过如厕训练,应使用尿液收集装置,例如尿袋,放置在生殖器上,收集袋装尿液标本。这两种尿液收集方法虽然易行,但尿液可能会因接触阴道和直肠周围区域而受到污染。美国研究所下属健康与卓越护理组织(National Institute for Health and Care Excellence,NICE)和美国儿科医师协会(American Association of Pediatrics,AAP)指南推荐在治疗 UTI 之前进行尿常规检测;然而尽管如此建议,仍有超过 40% 的 UTI 儿童未接受推荐的尿液检测而进行抗生素治疗(Copp et al,2013)。儿童的袋装标本尿培养呈阴性可基本排除 UTI 的可能,应该追溯症状的其他来源。袋装标本尿培养呈阳性可能代表污染或真正的感染,应进行导尿管置入取尿以获得尿液标本(Roberts,2011)。耻骨上穿刺取样避免了潜在的污染;然而,因为其有创性,除特定患者外很少使用。从导尿管中获得尿样的损伤小于耻骨上穿刺,且污染比袋装标本中获得的可能性小。如果患者有留置导尿管,应从导管上的收集口获取尿样。

▶尿液分析

可以通过速检尿样中的白细胞酯酶来进行评估,这是一种由白细胞(WBC)分解产生的化合物,对有症状儿童的 UTI 检测敏感性为 95%。白细胞酯酶阳性表明在每个高倍视野(hpf)下存在至少 5 个白细胞。尿亚硝酸盐是革兰氏阴性菌通过降解硝酸盐所产生的。酯酶和亚硝酸盐可以通过尿液试纸进行检测,当细菌计数 >10 万菌落形成单位(CFU)/ml 时更可靠。尿液试纸分

析中亚硝酸盐和白细胞酯酶阳性的联合检测对 UTI 的敏感性为 80%~90%，特异性为 60%~98% （Shaikh et al, 2007）。当细菌计数 >10^5CFU/ml 时，可以通过显微镜检测细菌（Jenkins et al, 1986）。这些测试的敏感性和特异性如表 14-2 所示 （Williams et al, 2010）。联合检测有助于识别尿培养阳性的患者。相反，当尿样中不存在酯酶、亚硝酸盐、血细胞和蛋白质时，提示尿样培养为阳性的风险 <2%，提示为阴性的预测值 >98%，灵敏度为 98%（Patel et al, 2005）。对尿液离心后可以进行白细胞和细菌的显微镜检查。对于儿童，在诊断婴儿 UTI 时应考虑尿浓度。对于婴儿 UTI，脓尿的阈值为在稀尿中白细胞检测到 3 个 /hpf，在浓缩尿中检测到 6 个 /hpf（Chaudhari et al, 2016）。最近的文献系统分析证据表明，2 岁以上的儿童较 2 岁以下的儿童，采取尿培养的方式进行尿液分析可以更有效地诊断 UTI （Mori et al, 2010）

表 14-2　尿液分析的敏感性和特异性

检查	敏感性 /%	特异性 /%
白细胞酯酶	79（73~84）	87（80~92）
亚硝酸盐	49（41~57）	98（96~99）
白细胞酯酶 + 亚硝酸盐	45（30~61）	98（96~99）
白细胞	74（67~80）	86（82~90）
细菌	88（75~94）	92（83~96）

▶尿培养

尿培养中特异性细菌的数量是确定 UTI 的金标准。应用消毒过的容器收集尿液，收集后立即培养；如果不能立即培养，尿液应保存在冰箱冷藏室内，但不能超过 24 小时。尿液标本稀释后铺于培养皿上。抗生素敏感性检测需要 3~4 日以获得结果。计算菌落数量后换算为每毫升的菌落数（CFU/ml）。定义多少 CFU/ml 为临床感染是困难的。这取决于收集尿液的方法、患者的性别和分离出的细菌的类型（表 14-3）。传统上如超过 10^5CFU/ml 可确诊为 UTI，但最新的 AAP 指南建议脓尿和单一致病菌超过 5×10^4CFU/ml 可诊断 UTI（Roberts, 2011）。

表 14-3　根据尿培养判断 UTI

收集方法	CFU	感染的可能性 /%
耻骨上	革兰氏阴性任何	>99
	革兰氏阳性 >1 000	
导尿	>10^5	95
	>10^4~10^5	可能
	>10^3~10^4	重复
	<10^3	不可能
清洁留尿		
男性	>10^4	可能
女性	3 次标本 >10^5	95
	2 次标本 >10^5	90
	1 次标本 >10^5	80
	5×10^4~10^5	重复
	1~5×10^4 有症状	重复
	1~5×10^4 无症状	不可能
	<10^4	不可能

CFU，菌落形成单位。

▶定位研究

有时需确定感染的部位。为确定上 UTI （Lorentz, 1979），应用无菌水冲洗膀胱后双侧输尿管分别插入输尿管导管，从肾盂内收集尿液标本，根据培养结果可确定哪一侧存在感染。可区分男性下 UTI 的部位（图 14-1）（Meares and

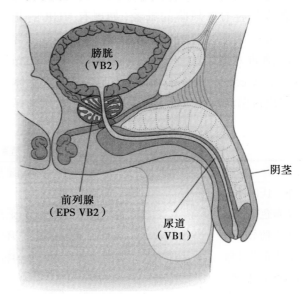

▲ 图 14-1　下 UTI 的定位

0 培养阳性提示尿道感染，VB2 培养阳性提示膀胱感染，前列腺液和 VB3 培养阳性提示前列腺感染

Stamey, 1968）。初段尿标本用于判定尿道感染，中段尿标本用于判定膀胱感染，行前列腺按摩后再次排尿，用于判定前列腺感染。

抗菌药物

　　抗菌药物的应用已降低了 UTI 相关的发病率和死亡率。治疗目的是针对特定细菌的敏感性，选用合适的抗菌药物，治愈感染。然而，合适药物的选择常较困难。许多抗菌药物均可选用，但最低有效剂量和治疗周期不易确定。许多医师们治疗 UTI 的习惯常是随意性的。原则上应考虑以下方面来选择合适药物：已感染的病原体的因素（抗菌药物的敏感性、一种或多种病原体的感染、致病菌或正常菌群的感染、院外或院内感染）；患者的因素（过敏体质、基础疾病、年龄、原来应用的抗菌药物、目前采用的其他治疗方法、门诊或住院患者、妊娠）；感染的部位（肾脏、膀胱或前列腺）。超过 95% 的医院和社区可以通过抗菌谱的指导，进行经验性治疗（Ernst et al, 2004）。因为大多数的抗生素由肝脏或肾脏清除，如存在肝脏或肾脏疾患，应调整某些药物的用量（表 14-4）。常见尿道致病菌和推荐使用的口服或静脉药物见表 14-5。表 14-6 和表 14-7 列出了 UTI 的常见部位、推荐的治疗方法以及成人和儿童患者的治疗持续时间。对于复发性 UTI 的患者或伴有 UTI 风险的患者（如患有 VUR 的儿童），可以预防性使用抗生素。表 14-8 列出了常见的预防方案。此外，最低抑菌浓度（minimum inhibitory concentration, MIC）表明对特定病原体表现出抗菌活性所需的最低抗生素量。虽然选择

MIC 最低的敏感抗生素似乎很简单，但必须考虑药物的药代动力学。必须高于 MIC 的药物浓度才能在感染部位达到足够的浓度（McKinnon and Davis, 2004）。

表 14-4　肝、肾疾患时需调整剂量的抗菌药物

肾脏疾患（肌酐清除率 <30ml/min）
氨基糖苷类
β- 内酰胺类
头孢西丁、头孢唑肟
头孢尼西、头孢他啶
头孢呋辛、头孢吡肟
头孢匹罗、莫沙内酰胺
羧青霉素，替卡西林，替卡西林 - 克拉维酸
万古霉素
四环素（除了多西环素）
磺胺类药物
肝脏疾患（伴胆红素升高）
氯霉素
四环素
克林霉素、利福平、培氟沙星
肾 - 肝脏疾患
头孢曲松
头孢哌酮
羧青霉素
替卡西林
阿洛西林
美洛西林
哌拉西林

表 14-5　常见泌尿生殖系统致病菌的常见推荐药物

细菌	口服治疗	胃肠外治疗
革兰氏阳性球菌		
金黄色葡萄球菌	奈夫西林钠,呋喃妥因,环丙沙星	奈夫西林钠,万古霉素
表皮葡萄球菌	氨苄西林,呋喃妥因,环丙沙星	氨苄西林,青霉素 G
腐生葡萄球菌	氨苄西林,呋喃妥因,环丙沙星	氨苄西林,青霉素 G
链球菌, D 型		
类链球菌（肠球菌）	氨苄西林,呋喃妥因	氨苄西林加庆大霉素
牛链球菌	青霉素 G,氨苄西林	氨苄西林,万古霉素
链球菌, B 型	氨苄西林,头孢菌素	氨苄西林,头孢菌素

续表

细菌	口服治疗	胃肠外治疗
革兰氏阴性球菌		
淋球菌	环丙沙星 加多西环素	头孢曲松
革兰氏阴性杆菌		
大肠埃希菌	TMP-SMX,环丙沙星,呋喃妥因[a]	庆大霉素
肠杆菌	TMP-SMX,环丙沙星,呋喃妥因[a]	庆大霉素加哌拉西林钠
可变梭杆菌	甲硝唑,氨苄西林	甲硝唑
克雷伯菌属	TMP-SMX,环丙沙星	庆大霉素加头孢菌素
变形杆菌属	氨苄西林,TMP-SMX,环丙沙星	氨苄西林,庆大霉素
铜绿假单胞菌	羧青霉素,四环素,环丙沙星	庆大霉素加哌拉西林钠
沙雷菌属	TMP-SMX,羧青霉素	TMP-SMX,阿米卡星
其他病原菌		
衣原体	四环素,红霉素	四环素,红霉素
支原体, ureaplasmas	四环素,红霉素	四环素,红霉素
专性厌氧菌	甲硝唑,克林霉素	甲硝唑,克林霉素

TMP-SMX = 甲氧苄啶加磺胺甲噁唑。

[a] 治疗发热性 UTI/ 肾盂肾炎时不应使用呋喃妥因。

表 14-6　成人常见 UTI 类型和推荐用药及用药时间

诊断	抗菌药物的选择	用药时间
膀胱炎	1st: TMP-SMX 2nd: 氟喹诺酮	1~3 日
肾盂肾炎	1st: 氟喹诺酮 2nd: 二代头孢菌素 3rd: 氨苄西林 /BLI	7~10 日
复杂的 UTI[a]	1st: 氟喹诺酮 2nd: 氨苄西林 /BLI 3rd: 三代头孢菌素 氨基糖苷类	不发热: 2 周 发热: 再持续 3~5 日 最后一次发热后 (至少 2 周)
前列腺炎	1st: 氟喹诺酮 2nd: 二代头孢菌素 3rd: 三代头孢菌素	急性: 2 周 慢性: 4~6 周
附睾炎	1st: 氟喹诺酮 2nd: 二代头孢菌素 或者: 1st: 多西环素 2nd: 大环内酯类	2 周 单剂量 1 周
尿道炎[b]	1st: IM 头孢曲松 + 阿奇霉素 2nd: 多西环素	

[a] 复杂性 UTI: 在代谢、免疫功能低下、功能或解剖异常的情况下感染。

[b] 怀疑性传播疾病来源。

BLI: β- 内酰胺酶抑制剂。

表 14-7　儿童常见 UTI 类型和推荐用药剂量及用药时间

诊断	抗菌药物的选择	剂量	用药时间
膀胱炎	1st：阿莫西林 - 克拉维酸	50~100mg/kg，4 次 / 日	7 日
	2nd：一代头孢菌素	5mg/kg，2 次 / 日	
	3rd：三 / 四代头孢菌素	TMP 8~10mg，2 次 / 日	
肾盂肾炎	1st：阿莫西林 - 克拉维酸，一代头孢菌素	20~40mg/kg，3 次 / 日	7~14 日
	2nd：三 / 四代头孢菌素	75mg/kg，1 次 / 日	

表 14-8　儿童和成人抗生素预防方案

成人	儿童
头孢氨苄，250mg/d	TMP-SMX，2mg/（kg·d）
环丙沙星，250mg/d	呋喃妥因，1~2mg/（kg·d）
甲氧苄啶，100mg/d	头孢氨苄，10mg/（kg·d）
呋喃妥因，50 或 100mg/d	阿莫西林 [a]，10mg/（kg·d）
呋喃妥因晶体，100mg/d	氨苄西林 [a]，20mg/（kg·d）
氨苄西林，20mg/（kg·d）	

[a] 可以给予小于 2 月龄幼儿。

▶甲氧苄啶 / 磺胺甲噁唑

甲氧苄啶 / 磺胺甲噁唑（TMP-SMX）可以用于治疗多种 UTI，除了肠球菌和假单胞菌属引起的 UTI。它可以干扰细菌的叶酸代谢。TMP-SMX 非常有效且成本较低。有 6%~8% 的患者服药后发生不良反应；不良反应包括超敏反应、皮疹、胃肠道不适、白细胞减少症、血小板减少症和光过敏。在下列情况中不应使用 TMP-SMX：叶酸缺乏症、葡萄糖 -6- 磷酸脱氢酶缺乏症、获得性免疫缺陷综合征（acquired immunodeficiency syndrome，AIDS）或妊娠患者。该药是最常用于治疗单纯性 UTI 的抗生素（Huang and Stafford，2002），除耐药率超过 20% 的情况外，是推荐的一线用药。TMX 可作为单一用药用于治疗单纯性 UTI，且不会显著降低抗菌覆盖率（Nguyen et al，2010）。

▶氟喹诺酮类

氟喹诺酮类药物具有广泛的活性，尤其是对革兰氏阴性菌。尽管它们对葡萄球菌属有足够的活性，但氟喹诺酮类对链球菌属和厌氧菌活性不佳。该类药物可以干扰细菌 DNA 螺旋酶，阻止细菌的复制。尽管它们在治疗 UTI 方面非常有效，但氟喹诺酮类药物相对昂贵。该类药物不良反应不常见，包括轻度胃肠道反应、头晕和头晕。氟喹诺酮类药物禁用于孕妇患者，儿童应谨慎使用，因为可能会损害发育中的软骨。由于其广泛的活性，氟喹诺酮类药物在单纯性和复杂性 UTI 的经验性治疗中广受欢迎（Schaeffer，2002）。美国传染病学会建议将氟喹诺酮类药物用作二线治疗或用于复杂性 UTI。

▶呋喃妥因

呋喃妥因对大多数革兰氏阴性菌（假单胞菌和变形杆菌除外）、葡萄球菌属和肠球菌属具有良好的活性。该类药物可以抑制细菌酶和 DNA 活性。呋喃妥因治疗 UTI 非常有效，而且相对便宜。肾功能不全的患者应禁用该药，因为该药可能无法在尿液中达到足够的浓度，因此，不建议肌酐清除率低于 30ml/min 的患者使用。不良反应相对常见，包括胃肠道不适、周围多发性神经病和肝毒性。长期使用可能导致肺部超敏反应和间质性改变。此外，老年患者应慎用。呋喃妥因在尿液中高度浓缩，但组织渗透性较差。因此，它禁用于复杂性 UTI、肾盂肾炎或前列腺炎。随着人们对这种抗生素及其对常见尿路病原体活性的认识不断提高，呋喃妥因在治疗单纯性 UTI 中的使用有所增加（Huang and Stafford，2002）。

▶氨基糖苷类

氨基糖苷类药物常用于治疗复杂性 UTI。该类药物对大多数革兰氏阴性菌非常有效。当与氨苄西林结合使用时，它们对肠球菌属亦有效。该类药物抑制细菌 DNA 和 RNA 的合成。氨基糖苷类的主要不良反应是肾毒性和耳毒性。氨基糖苷类主要用于需要静脉注射抗生素的复杂性 UTI 患者（Santucci and Krieger, 2000）。氨基糖苷类药物，如妥布霉素，可以 1 次 / 日给药；该方案旨在保持更高的峰值和更低的谷值水平，以便在降低毒性的同时实现更有效的灭菌作用（Carapetis et al, 2001）

▶头孢菌素类

头孢菌素对大多数尿路病原体具有良好的活性（Garcia-Rodriguez and Munoz Bellido, 2000）。第一代头孢菌素对革兰氏阳性菌、大肠埃希菌、变形杆菌和克雷伯菌均有良好的活性。第二代头孢菌素对厌氧菌和流感嗜血杆菌的活性增加。第三代和第四代头孢菌素对革兰氏阴性菌的覆盖范围更广，但对革兰氏阳性菌的覆盖范围较小。头孢菌素可以抑制细菌细胞壁合成。不良反应包括超敏反应和肠胃不适。根据大多数尿路病原体的敏感性特征，Keflex 是一种常见的儿童一线经验性药物，并且可用于 2 个月以下儿童。口服头孢菌素已被证明可以有效地用于单纯性 UTI 的经验性治疗（Lawrenson and Logie, 2001）；对于发热性 UTI/肾盂肾炎儿童，口服第三代头孢菌素如头孢克肟已被证明是安全有效的（Hoberman et al, 1999）。

▶青霉素类

第一代青霉素对大多数尿路病原体无效，不常用于治疗 UTI。然而，氨基青霉素（阿莫西林和氨苄西林）对肠球菌、葡萄球菌、大肠埃希菌和奇异变形杆菌具有良好的活性。然而，革兰氏阴性菌可以迅速对许多氨基青霉素产生耐药性。添加 β- 内酰胺酶抑制剂如克拉维酸使氨基青霉素对革兰氏阴性菌更具活性。尽管青霉素和氨基青霉素价格低廉，但加入 β- 内酰胺酶抑制剂会使它们更加昂贵。不良反应包括超敏反应（即时或延迟的）、胃肠道不适和腹泻。一般而言，青霉素很少用于治疗 UTI，除非它们与 β- 内酰胺酶抑制剂联合使用（Sotto et al, 2001），除了在儿童中，它们也经常用于新生儿的抗生素预防和 UTI 治疗。

▶抗生素耐药性

抗生素的使用对未来感染的治疗具有显著的意义。在过去几年中，泌尿系病原体的耐药性稳步增加（Miller and Tang, 2004），并且具有很大的地域性差异。长期以来，广谱抗生素的使用与耐甲氧西林金黄色葡萄球菌（methicillin-resistant *Staphylococcus aureus*, MRSA）、艰难梭菌和耐万古霉素肠球菌（vancomycin-resistant enterococci, VRE）的重复感染和发展有关（Pallet and Hand, 2010）。众所周知，抗生素的使用会促进细菌的耐药性。在基层保健机构中为 UTI 的患者开抗生素处方会促进细菌对该抗生素的细菌耐药性（Costelloe et al, 2010）。治疗后第一个月的效果似乎显著，但治疗疗程却可能长达 12 个月。微生物实验室可以记录地方医院的抗生素图谱并量化特定年份的耐药性，并提供地方区域的细菌局部抗生素耐药性的信息。评估这些抗菌谱，可以观察到耐药性的一些重要趋势（Kahlmeter, 2003）。在尿路病原体中，尤其是大肠埃希菌，其对氨苄西林（45%）、甲氧苄啶 / 磺胺甲噁唑（24%）和头孢唑啉（4%）的耐药性很高。对呋喃妥因和氟喹诺酮类药物的耐药性通常较低（<3%）。然而，随着更广泛的使用，对这些药物的耐药性也正在增加（Johnson et al, 2008; Karaca et al, 2005）。即使被认为是治疗复杂 UTI 有效的一线药物如氨基糖苷类药物也不能避免耐药性的发展，目前已达到 2%~10% 的耐药率并持续发展（Lau et al, 2004; The Surveillance Network）。为了限制尿路病原体中抗生素耐药性的发展，需要立法限定抗生素的使用（包括抗生素的种类和剂量）。单纯性的膀胱炎首次发作不需要使用氟喹诺酮类药物的 13 日疗程，而只需 TMP-SMX 的 3 日疗程。目前美国已第二次发现了一种新的大肠埃希菌属的"超级细菌"。这种细菌变体已显示出对黏菌素的完全抗生素耐药性。有人担心，这种对黏菌素具有抗性的遗传抗性模式可能会将其基因转移到其他大肠埃希菌中，从而可能导致完全抗生素抗性在细菌的菌株中永久存在（Anonymous, 2016）。

▶益生菌

肠道微生物菌群由栖息于胃肠道的多种细菌组成。这些细菌对于免疫系统的个体发育和调节并保护身体免受感染是密不可分的。肠道微生物菌群与肠上皮细胞和免疫细胞的相互作用对泌尿道可以产生有益的影响。间歇性和长期使用抗生素会损害肠道菌群。乳酸菌和双歧杆菌等益生菌可以恢复肠道的正常菌群并有益于宿主防御机制（Abad and Safdar, 2009）。但是，由于存在败血症的风险，在危重和免疫功能低下的患者中应避免使用它们。益生菌通常作为含有特别添加的活性活菌成分的发酵食品来食用，例如，牛奶酸奶或大豆酸奶，或作为膳食补充剂。最近 Cochrane 上发表的文献综述评估了九项不同的研究，发现益生菌与安慰剂相比没有益处（Schwenger et al, 2015）。该研究还研究了蔓越莓补充剂，每日饮用 5ml/kg 提示可显著减少复发性感染的数量，但在儿童感染 UTI 的第一次复发的分析中并未发现显著性差别（Salo et al, 2012）。已经进行了几项成人研究，但关于蔓越莓使用功效和 UTI 预防的证据存在相互矛盾。

肾脏感染的临床表现

▶急性肾盂肾炎

急性肾盂肾炎是指肾实质和肾盂的炎症，通常靠临床表现诊断。

A. 临床表现

急性肾盂肾炎的患者表现为寒战、发热和肋脊角处疼痛，常伴 LUTS 如排尿困难、尿频和尿急。可出现脓毒血症，UTI 引起的脓毒血症占全部脓毒血症的 20%~30%。尿分析常可见白细胞和红细胞。血分析常可见白细胞升高，红细胞沉降率加快和 C 反应蛋白升高。抗生素治疗开始前尿培养常可发现细菌。大肠埃希菌是最常见的致病菌，占总数的 70%~80%。其他病原体包括克雷伯菌、变形杆菌、肠杆菌、假单胞菌、沙雷菌属和柠檬酸杆菌属。引起急性肾盂肾炎的常见的革兰氏阳性菌为类链球菌和金黄色葡萄球菌。在育龄妇女中，性活动以及 UTI 相关家族史与肾盂肾炎的风险增加有关。糖尿病和尿失禁作为独立影响因素与患肾盂肾炎的风险增加相关（Scholes et al, 2005）。

B. 影像学检查

CT 强化扫描可精确地展示病变，确定急性肾盂肾炎的诊断（Dacher et al, 1993）。急性细菌感染可引起受累肾段周围小动脉的收缩和灌流减少。灌流减少可以呈节段性、多中心或弥散性，CT 表现为密度减低区（图 14-2）。CT 还可发现肾脏增大、肾实质密度降低和集合系统受压等特点。但并不是每个患者都必须做 CT，只在诊断不清或治疗无效时才需用此项检查。应用锝 -99m- 二巯基丁二酸（dimercaptosuccinic acid, DMSA）进行的放射性核素检查，在检测急性肾盂肾炎引起的灌流障碍时与 CT 的敏感性类似（Levtchenko et al, 2001）。对于患急性肾盂肾炎的患者，超声检查有助于诊断同时存在的尿路梗阻，但不能有效地检测肾脏的炎症和感染。

C. 治疗

急性肾盂肾炎的治疗方案取决于病情的严重程度（Ghiro et al, 2002; Nickel, 2001）。合并败血症而存在中毒症状的患者应住院治疗。10%~30% 的成年急性肾盂肾炎患者需要住院治疗，女性发病率为每 10 000 人中 15~17 人，男性每 10 000 人中有 3~4 人。治疗急性肾盂肾炎的费用估计每年超过 20 亿美元（Czaja et al, 2007）。常见的病原体是大肠埃希菌或其他肠杆菌属。经验性地静脉应用氨苄西林和氨基糖苷类可治疗绝大多数的尿道病原菌，包括肠球菌和假单胞菌。也可选用阿莫西林与克拉维酸或第三代头孢菌素。成人对于氟喹诺酮类药物或 TMP-SMX 治疗显示耐受性良好且有效。门诊患者初诊使用抗生素（头孢曲松或庆大霉素），口服治疗 7~14 日的住院率提示为 12%（Czaja et al, 2007）。另一方面，患有肾盂肾炎的孕妇需要预防性地使用抗生素以应对早产风险。部分急性肾盂肾炎患者需要进一步进行放射学检查，例如排尿期膀胱尿道造影（voiding cystourethrogram, VCUG）或膀胱镜检查。除非无法耐受口服抗生素，儿童的治疗应在门诊进行。在一项三级中心发起的对住院儿童的社区获得性 UTI 的研究（Marcus et al, 2005），发现经病原体培养证实约 40% 的 UTI 感染并不是由大肠埃希菌属造成的。非大肠埃希菌造成的感染在肾功能异常和接受过 1 个月抗生素治疗的男性中更为常见。非大肠埃希菌的尿路病原体通常表现为对头孢菌素和氨基糖苷类抗生素的耐药

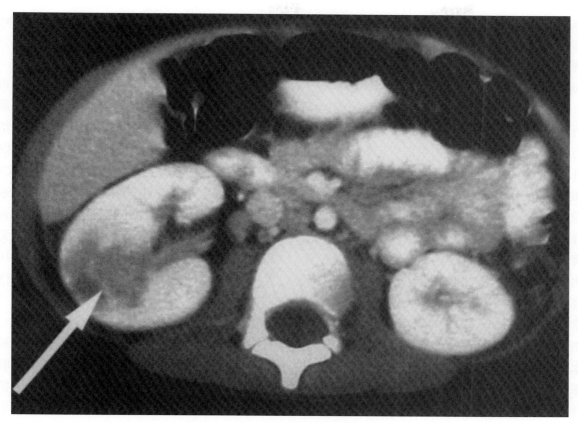

▲ 图 14-2　急性肾盂肾炎。CT 增强扫描可见充盈缺损（箭头所指），患肾增大

性。尽管经过适当的治疗后，急性肾盂肾炎引起的发热仍可能持续数天。如果存在菌血症，静脉给药应再延长 7~10 日，然后再改为口服药物治疗 10~14 日。

▶ **气肿性肾盂肾炎**

气肿性肾盂肾炎是以肾实质或肾周组织存在气体为特点的坏死性感染。95% 的气肿性肾盂肾炎患者患有糖尿病；女性患该病的概率是男性的 6 倍。其他相关因素包括肾衰竭、免疫抑制、上尿路梗阻和多囊肾（Olvera-Posada et al，2012）。

A. 临床表现

气肿性肾盂肾炎患者可出现发热、腰腹部疼痛和呕吐，这些症状在静脉用药初期不缓解（Tang et al，2001）。可存在气尿。尿培养最常见的细菌有大肠埃希菌、肺炎克雷伯菌和阴沟肠杆菌。

B. 影像学检查

通过影像学检查可确定气肿性肾盂肾炎的诊断。腹部平片（plain abdominal radiograph）［又称肾、输尿管及膀胱平片（kidney ureter bladder position，KUB）］可见受累肾脏上方存在气体。与超声相比，CT 更易发现肾实质内的气体。

C. 治疗

在治疗气肿性肾盂肾炎时，必须迅速控制血糖和解除尿路梗阻，同时补液和静脉应用抗生素。死亡率为 19%~40%（Huang and Tseng，2000；Wan et al，1998）。提示不良预后的因素包括高血清肌酐水平（>1.4）、低血小板计数（<60 000/μl）以及肾 / 肾周存在特点为多泡 / 小室类型的液体，或集合系统内有气体（Wan et al，1998）。经皮引流可与药物治疗相配合，加速感染的消退，降低发病率和死亡率，据报道治愈率可达 66%（Chen et al，1997；Huang and Tseng，2000）。在存在两个或多个上述危险因素的情况下，如果受影响的肾脏没有功能，建议进行肾切除术。通常需静脉用抗生素治疗 3~4 周。

▶ **慢性肾盂肾炎**

慢性肾盂肾炎由肾脏感染反复发作引起，可

导致肾脏瘢痕形成和萎缩,进而出现肾功能不全。确诊依靠放射学和病理学检查、而不是依靠临床表现。

A. 临床表现

许多患慢性肾盂肾炎的患者无症状,但他们可有反复发生 UTI 的病史。儿童患者中,肾瘢痕化与泌尿系感染反复发作关系密切(Wennerstrom et al, 2000)。发育中的肾脏很容易受到损害,这种敏感性与年龄有相关性,据报道,10%~80% 的儿童在急性肾盂肾炎发作后会出现瘢痕(Chiou et al, 2001; Hoberman et al, 2003)。由 UTI 引起的肾脏瘢痕化在成人罕见。因为患慢性肾盂肾炎的患者常无症状,常在评估肾功能不足的并发症如高血压、视觉损害、头痛、疲劳和多尿时,通过影像学检查得已发现。患慢性肾盂肾炎的患者,尿分析可见白细胞或蛋白尿,但也可无异常。血肌苷水平反映肾脏损害的程度。只有在活动性感染时尿培养阳性。

B. 影像学检查

静脉肾盂造影(intravenous pyelogram, IVP)或 CT 可容易地发现受累侧肾脏缩小和萎缩。局灶性粗糙的肾脏瘢痕和下肾盏的杵状变形是慢性肾盂肾炎的特点。超声检查可有同样的发现。二巯基丁二酸(dimercaptosuccinic acid, DMSA)是肾瘢痕的最佳成像方式(图 14-3)(Stoller and Kogan, 1986),DMSA 检查对发现肾脏瘢痕

化敏感性达 100%,特异度达 87%(图 14-3a、b)(Chiou et al, 2001)。稀疏区即瘢痕区域。

C. 治疗

由于慢性肾盂肾炎引起的肾脏损伤是不可逆的,所以对慢性肾盂肾炎的治疗效果有限。避免 UTI 的反复发作,明确并矫正如梗阻或尿路结石等任何现存的解剖或功能上的尿路疾患,可以防止肾脏功能进一步受损。儿童患者应行 VCUG 检查,以判定是否存在 VUR,及时治疗可以避免肾盂肾炎反复发作和肾脏出现瘢痕化。长期预防性应用抗菌药物同样可以减少肾盂肾炎反复发作和肾脏瘢痕的形成。少数情况下,由于高血压或无功能的肾脏内有大的结石,需切除受累的肾脏。

▶肾脓肿

肾脓肿源于严重感染引起的肾脏液化,液化区域局限化后形成脓肿。它们可以破入肾脏周围间隙,形成肾周围脓肿。当肾脏周围脓肿扩展到 Gerota 筋膜以外时,叫肾旁脓肿。历史上大多数的肾/肾周脓肿由葡萄球菌血行播散引起,特别是起源于皮肤的感染性疾病,糖尿病、血液透析或静脉吸毒者是肾脓肿的高危人群。随着有效抗生素的研制成功以及糖尿病、肾衰竭等疾病的良好治疗,肾/肾周脓肿由革兰氏阳性菌引起者减少,由大肠埃希菌或变形杆菌引起者更为常见(75%),其余的 25% 由克雷伯菌、变形杆菌、肠

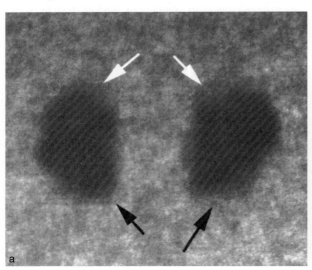
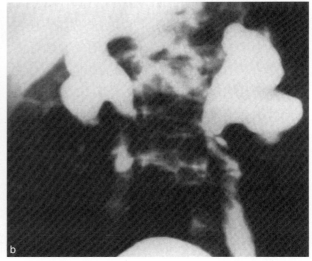

▲ 图 14-3　慢性肾盂肾炎

a: DMSA 扫描可见肾实质多发缺损(黑白箭头),提示瘢痕由多次感染引起。b: 排泄性尿路造影揭示此患者存在严重的反流

杆菌、链球菌和金黄色葡萄球菌引起。在肾皮质中形成的脓肿可能由血行播散引起,而位于皮质和髓质交界处的肾脓肿是由革兰氏阴性细菌与其他一些潜在的尿路异常(如结石或梗阻)共同引起的。

A. 临床表现

肾 / 肾周脓肿患者最常见的症状包括发热、腰部或腹部疼痛、寒战和排尿困难。许多症状可持续 2 周以上。该病的风险因素包括肾结石、泌尿生殖系统器质性病变、VUR 和糖尿病(>50%)(Velciov et al, 2011)。某些患者可触到腰部肿块。尿分析可见多数白细胞;但近 25% 的病例尿液分析可正常(Thorley et al, 1974)。75% 的患者尿液培养可确定病原体,超过 50% 的患者血培养可呈阳性。

B. 影像学检查

通过超声、CT 检查可以正确诊断肾脓肿。超声检查可有多种发现,包括无回声的肾部肿块或肾脏移位、后部回声增强或多普勒成像中提示缺乏血管分布(Fontanilla et al, 2011)。CT 敏感性高,可发现肾脏增大和感染早期病灶区信号减弱。围绕液体聚集区的炎性脓肿壁形成后,脓肿表现为一个边缘对比增强(指环征)的团块(图 14-4)。CT 也可以提示 Gerota 筋膜增厚、肾周脂肪断裂,或肾周软组织平面的消失(Dalla Palma, Pozzi-Mucelli and Ene, 1999)。IVP 检查观察肾、输尿管和膀胱,在确定肾 / 肾周脓肿上敏感性较低,因为结果通常是正常的。MRI 显示出卓越的组织分辨率,但由于成本和运动伪影,它提供的信息比 CT 少。

C. 治疗

在肾脓肿治疗方案中,首先要选用合适的抗生素。因为很难通过尿液或血液检查辨明致病菌,通常推荐应用广谱抗菌药物(氨苄西林,或万古霉素与氨基糖苷类合用,或第三代头孢菌素)进行经验性的治疗。如果经过 48 小时治疗无效,且脓肿大于 3cm,应在 CT 或超声引导下经皮穿刺引流(Siegel et al, 1996)。应对引流物进

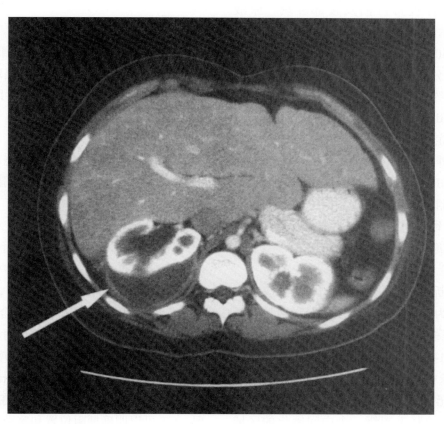

▲ 图 14-4　肾脓肿
CT 强化扫描显示肾周大量液体集聚,边缘强化(白色箭头)。右肾实质低密度影提示肾盂肾炎

行培养查找致病菌。如果脓肿仍未消失,可能需要手术切开引流或肾切除。应行影像学追踪了解脓肿消失的情况。感染治愈后,仍需对这些患者远端尿路存在的结石或梗阻等异常情况进行评估。

▶黄色肉芽肿性肾盂肾炎

黄色肉芽肿性肾盂肾炎(xanthogranulomatous pyelonephritis, XGP)是肾脏的一种慢性细菌性感染。受累肾脏几乎都存在肾盂积水和梗阻。XGP几乎都发生于单侧。正常肾实质被严重的炎症和坏疽所替代。特征性地出现饱含泡沫的脂质装载组织细胞(黄瘤细胞),可被误诊为肾透明细胞癌(Iskandar et al, 1993; Lorentzen and Nielsen, 1980)。XGP可与尿路梗阻、感染、肾结石、糖尿病和/或免疫抑制有关。

A. 临床表现

XGP患者常出现腰痛、发烧、寒战和持续性菌尿。约35%的患者有尿路结石史(Malek and Elder, 1978)。体检常可扪及腰部肿块。尿液分析通常显示白细胞、细菌和蛋白尿。血常规分析在大约50%的患者中可提示贫血(Kuo et al, 2011)。尿分析常可见白细胞和蛋白。血液检查示贫血,约50%的患者可出现肝功能异常(Malek and Elder, 1978)。因XGP主要于单侧发生,氮质血症和肾衰竭不常见(Goodman et al, 1979)。尿培养常见细菌为大肠埃希菌和变形杆菌。1/3的XGP患者尿培养阴性,可能是由于近期应用抗菌药物所致。约10% XGP患者的尿液中可发现多种致病菌或发现厌氧菌。受累肾组织培养可确定病原菌。

B. 影像学检查

CT是诊断XGP的最可靠的影像学检查方法,通常表现为一个大而不均质的肾形包块。肾实质内常出现多处水样密度病变,为扩张的肾盂或脓肿(图14-5a、b)(Rajesh et al, 2011)。在强化扫描图像中,这些病变的边缘明显强化,中央部分由于充满脓液和碎片,不被强化。也可能表现为缩小的肾盂围绕一个中间钙化的区域(Eastham, Ahlering, and Skinner, 1994)。可发现炎症侵及肾周脂肪、后腹膜和邻近器官如腰肌、脾、结肠或大血管。因为尿路结石与XGP有关,可以发现肾结石(Parsons, 1993)。超声检查也可用于XGP患者的诊断,常可见到肾脏增大,多发低回声肿块、实质不规则变薄和集合系统扩张。但超声检查不能获得CT那样详尽的解剖学资料。

C. 治疗

XGP的治疗依靠正确的诊断。有时XGP被误诊为肾肿瘤而行肾切除术,最后通过病理确诊。对于怀疑为XGP的病例,应行保留肾单位的手术如肾部分切除术。但如果感染广泛,应行包括切除所有受累组织的肾切除术。也有单纯应用抗菌药物或联合应用经皮穿刺引流治疗XGP的报道(Brown et al, 1996),但对大多数患者这些方法疗效不佳,可能导致一些并发症的出现如形成肾脏皮肤瘘。抗生素治疗应针对已确诊的致病微生物,通常采用第一代头孢菌素、甲氧苄啶/磺胺甲噁唑、氨基糖苷类或氟喹诺酮类。

▶脓肾

脓肾是指肾盂积水、梗阻的肾脏出现细菌感染,可引起肾实质的破坏并可能出现肾功能受损。因为感染和尿路梗阻同时存在,可迅速出现脓毒血症,需立即诊断和治疗。

A. 临床表现

脓肾患者常病情危重,高烧、寒战和腰痛。常无LUTS。如受累肾脏完全梗阻,可无菌尿和脓尿。

B. 影像学检查

肾超声检查可快速诊断脓肾。超声检查可发现集合系统下部强回声,随体位改变而移动的液体与杂质之间的介面的回声,集合系统内强回声伴声影,以及遍及扩张的集合系统的弱回声(图14-6)。超声检查也可发现肾和输尿管内的结石。超声检查在脓肾的诊断方面具有90%的敏感性和97%的特异性(Subramanyam et al, 1983)。肾脏或输尿管结石也可在超声检查中发现。CT可以明确梗阻位置和鉴别其他病理原因,如腹膜后纤维化或恶性肿瘤,这些在超声检查中可能无法检测到(Wyatt et al, 1995)。

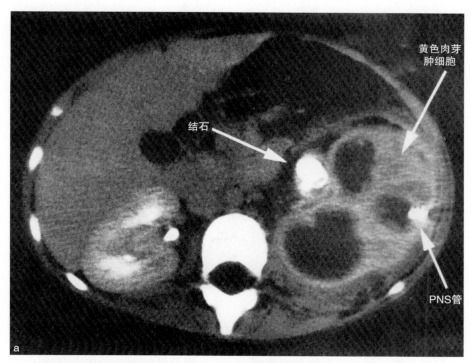

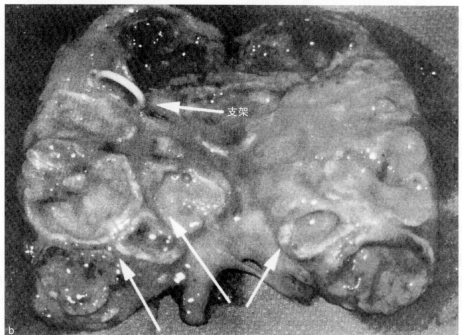

▲ 图 14-5　黄色肉芽肿性肾盂肾炎 CT

a：示大的不均匀的肾脏和扩张的肾盂、充满脂粒的巨噬细胞。黄色肉芽肿性肾盂肾炎（xanthogranulomatous pyelonephritis，XGP）常常合并肾结石。b：病理标本示实质内脓肿和巨噬细胞沉积（箭头）。PNS，经皮肾造瘘

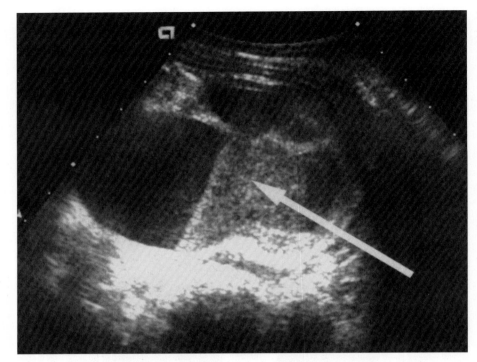

▲ 图 14-6　肾盂积脓：超声显示扩张的肾盂内液体与杂质之间的介面

C. 治疗

脓肾的治疗包括立即应用抗菌药物和引流感染的集合系统，在引流及确定致病菌前就应开始使用广谱抗生素进行预防性治疗。通过下尿路引流（如用输尿管支架）仅用于无败血症的患者，过多的操作可加速引起脓血症和毒血症；患者病情较重时，应选用经皮肾穿刺置管引流。感染得到控制后，应进行影像学检查以确定尿路梗阻的原因，如尿路结石或肾盂输尿管交接处梗阻。

膀胱感染

▶急性膀胱炎

急性膀胱炎是指下尿路，主要是膀胱的感染。女性发病多于男性。感染主要由尿道周围、阴道和粪便中的细菌逆行引起。通过临床表现进行诊断。儿童患者必须区别是上尿路还是下尿路的感染。与急性肾盂肾炎不同，一般来说，急性膀胱炎患者不需行进一步的影像学检查，但那些发热性UTI 的患者需要进一步的放射学检查。对儿童建议筛查肾 - 膀胱超声（renal bladder ultrasound，RBUS），如果发现异常，需要进行膀胱尿道造影（Roberts，2011）。

A. 临床表现

患急性膀胱炎的患者有排尿刺激症状如排尿困难、尿频和尿急。腰骶部和耻骨上疼痛、血尿和尿液气味难闻也常见，发热和全身症状少见。尿分析均可见白细胞，可有血尿。尿培养可以明确诊断和确定病原菌；当临床表现和尿分析高度提示急性膀胱炎时，可不必做尿培养。大肠埃希菌引起的急性膀胱炎最常见。其他致病菌包括变形杆菌、克雷伯菌和肠杆菌。糖尿病和 UTI 病史是急性膀胱炎的危险因素。

B. 影像学检查

对于不复杂的膀胱感染，一般不需影像学检查。

C. 治疗

短期口服抗菌药物构成急性膀胱炎的治疗。TMP-SMX、呋喃妥因和氟喹诺酮类药物对膀胱炎的大多数致病菌疗效好。TMP-SMX 和呋喃妥因价格便宜，推荐用于无并发症的膀胱炎的治疗（Huang and Stafford，2002）。但研究表明，引起无并发症的急性膀胱炎的大肠埃希菌中，约 20%对 TMP-SMX 耐药，对呋喃妥因耐药者少于 2%（Gupta et al，1999）。成人和儿童用药时间常限制在 3~7 日，具体时间取决于应用抗生素的种类

（Gupta et al，2011）。磷霉素 1 次 /d 的治疗被证明有效，可参考用于一线治疗。该病对青霉素和氨基青霉素的耐药性很高，因此不推荐用于治疗。但对于有泌尿生殖系统解剖异常（如 VUR）的儿童，可将其用于复杂性 UTI 进行治疗，并延长抗生素治疗时间，通常为 10~14 日。

▶复发性膀胱炎 /UTI

A. 临床表现

复发性膀胱炎 /UTI 由病菌持续存在或另一种病菌再感染引起。重要的是确定再感染的原因，因为病菌持续存在和另一种病菌再感染的治疗截然不同。如果病菌持续存在是 UTI 复发的原因，感染源的治疗是关键，而预防性的治疗对再感染有效。

B. 影像学检查

如果怀疑复发性膀胱炎 /UTI 的原因为病菌持续存在，应行影像学检查。超声检查可用于泌尿生殖道的全面评估。有时需要行 IVP、膀胱镜和 CT 等进一步检查。如患者 UTI 反复发作，需行细菌定位研究和更进一步的影像学检查（如逆行肾盂造影）。当怀疑细菌再感染是膀胱炎复发的原因时，应仔细检查是否有膀胱阴道瘘或膀胱肠道瘘的存在。但是，这些患者常不需要影像学检查。

C. 治疗

复发性膀胱炎的治疗方案也取决于其发病原因。为治疗病菌的持续存在，需手术取出感染源（如尿路结石）。同样，为防止病菌再感染，需手术修复瘘。预防性应用抗生素用于治疗大多数情况下的病菌再感染。研究表明，与对照和历史资料比较，适当的预防性的小剂量持续应用抗菌药物可以将再感染的风险降低到 15%（Albert et al，2004）。为治疗膀胱炎复发，某些女性患者也可以自己间歇地服用抗菌药物。患者可以根据他们自己的以往症状发现感染发生的预兆，自行服用一次剂量的抗菌药物如 TMP-SMX 以治疗感染，这种做法在特定的患者的治疗中已被证明经济且有效，且无须尿液培养，有证据表明自我诊断具有 86%~92% 的准确性（Schaeffer et al，1999；Wong et al，1985）。如发现复发性膀胱炎 /UTI 与

性活动有关，性交后多次排净尿液和服用一次剂量的抗菌药物可以明显减少感染复发的发生率（Pfau and Sacks，1994）。治疗复发性膀胱炎 /UTI 的抗菌药物以外的其他药物包括阴道内应用雌三醇（Raz and Stamm，1993）、乳酸菌阴道栓（Acid and Burton，2002）和口服酸果蔓的果实做的饮料（Lowe and Fagelman，2001）。

▶软斑病

软斑病是一种不常见的膀胱的炎性疾病，也常累及包括输尿管和肾脏在内的尿路的其他部分。在膀胱，其表现为由内有层状包含体（Michaelis-Gutmann 体）（McClure et al，1981）的大组织细胞（von Hansemann 细胞）构成的片状隆起或结节。目前对该病机制的假设是由巨噬细胞杀死细菌时导致的缺陷所引起，最常见的致病原是大肠埃希菌，细菌降解产物的积累可以导致上述结节（Damjanov and Katz，1981）。

A. 临床表现

软斑病女性多见，与 UTI 病史有关。软斑病患者多处于免疫抑制状态，包括器官移植后状态、AIDS 和恶性肿瘤。常见排尿刺激症状（尿频、尿急）和血尿（Curran，1987）。如病变累及输尿管或肾脏，患者可存在发烧、腰痛或腰部肿块。如累及双侧肾脏，可出现氮质血症或肾衰竭（Dobyan et al，1993）。

B. 影像学检查

超声或 CT 检查可发现膀胱肿块；如病变累及输尿管，可有梗阻的表现（Vas et al，1985）。如病变侵及肾脏，CT 可发现局灶性或弥散性、低密度、实质性团块（Frederic et al，1981）。正电子发射断层扫描（positron emission tomography，PET）可用于诊断病灶肾脏受累，并注意到放射性示踪剂的强化摄取（Vanbrabant et al，2004）。MRI 还可以显示具有低 T_1、T_2 加权信号的结节（Zimina et al，2002）。影像学检查常难于鉴别软斑病和恶性肿瘤［移行细胞癌（transitional cell carcinomas，TCC）或肾癌］，常需活检确诊。

C. 治疗

软斑病主要应用抗菌药物治疗，特别是对那些产生的病变细胞内容较高的患者。TMP-SMX

和氟喹诺酮类药物被推荐用于软斑病的治疗。氟喹诺酮类药物治疗可显著降低与肾功能不全相关的死亡率（Tam et al，2003）。氨基甲酸乙酯和维生素 C 通过纠正降低的 cGMP 水平来增强溶酶体的吞噬活性，可能有一定疗效（Fudaba et al，2014）。患者的病变局限于下尿路，单纯应用抗生素即可治愈。如果软斑病累及输尿管或肾脏，除需抗生素治疗外，可能还需手术切除（Dasgupta et al，1999；Long and Althausen，1989）。双侧肾脏受累的患者虽经积极治疗，仍预后差、死亡率高。

前列腺炎

▶急性细菌性前列腺炎

急性细菌性前列腺炎是与 UTI 有关的前列腺的炎症反应。研究认为，感染由尿道的感染上行或感染尿液自膀胱反流入前列腺管道内引起。为抵抗侵入的细菌，白细胞（多形核白细胞、淋巴细胞、浆细胞和巨噬细胞）进入前列腺腺泡内和腺泡周围。常出现前列腺基质的水肿和充血。随着感染的发展，可发生各种程度的坏死和脓肿。

A. 临床表现

急性细菌性前列腺炎多见于成年男性，是 50 岁以下男性最常见的泌尿系疾病，青春期男性少见（Collins et al，1998）。急性细菌性前列腺炎患者常突然出现全身表现（发热、寒战、全身不适、关节痛、肌肉痛、腰骶部 / 直肠 / 会阴部疼痛）和尿路症状（尿频、尿急、排尿困难）。由于前列腺肿胀，也可出现尿潴留。直肠指检可发现前列腺触痛、增大、不规则和发热。尿分析常可见多数白细胞，偶有红细胞。血液检查可见白细胞升高。前列腺特异性抗原（prostate-specific antigen，PSA）水平常升高。通过前列腺液镜检和培养，以及前列腺按摩前后尿培养诊断前列腺炎。急性细菌性前列腺炎患者前列腺液内有多数白细胞和含脂肪的巨噬细胞。但发病初期常因前列腺触痛明显而不能做前列腺按摩，此时行前列腺按摩会导致菌血症。同样，应避免经尿道留置导尿管。前列腺液培养可确定致病菌，致病菌常为一种，但也有由多种致病菌引起。大肠埃希菌是急性前列腺炎的常见致病菌。其他革兰氏阴性菌（变形杆菌、克雷伯菌、肠杆菌、假单胞菌属和沙雷菌属）是不常见致病菌（Kanamaru et al，2006）。危险因素包括包茎、无保护肛交、急性附睾炎、留置导尿管和近期经直肠超声引导前列腺活检（transrectal ultrasound-guided prostate biopsy，TRUS）。

B. 影像学检查

急性前列腺炎很少需要影像学检查，除非抗生素治疗后仍没有改善。膀胱超声可确定残余尿量。经直肠超声仅用于常规治疗无效者，可以评估脓肿的形成。

C. 治疗

治疗急性前列腺炎必须使用抗菌药物。在等待细菌培养结果的同时，应立即经验性地应用针对革兰氏阴性菌和肠球菌的药物。甲氧苄啶和氟喹诺酮可较好地穿透前列腺组织，应用 4~6 周（Wagenlehner et al，2005）。目前主要的担忧在于致病菌对氟喹诺酮类药物耐药性正在逐步提高，对于接受 TRUS 活检的患者中，应采取局部抗生素的联用来协助抗生素治疗（Nagy and Kubej，2012）。应用抗菌药物长期治疗可完全消灭前列腺组织内的致病菌，防止慢性前列腺炎或脓肿等并发症的发生（Childs，1992；Nickel，2000）。患前列腺脓肿的患者，如处于免疫抑制状态、急性尿潴留或有其他严重的疾病，应住院并静脉应用抗生素治疗。氨苄西林和任一种氨基糖苷类药物对革兰氏阴性菌和肠球菌均有好的疗效。急性前列腺炎继发尿潴留时应行耻骨上置管引流，禁忌行经尿道留置导尿管或器械导尿。

▶慢性细菌性前列腺炎

与急性细菌性前列腺炎相比，慢性细菌性前列腺炎发病隐匿，特点为反复发作的 UTI，尽管应用抗菌药物治疗，前列腺液内仍有病原菌持续存在。

A. 临床表现

典型患者存在排尿困难、尿急、尿频、夜尿多和腰骶部 / 会阴部疼痛。有些患者无症状，通过细菌学检查确定诊断。患者通常不发热，且由同一微生物引起的复发性或复发性 UTI、尿道炎或附睾炎的病史（Nickel and Moon，2005）。对于无症状者，应在检查菌尿后做出诊断。肛门指诊前列腺常无异常,有时有触痛、质硬或发现前列腺结石。根据病变的严重程度不同,尿分析可见数目不等的白细胞和细菌。血液检查无白细胞升高,PSA 可升高。尿液样本应收集中段尿,前列腺按摩后收集前列腺分泌物,从前列腺分泌物和尿液标本中鉴定出细菌后进行诊断。致病菌与急性细菌性前列腺炎相似。目前认为,其他革兰氏阳性菌 - 沙眼衣原体、解脲支原体和人型支原体 - 可能是慢性细菌性前列腺炎的原因,但在标准条件下难以培养。

B. 影像学检查

影像学检查对前列腺炎的诊断帮助不大。经直肠超声检查仅有助于前列腺脓肿的诊断。

C. 治疗

抗菌药物的选择与急性前列腺炎(Bjerkl and Johansen, 1998)类似。有趣的是,尿液或前列腺液内白细胞或细菌的存在不能预测慢性细菌性前列腺炎患者对抗菌药物治疗的反应(Nickel et al, 2001)。患有慢性细菌性前列腺炎时,需用 3~4 个月的抗菌药物。应用氟喹诺酮治疗时,某些患者在用药 4~6 周可出现效果。TMP-SMX 则是更经济的选择,但对于 35 岁以下的患者,选择氟喹诺酮类药物可同时对抗淋病和衣原体微生物。在抗生素治疗中加入 α- 肾上腺素受体阻滞剂和抗炎药已被证明可以减少慢性盆腔疼痛综合征患者的症状复发(Anothaisintawee et al, 2011)。由于抗菌药物穿透前列腺组织的能力差和前列腺内细菌灶相对独立,尽管最大限度的治疗,仍常不能治愈。尽管进行了最大限度的治疗,但由于抗生素对前列腺组织的渗透性较差以及前列腺内细菌病灶的相对隔离,很少能治愈。三线药物包括 5α- 还原酶抑制剂、糖胺聚糖、槲皮素、cernilton(CN-009)和锯棕榈。一项双盲、随机、安慰剂的对照研究评估了慢性前列腺炎和盆腔疼痛综合征患者,在使用经尿道前列腺内注射肉毒杆菌素后,6 个月时疼痛和症状减轻了 80%(Falahatkar et al, 2014)。当抗生素治疗后仍发生感染反复发作时,可以使用抗生素(TMP-SMX,日一次一片,每日 100mg 呋喃妥因,或每日 250mg 环丙沙星)(Meares, 1987)。经尿道前列腺切除术(transurethral resection of prostate, TURP)已用于治疗难治性疾病;然而,并不能确保成功率,故很少推荐这种方法。

▶肉芽肿性前列腺炎

肉芽肿性前列腺炎不常见,可继发于细菌、病毒或真菌感染;或因卡介苗疗法;黄斑病和影响前列腺的全身性肉芽肿疾病(Srigley, 2004)。2/3 的病例无明确原因。非特异性肉芽肿性前列腺炎有两种截然不同的形式:嗜酸性类型和非嗜酸性类型。前者是前列腺组织对外渗前列腺液的异常反应(O'Dea et al, 1977);后者是前列腺对某些未知抗原的剧烈的变态反应。

A. 临床表现

肉芽肿性前列腺炎常急剧发病,发热、寒战和尿路梗阻 / 排尿刺激症状。一些患者可出现尿潴留。患者常病情严重和高热。直肠指诊前列腺质地坚硬、固定,与前列腺癌难于鉴别。尿培养无细菌感染的表现。血液检查白细胞增多,嗜酸性粒细胞常明显增多。确诊依靠前列腺活检。

B. 治疗

某些患者可应用抗生素、糖皮质激素和暂时膀胱尿液引流治疗。嗜酸性粒细胞增多的肉芽肿性前列腺炎,应用糖皮质激素治疗可获得良好效果(Ohkawa et al, 2001)。TURP 可用于药物治疗无效并存在出口梗阻的患者。

▶前列腺脓肿

大多数前列腺脓肿是急性前列腺炎治疗不当的并发症。前列腺脓肿常见于糖尿病、长期透析或免疫抑制患者,尿道器械操作或长期留置导尿管的患者。

A. 临床表现

前列腺脓肿与急性前列腺炎患者的症状相似。典型患者开始以急性前列腺炎接受治疗,最初对抗菌药物疗效好;但在治疗期间,他们的症状复发,提示前列腺脓肿形成。直肠指诊前列腺常明显触痛和肿胀,仅可在 16% 的病例可触及波动感(Weinberger et al, 1988)。

B. 影像学检查

经直肠超声(图 14-7)和 CT 对诊断和治疗都很有帮助。

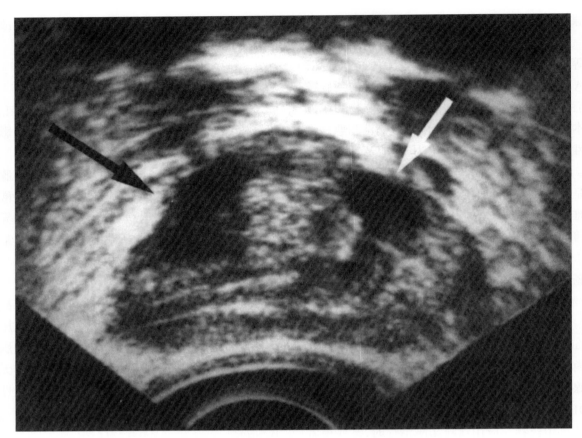

▲ 图 14-7　前列腺脓肿
经直肠超声示前列腺脓肿表现为低回声区（黑、白箭头）

C. 治疗

需应用抗菌药物治疗和脓肿引流。可在经直肠超声和 CT 引导下行脓肿直接经直肠引流（Barozzi et al, 1998）。如不适合经直肠引流，且脓肿直径大于 1cm，推荐可行经尿道切开引流。经正确的诊断和处理，大多数前列腺脓肿患者可治愈，无明显并发症（Weinberger et al, 1988）。

尿道炎

▶尿道炎的分类

尿道感染 / 炎症可根据其病原菌不同分为淋病奈瑟球菌性和非淋病奈瑟球菌性〔支原体、衣原体、阴道毛滴虫和单纯疱疹病毒（herpes simplex virus, HSV）〕尿道炎（Dixon et al, 2002）。大多数患者通过性交被感染。

A. 临床表现

尿道炎患者表现完全无症状（高达 75% 的患者）或有尿道分泌物和排尿困难。分泌物的量可很多或很少；排尿困难主要见于反复发作的患者，因为这些患者可出现继发尿道狭窄。通过核酸扩增试验或聚合酶链反应（polymerase chain reaction, PCR）试验可对尿道或首次排尿的尿液标本进行检查和培养来做出诊断。感染淋球菌的男性中近 30% 同时感染衣原体。

B. 影像学检查

仅反复发作或出现尿路梗阻的患者需行逆行尿道造影检查。大多数的单纯性尿道炎患者不需行影像学检查。

C. 治疗

需针对致病菌选用抗菌药物。淋球菌性尿道炎患者可用阿奇霉素日一次 2g，该药还可同时治疗淋病奈瑟球菌和非淋病奈瑟球菌，因为上诉两种疾病可以同时存在。肌内注射头孢曲松可用于治疗单独的淋病奈瑟球菌。对于非淋病奈瑟球菌性尿道炎患者可用四环素或红霉素（500mg/d，4 次）或多西环素（100mg/d，两次）共治疗 7~14 日（O'Mahony, 1999）。然而，最重要的治疗是预防，患者的性伴侣应同时治疗,性交时应采取保护措施(如避孕套)。

附睾炎

▶附睾炎的病因

附睾的感染和炎症常由下 UTI 逆行引起。附睾的感染可以扩散波及到睾丸。50% 以上的小于 35 岁的附睾炎病例由性传播致病菌引起(淋球菌和支原体);儿童和老人的附睾炎大多由尿路病原菌如大肠埃希菌,假单胞菌和变形杆菌引起的。儿童的尿培养很少呈阳性,幼儿附睾炎/睾丸炎的其他原因多是由于对肺炎支原体、肠道病毒和腺病毒等病原体的感染导致的炎症反应。此外,先天性解剖异常或排尿功能异常可能会导致尿液回流到射精管,导致化学性附睾炎,这种情况多是良性病变(Raveenthiran and Sam,2011)。因此,附睾炎/睾丸炎的病因可能是致病原感染或化学/刺激性的。肛交的同性恋男性,附睾炎的常见致病菌为大肠埃希菌和大肠的其他细菌。附睾炎的其他罕见原因包括白塞综合征、过敏性紫癜、结节病或胺碘酮诱发的附睾炎。

A. 临床表现

附睾炎患者可出现阴囊明显疼痛,疼痛可放射至腹股沟或腰部。由于附睾炎/睾丸炎或反应性的阴囊积液,可出现阴囊迅速肿大。在阴囊疼痛出现以前或与阴囊疼痛同时出现尿道炎、膀胱炎或前列腺炎的症状。体检阴囊增大变红,急性炎症期间附睾与睾丸界限难以辨别,偶可扪及精索增粗。尿液检查可见白细胞和细菌。血液检查常可见白细胞增多。

B. 影像学检查

仅根据病史和体检,常难以区别睾丸炎与睾丸扭转(Petrack and Hafeez,1992)。阴囊的多普勒超声或放射性核素检查的灵敏度达 92%~100%,可用于明确诊断(Yu et al,2012)。多普勒超声如发现睾丸内存在血流,或放射性核素检查发现示踪剂进入睾丸,说明无睾丸扭转。附睾炎患者超声常可见附睾增大、血流增加。也可看到反应性的鞘膜积液。青春期前患附睾炎时需要使用 RBUS 和 VCUG 进行放射学检查,以评估泌尿道异常,例如,反流或输尿管口异位(Likitnukul et al,1987)。青春期后如患附睾炎,应进行性传播疾病和性卫生的教育。

C. 治疗

与前面提到的尿道炎和 UTI 的治疗一样,应口服针对特异性病原菌的抗菌药物。另外,卧床休息、阴囊抬高、应用非类固醇类抗炎药有助于缩短症状的持续时间。性传播致病菌引起的附睾炎,应治疗他们的性伴侣以防再感染。有脓肿和严重感染的患者,需住院和静脉输入药物治疗。出现脓肿时应开放引流。有时对于患有慢性、复发性附睾炎和阴囊疼痛的患者,可行附睾切除术以减轻症状。

特殊境况

▶妊娠期的 UTI

妊娠期由于增大子宫的压迫和激素环境的改变,尿路出现解剖和生理上的变化。正常妊娠期,由于血管和间质体积的增加,肾脏的长度增加了约 1cm(Waltzer,1981)。可能主要由于心脏输出量的增加,肾小球滤过率增高了 30%~50%(Waltzer,1981)。妊娠的第二和第三个三个月期间,输尿管明显扩张并引起尿流停滞。这种输尿管积水是受黄体酮的影响和子宫在骨盆水平对输尿管的压迫引起(Waltzer,1981)。膀胱也出现解剖和生理上的变化,增大的子宫的位置移至膀胱的上壁和前壁。

因为正常妊娠期间尿路的这些变化,临床上妊娠期妇女可相应地出现菌尿。据统计无症状菌尿(asymptomatic bacteriuria, ASB)的患病率可在 5%~10%,与同龄的非妊娠女性的患病率没有显著差异。ASB 最常见于妊娠 9~17 周,其危险因素包括年龄和怀孕次数、糖尿病、镰状细胞病和解剖结构异常。有趣的是,只有 2%~4% 的孕妇会患上肾盂肾炎(ACOG,2008)。60%~70% 的肾盂肾炎发作发生在妊娠中期和晚期,此时尿潴留最为严重。10%~20% 的肾盂肾炎在分娩前复发(Gilstrap et al,1981)。如未经治疗,妊娠期肾盂肾炎可使早产率和围生期死亡率上升(Locksmith and Duff, 2001; McGregor and Fr, 1998; Schieve et al, 1994）。妊娠期肾盂肾炎的治疗对胎儿发育产生的影响尚不清楚（Gilstrap and Ramin, 2001）。

总之，为防止肾盂肾炎的发生，应监测孕期是否存在菌尿。在初次产前检查和妊娠晚期（third trimester）留取尿样。对于无症状的孕妇，菌尿的定义为 2 次排尿尿标本的单一病菌数多于 10^5CFU/ml；对于有症状的孕妇，如单一病菌数超过 10^3CFU/ml，就应用青霉素、口服头孢菌素（Christensen, 2000; Wing et al, 1999）或磷霉素氨丁三醇散（Minassian et al, 1998）进行治疗。值得注意的是，呋喃妥因可用于妊娠早期和中期，但应避免在有溶血风险的妊娠晚期使用。表 14-9 示抗菌药物和它们对妊娠的影响。所有患者都应重复做尿培养以证明尿中细菌已被清除。患急性肾盂肾炎的患者应静脉应用头孢菌素、青霉素和 β- 内酰胺酶抑制剂或单内酰环类（Rubin et al, 1992）。因为这些妇女多易出现肾盂肾炎的复发，应定期尿培养监测。

表 14-9   抗菌药物和它们对妊娠的影响

药物	对胎儿发育的影响
磺胺类药物	核黄疸
甲氧苄啶	干扰神经管的发育
四环素	牙齿和骨骼的变色和发育异常
呋喃妥因	溶血和 G-6-PD 缺乏
氨基糖苷类	神经损害
氟喹诺酮类	干扰软骨发育
青霉素类	安全
头孢菌素类	安全
β- 内酰胺酶抑制剂	安全
单内酰环类	安全
磷霉素	安全
氨丁三醇	安全

▶ **HIV 感染或 AIDS 患者的 UTI**

人类免疫缺陷病毒（human immunodeficiency virus, HIV）改变了宿主对细菌感染的正常防御能力。当 CD4 淋巴细胞计数降到 $200/mm^3$ 以下时，细菌感染的机会戏剧性地增加（Evans et al, 1995; Hoepelman et al, 1992）。另外，用于治疗 HIV 的抗反转录病毒药物（如齐多夫定）可进一步抑制正常免疫反应，增加这些患者患 UTI 的风险。非典型感染包括念珠菌属、曲霉属、新型隐球菌和分枝杆菌属（Lebovitch and Mydlo, 2008）。

A. UTI/ 膀胱炎

Hoepelman 等（1992）对有 UTI 症状的 HIV 阳性男性的尿液进行培养，获得了预期的结果。他们观察 HIV 感染男性，当 CD4<$200/mm^3$ 和 CD4=$200\sim500/mm^3$ 时，尿培养阳性率分别为 30% 和 11%，而 CD4>$500/mm^3$ 时，无尿液感染的证据。Gugino 等（1998）同样观察到，无症状的 HIV 感染的女性与正常女性 UTI 的发病率相同。由于 AIDS 患者常服用 TMP-SMX 预防卡氏肺囊虫肺炎的发生，这些患者 UTI 的发病率下降。

B. 前列腺炎

HIV 感染者和 AIDS 患者细菌性前列腺炎的发病率分别为 3% 和 14%，而相同年龄的一般人群的发病率为 1%~2%（Leport et al, 1989）。致病菌包括常见的病原菌如大肠埃希菌和变形杆菌，以及不常见致病菌如伤寒杆菌、金黄色葡萄球菌、铜绿假单胞菌和淋球菌（Staiman and Lowe, 1995）。由于感染复发的可能性高及免疫状态低下，需长时间（4~6 周）应用氟喹诺酮类药物治疗。与一般人群相比，AIDS 患者中前列腺脓肿更常见（Staiman and Lowe, 1995; Trauzzi et al, 1994）。致病菌包括大肠埃希菌和其他革兰氏阴性细菌或条件致病菌或分枝杆菌（Lee et al, 2001）。必须有效地引流和延长抗菌药物或抗真菌治疗时间。

C. 附睾炎和尿道炎

HIV 感染患者的附睾炎可由淋球菌和衣原体引起，但由大肠埃希菌样细菌如大肠埃希菌引起的感染更常见，特别是在无保护性肛门性交的患者（Berger et al, 1987）。HIV 感染患者合并化脓性或抗生素抵抗性附睾炎时，应考虑真菌和分枝杆菌感染的可能（Desmond et al, 1993）。HIV 感染男性患尿道炎时，即使仅培养分离出淋球菌，也要同时针对衣原体和淋球菌进行治疗。由于病毒的排出可因生殖道感染而增加，性交应在治疗完成后 7 日才可进行。

D. 少见致病菌引起的感染

　　HIV 患者可出现分枝杆菌引起的 UTI。肾脏首先被感染，然后感染播散到下尿路。6%~23% 的 AIDS 患者在尸检中发现感染肺结核（Marques et al，1996）。M 型结核菌是最常见的致病菌，鸟分枝杆菌和胞内分枝杆菌少见（Sepkowitz et al，1995）。HIV 感染患者存在激惹 / 梗阻等排尿症状但培养无细菌感染的表现时，应考虑下 UTI 由分枝杆菌引起。少数患者可出现血尿或无菌脓尿（Marques et al，1996）。在评估感染 HIV 和播散性结核病的儿童时，Nourse 及其同事指出，至少需要使用两种抗结核药物治疗 6~9 个月，可以改善蛋白尿和肾功能（Nourse et al，2010）。

▶ 糖尿病患者的 UTI

　　UTI 在糖尿病患者中更为常见且病程更复杂，随着病程的延长和糖尿病控制情况的恶化，易感性会有所增加（reviewed by Chen et al，2009）。与非糖尿病患者相比，糖尿病患者急性肾盂肾炎的发病率增高了 2~5 倍。诸如气肿性肾盂肾炎以及肾和肾周脓肿等并发症在糖尿病患者中更常见（Williams and Schaeffer，2004）。有趣的是，糖尿病患者因 UTI 的死亡率和住院风险并未增加；但是，住院时间可能会延长。与非糖尿病患者相比，糖尿病女性更常发生 ASB。在 2 型糖尿病患者中无症状性菌尿的发生可以增加 UTI 的相关风险。然而，抗菌药物对 ASB 的治疗并没有显示出能减少有症状的 UTI、肾盂肾炎的相关风险，或降低 UTI 住院率（Ooi et al，2004）。

　　UTI 的风险与 BA1c 提示的血糖控制的程度相关。导致排尿功能障碍和尿潴留的自主神经病变可以抑制细菌的清除，从而促进细菌生长。局部尿细胞因子分泌的缺陷和致病微生物对尿路上皮细胞的黏附性增加也是可能导致这些患者发生无症状和有症状菌尿的潜在机制（Hoepelman et al，2003；Nicolle，2005）。尿液中升高的葡萄糖水平会导致中性粒细胞功能障碍并抑制吞噬作用，

导致细菌清除功能的降低，从而导致细菌的侵入和导致 UTI（Johnsson et al，2013）。尚未发现特定的尿路致病菌的患病率与糖尿病状态之间存在相关性；然而，与大肠埃希菌相比，ASB 的糖尿病患者更容易感染克雷伯菌和肠球菌。虽然在患有 UTI 的糖尿病患者中更常发现耐药菌，但对于患有复杂性 UTI 的糖尿病患者，抗生素的经验性治疗与非糖尿病患者相似。一个特例是葡萄球菌感染在糖尿病患者中并不少见，可导致尿路相关的败血症。当糖尿病患者出现肾痛时，尤其应考虑这一点。对于患有复杂性 UTI 的糖尿病患者，不推荐门诊口服药物治疗。如果可能，应避免使用 TMP-SMX 进行治疗，因为它可以增强口服降糖药物的降血糖作用。氟喹诺酮类药物在治疗患有复杂性 UTI 的糖尿病患者中是安全有效的（即具有较低的耐药性）（Williams and Schaeffer，2004）。

▶ 留置导尿管患者的 ASB

　　管理留置 Foley 导管或耻骨上膀胱切开插管的患者以及进行间歇导尿的患者有很大挑战。这些患者大多数在尿培养或尿液分析时结果呈阳性，但问题仍是何时对患者进行治疗。菌尿继发于生物膜形成和细菌上升到膀胱并可在导管放置 72 小时内发生。美国传染病学会指南提出了降低抗生素耐药性的策略，不推荐对留置导管的 ASB 患者进行抗生素治疗。如果出现阳性培养并出现发热性 UTI 时，建议进行治疗。在可能没有感觉的脊髓患者中，必须依赖其他症状包括导管周围的渗漏、尿液的发臭、耻骨上的压力、肌肉痉挛的增加、发烧和肋脊角压痛来确诊（Nicolle，2012）。如果尿培养提示变形杆菌属感染，无论是否出现症状，对这些患者的推荐治疗是采用抗生素进行治疗 10~21 日，因为有可能继发尿路结石发展导致上尿路病情的恶化（Franz and Horl，1999）。如果存在结石，则需要手术治疗以清除细菌病灶。

（张建　翻译　张小东　审校）

参考文献

Abad CL, Safdar N: The role of lactobacillus probiotics in the treatment or prevention of urogenital infections—a systematic review. J Chemother 2009;21(3):243–252.

ACOG (American College of Obstetricians and Gynecologists): ACOG Practice Bulletin 91: Treatment of urinary tract infections in nonpregnant women. Obstet Gynecol 2008;111:785–794.

Al-Orifi F et al: Urine culture from bag specimens in young children: Are the risks too high? J Pediatr 2000;137:221.

Albert X, Huertas I, Pereiró II, et al: Antibiotics for preventing recurrent urinary tract infection in non-pregnant women. Cochrane Database Syst Rev 2004:CD001209.

Anderson GG et al: Host subversion by formation of intracellular bacterial communities in the urinary tract. Microbes Infect 2004; 6(12):1094–1101.

Anonymous: Superbug E. coli found for just second time in US, 2016 (available online at: http://abcnews.go.com/Health/superbug-coli-found-time-us/story?id=40488140), ABC News.

Anothaisintawee T, Attia J, Nickel JC, et al: Management of chronic prostatitis/chronic pelvic pain syndrome: A systematic review and network meta-analysis. JAMA 2011;305(1):78–86.

Badalato G, Kaufmann M: Adult UTI. AUA Medical Student Curriculum, 2016.

Barnes RW et al: Transurethral resection of the prostate for chronic bacterial prostatitis. Prostate 1982;3:215.

Barozzi L et al: Prostatic abscess: Diagnosis and treatment. Am J Roentgenol 1998;170:753.

Baskin L, Cooper C, Copp H: Infections, Pediatric Urology. AUA Core Curriculum, 2016.

Berger RE et al: Etiology and manifestations of epididymitis in young men: Correlations with sexual orientation. J Infect Dis 1987;155:1341.

Bjerklund Johansen TE et al: The role of antibiotics in the treatment of chronic prostatitis: A consensus statement. Eur Urol 1998; 34:457.

Bjorksten B, Kaijser B: Interaction of human serum and neutrophils with Escherichia coli strains: Differences between strains isolated from urine of patients with pyelonephritis or asymptomatic bacteriuria. Infect Immun 1978;22:308.

Blanco M et al: Virulence factors and O groups of Escherichia coli isolates from patients with acute pyelonephritis, cystitis and asymptomatic bacteriuria. Eur J Epidemiol 1996;12:191.

Bortolussi R et al: Capsular K1 polysaccharide of Escherichia coli: Relationship to virulence in newborn rats and resistance to phagocytosis. Infect Immun 1979;25:293.

Bower JM et al: Covert operations of uropathogenic Escherichia coli within the urinary tract. Traffic 2005;6(1):951–954.

Brown PD et al: Prevalence and predictors of trimethoprim-sulfamethoxazole resistance among uropathogenic Escherichia coli isolates in Michigan. Clin Infect Dis 2002;34:1061.

Brown PS Jr et al: Xanthogranulomatous pyelonephritis: Report of nonsurgical management of a case and review of the literature. Clin Infect Dis 1996;22:308.

Carapetis JR et al: Randomized, controlled trial comparing once daily and three times daily gentamicin in children with urinary tract infections. Pediatr Infect Dis J 2001;20:240.

Chaudhari P, Monuteaux M, Bachur R: Urine concentration and pyuria for identifying UTI in infants. Pediatrics 2016;138(5).

Chen MT et al: Percutaneous drainage in the treatment of emphysematous pyelonephritis: 10-year experience. J Urol 1997; 157:1569.

Chen SL et al: Diabetes mellitus and urinary tract infection: Epidemiology, pathogenesis and proposed studies in animal models. J Urol 2009;182(6 Suppl):S51–S56.

Childs S: Current diagnosis and treatment of urinary tract infections. Urology 1992;40:295.

Chiou YY et al: Renal fibrosis: Prediction from acute pyelonephritis focus volume measured at 99mTc dimercaptosuccinic acid SPECT. Radiology 2001;221:366–370.

Chowdhury P et al: Minireview: Functions of the renal tract epithelium in coordinating the innate immune response to infection. Kidney Int 2004;66(4):1334–1344.

Collins MM et al: How common is prostatitis? A national survey of physician visits. J Urol 1998;159:1224.

Connell I et al: Type 1 fimbrial expression enhances Escherichia coli virulence for the urinary tract. Proc Natl Acad Sci USA 1996; 93:9827.

Conway PH, Cnaan A, Zaoutis T, et al: Recurrent urinary tract infections in children: Risk factors and association with prophylactic antimicrobials. JAMA 2007;298:179.

Copp H, Yiee J, Smith A, et al: Use of urine testing in outpatients treated for urinary tract infection. Pediatrics 2013;132(3).

Costelloe C et al: Effect of antibiotic prescribing in primary care on antimicrobial resistance in individual patients: Systematic review and meta-analysis. BMJ 2010;18:34.

Curran FT: Malakoplakia of the bladder. Br J Urol 1987;59:559.

Czaja CA, Scholes D, Hooton TM, Stamm WE: Population-based epidemiologic analysis of acute pyelonephritis. Clin Infect Dis 2007;45(3):273–280.

Dacher JN et al: Rational use of CT in acute pyelonephritis: Findings and relationships with reflux. Pediatr Radiol 1993;23:281.

Dalla Palma L et al: Medical treatment of renal and perirenal abscesses: CT evaluation. Clin Radiol 1999;54:792.

Damjanov I, Katz SM: Malakoplakia. Pathol Annu 1981;16:103–126.

Dasgupta P et al: Malakoplakia: von Hansemann's disease. BJU Int 1999;84:464.

Desmond N et al: Tuberculous epididymitis: A case report in an HIV seropositive male. Int J STD AIDS 1993;4:178.

Dixon L et al: Chlamydia trachomatis infection and non-gonococcal urethritis in homosexual and heterosexual men in Edinburgh. Int J STD AIDS 2002;13:425.

Dobyan DC et al: Renal malakoplakia reappraised. Am J Kidney Dis 1993;22:243.

Duncan JL: Differential effect of Tamm-Horsfall protein on adherence of Escherichia coli to transitional epithelial cells. J Infect Dis 1988;158:1379.

Edlin RS, Shapiro DJ, Hersh AL, et al: Antibiotic resistance patterns in outpatient pediatric urinary tract infections. J Urol 2013; 190:222.

Ernst E, Diekema D, BootsMiller B, et al: Are United States hospitals following national guidelines for the analysis and presentation of cumulative antimicrobial susceptibility data? Diagn Microbiol 2004;49(2):141–145.

Evans DJ Jr et al: Hemolysin and K antigens in relation to serotype and hemagglutination type of Escherichia coli isolated from extraintestinal infections. J Clin Microbiol 1981;13:171.

Evans JK et al: Incidence of symptomatic urinary tract infections in HIV seropositive patients and the use of cotrimoxazole as prophylaxis against Pneumocystis carinii pneumonia. Genitourin Med 1995;71:120.

Fair WR et al: Prostatic antibacterial factor: Identity and significance. Urology 1976;7:169.

Falagas ME et al: Antibiotics versus placebo in the treatment of women with uncomplicated cystitis: A meta-analysis of randomized controlled trials. J Infect 2009;58(2):91–102.

Falahatkar S, Shahab E, Gholamjani Moghaddam K, Kazemnezhad E: Transurethral Intraprostatic Injection of Botulinum Toxin Type A for the Treatment of Chronic Prostatitis/Chronic Pelvic Pain Syndrome: Results of a Prospective Pilot Double-Blind and Randomized Placebo-Controlled study. BJU Int. 2014 Oct 13.

Fihn SD: Clinical practice. Acute uncomplicated urinary tract infection in women. N Engl J Med. 349: 259-66, 2003.

Flores-Mireles A, Walker J, Caparon M, Hultgren S: Urinary tract infections: epidemiology, mechanisms of infection and treatment options. Nature Reviews Micro 2015 (13): 269-284.

Fontanilla T, Minaya J, Cortés C, Hernando CG, Arangüena RP, Arriaga J, et al: Acute complicated pyelonephritis: contrast-enhanced ultrasound. Abdom Radiol 2012;37(4):639.

Foxman B et al: Urinary tract infection among women aged 40 to 65: Behavioral and sexual risk factors. J Clin Epidemiol 2001;54:710.

Franz M, Horl W: Common errors in diagnosis and management of urinary tract infection: Clinical management. Nephrol Dial Transpl 1999;14(11):2754–2762.

Frederic N et al: Renal malakoplakia: Ultrasonic and computed appearances. J Belge Radiol 1981;64:361.

Freedman AL: Urologic diseases in North America Project: Trends in resource utilization for urinary tract infections in children. J Urol 2005;173(3):949–954.

Fudaba H, Ooba H, Abe T, Kamida T, Wakabayashi Y, Nagatomi H, et al: An adult case of cerebral malakoplakia successfully cured by treatment with antibiotics, bethanechol and ascorbic acid. J Neurol Sci 2014;342(1–2):192–196.

Garcia-Rodriguez JA, Munoz Bellido JL: Oral cephalosporins in uncomplicated urinary tract infections. Clin Microbiol Infect 2000;6:73.

Ghiro L et al: Retrospective study of children with acute pyelonephritis: Evaluation of bacterial etiology, antimicrobial susceptibility, drug management and imaging studies. Nephron 2002; 90:8.

Gilstrap LC III et al: Acute pyelonephritis in pregnancy: An anterospective study. Obstet Gynecol 1981;57:409.

Gilstrap LC III, Ramin SM: Urinary tract infections during pregnancy. Obstet Gynecol Clin North Am 2001;28:581.

Goodman M et al: Xanthogranulomatous pyelonephritis (XGP): A local disease with systemic manifestations. Report of 23 patients and review of the literature. Medicine (Baltimore) 1979; 58:171.

Griebling, TL: Urologic diseases in America project: Trends in resource use for urinary tract infections in men. J Urol 2005a;173(4):1288–1294.

Griebling TL: Urologic diseases in America project: Trends in resource use for urinary tract infections in women. J Urol 2005b;173(4):1281–1287.

Gugino L et al: Asymptomatic bacteriuria in human immunodeficiency (HIV)-infected women. Prim Care Update Ob Gyns 1998;5:146.

Gupta K et al: Increasing prevalence of antimicrobial resistance among uropathogens causing acute uncomplicated cystitis in women. JAMA 1999;281:736.

Gupta K, Hooton TM, Naber KG, et al: International clinical practice guidelines for the treatment of acute uncomplicated cystitis and pyelonephritis in women: A 2010 update by the Infectious Diseases Society of America and the European Society for Microbiology and Infectious Diseases. Clin Infect Dis 2011;52(5):e103–e120.

Haraoka M, Hang L, Frendéus B, et al: Neutrophil recruitment and resistance to urinary tract infection. J Infect Dis 1999(180):1220–1229.

Hoberman A et al: Oral versus initial intravenous therapy for urinary tract infections in young febrile children. Pediatrics 1999;104:79.

Hoberman A, Charron M, Hickey R, et al: Imaging studies after a first febrile urinary tract infection in young children. New Engl J Med 2003;348:195–202.

Hoepelman AI et al: Bacteriuria in men infected with HIV-1 is related to their immune status (CD4+ cell count). AIDS 1992;6:179.

Hoepelman AI et al: Pathogenesis and management of bacterial urinary tract infections in adult patients with diabetes mellitus. Int J Antimicrob Agents 2003;22(Suppl 2):35–43.

Hooton TM, Scholes D, Hughes JP, Winter C, Roberts PL, Stapleton AE, Stergachis A, Stamm WE: A prospective study of risk factors for symptomatic urinary tract infection in young women. New Engl J Med 1996;335:468–474.

Hovanec DL, Gorzynski EA: Coagglutination as an expedient for grouping Escherichia coli associated with urinary tract infections. J Clin Microbiol 1980;11:41.

Hsiao AL, Chen L, Baker MD: Incidence and predictors of serious bacterial infections among 57- to 180-day-old infants. Pediatrics 2006;117:1695.

Huang ES, Stafford RS: National patterns in the treatment of urinary tract infections in women by ambulatory care physicians. Arch Intern Med 2002;162:41.

Huang JJ, Tseng CC: Emphysematous pyelonephritis: Clinicoradiological classification, management, prognosis, and pathogenesis. Arch Intern Med 2000;160(6):797–805.

Hughes C et al: Hemolysin production as a virulence marker in symptomatic and asymptomatic urinary tract infections caused by Escherichia coli. Infect Immun 1983;39:546.

Hultgren SJ, Porter TN, Schaeffer AJ, Duncan JL: Role of type 1 pili and the effects of phase variation on lower urinary tract infections produced by Escherichia coli. Infect Immun 1985;50:370–377.

Iskandar SS et al: Lipid-laden foamy macrophages in renal cell carcinoma: Potential frozen section diagnostic pitfall. Pathol Res Pract 1993;189:549.

Jahnukainen T et al: Mechanisms of renal damage owing to infection. Pediatr Nephrol 2005;20(8):1043–1053.

Jeena PM et al: Bacteriuria in children attending a primary health care clinic: A prospective study of catheter stream urine samples. Ann Trop Paediatr 1996;16:293.

Jenkins RD et al: Review of urine microscopy for bacteriuria. JAMA 1986;255:3397.

Johnson L et al: Emergence of fluoroquinolone resistance in outpatient urinary Escherichia coli isolates. Am J Med 2008;121(10):876–884.

Johnsson KM, Ptaszynska A, Schmitz B, Sugg J, Parikh SJ, List JF: Urinary tract infections in patients with diabetes treated with dapagliflozin. J Diabetes Complications 2013;27(5):473–478.

Kahlmeter G: An international survey of the antimicrobial susceptibility of pathogens from uncomplicated urinary tract infections: The ECO.SENS Project. J Antimicrob Chemother 2003;51(1):69–76.

Kallenius G et al: Occurrence of P-fimbriated Escherichia coli in urinary tract infections. Lancet 1981;2:1369.

Kanamaru S, Kurazono H, Terai A, Monden K, Kumon H, Mizunoe Y, et al: Increased biofilm formation in Escherichia coli isolated from acute prostatitis. Int J Antimicrob Agents 2006;28(Suppl 1):S21–S25.

Karaca Y et al: Co-trimoxazole and quinolone resistance in Escherichia coli isolated from urinary tract infections over the last 100 years. Int J Antimicrob Agents 2005;26(1):75–77.

Kawashima A, Sandler CM, Ernst RD, et al: Renal inflammatory disease: The current role of CT. Crit Rev Diagn Imaging 1997;38(5):369–415.

Kodner CM, Thomas Gupton EK: Recurrent urinary tract infections in women: Diagnosis and management. Am Fam Physician 2010;82:638–643.

Koff SA, Wagner TT, Jayanthi VR: The relationship among dysfunctional elimination syndromes, primary vesicoureteral reflux and urinary tract infections in children. J Urol 1998;160:1019.

Koronakis V, Hughes C: Synthesis, maturation and export of the E. coli hemolysin. Med Microbiol Immunol (Berlin) 1996;185:65.

Kuo CC, Wu CF, Huang CC, et al: Xanthogranulomatous pyelonephritis: critical analysis of 30 patients. Int Urol Nephrol 2011;43(1):15–22.

Lau SM et al: Resistance rates to commonly used antimicrobials among pathogens of both bacteremic and non-bacteremic community-acquired urinary tract infection. J Microbiol Immunol Infect 2004;37(3):185–191.

Lawrenson RA, Logie JW: Antibiotic failure in the treatment of urinary tract infections in young women. J Antimicrob Chemother 2001;48:895.

Lebovitch S, Mydlo JH: HIV-AIDS: Urologic considerations. Urol Clin North Am 2008;35:59–68, vi.

Lee LK et al: The urologist and the patient infected with human immunodeficiency virus or with acquired immunodeficiency syndrome. BJU Int 2001;88:500.

Leport C et al: Bacterial prostatitis in patients infected with the human immunodeficiency virus. J Urol 1989;141:334.

Levtchenko EN et al: Role of Tc-99m DMSA scintigraphy in the diagnosis of culture negative pyelonephritis. Pediatr Nephrol 2001;16:503.

Likitnukul S et al: Epididymitis in children and adolescents: A 20-year retrospective study. Am J Dis Child 1987;141:41.

Lipsky BA: Prostatitis and urinary tract infection in men: What's new; what's true? Am J Med 1999;106:327.

Litwin MS, Saigal CS, Yano EM, Avila C, Geschwind SA, Hanley JM, Joyce GF, Madison R, Pace J, Polich SM, et al: Urologic diseases in America Project: Analytical methods and principal findings. J Urol 2005;173:933–937.

Locksmith G, Duff P: Infection, antibiotics, and preterm delivery. Semin Perinatol 2001;25:295.

Lomberg H et al: Influence of blood group on the availability of receptors for attachment of uropathogenic *Escherichia coli*. Infect Immun 1986;51:919.

Long JP Jr, Althausen AF: Malakoplakia: A 25-year experience with a review of the literature. J Urol 1989;141:1328.

Lorentz WB: Localization of urinary tract infection. Urol Clin North Am 1979;6:519.

Lorentzen M, Nielsen HO: Xanthogranulomatous pyelonephritis. Scand J Urol Nephrol 1980;14:193.

Lowe FC, Fagelman E: Cranberry juice and urinary tract infections: What is the evidence? Urology 2001;57:407.

Marcus N et al: Non-*Escherichia coli* versus *Escherichia coli* community-acquired urinary tract infections in children hospitalized in a tertiary center: Relative frequency, risk factors, antimicrobial resistance and outcome. Pediatr Infect Dis J 2005;24(7):581–585.

Marques LP et al: AIDS-associated renal tuberculosis. Nephron 1996;74:701.

Martinez JJ et al: Type 1 pilus-mediated bacterial invasion of bladder epithelial cells. Embo J 2000;19:2803.

Matsumoto T: Urinary tract infections in the elderly. Curr Urol Rep 2001;2:330.

McClure J et al: The ultrastructural features of malakoplakia. J Pathol 1981;134:13.

McGregor JA, French JI: Prevention of preterm birth. New Engl J Med 1998;339:1858; discussion 1860.

McKinnon PS, Davis SL: Pharmacokinetic and pharmacodynamic issues in the treatment of bacterial infectious diseases. Eur J Clin Microbiol Infect Dis. 2004;23:271–288.

Meares EM Jr: Acute and chronic prostatitis: Diagnosis and treatment. Infect Dis Clin North Am 1987;1:855.

Meares EM, Stamey TA: Bacteriologic localization patterns in bacterial prostatitis and urethritis. Invest Urol 1968;5:492.

Merimsky E, Feldman C: Perinephric abscess: Report of 19 cases. Int Surg 1981;66:79.

Miller LG, Tang AW: Treatment of uncomplicated urinary tract infections in an era of increasing antimicrobial resistance. Mayo Clinic Proc 2004;79(8):1048–1053; quiz 1053–1054.

Minassian MA et al: A comparison between single-dose fosfomycin trometamol (Monuril) and a 5-day course of trimethoprim in the treatment of uncomplicated lower urinary tract infection in women. Int J Antimicrob Agents 1998;10:39.

Mori R et al: Diagnostic performance of urine dipstick testing in children with suspected UTI: A systematic review of relationship with age and comparison with microscopy. Acta Paediatr 2010;99(4):581–584.

Nagy V, Kubej D: Acute bacterial prostatitis in humans: current microbiological spectrum, sensitivity to antibiotics and clinical findings. Urologia Internationalis 2012;89 (4):445–450.

Navas EL et al: Blood group antigen expression on vaginal cells and mucus in women with and without a history of urinary tract infections. J Urol 1994;152:345.

Nguyen HT et al: Trimethoprim in vitro antibacterial activity is not increased by adding sulfamethoxazole for pediatric *Escherichia coli* urinary tract infection. J Urol 2010;184(1):305–310.

Nickel JC: The Pre and Post Massage Test (PPMT): A simple screen for prostatitis. Tech Urol 1997;3:38.

Nickel JC: Antibiotics for bacterial prostatitis. J Urol 2000;163:1407.

Nickel JC: The management of acute pyelonephritis in adults. Can J Urol 2001;8:29.

Nickel JC et al: Predictors of patient response to antibiotic therapy for the chronic prostatitis/chronic pelvic pain syndrome: A prospective multicenter clinical trial. J Urol 2001;165:1539.

Nickel JC, Moon T: Chronic bacterial prostatitis: An evolving clinical enigma. Urology 2005;66(1):2–8.

Nicolle LE: Urinary tract infection in geriatric and institutionalized patients. Curr Opin Urol 2002;12:51.

Nicolle LE: Urinary tract infection in diabetes. Curr Opin Infect Dis 2005;18(1):49–53.

Nicolle LE: Urinary catheter-associated infections. Infect Dis Clin North Am 2012;26:13–27.

Nicolle LE et al: The association of urinary tract infection with sexual intercourse. J Infect Dis 1982;146:579.

Nourse PJ, Cotton MF, Bates WD: Renal manifestations in children co-infected with HIV and disseminated tuberculosis. Pediatr Nephrol 2010;25:1759–1763.

O'Dea MJ et al: Non-specific granulomatous prostatitis. J Urol 1977;118:58.

Ofek I et al: Role of bacterial lectins in urinary tract infections: Molecular mechanisms for diversification of bacterial surface lectins. Adv Exp Med Biol 2000;485:183.

Ohkawa M et al: Non-specific eosinophilic granulomatous prostatitis responded favorably to an antimicrobial agent and a hydrocortisone. Int J Urol 2001;8:578.

Olvera-Posada D, García-Mora A, Culebro-García C, et al: Prognostic factors in emphysematous pyelonephritis. Actas Urol Esp 2012;19.

O'Mahony C: Treatment of non-specific urethritis should be two weeks, not 1. Sex Transm Infect 1999;75:449.

Ooi ST et al: Management of asymptomatic bacteriuria in patients with diabetes mellitus. Ann Pharmacother 2004;38(3):490–493.

Orskov I et al: O, K, H and fimbrial antigens in *Escherichia coli* serotypes associated with pyelonephritis and cystitis. Scand J Infect Dis Suppl 1982;33:18.

Osset J et al: Assessment of the capacity of *Lactobacillus* to inhibit the growth of uropathogens and block their adhesion to vaginal epithelial cells. J Infect Dis 2001;183:485.

Pak J et al: Tamm-Horsfall protein binds to type 1 fimbriated *Escherichia coli* and prevents *E. coli* from binding to uroplakin Ia and Ib receptors. J Biol Chem 2001;276:9924.

Pallet A, Hand K: Complicated urinary tract infections: Practical solutions for the treatment of multiresistant Gram-negative bacteria. J Antimicrob Chemother 2010;65:iii25–iii33.

Parsons MA: Xanthogranulomatous gastritis: An entity or a secondary phenomenon? J Clin Pathol 1993;46:580.

Patel HD et al: Can urine dipstick testing for urinary tract infection at point of care reduce laboratory workload? J Clin Pathol 2005;6(1):18–31.

Petrack EM, Hafeez W: Testicular torsion versus epididymitis: A diagnostic challenge. Pediatr Emerg Care 1992;8:347.

Pfau A, Sacks TG: Effective postcoital quinolone prophylaxis of recurrent urinary tract infections in women. J Urol 1994;152:136.

Philbrick JT: Single dose for urinary tract infections. J Gen Intern Med 1986;1:207.

Raffi HS et al: Tamm-Horsfall protein acts as a general host-defense factor against bacterial cystitis. Am J Nephrol 2005;20(8):1043–1053.

Rajesh A, Jakanani G, Mayer N, et al: Computed tomography findings in xanthogranulomatous pyelonephritis. J Clin Imaging Sci 2011;1:45.

Raveenthiran V, Sam CJ: Epididymo-orchitis complicating anorectal malformations: Collective review of 41 cases. J Urol 2011; 186(4):1467–1472.

Raz R, Stamm WE: A controlled trial of intravaginal estriol in postmenopausal women with recurrent urinary tract infections. New Engl J Med 1993;329:753.

Reid G, Burton J: Use of *Lactobacillus* to prevent infection by pathogenic bacteria. Microbes Infect 2002;4:319.

Roberts JA et al: Epitopes of the P-fimbrial adhesin of *E. coli* cause different urinary tract infections. J Urol 1997a;158:1610.

Roberts KB: Urinary tract infection: Clinical practice guideline for the diagnosis and management of the initial UTI in febrile infants and children 2 to 24 months. Pediatrics 2011;128:595.

Roberts RO et al: A review of clinical and pathological prostatitis syndromes. Urology 1997b;49:809.

Ronald A: The etiology of urinary tract infection: Traditional and emerging pathogens. Am J Med 2002;113:14.

Rubin RH et al: An approach to evaluating antibacterial agents in the treatment of urinary tract infection. Clin Infect Dis 1992;14:S246; discussion S253.

Salo J, Uhari M, Helminen M, et al: Cranberry juice for the prevention of recurrences of urinary tract infections in children: A randomized placebo-controlled trial. Clin Infect Dis 2012;54:340.

Santucci RA, Krieger JN: Gentamicin for the practicing urologist: Review of efficacy, single daily dosing and "switch" therapy. J Urol 2000;163:1076.

Saperston K, Shapiro D, Hersh A, et al: A comparison of inpatient versus outpatient resistance patterns of pediatric urinary tract infection. J Urol 2014;191(5):1608–1613.

Schaeffer AJ: What do we know about the urinary tract infection-prone individual? J Infect Dis 2001;183:S66.

Schaeffer AJ: The expanding role of fluoroquinolones. Am J Med 2002;113:45.

Schaeffer AJ et al: Role of vaginal colonization in urinary tract infections (UTIs). Adv Exp Med Biol 1999;462:339.

Schaeffer AJ, Stuppy BA. Efficacy and safety of self-start therapy in women with recurrent urinary tract infections. J Urol 1999;161:207–211.

Schappert SM: Ambulatory care visits to physician offices, hospital outpatient departments, and emergency departments: United States, 1997. Vital Health Stat 13 1999;i–iv:1–39.

Schieve LA et al: Urinary tract infection during pregnancy: Its association with maternal morbidity and perinatal outcome. Am J Public Health 1994;84:405.

Schlager TA: Urinary tract infections in children younger than 5 years of age: Epidemiology, diagnosis, treatment, outcomes and prevention. Paediatr Drugs 2001;3:219.

Scholes D et al: Risk factors associated with acute pyelonephritis in healthy women. Ann Intern Med 2005;142(1):20–27.

Schwenger EM, Tejani AM, Loewen PS: Probiotics for preventing urinary tract infections in adult and children. Cochrane Library. 2015.

Sepkowitz KA et al: Tuberculosis in the AIDS era. Clin Microbiol Rev 1995;8:180.

Shaikh N, Morone NE, Bost JE, et al: Prevalence of urinary tract infection in childhood: A meta-analysis. Pediatr Infect Dis 2008;27:302.

Shaikh N, Morone NE, Lopez J, et al: Does this child have a urinary tract infection? JAMA 2007;298:2895.

Shortliffe LM, McCue JD: Urinary tract infection at the age extremes: Pediatrics and geriatrics. Am J Med 2002;113:55.

Siegel JF et al: Minimally invasive treatment of renal abscess. J Urol 1996;155:52.

Singh-Grewal D, Macdessi J, Craig J: Circumcision for the prevention of urinary tract infection in boys: A systematic review of randomised trials and observational studies. Arch Dis Child 2005;90:853.

Sobel JD: Pathogenesis of urinary tract infection: Role of host defenses. Infect Dis Clin North Am 1997;11:531.

Sotto A et al: Risk factors for antibiotic-resistant *Escherichia coli* isolated from hospitalized patients with urinary tract infections: A prospective study. J Clin Microbiol 2001;39:438.

Srigley JR: Benign mimickers of prostatic adenocarcinoma. Mod Pathol 2004;17(3):328–348.

Staiman VS, Lowe FC: Prostatic disease in HIV-infected patients. AIDS Read 1995;5:165.

Stamm WE et al: Diagnosis of coliform infection in acutely dysuric women. New Engl J Med 1982;307:463.

Stamm WE, Norrby SR: Urinary tract infections: Disease panorama and challenges. J Infect Dis 2001;183:S1.

Stoller ML, Kogan BA: Sensitivity of 99m technetium-dimercapto-succinic acid for the diagnosis of chronic pyelonephritis: Clinical and theoretical considerations. J Urol 1986;135:977.

Subramanyam BR, Raghavendra BN, Bosniak MA, et al: Sonography of pyonephrosis: A prospective study. Am J Roentgenol 1983;140(5):991–993.

Svanborg C et al: Bacterial adherence and mucosal cytokine responses: Receptors and transmembrane signaling. Ann NY Acad Sci 1996;797:177.

Svanborg C et al: Host-parasite interaction in the urinary tract. J Infect Dis 1988;157:421.

Svenson SB et al: P-fimbriae of pyelonephritogenic *Escherichia coli*: Identification and chemical characterization of receptors. Infection 1983;11:61.

Tam VK et al: Renal parenchymal malakoplakia: A rare cause of ARF with a review of recent literature. Am J Kidney Dis 2003;41(6):E13–E17.

Tang HJ et al: Clinical characteristics of emphysematous pyelonephritis. J Microbiol Immunol Infect 2001;34:125.

Trauzzi SJ et al: Management of prostatic abscess in patients with human immunodeficiency syndrome. Urology 1994;43:629.

Vanbrabant P, Drieskens O, Blockmans D: 18-fluoro-deoxyglucose positron emission tomography may contribute to the diagnosis and follow-up of malakoplakia. Acta Clin Belg 2004 May-Jun. 59(3):138-42.

Vas W et al: Computed tomography and ultrasound appearance of bladder malakoplakia. J Comput Tomogr 1985;9:119.

Velciov S, Gluhovschi G, Trandafirescu V, Petrica L, Bozdog G, Gluhovschi C, et al: Specifics of the renal abscess in nephrology: Observations of a clinic from a county hospital in Western Romania. Rom J Intern Med 2011;49(1):59–66.

Wagenlehner FM et al: The role of antibiotics in chronic bacterial prostatitis. Int J Antimicrob Agents 2005:26(1):1–7.

Wagenlehner FM, Naber KG: Hospital-acquired urinary tract infections. J Hosp Infect 2000;46:171.

Waltzer WC: The urinary tract in pregnancy. J Urol 1981;125:271.

Wan YL et al: Predictors of outcome in emphysematous pyelonephritis. J Urol 1998;159:369.

Warren JW, Abrutyn E, Hebel JR, Johnson JR, Schaeffer AJ, Stamm WE: Guidelines for antimicrobial treatment of uncomplicated acute bacterial cystitis and acute pyelonephritis in women. Infectious Diseases Society of America (IDSA). Clin Infect Dis 1999;29:745–758.

Weinberger M et al: Prostatic abscess in the antibiotic era. Rev Infect Dis 1988;10:239.

Wennerstrom M et al: Primary and acquired renal scarring in boys and girls with urinary tract infection. J Pediatr 2000;136:30.

Wettergren B et al: Epidemiology of bacteriuria during the first year of life. Acta Paediatr Scand 1985;74:925.

Whitfield C, Roberts IS: Structure, assembly and regulation of expression of capsules in *Escherichia coli*. Mol Microbiol 1999;31:1307.

Williams GJ et al: Absolute and relative accuracy of rapid urine tests for urinary tract infection in children: A meta-analysis. Lancet Infect Dis 2010;10(4):240–250.

Williams DH, Schaeffer AJ: Current concepts in urinary tract infections. Minerva Urol Nefrol 2004:56(1):15–31.

Wing DA: Pyelonephritis. Clin Obstet Gynecol 1998;41:515.

Wing DA et al: Outpatient treatment of acute pyelonephritis in pregnancy after 24 weeks. Obstet Gynecol 1999;94:683.

Wiswell TE, Roscelli JD: Corroborative evidence for the decreased incidence of urinary tract infections in circumcised male infants. Pediatrics 1986;78:96.

Wong ES, McKevitt M, Running K, et al. Management of recurrent urinary tract infections with patient-administered single-dose therapy. Ann Intern Med. 1985;102:302–307.

Wood EG, Dillon HC Jr: A prospective study of group B streptococcal bacteriuria in pregnancy. Am J Obstet Gynecol 1981;140:515.

Wyatt SH, Urban BA, Fishman EK: Spiral CT of the kidneys: Role in characterization of renal disease. Part I: Nonneoplastic disease. Crit Rev Diagn Imaging 1995;36(1):137.

Yu KJ, Wang TM, Chen HW, Wang HH. The dilemma in the diagnosis of acute scrotum: Clinical clues for differentiating between testicular torsion and epididymo-orchitis. Chang Gung Med J 2012;35(1):38–45.

Zimina OG, Rezun S, Armao D, Braga L, Semelka RC: Renal malacoplakia: Demonstration by MR imaging. Magn Reson Imaging 2002;20(8):611–614.

14

第15章 泌尿生殖系统特异性感染

Emil A. Tanagho，Christopher J. Kane

特异性感染是由特殊病原微生物引起的,每一种都会引起一种临床上独特的疾病,并有可识别的病理组织反应。

结核病

世界卫生组织(WHO)估计,2014年新增结核病例960万,死亡150万。全球范围的结核病中,近一半发生在中国、印度和印度尼西亚。结核分枝杆菌可侵犯泌尿生殖道的一个或多个(甚至全部)器官,并引起慢性肉芽肿性感染,表现出与其他器官结核病相同的特征。泌尿系结核病是多发于青壮年(60%的患者年龄在20~40岁),男性比女性更常见。

▶病因学

结核分枝杆菌感染,从肺通过血源性途径到达泌尿生殖器官。原发灶很少有症状或症状不明显。

肾脏,也有可能前列腺是泌尿生殖道结核感染的最初感染部位。其他泌尿生殖器官都通过逆行(前列腺到膀胱)或下行(肾到膀胱,前列腺到附睾)受累。附睾结核可直接累及睾丸。

▶发病机制(图15-1)

尿路结核的发病机制。

A. 肾和输尿管

当一批结核分枝杆菌攻击肾皮质时,可能会被组织的正常抵抗力消灭,因结核病死亡者的尸检可发现这方面证据,肾脏仅可见瘢痕;然而,如果定植在肾脏中的病菌数量多、毒力强而未被清除,就会引起临床感染。

肾结核进展缓慢,对这种感染有较强抵抗力的患者,可能需要15~20年才会出现肾脏受损。

因此,在病变累及肾盏或肾盂前,一般没有肾区疼痛,很少或没有任何类型的临床表现。在累及肾盏或肾盂后,脓液和病菌可进入尿液内,只有在此阶段,症状(膀胱炎)才表现出来。然后感染侵及肾盂黏膜和输尿管,特别是输尿管上端和膀胱壁内段,可导致狭窄和梗阻(肾积水)。

随着疾病的进展,组织出现干酪样变,直到整个肾脏被干酪样物质替代。在组织的修复过程中可发生钙化。输尿管发生纤维化,趋向于缩短并因此变直,这种变化导致了输尿管口出现"高尔夫洞"样开口表现,抗反流作用丧失。

B. 膀胱

由于感染物质的刺激,膀胱刺激症状成为泌尿生殖道结核的早期临床表现。随后,通常在输尿管开口区域出现结核结节,最终结核结节相互融合、形成溃疡。溃疡可出血。随着病情发展,膀胱出现纤维化、挛缩,导致明显的尿频。输尿管出现反流和狭窄,可引起肾积水。如果随后对侧肾脏也发生病变,可能是另外一次血行感染造成的。

C. 前列腺和精囊

感染的尿液通过前列腺部尿道,最终将侵犯前列腺和一侧或双侧精囊。无局部疼痛。

有时,结核分枝杆菌血行传播到泌尿生殖系

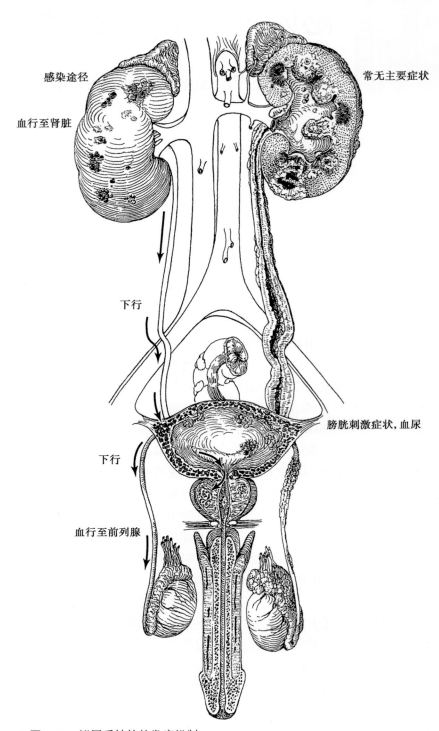

感染途径

血行至肾脏

常无主要症状

下行

膀胱刺激症状,血尿

下行

血行至前列腺

▲ 图 15-1　泌尿系结核的发病机制

统（genitourinary，GU）的最初病变部位是前列腺，前列腺感染可上行到膀胱和下行到附睾。

D. 附睾和睾丸

前列腺结核可通过输精管或其周围淋巴管侵犯附睾。由于这是一个缓慢的过程，通常无疼痛。如果附睾感染广泛和形成脓肿，可从阴囊皮肤破溃，形成一个持久不愈的窦道，也可扩散侵及睾丸。

▶ **病理**

A. 肾脏和输尿管

肾结核不是很严重时，尽管肾周围炎症比较明显，但肾脏表面大体上还是正常的。但通常有柔软、淡黄色的局限性包块。剖面显示，此区域充满了干酪样物质（干酪样变），肾实质的广泛破坏是显而易见的，另外可见正常组织和小的脓肿，肾盂壁、肾盏和输尿管可增厚，在脓肿流入肾盏的区域常出现溃疡。输尿管可完全狭窄，引起肾自截。此时的肾脏纤维化和无功能，膀胱尿液可正常，症状消失。

镜下观察，干酪样物质是无组织的团块。周围肾实质组织出现典型结核病表现：纤维化伴组织坏死，小圆细胞和浆细胞浸润、结核特异的类上皮细胞和巨噬细胞等。抗酸染色可发现组织内的病原菌，类似的变化可以在肾盂和输尿管发现。

肾和输尿管常出现的钙化，可肉眼或镜下发现，这种表现强烈提示结核病，但应排除血吸虫感染。有 10% 的患者会继发肾结石。在肾结核晚期，肾实质可完全被干酪性物质和纤维组织替代。偶见肾周围脓肿。

B. 膀胱

早期膀胱黏膜可出现非特异性的红肿发炎。膀胱对病菌的急性侵入有很强的抵抗力。随病情发展，结核结节形成，内镜检查可发现白色或黄色隆起的结节，结节周围有充血引起的红晕。随着膀胱壁的纤维化和严重的膀胱挛缩，可出现反流。

镜下可见结节为典型的结核结节。结核结节破溃后形成深而粗糙的溃疡。在此阶段膀胱刺激症状相当严重。愈合过程中，纤维化发展并累及肌层。

C. 前列腺和精囊

肉眼观察，这些器官的表面可发现结节和纤维硬化的区域。常见坏死的区域。少数情况下，病变通过钙化而痊愈。前列腺发现大片钙化应考虑由结核引起。

D. 精索、附睾和睾丸

输精管常增粗；梭形肿块处为结核结节，慢性病例中被描述为典型的串珠样改变。附睾增大、变硬，虽然偶尔与睾丸粘连，但常界限分明。镜下可见典型的结核改变。附睾管变性明显。一般不累计睾丸，但附睾脓肿可直接蔓延到睾丸。

E. 女性生殖道

一般经血行感染，极少数情况下由异性性伴侣通过性接触传播。女性泌尿系统和生殖道同时结核感染的发生率在 1%~10%。可累及宫颈管。其他表现包括子宫内膜炎、局限性附件肿物（常为双侧）和结核性宫颈炎，但阴道和外阴的结核瘤罕见。

▶ **临床表现**

如有以下表现应考虑泌尿生殖系统结核：①慢性膀胱炎经积极治疗无效；②无菌性脓尿；③肉眼或镜下血尿；④无明显疼痛、增大的附睾、输精管增粗及串珠样改变；⑤经久不愈的阴囊窦道；⑥前列腺硬化或硬结节并单侧或双侧侧精囊增厚（特别在青年人中）。现在或过去身体的其他部位结核病史，出现以上症状和体征时应怀疑泌尿生殖系统结核。

诊断依靠尿液培养或聚合酶链反应（polymerase chain reaction，PCR）显示结核分枝杆菌阳性。感染的范围由以下方法确定：①触诊附睾、输精管、前列腺和精囊中的病变；②影像学显示的肾和输尿管病变；③膀胱镜检查确定膀胱的受累；④肾脏功能检查确定肾功能损害程度；⑤结核分枝杆菌存在于一个或双侧肾脏。

A. 症状

肾结核无特异的临床症状，甚至在晚期也只是膀胱炎的症状。不明确的不适、疲劳、持续低热和盗汗是本病的一些非特异症状。甚至也没有膀胱刺激症状，在这种情况下，只有通过严格的收集和检查尿液发现线索。接近一半的泌尿生殖系统结核患者，在身体其他部位可发现活动性结核。

1. 肾脏和输尿管 由于本病进展缓慢，肾损害常是完全无症状的。偶有腰部隐痛。凝血块、继发性结石或大量碎片排泄过程可能导致肾和输尿管绞痛。腹部无痛肿块少数情况可出现。

2. 膀胱　肾结核的最早症状可能是继发性膀胱受累，包括烧灼痛、尿频和夜尿。肾脏或膀胱病变偶可引起血尿。特别是疾病的晚期，膀胱刺激症状常可非常严重。如果膀胱出现溃疡，膀胱充盈时可出现明显的耻骨上疼痛。

3. 生殖道　前列腺和精囊的结核常无症状。这些器官结核感染的最初线索是附睾结核。

附睾结核常表现为无痛或仅轻度疼痛的附睾肿胀。附睾脓肿可通过阴囊壁自行引流。阴囊窦道经久不愈应首先考虑为结核病。少数情况下起病急，可被误诊为急性附睾炎。

B. 体征

可发现存在生殖系统以外结核病的证据（如肺、骨、淋巴结、扁桃体、肠道）。

1. 肾脏　通常受累肾脏无增大或触痛。

2. 外生殖器　附睾增厚、无触痛或轻触痛。输精管常增厚并呈串珠状。阴囊慢性窦道几乎是附睾结核所特有。附睾结核进一步发展，触诊不能与睾丸区分，说明睾丸已被附睾脓肿直接侵犯。

结核性附睾炎偶并发鞘膜积液。特发性鞘膜积液应该抽取液体分析，以便评估可能存在的病理变化（附睾炎，睾丸肿瘤）。阴茎和尿道受累罕见。

3. 前列腺和精囊　这些器官触诊可正常。但前列腺结核通常可触及硬化区，甚至结节。精囊结核时精囊常坚硬、增大和固定。如果附睾结核存在，同侧精囊也常出现变化。

C. 实验室检查

正确的尿液检查是诊断泌尿生殖系统结核的最重要线索。

1. 持续脓尿的普通细菌培养没有发现病原微生物应首先考虑结核病。应用抗酸染色对 24 小时尿沉渣进行检查，至少 60% 的病例可找到抗酸杆菌，但结果必须用阳性培养来加以确认。

2. 如果临床上经过积极抗细菌感染治疗后无效，脓尿持续存在，则必须通过细菌学和影像学检查有无结核病。

3. 大部分结核感染病例中，清晨第一次尿液培养结核分枝杆菌呈阳性。如果培养阳性，应进行药敏试验。如果临床表现强烈提示结核病，阴性培养结果应当重复进行三到五次，清晨第一次尿液是理想的培养标本。

如果怀疑结核，应进行结核菌素试验。阳性结果，尤其在成年人中，不能确定结核病的诊断；但在其他方面健康的患者的阴性结果说明不是结核病。

D. X 线表现（图 15-2）

腹部平片（plain abdominal radiograph）［又称肾、输尿管及膀胱平片（kidney ureter bladder position, KUB）］可显示一侧肾脏增大，或因肾周脓肿导致肾和腰大肌阴影消失。肾实质内可见点状钙化。10% 肾结核病例可发现肾结石。输尿管可有钙化，但罕见（图 15-2）。

病变中度进展时，排泄性尿路造影具有诊断意义。典型改变包括：①"虫蚀样"改变表明肾盏溃疡的存在；②一个或多个肾盏的消失；③输尿管纤维化引起输尿管狭窄，进而引起肾盏扩张；④脓腔与肾盏相通；⑤一处或多处输尿管狭窄、继发性扩张，缩短引起输尿管变直；⑥完全性输尿管闭塞导致肾脏功能丧失和肾毁坏（肾自截）。

超声和 CT 还显示钙化、肾萎缩和瘢痕、输尿管和肾盏狭窄，提示泌尿生殖系统结核诊断。超声价廉无创，增强 CT 对钙化和特征性解剖改变更敏感。

E. 膀胱镜检查

即使尿液中已发现结核分枝杆菌，且排泄尿路造影示典型的肾脏病变，也应行全面的膀胱镜检查。膀胱镜检查可以清楚地看到病变的严重程度；可观察到典型的结核结节或溃疡；必要时可以做活检；可发现严重的膀胱挛缩；膀胱造影可显示输尿管反流。

▶鉴别诊断

慢性非特异性膀胱炎或肾盂肾炎可与结核病非常相似，尤其在继发化脓菌感染的 15%~20% 的结核病患者。如果非特异性感染经适当治疗无效，应寻找结核分枝杆菌。无痛性附睾炎提示为结核所致。膀胱镜检发现膀胱壁的结核结节和溃疡，提示结核。

急性或慢性非特异性附睾炎与附睾结核有时

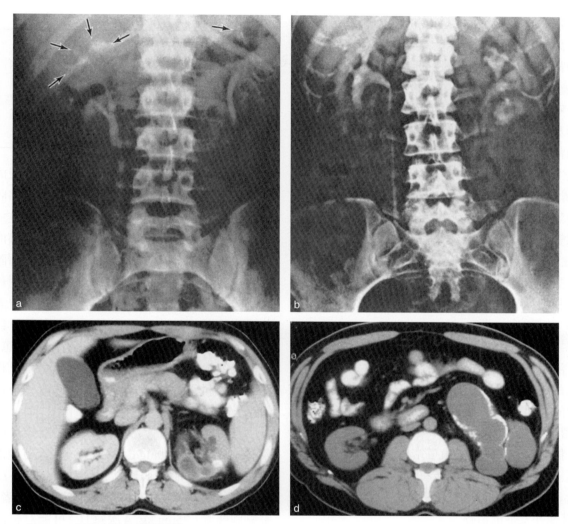

▲ 图 15-2　结核病的放射学证据

a: 排泄尿路造影示肾上极肾盏呈 "虫蚀样" 改变, 上肾盏钙化; 右侧输尿管上段伸直扩张。b: 排泄性尿路造影示左侧肾盏溃疡和扩张。c: 腹部 CT 强化显示, 左肾结核伴有钙化、肾实质灌注不良和肾周围炎症。d: 腹部 CT 平扫显示肾结核晚期表现, 肾盂扩张、肾实质消失和尿路上皮钙化 (摘自 Fergus Coakley, MD, UCSF Radiology)

难以鉴别, 因为附睾结核初期有时可相当疼痛。非特异性附睾炎患者行精囊触诊很少发现异常, 但附睾结核的精囊触诊几乎都可以发现异常。尿液培养中发现结核分枝杆菌即可诊断的, 有时只能切除附睾后经病理检查后确诊。

X 线发现多发的小的肾结石或钙质沉积, 可能与肾结核的钙化类型有关。肾结核时钙沉积于肾实质, 偶有继发性结石。

肾乳头坏死表现为肾盏受损 (包括钙化), 可累及一侧或双侧肾脏的所有肾盏, 少数情况下累及仅一个肾盏, 类似结核的表现。仔细行细菌学检查无结核分枝杆菌存在。

髓质海绵肾可表现为肾盏末端小的钙化灶, 但肾盏锐利, 无其他结核的表现。

散发性球孢子菌病中可累及肾脏, 肾损害与结核相似。球孢子菌性附睾炎可与结核性附睾炎相混淆。

尿路血吸虫病与泌尿结核病非常相似, 两者均有膀胱炎症状并常有血尿。两种疾病均可有膀胱挛缩, 出现极度尿频。血吸虫病发生于流行地区, 尿液内可发现典型的血吸虫卵。膀胱镜和尿路造影检查可确定诊断。

▶ 并发症

A. 肾结核

肾周围脓肿可出现腰部大的肿块, KUB 可见肾和腰大肌阴影消失。超声和 CT 对确诊帮助较大。如果继发性非特异性感染,可出现肾结石。双侧肾脏受累晚期可出现尿毒症。

B. 输尿管结核

瘢痕化和狭窄是输尿管结核的典型病变,最常累及的部位是输尿管膀胱连接部。这可引起进行性肾积水。完全输尿管梗阻可能引起肾功能彻底丧失(肾自截)。

C. 膀胱结核

当受损严重时,膀胱壁纤维化并挛缩。出现输尿管狭窄或反流,导致肾脏积水性萎缩。

D. 生殖系统结核

受累的附睾管闭塞。双侧病变导致不育。附睾脓肿可侵及睾丸,甚至累及阴囊皮肤。

▶ **治疗**

泌尿生殖系统结核属于肺外结核。主要治疗方法是内科治疗。手术切除感染器官仅为整体治疗中的辅助手段,必要时应用。

A. 营养和抗胆碱能药物

优化营养对泌尿生殖道结核的治疗具有重要意义。抗胆碱能药物可能有助于改善膀胱刺激症状。

B. 其他并发症的治疗

肾周脓肿常发生在肾脏损害时,但是比较罕见。脓肿必须先引流,肾切除应同时或以后进行,以防止慢性窦道的形成。持久抗结核治疗是必要的。如果患侧发生输尿管狭窄,进行输尿管扩张术有超过 50% 的治愈机会。膀胱受累严重可导致健侧输尿管膀胱连接部功能不全。这样的膀胱不能进行输尿管膀胱吻合术,可能需要别种形式的尿流改道。因此,即使进行内科治疗,对肾功能的连续成像和评估也是必要的。

念珠菌病

白色念珠菌是一种酵母菌样真菌,是呼吸系统、胃肠系统及阴道内的正常定植菌。大剂量使用现代强力抗菌药物可导致正常菌和异常菌的失衡,如念珠菌等真菌导致的其他健康器官的疾病。已证实膀胱,偶尔在肾脏对念珠菌是易感的,并观察到念珠菌在这些部位的存在(表 15-1)。

表 15-1　真菌性泌尿系统感染的危险因素

留置尿管
抗菌药物
糖尿病
宿主免疫力受损,包括恶性肿瘤、类固醇激素、营养不良
泌尿生殖道畸形

患者可能出现膀胱刺激症状和肾盂肾炎的症状体征。真菌可自发播散。镜下观察到合格收集的尿液中存在菌丝或菌体可确诊。培养可进一步确诊。对留置尿管无症状的患者进行念珠菌的治疗通常是没有必要的。口服氟康唑可暂时清除真菌感染,但是通常会迅速复发,并且可能与耐药念珠菌株一同复发。碳酸氢钠碱化尿液对膀胱念珠菌感染有效,尿液 pH 需达到 7.5,患者需要自行检测尿液 pH 并调整药物剂量。有症状的患者、中性粒细胞减少的患者、肾移植术后患者及将接受泌尿外科手术的患者需要对念珠菌感染进行治疗。

拔除或更换尿管、支架管及其他管道可能会获益。氟康唑(200mg/d,7~14 日)或大范围剂量的两性霉素 B 脱氧胆酸盐[0.3~1.0mg/(kg·d),1~7 日]治疗是有效的。对肾功能不全的患者,口服氟胞嘧啶(25mg/kg,4 次每日)可能对根治除白色念珠菌株以外的念珠菌感染是有效的。

放线菌病

放线菌病史一种慢性肉芽肿病,表现为明显的纤维化和自发性瘘管形成。少数情况下,该病可从原发感染部位通过血行播散侵及肾脏、膀胱或睾丸。阴茎或阴囊可能因为皮肤局部磨损而被感染。膀胱可能因阑尾、肠道或输卵管病变的直接侵犯而患该病。

▶ **病原学**

以色列放线菌是病原菌。

▶ **临床表现**

放线菌病没有特异性的症状和体征。盆腔受累可能与恶性肿瘤相混淆。显微镜下观察病原菌,可观察到被称为"硫磺颗粒"的黄色小体。反复寻找,可在窦道分泌物或尿液中发现病原菌。最终确诊需要病原菌培养。

尿路造影肾脏病变表现可类似与结核(虫蚀样改变)或肿瘤(占位性病变)。

▶治疗

可选择青霉素进行药物治疗,每日静滴 10~20×10⁶U/d,共 4~6 周,然后长期口服青霉素 V。如果还以存在继发性感染,加用维生素 B₁ 药物,链霉素也较为有效。只有当病原菌对青霉素耐药的时候应该使用光谱抗生素。脓肿通常需要手术切开引流,或者最好是将受累器官切除。

▶预后

切除受累器官(如肾脏或睾丸)可迅速治愈。肉芽肿脓肿可能引起慢性窦道的形成。化疗有助于治疗。

血吸虫病(裂体吸虫病)

血吸虫病是由血吸虫引发的发生在温带的一种疾病。3 种类型的血吸虫使约 3.5 亿人受到影响。曼氏血吸虫广泛分布于非洲、南美和中美洲、巴基斯坦和印度;日本血吸虫分布于远东;埃及血吸虫(埃及裂体吸虫)分布于非洲(特别是非洲北部海岸)、沙特阿拉伯、以色列、约旦、黎巴嫩和叙利亚。

在流行地区血吸虫病呈增长趋势,因为现代灌溉技术为血吸虫的中间宿主钉螺提供了有利条件。该疾病主要影响泌尿生殖系统,特别是膀胱、输尿管、精囊,男性尿道和前列腺较少受累。因为流行地区的移民,欧洲和美国发现此病的概率逐渐增大。曼氏血吸虫和日本血吸虫主要累及结肠。

▶病原学

人们在游泳、洗澡或耕作的过程中接触到运河、沟渠和水田中的童虫时而感染。叉尾蚴、尾蚴钻入皮下时会脱去尾巴。此时它们被称为血吸虫。它们会引起皮肤过敏反应,初次感染着皮肤过敏更为强烈。这些童虫可通过淋巴系统和外周静脉进入全身循环系统,到达肺部。如果感

染严重,可引起肺炎。它们通过肺循环到达左心室,再循环至全身。到达膀胱前列腺静脉丛的幼虫将存活并成熟,而到达其他部位的童虫将死亡。

▶发病机制

曼氏血吸虫成虫是一种复殖吸虫,生存在膀胱前列腺静脉丛中。雄虫大小约 10mm×1mm,自身折叠,长而细的雌虫(20mm×0.25mm)运载与雄虫的"裂部",或抱雌沟内。在最小的外周静脉中,雌虫离开雄虫,部分穿入小静脉,在受累的血管上皮下层产卵,形成丛状结节。虫卵少见于血管内,他们几乎总是位于上皮下层或间质组织。雌虫回到血管内与雄虫合抱,雄性运载雌虫到其他区域重复上述过程。

成虫的虫卵通过组织溶解过程和逼尿肌收缩的帮助,穿透膀胱尿路上皮,进入膀胱腔内,随尿液排出。如果这些虫卵进入淡水中,将孵化为蚴,即毛蚴,毛蚴钻入所遇到的钉螺。在钉螺内发育成胞蚴,最终发育成尾蚴,尾蚴离开宿主钉螺进入淡水中,再次进入宿主人体内并重复它们的生命过程。

▶病理学

新生虫卵快速通过膀胱尿路上皮离开宿主人时几乎不引起组织反应。陷于组织内的虫卵或死亡的病原体可因为严重的局部反应,伴随着卵细胞、单核细胞、嗜酸性粒细胞和巨噬细胞的浸润,形成结节和息肉。随后被纤维组织替代,引起膀胱不同部位的挛缩和输尿管狭窄。上皮下的纤维化和虫卵的大量堆积,影响局部血供,形成慢性血吸虫性溃疡。上皮组织化生较为多见,鳞状细胞癌是常见的后果。继发性感染使常见的并发症,难以治愈。陷于组织中的卵上沉积钙盐,可形成输尿管、膀胱和精囊的上皮下钙化层。

▶临床表现

A. 症状

尾蚴侵入皮肤引起过敏反应、充血和瘙痒,初次感染者症状更为强烈。在全身播散或侵犯期间,患者可出现不适、疲惫、低热、多汗、头痛和背

痛等。当雌虫在膀胱壁产卵并从膀胱壁挤入膀胱腔时,患者可能出现轻微的痛性终末血尿,偶尔血尿较重。这可能是在并发症出现前相当一段时间内仅有的症状,当并发症出现后,膀胱症状增多并持续加重。可出现严重的尿频、耻骨上及背部疼痛、尿道疼痛、大量血尿、脓尿和尿出坏死组织(尿中的死细胞)。可发生继发性感染、溃疡或恶性肿瘤。肾痛可能由输尿管狭窄、膀胱输尿管反流(vesicoureteral reflux,VUR)或继发性结石梗阻输尿管所致。发热、寒战、毒血症和尿毒症是肾脏受累的表现。

B. 体征

早期无并发症的患者几乎没有临床体征。随着病情的发展,可出现纤维化、凹痕和吸血虫性阴茎头,尿道狭窄或窦道形成,或会阴部的纤维包块。腹部触诊在刺骨上可触及膀胱肿块或增大的肾脏。直肠指诊可发现纤维化的前列腺、增大的精囊后增厚的膀胱基底部。

C. 实验室检查

尿液分析可发现尾部盘旋的死的或活的虫卵,血细胞或脓细胞和细菌。可见鳞状细胞。血常规提示白细胞增多、嗜酸性粒细胞增多和低血红蛋白性贫血。血肌酐和尿素氮检查可反映肾脏功能损害的情况。

多种免疫学方法已用于血吸虫病的诊断。免疫学检查结果阳性表明以往增收到血吸虫的感染,但并不能确定现在是否患病。尾蚴、童虫、成虫和虫卵都具有潜在的抗原性。但是成虫在其表面获得宿主的抗原,可逃避宿主的免疫杀伤。人免疫球蛋白血症表明宿主产生了抗体。

D. X 线表现

KUB 可显示腰部(增大的积水肾)或膀胱区(大肿瘤)的暗区。不透光区(结石)可见于肾、输尿管或膀胱。输尿管和膀胱壁可见线性钙化(图 15-3)。可能观察到输尿管点状钙化(输尿管炎钙质沉积)和精囊的蜂窝状钙化(图 15-3)。

排泄性尿路造影可显示肾功能正常或减退,以及不同程度上尿路扩张(图 15-4)。这些变化包括肾盂积水、扩张和输尿管扭曲、狭窄或容量仅有几毫升的挛缩的小膀胱。膀胱壁毛糙不规则可能是膀胱癌的表现(图 15-4)。腹部和盆腔 CT

在许多中心已取代排尿性尿路造影作为初始影像学检查的选择。

逆行尿道造影可显示血吸虫性尿道狭窄。膀胱造影可显示输尿管反流,特别是在膀胱挛缩的时候。

E. 膀胱镜检查

膀胱镜检查可发现新鲜的结节,其周围一圈充血,陈旧钙化的黄色结节,黏膜沙样斑片,缺乏血管的无光泽毛玻璃样黏膜。其他病变包括血吸虫息肉、膀胱排空是出血的圆顶部慢性溃疡(渗出性溃疡)、膀胱结石、恶性病变、变窄或扩张的输尿管管口,以及扭曲、不对称的膀胱三角区。以上均是存在血吸虫的表现。

▶**鉴别诊断**

血吸虫性膀胱炎在疫区不易误诊。尿液内检测血吸虫卵与放射学及膀胱镜检查相结合,可明确诊断。如无其他因素存在,药物治疗非特异性膀胱炎通常有效。结核性膀胱炎与血吸虫性膀胱炎表现可相似,检测结核分枝杆菌及放射线检查可帮助鉴别,但要注意血吸虫性膀胱炎和并发结核。膀胱鳞状细胞癌较为常见,可早至 20~30 岁发病,男性多于女性。

▶**治疗**

A. 药物治疗

吡喹酮、敌百虫、奥沙尼喹是治疗血吸虫病的可选药物。这些药物没有老药(如锑剂)的严重不良反应。

1. 吡喹酮是唯一对所有类型的人类血吸虫都有效。口服给药,对儿童和成人均有效。对进展期肝脾受累的血吸虫患者也可以很好地耐受。对所有类型的血吸虫推荐剂量为 20mg/kg,3 次 / 日,仅服用 1 日。

2. 敌百虫是一种高效的口服药。对埃及血吸虫有效,对曼氏血吸虫和日本血吸虫无效。治疗埃及血吸虫感染时,用法是 7.5~10mg/kg(最大剂量为 600mg)顿服,然后间隔两周重复用药两次。

3. 奥沙尼喹是一种高效的口服药物,用于治疗曼氏血吸虫感染。在治疗进展期疾病仍安全有

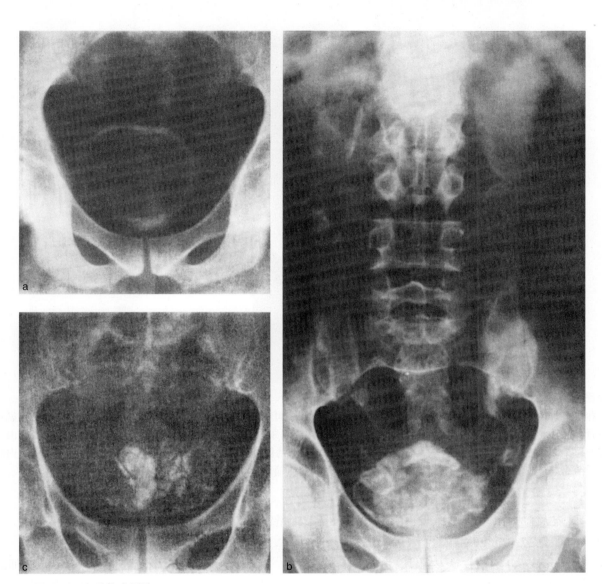

▲ 图 15-3 血吸虫病平片

a: 挛缩膀胱壁的广泛钙化。b: 膀胱和双侧输尿管值肾盂平面广泛钙化。输尿管扩张且迁曲。c: 精囊和输尿管壶腹部位的广泛钙化

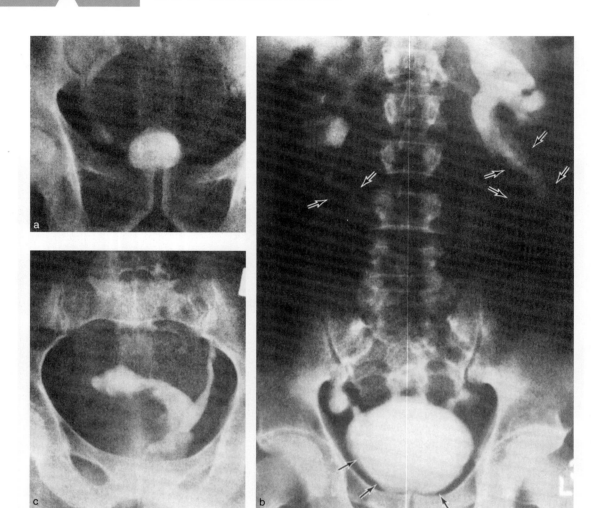

▲ 图 15-4　血吸虫病

a：排泄性尿路造影显示膀胱明显挛缩。右侧输尿管下段扩张，可能存在继发性 VUR。b：排泄性尿路造影 2h 摄片显示右肾相对正常。输尿管上段扭曲。箭头表示输尿管壁钙化。输尿管下段明显异常。左侧肾盏和肾盂扩张，但肾脏由于继发感染而萎缩。输尿管上段扩张，因梗阻而延长。箭头表示钙化。膀胱下端外周可见线样钙化（箭头）。c：膀胱内肿块样鳞癌。左侧输尿管扩张可能继发于肿瘤引起的梗阻。右侧输尿管不显影可能由于完全梗阻所致

效。对埃及血吸虫和日本血吸虫引起的感染无效。用法为 12~15mg/kg 顿服；体重低于 30kg 的儿童，20mg/kg 分两次一天内服用，服药间隔 2~8 小时。治愈率为 70%~95%。

　　4. 硝咪唑是硝基噻唑的衍生物，对曼氏血吸虫和埃及血吸虫的感染有效。可试着用于日本血吸虫引起的感染。用法是 25mg/kg（最大剂量是 1.5g），每日分两次口服，共 7 日。不良反应包括恶心、呕吐、食欲缺乏、头痛、T- 波压低和暂时性精子生成障碍。

B. 一般治疗

　　需要使用抗生素或尿液杀菌药物控制和治疗继发性感染。根据病情应用铁剂、维生素和高能量饮食等支持治疗。

C. 并发症的治疗

　　治疗泌尿生殖系统血吸虫病并发症对医师的技能要求较高。近膀胱处的输尿管狭窄需行输尿管狭窄段切除术、输尿管膀胱再植术。如果输尿管的长度不够，需用膀胱壁瓣做一个管，转向头端，在与输尿管吻合。输尿管反流需适当地行手术修复。膀胱镜挛缩可能需要经尿道切开术或耻骨上 Y-V 整形术。

　　血吸虫引起的膀胱慢性渗出性溃疡必须性膀胱部分切除术。挛缩膀胱需行膀胱扩大术（取一段肠道作为补丁修补于膀胱），这种手术方式可显著减轻膀胱挛缩所致的严重并发症。手术前的输

尿管反流可能会消失。

最可怕的并发症是鳞癌,如可能需行膀胱切除术。但遗憾的是,一般确诊均为晚期。

▶ 预后

经过早期诊断和治疗,轻症和早期病例可得到有效治疗避免并发症。但另一方面,严重的反复感染可引起泌尿生殖系统功能下降,这些患者通常为慢性,并最终导致寿命缩短。

在许多流行地区,正在通过患者的集中治疗、预防教育、农业机械化和各种方法消灭或控制钉螺的数量,但这些努力并没有充分奏效。

丝虫病

丝虫病流行于地中海沿岸国家、中国南方和日本、西印度群岛和南太平洋岛屿,特别是萨摩亚群岛。正如在二战时期美国士兵身上看到的那样,有限的感染会导致不同的临床表现。完全不同于其他国家人中所见到的反复发生的感染。

▶ 病原学

班氏吴策线虫是一种线状线虫,长约 0.5cm,或者更长,存活于人类的淋巴管内。雌虫在淋巴管内释放微丝蚴,可在人的外周血内见到微丝蚴,特别是夜间更容易见到。中间宿主(通常是蚊子)叮咬丝虫病患者,微丝蚴在蚊子体内大量滋生并发育成蚴虫。通过叮咬,蚴虫被转移到另一个人体内,发育成熟。成虫交配后,再次产生微丝蚴。马来布鲁丝虫也可以类似的方式引发丝虫病,主要分布地区是东南亚和近太平洋诸岛。

▶ 发病机制和病理学

人体内的成虫侵袭和梗阻淋巴管,导致淋巴管炎和淋巴结炎。在病程长的患者中,淋巴管增厚和纤维化,出现明显的网状内皮系统反应。

▶ 临床表现

A. 症状

在轻症病例(很少发现),患者存在周期性的淋巴管炎和淋巴结炎,出现发热和不适。附睾炎、睾丸炎、阴囊炎和精索炎也不罕见,这些组织出现水肿、潮湿并偶有触痛。精索静脉曲张常见。主要是淋巴管梗阻引起乳糜尿和象皮肿。

B. 体征

不同程度的阴囊或远端肢体的梧桐性象皮肿是淋巴管炎进展的结果。淋巴结病也很常见。

C. 实验室检查

如果脂肪含量较少,乳糜尿外观可正常,但如果病情进一步进展或脂肪餐后,尿液可呈牛奶样。静置后尿液分层:上层为脂肪,中层略带桃红色,下层清亮。出现乳糜尿时,尿内可见大量蛋白。可出现低蛋白血症,白蛋白 - 球蛋白比例倒置。可见白细胞和红细胞。

嗜酸性粒细胞增多是早期表现。血液内可见微丝蚴,夜间抽血更容易发现。活检可见成虫。如找不到丝虫,血细胞凝集反应滴度 1/128 及皂土絮状沉淀法滴度 1/5 时应考虑丝虫病的诊断。

D. 膀胱镜

脂肪餐后,膀胱镜观察乳白色尿液从输尿管口流出可确定双侧或单侧病变。

E. X 线表现

逆行尿路造影检查和淋巴管造影可观察乳糜尿患者肾淋巴网的情况。

▶ 预防

流行地区,必须大力灭蚊。

▶ 治疗

A. 特异疗法

可选择柠檬酸乙酰嗪给予 0.5~2g/kg 口服,3 周,或者阿苯达唑 400mg 口服,一天 2 次。抗生素可用于控制继发性感染。

B. 一般疗法

将患者迅速运离疫区几乎可以总能减轻患者的症状和体征。

C. 手术疗法

外生殖器象皮肿可能需要手术切除。

D. 乳糜尿的治疗

轻症患者不需要治疗。50% 患者可自愈。

如果出现营养不良,可用 2% 硝酸银肾盂灌注封闭淋巴管。如果失败,可行肾被膜剥脱和肾淋巴管切除。现在可在腹腔镜下进行该手术,减少患病率。

▶ 预后

如果暴露受到限制,疾病可自发消退,预后良好。频繁的再感染可能导致阴囊象皮肿和乳糜尿。

棘球蚴病(包虫病)

累及泌尿生殖系统的棘球蚴病在美国较为少见。在澳大利亚、新西兰、南美、非洲、亚洲、中东和欧洲多发。家畜是中间宿主。犬科动物,特别是狗,是最终宿主。

▶ 病原学

成年绦虫(棘球绦虫)寄生于肉食动物的肠道内,虫卵随粪便排出,被羊、牛、猪或人吃进腹中,孵化出的蚴虫可通过宿主的肠壁散布到全身。人类的主要受累器官为肝脏,约 3% 的被感染者肾脏受累。

如果肝包囊破入腹腔,头节(绦虫的头)可直接侵犯膀胱后组织,导致这个区域出现包囊。

▶ 临床表现

如果肾棘球蚴病为封闭的(不与肾盂交通),在发现腹部肿物前可能没有任何症状。如与肾盂相同,可存在膀胱炎的症状,包囊从肾脏排出时可出现肾绞痛。X 线可发现囊壁钙化(图 15-5),尿路造影可出现典型的充盈缺损的表现。超声和 CT 可展示病变的囊性特点。可发现囊壁的钙化。同位素扫描或血管造影也可发现囊肿的存在。应该行血清学检查,包括免疫电泳和间接红细胞凝集实验。Casoni 皮内实验并不可靠,因此已不再使用。

▶ 治疗

肾切除是治疗棘球蚴病的常用方法之一。囊肿抽吸会引起囊液外渗或包囊破裂,腹膜后包囊最好的治疗方式是造袋术和刮除术。

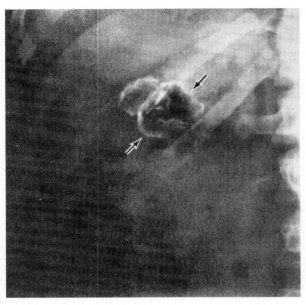

▲ 图 15-5　右肾棘球蚴病

平片显示两个钙化的包虫囊。腹膜后(膀胱周围)包囊可引起膀胱炎的症状,或由于压迫而引起急性尿潴留。耻骨上包块的存在可能是唯一的临床表现。包囊可破入膀胱,囊内容物进入尿液,尿液中发现包虫可确诊

▶ 预后

肾棘球蚴病一般预后较好。膀胱周围囊肿引发的问题较多。手术后注意引流时间要足够长。必须注意其他器官可能同时患病,特别是肝脏。

（于茂衡　翻译　秦卫军　审校）

参考文献

结核病

Carl P, Stark L: Indications for surgical management of genitourinary tuberculosis. World J Surg 1997;21:505.

Cek M et al: EAU guidelines for the management of genitourinary tuberculosis. Eur Urol 2005;48(3):353.

Chuang FR et al: Extrapulmonary tuberculosis in chronic hemodialysis patients. Ren Fail 2003;25:739.

Hemal AK et al: Polymerase chain reaction in clinically suspected genitourinary tuberculosis: Comparison with intravenous urography, bladder biopsy, and urine acid fast bacilli culture. Urology 2000;56:570.

Jung YY et al: Genitourinary tuberculosis: Comprehensive cross-sectional imaging. Am J Roentgenol 2005;184(1):143.

Kulchavenya E, Kholtobin D: Diseases masking and delaying the diagnosis of urogenital tuberculosis. Ther Adv Urol 2015;7(6):331–338.

Lenk S, Schroeder J: Genitourinary tuberculosis. Curr Opin Urol 2001;11:93.

Matos MJ et al: Genitourinary tuberculosis. Eur J Radiol 2005;55(2):181.

Queipo JA et al: Mycobacterial infection in a series of 1261 renal transplant recipients. Clin Microbiol Infect 2003;9:518.

Skoutelis A et al: Serious complications of tuberculous epididymitis.

Infection 2000;28:193.

Sulis G et al: Recent developments in the diagnosis and management of tuberculosis. SNPJ Prim Care Respir Med 2016;26:16078.

Valentini AL et al: Diagnostic imaging of genitourinary tuberculosis. Rays 1998;23:126.

Yuan J. Genitourinary presentation of tuberculosis. Rev Urol 2015; 17(2):102–105 (doi: 10.3909/riu0679).

念珠菌病

Kauffman CA et al: Candida urinary tract infections--diagnosis. Clin Infect Dis. 2011;52(Suppl 6):S452–S4526.

Pappas PG et al: Guidelines for treatment of Candidiasis. Clin Infect Dis 2004;38:165–167.

Rodgers CA, Beardall AJ: Recurrent vulvovaginal candidiasis: Why does it occur? Int J STD AIDS 1999;10:435.

Sobel JD et al: Candiduria: A randomized, double-blind study of treatment with fluconazole and placebo. Clin Infect Dis 2000; 30:19–24.

Thomas L, Tracy CR: Treatment of fungal urinary tract infection. Urol Clin North Am 2015;42(4):473–483.

Wise GJ et al: Fungal infections of the genitourinary system: Manifestations, diagnosis, and treatment. Urol Clin North Am 1999;26:701.

Woolley PD, Higgins SP: Comparison of clotrimazole, fluconazole and itraconazole in vaginal candidiasis. Br J Clin Pract 1995;49:65.

血吸虫病（裂体吸虫病）

Jani AN et al: Disseminated actinomycosis presenting as a testicular mass: A case report. J Urol 1990;143:1012.

Lee YC et al: Computed tomography guided core needle biopsy diagnosis of pelvic actinomycosis. Gynecol Oncol 2000;79:318.

Lippes J: Pelvic actinomycosis: A review and preliminary look at prevalence. Am J Obstet Gynecol 1999;180(Pt 1):265.

Valour F et al: Actinomycosis: etiology, clinical features, diagnosis, treatment, and management Infect Drug Resist 2014;7:183–197.

Badawi AF et al: Role of schistosomiasis in human bladder cancer: Evidence of association, aetiological factors, and basic mechanisms of carcinogenesis. Eur J Cancer Prevent 1995;4:45.

Bichler KH et al: Shistosomiasis: A critical review. Curr Opin Urol 2001;11:97.

Engels D et al: The global epidemiological situation of shistosomiasis and new approaches to control and research. Acta Trop 2002;82:139.

Ghoneim MA: Bilharziasis of the genitourinary tract. BJU Int 2002; 89(Suppl 1):22.

Hardin BM et al: Urinary tract shistosomiasis. J Urol 2010;184 (5):22136–22137.

Khalaf I et al: Urologic complications of genitourinary schistosomiasis. World J Urol 2012;30(1):31–38.

Mostafa MH et al: Relationship between schistosomiasis and bladder cancer. Clin Microbiol Rev 1999;12:97.

Naude JH: Reconstructive urology in the tropical and developing world: A personal perspective. BJU Int 2002;89(Suppl 1):31.

Shokeir AA: Renal transplantation: The impact of schistosomiasis. BJU Int 2001;88:915.

Stock JA et al: Urinary schistosomiasis in childhood. Urology 1994; 44:305.

丝虫病

De Vries CR: The role of the urologist in the treatment and elimination of lymphatic filariasis worldwide. BJU Int 2002;89(Suppl 1): 37.

Kehinde EO et al: Parasites of urological importance. Urol Int 2008; 81(1):1–13.

Kohli V et al: Filarial chyluria. Indian Pediatr 1994;31:451.

Pool MO et al: Bilateral excision of perinephric fat and fascia (Gerota's fasciectomy) in the treatment of intractable chyluria. J Urol 1991; 146:1374.

Punekar SV et al: Surgical disconnection of lymphorenal communication for chyluria: A 14-year experience. Br J Urol 1997;80:858.

Taylor MJ, Hoerauf A: A new approach to the treatment of filariasis. Curr Opin Infect Dis 2001;14:727.

Yagi S et al: Endoscopic treatment of refractory filarial chyluria: A preliminary report. J Urol 1998;159:1615.

Zhang X et al: Renal pedicle lymphatic disconnection for chyluria via retroperitoneoscopy and open surgery: Report of 53 cases with follow-up. J Urol 2005;174:1828.

棘球蚴病（包虫病）

Cagatay G et al: Isolated renal hydatidosis: Experience with 20 cases. J Urol 2003;169:186.

Cirenei A: Histopathology, clinical findings and treatment of renal hydatidosis. Ann Ital Chir 1997;68:275.

Migaleddu V et al: Imaging of renal hydatid cysts. Am J Roentgenol 1997;169:1339.

Pasaoglu E et al: Hydatid cysts of the kidney, seminal vesicle and gluteus muscle. Australas Radiol 1997;41:297.

Ranzini AC et al: Ultrasonographic diagnosis of pelvic echinococcosis: Case report and review of the literature. J Ultrasound Med 2002; 21:207.

Yeniyol CO et al: Primary cyst hydatid of adrenal: A case report. Int Urol Nephrol 2000;32:227.

15

第16章　性传播疾病

Kristin Madden，Amanda B. Reed-Maldonado，John N. Krieger

引言

性传播感染（sexually transmitted infection，STI）是通过性接触获得的任何感染。已知有25种以上的感染性微生物主要通过性交传播，包括肛交和口交。STI也可能通过血液接触传播，包括共用针头。STI一词比性传播疾病（sexually transmitted disease，STD）包含更加广泛，因为有些感染可能不会引起任何症状，而且可以治愈。如果感染导致机体功能的改变，则称为疾病。就本章而言，这两个术语是通用的。

▶美国 STI 流行病学

据美国CDC估计，美国每年平均有2 000万例新诊断的STI，花费约160亿美元（Owusu-Edusel et al，2013）。这些病例中有一半属于15~24岁的人群（Satterwhite et al，2013）。根据CDC的出版物《性传播疾病监测，2015》的报道，2015年是因衣原体感染报告人数最多而被关注的一年，超过150万例。此外，在2015年，衣原体、淋病和梅毒（原发性和继发性）的报告病例总数创历史新高。2014年至2015年，梅毒发病率增高19%，淋病发病率增高13%，衣原体发病率增高6%。衣原体和淋病的发病率在15~24岁年龄组中仍然居高不下，而梅毒的发病率在同性恋男性中增长最快（CDC，2016）。遗憾的是，尽管在美国STI的发病率不断上升，但州和地方STI项目的资金却在缩减。据估计，2012年大约有

20个州和地方STI项目关闭，原因是预算削减导致门诊时间、联系人追踪和STI筛查减少。如果这一趋势继续下去，更多的STI将无法得到诊断和治疗（Owusu-Edusel et al，2013）。

什么原因导致了报告的STI发病率的急剧上升？这种明显的增高可能反映了STI报告系统的改善、检测能力的改善和或获得护理机会的改善。从本质上说，STI发病率的增高可能反映了性传播疾病发病率的真实情况，这表明安全性行为方式的使用出现下降。这一增长也可能反映出联邦和州对STI教育和预防资金的减少。这个问题的答案仍然是未知的，而且很大程度上是推测性的。

扩大的交流网络、广泛的社交媒体和日益增加的互联网约会工具的使用可能是原因之一。亚太地区的联合国儿童基金会（UNICEF）、艾滋病健康基金会（AIDS Health Foundation）以及美国的州和地方政府等机构推断，移动端约会软件的应用可能是全球STI率迅速上升的原因。这些网站的应用增高了缺乏保护措施的、冲动的性行为概率，导致STI率上升（联合国儿童基金会，2015）。但是目前还没有研究证实这些说法。

有些STI由于缺乏症状而未被确诊，因此也没有得到治疗。其他一些性传播疾病，包括单纯疱疹病毒（herpes simplex virus，HSV）、滴虫病和人乳头状瘤病毒（human papillomaviruses，HPV），也没有常规的报告和跟踪。任何有性活动的人都

有获得 STI 的风险,而有些危险因素可能会增加感染风险。这些危险因素包括缺乏保护措施的性行为、新的或多个性伴侣、与男性发生性关系的男性、STI 病史、年龄 15~24 岁之间(Workowski et al,2015),以及阴部使用脱毛蜡(Osterberg et al,2016)。

▶STI 病原体与综合征

研究 STI 和性传播疾病的常用方法是研究致病因素,特别是不同的类、属、种和微生物学特征。这是大多数医学院校的课程,病原体跨越了医学微生物学的所有领域(病毒、细菌、原生动物、体外寄生虫)。但是这种经典的方法在临床实践中常常难以实施,因为在对特定患者进行鉴别诊断时必须考虑许多不同类型的致病因素。本章采取的是一种可选择的、切实可行的方法。由于患者出现的症状和体征可能是由不同的病原微生物引起的。因此与传统教学相比,我们强调临床综合征的诊断和治疗(表 16-1)。这是一项研究活跃、文献丰富的综合课题。我们重点研究泌尿科遇到的最重要的情况:包括尿道炎、附睾炎、生殖器溃疡、生殖器疣,以及人类免疫缺陷病毒(human immunodeficiency virus,HIV)感染和相对较新的病毒(包括埃博拉病毒和寨卡病毒),最后两种病毒均被证明可以通过性传播。

表 16-1　性传播疾病与综合征 [a]

综合征	病原体
尿道炎和宫颈炎 [b]	淋球菌感染 非淋病奈瑟球菌性尿道炎 衣原体感染 黏液脓性宫颈炎
附睾炎 [b]	淋球菌感染 非淋病奈瑟球菌性尿道炎 衣原体感染 尿路细菌感染
生殖器溃疡 [b]	生殖器 HSV 梅毒 软下疳 性病淋巴肉芽肿 腹股沟肉芽肿(杜诺凡病)
HPV 感染 [b]	生殖器疣 亚临床生殖器 HPV

续表

综合征	病原体
HIV 感染	HIV
阴道分泌物	细菌性阴道炎 滴虫病 阴道念珠菌病
盆腔炎症	淋球菌感染 衣原体感染 混合感染
体外寄生虫感染	阴虱病 疥螨病
疫苗可预防的性传播疾病	甲型肝炎 乙型肝炎
直肠炎	淋球菌感染 衣原体感染 梅毒 HSV
直肠结肠炎	弯曲杆菌属、志贺菌属、溶组织阿米巴 沙眼衣原体的 LGV 血清型
肠炎	贾第鞭毛虫

[a] Reproduced with permission from Centers for Disease Control and Prevention:2015 Sexually transmitted disease treatment guidelines,MMWR Recomm Rep 2015;64(No.RR-13):1-40。

[b] 本章关注。

尿道炎和宫颈炎

▶男性尿道炎

尿道炎是指由感染性或非感染性病因引起的尿道炎症(McCormack et al,2000)。

患者可能出现排尿困难、尿道瘙痒和尿道分泌物。检查时分泌物可为黏液性、脓性或黏液脓性。最常见的病原体是淋病奈瑟菌和沙眼衣原体,生殖支原体也与尿道炎有关(Bradshaw et al,2006)。

推荐对尿道炎进行实验室检测,以寻找特定的感染病原体并指导治疗。此外,确定病原诊断可以提高治疗依从性,降低干预风险,也便于通知性伴侣。美国 CDC 建议对晨尿进行核酸扩增检测(nucleic acid amplification testing,NAAT),并作为检测淋病和衣原体的首选方法。如发现淋病或衣原体感染,须通知卫生署。如果无法进行诊断性检查,则应根据经验对患者进行淋病和衣原体治疗。

男性尿道炎的并发症包括附睾炎、前列腺炎、播散性淋球菌感染和反应性关节炎。女性尿道炎的并发症包括盆腔炎症、异位妊娠和输卵管瘢痕导致继发不孕症(Tsevat et al, 2017)。新生儿并发症包括新生儿肺炎和新生儿眼炎,但由于孕期进行产前筛查和治疗,这些并发症并不常见。

A. 尿道炎病因

1. 淋球菌和衣原体感染　通过革兰氏染色、NAAT 或培养检测到淋病奈瑟菌,即可诊断淋病。当尿道分泌物表明有炎症,显微镜检查未见细胞内革兰氏阴性球菌,则诊断为非淋病奈瑟球菌性尿道炎。沙眼衣原体是非淋病奈瑟球菌性尿道炎的主要原因,占报告病例的 15%~40%。衣原体感染的患病率因年龄而异,老年男性的患病率较低。由于需要对性伴侣进行诊断、评估和治疗,衣原体性非淋病奈瑟球菌性尿道炎的评估势在必行。

2. 其他感染原因　在美国,生殖支原体占非淋病奈瑟球菌性尿道炎病例的 15%~20% 和非衣原体性非淋病奈瑟球菌性尿道炎病例的 20%~25%。它也是持续性或复发性非衣原体性非淋病奈瑟球菌性尿道炎最常见的原因,约占 30%(Bradshaw et al, 2006)。一般来说,生殖器支原体比沙眼衣原体少见,但比淋病奈瑟菌多见。NAAT 是检测生殖器支原体的首选方法(Ross et al, 2009)。另一种与非淋病奈瑟球菌相关的病原体是阴道毛滴虫,通常见于异性恋男性(Hobbs et al, 2006)。非淋病奈瑟球菌性尿道炎的其他原因,如 HSV、爱泼斯坦 - 巴尔病毒和腺病毒,可能通过口交感染。其他支原体物种和脲原体作为非淋病奈瑟球菌病原体的报道较少且不一致。对这些特定微生物的诊断检测不是常规项目,但如果怀疑特定微生物或常规治疗无效,则可以考虑进行特定的诊断检测。

B. 尿道炎诊断

尿道炎的诊断是很重要的,因为有些患者在没有确诊炎症或感染的情况下已有尿道症状。尿道炎可由下列任何临床症状或检查结果来诊断:黏液性、脓性或黏液脓性尿道分泌物;尿道分泌物革兰氏染色后在油浸显微镜下白细胞≥2 个 /hpf;晨尿白细胞酯酶阳性;或者晨尿显微镜检查白细胞≥10 个 / 高倍镜视野。虽然可以使用现场快速检验,但 NAAT 是诊断尿道炎和评估衣原体和淋球菌感染的首选检测,因为它具有高度的敏感性和特异性(CDC, 2015)。

对于无法诊断的尿道炎,只有在患者感染风险较高且不太可能有效随访的情况下,才建议对有症状的患者进行经验性抗生素治疗。经验性抗生素治疗应同时治疗淋球菌和衣原体感染,否则,应根据确定的特定微生物进行治疗。性伴侣应接受适当的评估和治疗。

C. 淋球菌感染的治疗

1. 流行病学　美国每年估计有 82 万例新发淋球菌感染患者(Satterwhite et al, 2013)。在男性中,大多数感染症状明显,这促使患者尽快寻求治疗,从而避免了严重的后遗症,同时也防止感染传染给性伴侣。相反,许多淋球菌感染(或者衣原体感染)在女性中是无症状的,直到患者出现并发症才会发现,如盆腔炎症。有症状和无症状的盆腔炎症都会导致输卵管瘢痕,从而导致不孕和异位妊娠(Mead et al, 2000)。

2. 淋球菌和衣原体感染的双重治疗　由于患者经常同时感染两种病原体,因此推荐对淋球菌和衣原体感染的患者采用双重治疗。因为淋球菌的耐药性越来越强(Workowski et al, 2008),美国 CDC 已经停止推荐氟喹诺酮类药物(Perez-Losada et al, 2007; Khanam et al, 2016; Ahmed et al, 2010; Rahman et al, 2002)和头孢克肟作为淋病的一线治疗(头孢克肟仍然是一线的替代药物)。此外,目前认为对头孢克肟不敏感的淋球菌菌株也可能对四环素具有耐药性(Workowski et al, 2015)。2015 年,CDC 更新了淋病治疗指南也反映了这一点,目前推荐头孢曲松联合阿奇霉素的双重治疗作为唯一的一线治疗方案。

3. 抗生素耐药性　在美国,淋球菌对常见的抗生素如环丙沙星和左氧氟沙星的耐药性产生的很快。2007 年,CDC 不再推荐使用氟喹诺酮类药物治疗(Ghanem et al, 2005),将头孢菌素作为唯一的一线治疗药物。2010 年,CDC 更新了淋病治疗指南,即使衣原体的核酸扩增试验为阴性,仍推荐头孢菌素联合阿奇霉素或多西环素的双重治疗。令人担忧的是,在美国和其他国家已经诊断出了越来越多的淋病耐药菌株。在亚洲、欧洲、南非和加拿大已经出现头孢克肟和其他口服头孢菌素治疗失败的报道,在澳大利亚、日本和欧洲也有头孢曲松治疗咽部感染失败的报道。因此,CDC 不再推荐头孢克肟作为治疗淋球菌感染的一线药物。此外,对头孢克肟不敏感性的淋球菌菌株可能对四环素耐药,但对阿奇霉素仍然敏感。

4. 推荐治疗方案　表 16-2 总结了无并发症的淋球菌感染的推荐治疗方案,治愈率 >99%。一线治疗为头孢曲松 250mg 单次肌内注射,联合阿奇霉素 1g 单次口服。在临床试验中,咽部感染的治愈率略低(98.9%)。头孢克肟联合阿奇霉素为推荐的替代治疗方案。如果阿奇霉素过敏,可使用多西环素(100mg 口服,2 次 / 日,共 7 日)替代。对于无并发症的泌尿生殖系统(genitourinary,GU)和肛肠淋球菌感染患者,若不能耐受头孢菌素,可以考虑使用阿奇霉素(2g 单剂肌内注射)。遗憾的是,由于阿奇霉素不是在美国生产的,供应可能会受到限制;此外其价格昂贵,且对咽部感染的疗效有限(51.8%)。

表 16-2　尿道炎、宫颈炎及相关感染:推荐治疗方案

淋球菌感染
非复杂的尿道、宫颈和直肠的感染
推荐:头孢曲松 250mg 单剂肌内注射,加阿奇霉素 1g 单剂口服
替代方案(如果头孢曲松不可用):头孢克肟 400mg 单剂口服,加阿奇霉素 1g 单剂口服
非复杂的咽部感染
头孢曲松 250mg 单剂肌内注射,加阿奇霉素 1g 单剂口服

非淋病奈瑟球菌性尿道炎(衣原体感染)
推荐:阿奇霉素 1g 单剂口服,或多西环素 100mg 口服,2 次 / 日,共 7 日
替代方案:红霉素碱 500mg 口服 4 次 / 日,或琥乙红霉素 800mg 口服,4 次 / 日
其他替代方案:左氧氟沙星 500mg 口服 1 次 / 日或氧氟沙星 300mg 口服,2 次 / 日,共 7 日

复发性和持续性尿道炎(非淋病奈瑟球菌性)
生殖支原体:阿奇霉素 1g 单剂口服(若最初接受多西环素治疗)或阿奇霉素治疗失败,莫西沙星 400mg 口服,1 次 / 日,持续 7 日
阴道毛滴虫病:甲硝唑 2g 单剂口服或替硝唑 2g 单剂口服

无并发症的淋球菌感染患者不需要常规的治愈培养实验。但如果治疗后症状仍持续存在,应重新评价患者,检出任何淋球菌均应进行抗菌药物敏感性试验。另外,治疗后发现的感染通常是再感染而不是治疗失败。因此,应鼓励所有诊断为淋球菌的患者提交其性伴侣信息进行评价和治疗。理想情况下,患者应在治疗后 3 个月复检淋病,如果在 3 个月时无法复检,则应在患者接受初次治疗后 12 个月内就医时复检。

并发症——少数患者可发生淋球菌菌血症导致的复杂性感染,包括播散性淋球菌感染、肝周炎、脑膜炎或心内膜炎。播散性淋球菌感染常引起点状或脓疱性皮损、不对称关节痛、腱鞘炎或化脓性关节炎。引起播散性感染的淋病奈瑟菌菌株趋向于引起轻微的生殖道感染。对于所有因播散性淋球菌感染住院的患者,除请传染病专家会诊外,还应对其任何阳性标本进行抗菌药物敏感性试验。

D. 非淋病奈瑟球菌性尿道炎治疗

确诊后应尽快开始治疗(Shahmanesh et al,2009)。单次给药、直接观察的治疗方案比多日方案的依从率更高。推荐方案包括阿奇霉素或多西环素治疗衣原体性尿道炎(表 16-2)。治疗过敏或不能耐受阿奇霉素或多西环素的患者,替代方案为红霉素、左氧氟沙星或氧氟沙星,持续 7 日。除此之外,为减少传播和再感染的风险,应建议诊断为非淋病奈瑟球菌性尿道炎的男性避免性交,直至患者及其性伴侣均已痊愈。

由于再感染率较高,无论性伴侣是否接受治疗,均应在治疗后 3 个月进行重复检测。如果治疗完成后症状持续或复发,患者应接受再评价(Martin,2008)。此外,在非淋病奈瑟球菌性尿道炎确诊时应对患者进行 HIV 和梅毒的检测。

E. 复发性和持续性尿道炎治疗

使用重复疗程的经验性治疗之前,应掌握尿道炎的客观体征。如果持续性或复发性尿道炎男性患者不依从治疗或如果再次与未治疗的性伴侣进行性接触,应按初始方案重新治疗。持续性或复发性非淋病奈瑟球菌性尿道炎最常见原因是生殖支原体,在最初接受多西环素治疗的患者中尤

其明显（Gaydos et al, 2009）。对于诊断为持续性或复发性非淋病奈瑟球菌性尿道炎的患者接受多西环素经验性治疗之后,应接受阿奇霉素单剂给药治疗。对于阿奇霉素治疗失败的患者,建议使用莫西沙星治疗 7 日。

阴道毛滴虫病是引起尿道炎的另一个已知原因。尽管在美国未获得 FDA 许可,但可用核酸扩增试验进行检测。核酸扩增试验在检测尿液中的阴道毛滴虫方面比培养更灵敏。对于生活在阴道毛滴虫流行地区的男性,建议使用甲硝唑（单剂口服 2g）或替硝唑（单次口服 2g）进行特定治疗（表 16-2）。

▶女性黏液脓性宫颈炎

A. 临床表现

女性的黏液脓性宫颈炎与男性的尿道炎有许多相似之处。主要特征性是,患者的宫颈管内或宫颈拭子样本上可见脓性或黏液脓性宫颈内渗出物。宫颈内出血也很常见。患者可主诉有异常阴道分泌物或异常阴道出血的症状,如在性交后,但也有许多无症状患者。

B. 诊断和治疗

在大多数宫颈炎病例中,未分离出病原体,尤其是在获得性传播疾病风险较低的女性中（如 >30 岁的女性）,沙眼衣原体和淋病奈瑟菌是最常见的病原微生物。

治疗应以淋球菌和衣原体感染的检测结果为指导,除非认为患者不太可能返回接受随访。在这种情况下,应给予沙眼衣原体和淋病奈瑟菌经验性治疗。在抗菌治疗后持续宫颈炎的病例中,应考虑其他因素存在,包括:阴道菌群异常、频繁冲洗和特发性炎症。建议对诊断为宫颈炎的妇女进行 HIV 和梅毒检测。

附睾炎

▶定义和分类

附睾炎是一种以附睾疼痛、肿胀和炎症为特征的临床综合征（Krieger, 2000）。如果症状存在时间 <6 周,则可进一步分类为"急性",如果症状存在时间 ≥6 周,则可进一步分类为"慢性"（Nickel et al, 2000）。

▶病因

附睾炎通常由性传播病原体或已知可引起尿路感染（urinary tract infection, UTI）的微生物引起。急性附睾炎在 <35 岁性活跃男性中最常见的病因是沙眼衣原体和淋病奈瑟菌。肠道病原体,如大肠埃希菌,则通过有肛交行为的男性在插入过程中引起急性附睾炎。性传播附睾炎通常与尿道炎有关,而后者常无症状。

大多数 35 岁以上男性急性附睾炎病例与 UTI 有关,最常见的病原体是革兰氏阴性肠道细菌。与 UTI 相关的附睾炎更常见于解剖结构异常和近期接受过泌尿道器械侵入的男性。因此,对伴有 UTI 的附睾炎男性应进行泌尿生殖道解剖结构的评价。

▶临床表现和诊断

附睾炎通常与单侧阴囊疼痛和压痛、可触及附睾肿胀和鞘膜积液相关（Cho et al, 2003）。有时睾丸也受累,这种情况称为附睾睾丸炎。放射性核素扫描是诊断附睾炎最准确的方法,但并非常规使用。如果根据病史和体格检查诊断不明确或担心睾丸扭转的可能,可采用阴囊超声检查。由于炎症的高灵敏度和特异性以及需确定是否存在淋球菌感染,急性附睾炎的首选床旁诊断试验是油浸显微镜下尿道分泌物的革兰氏染色或亚甲蓝或甲紫（MB/GV）染色。如果鉴定发现 ≥2 个白细胞,则诊断结果为阳性。可通过在尿道革兰氏染色或 MB/GV 涂片上分别记录含有胞内革兰氏阴性或紫色双球菌的白细胞来确定是否存在淋球菌感染（CDC, 2015）。

其他诊断试验包括:首次排尿白细胞酯酶试验阳性和离心首次排尿白细胞 ≥10 个 / 高倍镜视野。对于疑似急性附睾炎的男性,应进行尿液核酸扩增试验,以确定有无淋球菌和衣原体感染。在性传播肠道病原体引起的急性附睾炎男性和典型泌尿生殖系统病原体引起的急性附睾炎老年男性中,尿培养可能具有较高的证据。对于表现为急性附睾炎的患者应考虑进行 HIV 和其他 STI 检测。

▶治疗

对大多数附睾炎患者以门诊处理为宜。如果严重疼痛或高热提示扭转、睾丸梗死或脓肿，或患者无法依从门诊抗生素方案，应考虑住院。在实验室检查结果确诊前，建议根据衣原体和淋病和/或肠道微生物风险进行经验性治疗，以预防并发症和传播（表 16-3）。辅助治疗包括卧床休息、阴囊抬高、非甾体抗炎药和疼痛管理，直至炎症缓解和发热消退。

表 16-3　性传播疾病引起的急性附睾炎推荐治疗方案

疑似衣原体和淋病感染
头孢曲松 250mg 单剂肌内注射，加多西环素 100mg 口服给药，2 次/日，持续 10 日

疑似衣原体、淋病和肠道感染
头孢曲松 250mg 单剂肌内注射，加左氧氟沙星 500mg 口服，1 次/日，共 10 日或氧氟沙星 300mg 口服，2 次/日，共 10 日

疑似单纯肠道感染
左氧氟沙星 500mg 口服，1 次/日，连用 10 日或氧氟沙星 300mg 口服，2 次/日，连用 10 日

建议对急性附睾炎患者进行常规随访。3 日内治疗失败需要重新评价诊断和治疗方案（de Vries et al，2001）。如果抗生素治疗结束后肿胀和触痛持续存在，应重新评价其他原因，如睾丸癌、结核、梗死、脓肿或真菌性附睾炎（Giannopoulos et al，2001；Gul et al，2009）。HIV 感染的附睾炎患者应接受与 HIV 阴性男性相同的经验性治疗。但免疫抑制患者更易发生真菌、非典型分枝杆菌和其他机会性感染。

生殖器溃疡疾病

在美国，HSV 是生殖器溃疡最常见的病因。生殖器溃疡也可由梅毒螺旋体（梅毒）和较少见的软下疳（杜克雷嗜血杆菌）、性病淋巴肉芽肿（LGV；沙眼衣原体血清型 L1、L2 或 L3）和腹股沟肉芽肿（donovanosis；Klebsiella granulomatis；以前称为肉芽肿杯状杆菌）（Behets et al，1999）。这些溃疡性 STI 均与 HIV 传播和感染风险增加相关。

仅根据病史和体格检查结果进行诊断往往不准确。患者可能同时感染一种以上的病原体。检测应包括评价最常见的病原体，包括 HSV、梅毒和软下疳（在软下疳流行的情况下）（O'Farrell et al，2008）。这些检测包括梅毒的血清学、苍白密螺旋体苍白亚种（梅毒）的暗野显微镜检查或聚合酶链反应（polymerase chain reaction，PCR）检测；HSV 的培养或 PCR 检测；HSV 的抗体特异性血清学；杜克雷嗜血杆菌的培养。患者通常须在确认实验室检查结果之前接受治疗，初始治疗的选择应基于临床表现和流行病学数据。在不常见或初始治疗无效的情况下，可能需要活检。约 25% 接受全面诊断评价的患者无实验室确诊。还建议对所有出现生殖器溃疡的患者进行 HIV 检测。

▶生殖器 HSV 感染

A. 临床表现

生殖器 HSV 感染是一种无法治愈的慢性复发性病毒感染。据估计，约 87% 的感染者不知道自己感染了 HSV，因为他们要么无症状，要么症状非常轻微而被忽视，要么被误认为是皮肤病（Wald et al，2000；Fanfair et al，2013；CDC，2016）。生殖器病变特征性表现为一个或多个疼痛性水疱。一般来说当患者在门诊就诊时，生殖器病变已演变为脓疱或溃疡。

B. 初发性 HSV 感染

对于初发性生殖器疱疹，溃疡性病变持续 4~15 日，直至发生结痂或上皮再生，或两者兼有。局部症状以疼痛、瘙痒、阴道或尿道分泌物、腹股沟淋巴结肿大压痛为主。初发性 HSV 感染常表现为发热、头痛、不适和肌痛，在全身或局部的反复和持续发作。常见生殖器病变引起的疼痛和刺激的临床症状在前 6~7 日逐渐明显，在第 7~11 日达到最强，然后在第 2 周或第 3 周逐渐消退。

C. 复发性 HSV 感染

复发性 HSV 感染与首次发病不同，在症状、体征和局限于生殖器方面有其特征性。局部症状，如疼痛和瘙痒，通常比初始感染的症状轻，持续时间通常较短，8~12 日。

D. 病因

有两种 HSV 血清型可以引起生殖器溃疡，

HSV1 和 HSV2。HSV1 引起的生殖器 HSV 感染病例越来越多（Xu et al, 2016）。然而，HSV1 感染复发的可能性远低于 HSV2。因此，有复发的生殖器皮损的患者感染 HSV-2 病例的更多。对感染菌株进行分型对预后有重要作用，对患者咨询和教育有一定意义。确定 HSV 分型的首选检测方法是基于血清型特异性糖蛋白 G 的血清学检测。HSV 抗体分型推荐用于 HSV PCR 或培养阴性的复发性或非典型生殖器症状患者，或临床诊断无实验室确诊的患者，以及伴侣患有生殖器 HSV 的患者。建议对 HIV 阳性患者、HIV 高危男性（MSM）和希望接受性病筛查的患者进行检测。生殖器疱疹患者感染 HIV 的风险会增加 2~4 倍（freeman et al, 2006；Barnabas et al, 2012；Corey et al, 2004）。

E. 流行病学

血清学研究表明，美国有 5 000 万人感染生殖器 HSV2。大多数感染为轻度或未被识别。因此，大多数 HSV 感染者并没有得到诊断。这种无症状或轻度症状的人通过生殖道间歇性散毒，可感染其性伴侣。首次发病的生殖器 HSV 感染比复发性感染更容易引起症状。极少病例会严重到需要住院治疗并发症，如播散性感染、肺炎、肝炎、脑膜炎或脑炎。

F. 治疗

全身抗病毒治疗可部分控制生殖器 HSV 感染的症状和体征。治疗不能治愈病毒感染或降低停止治疗后复发的频率或严重程度。三种抗病毒药物在随机临床试验中被证明是有益的：阿昔洛韦、伐昔洛韦和泛昔洛韦（表 16-4）。已证明阿昔洛韦局部治疗的疗效远低于全身治疗，不推荐使用。

G. 初发性 HSV 感染治疗

第一次临床发作的生殖器 HSV 患者应该接受抗病毒治疗以缩短病毒排出的持续时间并加速生殖器皮损的治愈，还应告知患者生殖器疱疹的自然史、性行为的风险、围生期的传播及减少传播的方法。病情严重的患者应该静脉应用阿昔洛韦进行治疗。

H. 复发性 HSV 感染治疗

生殖器 HSV-2 临床发作的患者再次发作概

表 16-4　生殖器溃疡：推荐治疗方案

生殖器疱疹

初发感染　阿昔洛韦 400mg 口服，3 次 / 日，7~10 日；或者①阿昔洛韦 200mg 口服，每日 5 次，7~10 日或者伐昔洛韦 1g 口服，每日 2 次，7~10 日；②泛昔洛韦 250mg 口服，3 次 / 日，7~10 日

严重病例　阿昔洛韦 5~10mg/kg 体重静脉注射，8 小时 1 次，2~7 日或直到临床症状消退

复发感染

发作性复发　阿昔洛韦 400mg 口服，3 次 / 日，5 日；或者①阿昔洛韦 800mg 口服，每日 2 次，5 日；②阿昔洛韦 800mg 口服，每日 3 次，2 日；③伐昔洛韦 500mg 口服，2 次 / 日，3 日；④伐昔洛韦 1g 口服，1 次 / 日，5 日；⑤泛昔洛韦 125mg 口服，2 次 / 日，5 日；⑥泛昔洛韦 500mg 口服，1 次 / 日，随后 250mg 口服，2 次 / 日，2 日

日常抑制治疗　阿昔洛韦 400mg 口服，2 次 / 日；或者伐昔洛韦 500mg 口服，1 次 / 日；伐昔洛韦 1g 口服，1 次 / 日；或者泛昔洛韦 250mg 口服，2 次 / 日

梅毒

Ⅰ期和Ⅱ期
苄星青霉素 G2.4 百万单位单剂肌内注射

Ⅲ期梅毒（除外神经梅毒）
苄星青霉素 240 万单位肌内注射，每周 1 次，3 周

神经梅毒
推荐：水结晶青霉素 300 万 ~400 万单位静脉注射，4 小时 1 次，10~14 日，或者水性结晶青霉素 1 800 万 ~2 400 万单位静脉注射，1 次 / 日，持续应用 10~14 日
替代方案：普鲁卡因青霉素 2.4 百万单位肌内注射，1 次 / 日，10~14 日，加丙磺舒 500mg 口服，4 次 / 日，10~14 日

潜伏梅毒
早期：苄星青霉素 2.4 百万单位单剂肌内注射
晚期或未知的持续期梅毒：苄星青霉素 2.4 百万单位肌内注射，每周 1 次，3 周

软下疳
阿奇霉素 1g 单剂口服；或者①头孢曲松 250mg 单剂肌内注射；②环丙沙星 500mg 口服，2 次 / 日，3 日；③红霉素碱 500mg 口服，3 次 / 日，共 7 日

腹股沟肉芽肿
推荐：阿奇霉素 1g 口服，每周 1 次，至少 3 周；或阿奇霉素 500mg 口服，1 次 / 日，至少 3 周
替代：多西环素 100mg 口服，2 次 / 日，至少 3 周；或者①环丙沙星 750mg 口服，2 次 / 日，至少 3 周；②红霉素碱 500mg 口服，4 次 / 日，至少 3 周；③甲氧苄啶 - 磺胺甲噁唑（复方磺胺甲噁唑）1 片，每日口服 2 次，持续至少 3 周

性病性淋巴肉芽肿
推荐：多西环素 100mg 口服，2 次 / 日，共 21 日
替代方案：红霉素碱 500mg 口服，4 次 / 日，共 21 日

率较高。治疗能缩短皮损持续时间和减少复发（Wald et al, 2002）。用抗病毒药物治疗复发的HSV有两种途径：发作期的治疗和每日抑制性治疗。发作期治疗对多数偶然再发的患者有益。接受发作期治疗的患者应该在最初的症状或皮损的体征出现时开始治疗。对于复发 HSV 一般建议进行 5 日治疗（表 16-4），但是，近来数据表明，短程（1 日）疗法一样有效（表 16-4）（Wald et al, 2006）。

I. 每日疗法

每日抑制性治疗对于经常复发（每年 6 次或更多）的患者，能减少 70%~80% 的复发频率（Corey et al, 2004）。经证明，这种治疗在 6 年内应用阿昔洛韦和 1 年内同时应用伐昔洛韦和泛昔洛韦是安全和有效的。每日疗法并没有出现明显的临床 HSV 药物耐受。如复发的频率随着时间而减少，1 年后应该考虑停止治疗。

▶ 梅毒

A. 临床表现

梅毒在医学史上占有特殊的地位，被称为"伟大的冒名顶替者"和"伟大的模仿者"。1897年威廉·奥斯勒爵士说："知悉梅毒的所有表现和关系，你就能对所有其他临床症状了然于心"。

梅毒几乎是所有感染性疾病中临床表现最复杂的，这种感染是由苍白密螺旋体苍白亚种（梅毒螺旋体）引起的。梅毒是一种全身性疾病，患者可分为Ⅰ期、Ⅱ期、Ⅲ期感染。Ⅰ期梅毒主要表现为在感染部位出现溃疡和下疳。Ⅱ期梅毒通常在原发性下疳出现数周后发展，其表现包括丘疹鳞状皮疹、淋巴结肿大或皮肤黏膜病变。如未及时治疗，约30% 的患者会在 1~20 年进展为Ⅲ期或晚期梅毒。Ⅲ期梅毒可出现心脏、神经、眼、听觉或梅毒瘤的损害。无症状患者可以通过血清学实验诊断梅毒。在前 12 个月内的获得性潜伏梅毒被称为"早期潜伏梅毒"。其他潜伏梅毒病例都被视为"晚期潜伏梅毒"或"未知的持续期梅毒"。

梅毒的性传播仅在黏膜皮肤破损出现时发生，患者感染 1 年内症状一般不明显。然而，所有暴露于梅毒患者的人都应进行临床评估和血清学试验。

B. 诊断

早期梅毒，由于抗体一般还未出现，主要是通过病变或区域淋巴结的暗视野显微镜检查法进行诊断，但至今很少使用。梅毒的诊断主要依靠血清学试验，血清学试验分为非密螺旋体属和螺旋体属试验两种。非密螺旋体属检测（VDRL——性病研究实验室；RPR——快速血浆反应素）简单、便宜，常用于筛查。假阳性的非密螺旋体属的试验在各种医学情况下均有发生。非密螺旋体属的试验同疾病活动性和结果的定量报告相关。一般而言，如果其滴度有 4 倍的变化，则有意义。密螺旋体属试验（FTA-ABS——荧光螺旋体抗体吸附试验；TP-PA——梅毒螺旋体明胶颗粒凝集试验；酶免疫分析法、化学发光免疫测定、免疫印迹和快速密螺旋体测定）检测梅毒特异性抗体。密螺旋体属抗体比非密螺旋体属抗体出现更早，同疾病活动的相关性较差，患者即使在成功治疗后仍可终身被检测到。仅凭一种血清学试验进行诊断是不充分的。因此，应对患者采取密螺旋体属和非密螺旋体属试验相结合的方式。

脑脊液（cerebrospinal fluid, CSF）不作为检测Ⅰ期和Ⅱ期梅毒的常规检测。如果患者有神经系统或眼科体征或症状、Ⅲ期梅毒的证据、治疗失败或 HIV 的 CD4 计数 ≤350 和 / 或非螺旋体血清学检测滴度 ≥1：32，应及时评估 CSF。神经梅毒患者的脑脊液白细胞计数通常升高（>5WBC/mm^3）。患有梅毒和眼部受累体征或症状（包括葡萄膜炎、虹膜炎或神经视网膜炎）的患者应进行裂隙灯检查。所有梅毒检测呈阳性的人都应接受 HIV检测。在 HIV 高发地区，应在 3 个月后进行重复HIV 检测。

目前已经对梅毒螺旋体的整个基因组进行了测序，允许将其功能活动与该遗传信息相关联（Matejkova et al, 2008；Radolf and Desrosiers, 2009）。全球（Rompalo, 2001）已将根除梅毒确立为一项重要的公共卫生目标，尽管因为某些高危人群的感染率很高而难以实现。

C. 治疗

青霉素在近 20 年内，是作为梅毒的首选治疗药物（表 16-4）。对青霉素过敏的患者，Ⅰ期或Ⅱ

期梅毒,可以选用 2 周方案:多西环素(100mg 口服,2 次 / 日),或四环素(500mg 口服,4 次 / 日),若为潜伏梅毒则应用 4 周方案。治疗能治愈皮损,防止性传播及后遗症。梅毒患者应进行 HIV 感染的检测。在 HIV 的高流行地区,如果最初的 HIV 试验为阴性,应在 3 个月后复查。梅毒患者如有眼病的症状和体征应该进行裂隙灯检查;如果有神经病的症状和体征应该进行脑脊液检查。任何治疗方案都会出现治疗失败的情形,因此,初始治疗后的 6 个月和 12 个月应复检血清学试验。

▶ 软下疳

A. 病因和临床表现

软下疳是一种疼痛性的急性生殖器溃疡性疾病,通常伴有腹股沟淋巴结肿大("bubo")和触痛。病原体杜克雷嗜血杆菌是一种革兰氏阴性杆菌(Janowicz et al, 2009)。在世界范围内软下疳的发病率有所下降,但在非洲和加勒比地区的某些地区及国家偶尔还会暴发(Labandeira Rey et al, 2009)。软下疳、生殖器疱疹和梅毒一样,与 HIV 的感染和传播率增高呈正相关。

B. 诊断

软下疳的明确诊断需要在专用培养基上鉴定致病细菌 H.ducreyi,但专用培养基无法广泛获得。退一步讲,即使使用专用培养基,其灵敏度也低于 80%。因此,如果满足以下标准,就可以做出软下疳诊断的可能:①患者至少有一个生殖器溃疡、疼痛;②外观是典型的软下疳溃疡;③在溃疡发生后至少 7 日没有梅毒暗视野检查的阳性证据或梅毒血清学试验呈阴性;④溃疡渗出液的 PCR 试验或培养 HSV 呈阴性。

C. 治疗

推荐的抗生素用法在表 16-4 中已进行总结。合理的软下疳治疗能治愈感染、消除症状、预防传播。成功的治疗能让症状快速消失。

患者如未经包皮环切或感染 HIV 可能疗效稍差。CDC 建议在诊断时进行 HIV 和梅毒的试验,如果初始的试验结果是阴性的,要在 3 个月后复查。

临床随访建议在 3~7 日后进行随诊评估,如果几乎没有临床改善,则考虑其他的临床诊断或

同时感染其他性传播疾病。服药依从性和抗生素耐药性可能导致治疗反映较差。大的溃疡或波动性淋巴结肿大会在两周以上消退,有的患者需要切开引流或针吸波动的腹股沟淋巴结。

▶ 性病性淋巴肉芽肿

A. 病因和临床表现

性病性淋巴肉芽肿(lymphogranuloma venereum, LGV)是由血清型为 L1、L2、L3 的沙眼衣原体侵入引起的。在美国,这是一种较为罕见的引起生殖器溃疡的原因。

异性恋男性的临床表现是有触痛的腹股沟或股部的淋巴结肿大,或者两者均有。这种自限性生殖器溃疡通常在患者寻求药物治疗时就已经愈合。

女性和同性恋男性可能会出现直肠周围和肛周淋巴管炎症、结直肠狭窄和瘘管、直肠结肠炎或反应性关节病。诊断基于临床判断、流行病学数据和排除其他病因,通常可通过血清学试验加上排除腹股沟淋巴结肿大或生殖器溃疡的其他原因确定诊断。可以通过培养、直接免疫荧光或核酸检测来检测生殖器病变是否有沙眼衣原体。

B. 治疗

在等待结果期间,应进行治疗。适当的抗生素治疗(表 16-4)可治愈感染并防止持续的组织损伤。由于组织对感染的反应,可能会出现瘢痕。腹股沟腺病,即"腹股沟淋巴结炎",可能需要通过针穿吸引或切开引流的方式预防腹股沟或股部形成溃疡。推荐使用多西环素治疗至少 3 周或至症状完全消失为止。也可以使用红霉素作为替代品。应该对患者进行随访直到临床症状消退。

▶ 腹股沟肉芽肿(杜诺凡病)

A. 病因和流行病学

腹股沟肉芽肿是由肉芽肿克雷伯菌引起的,这是一种革兰氏阴性细胞内细菌(以前称为肉芽肿杆菌)(O'Farrell, 2002)。这种感染在美国很罕见但在热带和发展中国家很普遍,尤其是印度、巴布亚新几内亚、加勒比、澳大利亚中部和非洲南部。

B. 临床表现

腹股沟肉芽肿表现为生殖器或会阴部无痛性、进展性溃疡。生殖器病变血管丰富，外观呈"牛肉红色"，容易出血。患者很少有腹股沟腺病，但可能出现皮下肉芽肿。病原体不能在标准的微生物培养基上培养，诊断需要在碎组织标本上进行暗涂片观察深色染色的杜诺凡氏体。目前不存在分子诊断检测。生殖器外感染可能会发生并扩展到骨盆、骨骼、口腔或腹腔内器官。病灶内可能发生继发性细菌感染。此外，还可能会发生与其他 STI 的合并感染。

C. 治疗

有效的治疗可以阻止病变进一步扩展，对于防止肉芽形成和溃疡复发一般需要延长治疗持续时间（表 16-4）。然而，在有效治疗 6~18 个月后有的患者仍然会复发。推荐使用阿奇霉素治疗，但也有其他治疗方法，包括多西环素、环丙沙星、红霉素和甲氧苄啶／磺胺甲噁唑。如果在治疗的最初几天内没有改善，可以考虑增加氨基糖苷类抗生素。

▶尖锐湿疣

A. 病因

尖锐湿疣是由 HPV 感染引起。目前已鉴定确定了约 100 种 HPV 基因型，并且至少 40 种 HPV 类型会感染生殖器区域。多数 HPV 感染是无症状、亚临床或未认知的，并且会自然消退。根据大小和解剖位置，可见的外生殖器疣可表现为疼痛、脆、痒等症状或三者均出现。90% 的可见非致癌性 HPV 相关肛门疣多数是由 HPV 6 或 11 型引起的。这些 HPV 类型还可能导致复发性呼吸道乳头状瘤病和子宫颈和阴道、尿道和肛门内的疣。外生殖器疣患者可同时感染多种 HPV 类型（HPV 16、18、31、33、35 型等）。大多数宫颈、阴茎、外阴、阴道、肛门和口咽的癌前病变与癌症都和 HPV 16、18 型相关。

B. 诊断

大多数生殖器疣可以通过视诊诊断。活检可辅助诊断。对于诊断不明确的病变、免疫功能低下患者的病变、疣上有色素沉着、固定的、硬结的或溃疡的非典型病变、对标准治疗无反应的病变或在治疗过程中恶化的病变，都可以用活检来做出诊断。不建议常规使用特异性 HPV 核酸试验来检测生殖器疣，因为结果是不确定的，并且不能用来指导治疗。

C. 治疗

对可见的生殖器疣，首要的治疗目的是消除有症状的病变。治疗可使大多数患者进入无疣期。但是，如果不治疗生殖器疣，病变可能会持续，疣体数量或大小有可能变多、变大，也可能自行消失。目前没有资料表明现行疗法可以根除或改变 HPV 感染的自然史（Cook and Brownell, 2008）。切除外生疣可能会降低传染性，但治疗是否能降低患者或性伴侣发生癌前病变或癌性病变的可能性仍不得而知。

治疗应该在医生的经验和患者的意愿指导下共同决定。没有一种治疗方法优于另一种治疗方法，也没有一种治疗方法对每一个病例都有效。目前的治疗方式主要有患者自用、医生使用或联合治疗（表 16-5）。一般来说，湿润表面或擦烂的区域的疣对局部治疗的反应比在干燥表面上的好。大多数生殖器疣通常在 3 个月内缓解。

表 16-5　外生殖器疣的推荐治疗方案

患者自用：每晚睡前将咪喹莫特 3.75% 乳膏或咪喹莫特 5% 乳膏涂于患处，每周 3 次，6~10 小时后洗掉，可用到 16 周；或①鬼臼毒素酊 0.5% 溶液 2 次／日于患处，连用 3 日，然后停药 4 日，如有必要可重复治疗达 4 个疗程；或②儿茶素 15% 软膏涂于病灶处，每日 3 次，使用后不冲洗，如有必要可用到 16 周
医生使用：液氮或冷冻探头冷冻治疗，必要时可每 1~2 周重复一次；或①三氯醋酸／二氯醋酸 80%~90% 溶液，涂抹至出现白霜，必要时每周重复一次；或②外科切除（切线剪除或刮切术、激光、刮除术或电外科手术）

咪喹莫特是一种局部应用的活性免疫增强剂，可刺激细胞因子和干扰素的产生，从而产生局部炎症，使疣消退。使用咪喹莫特后，会出现色素减退和局部炎症反应（包括发红、溃疡和硬结）。鬼臼毒素酊是一种可以导致疣坏死的抗有丝分裂药物。患者在治疗后可能会感到疼痛或局部刺激。儿茶素是一种绿茶提取物，其清除生殖器疣的作用机制尚不清楚。儿茶素可引起局部灼

伤、皮疹、红斑或瘙痒。由于缺乏安全性和有效性数据,不建议对免疫功能低下或孕期患者使用儿茶素。

医生使用冷冻治疗时需要进行培训和技能训练,以防止过度治疗或治疗不足,并避免不良反应(Stefanaki et al, 2008)。使用液氮后疣会坏死,一般伴有疼痛。三氯醋酸(TCA)和二氯醋酸(BCA)应用广泛,但尚未得到深入研究。TCA 和 BCA 都能通过蛋白质的化学凝固来破坏生殖器疣,但如果使用不当,可能会损伤周围组织。因此在治疗时,酸应该只涂在疣上,等其干燥后,再让患者活动。如果患者感到疼痛,可使用碳酸氢钠(碳酸氢钠)或肥皂水来中和治疗部位。

手术切除可以一次性清除疣体,但可能会复发。手术可能涉及电切术、切线剪除、刮切术、刮除术或激光手术。所有的手术方法都需要局部麻醉,且更耗时和昂贵。在诊断不明确,或者其他治疗方法无效时,手术往往对数量多或体积大的生殖器疣患者更有用。应提醒患者,在切除后常会出现色素沉着不足和色素沉着过多。有时患者在手术治疗后会有慢性疼痛。

HPV 替代疗法是存在的,包括鬼臼树脂、病灶内局部应用干扰素和局部使用西多福韦,但不推荐使用,因为关于这些药物治疗生殖器疣的安全性和有效性尚不明确。因为有更安全的替代品,CDC 不再推荐使用鬼臼树脂。

如果疗程结束后症状没有缓解或出现严重不良反应,应重新评估治疗方法。生殖器疣的治疗通常在 3 个月内起效。如果在一个疗程内没有看到实质性的改善,或者如果出现严重的不良反应,则可能需要改用其他治疗方式。

疣在所有治疗后复发概率均较大,而且大多数在 3 个月内复发。应告知女性定期进行宫颈细胞学筛查的必要性。由于再次感染发生的可能性很小,因此为了治疗生殖器疣而对其性伴侣进行检查不是必需的,但性伴侣有可能从生殖器疣和其他性传播疾病的评估中受益。

建议男性和女性都使用 HPV 疫苗(Apter et al, 2015;Lehtinen et al, 2016;Park et al, 2015;Struyf et al, 2015)。该系列疫苗最早可在 9 岁开始接种。无论是否有肛门生殖器疣、巴氏涂片/HPV 检测异常或肛门生殖器癌前病变病史,均可接种。这些疫苗最近被批准用于 45 岁以下的患者。在美国,评估四价疫苗的监测机构研究显示,疫苗中包含的生殖器疣和 HPV 类型有所减少(Munoz et al, 2009)。在剩余四价疫苗使用完毕或于 2017 年 5 个月底到期后,9 价 HPV 疫苗将是唯一可用的 HPV 疫苗(CDC, 2017)。

亚临床生殖道人乳头状瘤病毒感染

亚临床 HPV 感染(没有可见的生殖器疣)比可见的生殖器皮损更常见。大多数病例是通过宫颈细胞学检查、阴道镜检查、生殖器皮肤活检或通过常规醋酸浸湿检查放大醋酸白区域的指导下诊断的。一般不鼓励常规进行"醋酸白"检测。该检测对 HPV 感染的特异性较差,而且对临床治疗也没有指导意义,而且醋酸白试验在低风险人群中有许多假阳性结果。亚临床 HPV 感染的最终诊断需要检测出 HPV 核酸或衣壳蛋白,但不建议在研究环境之外进行这些检测。

在没有出现异型增生的情况下,不建议对亚临床 HPV 感染进行治疗。因为诊断结果有时并不准确,许多诊断试验(如细胞学检查、醋酸白试验、阴道镜检查)与 HPV DNA 或 RNA 的检测相关性很低。此外,没有任何一种疗法被证明可以根除感染。亚临床 HPV 通常会自行消退。在积极的手术治疗后,已在与治疗区域相邻的外观正常组织中证实了 HPV 的存在。

HIV 感染:检测、初步评估和转诊

HIV 感染包括一个广泛的临床谱,范围从无症状感染到完全型艾滋病。其临床进展的速度变化区间较大,有些患者可以在几个月内从 HIV 感染发展到获得性免疫缺陷综合征(acquired immunodeficiency syndrome, AIDS),而有些患者可能在几十年内无症状。总体来说,从 HIV 感染到 AIDS 的中位数时间约为 11 年,感染 HIV 的成年人可以长时间无症状。然而,在感染的所有阶段,HIV 的复制都在持续进行,在感染的后期,病毒负荷大幅度增加,同时免疫功能显著恶化。

随着对 HIV 感染危险因素的认识不断提高,

许多患者的早期检测和早期诊断增多。HIV 感染的主要危险因素是与 HIV 病毒感染者发生性接触和共用注射器。

早期诊断很重要，因为治疗可以减缓免疫功能的衰退。证据表明，免疫功能障碍的 HIV 感染者有发生可预防性感染的风险。预防性治疗可以显著降低肺炎（卡氏肺囊虫和细菌）、弓形虫脑炎和分枝杆菌疾病（结核和鸟分枝杆菌复合体）的风险。早期诊断也会提高患者咨询比例，这样可能会减少 HIV 的传播。此外，早期诊断还可加速 HIV 感染者转诊到在护理方面经验丰富的医疗保健机构。

▶HIV 检测

应向任何有感染风险的人提供 HIV 诊断检测，尤其是那些寻求性病评估的人。检测程序中应包括适当的检测前和检测后咨询以及知情同意，一些州要求提供 HIV 检测的知情同意文件。通常，使用抗原 - 抗体组合或抗体免疫测定来确认 HIV 感染，CDC 推荐 HIV1/HIV2 抗原抗体免疫分析，然后使用 HIV1/HIV2 抗体分化试验确认反应性筛查测试结果。所有反应性免疫测定结果阳性但抗体检测阴性的患者都需要进行额外的 RNA 检测，以确定结果的不一致是否代表急性 HIV 感染（即在抗体产生之前）。HIV 家用检测试剂盒仅检测 HIV 抗体，无法检测急性 HIV 感染。在美国，几乎所有的 HIV 感染都是由 HIV1 引起的。然而，由于监测和治疗不同，HIV2 的鉴别是很重要的。

▶急性反转录病毒综合征

这种综合征的特点是急性症状和体征，50%~90% 的人会在 HIV 感染后、抗体检测呈阳性前发生发热、不适、淋巴结肿大和皮疹等症状。急性 HIV 感染具有高度传染性，在这个阶段血浆和生殖器分泌物中的病毒浓度极高（Wawer et al，2005）。怀疑急性反转录病毒综合征应及时进行抗原 / 抗体免疫测定或 HIV RNA 检测以及 HIV 抗体检测。数据表明，尽早开始治疗可以降低 HIV 病毒负荷，延缓 HIV 相关并发症发生，并可能促进免疫重建。

▶HIV 感染的初始管理

建议将 HIV 感染者转诊到一个独立的临床机构进行综合诊疗。由于这些设施有限，一般需要同时精心安排初始评估和相关后续的转诊医疗服务并提供社会心理学服务。

新诊断出的 HIV 感染者不一定是近期发生的感染，其可能处于感染的任何临床阶段。因此，重要的是要警惕是否有提示晚期感染的体征和症状，例如，发热、体重减轻、腹泻、口腔念珠菌病、咳嗽或呼吸急促，如发现这些症状需要紧急转诊。在非紧急情况下，对新诊断 HIV 感染者的推荐评估一般包括药物史 / 社会史 / 家族史，特别强调性交史和药物滥用史的详细病史（过去和现在），既往性病和特定的 HIV 相关症状或诊断。体格检查应包括对女性进行 PAP 涂片的盆腔检查，并对所有患者进行所有可治愈的 STI（梅毒、淋病、衣原体、滴虫和其他临床指征）的检测。

推荐的血液检查包括含有血小板计数的全血细胞计数、生化全项、血脂、巨细胞病毒检测、肛门 HPV、弓形虫抗体和肝炎病毒标志物、梅毒血清学试验、HIV 病毒载量、$CD4^+T$ 淋巴细胞计数、HIV 基因型检测。其他评估应包括结核皮试和胸部 X 线检查。还应考虑 G-6-PD 缺陷检测（因为接受氧化药物的可能性增加，随后可能发生溶血事件），以及趋向性和 HLA-B*5701 试验（以帮助指导选择）（Aberg et al，2014）。最后，应当为性伴侣和注射毒品伴侣作出评估和管理。

▶HIV 感染和男性包皮环切术

三项大型随机临床试验表明，成年男性包皮环切术可将高危异性恋人群的 HIV 感染率降低约 60%（Auvert et al，2005；Bailey et al，2007；Gray et al，2007）。这与来自发展中国家的大量流行病学数据和来自美国的有限数据一致（Warner et al，2009）。成年男性包皮环切术是在局部麻醉下进行的，术后并发症发生率低（Auvert et al，2005；Bailey et al，2007；Gray et al，2007；Krieger et al，2007）。此外，前瞻性数据表明，手术对男性性功能或性生活满意度没有不利影响（Kigozi et al，2008；Krieger et al，2008）。这些数据表明了在高危人群中实施男性包皮环切术的计划是可行的（Nagelkerke et al，2007）。这种泌尿外科手术是极少数能降低 HIV 感染率的公共卫生干预措施之一。

埃博拉和寨卡病毒

埃博拉病毒和寨卡病毒最近都引起了疫情传播，造成了灾难性的后果。两种病毒都不会引起特定的生殖器症状，但都可能通过性传播。下面对两种病毒进行简要讨论。

▶埃博拉病毒

A. 病因及流行病学

埃博拉病毒，以前被称为埃博拉出血热，是由埃博拉病毒，属丝状病毒科的一种病毒引起的。已知的埃博拉病毒有五种，其中四种会致病。埃博拉病毒在非洲零星暴发，最近的一次是 2014 年在西非国家，影响最大的是利比里亚、塞拉利昂和几内亚。

埃博拉病毒是通过直接接触埃博拉患者或死于埃博拉患者的血液或体液传播的，包括精液、尿液、呕吐物、汗液、粪便或母乳。也可能是从埃博拉患者或死于埃博拉病毒患者的体液污染过的针头、衣服、床上用品、医疗设备或注射器等物体感染；或者是受感染的果蝠或灵长类动物；并且可能会通过与已康复但继续在身体分泌物中携带病毒的男性进行口交、性交或肛交传播。埃博拉病毒在幸存者的精液中存留的时间尚不清楚，该病毒在体内被清除的速度不尽相同，3~9 个月。因此，建议避免接触感染埃博拉病毒男性的精液。目前尚不清楚是否可以通过性行为或阴道分泌物从埃博拉病毒感染过的妇女获得感染。

B. 临床表现

症状通常在接触病毒后 2~21 日出现，包括发热（主观或≥38℃）、头痛、虚弱、肌痛、呕吐、出血或腹痛。

C. 诊断

一般只有在症状出现后才能检测到血液中的病毒。虽然发热与病毒载量增加有关，但病毒在血液中达到可检测水平可能需要 3 日。在美国，埃博拉病毒是由疾病控制中心通过酶联免疫吸附试验、病毒分离或反转录 PCR 试验来确认的。

D. 治疗

目前埃博拉的治疗是支持性治疗，强调体内补液治疗。目前还没有 FDA 批准的疫苗或抗病毒药物，相关药物和疫苗正在研究中。塞拉利昂于 2015 年 4 个月引入埃博拉疫苗试验，该试验是一项 Ⅱ 期和 Ⅲ 期非盲、单独随机对照试验，在医疗保健人员和一线工作人员（包括救护车和埋葬队）中分阶段引入 rVSV-ZEBOV（重组水疱性口炎病毒 - 扎伊尔埃博拉病毒）疫苗，并评估安全性和有效性（Agnandji et al，2016），评估仍在进行中。产生的抗体可能持续 10 年或更长时间。

▶寨卡病毒

A. 病因和临床表现

寨卡病毒最早发现于 1947 年，以乌干达的寨卡森林命名，1952 年首次报道寨卡病毒感染人类。据报道，在热带非洲、东南亚和太平洋岛屿曾经暴发疫情，可能在许多其他地方也发生过，但已经消失了，由于症状通常较轻而未被识别。最近，寨卡病毒主要在加勒比海、南美洲和中美洲地区发现，CDC 发布了多项旅行建议。此外，美国还针对佛罗里达州南部和得克萨斯州布朗斯维尔发布了警示性警告，在那里发现了本地传播。从 2015 年 1 月到 2017 年 3 月，美国向 CDC 报告了 43 000 多例寨卡病例。

寨卡病毒主要通过被感染的伊蚊叮咬传播。一般来说，感染寨卡病毒的人没有症状或症状轻微，包括发烧、皮疹、头痛、关节痛和结膜炎。症状通常持续几天到一周，病毒在感染者的血液中停留大约一周。寨卡病毒通过输血、性交、母胎，以及与医疗接触传播，病毒可在症状出现前、症状出现期间或症状消失后通过性交传播，病毒也可能由无症状携带者通过性交传播。目前尚不清楚病毒在感染者的精液和阴道液中停留的时间，但已知病毒在精液中停留的时间比血液和阴道分泌物等其他体液要长。

怀孕期间感染寨卡病毒可导致婴儿严重的出生缺陷，包括：小头畸形、其他严重的脑部缺陷、眼睛缺陷、听力缺陷、生长障碍和吉兰 - 巴雷综合征。

B. 诊断

寨卡病毒的诊断依据包括近期的旅行史、症状，以及血液和尿液检测。目前寨卡病毒的唯一诊断测试是 Trioplex 实时 RT-PCR（rRT-PCR）检测和寨卡 MACELISA 检测，其已获得 FDA 的紧急使用授权（emergency use authorization, EUA）。

目前还没有治疗寨卡病毒的特效药，治疗是支持性的，包括对症治疗。由于与其他病毒感染相似，建议在确诊前避免服用阿司匹林和其他非甾体抗炎药，以防与登革热病毒可能引起的出血混淆。为了降低传播的风险，感染者或那些去过已知感染病毒地区的人在进行无安全套性交或试图受孕前要等待 6 个月。

结论

预算削减可能会导致 STI 筛查和治疗服务继续减少。因此，越来越多的泌尿科医生需要及时了解 STI 的体征和症状，以便在必要时提供适当的 STI 筛查、治疗和 / 或转诊。对于有潜在 STI 的患者，应提供切实可行的降低风险的咨询和工具，以减少获得性和传播性感染的危险。还应鼓励患者在自己的医疗保健中发挥积极作用，并在参与性活动和保护自己方面作出明智的决定。

（韩振伟　翻译　王亚轩　审校）

参考文献

介绍

CDC (Centers for Disease Control and Prevention): Sexually Transmitted Disease Surveillance 2015. US Department of Health and Human Services, Atlanta, 2016. (Available online at: https://www.cdc.gov/std/stats15/.)

Osterberg EC, Gaither TW, Awad MA, et al: Correlation between pubic hair grooming and STIs: Results from a nationally representative probability sample. Sex Transm Infect, 2016.

Owusu-Edusei K Jr, Chesson HW, Gift TL, et al: The estimated direct medical cost of selected sexually transmitted infections in the United States, 2008. Sex Transm Dis 2013;40:197.

Satterwhite CL, Torrone E, Meites E, et al: Sexually transmitted infections among US women and men: Prevalence and incidence estimates, 2008. Sex Transm Dis 2013;40:187.

UNICEF East Asia and Pacific Regional Office and Asia Pacific Inter-Agency Task Team on Young Key Populations: Adolescents under the Radar in the Asia-Pacific AIDS Response. UNICEF East Asia Pacific Regional Office, Bangkok, December 2015. (Available online at: https://www.unicef.org/eapro/Adolescents_Under_the_Radar_final.pdf.)

Workowski KA, Bolan GA, CDC, et al: Sexually transmitted diseases treatment guidelines, 2015. MMWR Recomm Rep 2015;64:1.

尿道炎和宫颈炎

Ahmed MU, Chawdhury FA, Hossain M, et al: Monitoring antimicrobial susceptibility of Neisseria gonorrhoeae isolated from Bangladesh during 1997-2006: Emergence and pattern of drug-resistant isolates. J Health Popul Nutr 2010;28:443.

Bradshaw CS, Tabrizi SN, Read TR, et al: Etiologies of nongonococcal urethritis: Bacteria, viruses, and the association with orogenital exposure. J Infect Dis 2006;193:336.

CDC (Centers for Disease Control and Prevention), US Department of Health and Human Services: Sexually Transmitted Disease Surveillance 2015. US Department of Health and Human Services, Atlanta, 2016.

Gaydos C, Maldeis NE, Hardick A, et al: Mycoplasma genitalium compared to chlamydia, gonorrhoea and trichomonas as an aetiological agent of urethritis in men attending STD clinics. Sex Transm Infect 2009;85:438.

Ghanem KG, Giles JA, Zenilman JM: Fluoroquinolone-resistant Neisseria gonorrhoeae: The inevitable epidemic. Infect Dis Clin North Am, 2005; 19:351.

Hobbs MM, Lapple DM, Lawing LF, et al.: Methods for detection of Trichomonas vaginalis in the male partners of infected women: Implications for control of trichomoniasis. J Clin Microbiol 2006;44:3994.

Khanam R, Ahmed D, Rahman M, et al: Antimicrobial susceptibility of Neisseria gonorrhoeae in Bangladesh (2014 update). Antimicrob Agents Chemother 2016;60:4418.

Martin DH: Nongonococcal urethritis: New views through the prism of modern molecular microbiology. Curr Infect Dis Rep 2008;10:128.

McCormack WM, Rein M: Urethritis. In: Mandell, Douglas, and Bennett's Principles and Practice of Infectious Diseases. 5th ed., Vol. 1. Churchill-Livingstone, Philadelphia, 2000, pp. 1208–1218.

Mead P: Infections of the female pelvis. In: Mandell, Douglas, and Bennett's Principles and Practice of Infectious Diseases. 15th ed., Vol. 1. Churchill-Livingstone, Philadelphia, 2000, pp. 1235–1243.

Perez-Losada M, Crandall KA, Bash MC, et al: Distinguishing importation from diversification of quinolone-resistant Neisseria gonorrhoeae by molecular evolutionary analysis. BMC Evol Biol 2007;7:84.

Rahman M, Sultan Z, Monira S, et al: Antimicrobial susceptibility of Neisseria gonorrhoeae isolated in Bangladesh (1997 to 1999): Rapid shift to fluoroquinolone resistance. J Clin Microbiol 2002;40:2037.

Ross JD, Brown L, Saunders P, et al: Mycoplasma genitalium in asymptomatic patients: Implications for screening. Sex Transm Infect 2009;85:436.

Shahmanesh M, Moi H, Lassau F, et al: 2009 European guideline on the management of male non-gonococcal urethritis. Int J STD AIDS 2009; 2009;458.

Tsevat DG, Wiesenfeld HC, Parks C, et al: Sexually transmitted diseases and infertility. Am J Obstet Gynecol 2017;216:1.

Workowski KA, Berman SM, Douglas JM Jr: Emerging antimicrobial resistance in Neisseria gonorrhoeae: Urgent need to strengthen prevention strategies. Ann Intern Med, 2008;148:606.

附睾炎

Cho YH, Jung J, Lee KH, et al: Clinical features of patients with Behcet's disease and epididymitis. J Urol 2003;170:1231.

de Vries M, van Der Horst I, van Der Kleij F, et al: Polyarteritis nodosa presenting as an acute bilateral epididymitis. Arch Intern Med 2001;161:1008.

Giannopoulos A, Giamarellos-Bourboulis EJ, Adamakis I, et al: Epididymitis caused by Candida glabrata: A novel infection in diabetic patients? Diabetes Care 2001;24:2003.

Gul HC, Akyol I, Sen B, et al: Epididymoorchitis due to Brucella melitensis: Review of 19 patients. Urol Int 2009;82:158.

Krieger J: Prostatitis, epididymitis and orchitis. In: Mandell, Douglas, and Bennett's Principles and Practice of Infectioius Diseases. 15th ed. Philadelphia: Churchill-Livingstone, 2000, pp. 1243–1251.

Nickel JC, Siemens DR, Nickel KR, et al: The patient with chronic epididymitis: Characterization of an enigmatic syndrome. J Urol 2002;167:1701.

生殖器溃疡疾病

Apter D, Wheeler CM, Paavonen J, et al: Efficacy of human papillomavirus 16 and 18 (HPV-16/18) AS04-adjuvanted vaccine against cervical infection and precancer in young women: Final event-driven analysis of the randomized, double-blind PATRICIA trial. Clin Vaccine Immunol 2015;22:361.

Barnabas RV, Celum C: Infectious co-factors in HIV-1 transmission herpes simplex virus type-2 and HIV-1: New insights and interventions. Curr HIV Res 2012;10:228.

Behets FM, Andriamiadana J, Randrianasolo D, et al: Chancroid, primary syphilis, genital herpes, and lymphogranuloma venereum in Antananarivo, Madagascar. J Infect Dis 1999;180:1382.

CDC (Centers for Disease Control and Prevention): Human Papillomavirus (HPV) Gardasil® Vaccine Information Statement. (Available online at: https://www.cdc.gov/vaccines/hcp/vis/vis-statements/hpv-gardasil.pdf; accessed: 3/10/17.)

CDC (Centers for Disease Control and Prevention): Congenital syphilis—United States, 2002. MMWR Morb Mortal Wkly Rep 2004;53:716.

Cook K, Brownell I: Treatments for genital warts. J Drugs Dermatol 2008;7:801.

Corey L, Wald A, Celum CL, et al: The effects of herpes simplex virus-2 on HIV-1 acquisition and transmission: A review of two overlapping epidemics. J Acquir Immune Defic Syndr 2004; 35:435.

Corey L, Wald A, Patel R, et al: Once-daily valacyclovir to reduce the risk of transmission of genital herpes. New Engl J Med 2004;350:11.

Fanfair RN, Zaidi A, Taylor LD, et al: Trends in seroprevalence of herpes simplex virus type 2 among non-Hispanic blacks and non-Hispanic whites aged 14 to 49 years--United States, 1988 to 2010. Sex Transm Dis 2013;40:860.

Freeman EE, Weiss HA, Glynn JR, et al: Herpes simplex virus 2 infection increases HIV acquisition in men and women: Systematic review and meta-analysis of longitudinal studies. AIDS 2006;20:73.

Janowicz DM, Ofner S, Katz BP, et al: Experimental infection of human volunteers with Haemophilus ducreyi: Fifteen years of clinical data and experience. J Infect Dis 2009;199:1671.

Labandeira-Rey M, Janowicz DM, Blick RJ, et al: Inactivation of the Haemophilus ducreyi luxS gene affects the virulence of this pathogen in human subjects. J Infect Dis 2009;200:409.

Lehtinen M., Eriksson T, Apter D, et al: Safety of the human papillomavirus (HPV)-16/18 AS04-adjuvanted vaccine in adolescents aged 12-15 years: Interim analysis of a large community-randomized controlled trial. Hum Vaccin Immunother 2016;12:3177.

Matejkova P, Strouhal M, Smajs D, et al: Complete genome sequence of Treponema pallidum ssp. pallidum strain SS14 determined with oligonucleotide arrays. BMC Microbiol 2008;8:76.

Munoz N, Manalastas R Jr, Pitisuttithum P, et al: Safety, immunogenicity, and efficacy of quadrivalent human papillomavirus (types 6, 11, 16, 18) recombinant vaccine in women aged 24-45 years: A randomised, double-blind trial. Lancet 2009;373:1949.

O'Farrell N, Morison L, Moodley P, et al: Genital ulcers and concomitant complaints in men attending a sexually transmitted infections clinic: Implications for sexually transmitted infections management. Sex Transm Dis 2008;35:545.

O'Farrell N: Donovanosis. Sex Transm Infect 2002;78:452.

Park IU, Introcaso C, Dunne EF: Human papillomavirus and genital warts: A review of the evidence for the 2015 Centers for Disease Control and Prevention Sexually Transmitted Diseases Treatment Guidelines. Clin Infect Dis 2015;61(Suppl 8): S849.

Radolf JD, Desrosiers DC: Treponema pallidum, the stealth pathogen, changes, but how? Mol Microbiol 2009;72:1081.

Rompalo AM: Can syphilis be eradicated from the world? Curr Opin Infect Dis 2001;14:41.

Stefanaki C, Katzouranis I, Lagogianni E, et al: Comparison of cryotherapy to imiquimod 5% in the treatment of anogenital warts. Int J STD AIDS 2008;19:441.

Struyf F, Colau B, Wheeler CM, et al: Post hoc analysis of the PATRICIA randomized trial of the efficacy of human papillomavirus type 16 (HPV-16)/HPV-18 AS04-adjuvanted vaccine against incident and persistent infection with nonvaccine oncogenic HPV types using an alternative multiplex type-specific PCR assay for HPV DNA. Clin Vaccine Immunol 2015;22:235.

Wald A, Carrell D, Remington M, et al: Two-day regimen of acyclovir for treatment of recurrent genital herpes simplex virus type 2 infection. Clin Infect Dis 2002;34:944.

Wald A, Selke S, Warren T, et al: Comparative efficacy of famciclovir and valacyclovir for suppression of recurrent genital herpes and viral shedding. Sex Transm Dis 2006;33:529.

Wald A, Zeh J, Selke S, et al: Reactivation of genital herpes simplex virus type 2 infection in asymptomatic seropositive persons. New Engl J Med 2000;342:844.

Xu F, Sternberg MR, Kottiri BJ, et al: Trends in herpes simplex virus type 1 and type 2 seroprevalence in the United States. JAMA 2006;296:964.

HIV感染

Aberg JA, Gallant JE, Ghanem KG, et al: Primary care guidelines for the management of persons infected with HIV: 2013 update by the HIV Medicine Association of the Infectious Diseases Society of America. Clin Infect Dis 2014;58:1.

Auvert B, Taljaard D, Lagarde E, et al: Randomized, controlled intervention trial of male circumcision for reduction of HIV infection risk: The ANRS 1265 Trial. PLoS Med 2005;2:e298.

Bailey RC, Moses S, Parker CB, et al: Male circumcision for HIV prevention in young men in Kisumu, Kenya: A randomised controlled trial. Lancet 2007;369: 643.

Gray RH, Kigozi G, Serwadda D, et al: Male circumcision for HIV prevention in men in Rakai, Uganda: A randomised trial. Lancet 2007;369:657.

Kigozi G, Watya S, Polis CB, et al: The effect of male circumcision on sexual satisfaction and function, results from a randomized trial of male circumcision for human immunodeficiency virus prevention, Rakai, Uganda. BJU Int 2008;101: 65.

Krieger JN, Mehta SD, Bailey RC, et al: Adult male circumcision: Effects on sexual function and sexual satisfaction in Kisumu, Kenya. J Sex Med 2008;5:2610.

Krieger JN, Bailey RC, Opeya JC, et al: Adult male circumcision outcomes: Experience in a developing country setting. Urol Int 2007;78:235.

Nagelkerke NJ, Moses S, de Vlas SJ, et al: Modelling the public health impact of male circumcision for HIV prevention in high prevalence areas in Africa. BMC Infect Dis 2007;7:16.

Warner L, Ghanem KG, Newman DR, et al: Male circumcision and risk of HIV infection among heterosexual African American men attending Baltimore sexually transmitted disease clinics. J Infect Dis 2009;199:59.

Wawer MJ, Gray RH, Sewankambo NK, et al: Rates of HIV-1 transmission per coital act, by stage of HIV-1 infection, in Rakai, Uganda. J Infect Dis 2005;191:1403.

埃博拉和寨卡病毒

Agnandji ST, Huttner A, Zinser ME, et al: Phase 1 trials of rVSV Ebola vaccine in Africa and Europe. New Engl J Med 2016;374:1647.

16

第17章 尿石症

Marshall L. Stoller

泌尿系结石是泌尿系第三大常见疾病,仅次于泌尿系感染和前列腺疾病,在动物和人类中都很常见。与泌尿系结石相关的命名来自各种学科。例如,由六水磷酸镁铵组成的鸟粪石(struvite stones),是为了纪念俄国博物学家 H.C.G. von Struve(1772—1851)而命名的。在 von Struvite 时代之前,这些结石被称为鸟粪石(Guanite),因为磷酸镁铵在蝙蝠粪便中很常见。二水草酸钙常被称为威德尔石(Weddellite),因为它通常在南极威德尔海(Weddell Sea)采集的海底样品中发现。与尿石症相关的命名法的历史与用于治疗的介入技术的发展一样有趣。

自最早的文明记录以来,尿路结石就一直困扰着人类。结石的病因仍然是推测性的。如果每个肾脏的尿液成分相似,而且没有梗阻的迹象,为什么大多数结石都是单侧的?为什么小结石在形成早期不能顺利地通过输尿管排出?肾钙质沉着和肾结石之间是有连续性,或者它们是独特而不同的?为什么有的人形成一个大结石,而有的人形成多个小结石?关于这些问题有很多猜测。

泌尿系结石外科治疗的进展超过了我们对其病因的认识。作为临床医生,我们关心的是方便有效的诊断治疗方法。同样重要的是全面的代谢评估,它可以指导适当的药物治疗和生活方式的改变,以帮助减少结石的复发。如果没有密切的随访和有效的医疗干预,5 年内结石复发率可高达 50%,而尿酸结石和胱氨酸结石更容易复发。医生们希望对这一多因素疾病过程有更好的了解,希望能开发出更有效的预防措施。

肾结石和输尿管结石

▶病因学

所有生物系统中的矿化都有一个共同的主题,即晶体和基质是相互交织的。尿路结石也不例外,它们是由不同数量的晶体和有机基质组成的多晶聚集体。解释尿石症的理论还不完整。

结石的形成需要尿液的过饱和,过饱和度取决于尿的 pH、离子强度、溶质浓度和络合作用。在不同的生理状态下,尿液成分可能会发生显著变化,从清晨相对酸性到餐后变为碱性。离子强度主要由单价离子的相对浓度决定。随着离子强度的增加,活度系数(activity coefficient)减小。活度系数反映了特定离子的可用性。

溶质浓度的作用很明显:两种离子的浓度越大,它们沉淀的可能性就越大。低离子浓度会导致不饱和和溶解度增加。随着离子浓度的增加,它们的活度积(K_{ap})达到一个特定的点,即溶解度积(K_{sp})。高于这一点的浓度是亚稳定的,能够引发晶体生长和异相成核。随着溶液浓度的增加,活度积最终达到生成积(K_{fp})。超过这一点的过饱和水平是不稳定的,可能会发生自发的均相成核。

两种离子的浓度相乘就可以得到浓度积(concentration product,CP),大多数离子的浓度积大于溶度积(K_{sp})。其他因素在尿路结石的发展中也起主要作用,包括络合作用,络合作用可以影响特定离子的可用性。例如,钠与草酸盐络合并降低其自由离子形式,而硫酸盐可以与钙络合。晶体的形成还被尿路中其他各种物质所改变,包括镁、柠檬酸盐、焦磷酸盐和各种微量金属。这些抑制因子可作用于晶体生长活性部位或作为溶液中的抑制剂(如柠檬酸盐)。

成核是尿路结石形成的第一步,一个日常的成核例子,可以在一锅水快要沸腾之前观察到;在实际煮沸之前,可以在锅底看到小气泡。尿路结石的成核理论认为,尿路结石是由浸没在过饱和尿液中的晶体或其他杂质所引起的,但这一理论受到了支持它的相同论据的挑战。高排泄者或有脱水危险的患者并不一定会形成结石。此外,高达 1/3 的结石患者 24 小时尿液的结石形成离子浓度是完全正常的。

晶体抑制因子理论认为,在缺乏或存在浓度较低的天然结石抑制因子情况下结石就会形成,这些抑制因子包括镁、柠檬酸盐、焦磷酸盐和各种微量金属。这个理论并不是绝对正确的,因为许多缺乏这种抑制因子的人可能从来不会形成结石,而另一些有大量抑制因子的人可能会形成结石,这是自相矛盾的。

A. 晶体成分

结石主要由晶体成分组成,适当大小和透明度的晶体在偏光显微镜下很容易识别,X 线衍射是评估结石的几何形状和结构的首选。来自同一地理位置或同一历史时期的一组结石通常具有相同的晶体成分。

晶体形成涉及多个步骤,包括成核、生长和聚集。成核引发成石形成开始,可由多种物质诱发,包括蛋白质基质、晶体、异物和其他颗粒组织。异相成核是结石形成过程中的一个共同主题,它需要较少的热力学能量,并且可能发生在不太饱和的尿液中。在存在定向的聚合物晶体时就可考虑有异相成核的发生。一种类型的晶体因此可充当具有类似晶格的另一种类型晶体成核的中心,这常见于尿酸盐结晶引起草酸钙的形成。这些早期尿液中发展或聚集形成的结石不能轻易通过尿道,是需要时间的。

目前还不清楚这些早期的晶体结构是如何保留在上尿路而没有顺利通过输尿管的。大量沉淀或肾内结石的理论表明,远端小管,或集合管,或两者都被晶体堵塞,从而形成了一个停滞的环境,促进结石的进一步生长。但这种解释不太令人满意;肾小管呈锥形,在进入肾乳头时增大,从而减少导管阻塞的可能性。此外,尿液从肾小球进入肾盂的时间只有几分钟,因此不太可能在肾小管内形成晶体聚集和生长。

固定颗粒理论(fixed-particle theory)假设形成的晶体以某种方式持续存在细胞内或肾小管上皮下。亚历山大·兰德尔(Alexander Randall)在肾乳头尖端发现了灰黄色的结晶物质沉淀。新的数据表明,早期肾钙斑(Randall plaque)发生在肾乳头近端和外周的小管(血管和尿路)内(内镜检查时看不到),而内镜检查时可见的斑块则起源于间质。当这些远端斑块成熟时,它们会侵蚀肾小管和集合系统,最终形成尿路结石。目前还有很多较新的研究更好地阐明这些肾钙斑的病因。在上尿路的内镜检查中,可以在接近肾乳头中心处看到斑块尖端。卡尔(Carr)推测结石在阻塞的淋巴管中形成,然后破裂到相邻的肾盏穹窿。与卡尔的理论相悖的是在远离肾盏穹窿的区域发现肉眼可见的早期结石成分。

B. 基质成分

尿路结石的非结晶基质成分随结石类型而异,重量通常占 2%~10%。它主要由蛋白质组成,还有少量的己糖和己糖胺。还有一种不常见的基质结石,可能与肾脏手术或慢性尿路感染(urinary tract infection, UTI)有关,质地呈凝胶状(图 17-1)。组织学检查显示有少量钙化的片层。在腹部平片(plain abdominal radiograph)[又称肾、输尿管及膀胱平片(kidney ureter bladder position, KUB)]上,基质结石通常是透光的,并可与其他充盈缺损混淆,包括血凝块、上尿路肿瘤和真菌球。CT 平扫显示钙化现象,有助于确诊。基质在普通尿路结石和基质结石发生中的作用尚不清楚。它可以作为晶体聚集的核心,也可以作为一种自然形成的黏合剂,黏附小的晶体成分,从而阻碍晶体顺利通过尿路。或者,基质可能在结石形成中起抑制作用,或者可能是一个无辜的旁观者,在结石形成过程中不起积极作用。

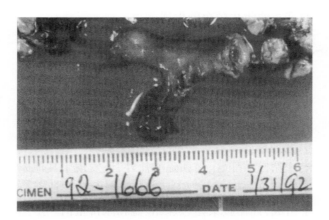

▲ 图 17-1　冲击波碎石失败后采用经皮肾镜取出的基质结石的大体图像

▶尿液中的离子成分

A. 钙

钙是尿盐晶体中的主要离子成分。尿路结石形成的风险随着从肠道吸收钙的增加而增加，而从肠道吸收的钙会随着钙摄入量的增加而减少。只有 50% 的血浆钙被离子化并可在肾小球处过滤。95% 以上在肾小球滤过的钙在近端和远端小管被再吸收，在集合管中被吸收的钙较少。不到 2% 的钙通过尿液排出；通常情况下，患者在 24 小时内排泄量 <4mg/kg。利尿剂可通过进一步减少钙排泄而引起低钙尿。许多因素会影响溶解的钙的有效性，包括与柠檬酸盐、磷酸盐和硫酸盐的络合。尿酸单钠盐的增加和尿 pH 的降低进一步干扰了这种络合作用，从而促进了晶体聚集。

B. 草酸盐

草酸盐是一种正常的代谢废物，相对来说是不溶解的。通常，尿液中 10%~15% 的草酸盐来自饮食，绝大多数是代谢的副产物。进入大肠的草酸盐大部分被细菌分解吸收。食草酸杆菌可能改变草酸吸收的有效性。然而，饮食会对尿液中的草酸盐含量产生影响。一旦被小肠吸收，草酸盐不被代谢，几乎完全由近端小管排出。肠腔内钙的存在是影响草酸盐被吸收的重要因素。对尿液中草酸盐的控制在草酸钙结石的形成中起着关键作用。正常排泄量在每日 20~45mg，并且不会随年龄而发生显著变化。白天进食时排泄量较高。尿液中草酸盐水平的微小变化就可以对草酸钙过饱和度产生显著影响。草酸盐的重要前体是甘氨酸和维生素 C，然而，每日摄入小于 2g 维生素 C 的影响可忽略不计。

高草酸尿症可发生在肠道疾病患者，特别是患炎症性肠病或行小肠切除和肠旁路手术者。有这些情况的患者 5%~10% 会发生肾结石。慢性腹泻伴脂肪性粪便可导致皂化发生。肠腔内钙与脂肪结合，因此无法与草酸盐结合。游离的草酸盐很容易被肠道吸收，从而增加尿液中草酸盐的水平。

意外或故意摄入乙二醇（草酸盐部分氧化）可导致产生过量的草酸盐。这可能导致草酸钙晶体大量的沉积，有时可能导致肾衰竭。

C. 磷酸盐

磷酸盐是尿液中重要的钙缓冲剂和钙复合物。它是磷酸钙和磷酸铵镁结石中的关键成分。正常成年人尿液中磷酸盐的排泄量与饮食中的磷酸盐（尤其是肉类、乳制品和蔬菜中的磷酸盐）的量有关。被肾小球滤过的少量磷酸盐主要在近端小管被重新吸收，甲状旁腺激素可抑制这种重吸收。甲状旁腺功能亢进患者的主要形成晶体是磷酸盐，以羟基磷灰石、不定形磷酸钙和碳酸磷灰石的形式存在。

D. 尿酸

尿酸是嘌呤代谢的副产物，它的 pKa 值为 5.75。pH 小于此值时，游离尿酸占主要；pH 升高会增加可溶的尿酸盐。大约 10% 滤过的尿酸会进入尿液。嘌呤代谢的其他缺陷也可能导致尿石症的发生。很少情况下，黄嘌呤脱氢酶的缺陷可导致黄嘌呤水平的增加，黄嘌呤可在尿液中沉淀，导致结石的形成。腺嘌呤代谢的异常改变可能导致 2, 8- 二羟腺嘌呤尿症，这种腺嘌呤在尿液中不易溶解，并可能发展成尿路结石，这种情况是由于缺乏腺嘌呤磷酸核糖转移酶（adenine phosphoribosyltransferase, APRT）。纯尿酸结晶和结石是相对透光的，在 KUB 上可能无法识别（图 17-2）。在 CT 平扫图像上 CT 值（Hounsfield units）较低时可提示。然而，由于伴随的磷酸钙沉积，一些尿酸结石可能部分不透光。

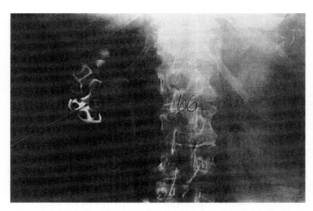

▲ 图 17-2　经皮注射放射造影剂后发现放射透光性右侧鹿角形肾结石

此尿酸结石经单次经皮肾镜取石术取出。术后尿碱化提供了有效的预防

E. 钠

钠虽然不是大多数尿路结石的主要成分之一，但在调节尿液中钙盐结晶方面起着重要作用。钠在肾结石核心的浓度高于预期，可能在晶体形成和聚集的起始阶段中起作用。饮食中大量的钠摄入量增加了尿钙的排泄，增加了尿液中促进结石生长的尿酸单钠盐的水平，这就降低了尿液抑制草酸钙结晶聚团的能力。这些作用被认为是由于钠引起的碳酸氢钠增多和血清碳酸氢钠减少所致。有趣的是，饮食中钠的摄入增加会加重口渴，导致排尿量增加。相反，减少饮食中的钠含量有助于减少钙性肾结石的复发。

F. 柠檬酸盐

柠檬酸盐是影响钙性尿路结石发展的关键因素。慢性腹泻或 I 型肾小管酸中毒（远端小管缺陷）和长期使用噻嗪类药物通常与结石形成有关。柠檬酸盐在肾细胞的三羧酸循环中起着关键作用。消耗该产物的代谢刺激（如因禁食、低钾血症或低镁血症引起的细胞内代谢性酸中毒）会减少柠檬酸盐的排泄。雌激素会增加柠檬酸盐的排泄，可能是降低女性结石发生率的一个因素，尤其是在怀孕期间。此外，碱中毒还会增加柠檬酸盐的排泄。

G. 镁

饮食中镁缺乏与尿石症的发病率增高有关。镁是鸟粪石结石的组成成分。实验表明，饮食中缺乏镁与草酸钙结石形成和草酸钙结晶尿有关。镁发挥作用的确切机制还不清楚。膳食镁补充剂通常不能防止结石的形成。

H. 硫酸盐

尿液中的硫酸盐可能有助于预防尿路结石，它们可以与钙络合。这些硫酸盐主要作为长尿蛋白的组成部分出现，如硫酸软骨素和硫酸肝素。

I. 其他尿路结石抑制因子

除柠檬酸酸、镁和硫酸盐外，还发现了其他尿路结石抑制因子，它们主要由尿蛋白和其他大分子组成，如糖胺聚糖、焦磷酸盐和尿桥蛋白。虽然柠檬酸是尿液中最活跃的抑制成分，但这些物质在防止尿液晶体形成方面仍发挥了重要作用。这些蛋白抑制因子的 N 端氨基酸序列和酸性氨基酸含量，特别是其高的天冬氨酸含量，似乎发挥了关键的抑制作用。氟化物也可能是泌尿系统结石形成的抑制因子。

▶结石种类

A. 含钙结石

钙化可发生并积聚在集合系统，导致肾结石。80%~85% 的尿路结石为钙质结石。

钙性肾结石最常见的原因是尿钙升高、尿酸升高、尿草酸升高或尿柠檬酸水平降低。高钙尿症在 12% 的患者中被发现是一个单独存在的异常，另外 18% 的患者合并其他异常情况。高尿酸血症在 8% 的患者中被确定为孤立性异常，16% 的患者伴有其他异常。5% 的患者单独发现尿草酸盐升高，16% 的患者合并其他异常。另外，17% 的患者发现尿柠檬酸盐降低是单独的异常，20% 的患者是综合因素所致。大约 1/3 接受全面代谢评估的患者没有发现可识别的代谢异常。

结石的症状继发于梗阻，导致疼痛、感染、恶心和呕吐，少部分患者出现肾衰竭。对无症状血尿患者或反复 UTI 患者，且适当的抗生素治疗无效，应考虑存在尿路结石。肾实质内的钙化，称为肾钙质沉着症，很少引起症状，而且通常对适合于尿石症的传统治疗方法无效（图 17-3）。肾钙质沉着症常并发肾小管酸中毒和甲状旁腺功能亢进。肾结石和肾钙质沉着常并存，但是大多数患者在常规临床影像学检查中并没有发现明显的肾钙质沉着。然而,体外评估却发现临床上未发现的近端肾乳头生物矿化。

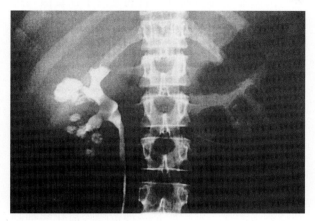

▲ 图 17-3　肾钙质沉着症

逆行肾盂造影显示肾实质内有多处点状钙化,可诊断为肾钙化。肾盂和漏斗无结石

肾钙质沉着症可由多种病理异常引起,髓质海绵肾出现的扩张性集合小管比较常见,并常常出现于双侧。理论上,集合管梗阻可能是慢性腰痛的一个原因。小肠钙吸收增加常见于结节病、milkali 综合征、甲状旁腺功能亢进和维生素 D 摄入过多。导致骨质破坏的疾病过程,包括甲状旁腺功能亢进、溶骨性病变和多发性骨髓瘤,是第三种机制。另外,肾损伤后坏死组织上可能形成营养不良性钙化。

1. 吸收性高钙尿性肾结石病

正常钙摄入量约为平均每日 900~1 000mg,大约 1/3 被小肠吸收,其中 150~200mg 通过尿液排出。大量的钙储存在骨骼里,饮食中摄取的钙大部分通过粪便排出。吸收性高钙尿继发于小肠(主要是空肠)钙吸收增加,导致了从肾小球滤过的钙负荷增加,其结果是抑制甲状旁腺激素,导致肾小管对钙的再吸收减少,最终导致高钙尿症(>4mg/kg)。这种生理级联反应是对原发性缺陷的反应性改变,即小肠对钙的吸收增加。

吸收性高钙尿症传统上分为三种类型,Ⅰ型吸收性高钙尿症不依赖于饮食改变,占所有钙质结石的 15%,即使在限钙饮食期间,尿钙水平也会升高(>150~200mg/24h)。磷酸纤维素是一种有效的非吸收性交换树脂,它能有效地结合肠道中的钙,阻止肠道吸收。磷酸纤维素对钙离子的转运缺陷没有影响,治疗后尿钙排泄恢复正常。

当钙被摄入时,磷酸纤维素必须随餐服用。通常剂量为 10~15g,分三次口服,耐受性良好。这种治疗方式对于绝经后妇女和处于活跃生长周期的儿童是相对禁忌的,不当使用可能导致负钙平衡和继发性甲状旁腺功能亢进,并且与所有结石患者一样,需要长期随访。除钙外,磷酸纤维素还可以与包括镁在内的其他阳离子结合。继发性高草酸尿症可能是肠道内钙含量降低所致。然而,由于空腹和尿钙负荷试验不是常规操作,纤维素磷酸酯在今天很少被使用。有关更详细的讨论,请参阅高草酸尿症一节。

氢氯噻嗪是Ⅰ型吸收性高钙尿症的一种更常见的替代治疗方法。最初,肾脏排出的钙减少,增加的钙吸收可能沉积在骨骼中。最终,骨骼储存的钙达到了它的最大量,药物就会变得不那么有效。氢氯噻嗪的长期疗效比较有限,一般在 3~5 年。这些药物对肠道运输系统没有影响。氢氯噻嗪类药物与纤维素磷酸盐交替使用可作为一种有效的治疗方案。

Ⅱ型吸收性高钙尿症是饮食依赖性的,目前还没有特定的治疗药物。在限制饮食中钙的摄入时,患者的钙排泄会恢复正常。这类罕见的患者应该限制他们的钙摄入量为每日 400~600mg。Ⅱ型吸收性高钙尿症不如Ⅰ型严重。遗憾的是,Ⅱ型吸收性高钙尿症的诊断导致许多医生建议患者限制饮食和钙补充剂的摄入。事实上,增加饮食中钙的摄入量通常会减少结石的复发。

Ⅲ型吸收性高钙尿症是继发于肾磷酸盐渗漏,占所有尿路结石的 5%。血清磷酸盐减少导致 1,25- 二羟维生素 D 合成增加。生理级联最终导致小肠对磷酸盐和钙的吸收增加和肾对钙的排泄增加,因此可归类为吸收性高钙尿。有效的治疗取决于替代生物可利用的磷酸盐。正磷酸盐(中性磷酸盐,非处方药)可抑制维生素 D 的合成,用法最好是每次 250mg,每日服用 3~4 次,最好在饭后和睡前服用。正磷酸盐不会影响肠道内钙的吸收。

2. 再吸收性高钙尿性肾结石病

临床表现明显的原发性甲状旁腺功能亢进患者中有一部分（<10%）伴有肾结石。这组患者在所有尿路结石患者中占不到 5%，且多见于女性。磷酸钙结石患者、复发性钙结石的女性以及同时患有肾钙质沉着和肾结石的患者应怀疑是否合并甲状旁腺功能亢进。高钙血症和血清甲状旁腺水平升高是甲状旁腺功能亢进的最常见的实验室异常。

甲状旁腺激素可导致一系列的连锁反应，开始时尿磷增加和血浆磷减少，随后出现血浆钙增加和尿钙减少，它对肾脏和骨骼的作用是相互独立的，最终继发于高钙血症而出现肾损害，从而限制肾脏的浓缩能力，损害肾脏酸化尿液的能力。手术切除甲状旁腺腺瘤是治疗该病最有效的方法，然而，高达 10% 的患者在手术后会出现新的泌尿系结石，最常见于男性。长期的药物治疗方法仍面临较大的挑战。

3. 肾性高钙尿性肾结石病

肾性高钙尿症主要是由于内源性肾小管内钙排泄障碍所致，造成一个生理上的恶性循环。过多的尿钙排泄导致血清钙的相对减少，从而导致甲状旁腺激素水平的继发性升高，甲状旁腺激素又调动骨骼中的钙，增加肠道对钙的吸收。这一步骤通过将增加的钙输送回肾脏完成病理循环，由此肾小管排出大量的钙。这些患者可出现空腹尿钙水平升高，但血清钙水平正常，甲状旁腺激素水平也会继发性升高。

氢氯噻嗪可有效治疗肾性高钙尿症。与它在Ⅰ型吸收性高钙尿症中的作用不同，在这种情况下，氢氯噻嗪具有持久的长期作用。作为一种利尿剂，氢氯噻嗪可减少循环血容量，随后刺激近端小管吸收钙和其他成分。它还可增加远端小管的重吸收。利用两种机制可纠正继发性甲状旁腺功能亢进。

高钙尿状态可导致甲状旁腺水平升高。尿石症患者可以使用氢氯噻嗪刺激试验（50mg，2 次 /日，使用 7~10 日）来区分原发性甲状旁腺功能亢进和继发性甲状旁腺功能亢进。继发性甲状旁腺功能亢进患者的血清甲状旁腺水平将可能恢复正常，而原发性甲状旁腺功能亢进患者的血清值将继续升高。

4. 高尿酸尿性含钙肾结石病

高尿酸尿性含钙肾结石病是由于饮食摄入过多嘌呤或内源性尿酸产生增加所致。在这两种情况下，尿酸单钠盐都会增加。尿酸单钠盐可吸收和吸附结石抑制因子，从而促进异相成核。

患者的尿尿酸水平升高（女性大于 600mg/24h，男性大于 750mg/24h），并且尿 pH 始终大于 5.5。尿液 pH 有助于区分高尿酸尿性钙质肾结石和高尿酸尿性尿酸结石。

摄入过量嘌呤的患者可以通过改用低嘌呤饮食来治疗，而内源性尿酸产生过多的患者可以用别嘌醇来治疗。别嘌醇是一种黄嘌呤氧化酶抑制剂，可减少尿酸的合成和肾脏对尿酸的排泄，它还能抑制尿酸 - 草酸钙结晶。别嘌醇有许多潜在的不良反应，包括各种皮疹，比较少见的还可引起肝脏毒性。柠檬酸钾是一种替代治疗方法，特别当伴有低枸橼酸尿症时。

5. 高草酸尿性含钙肾结石病

高草酸尿性含钙肾结石病继发于尿草酸水平升高（大于 40mg/24h），常见于炎症性肠病或其他慢性腹泻状态导致严重脱水的患者。它可能与过量草酸摄入有关，如乙二醇中毒或内源性生成过剩。

慢性腹泻状态可改变草酸代谢，吸收不良导致肠腔内脂肪和胆盐增加。肠腔内的钙容易且优先与脂肪和胆汁结合，导致皂化过程发生。正常情况下与草酸盐结合的肠腔内钙离子会因此减少。未结合的草酸盐很容易被吸收，并且不受能量依赖性泵代谢抑制因子的影响。胆盐可增加草酸盐的被动肠吸收。少量增加草酸盐吸收和随后的尿排泄会显著增加草酸钙的生成产物。这增加了在亚稳态环境中非均相成核和晶体生长的可能性。所有尿草酸排泄增加的患者不一定会形成草酸钙结石，其他影响因素必定参与其中。

口服钙剂可以成功治疗肠源性高草酸尿性含钙肾结石病，钙与肠腔内草酸结合，从而限制其吸收。当饮食中含草酸盐时，钙剂必须随餐服用。其他口服阳离子，包括镁补充剂，是较为有效的黏合剂。另一种治疗方法包括仅限中链脂肪酸和甘油三酯的饮食；然而，患者的耐受性较差。同样困难的是尝试改变草酸盐的摄入量，除非可以排除大量特定富含草酸的食物，否则替代饮食可能导致草酸水平增高。

原发性高草酸尿症是一种罕见的遗传性疾病，它与草酸钙肾结石、肾钙质沉着和其他草酸盐沉积有关，最终导致进行性肾衰竭并最终死亡。Ⅰ型与肝脏中丙氨酸乙醛酸氨基转移酶（AGT）缺乏有关，导致尿中酒精酸和草酸水平升高。Ⅱ型患者乙醛酸还原酶 / 羟基丙酮酸还原酶（GRHPR）缺乏，L- 甘油酸排泄水平升高，而酒精酸排泄不增加。这最终导致羟基丙酮酸的积累，并转化为草酸。最近还报道了一种Ⅲ型原发性高草酸尿症。在这所有三种类型中，维生素 B₆ 似乎很重要，因此被用作一种辅助治疗。草酸盐晶体沉积在移植肾中迅速形成。因此，肝和肾联合移植可治愈这种以前能致命的罕见疾病。

6. 低柠檬酸尿性含钙肾结石病

柠檬酸是尿石症的一种重要抑制因子。近端肾小管细胞线粒体代谢需求的增加会减少柠檬酸的排泄。这些情况包括细胞内代谢性酸中毒、低钾血症（如噻嗪治疗）、禁食、低镁血症、使用雄激素、糖异生和酸化饮食。伴有 UTI 时，细菌可在尿液中消耗柠檬酸盐。在某些病例中，低柠檬酸尿的原因可能是未知的。相反，碱中毒、碱灰饮食、雌激素和维生素 D 会增加尿柠檬酸盐水平。

柠檬酸盐在溶液中起作用，并与钙形成络合物，降低离子钙浓度，从而降低活度积。柠檬酸可降低草酸钙的结块、自发成核和晶体生长，还可通过减少能吸收的抑制剂和促进异相成核的尿酸单钠盐来减少草酸钙结石。

低柠檬酸尿性（<450mg/24h）含钙肾结石病通常与Ⅰ型肾小管酸中毒（远端肾小管）（图 17-4）、噻嗪治疗（伴钾流失）和慢性腹泻相关。补充柠檬酸钾常常可获得成功的治疗。常规剂量为 20~30mEq，每日 2~3 次（片剂、颗粒或液体制剂均可），通常耐受性良好。每日 6~8 杯柠檬水可以增加尿液中的柠檬酸排泄量达 150mg/24h，从而限制或减少药物性柠檬酸补剂的使用。

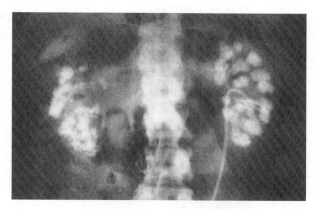

▲ 图 17-4　KUB 显示患有Ⅰ型肾小管酸中毒患者的双侧多发肾结石

B. 非钙结石

1. 鸟粪石

鸟粪石是由镁、铵和磷酸盐（MAP）组成的。最常见于女性，复发较快。鸟粪石通常表现为肾鹿角形结石（结石分支占据肾盂，至少到肾漏斗部），很少表现为梗阻性输尿管结石，除非经过手术治疗后引起输尿管梗阻（图 17-5）。鸟粪石是一种感染性结石，与分解尿素的细菌有关，包括变形杆菌、假单胞菌、普罗维登西亚细菌、克雷伯菌、葡萄球菌和支原体。分解尿素的微生物产生的高浓度铵导致尿液 pH 呈碱性。磷酸铵镁结石患者尿 pH 很少 <7.2（正常尿 pH 为 5.85）。只有在尿液 pH 升高（>7.19）时，磷酸铵镁晶体才会沉淀。磷酸铵镁晶体可溶于正常尿液 pH 为 5~7 的环境中。术前膀胱内尿液培养不一定能反映结石中的细菌学成分。异物和神经源性膀胱可使患者易患泌尿系感染并随后形成鸟粪石。大量利尿并不能预防鸟粪石形成。对于正规使用抗生素治疗的复发性非大肠埃希菌感染的女性 UTI 患者，应该利用常规 KUB 平片，或肾脏超声，或两者来评估排除鸟粪石存在可能。单纯使用抗生素治疗此类结石是不可能的。根据细菌培养选择使用抗生素治疗可降低尿素酶水平，有助于减少结石复发。尽管如此，手术取石才是根本性的治疗方法。

清除所有异物，包括各种导管，可使长期治疗更加优化。短回肠尿流改道有助于降低经膀胱尿流改道患者发生结石的风险。所有的结石碎片均应被完全清除，必要时需术后药物灌洗治疗。如果有必要，应谨慎使用溶肾石酸素（Renacidin）灌洗治疗。即使使用低压冲洗装置（<20cwp），且每日尿培养阴性，快速发生的镁中毒也可导致死亡。乙酰羟肟酸可抑制细菌尿素酶的作用，从而降低尿 pH，降低沉淀形成可能。但大多数患者很难耐受这种药物。

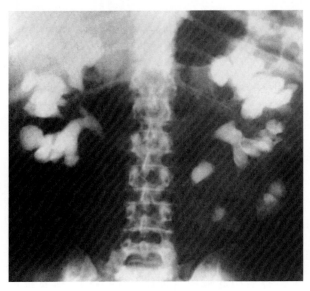

▲ 图 17-5　KUB 显示双侧较大的鸟粪石鹿角形结石
患者使用多种抗生素治疗 UTI 多年。仅在这次 X 线检查发现结石并经手术取除结石后，UTI 才得到缓解

2. 尿酸

尿酸结石占所有尿路结石的不到 5%，通常见于男性。痛风、骨髓增生性疾病或体重减轻过快的患者以及使用细胞毒性药物治疗恶性肿瘤的患者，尿酸结石的发生率增高。然而，大多数尿酸结石患者并没有高尿酸血症。尿酸水平升高通常是由于脱水和过量嘌呤摄入所致。患者的尿液 pH 始终小于 5.5。当尿液 pH 高于解离常数 pKa 5.75 时，它解离为相对可溶的尿酸离子。治疗的重点主要是保持尿量大于 2L/d 和尿 pH 大于 6.0。减少饮食中的嘌呤摄入或减少服用别嘌醇也有助于减少尿酸的排泄。然而，碱化尿液是主要的治疗方法（口服碳酸氢钠、碳酸氢钾、柠檬酸钾或静脉注射 1/6 张力乳酸钠），溶解结石的速度取决于结石的表面积。碎石术后的结石碎片比完整的结石明显地增加了表面积，因此会更快地溶解。使用相应的尿液碱化方法，大约每月可溶解 1cm（在 KUB 平片上测量的大小）的结石。

3. 胱氨酸

胱氨酸结石继发于先天性代谢障碍，导致肠道（小肠）黏膜和肾小管异常吸收二碱基氨基酸，包括胱氨酸、鸟氨酸、赖氨酸和精氨酸。与胱氨酸尿症相关的遗传缺陷现在被定位到染色体 2p.16，最近被定位到 19q13.1。胱氨酸结石是该缺陷的唯一临床表现，典型的胱氨酸尿症是一种常染色体隐性遗传。纯合表达率为 1∶20 000，杂合表达率为 1∶2 000。它占所有尿路结石的 1%~2%，在第二个或第三个十年发病率最高。纯合子胱氨酸尿症患者每日排泄超过 250mg，导致持续过饱和。杂合子患者通常每日排泄 100~150mg。未受影响的患者通常每日排泄小于 40mg。当尿液 pH 为 7.0 时，约有 400mg/L 的胱氨酸可溶解在溶液中。当尿 pH 高于 7.0 时，可溶性胱氨酸的含量呈指数增长。

胱氨酸的溶解度依赖于 pH，其 pK 值约为 8.1。健康人和胱氨酸尿患者的溶解度曲线没有区别。目前尚无已知的胱氨酸结石抑制剂，胱氨酸结石的形成完全依赖于过量的胱氨酸排泄。胱氨酸结石常与含钙结石及其他相关的代谢异常有关，可以表现为单个、多个或鹿角形的结石。对于有泌尿系结石家族史的患者，泌尿系平片（KUB）表现为略不透光、磨玻璃状、边缘光滑的结石，应考虑胱氨酸结石的诊断（图 17-6）。尿液分析经常显示出六方晶体，呈琥珀色。结石成分分析可证实诊断。尿胱氨酸定量测定有助于确认诊断和区分杂合子和纯合子状态，帮助确定及调整药物治疗方案。

药物治疗包括高液体量摄入（每日大于 3L，包括白天和晚上）和尿液碱化。患者应使用硝嗪试纸监测 pH，使 pH 保持在 7.5 以上。维持 pH>8.0 的水平非常困难，甚至不可能。低蛋氨酸（胱氨酸的前体）饮食的作用有限，因为大多数胱氨酸是内源性的，大多数摄入的蛋氨酸被用于合成蛋白质。谷氨酰胺、维生素 C 和卡托普利对某些患者有效。青霉胺能降低尿胱氨酸水平。它与氨基酸形成络合物，这种复合物的溶解性大大提高。治疗时应定量监测尿胱氨酸值。许多患者对青霉胺耐受性差，报道有出现皮疹（离散或融合的斑疹，偶尔瘙痒）、味觉丧失、恶心、呕吐

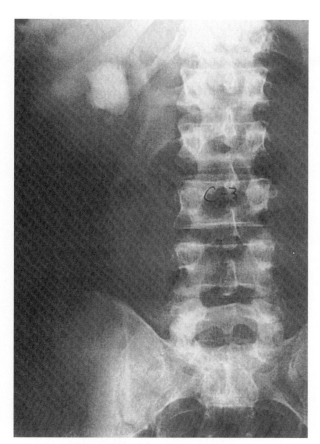

▲ 图 17-6 影像学检查显示右侧胱氨酸结石
注意毛玻璃外观，边缘光滑

和食欲缺乏。青霉胺可抑制吡哆醇，治疗期间应补充吡哆醇（50mg/d）。巯基丙酰基甘氨酸 300~1 200mg 分次使用，且初始剂量与总胱氨酸排泄量（mg/mg）匹配，与胱氨酸形成可溶性络合物，减少结石形成，它是最常用的硫化物结合药物。然而，不良反应和频繁用药会降低患者的依从性。最近的实验数据显示了 α- 硫辛酸的潜在治疗作用。正在进行的临床试验正在评估这些在小鼠模型上的显著发现是否可以在我们的患者身上复制。

外科治疗与治疗其他结石类似，只是大多数结石使用冲击波碎石（shockwave lithotripsy，SWL）术治疗无效。对于有症状的患者，经皮肾镜取石术指征应适当放宽。尽管有较好的药物治疗，结石的高复发率经常使患者和医生沮丧。微创技术和最佳的药物治疗是极其重要的。

4. 黄嘌呤

黄嘌呤结石是由先天性黄嘌呤脱氢酶缺乏引

起的。这种酶通常催化次黄嘌呤氧化为黄嘌呤，黄嘌呤氧化为尿酸。值得注意的是，用于治疗高尿酸尿性含钙肾结石和尿酸结石的别嘌醇会引起医源性黄嘌呤尿。血和尿中尿酸水平降低，次黄嘌呤和黄嘌呤水平升高；然而，目前还没有关于别嘌醇治疗导致黄嘌呤结石形成的病例报告。别嘌醇不可能完全抑制黄嘌呤脱氢酶。约 25% 患有这种酶缺乏症的患者会发生尿路结石。这种结石具有透光性，色泽黄褐色。治疗方式取决于临床症状和梗阻情况。预防需要大量液体摄入和尿液碱化。如果结石复发，试用别嘌醇和限制嘌呤饮食是适当的。

5. 茚地那韦

蛋白酶抑制剂是治疗获得性免疫缺陷综合征（acquired immunodeficiency syndrome，AIDS）中一类比较流行且有效的药物。茚地那韦是最常见的蛋白酶抑制剂，在使用这种药物的患者中，高达 6% 的患者会产生放射透光性结石。茚地那韦结石是唯一一种在 CT 平扫中显示放射透光性的泌尿系结石。这可能与钙成分有关，在含钙情况下，CT 平扫图像可见结石影像。暂停药物治疗，同时静脉水化治疗常可使结石排出。这些石头呈鞣红色，通常在取石篮取石过程中碎裂。

6. 其他罕见情况

硅酸盐结石是非常罕见的，通常与长期使用含硅制酸剂有关。手术治疗与其他结石类似。氨苯蝶啶结石具有放射透光性，已被发现的频率越来越高。它们与含有氨苯蝶啶的抗压药物有关，如噻嗪类药物（氨苯蝶啶）。停止药物可以减少结石复发。其他可能引起结石形成的药物包括格拉非宁和安曲非宁。

很少情况下，患者到达急诊室假装有尿路结石的症状和体征，希望获得止痛药。他们可能会在尿液中添加血液，并编造对静脉注射造影剂严重过敏的故事。偶尔，有患者会伪装尿路结石表现，并伴有其他明显的奇怪现象。这些患者可能有 Munchausen 综合征，诊断上比较困难，需排除性诊断。

▶ 症状和体征

上尿路结石通过输尿管时常引起疼痛，疼

17

痛的性质取决于结石部位。较小的结石可以顺着输尿管往下排,但通常很难经过肾盂输尿管连接部或在输尿管膀胱连接处(ureterovesical junction,UVJ)进入膀胱(图 17-7)。超过 60% 的输尿管绞痛患者结石位于输尿管与膀胱交界处 3cm 内。

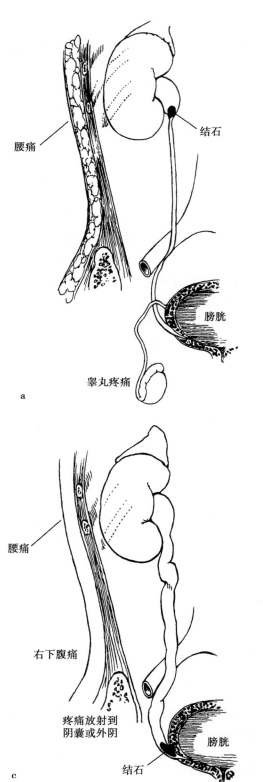

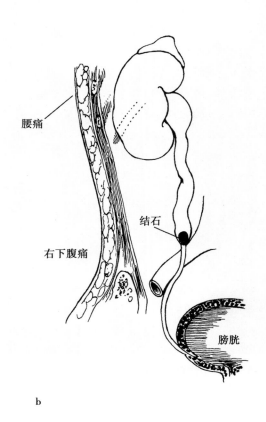

▲ 图 17-7　各种类型输尿管结石的放射痛

a:肾盂输尿管连接部结石。肾包膜和肾盂的扩张引起严重的肋脊角处疼痛;肾盏、肾盂及输尿管平滑肌蠕动过度引起的急性肾区及尿道疼痛,疼痛沿输尿管走行放射到睾丸(肾脏及睾丸的神经支配相同),睾丸感觉比较敏感。b:输尿管中段结石,和前面描述的一样,但下腹部疼痛更明显。c:输尿管下段结石,和前面描述的一样,疼痛放射至膀胱、外阴或阴囊,阴囊壁感觉比较敏感,而睾丸不敏感。当结石接近膀胱时,输尿管开口周围膀胱壁的炎症会导致尿急、尿频和排尿时有烧灼感

A. 疼痛

疼痛可表现为绞痛和非绞痛性质,两种疼痛均可源自肾脏。肾绞痛通常是由集合系统或输尿管牵拉引起的,而非绞痛性疼痛是由肾包膜扩张引起的。这些症状可能重叠,临床鉴别可能比较困难。尿路梗阻是肾绞痛的主要机制。当患者在局部麻醉下进行逆行输尿管肾盂造影检查时,由于压力升高导致集合系统过度扩张,患者所经历的疼痛可能与此类似。这种疼痛是由于腔内压力的直接增加牵拉神经末梢所致。

肾绞痛并不总是像肠绞痛或胆道绞痛那样起伏不定,但可能是相对持续性的。肾绞痛常来源于泌尿系管腔内,尿路结石患者疼痛的主要原因是尿路梗阻。

局部机制如炎症、水肿、蠕动过度和黏膜刺激可能导致患者感觉局部疼痛。然而,在输尿管内的局部疼痛可涉及髂腹股沟神经和生殖股神经的生殖分支分布区域的疼痛,而梗阻所致疼痛则涉及集合系统结石引起的相同疼痛区域(腰部和肋膈角区域),因此可以区分两种疼痛机制。

大多数尿路结石表现为急性上尿路梗阻和扩张引起的急性疼痛。疼痛的严重程度和部位因患者的结石大小、结石位置、梗阻程度,以及不同的个体解剖结构(如肾内性与肾外性肾盂)而不同。结石的负荷与症状的严重程度无关。较小的输尿管结石常伴有剧烈疼痛,而大的鹿角形结石可仅伴有钝痛或腰部不适。

这种疼痛常常起病突然,程度较重,可把患者从睡眠中痛醒。疼痛的严重程度因其突然发作而加重。患者常常改变不同的体位试图减轻疼痛,这与有腹膜炎体征的患者形成明显的对比,此类患者常处于相对静止的体位。

急性肾绞痛的症状取决于结石的位置,可累及几个区域:肾盏、肾盂、输尿管上段和中段及输尿管远端。但当结石沿着输尿管向下移动时,症状可能出现有序进展。

1. 肾盏

肾盏或肾盏憩室中的结石或其他异物可引起梗阻和肾绞痛。一般来说,非梗阻性结石可能会因间歇性梗阻而引起相应的阵发性疼痛。这种疼痛一般表现为较深的腰背部钝痛,疼痛程度可轻

可重。摄入大量液体后,疼痛可能加剧。尽管患者有间歇性症状,但影像学检查可能无法显示梗阻的征象。目前尚不清楚这种疼痛在多大程度上与局部黏膜刺激和化学受体的激活有关。除了梗阻外,肾盏或憩室内的感染或炎症也可引起疼痛。肾盏结石有时也会导致自发性穿孔并形成尿性囊肿、瘘管或脓肿。

肾盏结石通常小而多,常可自行排出。长期滞留,阻碍尿流、重力和顺行蠕动作用常常提示梗阻的因素存在。长期有效的治疗需要清除结石和解除梗阻因素。

据报道,许多症状性肾盏小结石在 SWL 治疗后可获得疼痛缓解。因此,如果患者存在肾盏小结石,且伴有疼痛症状,可采取 SWL 行诊断性治疗。目前经皮肾镜、逆行输尿管软镜和腹腔镜技术在治疗肾盏或肾盏憩室结石方面已取得较大的成功。

2. 肾盂

肾盂内直径大于 1cm 的结石通常可致肾盂输尿管连接部梗阻,导致肋脊角处剧烈疼痛,疼痛位于骶棘肌外侧、第 12 肋下方。这种疼痛可呈钝痛,也可呈剧烈的锐性疼痛,通常是持续的、难以忽视的。它通常放射到侧腹,向前放射到同侧上腹部。如果在右侧,可能与胆绞痛或胆囊炎混淆;如果在左侧,可能与胃炎、急性胰腺炎或消化性溃疡混淆,尤其是患者伴有食欲缺乏、恶心或呕吐。获得性或先天性肾盂输尿管连接部梗阻可能会引起类似的症状,经常在酗酒或大量饮水后间歇性出现。

肾盂内部分或完全鹿角形结石不一定会导致梗阻。在没有梗阻的情况下,这些患者通常很少出现腰痛或背痛等症状,而表现为反复的 UTI,最终影像学检查才发现较大的结石存在。如果不进行治疗,这些"无症状"的鹿角形结石通常会导致肾功能损害,增高感染性并发症的发病率。

3. 上段和中段输尿管

输尿管上段或中段结石或其他异物常引起剧烈的腰背部(肋脊角)疼痛。如果结石沿着输尿管向下移动并引起间歇性梗阻,疼痛可能出现阵发性加剧,如果结石仅引起部分梗阻则可能不会引起严重的疼痛。导致严重但持续性梗阻的静止

性结石可引起自主调节反射、肾盂静脉和肾盂淋巴回流,从而减轻肾盂内压力,并逐渐减轻疼痛。与输尿管结石相关的疼痛通常投射到相应的皮肤和脊神经根神经支配区。因此,输尿管上段结石的疼痛可放射到腰部和侧腹部。输尿管中段结石引起的疼痛可以呈弯曲、带状的方式向中、下腹部放射,该带状区域最初平行于肋缘下,然后往下到骨性骨盆和腹股沟韧带方向。右侧的疼痛可能与急性阑尾炎相似,左侧的疼痛,尤其合并胃肠道症状时,可与急性憩室炎相似。

4. 远端输尿管

输尿管下段结石引起的疼痛,男性可放射至腹股沟或睾丸,女性可放射至大阴唇。这种疼痛通常由髂腹股沟或生殖股神经的生殖支引起。诊断可能与睾丸扭转或附睾炎相混淆。输尿管膀胱壁内段结石可引起耻骨上疼痛、尿频、尿急、尿痛、排尿困难或血尿等症状,需与膀胱炎、尿道炎或前列腺炎相鉴别。肠道症状并不少见。女性患者需与痛经、盆腔炎症、卵巢囊肿破裂或扭转相鉴别。放疗、手术损伤或内镜操作引起的远端输尿管狭窄也可表现类似症状。这种疼痛可能是由于膀胱壁内段输尿管和膀胱有着类似的神经支配。

B. 血尿

完整的尿常规检查有助于通过评估血尿和结晶尿、尿液 pH 来确定尿石症的诊断。患者常伴有间歇性肉眼血尿或偶尔出现茶色尿(陈旧性出血)。大多数患者至少会有镜下血尿。10%~15% 的病例可出现完全性输尿管梗阻,而无镜下血尿。

C. 感染

磷酸镁铵结石(鸟粪石)也可被称为感染性结石的同义词,它们通常与变形杆菌、假单胞菌、普罗维登西亚细菌、克雷伯菌和葡萄球菌感染有关,而非常少见于大肠埃希菌感染。磷酸钙结石是第二种与感染有关的结石。尿液 pH 为 6.4 的磷酸钙结石常被称为透钙磷石,而感染性磷灰石的尿液 pH 则大于 6.4。极少数情况下,含少量结晶成分的基质结石与 UTI 有关。然而,所有结石都可能与继发于梗阻结石所致的感染有关。在选择使用抗生素之前,应行相应培养检查。

感染可能是引起疼痛的一个因素,病原菌可通过产生外毒素和内毒素改变输尿管蠕动。由感染引起的局部炎症可导致相应部位化学感受器激活和感知局部疼痛。

1. 脓肾

梗阻性结石可最终发展为脓肾。与肾盂肾炎不同的是,脓肾指的是在集合系统梗阻时出现明显的脓性尿液,是感染性肾积水的一种严重表现。其临床表现多变,可从无症状的菌尿到明显的脓毒症。膀胱内尿液培养可能是阴性的,影像学检查通常不能确诊。由于脓肾临床表现各异且呈非特异性,肾脏超声检查可能会造成误诊。肾穿刺抽取尿液标本检查是唯一能作出明确诊断的方法。如果在经皮肾镜取石术中发现这种情况,则应立即停止手术,以便进行充分的引流,并给予适当的静脉抗生素治疗(图 17-8)。如果这种情况未被识别和治疗,脓肾可发展为肾脏皮肤瘘。

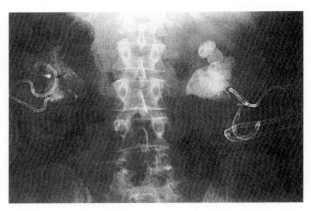

▲ 图 17-8　X 线片显示双肾结石合并严重脓肾行经皮肾造瘘管引流脓液

2. 黄色肉芽肿性肾盂肾炎

黄色肉芽肿性肾盂肾炎(xanthogranulomatous pyelonephritis, XGP)常伴有上尿路梗阻和感染,病理检查常提示典型的泡沫状巨噬细胞。1/3 的患者伴有结石;2/3 表现为腰痛、发热、寒战。1/2 的患者存在持续性菌尿。尿液分析通常显示有大量的红细胞和白细胞,这种情况常常类似于其他肾脏疾病。XGP 一般仅累及单侧肾脏。在外科治疗中,包括腹腔镜或开放性单纯肾切除术,病变所形成的广泛反应性组织病理变化可能给手术造成极大的困难。

D. 发热

尿路结石合并发热常常是一种相对的急症。

临床脓毒症的症状多种多样，包括发热、心动过速、低血压和皮肤血管扩张。急性上尿路梗阻可引起肋脊角叩痛，但在长期慢性梗阻时，不一定都会出现肋脊角叩痛。在这种情况下，查体可扪及由严重肾积水引起的肿块。尿路梗阻伴发热常常需要立即减压引流。可以通过置入逆行导管（如双 J 管等）来实现。如果逆行置管仍不能控制病情，则需要行经皮肾穿刺造瘘术。

E. 恶心和呕吐

上尿路梗阻常伴有恶心、呕吐症状，需要静脉输液来恢复正常血容量状态，但不能通过静脉输液来促进利尿进而促排石。当试图将输尿管结石推入输尿管时，不能用静脉输液来强迫利尿。有效的输尿管蠕动需要输尿管壁的对合，并且在正常血容量状态下才最有效。

▶特殊情况

A. 肾移植

移植肾产生泌尿系结石很少见，肾周神经在移植手术时被切断，这类患者不会出现典型的肾绞痛症状，在入院时常被诊断为移植排斥反应，只有在适当的影像学检查和超声评估后才能做出正确的诊断（图 17-9）。

B. 妊娠

肾绞痛是妊娠期急性腹痛最常见的非产科原因（图 17-10）。尽管妊娠合并明显的高钙尿症，但结石相对少见，其发生率约为 1∶1 500。患有尿石症的妇女在妊娠期间患结石的风险不会增加。妊娠期间肾小球滤过率增加 25%~50%，钙、尿酸和钠的滤过负荷增加被认为是结石发生的一个重要因素。

胎儿需要特别考虑辐射暴露（特别是在妊娠早期）、药物、麻醉和手术干预的潜在危险。约 90% 的症状性结石出现在妊娠中、晚期。初步检查可行肾脏超声和适当屏蔽保护腹部的 X 线检查。在治疗上需要权衡胎儿的安全和母亲的健康，局部麻醉下可采用双 J 管置入或经皮肾造瘘术缓解上尿路梗阻。然而，双 J 管可能在 4~6 周内表面结痂壳，因此在分娩前需频繁更换。

C. 骨骼畸形

患有先天性（脊柱裂、脊髓脊膜膨出、脑瘫）或后天性（关节炎、创伤性脊髓损伤）严重骨骼畸形的患者合并尿路结石是一种特殊的临床情况，需要特殊考虑（图 17-11）。由于这些骨骼异常，

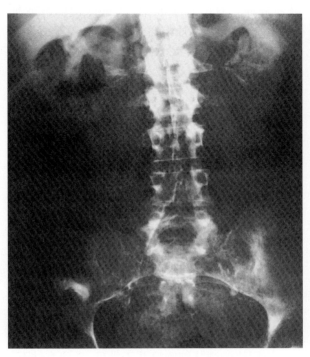

▲ 图 17-9　X 线片显示在右侧髂窝的移植肾出现肾结石
注意恶性糖尿病继发的移植肾血管明显的钙化

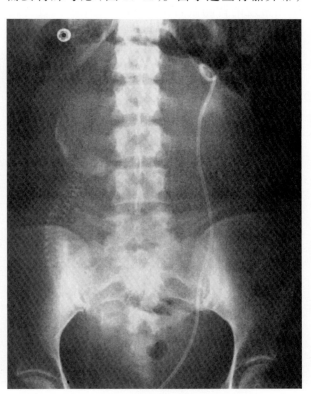

▲ 图 17-10　X 线片显示左肾结石伴双 J 管置入
本例孕妇胎儿骨骼结构清晰可见

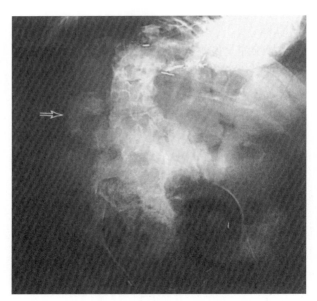

▲ 图 17-11　腹部 X 线片显示严重脊柱后凸畸形患者的右肾结石（箭头所指）
呼吸障碍限制了患者手术所需体位

患者在行冲击波碎石或经皮肾镜碎石术时常常不能采取合适的体位。严重脊柱侧凸畸形患者凹侧的结石在行经皮肾镜碎石术时不能经肋骨和髂后上棘之间建立穿刺通道。由于明显的挛缩，不能采用常规的背侧截石位，可能需使用软镜进行逆行碎石操作。许多这样的患者既往曾行膀胱上尿流改道而限制了逆行输尿管软镜手术通路。需要解决的风险还包括各种原因导致的活动减少或相对脱水状态，如患者本人或护理人员试图减少排尿而限制进水量，或患者没有帮助的情况下无法饮水情况。因为这些社会和身体上的限制可能很难或不能纠正，全面的代谢评估更为重要。

D. 肥胖

肥胖是泌尿系结石发生的一个主要危险因素。胃旁路手术也会导致高草酸尿症，体重的大量增加或减少也可能导致结石的形成。同时，肥胖也限制了诊断和治疗的选择。严重的脂肪堆积可影响体格检查及切口判断。超声束在脂肪组织中的衰减也限制了超声检查的应用。CT、MRI、X 线透视床和碎石机都有重量限制，体重超过 136kg（300lb）的患者可能不适合使用这些仪器或设备进行诊断和治疗。标准的碎石机第二焦点高度一般小于 15cm，这常常使肥胖患者的治疗具有挑战性。身体前部的脂肪可影响俯卧位体外碎石操作。标准的 Amplatz 肾造瘘鞘可能不够长，无法进入集合系统。这样的鞘需要深入到皮肤以下，甚至需要较长的特殊鞘和肾镜。除此之外，还可改良手术体位行经皮肾镜和逆行输尿管软镜联合手术。

如果患者采取俯卧位行经皮肾镜碎石术，麻醉风险会增加，可能还需要特殊的高压呼吸器。开放手术时应选择合适体位，注意避免挤压综合征和相关横纹肌溶解发生的可能性。这些患者出现麻醉并发症的风险增加。应考虑术后预防血栓栓塞并发症。

E. 髓质海绵肾

髓质海绵肾是一种常见的疾病，其特征是肾小管扩张伴肾实质囊肿形成，50% 的患者易患肾结石。它通常无症状，但也可能出现肾绞痛、血尿或 UTI。这是一种放射学诊断。这种疾病可累计部分肾乳头，或者更常见的是，广泛性的肾乳头管扩张。全面的代谢评估有助于指导适当的药物治疗。

F. 肾小管酸中毒

肾小管酸中毒主要有三种类型：I 型、II 型和 IV 型。I 型与肾结石有关。

I 型肾小管酸中毒患者表现为持续性酸血症，血清碳酸氢盐低，无法用过度换气或肾衰竭来解释。有已知家族史、严重低枸橼酸尿症（<50mg/24h）、肾钙质沉着症、髓质海绵肾或无感染时空腹尿 pH>6.0 者应怀疑 I 型肾小管酸中毒。这种疾病可以在成年时获得或常染色体显性遗传。通过评估患者对酸负荷试验的反应来确诊，酸负荷试验通常需快速口服氯化铵（0.1g/kg 体重，口服时间超过 1 小时），可在晚上睡觉前给药。嘱患者需禁食，直至收集到晨起第二次尿液标本，并获得血液标本检测血清碳酸氢盐水平。正常情况下远端肾小管可通过对氢离子的排密而酸化尿液，导致尿液 pH<5.3；反之，肾小管酸化功能减弱可诊断为 I 型肾小管酸中毒。此外，尿柠檬酸水平正常者的诊断较为困难，治疗的重点是用柠檬酸钾或碳酸氢钾溶液来补充碱剂，尿柠檬酸盐水平可用于监测治疗效果。

G. 相关肿瘤

上尿路的鳞状细胞癌并不常见，常伴有结石。由结石引起的慢性刺激或感染可能是诱因，上尿路结石也可使患者易患移行细胞癌（transitional cell carcinomas，TCC）。

H. 儿科患者

尿路结石在儿童中并不常见，对于儿童患者应进行全面彻底的代谢评估。与相应儿童年龄组的大多数疾病不同，儿童尿石症的病理生理级联过程和治疗流程与成人相似。结石成分分析有助于指导相应的检查。早产以及在新生儿重症监护病房给予呋塞米治疗的儿童患尿石症的风险会增加。治疗可能受到内镜大小的限制。初步数据显示冲击波碎石治疗后肾脏的生长无明显影响。

I. 肾盏憩室

肾盂肾盏憩室是位于肾实质内的上尿路含尿液的囊性腔隙，经狭窄的通道与集合系统相通（图 17-12），患病率为 0.2%~0.5%，通常是先天性的，高达 40% 患者可出现尿路结石。Ⅰ 型憩室最常见，与小肾盏密切相关。Ⅱ 型憩室直接与肾盂相通，往往较大且有症状。肾盏憩室通常无症状，但患者可诉腰痛或反复 UTI。在这些梗阻的憩室内常常发现许多较小的结石，而不是单个孤立的结石。过去的外科干预手段常常包括肾切除术、半肾切除术或开放性手术去顶（open surgical unroofing），而当前更多采用的是微创手术治疗。与集合系统相通的通道常比较细小，通过逆行途径可能很难定位。但逆行途径进入肾上极憩室常常可获得成功，如果冲击波碎石治疗将结石粉碎到足够小，同样可获得成功排石效果。经皮肾途径和最近常用的腹腔镜方式取得了成功的应用。扩张肾盏颈、直接烧灼或硬化肾盏上皮可有助于降低结石复发率。

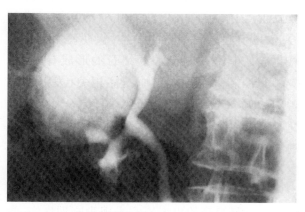

▲ 图 17-12　静脉肾盂造影（intravenous pyelogram，IVP）显示有症状的右肾盏憩室伴大量小结石

J. 肾脏畸形

肾脏解剖性变异，如异位肾，包括马蹄肾和盆腔肾，易因泌尿系统引流功能受损而发生肾结石，疼痛症状似乎与肾脏位置正常的患者没有不同。由于输尿管和肾脏的位置异常，影像学诊断可能比较困难（图 17-13）。如果冲击波碎石治疗能准确定位结石，大多数结石碎片可顺利排出。与正常位置的肾脏一样，应采用经皮肾途径处理较大的结石。严重的肾盂输尿管连接部梗阻应通过腹腔镜或开放手术纠正，同时处理结石。在进行经皮肾镜、腹腔镜和开放手术前，应注意异位血管。

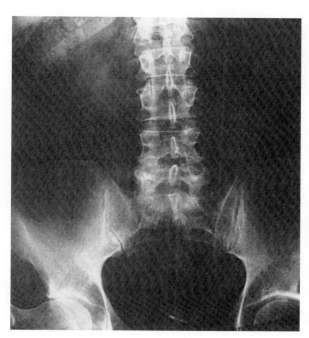

▲ 图 17-13　马蹄肾
KUB 显示马蹄肾合并单侧输尿管异位，输尿管内留置了双 J 管。骨骼外的钙化灶为左肾下盏结石

▶临床评估

A. 鉴别诊断

尿路结石临床表现可与其他腹膜后和腹膜病理状态相似。急腹症患者应全面排除相关鉴别诊断，包括急性阑尾炎、异位或意外妊娠、卵巢囊肿蒂扭转、憩室疾病、肠梗阻和无梗阻的胆道结石、消化性溃疡病、急性肾动脉栓塞、腹主动脉瘤等。体格检查时应注意腹膜体征。

B. 病史

正确的评估需要全面的病史采集，包括评估

疼痛的性质,如起病情况、特征、潜在的疼痛放射、加重或减轻疼痛的情况,是否伴恶心、呕吐或肉眼血尿,既往有无类似的疼痛等。既往有结石病史的患者过去常常有类似类型的疼痛,但并不总是如此。

C. 危险因素

1. 结晶尿

结晶尿是结石的危险因素之一。结石患者,特别是草酸钙结石患者,经常会分泌更多的草酸钙晶体,而且这些晶体比正常的要大(>12μm)。结石的形成率与大晶体和晶体聚集体的百分比成正比。晶体的产生取决于每种盐的饱和度以及尿液中抑制因子和促进因子的浓度。尿液标本应是新鲜的,在收集后应立即将其离心并检查以获得最佳结果。胱氨酸晶体呈六边形,鸟粪石呈棺盖状,透钙磷石($CaHPO_4$)呈尖细条状,并可呈轮辐状聚集,钙磷灰石$(Ca)_5(PO_4)_3(OH)$和尿酸晶体因晶体较小而呈不定形粉末,二水草酸钙结石为双锥状,一水氧化钙结石为较小的双凹椭圆形,呈哑铃状。尿液中出现胱氨酸和鸟粪石晶体常提示异常情况存在,需要进一步检查。而在正常的尿液分析中也经常发现其他晶体。

2. 社会经济因素

肾结石在富裕的工业化国家更为常见。来自工业化程度较低国家的移民结石发病率会逐渐增高,并最终达到当地人口的发病率水平,饮用软水并不能降低泌尿系结石的发病率。

3. 饮食因素

饮食对尿路结石的发病率有重大影响。随着人均收入的增加,饮食结构发生明显变化,如饱和脂肪酸和不饱和脂肪酸、动物蛋白和糖的摄入增加,而膳食纤维、植物蛋白和非精制碳水化合物的摄入减少。低热量的饮食可能会降低结石的发病率。这一事实在战争年代已被证明,当饮食中含有极少的脂肪和蛋白质时,结石的发病率相应降低。素食者尿路结石的发病率明显较低。高钠摄入可引起尿钠、钙和尿 pH 增加以及柠檬酸盐排泄减少,尿酸单钠盐和磷酸钙(透钙磷石)在尿液中的饱和度增加,从而增加钙盐结晶的可能性。液体摄入量和排尿量可能会影响尿石症的发生,结石患者的日均排尿量为 1.6L。

4. 职业因素

职业对泌尿系结石的发病率也有影响。与体力劳动者相比,医生和其他白领工人结石的发病率更高。这一发现可能与饮食差异有关,但也可能与体力活动有关;体力活动可能会搅动尿液并清除晶体聚集。暴露在高温下可能会因脱水而引起溶质在尿液中的浓度更高,这可能会影响结石的发病率。

5. 气候因素

生活在炎热气候中的人容易脱水,进而导致泌尿系结石发病率增高,特别是尿酸结石。虽然热量可能会导致更多的液体摄入,但汗液流失会导致排尿量降低。炎热的气候通常还会使人们暴露在更多的紫外线下,从而促进了维生素 D_3 的产生。钙和草酸排泄的增加与日照时间增加有关。这个因素对浅肤色的人影响更大,可能有助于解释为什么非洲裔美国人结石发生率更低。

6. 家族史

泌尿系结石的家族史常会增加肾结石的发病率。结石患者至少有一个一级亲属患肾结石的可能性是非结石患者的两倍(30% vs 15%)。具有结石家族史的患者结石更可能出现多次复发或复发较早。草酸钙结石患者的配偶患结石的概率增加,这可能与环境或饮食因素有关。大量关于同卵双胎的研究发现,50% 以上的结石都具有明显的遗传倾向。许多研究还证实了尿路结石与心血管疾病之间的显著相关性。

7. 药物因素

一个完整的药物服用史可能会对尿路结石的病因提供有价值的线索。降压药物氨苯蝶啶被发现是包括 Dyazide 在内几种药物的组成部分,常可引起尿路结石的发生;长期使用含有二氧化硅的制酸剂与硅酸盐结石的形成有关;碳酸酐酶抑制剂也可能与尿石症相关(发病率为 10%~20%);含钠和钙的药物对肾结石发生的长期影响尚不清楚;免疫缺陷患者使用蛋白酶抑制剂常与放射透光性结石有关。

D. 体格检查

详细的体格检查是诊断尿路结石的重要依据。急性肾绞痛的患者通常表现为剧烈疼痛,常试图通过多种体位(通常是奇怪的体位)来缓解疼痛,而腹膜炎患者害怕移动,这有助于两者的鉴别。肾绞痛患者的全身症状可能很明显,常表现为心动过速、出汗和恶心,肋脊角叩痛可能很明显。长期梗阻性尿路结石合并严重肾积水患者可触及腹部包块。

尿源性脓毒症患者可能会出现明显的发热、血压降低和皮肤血管舒张。在这种情况下,急需对尿路梗阻行引流减压、大量液体复苏和静脉使用抗生素,偶尔需要重症监护支持。

彻底的腹部检查可以排除其他引起腹痛的原因,腹部肿瘤、腹主动脉瘤、腰椎间盘突出和妊娠可与肾绞痛相似。由于共同的传入神经通路,牵涉性疼痛可能是相似的。肠梗阻可并发肾绞痛或其他腹膜内或腹膜后疾病。尿潴留也可表现出与肾绞痛类似的疼痛,应行膀胱触诊排除。嵌顿性腹股沟疝、附睾炎、睾丸炎和女性盆腔疾病可与尿石症表现相似,直肠指检有助于排除。

E. 放射检查

1. CT 检查

螺旋 CT 平扫检查是目前急性肾绞痛患者的首选检查方式,它的特点是快速、比静脉肾盂造影(intravenous pyelogram, IVP)便宜,并且不依赖于操作人员。它能显示其他腹膜和腹膜后结构,在临床诊断不确定时有助于诊断。检查不需要静脉注射造影剂,但输尿管远端结石可与静脉石相混淆。俯卧位有助于区分输尿管膀胱交界处嵌顿结石和已经进入膀胱的结石。CT 平扫图像不能提供 IVP 能显示的解剖学细节,比如集合系统重复畸形,这些信息在计划治疗方式中可能会很重要。如果在检查过程中使用静脉造影剂,KUB 或 CT 三维重建可以提供额外的有用信息。尿酸结石和草酸钙结石在 CT 影像学上没有明显区别。基质结石有足够的钙,易于 CT 显示。HU 值测定有助于预测结石大的类型和硬度。例如,较硬的一水草酸钙结石 HU 值通常为 >1 000,而尿酸结石的 HU 值经常小于 500。CT 应用的增加也增加了对结石患者的辐射,尤其是复发性结石患者。超低剂量 CT 成像足以诊断尿路结石,其辐射暴露程度与 KUB 类似。一项大型前瞻性研究发现,急诊患者可以通过超声检查进行适当的分诊,而不需要使用 CT 作为初步影像学检查。为了帮助减少辐射暴露,在诊断有疑问时使用 CT,不应该常规用于诊断或监测。

2. IVP

IVP 可以同时显示肾结石和上尿路解剖结构。随着 CT 和超声的广泛使用,静脉尿路造影很少被使用。X 线片上的骨外钙化可能被错误地认为是尿路结石(图 17-14)。斜位图像很容易区分胆囊结石和右肾结石。大多数临床医生都能对静态影像胶片进行解读。在急性肾绞痛患者中,肠道准备不足、合并肠梗阻或吞咽空气,以及缺乏相关的技术人员可能导致不理想的检查结果。有延迟相、有计划的 IVP 可能会导致更好的检查结果。

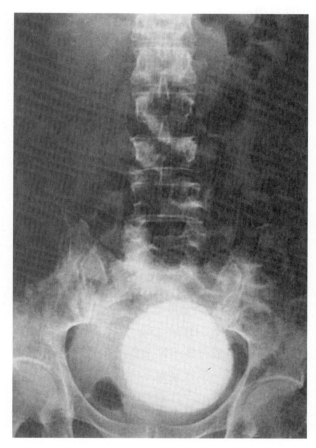

▲ 图 17-14　KUB 显示较大的骨外钙化(子宫纤维瘤)很容易与膀胱结石混淆

急性肾盏穹窿破裂并不少见,可出现于严重梗阻性输尿管结石(常常为输尿管远端小结石)。它可能会导致明显的影像学改变,但无临床意义,无须特殊干预。急性肾盏穹窿破裂可由静脉注射的造影剂引起的渗透性利尿诱发。

3. X 线断层显像

当斜位图像没有帮助时,肾脏 X 线断层显像对鉴别肾结石比较有用,它能显示肾脏的冠状面。肾脏 X 断层线显像可以帮助鉴别部分放射透光的结石或由于腹部气体或病态肥胖导致传统 KUB 诊断困难的结石。

4. 腹部平片及导引超声检查

KUB 和肾脏超声可以和 CT 一样有效地确定诊断。超声检查可在 KUB 上可疑区域的标记引导下进行检查,但比较依赖于操作者。远端输尿管可以很容易地通过充盈的膀胱声窗显示。在泌尿系结石的急诊诊断中,由训练有素的急诊医生或放射科医生进行超声检查与 CT 相比,似乎同样有用。

5. 逆行肾盂造影

较少情况下,逆行肾盂造影检查用于显示上尿路解剖影像和定位较小的或放射透光性的结石。球囊输尿管造影常将造影剂漏回膀胱,导致结果不理想。在导丝引导下或不适用导丝将血管造影交换导管推进输尿管 3~4cm 进行造影检查,常作为一种替代检查方式。间歇性使用荧光透视图像引导注射造影剂,有助于减少肾盂淋巴管、肾盂肾窦和肾盂静脉回流的可能性。

6. MRI

MRI 很少用于检查尿石症。

7. 核素显像

结石的核素显像检查最近越来越受到重视。双膦酸盐标记物甚至可以识别在传统 KUB 上难以识别的小结石(图 17-15)。体外研究中观察到的依赖于结石成分的不同放射性摄取在体内研究中无法观察到。核素显像不能详细描述上尿路的解剖结构来指导治疗计划的制订。

▶干预治疗

A. 保守观察

大多数输尿管结石可以自行排出,而不需要特殊干预。自行排石取决于结石的大小、形状、位置和相关的输尿管水肿情况(可能取决于结石未下移的时间长短)。4~5mm 的输尿管结石有 40%~50% 的机会可自行排出。相比之下,大于 6mm 的结石只有 15% 排出概率。但这并不意味着 1cm 的结石就不能自行排出,或者 1~2mm 的结石就一定容易自行排出。

药物排石治疗(medical expulsive therapy, MET)有助于促进输尿管结石的自行排出。α-肾上腺素受体阻滞剂联合非甾体抗炎药,或加用小剂量类固醇激素已被广泛用于输尿管结石的 MET,但其疗效正在受到质疑。绝大多数结石在症状出现后 6 周内可自行排出。远端输尿管结石有 50% 的机会自行排出,相比之下,在输尿管中段和上段结石分别只有 25% 和 10% 的机会自行排出。

B. 溶石剂

溶石剂的有效性取决于结石表面积、结石类型、灌洗剂的量和使用方式。用于溶解尿酸的口服碱化剂包括碳酸氢钠或碳酸钾和柠檬酸钾,但对易患充血性心力衰竭或肾衰竭的患者应格外小心。柠檬酸代谢为碳酸氢盐,可用于各种制剂。聚柠檬酸(polycitra)含有柠檬酸钾、柠檬酸钠和柠檬酸,而双柠檬酸(bicitra)只含有柠檬酸钠和柠檬酸。食物不会改变这些药物的有效性。橙汁也可碱化尿液。静脉注射 1/6mol/L 乳酸钠同样可以达到碱化尿液的效果。

肾内碱化治疗可在低压(<25cwp)情况下成功进行,碱化剂可通过经皮肾造瘘管或外部逆行导管注入。使用药物包括碳酸氢钠(1L 生理盐水配 2~4 安瓿碳酸氢钠)使尿液的 pH 在 7.5~9.0,氨丁三醇 -E 和氨丁三醇可使尿 pH 在 8.0~10.5,这对尿酸和胱氨酸结石等 pH 敏感性结石特别有效。

鸟粪石的溶解需要酸化治疗,可以选用 Suby G 溶液和溶肾石酸素。尿 pH 可降至 4.0。溶肾石酸素必须与灭菌水一起使用,并且需要仔细监测血清镁水平。美国 FDA 还没有批准溶肾石酸素用于上尿路灌洗溶石治疗,因此使用前需要患者知情同意。

C. 梗阻的解除

尿石症在梗阻的情况下,尤其是合并感染时,可导致明显的病患伤害和显著的死亡率。梗阻性尿路结石伴发热和感染的患者需要紧急引流。逆行肾盂造影可以在放置双 J 管后进行以明确上尿路解剖结构。偶尔情况下,输尿管支架管不能越

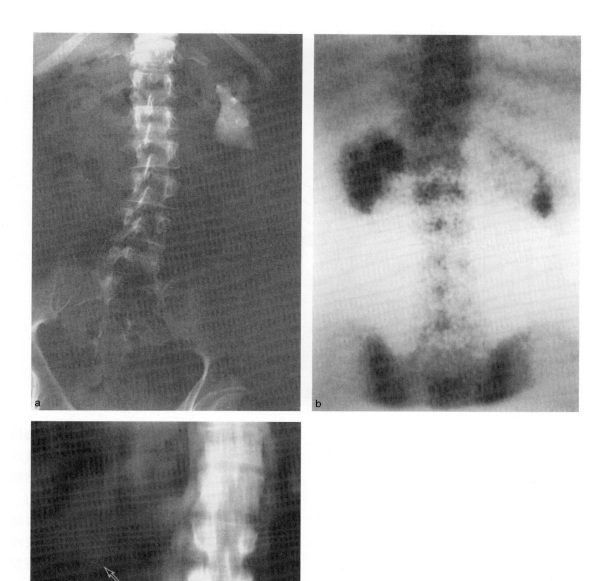

▲ 图 17-15　核素显像检查肾结石

a：KUB 显示较大的左侧鹿角形肾结石。b：肾结石的核素显像检查。后面观显示呋塞米利尿后出现的左侧较大的鹿角形结石核素摄取显像。注意右肾下极的核素摄取。c：随访断层扫描检查证实了初始 X 线片上右肾下极结石（箭头所指）漏诊

过梗阻结石或可能引起输尿管穿孔，则须行经皮肾穿刺造瘘引流。

D. 冲击波碎石

　　冲击波碎石治疗已经彻底改变了泌尿系结石的治疗方法。20 世纪 50 年代，利用冲击波破碎石的概念在俄罗斯被提出。然而，德国飞机公司 Dornier 在研究超音速飞行器上的点蚀现象进行调查时发现，大气中经过的碎片所产生的冲击波可以使坚硬的物体破裂。正是由于巧妙地利用关于这种冲击波的模型而导致体外冲击波的出现。1980 年首次成功临床应用体外冲击波治疗肾结石。HM-1（多尼尔人类 1 号）冲击波碎石机在 1982 年进行了改进而出现了 HM-2 型，并最终发展到在 1983 年广泛应用的 HM-3 型（图 17-16）。从那时起，全世界已有数千台冲击波碎石机投入使用，数百万患者成功接受治疗。

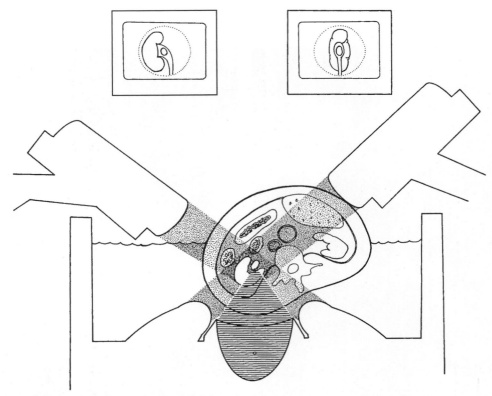

▲ 图 17-16　Dornier HM-3 型体外碎石机示意图

所有这些都需要能量源产生冲击波,耦合机制将能量从体外转移到体内,以及 X 线或超声波定位结石,并将其移至汇聚冲击波的焦点处。各种型号的设备在产生的疼痛、麻醉或麻醉师的要求、耗材、尺寸、移动性、成本和耐用性方面有所不同。通过焦点峰值压力(400~1 500bar)、焦点尺寸(6mm×28mm to 50mm×15mm)、模块化设计、焦点 1(f1,冲击波发生源)和焦点 2(f2,目标)之间的不同距离(12~17.0cm)以及购买价格等可区分各种不同型号的设备。

1. 冲击波物理特性

与常见的具有正弦特性和纵向力学特性的超声波相比,声冲击波为非谐波,具有非线性压力特性。压力振幅急剧上升,产生压缩力(图 17-17)。冲击波源有两种基本类型,即超音速和有限振幅发生器。

超音速发射器在密闭空间释放能量,从而产生不断膨胀的等离子体和声波冲击波。这种冲击波在自然界中也会发生。我们所熟悉的雷暴,先是闪电(放电),然后是雷声(声震),也是类似的情况。在可控条件下,这样的声波冲击波可以成

功粉碎结石。最初的压缩波比声速在水中的传播速度快,然后迅速减速到声速。运行压力波以非线性方式减小。将这些波聚焦在结石上以达到粉碎效果的原理已广泛应用于医疗(图 17-18)。

与点源能量系统相比,有限振幅发射器通过释放被放电激活的表面来产生脉冲式声波冲击波,主要有两种类型:压电陶瓷发射器和电磁发射器。压电陶瓷在放电后导致陶瓷元件拉长,表面发生位移,并产生声波脉冲,然后形成冲击波。数

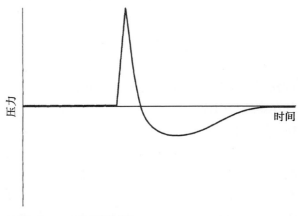

▲ 图 17-17　冲击波图示
纵坐标表示压力,横坐标表示时间

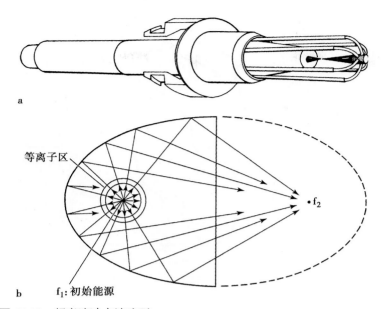

a

等离子区

f_2

b　　f_1: 初始能源

▲ 图 17-18　超音速冲击波碎石
a: 火化裂隙电极产生超音速冲击波。b: 冲击波从焦点 1 反射到焦点 2 粉碎结石

17

千个这样的元件放置在球面的凹面上,朝向焦点,会产生高应力、变形力和空化压力(图 17-19)。电磁系统在概念上类似于立体声扬声器系统。对靠近绝缘箔的板进行放电,产生电流排斥金属膜,将其置换,并向相邻介质中产生声波脉冲。然后将这些波聚焦在目标结石上进行碎石。

所有的冲击波,不论其来源,都能在聚焦时将结石粉碎。冲击波粉碎结石是通过侵蚀和破碎来实现的(图 17-20)。空化力在冲击波进入和离开结石处造成侵蚀。破碎是由应力、应变和剪切力的能量吸收引起的。周围的生物组织具有弹性而不易损伤,因为它们既不易碎,且冲击波也不易聚焦。

声能聚焦(acoustic energy focusing, AEF)装置已经被开发来用于治疗肾结石。具有适当共振频率的外部能源将允许 AEF 装置膨胀然后空化,从而导致结石碎裂。目前相关的临床试验正在进行,有望作为一种泌尿系结石的门诊治疗方法。

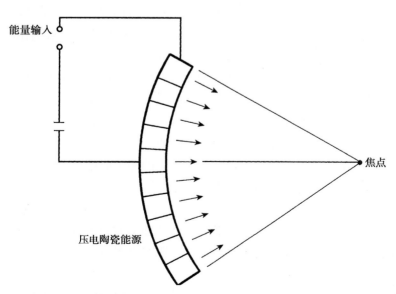

能量输入

焦点

压电陶瓷能源

▲ 图 17-19　压电陶瓷发射器
陶瓷元件放置在球体的凹面上,每个元件都指向一个确定的焦点

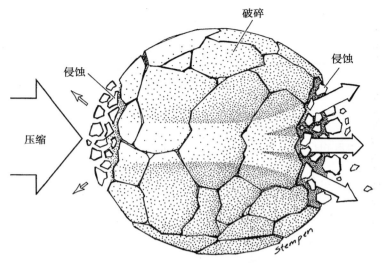

▲ 图 17-20　传入的冲击波通过侵蚀和破碎导致结石粉碎

2. 术前评估

术前应和其他术前准备一样进行详尽的体格检查,应注意包括血压在内的生命体征。明显的骨骼异常、挛缩畸形或超重[>136kg(300lb)]都可能严重影响或不能进行冲击波碎石治疗。孕妇和腹主动脉瘤或无法纠正的出血性疾病患者不应进行冲击波碎石治疗。安置有心脏起搏器的患者应该由心脏病专家进行全面评估。如果考虑进行冲击波碎石治疗,则应在碎石中心配备一名擅长起搏器相关诊治的心脏病专家。

3. 术中注意事项

A. 结石位置

恰当的患者体位是成功碎石的先决条件。通过触诊患者肋骨和骨盆可以大致确定适当的体位。前位肾脏、马蹄肾的内侧部分或移植肾最好采用俯卧位。另外,了解各种碎石机的体位选择是优化治疗的必要条件。

无论结石的位置如何,较小的或含钙低的结石都很难用 X 线透视影像定位。放置输尿管导管有助于识别解剖结构,并可通过导管注射放射造影剂。通过向集合系统中注射稀释的造影剂,然后聚焦于相关的肾盏或充盈缺损,可以发现含钙低肾盏结石。对于不能逆行放置输尿管支架管的患者,静脉注射造影剂可帮助定位结石。

B. X 线透视影像定位系统

透视成像的条件包括较暗的房间照明准直,以减少辐射暴露和提高透视图像的质量。间歇性荧光透视检查可显示结石随呼吸运动,有助于定位结石。

C. 超声影像定位系统

超声定位的优点是可以减少对患者和医生的辐射照射。有两种基本类型:与冲击波发生器对齐的同轴单元,以及带有移动传感器的关节臂单元。超声检查可以很容易地识别 X 线难以观察到的放射透光性结石或较小的结石。然而,输尿管结石或其他靠内侧部位的结石可能很难或不能定位,尤其在集合系统无明显梗阻情况下。对于肥胖患者,超声影像定位可能会很困难。超声定位和结石碎片评估的熟练程度比 X 线定位有更长的学习曲线。当出现多个结石或结石碎片时,超声影像定位可能会较为困难。

D. 耦合

成功的碎石需要有效的耦合,耦合装置应具有与人类皮肤相似的特性。最佳的系统应较少出现疼痛、瘀斑、血肿或皮肤破裂。气体和组织之间的界面可能会导致组织损伤。头发、先前经皮手术中的绷带或耦合垫中未充分脱气的液体或空气截留的气泡可显著阻碍定向冲击波并导致皮肤瘀斑或破裂。尽管存在足够的耦合,但由于组织界面处冲击波的折射和反射,碎石可能不充分,尤其是肥胖患者。

水浴可提供最佳耦合,患者浸泡在水中可导致明显的血流动力学改变,包括外周静脉压迫,导致右房压升高、肺毛细血管楔压升高和心脏指数升高。这些血流动力学的变化应该得到重视,并应在有边缘性心血管储备功能障碍的个体中进行适当的监测。这样的机器现在已经不常见。

相比之下,水垫耦合系统减少了用水量,超声检查使用的耦合凝胶可提供与皮肤良好耦合界面,当患者非常瘦(如儿童)或肥胖时,这种水垫的体积可以频繁调整以助聚焦结石。非常小的患者可能需要 1~3L 生理盐水填充袋来帮助偶合,两种水耦合系统都需要脱气水来减少气泡。

E. 冲击波触发

用心电图触发冲击波最初是为了减少心律失常,碎石机会探测到 QRS 波群的大幅度摆动,并在 20ms 后启动冲击波,这将减少心动周期复极阶段的冲击波(在此期间心肌最敏感)。从概念上讲,随呼吸循环来触发冲击波更有意义,可优化对伴随呼吸运动而移动的结石的准确聚焦。目前已具备这类系统。现在大多数碎石机都可在没有心电图门控情况下,即便存在不常见的心律失常,均可触发冲击波发生。低速率的冲击波也能实现较高的碎石效率。

F. 粉碎结石

安全的冲击波剂量目前尚属未知。冲击波会引起创伤,包括肾脏内和肾周出血、水肿,因此在满足粉碎结石情况下可尽量减少冲击波触发次数,应避免随意的过度治疗。

在治疗过程中很难确定是否充分粉碎结石,一般可表现为由最初的锐利边缘变得模糊、具有类似喷枪的外观。结石成功粉碎后可能会在影像图上消失。间断的影像学观察可确保精确聚焦和评估进展,并根据情况终止碎石治疗。

双侧肾结石可以进行冲击波碎石治疗,但首先必须处理有症状或病情较重一侧。如果不确定是否有较多的结石负荷,应在体外碎石前放置双 J 管以减少双侧输尿管梗阻的可能。

4. 术后注意事项

应鼓励患者保持积极的活动状态,以促进排石。肉眼血尿一般在术后第一周可消失。应鼓励患者增加液体摄入。若无特殊异常,患者可尽快返回工作岗位。

腹部疼痛可能与冲击波有关。对常规静脉或口服药物无效的剧烈疼痛应注意可能出现较为罕

见(0.66%)的肾周血肿并发症。在这种情况下,应进行 CT 来确定损伤情况。

SWL 与高血压的发生无关,结石负荷与术后并发症相关。"石街"形成或结石颗粒在输尿管中的堆积是令人沮丧的,在术后评估 X 线片时应明确排除。无症状患者可以通过连续 KUB 和超声检查随访,剧烈的疼痛或合并发热则需要积极干预。由于梗阻导致肾积水,经皮肾造瘘引流通常并不复杂。集合系统的减压可有效地促进输尿管壁对合,有助于输尿管蠕动。较少情况下,"石街"不能通过上述方法解决,则需要行逆行内镜操作来解除结石碎片引起的阻塞。通常可发现一个或两个相对较大的结石碎片造成阻塞,当它们被移除后,结石碎片的柱状排列就会消失。

较大的肾盂结石(1.5cm)患者 SWL 治疗后 3 个月结石清除率约为 75%,而下肾盏同样大小结石清除率约为 35%。较小的肾盂结石(<1.5cm)患者结石清除率为 90%,而肾中盏结石约为 75%,肾下盏结石约 50%。肾下盏结石清除率随着结石负荷的增加而增加,肾漏斗短而宽、IPA 呈非锐角的肾下盏结石清除率较高。总的来说,大约 75% 的肾结石患者经 SWL 治疗后在 3 个月达到结石清除。随着结石大小的增加,结石清除率降低,肾中、下盏的结石清除率比肾上盏和肾盂结石清除率低(图 17-21)。

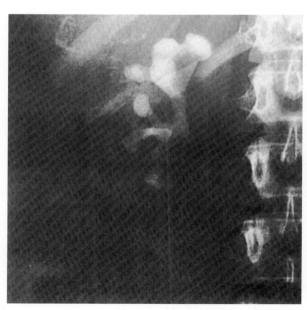

▲ 图 17-21 KUB 显示完全鹿角形结石,自肾盂延伸至所有漏斗和肾盏

E. 输尿管镜取石术

输尿管镜取石术是治疗输尿管下段结石的有效方法。细输尿管镜的使用、球囊扩张和输尿管鞘的出现大大提高了结石的清除率。即使是没有球囊扩张的粗输尿管镜也能有效地取出输尿管下段结石。可重复使用和一次性输尿管软镜已常规使用，并可进入整个上尿路集合系统。一次性输尿管镜可能会变得越来越普遍，以确保器械的功能性、清洁、可用性。结石清除率接近95%~100%，取决于结石负荷和位置、结石嵌顿时间、腹膜后手术史和操作者的经验。手术并发症的发生率很低；当操作进入近端输尿管时，并发症的发生率会增高。小于 4mm 的结石常可完整取出。镍钛合金取石篮比以往使用的圆形或扁平金属丝取石网篮创伤更小。输尿管内暴力使用器械可能导致输尿管损伤。

各种碎石系统可以通过输尿管镜使用，包括电液、实心和空心超声探头、各种激光和气压弹道系统，如气压弹道碎石。电液碎石机的功率设置高达 120V，可导致空化气泡，随后气泡破裂，随后导致冲击波发生。应注意保持电极尖端远离周围组织和输尿管镜尖端。超声波碎石机有一个压电陶瓷能量源，可将电能转换为 25 000Hz 范围内的超声波。这种振动作用可有效粉碎结石。空心探针可以同时吸附结石细小颗粒。激光系统（尤其是钬激光）在本书的其他章节也有讨论，是最常用的碎石系统。机电式冲击器类似于凿岩机，带有可移动的活塞状尖端，可将结石粉碎。

F. 经皮肾镜取石术

经皮肾及输尿管近端取石术是治疗大于 2.0cm 结石的首选方法；如果患者对 SWL 不耐受，存在漏斗部狭长、漏斗肾盂夹角较小的有梗阻证据的下盏结石，采用该方法可以快速帮助患者去除结石。穿刺可以在 X 线透视或超声下进行，通常从腋后线进针进入次级肾盏。进行肾上盏穿刺时，应注意避免损伤胸膜、肺、脾和肝。通道的扩张是由顺序的塑料扩张器（Amplatz 系统），窥镜金属扩张器（Alken），或球囊扩展器来完成。在开放的肾脏手术中通道的置管通常是曲折的，这就不利于随后的腔镜手术操作。

经皮肾镜取石需要耐心和毅力。残余结石可借助输尿管软镜、额外的经皮穿刺通道、后续的冲洗、SWL 或二期清石将其取出。将患者置于改良仰卧位可同时进行经皮肾镜和输尿管镜取石操作，减少经皮肾穿刺通道的需要。术前应该确立现实的目标，患者应该被告知复杂结石往往需要进行多次或联合不同的手术方式来完成取石。

术前患者摆放体位期间应用适当的毯子维持体温，在实际手术过程中使用温水冲洗有助于防止与低温相关的出血。输血率通常 <4%。多次经皮穿刺与引起较大的失血量有关。总的来说，经皮肾镜取石术是安全有效的。

G. 开放取石手术

开放取石术是一种历史性的取石方法，但目前很少使用。切口的发病率、残留结石碎片的可能性以及微创技术的易用性和成功性使开放手术变得很少见。

H. 其他肾脏手术

肾部分切除术适用于肾实质明显变薄、位于肾脏上下两极且结石负荷较大的患者。即使对侧肾脏正常，在实施单纯性肾切除术前需谨慎，因为结石患者常合并系统性代谢异常，可能会在以后累及对侧肾脏。今天看似谨慎和简单的决定，明天可能会后悔。

其他不常见的手术方式包括回肠代输尿管术，可缓解频繁排石引起的疼痛。对于较为罕见的结石合并恶性肿瘤患者，自体肾移植联合肾盂膀胱造瘘术也是一种手术选择。

I. 输尿管切开取石术

对于嵌顿时间较长的输尿管结石，且内镜及SWL 处理困难或失败，可选择行输尿管切开取石术。同样，术前需行 X 线平片定位结石的位置，指导合适的穿刺部位。近端输尿管结石可采用腰部切口。骶棘肌外侧的切口可允许向内侧牵拉腰方肌。尽管可能打开腹膜，但必须切开腰背筋膜的前束以获得适当的术野暴露。一旦确定了输尿管，应在结石近端放置一个血管环或 Babcock 钳，以防止结石移动。切口上下的延长分别受第 12 肋和髂嵴的限制。用钩形刀片在结石表面纵向切开输尿管壁以暴露结石。可用神经拉钩将结石挑出。侧腹或前腹部切口可很好地显露输尿管中段和下段结石。

▶ 预防

一般来讲，50% 的患者在未采取预防措施的情况下，5 年内尿路结石会反复发作。在自行排石或手术取石后，最好对患者进行适当的教育，让其了解预防措施。如有可能，应尽量识别和纠正相关的危险因素。不管最终的代谢评估和结石成分分析结果如何，患者的液体摄入量应导致其每 24 小时产生 1.5~2.0L 尿液。应鼓励进餐时喝水。此外，餐后大约 2 小时应增加液体摄入。此时作为代谢副产物在体内的水达到最低点，身体处于相对脱水状态。还应鼓励液体摄入量达到一定程度以迫使夜间利尿足以唤醒患者夜间排尿。夜间觉醒、排尿可减少尿液在体内的滞留，并可促进摄入额外的液体。这些生活方式的改变很难维持，应该在随访过程中鼓励患者。顺应性较好、积极主动预防的患者结石复发率可明显降低。

A. 代谢评估

在患者自行排石或手术恢复后，应进行系统的代谢评估。结石成分分析有助于指导预防。在日常活动和液体摄入期间，门诊收集尿液检查有助于异常情况的发现。含钙结石患者初始 24 小时收集的尿液应检查钙、尿酸、草酸盐、柠檬酸盐、磷酸盐、硫酸盐、钠、体积和 pH 等指标以指导适当的预防措施。与本地实验室的沟通交流有助于标准化采集流程，确定是否首选外部实验室送检。血清尿素氮、肌酐、钙、磷和尿酸的基线水平应常规记录。

B. 口服药物

1. 碱化剂

柠檬酸钾是一种口服制剂，可有效地将尿液 pH 提高 0.7~0.8，常用剂量为每日 60mEq，分三或四次服用。它可以是蜡基质（含 10 或 15mEq）片剂、液体制剂或颗粒（需溶解于水服用）。效果可以维持很多年。对易患高钾血症的患者、肾衰竭患者和服用保钾利尿剂的患者应予以注意检测血钾水平。尽管药物通常耐受性良好，但一些患者可能会出现腹部不适，尤其是使用片剂时。柠檬酸钾适用于低柠檬酸尿（<450mg/d）继发草酸钙结石患者，包括肾小管酸中毒。柠檬酸钾也可以有效地用于治疗尿酸结石和轻度高尿酸尿性含

钙肾结石。目前尚无有效的长期尿酸化剂。

2. 胃肠道吸收抑制剂

纤维素磷酸盐可结合肠道中的钙，从而抑制钙的吸收和尿液中的排泄，适合于 I 型吸收性高钙尿症患者。患者应具有正常水平的甲状旁腺激素和血清钙和磷酸盐，没有合并骨病，有肠道钙吸收增加的证据。这种药能降低尿中磷酸钙和草酸钙的饱和度，可能增加尿草酸盐和磷酸盐水平。常用起始剂量为 5g，3 次 / 日，随餐服用；剂量可根据 24 小时尿钙水平进行调整。尿镁、钙、草酸和钠水平以及血清甲状旁腺激素应每年监测 1 或 2 次。常需要使用镁补充剂，应在磷酸纤维素摄入之前或之后至少 1h 服用。磷酸纤维素与钠负荷有关，对于充血性心力衰竭患者应谨慎使用。胃肠道不良反应很少发生，包括消化不良和大便不畅。

对于有骨病风险的绝经后妇女，磷酸纤维素可能仅是次优选择，对于这类患者，一种替代治疗方式为氢氯噻嗪辅以柠檬酸钾，以抵消潜在的低钾血症和低枸橼酸尿症。

3. 磷酸盐补充剂

肾磷酸盐渗漏的最佳治疗方法是补充磷酸盐。含铝、镁或钙的制酸剂可抑制磷酸盐的吸收。这种治疗在使用洋地黄类药物的患者、重度肾衰竭患者、艾迪生病（Addison disease）或严重肝功能障碍患者中应谨慎使用。它的耐受性一般良好。剂量可从 250mg 开始，每日 3 或 4 次，根据随访血清电解质、钙和磷水平可增加一倍剂量使用。

4. 利尿剂

噻嗪类药物可以纠去甲肾上腺素高钙尿引起的肾钙渗漏。这可防止继发性甲状旁腺功能亢进状态及其相关的维生素 D 合成和肠道钙吸收增加。尿钙排泄可迅速减少，并且可长期维持（>10 年）。起始剂量一般为 25mg，可根据尿钙水平进行调整。不良反应通常可耐受。治疗过程中应监测钾离子水平。低钾血症可引起低柠檬酸尿；适当补钾可纠正低钾血症及其相关的低柠檬酸尿状态。

噻嗪类药物可导致吸收性高钙尿症患者尿钙排泄的短暂减少。经治疗 4~5 年，50% 的患者尿

钙排泄可恢复到治疗前水平。饮食的改变被认为不是造成这种现象的原因。噻嗪类药物并不能恢复正常的肠道钙吸收。

5. 钙剂补充

补钙可有效治疗肠源性高草酸尿性含钙肾结石病。葡萄糖酸钙和柠檬酸钙比其他形式的钙吸收更好,在提高血清钙利用率方面更有效。碳酸钙、磷酸钙和牡蛎壳中的钙较不容易被吸收,它们可留在肠腔中,与草酸结合,从而减少其吸收。使用这些吸收效率较低的钙剂是治疗肠源性高草酸尿性含钙肾结石病的最佳方法,但必须随餐服用才有效。

6. 降尿酸药物

别嘌醇用于治疗伴或不伴高尿酸血症的高尿酸尿性含钙肾结石病。与通过增加尿尿酸排泄来降低血清尿酸水平的促尿酸排泄药物不同,别嘌醇是一种黄嘌呤氧化酶抑制剂,可同时降低血清和尿中的尿酸水平。它对嘌呤的生物合成没有影响;相反,它只作用于嘌呤分解代谢。别嘌醇引起的尿液中黄嘌呤和次黄嘌呤水平升高与肾结石病无关。别嘌醇是一种潜在的危险药物,在出现皮疹时应立即停用,但这种皮疹很少致命。治疗可以从 300mg/d 开始。餐后服用能更好地耐受。

7. 脲酶抑制剂

乙酰羟肟酸能有效地辅助治疗由分解尿素的细菌感染所致的慢性 UTI(与鸟粪石有关)。乙酰羟肟酸可逆地抑制细菌尿素酶,降低尿氨水平,随后会酸化尿液。最好在取出鸟粪石后用作预防,但也可用于治疗性手术取石或培养特异性抗生素治疗失败后。血清肌酐大于 2.5mg/dl 的患者不能达到治疗性尿液水平。乙酰羟肟酸对不产脲酶的细菌无效。目前尚没有治疗相关的长期数据(>7 年)。较多的患者可出现不良反应,包括头痛,通常较短暂且阿司匹林治疗有效。其他常见的症状包括恶心、呕吐、食欲缺乏、神经过敏和抑郁。常用的给药方案为 250mg 片剂,每日 3 或 4 次(每日总剂量:10~15mg/kg)。

8. 胱氨酸结石的预防

包括大量液体摄入和尿液碱化的保守措施往往不足以控制胱氨酸结石的形成。青霉胺常用于通过螯合过多的铜治疗威尔逊氏症(Wilson disease),它也可与胱氨酸发生巯基 - 二硫键交换,减少尿液中相对不溶的胱氨酸水平。胱氨酸溶解度依赖于 pH(pH 5.0:150~300mg/L;pH 7.0:200~400mg/L;pH 7.5:220~500mg/L)。青霉胺不良反应较多,包括皮疹和血液系统、肾脏和肝脏的异常。初始剂量为每日 250mg,分三到四次服用,这样有助于减少严重的不良反应。根据尿液中胱氨酸水平来调整青霉胺剂量。青霉胺可增加机体对吡哆醇(维生素 B_6)的需求,应每日补充 25~50mg。

患者对巯基丙酰甘氨酸的耐受性比青霉胺要好。巯基丙酰甘氨酸是一种还原剂,与胱氨酸的硫化物部分结合,形成一种混合的二硫化物水溶性化合物,可能延缓新结石的形成。剂量应根据 24 小时尿胱氨酸水平调整。初始剂量为 200~300mg,3 次 / 日,每次餐前 1 小时或餐后 2 小时。不良反应并不少见,包括药物热、恶心、呕吐和胃肠不适、皮疹、皱纹或皮肤易碎、狼疮样症状、味觉下降以及各种血液系统疾病。

膀胱结石

膀胱结石通常是一种潜在病理状况的表现,包括排尿功能障碍或异物。排尿功能障碍可能是由于尿道狭窄、良性前列腺增生(benign prostatic hyperplasia, BPH)、膀胱颈挛缩,或神经源性膀胱松弛或痉挛,所有这些都会导致尿液潴留。异物,如 Foley 导管和遗忘的双 J 管,可作为结石形成的核心(图 17-22)。大多数膀胱结石见于男性。在发展中国家,膀胱结石经常出现在青春期前的男孩中。结石成分分析常显示常为尿酸铵、尿酸或草酸钙结石。膀胱结石可以是单发的,也可以是多发的(图 17-23)。患者可出现刺激性排尿症状、间断尿流、UTI、血尿或骨盆疼痛。体格检查常不能发现结石。很大一部分膀胱结石是放射透光性(尿酸结石)。膀胱超声检查可以结石特有的声影来鉴别,另外,结石可随体位改变而移动。

如图 17-24 超声检查所示输尿管囊肿内的结石不随体位改变而移动。它们通常是非阻塞性的。内镜下切开取石很少导致膀胱输尿管反流(vesicoureteral reflux, VUR)。膀胱结石手术方式应根据潜在病因决定。

梗阻伴有尿路感染
其他不太常见的原因:
肾结石,异物,寄生虫

症状和体征:
突发排尿中断并伴有尿道放射痛
基础病(泌尿系)症状(如:前列腺病态,继发膀胱炎等)

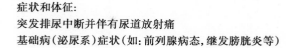
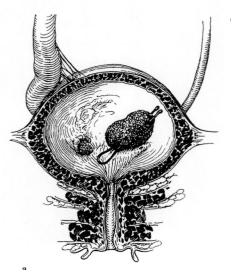

a

b

膀胱颈结石梗阻

▲ 图 17-22 膀胱结石的发生、症状和体征

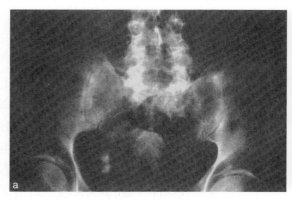
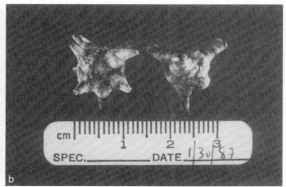

a

b

▲ 图 17-23 膀胱结石
a:KUB 显示两枚膀胱结石。b:手术取出的膀胱结石大体图像。值得注意的是典型的尿酸结石特征形状

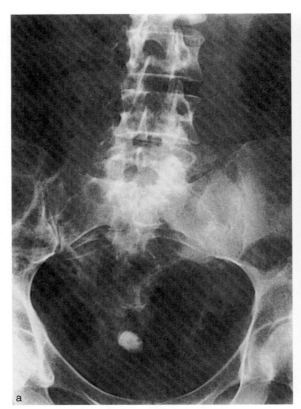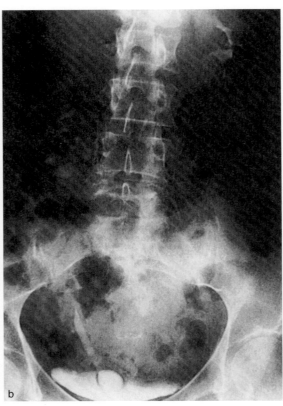

▲ 图 17-24　输尿管囊肿内结石

a: 腹部 X 线片显示膀胱区骨外钙化。b: IVP 显示结石位于输尿管囊肿内

早期用于取出膀胱结石的器械比较奇特,简单的机械碎石设备至今仍在使用。机械碎石时应避免膀胱损伤。在用力压碎结石之前,确保膀胱部分充盈,并在内镜下观察到无限制的侧移,有助于减少并发症发生。膀胱碎石洗出术需将结石破碎,然后通过膀胱镜取出。通过肾镜使用电液、超声、激光碎石或气压弹道碎石机碎石效果较好。膀胱切开取石术可通过腹部小切口进行。

前列腺和精囊结石

前列腺结石见于前列腺内,前列腺尿道内少见。前列腺结石被认为是钙化的淀粉体,很少在男孩身上发现。结石通常小而多,在经尿道前列腺切除术(transurethral resection of prostate, TURP)中可见其呈棕灰色。它们通常位于手术切除的腺瘤边缘,主要成分为磷酸钙。虽然通常没有临床意义,前列腺结石偶尔与慢性前列腺炎相关。较大的前列腺结石可能被误认为癌。然而,前列腺通常是可移动的,X 线片或经直肠超声有助于确诊。

精囊结石光滑坚硬,极为罕见,可能与血精症有关。体格检查可扪及坚硬腺体,当存在多发性结石时,可能会有"嘎吱"的感觉。有时需与精囊结核相鉴别。

尿道和包皮结石

尿道结石通常来源于膀胱,很少来源于上尿路。大多数自行排出到膀胱的输尿管结石可以畅通无阻地通过尿道。尿道结石可继发于尿潴留、尿道憩室(urethral diverticulum, UD),可发生于尿道狭窄附近或既往手术部位。男性尿道结石多见于前列腺部或球部尿道,多为单发。针对无其他病理证据的复发性悬垂部尿道结石患者,应怀疑患者因试图获得止痛药或寻求关注而自行引入结石到尿道,如 Munchausen 综合征患者。

女性很少发生尿道结石,因为女性的尿道较短,故膀胱结石的发生率较低。女性尿道结石多与尿道憩室有关。

尿道结石症状与膀胱结石相似：间断尿流、终末血尿和感染，可伴有排尿滴沥或急性尿潴留。疼痛可能较为严重，在男性，可能会放射到阴茎头部。诊断可通过触诊、内镜检查或放射学检查来证实。

治疗应着重于病因，与致密尿道狭窄或复杂憩室相关的结石可在明确的开放性手术修复中清除。较小的结石可被完整地抓取移除。但更多时候需要被粉碎并取出。结石较大、嵌顿时间较长应采用尿道切开取石术。

包皮结石较为罕见，多见于成人，继发于严重的梗阻性包茎，常由不卫生引起的包皮垢形成，经触诊可明确诊断。包皮背侧切口或包皮环切术治疗可防止结石复发。

（袁正勇　蒋立　翻译　唐伟　审校）

参考文献

尿液中的离子成分

钙

Milosevic D et al: Determination of urine saturation with computer program EQUIL 2 as a method for estimation of the risk of urolithiasis. J Chem Inf Comput Sci 1998;38:646.

Moe OW, Bonny O: Genetic hypercalciuria. J Am Soc Nephrol 2005;16:729.

Traxer O et al: Effect of ascorbic acid consumption on urinary stone risk factors. J Urol 2003;170(2, Pt 1):397–401.

Wallace RB et al: Urinary tract stone occurrence in the Women's Health Initiative (WHI) randomized clinical trial of calcium and vitamin D supplements. Am J Clin Nutr 2011;94(1):270–277.

草酸盐

Knight J et al: Metabolism of fructose to oxalate and glycolate. Horm Metab Res 2010;42(12):868–873.

Thurgood LA et al: Comparison of the specific incorporation of intracrystalline proteins into urinary calcium oxalate monohydrate and dihydrate crystals. J Proteome Res 2010;9(9):4745–4757.

Tiselius HG: Standardized estimate of the ion activity product of calcium oxalate in urine from renal stone formers. Eur Urol 1989;16:48.

尿酸

Maalouf NM: Metabolic syndrome and the genesis of uric acid stones. J Ren Nutr 2011;21(1):128–131.

Marangella M: Uric acid elimination in the urine. Pathophysiological implications. Contrib Nephrol 2005;147:132.

Stoller ML: Gout and stones or stones and gout? J Urol 1995;154:1670.

胱氨酸

Purohit RS, Stoller ML: Stone clustering of patients with cystine urinary stone formation. Urology 2004;63:630.

Shekarriz B, Stoller ML: Cystinuria and other noncalcareous calculi. Endocrinol Metab Clin North Am 2002;31:951.

Zee T et al: Alpha lipoic acid treatment prevents cystine urolithiasis in a mouse model of cystinuria. Nat Med 2017;23(3):288.

黄嘌呤

Gargah T et al: Xanthine urolithiasis. Saudi J Kidney Dis Transpl 2010;21(2):328–331.

氨苯蝶啶

Daudon M, Jungers P: Drug-induced renal calculi: Epidemiology, prevention and management. Drugs 2004;64(3):245–275.

尿路结石抑制因子

柠檬酸

Seltzer MA et al: Dietary manipulation with lemonade to treat hypocitraturic calcium nephrolithiasis. J Urol 1996;156:907.

Shah O et al: Genetic and dietary factors in urinary citrate excretion. J Endourol 2005;19:177.

Spivacow FR et al: Long-term treatment of renal lithiasis with potassium citrate. Urology 2010;76(6):1346–1349.

尿蛋白

Selvam R, Kalaiselvi P: Oxalate binding proteins in calcium oxalate nephrolithiasis. Urol Res 2003;31:242.

微量元素

Schwartz BF et al: Rethinking the role of urinary magnesium in calcium urolithiasis. J Endourol 2001;15:233.

病因学

Hsi RS et al: The origins of urinary stone disease: Upstream mineral formation initiate downstream Randall's plaque. BJU Int; 2017;119(1):177.

肾小管酸中毒

Evan AP et al: Renal histopathology of stone-forming patients with distal renal tubular acidosis. Kidney Int 2007;71(8):795–801.

代谢评估

Meschi T et al: Body weight, diet and water intake in preventing stone disease. Urol Int 2004;72(Suppl 1):29–33.

Tiselius HG et al: Metabolic work-up of patients with urolithiasis: indications and diagnostic algorithm. Eur Urol Focus; 2017;3(1):62.

少见情况下的泌尿系结石

脊髓功能障碍

Ramsey S, McIlhenny C: Evidence-based management of upper tract urolithiasis in the spinal cord-injured patient. Spinal Cord 2011;49(9):948–954.

妊娠

Reinstatler L et al: Association of pregnancy with stone formation among women in the United States: A NHANES analysis 2007 to 2012. J Urol 2017.

肾移植

Lu HF et al: Donor-gifted allograft urolithiasis: Early percutaneous management. Urology 2002;59:25.

肥胖

Nowfar S et al: The relationship of obesity and gender prevalence changes in United States inpatient nephrolithiasis. Urology 2011;78(5):1029–1033.

Taylor EN et al: Obesity, weight gain, and the risk of kidney stones. JAMA 2005;293:455.

肾脏解剖异常

Baskin LS et al: The horseshoe kidney: Therapeutic considerations with urolithiasis. J Endourol 1989;3:51.

Chaudry R et al: Percutaneous stone surgery in spina bifid patients – are stone free rates worth the risk? J Endourol 2017;(S1):81.

Ganpule AP, Desai MR: Urolithiasis in kidneys with abnormal lie, rotation or form. Curr Opin Urol 2011;21(2):145–153.

儿科

Tasian GE et al: Kidney stone recurrence among children and adolescents. J Urol 2017;197(1):246.

肾盏憩室

Gross AJ, Herrmann TR: Management of stones in calyceal diverticulum. Curr Opin Urol 2007;17(2):136–140.

肿瘤

Paonessa J et al: Squamous cell carcinoma of the renal pelvis associated with kidney stones: A case report. Med Oncol 2010;28(Suppl 1): S392–S394.

药物治疗

Berger AD et al: Patients with primary hyperparathyroidism—why do some form stones? J Urol 2009;181(5):2141–2145.

Kenny JE, Goldfarb DS: Update on the pathophysiology and management of uric acid renal stones. Curr Rheumatol Rep 2010; 12(2): 125–129.

Pak CY et al: Adequacy of a single stone risk analysis in the medical evaluation of urolithiasis. J Urol 2001;165:378–381.

Song L et al: 24-hour urine calcium in the evaluation and management of nephrolithiasis. JAMA 2017;318(5):474.

外科治疗

Al-Kohlany KM et al: Treatment of complete staghorn stones: A prospective randomized comparison of open surgery versus percutaneous nephrolithotomy. J Urol 2005;173:469.

Turk C et al: EAU guidelines on interventional treatment of urolithiasis. Eur Urol 2016;69(3):475.

冲击波碎石

Chaussy CG et al: First clinical experience with extracorporeally induced destruction of kidney stones by shock waves. J Urol 1982;127:417.

Drach GW et al: Report of the United States co-operative study of extracorporeal shock wave lithotripsy. J Urol 1986;135:1127.

Elbahnasy AM et al: Lower caliceal stone clearance after shock wave lithotripsy or ureteroscopy: The impact of lower pole radiographic anatomy. J Urol 1998;159:676.

Lingeman JE et al: Blood pressure changes following extracorporeal shock wave lithotripsy and other forms of treatment for nephrolithiasis. JAMA 1990;263:1789.

经皮肾镜取石术

Akman T et al: Factors affecting bleeding during percutaneous nephrolithotomy: Single surgeon experience. J Endourol 2011; 25(2):327–333.

Breda A et al: The evaluation of radiologic methods for access guidance in percutaneous nephrolithotomy: A systematic review of the literature. Scand J Urol 2017.

Irby PB et al: Percutaneous access techniques in renal surgery. Tech Urol 1999;5:29.

输尿管镜检

Bagley DH: Removal of upper urinary tract calculi with flexible ureteropyeloscopy. Urology 1990;35:412.

Doizi S, Traxer O: Flexible ureteroscopy: Technique, tips and tricks. Urolithiasis 2018;46(1):47–58.

第18章 泌尿生殖道损伤

Benjamin N. Breyer

急诊诊断与处理

急诊室所见的外伤患者约有 10% 合并一定程度的泌尿生殖系统（genitourinary，GU）损伤。其中有许多患者症状隐匿、难以确诊，需要丰富的专科诊断经验。早期诊断对预防严重并发症的产生至关重要。

早期处理应当包括控制出血和抗休克治疗，以及必要的复苏。重症患者的复苏可能需要开放静脉通路和留置导尿管。对于男性患者，在插入导尿管前应当仔细检查尿道外口是否有出血。

询问病史应包括对创伤经过的具体描述。对于枪击伤的病例，应明确武器的类型及口径，因为高速的枪弹可造成更严重的损伤。

检查腹部和外生殖器有无挫伤及皮下出血，这些体征可能提示腹膜后或盆腔更深部位的损伤。低位肋骨骨折常合并肾脏损伤，而骨盆骨折常合并膀胱及尿道损伤。弥漫性腹部压痛提示有肠穿孔、流动性腹腔内出血或尿液，或腹膜后血肿。对于没有生命危险且血压稳定的外伤患者可进行更仔细的影像学检查，这有助于明确伤情的等级。

肾脏损伤（图 18-1~ 图 18-3）

肾脏损伤是泌尿系统最常见的损伤。肾脏受到坚实的腰肌、椎体、肋骨，以及前方脏器的良好保护。肋骨骨折和椎体横断的过程可能穿破肾实质及肾血管系统。多数损伤由车祸和运动事故导致，且主要发生在成年男性和儿童患者中。事先有诸如积水或恶性肿瘤等病理状况存在的肾脏则更容易因轻微的创伤而破裂。

▶病因学（图 18-4）

腹部、胁腹部及背部的直接钝挫伤是最常见的发病机制，在所有肾脏损伤中占 80%~85%。创伤可由车辆事故、打斗、高空坠落及接触性运动所导致。高速行驶的车辆发生碰撞时，因速度骤减可导致严重的肾脏损伤和大血管损伤。肾脏穿透性损伤多由枪击及刀具伤导致；在没有其他证据之前，胁腹部任何此类伤口都应当被视为肾脏损伤的病因。80% 的肾脏穿透性损伤伴有腹部脏器的损伤。

▶病理学及分类（图 18-5）

A. 早期病理学发现

钝挫伤导致的肾脏撕裂伤常发生于肾脏的横截面。损伤机制被认为是撞击力由碰撞中心传导到肾实质而致。在速度骤减所致的损伤中，肾脏向上或向下移动，肾蒂的突然受到牵拉，有时可导致肾蒂完全或部分的撕裂。速度骤减可引起肾脏动脉突然牵拉，动脉内膜撕裂，从而导致肾动脉急性血栓形成。

肾脏损伤的病理分类如下：

一级（最常见）——肾挫伤或肾实质挫伤。常可见镜下血尿，肉眼血尿罕见。

二级——肾实质撕裂伤至肾皮质（<1cm）。

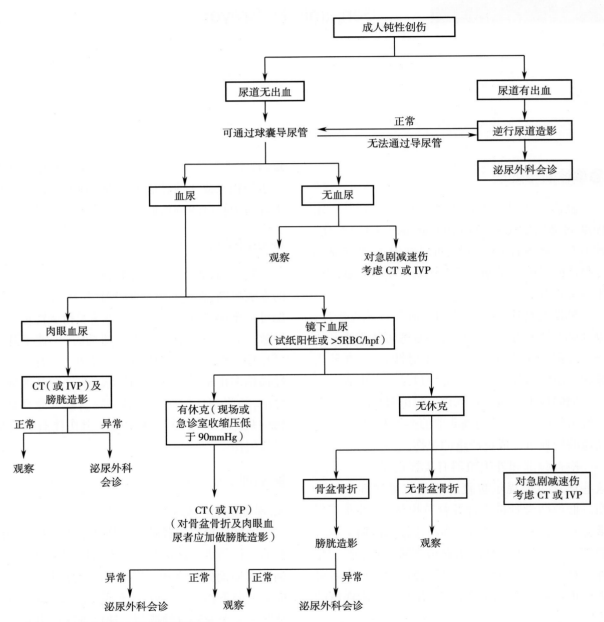

▲ 图 18-1　成人钝性创伤的分期导图

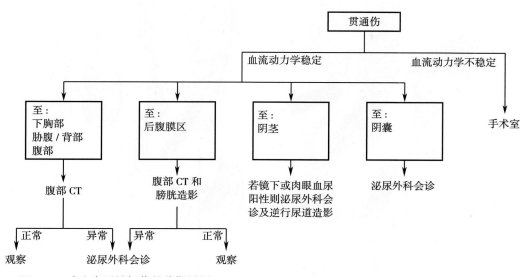

▲ 图 18-2　成人穿透性损伤的分期导图

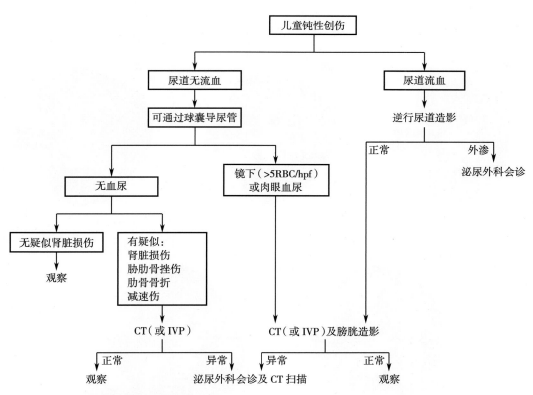

▲ 图 18-3　儿童钝性创伤的分期导图

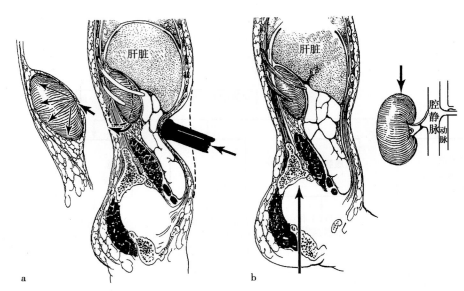

▲ 图 18-4　肾脏损伤的机制

a：直接冲击腹部。小图展示了肾门部放射出的冲击力。b：从高处坠落臀部触地受伤（对侧肾损伤）。小图展示了从上向下对肾脏作用力的方向。肾蒂撕裂

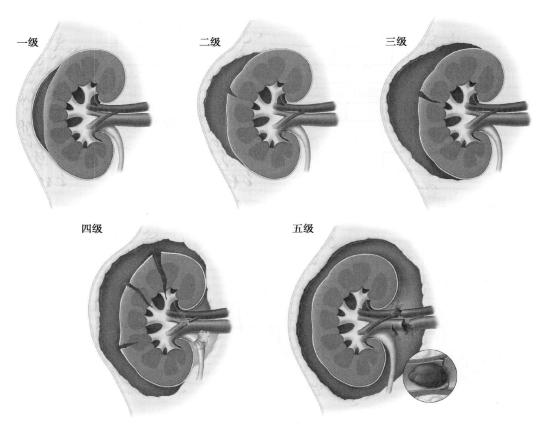

▲ 图 18-5　肾脏损伤的病理分类

肾周血肿通常较小。

三级——肾实质撕裂伤贯穿皮质达肾髓质（>1cm）。出血明显并形成较大的腹膜后血肿。

四级——肾实质撕裂伤（单个或多发）深达肾集合系统；由于钝挫伤而致肾主要动脉或肾段静脉血栓形成，或两者皆有；或肾主要动脉损伤出血。

五级——多发性四级实质撕裂伤，肾蒂撕裂，或两者兼有；穿透性损伤引起的肾主要静脉或动脉损伤；肾主要动脉或静脉血栓形成。

B. 后期病理学发现

1. 尿性囊肿　深度裂伤如未能修补可导致持续性尿外渗。晚期并发症包括较大的肾周肿块，最终形成肾积水和脓肿（图 18-6）。

2. 肾积水　腹膜后大血肿及相关的尿外渗可导致肾周纤维化，包裹肾盂输尿管连接部，引起肾积水。所有高级别（4~5 级）肾脏损伤患者受伤 48 小时后均需复查排泄性 CT。

3. 动静脉瘘　动静脉瘘可发生于穿透性肾损伤，但并不常见。

4. 肾血管性高血压　创伤导致组织中血流减弱甚至消失，从而导致不足 1% 的患者出现肾血管性高血压。据报道，创伤引起肾周围纤维化压迫肾动脉亦可导致肾性高血压。

▶**临床表现及检查指征**

腹部创伤后的镜下或肉眼血尿常提示泌尿道损伤。值得强调的是对于胁腹部刺伤或枪伤患者，无论是否有血尿，医师都应当警惕存在肾脏损伤的可能。有些肾血管损伤无血尿发生。这些案例大多由速度骤减事故引起，是影像学检查的指征。

肾脏损伤的严重程度与血尿程度并不一致，因为肉眼血尿可能出现在轻微的肾脏损伤中，而严重的创伤也可能仅有轻微血尿。然而，并非所有成年肾钝挫伤患者都需要全面的肾脏影像学评估（图 18-1）。基于超过 1 800 例肾脏钝挫伤病例，Miller 和 McAninch（1995）推荐对存在休克（收缩压 <90mmHg）的肉眼血尿或镜下血尿患者进行影像学评估，而无休克的镜下血尿患者则不需要进行影像学检查。然而，如果体格检查或相关损伤提示可疑肾脏损伤，应进行肾脏的影像学检查。这尤其适用于速度骤减创伤的患者，因为这些患者可能存在肾脏损伤而没有血尿。

A. 症状

患者通常有腹部创伤的明显表现。疼痛可局

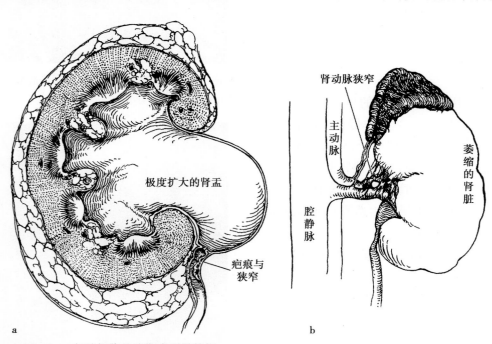

▲ 图 18-6　肾脏损伤的晚期病理学特征

a：血液和尿液外渗所致的纤维化导致肾盂输尿管狭窄伴肾积水。b：肾动脉血供受损（狭窄）导致肾脏萎缩

限于一侧腹部或整个腹部。相关的损伤诸如腹腔
脏器破裂或多发性骨盆骨折也可引起急性腹痛并
可能掩盖肾脏损伤。导尿常显示血尿。腹膜后出
血可引起腹胀、肠梗阻及恶心呕吐。

B. 体征

早期，可出现休克或严重腹膜后出血所致
的体征。胁腹部或腹部上限 1/4 常可见皮下瘀
斑，低位肋骨骨折也很常见。触诊可发现腹部
弥漫性压痛；"急腹症"常提示腹腔内有游离血
液。如触及肿块，可能是腹膜后血肿或尿外渗。
如果后腹膜被撕裂，腹腔可发现游离血液，但不
会触及明显的肿块。患者可出现腹胀和肠鸣音
消失。

C. 实验室检查

实验室检查通常发现镜下血尿或肉眼血尿。
早期，血细胞计数可能正常，但连续检查可能会发
现其逐渐下降，常提示持续性腹膜后出血及腹膜
后血肿增大。持续性出血必须进行干预。

D. 分期及 X 线检查

对肾脏损伤的分期需要对前述问题有系统的
掌握（图 18-1～ 图 18-3）。充分的检查有助于明
确损伤范围并指导合适的处理。例如，腹部钝性
创伤伴有肉眼血尿而尿路造影正常的患者无须额
外的肾脏检查；然而，如肾脏无显影则需要立即
行动脉造影或 CT 以确认是否存在肾血管损伤。
超声和逆行尿路造影对肾脏损伤早期评估意义
较小。

腹部 CT 可用于肾脏损伤的早期分期，这也
是最直接和有效的方法。这项非侵袭性技术能清
楚地显示肾实质撕裂伤和尿外渗，显示腹膜后血
肿的范围，鉴定坏死组织，并描述肾脏周围器官
如胰腺、脾脏、肝脏及肠管等损伤（图 18-7）。如
无 CT 的条件，可进行静脉肾盂造影（intravenous
pyelogram，IVP）（图 18-8）。

动脉造影术可明确前述检查不能发现的主要
动脉及肾实质的损伤。肾脏在其他影像学检查中
未能显影时，动脉造影术能够很好地诊断动脉血
栓形成及肾蒂撕裂（图 18-9）。肾脏在排泄性尿
路造影中不显影的主要原因包括肾蒂完全撕裂、
动脉血栓形成、严重挫伤引起血管痉挛及肾脏缺
如（先天性缺如或手术所致）。

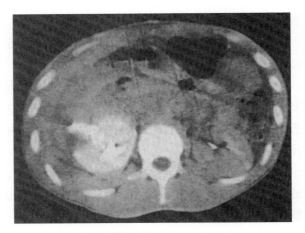

▲ 图 18-7　右肾刀刺伤后的 CT
可见撕裂伤伴尿外渗，右侧腹膜后可见大血肿

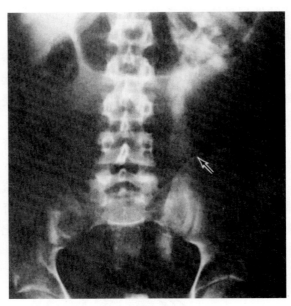

▲ 图 18-8　左肾钝性损伤后静脉尿路造影显示造影剂外
渗（箭头）

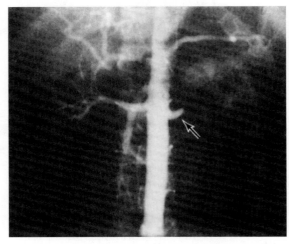

▲ 图 18-9　腹部钝性损伤后动脉造影显示典型的左肾急
性肾动脉血栓形成（箭头）

放射性核素肾扫描已被应用于肾脏损伤的分期。然而,在紧急处理时,这项技术的敏感性不及动脉造影和 CT。

▶鉴别诊断

腹部和腰部创伤并非都伴有肾脏损伤。在这些病例中,没有血尿,影像学检查结果正常。

▶并发症

A. 早期并发症

血尿可能是肾脏损伤的最重要的、迅速的并发症。严重的腹膜后出血可导致迅速失血,因此必须严密观察患者病情,仔细测量血压及红细胞容积变化。必须尽早完成明确的分期(图 18-1~图 18-3)。必须仔细监测可触及的肿块的体积变化。80%~85% 的病例中出血可自行停止。持续性腹膜后出血或严重的肉眼血尿需要尽早手术探查。

肾脏撕裂导致的尿外渗可表现为腹膜后逐渐增大的肿块(尿液囊肿)。这些聚集物易形成脓肿及败血症。腹膜后血肿吸收可引起轻度发热[38.3℃(101°F)],但体温过高则提示感染。肾周脓肿形成可引起腹痛及腰部疼痛。

B. 后期并发症

高血压、肾积水、动静脉瘘、结石形成及肾盂肾炎都是重要的后期并发症。伤后数年内仔细监测血压对于防治高血压十分必要。严重的后期出血可发生在伤后 1~4 周,应及时进行影像学检查明确来源。

▶治疗

A. 急诊处理措施

早期处理的目标包括及时治疗休克、出血,完整的复苏及其他相关损伤的评估。

B. 外科处理

1. 钝性创伤　创伤整的钝性创伤病例仅有轻微肾脏损伤,通常不需要手术。通过卧床休息和补液,出血可自行停止。手术指征包括持续性腹膜后出血,明显的尿外渗,存在明显的肾实质坏死,以及肾蒂损伤(占所有肾脏损伤 <5%)。术前要求对损伤状况完全明确并进行损伤分期。

2. 穿透伤　穿透伤多数需要探查。极少情况下,当分期完全明确,肾实质仅有轻微损伤,且无尿外渗时,可不行手术探查。80% 的穿透伤患者合并有其他脏器损伤而需要手术;因此,肾脏探查仅仅是整个手术过程的一部分。

C. 并发症的治疗

腹膜后尿液囊肿或肾周脓肿需要及时的手术引流。恶性高血压需要血管修复或肾切除术。肾积水可能需要手术矫正或肾切除。

放射介入下血管栓塞提供了良好的控制肾脏活动性出血的手段。在外伤情况下,选择非手术治疗而肾实质出血在观察数天至数周后仍持续存在或进展的患者最常使用这种方法。在高患者流量的创伤中心,血管栓塞可作为手术干预的替代方法,用于治疗对充分复苏反应不佳的单发高级别肾脏创伤。

▶预后

通过仔细的随访,大多数肾脏损伤的预后良好,创口可自行愈合,肾功能可恢复。随访的 CT和肾脏扫描以及血压监测可确保发现并适当处理后期的肾积水及高血压。

输尿管损伤

输尿管损伤罕见但仍有发生,通常发生在复杂的盆腔手术中或刀刺伤、枪伤后。速度骤减事故可使输尿管从肾盂撕脱。输尿管内镜取石术操作也可导致输尿管损伤。

▶病因学

较大的盆腔肿块(良性或恶性)可使输尿管移位,甚至反应性纤维化包裹输尿管。这可导致器官解剖异位,从而在分解时损伤输尿管。盆腔的炎性疾病可通过类似的方式累及输尿管。广泛的结肠肿瘤可侵犯穿透结肠壁而累及输尿管;因此可能需要在切除肿瘤的同时切除输尿管。广泛的盆腔淋巴结清扫或盆腔肿瘤放疗可导致输尿管缺血,引起输尿管纤维化、狭窄,甚至进而产生输尿管瘘。利用内镜进行输尿管取石术或输尿管镜检查可导致输尿管穿孔或撕裂。

▶发病机制和病理学

在复杂的盆腔手术中,输尿管可能被无意中结扎或离断。在这种情况下,术后可能发生脓毒症和严重的肾脏损伤。如果术中未能发现部分离断的输尿管,则会形成尿外渗随后继发大的尿性囊肿,最终常导致输尿管阴道瘘或输尿管皮肤瘘的形成。腹腔内尿外渗也可能发生,引起肠梗阻和腹膜炎。输尿管部分横断损伤可形成一定程度的狭窄和反应性纤维化,并伴轻-中度的肾积水。

▶临床表现

A. 症状

如果术中输尿管被完全或部分结扎,术后常表现为38.3~38.8℃(101~102℉)的发热以及腰部和下腹部疼痛。这些患者常并发麻痹性肠梗阻,伴有恶心和呕吐。如果病情向输尿管阴道瘘或输尿管皮肤瘘进展,通常会在术后10日内出现。

对于受到腹膜后刀刺伤或枪伤的患者应当考虑是否存在外界暴力所致的输尿管损伤。输尿管中段似乎是穿透性损伤最常见的部位,通常伴有血管及其他腹部脏器的损伤。

B. 体征

输尿管完全结扎所致的急性肾积水可表现为术后早期出现的腰部剧烈疼痛,腹部疼痛和恶心呕吐,以及相关的肠梗阻。如果尿液渗入腹腔,则可有急性腹膜炎的体征和症状。可通过测定其小样本标本的肌酐浓度来判断创口或阴道的水样渗出物是否为尿液——尿液的肌酐浓度是血清的数倍——或静脉注射10ml靛胭脂,这种染料会在尿液中显示为深蓝色。

C. 实验室检查

90%的外伤性输尿管损伤患者可见镜下血尿。尿液分析及其他实验室检查对其他原因所致的输尿管损伤意义不大。

D. 影像学检查

诊断依靠排泄性尿路造影或延迟性腹部螺旋CT。腹部平片(plain abdominal radiograph)[又称肾、输尿管及膀胱平片(kidney ureter bladder position, KUB)]可显示出盆腔或腹膜后可疑损伤处的高密度阴影。注射造影剂后,延迟排泄造影可见肾积水。输尿管部分横断可导致造影剂排泄加快,但通常肾积水持续存在,且受损处可见延迟期造影剂外渗(图18-10)。

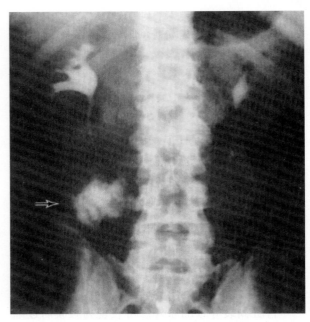

▲ 图18-10　静脉尿路造影显示右侧输尿管刀刺伤处造影剂外渗(箭头)

在外伤所致的急性损伤中,排泄性尿路造影常表现为正常,仅表现为输尿管横断外渗处上段轻微的扩张。

输尿管逆行造影可显示梗阻或外渗的确切位置。

E. 超声检查

超声检查可显示输尿管积水或尿外渗形成的尿性囊肿,可用于术后早期排除输尿管损伤。

F. 放射性核素扫描

放射性核素扫描表现为损伤侧排泄延迟,以及由于尿液在肾盂内储积而产生的核素浓度增加。然而,放射性核素扫描最大的优点是可用于评估手术矫正后的肾功能。

▶鉴别诊断

术后肠梗阻和腹膜炎可引起类似于创伤性急性输尿管梗阻的症状。复杂盆腔手术后的发热、"急腹症"及相关的恶心呕吐是超声检查或排泄性尿路造影的确切指征,以确定是否存在输尿管损伤。

对于有发热、肠梗阻和局部压痛的患者,术后必须考虑深部伤口感染的可能。这些症状也可见于尿外渗和尿性囊肿。

术后早期的急性肾盂肾炎也可产生类似于输尿管损伤的症状。但超声检查表现正常,尿路造影无梗阻征象。

▶并发症

输尿管损伤可并发狭窄形成并导致损伤侧肾积水。未被发现的损伤所导致的慢性尿外渗可形成腹膜后较大的尿性囊肿。肾积水和尿路感染(urinary tract infection, UTI)所致的急性肾盂肾炎可能需要立即行近端引流。

▶治疗

输尿管损伤需要及时治疗。成功修复的最佳时机是在损伤发生时的手术室中。如果损伤直到 7~10 日后才被发现,若没有感染、脓肿或其他并发症存在,可立即行再探查和修复。如果损伤发现较晚或患者已发生严重并发症而使修复效果不满意时,应当考虑行经皮肾穿刺造瘘术或规范的肾造口术引流近端尿液。输尿管修复的目标是实现彻底清创,无张力斜形吻合,完全水密,输尿管支架置入(在特定病例中),以及腹膜后引流。

A. 下段输尿管损伤

输尿管下 1/3 段的损伤有多种治疗方式。可选的方案是将输尿管重新植入膀胱,联合腰肌悬吊术,尽可能降低输尿管吻合口的张力。若输尿管已被结扎而未被横断,可行输尿管端端吻合术。输尿管长度通常足够完成这种吻合。如果输尿管较短,可使用膀胱肌瓣卷管。

交叉输尿管端侧吻合术可用于发生广泛尿性囊肿和盆腔感染的输尿管下 1/3 段损伤。这一方法可在远离病理状态的区域进行吻合与重建。

B. 中段输尿管损伤

中段输尿管损伤多由外伤导致,最好通过输尿管端端吻合或交叉输尿管端侧吻合修复。肾下移固定术可帮助减少吻合张力。

C. 上段输尿管损伤

输尿管端端吻合术是治疗上 1/3 段输尿管损伤的最佳方式。如果输尿管缺损较多,可行自体肾移植加肠代输尿管术。

D. 放置支架

大部分输尿管损伤行吻合术后应当放置支架。首选的方式是在闭合前从吻合口放置一根输尿管内硅胶支架。这种支架在两端具有 J 形弯曲,可避免术后期间移动。经过 3~4 周的愈合,支架可通过内镜从膀胱取出。这种内置支架的优点在于能够在愈合早期维持输尿管直线走行及固定的管径,在愈合期间引流尿液,防止尿外渗,保证尿液的排泄,并易于取出。

▶预后

如果能够早期诊断并及时行修复手术,则输尿管损伤的预后良好。延误诊断会由于感染、肾积水、脓肿及瘘管形成而使预后变差。

膀胱损伤

膀胱损伤多是由外力作用引起的,常伴有骨盆骨折。(约 15% 的骨盆骨折合并膀胱损伤或尿道损伤。)医源性损伤可能来自妇科和其他广泛的骨盆手术,也可能来自疝修补术和经尿道手术。

▶发病机制和病理学(图 18-11)

骨盆能很好地保护膀胱。钝性创伤导致骨盆骨折时,骨折部位的碎片可穿透膀胱,且通常为腹膜外破裂。如果尿液被感染,腹膜外膀胱穿孔可能导致盆腔深部脓肿和严重的盆腔炎症。

当膀胱充盈到接近最大容量时,对下腹部的直接打击可能会导致膀胱破裂。这种破裂通常是腹膜内型。由于盆腔腹膜反折覆盖了膀胱穹窿,线性撕裂伤会使尿液流入腹腔。如果没有及时明确诊断或尿液是无菌的,患者可持续数天无症状,但如果尿液被感染,会迅速发生腹膜炎和急腹症。

▶临床表现

90% 的骨盆骨折病例伴有膀胱破裂。骨盆骨折的初步诊断可以在急诊室对骨盆进行挤压试验,挤压试验阳性,骨折部位有骨擦音和挤压痛。

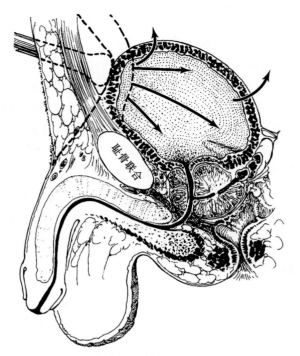

▲ 图 18-11　膀胱损伤的机制
对充盈满的膀胱直接打击会导致膀胱内压力增加,造成膀胱破裂

A. 症状

通常有下腹部外伤史。钝器伤是常见的原因。患者通常不能排尿,但如果患者能自行排尿则会出现肉眼血尿。大多数患者主诉骨盆或下腹部疼痛。

B. 体征

骨盆骨折通常伴有盆腔静脉破裂而引起严重出血,导致出血性休克。下腹部有枪伤或刺伤造成的外伤证据时应考虑膀胱损伤的可能,表现为耻骨上和下腹部明显疼痛。腹膜内膀胱破裂可引起急腹症。直肠检查时,由于盆腔血肿很大,标志可能不清楚。

C. 实验室检查

骨盆创伤的患者通常需要导尿,但如果尿道有血性流出物时不可导尿。血性尿道流出物提示有尿道损伤的可能,导尿前需做尿道造影(图 18-1~图 18-3)。导尿后,通常可见肉眼血尿,较少情况下为镜下血尿。在初次导尿时,从膀胱取出的尿液应进行培养以确定是否存在感染。

D. X 线检查

KUB 通常即可确诊骨盆骨折,下腹部可能因为血液和尿液渗出而模糊。应进行 CT 以确定肾脏和输尿管是否有损伤。

膀胱造影可显示膀胱破裂。膀胱造影需往膀胱内注入 300ml 造影剂并拍摄下 KUB,完全引流出造影剂后再次拍摄下 KUB。引流后的平片非常重要,因为它能显示充盈时平片不能显示的腹膜外血液和尿液外渗区域(图 18-12)。如果为腹膜内膀胱破裂,平片上可见腹腔内游离造影剂及明显的肠袢阴影(图 18-13)。

CT 膀胱造影是探查膀胱破裂的一种极好的方法,然而需要逆行注入 300ml 造影剂才能使膀胱充

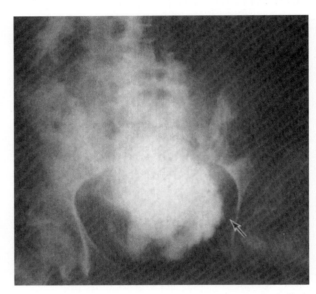

▲ 图 18-12　腹膜外型膀胱破裂。膀胱造影示骨盆外膀胱外渗(箭头)

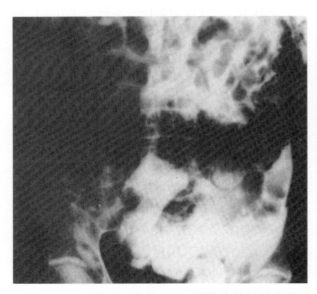

▲ 图 18-13　腹膜内型膀胱破裂。膀胱造影显示造影剂包围肠袢

盈。静脉注射造影剂后常规腹部 CT 常因靠夹住导尿管不能使膀胱完全充盈而漏诊膀胱破裂。

▶并发症

腹膜外型膀胱破裂可形成盆腔脓肿；如果尿液受到感染,盆腔血肿同样也会被感染。腹膜内型膀胱破裂因尿液渗入腹腔而引起迟发性腹膜炎。确切的修复可恢复正常的排尿控制。

▶治疗

A. 紧急处理

休克和出血应及时处理。

B. 外科处理

应做下腹部正中切口。因为膀胱位于正中部,而盆腔血肿通常位于侧方,因此取正中切口以避免进入盆腔血肿。进入盆腔血肿会因填塞解除而导致出血增加,并引起血肿感染,进而导致盆腔脓肿形成。膀胱应在正中线打开并仔细检查。修复后,通常用导尿管代替耻骨上造瘘管。在永久性脊髓损伤的情况下,首选耻骨上造瘘术,并应至腹膜外位置。

1. 腹膜外膀胱破裂

腹膜外膀胱破裂只需导尿管引流即可成功治疗。通常留置导尿管 10 日确保足够的愈合时间。膀胱内出现大血块或骨刺或累及膀胱颈的损伤,应采取手术治疗。

当膀胱从中线打开时,应该仔细检查并从内部关闭撕裂伤。应使用聚羟乙酸或铬可吸收缝合线。

腹膜外膀胱撕裂伤偶尔会延伸到膀胱颈部,需要精心修复。采用精细的可吸收缝合线,确保完全重建,使患者伤后可以控制排尿。这种损伤最好留置导尿。

2. 腹膜内膀胱破裂

腹膜内膀胱破裂应在仔细的经膀胱检查,关闭其穿孔后,再经腹膜入路修复。覆盖损伤区域的腹膜必须仔细关闭,用可吸收缝合线将膀胱分层闭合。在闭合腹膜前,所有腹膜腔外渗液都应被清除。

3. 骨盆骨折

稳定型的耻骨支骨折最为常见。这种情况下,患者可以在 4~5 日无损伤加重或困难地走动。需要外固定的不稳定骨盆骨折的病程较长。

4. 盆腔血肿

即使手术时没有进入血肿,也可能出现盆腔血管破裂导致严重的、难以控制的出血。在膀胱探查和膀胱修复术中,可使用绷带填塞盆腔来控制出血。如果出血持续存在,可填塞 24 小时,然后再次手术取出腹带。盆腔血管栓赛可用于控制持续性盆腔出血。

▶预后

只要治疗得当,预后良好。耻骨上膀胱造瘘管或导尿管可以在 10 日内拔除,患者通常可以正常排尿。撕裂伤延伸到膀胱颈区域的患者可能会有暂时性尿失禁,但是最终可以恢复控制排尿。

尿道损伤

尿道损伤并不常见,多见于男性,通常与骨盆骨折或骑跨伤有关。这在女性中很少见。各段尿道均可能被撕裂、横断或挫伤。受伤程度不同,治疗方式也会有所不同。根据解剖学,尿道可分为两部分：后尿道,由前列腺部尿道和膜部尿道组成；前尿道,由球部尿道和阴茎部尿道组成。

后尿道损伤

▶病因学（图 18-14）

膜部尿道穿过盆底和尿道自主括约肌,是后尿道最容易受损伤的部位。当钝性创伤导致骨盆骨折时,膜部尿道从前列腺部与膜部尿道连接处的前列腺尖部断裂。同样,尿道也可在膜部尿道内膜层断裂。

▶临床表现

A. 症状

患者主诉通常是下腹痛和无法排尿。通常有骨盆挤压伤病史。

B. 体征

尿道外口流血是尿道损伤最重要的体征,但不能过分强调其重要性,因为此时尝试放置导尿管可能导致前列腺周围和膀胱周围血肿感染,并将不完全撕裂伤变为完全撕裂伤。尿道外口流血提示需要立即行尿道造影以明确诊断。

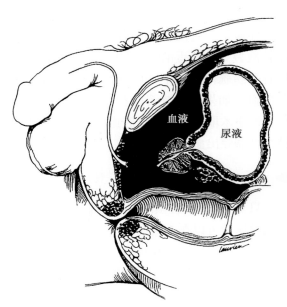

▲ 图 18-14   后尿道（膜部尿道）的损伤
继发于骨盆骨折，前列腺已从膜部尿道撕脱。外渗发生在三角韧带上方，位于前列腺和膀胱周围

体格检查可发现耻骨上压痛和骨盆骨折。常可触诊到进展中的盆腔血肿，亦可发现会阴或耻骨上挫伤。直肠检查可发现较大的盆腔血肿伴前列腺向上移位。然而，直肠检查可能会存在错误判断，因为高张力的盆腔血肿在触诊时可能与前列腺相似。如果耻骨前列腺韧带保持完整，不会发生前列腺向上移位。部分膜部尿道断裂（占 10%）不伴有前列腺移位。

C. X 线表现

X 线检查常发现骨盆骨折。尿道造影（使用 20~30ml 的水溶性造影剂）显示前列腺部与膜部尿道连接处渗出。一般情况下，造影剂可外溢进入膀胱周围空间（图 18-15）。不完全的前列腺部与膜部尿道连接处破裂可见轻微的外渗，部分造影剂进入前列腺部尿道和膀胱。

D. 器械检查

应该首先进行尿道造影，不应进行导尿或尿道镜检查，因为这些操作增加了血肿、感染和进一步加重部分性尿道断裂损伤的风险。

▶鉴别诊断

约 20% 的后尿道损伤合并膀胱破裂。由于不能插入导尿管，术前不能做膀胱造影，因此，术中有必要仔细评估膀胱。

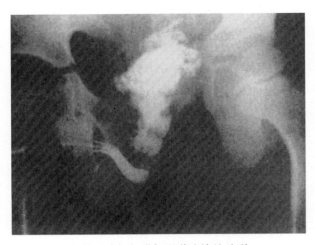

▲ 图 18-15   前列腺部与膜部尿道连接处破裂
在尿道造影上可见游离外渗。未见造影剂进入前列腺部尿道

▶并发症

泌尿系统创伤所致的严重损害中，尿道狭窄、勃起功能障碍和尿失禁是前列腺部与膜部尿道连接处断裂的主要并发症。大约 50% 的病例在初期修复和吻合后发生狭窄。

初期尿道修复后勃起功能障碍的发生率为 30%~80%（平均约 50%）。通过耻骨上膀胱造瘘，择期行尿道重建术，这个数字可以降低到 30%~35%。

尿失禁的发生率 <2%，通常伴有严重的骶骨骨折和 S_2-S_4 神经损伤。

▶治疗

A. 急诊处理

主要处理休克与出血。

B. 外科处理

应避免行导尿术。

1. 即刻处理

初始治疗应包括耻骨上膀胱造瘘术以引流尿液。应做下腹部正中切口，小心操作，避开盆腔血肿。膀胱和前列腺通常被前列腺周围和膀胱周围的血肿抬高。在静脉液体复苏和手术准备期间，膀胱常因大量尿液积聚而膨胀。尿液通常是清亮的和无血的，但也可能有肉眼血尿。应该沿中线打开膀胱，仔细检查是否有撕裂伤。如有撕裂伤，应用可吸收的缝合线缝合膀胱，并插入膀胱造瘘管进行引流。此方法不涉及尿道器械或操作。耻骨上膀胱造瘘要保留约 3 个月。这可以使盆腔血肿消退,前列腺和膀胱将慢慢恢复到解剖位置。

后尿道不完全性撕裂伤可自行愈合,耻骨上膀胱造瘘管可在 2~3 周内拔出。拔除膀胱造瘘管之前,应行排空性膀胱尿道造影术并确定无造影剂外渗。

2. 延迟性尿道重建术

如果没有盆腔脓肿或其他持续性盆腔感染的证据,后尿道断裂在 3 个月后可进行尿道重建。行尿道重建术前,应进行膀胱和尿道造影,以确定尿道狭窄段的长度。狭窄段通常长 1~2cm,位于耻骨后方。首选的手术方法是直接切除狭窄区域,将尿道球部直接吻合至前列腺尖部,进行尿道狭窄的一期重建。术中留置 16Fr 硅胶导尿管,并行耻骨上膀胱造瘘术。导尿管可在 1 个月内拔除,患者可自行排尿(图 18-16)。

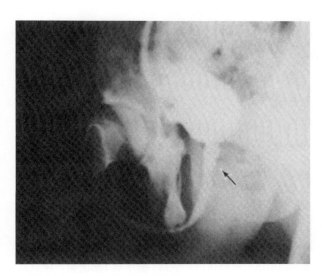

▲ 图 18-16 尿道损伤延迟修复
正常排尿尿路造影显示经耻骨修复前列腺膜部尿道断裂引起的狭窄。箭头表示修复区域

3. 即时尿道修复术

一些外科医生倾向于在患者病情稳定后,损伤 7 日内进行初次内镜下尿道修复术。该操作可能导致液体外溢,形成瘢痕、勃起功能障碍和尿失禁,必须避免长时间反复尝试(>45 分钟)。是否进行初次内镜下尿道修复术或耻骨上膀胱造瘘和延迟尿道修复目前仍然存在着争议。

C. 一般处理

经会阴入路延迟性尿道重建后,患者可在术后第 1 日下地活动,通常可在 3 日内出院。

D. 并发症的治疗

行延迟性尿道重建术后约 1 个月,可拔除导尿管,并通过耻骨上膀胱造瘘管进行排泄性膀胱造影。如果膀胱造影显示重建区域通畅,无造影剂外渗,可以拔除耻骨上膀胱造瘘管;如果有渗出或狭窄,则应保留耻骨上膀胱造瘘管。2 个月后复查造影,以观察狭窄的变化情况。

如果出现尿道狭窄(<5%),通常狭窄段长度较短,可在直视下行尿道切开术,简便且能迅速愈合。在行尿道重建术后的几个月,患者可能会存在勃起功能障碍。约 10% 的患者是永久性勃起功能障碍。如果在尿道重建术 2 年后仍然存在勃起功能障碍,需要进行阴茎假体植入(见第 38 章)。后尿道断裂和延迟修复后的尿失禁是罕见的(<2%),通常与损伤的程度有关,与修复手术关系不密切。

▶预后

如果可以避免并发症,后尿道损伤预后良好。UTI 可以通过适当治疗而解决。

前尿道损伤

▶病因学(图 18-17)

前尿道是尿生殖膈的远端部分。骑跨伤可导致前尿道裂伤或挫伤。医源性器械操作或者患者自己使用器械均可导致尿道部分损伤。

▶发病机制及病理学

A. 挫伤

尿道挫伤是挤压伤的一种表现,不伴有尿道破裂。会阴血肿通常会自行消退,一般无并发症。

B. 撕裂伤

严重的骑跨伤可导致部分尿道壁撕裂,导致尿液外溢。如果尿外渗未被及时诊断和处理,尿液可能会渗入阴囊、阴茎干,并向上至腹壁。尿外渗仅受 Colles 筋膜的限制,常并发败血症、感染以及危重状态。

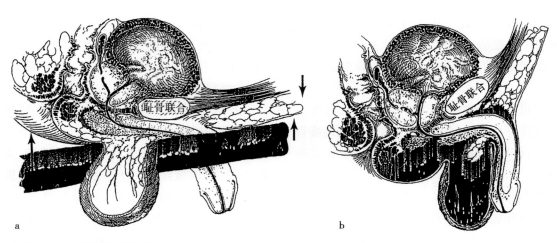

▲ 图 18-17　球部尿道损伤

a：机制：通常为会阴撞击或骑跨伤；尿道被挤压到耻骨联合的下缘。b：局限在 Colles 筋膜内的血液、尿液渗出（图 18-1～图 18-9）

►临床表现

A. 症状

通常有坠落受伤史，在某些情况下，还有经尿道使用器械史。常见症状有尿道出血，会阴部局部疼痛，有时会阴部有大量血肿。如继发尿液外渗，则该部位会出现肿胀。如果诊断延误，可能会出现败血症和严重感染。

B. 体征

会阴部剧烈疼痛，可触及肿块，尿道口可有流血。直肠检查显示前列腺正常。患者通常有排尿的欲望，但在尿道检查完成之前不应排尿。不应尝试导尿术，但如果患者的膀胱过度膨胀，可暂时采用经皮耻骨上膀胱造瘘术。

若前尿道损伤及尿外渗诊断延误，会阴部和阴囊可形成大量的尿外渗和感染。下腹壁也可能受累。尿外渗部位皮肤通常肿胀、苍白。

C. 实验室检查

失血量一般不大，尤其是发生继发性损伤后。感染时白细胞计数可能升高。

D. X 线表现

尿道造影，灌注 15～20ml 水溶性造影剂，可显示渗出和损伤位置（图 18-18）。挫伤的尿道没有尿液渗出的迹象。

►并发症

海绵体损伤引起的大出血可发生在会阴，也可出现在尿道外口。压迫会阴的受伤部位可以控制出血。如果出血无法控制，就需要立即进行手术。

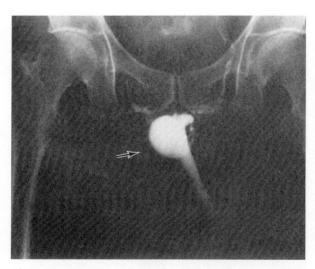

▲ 图 18-18　骑跨伤后尿道球（前尿道）部破裂。尿道造影显示有外渗（箭头）

尿外渗的并发症主要是败血症和感染。如有感染，需积极清创、引流。损伤部位的狭窄是一种常见的并发症，但一般不需要手术处理，除非尿流率显著降低。

►治疗

A. 一般治疗

骑跨伤导致的尿道损伤，很少出现大量失血。如果发生大出血，需要局部加压以控制失血，然后进行液体复苏。

B. 具体治疗

1. 尿道挫伤

尿道挫伤患者无尿外渗现象,尿道完整。经尿道造影后,患者即可排尿,如果排尿正常,无疼痛或出血,则无须额外治疗。如果出血持续,可以进行导尿术。

2. 尿道撕裂伤

尿道造影后应避免在尿道内使用器械检查。取耻骨上正中小切口充分暴露膀胱穹窿行耻骨上膀胱造瘘术,留置造瘘管,充分引流尿液,以利于尿道撕裂伤愈合。经皮膀胱造瘘术也可用于此类损伤。如果在尿道造影仅发现轻微的渗出,可在耻骨上置管引流后 7 日内进行排尿检查以观察尿外渗情况。对于损伤较重的病例,应该等待 2~3 周再通过耻骨上导管进行排尿期造影检查。损伤部位的愈合可能会导致狭窄的形成。这些狭窄大多不严重,不需要手术重建。如果确定无尿外渗,可拔除造瘘管。随访记录的尿流率可显示是否存在尿道狭窄导致的梗阻。

3. 尿道撕裂伤伴广泛的尿外渗

严重撕裂后,尿液外渗可累及会阴、阴囊和下腹部。这些部位需要进行尿液引流。耻骨上膀胱造瘘术用于尿液引流。感染和脓肿形成很常见,需要抗生素治疗。

4. 立即修复

尿道裂伤可以立即修复,但手术难度大,合并狭窄的发生率高。

C. 并发症的治疗

损伤部位的狭窄可能很广泛、严重,则需要延迟行尿道重建术。

▶ 预后

前尿道损伤的主要并发症是尿道狭窄,但在大多数情况下,不需要行尿道重建术。如果尿道狭窄缓解后,尿流率仍低,存在 UTI 和尿道瘘,则需要行尿道重建术。

阴茎损伤

性交过程中可能会发生阴茎白膜断裂(阴茎折断)。患者表现为阴茎疼痛和血肿。这种损伤应通过手术矫正。

坏疽和尿道损伤可能是由于放置在阴茎根部的阻塞环引起。这些物品必须在不造成进一步损害(创伤)的情况下除去。极个别的情况下,可能需要阴茎部分切除,此时可以通过显微外科技术进行阴茎再植术。

机械损伤可导致阴茎皮肤完全撕脱,立即行清创术和植皮术通常能成功挽救。阴茎损伤提示可能出现尿道损伤,可进行尿道造影检查。

阴囊损伤

阴囊皮肤撕裂伤可一期清创并缝合。钝性创伤可引起局部血肿和瘀斑,吸收并不困难,但必须确定睾丸有无破裂。

阴囊皮肤的完全撕脱可能是由机械事故或其他重大创伤引起的。睾丸和精索通常是完整的。重要的是为这些结构提供覆盖物;最好的方法是立即手术清创,并将睾丸和精索置于大腿上部的皮下组织中。随后可采取皮肤移植或大腿皮瓣行阴囊再造术。

睾丸损伤

睾丸挫伤会引起剧烈疼痛,通常还会出现恶心和呕吐。下腹部可能出现压痛。睾丸周围可能有血肿,往往无法确定其边缘。超声检查可以作为一种辅助手段更好地明确损伤情况。如果发生破裂,超声可显示出损伤,确诊后应进行手术修复。

(朱卫东　翻译　宋鲁杰　审校)

参考文献

急诊诊治

Brandes S et al: Consensus on genitourinary trauma. BJU Int 2004;94:277.

Demetriades D et al: Pelvic fractures: Epidemiology and predictors of associated abdominal injuries. J Am Coll Surg 2002;195(1):1.

Morey AF et al: Consensus on genitourinary trauma. BJU Int 2004;94:507.

Rosenstein D, McAninch JW: Urologic emergencies. Med Clin North Am 2004;88:495.

Tarman GJ et al: Lower genitourinary injury and pelvic fractures in pediatric patients. Urology 2002;59:123.

Titton RL et al: Urine leaks and urinomas: Diagnosis and imaging-guided intervention. Radiographics 2003;23:1133.

Yossepowitch O et al: Urological injuries during cesarean section: Intraoperative diagnosis and management. J Urol 2004;172:196.

Ziran BH et al: Delays and difficulties in the diagnosis of lower urologic injuries in the context of pelvic fractures. J Trauma 2005;58:533.

肾脏损伤

Armenakas NA et al: Indications for nonoperative management of renal stab wounds. J Urol 1999;161:768.

Barsness KA et al: Renovascular injury: An argument for renal preservation. J Trauma 2004;57:310.

Buckley JC, McAninch JW: Pediatric renal injuries. J Urol 2004; 172:687.

Buckley JC, McAninch JW: Revision of current American Association for the Surgery of Trauma Renal Injury grading system. J Trauma 2011;70(1):35–37.

Elliott SP et al: Renal arterial injuries: Single center analysis of management strategies and outcomes. J Urol 2007;178(6):2451–2455.

Johnson B et al: A need for reevaluation of sports participation recommendations for children with a solitary kidney. J Urol 2005; 174:686.

Knudson MM et al: Outcome after major renovascular injuries: A Western Trauma Association multicenter report. J Trauma 2000;49:1116.

McAninch JW et al: Renal reconstruction after injury. J Urol 1991; 145:932.

Miller KS, McAninch JW: Radiographic assessment of renal trauma: Our 15-year experience. J Urol 1995;154:352.

Morey AF et al: Urotrauma: AUA guideline. J Urol 2014;192(2):327–335.

Santucci RA et al: Evaluation and management of renal injuries: Consensus statement of renal trauma subcommittee. BJU Int 2004;93:937.

Santucci RA, Fisher MB: The literature increasingly supports expectant (conservative) management of renal trauma—a systematic review. J Trauma 2005;59:493.

Tasian GE et al: Evaluation of renal function after major renal injury: Correlation with the American Association for the Surgery of Trauma Injury Scale. J Urol 2010;183(1):196–200.

Voelzke BB, McAninch JW: The current management of renal trauma. Am Surg 2008;74(8):667–678.

Voelzke BB, McAninch JW: Renal gunshot wounds: Clinical management and outcome. J Trauma 2009;66(3):593–600.

Wessells H et al: Criteria for nonoperative treatment of significant penetrating renal lacerations. J Urol 1996;157:24.

输尿管损伤

Elliott SP, McAninch JW: Ureteral injuries from external violence: The 25-year experience at San Francisco General Hospital. J Urol 2003;170:1213.

Zaid UB et al: Penetrating trauma to the ureter, bladder, and urethra. Curr Trauma Rep 2015;1(2):119-124 (epub 4/14/15).

膀胱损伤

Elliott SP, McAninch JW: Extraperitoneal bladder trauma: Delayed surgical management can lead to prolonged convalescence. J Trauma 2009;66(1):274–275.

Gomez RG et al: Consensus statement on bladder injuries. BJU Int 2004;94:27.

Power N et al: Computed tomographic cystography in bladder trauma: Pictorial essay. Can Assoc Radiol J 2004;55(5):304.

尿道损伤

Alwaal A1 et al: The incidence, causes, mechanism, risk factors, classification, and diagnosis of pelvic fracture urethral injury. Arab J Urol 2015;13(1):2–6.

Chapple C et al: Consensus statement on urethral trauma. BJU Int 2004;93:1195.

Koraitim MM: On the art of anastomotic posterior urethroplasty: A 27-year experience. J Urol 2005;173:135.

McAninch JW, Voelzke BB: Managing urethral trauma in children. US Pediatr 2008;4(1):85–88.

Myers JB, McAninch JW: Management of posterior urethral disruption injuries. Nat Clin Pract Urol 2009;6:154–163.

Park S, McAninch JW: Straddle injuries to the bulbar urethra: Management and outcomes in 78 patients. J Urol 2004;171(Suppl 2, Pt 1): 722.

Yu NC et al: Fistulas of the genitourinary tract: A radiologic review. Radiographics 2004;24(5):1331.

阴茎损伤

Gomes CM et al: Genital trauma due to animal bites. J Urol 2001;165:80.

Mydlo JH: Surgeon experience with penile fracture. J Urol 2001; 166:526.

Zargooshi J: Penile fracture in Kermanshah, Iran: Report of 172 cases. J Urol 2000;164:364.

阴囊损伤

Buckley JC, McAninch JW: Use of ultrasonography in diagnosis of testicular injuries in blunt scrotal trauma. J Urol 2006;175:175.

Mohr AM et al: Management of trauma to the male external genitalia: The usefulness of American Association for the Surgery of Trauma organ injury scales. J Urol 2003;170:2311.

第19章

尿路上皮癌：膀胱癌、输尿管癌和肾盂癌

Badrinath R. Konety，Peter R. Carroll

膀胱癌

▶发病率

膀胱癌是泌尿生殖系统（genitourinary，GU）第二常见的肿瘤。它占男性新发癌症病例的7%，女性新发癌症病例的2%。白人的发病率高于非洲裔美国人，而且男性和女性的膀胱癌发病率与社会阶层梯度呈正相关。患者确诊时的平均年龄为65岁。其中大约75%的膀胱癌局限于膀胱，25%会扩散到局部淋巴结或远处。

▶风险因素和发病机制

吸烟者占男性病例的65%，女性病例的20%~30%。一般来说，吸烟者患膀胱癌的风险比不吸烟者高2~3倍，这种关联似乎与剂量有关。具体致癌物被认为是α-萘胺和β-萘胺，它们被分泌到吸烟者的尿液中。戒烟后，膀胱癌的风险似乎会降低，但可能达不到从不吸烟者的水平。

职业接触占男性病例的15%~35%，女性病例的1%~6%。化学制品、染料、橡胶、石油、皮革和印刷行业的工人面临更大的风险。特定的职业致癌物包括联苯胺、β-萘胺和4-氨基联苯，职业暴露和肿瘤发展之间的潜伏期可能会很长。接受环磷酰胺治疗各种恶性疾病的患者风险也增加。人工甜味剂的摄入被认为是一个风险因素，但目前的数项研究未能证实其相关性。感染、器械和结石导致的尿路上皮物理损伤增加了恶性肿瘤的风险。饮用水中的砷也被认为是膀胱癌的致癌因素，高浓度的砷接触可使膀胱癌风险增加一倍。

膀胱癌发生发展的确切遗传因素尚不清楚，可能的原因有很多，包括癌基因的激活和抑癌基因的失活或丢失。9号染色体上遗传物质的丢失与低分期、低分级、高分期、高分级膀胱癌患者具有一致性，这表明它可能是膀胱癌发展的早期事件。同一患者的多个肿瘤中9号染色体的缺失支持了这样一个概念，即膀胱癌的遗传变化是一种可能发生在整个尿路上皮的"区域缺陷"。关于p53抑癌基因突变的研究表明，在原发性、复发性和上尿路肿瘤中，可能具有单一的克隆起源。其他针对侵袭性膀胱肿瘤的遗传变化也有多项研究报道。包含c-Ha-ras原癌基因的11p染色体在大约40%的膀胱癌中缺失。c-Ha-ras蛋白产物p21在分化不良和高级别肿瘤中检测到高表达，但在低级别的膀胱癌中未被检测到。在超过60%的浸润性膀胱癌中也检测到染色体17p的缺失，但是在浅表肿瘤中没有发现17p的缺失。这个发现非常值得我们关注，因为p53抑癌基因定位于染色体17p。TP53的改变是人类癌症中最常见的遗传异常，这使得该染色体的缺失成为原位癌和肌层浸润性膀胱癌中的重要发现。成纤维细胞生长因子受体3（FGFr3）的突变在超过60%的乳头状瘤和低级别膀胱肿瘤中都有发现，因此它被认为是一种致癌基因。Ras突变也见于低级别和高级别或肌层浸润性肿瘤。但是Ras和

FGFr3 突变似乎是相互排斥的，两者都参与了磷酸腺苷激酶途径的激活。*P53* 突变在低级别恶性肿瘤中不太常见，随着 *p53* 表达的增加，*FGFr3* 的丢失与更高的肿瘤分期和分级有关。根据全面的基因组分析，肌层浸润性膀胱癌似乎具有高突变率。常见突变基因包括 *TERT*、*KDM6A*、*ERCC2*、*ERBB2*、*TP53*、*RB1*、*FGFR3*。一些突变，如 *ERCC2*，更常见于吸烟者。*ERCC2* 基因表达也与铂类药物化疗的反应性相关。总的来说，具有"腔"特征的膀胱癌，表明其起源于管腔细胞，往往在形态上是乳头状的，预后较好。具有"基底"特征的癌症表明起源于基底细胞，往往预后更差。后者也有类似鳞状细胞癌的基因型。通过基因持续高表达或低表达将肿瘤分组，已经定义了四或五大类肌层浸润性膀胱癌。这些分组被称为"集群"，它们也被称为基底型、基底-微凸起型、管腔型和管腔浸润型，以及神经内分泌方面的分型。基底型肿瘤似乎对化疗更敏感，而管腔型肿瘤的预后最好。这种基因分析越来越多地被纳入化疗的评估和决策中。分析特定的遗传异常，如 DNA 修复基因，可能是预测新辅助化疗反应的一种经济有效的方法。

▶ 分期

TNM 分期系统如图 19-1 所示，并总结于表 19-1。分期错误常发生于将临床分期（依靠体格检查或影像学表现）对比病理分期（根据切除的膀胱肿瘤或区域淋巴结）。过度分期相对少见，但临床分期过低可能发生在高达 53% 的患者身上。

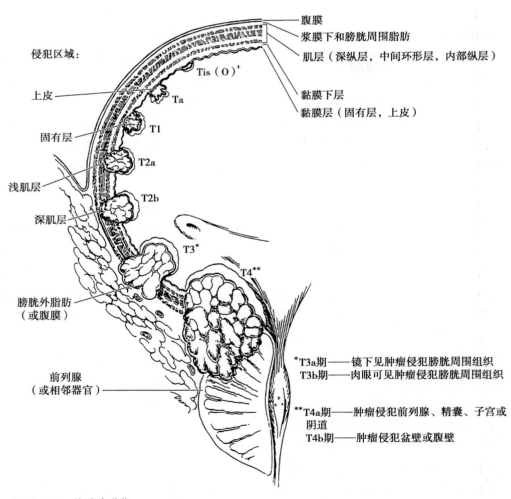

侵犯区域：

腹膜
浆膜下和膀胱周围脂肪
肌层（深纵层，中间环形层，内部纵层）
黏膜下层
黏膜层（固有层，上皮）

Tis（O）⁺
上皮
Ta
固有层
T1
T2a
浅肌层
T2b
深肌层
T3*
T4**
膀胱外脂肪（或腹膜）
前列腺（或相邻器官）

*T3a期——镜下见肿瘤侵犯膀胱周围组织
T3b期——肉眼可见肿瘤侵犯膀胱周围组织

**T4a期——肿瘤侵犯前列腺、精囊、子宫或阴道
T4b期——肿瘤侵犯盆壁或腹壁

▲ 图 19-1 膀胱癌分期

表 19-1　膀胱癌 TNM 分期

T 分类	标准
Tx	原发肿瘤无法评估
T0	无原发肿瘤证据
Ta	非浸润性乳头状癌
Tis	原位癌
T1	肿瘤侵入固有层（上皮下结缔组织）
T2	肿瘤侵犯肌层
T2a	肿瘤侵犯浅肌层（内 1/2）
T2b	肿瘤侵犯深肌层（外 1/2）
T3	肿瘤侵犯膀胱周围组织
T3a	显微镜下
T3b	肉眼
T4	肿瘤侵犯膀胱外组织或器官（包含以下任意一项：前列腺，精囊，子宫，阴道，盆壁和腹壁）
T4a	肿瘤侵犯前列腺，精囊，子宫或阴道
T4b	肿瘤侵犯盆壁或腹壁
N 分类	**标准**
Nx	区域淋巴结无法评估
N0	无区域淋巴结转移
N1	真骨盆区（髂内、髂外、闭孔、骶前）单个淋巴结转移
N2	真骨盆区（髂内、髂外、闭孔、骶前）多个淋巴结转移
N3	髂总淋巴结转移
M 分类	**标准**
M0	无远处转移
M1	远处转移
M1a	远处转移局限于髂总淋巴结以外的淋巴结
M1b	非淋巴结远处转移

摘自 the American College of Surgeons.Amin MB, Edge SB, Greene FL, et al.（Eds.）AJCC Cancer Staging Manual, 8th Ed.Springer New York, 2017。

▶组织病理学

在所有膀胱癌中，95% 是上皮源性恶性肿瘤，主要是移行细胞癌（transitional cell carcinomas, TCC）。约 5% 是腺癌、鳞状细胞癌、神经内分泌肿瘤和其他组织学亚型。

A. 正常尿路上皮

正常的尿路上皮由三至七层位于基底膜上的移行细胞上皮组成，基底膜由细胞外基质（胶原、黏附糖蛋白、糖胺聚糖）组成（图 19-2a）。上皮细胞外观各异，基底细胞是基底膜上活跃的增殖细胞；管腔细胞，是正常膀胱上皮最重要的特征，由紧密连接结合的较大的伞状细胞组成。基底膜之外是松散的结缔组织，即固有层，其中可见平滑肌纤维。这些纤维应该与固有肌层中更深、更广泛的肌肉成分区分开来。

B. 乳头状瘤 / 低恶性潜能尿路上皮瘤

世界卫生组织（WHO）认为乳头状瘤是由细的纤维血管束支撑移行细胞上皮质正常厚度和细胞形态的乳头状肿瘤，也被称为低恶性潜能尿路上皮乳头状瘤（papillary urothelial neoplasms of low malignant potential, PUNLMP），是一种罕见的良性病变，不需要积极治疗。

C. 尿路上皮癌

大约 90% 的膀胱癌是膀胱 TCC，这些肿瘤现在通常被称为尿路上皮癌。这些肿瘤通常表现为乳头状外生性病变（图 19-2b），其中一小部分也表现为无柄的或溃疡。乳头状肿瘤通常是浅表性的，而无柄的肿瘤生长通常是浸润性的。尿路上皮癌可以完全由尿路上皮细胞组成，也可以有少量的组织学变异。这些不同的组织学成分可以是巢状的、微囊状的、浆细胞样的 / 印戒状的、鳞状的、微乳头状的、肉瘤样的、淋巴上皮瘤样的或富含脂质的；由透明细胞或巨细胞组成，属于米勒类型；或者具有低分化形态。膀胱憩室中的肿瘤也被认为是一种不同的分化。根据世界卫生组织 - 国际泌尿病理学学会（International Society of Urologic Pathology, ISUP）的分类，这些肿瘤仍被视为具有"不同分化"的尿路上皮癌。

原位癌表现为扁平的间变性上皮。尿路上皮缺乏正常的细胞极性，细胞含有大而不规则的深染细胞核，核仁突出（图 19-2c）。

D. 非尿路上皮癌

1. 腺癌

腺癌在所有膀胱癌中占比不到 2%。原发性膀胱腺癌可能继发于膀胱炎和上皮化生。组织学上，腺癌是分泌黏液的，可能有腺体、胶样或印戒

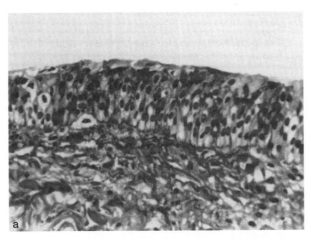

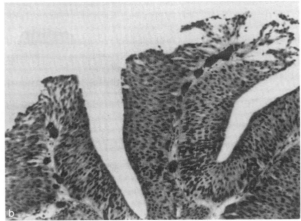

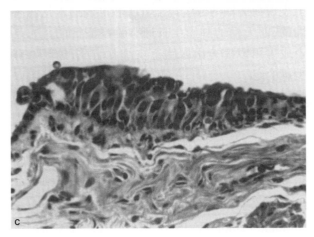

▲ 图 19-2 原位癌

a：正常尿路上皮（×125）。b：中度高分化，乳头状膀胱癌（×60）。c：原位癌（×200）

样结构。原发性腺癌通常发生在膀胱底部，而起源于脐尿管的腺癌发生在膀胱顶部。两种类型的肿瘤在确诊时通常都是局限性的，但常发生肌层浸润。

2. 鳞状细胞癌

鳞状细胞癌占所有膀胱癌的 5%~10%，通常与慢性感染、膀胱结石或长期使用导尿管病史有关。它也可能与埃及血吸虫引起的血吸虫感染有关，因为鳞状细胞癌约占埃及、非洲部分地区和中东所有膀胱癌的 60%，在这些地方这种感染很普遍。这些肿瘤在诊断时通常是结节状，具有侵袭性。组织学上表现为低分化肿瘤，由具有特征性细胞间桥的多边形细胞组成。角质化上皮也存在于部分组织中，但数量很少。

3. 未分化癌

未分化膀胱癌少见（占比 <2%），没有成熟的上皮细胞。具有神经内分泌特征的未分化的肿瘤和小细胞癌往往具有侵袭性并伴有转移。

E. 罕见的上皮性和非上皮性肿瘤

膀胱中发现的罕见上皮癌包括绒毛状腺瘤、类癌、癌肉瘤和黑色素瘤。罕见的膀胱非上皮癌包括嗜铬细胞瘤、淋巴瘤、绒毛膜癌和各种间质肿瘤（血管瘤、骨肉瘤和肌肉瘤）。前列腺癌、宫颈癌和直肠癌可能直接累及膀胱。最常见的转移至膀胱的肿瘤包括（按发生率排序）：黑色素瘤、淋巴瘤、胃癌、乳腺癌、肾癌、肺癌和肝癌。

▶临床表现

A. 症状

血尿是 85%~90% 膀胱癌患者的主要症状，可以是肉眼血尿，也可以是镜下血尿，间歇性血尿较持续性血尿多见，部分患者伴有膀胱刺激症状：尿频、尿急和排尿困难。刺激性排尿症状似乎更常见于弥漫性原位癌患者。晚期疾病的症状包括骨转移引起的骨痛或腹膜后转移或输尿管梗阻引起的腰痛。有时，局部广泛的肿瘤会表现为疼痛放射到臀部和大腿。

B. 体征

患有大体积或侵袭性肿瘤的患者可发现膀胱壁增厚或可触及的肿块——可以在麻醉下进行仔细的双合诊发现。如果膀胱不可移动，可能是肿瘤通过直接侵犯固定到邻近结构。

肝大和锁骨上淋巴结肿大是转移的征象。偶尔可见盆腔淋巴管闭塞所致的下肢淋巴水肿。患者也可能出现骨转移所致的背痛或病理性骨折。转移也可发生在不常见部位，如皮肤，表现为伴有溃疡的痛性结节。

C. 实验室检查

1. 常规检查

最常见的实验室检查异常是血尿。可伴有脓尿，有时可伴有尿路感染（urinary tract infection，UTI）。由于原发性膀胱肿瘤或淋巴结病变导致输尿管闭塞的患者可能会出现氮质血症。贫血可能是由于慢性失血或骨髓转移性疾病引起的症状。

2. 尿细胞学

通过排尿或通过膀胱冲洗获得的脱落细胞的细胞学检查在膀胱癌筛查中十分有用。与低级别恶性肿瘤不同，高级别、高分期肿瘤以及原位癌更有可能出现尿细胞学阳性。

3. 其他标记物

为了克服尿细胞学的缺点，如对低级别浅表肿瘤的低敏感性和观察者间的变异性，已经开发了几种新的检测方法。在商业上可获得使用的检测包括膀胱肿瘤抗原（bladder tumor antigen，BTA）-STAT 试验、BTA-TRAK 试验、NMP22 试验、NMP22BladderChek 试验、ImmunoCyt 试验、UroVysion 试验和 CxBladder 试验。这些试验可以检测尿液中的癌症特异性蛋白质（BTA/NMP22），或者通过识别细胞核中和细胞膜表面的标记物来增强细胞学检查的敏感性和特异性。CxBladder 试验检测尿液中的特定基因，并使用包含患者其他特定特征的数学模型来预测癌症存在的可能性。最近还开发了其他几种检测方法（如 AssureMdx、Xpert 膀胱癌监测仪），旨在排除血尿患者中可能存在膀胱癌的患者。美国泌尿学会最新的《成人无症状镜下血尿诊断和随访指南》不建议在镜下血尿评估中使用细胞学或其他尿液标记物。

《美国泌尿外科学会（AUA）非肌层浸润性膀胱癌管理指南》支持使用尿标记物进一步评估"非典型"尿细胞学病例，并评估膀胱癌膀胱内治疗的反应。

D. 影像学

虽然膀胱癌可以通过各种成像技术检测到，但它们的结果需要通过膀胱镜检查和活检来证实的。因此，影像学主要用于评估上尿路情况，当检测到浸润性膀胱肿瘤时，可用于评估肌层浸润深度和局部或远处转移的存在。静脉尿路造影以前是评估血尿最常见的影像学检查之一。然而，目前基本已经被 CT 尿路造影所取代，后者可以更准确地评估血尿患者的整个腹腔、肾实质和输尿管。膀胱肿瘤表现为突出到管腔内的有蒂、可透过射线的充盈缺损（图 19-3）；非乳头状浸润性肿瘤可导致膀胱壁固定或变平。输尿管梗阻引起的肾积水通常与深度浸润性病变和治疗后不良结果有关。

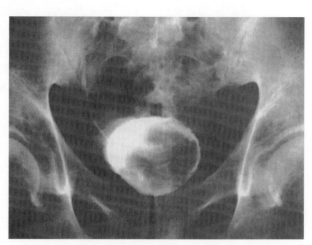

▲ 图 19-3　静脉尿路造影获得的膀胱图像。充盈缺损代表乳头状膀胱癌

非肌层浸润性（Ta、Tis、T1 期）膀胱癌在麻醉状态下经尿道切除（transurethral resection，TUR）分期后，不需要对膀胱或盆腔器官进行额外的影像学检查。然而，对于肌层浸润性肿瘤，CT 和 MRI（图 19-4）已被用于鉴定膀胱壁浸润的程度和检测增大的盆腔淋巴结，CT 的总体分期准确性为 40%~85%。MRI 在区分非肌层浸润性膀胱癌（non-muscle-invasive bladder cancer，NMIBC）和肌层浸润性膀胱癌（muscle-invasive bladder cancer，MIBC）的浸润程度时十分重要，其敏感性为 91% 和特异性为 89%。使用 3T 多参数技术进行的 MRI 似乎是最准确的。CT 和 MRI 两种技术都依赖淋巴结大小诊断其病变：大于 1cm 的淋巴结被认为提示有转移。遗憾的是，小体积的盆腔淋巴结转移经常被漏诊。因为浸润性膀胱癌可能转移到肺或骨，所以晚期病变的分期应包括胸部 X 线和放射性核素骨扫描，如果血清碱性磷酸酶正常，可以避免骨扫

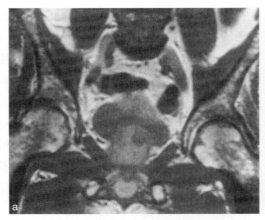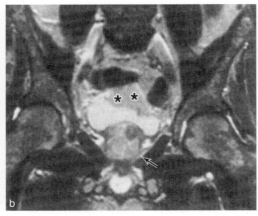

▲ 图 19-4　浸润性膀胱癌的 MRI 扫描

a：T_1 加权像。b：T_2 加权图像。由于肿瘤（星号）和逼尿肌之间的对比度增强，并且能够检测到代表正常膀胱壁的高强度细线的中断，因此在 T_2 加权图像上对膀胱壁侵犯进行最佳评估。T_2 加权像上前列腺的不均匀外观（箭头）是由于良性前列腺增生（benign prostatic hyperplasia，BPH），经膀胱切除术证实

描。目前，PET-CT 已被用来评估膀胱癌的转移（图 19-5）。现有数据表明 PET-CT 可检测到盆腔外微小的淋巴结转移或病变，并在某些情况下改变治疗方案。

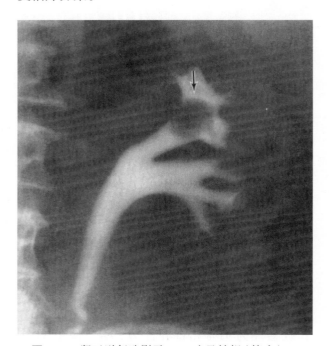

▲ 图 19-5　肾盂逆行造影示 TCC 充盈缺损（箭头）

E. 膀胱镜检查和肿瘤切除术

　　膀胱癌的诊断和初步分期是通过膀胱镜检查和经尿道肿瘤切除术进行的。膀胱镜检查可以用软质或硬质器械进行，前者造成的不适较小且仅需要局部麻醉就可进行。非肌层浸润性低级别肿瘤通常表现为单发或多发乳头状病变。高级别的

病变较大且无蒂。原位癌可能表现为红斑和黏膜不规则的平坦区域。使用带有蓝色荧光的膀胱镜可以将检测病变的能力提高 20%。5- 氨基酮戊酸（5-ALA）或 HAL 产生的荧光物质能高选择性地积累在新生的膀胱黏膜组织中，在激光激发下病灶局部显示为红色荧光，与正常的蓝色荧光形成对比，这种成像技术在诊断原位癌时十分有意义。窄带成像（narrowband imaging，NBI）是另一种增强膀胱肿瘤检测能力的技术。原理是用一个滤光片，将白光分成 415 和 540nm 两个窄带来发挥作用。这使得正常黏膜和黏膜下血管系统与由原位癌和高血管乳头状膀胱肿瘤引起的红斑更好地区分。它可以使用特定的软性膀胱镜，只需打开过滤器，而不需要任何其他操作。然而，随机试验数据表明，这种技术可能不像最初研究显示的那样准确。

　　一旦发现或怀疑有肿瘤，患者就需要在麻醉下接受检查，并对可疑病变进行 TUR 或活检。这么做的目的是明确肿瘤诊断，评估膀胱壁浸润程度（分期），并尽可能完全切除所有可见病变。美国泌尿学会的膀胱癌最佳实践指南指出，作为一项标准，所有患者都要尽可能完整地切除所有可见肿瘤。

　　患者取膀胱结石位，仔细进行双合诊，注意有无可触及的肿块，膀胱的移动性以及与邻近结构固定的程度。用一个或多个镜头（30° 和 70°）的膀胱镜反复检查整个膀胱，随后将电切镜放入膀

19

胱,用电刀切除所有可见的肿瘤。可疑区域可用杯状活检钳活检,之后用电极烧灼。有些临床医生常规对肿瘤附近和远离肿瘤外观正常的尿路上皮进行随机膀胱活检。随机膀胱活检的价值是有争议的。尽管研究表明只有 1.5% 的低风险患者和 3.5% 的高风险患者可能在这些活组织检查中检测到肿瘤,但活组织检查中检测到原位癌可以改变治疗方案。有研究表明,随机活检的结果可以改变高达 7% 的患者的治疗。使用荧光膀胱镜可以更精确地评估肿瘤切除的完整性,从而降低残留未切除肿瘤的风险。

▶ 自然病程和治疗方式的选择

A. 标准化的病理组织学评估

膀胱癌的自然病程表现为两个独立但相关的过程:肿瘤复发和进展。进展,包括转移,代表更大的生物风险。然而,即使没有进展,复发也代表着相当大的患者发病率,因为它需要定期重新评估(细胞学、膀胱镜检查等),重复的经尿道膀胱肿瘤切除(transurethral resection of bladder tumour, TURBT),并且经常进行膀胱内化疗,导致昂贵的医疗费用和一些不良反应的发生。治疗方案取决于肿瘤的分期和分级。使用肿瘤、淋巴结、转移(TNM)分期系统(图 19-1)进行分期,而分级已从 Ash-Broder 系统(Ⅰ-Ⅲ 或 Ⅰ-Ⅳ)转变为 WHO-ISUP 系统。WHO-ISUP 系统将肿瘤分为尿路上皮非典型增生、尿路上皮乳头状瘤、乳头状瘤、恶性潜能不确定的乳头状瘤、PUNLMP、低级别或高级别乳头状尿路上皮癌和原位尿路上皮癌。

在初发病例中,74% 的膀胱肿瘤是非肌层浸润性的 Tis 期、Ta 期或 T1 期。在少数患者中发现了肌层和肌层以外的侵犯,约 25% 的患者发现了局部或远处转移。遗憾的是,大多数患有侵袭性或转移性疾病的患者没有膀胱癌的既往史。诊断时,约 47% 的肿瘤为高级别,53% 为低级别。大多数 T1 期患者可根据固有层侵犯的程度进一步分组。固有层侵犯的深度预示着复发和进展的可能性。肿瘤分级和分期与肿瘤复发、进展和生存率之间有很强的相关性。患有低分期、

低级别肿瘤的患者发展为侵袭性疾病的风险较低(<5%),而患有低分期但高级别的患者中有多达 40% 将随着长期随访而进展。经病理证实的非肌层浸润性肿瘤的(pT0、pT1、pTis 期)患者,无病生存率非常高,有 80%~88%。然而,对于 pT2、pT3 和 pT4 肿瘤的患者来说,这一比例有所下降,它们的无病生存率分别为 53%~80%,39%~68%,25%~40%,因为更高级别的肿瘤晚期转移的可能性更大。虽然淋巴结转移在低度恶性肿瘤中并不常见(5%),但在高度恶性肿瘤中却越来越常见:pT3a 为 10%~30%,pT3b 为 31%~46%,pT4 为 35%~64%。在肿瘤局限于膀胱的患者中,盆腔淋巴结转移的存在与否似乎是最重要的预后因素。由于淋巴血管浸润的存在,即使患者淋巴结阴性,其预后也可能较差。

虽然转移在浅表膀胱癌中不常见,但这种肿瘤可能会进展。并且大多数复发的患者需要额外的治疗。在 Ta 期肿瘤的患者中,进展发生率小于 6%,但在伴或不伴原位癌的 T1 期的患者中高达 53%。10%~20% 的 Ⅰ 级肿瘤患者、19%~37% 的 Ⅱ 级肿瘤患者和 33%~64% 的 Ⅲ 级肿瘤患者出现肿瘤进展。使用较新的分级系统,观察到 5% 的低级别恶性肿瘤患者有进展,15%~40% 的高级别恶性肿瘤患者有进展,而 PUNLMP 几乎从未证明有任何进展的风险。

肿瘤复发与病史、肿瘤的级别、数量和大小有关,常见于确诊后的第一个 12~24 个月(但也可以在多年后出现),复发一次的患者便有更高的概率再次复发。T1 期、多发(大于 4 个)、大体积(>3cm)、高级别肿瘤、原位癌和远离肿瘤部位出现尿路上皮不典型增生的患者的复发风险更大。根据这些标准,肿瘤可分为低、中、高风险类别,风险分层可用于指导管理决策。目前,已经开发了各种诺莫图和计算模型,可对接受膀胱内化疗或免疫治疗的患者的复发和进展进行更个性化的预测。

B. 治疗的选择

NMIBC 的管理基于风险分层。AUA 和欧洲泌尿学协会(EAU)都描述了低、中、高风险肿瘤分类标准(表 19-2,表 19-3)。

表 19-2　AUA 对 NMIBC 的危险度分级

低危	中危	高危
单发	单发	任何原位癌
低恶性潜能尿路上皮乳头状瘤	低级别 Ta 且直径 >3cm	高级别 T1
低级别	原发性高级别，Ta≤3cm	高级别 Ta，直径 >3cm
直径≤3cm	低级别 Ta 在 1 年内复发	任意大小的高级别 Ta 复发肿瘤
Ta	多灶性低级别 Ta	所有 BCG 治疗失败的高级别 Ta 肿瘤
	低级别 T1	组织学变异
		淋巴结血管浸润
		高级别肿瘤浸润前列腺尿道

摘自 Chang SS, Boorjian SA, Chou R, et al: Diagnosis and Treatment of Non-Muscle Invasive Bladder Cancer: AUA/SUO Guideline, J Urol 2016 Oct; 196（4）: 1021-1029。

表 19-3　EAU 指南对 NMIBC 危险度的分级

低危	中危	高危
初发	任何不属于低危和高危分组的	任何原位癌
单个		任何 T1 期肿瘤
低级别 Ta		任何高级别肿瘤
直径≤3cm		多发、复发、直径 >3cm 的低级别 Ta 肿瘤

摘自 Babjuk M, Böhle A, Burger M, et al: EAU Guidelines on Non-Muscle-invasive Urothelial Carcinoma of the Bladder: Update 2016, Eur Urol 2017 Mar; 71（3）: 447-461。

以肿瘤直径 3cm 以下的原发性、单个、乳头状低级别 Ta 期肿瘤为特征的低风险 NMIBC 患者可仅用 TUR 治疗，然后在 TUR 后立即进行单次膀胱内灌注化疗。中度危险等级的膀胱癌患者可接受 TUR 治疗，随后立即进行术后膀胱内化疗灌注，之后追加额外的膀胱内化疗或卡介苗免疫治疗。在一些复发的低级别 Ta 期膀胱癌患者中，也可以选择在操作室内局麻下行膀胱肿瘤电切术。最近的数据表明，一些低级别肿瘤至少可

以观察一段时间，而不会显著增加进展或转移的风险。高危 NMIBC 患者应在完全和仔细的 TUR 后进行膀胱内免疫治疗。在 T1 期肿瘤患者中，可能需要对同一区域进行第二次切除，以准确分期疾病并确定治疗方案。重复切除也可能增强膀胱内灌注治疗的效果。最近的数据表明，在首次切除标本中，有足够肌层的 T1 期肿瘤患者可能没有必要重复切除，因为他们不太可能从重复 TUR 中获得任何益处。根据 AUA 指南，T1 期肿瘤患者可以受益于膀胱内卡介苗治疗。一些肿瘤体积较大、组织学变异或血管淋巴浸润的患者可能是早期根治性膀胱切除术的候选对象。初次尝试膀胱内卡介苗治疗后复发的患者需要更积极的治疗，如膀胱根治性切除术。

更具侵袭性但仍局限于局部的肿瘤（T2 期，T3 期）患者可从更积极的局部治疗中获益，包括部分或根治性膀胱切除术，或放疗和全身化疗的联合治疗。在某些 T2 期患者中，特别是在重复切除术中没有发现肿瘤的患者，仅进行根治性 TUR 可能是一种可选的方案，因为其 10 年生存率可高达 83%。然而，这种方法必须谨慎使用，因为有残留肿瘤的巨大风险。不可切除的局部肿瘤（T4b 期）患者是全身化疗的候选对象，如果他们对全身治疗有反应，则随后进行手术（或可能进行放疗）。局部或远处转移的患者应接受全身化疗，然后根据反应选择性使用放疗或手术。最近，一些被称为检查点抑制剂的新免疫治疗剂已被批准用于治疗转移性膀胱癌，这些药物似乎能在以前对化疗无反应的患者中诱导反应。然而，有效率仍然在 20%~30% 的范围内，而且可能伴发一些特殊的不良反应。

▶治疗

A. 膀胱内灌注化疗

免疫治疗或化疗药物可注入膀胱以减少肿瘤复发或进展，从而避免在大多数病例系统给药的不良反应。膀胱化疗可用于两种情况。当 TUR 后立即灌注时，它可以起到预防作用，减少肿瘤细胞的植入。它也可以用于治疗，以降低复发和进展的风险，特别是低风险的 NMIBC。大多数药物每周给药一次，持续 6 周，除非是预防性使用，

在 TUR 后立即单剂量给药。维持治疗可以进一步降低复发率。虽然局部毒性比较常见（主要是刺激性排尿症状），但由于药物在膀胱内的吸收有限，全身毒性比较少见。严重的全身性并发症可以通过不对肉眼血尿患者进行膀胱内化疗避免。通过增加接触时间和药物浓度可以改善疗效（即在给药前限制液体摄入量，治疗过程中要求患者改变躺下的姿势，灌注时避免注入空气，并要求患者给药后 1~2 小时避免排尿）。在美国最常用的药物是丝裂霉素 C 和卡介苗。一种药物治疗失败的患者可能对另一种药物有反应。

1. 丝裂霉素 C

丝裂霉素 C 是一种抗肿瘤抗生素，是一种可抑制 DNA 合成的烷化剂。其分子量为 329，全身吸收很少。常用剂量是在 40ml 无菌水或生理盐水中加入 40mg，每周给药一次，持续 6 周。相同剂量用于单次预防性灌注。39%~78% 的残留肿瘤患者对膀胱内丝裂霉素 C 灌注有完全缓解，完全 TUR 后复发率降低至 2%~33%。10%~43% 的患者会出现不良反应，主要包括下尿路症状（lower urinary tract symptoms，LUTS），包括尿频、尿急和排尿困难。这种药物独有的一个现象是大约 6% 的患者在手掌和生殖器上出现皮疹，但是如果患者在膀胱内给药后排尿时洗手和生殖器，这种不良反应可以减轻。TURBT 术后立即向膀胱内灌注丝裂霉素 C 已被证明可减少复发并延长复发间隔。因此，目前认为在 TURBT 后立即向膀胱内灌注 40mg 的丝裂霉素 C 以降低复发风险是治疗的标准之一。在尿液碱化并减少液体摄入的前提下，在 20ml 无菌水中加入 40mg 丝裂霉素 C 的更高浓度溶液给药，可以增强其疗效。

2. 其他膀胱内灌注化疗药物

其他化疗药物包括噻替帕、多柔比星、表柔比星和戊柔比星。噻替帕、多柔比星和表柔比星已在许多研究中使用并发现是有效的，但丝裂霉素 C 被认为比这些其他药物更有效，所以它更为常用。吉西他滨也用于膀胱内灌注化疗，特别是对卡介苗或其他膀胱内药物无反应的患者，也可用于肿瘤切除后的即刻灌注化疗。这些药物的不良反应相似，并且通常耐受性良好。吉西他滨似乎也较少引起炎症反应，是丝裂霉素的一种经济有效的替代品。

3. 卡介苗

卡介苗是牛结核分枝杆菌的减毒株。卡介苗有许多不同的菌株，不同商品制剂在数量、致病性、活力和免疫原性等方面存在差异。卡介苗发挥抗肿瘤作用的确切机制尚不清楚，但倾向于是免疫介导的。膀胱内灌注后常可见黏膜溃疡和肉芽肿形成。在肉芽肿中可以发现活化的辅助性 T 淋巴细胞，据报道，在接受治疗的患者的尿液中可以检测到重组人白介素 -2。卡介苗已被证实在治疗和预防方面都非常有效。它可能是治疗原位癌最有效的灌注药物。36%~71% 的残留肿瘤患者在灌注后的完全缓解。TURBT 术后联合卡介苗治疗的患者复发率显著降低至 11%~27%，而仅接受 TURBT 的患者复发率为 70%。卡介苗已被证明在预防高危 NMIBC 患者的复发方面优于膀胱内灌注化疗。虽然卡介苗似乎能有效延缓高危 NMIBC 的进展，但随着随访时间的延长，这些患者中有 40%~50% 会出现疾病进展，许多患者最终将需要根治性膀胱切除术。最常推荐的卡介苗诱导方案是每周一次，持续 6 周，然后停用 6 周。维持治疗已被证明有益处，但其最佳方案尚不清楚。已公布的方案包括在 TURBT 后 3 年内每间隔 3~6 个月，进行每周 3 次灌注。相比于诱导灌注，不良反应在接受卡介苗维持治疗的患者中更为常见。卡介苗维持灌注治疗似乎比丝裂霉素 C 膀胱内化疗对中高风险 NMIBC 更有效。卡介苗比膀胱内化疗能更有效地防止非肌层浸润性癌症的进展。在不良反应方面，大多数患者都有一定程度的尿频和尿急。出血性膀胱炎发生在大约 7% 的患者中，不足 2% 的患者发生全身性卡介苗播散。有轻度全身症状或中度局部症状的患者应使用异烟肼（每日 300mg）和吡哆醇（维生素 B$_6$ 50mg/d）治疗，并相应减少卡介苗的剂量。当症状持续时继续使用异烟肼，并在下次灌注前 1 日停止使用。卡介苗灌注后常规应用喹诺酮类抗生素也可减少膀胱相关不良反应。

有严重全身症状的患者应停止膀胱卡介苗灌注。长期高热（>39.4℃）、有肉芽肿性前列腺炎症状或有全身感染迹象的患者需要用异烟肼和利福平（每日 600mg）治疗。有卡介苗败血症症状和体征（如高热、寒战、意识模糊、低血压、呼吸衰竭、黄疸）的患者应使用异烟肼、利福平和乙胺丁醇（1 200mg）进行治疗。添加环丝氨酸（500mg，2 次 / 日）或泼尼松龙（40mg，2 次 / 日）可提高生存率。

4. 新的膀胱内灌注制剂和方法

有学者研究了在经尿道彻底切除的同时给予单剂量灌注治疗。这种疗法已被证明可以降低复发率，其机制可能是在原发肿瘤切除时降低肿瘤细胞植入的风险。对干扰素 -α 和戊柔比星的研究表明，这些药物，无论是单独使用还是与其他药物联合使用，都可能对高危患者或一线治疗无效的患者有效。初步研究表明，低剂量卡介苗联合干扰素可能是有益的，但随后的随机试验没有证实这种方法的益处。在卡介苗治疗失败后膀胱内补救治疗中的其他药物有吉西他滨和多西他赛，包括单独或联合使用。吉西他滨在临床 I 期研究中显示出了显著的疗效，但随后的研究发现疗效并没有达到预期。临床 II 期研究表明，约 30% 膀胱内卡介苗灌注失败的患者可以获得持久的疗效。多西他赛在临床 I 期研究中也显示了良好的反应，但随后的随访显示，除非给予进一步的诱导和维持剂量，否则患者的反应不会持久。吉西他滨联合丝裂霉素 C 以及吉西他滨联合多西他赛的治疗方案已被证明在 30%~40% 之前用其他药物膀胱内治疗失败的患者中有疗效。

B. 手术治疗

1. TUR

TUR 是所有膀胱癌的最初治疗方式。它可以对膀胱肿瘤的分期和分级以及后续的治疗进行合理准确的评估。患有单发、低级别、非侵袭性肿瘤的患者可以单独使用 TUR 进行治疗。患有浅表型膀胱肿瘤但具有高风险特征的患者，除了应接受 TUR，还需要应用膀胱内灌注治疗。由于复发和进展的高可能性，单独的 TUR 很少用于浸润性膀胱癌患者的管理。这种方法少数情况下用于精心选择的患有并发症的患者，或仅用于 TUR 进行重新分期时（Herr et al，1987；Solsona et al，1998）。对浅表型膀胱癌患者进行仔细的随访是非常必要的，因为根据肿瘤分级、肿瘤分期和肿瘤数量的不同，30%~80% 的患者会复发。初次切

除后 3 个月的疾病状态是随后复发和进展风险的重要预测因素（Holmang and Johansson，2002；Solsona et al，2000）。进一步的监测基于将患者分为低、中或高风险组的风险分层。对于 3 个月内无复发的低风险肿瘤患者，建议在 1 年内重查膀胱镜。最初表现为中等或高风险肿瘤的患者将需要更频繁的监测。对于这类患者，有必要每隔 3 个月进行一次膀胱镜检查。虽然建议所有有膀胱癌病史的患者定期进行膀胱镜检查，但随着无瘤间期的增加，复发的风险会降低。5 年仍未复发，之后的复发风险约为 22%；10 年后则约为 2%（Morris et al，1995）。

2. 膀胱部分切除术

对于单发、局限性的浸润性膀胱肿瘤（T1-T3期），若肿瘤位置位于膀胱后侧壁、顶壁或憩室中时，可进行膀胱部分切除术。术前应通过膀胱镜下随机膀胱活检排除远离原发肿瘤部位的病变。伴发原位癌的患者和伴有淋巴结转移的患者对部分膀胱切除术反应不佳。鉴于目前膀胱替代手术的技术，膀胱部分切除术在浸润性膀胱癌患者的治疗中应用越来越少。

3. 根治性膀胱切除术

根治性膀胱切除术意味着切除前盆腔器官。在男性中包括膀胱及其周围的脂肪和附着的腹膜，前列腺和精囊；在女性中包括膀胱、周围脂肪和附着的腹膜、宫颈、子宫、阴道前穹窿、尿道和卵巢。根治性膀胱切除术是肌层浸润性膀胱癌患者治疗的金标准。然而，在特定的女性患者中，尤其是绝经前患者，阴道穹窿、尿道以及子宫、输卵管和卵巢可以根据肿瘤情况适当保留。保留尿道意味着可以构建与尿道残端吻合的新膀胱。根治性膀胱切除术后 5 年的无病生存率基于肿瘤分期：pT0、pTa 或 pTis 的患者为 88%；pT1 的患者为 80%；pT2 的患者为 81%；pT3a 的患者为 68%，pT3b 的患者为 47%；pT4a 的患者为 44%。手术后复发通常发生在前 3 年内。盆腔局部复发率较低（7%~10%），而大多数治疗失败的患者为远处肿瘤复发。

接受根治性膀胱切除术的男性尿道原发或复发肿瘤的风险为 6.1%~10.6%。男性尿道受累的危险因素包括前列腺间质浸润或前列腺部尿道癌

或伴有原位癌。具有这些危险因素的患者可以在根治性膀胱切除术的同时行尿道切除术或择期单独行尿道切除术。虽然前列腺部尿道病变是肿瘤在尿道复发的危险因素，但最新的证据表明，在根治性膀胱切除术中，仅有近端前列腺部尿道受累且尿道切缘阴性的男性可以不切除尿道，而安全地进行原位尿流改道。

所有接受根治性膀胱切除术的女性都曾常规行尿道切除术。然而，最近的临床经验表明，膀胱替代术在女性和男性中都是可以应用的。女性患者在行膀胱切除术时尿道边缘未受累且肿瘤不位于膀胱颈，可以进行此手术。大约 66% 接受根治性膀胱切除术治疗膀胱癌的女性属于这一类。

在这样的女性中，子宫、阴道穹窿的大部分、输卵管和卵巢也可以被保留下来。双侧盆腔淋巴结清扫通常与根治性膀胱切除术同时进行。20%~35% 的患者发现了淋巴结转移，这一比例反映了术前任何成像模式都不能识别小体积淋巴结转移。有淋巴结转移的患者预后较差。然而，有 10%~33% 的区域淋巴结局限性浸润的患者可以通过根治性膀胱切除术和淋巴结清扫治愈。即使病理报告淋巴结阴性的患者似乎也能从广泛的淋巴结清扫中获益。淋巴结转移少于 5 个，原发肿瘤局限于膀胱的患者往往比病变范围更广的患者预后更好。这些患者也可能受益于辅助化疗（见化疗部分）。

尿流改道可以通过多种技术实现。已经有多种方法可以构建可控性储尿囊，并且不需要患者佩戴外部装置来收集尿液（见第 28 章）。

C. 放疗

外照射放疗（external-beam radiation therapy，EBRT）（5 000~7 000cGy），在 5~8 周分次进行，是特定的肌层浸润性膀胱癌患者根治性膀胱切除术的替代方案。治疗的耐受性通常良好，但有约 15% 的患者可能有明显的小肠、膀胱或直肠的并发症。接受放疗的 T2 期和 T3 期患者的 5 年生存率从 18% 到 41% 不等。遗憾的是，放疗患者的局部复发比较常见，复发率为 33%~68%。因此，作为单独应用放射疗法，通常只提供给那些由于高龄或严重基础疾病而不能行外科手术治疗的患者。

D. 化疗

约 15% 的膀胱癌患者在诊断时就被发现有局部或远处转移；侵袭性膀胱癌患者尽管进行了根治性膀胱切除术或放疗，约 30%~40% 的患者仍会出现远处转移。如果不积极治疗，他们的生存期将十分有限。单一化疗药物和多种化疗药物联合治疗的早期结果表明，相当数量的转移性膀胱癌患者有部分或完全缓解。效果最佳的药物是顺铂，当单独使用时，约 30% 的患者产生反应。其他有效药物包括甲氨蝶呤、多柔比星、长春碱、环磷酰胺、吉西他滨和氟尿嘧啶。当药物联合使用时，治疗效果会提高。甲氨蝶呤，长春碱、多柔比星和顺铂（MVAC）方案是晚期膀胱癌患者最常用的化疗方案。大约 13%~35% 接受这种疗法的患者获得完全缓解。然而，它的中位生存期约为 1 年，持续生存率为 20%~25%。MVAC 方案治疗的毒性很大，包括 3%~4% 的毒性死亡率。

其他一些新的化疗药物包括异环磷酰胺、吉西他滨、紫杉醇和硝酸镓。一项研究表明，接受 MVAC 治疗的患者与接受吉西他滨联合顺铂治疗的患者的总生存率、治疗失败时间和有效率相似。吉西他滨和顺铂相比 MVAC 的优势是显著降低了化疗毒性和改善了患者的药物耐受性。

E. 免疫治疗

虽然化疗是晚期膀胱癌患者的首选疗法，但已有研究表明膀胱癌对免疫疗法有不错的反应，特别是程序性死亡配体 1（PD-L1），例如，阿替珠单抗。阿替珠单抗属于一类被称为检查点抑制剂（CTLA4，PD-1，PD-L1）的药物，可阻断肿瘤细胞和肿瘤免疫细胞表达的配体和受体。这类药物通过消除抑制肿瘤定向免疫反应的"检查点"来帮助恢复对肿瘤的免疫反应。突变负荷高的癌症可能反应更好。阿替珠单抗已被批准用于化疗失败的转移性尿路上皮癌患者，可以作为不适合顺铂治疗的另一种选择方案。帕博利珠单抗是另一种 PD-L1 抑制剂，也已被批准用于治疗转移性膀胱癌。其他几种新的药物也正在研究用于治疗转移性膀胱癌，并作为辅助和新辅助治疗的药物之一。

F. 联合治疗

当明确转移性膀胱癌患者可以从联合化疗中获益时，研究人员开始使用相似的方法对局部

19

侵袭性但非转移性（T2-T4 期）的肿瘤患者进行治疗。化疗可以在根治性膀胱切除术之前（新辅助）进行，以降低复发率，且在特定病例中可保留膀胱。22%~43% 的患者对单独的化疗取得了完全的缓解。然而，患者仍然需要进行化疗外的相关治疗，因为大量被认为在单独化疗后没有肿瘤残余的患者在手术时发现有浸润性肿瘤的发生。随机试验的结果表明，对于侵袭性肿瘤的患者，手术前新辅助化疗与单纯手术相比，可改善生存期。接受新辅助化疗的患者膀胱切除术后更有可能无残余肿瘤，预示着更好的长期生存率。另一方面，对新辅助化疗无反应的患者往往没有任何获益，甚至可能存活率更低。此外，由于局部晚期疾病（如 P3 期、P4 期或淋巴结阳性）的存在增加了复发的风险，根治性膀胱切除术后可对选定的患者进行辅助化疗。这些研究表明，最初接受根治性膀胱切除术的患者，如果发现由于淋巴结转移或局部晚期疾病的存在，全身复发的风险增加，则适合进行辅助化疗。

由于明确放疗后局部和全身的高失败率，一些研究人员探索了联合使用放疗与全身化疗的可能性，以降低复发率，提高患者生存率，并有可能保留膀胱。单药化疗和放疗联合应用的试验表明，其疗效在局部反应率方面优于以往任何单纯放疗的效果。

肌层浸润性膀胱癌也可以通过三联疗法进行治疗，该疗法结合了彻底的 TUR，化疗和放疗。顺铂和吉西他滨是化疗中放射增敏活性最好的药物。对于那些不能耐受化疗和 / 或放疗的患者，以及放化疗无效的患者可进行早期根治行膀胱切除术。放化疗的完全缓解率最初可能高达 50%~70%，5 年总生存率接近 50%~82%。然而，局部复发很常见，在许多研究中超过 50%。中位随访时间近 7 年的研究表明，晚期失败伴浅表肿瘤复发的发生率约为 26%。然而，出现浅表性肿瘤复发（最常见的是原位癌）的患者更有可能需要进行挽救性膀胱切除术，因为只有 34% 的患者在保留膀胱 8 年后仍存活，而没有复发的患者这一比例为 61%。由于侵袭性肿瘤的局部复发，放化疗后 5 年，只有 18%~44% 的患者成功保住了膀胱。局部肿瘤的分期和初始 TUR 的完成可以

预测疗效和存活率，而放疗本身不能预测疗效和存活率。浸润性膀胱癌放化疗后不良预后的预测因素包括出现肾积水、肿瘤临床分期进展、无法完成整个治疗方案，以及患者基础情况不佳。近期的一项研究表明，放化疗可能不适合 p53 阳性的膀胱肿瘤患者。联合化疗和放疗也被成功地用于治疗高级别的浅表性肿瘤。

输尿管癌和肾盂癌

▶发病率

肾盂癌和输尿管癌很少见，仅占所有尿路上皮癌的 4%。确诊时的平均年龄为 65 岁，男女比例为 2 : 1~4 : 1。尿路上皮癌通常表现为广泛的尿路上皮异常：患有单侧上尿路癌的患者，存在着 30%~50% 的风险进展为膀胱癌和 2%~4% 的风险进展为对侧上尿路癌。相反，原发性膀胱癌患者患上尿路癌症的风险较低（<2%）。然而，患有多发性、复发性浅表型肿瘤和原位膀胱癌的患者，即使成功接受 TURBT 和卡介苗治疗，最终患有上尿路肿瘤的风险较高。据估计，这种癌症的累积风险在 5 年随访时为 10%，5~10 年为 26%，10 年以上为 34%。

▶病因学

与膀胱癌一样，吸烟和接触某些工业染料或溶剂会增加上尿路 TCC 的风险。然而，这些肿瘤在长期过量摄入镇痛剂的患者、巴尔干肾病患者和暴露于胶质二氧化钍（Thorotrast，一种以前用于逆行肾盂造影的造影剂）的患者中发生的频率也增加了。与滥用镇痛剂相关的肿瘤患者为女性的可能性更大，通常确诊时肿瘤分期更高，且相比其他患者更年轻。可能与上尿路癌症的风险增加有关的镇痛化合物的主要成分包括对乙酰氨基酚、阿司匹林、咖啡因和非那西丁。巴尔干肾病（类似于中草药肾病）是一种肾脏间质性炎症疾病，主要在南斯拉夫人、罗马尼亚人、保加利亚人和希腊人以及中国人中流行。其相关的上尿路上皮癌多是浅表性的，通常累及双侧。病因被认为是由于摄入了一种叫做马兜铃的草药，这种草药可释放一种强力的致癌物质——马兜铃酸。

高水平的马兜铃酸导致抑癌基因 *p53* 突变,可能是肿瘤进展的原因。在世界上一些地方,饮用井水中的砷含量很高,接触砷也与上尿路上皮癌的发病率较高有关。林奇综合征患者（在错配修复基因突变的个体中观察到）也容易发生上尿路上皮癌。

▶病理学

肾盂和输尿管的黏膜层与膀胱类似,都是由移行细胞上皮组成。因此,大多数肾盂癌和输尿管癌（分别为 90% 和 97%）起源于尿路上皮,其分级类似于膀胱癌的分级。乳头状瘤占病例的 15%~20%,超过 50% 的患者为单发,在其余患者中为多发性。在约 25% 的单发性乳头状瘤患者和 50% 的多发性乳头状瘤患者中,最终会进展为尿路上皮癌。在输尿管癌患者中,多灶性者接近 50%,肿瘤的级别和其他部位的尿路上皮异常可能存在相关性。低级别的肿瘤与远离肿瘤部位的尿路上皮异型性增生和原位癌的低发病率相关;这种相关性也常见于高级别肿瘤。大多数上尿路上皮癌在确诊时是局限性的,最常见的转移部位包括局部淋巴结、骨和肺。

鳞状细胞癌约占肾盂癌的 10%,在输尿管中更少发现。大多数鳞癌在确诊时已呈无蒂、浸润性,这种肿瘤常见于有感染或结石所致的慢性炎症病史的患者。腺癌是非常罕见的上尿路肿瘤,像鳞状细胞癌一样,往往确诊时已达进展期。

肾盂和输尿管的中胚层肿瘤非常罕见。良性肿瘤包括纤维上皮息肉（最常见）、平滑肌瘤和血管瘤。纤维上皮息肉最常见于青壮年,其影像学特征是集合系统内有一个细长的多聚体充盈缺损。最常见的恶性中胚层肿瘤是平滑肌肉瘤。输尿管和肾盂可能被邻近结构的癌症侵犯,如原发性肾癌、卵巢癌或宫颈癌。真正转移到输尿管的肿瘤是罕见的。最常见的转移性肿瘤包括胃癌、前列腺癌、肾癌和乳腺癌以及淋巴瘤。

▶肿瘤分期和自然病程

肾盂癌和输尿管癌的分期（表 19-4）基于对肿瘤浸润程度的准确评估,与膀胱癌的分期系统相似（美国癌症联合委员会,第 8 版,2018）。肿瘤的分期和分级与生存率相关。肾盂和输尿管的早期和低级别肿瘤的存活率在 60%~90% 之间,而浸润到肾盂或输尿管壁深部的晚期和高分级肿瘤的存活率为 0~33%。

表 19-4　上尿路尿路上皮癌的 TNM 分期

T 分类	标准
Tx	原发性肿瘤无法评估
T0	没有原发肿瘤的证据
Ta	非浸润性乳头状瘤
Tis	原位癌
T1	肿瘤侵犯上皮下结缔组织
T2	肿瘤侵犯肌层
T3	仅适用于肾盂:肿瘤侵入肌层之外的肾盂周围脂肪或肾实质 仅适用于输尿管;肿瘤侵入肌层以外的输尿管周围脂肪
T4	肿瘤侵入邻近器官或通过肾实质进入肾周脂肪

N 分类	标准
Nx	无法评估淋巴结情况
N0	无区域淋巴结转移
N1	单个淋巴结转移,最大径 ≤2cm
N2	单个淋巴结转移,最大径 >2cm;或多个淋巴结转移

M 分类	标准
M0	无远处转移
M1	有远处转移

摘自 the American College of Surgeons.Amin MB,Edge SB,Greene FL,et al.（Eds.）AJCC Cancer Staging Manual,8th Ed.Springer New York,2017。

后者反映了局部或远处转移的高可能性,因为在 T2-T4 期的肿瘤患者中转移率分别为 40% 和 75%。上尿路肿瘤与膀胱癌的高复发率相关,多达 40% 的患者都会经历复发性膀胱肿瘤。

▶临床表现

A. 症状和体征

70%~90% 的患者出现肉眼血尿。8%~50% 的患者会出现腰痛,其原因是血凝块或肿瘤碎片引起的输尿管梗阻、肿瘤本身引起的肾盂或输尿管梗阻或肿瘤的局部侵犯。5%~10% 的患者出现刺激性排尿症状。食欲减退、体重减轻和嗜睡等全身症状并不常见，这些症状通常与肿瘤转移有关。有 10%~20% 的患者因肾积水或大肿瘤而出现腰部包块，可伴有腰部压痛。小部分转移性疾病患者可出现锁骨上或腹股沟淋巴结肿大或肝大。

B. 实验室检查

大多数患者都会出现血尿，但一般是间歇性的。少数患者因肝转移导致肝功能水平升高。脓尿和菌尿可在梗阻和尿潴留引起的 UTI 患者中发现。

与膀胱癌一样，上尿路癌症可以通过检查尿沉渣中的脱落细胞来确定。此外，标本可以直接用输尿管导管或通过将输尿管刷伸入管腔获得。检测的精准性取决于肿瘤的级别和获得的标本量；20%~30% 的低级别肿瘤可通过细胞学检测发现，而 60% 以上的高级别肿瘤可通过细胞学检测发现，使用反复冲洗或输尿管刷可提高诊断准确性。有学者已经发现，其他标记物（如 UroVysion 试验），相对于上尿路冲洗液细胞学检查，诊断肾盂和输尿管肿瘤具有更好的敏感性和特异性。

C. 影像学检查

上尿路肿瘤患者的静脉尿路造影或 CT 尿路造影结果通常可发现异常。最常见的异常表现包括腔内充盈缺损、单侧集合系统不显影和肾积水。输尿管和肾盂肿瘤必须与非透光结石、血凝块、乳头状坏死和炎性病变（如输尿管囊肿、真菌感染或结核病）鉴别。尿路造影通常是不确定的，需要逆行肾盂造影来更准确地显示集合系统异常，同时收集细胞学标本。CT 尿路造影是评价上尿路的一种检查方法。在逆行肾盂造影操作时，用球形或尖导管将造影剂注入输尿管口，然后可以在输尿管或肾盂中发现腔内充盈缺损（图 19-5）。输尿管肿瘤通常以病变远端的输尿管扩张为特征，形成"杯状"外观。非透光性的肾盂输尿管结石表现为结石远端输尿管狭窄。插入输尿管的导管可能在输尿管肿瘤的远端盘曲（Bergman 征）。超声、CT 和 MRI 常可以发现肾盂的软组织异常，尽管它们可以显示肾积水，但无法直接发现输尿

管充盈缺损（图 19-6）。这三种成像技术都可以鉴别血凝块和肿瘤与非透光结石。此外，CT 和 MRI 可以同时检查腹部和腹膜后结构的局部（淋巴结）或远处转移征象。

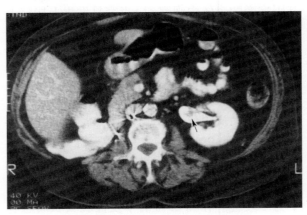

▲ 图 19-6　CT 显示肾盂肿瘤的存在（箭头）

D. 肾盂输尿管镜检查

使用硬性和软性肾盂输尿管镜可以直接观察上尿路异常（图 19-7）。此外，肾盂输尿管镜（以及结构相似但更大的肾镜）可直接经皮进入肾盏和肾盂，但存在经皮通道种植肿瘤的可能。输尿管镜检查的适应证包括评估上尿路内的充盈缺损，以及细胞学检查结果阳性或在没有充盈缺损的情况下发现单侧肉眼血尿。输尿管镜检查也用于行保肾的输尿管或肾盂肿瘤切除术患者的术后监测。内镜下可以进行观察、活检，有时还可以进行肿瘤完全切除、电灼或激光汽化。对尿细胞学阳性和上尿路充盈缺损的患者进行输尿管镜活检以明确诊断并不总是必需的，因为这些患者基本确诊为上尿路肿瘤，可直接考虑进行肾输尿管切除术。然而，首次输尿管镜活检术所致的任何延迟似乎都不会危及患者的后续生存。输尿管镜观察及活检是十分精确的，可以识别大多数患者的上尿路肿瘤。肿瘤的诊断在 90% 以上的患者中都可以明确，在 80% 以上的情况下可以进行肿瘤分级。在输尿管镜活检标本中很难获得固有层或肌层组织，限制了对肿瘤的分级。在 78% 的病例中，由肿瘤活检确定的分级与肾输尿管切除术标本的分级相关。活检往往低估 22% 患者的肿瘤分级和 45%Ta 期肿瘤的分期。输尿管近端肿瘤的活检和多点活检可以使输尿管肿瘤的分期和分级更可靠。

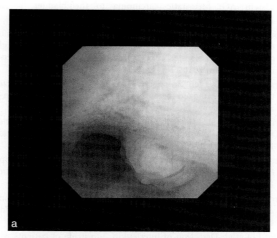

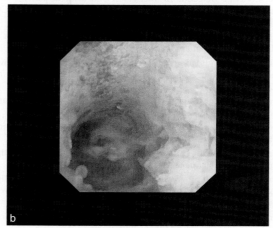

▲ 图 19-7　肾盂输尿管镜发现肿瘤
a：输尿管广基肿瘤。b：乳头状肿瘤

▶治疗

　　肾盂和输尿管肿瘤的治疗应根据肿瘤分级、分期、位置和多灶性。治疗前应先评估肾功能和肾脏解剖结构。这两种肿瘤的标准治疗方法是肾输尿管切除术加膀胱袖状切除术，因为同侧集合系统内可能有多灶性疾病。这种手术可以使用开放或腹腔镜方法进行。当对输尿管近端或肾盂癌进行手术时，需要切除整个远端输尿管和一部分膀胱，以避免在这些部位复发。如果近端输尿管没有发现肿瘤性病灶，远端输尿管肿瘤可以通过远端输尿管切除术和输尿管膀胱再植术进行治疗。

　　采用内镜下切除的更加保守的手术指征为局部单发、小体积低级别的肿瘤。在某些情况下，可以通过切除和 / 或激光电灼治疗多发性低级别的肿瘤。保留肾脏手术的绝对适应证包括孤立肾的集合系统肿瘤、双侧上尿路上皮瘤或有两个肾脏但肾功能不全的患者。双肾功能正常的患者中，仅应考虑对低级别和非浸润性肿瘤进行内镜切除术。必须认识到，内镜检查可能没有完全查明肿瘤的浸润程度，因此可能低估一些肿瘤的分期。目前内镜下切除、电灼或汽化的经验表明，该手术在适当选择的患者中是安全的。然而，15%~80%接受开放或内镜切除治疗的患者出现了复发。通过灌注免疫治疗剂如卡介苗或化疗剂如丝裂霉素 C 可以避免复发。这些药物可以通过单 J 或双 J 输尿管导管输送到上尿路。如果患者接受非手术治疗，建议随访应包括常规内镜监测，因为仅靠影像学检查可能不足以检测到复发。

　　放疗在上尿路癌症中的作用有限。尽管有争议，但一些研究人员认为术后放疗可以降低深度浸润癌患者的复发率并提高生存率。如同转移性膀胱癌患者，患有转移性上尿路 TCC 的患者应接受基于顺铂的化疗方案。最近有证据表明，侵袭性上尿路肿瘤患者的新辅助化疗耐受性更好，有更高的应答率，因为它是在肾功能更正常的情况下进行的。这种疗法还可以提高浸润性上尿路肿瘤患者的生存率。而辅助化疗似乎不能显著提高上尿路肿瘤患者的生存率。

（陈金波　翻译　祖雄兵　审校）

参考文献

膀胱癌

Akcetin Z et al: Radiochemotherapy after transurethral resection is an effective treatment method in T1G3 bladder cancer. Anticancer Res 2005;25:1623.

American Joint Committee on Cancer: Cancer Staging Manual. Lippincott, 1997.

Au J et al: Methods to improve efficacy of intravesical mitomycin C: Results of a randomized phase III trial. J Natl Cancer Inst 2001;93:597.

Babjuk M et al: EAU guidelines on non-muscle-invasive urothelial carcinoma of the bladder: Update 2013. Eur Urol 2013;64:639–653.

Balar AV et al: Atezolizumab as first-line treatment in cisplatin-ineligible patients with locally advanced and metastatic urothelial carcinoma: A single-arm, multicentre, phase 2 trial. Lancet. 2017;389(10064):67–76.

Barlow L et al: A single-institution experience with induction and maintenance intravesical docetaxel in the management of non-muscle-invasive bladder cancer refractory to bacille Calmette-Guérin therapy. BJU Int 2009;104:1098.

Belldegrun A et al: Superficial bladder cancer: The role of interferon-alpha. J Urol 1998;159:1793.

Berger GL et al: Lack of value of routine preoperative bone and liver scans in cystectomy candidates. J Urol 1981;125:637.

Block CE et al: Cutaneous metastases from transitional cell carcinoma of the bladder. Urology 2006;67:846.

Bohle A et al: Intravesical bacillus Calmette-Guerin versus mitomycin C for superficial bladder cancer: A formal meta-analysis of comparative studies on recurrence and toxicity. J Urol 2003;169:90.

Bohle A et al: Single postoperative instillation of gemcitabine in patients with non-muscle invasive transitional cell carcinoma of the bladder: A randomised, double-blind, placebo controlled phase III multicentre study. Eur Urol 2009;56:495.

Breyer BN et al: Sequential intravesical gemcitabine and mitomycin C chemotherapy regimen in patients with non-muscle invasive bladder cancer. Urol Oncol 2010;28:510–514.

Cancer Genome Atlas Research Network: Comprehensive molecular characterization of urothelial bladder carcinoma. Nature 2014;507:315–322.

Catalona WJ, Ratliff TL: Bacillus Calmette-Guérin and superficial bladder cancer. Surg Annu 1990;22:363.

Chang SS et al: Diagnosis and Treatment of Non-Muscle Invasive Bladder Cancer: AUA/SUO Guideline. J Urol 2016; 196:1021–1029.

Choi W et al: Identification of distinct basal and luminal subtypes of muscle-invasive bladder cancer with different sensitivities to frontline chemotherapy. Cancer Cell 2014;25:152–165.

Choong NW et al: Small cell carcinoma of the urinary bladder. The Mayo Clinic experience. Cancer 2005;103:1172.

Cookson MS, Sarosdy M: Management of stage T1 bladder cancer with intravesical bacillus Calmette-Guérin therapy. J Urol 1992;148:797.

Cookson MS et al: The treated natural history of high-risk superficial bladder cancer: 15-year outcome. J Urol 1997;158:62.

Dalbagni G et al: Genetic alterations in tp53 in recurrent urothelial cancer: A longitudinal study. Clin Cancer Res 2001;7:2797.

Dalbagni G et al: Phase II trial of intravesical gemcitabine in bacilli Calmette-Guérin refractory transitional cell carcinoma of the bladder. J Clin Oncol 2006;24:2729.

David KA et al: Surveillance of urothelial carcinoma: Stage and grade migration, 1993–2005 and survival trends, 1993–2000. Cancer 2009;115:1435.

Davis JW et al: Superficial bladder carcinoma treated with bacillus Calmette-Guerin: Progression-free and disease specific survival with minimum 10 year follow up. J Urol 2002;167:494.

Davis R et al: American Urological Association. Diagnosis, evaluation and follow-up of asymptomatic microhematuria (AMH) in adults: AUA guideline. J Urol 2012;188:2473–2481.

Dutta SC et al: Clinical under staging of high risk nonmuscle invasive urothelial carcinoma treated with radical cystectomy. J Urol 2001;166:490.

El-Bolkainy MN et al: The impact of schistosomiasis on the pathology of bladder carcinoma. Cancer 1981;48:2643.

Elcock M, Morgan RW: Update on artificial sweeteners and bladder cancer. Regul Toxicol Pharmacol 1993;17:35.

Epstein JI et al: The World Health Organization/International Society of Urological Pathology consensus classification of urothelial (transitional cell) neoplasms of the urinary bladder. Am J Surg Pathol 1998;22:1435.

Fagbemi S, Stadler W: New chemotherapy regimens for advanced bladder cancer. Semin Urol Oncol 1998;16:23.

Fairchild WV et al: The incidence of bladder cancer after cyclophosphamide therapy. J Urol 1979;122:163.

Fernandez-Gomez J et al: Predicting non-muscle invasive bladder cancer recurrence and progression in patients treated with Bacillus Calmette-Guerin: The CUETO scoring model. J Urol 2009;182: 2195–2203.

Franks ME et al: Hepatocellular carcinoma metastatic to the bladder after liver transplantation. J Urol 1999;162:799.

Frazier HA et al: The value of pathologic factors in predicting cancer-specific survival among patients treated with radical cystectomy for transitional cell carcinoma of the bladder and prostate. Cancer 1993;71:3993.

Freiha F et al: A randomized trial of radical cystectomy versus radical cystectomy plus cisplatin, vinblastine, and methotrexate chemotherapy for muscle invasive bladder cancer. J Urol 1996;155: 495.

Goldstein AG: Metastatic carcinoma to the bladder. J Urol 1967;98:209.

Gontero P et al: The impact of re-transurethral resection on clinical outcomes in a large multicentre cohort of patients with T1 high-grade/Grade 3 bladder cancer treated with bacille Calmette-Guérin. BJU Int 2016;118:44–52.

Gray Sears CL et al: Prospective comparison of computerized tomography and excretory urography in the initial evaluation of asymptomatic microhematuria. J Urol 2002;168:2457.

Grimm MO et al: Effect of routine repeat transurethral resection for superficial bladder cancer: A long-term observational study. J Urol 2003;170:433.

Grossfeld GD et al: Evaluation of asymptomatic microscopic hematuria in adults (Part II): American Urological Association Best Practice Policy. Urology 2001;57:604.

Grossman HB et al: Neoadjuvant chemotherapy plus cystectomy compared with cystectomy alone for locally advanced bladder cancer. New Engl J Med 2003;349:859.

Haaf EO et al: Detection of interleukin 2 in urine of patients with superficial bladder tumors after treatment with intravesical BCG. J Urol 1986;136:970.

Haleblian GE et al: Hydronephrosis as a prognostic indicator in bladder cancer patients. J Urol 1998;160:2011.

Hall CG et al: Guideline for the management of nonmuscle invasive bladder cancer (stage Ta, T1, and Tis): 2007 update. J Urol 2007;178:2314.

Heney NM et al: Superficial bladder cancer: Progression and recurrence. J Urol 1983;130:1083.

Herr HW: Progression of stage T1 bladder tumors after intravesical bacillus Calmette-Guérin. J Urol 1991;145:40.

Herr HW: The value of a second transurethral resection in evaluating patients with bladder tumors. J Urol 1999;162:74.

Herr HW: Tumor progression and survival of patients with high grade, noninvasive papillary (TaG3) bladder tumors: 15-year outcome. J Urol 2000;163:60.

Herr HW: Transurethral resection of muscle-invasive bladder cancer: 10-year outcome. J Clin Oncol 2001;19:89.

Herr HW: Restaging transurethral resection of high risk superficial bladder cancer improves the initial response to bacillus Calmette-Guerin therapy. J Urol 2005;174:2134.

Herr HW, Sogani PC: Does early cystectomy improve the survival of patients with high risk superficial bladder tumors? J Urol 2001;166:1296.

Herr HW et al: Experience with intravesical bacillus Calmette-Guérin therapy of superficial bladder tumors. Urology 1985;25:119.

Herr HW et al: An overview of intravesical therapy for superficial bladder tumors. J Urol 1987;138:1363.

Herr HW et al: Superficial bladder cancer treated with bacillus Calmette-Guérin: A multivariate analysis of factors affecting tumor progression. J Urol 1989;141:22.

Herr HW et al: Intravesical bacillus Calmette-Guerin therapy prevents tumor progression and death from superficial bladder cancer: Ten-year follow-up of a prospective randomized trial. J Clin Oncol 1995;13:1404.

Herr HW et al: Can p53 help select patients with invasive bladder cancer for bladder preservation? J Urol 1999;161:20.

Hicks RM: Promotion in bladder cancer. Carcinogenesis 1982;7:139.

Holmang S, Johansson SL: Stage Ta–T1 bladder cancer: The relationship between findings at first follow up cystoscopy and subsequent recurrence and progression. J Urol 2002;167:1634.

Holzbeierlein J et al: Partial cystectomy: A contemporary review of the Memorial Sloan-Kettering Cancer Center experience and recommendations for patient selection. J Urol 2004;172:878.

Humphrey PA et al: The 2016 WHO classification of tumors of the urinary system and male genital organs: Part B: Prostate and bladder tumors. Eur Urol 2016;70:106–119.

International Collaboration of Trialists, Griffiths G et al: International phase III trial assessing neoadjuvant cisplatin, methotrexate, and vinblastine chemotherapy for muscle-invasive bladder cancer: Long-term results of the BA06 30894 trial. J Clin Oncol 2011; 29:2171–2177.

Iselin C et al: Does prostate transitional cell carcinoma preclude orthotopic bladder reconstruction after radical cystoprostatectomy for bladder cancer? J Urol 1997;158:2123.

Jakse G et al: Combination of chemotherapy and irradiation for non-resectable bladder carcinoma. World J Urol 1985;3:121.

Jebar AH et al: FGFR3 and Ras gene mutations are mutually exclusive genetic events in urothelial cell carcinoma. Oncogene 2005;24:5218.

Jocham D et al: Improved detection and treatment of bladder cancer using hexaminolevulinate imaging: A prospective, phase III multicenter study. J Urol 2005;174:862.

Kibel AS et al: Prospective study of [18F] fluorodeoxyglucose positron emission tomography/computed tomography for staging of muscle-invasive bladder carcinoma. J Clin Oncol 2009;27:4314.

Knowles MA: Role of FGFR3 in urothelial carcinoma: Biomarker and potential therapeutic target. World J Urol 2007;25:581.

Konety BR, Getzenberg RH: Urine based markers of urological malignancy. J Urol 2001;165:600.

Konety BR, Joslyn SA, O'Donnell MA. Extent of pelvic lymph-adenectomy and its impact on outcome in patients diagnosed with bladder cancer: analysis of data from the Surveillance, Epidemiology and End Results Program data base. J Urol. 2003 Mar;169(3):946–50.

Kowalkowski TS, Lamm DL: Intravesical chemotherapy of superficial bladder cancer. In: Resnick M (ed): Current Trends in Urology. Williams & Wilkins, Philadelphia, 1988.

Lamm DL: Bacillus Calmette-Guérin immunotherapy for bladder cancer. J Urol 1985;134:40.

Lamm DL: Complications of bacillus Calmette-Guérin immunotherapy. Urol Clin North Am 1992;19:565.

Lamm DL et al: A randomized trial of intravesical doxorubicin and immunotherapy with bacillus Calmette-Guérin for transitional cell carcinoma of the bladder. New Engl J Med 1991;325:1205.

Lamm DL et al: Maintenance bacillus Calmette-Guérin immunotherapy for recurrent Ta, T1 and carcinoma in situ transitional cell carcinoma of the bladder: A randomized Southwest Oncology Group study. J Urol 2000;163:1124.

Logothetis CJ et al: Adjuvant cyclophosphamide, doxorubicin, and cisplatin chemotherapy for bladder cancer: An update. J Clin Oncol 1988;6:1590.

Loidl W et al: Flexible cystoscopy assisted by hexaminolevulinate induced fluorescence: A new approach for bladder cancer detection and surveillance? Eur Urol 2005;47:323.

Lotan Y et al: Lymphovascular invasion is independently associated with overall survival, cause-specific survival, and local and distant recurrence in patients with negative lymph nodes at radical cystectomy. J Clin Oncol 2005;23:6533.

Lotan Y et al: Modeling cost-effectiveness of a biomarker-based approach to neoadjuvant chemotherapy for muscle-invasive bladder cancer. BJU Int 2018;31 (doi: 10.1111/bju.14220. [Epub ahead of print] PubMed). [PMID: 29603871]

Lutzeyer W et al: Prognostic parameters in superficial bladder cancer: An analysis of 315 cases. J Urol 1982;127:250.

Mak RH et al: Long-term outcomes in patients with muscle-invasive bladder cancer after selective bladder-preserving combined-modality therapy: A pooled analysis of Radiation Therapy Oncology Group protocols 8802, 8903, 9506, 9706, 9906, and 0233. J Clin Oncol 2014;32:3801–3809.

Massari F et al: Immune checkpoint inhibitors for metastatic bladder cancer. Cancer Treat Rev 2018;64:11–20.

Matanoski GM, Elliott EA: Bladder cancer epidemiology. Epidemiol Rev 1981;3:203.

May F et al: Significance of random bladder biopsies in superficial bladder cancer. Eur Urol 2003;44:47.

Miyao N et al: Role of chromosome 9 in human bladder cancer. Cancer Res 1993;53:4066.

Morris S et al: Superficial bladder cancer: How long should a tumor-free patient have check cystoscopies? Br J Urol 1995;75:193.

Naito S et al: CROES Narrow Band Imaging Global Study Group. The Clinical Research Office of the Endourological Society (CROES) Multicentre Randomised Trial of Narrow Band Imaging-Assisted Transurethral Resection of Bladder Tumour (TURBT) Versus Conventional White Light Imaging-Assisted TURBT in Primary Non-Muscle-invasive Bladder Cancer Patients: Trial Protocol and 1-year results. Eur Urol 2016;70:506–515.

Nepple KG et al: Bacillus Calmette-Guérin with or without inter-feron α-2b and megadose versus recommended daily allowance vitamins during induction and maintenance intravesical treatment of nonmuscle invasive bladder cancer. J Urol 2010;184:1915–1919.

O'Donnell MA et al: Interim results from a national multicenter phase II trial of combination bacillus Calmette-Guerin plus inter-feron alfa-2b for superficial bladder cancer. J Urol 2004;172:888.

Oddens J et al: Final results of an EORTC-GU cancers group randomized study of maintenance bacillus Calmette-Guérin in intermediate- and high-risk Ta, T1 papillary carcinoma of the urinary bladder: One-third dose versus full dose and 1 year versus 3 years of maintenance. Eur Urol 2013;63:462–472.

Oh KS et al: Combined-modality therapy with gemcitabine and radiation therapy as a bladder preservation strategy: Long-term results of a phase I trial. Int J Radiat Oncol Biol Phys 2009;74:511.

Olumi AF et al: Molecular analysis of human bladder cancer. Semin Urol 1990;8:270.

Oosterlinck W et al: A prospective European Organization for Research and Treatment of Cancer Genitourinary Group random-ized trial comparing transurethral resection followed by a single intravesical instillation of epirubicin or water in single stage Ta, T1 papillary carcinoma of the bladder. J Urol 1993;149:749.

Orsola A et al: Initial high-grade T1 urothelial cell carcinoma: Feasibility and prognostic significance of lamina propria invasion microstaging (T1a/b/c) in BCG-treated and BCG-non-treated patients. Eur Urol 2005;48:231.

Pearson BS, Raghaven D: First line intravenous cisplatin for deeply invasive bladder cancer: Update on 70 cases. Br J Urol 1985;57:690.

Plimack ER et al: Safety and activity of pembrolizumab in patients with locally advanced or metastatic urothelial cancer (KEYNOTE-012): A non-randomised, open-label, phase 1b study. Lancet Oncol 2017;18:212–220.

Ploussard G et al: Critical analysis of bladder sparing with trimodal therapy in muscle-invasive bladder cancer: A systematic review. Eur Urol 2014;66:120–137.

Powles T et al: MPDL3280A (anti-PD-L1) treatment leads to clini-cal activity in metastatic bladder cancer. Nature 2014;515(7528): 558–562.

Powles T et al: Atezolizumab versus chemotherapy in patients with platinum-treated locally advanced or metastatic urothelial carcinoma (IMvigor211): A multicentre, open-label, phase 3 ran-domised controlled trial. Lancet 2018;391(10122):748–757.

Quek ML et al: Radica cystectomy for primary neuroendocrine tumors of the bladder: The University of Southern California experience. J Urol 2005;174:93.

Quilty PM, Duncan W: Primary radical radiotherapy for T3 transi-tional cell cancer of the bladder: Analysis of survival and control. Int J Radiat Oncol Biol Phys 1986;12:853.

Robertson AG et al: Comprehensive molecular characterization of muscle invasive bladder cancer. Cancer Cell 2017;71:540–556.

Rodel C et al: Combined-modality treatment and selective organ preservation in invasive bladder cancer: Long-term results. J Clin Oncol 2002;20:3061.

Saint-Jacques N et al: Arsenic in drinking water and urinary tract cancers: A systematic review of 30 years of epidemiological evidence. Environ Health 2014;13:44.

Sarosdy M et al: Oral bropirimine immunotherapy of bladder carcinoma in situ after prior intravesical bacille Calmette-Guérin. Urology 1998;51:226.

Scher HI: Neoadjuvant therapy of invasive bladder tumors. In: Williams R, Carroll PR (eds): Treatment Perspectives in Urologic Oncology. Pergamon Press, New York, 1990.

Scher HI, Sternberg CN: Chemotherapy of urologic malignancies. Semin Urol 1985;3:239.

19

Scher HI et al: Neoadjuvant M-VAC (methotrexate, vinblastine, doxorubicin and cisplatin) effect on the primary bladder lesion. J Urol 1988;139:470.

Scher HI et al: Neoadjuvant chemotherapy for invasive bladder cancer: Experience with the M-VAC regimen. Br J Urol 1989;64:250.

Seiler R et al: Impact of molecular subtypes in muscle-invasive bladder cancer on predicting response and survival after neoadjuvant chemotherapy. Eur Urol 2017;72:544–554.

Serretta V et al: Urinary NMP22 for the detection of recurrence after transurethral resection of transitional cell carcinoma of the bladder: Experience in 137 patients. Urology 1998;52:793.

Sidransky D et al: Identification of p53 gene mutations in bladder cancers and urine samples. Science 1991;252:706.

Silverman DT et al: Bladder cancer. In: Schottenfeld D, Fraumeni JF Jr (eds): Cancer Epidemiology and Prevention. Oxford University Press, New York, 2006, pp. 1101–1127.

Skinner DG: Management of invasive bladder cancer: A meticulous lymph node dissection can make a difference. J Urol 1982;128:34.

Skinner DG et al: The role of adjuvant chemotherapy following cystectomy for invasive bladder cancer: A prospective comparative trial. J Urol 1991;145:459.

Skinner EG et al: SWOG S0353: Phase II trial of intravesical gemcitabine in patients with nonmuscle invasive bladder cancer and recurrence after 2 prior courses of intravesical bacillus Calmette-Guérin. J Urol 2013;190:1200–1204.

Soloway MS et al: Expectant management of small, recurrent, non-invasive papillary bladder tumors. J Urol 2003;170:438.

Solsona E et al: Feasibility of transurethral resection for muscle infiltrating carcinoma of the bladder: Long-term follow up of a prospective study. J Urol 1998;159:95.

Solsona E et al: Effectiveness of a single immediate mitomycin C instillation in patients with low risk superficial bladder cancer: Short and long-term follow up. J Urol 1999;161:1120.

Solsona E et al: The 3-month clinical response to intravesical therapy as a predictive factor for progression in patients with high risk superficial bladder cancer. J Urol 2000;164:685.

Soubra A et al: The diagnostic accuracy of 18F-fluorodeoxyglucose positron emission tomography and computed tomography in staging bladder cancer: a single-institution study and a systematic review with meta-analysis. World J Urol 2016;34:1229–1237.

Stein JP et al: Indications for lower urinary tract reconstruction in women after cystectomy for bladder cancer: A pathological review of female cystectomy specimens. J Urol 1995;154:1329.

Stein JP et al: Prospective pathologic analysis of female cystectomy specimens: Risk factors for orthotopic diversion in women. Urology 1998;51:951.

Stein JP et al: Radical cystectomy in the treatment of invasive bladder cancer: Long-term results in 1,054 patients. J Clin Oncol 2001;19:666.

Steinberg G et al: Efficacy and safety of valrubicin for the treatment of bacillus Calmette-Guérin refractory carcinoma in situ of the bladder. J Urol 2000;163:761.

Stenzl A et al: The risk of urethral tumors in female bladder cancer: Can the urethra be used for orthotopic reconstruction of the lower urinary tract? J Urol 1995;153(3 Pt 2):950.

Sternberg CN et al: M-VAC (methotrexate vinblastine doxorubicin and cisplatin) for advanced transitional cell carcinoma of the urothelium. J Urol 1988;139:461.

Sternberg IA et al: Intravesical gemcitabine for high risk, nonmuscle invasive bladder cancer after bacillus Calmette-Guérin treatment failure. J Urol 2013;190:1686.

Stockle M et al: Adjuvant polychemotherapy of nonorgan-confined bladder cancer after radical cystectomy revisited: Long-term results of a controlled prospective study and further clinical experience. J Urol 1995;153:47.

Stockle M et al: Advanced bladder cancer (stages pT3b, pT4a, pN1 and pN2): Improved survival after radical cystectomy and 3 adjuvant cycles of chemotherapy. Results of a controlled prospective trial. J Urol 1992;148:302.

Sylvester RJ et al: A single immediate postoperative instillation of chemotherapy decreases the risk of recurrence in patients with stage Ta T1 bladder cancer: A meta-analysis of published results of randomized clinical trials. J Urol 2004;171:2186.

Sylvester RJ et al: Bacillus Calmette-Guérin versus chemotherapy for the intravesical treatment of patients with carcinoma in situ of the bladder: A meta-analysis of the published results of randomized clinical trials. J Urol 2005;174:86.

Sylvester RJ et al: Predicting recurrence and progression in individual patients with stage Ta T1 bladder cancer using eortc risk tables: A combined analysis of 2596 patients from seven EORTC trials. Eur Urol 2006;49:466–477.

Tannock I et al: M-VAC (methotrexate vinblastine doxorubicin and cisplatin) chemotherapy for transitional cell carcinoma: The Princess Margaret Hospital experience. J Urol 1989;142:289.

Tolley D et al: Effect of mitomycin C on recurrence of newly diagnosed superficial bladder cancer: Interim report from the Medical Research Council Subgroup on Superficial Bladder Cancer. Br Med J 1988;296:1759.

Torti FM et al: Superficial bladder cancer: The primacy of grade in the development of invasive disease. J Clin Oncol 1987;5:125.

Trasher JB et al: Clinical variables which serve as predictors of cancer-specific survival among patients treated with radical cystectomy for transitional cell carcinoma of the bladder and prostate. Cancer 1994;73:1708.

Tsai YC et al: Allelic losses of chromosomes 9, 11, and 17 in human bladder cancer. Cancer Res 1990;50:44.

Valaer KN et al: Experience with sequential intravesical gemcitabine and docetaxel as salvage therapy for non-muscle invasive bladder cancer. Curr Urol Rep 2016;17:38.

van der Meijden A et al: Significance of bladder biopsies in Ta, T1 bladder tumors: A report from the EORTC Genito-Urinary Tract Cancer Cooperative Group. EORTC-GU Group Superficial Bladder Committee. Eur Urol 1999;35:267.

van der Meijden A et al: Maintenance bacillus Calmette-Guerin for Ta T1 bladder tumors is not associated with increased toxicity: Results from a European Organisation for Research and Treatment of Cancer Genito-Urinary Group Phase III Trial. Eur Urol 2003;44:429.

Vieweg J et al: Impact of primary stage on survival in patients with lymph node positive bladder cancer. J Urol 1999;161:72.

von der Maase H et al: Gemcitabine and cisplatin versus methotrexate, vinblastine, doxorubicin and cisplatin in advanced or metastatic bladder cancer: Results of a large, randomized, multinational, multicenter phase III study. J Clin Oncol 2000;17:3068.

Wolf H et al: Urothelial dysplasia concomitant with bladder tumours: A determinant for future new occurrences in patients treated by full course radiotherapy. Lancet 1985;I:1005.

Woo S et al: Diagnostic performance of MRI for prediction of muscle invasiveness of bladder cancer: A systematic review and meta analysis. Eur J Radiol 2017;95:46.

Yagoda A: Chemotherapy for advanced urothelial cancer. Semin Urol 1983;1:60.

Zabbo A, Montie JE: Management of the urethra in men undergoing radical cystectomy for bladder cancer. J Urol 1984;131:267.

Zargar H et al: Multicenter assessment of neoadjuvant chemotherapy for muscle-invasive bladder cancer. Eur Urol 2015; 67:241–249.

Zietman AL et al: Selective bladder conservation using transurethral re-section, chemotherapy, and radiation: Management and consequences of Ta, T1, and Tis recurrence within the retained bladder. Urology 2001;58:380.

输尿管癌和肾盂癌

Akkad T et al: Fluorescence in situ hybridization for detecting upper urinary tract tumors–a preliminary report. Urology 2007; 70:753.

American Joint Committee on Cancer: Cancer Staging Manual. Lippincott-Raven, Philadelphia, 1997.

Babaian RJ, Johnson DE: Primary carcinoma of the ureter. J Urol 1980;123:357.

Bagley DH, Grasso M: Uretersocopic laser treatment of upper urinary tract neoplasms. World J Urol 2010;28:143.

Bergman H et al: New roentgenologic signs of carcinoma of the ureter. Am J Roentgenol 1961;86:707?

Blute ML et al: Impact of endourology on diagnosis and management of upper urinary tract urothelial cancer. J Urol 1989;141:1298.

Boorjian S et al: Impact of delay to nephroureterectomy for patients undergoing ureteroscopic biopsy and laser tumor ablation of upper tract transitional cell carcinoma. Urology 2005;66:283.

Chen GL et al: Surveillance of upper tract transitional cell carcinoma: The role of ureteroscopy, retrograde pyelography, cytology and urinalysis. J Urol 2000;164:1901.

Crockett DG et al: Upper urinary tract carcinoma in Lynch syndrome cases. J Urol 2011;185:1627.

Dodd L et al: Endoscopic brush cytology of the upper urinary tract: Evaluation of its efficacy and potential limitations in diagnosis. Acta Cytol 1997;41:377.

Geerdsen J: Tumours of the renal pelvis and ureter: Symptomatology, diagnosis, treatment, and prognosis. Scand J Urol Nephrol 1979;13:287.

Gill WB et al: Retrograde brushing: A new technique for obtaining histologic and cytologic material from ureteral renal pelvic and renal caliceal lesions. J Urol 1973;109:573.

Grabstald H et al: Renal pelvic tumors. JAMA 1971;218:845.

Guarnizo E et al: Ureteroscopic biopsy of upper tract urothelial carcinoma improved diagnostic accuracy and histopathological considerations using a multi-biopsy approach. J Urol 2000;163:52.

Hall M et al: Prognostic factors, recurrence, and survival in transitional cell carcinoma of the upper urinary tract: A 30-year experience in 252 patients. Urology 1998;52:594.

Herr H: Long-term results of BCG therapy: Concern about upper tract tumors. Semin Urol Oncol 1998;16:13.

Jarrett TW et al: Laparoscopic nephroureterectomy for the treatment of transitional cell carcinoma of the upper urinary tract. Urology 2001;57:448.

Jensen OM et al: The Copenhagen case-control study of renal pelvis and ureter cancer: Role of analgesics. Int J Cancer 1989;44:965.

Keeley F et al: Ureteroscopic treatment and surveillance of upper urinary tract transitional cell carcinoma. J Urol 1997;157:1560.

Keeley FX, Bagley DH: Adjuvant mitomycin C following endoscopic treatment of upper tract transitional cell carcinoma. J Urol 1997;158:2074.

Keeley FX et al: Diagnostic accuracy of ureteroscopic biopsy in upper tract transitional cell carcinoma. J Urol 1997;157:33.

Landman J et al: Comparison of hand assisted and standard laparoscopic radical nephroureterectomy for the management of localized transitional cell carcinoma. J Urol 2002;167:2387.

Lane BR et al: Chronic kidney disease after nephroureterectomy for upper tract urothelial carcinoma and implications for the administration of perioperative chemotherapy. Cancer 2010;116:2967.

Mahoney JF et al: Analgesic abuse renal parenchymal disease and carcinoma of the kidney or ureter. Austral N Z J Med 1977;7:463.

Maier U et al: Organ-preserving surgery in patients with urothelial tumors of the upper urinary tract. Eur Urol 1990;18:197.

McCarron JP et al: Systematic mapping of nephrouretectomy specimens removed for urothelial cancer: Pathological findings and clinical correlations. J Urol 1982;128:243.

McCarron JP et al: Tumors of the renal pelvis and ureter: Current concepts and management. Semin Urol 1983;1:75.

Miyazaki J et al: Epidemiology of urothelial carcinoma. Int J Urol 2017;24:730–734.

Necchi A et al: Adjuvant chemotherapy after radical nephroureterectomy does not improve survival in patients with upper tract urothelial carcinoma: A joint study by the European Association of Urology-Young Academic Urologists and the Upper Tract Urothelial Carcinoma Collaboration. BJU Int 2018;121:252–259.

Oldbring J et al: Carcinoma of the renal pelvis and ureter following bladder carcinoma: Frequency risk factors and clinicopathological findings. J Urol 1989;141:1311.

Orihuela E, Smith AD: Percutaneous treatment of transitional cell carcinoma of the upper urinary tract. Urol Clin North Am 1988;15:425.

Patel A, Fuchs G: New techniques for the administration of topical adjuvant therapy after endoscopic ablation of upper urinary tract transitional cell carcinoma. J Urol 1998;159:71.

Porten S et al: Neoadjuvant chemotherapy improves survival of patients with upper tract urothelial carcinoma. Cancer 2014;120:1794–1799.

Reitelman C et al: Prognostic variables in patients with transitional cell carcinoma of the renal pelvis and proximal ureter. J Urol 1987;138:1144.

Ross RK et al: Analgesics, cigarette smoking, and other risk factors for cancer of the renal pelvis and ureter. Cancer Res 1989;49:1045.

Stoller M et al: Endoscopic management of upper tract urothelial tumors. Tech Urol 1997;3:152.

Strong DW et al: The ureteral stump after nephroureterectomy. J Urol 1976;115:654.

Studer UE et al: Percutaneous bacillus Calmette-Guérin perfusion of the upper urinary tract for carcinoma in situ. J Urol 1989;142: 975.

Zimmerman R et al: Utility of the Bard BTA test in detecting upper urinary tract transitional cell carcinoma. Urology 1998;51:956.

第20章 肾实质肿瘤

Anobel Y. Odisho,
Kirsten L. Greene

肾肿块

▶流行病学

2018年,美国诊断上尿路肾肿瘤的病例大约为65 340例,其中14 970人死于该病。占所有癌症病例的2%~3%(Siegel et al, 2018)。男性的发病率是女性的两倍。尽管肾细胞癌(renal cell carcinoma, RCC)的发病率在全球范围内呈上升趋势,越是发达国家发病率似乎越高,但在年龄标准化总体死亡率上似乎趋于稳定。实际上西欧/北欧、美国和澳大利亚的发病率有所下降(Znaor et al, 2015)。疾病总体发病率的增高主要还是由于影像学诊断的广泛应用。

▶临床表现

A. 症状和体征

经典的三大症状:肉眼血尿、腰痛和腹部包块,只在7%~10%的患者中出现,并且通常被认为是疾病的晚期表现。60%的RCC患者表现为肉眼血尿或显微镜下血尿。血尿的患者也应行膀胱镜检查以排除尿路上皮癌的可能。患者还可能出现呼吸困难、咳嗽和骨痛,这些是转移瘤继发的典型症状。然而,随着医学影像学在诊断中使用频率的增加,60%~70%的肾脏肿瘤是被偶然发现的(Herts et al, 2018; Novara et al, 2010)。

B. 副瘤综合征

RCC与一些副瘤综合征相关,包括红细胞增多症、血小板增多症、高钙血症、恶病质、发热、高血压和肝功能障碍等,这可能与RCC相关的血管内皮生长因子(vascular endothelial growth factor, VEGF)表达增多有关(Ding et al, 2013)。尽管10%~40%的RCC患者报告了这些表现,但由于发表偏倚,可能被高估了(Hegemann et al, 2018)。副瘤综合征与疾病分期提高无关,但应严格进行排除诊断(Kim et al, 2003)。

高钙血症是RCC中最常见的副瘤综合征,据报道在RCC患者中发生的比例高达13%(Kim et al, 2003)。高钙血症可能是由于甲状旁腺激素相关肽(PTHrP)的产生引起,该肽可模仿甲状旁腺激素的功能(Papworth et al, 2005; Goldner, 2016)。RCC被认为是副瘤综合征红细胞增多症最常见的原因,据报道在3%~10%的这种肿瘤患者中发生(Sufrin et al, 1989)。1961年,Stauffer描述了RCC无肝转移的可逆性肝功能障碍综合征(Stauffer, 1961)。肝功能异常包括碱性磷酸酶和胆红素升高、低白蛋白血症、凝血酶原时间延长和高γ球蛋白血症。Stauffer综合征常与发热、疲劳和体重减轻有关,肿瘤切除后症状可消退。报道的Stauffer综合征的发病率为3%~20%(Gold et al, 1996)。

C. 实验室检查

除了与各种RCC副瘤综合征相关的实验室异常外,还经常观察到贫血、镜下血尿和红细胞沉降率升高。大约30%的RCC患者会出现贫血。贫血通常不是继发于失血或溶血。患者血清铁和总铁结合力通常较低,犹如慢性病消耗性贫血。铁疗法通常无效。然而,手术切除肿瘤通常可纠正贫血。据报道 RCC 患者红细胞沉降率升高的发生率高达 75%。CRP 常随 RCC 发生而升高,因此可作为复发和预后指标(Karakiewicz et al, 2007; Steffens et al, 2012)。同时需要强调的是上述检验结果不是 RCC 特异性的。尿细胞学检查对 RCC 的诊断没有帮助,但在初诊时,特别是血尿患者,它可用于排除尿路上皮癌的可能。

▶影像学检查结果

　　虽然影像学检查方法可以帮助检测和诊断肾脏肿瘤(图 20-1~ 图 20-3),但高质量、多期增强成像(包括 CT 和 MRI)仍然是 RCC 诊断的金标准(Wang et al, 2018)。肾肿物的超声诊断在部分患者的囊性和实性肿物的鉴别和监测中起着重要作用。常规 PET 成像的用途有限,但放射性示踪剂在 PET-CT 中的使用是一个研究热点(Elahmadawy et al, 2018)。一些研究已经表明甲氧基异丁基异晴成像在鉴别嗜酸细胞瘤和 RCC 方面有一定价值,但这仍处于试验阶段(Gorin et al, 2016)。

A. 肾脏病变的影像学分类

　　复杂肾囊肿的 Bosniak 分类最初于 1986 年进行了报道,最近一次更新于 2005 年(表 20-1)(Israel and Bosniak, 2005; Bosniak, 1986; Muglia

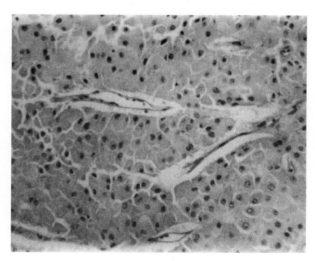

▲ 图 20-1　I 级(良性)的组织切片,肾嗜酸细胞瘤(原始放大倍数,×100)

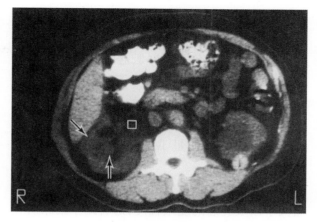

▲ 图 20-2　肾血管平滑肌脂肪瘤的 CT 影像(箭头)

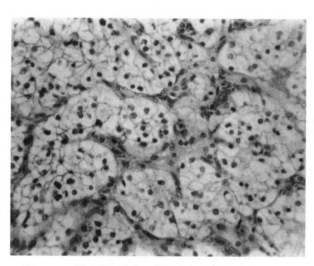

▲ 图 20-3　肾透明细胞癌显微切片(原始放大倍数,×125)

表 20-1　Bosniak 肾囊肿分类系统

Bosniak 分类	增强 CT 下肾囊肿特征	恶性肿瘤可能性 %
I	囊肿壁薄,均匀,囊性液符合水密度(0~20HU),肾实质清晰可见	<3
II	囊肿壁薄,一个或少数薄分隔,钙化灶,小于 3.0cm 的高密度囊肿(60~70HU)	0~18
IIF	多发分隔,或囊壁/分隔伴有结节状或不规则钙化,或≥3.0cm 仅可见 25% 囊壁的高密度囊肿	>18
III	厚壁囊性病变,不规则分隔,间隔、壁或囊肿内容物不均一;大的或不规则的结节,有明显的强化	33~50
IV	任何具有实性成分的囊性病变	>90

and Westphalen, 2014）。囊性病变分类的根据是囊肿壁厚、分隔、强化，结节、钙化和囊液密度。高级别囊肿分类与肾脏恶性肿瘤可能性增加相关。Bosniak Ⅰ-Ⅱ型病变不需要随访观察。Bosniak ⅡF 病变则需要在初始诊断的 6 个月时重新影像学评估。以后每年影像学评估 1 次，直至第 5 年。对 Bosniak Ⅲ-Ⅳ病变患者应建议积极监测或治疗。

对于实性肾脏病变，评分系统可以标准化肿瘤大小以及肿瘤的复杂程度，这有助于临床研究中的标准化比较。常见的 RENAL 肾脏切除评分和 PADUA 评分内容是基于肿瘤大小、外生或内生特性，集合系统毗邻关系，肾窦或肾门毗邻关系，相对于肾极线的位置，相对于肾冠状面的位置等（表 20-2）（Kutikov and Uzzo, 2009; Ficarra et al, 2009）。在两种评分系统中，得分越高手术越为复杂。

B. 超声检查

超声检查是一种无创的、相对不精确的检查方法，能够进一步临床确诊肾肿物。在区分单纯性囊肿和实性病变方面，其准确率约为 98%。超声检查对肾囊肿的诊断标准包括：边界清楚的肿块，内部无回声，能充分显示囊肿的后壁（图 20-4）。使用微泡而不是造影剂的增强超声可以更好地显示肾实质和肿瘤内部及周围的血流。这对于因严重过敏或慢性肾病而无法接受造影剂的患者非常有用（Bertolotto et al, 2018）。经 CT 或 MRI 初步诊断后，肾超声对复杂囊肿或实性肿块的监测也很有价值。

C. CT

典型的 RCC CT 表现为使用静脉注射造影剂后肿块的强化改变。总体而言，与正常肾实质相比，RCC 的 Hounsfield 单位（HU）总体密度降低，但在增强影像时，RCC 呈现出均匀或不均一的增强模式（>20HU 的增加）（图 20-5）（Wang et al, 2018）。CT 还可以识别肾脏肿块中的脂肪成分（<0HU），提示血管平滑肌脂肪瘤（angiomyolipomas, AML）（图 20-6）。除了确定原发病灶外，CT 还通过检测肾门、肾周间隙、肾静脉和下腔静脉、肾上腺、区域淋巴结和邻近器官等对肿瘤患者进行临床分期。胸部 CT 相对胸部 X

线检查可更加明确病变以及转移病灶。如有脑转移症状的患者应进行头部 CT 或 MRI 评估病情。在实施肾部分切除术时，术中超声检查也常用于确定肾肿块的范围和数量。

表 20-2　RENAL 和 PADUA 评分系统与肾脏手术的复杂性积分

RENAL 评分		PADUA 评分	
特征	评分	特征	评分
直径		大小	
≤4cm	1	≤4cm	1
4~7cm	2	>4~7cm	2
>7cm	3	>7cm	3
内生 / 外生		内生 / 外生	
≥50% 外生	1	≥50% 外生	1
<50% 外生	2	<50% 外生	2
完全内生	3	完全内生	3
集合系统 / 肾窦毗邻关系		肾窦	
≥7mm	1	未侵犯	1
4~7mm	2	侵犯	2
<4mm	3		
相对于肾极线位置		纵向位置	
极线上 / 极线下	1	上 / 下极	1
越过极线	2	中部	2
50% 的肿块跨越极线或跨越肾中线或肿块完全位于极线之间	3		
		集合系统	
		未侵犯	1
		侵犯	2
肾门毗邻关系	h	内 / 外侧	
		外侧	1
		内测	2
前 / 后	a/p	前 / 后	a/p

D. MRI

在 MRI 上，肾肿瘤在 T_1 加权相呈等信号至中度低信号，在 T_2 加权相呈典型的高信号。在

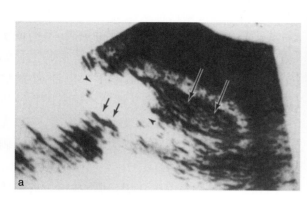
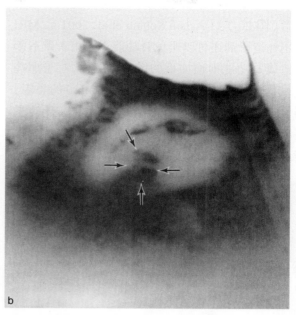

▲ 图 20-4　肾肿物超声

a：单纯性肾囊肿的超声图像显示肾实质（长箭头），囊肿壁（箭头）和囊肿后壁（短箭头）。b：肾脏实性肿块的超声图像（箭头）

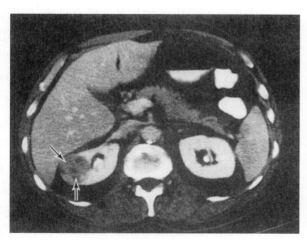

▲ 图 20-5　RCC（箭头）增强 CT

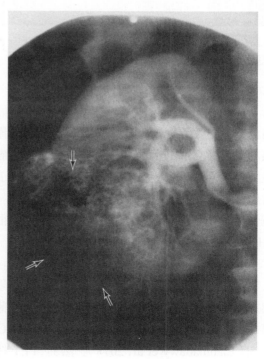

▲ 图 20-6　右肾血管造影显示典型的肾下极 RCC 中的新生血管（箭头）

显示肾脏肿瘤方面，MRI 通常与 CT 效率相当（Leveridge et al，2010）。它的主要优势在于评估鉴别肿瘤脂肪成分或肾静脉及腔静脉受累的癌栓患者（图 20-7）（Aslam Sohaib et al，2001）。MRI 使用钆造影剂还可以避免肾功能不全患者碘造影剂造成肾功能损伤加重的风险。然而，对于那些严重肾功能不全（估计 GFR<30ml/min）的患者，用钆造影剂可增加肾纤维化的风险。MRI 的主要缺点是成本高、检查持续时间长以及患者在检查过程中的不适。

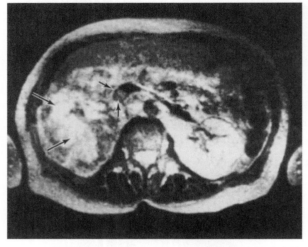

▲ 图 20-7　轴位 MRI（T₂）RCC（长箭头）伴腔静脉瘤栓（短箭头）

E. 放射性核素成像

放射性核素骨扫描对骨转移的检测是最准确的，但该技术是非特异性的，同时需要对骨扫描所见异常部位进行骨 X 线确认，以证实肿瘤相关典型的溶骨性病变的存在。对于肝功能正常的碱性磷酸酶升高患者，应考虑进行骨扫描。在碱性磷酸酶正常的情况下，骨转移的发生率很低（Henriksson et al，1992）。

F. PET 和靶向成像

这种技术基于系统测量在癌细胞中优先累积的放射性核素。最近的研究表明，氟脱氧 - 葡萄糖（FDG）-PET 的灵敏度不足，不适用于 RCC 的分期（Elahmadawy et al，2018）。然而，PET 扫描中替代使用放射性核素，如 11C- 胆碱和前列腺特异性膜抗原（prostatespecific membrane antigen，PSMA）靶向 ¹⁸F-DCFPylPET，显示出了在鉴别早期转移性 RCC 中的潜力（Nakanishi et al，

2018；Gorin et al，2017；Rowe et al，2015）。

▶**肾脏肿物活检**

肾脏肿物活检在患者风险分层和管理中的作用越来越被认为是肾肿瘤患者主动监测的重要组成部分。根据 2017 年美国泌尿学学会的局限性肾癌指南，如果肿物考虑有转移性的、血液病相关的、感染性或炎症等病因学的，都应该实施肿物活检。但对于无论如何都要接受干预治疗的年轻患者或高龄体虚不接受干预治疗的患者，不应该实施肿物活检（Campbell et al，2017）。肿物活检的适应证包括：需明确诊断的非手术患者，小肿瘤需主动监测的患者，影像学评估不确定肿物性质的患者。对于结果可能改变治疗的患者，应首先考虑活检。空芯针活检技术更敏感，比细针穿刺更具特异性，应是首选。

在一项大型系统综述中，初始活检后的总体阴性诊断率为 14.1%，80% 的患者通过重复活检得到了确诊（Patel et al，2016）。在目前的文献中不支持穿刺活检可增加肿瘤播散的风险。在所有接受肾肿物活检的患者中，约 8% 的患者可出现相关并发症，如血肿（5%）、疼痛（1%）、气胸（<1%）、肉眼血尿（<1%）和输血（罕见）（Patel et al，2016）。

▶**鉴别诊断**

当患者的临床表现与恶性转移性疾病相符，并同时发现肾脏肿物，RCC 的诊断将比较确切。大多数肾癌患者在评估血尿或腰部疼痛时发现肾脏肿块，或在影像学检查中偶然发现。RCC 的鉴别诊断包括其他肾实质病变。绝大多数肾肿物为单纯性肾囊肿。一旦肾囊肿被确诊，如果患者是无症状的，则无须额外的评估。疑似诊断或肿块内存在钙化灶的患者则需要 CT 进一步评估。在 CT 上，各种病理类型肾肿物均表现为实体肿块，良恶性病变的鉴别诊断往往比较困难。在恶性肿瘤的 CT 结果包括：集合系统充盈缺损，钙化灶存在，肾实质缺损，侵犯肾周脂肪和邻近脏器，异常腹主动脉旁占位或远处转移病灶出现。<7cm 肾肿瘤中良性病变的发生率高达 16%~20%（Snyder et al，2016；Duchene et al，2003）。>7cm 大小的肿

块很少是良性的。

结合临床表现,CT 可明确部分特征性病变。AML(含有大量脂肪成分)很容易通过典型的大量脂肪低密度区域识别。出现发热、腰痛、脓尿、白细胞增多等症状的患者应强烈怀疑肾脓肿,并应进行早期针吸和培养。其他肾脏良性肿物(除上述外)还包括肉芽肿性炎症和动静脉畸形。根据 CT 和临床表现,常见肾脏肿瘤还包括肾淋巴瘤(包括霍奇金病和非霍奇金病)、肾盂尿路上皮癌、肾上腺皮质癌和转移性肿瘤(原发灶最常见来自肺癌或乳腺癌)等。

肾细胞癌

▶流行病学

肾细胞癌(RCC)占成人恶性肿瘤的 2%~5%,占肾脏肿瘤的 70%(Siegel et al, 2018; Gansler et al, 2018)。在过去的几十年里,所有疾病阶段的 RCC 发病率都有所增加,但年龄标准化死亡率保持稳定(Znaor et al, 2015)。RCC 高发年龄为 60~70 岁,发病男女比例大致为 2∶1(Scelo 人, 2018)。

▶病因学

RCC 是一种与暴露因素和遗传因素相关的高度异质性疾病,其中包括代谢通路和缺氧相关通路的突变。男性、肥胖和年龄增长与 RCC 的发展密切相关(Lotan et al, 2016)。吸烟是通过流行病学病例对照和队列研究确定的与 RCC 相关的唯一风险因素(La Vecchia et al, 1990)。大多调查显示吸烟者罹患肾癌的风险增加了近两倍。大型前瞻性分析试验表明,吸烟史 >50 包 / 年的患者和不吸烟人群相比,发展为 RCC 的风险比为 1.88(Lotan et al, 2016)。一项回顾性荟萃分析显示,吸烟者发生 RCC 的相对风险为 1.45,具有吸烟史的相对风险为 1.21(Huntetal, 2005)。职业性暴露于石棉、有机溶剂和镉等毒素与 RCC 风险增加有关(Mandel et al, 2018)。

获得性囊性肾病定义为发生于肾衰竭终末期或透析患者的一类肾脏慢性进行性多发囊性疾病(Reichard et al, 1998)。流行病学风险评估揭示此类患者的 RCC 发病率高出一般人群 30 倍以上(Brennan et al, 2018)。文献报道表明,3%~9% 获得性囊性肾病患者发生 RCC(Gulanikar et al, 1998)。

▶病理学

RCC 起源于近端肾小管上皮,如电子显微镜所示和免疫组织化学分析所示(Wilkerson et al, 2014; 麦凯 et al, 1987)。研究表明,双肾发生肾癌的概率大致相同,并随机分布于肾脏的两极。RCC 起源于肾皮质,这导致 RCC 更倾向于外生性生长并侵犯肾周组织,特征性表现为肾脏外生性肿块。此特征有助于影像学诊断。大体上,RCC 因为富含脂质呈典型的橙黄色外观,尤其是在透明细胞型 RCC 中。RCC 没有真正的包膜,但由于生长可压缩肾实质、纤维组织和炎症细胞形成假包膜。

在组织学上,RCC 通常是一种混合性癌。含有透明细胞、颗粒细胞,偶尔还有肉瘤样细胞。RCC 亚型的分类是基于形态学和细胞遗传学特征。大多数 RCC 可划归为以下组织学亚型之一:透明细胞型、乳头状(嗜色)1 型和 2 型、透明细胞乳头状、嫌色型、集合管癌、肾髓质癌、易位性 RCC、神经内分泌和肉瘤样特征 RCC(Wilkersonetal, 2014)。良性肾肿瘤是乳头状腺瘤、肾嗜酸细胞瘤和后肾腺瘤。透明细胞呈圆形或多边形,具有丰富的细胞质,其中含有胆固醇、甘油三酯、糖原和脂质(图 20-3)。

乳头状(嗜色)型肾癌细胞含有较少的糖原和脂质,电镜显示颗粒状细胞质含有许多线粒体和细胞小体。嫌色型肾癌细胞包含大多边形细胞,具有明显的细胞边界和网状结构细胞质,可以用黑尔氏胶体进行弥散染色铁(Thoenes et al, 2018)。嗜酸细胞性 RCC 和嗜酸细胞瘤的胞质中往往充满线粒体,使其呈颗粒状外观。集合管癌细胞边界不规则,胞质嗜碱性,广泛发育不全,有可能侵犯血管,引起组织梗死。肉瘤样细胞呈梭形,呈片状或束状。后一种细胞类型很少以单纯形式出现,最常见的是透明细胞或乳头状细胞类型(或两者兼有)的组成部分。

▶家族性综合征

许多遗传性 RCC 已报道,这加深了我们对 RCC 相关的遗传学背景和分子通路的理解(Linehan and Ricketts, 2013)。von Hippel-Lindau 病是一种家族性癌症综合征,患者表现为透明细胞 RCC、中枢神经系统(CNS)血管瘤、视网膜吞噬细胞瘤和嗜铬细胞瘤。1993 年,Latif 等分离到 3p 染色体上的一个突变从而发现了 VHL 基因(Zbar et al, 1987; Latif et al, 1993)。VHL 基因突变在大约 75% 的 VHL 综合征的家庭和至少 50% 的散发性肾透明细胞癌患者中发现并检测到(Latif et al, 1993; Chen et al, 1995)。VHL 是一种肿瘤抑制基因,其产物结合泛素化酶隔离和降解缺氧诱导因子(HIF)。在 VHL 基因失活时,HIF 蓄积,导致代谢通路活化和新生血管生成增加。

遗传性乳头状 RCC 于 1994 年被首次报道,其特征是易发展为双侧多发性乳头状肾肿瘤(Zbaretal, 1994)。这被归因于 c-MET 基因的突变。c-MET 是一种酪氨酸激酶受体,介导增殖与细胞运动相关的细胞通路(Organ and Tsao, 2011; Schmitt et al, 1997)。与 VHL 综合征患者相比,主要的表现为肿瘤似乎局限于肾脏,表现为 1 型乳头状 RCC。

遗传性平滑肌瘤病是由富马酸水合物(FH)基因的突变引起的,该基因在三羧酸循环中催化富马酸转化为苹果酸。疾病发展为 2 型乳头状 RCC、皮肤平滑肌瘤和子宫平滑肌瘤(Toro et al, 2003; Zinn et al, 1986)。

琥珀酸脱氢酶肾癌(SDH-RCC)是由三个琥珀酸脱氢生成亚基 B、C 或 D 中的任何一个突变引起的。琥珀酸脱氢酶,也是三羧酸循环的一部分,催化琥珀酸转化为富马酸。疾病发展为透明细胞 RCC、嫌色 RCC、2 型乳头状 RCC 和嗜酸细胞瘤。

Birt-Hogg-Dubé 综合征是由 FLCN 基因突变引起,与嫌色透明细胞 RCC、杂交嗜酸细胞/嫌色瘤、自发性气胸、肺囊肿和皮肤纤维滤泡瘤等疾病相关(Toro et al, 1999; 尼克森 et al, 2002)。

结节性硬化症(由 TSC1/2 基因突变引起)与 AML、透明细胞 RCC、癫痫发作和发育迟缓相关(Bissler and Christopher Kingswood, 2018; Anonymous, 1993)。

▶发病机制

RCC 是一种血型播散性肿瘤,通常通过直接侵犯肾包膜进入肾周脂肪和邻近脏器结构或直接侵袭肾静脉。20%~25% 患者发病时已经有转移。最常见的远处转移部位是肺。同时,肝脏、骨(溶骨性)、同侧邻近淋巴结和肾上腺、大脑、对侧肾脏和皮下组织是疾病转移的常见部位。

▶肿瘤分期和分级

A. 肿瘤分期

分期的最终目标是选择合适的治疗方法并获取预后信息。完整的临床分期评估包括病史和体格检查、全血计数、血清生化学(肾功能和肝功能)、尿检、胸部 X 线(胸部 CT 检查)、腹部和骨盆 CT 或 MRI,如果患者有症状性骨疼痛或碱性磷酸酶升高,则进行放射性核素骨扫描(异常区域结合 X 线)。TNM 系统是目前对肿瘤受累程度进行分类最常用方法。RCC 的 TNM 分期系统已经进行了多次修订;最新版本是 2017 年版本(表 20-3)(Amin, 2017; Paner et al, 2018)。

表 20-3　TNM 分期系统

T	原发肿瘤
pTX	原发肿瘤无法评估
pT0	无原发肿瘤证据
pT1	肿瘤仅存在于肾脏中,最大直径小于等于 7cm
pT1a	肿瘤仅存在于肾脏中,最大直径小于等于 ≤4cm
pT1b	肿瘤仅存在于肾脏中,最大直径 >4cm 且 ≤7cm
pT2	肿瘤仅存在于肾脏中,最大直径 >7cm
pT2a	肿瘤仅存在于肾脏中,最大直径 >7cm 且 ≤10cm
pT2b	肿瘤仅存在于肾脏中,最大直径 >10cm
pT3	肿瘤延伸到大静脉或肾周组织,但不延伸到同侧肾上腺,也不超出 Gerota 筋膜

续表

T	原发肿瘤
pT3a	肿瘤延伸至肾静脉或其节段性分支，侵犯肾集合系统，或侵犯肾周和／或肾窦脂肪，但不超过 Gerota 筋膜
pT3b	肿瘤延伸至横膈肌下的腔静脉
pT3c	肿瘤向膈肌上方的腔静脉延伸或侵犯腔静脉壁
pT4	肿瘤侵犯超过 Gerota 筋膜（包括连续延伸到同侧肾上腺）
N	区域淋巴结
pNX	区域淋巴结不能被评估
pN0	无区域淋巴结转移
pN1	区域淋巴结转移
M	远处转移
pMx	不能对远处转移进行评估
pM0	无远处转移
pM1	远处转移

B. 肿瘤分级

曾经基于核大小、核不规则性和核仁突出度的四级 Fuhrman 分级系统被用来对 RCC 进行分级（Fuhrman et al, 1982）。最近，2016 年世界卫生组织和国际泌尿系统病理学会共识建议保持四级分层系统，但等级 1~3 依赖于核仁突出度（放大可以发现），4 是基于核多形性，肿瘤巨细胞和／或横纹肌样／肉瘤样分化（Delahunt et al, 2013；Moch et al, 2016）。值得注意的是，该分级系统仅适用于透明细胞癌和乳头状 RCC，因为它尚未在其他组织学亚型中得到验证。

▶ **局部疾病的治疗**

小 cT1a（<4cm）局限性 RCC 的治疗选择包括主动监测（肿块 <3cm）、手术切除（部分或根治性肾切除术）和经皮热消融术。治疗的选择是由肿瘤的大小／分期、位置、非受累性肾实质的保存、患者基础疾病、手术风险和患者偏好所决定的。对于大于 4cm 的肿块（cT1b 及以上），手术切除是标准的治疗方法。

A. 主动监测

小肾肿瘤，定义为 3cm 以下，是已知的低生长速度，低转移扩散率。对于长期随访的小肾肿瘤患者，生长速度为每年 1~2mm（Uzosike et al, 2018；McIntosh et al, 2018）。5 年后，大约 1/5 的患者可以安全地避免干预治疗。在一个 457 例患者平均 63 个月的随访研究中，只有 1 例患者发生了转移性疾病（McIntoshetal, 2018）。因此，AUA 指南推荐对有基础疾病的小肾肿瘤患者进行主动监测，原因是其他非肿瘤相关性死亡风险超过了治疗干预引起的死亡风险。监测方案包括完善基线横断面成像，随后每 6~8 个月进行一次肾脏超声检查。对于每年生长速度超过 5mm 或绝对大小大于 3cm 的患者，建议进行干预治疗（Camblell et al, 2017）。

B. 热消融

用于治疗小肾肿瘤（<3cm）消融技术包括：冷冻消融、射频消融（radiofrequency ablation, RFA）和微波消融（Shin et al, 2016）。目前为止还没有头对头的临床研究数据推荐某一种消融治疗方式更具有优势，但是 AUA 指南推荐经皮消融术（Campbel et al, 2017）。虽然没有随机临床数据，但是比较肾部分切除术和消融术的回顾性研究表明，肾部分切除术患者具有较低的局部无复发发生存期（HR: 0.37, 95%CI: 0.15~0.89）。但在比较患者接受二次挽救性消融术治疗后，两组无复发发生存期无统计学差异（Pierorazio et al, 2016）。对于有明显基础疾病、肥胖、孤立肾或高龄的患者，热消融技术可被认为是一种有效的保留肾单位的治疗方法。

C. 手术切除

手术切除早期病变仍然是 RCC 患者治疗的金标准。根据肿瘤的分期选择适当的治疗方法，因此需要进行彻底的肿瘤分期评估。如果技术上可行，微创入路（腹腔镜或机器人辅助腹腔镜下部分肾切除术或根治性肾切除术）是首选。因为与开放入路相比，微创手术患者恢复时间更短。部分肾切除术的目的是在保证肿瘤切缘阴性的同时，尽量减少肾脏缺血时间，最大限度保留正常的肾实质。对于大的或复杂的肿瘤，或孤立肾手术，可采用开放入路。传统的根治性肾切除术需要整体切除肾脏及肾周筋膜（Gerota），包括同侧肾上腺、输尿管近端一半和肾血管横断区域的淋巴结

（图 20-8）。除非肾上腺直接被肿瘤侵犯或者明确有肿瘤转移灶，否则肾上腺应该予以保留。

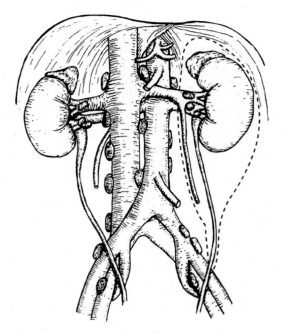

▲ 图 20-8　左侧根治性肾切除术的手术边界
虚线代表手术切除范围和 Gerota 筋膜

既往，18%~33% 接受根治性肾切除术合并淋巴结清扫的患者中发现了转移性疾病（Skinner，1983）。然而，随着影像学技术的进步、疾病进展和早期病变检测能力的发展，临床淋巴结阴性患者常规行淋巴结切除术的益处变得不再突出。EORTC 30 881 例 RCC 患者随机接受根治性肾切除术伴或不伴淋巴结切除术，只有 4% 的患者未发生淋巴结转移，两组患者在总生存期（overall survival, OS）、进展时间和无复发生存期方面无差异（Blom et al, 2009; Leibovich and Blute, 2008）。

当决定手术方式是根治性肾切除还是肾部分切除术时，主要目标是最大限度地提升肿瘤预后，以及保护肾功能和减少手术并发症。美国泌尿外科协会局部肾癌诊疗指南建议：cT1a 肾肿瘤、孤立肾、双侧肾肿瘤、家族性 RCC、合并慢性肾病和蛋白尿，以及年轻患者、多发肿瘤、合并对肾功能产生影响的严重并发症则优先实施肾部分切除术（Campbell et al, 2017）。根治性肾切除术应该考虑针对那些实施肾部分切除术难度较大且更具侵略性的肿瘤（建议参考临床分期和组织学分级），患者术前无慢性肾病健侧肾功能正常，且术后肾功能估计 GFR>45ml/min（Campbell et al, 2017）。

在一项前瞻性随机对照试验（EORTC 30904）中，针对 <5cm 的肾肿瘤患者，比较肾部分切除术和根治性肾切除术两种术式的临床差异。分析发现，根治性肾切除术患者的 OS 较长。然而进一步分析发现，当只关注 RCC 患者时，两种治疗方法的癌症特异性生存率没有差异（Van Poppel et al, 2011）。该研究由于临床获益较低被提前终止。在该试验中，由于大部分的肾部分切除术由低年资外科医生完成，因此被认为是可导致结果偏倚的潜在原因。对于更大直径的肿瘤，回顾性数据显示肾部分切除术和根治性肾切除术的肿瘤控制率相似。但这些数据必须考虑年龄和并发症造成的显著性选择偏倚（Crépel et al, 2010; Badalato et al, 2012; Meskawi et al, 2014; Hansen et al, 2012; Kopp et al, 2014; Long et al, 2012; Maddox et al, 2015; Joniau et al, 2009; Leibovich et al, 2004; Gershman et al, 2018）。在一项包含了 21 项回顾性研究和超过 11 000 例患者的荟萃分析中，与接受根治性肾切除术的患者相比，接受肾部分切除术的患者可能较年轻、肿瘤更小，肿瘤复发率更低、癌症特异性死亡率更低，以及全因死亡率更低（Mir et al, 2017）。

手术切缘阴性是肿瘤控制目标。肾部分术中应当保证切缘阴性的同时尽可能减少切除的正常肾脏实质。手术方式的不同导致手术切缘阴性的结果也不尽相同。一个大型回顾性分析发现开放性肾部分切除术的切缘阳性率为 4.9%，腹腔镜下肾部分切除术的切缘阳性率为 8.1%，机器人辅助腹腔镜下肾部分切除术切缘阳性率为 8.7%（Tabayoyong et al, 2015）。切缘阳性的患者肿瘤复发率高出阴性患者的 2 倍，但与复发部位无关（局部或远处）。分层分析发现在高风险肿瘤人群中，肿瘤复发与边缘阳性相关（Shah et al, 2016）。

肾部分切除的第二个目标是保护肾功能，尽可能保留未累及的肾实质。在这种背景下，慢性肾脏病（chronic kidney disease, CKD）的原因可以分为以下几大类：由既往疾病引起的 CKD，在手术过程中由于正常肾单位切除或损伤引起的 CKD，以及术后并发症引起的 CKD。在治疗过中,肾单位丢失可能是由于手术切除或肾动脉被夹住时引起的缺血损伤。

为了降低这些影响,则需要外科医生在手术中尽量保留正常肾实质行肾部分切除术的同时,尽可能减少肾动脉夹闭引起的肾脏缺血损伤。一般认为缺血时间小于 30 分钟被广泛接受并认可。但此种缺血时间的二分法可能过于简单(Mir et al,2018)。采用冷缺血技术的肾部分切除术(开放手术病例),无动脉夹闭零缺血,或超选肾动脉夹闭技术,和早期开放肾动脉夹闭等技术已经被报道。总的来说,在接受部分肾切除术的患者中,既往有内科基础病的患者肾功能每年下降约 5%,而在手术引起的 CKD 患者中,肾功能每年下降约 0.7%(Lane et al,2013)。

第三个目标是将患者围手术期的并发症发生率降到最低。肾部分切除术技术更复杂,围手术期并发症发生率更高。包括出血和尿漏,因此再入院率更高(Van Poppel et al,2011;Odisho et al,2018)。通过联合 RENAL 评分发现,肿瘤越复杂术后 30 日内严重术后并发症发生率越高,但在轻微术后并发症方面无差异(Simhan et al,2012)。综上,肾部分切除术患者获益应与这些术后的潜在风险进行利弊权衡。

术前肾动脉栓塞在过去被用作根治性肾切除术的一种辅助治疗手段。但由于没有明确证据表明术前栓塞可减少手术出血或加速手术进程。它的使用仅局限于肿瘤较大患者,或者手术过程中很难早期控制肾动脉的情况。此外,这项技术可能有助于失去手术机会的肿瘤患者缓解症状,如出血、腰痛或者副肿瘤综合征等。

在一项基于大规模人群的分析中,9% 的 RCC 患者有一定程度的下腔静脉受累(图 20-9)(Whitson et al,2013)。虽然瘤栓的出现代表了肿瘤晚期和更具有侵袭性的肿瘤生物学特性,但肿瘤一旦突破了肾静脉,瘤栓的范围似乎并不预示癌症特异性生存率的恶化(Whitson et al,2013;Wagner et al,2009)。切除腔静脉瘤栓的手术方法完全取决于瘤栓向心性延伸的高度。一般来说,瘤栓不会侵入腔静脉壁,因此可以在不切除腔静脉壁的情况下切除瘤栓。对于已经达到右心房水平的腔静脉瘤栓,通常手术中需要使用体外循环。

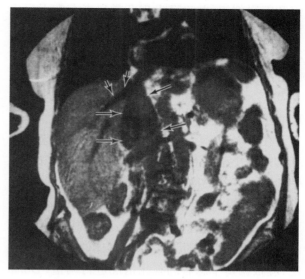

▲ 图 20-9　RCC 患者静脉瘤栓(长箭头)冠状位 MRI 像(T_1)瘤栓延伸至肝静脉入口(短箭头)

双侧 RCC 患者或孤立肾 RCC 患者的治疗方法与标准的根治性肾切除术不同。对于此类患者,根治性肾切除术显然会导致患者长期透析或接受肾移植手术。这些患者的分期基本上与前面概述的相同,但有一个显著的例外,即 MR 或 CT 血管造影可用于评估肾脏内肿瘤的范围和肾动脉解剖。替代根治性肾切除术的外科手术包括开放或腹腔镜 / 机器人部分肾切除术、离体部分肾切除术和多发病灶剜除术(Novick et al,1980)。考虑到 RCC 缺乏有效的辅助治疗手段,肿瘤切除不完全的风险,以及各种保留肾脏手术后的肿瘤复发的可能,保证切缘阴性的肾部分切除术仍然是首选的治疗方法。

D. 局部疾病的辅助治疗

虽然手术切除后的全身治疗在许多肿瘤学领域发挥着重要作用,但目前来自随机对照试验的临床数据并不支持其在 RCC 中的常规应用。在 ASSURE 研究中,患者在肾切除术后随机接受舒尼替尼、索拉非尼或安慰剂辅助治疗,无病生存期(disease-free survival, DFS)无差异(Haas et al,2016)。PROTECT 研究将患者随机分为帕唑帕尼组和安慰剂组,ATLAS 研究将患者随机分组为服用阿西替尼组和安慰剂组,两个研究均未发现患者有临床获益(Gross-Goupil et al,2018;Motzer et al,2017)。S-TRAC 研究将肾切除术后的高风险队列(pT3+)患者随机分为舒尼替尼组和安慰剂组,并确实发现此类患者存在无病生存期获益(6.8vs 5.6 年,*P*<0.03)(Ravaud et al,2016)。尽管目前存在相互矛盾的研究结果,但证据并不支持辅助治疗用于局部疾病的 RCC 术后患者。

E. 随访和监测

在确定治疗后,对局限性 RCC 患者的监测包括常规病史采集和定期体检、实验室评估和影像学检查。复查频率与疾病分期和治疗方式有关。美国泌尿外科学会指南建议所有患者在治疗后进行:常规病史采集和体格检查、血常规、血生化和尿常规分析(评估蛋白尿),但具体的频率没有规定,应根据每个患者的临床情况进行调整(Donat et al,2013)。所有患者都应每年进行一次胸部 X 线检查,为期 3 年。接受部分肾切除术的 pT1 肾肿瘤患者应在术后 3~12 个月和 3 年内每年进行某种形式的腹部影像学检查(CT、MRI 或 US)。而接受根治性肾切除术的患者则可选择在第一年以后进行额外的影像学检查。对于高风险肾肿瘤(pT2-T4),建议在术后 3~6 个月进行首次横断面影像学检查(CT,MRI),随后每 6 个月进行腹部影像学检查(CT,MRI,或 US)和胸部 X 线检查直至术后 3 年。之后再延长 2 年每年一次检查。长期肿瘤监测增加了肿瘤相关的治疗成本和辐射暴露,因此一些人基于肿瘤风险提出了一种更为细致化的监测方法,这可能为未来的治疗方案提供信息和参考(Lobo et al,2016;Stewart-Merrill et al,2015)。

▶扩散性疾病的治疗

20%~25% 的 RCC 患者会出现进展病变,而在局部病变患者中,大约 30% 会出现复发(Dabestani et al,2016;Speed et al,2017)。人们对肾脏肿瘤生物学特性的了解迅速增长,与之相匹配的是系统性治疗方案也随之增加。

在 2005 年之前,只有两种被批准的转移性肾癌治疗方法。从那时起,基于各种分子通路的 12 种新药物被陆续批准用于 RCC 的治疗。这些通路包括:VEGF 通路、西罗莫司靶蛋白(mTOR)通路和免疫检查点相关通路。这些药物被证实能显著延长转移性 RCC 患者的生存时间。

A. 风险分层

转移性 RCC 患者如何选择最合适的治疗方案取决于准确的风险分层。目前的风险分层模型主要依赖于病理组织学、患者临床表现和各种常见的实验室检验结果。但基于肿瘤分子和遗传学的更加准确的靶向治疗方法正在研究中(Graham et al,2018)。Memorial Sloan Kettering 癌症中心(MSKCC)的模型,以 2005 年以前接受免疫治疗的患者为基础,根据患者的体力状态,从最初诊断到开始全身治疗的时间、乳酸脱氢酶(lactate dehydrogenase,LDH)、血清钙和血红蛋白水平,将患者分为良好(无危险因素)、中等(一两个危险因素)和不良(三个或更多危险因素)三类(Motzer et al,2002)。患者的血红蛋白低于正常下限,血清钙浓度 >10mg/dl,血清乳酸脱氢酶(lactate dehydrogenase,LDH)浓度 >1.5 倍正常上限,Karnofsky 表现状态低于 80,从诊断到治疗时间 <1 年,以上 5 项每项阳性均可获得 1 分。国际转移性肾癌数据库联盟(IMDC)模型没有使用 LDH,而是增加了高于正常上限的中性粒细胞浓度和高于正常上限的血小板浓度。低风险的患者中位 OS 为 43 个月,中等风险的患者中位生存期为 23 个月,高风险的患者中位生存期为 8 个月(Heng et al,2009,2013)。

B. 转移性疾病的手术

1. 减瘤性肾切除术

根据随机临床试验的结果,根治肾切除术在晚期肾癌患者管理中的作用已被重新评估。以前认为,根治性肾切除术主要用于转移性疾病的姑息治疗,以处理伴有严重出血或持续疼痛等并发症的患者。在细胞因子时代(2005 年以前),有研究对肾切除术改善接受生物调节治疗患者预后的潜力进行了回顾性观察,同时也有研究对这种效果进行了前瞻性评估。两项随机临床试验(SWOG 8949 和 EORTC 30947)比较了晚期 RCC 肾切除术后联合干扰素治疗与单纯干扰素治疗(Mickish et al,2001;Flanigan et al,2001)两种治疗方案的临床疗效。两项研究都报道了接受手术联合 IFNα 治疗组比单独使用 IFNα 治疗组有生存优势,联合分析中位生存优势为 5.8 个月(Flanigan et al,2004)。这两项研究促使转移性

RCC 患者的治疗标准发生了改变,对于那些希望进行全身治疗的一般状态好的患者,在全身治疗之前,可先行肾切除术。

随着新的靶向治疗药物[抗 VEGF(anti-VEGF)酪氨酸激酶抑制剂(TKI)和 mTOR 抑制剂]的出现,在全身治疗之前减瘤性肾切除术的作用在 2004 年之后被重新认识。没有确切临床随机数据支持在这些患者中应当进行减瘤性肾切除术。2018 年发表的 CARMENA 试验数据将450 例中危和低危患者随机分为两组,分别接受减瘤性肾切除术联合舒尼替尼治疗和单独舒尼替尼治疗,结果发现舒尼替尼单独治疗的总生存率并不低于减瘤性肾切除术联合舒尼替尼治疗组(Méjean et al,2018)。现在,减瘤性肾切除术对低风险肾癌患者的益处尚不清楚,目前进行的一些试验可能会提供指导。

2. 转移瘤切除术

如果技术上可行,单发或寡转移 RCC 患者可以从完全转移灶切除术中获益。在一项荟萃分析中,包括近 2 300 名患者的 8 项研究中,接受完全转移灶切除术的患者平均存活时间为 37~142 个月,而接受不完全转移灶切除术的患者平均存活时间为 8~27 个月(Zaid et al,2017)。虽然这些发现可能与低转移负荷的患者更容易接受完全转移灶切除术有关,但在适当的患者中选择这一治疗方案似乎有临床获益。在确定要接受辅助治疗的患者中,即使是有限的不完全切除转移灶也能提高患者生存率,这进一步强调了减瘤手术对患者的潜在益处(Vogl et al,2006)。

一些随机试验表明,与只接受放疗的患者相比,同时接受手术切除和全脑放疗的单独脑转移患者的生存率有所提高,突出了手术切除单独脑转移灶的重要作用(Shuch et al,2008;Patchell et al,Vecht et al,1993)。

C. 靶向治疗

几种酪氨酸激酶抑制剂相关的抗血管生成药物和其他细胞周期激活剂的研发已经取得了重大进展。目前已有 9 种药物获得 FDA 批准,用于各种情况下的转移性 RCC 的治疗。*VHL* 是一种典型的肿瘤抑制基因:它与其他蛋白结合,调节缺氧诱导因子 α(HIFα)的降解。遗传性和散发性 RCC 都可能发生 *VHL* 基因突变,导致其基因产物丢失。这会导致 HIFα 水平升高,进而促进各种酪氨酸激酶的表达增加,如 VEGF、内皮源性生长因子(EDGFR)和血小板源性生长因子(PDGFR),从而促进血管生成。

贝伐珠单抗是一种单克隆抗体,可结合并灭活 VEGF。贝伐珠单抗已显示出对部分晚期肾癌患者治疗有效,并可以延缓疾病进展和改善生存(Yang et al,2003)。在比较干扰素与干扰素联合贝伐珠单抗治疗的随机试验中显示,在无进展生存期(progression-free survival,PFS)方面,干扰素联合贝伐珠单抗治疗具有优势(Escudier et al,2010;Rini et al,2010)。

酪氨酸激酶抑制剂(TKI)是小分子的口服药物,可以阻断酪氨酸激酶的作用,如索拉非尼、舒尼替尼、帕唑帕尼、阿昔替尼、卡博替尼和乐伐替尼目前已获得 FDA 批准。通过阻断酪氨酸激酶,这些药物抑制血管生成并导致肿瘤细胞死亡。在一线药物治疗中,舒尼替尼和帕唑帕尼被证实与干扰素或安慰剂相比,具有更高的疾病反应率和更长的疾病 PFS,显示可延长 5~6 个月的 PFS,但在 OS 方面患者获益较少(Motzer et al,2007,2009;Sternberg et al,2010,2013)。COMPARZ 试验显示,帕唑帕尼在 PFS 和 OS 方面不劣于舒尼替尼,但药物毒性更小(Motzer et al,2013)。随后,CABOSUN 试验将患者随机分配到卡博替尼或舒尼替尼治疗组。在接受卡博替尼治疗的患者中,PFS 更长(8.2 个月 vs 5.6 个月)(Choueiri et al,2917)。关于这些试验的一个重要提示是,大多数患者有透明细胞组织学并接受了肾切除术。TKI 通常耐受性良好,但可能会出现肝毒性、心血管事件、肿瘤溶解综合征、血栓事件、腹泻、疲劳、高血压、恶心、食欲差、腹痛、手足综合征、口腔炎和黏膜炎症等药物相关并发症(sininibaldi et al,2018)。

西罗莫司靶蛋白(mTOR)上调 HIF,因此 mTOR 抑制剂可下调 HIF 和其下游的 TKI。西罗莫司是 FDA 批准的第一个 mTOR 抑制剂,已被证实可以延长高风险肾癌或有多处转移的晚期肾癌患者的生存期(Hudes et al,2007)。Ⅲ期临床试验还证实西罗莫司同样对非透明细胞癌患者有效,这在 TKI 临床试验中较为罕见。依维莫司作为转移性透明细胞性 RCC 患者的二线治疗药物,被证实能够延长患者 PFS,因此随后获得 FDA 批准(Motzer et al, 2010)。mTOR 抑制剂可导致代谢异常,如高脂血症和高血糖,以及免疫抑制和非感染性肺炎(可危及生命)(sininibaldi et al, 2018)。

D. 免疫治疗

IFNα 和 IL-2 用于治疗转移性肾癌的早期获益显示出了 RCC 的生物学免疫特性。1983 年首次报道了使用部分纯化的重组人干扰素 α-2a 治疗肾癌的研究,随后又有使用重组人干扰素 γ 和重组干扰素 α(r-IFNα)治疗的报道。不同剂量和疗程的 r-IFNα 治疗晚期肾癌的总有效率为 10%~15%(Pastore et al, 2001)。一些大型随机临床研究未能证明 IFNα 与其他生物制剂相比具有治疗优势(Motzer et al, 2000)。重组人白介素 -2(IL-2),一种重组人白介素 -2,于 1976 年首次被发现。直到 2005 年,重组 IL-2 是 FDA 批准用于治疗晚期肾癌的唯一药物。重组 IL-2 用于临床是基于几项非随机临床试验,这些试验显示高剂量 IL-2 的总临床应答率在 15% 以内,完全临床应答率为 5%。IL-2 临床应答率的差异之大可能与患者的选择有关。Fyfe 及其同事报道了一项包含 255 例接受高剂量 IL-2 治疗的患者回顾性研究,发现东部合作肿瘤组(Eastern Cooperative Oncology Group, ECOG)评分为 0 是临床疗效的显著性预测指标(Fyfe et al, 1995)。随着 TKI 和免疫检查点抑制剂的出现,上述药物使用愈来愈少。

得益于对 PD-1/PD-L1 和 CTLA-4 相关细胞通路的了解,新型免疫治疗手段发展迅速,也因此对所有癌症的治疗产生了广泛的影响。以 PD-1 和 PD-L1 为靶点的单克隆抗体,通过促进 T 细胞活性,增强机体免疫功能以及抗肿瘤活性。研究发现可能由于 CTLA-4 在 T 细胞上过表达,从而下调了机体免疫应答。因此阻断 CTLA-4 可能下调调节性 T 细胞功能,从而提高抗肿瘤活性。CheckMate-214 临床试验评估了伊匹单抗(抗 CTLA-4 抗体)联合尼鲁单抗(抗 PD-1 抗体)与舒尼替尼单药治疗相比较,发现两组之间虽然在 PFS 方面没有差异,但免疫检查点抑制剂治疗组的患者表现出更长的总体生存期(HR 0.68,95%CI: 0.49~0.95)(Motzer et al, 2018)。

面对 2018 年以来所有可用于治疗转移性 RCC 的多种药物,在一线选择、序贯治疗、最佳联合治疗方案等问题上存在着重大争议和挑战。治疗序贯性也使得在临床试验中很难证明每个单独使用的药物对总体生存有利。还需要强调的是,靶向药物的许多临床效益并不是由肿瘤体积的缩小(反应率)来反映的,而是由延长肿瘤的控制时间(PFS 和预计 OS)来证明的。最后在决定对特定患者使用哪种全身治疗方案时,要综合考虑诸多因素。包括以下几方面:患者体力状态、组织病理学、转移部位和数量、给药模式、预期对每种药物的耐受性、药物给药次序、临床试验选择和患者偏好。

E. 放疗

放疗是转移性 RCC 患者姑息治疗的重要手段。尽管认为 RCC 是一种放疗抵抗的肿瘤,但据临床报道多达 2/3 的有脑、骨和肺转移的肾癌患者,在放疗后疾病相关症状得到了有效缓解(Onufrey and Mohiuddin, 1985)。

此外,有证据表明了远隔辐射效应,非照射部位的转移病灶在靶病灶放疗后也会明显缩小(Siva et al, 2017; DiBiase et al, 1997; Wang et al, 2017)。

良性肿瘤

随着 CT 和 MRI 的广泛使用,良性肾脏肿瘤被发现的概率越来越高。良性肾脏肿瘤包括嗜酸细胞瘤、AML、平滑肌瘤、脂肪瘤、血管瘤和肾球旁细胞瘤。

▶肾嗜酸细胞瘤

肾嗜酸细胞瘤是一种良性肾脏肿瘤,占肾脏肿瘤的 3%~5%,男性患者多于女性(Romis et al, 2004)。肾嗜酸细胞瘤通常被明确的纤维囊包裹。虽然肿瘤可侵犯淋巴脉管,但转移极其罕见。肿瘤切面通常为黄褐色或浅棕色,中央有星状瘢痕,典型 RCC 样坏死并不常见。嗜酸细胞瘤由带有细颗粒嗜酸性粒细胞质的大上皮细胞(嗜酸细胞）组成，可发生于各种人体脏器，包括肾上腺、唾液腺、甲状腺、甲状旁腺以及肾脏（Wobker and Williamson, 2017）。嗜酸细胞瘤通常是单发和单侧的，临床也可见一些双侧和多发嗜酸细胞瘤病例（嗜酸细胞增多症）的报道（Giunchi et al, 2016; Adamy et al, 2011）。

嗜酸细胞瘤也可与毛囊的良性肿瘤（纤维滤泡瘤）、结肠息肉/肿瘤和肺囊肿有关，这些临床表现被认为是 Birt-Hogg-Dubé 综合征的一部分（Toro et al, 1999）。家族性肾嗜酸细胞瘤综合征也有报道（Lang et al, 2015; Zhan et al, 2018）。这些患者可能与位于 17p 的编码一种名为 folliculin 蛋白的基因发生变异有关（Nickerson et al, 2002）。嗜酸细胞瘤因为缺乏典型的临床特征，因此其诊断主要依靠病理确诊。CT、US 和 MRI 均难显示出特异性表现。嗜酸细胞瘤在细针穿刺时也很难与嫌色性或嗜酸细胞性 RCC 相鉴别，主要是因为穿刺样本细胞数量有限，组织量不足以用于诊断。最近的一项泌尿生殖系统（genitourinary, GU）病理学家的调查报告显示，无法对近 1/3 的患者活检组织做出明确诊断（Williamson et al, 2017）。

▶AML（肾错构瘤）

AML 是肾脏的良性肿瘤，特点是包含三个主要组织成分：成熟脂肪细胞，平滑肌和血管。大体上肿瘤剖面表现为无包膜的黄灰色病变，肿瘤呈典型的圆形或者椭圆形。肾被膜可见局部抬高，肾实质表面呈现光滑或不规则的隆起物。在影像学上，由于肿块中存在脂肪细胞，通常可以通过 CT 或 MRI 确诊（Jinzaki et al, 2014）。肾 AML 可延伸至肾周或肾窦脂肪，可累及局部淋巴和其他内脏器官（Minja et al, 2012）。相对于经典肾 AML，肾外 AML 在不同的内脏也可以发生，这并非肿瘤的转移性改变。同时恶性肾 AML 非常罕见（Zhan et al, 2018）。

45%~80% 的结节性硬化患者可见 AML，通常变现为无症状双侧病变（Aydin et al, 2009）。结节性硬化症是一种家族遗传性疾病，可出现脑、皮肤、周围神经、肾等多器官受累，临床特征是面部皮脂腺瘤、癫痫发作和智力发育迟缓

（Nickerson et al, 2002）。在非结节性硬化的患者中，肾 AML 可能是单侧的，且肿瘤大小往往比结节性硬化的肾 AML 更大。

肾 AML 的诊断随着超声和 CT 的广泛应用而不断发展。超声和 CT 是诊断脂肪病变的常用方法。超声图像上的脂肪显示为高回声。CT 显示脂肪密度为负值（-80~-20HU），这是肾脏 AML 的特征性表现（图 20-2）（Jinzaki et al, 2014）。MRI 可以用来识别脂肪成分病变，并作为 AML 确诊依据。MRI 在鉴别低脂性 AML（与常规 AML 相比，其脂肪含量要低得多）和其他肾脏实体病变方面优势明显（Kim et al, 2006）。

AML 的治疗历来与症状相关。在一项对 AML 患者的长期研究中，患者被分为肿瘤小于和大于 4cm 两组（Steiner et al, 1993）。研究者提出，单发病变且直径小于 4cm 的患者应每年进行 CT 或超声随访。患者无症状或轻度症状，病变直径 >4cm 的患者应该每半年进行一次检查。患有病变直径 >4cm 且有中度或重度症状（出血或者疼痛）应行保留肾单位手术治疗或肾动脉栓塞治疗。最近的研究表明，甚至 >8cmAML（AML），也可以等待观察并根据症状进行治疗。在接受观察的患者中，有 25%~30% 患者最终需要动脉栓塞、外科手术或 RFA 等治疗（Sooriakumaran et al, 2009）。免疫抑制剂西罗莫司（mTOR 抑制剂）对合并结节性硬化的 AML 或多发病灶的 AML 治疗有效（Bissler et al, 2008）。

▶其他罕见的良性肾肿瘤

其他几种良性肾脏肿瘤相当罕见，包括平滑肌瘤、血管瘤、脂肪瘤和肾球旁细胞瘤。除肾球旁肿瘤外，其他几种良性肿瘤临床特征不典型，术前难于诊断。因此，需要借助术后病理明确诊断。

平滑肌瘤在肾脏属于一种罕见类型的小肿瘤，通常出现在含有平滑肌的肾脏区域，包括肾包膜和肾盂。影像学特征包括，形状规则，在超声上呈低回声，平扫 CT 上呈轻度高密度改变，在 CT 增强后呈低密度灶（Derchi et al, 2008）。平滑肌瘤直径一般较小，并在手术后病理才可确诊。如果术前穿刺活检证实为平滑肌瘤，则可以通过观察进行非手术治疗（Romero et al, 2005）。

血管瘤是一种发生于肾脏的小血管肿瘤,在内脏器官发病率中仅次于肝脏。大约 12% 的病例出现单侧肾脏多发病变。双侧肾脏同时受累罕见。在排除其他疾病时,肾血管瘤偶尔也是血尿的病因。该病可通过 CT 血管成像、MR 血管成像或内镜直视下来确定(Lee et al, 2000)。如果出现血管瘤相关临床症状,通常可以通过内镜下电灼术或激光消融治疗(daneshman and Huffman, 2002)。

肾脂肪瘤是少见的来自肾包膜或肾周组织的成熟脂肪细胞沉积。肿瘤细胞没有明显的核分裂象。它主要见于中年女性,由于脂肪的特征性 CT 变现,很容易在 CT 影像学检查中被发现。

乳头状腺瘤经常在肾切除术标本中偶然被发现,更常发现于罹患乳头状 RCC 而非透明细胞癌的患者。它们的免疫组化与乳头状 RCC 相似,这可能代表了乳头状 RCC 的连续演变过程(Wang et al, 2007)。

肾球旁细胞瘤在所有罕见肾良性肿瘤中最具临床意义。因为肾球旁细胞瘤引起的高血压可通过手术治愈。这是一种非常罕见的病变,目前报道不足 100 例,遗传信息显示该病可能有特征性的染色体改变(Brandal et al, 2005)。这种肿瘤多发于年轻人,多见于二三十岁的女性,并且肿瘤恶性改变极少。肿瘤起源于肾脏球旁器中肾小球输入小动脉的特化平滑肌细胞或周细胞,可见含有肾素分泌颗粒。肿瘤通常有包膜位于皮质区域。肾球旁细胞瘤的典型症状包括:高血压、低血钾、高醛固酮和肾素(Dong et al, 2010)。一些不典型病例可能只表现高血压,甚至无任何临床表现。该病可经通过肾静脉取血检测肾素浓度辅助确诊。在手术治疗方面,虽然过去建议肾切除术,但也有几篇报道指出部分肾切除术同样有效(Haab et al, 1995)。

肾母细胞瘤

肾母细胞瘤(Wilms tumor)也称为 Wilms 瘤,是最常见的儿童实性肾肿瘤,大约占儿童恶性肿瘤的 5%。每年大约有 650 个新发病例。3 岁以下是该病高发年龄,且发病率无性别差异。在世界范围内,该病的好发年龄和性别分布类似。

肿瘤通常发现于单侧肾脏,且两侧肾脏发病率相似。5% 的病例累及双侧肾脏。

肾母细胞瘤变现为家族性和非家族性两种形式。美国肾母细胞瘤研究小组(NWTS)统计发现大约 1% 的病例属于家族性肾母细胞瘤(Breslow and Beckwith, 1982)。尽管肾母细胞瘤是一种相对罕见的肿瘤,但它已成为肿瘤研究的一个非常重要的模型,并已成为肿瘤协作临床试验的典型。北美约 85% 的新发病例都被纳入了 NWTS 研究(Beckwith, 1997)。大约 10% 的肾母细胞瘤患者同时被诊断为先天性发育畸形。与肾母细胞瘤相关的常见疾病有 WAGR 综合征(肾母细胞瘤、无虹膜畸形、泌尿生殖器官畸形、智力发育迟缓)、过度生长综合征,如 Beckwith Wiedemann 综合征和孤立性偏侧增生,以及非过度生长性疾病,如孤立性无虹膜症和 18 三体综合征(Wiener et al, 1998)。4.5%~7.5% 的单侧肾母细胞瘤患者会出现尿道下裂、隐睾和肾融合等生殖泌尿系统异常,而高达 13.4% 的双侧肾母细胞瘤患者会出现此类异常(Breslow et al, 1993)。其中一些遗传综合征与 WT1 基因功能的改变有关,但其他基因的突变如 IGF1、H19 和 p57 基因也可能是潜在的病因(Beckwith-Wiedemann 综合征)。

▶病因学

1972 年,Knudson 和 Strong 提出了一个双打击假说,以解释有的肾母细胞瘤儿童发病年龄较早以及双侧发病合并家族病史的临床特殊表现。在这个假设中,散发性肾母细胞瘤的发病机制源于单个细胞的两个合子后突变。与之相反,家族性疾病是在一次合子前突变和随后发生合子后突变事件。对具有各种先天性畸形和杂合性缺失的肾母细胞瘤患者进行核型分析,有助于识别 11 号染色体短臂(11p13)上的一个区域(Riccardi et al, 1978)。这项工作最终发现了与肾母细胞瘤发展相关的位于染色体 11p13 区域的基因(WT1)(Epstein et al, 1994)。尽管该基因的改变与肾细胞瘤和泌尿生殖系统异常有关,但只有 5%~10% 的散发性肾母细胞瘤被证实存在 WT1 突变(Varanasi et al, 1994)。

▶发病机制和病理学

1990 年,Beckwith 及其同事提出了肾母细胞瘤前体病变的简化命名和分类,称为肾源性残留(NR)。肾源性残留又分为叶周型、叶内型。一种肾母细胞瘤病因学认为,持续存在的肾源性残留组织,一些组织发生休眠,一些组织退化和硬化,另一些组织呈不正常的增殖、发展为肾母细胞瘤(Beckwith,1997;Beckwith et al,1990)。典型的肾母细胞瘤由不同比例的肾母细胞、上皮细胞和基质细胞组成(图 20-10)。由肾母细胞和基质细胞组成或仅由肾母细胞组成的肿瘤已有报道。单纯管状和乳头状细胞组成的肾母细胞瘤也有报道,它们与乳头状 RCC 非常相似。

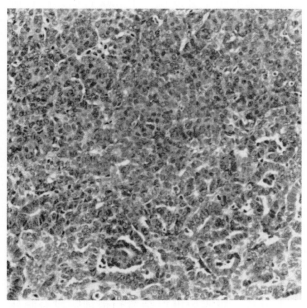

▲ 图 20-10　肾母细胞瘤伴特征性管状病变/肾小球结构和肾胚基成分(×40)

NWTS 将病理标本与临床结果相关联,并将不同的组织学特征划分为预后好和预后差两组。预后差亚组病理特征包括:含有局灶性或弥漫性未分化细胞,或其他两种实体肿瘤成分(被认为不是肾母细胞瘤的变体,非透明细胞肉瘤和肾横纹肌肿瘤)(Beckwith,1997;Beckith and Palmer,1978)。良好的组织学肿瘤包括所有分化良好的肾母细胞瘤。间变性肿瘤的特点是极端的核异型性,超二倍体和大量复杂的易位。未分化肿瘤的特点是显著的核异型性,超二倍体和大量复杂的

基因易位。未分化肿瘤发生在 5% 的肾母细胞瘤中,发生率随着年龄的增长而增加。它在非洲裔美国儿童中更常见,与 p53 突变有关(Bardeesy et al,1994)。弥漫性未分化肿瘤相比局灶性未分化肿瘤预后更差。

大体而言,肾母细胞瘤一般较大呈多叶状,剖面呈灰色或黄褐色,可见灶性出血和坏死。偶见纤维性假包膜。肿瘤可通过肾包膜直接扩散,亦可经静脉系统血行转移或经淋巴转移。10%~15% 的患者诊断时出现转移性疾病,肺部(85%~95%)和肝脏(10%~15%)是最常见的受累部位。25% 的患者可出现区域淋巴管受累。转移到肝脏、骨骼和大脑的病例并不多见。

▶肿瘤分期

基于手术和病理结果的 NWTS 分期系统被最广泛使用。NWTS 分期系统经过两次修订后形成了 NWTS Ⅲ(D'Angio et al,1989)。NWTS Ⅴ 将会对 NWTS 分期系统进一步的修订。

Ⅰ期肿瘤局限于肾脏并完全切除。未见肾包膜穿透或肾窦血管受累。肿瘤切除前、术中未见破裂。除切除边缘外,未见肿瘤残留。

Ⅱ期肿瘤已扩散至肾周组织,但能完整切除。肿瘤穿透肾包膜、肾窦血管浸润、肿瘤切除前活检或切除过程中局部肿瘤渗出。在切除边缘或切除边缘以外没有明显的残余肿瘤,也没有淋巴结受累。

Ⅲ期肿瘤已扩展但局限在腹腔内,无血行转移。下列任何一种或多种情况发生:①区域淋巴结受累;②弥漫性腹腔播散,术前或术中肿瘤散落;③腹腔有肿瘤种植;④切除面镜检或肉眼显示有肿瘤残留;⑤由于局部浸润粘连,肿瘤无法被完整切除;⑥手术前或手术中发生的肿瘤外溢不局限于侧腹;和/或⑦残存切断的肿瘤癌栓。

Ⅳ期血行转移如肺、肝、骨、脑等。

Ⅴ期诊断时双肾均有肿瘤;按各侧情况分别进行分期。

▶临床表现

A. 症状和体征

肾母细胞瘤通常是在家庭成员例行体检或医

生查体中发现的无症状腹部肿物。常见症状包括腹痛和腹胀、食欲缺乏、恶心和呕吐、发热和血尿。最常见的症状是腹部包块。25%~60% 的病例出现高血压，高血压是由肾素水平升高引起的（Pizzo et al, 2016）。高达 30% 的患者表现为血尿，10% 的患者可出现凝血功能障碍。

B. 实验室分析

尿常规可显示血尿，有出血迹象的患者可出现贫血。肝转移患者可有肝功能异常的血清学改变。

C. 成像

首先进行以评估肿瘤为目的的腹部超声和 CT。腹部 CT 检查可提供有关肿瘤局部情况、对侧肾脏状况以及是否存在区域淋巴结阳性。CT 仍然是一种不完善的技术，在评估右侧肿瘤是否存在肝侵犯时假阳性率相对较高。在 NWTS Ⅳ 术前 CT 成像评估中，双侧肾母细胞瘤患者有 7% 的病例漏诊（Ritchey et al, 1995）。

腹部 MRI 有助于鉴别诊断肾母细胞瘤，但不作为常规检查项目。MRI 还可以为诊断肿瘤和下腔静脉的关系以及肿瘤瘤栓情况提供重要信息。MRI 可确定肿瘤进入下腔静脉的范围。MRI 的局限性在于在儿童中使用需要提前给予镇静药物。

胸部 X 线仍然是评估是否存在肺转移的首选检查。胸部 CT 的作用存在争议，可能不适合在低风险患者中常规使用。然而，当与腹部 CT 同时进行时，胸部 CT 可能为高危患者提供更有价值的临床信息。如果胸部 X 线检查发现有肺转移，胸部 CT 检查并不会改变目前的治疗方案。然而，对于胸部 X 线检查结果阴性的患者，是否需要进行胸部 CT 进一步检查仍存在争议，因为尚不清楚单纯 CT 检查发现的病变是否需要更积极的进一步治疗。

D. 穿刺活检

术前活检通常只适用于认为肿瘤太大，无法完成一次切除手术，需要明确病理，且计划进行术前化疗或放疗的肿瘤。

▶ **鉴别诊断**

儿童侧腹肿物的鉴别诊断包括肾积水、囊性肾病、肾内神经母细胞瘤、中胚层肾瘤和各种罕见类型的肉瘤。超声检查可以证实肾积水和囊性肾脏的存在。神经母细胞瘤在病理上与肾母细胞瘤不同，在腹部常表现为起源于肾上腺或脊髓旁神经节的肿块。神经母细胞瘤在放射学上与肾母细胞瘤难以区分，但有几个特征可能有助于分化。与通常局限于腹部一侧的肾母细胞瘤不同，神经母细胞瘤通常跨越中线。肾母细胞瘤是肾脏内的肿块，很少引起肾轴的改变，而神经母细胞瘤可能引起肾脏向外和向下移位（低垂百合花样）。患有神经母细胞瘤的儿童更容易出现转移性疾病，这些肿瘤在影像学上有较高频率的钙化灶。此外，神经母细胞瘤可能产生各种肿瘤标志物，包括香草扁桃酸和其他儿茶酚胺类物质。这些在肾母细胞瘤患者中不会发现。中胚层肾瘤是良性肿瘤，术前很难与肾母细胞瘤鉴别。中胚层肾瘤最常见于新生儿期，通常需要由术后病理诊断鉴定。这种肿瘤也可发生于成人。

▶ **治疗**

治疗的目标是提高治愈率和减少治疗相关并发症。通过提高对肾母细胞瘤的认识和采用多模式的治疗方式显著提高了肾母细胞瘤儿童的生存率。

A. 手术措施

对于单侧肾脏受累患者，其肿瘤被认为可以手术切除（肿瘤不越中线或不累及邻近内脏器官），则经腹部切口行根治性肾切除术是首选的手术方式。腹膜后淋巴结清扫被证实没有临床获益的价值，因此不被推荐。然而，区域淋巴活检（肾门和腹主动脉旁淋巴结）和对侧肾和腹部其他部位的仔细检查为分期和预后提供了重要的数据。除非有下腔静脉完全梗阻的证据，否则应将肿瘤移出腔静脉。如果可行，可以尝试切除肿瘤及邻近受累器官。完全切除所有肿瘤可以降低肿瘤分期并减少辅助化疗药物剂量。手术切除的重点是避免肿瘤破裂导致的肿瘤组织散落。因为有证据表明肿瘤组织外漏会增加肿瘤腹部复发（Ross and Kay, 1999; Shamberger et al, 171）。患有双侧肾母细胞瘤的儿童，与患有双侧 RCC 的成人一样，需要个体化的手术入路。具有良好组织学肿瘤类型的患者通常可以实施术前新辅助化疗加保留肾单位手术（Kumar et al, 1998）。对于计划进行术前化疗的患者，需常规活检以对肿瘤进行诊断和分期（bluute et al, 1987; Charlton et al, 2017）。细针活检已被证明是一种可靠的诊断手段。对于病理组织分化不良的肿瘤患者，治疗方法包括积极的手术和后续的化疗、放疗。

B. 化疗

肾母细胞瘤长期以来被认为是一种化疗敏感性肿瘤。从 20 世纪 60 年代开始，NWTSG 连续进行了多中心随机临床试验，仔细探索了各种治疗方案，以确定各种化疗药物以及手术和放化疗的联合治疗等策略。目的是优化患者的反应率和治愈率，同时最小化治疗的相关不良反应。目前的研究主要集中在如何将化疗药物的毒不良反应最小化（主要通过减少化疗治疗时间和转为放疗）。在预后良好亚组中提高治愈率，在高风险亚组中提高药物反应率和总体生存率。

I 期肿瘤患者（组织病理学良好或分化不良）和 II 期组织病理学良好的肿瘤患者在接受手术切除后，使用长春新碱和放线菌素联合辅助化疗，而不进行放疗。III 期和 IV 期组织学良好的肿瘤患者接受手术切除，并使用长春新碱、放线菌素和多柔比星进行辅助治疗，同时进行辅助放疗。II-IV 期局灶性分化不良肿瘤患者接受与晚期分化良好肿瘤相似的治疗。在 NWTS V 中，II-IV 期分化不良肿瘤患者接受长春新碱、多柔比星、环磷酰胺和依托泊苷治疗（Kalapurakal et al, 2004）。挽救性化疗方案包括环磷酰胺、异环磷酰胺、卡铂和依托泊苷等药物。对于 V 期或双侧肾母细胞瘤，病理诊断需先通过双侧活检确定，然后给予化疗。化疗后 6~8 周，可重新评估尝试手术治疗。保留肾脏的手术可以尝试，但肾衰竭的发生率较高。

C. 放疗

肾母细胞瘤长期以来被认为是一种放疗敏感性肿瘤。尽管放疗在儿童肾母细胞瘤的治疗中已被证明有效，但由于其潜在的生长抑制作用和公认的心脏、肺和肝毒性，制约了放疗的使用。发展有效的新辅助化疗方案实际上已经取代了术前放疗。NWTS I-II 临床试验表明，对于组织学

良好的 I 期肾母细胞瘤患者，不需要术后放疗。NWTS III 结果表明，术后放疗在 II 期患者中没有体现出优势，结果显示接受放疗剂量 1 000cGy 与传统 2 000cGy 的 III 期患者相比，复发率无差异（D Angio et al, 1989）。术后放疗推荐给组织学良好的 III 期或 IV 期患者，伴有局灶分化不良和透明细胞肉瘤样变的 II-IV 期患者，以及所有阶段的肾脏横纹肌样肿瘤患者。

▶预后

多模式治疗方法显著改善了肾母细胞瘤的预后。组织学良好的肾母细胞瘤患者的 4 年生存率现在接近 90%（Aldrink et al, 2018）。最重要的不良预后因素仍然是不良的组织学亚型（透明细胞肉瘤、横纹肌样和未分化肿瘤）。虽然在 NWTS III 中添加多柔比星显著提高了透明细胞肉瘤患者的 2 年生存率（62%~91%），但并未影响横纹肌样肿瘤患儿的生存期。对 NWTS II 和 III 中双侧肾母细胞瘤患者数据的分析显示，3 年生存率为 82%（Blute et al, 1987; Charlton et al, 2017）。未来的挑战包括改善未分化肿瘤（II-IV 期）、透明细胞肉瘤样和横纹肌样等亚型肿瘤的治疗，以及努力改善良好组织病理亚型肿瘤的预后，同时降低短期和长期的治疗相关不良反应。在这些患者此类不良反应包括：肾衰竭、因化疗引起心脏毒性导致的充血性心力衰竭的、肺放射性损伤，以及较高的肿瘤复发高风险。

继发性肾肿瘤

肾脏是实体瘤和血液肿瘤转移扩散的常见部位。在一项大型癌症中心对 4 413 例尸检的调查中发现，有 81 例（1.8%）继发性肾恶性肿瘤（血液肿瘤除外）（Wagle et al, 1975）。恶性肿瘤最常见的原发部位是肺（20%），其次是乳腺（12%）、胃（11%）和肾脏（9%）。研究者指出，转移到肾实质的恶性肿瘤典型表现为肾被膜和肾间质侵犯，肾转移肿瘤一般不侵犯肾盂。约 50% 在发现时出现双侧肾脏受累。肾脏的继发性转移肿瘤，通常发生在肿瘤广泛转移的疾病背景下，这通常预示着原发恶性肿瘤的晚期及预后不良。继发恶性肿瘤的治疗效果取决于原发肿瘤病理类型。也

就是说,原发肿瘤是乳腺癌和卵巢癌的患者治疗效果比原发肿瘤是肺癌或胃癌的患者治疗效果更好。尸检报告显示,淋巴瘤侵袭肾脏的比例为0.5%~7%,霍奇金淋巴瘤和非霍奇金淋巴瘤的比例相当(Weimar et al,1981)。继发肾脏受累通常表现为双侧、多发、散在的肿瘤结节。非霍奇金淋巴瘤累及肾脏的典型特征是广泛弥漫病变和侵袭性组织学表现(如弥漫性大 B 细胞)。治疗通常需要联合化疗,患者的预后与无肾受累但有广泛播散性侵袭性淋巴瘤的患者相似。

(周晓光　翻译　张小东　审校)

参考文献

Adamy A, Lowrance WT, Yee DS, et al: Renal oncocytosis: Management and clinical outcomes. J Urol 2011;185:795–801.

Aldrink JH, Heaton TE, Dasgupta R, et al: Update on Wilms tumor. J Pediatr Surg 2018. (Available online at: https://linkinghub.elsevier.com/retrieve/pii/S002234681830575X; accessed 1/20/19.)

Amin MB, American Joint Committee on Cancer and American Cancer Society (eds): AJCC Cancer Staging Manual. 8th ed. American Joint Committee on Cancer, Springer, Chicago, 2017.

Anonymous: The European Chromosome 16 Tuberous Sclerosis Consortium: Identification and characterization of the tuberous sclerosis gene on chromosome 16. Cell 1993;75:1305–1315.

Aslam Sohaib S, Teh J, Nargund VH, et al: Assessment of tumor invasion of the vena caval wall in renal cell carcinoma cases by magnetic resonance imaging. J Urol 2002;167:1271–1275.

Aydin H, Magi-Galluzzi C, Lane BR, et al: Renal angiomyolipoma: Clinicopathologic study of 194 cases with emphasis on the epithelioid histology and tuberous sclerosis association. Am J Surg Pathol 2009;33.

Badalato GM, Kates M, Wisnivesky JP, et al: Survival after partial and radical nephrectomy for the treatment of stage T1bN0M0 renal cell carcinoma (RCC) in the USA: A propensity scoring approach: Survival after PN and RN for stage T1bN0M0 RCC in the USA. BJU Int 2012;109:1457–1462.

Bardeesy N, Falkoff D, Petruzzi M-J, et al: Anaplastic Wilms' tumour, a subtype displaying poor prognosis, harbours p53 gene mutations. Nat Genet 1994;7:91.

Beckwith JB, Kiviat NB, Bonadio JF: Nephrogenic rests, nephroblastomatosis, and the pathogenesis of Wilms' tumor. Pediatr Pathol 1990;10:1–36.

Beckwith JB, Palmer NF: Histopathology and prognosis of Wilms tumorResults from the first national wilms' tumor study. Cancer 1978;41:1937–1948.

Beckwith JB: New developments in the pathology of Wilms tumor: Pediatric oncology. Cancer Invest 1997;15:153–162.

Bertolotto M, Bucci S, Valentino M, et al: Contrast-enhanced ultrasound for characterizing renal masses. Eur J Radiol 2018;105:41–48.

Bissler JJ, Christopher Kingswood J: Renal manifestation of tuberous sclerosis complex. Am J Med Genet C Semin Med Genet 2018;178:338–347.

Bissler JJ, McCormack FX, Young LR, et al: Sirolimus for angiomyolipoma in tuberous sclerosis complex or lymphangioleiomyomatosis. New Engl J Med 2008;358:140–151.

Blom JHM, van Poppel H, Maréchal JM, et al: Radical nephrectomy with and without lymph-node dissection: final results of European Organization for Research and Treatment of Cancer (EORTC) randomized phase 3 trial 30881. Eur Urol 2009;55:28–34.

Blute ML, Kelalis PP, Offord KP, et al: Bilateral Wilms tumor. J Urol 1987;138:968–973.

Bosniak MA: The current radiological approach to renal cysts. Radiology 1986;158:1–10.

Brandal P, Busund L-T, Heim S: Chromosome abnormalities in juxtaglomerular cell tumors. Cancer 2005;104:504–510.

Brennan JF, Stilmant MM, Babayan RK, et al: Acquired renal cystic disease: Implications for the urologist. Br J Urol 2018;67:342–348.

Breslow N, Olshan A, Beckwith JB, et al: Epidemiology of Wilms tumor. Med Pediatr Oncol 1993;21:172–181.

Breslow NE, Beckwith JB: Epidemiological features of Wilms' tumor: Results of the National Wilms' Tumor Study 2. J Natl Cancer Inst 1982;68:429–436.

Campbell S, Uzzo RG, Allaf ME, et al: Renal mass and localized renal cancer: AUA guideline. J Urol 2017;198:520–529.

Charlton J, Irtan S, Bergeron C, et al: Bilateral Wilms tumour: A review of clinical and molecular features. Expert Rev Mol Med 2017;19. (Available online at: https://www.cambridge.org/core/product/identifier/S1462399417000084/type/journal_article; accessed 1/20/19.)

Chen F, Kishida T, Yao M, et al: Germline mutations in the von Hippel–Lindau disease tumor suppressor gene: Correlations with phenotype. Hum Mutat 1995;5:66–75.

Choueiri TK, Halabi S, Sanford BL, et al: Cabozantinib versus sunitinib as initial targeted therapy for patients with metastatic renal cell carcinoma of poor or intermediate risk: The alliance A031203 CABOSUN trial. J Clin Oncol 2017;35:591–597.

Crépel M, Jeldres C, Perrotte P, et al: Nephron-sparing surgery is equally effective to radical nephrectomy for T1BN0M0 renal cell carcinoma: A population-based assessment. Urology 2010;75:271–275.

Dabestani S, Thorstenson A, Lindblad P, et al: Renal cell carcinoma recurrences and metastases in primary non-metastatic patients: A population-based study. World J Urol 2016;34:1081–1086.

Daneshmand S, Huffman JL: Endoscopic management of renal hemangioma. J Urol 2002;167:488–489.

D'Angio GJ, Breslow N, Beckwith JB, et al: Treatment of Wilms' tumor. Results of the third national wilms' tumor study. Cancer 1989;64:349–360.

Delahunt B, Cheville JC, Martignoni G, et al: The International Society of Urological Pathology (ISUP) grading system for renal cell carcinoma and other prognostic parameters. Am J Surg Pathol 2013;37:1490–1504.

Derchi LE, Grenier N, Heinz-Peer G, et al: Imaging of renal leiomyomas. Acta Radiol 2008;49:833–838.

DiBiase SJ, Valicenti RK, Schultz D, et al: Palliative irradiation for focally symptomatic metastatic renal cell carcinoma: Support for dose escalation based on a biological model. J Urol 1997;158:746–749.

Ding G-X, Feng C-C, Song N-H, et al: Paraneoplastic symptoms: Cachexia, polycythemia, and hypercalcemia are, respectively, related to vascular endothelial growth factor (VEGF) expression in renal clear cell carcinoma. Urol Oncol 2013;31(8):1820–1825.

Donat SM, Diaz M, Bishoff JT, et al: Follow-up for clinically localized renal neoplasms: AUA guideline. J Urol 2013;190:407–416.

Dong D, Li H, Yan W, et al: Juxtaglomerular cell tumor of the kidney—a new classification scheme. Urol Oncol Semin Orig Invest 2010;28:34–38.

Duchene DA, Lotan Y, Cadeddu JA, et al: Histopathology of surgically managed renal tumors: Analysis of a contemporary series. Urology 2003;62:827–830.

Elahmadawy MA, Elazab MSS, Ahmed S, et al: Diagnostic value of F-18 FDG PET/CT for local and distant disease relapse surveillance in surgically treated RCC patients: Can it aid in establishing consensus follow up strategy? Nucl Med Rev 2018;21:85–91.

Epstein FH, Coppes MJ, Haber DA, et al: Genetic events in the development of Wilms' tumor. New Engl J Med 1994;331:586–590.

20

Escudier B, Bellmunt J, Negrier S, et al: Phase III trial of bevacizumab plus interferon alfa-2a in patients with metastatic renal cell carcinoma (AVOREN): Final analysis of overall survival. J Clin Oncol 2010;28:2144–2150.

Ficarra V, Novara G, Secco S, et al: Preoperative aspects and dimensions used for an anatomical (PADUA) classification of renal tumours in patients who are candidates for nephron-sparing surgery. Eur Urol 2009;56:786–793.

Flanigan RC, Mickisch G, Sylvester R, et al: Cytoreductive nephrectomy in patients with metastatic renal cancer: A combined analysis. J Urol 2004;171:1071–1076.

Flanigan RC, Salmon SE, Blumenstein BA, et al: Nephrectomy followed by interferon alfa-2b compared with interferon alfa-2b alone for metastatic renal-cell cancer. New Engl J Med 2001;345:1655–1659.

Fuhrman SA, Lasky LC, Limas C: Prognostic significance of morphologic parameters in renal cell carcinoma. Am J Surg Pathol 1982;6:655–663.

Fyfe G, Fisher RI, Rosenberg SA, et al: Results of treatment of 255 patients with metastatic renal cell carcinoma who received high-dose recombinant interleukin-2 therapy. J Clin Oncol Off J Am Soc Clin Oncol 1995;13:688–696.

Gansler T, Fedewa S, Amin MB, et al: Trends in reporting histological subtyping of renal cell carcinoma: Association with cancer center type. Hum Pathol 2018;74:99–108.

Gershman B, Thompson RH, Boorjian SA, et al: Radical versus partial nephrectomy for cT1 renal cell carcinoma. Eur Urol 2018;74:825–832.

Giunchi F, Fiorentino M, Vagnoni V, et al: Renal oncocytosis: A clinicopathological and cytogenetic study of 42 tumours occurring in 11 patients. Pathology (Philadelphia) 2016;48: 41–46.

Gold PJ, Fefer A, Thompson JA: Paraneoplastic manifestations of renal cell carcinoma. Semin Urol Oncol 1996;14:216–222.

Goldner W: Cancer-related hypercalcemia. J Oncol Pract 2016;12:426–432.

Gorin MA, Rowe SP, Baras AS, et al: Prospective evaluation of 99mTc-sestamibi SPECT/CT for the diagnosis of renal oncocytomas and hybrid oncocytic/chromophobe tumors. Eur Urol 2016;69:413–416.

Gorin MA, Rowe SP, Hooper JE, et al: PSMA-targeted18F-DCFPyL PET/CT imaging of clear cell renal cell carcinoma: Results from a rapid autopsy. Eur Urol 2017;71:145–146.

Graham J, Dudani S, Heng DYC: Prognostication in kidney cancer: Recent advances and future directions. J Clin Oncol 2018;36:3567–3573.

Gross-Goupil M, Kwon TG, Eto M, et al: Axitinib versus placebo as an adjuvant treatment of renal cell carcinoma: results from the phase III, randomized ATLAS trial. Ann Oncol 2018;29:2371–2378.

Gulanikar AC, Daily PP, Kilambi NK, et al: Prospective pretransplant ultrasound screening in 206 patients for acquired renal, cysts and renal, cell carcinoma. Transplantation 1998;66:1669–1672.

Haab F, Duclos JM, Guyenne T, et al: Renin secreting tumors: Diagnosis, conservative surgical approach and long-term results. J Urol 1995;153:1781–1784.

Haas NB, Manola J, Uzzo RG, et al: Adjuvant sunitinib or sorafenib for high-risk, non-metastatic renal-cell carcinoma (ECOG-ACRIN E2805): A double-blind, placebo-controlled, randomised, phase 3 trial. Lancet 2016;387:2008–2016.

Hansen J, Sun M, Bianchi M, et al: Assessment of cancer control outcomes in patients with high-risk renal cell carcinoma treated with partial nephrectomy. Urology 2012;80:347–353.

Hegemann M, Kroeger N, Stenzl A, et al: Rare and changeable as a chameleon: Paraneoplastic syndromes in renal cell carcinoma. World J Urol 2018;36:849–854.

Heng DYC, Xie W, Regan MM, et al: External validation and comparison with other models of the International Metastatic Renal-Cell Carcinoma Database Consortium prognostic model: A population-based study. Lancet Oncol 2013;14:141–148.

Heng DYC, Xie W, Regan MM, et al: Prognostic factors for overall survival in patients with metastatic renal cell carcinoma treated with vascular endothelial growth factor-targeted agents: Results from a large, multicenter study. J Clin Oncol 2009;27(43):5794–5799.

Henriksson C, Haraldsson G, Aldenborg F, et al: Skeletal metastases in 102 patients evaluated before surgery for renal cell carcinoma. Scand J Urol Nephrol 1992;26:363–366.

Herts BR, Silverman SG, Hindman NM, et al: Management of the incidental renal mass on CT: A white paper of the ACR Incidental Findings Committee. J Am Coll Radiol 2018;15:264–273.

Hudes G, Carducci M, Tomczak P, et al: Temsirolimus, interferon alfa, or both for advanced renal-cell carcinoma. New Engl J Med 2007;356:2271–2281.

Hunt JD, van der Hel OL, McMillan GP, et al: Renal cell carcinoma in relation to cigarette smoking: Meta-analysis of 24 studies. Int J Cancer 2005;114:101–108.

Israel GM, Bosniak MA: An update of the Bosniak renal cyst classification system. Urology 2005;66:484–488.

Jinzaki M, Silverman SG, Akita H, et al: Renal angiomyolipoma: A radiological classification and update on recent developments in diagnosis and management. Abdom Imag 2014;39:588–604.

Joniau S, Eeckt KV, Srirangam SJ, et al: Outcome of nephron-sparing surgery for T1b renal cell carcinoma. BJU Int 2009;103:1344–1348.

Kalapurakal JA, Dome JS, Perlman EJ, et al: Management of Wilms' tumour: current practice and future goals. Lancet Oncol 2004;5:37–46.

Karakiewicz PI, Hutterer GC, Trinh Q-D, et al: C-reactive protein is an informative predictor of renal cell carcinoma-specific mortality. Cancer 2007;110:1241–1247.

Kim HL, Belldegrun AS, Freitas DG, et al: Paraneoplastic signs and symptoms of renal cell carcinoma: Implications for prognosis. J Urol 2003;170:1742–1746.

Kim JK, Kim SH, Jang YJ, et al: Renal angiomyolipoma with minimal fat: Differentiation from other neoplasms at double-echo chemical shift FLASH MR imaging. Radiology 2006;239:174–180.

Kopp RP, Mehrazin R, Palazzi KL, et al: Survival outcomes after radical and partial nephrectomy for clinical T2 renal tumours categorised by R.E.N.A.L. nephrometry score: Radical vs partial nephrectomy for T2 renal mass. BJU Int 2014;114:708–718.

Kumar R, Fitzgerald R, Breatnach F: Conservative surgical management of bilateral Wilms tumor: Results of the United Kingdom Children's Cancer Study Group. J Urol 1998;160:1450–1453.

Kutikov A, Uzzo RG: The R.E.N.A.L. nephrometry score: A comprehensive standardized system for quantitating renal tumor Size, location and depth. J Urol 2009;182:844–853.

La Vecchia C, Negri E, Avanzo B, et al: Smoking and renal cell carcinoma. Cancer Res 1990;50:5231–5233.

Lane BR, Campbell SC, Demirjian S, et al: Surgically induced chronic kidney disease may mbe associated with a lower risk of progression and mortality than medical chronic kidney disease. J Urol 2013;189:1649–1655.

Lang M, Vocke CD, Merino MJ, et al: Mitochondrial DNA mutations distinguish bilateral multifocal renal oncocytomas from familial Birt–Hogg–Dubé tumors. Mod Pathol 2015;28:1458.

Latif F, Tory K, Gnarra J, et al: Identification of the von Hippel-Lindau disease tumor suppressor gene. Science 1993;260:1317–1320.

Lee H-S, Koh B-H, Kim J-W, et al: Radiologic findings of renal hemangioma: Report of three cases. Korean J Radiol 2000;1:60–63.

Leibovich BC, Blute ML, Cheville JC, et al: Nephron sparing surgery for appropriately selected renal cell carcinoma between 4 and 7 cm results in outcome similar to radical nephrectomy. J Urol 2004;171:1066–1070.

Leibovich BC, Blute ML: Lymph node dissection in the management of renal cell carcinoma. Urol Clin North Am 2008;35:673–678.

Leveridge MJ, Bostrom PJ, Koulouris G, et al: Imaging renal cell carcinoma with ultrasonography, CT and MRI. Nat Rev Urol 2010;7:311–325.

Linehan WM, Ricketts CJ: The metabolic basis of kidney cancer. Semin Cancer Biol 2013;23:46–55.

Lobo JM, Nelson M, Nandanan N, et al: Comparison of renal cell carcinoma surveillance guidelines: Competing trade-offs. J Urol

2016;195:1664–1670.

Long CJ, Canter DJ, Kutikov A, et al: Partial nephrectomy for renal masses ≥7 cm: Technical, oncological and functional outcomes: PN for renal masses ≥7 cm. BJU Int 2012;109:1450–1456.

Lotan Y, Karam JA, Shariat SF, et al: Renal-cell carcinoma risk estimates based on participants in the prostate, lung, colorectal, and ovarian cancer screening trial and national lung screening trial. Urol Oncol Semin Orig Invest 2016;34:167.e9.

Méjean A, Ravaud A, Thezenas S, et al: Sunitinib alone or after nephrectomy in metastatic renal-cell carcinoma. New Engl J Med 2018;379:417–427.

Mackay B, Ordóñez NG, Khoursand J, et al: The ultrastructure and immunocytochemistry of renal cell carcinoma. Ultrastruct Pathol 1987;11:483–502.

Maddox M, Mandava S, Liu J, et al: Robotic partial nephrectomy for clinical stage T1b tumors: Intermediate oncologic and functional outcomes. Clin Genitourin Cancer 2015;13:94–99.

Mandel JS, McLaughlin JK, Schlehofer B, et al: International renal-cell cancer study. IV. Occupation. Int J Cancer 2018;61:601–605.

McIntosh AG, Ristau BT, Ruth K, et al: Active surveillance for localized renal masses: Tumor growth, delayed intervention rates, and >5-yr clinical outcomes. Eur Urol 2018;74:157–164.

Meskawi M, Becker A, Bianchi M, et al: Partial and radical nephrectomy provide comparable long-term cancer control for T1b renal cell carcinoma: Partial nephrectomy in T1b RCC. Int J Urol 2014;21:122–128.

Mickisch GH, Garin A, van Poppel H, et al: Radical nephrectomy plus interferon-alfa-based immunotherapy compared with interferon alfa alone in metastatic renal-cell carcinoma: A randomised trial. Lancet 2001;358:966–970.

Minja EJ, Pellerin M, Saviano N, et al: Retroperitoneal extrarenal angiomyolipomas: An evidence-based approach to a rare clinical entity. Case Rep Nephrol 2012;2012:374107.

Mir MC, Derweesh I, Porpiglia F, et al: Partial nephrectomy versus radical nephrectomy for clinical T1b and T2 renal tumors: A systematic review and meta-analysis of comparative studies. Eur Urol 2017;71:606–617.

Mir MC, Pavan N, Parekh DJ: Current paradigm for ischemia in kidney surgery. J Urol 2016;195:1655–1663.

Moch H, Humphrey PA, Ulbright TM, et al (eds): WHO Classification of Tumours of the Urinary System and Male Genital Organs. IARC Press, Lyon, France, 2016.

Motzer RJ, Bacik J, Murphy BA, et al: Interferon-alfa as a comparative treatment for clinical trials of new therapies against advanced renal cell carcinoma. J Clin Oncol 2002;20:289–296.

Motzer RJ, Escudier B, Oudard S, et al: Phase 3 trial of everolimus for metastatic renal cell carcinoma: Final results and analysis of prognostic factors. Cancer 2010;116:4256–4265.

Motzer RJ, Haas NB, Donskov F, et al: Randomized phase III trial of adjuvant pazopanib versus placebo after nephrectomy in patients with localized or locally advanced renal cell carcinoma. J Clin Oncol 2017;35:3916–3923.

Motzer RJ, Hutson TE, Cella D, et al: Pazopanib versus sunitinib in metastatic renal-cell carcinoma. New Engl J Med 2013;369:722–731.

Motzer RJ, Hutson TE, Tomczak P, et al: Overall survival and updated results for sunitinib compared with interferon alfa in patients with metastatic renal cell carcinoma. J Clin Oncol 2009;27:3584–3590.

Motzer RJ, Hutson TE, Tomczak P, et al: Sunitinib versus interferon alfa in metastatic renal-cell carcinoma. New Engl J Med 2007;356:115–124.

Motzer RJ, Murphy BA, Bacik J, et al: Phase III trial of interferon alfa-2a with or without 13-cis-retinoic acid for patients with advanced renal cell carcinoma. J Clin Oncol 2000;18:2972–2980.

Motzer RJ, Tannir NM, McDermott DF, et al: Nivolumab plus Ipilimumab versus Sunitinib in advanced renal-cell carcinoma. New Engl J Med 2018:NEJMoa1712126.

Muglia VF, Westphalen AC: Bosniak classification for complex renal cysts: History and critical analysis. Radiol Bras 2014;47:368–373.

Nakanishi Y, Kitajima K, Yamada Y, et al: Diagnostic performance of 11C-choline PET/CT and FDG PET/CT for staging and restaging of renal cell cancer. Ann Nucl Med 2018;32(10):658–668.

Nickerson ML, Warren MB, Toro JR, et al: Mutations in a novel gene lead to kidney tumors, lung wall defects, and benign tumors of the hair follicle in patients with the Birt-Hogg-Dubé syndrome. Cancer Cell 2002;2:157–164.

Novara G, Ficarra V, Antonelli A, et al: Validation of the 2009 TNM version in a large multi-institutional cohort of patients treated for renal cell carcinoma: Are further improvements needed? Eur Urol 2010;58:588–595.

Novick AC, Stewart BH, Straffon RA: Extracorporeal renal surgery and autotransplantation: Indications, techniques and results. J Urol 1980;123:806–811.

Odisho AY, Etzioni R, Gore JL: Beyond classic risk adjustment: Socioeconomic status and hospital performance in urologic oncology surgery. Cancer 2018;124(16):3372–3380.

Onufrey V, Mohiuddin M: Radiation therapy in the treatment of me tastatic renal cell carcinoma. Int J Radiat Oncol 1985;11:2007–2009.

Organ SL, Tsao M-S: An overview of the c-MET signaling pathway. Ther Adv Med Oncol 2011;3:S7–S19.

Paner GP, Stadler WM, Hansel DE, et al: Updates in the eighth edition of the Tumor-Node-Metastasis Staging Classification for Urologic Cancers. Eur Urol 2018;73:560–569.

Papworth K, Grankvist K, Ljungberg B, et al: Parathyroid hormone-related protein and serum calcium in patients with renal cell carcinoma. Tumour Biol J Int Soc Oncodev Biol Med 2005;26:201–206.

Pastore RD, Pfeffer LM, Nanus DM: Renal cell carcinoma and interferon at the millennium. Cancer Invest 2001;19:281–291.

Patchell RA, Tibbs PA, Walsh JW, et al: A randomized trial of surgery in the treatment of single metastases to the brain. New Engl J Med 1990;322:494–500.

Patel HD, Johnson MH, Pierorazio PM, et al: Diagnostic accuracy and risks of biopsy in the diagnosis of a renal mass suspicious for localized renal cell carcinoma: Systematic review of the literature. J Urol 2016;195:1340–1347.

Pierorazio PM, Johnson MH, Patel HD, et al: Management of renal masses and localized renal cancer: Systematic review and meta-analysis. J Urol 2016;196:989–999.

Pizzo PA, Poplack DG, Adamson PC, et al: Principles and practice of pediatric oncology. Wolters Kluwer; 2016.

Ravaud A, Motzer RJ, Pandha HS, et al: Adjuvant sunitinib in high-risk renal-cell carcinoma after nephrectomy. New Engl J Med 2016;375:2246–2254.

Reichard EAP, Roubidoux MA, Dunnick NR: Renal neoplasms in patients with renal cystic diseases. Abdom Imaging 1998;23:237.

Riccardi VM, Sujansky E, Smith AC, et al: Chromosomal imbalance in the Aniridia-Wilms' Tumor Association: 11p interstitial deletion. Pediatrics 1978;61:604.

Rini BI, Halabi S, Rosenberg JE, et al: Phase III trial of bevacizumab plus interferon alfa versus interferon alfa monotherapy in patients with metastatic renal cell carcinoma: Final results of CALGB 90206. J Clin Oncol 2010;28:2137–2143.

Ritchey ML, Green DM, Breslow NB, et al: Accuracy of current imaging modalities in the diagnosis of synchronous bilateral Wilms' tumor. A report from the national wilms tumor study group. Cancer 1995;75:600–604.

Romero FR, Kohanim S, Lima G, et al: Leiomyomas of the kidney: Emphasis on conservative diagnosis and treatment. Urology 2005;66:1319.e1–1319.e3.

Romis L, Cindolo L, Patard JJ, et al: Frequency, clinical presentation and evolution of renal oncocytomas: Multicentric experience from a European database. Eur Urol 2004;45:53–57.

Ross JH, Kay R: Surgical considerations for patients with Wilms' tumor. Semin Urol Oncol 1999;17:33–39.

Rowe SP, Gorin MA, Hammers HJ, et al: Imaging of metastatic clear cell renal cell carcinoma with PSMA-targeted 18F-DCFPyL PET/CT.

Ann Nucl Med 2015;29:877–882.

Scelo G, Li P, Chanudet E, et al: Variability of sex disparities in cancer incidence over 30 years: The striking case of kidney cancer. Eur Urol Focus 2018;4:586–590.

Schmidt L, Duh F-M, Chen F, et al: Germline and somatic mutations in the tyrosine kinase domain of the MET proto-oncogene in papillary renal carcinomas. Nat Genet 1997;16:68.

Shah PH, Moreira DM, Okhunov Z, et al: Positive surgical margins increase risk of recurrence after partial nephrectomy for high risk renal tumors. J Urol 2016;196:327–334.

Shamberger RC, Guthrie KA, Ritchey ML, et al: Surgery-related factors and local recurrence of Wilms tumor in National Wilms Tumor Study 4. Ann Surg 1999;229:292–297.

Shin BJ, Chick JFB, Stavropoulos SW: Contemporary status of percutaneous ablation for the small renal mass. Curr Urol Rep 2016;17. (Available online at: http://link.springer.com/10.1007/s11934-016-0581-7; accessed 1/4/19.)

Shuch B, La Rochelle JC, Klatte T, et al: Brain metastasis from renal cell carcinoma: Presentation, recurrence, and survival. Cancer 2008;113:1641–1648.

Siegel RL, Miller KD, Jemal A: Cancer statistics, 2018. Cancer J Clin 2018;68:7–30.

Simhan J, Smaldone MC, Tsai KJ, et al: Perioperative outcomes of robotic and open partial nephrectomy for moderately and highly complex renal lesions. J Urol 2012;187:2000–2004.

Sinibaldi VJ, Pratz CF, Yankulina O: Kidney cancer: Toxicity management, symptom ontrol, and palliative care. J Clin Oncol 2018;36:3632–3638.

Siva S, Kothari G, Muacevic A, et al: Radiotherapy for renal cell carcinoma: Renaissance of an overlooked approach. Nat Rev Urol 2017;14:549.

Skinner DG ed: Urological Cancer. Grune & Stratton, New York, 1983.

Snyder ME, Bach A, Kattan MW, et al: Incidence of benign lesions for clinically localized renal masses smaller than 7 cm in radiological diameter: Influence of sex. J Urol 2006;176:2391–2396.

Sooriakumaran P, Gibbs P, Coughlin G, et al: Angiomyolipomata: Challenges, solutions, and future prospects based on over 100 cases treated. BJU Int 2009;105:101–106.

Speed JM, Trinh Q-D, Choueiri TK, et al: Recurrence in localized renal cell carcinoma: A systematic review of contemporary data. Curr Urol Rep 2017;18:15.

Stauffer M: Nephrogenic Hepatomegaly. In: Gastroenterology. Vol. 40. Elsevier, Chicago, 1961, pp. 665–697.

Steffens S, Köhler A, Rudolph R, et al: Validation of CRP as prognostic marker for renal cell carcinoma in a large series of patients. BMC Cancer 2012;12:399.

Steiner MS, Goldman SM, Fishman EK, et al: The natural history of renal angiomyolipoma. J Urol 1993;150:1782–1786.

Sternberg CN, Davis ID, Mardiak J, et al: Pazopanib in locally advanced or metastatic renal cell carcinoma: Results of a randomized phase III trial. J Clin Oncol 2010;28:1061–1068.

Sternberg CN, Hawkins RE, Wagstaff J, et al: A randomised, double-blind phase III study of pazopanib in patients with advanced and/or metastatic renal cell carcinoma: Final overall survival results and safety update. Eur J Cancer 2013;49:1287–1296.

Stewart-Merrill SB, Thompson RH, Boorjian SA, et al: Oncologic surveillance after surgical resection for renal cell carcinoma: A novel risk-based approach. J Clin Oncol 2015;33:4151–4157.

Sufrin G, Chasan S, Golio A, et al: Paraneoplastic and serologic syndromes of renal adenocarcinoma. Semin Urol 1989;7:158–171.

Tabayoyong W, Abouassaly R, Kiechle JE, et al: Variation in surgical margin status by surgical approach among patients undergoing partial nephrectomy for small renal masses. J Urol 2015;194:1548–1553.

Thoenes W, Störkel ST, Rumpelt H-J, et al: Chromophobe cell renal carcinoma and its variants—a report on 32 cases. J Pathol 2018;155:277–287.

Toro JR, Nickerson ML, Wei M-H, et al: Mutations in the fumarate hydratase gene cause hereditary leiomyomatosis and renal

cell cancer in families in North America. Am J Hum Genet 2003;73:95–106.

Torro JR, Glenn G, Duray P, et al: Birt-Hogg-Dubé syndrome: A novel marker of kidney neoplasia. Arch Dermatol 1999;135:1195–1202.

Uzosike AC, Patel HD, Alam R, et al: Growth kinetics of small renal masses on active surveillance: Variability and results from the DISSRM Registry. J Urol 2018;199:641–648.

Van Poppel H, Da Pozzo L, Albrecht W, et al: A prospective, randomised EORTC intergroup phase 3 study comparing the oncologic outcome of elective nephron-sparing surgery and radical nephrectomy for low-stage renal cell carcinoma. Eur Urol 2011;59:543–552.

Varanasi R, Bardeesy N, Ghahremani M, et al: Fine structure analysis of the WT1 gene in sporadic Wilms tumors. Proc Natl Acad Sci 1994;91:3554–3558.

Vecht CJ, Haaxma-Reiche H, Noordijk EM, et al: Treatment of single brain metastasis: Radiotherapy alone or combined with neurosurgery. Ann Neurol 1993;33:583–590.

Vogl UM, Zehetgruber H, Dominkus M, et al: Prognostic factors in metastatic renal cell carcinoma: Metastasectomy as independent prognostic variable. Br J Cancer 2006;95:691.

Wagle DG, Moore RH, Murphy GP: Secondary carcinomas of the kidney. J Urol 1975;114:30–32.

Wagner B, Patard J-J, Méjean A, et al: Prognostic value of renal vein and inferior vena cava involvement in renal cell carcinoma. Eur Urol 2009;55:452–459.

Wang CJ, Christie A, Lin M-H, et al: Safety and efficacy of stereotactic ablative radiation therapy for renal cell carcinoma extracranial metastases. Int J Radiat Oncol 2017;98:91–100.

Wang KL, Weinrach DM, Luan C, et al: Renal papillary adenoma—a putative precursor of papillary renal cell carcinoma. Hum Pathol 2007;38:239–246.

Wang ZJ, Westphalen AC, Zagoria RJ: CT and MRI of small renal masses. Br J Radiol 2018;91(1087):20180131.

Weimar G, Culp DA, Loening S, et al: Urogenital involvement by malignant lymphomas. J Urol 1981;125:230–231.

Whitson JM, Reese AC, Meng MV: Population based analysis of survival in patients with renal cell carcinoma and venous tumor thrombus. Urol Oncol 2013;31:259–263.

Wiener JS, Coppes MJ, Ritchey ML: Current concepts in the biology and management of Wilms tumor. J Urol 1998;159:1316–1325.

Wilkerson ML, Lin F, Liu H, et al: The application of immunohistochemical biomarkers in urologic surgical pathology. Arch Pathol Lab Med 2014;138:1643–1665.

Williamson SR, Gadde R, Trpkov K, et al: Diagnostic criteria for oncocytic renal neoplasms: A survey of urologic pathologists. Hum Pathol 2017;63:149–156.

Wobker SE, Williamson SR: Modern pathologic diagnosis of renal oncocytoma. J Kidney Cancer VHL 2017;4:1–12.

Yang JC, Haworth L, Sherry RM, et al: A randomized trial of bevacizumab, an anti-vascular endothelial growth factor antibody, for metastatic renal cancer. New Engl J Med 2003;349:427–434.

Zaid HB, Parker WP, Safdar NS, et al: Outcomes following complete surgical metastasectomy for patients with metastatic renal cell carcinoma: A systematic review and meta-analysis. J Urol 2017; 197:44–49.

Zbar B, Brauch H, Talmadge C, et al: Loss of alleles of loci on the short arm of chromosome 3 in renal cell carcinoma. Nature 1987;327:721–724.

Zbar B, Tory K, Merino M, et al: Hereditary papillary renal cell carcinoma. J Urol 1994;151:561–566.

Zhan R, Li Y-Q, Chen C-Y, et al: Primary kidney malignant epithelioid angiomyolipoma: Two cases report and review of literature. Medicine (Baltimore) 2018;97.

Zinn AB, Kerr DS, Hoppel CL: Fumarase deficiency: A new cause of mitochondrial encephalomyopathy. New Engl J Med 1986;315:469–475.

Znaor A, Lortet-Tieulent J, Laversanne M, et al: International variations and trends in renal cell carcinoma incidence and mortality. Eur Urol 2015;67(3):519–530.

20

第21章 前列腺癌

Matthew R. Cooperberg, Samuel
L. Washington Ⅲ, Peter R. Carroll

发病率和流行病学

前列腺癌（图 21-1 和图 21-2 中的前列腺图像）是美国男性最常见的恶性肿瘤，仅次于皮肤癌。每年发现超过 174 000 例病例（Siegel et al, 2019）。每年有超过 31 000 名男性死于该疾病，已经成为男性第二位的癌症死亡原因（Siegel et al, 2019）。自 20 世纪 90 年代中期以来，男性寿命更长，因此预计老年男性中前列腺癌的死亡率会增高，但是在人口水平上与年龄相关的前列腺癌死亡率下降了大约 50%。这一现象存在争议，但可能是多因素的，在很大程度上反映了早期诊断筛查和治疗技术提高的结合（Etzioni et al, 2012）。

这些死亡率的改善是以大量的过度诊断和过度治疗为代价的。每年前列腺癌的死亡人数远远超过诊断人数，大多数确诊的患者最终死于其他原因，最常见的死因是心血管疾病（Lu-Yao et al, 2009）。在所有癌症中，前列腺癌的发病率随着年龄的增长最快。然而，不像大多数癌症都具有发病高峰年龄，前列腺癌的发病率随着年龄的增长而不断增高。80 岁男性患隐匿前列腺癌的风险（作为尸检的偶然发现，与死因无关），白人男性为 36%，非洲裔美国男性为 51%（Jahn et al, 2015）。前列腺癌终身发病率为 15%，死亡率为 2.9%。因此，许多前列腺癌是惰性的和非致命的，当然也有一些病例很危险，如果发现太晚或不治疗，可能会导致死亡。这种疾病生物活性的广泛性使对个体

患者的决策变得困难，进而凸显了对前列腺癌进行精确风险分层的迫切需要，这将在后面进一步详细讨论。

前列腺癌的几个危险因素已经被确定。如前所述，年龄增长会增加前列腺癌的风险。与衰老进程相关的具体那些因素导致了这一现象尚不清楚。男性诊断前列腺癌的可能性：40 岁以下的为万分之一，40~59 岁是 1/103，60~79 岁为 1/8。非洲裔美国人前列腺癌的发病率和死亡率均高于白种人（Kelly et al, 2017）。非洲裔美国人的前列腺癌分期及分级往往更高，发病时间很可能早 5~10 年（Tsodikov et al, 2017）。但是，在大多数研究中，在控制疾病的分期和分级后，种族因素往往并不是致命疾病的独立预测因素。

前列腺癌阳性家族史也会增加患前列腺癌的相对风险。一个诊断为前列腺癌的家庭成员，其发病年龄影响患者的相对风险。如果发病年龄是 70 岁，相对危险度增加 4 倍；如果发病年龄是 60 岁，相对危险度增加 5 倍；如果发病年龄是 50 岁，相对危险度增加 7 倍。前列腺的良性增生或者生长不是前列腺癌的危险因素，尽管它确实会提高前列腺特异性抗原（prostate-specific antigen, PSA）水平并增加患者咨询泌尿科医生的可能性，这会增加诊断前列腺癌的可能性。

尽管各国由于 PSA 筛查的形式不同而存在诊断偏差，但前列腺癌的发病率确实存在差异。这种变化可能在一定程度上与饮食和其他生活方式的差异有关。流行病学研究表明，在世界上以

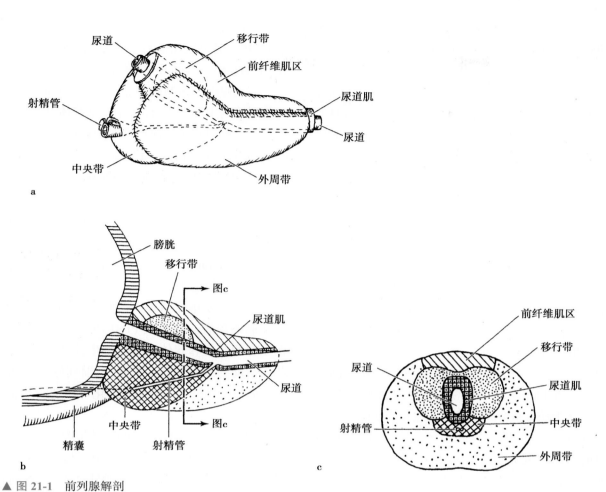

▲ 图 21-1　前列腺解剖

a：前列腺侧面观图。b：同一位置的剖面图。c：b 图所示区域的横断面

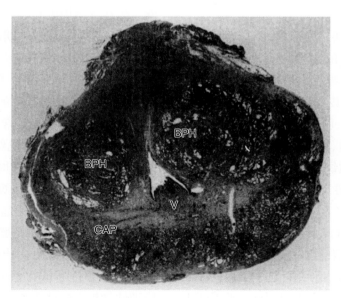

▲ 图 21-2　在前列腺中段尿道水平的前列腺完整支持

可见精阜（V）和外周带的前列腺癌（CAP）区域以及移行带的良性前列腺增生（benign prostatic hyperplasia，BPH）区域

低脂肪、植物性饮食为主的地区，有临床意义的前列腺癌发病率要低得多。此外，移民研究表明，当来自低风险国家的男性移居美国并开始坚持西方化饮食时，他们的前列腺癌发病率会增高数倍，接近东道国的发病情况（Maskarinec et al, 2004）。总脂肪摄入量、动物脂肪摄入量和红肉摄入量与前列腺癌风险增加相关，而摄入鱼类则与风险降低相关。

关于肥胖对前列腺癌发病的影响有相当大的争议。一些研究表明，肥胖与罹患恶性程度更高疾病的风险以及治疗后更高的复发率相关（Vidal and Freedland, 2017）。此外，膳食中的番茄红素、硒、ω-3 脂肪酸（鱼）和维生素 E 的摄入也被证明具有保护作用，而维生素 D 和钙会增加风险。另一方面，尚未有研究显示膳食纤维补充在降低诊断或死亡风险方面显著获益，一些补充物（尤其是硒）实际上增加了前列腺癌死亡的风险（Kenfieldet et al, 2015）。坚持健康的生活方式，如不吸烟、坚持高番茄和不饱和脂肪酸鱼类的饮食、保持健康的体重和高运动量，可降低 68% 的前列腺癌死亡率（Kenfield et al, 2015）。在一项大型前瞻性队列研究中，广泛控制其他因素后，更频繁的射精也与降低前列腺癌患病风险相关（Rider et al, 2016）。

▶ 病理

超过 95% 的前列腺癌是腺癌，其余 5% 的前列腺癌组织学是异质性的，起源于间质细胞、上皮细胞或异位细胞。非腺癌变异根据细胞来源分为两类：上皮细胞和非上皮细胞。上皮细胞来源包括黏液细胞、印戒细胞、腺样囊性细胞、腺鳞状细胞、鳞状细胞、移行细胞、神经内分泌癌和粉刺癌。非上皮细胞来源包括横纹肌肉瘤、平滑肌肉瘤、骨肉瘤、血管肉瘤、癌肉瘤、恶性淋巴瘤和转移性肿瘤等。

腺癌中的神经内分泌（小细胞）分化越来越明显，可能是对长期雄激素剥夺的反应。这可通过对此类组织进行神经内分泌标记物染色（嗜铬粒蛋白 A、神经元特异性烯醇化酶）和 / 或通过抽血检测血清中的标志物。

前列腺癌的细胞学特征包括细胞核深染、增大和核仁突出（图 21-3）。细胞质通常是丰富的，因此，核 - 细胞质比值对于诊断前列腺癌帮助不大，不如它们在诊断其他肿瘤时作用大。

前列腺癌的诊断确实非常复杂。基底细胞层在前列腺癌中缺失，而存在于正常腺体、前列腺增生腺体和前列腺癌的前体病变中。如果前列腺癌的诊断有疑问，高分子量角蛋白免疫组化染色是有用的，因为它优先染色基底细胞。因此，染色缺失与前列腺癌相一致。

前列腺上皮内瘤变（prostatic intraepithelial neoplasia, PIN）和非典型小腺泡增生（atypical small acinar proliferation, ASAP）被认为是可能的癌前病变，后者的前列腺癌风险更高。患有 ASAP 的男性可能需要重复活检，特别是早期没有进行饱和穿刺的患者。高等级 PIN（HGPIN）的特征是在原有的导管和腺体内细胞增生，细胞核和核仁增大与前列腺癌相似。但是，与前列腺癌不同的是，HGPIN 保留了一层免疫组化可识别的基底细胞层。

60%~70% 的前列腺癌病例起源于外周带，10%~20% 起源于移行带，5%~10% 起源于中央带（图 21-1 和图 21-2 中的前列腺图像）。尽管前列腺癌经常是多灶性的，但是广泛的筛查和扩大活检技术已经增加了单灶性和小肿瘤的检出。

肿瘤穿透前列腺被膜是一种常见的情形，通常发生在神经周围间隙。精囊侵犯与局部区域或远处转移相关。局部晚期前列腺癌可能侵犯膀胱三角区，导致输尿管梗阻。直肠受累是罕见的，因为 Denonvillier 筋膜提供了屏障作用，值得注意的是，这种屏障作用是单向的，因为直肠癌可能侵犯前列腺或膀胱（相对较常见）。淋巴转移最常见于闭孔、髂外和髂内淋巴结。其他淋巴结受累部位包括髂总淋巴结、直肠周围淋巴结、骶前淋巴结和主动脉周围淋巴结，或腹股沟及胸部淋巴结。

中轴骨是最常见的远处转移部位；腰椎最常受累（图 21-4）。其次是股骨近端、骨盆、胸椎、肋骨、胸骨、头骨和肱骨。转移性前列腺癌的骨病变通常是成骨性和硬化性的。负重骨受累可导致病理性骨折。椎体受累并伴有明显的肿瘤肿块延伸至硬膜外腔，进而压迫脊髓可导致泌尿科急症。内脏转移通常累及肺、肝和肾上腺。中枢神经系

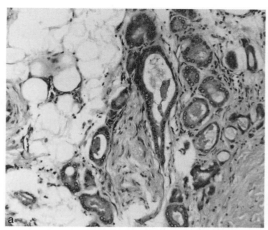
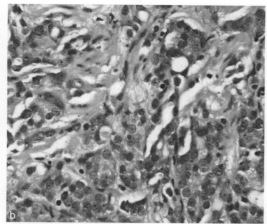
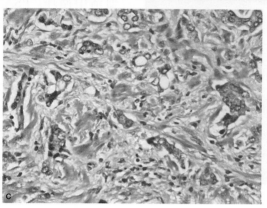

▲ 图 21-3　前列腺癌 Gleason 分级：3 级（a）、4 级（b）和 5 级（c）（×200）

a：腺体发育良好，轮廓和形态发育基本正常。腺体呈浸润性生长，恶性肿瘤的核特征包括轻微的核增大，颗粒染色质，可见核仁。b：恶性细胞有小梁状、腺状和腺状浸润性生长模式，形成小癌巢或者不完全性融合腺腔。恶性核特征包括明显增大的细胞核及核仁。c：细胞高浸润性生长，形成恶性上皮细胞的单细胞、小癌巢。细胞学特征包括异形核明显增多、核轮廓不规则，染色质分布粗糙不规则，核仁增大

统（CNS）受累通常是由颅骨或脊柱转移直接延伸所致。

▶分子生物学和病理生理学

在前列腺癌中，很多研究发现 8p、10q、11q、13q、16q、17p 和 18q 的染色体重排或拷贝数异常。其中一些，如 8p23.2 的特异性缺失和 / 或 11q13.1 的增加，可以预测前列腺癌的进展。

两个转录因子：ERG 和 EtV1，在前列腺癌组织中经常过度表达。在大多数情况下，雄激素反应基因 TMPRSS2 与这些基因融合，进而促进其过度表达，这种基因重排似乎是前列腺癌中最常见的一种。TMPRSS2∶ERG 融合已在大约 50% 的前列腺肿瘤中被证实，可能代表了癌症发生的早期分子事件。此外，这种基因融合可能产生具有更具侵袭性的独特表型，独立于 Gleason 分级

系统（Narod et al，2008）。

前列腺癌的一个亚型是由 BRCA2 和其他 DNA 修复途径基因的突变引起。具有前列腺癌、乳腺癌和卵巢癌家族史的男性应考虑对这些突变进行基因检测（Giri et al，2018）。最近的研究发现，前列腺癌 RNA 表达模式与先前在乳腺癌中描述的基底、管腔 A 和管腔 B 模式非常相似（Zhao et al，2017）。其他深入的表达分析表明，基因组表达的显著差异不仅存在于转移性前列腺癌（Quigley et al，2018）中，而且存在于局限性前列腺癌（Lalonde et al，2017），甚至从临床角度来看低风险的患者（Cooperberg et al，2018）。

▶临床表现

A. 症状

绝大多数早期前列腺癌患者无症状，症状的

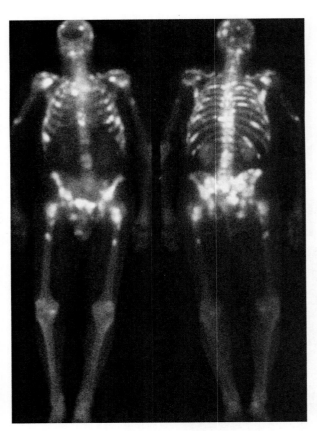

▲ 图 21-4　全身骨显像显示多发性骨转移

出现通常提示局部晚期或转移性前列腺癌。包括血尿在内的梗阻性或刺激性排尿症状，可由肿瘤局部生长到尿道或膀胱颈，或由直接侵犯到膀胱三角区引起。然而，更常见的是，这种症状可归因于良性前列腺增生（benign prostatic hyperplasia, BPH）并存。转移到骨头的疾病可能引起骨痛。脊柱转移合并影响脊髓，可能与脊髓压迫症状有关，包括感觉异常、下肢无力以及尿失禁或大便失禁。

B. 体征

包括直肠指检（DRE）在内的体格检查非常重要。如果发现硬结或结节，医生必须意识到前列腺癌的可能性，需要进一步评估［PSA、经直肠超声引导前列腺活检（transrectal ultrasound-guided prostate biopsy, TRUS）、穿刺活检］；然而，大多数前列腺癌在诊断时并不能触及，因此即便 DRE 检查阴性，也需要对 PSA 升高的男性进行进一步评估。局部晚期前列腺癌伴局部淋巴结肿大可导致下肢淋巴水肿。脊髓压迫的具体症状与脊髓压迫的水平有关，可能包括下肢无力或痉挛、

球海绵体反射亢进。

C. 一般化验检查

双侧输尿管梗阻或三角区受累以及腹膜后病变可以引起氮质血症。转移性疾病可能存在贫血。骨转移时碱性磷酸酶可能升高。病变超出前列腺时可以引起血清酸性磷酸酶升高。

D. PSA 和其他肿瘤标志物

PSA 是人激肽释放酶（HK）家族中的一种丝氨酸蛋白酶，由良性和恶性前列腺组织产生。它以非复合（游离或未结合）或复合（结合）形式在血清中循环。PSA 被用作诊断（筛查）手段，对前列腺癌进行风险分层以及治疗后随访。如前所述，PSA 是前列腺特异性的，而不是前列腺癌特异性的。其他常见的疾病，如前列腺增生、前列腺炎、尿道内操作和会阴部损伤（如长时间骑自行车），均可引起 PSA 升高，产生假阳性结果。

"正常"PSA 传统上被定义为≤4ng/ml，血清 PSA 在 4~10ng/ml 的阳性预测值为 20%~30%。当浓度超过 10ng/ml 时，阳性预测值从 42% 增加到 71.4%。然而，多年来人们已经清楚地认识到，PSA 没有一个固定的"正常"阈值，PSA 往往表现为一个连续变量，反映年龄、前列腺大小和前列腺癌罹患风险。在前列腺癌预防试验（PCPT）研究中，无论 PSA 水平多少，均进行前列腺穿刺活检，避免选择性偏倚，区别于其他的 PSA 研究，结果表明：并没有一个确切的 PSA 水平低值能够使前列腺癌患病风险降到零。PSA 是一个连续性的风险指标，其水平越高，风险越大（Thompson et al, 2007）。最近的人群研究再次表明 45~55 岁男性的中位 PSA 约为 0.7ng/ml，PSA<1.0ng/ml 的男性在所有年龄组中占相当大的比例，在随后的 25 年里发生进展性前列腺癌的风险非常低（Preston et al, 2018; Vickers et al, 2013）。

因此，目前列腺癌的筛查和检测项目包括 PSA 和其他风险因素，如家族史、种族和年龄等（Carter et al, 2013）。目前已研发了包含上述变量的在线风险计算系统，以确定发生前列腺癌以及高级别前列腺癌的风险。例如，基于 PCPT 数据的计算器可在线使用（http://tinyurl.com/caprisk）。

必须确定患者是否使用 5α 还原酶抑制剂等

药物（包括用于治疗脱发的 1mg 非那雄胺制剂 -
保发止），因为这些药物可使 PSA 降低约 50%。
还应注意，与正常体重的男性相比，高体重指数男
性的血清 PSA 水平会有所下降，这可能是血液稀
释的结果（Bañez et al，2007）。

目前已探索了许多 PSA 相关衍生指标用来
检测有临床意义的前列腺癌，目的是降低假阳性
率以减少过度诊疗，从而提高特异性和阳性预测
值，减少不必要的穿刺活检，降低成本和与前列
腺癌检测相关的发病率。主要的检测指标包括
PSA 动力学（PSAV，PSA 随时间的变化）、PSA
密度（与前列腺大小有关的标准化水平）以及
PSA 分子亚型（PSA 的游离分子形式与蛋白结合
分子形式）。

1. PSA 动力学　PSAV 指血清 PSA 的变化
速率；与之相反，PSA 倍增时间（PSADT）表示
PSA 倍增所需的时间。一项回顾性研究表明，
前列腺癌患者的血清 PSA 在确诊前几年比非前
列腺癌患者升高得更快。血清 PSA 每年增加
0.75ng/ml 的患者似乎有更高的患癌风险。然而，
临床上必须谨慎解读 PSAV，只有当同一实验室
在至少 18 个月的时间内进行多次血清 PSA 检测
时，PSAV 升高才有意义。PSA 的快速升高可能
是由前列腺炎或其他疾病引起。最近的一项研究
质疑了 PSA 动力学与诊断前的绝对 PSA 水平的
显著性（Vickers et al，2011）。

2. PSA 密度　每克前列腺组织的 PSA 水平
约为 0.12ng/ml。因此，前列腺增生引起的腺体增
大可能也有较高的 PSA 水平。PSA 与腺体体积
的比值称为 PSA 密度（PSAD）。部分研究人员
主张只有当 PSA 密度超过 0.1 或 0.15 时再进行
前列腺活检，而一些研究人员则认为 PSA 密度无
临床价值。PSAD 的计算需要经直肠前列腺超声
（TRUS）或 MRI 来准确评估体积。

3. PSA 分子亚型　大约 90% 的血清 PSA 与
α1- 抗糜蛋白酶（ACT）结合，少量为游离状态或
与 α2- 巨球蛋白结合。在 DRE 正常，总 PSA 水
平为 4~10ng/ml 的男性中，以 25% 的游离 PSA
（fPSA）为截止值时可以检测出 95% 的癌症，同
时避免了 20% 的不必要的活检（Catalona et al，
1998）。然而，后续的研究中表明 fPSA 百分比的

预测作用存在争议。

fPSA 与其他 PSA 亚型结合进一步提高预
测性能。一个研究小组结合总 PSA、fPSA、单链
完整 PSA 和 hK2（4K，OPKO 诊断），并考虑了
患者年龄、家族史、种族和 DRE 结果用以提高前
列腺癌检出率。另一种检测为前列腺健康指数
（prostate health index，PHI），其由总 PSA、fPSA
和 PSA 异构体 -2proPSA 等指标计算。以上两种
检测方法均能减少不必要的前列腺穿刺活检，同
时降低漏诊率（Nordström et al，2015）。

4. PCA3　前列腺癌抗原 3（PCA3）是一种
非编码的前列腺特异性 mRNA，在大多数前列腺
癌组织中过表达，与癌旁组织相比，其表达上调为
中位 66 倍（Hessels et al，2007）。PCA3 预测穿
刺的准确率为 74.6%（Groskopf et al，2006）。此
外，其在评估既往活检阴性和 PSA 升高的患者时
可能有一定的价值（Haese et al，2008）。与 PSA
相似，PCA3 反映了前列腺癌的生物学波动，并不
存在一个最佳阈值。研究表明，在初次活检中，
PCA3>60 的阳性预测值为 80%，而 PCA3<20 的
在重复活检中的阴性预测值为 88%（Wei et al，
2014）。

5. SelectMDx　另一种最近发布的尿液测试
商品 SelectMDx（MDX Health），用于检测直肠
指诊后尿液中的 HOXC6 和 DLX1mRNA 表达水
平。结合 PSA、PSAD、既往活检史和种族等临床
参数，SelectMDx 检测具有较高的阴性预测值；在
阴性预测值为 98% 的阈值下，不必要的穿刺活检
可减少 50% 以上（Van Neste et al，2016）。

6. ExoDx 前列腺智能评分　外泌体以小纳
米囊泡的形式存在，由正常细胞和癌细胞产生，
并分泌到尿液和血液中。通过检测尿液外泌体
ERG 和 PCA3RNA 水平，不需要事先的 DRE，预
测高级别前列腺癌比 PSA、年龄、种族和家族史
具有更高的价值。一项将该检测与临床相结合的
前瞻性研究显示出了比现有的列线图更高的预测
性能（AUC 0.73，95%*CI*：0.68~0.77）（McKiernan
et al，2016），这项检测可以避免 27% 的前列腺穿
刺活检，而漏诊率仅为 8%。

目前，这些新型前列腺癌诊断标志物尚缺乏
高质量的头对头研究。

▶诊断与评估

A. 前列腺穿刺活检

对于血清 PSA 升高、DRE 异常或两者兼有的患者,应考虑前列腺穿刺活检,还应考虑患者的整体健康状况、并发症、预期寿命、焦虑程度和年龄等因素。在 TRUS,使用耦合成像的活检装置进行前列腺活检。其中,越来越多的活检也可由 MRI 引导(详见下文的成像部分)。在对整个前列腺外周带进行活检之前,可选择对 DRE 和 / 或 TRUS 的任何异常区域进行额外穿刺可比传统的 6 针法提高 14%~20% 的检出率。虽然少数前列腺癌起源于移行区,但在进行扩展穿刺活检时,特定移行区活检几乎不会增高总的癌症检出率。通常可采用饱和活检或使用经会阴部的方法来提高肿瘤检出率。与经直肠穿刺活检相比,经会阴穿刺活检可以降低脓毒血症的风险,但其发生尿潴留的风险更高。

前列腺穿刺活检通常使用局部麻醉的方式,并在术前使用抗生素预防感染。局部麻醉可以患者减少围手术期的不适,一般沿直肠前壁局部应用,也可注射到前列腺内或邻近组织周围。术后常见的并发症包括血精、便血和血尿,通常是自限性。随着耐药细菌的流行,尽管采取了标准的预防措施,脓毒血症的发病率持续上升(Lange et al, 2009)。脓毒血症可能危及生命,对于术后任何发热超过 38.3℃ 的患者应采取紧急措施。

目前,大多数活检部位包括左右两侧尖部、中部和底部的内外侧。由于存在漏诊前部肿瘤的可能性,穿刺部位也可包括前尖部。值得注意的是,活检部位应充分展开,特别应注意对远外侧和尖部活检,因为这些位置的肿瘤易被遗漏。

饱和穿刺方案 ≥20 针,强调获取外周带组织标本。其中一个常见的饱和穿刺方案包括外侧基底部 2 针,外侧中部 3 针,尖部(包括前尖部)3 针,矢状面旁中部和底部各 1 针。虽然最初的饱和穿刺方案也包括在矢状面旁中部和底部各穿刺 2 针,但这些区域的肿瘤发生率较低,因此建议这些区域的每个部位都只穿刺 1 针。研究表明,前列腺饱和穿刺活检可以使用前列腺阻滞麻醉完成。使用饱和穿刺活检作为初始活检方案或第一

次重复活检方案并没有提高癌症检出率,因此建议可将其作为第二次重复活检方案(Jones et al, 2002)。

REDUCE 试验允许在重复活检时计算癌症检出率以及肿瘤的级别和位置,本试验的纳入标准要求在入组后 6 个月内穿刺结果为阴性(至少为 6 针法)。在安慰剂组,3 346 例患者在登记后 1~2 年接受了重复穿刺活检,17.2% 的患者被发现患有癌症,其中 30% 为高级别前列腺癌(Gleason 评分 >7)。在 3~4 年的重复穿刺活检中,2 343 例患者中发现 11.7% 患有癌症,其中 21% 为高级别前列腺癌。若仅考虑 Gleason 评分为 4 分或 5 分的患者,在 2 年和 4 年时间点的活检中,分别检出 8.7% 和 2.6% 的高级别前列腺癌。该研究还比较了 PCA3 和 %fPSA 在重复穿刺患者中的预测作用,结果表明两者无显著性差异(Andriole et al, 2009)。

B. 分级和分期

Gleason 分级系统是最常用的分级系统,是一个依赖低倍镜下所显示的腺体结构进行分级的系统。在评价一个特定肿瘤的分级时,病理医师给标本最常见的癌症类型一个主要分级,给次常见的一个次要分级。分级范围从 1~5 分(图 21-3)。如果整个标本中只有一种类型,则主要分级和次要分级一致(如 3+3)。将主要分级和次要分级相加得到 Gleason 评分或 Gleason 总数。

Gleason 分级 1 和 2 较罕见,而分级 3 对应于低度恶性(大小不同的腺体位于正常间质和正常腺体之间),分级 4 对应于中度恶性(腺体未完全形成,融合程度不同,且更具浸润性生长模式),而分级 5 对应于高度恶性疾病(单个浸润细胞,没有腺体形成)。此外,还可观察到筛状和粉刺型癌细胞等生长变异;筛状型和导管内癌是更具侵袭性的亚型,通常对应于 Gleason 4 级。

Gleason 评分为 6 分(3+3)的肿瘤均为低级别。在鉴别中、高级别肿瘤时,Gleason 分级是肿瘤生物学行为的最重要决定因素。因此,在 Gleason 评分为 7 的肿瘤中,4+3 分的肿瘤比 3+4 分的肿瘤更具侵袭性。高级别(即 Gleason 分级为 4 或 5)肿瘤的程度是影响预后的重要因素,通过量化高级别肿瘤的数量而不是简单地报告为

3+4 分或 4+3 分,可以提高预测水平（Catalona et al, 1998）。

在目前的临床实践中,根据 Gleason 评分进行分级分组,Gleason 评分≤3+3 分为 1 级,3+4 分为 2 级,4+3 分为 3 级,8 分为 4 级,9~10 分对应于 5 级（Epstein et al, 2016）。这个新系统代表了命名法的变化,而不是病理评价的实质性改变。然而,其对患者来说更为直观,分组从最低的 1 级到 5 级,而不是 Gleason 评分 6 分到 10 分。此外,该系统进一步的优势是 Gleason 3+4 分与 4+3 分不再被统一归类为"Gleason 7 分"。在新的 5 级分级分组中,5 级（即 5+4 和 5+5 分）的肿瘤可能比 Gleason 4+5 的肿瘤预后更差,然而大多数分析受限于这些最高级别的少数患者（Leapman et al, 2017）。

前列腺癌的 AJCC TNM 分期系统如表 21-1 所示。临床分期系统使用 DRE 结果,而非影像或活检的结果来区分 T1 和 T2 期肿瘤。如果患者的前列腺一侧叶可触及异常,即使活检证实为两侧病变,其临床分期仍为 T2a。需要注意的是,与 Gleason 评分和 PSA 水平等危险因素相比,前列腺癌的临床 T 分期是一个相对较弱的预后因素。部分原因是 DRE 和 TRUS 检查的主观性,需要调整措施以便更加客观地测量肿瘤体积,以及 T 期通常不保留在前列腺癌预后的多变量模型中,尤其是在临床上确诊肿瘤大部分的 T1 和 T2 期（Reese et al, 2010）。

C. 影像学

（1）TRUS　目前 MRI 的应用日趋广泛,TRUS 通常仅应用于指导前列腺穿刺活检。然而,随着现代设备和经验的积累,通过对整个前列腺区域进行仔细的超声检查,TRUS 也可作为诊断和分期的良好手段。前列腺癌的超声表现通常为外周带的低回声病变和 / 或多血管病变。超声诊断包膜外侵犯的标准是前列腺轮廓外突或侧面边界成角。精囊侵犯的标准为精囊的基底部向后突出或精囊回声不对称以及前列腺底部的低回声区。

（2）MRI　目前多参数磁共振成像（mpMRI）在前列腺的诊断评估中已迅速普及。该检查包括 T_2 加权解剖成像和弥散加权成像（DWI）;后者反

表 21-1　前列腺癌 TNM 分期系统

T——原发肿瘤	
Tx	原发肿瘤无法评估
T0	无原发肿瘤证据
Tis	原位癌（PIN）
T1a	体积≤良性病变切除组织的 5%,DRE 正常
T1b	体积＞良性病变切除组织的 5%,DRE 正常
T1c	仅穿刺活检发现（PSA 升高）,DRE 和影像学正常
T2a	DRE 可触及或影像学可见,限于单叶的 1/2
T2b	DRE 可触及或影像学可见,超过单叶的 1/2
T2c	DRE 可触及或影像学可见,累及前列腺两叶
T3a	肿瘤侵犯包膜外（单侧或双侧）
T3b	肿瘤侵犯精囊
T4	肿瘤侵犯膀胱颈、尿道外括约肌、直肠、肛提肌或盆腔侧壁
N——闭孔淋巴结、髂内淋巴结、髂外淋巴结、骶前淋巴结	
Nx	区域淋巴结转移无法评估
N0	无区域淋巴结转移
N1	区域淋巴结转移
M——远处转移	
Mx	远处转移无法评估
M0	无远处转移
M1a	有区域淋巴结以外的淋巴结转移
M1b	骨转移
M1c	其他脏器转移

DRE,直肠指诊;PIN,前列腺上皮内瘤变;PSA,前列腺特异性抗原;TRUS,经直肠超声引导前列腺活检（transrectal ultrasound-guided prostate biopsy）。

摘自 Amin MB, Edge SB, Greene FL, et al.（Eds.）AJCC Cancer Staging Manual, 8th Ed.Springer New York, 2017。

映了与正常组织相比,癌细胞的细胞膜密度增加以及由此导致的水（氢）密度下降。标准 mpMRI 检查还包括动态对比度增强（DCE）成像,然而其临床收益较低。mpMRI 的检查结果应使用前列腺成像报告和数据系统（PI-RADS v2.0）进行标准化,放射科医生可将 T_2、DWI 和 DCE 结果汇总为 1~5 分。PI-RADS 1 分和 2 分表示出现高级别肿瘤（Gleason 分级分组≥2）的可能性较低,3 分表示可疑存在高级别肿瘤,4 和 5 表示可能为

高级别肿瘤（Zhang et al, 2017）。虽然 PI-RADS 是一个标准化的评分系统，然而阅片者的可变性很少被研究，在大的研究中心也存在这个问题（Greer et al, 2017）。因此，mpMRI 需要由前列腺亚专业的放射科医师进行检查和阅片（Sonn et al, 2017）。

将磁共振波谱（MRS）与 MRI 结合使用可以提高成像的准确性。与前列腺增生症或正常前列腺组织相比，前列腺癌组织的柠檬酸水平相对较低，胆碱和肌酸水平较高。mpMRI 和 MRS 提供的代谢与解剖学信息可更准确地评估癌症的位置和分期。研究表明，直肠内 MRI 检查的分期准确率为 51%~92%（Nelson SJ et al, 2013）。MRI 可用于识别 TRUS 较难发现的前列腺尖部病变，并逐渐应用于前列腺穿刺活检。泌尿外科医生可在穿刺之前参考 MRI 结果，并估测 MRI（认知融合）中所确定的目标病灶位置，也可使用各种融合导向的活检技术将 MRI 图像实时对应于 TRUS。此外，也可以直接在 MRI 引导下进行穿刺。部分专家认为融合导向活检可以完全取代系统活检，PSA 升高而 MRI 阴性的患者可以避免不必要的活检（Kasivisvanathan et al, 2018）。然而，可能会漏掉大约 25% 的高级别癌症（Ahmed et al, 2017）。尽管关于 MRI 的最佳使用仍然存在较多争议，但目前大多数人认为 MRI 可以较好地辅助 TRUS 引导的穿刺活检，可以有效避免一些不必要的重复活检，并可能在主动监测中发挥作用（Klotz et al, 2018; Tran et al, 2018），但目前还无法取代首次活检检查。

（3）轴向成像（CT、MRI） 高危前列腺癌患者确定做局部治疗，无论是手术或者放疗，CT 盆腔横断面成像是一个可选检查项目，用于排除淋巴结转移，CT 和 MRI 都可用于此目的。对于局部 T 分期，CT 与普通 MRI 的准确性较差。影像学发现淋巴结可疑病变的患者，如果诊断模棱两可，可采取 CT 引导下的细针穿刺。轴向成像的适应证包括骨扫描阴性、T3 期、PSA>20ng/ml 和主要 Gleason 分级为 4 级或 5 级。与骨扫描一样，CT 盆腔横断面成像被广泛用于不太可能有淋巴结转移的低危患者的临床分期。

（4）^{99}Tc 骨扫描 前列腺癌最常见的远处转移为骨骼（图 21-4）。软组织转移（如肺和肝脏）的初始转移较少见。虽然骨扫描是初步评估新诊断前列腺癌的一个标准部分，但是，很好的证据表明以血清 PSA 为基础，在这些大部分患者中可以排除使用骨扫描。对于无症状、T1-T2 期、血清 PSA<20ng/ml 的新诊断的、未经治疗的前列腺癌患者，骨扫描可以省略。事实上，这些建议都纳入了局限性前列腺癌的临床治疗指南，然而，骨扫描在低风险患者中仍被过度使用，当前的研究也证实了这点（Palvolgyi et al, 2011）。

（5）PET-CT 或骨扫描 识别转移灶需要大约 10^9 个细胞。因此，许多分期为 M_0 的高危患者实际上存在微转移灶的。近年来，多种 PET 示踪剂已逐步应用于临床，有望在低肿瘤负荷下提高检查敏感性。目前，多项评估此类示踪剂的临床研究正在进行中，包括在诊断初期使用；作为主动监视的一部分；检查潜在转移灶以确定最佳用药时机。但是需要强调的是，几乎所有的临床试验和截至 2019 年的其他临床研究，继续依据传统的骨扫描结果定义 "M0" 和 "M1" 为 "寡转移"，而不是依据任何更先进的成像技术。

1）^{18}F 氟化钠（NaF）：几十年来，氟化钠 PET 扫描已被用于前列腺癌骨转移的评估。尽管其敏感性为 93%，但特异性明显较低（54%），假阳性率较高（Poulsen et al, 2014）。扫描结果为阴性时仍可漏掉对放射性示踪剂摄取有限的小转移病灶。NaF PET 是比较常用的，但它的最佳作用从来没有被阐明。

2）胆碱和醋酸盐：与正常前列腺细胞相比，前列腺癌细胞通常优先浓缩胆碱磷酸。根据这一特性，与 ^{11}C- 胆碱结合的放射性示踪剂可以定位转移病灶（Ackerstaff et al, 2001）。病灶摄取 ^{11}C- 胆碱增加的区域为可疑的转移部位。在一项对接受前列腺癌根治术的高危患者的回顾性研究中，与病理结果相比，胆碱 PET 检测淋巴结转移的灵敏度分别为 92%（Schiavina et al, 2018）。同样，癌细胞通常对细胞膜脂质的需求增加，醋酸盐是癌细胞产生脂肪酸和胆固醇的单一的碳源（Yoshii et al, 2015）。研究表明，其在评估区域淋巴结转移的敏感性和特异性分别为 38%~68% 和

78%~96%,然而,可能无法识别较小的受累淋巴结病灶(Haseebuddin et al, 2013; Daouacher et al, 2016)。

3)氟昔洛文(axumin): ^{18}F- 氟昔洛文是一种人工合成的氨基酸,由前列腺癌细胞中上调的众多离子通道转运(Okudaira et al, 2014)。对于初始治疗(手术或放疗)后 PSA 升高的患者,该放射性示踪剂可用于检测和定位复发部位。研究表明,其定位前列腺癌转移的阳性预测值为 92.3%~100%,阴性预测值为 51.7%(Odewole et al, 2016; Bach-Gansmo et al, 2017)。

4)^{68}Ga:前列腺特异性膜抗原(prostatespecific membrane antigen, PSMA)是一种跨膜蛋白,持续存在于大多数前列腺癌和其他几种恶性肿瘤的新生血管中,以及除唾液腺外的少数正常组织。使用 ^{68}Ga 标记 PSMA 小分子配体,作为放射性示踪剂识别潜在转移病灶。使用该示踪剂对术前淋巴结分期和初始治疗后生化复发的患者进行评估,其淋巴结分期的阳性预测值为 83%,阴性预测值为 80%(Herlemann et al, 2016)。^{68}Ga-PSMA PET 扫描在识别淋巴结和骨转移中显示出了巨大的潜力,可有效识别传统 CT 遗漏的转移灶。在一项对 147 例生化复发患者的回顾性研究中,与标准 CT 相比,^{68}Ga PSMA PET 扫描可发现 54%~69% 的患者存在未被检测到的 cN_1 病变(Vinsensia et al, 2017)。目前,该试剂已在欧洲和澳大利亚使用,并有望在不久的将来与其他两种以 PSMA 为靶标的 PET 示踪剂一起在美国获批使用。

D. 多因素风险评估

正如本章其他部分所讨论的,目前列腺癌的治疗模式既有对低风险患者的过度治疗,也存在对高风险患者的治疗不足。有效解决这一问题的一个关键方法是进行良好和标准化的风险分层,旨在帮助确定特定患者发现最佳治疗时机和治疗强度。最优风险分层的关键变量包括:PSA 水平、Gleason 评分以及肿瘤负荷相关指标 - 临床 T 分期和 / 或活检主要成分占比(如阳性穿刺针数或阳性穿刺组织的占比)。目前,文献中已报道了 100 多个风险评分、列线图和其他相关模型(Cooperberg, 2008; Shariat et al, 2008)。以下介绍一些关键分层方法:

(1)风险分层:最早被广泛采用的风险分层方法是由 D'Amico 等报道的三级风险分层,并被 AUA 的局限性前列腺癌治疗实践指南采纳(Thompson et al, 2007; D'Amico, 2000)。其分组方法为:

1)低危 -PSA<10, Gleason 评分 ≤6 和临床分期 T1-T2a;

2)中危 -PSA 10~20, Gleason 评分 =7,或临床分期 T2b;

3)高危 -PSA>20, Gleason 评分 >7,或临床分期 T2c-T3a。

这个系统的主要优点是简单,而且使用非常普遍。然而,它有些主要的缺点:

首先,它高估了 T 分期,而正如前面提到的,不能准确评估 T2 期以内的肿瘤。

其次,它不能区分 Gleason 评分 7 级的 Gleason 评分 3+4 和 Gleason 评分 4+3 的肿瘤,它们有很大的不同生物活性水平。最后,也是最重要的一点,由于它不能说明来自各种风险变量的信息,因此,它不是一个真正的多变量系统,例如,一个 PSA: 19.8, Gleason 评分 4+3, T2b 期的肿瘤患者和另一个 PSA: 4.2, Gleason 评分 3+4, T1c 期的肿瘤患者都被归类为"中风险",尽管认为这些患者在疾病负担和进展风险方面会有相当不同的结果。AUA 和 NCCN 已经发布了亚分类,试图提供更多的方法,但只能解决上面提到的部分问题,仍然不是线性预测指标的结果,而且,在每一个风险层面,对不同风险因素进行不一致的考虑,在实践中应用起来越来越麻烦。

(2)查询表和列线图:大多数风险工具基于多变量 Logistic 回归或 Cox 比例风险模型,取决于感兴趣的结果。例如,Partin 等首先发表了经过充分验证的查询表,可以预测病理结果,如包膜外扩散和精囊侵犯(Makarov et al, 2007)。列线图是回归模型的图形表示。列线图首先由 Kattan 等在泌尿外科推广,是查询表的替代方法(图 21-5)。使用列线图时,患者的每个危险因素都有不同的分数,然后将总分相加,用于对感兴趣的结果进行预测(如 5 年生化无复发发生存率),通常误差幅度为 ±10%(Kattan et al, 2003)。

风险组	D'Amico	NCCN	EAU	AUA
极低危		PSA<10, PSAD<0.15, cT1c, GG1, ≤3 处阳性, ≤50% 任何阳性穿刺		PSA<10, PSAD<0.15, cT1c, GG1, ≤3 处阳性, ≤50% 任何阳性穿刺
低危	PSA<10, cT1-T2a, GG1	PSA<10, cT1-T2a, GG1	PSA<10, cT1-T2a, GG1	PSA<10, cT1-T2a, GG1
有利的中危	PSA: 10~20, cT2b, GG2~3	PSA: 10~20, cT2b-T2c, GG2~3	PSA: 10~20, cT2b, GG2~3	PSA: 10~<20+GG1 或 PSA<10+GG2
不利的中危				GG2+PSA: 10~20/ cT2b-T2c 或 PSA<20+GG3
高危	PSA>20, cT2c, GG4~5	PSA>20, cT3a, GG4~5	PSA>20, cT2c, GG4~5 或 任何 PSA, 任何 GG, cT3-T4, cN+	PSA>20, ≥cT3, GG4~5
极高危		cT3b-T4, ≥4 处且 GG4~5 或主要 Gleason 评分 5 级		

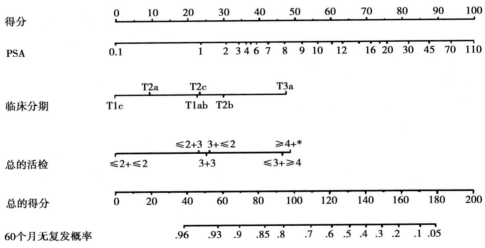

▲ 图 21-5　用于预测 5 年生化无复发生存率的 Kattan 列线图

PSA, 前列腺特异抗原

目前已发表了多个列线图来预测病理结果、手术或放疗后的生化结果或长期结果, 例如, 无进展生存期 (progression-free survival, PFS)、无转移生存期、总体或肿瘤特异性死亡率。重要的两点需要注意, 首先, 给定的列线图是根据一组特定男性的数据绘制的, 这些男性通常在一个或几个医学中心接受治疗, 其中少数训练有素的外科医生或放射肿瘤科医生治疗大量患者。然后, 最好在其他机构和 / 或使用不同年龄组的患者对列线图进行外部验证。对于在制订和验证列线图以外的环境中接受治疗的患者, 在计算其特定的复发风险时必须非常谨慎, 理想情况下, 列线图在特定环境中常规使用之前, 应该在该环境中正式验证。

其次, 使用更复杂的统计软件, 可以非常容易地同时计算多个列线图得分, 从而产生一种使用列线图得分来比较手术或放疗等治疗方案的企图。列线图不能这样使用 - 因为用于开发每种方法的患者队列非常不同,报告结果的定义也是如此。因此,列线图可能有助于让正在接受特定治疗的患者了解可能结果的概率,但不应被用作比较治疗、指导临床决策的方法。咨询患者时,必须考虑列线图绘制中队列的普遍性。

（3）CAPRA 评分:在研究环境中很难对成百上千名患者计算列线图,而且无法始终如一地确定低风险或高风险队列,由于这些限制,加州大学旧金山分校的前列腺癌风险评估（Cancer of the Prostate Risk Assessment, CAPRA）评分应运而生,将列线图的准确性与风险分组系统的计算简便性结合起来（Cooperberg et al, 2005）。计算 CAPRA 评分,主要基于 PSA 和 Gleason 评分,而 T 分期、穿刺活检阳性百分率和患者年龄的权重较小（图 21-6）。

评分相加为 0~10。总体而言,总分每增加 2 分（如从 2 分增加到 4 分或从 5 分增加到 7 分）,风险大致翻倍。CAPRA 评分在 0~2 之间为低危,CAPRA 评分 3~5 分为中危,CAPRA 评分 6~10 分为高危。CAPRA 评分在美国和欧洲的多个人群中得到了广泛的验证（Bratjbord et al, 2017）。在一项独立的头对头对照研究中发现,CAPRA 评分比对照组准确性更好（Lughezzani et al, 2010）,而且,可以预测手术、放疗和激素治疗后的长期转移和死亡率（Cooperberg et al, 2009）,预测范围从 0 到 60%,准确率高达 85%。术后结合病理数据的 CAPRA-S 评分也已经使用,并得到广泛验证（Kattan et al, 2003；Lughezzani et al, 2010）。

值得注意的是,CAPRA 和 CAPRA-S 评分主要用于说明相对风险,而不是绝对风险。因此,CAPRA 评分为 4 的肿瘤在手术或放疗后复发或进展的风险中等。无论治疗方法或方案如何,该肿瘤进展的可能性都大于 2 分者,而小于 6 分者。特定风险（如治疗后 5 年处于无病状态的可能性）,虽然在不同的队列中大体一致,但在很大程度上取决于外科医生的技能和经验、病理分级实践等未纳入评分的因素。

E. 其他生物标记

目前已经开发出来许多诊断性生物标志物,并应用于前列腺活检标本,以提供各种临床结果风险的信息,包括初始治疗后的生化复发和前列腺癌特异性死亡率。然而,考虑到多变量临床风险工具（如 CAPRA 评分）的准确性（预测癌症特异性死亡率的准确性高达 85%）,证明其提高预后能力的候选测试的门槛很高。此外,临床实践的测试报告可能严重影响临床决策的制订。最后,即使一项测试被证明具有独立的预后,这意味着它提供了关于癌症进展可能性的额外信息,它可能是也可能不是对任何干预措施的反应的预测。

1. prolaris 该检测通过反转录 PCR（RT-PCR）定量,利用 31 个细胞周期进展（CCP）基因和 15 个细胞代谢基因的 RNA 表达来预测前列腺癌 10 年的死亡率（Cuzick et al, 2011；Loeb and Ross, 2017）。在最初的研究中,较高的细胞周期进展评分与根治性前列腺切除术（radical

变量	级别	分数	变量	级别	分数
PSA	≤6	0	T期	T1/T2	0
	6.1~10	1		T3a	1
	10.1~20	2	穿刺阳性针数百分比	<34%	0
	20.1~30	3		≥34%	1
	>30	4			
Gleason评分（主要/次要）	1~3/1~3	0	年龄	<50	0
	1~3/4~5	1		≥50	1
	4~5/1~5	3			

▲ 图 21-6 前列腺癌风险评估评分标准

prostatectomy,RP）后生化复发相关（Cuzick et al, 2011）。基于活检标本的细胞周期进展评分也发现了类似的关联,在多变量分析中,活检组织的 CCP 评分较高与生化复发相关（Bishoff et al, 2014）。后面的研究表明,将这些细胞周期进展评分与 CAPRA-S 结合,可改进前列腺癌 10 年死亡率预测模型（c 指数从 0.74 增加到 0.78）（Cuzick et al, 2015）。其他研究表明,对于接受手术或放疗的男性,它提供的预后信息不能利用已有的预处理临床数据获得（Bishoff et al, 2014; Tosoian et al, 2017; Freedland et al, 2013）。结合 CAPRA 评分和 CCP 评分的临床基因组评分为确诊后 10 年内的高危前列腺癌提供了极好的 NPV（Lin et al, 2018）。

2. oncotype　Dx 基因组前列腺评分（GPS）（Genomic Health, Inc., Redwood City, CA）——GPS 评分包括基于 RT-PCR 测量的 RNA 表达水平上,与侵袭性前列腺癌相关的 12 个基因组和 5 个管家基因（Loeb and Ross, 2017; Klein et al, 2014）。这组基因最初是根据前列腺切除术标本中多个病灶预测肿瘤特异性死亡率的能力选择的,并通过活检标本验证预测 RP 标本的不良病理（即 pT3 或更高和 / 或 Gleason 等级分组≥3）。在一项使用 395 例活检标本的验证研究中,证明 GPS 与前列腺切除术的不良病理显著相关,超过了标准的临床和病理参数（Klein et al, 2014）。在另一项研究中,活检 GPS 也预测了 431 例活检分级≤2 级的前列腺切除术患者的生化复发（Cullen et al, 2015）。然而,尽管此项检验可为多变量模型的验证添加独立信息,但其临床报告仅在 NCCN 风险组的背景下给出评分,这种形式可能具有误导性,降低了其临床效用。

3. decipher　这项基因组分析基于全转录组芯片,测量 22 个基因的 RNA 表达水平,预测根治前列腺切除术后早期转移的风险（Loeb and Ross, 2017; Erho et al, 2013; Leapman et al, 2016）。该报告中提供的评分可将高级别前列腺癌患者在前列腺切除术时、5 年转移时和 10 年前列腺癌非特异性死亡率时分为低、中和高基因风险。与 Prolaris 和 GPS 一样,它能在多变量临床风险评分之外添加独立预后信息（Ross et al,

2016; Cooperberg et al, 2015）。活检组织的评分与治疗后 5 年发生远处转移的风险增加相关,在穿刺活检患者和接受放疗和雄激素剥夺治疗（androgen deprivation Therapy, ADT）的患者中获得验证（Nguyen et al, 2017）。没有发表的研究对 Prolaris、GPS 和 Decipher 进行了头对头的比较。然而,由于 Decipher 测量了整个转录组,未来的检测基于已经确定的表达数据,它的优势在于可能能够预测放疗和激素治疗等其他治疗的效果（Zhao et al, 2016; Karnes et al, 2018）。

▶前列腺癌筛查及化学预防

反对筛查的主要论点是,如果不进行治疗,许多通过筛查发现的癌症永远不会导致患者出现临床显著疾病,这种现象被称为过度检测。有人估计,在主动筛查项目检测出的癌症中,有 23%～42% 是此类癌症（Draisma et al, 2009; Etzioni et al, 2002）。前列腺癌筛查是一个复杂且经常有争议的话题,尽管在 2020 年社区医生和泌尿科 / 肿瘤科医生一致认为,大多数健康状况良好的男性,至少有 10～15 年的预期寿命,应该通过患者和社区医生之间的共享决策（SDM）过程提供前列腺癌的早期检测。这个讨论应该说明筛查的利与弊,简而言之,早期检测工作将癌症死亡风险和发病率至少降低了 30%,但代价是可能对完全惰性的疾病过度诊断,如果不进行检测,这种疾病不会造成任何症状或对生命构成威胁。这强调了筛查前进行共同决策的重要性,以及在发现有前列腺癌的患者中讨论所有治疗方案的必要性,包括主动监测（Vickers et al, 2014a）。

大多数指南建议在 SDM 过程中对 55～69 岁的男性进行筛查（Vickers et al, 2014b）,主要基于 ERSPC 试验（见下文讨论）。然而,其他人则主张在 40～55 岁进行更早期的筛查,其依据是：①早期 BPH 对 PSA 评估的混淆较少；②为数不多但数量可观的男性在 50 多岁时已经患有高危或晚期前列腺癌的事实。部分指南认为,对于有家族史和 / 或非洲裔美国人种族等风险因素的男性,前列腺癌筛查应该更早开始。尽管美国以前建议每年进行一次筛查,但一些人认为,血清 PSA 水平很低（如≤1ng/ml）的男性筛查频率可能要低得多（至少隔 5~10 年进行下一次检测）（Preston et al, 2018; Vickers et al, 2013）。同样，如果 60 岁时 PSA 水平保持在 <1ng/ml，那么 85 岁时死于前列腺癌的可能性降至 1% 以下（Vickers et al, 2013）。

2009 年首次报道的两个大型随机筛查试验似乎给出了相互矛盾的结果，并进一步加剧了关于筛查的争议。然而，经过较长时间的随访和对数据的反复审查，进一步发现这两个结果实际上可能是一致的和相容的。在美国随机抽取 76 693 名男性进行前列腺、肺、结直肠和卵巢（PLCO）癌症筛查试验，每年进行 PSA 筛查或常规护理，经过 7~10 年的随访，筛查和未筛查的男性前列腺癌死亡的风险都很低，而且在他们之间没有显著差异。然而，事实上，在对照组有非常高的比例的男性，在 PSA 筛查研究开始之前和 / 或在研究过程中已经做过 PSA 筛查，而且在超过预定义的 PSA 阈值 4.0ng/ml 的这部分患者中，前列腺活检的比例相当低。这些局限性，加上潜在的领先时间偏差、更短的随访时间内前列腺癌研究结果，限制了本研究公正地检验假设的能力，在随后的论文中，作者已经断言，PLCO 不是一项筛查与不筛查的试验，而是每年有组织的筛查，而不是临时或机会性筛查（Pinsky et al, 2017）。

欧洲前列腺癌筛查随机研究（ERSPC）在 7 个国家随机抽取 162 387 名男性进行 PSA 筛查，每 2~4 年进行一次，活检阈值为 2.5~4.0ng/ml。这是一项比 PLCO 更大的研究，对照组患者随访时间更长，沾染因素更少。研究表明，在 9 年的中位随访中，前列腺癌筛查与前列腺癌特异性死亡率相对降低 20% 相关。一项后续分析发现，在对筛查依从性进行调整后，死亡率的降低上升到了 29%。ERSPC 研究中的风险曲线在大约 7 年的试验中开始出现偏离，随着随访时间的延长，筛查的好处就进一步放大（Schroder et al, 2014）。

最近对 PLCO 和 ERSPC 试验的沾染率和前置时间进行详细分析发现，如果这些因素得到充分处理，结果具有高度可比性，两项试验将相对死亡风险降低了 25%~31%（Tsodikov et al, 2017）。在瑞典哥德堡的第三个试验中，其中一部分患者也参与了 ERSPC，在 14 年的随访中，对照组具有

高依从率、低测试率，试验组具有较年轻的中位年龄（56 岁），使死亡率降低了近 50%（Hugosson et al, 2010）。

▶肿瘤的化学预防

由于前列腺癌发病率高，进展缓慢，潜伏期长，绝对死亡率高，因此预防前列腺癌有更大的益处。理想的治疗干预应在潜伏期阻止疾病进展，并减少其发生率。理想的药物应该是无毒和低成本的，而理想的患者应该是患病风险高的人。

到目前为止，大多数关于化学预防的工作——包括两个大型随机对照试验（RCT）- 都集中在 5α- 还原酶抑制剂（5ARI）上。在 PCPT 研究中，18 882 名 55 岁以上、DRE 和 PSA<3ng/ml 的男性被随机分为安慰剂组和非那雄胺组（5mg/d）（Thompson et al, 2003）。18.4% 的非那雄胺组和 24.4% 的安慰剂组被检测出前列腺癌，患病率降低了 24.8%。Gleason 7 级或更高级别的癌症在非那雄胺组中比安慰剂组更常见（37.0% vs 22.2%）。这种明显的高级别前列腺癌发病率的增高可能是人为的，原因有几个，最重要的是药物治疗缩小了良性前列腺组织，从而改善了前列腺活检的受试者工作特征曲线，检测出更多高级别前列腺癌（通过类推，我们更有可能在一个小草堆里找到一根针，而不是一个大草堆）。然而，基于增加高风险前列腺癌的可能性，FDA 最近不仅拒绝 5ARI 的化学预防扩大使用，而且增加高级别前列腺癌风险的明确警告（Theoret et al, 2011）。性功能的不良反应在服用非那雄胺的患者中更常见，而尿路症状在服用安慰剂的患者中更常见。一项对 PCPT 的长期随访发现，两组患者的生存率没有差异，这证实了治疗可使过度诊断减少约 25%，但没有显著增加肿瘤风险（Thompson et al, 2013）。越来越明显的是，FDA 在其建议中做出了一个次优决定。

另一项安慰剂对照随机试验 REDUCE 研究发现，在 50~75 岁、PSA 水平为 2.5~10ng/ml、既往活检为阴性的男性中，使用度他雄胺而非安慰剂治疗的前列腺癌发生率同样降低了 22.8%。与 PCPT 一样，治疗组的尿路症状显著缓解，但部分参与者出现了性功能方面的不良反应（Andriole et al, 2010)。

自 PCPT 首次报道以来,使用 5α- 还原酶抑制剂进行前列腺癌化学预防进展比较缓慢。尽管美国泌尿外科协会和美国临床肿瘤学会的一份指南建议高危男性应将化学预防作为一种选择(Kramer et al, 2009),但 FDA 关于高级别前列腺癌的黑盒警告实质上限制了患者和医生的兴趣。目前还没有发现其他药物像 5ARI 一样有前景。在一项显著的阴性研究(SELECT 研究)中,超过 35 000 名男性参加的随机、安慰剂对照试验,硒和维生素 E 被证明对前列腺癌的化学预防没有益处(Lippman et al, 2009),如上所述,前列腺癌诊断明确后补充硒实际上会增加前列腺癌的进展和死亡率(Kenfield et al, 2015)。

▶治疗

A. 局限性前列腺癌

1. 一般考虑　不同分期前列腺癌的最佳治疗形式仍是一项有争议的问题。对局限性前列腺癌(T1 期和 T2 期)的治疗始终存在困难,因为不同疗法的相对疗效存在不确定性,包括 RP、放疗和监测。现在,治疗方案的选择基于肿瘤的分级和分期、患者的预期寿命、每项治疗保证无病生存的能力、相关的死亡率和患者与医生的倾向性。目前为止,还没有资料证实早期前列腺癌的治疗对总生存和癌症特异性生存有重要影响。在斯堪的纳维亚半岛对早期前列腺癌患者进行了 RP 与监测的随机试验(Bill-Axelson et al, 2018),经过长达 23 年的随访,接受 RP 治疗的患者死于前列腺癌的可能性较小[相对风险 =0.55,年轻和中等风险患者手术获益最明显。第二个试验前列腺干预与观察试验(PIVOT),将患者随机分为手术和警惕性观察两组,该试验获益差且不同组之间的交叉率不显著,但手术对低风险患者获益不大,中等风险患者手术治疗有显著的生存优势。

目前唯——项比较积极局部治疗(即手术和放疗)的随机对照试验是 ProtecT 试验,还包括一个主动监测组。随访 10 年后的第一份报告表示,手术和放疗在癌症特异性死亡率方面没有差异,且迄今为止不良事件率非常低,但主要是低风险和中等风险的患者(Hamdy et al, 2016)。值得注意的是,放疗患者的生化进展速度明显高于手术患者(Wilt et al, 2017)。

最近一项具有高质量数据的非随机前瞻性的队列研究表明,广泛的风险调整和各种混淆控制,与放疗或激素治疗相比,手术治疗可降低死亡率,而与单独使用激素治疗相比,任何局部治疗(手术或放疗)均可降低死亡率(Cooperberg et al, 2010; Zelefsky et al, 2010)。这种差异似乎在高危前列腺癌患者身上表现得最为明显。虽然这些发现在其他研究中有些不一致,而且在这类研究中,不可控制的混淆是一个非常突出的问题。但最近的一项大型荟萃分析显示,接受放疗的前列腺癌患者死亡率大约是手术治疗的两倍(Wallis et al, 2015)。

尽管目前仍有争议,有一点是明确的,即许多低风险前列腺癌患者应积极监测(Chen et al, 2016);低到中等风险前列腺癌患者应接受局部单一疗法(手术或放疗),而高风险前列腺癌患者应选择多模式治疗,要么是激素治疗加放疗,要么是根据病理和早期 PSA 结果有选择地进行放疗。下文将进一步详细讨论这些策略。

2. 警惕性观察和主动监测　"警惕性观察"意味着对前列腺癌没有监测或监测微乎其微。采用这种策略的 10 年前列腺癌特异性死亡率很低,一般在 4%~15%。然而,在 15~20 年的进一步随访中,前列腺癌局部、全身进展及死亡的风险可能会在中高危癌症中显著增加(Johansson et al, 2004)。前列腺癌进展的风险与癌症分级密切相关,在 Gleason 分级为 2~6 级的患者中,前列腺癌进展的风险较低,但对于高风险的患者,即使是在相对较高年龄诊断的男性中,进展的风险也会显著增加(Lu-Yao et al, 2009)。在这些先前报道的采用警惕性观察的前列腺癌患者中,大多数患者都有可察觉的疾病,因此,与基于 PSA 检测到的大多数前列腺癌患者相比,他们的肿瘤更大、更严重。此外,大部分患者并未进行定期的临床、放射学和实验室(PSA)重新评估。当检查出有症状的远处转移时,通常对患者进行 ADT。

主动监测:是一种更先进的策略,与警惕性观察完全不同。在主动监测下,情况较好、早期、低至中危的前列腺癌患者被详细地随访,进行一系列 DRE 检查、PSA 评估和后续 TRUS 引导活检以确保肿瘤的稳定性。在亚临床进展的第一时间，积极地治疗肿瘤（Klotz et al，2015；Tosoian et al，2015；Welty et al，2015）。虽然随访 5 年，这种情况 20%~41% 的患者可能需要治疗，进展期的治疗似乎和多数患者确诊时的治疗一样有效。最优的监测策略、干预的终点和监测的确切风险还没有被很好地定义。ProtecT 试验发现进行"主动监测"男性患者（只做 PSA，不做常规活检）的临床进展率较高，这说明了在监测方案中重复活检的重要性（Hamdy et al，2016）。主动监测推荐用于大多数低风险患者，也可以考虑用于 Gleason 分级 2 级患者 - 特别是高龄或有并发症的患者（Chen et al，2016）。在美国采用主动监测的患者正在迅速增加，文献报道有 40%~50% 的低风险患者是通过主动监测来管理（Cooperberg et al，2015；Auffenberg et al，2017）。这一比例虽然代表着巨大的进步，但仍然太低，对低风险患者主动监测的最佳比例应该接近 80%（Loeb et al，2017）。

　　3. 根治性前列腺切除术　第一例经会阴 RP 由 Hugh Hampton Young 在 1904 年完成。Terence Millin 在 1945 年首次介绍了 RP 的耻骨后入路。然而，由于常出现尿失禁和勃起功能障碍并发症，使此疗法未被广泛采用。RP 的"再次兴起"，源于对盆腔外科解剖更好的了解。背静脉丛和前列腺尖部的解剖描述，改善了外科手术技巧，减少了手术失血量。此外，由于手术视野的改善，可以进行尖部更精确的解剖，更好地保留尿道外括约肌从而减少尿失禁。海绵体神经走行的描述、手术技巧的进一步改进（保留性神经技术）能更好地长期保留勃起功能（Walsh PC，2007）。

　　有淋巴结转移风险的患者应进行淋巴结清扫。如前所述，可以使用概率表和列线图对这些患者进行识别。以前，局部淋巴结清扫从闭孔窝获取淋巴结。然而，扩大淋巴结清扫和同期 PET-CT 研究的结果显示，超过一半的淋巴结转移是在该区域以外发现的。因此，建议进行更广泛和细致的淋巴结清扫。有些人认为这不仅有诊断价值，而且对那些局部的淋巴结转移有治疗作用（Allaf et al，2004；Bader et al，2003），但这是一个极具争议的问题，这些局部淋巴结转移的患者似乎可以通过手术治愈，但尚未有高质量的研究证明淋巴结清扫术有生存获益。

　　最近已经取得了相当多经腹膜外或经腹腔入路腹腔镜 RP 的经验。daVinci 机器人的出现改变了腹腔镜前列腺切除术，并在美国迅速得到采用。腹腔镜手术因气腹的压力减少了失血，减少了总体康复时间，并在一定程度上缩短了住院时间。在一项比较耻骨后、腹腔镜和机器人辅助 RP 的荟萃分析中，机器人辅助手术出血量最少、输血的患者最少、住院时间最短和围手术期并发症最低。术后并发症（如再入院、深静脉血栓形成和直肠损伤）的评估，机器人辅助手术最有利（Tewari et al，2012）。

　　先前的对照研究和临床研究的荟萃分析表明，与耻骨后入路相比，机器人辅助 RP 在术后 12 个月的尿失禁恢复和术后效果更好（Ficarra et al，2012a，b）。然而，在术后 24 个月，机器人手术和开放手术的尿失禁恢复和术后效果没有显著差异（Ficarra et al，2012b；Cooperberg et al，2012）。然而，机器人设备和相关的一次性耗材是昂贵的，必须考虑成本效益关系。临床局限性前列腺癌的主要治疗方式的终身成本效用分析显示手术方法之间无统计学差异，尽管这些成本在所有风险层都低于放疗（Cooperberg et al，2012）。

　　RP 治疗的预后与标本的病理分级、分期及 PSA 反应相关。在大多数情况下，PSA 应在术后 6 周内降至检测不到的水平。大约 85% 的淋巴结阳性患者发生远处转移；有些淋巴结微转移的患者可以通过 RP 和淋巴结清扫术治愈，但所有淋巴结受累的患者应给予辅助 ADT（Messing et al，2016）。RP 时精囊受累的患者比例较高，包膜外扩散的患者比例较小，远期效果很差。有几个列线图和其他评分系统可以帮助判定患者术后预后，类似于之前讨论的治疗前风险评估（Coopeerberg et al，2011；Stephenson et al，2005）。

　　RP 术后具有病理切缘阳性、包膜外扩散和 / 或精囊侵犯等不利病理特征的患者的处理仍然是一个活跃的讨论话题。一项由美国西南肿瘤协作组发起的大型多中心试验发现，辅助放疗组与观察组随访 12 年，肿瘤转移和肿瘤特异性死亡率相对降低了 30%。然而,如果所有具有不利病理特征的患者都接受辅助放疗,许多人会被过度治疗,问题是,在对照组的男性中,只有不到 1/3 的人曾经接受过放疗,甚至是在 PSA 复发之后,而且在这些病例中放疗相对较晚(Thompson et al,2009)。回顾性研究表明,在相对较低的 PSA 水平实施挽救性放疗可改善预后,PSA 水平可降至 0.5ng/ml。目前尚不清楚的是,与早期放疗相比,对具有不利病理特征但 psa 检测不到的患者进行放疗是否获益,也就是说,推迟 PSA 检测不到的患者的治疗,但在超敏检测发现 PSA 升高的第一时间给予放疗,例如 PSA 0.01~0.1ng/ml(Hsu et al,2015)。相对较好的证据支持早期放疗而不是后期的挽救性放疗,尽可能在 PSA 水平较低的情况下进行放疗(Stephenson et al,2007)。

与 RP 相关的并发症发病率非常高,在很大程度上与术者的手术技能和经验有关(Vickers et al,2011)。术中即刻发生的并发症包括失血、直肠损伤和输尿管损伤。失血在耻骨后途径较经会阴途径更常见,因为前者需要切断背静脉丛。如前所述,腹腔镜手术最大限度减少了这种出血。直肠损伤在耻骨后途径罕见,而会阴途径较常见,但通常可以立即修复而无长期后遗症。输尿管损伤很罕见。腹腔镜手术包括经腹途径都具有建立通道和气腹的额外风险。

围手术期并发症包括深静脉血栓形成、肺栓塞、淋巴囊肿形成和伤口感染。晚期并发症包括尿失禁和勃起功能障碍。报道的尿失禁发生率差别很大,依靠一系列因素:如何定义尿控和报告,术后多久评估尿控以及其他因素。患者年龄、尿道长度和术者经验是尿控恢复的预测因素。术后控制排尿的能力逐渐恢复,许多患者会在 2~3 个月恢复控制排尿,但可以持续到 1 年。术后 24~36 个月,报告的尿控率达到 95%(Ficarra 2012b)。大多数学术研究报告的长期尿控率为 80%~95%,基于人口研究报告的尿控率更低。

勃起功能的保留依年龄、术前性功能和保留一侧或双侧神经血管束而有所不同。如果存在包膜外扩散,保留神经血管束可能增加切缘阳性和肿瘤复发的可能性。然而,也应该注意到,保留神经应选择性使用;海绵体神经不是一个单一的、规整的结构,而是一个穿行在前列腺周围筋膜层之间的小神经纤维网络。根据术前检查结果,每侧的神经血管束可完全保留、部分保留或广泛切除。报道的勃起功能保留率也相差很大——60 岁以下的男性保留双侧神经时,勃起功能保留从 40% 到 82%,仅保留一侧神经时降至 20%~60%。对于 60~69 岁的男性,保留两侧神经的相对应比例为 25%~75%,保留一侧神经者为 10%~50%。性功能常在术后 6~24 个月恢复,术后 24 个月性功能恢复率为 63%~95%(Ficarra 2012a)。早期使用磷酸二酯酶 -5 抑制剂(phosphodiesterase-5 inhibitors,PDE5I)和其他更积极的"阴茎康复"方法可能会提高疗效。

4. 外照射放疗　传统的外照射放疗(external-beam radiation therapy,EBRT)技术允许安全地透入前列腺 65~82Gy。标准 EBRT 技术依赖骨标记来确定治疗边界或单层 CT 平面来确定目标的体积。此标准 EBRT 技术一般包括采用开放区域或直角范围,很少或没有遮拦,以采用相对小的追加照射为特点。通常,这些 EBRT 技术在 20%~41% 的进行放疗的前列腺癌患者中不能完全覆盖目标体积。前列腺癌的放疗已经不再是美国的标准方法了。

现在改进影像技术和采用三维适形放疗(3DCRT)和调强放疗(IMRT)设计软件能保证精确地确定治疗范围。此软件依照前列腺形状以限定高剂量的射线从而保证给予高剂量的放射而不会超出周围正常组织的耐受范围。与常规剂量放疗相比,这种放疗显著降低了早期和晚期不良反应,改善了肿瘤控制。与低剂量相比,≥72cGy 的剂量似乎能改善生化结果。患者 / 前列腺体位的日常变化可以通过联网的 CT、经腹部超声、治疗前植入直肠内球囊或不透射线基准标记物。包括局部淋巴结的全盆腔放疗,特别是联合 ADT,已证明能够改善中、高危前列腺癌患者的预后,尽管放射肿瘤医生对这一结论仍存在争议(Lawton et al,2007)。

除了增加放射剂量和改进肿瘤靶向外,一些研究人员已经表明,使用新辅助治疗,辅助雄激素剥夺可以改善放疗的效果。大量随机试验表明,雄激素剥夺能够明显提高中高危前列腺癌患者的放疗效果。对于中危的患者，建议采用 3~4 个月的短期新辅助治疗，进行 ADT；而对于高危患者，建议采用新辅助治疗，辅助进行 1 年的 ADT（Bolla et al, 2002；Horwitz et al, 2008；Roach et al, 2003）。

与 RP 一样，放疗会有不良反应，尤其是与泌尿、肠道和性功能有关，大多数不良反应不严重。虽然接受手术的患者容易出现尿失禁，但接受放疗的患者容易出现排尿梗阻症状或尿急、尿频、腹泻、血尿、直肠出血和里急后重等刺激症状。虽然手术对性功能的影响发生较早，并可能随着时间的推移而改善，但放疗对性功能的影响可能在 18~24 个月后才会显现，同时使用雄激素剥夺可能加重对性功能的不良反应，特别是长期使用（Wu et al, 2008）。放疗的长期风险，如尿道狭窄、尿瘘和放射性膀胱炎，并不常见，但是治疗相当具有挑战性。前列腺放疗 10 年后，患直肠癌和膀胱癌的风险增加了一倍，尽管这些少见肿瘤的绝对风险仍然很低（Bhojani et al, 2010）。

考虑到放疗的风险以及减少放疗剂量后的疗效，一直在努力寻求疗效与治疗后生活质量和患者报告的结果之间的平衡。研究探索了不同放疗方式的影响，如低分次放疗（将放射总剂量分成在较短时间内完成较大的治疗剂量）和射波刀（高剂量定向放疗）对肿瘤疗效和健康相关生活质量的影响。对于低风险前列腺癌患者，低分次放疗在无病生存期、与膀胱、肠道、性生活相关的生活质量方面已被证明与常规放疗相同，在焦虑和抑郁方面没有差异（Bruner et al, 2019）。最近，在一项对低、中风险前列腺癌患者的汇总分析中，立体定向体放疗具有较低的严重不良反应和癌症复发率（Kishan et al, 2018）。

应该再次强调的是，多数低风险前列腺癌患者应进行主动监测而不是任何形式的放疗或手术。读者可以参照第 26 章有关前列腺癌放疗的更详细的讨论。

5. 放疗 - 近距离放疗　在低剂量的近距离放疗中，随着采用计算机软件，可以通过经直肠超声来再设计一个精确的放射剂量。植入前列腺中的粒子内的放置物是永久性的，通常是碘 -125 或钯 -103，辐射剂量随时间推移而释放。在另一种称为高剂量（HDR）的近距离放疗中，粒子装入空心导管，经过短时间住院治疗和辐射暴露后，粒子（铱 -192）和导管都被取出。与临时植入物相比，永久植入物的剂量率更高，但总剂量更低，而临时植入物的剂量率更低，但总剂量更高。外照射可用于接受永久性近距离放疗的中、高风险前列腺癌患者，并常规用于大多数接受临时或 HDR 率近距离放疗处理盆腔淋巴结的高危前列腺癌患者。

与外照射相反，雄激素剥夺似乎并不能改善近距离放疗的中危前列腺癌患者的预后。在近距离放疗前，雄激素剥夺常被用于缩小前列腺，以方便粒子植入，尽管这样做的代价是产生额外的不良反应（Potter et al, 2001）。选择近距离放疗的高危前列腺癌患者接受外照射治疗和辅助雄激素剥夺，与单独使用外照射治疗的效果相同。

读者可以参照第 26 章有关近距离放疗在前列腺癌中应用的更详细的讨论。

6. 冷冻治疗　近年来，冷冻疗法治疗局限性前列腺癌不断发展，主要是由于技术革新，包括经皮技术的改进，经直肠超声技术的熟练，冷冻技术的改进和对冷冻生物学更深入的了解。前列腺的冷冻采用多探针冷冻手术设备。在经直肠超声的引导下，经皮置入多个中空的探针。大多数外科医生在所有的患者中常规完成两个冷冻 - 复苏循环。如果冰球不能充分伸展至前列腺尖，探针就后拉入尖部再进行第三个冷冻 - 复苏循环。冰球边缘的温度为 $-2 \sim 0\ ℃$，而实际上细胞破坏需要 $-50 \sim -25\ ℃$。因此，实际的组织破坏发生在冰球边缘的几毫米内，不能通过超声影像来精确地监控。双冷冻产生大量的组织破坏区，在理论上使冰球的边缘与破坏区的边缘聚拢。尿道内加热装置可最大限度地减少尿道冷冻和随后的脱落，从而最大限度地减少发生严重泌尿系统症状和 / 或尿潴留的风险。

目前，第三代冷冻消融系统发生直肠尿道瘘等严重并发症，比以前少了很多。然而，冷冻治疗后勃起功能障碍较保留神经手术或放疗后更为常见，因此冷冻治疗尚未广泛应用作为主要治疗。然而，对于活检确诊的局限性 / 复发的前列腺癌,冷冻治疗可作为一种局部治疗的适当的方式。

7. 局部治疗　前列腺癌往往是一种浸润性疾病,癌变腺体与正常腺体穿插,而且经常是多灶性的。因此,局部治疗在保留正常前列腺及其周围结构的前提下只治疗肿瘤,这比治疗像肾细胞癌(renal cell carcinoma, RCC)这样的离散病变更具有挑战性。多种方法正在研究中,包括局部冷冻治疗、高强度聚焦超声(HIFU)、间质激光治疗、光动力治疗和其他技术。这些方法面对很多挑战,特别是 PSA 不是局灶消融后癌症状态的可靠指标,所以治疗后通常需要重复活检。最终,局部治疗的广泛采用有待于正在进行的前瞻性试验和验证目前正在开发的更好的成像模式,这些成像模式将更准确地识别和分级前列腺癌。

B. 复发病变

1. 概述　接受手术或放疗的局限性前列腺癌患者预测肿瘤会复发,这分别反映在治疗后血清 PSA 的可检测到或升高。虽然手术后血清 PSA 持续可检测被认为是生化复发,但放疗后生化复发的定义存在争议。据统计,有 152 种不同的定义:53 种是手术后的,99 种是放疗后的。AUA 采用了连续两次 PSA≥0.2ng/ml 作为手术后生化复发,PSA 确定值为在 0.2ng/ml(Cookson et al, 2007)。美国放疗和肿瘤学会采用了血清 PSA 连续三次高于最低点作为放疗后生化复发。然而,为了提高其特异性,人们对其进行了修改,将生化复发定义为比最低水平至少高 2ng/ml。必须认识到,这些标准既不打算也不能够对手术和放疗患者进行比较,因为术后生化复发的标准将比放疗的标准要早 5 年左右发现复发(Nielsen et al, 2008)。在任何一种初始治疗后,生化复发有一个可变的自然过程,可能意味着局部、全身性转移或两者的结合。在手术或者放疗后,血清可测得的 PSA 间隔时间小于 3 年和治疗后的血清 PSA 倍增时间小于 3 个月,患者发生转移和前列腺癌特异性死亡率的风险增加。

2. 根治性前列腺切除术后　RP 后复发的可能性与肿瘤分级、病理分期、切缘状态和包膜外浸润的范围有关。肿瘤复发常见于手术切缘阳性、包膜外扩散、精囊浸润和高分级的癌。对于 RP 后测得的 PSA 水平升高者,复发的位置(局部或者远处)可基于从手术到检测到 PSA 浓度的间隔时间、PSA 倍增时间和影像检查来比较明确地判断。事实上,RP 后 PSA 复发后最终前列腺癌特异性死亡率的可能性范围从 1% 到 99% 不等,取决于 Gleason 评分、复发时间和 PSA 倍增时间(Freedland et al, 2005)。低风险患者(如复发间隔时间长、PSA 动力学缓慢)和/或预期寿命有限的患者可能会被发现。那些怀疑局部复发的患者(特别是在切缘阳性的情况下)可能会受益于挽救性放疗;那些有可能或已经证明远处转移的患者应该接受雄激素剥夺的全身治疗。高风险患者,在进行 RP 时,上述的 Decipher 试验已被证明可发现具有早期癌症特异性死亡率高风险的人群(Cooperberg et al, 2015)。

对于这些复发风险高的患者,早期识别和挽救性治疗可以延长生存期,并降低转移的风险。然而,尚不清楚谁可能受益于挽救性治疗,谁可能在发生转移之前死于其他原因。对于初次治疗后出现生化复发的患者,随访 15 年,不到 20% 的患者发生转移(Boorjian et al, 2011),挽救性治疗对这部分患者是有益的,而在剩下的患者中,复发的过度检测和补救疗法的过度治疗将使患者承受治疗的风险,而收益却微乎其微。一项研究报道,至少 15.6% 的 RP 后 5~10 年出现生化复发的患者会被过度检测并可能进行不必要的挽救性治疗(Xia et al, 2014)。

3. 放疗后　放疗后 PSA 水平升高提示癌症复发。对于那些接受过放疗和经历生化复发的患者,可以通过 PSA 动力学、生化复发发生的时间、前列腺活检和选择性使用影像学检查来确定复发部位。多达 1/3 的患者在放疗(尤其是近距离放疗)后会经历"PSA 反弹",即血清 PSA 上升后下降。这类患者不会增加癌症复发的风险,应延期重复前列腺活检。大多数放疗失败的患者,不管复发部位如何,通常采用 ADT。而那些确定只有局部复发的患者越来越倾向于接受挽救性前列腺切除术、冷冻治疗或追加的放疗。然而,此类患者的并发症发生率和临床失败率高。

C. 转移病变

1. 初始内分泌治疗 若不能控制转移,前列腺癌不可避免地会引起死亡。因此几十年的研究致力于改善对转移病灶的控制。已知大多数前列腺癌最初是雄激素依赖的,大多数转移性前列腺癌对各种形式的 ADT 有反应。

循环中的主要雄激素 - 睾酮由睾丸的间质细胞产生(95%),少量由外周类固醇转换而来。游离睾酮进入前列腺细胞,转化为细胞内的主要雄激素双氢睾酮(DHT)。DHT 与细胞质雄激素受体结合,形成复合物移至细胞核来调节转录。去除雄激素可以在垂体 - 性腺轴的不同部位采用不同的方法或药物进行(表 21-2)。

2. 促黄体素释放素(luteinizing hormone releasing hormone,LHRH) 使用一类药物(LHRH 激动剂)可以诱导雄激素去势,而无须睾丸切除术或使用己烯雌酚。目前 FDA 批准了四种 LHRH 激动剂用于前列腺癌的治疗:醋酸戈舍瑞林、醋酸曲普瑞林、醋酸组氨瑞林和醋酸亮丙瑞林。这些药物可以每月注射或药效持续 1~6 个月。醋酸亮丙瑞林皮下植入物,以恒定的速度释放 1 年。第二代 LHRH 拮抗剂(地加瑞克)也已经上市,避免了 LHRH 激动剂相关的"flare"现象,血清睾酮浓度最初升高而后下降,但其相对于 LHRH 激动剂的临床优势尚不明确。

目前,LHRH 激动剂是美国最常见的主要雄激素阻断剂。曾经很常见的睾丸切除术,现在已经很少见了。与 LHRH 激动剂一样,雌激素通过反馈抑制下丘脑 - 垂体轴和直接的细胞毒性作用来实现去势,虽然他们是有效的,因为增加心血管风险和血栓栓塞的负面影响,所以他们的使用是有限的。经皮给药的雌二醇制剂可避免这些风险,目前正在积极研发中。

由于酮康唑或阿比特龙起效迅速,酮康唑适用于脊髓受压或弥散性血管内凝血的晚期前列腺癌患者。虽然睾酮是血液循环中的主要雄激素,但肾上腺可以分泌雄激素脱氢表雄酮,硫酸脱氢表雄酮和雄烯二酮。研究发现前列腺癌细胞在 LHRH 激动剂治疗中直接合成雄激素,从而通过自分泌途径逃脱去势。酮康唑和阿比特龙抑制睾丸、肾上腺和肿瘤细胞内的雄激素生物合成(de Bono et al,2011)。

完全雄激素阻断的方法为联合雄激素受体拮抗剂(通常为比卡鲁胺)和 LHRH 激动剂或睾丸切除。转移性前列腺癌患者根据疾病的严重程度和体力状态进行分类,病变局限、一般状态好的患者采用联合 ADT 时(LHRH 激动剂和抗雄激素药物),其生存时间较单用 LHRH 激动剂者

表 21-2 前列腺癌的雄激素剥夺治疗

水平	药品	用药方式	剂量/mg	频率
垂体	己烯雌酚	口服	1~3	1 次 / 日
	戈舍瑞林	皮下	3.6~10.8	每 1~3 个月 1 次
	亮丙瑞林	肌肉	7.5~45	每 1~6 个月 1 次
	组氨瑞林	皮下	50	1 次 / 年
	曲普瑞林	肌肉	11.25~22.5	每 3~6 个月 1 次
	地加瑞克	肌肉	80	每个月
肾上腺	阿比特龙	口服	400	1 次 / 日
	酮康唑	口服	250	4 次 / 日
	氨鲁米特	口服	1 000	1 次 / 日
睾丸	睾丸切除			
前列腺癌细胞	比卡鲁胺	口服	50	1 次 / 日
	氟他胺	口服	250	3 次 / 日
	尼鲁米特	口服	150	1 次 / 日
	恩杂鲁胺	口服	160	1 次 / 日
	阿帕鲁胺	口服	240	1 次 / 日
	达罗他胺	口服	600	2 次 / 日

长（Crawford et al, 1989）。一项单药治疗和完全 ADT 晚期前列腺癌的荟萃分析表明，完全雄激素阻断可能有小的生存优势，但是，这种优势必须与不良反应风险和联合治疗的成本增加相平衡，通常持续数年（Lukka et al, 2006）。

前列腺癌开始内分泌治疗的时机多年来一直是一个颇具争议的问题。来自 20 世纪 60 年代美国退伍军人管理局的资料未证实晚期前列腺癌患者早期进行 ADT 能提高生存率。然而，医学研究委员会的随机研究比较晚期前列腺癌患者进行早期或延期内分泌治疗，证实早期内分泌治疗者生存率提高，并发症发生率低（脊髓压迫、输尿管梗阻、膀胱出口梗阻和病理骨折）（MRCPCWPIG, 1997）。与持续内分泌治疗相比，间歇性内分泌治疗期间血清睾酮水平可能正常化，能改善生活质量（Hussain et al, 2013）。

在进行 RP 和有淋巴结转移的患者，早期内分泌治疗仍可提高生存率（Messing et al, 2006）。大多数人会同意，所有转移性前列腺癌患者都应该进行 ADT，无论是否有症状。此外，对于那些没有放疗指证的前列腺癌患者，早期治疗可能更有利。但是，初始治疗后复发和快速前列腺倍增时间的前列腺癌患者，早期出现转移和死于前列腺癌的风险很大。然而，PSA 或 PSA 速度的精确阈值尚未确定，以指示长期 ADT 的开始。

雄激素剥夺并非没有明显的不良反应，包括潮热、贫血、性欲和性功能的丧失、骨密度的降低、体重和身体脂肪的增加，以及认知功能的改变。此外，总胆固醇、低密度脂蛋白、高密度脂蛋白和血清甘油三酯均有升高的报道。ADT 患者应监测此类不良反应，因为大多数不良反应很容易治疗。许多前列腺癌患者骨密度低，而雄激素剥夺疗法会加重这种情况。许多药物可预防全身和局部骨丢失，包括钙和维生素 D，如果不良反应明显，可以使用双膦酸盐或 rank 配体抑制剂 denosumab。贫血通常是轻微的，但可以用重组人促红素治疗。尽管有许多方法可以治疗令人烦恼的潮热，可给予醋酸甲羟黄体酮，300~400mg 肌内注射，每月一次，是一种不良反应小，治疗有效的方法。

最终，在没有雄激素的情况下，大多数前列腺癌将适应生存，此时它们称为"去势难治性"。在这种健康状况下，治疗晚期前列腺癌的疗法正在迅速发展。简单地说，目前可用的干预措施包括以下几点：

- 如果患者已经联合雄激素阻断，停止抗雄激素治疗
- 针对雄激素生物合成途径的二线内分泌治疗（酮康唑、阿比特龙）
- 第二代抗雄激素（恩杂鲁胺，阿帕他胺，达罗他胺）可以竞争性地结合雄激素受体并阻止其核转运（potter et al, 2001；Cookson et al, 2007；Nielsen et al, 2007）
- 通过自体树突状细胞进行免疫治疗以识别前列腺酸性磷酸酶（sipuleucel-T）
- 紫杉类化疗（多西他赛、卡巴他赛）
- 骨定向的放射性核素治疗（镭-223）

这些药物都有不重叠的作用机制，没有一个推理来解释为什么一个患者不能接受多个药物。然而，没有数据可以指导这些策略的最优排序。此外，昂贵的新疗法成本非常高，因此，迫切需要更好的基于生物指标和目前正在开发的其他预测指标的个性化治疗。例如，由 BRCA2 和相关突变驱动的肿瘤可能对 PARP 抑制剂或基于铂类的化疗反应特别好（Pritchard et al, 2016）。

读者可以参照第 25 章有关激素难治性前列腺癌的治疗的更详细的讨论。

在过去的十年中，前列腺癌的评估和管理有了巨大的发展。越来越多的共识支持对大多数低风险前列腺癌患者进行积极监测，对高风险前列腺癌患者采取积极的、多模式的治疗策略。未来这些治疗策略在干预的时间和强度方面越来越个性化，其双重目标是进一步降低前列腺癌的发病率和死亡率，进一步减少诊断和治疗对患者生活质量的影响。

（王福利　翻译　秦卫军　审校）

参考文献

Ackerstaff E et al: Detection of increased choline compounds with proton nuclear magnetic resonance spectroscopy subsequent to malignant transformation of human prostatic epithelial cells. Cancer Res 2001; 61(9):3599–3603.

Afnan J, Tempany CM: Update on prostate imaging. Urol Clin North Am 2010;37(1):23–25; table of contents (doi: 10.1016/j.ucl.2009.11.009).

Ahmed HU et al: Diagnostic accuracy of multi-parametric MRI and TRUS biopsy in prostate cancer (PROMIS): A paired validating confirmatory study. Lancet 2017:1–8 (doi: 10.1016/S0140-6736[16]32401-1).

Allaf ME et al: Anatomical extent of lymph node dissection: Impact on men with clinically localized prostate cancer. J Urol 2004;172 (5 Pt 1):1840–1844.

Andriole GL et al: Effect of dutasteride on the risk of prostate cancer. New Engl J Med 2010;362(13):1192–1202 (doi: 10.1056/NEJMoa0908127).

Andriole GL et al: Mortality results from a randomized prostate-cancer screening trial. New Engl J Med 2009;360(13):1310–1319 (doi: 10.1056/NEJMoa0810696).

Auffenberg GB et al: Practice- vs physician-level variation in use of active surveillance for men with low-risk prostate cancer. JAMA Surg 2017;152(10):978–982 (doi: 10.1001/jamasurg.2017.1586).

Bach-Gansmo T et al: Multisite experience of the safety, detection rate and diagnostic performance of fluciclovine (18F) positron emission tomography/computerized tomography imaging in the staging of biochemically recurrent prostate cancer. J Urol 2017;197(3 Pt 1):676–683 (doi: 10.1016/j.juro.2016.09.117).

Bader P et al: Disease progression and survival of patients with positive lymph nodes after radical prostatectomy. Is there a chance of cure? J Urol 2003;169(3):849–854 (doi: 10.1097/01.ju.0000049032.38743.c7).

Bañez LL et al: Obesity-related plasma hemodilution and PSA concentration among men with prostate cancer. JAMA 2007;298(19):2275–2280 (doi: 10.1001/jama.298.19.2275).

Bhojani N et al: The rate of secondary malignancies after radical prostatectomy versus external beam radiation therapy for localized prostate cancer: A population-based study on 17,845 patients. Int J Radiat Oncol Biol Phys 2010;76(2):342–348 (doi: 10.1016/j.ijrobp.2009.02.011).

Bill-Axelson A et al: Radical prostatectomy or watchful waiting in prostate cancer—29-year follow-up. New Engl J Med 2018;379(24):2319–2329 (doi: 10.1056/NEJMoa1807801).

Bishoff JT et al: Prognostic utility of the cell cycle progression score generated from biopsy in men treated with prostatectomy. J Urol 2014;192(2):409–414 (doi: 10.1016/j.juro.2014.02.003).

Bolla M et al: Long-term results with immediate androgen suppression and external irradiation in patients with locally advanced prostate cancer (an EORTC study): A phase III randomised trial. Lancet 2002;360(9327):103–108 (doi: 10.1016/S0140-6736[02]09408-4).

Boorjian SA et al: Long-term risk of clinical progression after biochemical recurrence following radical prostatectomy: The impact of time from surgery to recurrence. Eur Urol 2011;59(6):893–899 (doi: 10.1016/j.eururo.2011.02.026).

Brajtbord JS et al: The CAPRA score at 10 years: Contemporary perspectives and analysis of supporting studies. Eur Urol 2017;71(5):705–709 (doi: 10.1016/j.eururo.2016.08.065).

Bruner DW et al: Quality of life in patients with low-risk prostate cancer treated with hypofractionated vs conventional radiotherapy: A phase 3 randomized clinical trial. JAMA Oncol February 2019:1–7 (doi: 10.1001/jamaoncol.2018.6752).

Carter HB et al: Early detection of prostate cancer: AUA Guideline. J Urol 2013;190(2):419–426 (doi: 10.1016/j.juro.2013.04.119).

Catalona WJ et al: Use of the percentage of free prostate-specific antigen to enhance differentiation of prostate cancer from benign prostatic disease: A prospective multicenter clinical trial. JAMA 1998;279(19):1542–1547.

Chen RC et al: Active surveillance for the management of localized prostate cancer (cancer care Ontario guideline): American Society of Clinical Oncology Clinical Practice Guideline Endorsement. J Clin Oncol 2016;34(18):2182–2190 (doi: 10.1200/JCO.2015.65.7759).

Cookson MS et al: Variation in the definition of biochemical recurrence in patients treated for localized prostate cancer: The American Urological Association Prostate Guidelines for Localized Prostate Cancer Update Panel report and recommendations for a standard in the reporting of surgical outcomes. J Urol 2007;177(2):540–545 (doi: 10.1016/j.juro.2006.10.097).

Cooperberg MR et al: Risk assessment for prostate cancer metastasis and mortality at the time of diagnosis. J Natl Cancer Inst 2009;101(12):878–887 (doi: 10.1093/jnci/djp122).

Cooperberg MR, Carroll PR: Trends in management for patients with localized prostate cancer, 1990–2013. JAMA 2015;314(1):80–82 (doi: 10.1001/jama.2015.6036).

Cooperberg MR et al: Combined value of validated clinical and genomic risk stratification tools for predicting prostate cancer mortality in a high-risk prostatectomy cohort. Eur Urol 2015;67(2):326–333 (doi: 10.1016/j.eururo.2014.05.039).

Cooperberg MR et al: The diverse genomic landscape of clinically low-risk prostate cancer. Eur Urol 2018;74(4):444–452 (doi: 10.1016/j.eururo.2018.05.014).

Cooperberg MR et al: The CAPRA-S score. Cancer 2011;117(22):5039–5046 (doi: 10.1002/cncr.26169).

Cooperberg MR et al: The UCSF Cancer of the Prostate Risk Assessment (CAPRA) score: A straightforward and reliable preoperative predictor of disease recurrence after radical prostatectomy. J Urol 2005;173(6):1938–1942 (doi: 10.1097/01.ju.0000158155.33890.e7).

Cooperberg MR et al: Primary treatments for clinically localised prostate cancer: A comprehensive lifetime cost-utility analysis. BJU Int 2012;111(3):437–450 (doi: 10.1111/j.1464-410X.2012.11597.x).

Cooperberg MR et al: Comparative risk-adjusted mortality outcomes after primary surgery, radiotherapy, or androgen-deprivation therapy for localized prostate cancer. Cancer 2010;116(22):5226–5234 (doi: 10.1002/cncr.25456).

Cooperberg MR: Prostate cancer risk assessment: Choosing the sharpest tool in the shed. Cancer 2008;113(11):3062–3066 (doi: 10.1002/cncr.23920).

Crawford ED et al: A controlled trial of leuprolide with and without flutamide in prostatic carcinoma. New Engl J Med 1989;321(7):419–424 (doi: 10.1056/NEJM198908173210702).

Cullen J et al: A biopsy-based 17-gene genomic prostate score predicts recurrence after radical prostatectomy and adverse surgical pathology in a racially diverse population of men with clinically low- and intermediate-risk prostate cancer. Eur Urol 2015;68(1):123–131 (doi: 10.1016/j.eururo.2014.11.030).

Cuzick J et al: Validation of an RNA cell cycle progression score for predicting death from prostate cancer in a conservatively managed needle biopsy cohort. Br J Cancer 2015;113(3):382–389 (doi: 10.1038/bjc.2015.223).

Cuzick J et al: Prognostic value of an RNA expression signature derived from cell cycle proliferation genes in patients with prostate cancer: A retrospective study. Lancet Oncol 2011;12(3):245–255 (doi: 10.1016/S1470-2045[10]70295-3).

D'Amico AV: Biochemical outcome following external beam radiation therapy with or without androgen suppression therapy for clinically localized prostate cancer. JAMA 2000;284(10):1280–1283 (doi: 10.1001/jama.284.10.1280).

Daouacher G et al: Laparoscopic extended pelvic lymph node (LN) dissection as validation of the performance of [(11) C]-acetate positron emission tomography/computer tomography in the detection of LN metastasis in intermediate- and high-risk prostate cancer. BJU Int 2016;118(1):77–83 (doi: 10.1111/bju.13202).

de Bono JS et al: Abiraterone and increased survival in metastatic prostate cancer. New Engl J Med 2011;364(21):1995–2005 (doi: 10.1056/NEJMoa1014618).

Draisma G et al: Lead time and overdiagnosis in prostate-specific antigen screening: Importance of methods and context. J Natl Cancer Inst 2009;101(6):374–383 (doi: 10.1093/jnci/djp001).

Eisenberger MA et al: Bilateral orchiectomy with or without flutamide for metastatic prostate cancer. New Engl J Med 1998;339(15):1036–1042 (doi: 10.1056/NEJM199810083391504).

Epstein JI et al: A contemporary prostate cancer grading system: A validated alternative to the Gleason Score. Eur Urol 2016;69(3):428–435 (doi: 10.1016/j.eururo.2015.06.046).

21

Erho N et al: Discovery and validation of a prostate cancer genomic classifier that predicts early metastasis following radical prostatectomy. PLoS ONE 2013;8(6):e66855 (doi: 10.1371/journal.pone.0066855).

Etzioni R et al: The prostate cancer conundrum revisited. Cancer 2012;118(23):5955–5963 (doi: 10.1002/cncr.27594).

Etzioni R et al: Overdiagnosis due to prostate-specific antigen screening: Lessons from U.S. prostate cancer incidence trends. J Natl Cancer Inst 2002;94(13):981–990 (doi: 10.1093/jnci/94.13.981).

Ficarra V et al: Systematic review and meta-analysis of studies reporting potency rates after robot-assisted radical prostatectomy. Eur Urol 2012a;62(3):418–430 (doi: 10.1016/j.eururo.2012.05.046).

Ficarra V et al: Systematic review and meta-analysis of studies reporting urinary continence recovery after robot-assisted radical prostatectomy. Eur Urol 2012b;62(3):405–417 (doi: 10.1016/j.eururo.2012.05.045).

Freedland SJ et al: Prognostic utility of cell cycle progression score in men with prostate cancer after primary external beam radiation therapy. Int J Radiat Oncol Biol Phys 2013;86(5):848–853 (doi: 10.1016/j.ijrobp.2013.04.043).

Freedland SJ et al: Risk of prostate cancer-specific mortality following biochemical recurrence after radical prostatectomy. JAMA 2005;294(4):433–439 (doi: 10.1001/jama.294.4.433).

Giri VN et al: Role of genetic testing for inherited prostate cancer risk: Philadelphia Prostate Cancer Consensus Conference 2017. J Clin Oncol 2018;36(4):414–424 (doi: 10.1200/JCO.2017.74.1173).

Greer MD et al: Accuracy and agreement of PIRADSv2 for prostate cancer mpMRI: A multireader study. J Magn Reson Imaging 2017;45(2):579–585 (doi: 10.1002/jmri.25372).

Groskopf J et al: APTIMA PCA3 molecular urine test: development of a method to aid in the diagnosis of prostate cancer. Clin Chem 2006;52(6):1089–1095 (doi: 10.1373/clinchem.2005.063289).

Haese A et al: Clinical utility of the PCA3 urine assay in European men scheduled for repeat biopsy. Eur Urol 2008;54(5):1081–1088 (doi: 10.1016/j.eururo.2008.06.071).

Hamdy FC et al: 10-year outcomes after monitoring, surgery, or radiotherapy for localized prostate cancer. New Engl J Med 2016;375(15):1415–1424 (doi: 10.1056/NEJMoa1606220).

Haseebuddin M et al: 11C-acetate PET/CT before radical prostatectomy: Nodal staging and treatment failure prediction. J Nucl Med 2013;54(5):699–706 (doi: 10.2967/jnumed.112.111153).

Herlemann A et al: 68Ga-PSMA positron emission tomography/computed tomography provides accurate staging of lymph node regions prior to lymph node dissection in patients with prostate cancer. Eur Urol 2016;70(4):553–557 (doi: 10.1016/j.eururo.2015.12.051).

Hessels D et al: Detection of TMPRSS2-ERG fusion transcripts and prostate cancer antigen 3 in urinary sediments may improve diagnosis of prostate cancer. Clin Cancer Res 2007;13(17):5103–5108 (doi: 10.1158/1078-0432.CCR-07-0700).

Horwitz EM et al: Ten-year follow-up of radiation therapy oncology group protocol 92-02: A phase III trial of the duration of elective androgen deprivation in locally advanced prostate cancer. J Clin Oncol 2008;26(15):2497–2504 (doi: 10.1200/JCO.2007.14.9021).

Hsu CC et al: Postoperative radiation therapy for patients at high-risk of recurrence after radical prostatectomy: Does timing matter? BJU Int 2015;116(5):713–720 (doi: 10.1111/bju.13043).

Hugosson J et al: Mortality results from the Göteborg randomised population-based prostate-cancer screening trial. Lancet Oncol 2010;11(8):725–732 (doi: 10.1016/S1470-2045[10]70146-7).

Hussain M et al: Intermittent versus continuous androgen deprivation in prostate cancer. New Engl J Med 2013;368(14):1314–1325 (doi: 10.1056/NEJMoa1212299).

Jahn JL et al: The high prevalence of undiagnosed prostate cancer at autopsy: Implications for epidemiology and treatment of prostate cancer in the prostate-specific antigen-era. Int J Cancer 2015;137(12):2795–2802 (doi: 10.1002/ijc.29408).

Johansson J-E et al: Natural history of early, localized prostate cancer. JAMA 2004;291(22):2713–2719 (doi: 10.1001/jama.291.22.2713).

Jones JS et al: Saturation prostate biopsy with periprostatic block can be performed in office. J Urol 2002;168(5):2108–2110 (doi: 10.1097/01.ju.0000032367.13879.80).

Karnes RJ et al: Development and validation of a prostate cancer genomic signature that predicts early ADT treatment response following radical prostatectomy. Clin Cancer Res 2018;24(16):3908–3916 (doi: 10.1158/1078-0432.CCR-17-2745).

Kasivisvanathan V et al: MRI-targeted or standard biopsy for prostate-cancer diagnosis. New Engl J Med 2018;378(19):1767–1777 (doi: 10.1056/NEJMoa1801993).

Kattan MW et al: Counseling men with prostate cancer: A nomogram for predicting the presence of small, moderately differentiated, confined tumors. J Urol 2003;170(5):1792–1797 (doi: 10.1097/01.ju.0000091806.70171.41).

Kelly SP et al: Trends in the incidence of fatal prostate cancer in the United States by race. Eur Urol 2017;71(2):195–201 (doi: 10.1016/j.eururo.2016.05.011).

Kenfield SA et al: Selenium supplementation and prostate cancer mortality. J Natl Cancer Inst 2015;107(1):360 (doi: 10.1093/jnci/dju360).

Kishan AU et al: Long-term outcomes of stereotactic body radiotherapy for low-risk and intermediate-risk prostate cancer. JAMA Network Open 2019;2(2):e188006 (doi: 10.1001/jamanetworkopen.2018.8006).

Klein EA et al: A 17-gene assay to predict prostate cancer aggressiveness in the context of Gleason grade heterogeneity, tumor multifocality, and biopsy undersampling. Eur Urol 2014;66(3):550–560 (doi: 10.1016/j.eururo.2014.05.004).

Klotz L et al: Active Surveillance Magnetic Resonance Imaging Study (ASIST): Results of a randomized multicenter prospective trial. Eur Urol 2018:1–10 (doi: 10.1016/j.eururo.2018.06.025).

Klotz L et al: Long-term follow-up of a large active surveillance cohort of patients with prostate cancer. J Clin Oncol 2015;33(3):272–277 (doi: 10.1200/JCO.2014.55.1192).

Kramer BS et al: Use of 5α-reductase inhibitors for prostate cancer chemoprevention: American Society of Clinical Oncology/American Urological Association 2008 Clinical Practice Guideline. J Urol 2009;181(4):1642–1657.

Lalonde E et al: Translating a prognostic DNA genomic classifier into the clinic: Retrospective validation in 563 localized prostate tumors. Eur Urol 2017;72(1):22–31 (doi: 10.1016/j.eururo.2016.10.013).

Lange D et al: Bacterial sepsis after prostate biopsy–a new perspective. Urology 2009;74(6):1200–1205 (doi: 10.1016/j.urology.2009.07.1222).

Lawton CA et al: An update of the phase III trial comparing whole pelvic to prostate only radiotherapy and neoadjuvant to adjuvant total androgen suppression: Updated analysis of RTOG 94-13, with emphasis on unexpected hormone/radiation interactions. Radiat Oncol Biol 2007;69(3):646–655 (doi: 10.1016/j.ijrobp.2007.04.003).

Leapman MS et al: Application of a prognostic Gleason Grade grouping system to assess distant prostate cancer outcomes. Eur Urol 2017;71(5):750–759 (doi: 10.1016/j.eururo.2016.11.032).

Leapman MS et al: Clinical utility of biomarkers in localized prostate cancer. Curr Oncol Rep April 2016:1–10 (doi: 10.1007/s11912-016-0513-1).

Lin DW et al: Identification of men with low-risk biopsy-confirmed prostate cancer as candidates for active surveillance. Urol Oncol 2018;36(6):310.e7–310.e13 (doi: 10.1016/j.urolonc.2018.03.011).

Lippman SM et al: Effect of selenium and vitamin E on risk of prostate cancer and other cancers: The Selenium and Vitamin E Cancer Prevention Trial (SELECT). JAMA 2009;301(1):39–51 (doi: 10.1001/jama.2008.864).

Loeb S et al: Uptake of active surveillance for very-low-risk prostate cancer in Sweden. JAMA Oncol 2017;3(10):1393–1396 (doi: 10.1001/jamaoncol.2016.3600).

Loeb S, Ross AE: Genomic testing for localized prostate cancer: Where do we go from here? Curr Opin Urol 2017;27(5):495–499 (doi: 10.1097/MOU.0000000000000419).

Lughezzani G et al: Head-to-head comparison of the three most commonly used preoperative models for prediction of biochemical recurrence after radical prostatectomy. Eur Urol 2010;57(4): 562–568 (doi: 10.1016/j.eururo.2009.12.003).

Lukka H et al: Maximal androgen blockade for the treatment of metastatic prostate cancer—a systematic review. Curr Oncol 2006;13(3):81–93.

Lu-Yao GL et al: Outcomes of localized prostate cancer following conservative management. JAMA 2009;302(11):1202–1209 (doi: 10.1001/jama.2009.1348).

Makarov DV et al: Updated nomogram to predict pathologic stage of prostate cancer given prostate-specific antigen level, clinical stage, and biopsy Gleason score (Partin tables) based on cases from 2000 to 2005. Urology 2007;69(6):1095–1101 (doi: 10.1016/j.urology.2007.03.042).

McKiernan J et al: A novel urine exosome gene expression assay to predict high-grade prostate cancer at initial biopsy. JAMA Oncol 2016;2(7):882–889 (doi: 10.1001/jamaoncol.2016.0097).

Meng MV et al: The utility of apical anterior horn biopsies in prostate cancer detection. Urol Oncol 2003;21(5):361–365.

Messing EM et al: Immediate versus deferred androgen deprivation treatment in patients with node-positive prostate cancer after radical prostatectomy and pelvic lymphadenectomy. Lancet Oncol 2006;7(6):472–479 (doi: 10.1016/S1470-2045[06]70700-8).

MRCPWPIG (The Medical Research Council Prostate Cancer Working Party Investigators Group): Immediate versus deferred treatment for advanced prostatic cancer: Initial results of the Medical Research Council Trial. The Medical Research Council Prostate Cancer Working Party Investigators Group. Br J Urol 1997;79(2):235–246.

Narod SA et al: Fusion in the ETS gene family and prostate cancer. Br J Cancer 2008;99(6):847–851 (doi: 10.1038/sj.bjc.6604558).

Nguyen PL et al: Utilization of biopsy-based genomic classifier to predict distant metastasis after definitive radiation and short-course ADT for intermediate and high-risk prostate cancer. Prost Cancer Prostat Dis January 2017 (doi: 10.1038/pcan.2016.58).

Nielsen ME et al: Is it possible to compare PSA recurrence-free survival after surgery and radiotherapy using revised ASTRO criterion–"nadir + 2"? Urology 2008;72(2):389–293; discussion 394–395 (doi: 10.1016/j.urology.2007.10.053).

Nordström T et al: Comparison between the Four-kallikrein Panel and Prostate Health Index for predicting prostate cancer. Eur Urol 2015;68(1):139–146 (doi: 10.1016/j.eururo.2014.08.010).

Odewole OA et al: Recurrent prostate cancer detection with anti-3-[18F] FACBC PET/CT: Comparison with CT. Eur J Nucl Med Mol Imaging 2016;43(10):1773–1783 (doi: 10.1007/s00259-016-3383-8).

Okudaira H et al: Accumulation of trans-1-amino-3-[(18)F]fluoro-cyclobutanecarboxylic acid in prostate cancer due to androgen-induced expression of amino acid transporters. Mol Imaging Biol 2014;16(6):756–764 (doi: 10.1007/s11307-014-0756-x).

Palvolgyi R et al: Bone scan overuse in staging of prostate cancer: An analysis of a Veterans Affairs cohort. Urology 2011;77(6): 1330–1336 (doi: 10.1016/j.urology.2010.12.083).

Pinsky PF et al: Extended mortality results for prostate cancer screening in the PLCO trial with median follow-up of 15 years. Cancer 2017;123(4):592–599 (doi: 10.1002/cncr.30474).

Potters L et al: Potency after permanent prostate brachytherapy for localized prostate cancer. Radiat Oncol Biol 2001;50(5):1235–1242.

Poulsen MH et al: Spine metastases in prostate cancer: Comparison of technetium-99m-MDP whole-body bone scintigraphy, [18F] choline positron emission tomography(PET)/computed tomography (CT) and [18F]NaF PET/CT. BJU Int 2014;114(6):818–823 (doi: 10.1111/bju.12599).

Preston MA et al: Baseline prostate-specific antigen level in midlife and aggressive prostate cancer in black men. Eur Urol 2018:1–9 (doi: 10.1016/j.eururo.2018.08.032).

Pritchard CC et al: Inherited DNA-repair gene mutations in men with metastatic prostate cancer. New Engl J Med 2016;375(5):443–453 (doi: 10.1056/NEJMoa1603144).

Quigley DA et al: Genomic hallmarks and structural variation in metastatic prostate cancer. Cell 2018;174(3):758–769, e759 (doi: 10.1016/j.cell.2018.06.039).

Reese AC et al: Minimal impact of clinical stage on prostate cancer prognosis among contemporary patients with clinically localized disease. J Urol 2010;184(1):114–119 (doi: 10.1016/j.juro.2010.03.025).

Rider JR et al: Ejaculation frequency and risk of prostate cancer: Updated results with an additional decade of follow-up. Eur Urol 2016;70(6):974–982 (doi: 10.1016/j.eururo.2016.03.027).

Roach M et al: Phase III trial comparing whole-pelvic versus prostate-only radiotherapy and neoadjuvant versus adjuvant combined androgen suppression: Radiation Therapy Oncology Group 9413. J Clin Oncol 2003;21(10):1904–1911 (doi: 10.1200/JCO.2003.05.004).

Ross AE et al: Tissue-based genomics augments post-prostatectomy risk stratification in a natural history cohort of intermediate- and high-risk men. Eur Urol 2016;69(1):157–165 (doi: 10.1016/j.eururo.2015.05.042).

Schiavina R et al: Preoperative staging with 11C-choline PET/CT is adequately accurate in patients with very high-risk prostate cancer. Clin Genitourin Cancer 2018;16(4):305–312, e1 (doi: 10.1016/j.clgc.2018.05.010).

Schroder FH et al: Screening and prostate cancer mortality: Results of the European Randomised Study of Screening for Prostate Cancer (ERSPC) at 13 years of follow-up. Lancet 2014;384(9959): 2027–2035 (doi: 10.1016/S0140-6736[14]60525-0).

Shariat SF et al: An updated catalog of prostate cancer predictive tools. Cancer 2008;113(11):3075–3099 (doi: 10.1002/cncr.23908).

Siegel RL et al: Cancer statistics, 2019. CA Cancer J Clin 2019;69(1): 734 (doi: 10.3322/caac.21551).

Sonn GA et al: Prostate magnetic resonance imaging interpretation varies substantially across radiologists. Eur Urol Focus December 2017 (doi: 10.1016/j.euf.2017.11.010).

Stephenson AJ et al: Postoperative nomogram predicting the 10-year probability of prostate cancer recurrence after radical prostatectomy. J Clin Oncol 2005;23(28):7005–7012 (doi: 10.1200/JCO.2005.01.867).

Stephenson AJ et al: Predicting the outcome of salvage radiation therapy for recurrent prostate cancer after radical prostatectomy. J Clin Oncol 2007;25(15):2035–2041 (doi: 10.1200/JCO.2006.08.9607).

Tewari A et al: Positive surgical margin and perioperative complication rates of primary surgical treatments for prostate cancer: A systematic review and meta-analysis comparing retropubic, laparoscopic, and robotic prostatectomy. Eur Urol 2012;62(1):1–15 (doi: 10.1016/j.eururo.2012.02.029).

Theoret MR et al: The risks and benefits of 5α-reductase inhibitors for prostate-cancer prevention. New Engl J Med 2011;365(2): 97–99 (doi: 10.1056/NEJMp1106783).

Thompson I et al: Guideline for the management of clinically localized prostate cancer: 2007 update. J Urol 2007;177(6):2106–2131 (doi: 10.1016/j.juro.2007.03.003).

Thompson IM et al: Long-term survival of participants in the prostate cancer prevention trial. New Engl J Med 2013;369(7): 603–610 (doi: 10.1056/NEJMoa1215932).

Thompson IM et al: Prevention of prostate cancer with finasteride: US/European perspective. Eur Urol 2003;44(6):650–655.

Thompson IM et al: Adjuvant radiotherapy for pathological T3N0M0 prostate cancer significantly reduces risk of metastases and improves survival: Long-term followup of a randomized clinical trial. J Urol 2009;181(3):956–962 (doi: 10.1016/j.juro.2008.11.032).

Tosoian JJ et al: Prognostic utility of biopsy-derived cell cycle progression score in patients with National Comprehensive Cancer Network low-risk prostate cancer undergoing radical prostatectomy: Implications for treatment guidance. BJU Int 2017;120(6):808–814 (doi: 10.1111/bju.13911).

Tosoian JJ et al: Intermediate and longer-term outcomes from a prospective active-surveillance program for favorable-risk prostate cancer. J Clin Oncol 2015;33(30):3379–3385 (doi: 10.1200/

JCO.2015.62.5764).

Tran GN et al: Magnetic resonance imaging-ultrasound fusion biopsy during prostate cancer active surveillance. Eur Urol 2016:1–7 (doi: 10.1016/j.eururo.2016.08.023).

Tsodikov A et al: Is prostate cancer different in black men? Answers from 3 natural history models. Cancer 2017;123(12):2312–2319 (doi: 10.1002/cncr.30687).

Tsodikov A et al: Reconciling the effects of screening on prostate cancer mortality in the ERSPC and PLCO trials. Ann Intern Med 2017;167(7):449 (doi: 10.7326/M16-2586).

Van Neste L et al: Detection of high-grade prostate cancer using a urinary molecular biomarker-based risk score. Eur Urol 2016:1–9 (doi: 10.1016/j.eururo.2016.04.012).

Verma S et al: Prostate MRI and 3D MR spectroscopy: How we do it. Am J Roentgenol 2010;194(6):1414–1426 (doi: 10.2214/AJR.10.4312).

Vickers A et al: It ain't what you do, it's the way you do it: Five golden rules for transforming prostate-specific antigen screening. Eur Urol 2014a;66(2):188–190 (doi: 10.1016/j.eururo.2013.12.049).

Vickers A et al: Cancer control and functional outcomes after radical prostatectomy as markers of surgical quality: Analysis of heterogeneity between surgeons at a single cancer center. Eur Urol 2011;59(3):317–322 (doi: 10.1016/j.eururo.2010.10.045).

Vickers AJ et al: A simple schema for informed decision making about prostate cancer screening. Ann Intern Med 2014b;161(6):441–442 (doi: 10.7326/M14-0151).

Vickers AJ et al: An empirical evaluation of guidelines on prostate-specific antigen velocity in prostate cancer detection. J Natl Cancer Inst 2011;103(6):462–469 (doi: 10.1093/jnci/djr028).

Vickers AJ et al: Strategy for detection of prostate cancer based on relation between prostate specific antigen at age 40-55 and long term risk of metastasis: Case-control study. Br Med J 2013;346(5):f2023 (doi: 10.1136/bmj.f2023).

Vidal AC, Freedland SJ: Obesity and prostate cancer: A focused update on active surveillance, race, and molecular subtyping. Eur Urol 2017;72(1):78–83 (doi: 10.1016/j.eururo.2016.10.011).

Vinsensia M et al: 68Ga-PSMA PET/CT and volumetric morphology of PET-positive lymph nodes stratified by tumor differentiation of prostate cancer. J Nucl Med 2017;58(12):1949–1955 (doi: 10.2967/jnumed.116.185033).

Wallis CJD et al: Surgery versus radiotherapy for clinically-localized prostate cancer: A systematic review and meta-analysis. Eur Urol 2016;70(1):21–30 (doi: 10.1016/j.eururo.2015.11.010).

Wegelin O et al: The FUTURE Trial: A multicenter randomised controlled trial on target biopsy techniques based on magnetic resonance imaging in the diagnosis of prostate cancer in patients with prior negative biopsies. Eur Urol December 2018 (doi: 10.1016/j.eururo.2018.11.040).

Wegelin O et al: Comparing three different techniques for magnetic resonance imaging-targeted prostate biopsies: A systematic review of in-bore versus magnetic resonance imaging-transrectal ultrasound fusion versus cognitive registration. Is there a preferred technique? Eur Urol 2017;71(4):517–531 (doi: 10.1016/j.eururo.2016.07.041).

Wei JT et al: Can urinary PCA3 supplement PSA in the early detection of prostate cancer? J Clin Oncol 2014;32(36):4066–4072 (doi: 10.1200/JCO.2013.52.8505).

Welty CJ et al: Extended followup and risk factors for disease reclassification in a large active surveillance cohort for localized prostate cancer. J Urol 2015;193(3):807–811 (doi: 10.1016/j.juro.2014.09.094).

Wilt TJ et al: Follow-up of prostatectomy versus observation for early prostate cancer. New Engl J Med 2017;377(2):132–142 (doi: 10.1056/NEJMoa1615869).

Wu AK et al: Health related quality of life in patients treated with multimodal therapy for prostate cancer. J Urol 2008;180(6):2415–2422; discussion 2422 (doi: 10.1016/j.juro.2008.08.015).

Xia J et al: Overdetection of recurrence after radical prostatectomy: Estimates based on patient and tumor characteristics. Clin Cancer Res 2014;20(20):5302–5310 (doi: 10.1158/1078-0432.CCR-13-3366).

Yoshii Y et al: Acetate/acetyl-CoA metabolism associated with cancer fatty acid synthesis: Overview and application. Cancer Lett 2015;356(2 Pt A):211–216 (doi: 10.1016/j.canlet.2014.02.019).

Zelefsky MJ et al: Metastasis after radical prostatectomy or external beam radiotherapy for patients with clinically localized prostate cancer: A comparison of clinical cohorts adjusted for case mix. J Clin Oncol 2010;28(9):1508–1513 (doi: 10.1200/JCO.2009.22.2265).

Zhang L et al: A meta-analysis of use of Prostate Imaging Reporting and Data System Version 2 (PI-RADS V2) with multiparametric MR imaging for the detection of prostate cancer. Eur Radiol 2017;27(12):5204–5214 (doi: 10.1007/s00330-017-4843-7).

Zhao SG et al: Associations of luminal and basal subtyping of prostate cancer with prognosis and response to androgen deprivation therapy. JAMA Oncol 2017;3(12):1663–1610 (doi: 10.1001/jamaoncol.2017.0751).

Zhao SG et al: Development and validation of a 24-gene predictor of response to postoperative radiotherapy in prostate cancer: A matched, retrospective analysis. Lancet Oncol 2016;17(11):1612–1620 (doi:10.1016/S1470-2045[16]30491-0).

第22章 生殖系统肿瘤

Sima P. Porten，Joseph C. Presti，Jr

睾丸肿瘤

睾丸生殖细胞肿瘤

▶流行病学和危险因素

睾丸恶性肿瘤比较少见，在美国每年每 10 万名男性中约有 5 例新发病例。在所有原发性睾丸肿瘤中，95% 为生殖细胞肿瘤（germ cell tumors，GCT）（精原细胞瘤和非精原细胞瘤），其余为性索或间质肿瘤（间质细胞、支持细胞、性腺母细胞瘤）。在美国，白人男性一生中患睾丸肿瘤的概率为 0.2%。近年来，睾丸肿瘤患者的生存率得到显著提高，反映了有效联合化疗的发展和提高。在 2010 年美国新发的 8 480 例睾丸肿瘤病例中，预计只有 350 例死亡。

睾丸肿瘤的发病率随不同的国家、种族和社会经济情况而有明显差别。北欧国家报告每年每 10 万名男性中有 6.7 例新病例；日本报告每 10 万男性中有 0.8 例。在美国，黑人的睾丸肿瘤发病率约为白人的 1/4。在一个特定的种族内，社会经济地位较高者的发病率大约是低者发病率的两倍。

右侧睾丸肿瘤比左侧稍多见，这与隐睾多见于右侧相一致。原发性睾丸肿瘤中，1%~2% 为双侧，其中 50% 发生在有单侧或双侧隐睾病史的男性。原发双侧睾丸肿瘤可同时或不同时发生，但往往具有相同的组织学类型。精原细胞瘤是双侧睾丸原发肿瘤中最常见的 GCT，而最常见的睾丸双侧肿瘤是恶性淋巴瘤。

虽然睾丸肿瘤的病因尚不清楚，但先天性和获得性因素都与肿瘤的发展有关，最明显的相关因素为隐睾。7%~10% 的睾丸肿瘤发生于有隐睾病史的患者，此类患者最常见精原细胞瘤。然而，还有 5%~10% 的睾丸肿瘤发生在对侧正常下降的睾丸。腹腔内睾丸恶变的相对危险性最高（1/20），而腹股沟睾丸的相对风险较低（1/80）。如果在 13 岁之前进行睾丸固定术，可以降低恶性肿瘤的风险（Pettersson et al，2007）。肾小管内 GCT（intratubular germ cell neoplasia，ITGCN）是另一个主要的危险因素，大约一半患有 ITGCN 的男性会在 5 年内发展成 GCT。

母亲怀孕期间服用外源性雌激素使胎儿发生睾丸肿瘤的危险性比一般人群的发病率高 2.8~5.3 倍。其他获得性因素，如创伤和感染相关的睾丸萎缩也与睾丸肿瘤发生有关，但不能确定为直接病因。

▶分类

已经提出了许多睾丸 GCT 的分类系统。已证实组织学分类是可以为治疗提供依据的实用分类系统。主要的两大类为精原细胞瘤和非精原细胞瘤（nonseminomatous germ cell tumors，NSGCT），包括胚胎癌、畸胎瘤、绒毛膜癌和混合细胞瘤。

▶GCT 的形成假说

在胚胎发生阶段，全能生殖细胞能沿着正

常通路分化成为精母细胞。但如果全能生殖细胞沿异常通路分化,将发生精原细胞瘤或胚胎癌(全能肿瘤细胞)。如果胚胎细胞进一步沿胚胎内途径分化,就会导致畸胎瘤。如果胚胎细胞进一步沿胚胎外途径分化,则形成绒毛膜癌或卵黄囊瘤(图 22-1)。该模型有助于解释为何特定组织类型的睾丸肿瘤会产生特定的肿瘤标记物。由于卵黄囊在正常发育过程中产生甲胎蛋白(α-fetoprotein, AFP),因此卵黄囊瘤也产生 AFP。同样,正常的绒毛膜上皮细胞产生人绒毛膜促性腺激素(human chorionic gonadotrophin, hCG),因此绒毛膜癌也产生 hCG。

▶病理学

A. 精原细胞瘤

纯精原细胞瘤有三种组织亚型。但无论分期如何,任何亚型与预后没有明显相关性。标准精原细胞瘤约占所有精原细胞瘤的 85%,最常见于 40 岁左右。大体标本可见融合的灰色结节。镜下可见均一的胞质透明、胞核浓集深染的多层大细胞。值得注意的是,约 15% 的病例中可见合体滋养层成分,与精原细胞瘤中产生 hCG 的比例大致相当。

退行性精原细胞瘤占所有精原细胞瘤的 5%~10%。诊断要求每个高倍视野有 3 个以上的有丝分裂,并且细胞核异型性较标准型明显。间变性精原细胞瘤往往比经典的精原细胞瘤表现出

更高的分期。但将分期考虑在内,并未发现此亚型预后更差。

精母细胞性精原细胞瘤占所有精原细胞瘤的 1%,在 2016 年的 WHO 分类中已更名为“精母细胞瘤”。镜下可见细胞大小不同,胞质深染,胞核圆,有浓集的核仁。精母细胞性精原细胞瘤半数以上的患者年龄在 50 岁以上。

B. 非精原细胞瘤的 GCT

1. 胚胎癌和卵黄囊瘤　常见两种胚胎细胞癌:成年型和儿童型,即卵黄囊瘤(也称为内胚窦瘤)。成人型的异型性明显,细胞边界不清。有丝分裂象和巨大细胞很常见。细胞以层状、条索状、腺样或乳头状排列。肉眼可见大范围出血和坏死。

儿童型或卵黄囊瘤是幼儿和儿童最常见的睾丸肿瘤。在成人中,则多见混合组织学类型(40%),而导致这些肿瘤产生 AFP。镜下可见继发于脂肪和糖原沉积后的胞质空泡,排列成疏松网状结构,中间有较大的囊性间隙。胚胎样体很常见,类似于 1~2 周的胚胎,由被复合体滋养层和细胞滋养层包围的空腔构成。

2. 畸胎瘤　畸胎瘤可见于儿童和成人,占 GCT 的 5%。它由不同成熟和分化阶段的一层以上的生殖细胞构成。大体上肿瘤分层,并包含充满胶状或黏液性物质的不同大小的囊。成熟的畸胎瘤具有类似于外胚层、中胚层和内胚层来源的良性结构,而不成熟的畸胎瘤则由未分化的原始

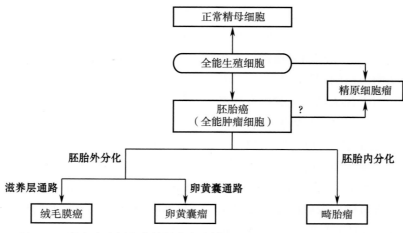

▲ 图 22-1　睾丸生殖细胞癌的肿瘤发生模型

结构组成。与卵巢的畸胎瘤相比较,成熟的睾丸畸胎瘤与卵巢畸胎瘤的分化程度不同。镜下可见外胚层表现为鳞状上皮或神经组织;内胚层为小肠、胰腺或呼吸系统组织;而中胚层为平滑肌、骨骼肌、软骨或骨。

3. 绒毛膜上皮癌　单纯绒毛膜癌很罕见(仅占 GCT 的 1%,混合肿瘤的 10%)。睾丸内的病变往往很小,肉眼常可见中央出血。镜下一定可见合体滋养层和细胞滋养层。典型的合体成分通常是大型的多核细胞,胞质嗜酸,含有空泡。核大,浓染,不规则。细胞滋养层细胞形态一致,边界清楚、胞质透明、单核。

临床上,绒毛膜癌表现侵袭性,早期出现血行转移。有时小的睾丸内病变也可以导致广泛转移。

4. 混合细胞类型　在混合细胞癌中,大多(占所有睾丸肿瘤的 25%)是畸胎瘤,是畸胎瘤和胚胎瘤的组合。6% 的睾丸肿瘤为含有精原细胞瘤成分的混合细胞类型。这种精原细胞瘤和非精原细胞瘤的混合细胞瘤的治疗与非精原细胞瘤一致。

C. 原位癌

在 250 例单侧睾丸癌的系列研究中,Berthelsen 等(1982)证实有 13 例(5.2%)在对侧睾丸存在原位癌。这大约是双侧睾丸癌总发病率的两倍。睾丸肿瘤的患者出现对侧睾丸的萎缩或超声发现对侧微小结石,需行对侧睾丸的活检。如果确诊,原位癌通常采用外照射治疗。

▶ 转移扩散方式

除早期出现血行转移的绒毛膜癌外,典型睾丸 GCT 的转移为沿淋巴结逐步转移。睾丸引流的淋巴结由 T_1 至 L_4,但集中在肾门水平,因为其与肾脏为同一胚胎来源。右侧睾丸的原发引流部位为右肾门水平的主动脉和腔静脉之间的间隙。按顺序逐步转移至腔静脉前、主动脉前、右髂总和右侧髂外淋巴结。左侧睾丸的原发引流部位为左肾门水平的主动脉旁区域。按顺序逐步转移至主动脉前、左侧髂总和左侧髂外淋巴结。在没有左侧病变时,未发现向右侧的交叉转移。但右侧向左侧的交叉转移较常见。这些发现导致了手术切除范围的调整以在某些病例中保护射精功能(见"治疗"一节)。

某些因素可能改变睾丸肿瘤的初始引流。附睾或精索浸润可能会导致转移至髂外的远端和闭孔淋巴结。阴囊侵犯或白膜浸润可以导致腹股沟转移。虽然在转移病变中,后腹膜是最常见的受累部位,晚期病变可见脏器转移,转移概率由高到低的顺序是:肺、肝、脑、骨、肾、肾上腺、胃肠道和脾脏。如前所述,绒毛膜癌例外,其特点是早期出现血行转移,特别是肺转移。绒毛膜癌还容易发生不常见部位的转移,如脾。

▶ 临床分期

曾经提出了许多睾丸癌的临床分期系统。然而,大多数是 Boden 和 Gibb(1951)最初提出的分期系统的修改版。在他们的分期系统中,A 期为病变局限于睾丸内,B 期为发现区域淋巴结播散,C 期为超过腹膜后淋巴结的转移。也有许多精原细胞瘤的临床分期系统。Ⅰ 期为病变局限于睾丸。Ⅱ 期为腹膜后淋巴结转移(Ⅱ A<2cm,Ⅱ B 2~5cm,Ⅱ C>5cm)。Ⅲ 期为膈上淋巴结转移或脏器转移。美国联合委员会(2010)的 TNM 分期系统考虑将临床分期标准化,如表 22-1 所示。

▶ 临床研究结果

A. 症状

睾丸癌最常见的症状是睾丸无痛性肿大。睾丸肿大通常是渐进的,多数可感觉睾丸沉重。从患者最初发现病变到给予确定的治疗(睾丸切除术)所需时间为 3~6 个月。所需时间的长短与发生转移有关。患者意识和自我检查的重要性是显而易见的。急性睾丸疼痛可见于约 10% 的病例,可能由睾丸内出血或栓塞所致。

大约 10% 的患者出现转移相关的症状。背痛(累及神经根的腹膜后转移)是最常见的症状。其他症状包括咳嗽或呼吸困难(肺转移);食欲减退、恶心或呕吐(十二指肠后转移);骨痛(骨骼转移);下肢肿胀(下腔静脉阻塞)。

约 10% 的患者发现时无症状,肿瘤可能是创伤后被偶然发现,或被性伴侣发现。

22

表 22-1　睾丸肿瘤的 TNM 分类

T- 原发肿瘤

TX：无法评价

T0：无原发肿瘤的证据

Tis：管内癌（原位癌）

T1：肿瘤局限于睾丸，无血管及淋巴侵犯或肿瘤侵犯白膜而未侵犯鞘膜

　　T1a：肿瘤 <3cm

　　T1b：肿瘤 ≥3cm

T2：肿瘤局限于睾丸及附睾内，有血管及淋巴侵犯或肿瘤侵犯白膜及鞘膜

T3：肿瘤侵犯精索，有或无血管及淋巴侵犯

T4：肿瘤侵犯阴囊，有或无血管及淋巴侵犯

N- 区域淋巴结

NX：无法评价

N0：无局部淋巴结转移

N1：任意 1 个淋巴结直径 ≤2cm 且转移淋巴结 ≤5 个

N2：任意 1 个淋巴结直径 >2cm 和 <5cm，或转移淋巴结 >5 个

N3：转移淋巴结直径 >5cm

M- 远处转移

MX：无法评价

M0：无远处转移

M1：远处转移

　　M1a：非局部淋巴结转移或有肺转移

　　M1b：远处转移已超过非局部淋巴结转移或肺转移

S- 血清肿瘤标记物

SX：未检测血清肿瘤标记物

S0：肿瘤标记物在正常水平

S1：LDH 低于正常值 1.5 倍或 hCG<5 000mIU/ml 或 AFP<1 000ng/ml

S2：LDH 位于正常值 1.5~10 倍或 hCG 5 000~50 000mIU/ml 或 AFP 1 000~10 000ng/ml

S3：LDH 高于正常值 10 倍或 hCG >50 000mIU/ml 或 AFP>10 000ng/ml

Amin MB, Edge SB, Green FL, et al.（Eds.）AJCC Cancer Staging Manual, 8th Ed. Springer New York, 2017. 经美国外科学会许可使用。

B. 体征

大多数病例能发现睾丸肿块或弥漫性肿大。典型的肿块为实性、无压痛，附睾与睾丸分解清楚。睾丸肿瘤可以伴发鞘膜积液使之不易被发现，阴囊透光试验有助于鉴别诊断。

腹部触诊可发现腹膜后的大块病变；应检查锁骨上、斜角肌和腹股沟淋巴结。5% 的 GCT 存在男乳女化，但 30%~50% 的支持细胞和间质细胞肿瘤也可能存在男乳女化。其原因为多种激素之间复杂的相互作用，包括睾酮、雌酮、雌二醇、催乳素和 hCG。晚期肺转移可出现咯血。

C. 实验室检查结果和肿瘤标记物

晚期病例可出现贫血。在有肝转移时，肝功能可能会异常。如果腹膜后肿块引发输尿管梗阻，可导致肾功能受损（血清肌酐升高）。对于需要化疗的病例，一定要进行肾功能评估（肌酐清除率）。

AFP、hCG、乳酸脱氢酶（lactate dehydrogenase, LDH）等生化指标在睾丸癌的诊断和治疗中具有重要意义。AFP 是一种分子量为 70 000Da 的糖蛋白，半衰期为 5~7 日，虽然在胎儿血清中呈高水平存在，但超过 1 岁后仅微量存在，同时在肝脏疾病和胃肠道肿瘤患者中可升高。AFP 虽然在许多 NSGCT 中有一定含量（表 22-2），但在精原细胞瘤中从未发现。

表 22-2　不同组织学类型睾丸癌的肿瘤标记物升高的发生率

	hCG/%	AFP/%
精原细胞瘤	7	0
畸胎瘤	25	38
畸胎癌	57	64
胚胎癌	60	70
绒毛膜癌	100	0

人绒毛膜促性腺激素（human chorionic gonadotrophin, hCG）是一种糖蛋白，分子量为 38 000Da，半衰期为 24~36 小时。它由 α 和 β 两个亚单位组成。α 亚单位与促黄体素（luteinizing hormone, LH）、卵泡刺激素（follicle-stimulating hormone, FSH）、促甲状腺素（TSH）的 α 亚单位相似。β 亚单位介导这些激素的活性，也使放射免疫分析 hCG 水平有高度灵敏性和特异性。健康人无明显的 β-hCG 水平。然而使用大量大麻，其含量可能会略有升高，在 NSGCT 中 hCG 水平普遍升

高,在精原细胞瘤中 hCG 水平升高可达 7%。

LDH 是一种细胞酶,分子量为 134 000Da,有五种同工酶;通常见于肌肉(平滑肌、心肌和骨骼肌)、肝、肾和脑。血清总 LDH 升高,特别是同工酶 I 的升高与 NSGCT 的肿瘤负荷相关。精原细胞瘤中的 LDH 也可能升高,半衰期为 24 小时。

睾丸癌的其他标记物包括胎盘碱性磷酸酶(PLAP)和 γ-谷氨酰转肽酶(GGT)。但是这些标记物没有像前述的标记物一样用于患者治疗的评估。

D. 影像

原发性睾丸肿瘤可以经阴囊超声进行快速而准确地检测。这项技术可以确定肿块是否位于睾丸内,可以与附睾病变进行鉴别,合并鞘膜积液便于睾丸的检查。

一旦经腹股沟睾丸切除明确睾丸癌的诊断后,就必须对疾病进行细致的临床分期。胸片(正侧位)和腹部与盆腔 CT 用于检测两个最常见的转移部位:肺部和腹膜后。由于担心辐射暴露,尤其是在将监测用作主要管理策略时,越来越多地使用 MRI 代替 CT。胸部 CT 的作用仍然存在争议,因为其特异性降低,而且常规的胸部 X 线(CXR)可以检测到 85%~90% 的肺转移。足部淋巴管造影(LAG)由于其侵袭性和低特异性而很少使用。

▶ 鉴别诊断

睾丸肿瘤在初次检查后多达 25% 的患者被误诊,并可能导致治疗延迟或采用不适宜的探查手术(阴囊切口)。睾丸癌的患者常被误诊为附睾炎或附睾睾丸炎。附睾炎早期表现为增大、伴压痛的附睾,与睾丸分界清楚。在进展期,炎症扩散至睾丸,导致睾丸和附睾增大、压痛、有结节感。急性起病的病史,包括发热、尿道分泌物和排尿刺激等症状,上述症状更倾向于附睾炎的诊断。超声检查可以发现附睾增大为阴囊内肿物的病因。

鞘膜积液是第二常见的误诊病因。阴囊透光试验可以快速甄别透光、充满囊液的鞘膜积液和实质性睾丸肿瘤。由于 5%~10% 的睾丸肿瘤合并鞘膜积液,因此若睾丸检查不满意,应行阴囊超声检查。应避免行鞘膜穿刺抽吸,因为有报道称睾丸肿瘤合并鞘膜积液时鞘膜液中可发现肿瘤细胞。

其他应考虑的诊断包括精液囊肿,为囊性肿物多源自附睾头;鞘膜积血多与创伤有关;肉芽肿性睾丸炎,常继发于结核,伴有输精管串珠样改变;精索静脉曲张,为精索内的蔓状静脉丛充血,平卧后可以消失。

虽然睾丸内肿块大多是恶性的,但偶尔可见一种良性病变,叫做表皮样囊肿。这些囊肿常为小的良性结节,位于白膜下;但有时也可能较大。常于经腹股沟睾丸切除后确诊;而冷冻切片对于较大的病变通常很难与畸胎瘤鉴别。

▶ 治疗

可疑睾丸肿瘤的主要探查方式为,经腹股沟切口,夹闭精索血管后,将睾丸上提至切口处进行探查。如果睾丸检查不能排除睾丸癌,则应行睾丸根治性切除术。保留睾丸的睾丸部分切除术可考虑用于小肿瘤、孤立睾丸或怀疑为良性病变的病例。应避免阴囊入路和睾丸开放活检。进一步的治疗需根据肿瘤的组织学特点和临床分期决定。

A. 低级别精原细胞瘤

I 期精原细胞瘤在根治性睾丸切除术后的治疗选择包括监测、放疗和卡铂化疗。不论采用何种治疗方法,低级别精原细胞瘤的存活率均可达 99%。其中 80% 的患者通过单纯根治性睾丸切除术就可治愈。由于肿瘤的发病率和继发性恶性肿瘤风险与放疗和化疗相关,因此首选监测 I 期精原细胞瘤。由于精原细胞瘤生长缓慢,须进行长达 10 年的监测,通常包括病史、体格检查和肿瘤标记物(可选),在第 1 年每 3~6 个月进行一次,在第 2~3 年每 6~12 个月进行一次,然后每年进行一次,最高可达 10 年。每次就诊时影像学检查包括腹部和盆腔 CT,和临床提示的 CXR。精原细胞瘤对放疗敏感。95% 的 I 期精原细胞瘤通过睾丸根治性切除术和腹膜后放疗(通常 2 500~3 000cGy)可以治愈。此剂量的放疗耐受性好,没有或有很轻的胃肠道副反应。另外,单一

22

药物卡铂已被用于低级别精原细胞瘤（NCCN，2015）。

小范围的腹膜后病变也可通过腹膜后放疗进行有效的治疗，平均5年生存率达87%。不再采用预防性纵隔放疗，因为它可以引起较严重的骨髓抑制，从而可能影响患者需要的后续化疗。化疗可作为放疗和复发的挽救疗法。

B. 高级别精原细胞瘤

大块精原细胞瘤或精原细胞瘤伴AFP升高者需接受初级化疗。精原细胞瘤与非精原细胞瘤一样对铂类化疗方案敏感，与之对应的NSGCT也是如此。高危患者（见后面讨论）接受四个周期的依托泊苷和顺铂（EP）或三个周期的顺铂、依托泊苷和博来霉素（PEB）。中等风险患者接受四个周期的PEB治疗。

90%的晚期患者通过化疗可达到完全缓解。化疗后残余的腹膜后肿块常为纤维化（90%），若肿块边界清楚且超过3cm，则有大约40%的可能为残余肿瘤。对于有残留肿块的患者应该进行PET，如果阳性，则需要手术切除。在这些情况下，手术切除是必要的。

C. 低级别非精原性GCT

在美国，Ⅰ期病变的标准治疗包括腹膜后淋巴结清扫术（retroperitoneal lymph node dissection，RPLND）。但因为3/4的Ⅰ期病变经单纯睾丸切除可以治愈，而且RPLND有一定的死亡率，可以采用其他的替代方法。包括监测和改良的RPLND。

如前所述，75%的临床Ⅰ期疾病实际在病理上也是Ⅰ期。此外，RPLND后导致交感神经破坏常引起不育。在有了CT和MRI扫描后，临床分期明显改善。而且对复发也有了有效的化疗方案。如果NSGCT限于白膜内，没有发现血行转移，睾丸切除后肿瘤标记物正常，放射影像学检查（胸部X线片，CT）未发现异常，则可以进行监测随访。

监测对医生和患者而言都是一个主动的过程。第一年每2个月随访一次，第二年每3个月随访一次，第三年每4~6个月随访一次，第四年每6个月随访一次，第五年及以后每年随访一次。每次随访应包含肿瘤标记物和胸片检查。CT在第一年每4~6个月进行一次，第二年和第三年每6~12个月进行一次，第四年及以后每年进行一次。然而，大多数复发出现在最初的8~10个月。除了极少数例外，复发的患者可以通过化疗、手术或两者结合治疗。

在美国，对低分期NSGCT倾向于行腹膜后淋巴结清扫。采用胸腹联合切口或经腹正中切口，切除两侧输尿管之间的由肾血管到髂总血管分叉处的所有淋巴组织。淋巴结阴性或N1期病变不需要辅助治疗，而推荐对N2期病变行两疗程化疗，因为其复发率接近50%。

虽然RPLND可以进行有效的手术分期和可能治愈有些病例，但可能出现一些严重的并发症，特别是年轻男性可能不育。标准的RPLND破坏了交感神经纤维，导致不能射精。目前，采用改良的RPLND，使90%的患者保留射精功能。通过改良肠系膜下动脉水平以下的切除范围，仅切除肿瘤同侧淋巴结，保留对侧重要的交感神经纤维，可以保留射精功能。此外，其他外科技术，如开放的中线腹膜外入路（Syan-Bhanvadia et al，2017）或微创入路（腹腔镜/机器人），可以最大限度地减少因失血、肠梗阻和住院时间延长而导致的发病率升高，但需要更长期的结果来确定对肿瘤的疗效。

对于临床Ⅰ期疾病和原发血管侵犯的患者，另一种方法是采用两周期化疗。虽然这种方法避免了手术，但对这些年轻患者来说，这种方法可能产生神经毒性并且影响生育。

D. 高级别非精原性GCT

腹膜后大肿块的患者（>3cm的淋巴结或CT1cm的层面三个以上）或有转移的NSGCT于睾丸切除术后行铂剂为核心的联合化疗。高危患者要么接受4个周期的EP治疗，要么接受3个周期的PEB治疗。中危和低危患者需要接受四个周期的PEB治疗。如果肿瘤标记物正常且影像学检查发现有残留肿块，则必须将该肿块切除，因为20%的比例为残余癌，40%的比例为畸胎瘤，另外40%的比例为纤维化（图22-2）。在切除组织中有残留癌的患者，其组织学检查常为胚胎细胞癌，但有不到5%的比例为恶性畸胎瘤。恶性畸胎瘤化疗无效，术后生存率仅15%。

如果肿瘤标记物于初次化疗后未能恢复正常，则需要挽救性化疗（顺铂、依托泊苷、博来霉素和异环磷酰胺）。即使化疗后获得完全反应（肿瘤标记物正常，CT 或 X 线胸片上无肿块），一些学者建议行 RPLND，因为 10% 的病例有残存的 GCT。

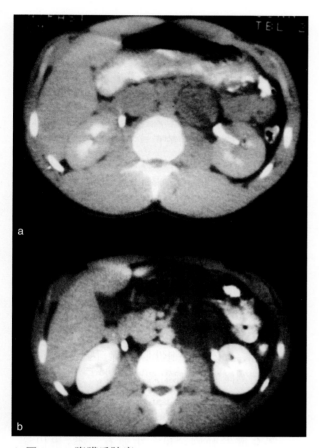

▲ 图 22-2　腹膜后肿瘤

a：胚胎癌睾丸根治性切除术后腹膜后大块肿块的 CT。

b：化疗后残留囊性包块；手术后发现是畸胎瘤

虽然此治疗方案能够治愈高达 70% 的肿瘤体积大的病例，但有部分患者治疗无效。此外，也应考虑化疗可能的并发症，包括脓毒症、神经病变、肾毒性和死亡。因此，能够区分标准治疗可能有效（低风险）和那些需要更积极治疗的病例（中风险或高风险）很重要。表 22-3 根据原发肿瘤部位、转移部位和血清肿瘤标记物将晚期睾丸癌患者分为不同的危险级别。化疗期间血清肿瘤标记物的降低速度也被用来预测晚期患者对治疗的反应。

表 22-3　睾丸肿瘤的风险分级

风险情况	非精原细胞瘤	精原细胞瘤
低风险	睾丸或腹膜后原发 无肺转移 血清肿瘤标记物 S1 级	任何原发部位 无肺转移 AFP 正常，任何 hCG 和 LDH 值
中风险	睾丸或腹膜后原发 无肺转移 血清肿瘤标记物 S2 级	任何原发部位 无肺转移 AFP 正常，任何 hCG 和 LDH 值
高风险	纵隔原发肿瘤 无肺转移 血清肿瘤标记物 S3 级	无

▶随访

所有睾丸肿瘤的患者均需定期随访。如前所述，进行监测的患者需要密切随访。行手术（RPLND）或放疗的患者，在最初两年每 3 个月随访一次，随后 5 年每 6 个月随访一次，然后每年随访一次。随访包括对侧睾丸、腹部和淋巴结区域的仔细检查。实验室检查应包括 AFP、hCG 和 LDH 水平。每次随访还应当包括胸片和腹部平片（如果行 LAG）。一般不需要行腹部 CT 检查，因为 RPLND 术后腹膜后复发率低。

▶预后

近年来，睾丸癌的生存率显著提高，反映了联合化疗的不断完善和提高。近年来的一系列研究报道，对精原细胞瘤行睾丸切除和放疗后，Ⅰ期的 5 年无瘤存活率达 98%，ⅡA 期为 92%~94%。高分期病变经睾丸切除和化疗后，5 年无瘤生存率为 35%~75%，其生存率低值为以往采用不成熟的化疗方案时的结果。

NSGCT 患者接受睾丸切除和 RPLND 治疗后生存率为 96%~100%。对于瘤体较小的Ⅱ期病变，经化疗和手术治疗后，5 年无瘤存活率可达 90% 以上。对腹膜后大块转移或播散性病变，经化疗和手术治疗后，5 年无瘤生存率为 55%~80%。

睾丸非 GCT

5%~6% 的睾丸肿瘤是睾丸的非 GCT。主要为三类：间质细胞瘤、支持细胞瘤和性腺母细胞瘤。

▶间质细胞瘤

A. 流行病学和病理学

间质细胞瘤是睾丸最常见的非 GCT，占所有睾丸肿瘤的 1%~3%。主要见于两个年龄段：5~9 岁和 25~35 岁。其中 25% 的此类肿瘤发生在儿童。双侧占 5%~10%。肿瘤的病因不明，与 GCT 不同，它与隐睾无关。

病理检查显示一个小、黄色、边界清楚的病灶，无出血和坏死。镜下可见六角形细胞，胞质颗粒状，嗜酸性，可见含脂质的空泡。Reinke 结晶为梭状的胞质内含物，为间质细胞的特别特征。

B. 临床表现

青春期前儿童常表现为男性化，多为良性。成人常是无症状，但有 20%~25% 的男性出现乳房发育。成人有 10% 的肿瘤为恶性。实验室检查结果包括血和尿的 17- 酮类固醇和雌激素升高。

C. 治疗及预后

根治性睾丸切除术是间质细胞瘤的首要治疗方法。临床分期与 GCT 相似，17- 酮类固醇水平有助于鉴别良恶性病变。较正常升高 10~30 倍为恶性的指征。恶性者推荐采用 RPLND。由于此类病例少，化疗的作用还需要探讨。良性病变预后良好，而有播散的病例预后仍然较差。

▶滋养细胞肿瘤

A. 流行病学和病理学

睾丸支持细胞瘤相对罕见，仅占所有睾丸肿瘤的 1% 以下。多见于两个年龄段：1 岁以下和 20~45 岁。将近 10% 的病例为恶性。大体检查可见黄色或灰白色病变，伴囊性成分。良性病变边界清楚，而恶性病变边界模糊。镜下可见，肿瘤呈异源性，混合有上皮和间质成分。支持细胞为柱状或六边形细胞，有大的细胞核和单个核仁，以及含空泡的胞质。

B. 临床表现

最常见的表现为睾丸肿块。儿童常见男性

化，30% 的成人可能出现男性乳房发育。由于这些肿瘤病例非常罕见，所以这些患者的内分泌数据很少。

C. 治疗

根治性睾丸切除术是首选治疗。恶性者需行 RPLND；但化疗和放疗的作用尚不清楚。

▶性腺母细胞瘤

A. 流行病学及病理学

性腺母细胞瘤占所有睾丸肿瘤的 0.5%，几乎仅见于性腺发育不全的患者。虽然此肿瘤可见于婴儿至 70 岁的老者，但大多发生在 30 岁以下的患者。大体检查可见黄色或灰白色病变，大小由仅镜下可见至 20cm，可以有钙化。镜下可见三种细胞类型：支持细胞、间质细胞和生殖细胞。

B. 临床表现

临床表现与伴发的性腺发育不全密切相关，将在此书的其他地方讨论。值得注意的是，4/5 的性腺母细胞瘤患者为女性表型。男性典型病例有隐睾和尿道下裂。

C. 治疗及预后

根治性睾丸切除术是首选治疗。存在性腺发育不全者，建议行对侧性腺切除，因为此情况有 50% 的病例倾向于双侧，预后良好。

睾丸的继发性肿瘤

睾丸继发肿瘤罕见。主要有三类：淋巴瘤、白血病和转移性肿瘤。

▶淋巴瘤

A. 流行病学和病理学

淋巴瘤是 50 岁以上男性最常见的睾丸肿瘤，也是最常见的睾丸继发肿瘤，占所有睾丸肿瘤的 5%。临床上它见于三种情况：①广泛转移淋巴瘤的晚期表现；②临床隐匿性病变的早期表现；③原发淋巴结外疾病。大体检查可见灰色或粉色，边界不清的实质性肿块，常见出血和坏死。镜下常见类型为弥漫性组织细胞淋巴瘤。

B. 临床表现

常见睾丸无痛性增大。1/4 的患者表现全身症状。50% 的患者双侧睾丸受累，常为先后发生。

C. 治疗及预后

对于已知或疑似淋巴瘤的患者应考虑细针穿刺，而对于疑似睾丸原发性淋巴瘤的患者可考虑根治性睾丸切除术。进一步的分期和治疗应与肿瘤科医师一起处理。预后与分期有关。一些报道支持原发睾丸淋巴瘤进行辅助化疗，44 个月后随访生存率提高至 93%。

▶白血病睾丸浸润

睾丸是急性淋巴细胞白血病儿童的常见复发部位。其中一半的病例为双侧病变。为诊断应首选行睾丸穿刺活检而非睾丸切除。治疗首选 20Gy 的双侧睾丸放疗和辅助化疗。预后不佳。

▶转移性肿瘤

睾丸转移瘤罕见，多于尸检时偶然发现。最常见的原发部位为前列腺，其次是肺、胃肠道、黑色素瘤和肾。典型的病理表现是间质内可见肿瘤细胞和散在的生精小管。

性腺外 GCT

▶流行病学和病理

性腺外 GCT 罕见，约占所有 GCT 的 3%。对于这些病变是否源于被破坏的原始睾丸组织或新生的组织还有争议。许多腹膜后肿瘤源自原始睾丸组织，而纵隔 GCT 为真正异位性。

最常见的发生部位由高至低顺序为纵隔、腹膜后、骶尾骨区和松果体。所有类型的 GCT 均可见。精原细胞瘤构成半数以上的腹膜后和纵隔肿瘤。

▶临床表现

临床表现与病变大小和部位有关。纵隔病变可能有肺部症状。腹膜后病变可以有腹部或背部疼痛的表现和可触及的肿块。骶尾部肿瘤最常见于新生儿，表现为可触及的肿块，肠梗阻或尿路梗阻。松果体肿瘤可表现为头痛、视觉或听觉异常或垂体功能低下综合征。

常见转移部位为区域淋巴结、肺、肝、骨和脑。转移的处理与其他睾丸 GCT 相似。应进行仔细

的睾丸检查和超声检查，以除外隐匿性睾丸原发灶。

▶治疗及预后

性腺外 GCT 的治疗与其他睾丸肿瘤的治疗一致。体积小的精原细胞瘤可采用放疗。体积大的精原细胞瘤应采用化疗。预后与睾丸精原细胞瘤相仿。有非精原细胞瘤成分需于切除病灶后采用化疗；但此类患者预后不佳。

附睾、睾丸旁组织、精索肿瘤

附睾原发肿瘤罕见，多为良性。附睾的腺瘤样瘤最常见，30~40 岁多发。多表现为无症状的附睾任何部位的实性肿物。

平滑肌瘤是次常见的附睾肿瘤。此病变多有疼痛，常合并鞘膜积液。囊腺瘤是附睾的良性肿瘤，30% 的病例为双侧病变，常合并 von Hippel-Lindau 病。组织学上与肾细胞癌（renal cell carcinoma，RCC）不易鉴别。附睾的恶性病变非常罕见。一般采用腹股沟切口，如果冷冻切片确认为良性，则实行附睾切除术。若为恶性，则行根治性睾丸切除术。

精索肿瘤常为良性，多为精索脂肪瘤。在恶性病变中，常见横纹肌肉瘤，其次是平滑肌肉瘤、纤维肉瘤和脂肪肉瘤。

精索肿瘤的临床诊断很困难。只有在手术探查时才能鉴别疝和精索肿瘤。一般，这些病变通过腹股沟切口探查。于内环处阻断精索，并送冷冻检查。若诊断为恶性，应注意进行广泛的切除，以避免局部复发。疾病的分期与睾丸肿瘤相似。对于横纹肌肉瘤，应进行 RPLND，并辅助放疗和化疗。RPLND 对其他精索恶性肿瘤的价值尚待确定。预后与组织学特性、分期和病变部位相关。

阴茎肿瘤

▶流行病学和危险因素

在美国，阴茎癌占男性癌症的 1% 以下，每年每 10 万人新发病例为 1~2 例。发病率的地域差异很大。在非洲和南美洲等地区，阴茎癌占所有

恶性肿瘤的 10%~20%。阴茎癌常见发病年龄为 50 岁,虽然偶尔也可见于儿童。

阴茎癌或相关病变的发展与一些临床和社会人口因素有关,如吸烟、慢性炎症、生殖器卫生不良、未行包皮环切术、包茎和较低的社会经济地位。此病在生后即行包皮环切的男性中几乎见不到。有理论认为,包茎患者积存在包皮内的包皮垢引起的慢性炎症导致癌。大约有 50% 的阴茎癌与人乳头状瘤病毒(human papillomaviruses,HPV)有关,随着 HPV 疫苗的开发和 HPV 对宫颈癌和口咽癌的致病作用,使其最近得到了更广泛的关注。

▶病理学

A. 癌前皮肤病变

白斑罕见,最常发生在糖尿病患者中。典型表现为尿道外口的白色斑片。组织学检查可见棘皮增厚、角化过度和角化不全。此病变先于或与阴茎癌同时出现。

阴茎头炎的干燥及褪色表现为包皮或阴茎头的白色斑片,常累及尿道外口。此情况最常见于中年糖尿病患者。镜检发现表皮萎缩和胶原沉积异常。

巨大的尖锐湿疣是起源于包皮或阴茎头的菜花样病变。病因是病毒(HPV)感染。这些病变与分化良好的鳞状细胞癌很难鉴别。

B. 阴茎上皮内瘤变[原位癌、鲍恩病(Bowen disease)、凯腊增殖性红斑]

阴茎上皮内瘤变(PEIN)是一种原位鳞状细胞癌,通常累及阴茎头(Queyrat 红肿)或阴茎体[鲍恩病(Bowen disease)]。病变表现为有硬壳的红斑。增殖性红斑为天鹅绒样,有溃疡或结痂的红色病变。镜检显示典型的无序排列的增生细胞,胞质空泡样,有有丝分裂象。这可以进一步分为分化型或未分化型(与 HPV 阳性相关)。

C. 阴茎浸润性癌

阴茎癌以鳞状细胞癌为主。最常见的发生部位为阴茎头,其次依次为包皮和阴茎体。外表为乳头样或溃疡样。

疣状癌是鳞状细胞癌的变种,占阴茎癌的 5%~16%。此病灶外观呈乳头状,组织学检查可见深处界限清楚,与鳞状细胞癌的典型浸润性边界不同。

▶扩散方式

阴茎浸润性病变起始于溃疡或乳头样病变,逐渐生长累及整个阴茎头或阴茎体。Buck 筋膜是防止海绵体浸润和血行播散的屏障。原发播散经淋巴途径达腹股沟和髂淋巴结。包皮和海绵体部皮肤引流至腹股沟浅表淋巴结(在阔筋膜的浅层),而阴茎头和海绵体引流至腹股沟浅淋巴结和腹股沟深淋巴结(在阔筋膜的深层)。由于有很多交通支,因此阴茎淋巴引流至双侧腹股沟淋巴结。腹股沟淋巴结引流至盆腔淋巴结。累及股淋巴结可导致皮肤坏死和感染或股血管侵蚀和出血。临床上,明显的远处转移仅见于 10% 的病例,可累及肺、肝、骨或脑。

▶肿瘤分期

在美国最常用的分期系统是由 Jackson(1966)提出的,分期如下:Ⅰ期,肿瘤局限于阴茎头或包皮;Ⅱ期,累及阴茎体;Ⅲ期,可切除的腹股沟淋巴结转移;Ⅳ期,肿瘤超出阴茎体,合并无法切除的腹股沟或远处转移。

美国联合委员会(2010)的 TNM 分类如表 22-4 所示。

▶临床发现

A. 症状

最常见的症状是病变本身。它可以表现为一个区域的硬结或红斑、溃疡、小淋巴结或外翻样生长。包茎可能使病变隐藏而延误就诊。实际上,15%~50% 的患者延误就诊至少一年。其他症状包括疼痛、分泌物、排尿刺激症状和出血。

B. 表现

典型病变局限于阴茎。原发病灶的特征性表现包括大小、部位和是否累及海绵体。必须行细致的腹股沟区触诊,因为 50% 的患者表现腹股沟区淋巴结肿大。此增大可能继发于炎症或转移。

C. 实验室研究结果

典型病例的实验室检查结果正常。病变时间长或广泛区域感染的患者可以表现贫血和白细胞

表 22-4　阴茎肿瘤的 TNM 分期（AJCC 2010）

T- 原发肿瘤

TX	无法评价
T0	无原发肿瘤的证据
Tis	原位癌（阴茎上皮内瘤变 PeIN）
Ta	非浸润性局限性鳞状细胞癌
T1	阴茎头：肿瘤侵及固有层； 包皮：肿瘤侵及真皮、固有层或阴囊筋膜
T1a	肿瘤无淋巴血管及神经侵犯，非低分化
T1b	肿瘤存在淋巴血管及神经侵犯，或者低分化（3 级或者肉瘤样）
T2	肿瘤侵及尿道海绵体（阴茎头或者腹侧轴），有或无尿道浸润
T3	肿瘤侵及阴茎海绵体（包括白膜），有或无尿道浸润
T4	肿瘤侵及邻近结构，如阴囊、前列腺、耻骨等

N- 区域淋巴结

NX	区域淋巴结无法评估
N0	无区域淋巴结转移
N1	≤2 个单侧腹股沟淋巴结转移，无 ENE（淋巴结外侵犯）
N2	≥3 个单侧腹股沟淋巴结转移，或者双侧腹股沟淋巴结转移
N3	ENE（淋巴结外侵犯），或者盆腔淋巴结转移

M- 远处转移

M0	无远处转移
M1	有远处转移

AJCC 预后分期

T	N	M	分期
Tis	N0	M0	0is
Ta	N0	M0	0a
T1a	N0	M0	I
T1b	N0	M0	II A
T2	N0	M0	II A
T3	N0	M0	II B
T1-T3	N1	M0	III A
T1-T3	N2	M0	III B
T4	任何 N	M0	IV
任何 T	N3	M0	IV
任何 T	任何 N	M1	IV

组织学分级

GX	无法评估
G1	高分化
G2	中分化
G3	低分化

Amin MB, Edge SB, Green FL, et al.（Eds.）AJCC Cancer Staging Manual, 8th Ed. Springer New York, 2017。经美国外科学会许可使用。

增多。无骨转移者有 20% 可以表现为高钙血症，此与病变的体积有关。

D. 影像学

对转移的检查应包括胸部 X 线片，骨扫描，腹部及骨盆 CT。10% 的病例诊断时表现为播散病变。

▶ **鉴别诊断**

除如前所述的皮肤病变外，阴茎癌必须与一些感染性疾病相鉴别。梅毒硬性下疳可能表现为无痛性溃疡。血清学和暗视野检查可以明确诊断。软性下疳典型表现为阴茎痛性溃疡。针对软性下疳嗜血杆菌的特殊培养可以发现病因。尖锐湿疣表现为阴茎体或阴茎头外翻、质软的"葡萄串珠样"病变，如果可疑时，活检有助于鉴别诊断。

▶ **治疗**

A. 原发病灶

原发病变必须行活检以明确恶性的诊断。依据病理和病变部位来选择治疗。可靠的原位癌患者可采用非手术治疗。氟尿嘧啶软膏或钕：钇铝石榴石激光（neodymium：YAG laser）治疗对原位癌治疗有效，而且可以保留阴茎。患者应经常随访以监测疗效。

浸润性阴茎癌的治疗目标是完全切除，并保留适当的边界。对累及包皮者，可行单纯包皮环切术。病变累及阴茎头或远端阴茎海绵体者，按照传统疗法，建议行阴茎部分切除术，留有 2cm 的边界，以减少局部复发。一些保守的手术方式，如 Mohs 显微镜下手术和保留阴茎的局部切除术已得到广泛使用，但术后获得的手术切缘可能为阳性。当病变累及近端阴茎体，或阴茎部分切除术导致阴茎残端的长度不足以保持性功能或直立排尿时，推荐行阴茎全切除及经会阴的尿道造口术。

B. 区域淋巴结

如前所述，阴茎癌首先转移到腹股沟淋巴结。然而腹股沟淋巴结增大并非一定是转移。实际上，50% 的淋巴结增大是由炎症引起的。因此，腹股沟淋巴结增大但体积 <4cm 且不固定的患者

可以进行诊断性细针穿刺（FNA）或直接行腹股沟淋巴结清扫。如果 FNA 无法诊断，应考虑行进一步的局限淋巴结活检，如 Cabanas（1977）所述的前哨淋巴结活检，或 Catalona 提出的经修改的（局限性）切除（1988）（图 22-3）。腹股沟淋巴结增大的患者在治疗原发灶后，可以考虑口服广谱抗生素 4~6 周，但不常规使用。在低级别原发肿瘤（Tis、T1 期）无淋巴结病变的情况下，可考虑进行动态前哨淋巴结活检。对于高级别肿瘤（cT2 或更高）且有预后不良的危险因素（如 >50% 的低分化疾病和淋巴血管侵犯）的患者，推荐双侧前哨淋巴结活检或更常见的双侧浅层淋巴结清扫，如果遇到任何阳性淋巴结，则可进行深度清扫。对初始淋巴结活检阴性，随后可触及的淋巴结增大者需行单侧髂腹股沟淋巴结切除。

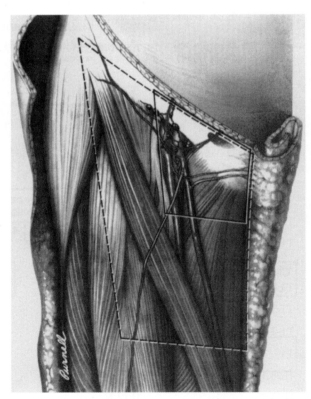

▲ 图 22-3 完全腹股沟淋巴结切除（虚线）与局限腹股沟淋巴结切除（实线）的切除范围的比较

有明显增大（≥4cm）的淋巴结转移和病变无法切除的患者，经活检或 FNA 诊断后，应进行化疗（顺铂和氟尿嘧啶）。不论是否合并放疗，通过新辅助化疗后肿瘤消退，可考虑行腹股沟浅层

和深层淋巴结清扫术。一些病例,区域放疗可以延迟溃疡和感染并发症,减轻疼痛,从而提供显著的缓解作用。

C. 全身性疾病

四种化疗药物证实对阴茎癌有效:博来霉素、甲氨蝶呤、顺铂和氟尿嘧啶。然而,尚无长期有效的报告。

▶ 预后

阴茎癌的生存率与是否存在淋巴结转移相关。无淋巴结转移者的 5 年生存率 65%~90%。腹股沟淋巴结阳性患者,其 5 年生存率降至 30%~50%,而髂淋巴结阳性者只有 <20%。存在软组织或骨转移者,一般生存期限达不到 5 年。

▶ 其他阴茎肿瘤

鳞状细胞癌占阴茎癌的 98%。已有散发的黑色素瘤、基底细胞癌和 Paget 病的报道。卡波西肉瘤的发病率随人免疫缺陷病毒的发病率增高而增高,它表现为阴茎头和阴茎的痛性丘疹,呈蓝紫色样变色区域。这些病变往往对放疗敏感。

阴囊肿瘤

阴囊皮肤的肿瘤罕见。最常见的良性病变是皮脂腺囊肿。鳞状细胞癌是阴囊最常见的恶性肿瘤,一些罕见的病例如黑色素瘤、基底细胞癌和卡波西肉瘤也见报道。过去,阴囊鳞状细胞癌多见于与环境中致癌因素,如烟灰、焦油、液状石蜡和一些石油产品的密切接触。现在,许多病例是由于不卫生和慢性炎症引起。

需进行阴囊病变的活检以确定病理诊断。恶性肿瘤需行病变及周围 2cm 的广泛切除。原发肿瘤周围的皮下组织应切除,但一般不需要切除阴囊内容物。可以采用多余的阴囊皮肤关闭切口。腹股沟淋巴结的处理与阴茎癌相同。

预后与有无淋巴结转移有关。如果有腹股沟淋巴结转移,5 年生存率接近 25%;如果累及髂淋巴结,几乎没有生存者。

（张哲鑫 翻译 董强 审校）

参考文献

睾丸肿瘤

AJCC (American Joint Committee on Cancer): Cancer Staging Manual. 7th ed. Springer-Verlag, New York, 2017.

Berthelsen JG et al: Screening for carcinoma in situ of the contralateral testis in patients with germinal testicular cancer. Br Med J 1982;285:1683.

Boden G, Gibb R: Radiotherapy and testicular neoplasms. Lancet 1951;2:1195.

Hyams ES et al: Laparoscopic retroperitoneal lymph node dissection for clinical stage 1 nonseminomatous germ cell tumor: A large single institution experience. J Urol 2012;187:487–492.

NCCN (National Comprehensive Cancer Network): Clinical Practice Guidelines in Oncology: Testicular Cancer, 2015. (Available online at: http://www.nccn.org/professionals/physician_gls/f_guidelines.asp.)

Pettersson A et al: Age at surgery for undescended testis and risk of testicular cancer. New Engl J Med 2007;356:1835.

Syan-Bhanvadia S et al: Midline extraperitoneal approach to retroperitoneal lymph node dissection in testicular cancer: minimizing surgical morbidity. Eur Urol 2017;72(5):814–820.

阴茎肿瘤

Cabanas RM: An approach for the treatment of penile carcinoma. Cancer 1977;39:456.

Carroll PR, Presti JC Jr: Testis cancer. Urol Clin North Am 1998; 25(3): entire issue.

Catalona WJ: Modified inguinal lymphadenectomy for carcinoma of the penis with preservation of saphenous veins: Technique and preliminary results. J Urol 1988;140:306.

Jackson SM: The treatment of carcinoma of the penis. Br J Surg 1966;53:33.

第23章 尿流改道与膀胱替代

Maxwell V. Meng, Susan Barbour,
Peter R. Carroll

部分下尿路肿瘤、严重的膀胱功能或解剖异常的患者可能需要尿流改道。虽然尿流改道可通过皮肤造口实现,但是大多数情况下需要使用消化道。实际上,胃肠道的任何部位都曾被用于构建储尿囊或输出道。没有任何一种技术适合所有的患者和病情。术式的选择决定于所患的疾病、最理想的治疗方案、肾功能情况、解剖情况以及个人的喜好。一种理想的尿流改道方式应该最接近正常的膀胱,具有抗反流、低压、可控和不吸收尿液等特点。

尿流改道的分类有如下几种方法:①按使用消化道的部位分类;②按是否能够控尿还是仅作为流出道连接肾盂或输尿管与皮肤分类。可控的尿流改道又分为与尿道连接(如原位新膀胱)或放在腹腔内并具有其他的控尿机制(可控储尿囊)。

术前讨论与准备

所有将接受尿流改道或膀胱替代的患者都应进行仔细的术前讨论与准备,包括细致地讨论每种术式预期和潜在的并发症。对性功能、身体外观和生活方式潜在的影响都应考虑在内。大多数行尿流改道的患者有较高的总体满意度(Allareddy et al, 2006; Dutta et al, 2002; Fujisawa et al, 2000; Hara et al, 2002)。然而,由于可控尿流改道尤其是膀胱替代能够不佩戴尿袋,部分患者能够在心理和功能上明显获益(Bjerre et al, 1995; Okada et al, 1997)。近期更多的数据表明

可控和不可控尿流改道对患者生活质量方面的影响可能没有想象那么大(Gilbert et al, 2007)。

患者既往有腹部或盆腔的手术、放疗或系统疾病病史应倍加小心。对于存在肠切除或放疗、肾功能不全、憩室炎、节段性肠炎、溃疡性结肠炎等病史的患者,选择尿流改道的方式要尤其注意。血常规、血电解质、尿素氮、肌酐应常规检查,并对上尿路进行超声或腹部 CT 检查除外肾盂积水、肾实质瘢痕和结石等情况。对于存在放射性肠炎、便隐血或其他胃肠疾病病史的患者术前应进行肠道的造影或纤维结肠镜。对因神经系统疾患或放疗引起的膀胱容量减小、膀胱瘘、间质性膀胱炎等良性疾病,有时考虑尿流改道或原位代膀胱治疗尿失禁;对这种患者进行膀胱功能和解剖学的仔细评价很有必要,通过尿路重建、药物治疗、间歇导尿可以重建合乎需要的排尿功能。

患者在术前 1~2 日要接受标准的机械性和口服抗生素清洁肠道。最近研究表明结直肠手术可不用术前机械性肠道准备,不会增加术后感染风险,并能够降低术后肠梗阻的发生率。因此,大多数情况下,术前肠道准备单纯无渣流食即可(Slim et al, 2009)。推荐术前预防应用抗生素,因为能够降低 75% 切口感染的发生率(Nelson et al, 2009)。多数患者把对尿流改道的不满归因于造口的位置(Fitzgerald et al, 1997)。术前应分别对患者卧位、坐位和站位造口的位置进行评估。造口应该在高于或低于皮带线。最常用的造口位置是经腹直肌固定于前鞘以防止造口疝的发生。

理想的造口位置应该不能有皱褶、反折、瘢痕，并且患者易于护理。对于肥胖或者肠系膜短的患者，造口可靠近肚脐或者右上腹。

肠管通道术

▶回肠通道术

在美国，回肠输尿管尿流改道是最常用的泌尿系统改道方法。选用距回盲瓣 15~20cm 长 18~20cm 回肠作为通道（图 23-1）。肥胖的患者需要长一些的通道，较短的通道能够减少尿液的吸收。一旦确定肠管的大致长度并进行离断，相近的和根部的肠系膜也需一起离断，血管断端结扎。分离的肠管用做尿流输出道，重建小肠的连续性，小肠的吻合口位于通道的上方。尿流输出道通常位于右下腹合适的部位，并且顺蠕动的方向。通道的后壁可间断固定于后腹膜防止通道扭转。输尿管分别以端侧吻合的方式（Bricker 技术）或者缝合一起再与通道端端吻合（Wallace 技术），以实现无抗反流机制的输尿管通道吻合。吻合后，向输尿管内置入输尿管支架管（7~8Fr，single-J，Silastic）引流肾盂尿液。

▶空肠通道术

空肠通道术已很少使用，仅在回肠、结肠接受过放疗或有炎性病变无法使用时采用。空肠尿流改道主要的并发症是电解质紊乱。

▶结肠通道术

采用结肠作为流出道有诸多优点。抗反流的输尿管肠吻合更易操作，反流对上尿路的不良影响可被改善（Richie and Skinner，1975）；因为结肠直径较宽，造口狭窄很少出现；电解质吸收较少；横结肠和乙状结肠的血供较好。根据输尿管的长短可在低位或高位建立结肠输出道。横结肠尤其适用于接受过广泛盆腔放疗、输尿管长段缺失者。

横结肠的血供来自结肠中动脉。从横结肠上方打开大网膜，离断约 15cm 长的肠管备用（图 23-2）。离断较短的结肠系膜，游离肠管，重建结肠的连续性。游离的肠管近端封闭后固定在中线的位置。输尿管通过后腹膜的小切口牵到合适的位置，吻合于肠管。造口可位于左侧或右侧。

乙状结肠尿流改道的方法与之类似。注意保护血供，仔细选择血供好的肠管，将较短的肠系膜切开，用于尿流改道的肠管固定在乙状结肠的外侧，之后进行输尿管植入和建立造口。

输尿管植入结肠的方式分为抗反流和非抗反流植入式。抗反流植入式方法是切开结肠带和肌层 3~4cm，黏膜不切开，在输尿管口植入位置剪除一椭圆形肠黏膜，输尿管口与肠黏膜对黏膜吻合，之后缝合肌层、浆膜层，形成覆盖输尿管走行的隧道（图 23-3）。

可控性尿流改道和膀胱替代

▶概论

目前已经有各种膀胱替代或者可控储尿囊的手术方法，患者无须佩戴尿袋。可控性储尿囊或原位代膀胱由三部分组成：输尿管肠袢吻合部分（输入袢）、储尿囊、可控性输出部分。原位膀胱替代需要具有完整的尿道和括约肌，保持良好的出口和出口压力。如果尿道被肿瘤侵犯或因良性病变失去控尿功能，可用阑尾或一小段被缩窄、套叠、再植的肠管作为可控性输出部分。

是否采用原位代膀胱的术式由尿道肿瘤复发率和患者控尿情况决定。无论男女，如果尿道复发的风险较低，且有完整的尿道括约肌应首选原位代膀胱术。根治性膀胱切除术后男性尿道肿瘤发生或复发的风险是 6.1%~10.6%。膀胱癌合并原位癌和多病灶是前列腺部尿道肿瘤发生的危险因素（Nixon et al，2002）。尽管前列腺部尿道肿瘤是尿道复发的危险因素，有研究认为在膀胱全切时如果尿道切缘阴性，也可以考虑采用原位代膀胱术（Iselin et al，1997）。原位代膀胱术原来常用于男性，现在也普遍适用于女性患者（Stein et al，1997）。如果女性膀胱癌患者膀胱颈没有侵犯、尿道切缘干净，也可以考虑施行该术式。有约 66% 的膀胱切除的女性选用该术式（Stein et al，1995，1998a；Stenzl et al，1995）。术中对膀胱颈的探查和冷冻切片检查有助于降低尿道复发的风险。

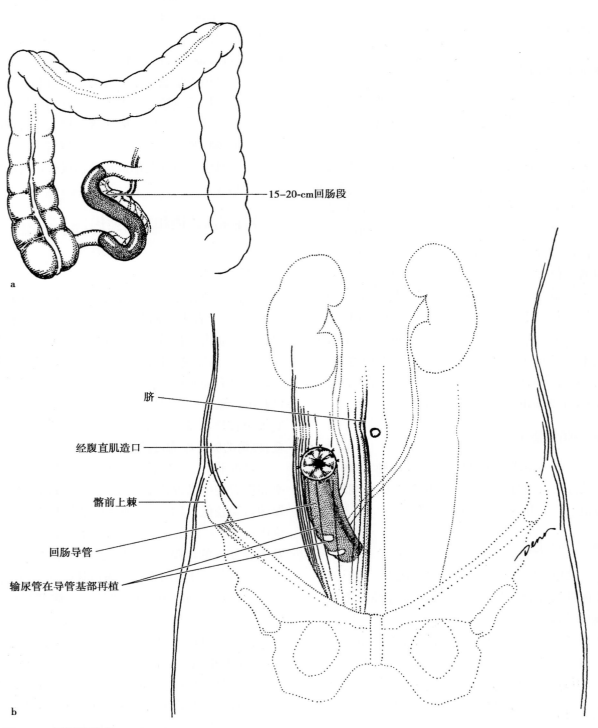

15–20-cm回肠段

脐

经腹直肌造口

髂前上棘

回肠导管

输尿管在导管基部再植

a

b

▲ 图 23-1　回肠通道术

识别预先选定的造口位置,去除一圆形皮肤和皮下脂肪,并十字切开下方的筋膜。将回肠通道末端经腹直肌拉出体外,并固定于筋膜上,末端作皮肤造口。造口应该凸出,无张力,并高于皮肤 1~1.5 英寸(1 英寸 =2.54cm)

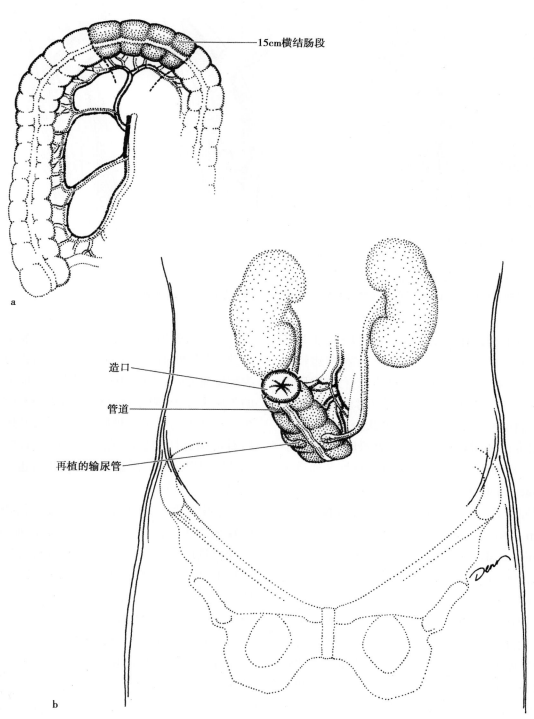

15cm横结肠段

a

造口

管道

再植的输尿管

b

▲ 图 23-2　横结肠通道术

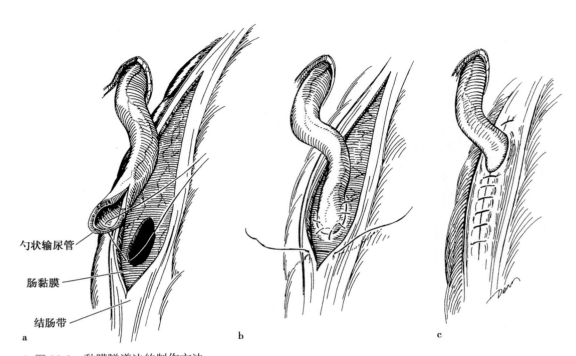

勺状输尿管

肠黏膜

结肠带

a　　　　　　　　　b　　　　　　　　　c

▲ 图 23-3　黏膜隧道法的制作方法
a：结肠带的切开。b：输尿管末端和结肠黏膜吻合。c：浆肌层缝合覆盖输尿管

所用的肠管应该被切开去管化，以去除正常肠管较高的收缩压（Hinman，1988）。推荐构建较大直径的储尿囊，因为较大的直径体积更大、内压更小。可控性储尿囊和原位膀胱可以用小肠、结肠或两者结合构建。尽管膀胱替代被认为是较复杂的操作，研究已证明对于有经验的外科医师，这种手术的并发症和再次手术的概率并不比回肠通道术高（Gburek et al，1998；Parekh et al，2000）。长期随访证明原位代膀胱有良好的功能（Abol-Enein and Ghoneim，2001；Elmajian et al，1996；Hautmann et al，1999；Stein et al，1997；Stenzl et al，2001；Steven and Poulsen，2000）。男性日间尿控率为 87%~100%，女性日间尿控率为 82%~100%。夜间尿控率分别为 86%~94% 和 72%~82%。几乎全部的男性患者都能完全排空尿液，25%~50% 的女性患者需要通过间歇导尿来完全排空尿液。虽然本章节无法将所有的技术和方法一一展示，最常用的技术和可控尿流改道的原则在本章节已经描述。

▶输尿管乙状结肠吻合术

1878 年 Smith 首次施行输尿管直接吻合在结肠上的手术（Smith，1879）。最初因粪瘘引起腹膜炎和逆行感染引起肾盂肾炎导致很高的手术死亡率。认识到从直肠到肾脏的逆行感染是主要的并发症，外科医生将输尿管植入结肠的方式改为抗反流方式。因为患者要在直肠同时贮存大量的粪便和尿液，对直肠括约肌功能的术前评估尤为重要。因为氨可以被肠黏膜吸收，肝病患者术后有增加肝性脑病的风险，不宜选用这一术式；有结肠原发病和广泛盆腔放疗的患者也不能选择此术式。

术中在髂总动脉水平或下方识别输尿管，切开输尿管表面的腹膜，小心地游离出输尿管，注意保护输尿管血供。在乙状结肠低位，采用抗反流技术，将输尿管与乙状结肠吻合。之后，关闭腹膜，使之覆盖吻合口（图 23-4）。

输尿管乙状结肠吻合术的一个特别令人担忧的并发症是输尿管与结肠的吻合处腺癌的发生。这种并发症的发生率还没明确，与其他术式相比，这种手术将增加上千倍的发病率。发病时间不等，约为 20 年，年轻患者发病率较高。实验研究表明这种腺癌可能与尿液、粪便、尿路上皮、结肠上皮的相互作用有关。行输尿管乙状结肠吻合术的患者在最初的 5 年，每年应行乙状结肠镜检，如出现隐性、肉眼消化道出血或排便习惯改变要随时行肠镜检查。

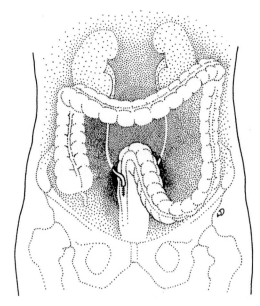

▲ 图 23-4　输尿管乙状结肠吻合术

▶小肠储尿囊构建

　　普遍认为 Nils Kock 对小肠可控性储尿囊术式的形成和发展有重要贡献（Kock et al, 1982；Nieh, 1997）。Kock 储尿囊需要构建个抗反流乳头，然而因为这种抗反流乳头并发症较多已经不再应用。

　　为了减少像 Kock 新膀胱抗反流乳头的并发症，Stein 等（1998）提出了一种改良的抗反流技术（图 23-5）。这种新的 T 形储尿囊有如下优点：①用更短的回肠建立抗反流结构；②浆膜对浆膜的包扎的方法替代套叠法建立抗反流结构；③血供保护的更好；④尿液在输入袢中不存留。

　　Camey 报道了一种将一段完整的回肠直接吻合在尿道的原位代膀胱术（Lilien and Camey, 1984）。游离约 40cm 的回肠，在肠袢的中点处与尿道无张力吻合。输尿管以抗反流的方法分别植入回肠的一端。这种不去管化的回肠与去管化的

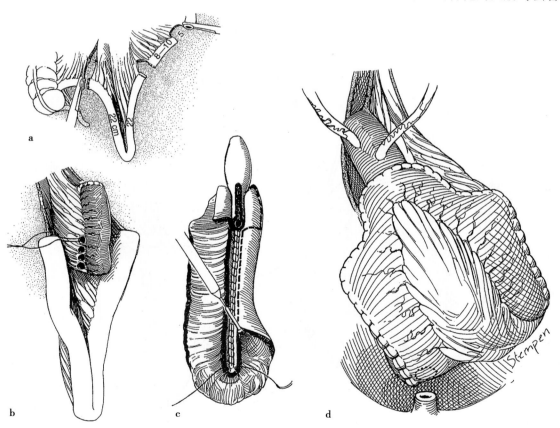

▲ 图 23-5　T 形贮尿囊结构

a：两部分小肠被游离，一部分作为贮尿囊，较短的近端部分被作为抗反流部分。b：长的贮尿囊部分被折成 V 形，抗反流的部分与贮尿囊的浆膜固定。c：抗反流的部分由吻合器缩窄，被选作贮尿囊的回肠部分靠近缝合后被切开，敞开黏膜，在抗反流开口的部分剪成一宽边，缝合并覆盖被缩窄的抗反流部分。d：完成后的贮尿囊

回肠储尿囊相比尿失禁的发生率较高（Hautmann et al, 1999; Studer and Zingg, 1997）。 图 23-6 中展示采用 40~60cm 的回肠去管化后折叠成 U、S 或 W 形储尿囊，然后直接连在尿道上。输尿管可直接与储尿囊的顺蠕动输入袢端侧吻合，以达到抗反流的目的。比如 Hautmann 原位回肠膀胱，两侧的非去管化的输入袢可分别与输尿管吻合。即使上尿路肿瘤复发需要行肾输尿管全长切除也很容易分离出输尿管。这种大容量、低压的储尿囊与不去管化相比有更好的尿控。

▶结肠储尿囊构建

很多研究者描述了使用结肠或小肠和结肠结合的方式建立储尿囊的术式（Bihrle, 1997; Lampel et al, 1996）。有用去管化的回盲部或乙状结肠原位代膀胱，也有越来越流行的用升结肠和末段回肠建立的可控性储尿囊。去管化的盲肠和升结肠结合末端回肠构建成一个球形的储尿囊，输尿管以抗反流的方式植入，储尿囊直接吻合在尿道上（图 23-7）。对于需要尿道切除的患者，

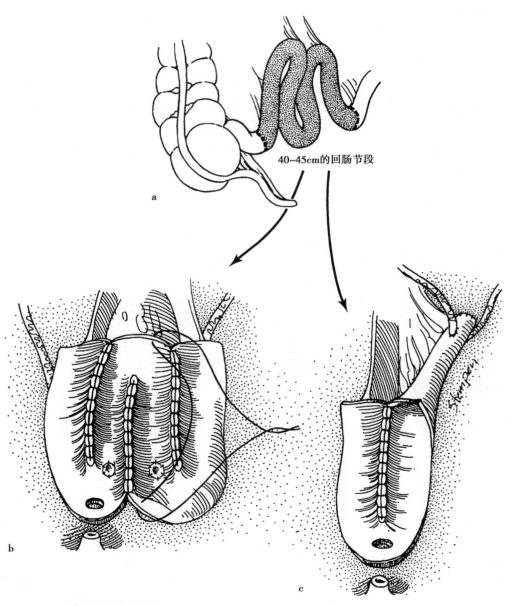

40~45cm的回肠节段

▲ 图 23-6　回肠原位代膀胱
a：选择 40~45cm 的回肠。b：肠管被切开折成 W 形，输尿管被植在贮尿囊的第二段和第三段，贮尿囊与尿道吻合。c：回肠被折成 J 形，近端的部分不切开，输尿管植入在该部分，贮尿囊与尿道吻合

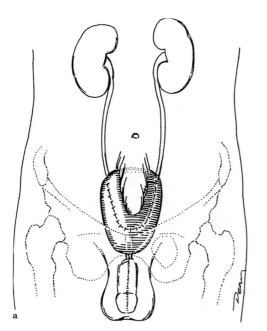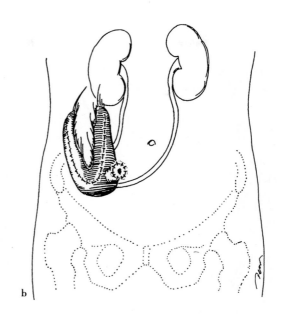

▲ 图 23-7 回盲部的应用

a: 与尿道相连的原位代膀胱。b: 置于腹部的可控性贮尿囊,用有抗反流皱襞的末端回肠做造口

有阑尾或缩窄的末端回肠建立可置入尿管的可控膀胱造口(图 23-8)。

▶术后护理

不同术式的尿流改道和原位代膀胱术后的护理也不尽相同。所有经历腹部大手术的患者,都鼓励早期下地活动,间歇下肢按摩,鼓励呼吸锻炼,防止肺栓塞和呼吸系统并发症。一般不常规留置胃管,胃扩张、恶心和呕吐的患者可留置胃管。术后常规检查血电解质和肌酐以监测身体代谢有无异常。如果放置输尿管单 J 管,通常在术后 5 日拔出,如果原位代膀胱,可以延长至 2~3 周再拔出。可控性储尿囊和原位代膀胱可产生黏液,术后早期应定期冲洗防止黏液瘀积,待黏液产生减少后可停止冲洗。应定期做超声和 CT 检查上尿路有无积水,如果术后早期没发现积水,应每年复查。

并发症

尿流改道、原位膀胱或可控性储尿囊术后并发症可能与外科技术、基础病和基础病的治疗、年龄和随访时间有关(Carlin et al, 1997; Gburek et al, 1998)。早期并发症一般较少见,发生率大概在 10%~20%,包括大出血、肠梗阻、尿外渗和感染

等。有 10%~20% 的患者出现晚期并发症,有代谢紊乱、造口狭窄 / 疝、肾盂肾炎和结石等。极少数患者出现自发膀胱破裂,考虑与新膀胱过度膨胀或者腹部顿性创伤有关(Nippgen et al, 2001)。这些患者常有腹膜炎和急性腹痛的症状。有时可控经皮储尿囊的患者可出现导尿导致储尿囊穿孔的情况。

▶代谢紊乱和营养不良

水、电解质、营养物质和代谢终产物通过肠壁被吸收或分泌,因此采用小肠用于尿流改道会出现代谢异常的风险。之前提到过,使用空肠的患者约 40% 会出现低钠、低氯、高钾和代谢性酸中毒。

与空肠相比,回肠或结肠尿流改道引起的代谢紊乱有不同的发病机制。回肠或结肠黏膜会吸收钠和氯,且氯被吸收较多,造成碳酸氢离子的丢失。储尿囊的表面积、储尿时间和肾功不全的基础病都会加重代谢紊乱。与简单的回肠或结肠尿流改道术相比,输尿管乙状结肠吻合术术后更易发生高氯性酸中毒,因为肠道的表面积和与尿液接触的时间都较多。高氯性酸中毒明显的临床表现为虚弱、食欲缺乏、呕吐、深大呼吸和昏迷。慢性酸中毒长期潜在的并发症是骨骼钙降低、骨软

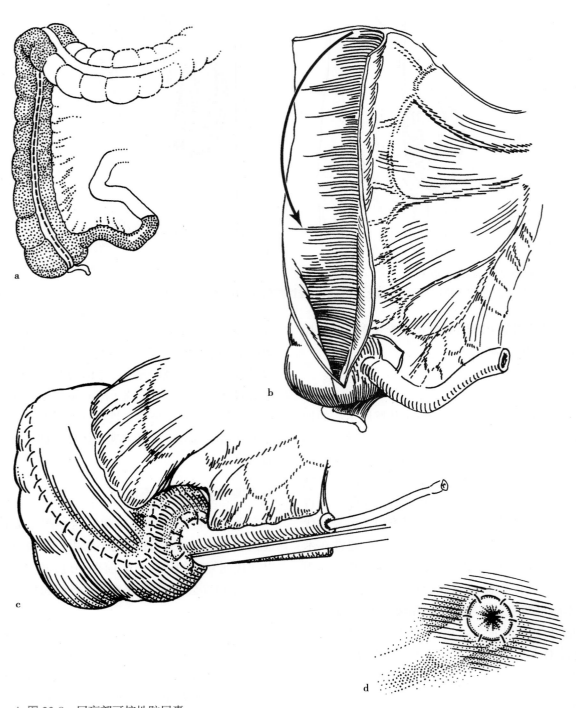

▲ 图 23-8   回盲部可控性贮尿囊

a、b：肠管去管化。c：用吻合器缩窄末端回肠。d：完成后的造口

化（Kawakita et al，1996；McDougal et al，1988）。

胆盐对脂肪消化和维生素 A 和 D 的吸收有重要作用。回肠切除术后，胆盐代谢可能发生改变（Olofsson et al，1998）。小段的回肠切除术后可能导致结肠的胆盐浓度升高，进而引起轻度吸收不良和脂肪泻，胆盐浓度升高还可使水、电解质吸收的减少；大段的回肠切除术后严重影响胆盐的重吸收，引起严重的脂肪吸收不良。回盲瓣切除术后，肠内物质贮运时间缩短。考来烯胺可以治疗胆盐引起的腹泻，如果效果不明显，加用盐酸洛哌丁胺将有效降低肠蠕动，增加肠内物质贮运时间。回肠切除术后，胆结石发病率可能提高。

胃或回肠切除可能导致维生素 B_{12} 的缺乏（Fujisawa et al，2000；Terai et al，1997）。维生素 B_{12} 的贮备能维持多年，因此术后数年内不会出现维生素 B_{12} 的缺乏。B_{12} 的缺乏可导致巨幼细胞性贫血、周围神经感觉异常。回肠或胃术后的患者每年应常规检查 B_{12} 的水平，如果缺乏应予以补充。

▶造口

大多数患者对尿流改道的不满都集中在造口的并发症上。术前规划皮肤造口位置是很关键的（Fitzgerald et al，1997）。如果术前规划好造口位置、术中好的造口技术以及专业的造口护士随访能够避免很多造口皮肤问题。造瘘的并发症分为：①造口并发症，如坏死、瘢痕狭窄、造口周围疝、塌陷等；②造口皮缘并发症，如造口皮肤真菌感染、过敏反应、机械性创伤等。造瘘的并发症发生率大概在 15%~65%（Szymanski et al，2010）。造口狭窄随着时间的延长而增加，导致肠管扩张和上尿路梗阻。这种情况很容易通过导尿和测定残余尿进行诊断，并通过修正造口得到改善。造口疝属于晚期并发症，发生率为 5%~28%（Franks and Hrebinko，2001；Szymanski et al，2010）。原因之一是造口没有经腹直肌，造口没有腹直肌的包裹。造口疝多发生在造口的外上方。研究表明即使将通道在腹直肌横向潜行一段也不能降低造口疝发生率（Gray et al，2005）。修复造口疝需要通过腔内途径或者开放的方法用补片重新加强腹直肌前鞘。有时需要重新改变造口位置，大多改

到对侧腹壁位置。造口疝修复后也有一定的复发率，为 0~7%（Franks and Hrebinko，2001；Ho and Fawcett，2004）。

在配备集尿袋和皮肤与尿液长期接触中，皮肤刺激或感染最为常见，一些患者皮肤对黏合剂过敏。

选择合适的集尿系统能够降低造口和皮肤的并发症。一个好的集尿系统因为黏合力更好，不易水分吸收，能够更好地保护皮肤（Colwell，2005）。造口不同情况的治疗的概述见表 23-1。

最棘手的造口并发症是集尿装置出现漏尿，常常是集尿装置不合适或者是造口构建地不好。一个构建良好和位置合适的造口使得患者更容易选择集尿装置，集尿装置的选择只和患者的喜好有关。集尿装置要综合患者的灵活程度、喜好、经济上可承受的情况和造口的结构进行选择。集尿装置由隔绝皮肤与尿液接触的黏性底盘和集尿袋组成，底盘开口应稍大于造口，做到既不磨损造口又避免尿液与皮肤接触。

大多数患者喜欢一次性使用这些装置。由两部分组成的集尿装置使得更换尿袋时可以保留底盘。在夜间，尿袋可连在更大的贮尿容器上。

▶尿控和新膀胱功能

可控尿流改道很常见的一项晚期并发症为尿失禁，经皮可控储尿囊和原位新膀胱都可能发生。夜间尿失禁大多发生在原位新膀胱术后，发生率为 20%~50%（Lee et al，2003；Meyer et al，2004）。日间尿失禁发生率明显低，在 10%~33%。研究表明 T-pouch 的尿控率较高，日间为 87%，夜间为 72%（Stein，2004）。文献报道尿控率差异较大，与尿控的界定有关。随着新膀胱容量的增加，尿控率会提高，术后 2 年的日间尿控率能达到92%，夜间尿控率 80%（Studer，1996）。新膀胱容量的逐渐增加至 450ml 以上尿控也会逐渐提高（Permenis，2004）。有一小部分患者会出现尿不尽情况，需要长期自家导尿解决。女性患者新膀胱术后容易发生过度控尿，发生率为 12%~60%，术前应该着重向患者交代此并发症（Stein et al，2009；Stenzl et al，2001）。有研究表明男性和女性患者日间和夜间尿控率是相当的（Studer vs

表 23-1　造口周围皮肤常见的问题及处理

出现的问题	可能的原因	处理的方法
真菌感染 / 真菌性皮炎 ● 常见环形皮疹伴有点状病变,有些会有瘙痒	● 真菌在皮肤上生长(底盘过大,集尿器漏尿)	● 应用抗真菌粉剂或者口服抗真菌药物
过敏性皮炎 ● 红疹、瘙痒、水疱	● 敏感体质者容易得 ● 慢性过敏不好治疗,也不容易发现过敏原	● 找到过敏原并停用该产品 ● 局部应用氢化可的松软膏 ● 局部应用抗组胺药物软膏 ● 避免溶剂和肥皂
皮肤机械损伤 ● 造口周围皮肤撕脱	● 频繁的或过多的集尿袋更换 ● 皮带压迫造口 ● 黏底盘时过度使用胶布	● 减少集尿袋更换次数 ● 鼓励温和的皮肤护理或者保护性密封剂 ● 考虑无黏着力底盘(使用带子)
皮肤假疣 ● 造口周围皮肤疣状病变,可能会导致出血和疼痛 ● 晚期并发症	● 尿液与皮肤长时间接触 ● 病变发展后,患者经常使创面扩大,恶化病变	● 正确打开底盘 ● 患者需要覆盖病变部位,经常更换底盘直到病变愈合
造口疝 ● 造口周围可回缩的包块	● 可能与腹壁造口大小相关 ● 经腹直肌鞘的腹壁造口可能避免造口疝	● 柔性底盘系统 ● 手术修补 ● 疝支撑腰带
皮肤碱性附着物	● 造口周围皮肤碱性结晶	● 多饮水 ● 每日 1g 维生素 C 酸化尿液 ● 更换底盘时用醋湿敷 20 分钟

备注:如果可能患者应请教专门进行造口治疗的护士。

Hautmann)(Lee et al, 2003;Stenzl et al, 2001)。尿道外括约肌的破坏以及尿道压的降低是发生尿失禁的主要原因。而尿道去神经化、储尿囊顺应性低以及储尿囊与尿道的成角是发生过度尿控和尿潴留的原因。经常排空膀胱、尿道黏膜胶原注射、人工尿道外括约肌或尿道悬吊是可以治疗尿失禁的,尿潴留主要通过导尿来解决。

▶肾盂肾炎或肾功减退

约 10% 的尿流改道患者会出现肾盂肾炎,留取尿样本对治疗至关重要。尿液标本不能从集尿袋中留取。留尿应取下集尿袋,消毒造口,置入尿管导尿。如果是非可控性尿流改道的患者,应测定通道内的残余尿量,尿液梗阻和潴留是引起感染的危险因素。

尽管很多术前存在上尿路扩张的患者尿流改道后扩张得到改善或缓解,以肾盂积水为特征的进行性肾功减退和 / 或血肌酐升高在尿流改道术后仍有一定的发生率,10 年后发生率增高。术后患者出现肾积水,尤其是回肠通道术后,应考虑是否存在输尿管反流或者输尿管肠襻吻合口狭窄。逆行造影能够协助判断是否有尿液反流至输尿管甚至肾盂内。有时需要行肾图检查,评估尿液排出情况。肾盂造影发现早年行尿流改道的患者约50% 有肾功能减退,反复的上尿路感染(urinary tract infection,UTI)和高压性输尿管反流和梗阻是导致肾功损害的原因。上尿路功能恶化一般不会发生在回肠通道的病例中。随访 Studer 回肠新膀胱的病例发现,虽然大部分肾脏表现为轻度扩张,但 97% 的患者肾脏皮质厚度没有变化,100% 病例在随访 10~15 年肌酐也没有发生变化(Perimenis,2004)。

▶结石

尿流改道或原位代膀胱的患者约 8% 在术后会出现结石(Cohen and Streem, 1994;Terai et al, 1996)。形成结石的诱因有缝合钉、补片、缝合材料,这些都成为形成结石的孵化巢。在尿流改道的肠管或储尿囊内常发现结石,但很少出现感染症状。某些细菌可能对结石的形成有促进作用,如变形杆菌、克雷伯菌、假单胞菌,产生尿素酶,分解尿素,产生氨和二氧化碳。这些水解产物导致碱性尿,使得磷酸镁胺、磷酸钙、碳酸盐和磷酸盐过饱和进而形成结石。这些感染性结石的治疗要去除结石,控制感染,经常还需加用溶石药。

酸中毒会增加结石形成的可能性。延长尿液和肠壁的接触时间有利于氯离子和碳酸氢根离子交换,碳酸氢根离子丢失导致代谢性酸中毒和高钙尿,高钙尿和碱性尿使患者易发生钙结石。另外,远端回肠负责胆盐的吸收,如果这部分肠道被用做尿流通道或贮尿囊,增加的胆盐将阻碍钙的吸收,增加草酸盐的吸收,形成草酸盐结石。低柠檬酸尿可能是新膀胱术后患者出现结石病的高危风险(Osther et al, 2000)。较长的肠袢、尿液存留时间和尿液水分吸收都可以增加结石的形成。

(王明帅 翻译 田龙 审校)

参考文献

Abol-Enein H, Ghoneim MA: Functional results of orthotopic ileal neobladder with serous-lined extramural ureteral reimplantation: Experience with 450 patients. J Urol 2001;165:1427.

Allareddy V et al: Quality of life in long term bladder cancer survivors. Cancer 2006;106:2355.

Bass EM et al: Does preoperative stoma marking and education by the enterostomal therapist affect outcomes? Dis Colon Rectum 1997;40:440.

Bihrle R: The Indiana pouch continent urinary reservoir. Urol Clin North Am 1997;24:773.

Bjerre BD et al: Health-related quality of life after cystectomy: Bladder substitution compared with ileal conduit diversion. A questionnaire survey. Br J Urol 1995;75:200.

Carlin BI et al: Comparison of the ileal conduit to the continent cutaneous diversion and orthotopic neobladder in patients undergoing cystectomy: A critical analysis and review of the literature. Semin Urol Oncol 1997;15:189.

Carlin BI et al: Comparison of the ileal conduit to the continent cutaneous diversion and orthotopic neobladder in patients undergoing cystectomy: A critical analysis and review of the literature. Semin Urol Oncol 1997;15:189.

Cohen T, Streem S: Minimally invasive endourologic management of calculi in continent urinary reservoirs. Urology 1994;43:865.

Colwell JC, Fichera A: Care of the obese patient with an ostomy. J Wound Ostomy Continence Nurs 2005;32:378.

Colwell JC: Dealing with ostomies: Good care, good devices, good quality of life. J Support Oncol 2005;3:72.

Doughty D: Principles of ostomy management in the oncology patient. J Support Oncol 2005;3:59.

Dutta SC et al: Health-related quality of life assessment after radical cystectomy: Comparison of ileal conduit with continent orthotopic neobladder. J Urol 2002;168:164.

Elmajian DA et al: The Kock ileal neobladder: updated experience in 295 male patients. J Urol. 1996 ;156:920–925.

Fitzgerald J et al: Stomal construction, complications, and recon-struction. Urol Clin North Am 1997;24:729.

Fitzgerald J et al: Stomal construction, complications, and recon-struction. Urol Clin North Am 1997;24:729.

Franks ME, Hrebinko RL Jr: Technique of parastomal hernia repair using synthetic mesh. Urology 2001;57:551.

Fujisawa M et al: Health-related quality of life with orthotopic neo-bladder versus ileal conduit according to the SF-36 survey. Urology 2000;55:862.

Fujisawa M et al: Long-term assessment of serum vitamin B_{12} concentrations in patients with various types of orthotopic intestinal neobladder. Urology 2000;56:236.

Gburek BM et al: Comparison of the Studer ileal neobladder and ileal conduit urinary diversion with respect to perioperative outcome and late complications. J Urol 1998;160:721.

Gburek B et al: Comparison of Studer ileal neobladder and ileal conduit urinary diversion with respect to perioperative outcome and late complications. J Urol 1998;160:721.

Gilbert SM et al: Measuring health-related quality of life outcomes in bladder cancer patients using the Bladder Cancer Index (BCI). Cancer 2007;109:1756–1762.

Gray M et al: What treatments are effective for the management of peristomal hernia? J Wound Ostomy Continence Nurs 2005;32:87.

Hara I et al: Health-related quality of life after radical cystectomy for bladder cancer: A comparison of ileal conduit and orthotopic bladder replacement. BJU Int 2002;89:10.

Hautmann R et al: The ileal neobladder: Complications and functional results in 363 patients after 11 years of followup. J Urol 1999; 161:422.

Hinman F Jr: Selection of intestinal segments for bladder substitution: physical and physiological characteristics. J Urol 1988; 139:519–523.

Ho KM, Fawcett DP: Parastomal hernia repair using the lateral approach. BJU Int 2004;94:598.

Iselin C et al: Does prostate transitional cell carcinoma preclude orthotopic bladder reconstruction after radical cystoprostatectomy for bladder cancer? J Urol 1997;158:2123.

Kawakita M et al: Bone demineralization following urinary intestinal diversion assessed by urinary Pyridium cross-links and dual energy x-ray absorptiometry. J Urol 1996;156:355.

Kock NG et al: Urinary diversion via a continent ileal reservoir: Clinical results in 12 patients. J Urol 1982;128:469.

Lampel A et al: Continent diversion with the Mainz pouch. World J Urol 1996;14:85.

Lee KS et al: Hautmann and Studer orthotopic neobladders: A contemporary experience. J Urol 2003;169:2188.

Lilien OM, Camey M: 25-year experience with replacement of the human bladder (Camey procedure). J Urol 1984;132:886.

McDougal WS et al: Boney demineralization following intestinal diversion. J Urol 1988;140:853.

Meyer JP et al: A three-centre experience of orthotopic neobladder reconstruction after radical cystectomy: Initial results. BJU Int 2004;94:1317.

Nelson RL et al: Antimicrobial prophylaxis for colorectal surgery. Cochrane Database Syst Rev 2009;21(1):CD001181.

Nelson RL et al: Antimicrobial prophylaxis for colorectal surgery. Cochrane Database Syst Rev 2009;21(1):CD001181.

Nieh P: The Kock pouch urinary reservoir. Urol Clin North Am 1997;24:755.

Nippgen JBW et al: Spontaneous late rupture of orthotopic detubularized ileal neobladders: Report of five cases. Urology 2001; 58:43.

Nixon RG et al: Carcinoma in situ and tumor multifocality predict the risk of prostatic urethral involvement at radical cystectomy in men with transitional cell carcinoma of the bladder. J Urol 2002;167:502.

Okada Y et al: Quality of life survey of urinary diversion patients: Comparison of continent urinary diversion versus ileal conduit. Int J Urol 1997;4:26.

Olofsson G et al: Bile acid malabsorption after continent urinary

23

diversion with an ileal reservoir. J Urol 1998;160:724.

Osther PJ et al: Stone risk after bladder substitution with the ileal-urethral Kock reservoir. Scand J Urol Nephrol 2000;34:257.

Parekh DJ et al: Continent urinary reconstruction versus ileal conduit: A contemporary single-institution comparison of perioperative morbidity and mortality. Urology 2000;55:852.

Perimenis P et al: Ileal orthotopic bladder substitute combined with an afferent tubular segment: Long-term upper urinary tract changes and voiding pattern. Eur Urol 2004;46:604.

Richie JP: Sigmoid conduit urinary diversion. Urol Clin North Am 1986;13:225.

Richie JP et al: Urinary diversion: The physiological rationale for non-refluxing colonic conduits. Br J Urol. 1975;47(3):269–275.

Slim K et al: Updated systematic review and meta-analysis of randomized clinical trials on the role of mechanical bowel preparation before colorectal surgery. Ann Surg 2009;249:203–209.

Slim K et al: Updated systematic review and meta-analysis of randomized clinical trials on the role of mechanical bowel preparation before colorectal surgery. Ann Surg 2009;249:203–209.

Smith T: An account of an unsuccessful attempt to treat extroversion of the bladder by a new operation. St Barth Hosp Rep 1879;15:29.

Stein JP et al: Indications for lower urinary tract reconstruction in women after cystectomy for bladder cancer: A pathological review of female cystectomy specimens [see comments]. J Urol 1995;154:1329.

Stein JP et al: Long term oncological outcome in women undergoing radical cystectomy and orthotopic diversion for bladder cancer. J Urol 2009;181:2052–2059.

Stein JP et al: The orthotopic T pouch ileal neobladder: Experience with 209 patients. J Urol 2004;172:584.

Stein J et al: Orthotopic lower urinary tract reconstruction in women using the Kock ileal neobladder: Updated experience in 34 patients. J Urol 1997;158:400.

Stein J et al: Prospective pathologic analysis of female cystectomy specimens: Risk factors for orthotopic diversion in women. Urology 1998a;51:951.

Stein J et al: The T pouch: An orthotopic ileal neobladder incorporating a serosal lined ileal antireflux technique. J Urol 1998b;159:1836.

Stein R et al: Long-term metabolic effects in patients with urinary diversion. World J Urol 1998;16:292.

Stenzl A et al: The risk of urethral tumors in female bladder cancer: Can the urethra be used for orthotopic reconstruction of the lower urinary tract? J Urol 1995;153(3 Pt 2):950.

Stenzl A et al: Urethra-sparing cystectomy and orthotopic urinary diversion in women with malignant pelvic tumors. Cancer 2001; 92:1864.

Stenzl A et al: Urethra-sparing cystectomy and orthotopic urinary diversion in women with malignant pelvic tumors. Cancer 2001;92:1864.

Steven K, Poulsen AL: The orthotopic Kock ileal neobladder: Functional results, urodynamic features, complications, and survival in 166 men. J Urol 2000;164:288.

Studer UE et al: Summary of 10 years' experience with an ileal low-pressure bladder substitute combined with an afferent tubular isoperistaltic segment. World J Urol 1996;14:29.

Studer U, Zingg E: Ileal orthotopic bladder substitutes. Urol Clin North Am 1997;24:781.

Szymanski KM et al: External stoma and peristomal complications following radical cystectomy and ileal conduit diversion: A systematic review. Ostomy Wound Manage 2010;1:28.

Terai A et al: Urinary calculi as a late complication of the Indiana continent urinary diversion: Comparison with the Kock pouch procedure. J Urol 1996;155:66.

Terai A et al: Vitamin B12 deficiency in patients with urinary intestinal diversion. Int J Urol. 1997;4:21–25.

23

第24章 泌尿系肿瘤的全身治疗

Vadim S. Koshkin, Eric J. Small

化疗、靶向治疗和免疫治疗（见第25章）等在泌尿生殖系统恶性肿瘤治疗中的综合应用被视为肿瘤多学科治疗的典范。外科手术和全身治疗的有机结合，在泌尿系癌症的治疗方面取得了重大的进步。外科手术是针对于泌尿系肿瘤的局部治疗，而化疗和生物治疗可以实现肿瘤的全身综合治疗。不可否认，外科治疗是泌尿生殖系统肿瘤最主要的治疗方式，但是多学科治疗方式的有机结合可以增加患者的获益。本章节将详细介绍手术和药物联合治疗在泌尿系恶性肿瘤治疗中的重要性。泌尿外科医师和肿瘤科医师应该共同向患者介绍化疗以及其他的全身治疗方式（如酪氨酸激酶抑制剂和免疫治疗）的获益以及风险。泌尿生殖系统肿瘤的免疫治疗将在第25章详细叙述。

全身治疗的定义

▶临床应用

全身治疗主要用于以治愈或者缓解为目标的播散性肿瘤的治疗。全身治疗也可用于多学科治疗过程中协助控制局部或远处转移瘤的进展。明确不同疾病状态下，全身治疗的目标和局限性有助于全身治疗的合理应用。

A. 可以治愈的转移性肿瘤

合并远处转移瘤的患者在接受全身治疗的过程中，我们应该明确以下两个要点。

首当其冲的是肿瘤对药物的反应性。肿瘤的反应性通常可以通过肿瘤的客观缓解率进行评价，包括部分缓解和完全缓解。但是，前列腺癌、肾细胞癌（renal cell carcinoma，RCC）、移行细胞癌（transitional cell carcinomas，TCC）等骨转移常见的肿瘤，由于骨扫描上持续存在的阳性病灶与肿瘤病灶的实际情况并不一致，因此常规骨相关的检查手段并不能准确反映肿瘤对药物的反应性，而一些间接指标［如前列腺特异性抗原（prostate-specific antigen，PSA）］可以协助判断肿瘤骨转移灶的治疗效果。骨扫描闪烁现象是指前列腺患者在治疗过程中骨扫描出现暂时性的代谢聚集灶，这通常与骨折的愈合有关，同样需要与前列腺癌骨转移病灶的进展相鉴别。对于合并有骨转移、扫描结果考虑闪烁现象的前列腺癌患者，应该数月后再次复查骨扫描。因此多维度（症状、PSA、CT和MRI）综合评价前列腺癌患者的治疗效果尤为重要。无进展生存期（progression-free survival，PFS）反映了药物控制疾病进展的能力，虽然与总体生存期并不相关，但是也可以间接反映肿瘤对药物的反应性。完全缓解率可以反映以治愈为目标的全身治疗方案的疗效。通常，转移性RCC和转移性去势抵抗性前列腺癌的完全缓解率不足10%，转移性TCC的完全缓解率约为15%，而恶性生殖细胞肿瘤（germ cell tumors，GCT）可以达到80%。此外，有时在治疗有效、肿瘤部分缓解的前提下，联合外科手术切除也可以达到完全缓解（如GCT患者化疗后手术切除残余肿瘤组织，见本节C

部分)。

其次,需要考虑治疗过程中可能的毒不良反应。原则上,我们要避免药物带来的毒不良反应大于疾病本身。但是,如果可以达到治愈的效果,较为严重的毒不良反应在某种程度上也是可以接受的。例如:重组人白介素 -2 (IL-2) 对 5%~10% 的转移性 RCC 有良好的治疗效果,30% 的难治性 GCT 患者对大剂量化疗联合外周血干细胞或骨髓干细胞移植治疗有效。但是,由于这些治疗方案存在严重的不良反应,所以应该严格筛选合适的患者,并充分告知患者可能的毒不良反应。

B. 无法治愈的转移性肿瘤

如果全身治疗是以缓解肿瘤相关的症状而不是治愈肿瘤为目的,那么就应该权衡肿瘤相关的症状和全身治疗所带来的毒不良反应。一般而言,不推荐使用有较强毒性的药物。但是,我们应该重视全身治疗,因为他可能延长患者的生存期。多西他赛或者卡巴他赛治疗转移性去势抵抗性前列腺癌,以顺铂为基础的化疗治疗转移性膀胱癌以及酪氨酸激酶抑制剂治疗转移性 RCC,都是典型的案例。此外,全身治疗可以缓解癌性疼痛,提高患者的生活质量。例如,多西他赛、卡巴他赛以及米托蒽醌可以改善转移性去势抵抗性前列腺癌患者的生活质量。

C. 联合手术治疗:辅助或者新辅助治疗

辅助治疗是指术后接受的系统治疗。接受辅助治疗应遵循如下原则:

1. 辅助治疗之前应评估患者肿瘤复发或远处转移的风险。鉴于辅助治疗的毒不良反应,对于低风险的患者,并不建议行辅助治疗。

2. 辅助治疗方案应该在Ⅲ期随机对照临床试验中证实可以降低患者肿瘤复发率,延长无瘤生存期,甚至是总生存期(overall survival, OS)。

3. 接受辅助治疗的患者多数没有疾病相关临床症状,应该尽可能选择毒不良反应较小的治疗方案。

部分肿瘤患者虽然接受了肿瘤切除的手术治疗,但是术后病理提示该肿瘤可能存在微小转移灶的风险,而辅助治疗可以针对这些微小转移灶,

降低肿瘤复发的风险。例如:高危Ⅰ期 NSGCT 常伴有淋巴管和血管的侵犯,有 40%~60% 的复发风险,而辅助性 BEP 化疗可以将这种复发风险降至 4% 或者更低。

新辅助治疗是指术前接受的系统治疗。新辅助治疗可以早期治疗微转移瘤,也可以减小肿瘤负荷以便于手术完整切除肿瘤。例如,以顺铂为基础的新辅助化疗可以延长肌层浸润性膀胱癌患者的生存期,这是新辅助治疗的典型案例。和辅助治疗一样,新辅助治疗的治疗方案也应该在Ⅲ期随机对照临床试验中证实可以降低患者肿瘤复发率,延长无瘤生存期和 OS。

D. 联合手术治疗转移性肿瘤

伴有明确远处转移的患者在接受综合治疗后再行手术治疗通常并不能获益。GCT 是一种特例。GCT 的患者在接受辅助化疗后,手术切除残余的肿瘤通常可以达到良好的治疗效果。此外,虽然尚未在大型的临床研究中被证实,但是部分伴有远处转移的 RCC 患者在经过综合治疗后[主要是酪氨酸激酶抑制剂 (TKI)]再行手术切除残余肿瘤组织可以部分获益。但是,这种联合治疗几乎不用于转移性去势抵抗性前列腺癌 (CRPC) 患者或者膀胱癌 (TCC) 患者。

▶ 全身治疗的常见药物和毒不良反应

抗肿瘤药物对肿瘤细胞的杀伤作用或者毒性要强于正常、非恶性细胞。大部分化疗药物的作用机制是基于肿瘤细胞的快速分裂。因此诸如 GCT 这一类快速生长的肿瘤通常对化疗药物更敏感,而生长相对缓慢的 RCC 对化疗的敏感性较差。化疗药物的毒性同样可见于分裂较为活跃的正常细胞,如骨髓中的造血细胞、胃肠黏膜细胞以及毛囊细胞。应用化疗药物的患者会相应出现血细胞减少、胃肠炎、乏力和脱发。治疗 GCT 的化疗药物,常见其他不良反应包括:肾毒性、神经毒性、出血性膀胱炎、肺纤维化和心肌毒性。酪氨酸激酶抑制剂常见的副反应包括:高血压、肾炎、蛋白尿、胃肠炎以及手足综合征。表 24-1 总结了全身治疗中常见药物的适应证和主要毒不良反应。

表 24-1 泌尿生殖系统肿瘤常见非激素类
抗肿瘤药物及其毒性[a]

药物名称	适应证	主要毒不良反应
博来霉素	GCT	发热、寒战、肺纤维化
卡巴他赛	前列腺癌	骨髓抑制
卡铂	膀胱癌、GCT、前列腺癌	骨髓抑制
顺铂	膀胱癌、GCT、前列腺癌	肾功能不全、外周神经病、耳毒性、骨髓抑制
多西他赛（紫杉醇）	前列腺癌、膀胱癌、GCT	骨髓抑制、神经病
多柔比星	膀胱癌、前列腺癌	骨髓抑制、胃肠炎、心肌病
依托泊苷（VP-16）	GCT、前列腺癌	骨髓抑制
吉西他滨（健泽）	膀胱癌	骨髓抑制
异环磷酰胺	GCT	骨髓抑制、中枢神经毒性、膀胱炎
甲氨蝶呤	GCT、膀胱癌	胃肠炎、骨髓抑制、肾毒性
米托蒽醌	前列腺癌	骨髓抑制、心脏毒性
紫杉醇	膀胱癌、GCT	骨髓抑制、神经病
长春碱	膀胱癌、GCT、前列腺癌	外周神经病、自主神经病、骨髓抑制
酪氨酸激酶抑制剂	RCC	腹泻、高血压、乏力、皮疹、掌趾触痛性红斑（手足综合征）
贝伐单抗	RCC	高血压、乏力、蛋白尿
mTOR 抑制剂	RCC	血细胞减少、乏力、口腔黏膜炎、腹泻、肺毒性

[a] 免疫治疗见第 25 章

肿瘤耐药是肿瘤领域面临的主要严峻挑战。恶性肿瘤细胞可以通过多种方式获得药物抗性，例如，合成"药物泵"将药物排出细胞，生成特异性的酶降解药物。基础研究探索了多种克服肿瘤耐药的方法，临床上也通过联合用药减少肿瘤耐药的形成。联合用药可以通过不同的机制以最大限度地杀伤肿瘤细胞。但是多药联合应用的毒性不良反应明显大于单一药物，因此在制订联合用药方案的时候，应该尽量避免药物毒性不良反应的相互重叠。

在泌尿生殖系统肿瘤的治疗中，通过增加药物剂量（相同周期内更高剂量）克服肿瘤耐药尚处于探索阶段。在一部分常规治疗无效的 GCT 患者中，大剂量的化疗联合自体骨髓移植或外周干细胞移植可以达到近乎治愈的效果。但是这也仅限于没有其他并发症的年轻患者。

▶泌尿生殖系统肿瘤全身治疗的特殊性

泌尿生殖系统肿瘤的特殊性给临床医师在系统治疗中带来新的挑战。由于肿瘤局部扩散引起的病理性梗阻或手术后或放疗后的改变引起的肾功能不全在泌尿系肿瘤中并不少见，这会在一定程度上影响抗肿瘤药物在体内的代谢。对于既往接受肾切除手术的 RCC 患者，其抗肿瘤药物的代谢也会受到影响。此外，泌尿系肿瘤（主要是膀胱癌和睾丸肿瘤）常见化疗药物——顺铂，有较强的肾毒性，会进一步影响患者的肾功能。酪氨酸激酶抑制剂（TKI）也可以导致肾炎和蛋白尿。因此，在系统治疗的过程中，应密切关注患者的肾功能，合理安排药物的剂量。对于接受膀胱根治性切除回肠通道术或原位新膀胱的膀胱癌患者，同样应该注意调整药物剂量，因为肠道可以重吸收通过肾脏排出的药物（如甲氨蝶呤）。此外，泌尿系肿瘤可侵犯盆腔脏器，这类肿瘤的全身治疗也是治疗过程中的难点。一方面，有盆腔转移复发的患者，通常伴随盆腔疼痛相关的临床症状，特别是接受放疗的患者，而全身治疗对缓解这些症状有较好的疗效。但是，另一方面，盆腔放疗势必会抑制骨盆骨髓的造血功能，这也限制了有骨髓抑制不良反应药物的应用。

GCT

▶概述

睾丸恶性肿瘤和 GCT 的治疗方法有了重大

进展,目前 80%~85% 的 GCT 男性患者可以治愈,成为可治愈癌症的典范。然而,GCT 的治疗依旧面临挑战。由于 GCT 常见于青年人,治愈的患者依旧面临迟发性药物相关性毒不良反应的风险,甚至继发的恶性肿瘤。此外,还有 15%~20% 的患者因治疗无效而面临死亡。因此,正确的临床分期和风险评估尤为重要:低危患者应该避免过度治疗,以减少药物的毒不良反应;高危患者应该得到合理充分的治疗。

BEP 方案(博来霉素、依托泊苷和顺铂)是 GCT 最常见的化疗方案。顺铂第 1~5 日 20mg/m² 静脉注射,依托泊苷第 1~5 日 100mg/m² 静脉注射,博来霉素第 2、9、16 日 30 单位静脉注射,每 21 日重复 1 个疗程。用法根据疾病临床分期从 1~4 个疗程不等。1 个疗程主要用于 I 期辅助化疗,4 个疗程常用于高危 IV 期转移性 GCT 的治疗。此外,还有 EP 方案:依托泊苷和顺铂(每 3 周重复 1 个疗程,常见 4 个疗程)和 VIP 方案[VIP-16(依托泊苷)、异环磷酰胺和顺铂]。

▶ I 期和 II 期患者的化疗

I 期 GCT 标准治疗方案为睾丸根治性切除及术后监测。临床 I 期高危精原细胞癌患者在接受睾丸根治性切除术后给予单次卡铂辅助化疗可以降低肿瘤复发的风险。研究表明该方案可以达到和辅助腹膜后放疗相同的效果,也可以降低对侧睾丸发生继发性肿瘤的风险。有脉管侵犯的高危 I 期 NSGCT 患者,术后接受 1 个疗程的 BEP 方案化疗可以降低肿瘤复发的风险。此外,行腹膜后淋巴结清扫的肿瘤负荷较小的临床 II 期 NSGCT 患者,术后接受 2 个疗程的 EP 方案或者顺铂 - 依托泊苷 - 博来霉素(BEP)方案辅助化疗可以使患者获益。值得我们注意的是,早期 GCT 的患者,虽然全身治疗可以显著降低肿瘤复发的风险,但是对于患者的生存率并没有明显影响。

▶ 进展期患者的化疗

进展期 GCT 的患者在睾丸根治性切除后都应该接受全身治疗。80% 的患者接受辅助化疗后可以达到完全缓解,并且获得较长时间的无瘤生存期。然而,大约还有 20% 的患者预后较差,

因肿瘤而死亡。因此,如何根据患者的临床特征对进展期 GCT 患者进行风险评估并分为预后较差和预后较好的亚组,将有助于减少预后较好患者的过度治疗,同时强化预后较差患者的治疗。

目前,进展期 GCT 患者的预后评价主要采用国际 GCT 研究合作组(IGCCC)的评价系统:预后好的非精原细胞瘤(nonseminomatous germ cell tumors, NSGCT)GCT 患者通常只有睾丸或者腹膜后的原发灶,没有肺以外的脏器转移,血清肿瘤标记物处在较低的水平;预后中等的患者与预后好的患者相同,但具有中等水平的血清肿瘤标志物。预后差的患者有纵隔的原发肿瘤,有肺以外的脏器转移(常见于肝脏、骨和脑),或者血清肿瘤标记物维持在较高的水平。预后好、中等及差的患者 5 年总生存率分别为 92%、80% 和 48%。精原细胞瘤预后较好,没有肺以外的脏器转移的 5 年生存率可达 86%,有肺以外的脏器转移的 5 年生存率为 72%。

过度治疗并不能使预后较好的患者获益。因此,以较少毒不良反应的治疗方案达到相同的治疗效果是临床研究的主要方向,具体包括:①降低博来霉素的剂量;②减少化疗周期;③用卡铂代替顺铂。目前 3 个周期的 BEP 方案或 4 个周期的 EP 方案治疗预后较好的患者已被认可。

优先考虑治疗效果、兼顾药物的毒不良反应是目前治疗预后较差患者的主流观点。4 个周期的 BEP 方案或者 4 个周期的 VIP 方案是标准治疗方案。在一线化疗方案失败的情况下,可考虑 TIP 方案(紫杉醇、异环磷酰胺和顺铂),或者高剂量化疗联合自体造血干细胞移植等"挽救性"二线治疗方案。目前也有研究在探讨将这些二线治疗方案作为首选治疗方案用于高危患者的可行性。

▶ 辅助性手术和挽救性治疗

化疗后的辅助手术也是进展期 GCT 治疗过程中的重要部分。约 20% 的患者在接受全身治疗后仍旧有肿瘤残存。患者通常可以在化疗结束后的 1~2 个月接受辅助性手术治疗。但对于血清肿瘤标记物持续在较高水平的患者并不推荐辅助性手术治疗。此外,值得注意的是,接受博来霉素

治疗的患者,无论是否有临床证据提示肺纤维化,均应考虑博来霉素治疗过程中的肺毒性。麻醉医师也应该了解患者的博来霉素接触史,并且在术中尽量降低吸氧分数(FiO$_2$)。对于术后病理提示增殖活跃的肿瘤,应该进一步接受挽救性化疗,并且调整化疗方案(如 TIP 方案)。研究表明,术中未能完整切除肿瘤,术后病理提示增生活跃细胞占比 10% 以上以及接受一线化疗前 IGCCC 风险评估为高危的患者均可以在挽救性化疗中获益。

经过一线方案治疗后复发或者未能完全缓解的患者可以考虑二线治疗方案。在开始接受二线治疗之前,应再次明确诊断,评估疾病的类型:复发、原发还是难治性 GCT。特别应该注意,人绒毛促性腺激素或者甲胎蛋白(α-fetoprotein,AFP)假阳性以及由于接受博来霉素治疗后胸部影像学假阳性的患者不应该接受二线治疗。对于血清学结果阴性且缓慢持续生长的肿物应警惕良性畸胎瘤的可能。研究表明,基于异环磷酰胺、紫杉醇的化疗方案(如 TIP 方案)或者高剂量化疗联合自体造血干细胞移植在 25% 的复发或者难治性 GCT 患者中有效。

尿路上皮(移行细胞)癌

▶非转移性尿路上皮癌

化疗在转移性尿路上皮 TCC 的治疗中取得不错的效果,这也为其在局部晚期尿路上皮癌中的应用提供了依据。对于失去手术机会的局部晚期非转移性移行细胞尿路上皮癌(T3b、T4 期和 N+),化疗可以缩小肿瘤体积,从而赢得手术治疗的机会。对于有手术机会的肌层浸润性膀胱癌,术前新辅助化疗可以治疗微转移灶。膀胱癌新辅助化疗的完全缓解率为 20%~40%,因此化疗后仍旧需要手术治疗。研究表明,相较于直接手术,术前接受以顺铂为基础的新辅助化疗(MVAC 方案)可以使患者生存获益。术前新辅助化疗已被公认为治疗肌层浸润性膀胱癌标准方案。近期,在生长因子的辅助下行剂量密集型 MVAC 方案或者吉西他滨-顺铂方案也被应用于肌层浸润性膀胱癌的新辅助化疗。由于卡铂对于尿路上皮癌

的治疗效果较差,因此,并不推荐在肾功能不全、一般情况较差、神经性病变、心功能不全或听力障碍而不能接受顺铂治疗的患者中,使用卡铂替代治疗。这一类患者建议直接行膀胱根治性切除或者参加其他新辅助治疗的临床试验。

术后辅助化疗主要用于接受了膀胱根治性切除的 T3 期、T4 期或伴有淋巴结转移的膀胱癌患者。多项小型随机对照临床研究表明患者可以在术后辅助化疗中获益。但是,大型多中心随机对照临床研究表明,如果以肿瘤复发为研究终点,术后辅助化疗相较于单纯化疗并不能给患者带来获益。如前所述,术前新辅助化疗是肌层浸润性移性细胞癌标准的治疗方案。但是对于术前没有接受新辅助化疗的 T3 期、T4 期或伴有淋巴结转移的患者,术后也应该给予以顺铂为基础的辅助化疗。

放化疗联合治疗是针对肌层浸润性膀胱癌一种保留膀胱的治疗方式。这种治疗方式适用于不能耐受膀胱根治性切除手术或者有强烈保留膀胱要求的患者。这部分患者在接受经尿道膀胱肿瘤切除(transurethral resection of bladder tumour,TURBT)后,应同步接受化疗和放疗。如果患者肾功能许可,以顺铂为基础的化疗方案的是最佳选择。对于不能耐受顺铂的患者,可考虑氟尿嘧啶联合丝裂霉素 C 或吉西他滨的化疗方案。患者在同步放化疗后需要定期复查膀胱镜。对于同步放化疗失败的患者,只要没有远处转移,根治性膀胱切除仍可作为一种挽救性治疗方式。同步放化疗对于小体积、低级别肿瘤效果较好。30%~50% 接受同步放化疗的患者能够拥有完整膀胱功能的同时获得较长的无病生存期。但是,保留膀胱的这种治疗方式对于原位癌、多发性肿瘤或者合并肾积水或输尿管积水的患者,通常效果较差。

▶转移性尿路上皮癌

以顺铂为基础的化疗极大地促进了转移性膀胱癌的治疗。米托蒽醌、长春新碱、多柔比星和顺铂(MVAC)组合是最常用的化疗方案。50%~60% 的患者在接受该方案化疗后,肿瘤得到缓解,10%~15% 的患者可获得完全缓解。接受该

方案的转移性膀胱癌患者中位生存期为 12~14 个月。虽然前期治疗效果较好,但患者远期生存率还是很低(5 年生存率只有 10%~15%)。

研究表明,在转移性 TCC 患者的治疗中,顺铂 - 吉西他滨方案的疗效和 MVAC 方案基本相同,并且能显著降低药物毒不良反应。因此,临床上顺铂 - 吉西他滨方案基本替代了 MVAC 方案。但是,值得注意的是,虽然顺铂 - 吉西他滨方案也广泛应用于新辅助化疗,但是其在新辅助化疗和辅助化疗中的效果并未得到充分证实。对于合并肾功能不全的转移性膀胱癌患者,虽然卡铂和紫杉醇的疗效达不到以顺铂为基础的化疗方案,但是也是一种治疗选择。探索新的针对顺铂不耐受的转移性膀胱癌患者的化疗方案尤为重要。

▶免疫治疗

FDA 已经批准多种肿瘤免疫检查点抑制剂用于转移性膀胱癌的免疫治疗。免疫治疗对部分转移性膀胱癌患者有较好的疗效。同时,免疫治疗用于肌层非浸润性膀胱癌和早期肌层浸润性膀胱癌的新辅助治疗和辅助治疗亦在研究中。具体内容详见第 25 章。

RCC

▶转移性 RCC

化疗对于转移性 RCC(mRCC)的治疗效果较差。近 10~15 年,随着新型靶向治疗和免疫治疗药物的上市,RCC 的化疗已基本被淘汰。RCC 的治疗理念发生了本质性的改变。既往化疗联合干扰素 -α 和大剂量白介素 2 等免疫治疗的方案,已经被小分子酪氨酸激酶抑制剂(TKI)所替代。酪氨酸激酶抑制剂可以抑制血管生成并阻断血管内皮生长因子受体,对大部分 RCC 有较好的疗效。最近,随着免疫检查点抑制剂的研发,免疫治疗在 RCC 中的应用得到重视,其已被证实可以改善患者预后。

转移性或无法手术切除的 RCC 的治疗方案的选择主要是基于风险分层预后模型的结果。目前最常用的是国际转移性 RCC 数据库联盟(IMDC)的预后模型。该模型根据贫血、

高钙血症、中性粒细胞大于正常值、血小板大于正常值、诊断至接受全身治疗的时间小于 1 年和 Karnofsky 身体状态评分小于 80%,这六项危险因素将患者分为三个风险等级。其中,低危组没有危险因素,中危组有 1~2 个危险因素,高危组有 3 个或 3 个以上危险因素。

IMDC 低危患者的一线治疗方案推荐联合免疫治疗(伊匹木单抗 + 纳武利尤单抗)或免疫治疗联合酪氨酸激酶抑制剂(帕博利珠单抗 + 阿昔替尼)。单独应用酪氨酸激酶抑制剂(舒尼替尼或培唑帕尼)的方案正在逐渐被这些联合方案所替代。IMDC 中高危患者的一线治疗方案同样推荐伊匹木单抗联合纳武利尤单抗或者帕博利珠单抗联合阿昔替尼,同时还可以考虑卡博替尼,该药物对伴有骨转移的 RCC 患者有较好的疗效。二线治疗方案与一线治疗方案的选择密切相关,包括酪氨酸激酶抑制剂(阿昔替尼、卡博替尼)、免疫治疗(纳武利尤单抗单药治疗)、TKI 联合 mTOR 抑制剂(乐伐替尼 + 依维莫司)。具体内容详见第 25 章。

▶辅助治疗

多项临床试验评估了或正在评估术后辅助治疗对肾根治性切除术后高危 RCC 患者的临床疗效。FDA 已经批准舒尼替尼用于高危 RCC 患者的术后辅助治疗。临床研究表明相较于安慰剂组,术后接受舒尼替尼辅助治疗可以延长高危患者的无复发生存期约 1 年,但是其毒不良反应也不容忽视。并且,这项研究中并没有发现该方案可以改善患者的总生存率。因此,术后免疫治疗相关的临床研究仍值得我们关注。

前列腺癌

▶转移性激素敏感性前列腺癌(mHSPC)

两项大型国际临床研究(CHAARTED 和 STAMPEDE)表明对于 mHSPC 患者,在标准的雄激素剥夺治疗(androgen deprivation therapy, ADT)基础上加用多西他赛化疗可以提高患者的总体生存率。CHAARTED 研究表明患者接受 6 个周期的多西他赛化疗($75mg/m^2$,每 3 周一次)

可以延长总体生存期 14 个月（联合多西他赛组：57.6 个月和单纯 ADT 组：44 个月）。进一步分层分析发现：伴有高肿瘤转移负荷的患者可以从该方案中获益，包括精囊侵犯或者至少四处骨转移灶（其中至少一处为非中轴骨）。而肿瘤转移负荷较轻的患者通常没有获益。同时，这项研究中约 6% 的患者因为接受多西他赛的治疗而出现中性粒细胞减少性发热等不良反应。这项研究明确了多西他赛在伴有高肿瘤转移负荷的 mHSPC 患者中的疗效。另外两项临床研究（LATITUDE 和 STAMPEDE）表明口服雄激素合成抑制剂——阿比特龙与 ADT 联用可以达到多西他赛与 ADT 联用相同的效果。LATITUDE 试验中的患者主要是伴有广泛转移的 mHSPC 患者，而 STAMPEDE 试验结果表明阿比特龙联合 ADT 治疗在低肿瘤转移负荷的 mHSPC 患者中同样有效。综合多项上述研究的结果，阿比特龙联合 ADT 治疗 mHSPC 的风险比要优于多西他赛联合 ADT 治疗。阿比特龙的毒不良反应更小，可以口服给药。但是患者需要长期服药，而多西他赛的疗程只有 4.5 个月。

▶ 去势抵抗性前列腺癌（CRPC）

A. 转移性 CRPC

ADT 失败的转移性前列腺癌患者的全身治疗包括二线的内分泌治疗和化疗。大约 15% 的患者在 ADT 治疗失败停用抗雄激素治疗后，PSA 水平会出现下降。因此，可以考虑在开始其他全身治疗前，停用目前的 ADT 治疗。阿比特龙和恩扎卢胺对于大部分 mCRPC 患者有效，已被批准用于化疗前或化疗后。临床实践中，多数患者在接受阿比特龙和恩扎卢胺治疗后再行化疗。两项Ⅲ期临床试验的结果均表明以多西他赛为基础的化疗可作为 mCRPC 的一线化疗方案。多西他赛治疗失败且一般情况许可的患者可考虑接受卡巴他赛化疗。研究表明卡巴他赛可以延长患者的中位生存期。对于合并骨转移的 CRPC 患者，唑来膦酸和地诺单抗可以减少骨相关不良事件的发生。

B. 非转移性 CRPC

新一代雄激素受体阻断剂阿帕他胺和恩杂鲁胺已被批准用于非转移性 CRPC 的治疗。研究发现其可以推迟肿瘤发生转移的时间约 2 年。此外，研究数据表明，非转移性 CRPC 患者应尽早接受雄激素受体阻断剂的治疗。

（崔韵 翻译　田龙 审校）

参考文献

ABCMC (Advanced Bladder Cancer Meta-analysis Collaboration): Neoadjuvant chemotherapy in invasive bladder cancer: A systematic review and meta-analysis. Lancet 2003;361(9373):1927–1934.

Bajorin DF, Bosl GJ: Bleomycin in germ cell tumor therapy: Not all regimens are created equal. J Clin Oncol 1997;15(5):1717–1719.

Beer TM, et al: Enzalutamide in metastatic prostate cancer before chemotherapy. New Engl J Med 2014;371:424–433.

Beyer J et al: High-dose chemotherapy as salvage treatment in germ cell tumors: A multivariate analysis of prognostic factors. J Clin Oncol 1996;14:2638.

Beyer J et al: Long-term survival of patients with recurrent or refractory germ cell tumors after high dose chemotherapy. Cancer 1997;79:161.

Choueiri TK, et al: Cabozantinib versus everolimus in advanced renal-cell carcinoma. New Engl J Med 2015;373:1814–1823.

Choueiri TK, et al: Neoadjuvant dose-dense methotrexate, vinblastine, doxorubicin, and cisplatin with pegfilgrastim support in muscle invasive urothelial cancer: Pathologic, radiologic, and biomarker correlates. J Clin Oncol 2014;32(18):1889–1894.

de Bono JS, et al: Prednisone plus cabazitaxel or mitoxantrone for metastatic castration-resistant prostate cancer progressing after docetaxel treatment: A randomized open-label trial. Lancet 2010;376:1147–1154.

Fizazi K, et al: Denosumab versus zoledronic acid for treatment of bone metastases in men with castration-resistant prostate cancer: A randomized, double-blind study. Lancet 2011;377:813.

Fizazi K, et al: Abiraterone plus prednisone in metastatic, castration-sensitive prostate cancer. New Engl J Med 2017;377:352.

Garrow GC, Johnson DH: Treatment of "good risk" metastatic testicular cancer. Semin Oncol 1992;19:159.

Grossman HB, et al: Neoadjuvant chemotherapy plus cystectomy compared with cystectomy alone for locally advanced bladder cancer. New Engl J Med 2003;349(9):859–866.

Hussain M, et al: Enzalutamide in men with nonmetastatic, castration-resistant prostate cancer. New Engl J Med 2018;378(26):2465–2474.

IGCCCG (International Germ Cell Cancer Collaborative Group): International Germ Cell Consensus Classification: A prognostic factor-based staging system for metastatic germ cell cancers. J Clin Oncol 1997;15:594.

James ND, et al: Radiotherapy with or without chemotherapy in muscle-invasive bladder cancer. New Engl J Med 2012;366:1477.

James ND et al: Addition of docetaxel, zolendronic acid, or both to first-line long-term hormone therapy in prostate cancer (STAMPEDE): Survival results from an adaptive, multiarm, multistage, platform randomized controlled trial. Lancet 2016;387:1163.

Kelly WK et al: Prostate-specific antigen as a measure of disease outcome in metastatic hormone-refractory prostate cancer. J Clin Oncol 1993;11:1566.

Motzer RJ, et al: Overall survival and updated results for sunitinib compared with interferon alfa in patients with metastatic renal cell carcinoma. J Clin Oncol 2009;27:3584–3590.

Motzer RJ, et al: Phase 3 trial of everolimus for metastatic renal cell carcinoma: Final results and analysis of prognostic factors. Cancer 2010;116:4256–4265.

Petrylak DP et al: Docetaxel and estramustine compared with mitoxantrone and prednisone for advanced refractory prostate cancer.

New Engl J Med 2004;351:1513.

Plimack EJ, et al: Accelerated methotrexate, vinblastine, doxorubicin, and cisplatin is safe, effective, and efficient neoadjuvant treatment for muscle-invasive bladder cancer: Results of a multicenter phase II study with molecular correlates of response and toxicity. J Clin Oncol 2014;32(18):1895–1901.

Pont J et al: Adjuvant chemotherapy for high-risk clinical stage I nonseminomatous testicular germ cell cancer: Long-term results of a prospective trial. J Clin Oncol 1996;14:441.

Ravaud A, et al: Adjuvant sunitinib in high-risk renal-cell carcinoma after nephrectomy. New Engl J Med 2016;375:2246–2254.

Rini BI, et al: Comparative effectiveness of axitinib versus sorafenib in advanced renal cell carcinoma (AXIS): A randomized phase 3 trial. Lancet 2011;378:1931–1939.

Ryan CJ, et al: Abiraterone in metastatic prostate cancer without previous chemotherapy. New Engl J Med 2013;368:138–148.

Savarese D et al: Phase II study of docetaxel, estramustine, and low-dose hydrocortisone in men with hormone refractory prostate cancer: A final report of CALGB 9780. J Clin Oncol 2002;19:2509.

Small EJ, Srinivas S: The antiandrogen withdrawal syndrome: Experience in a large cohort of unselected patients with advanced prostate cancer. Cancer 1995;76:1428.

Smith MR, et al: Apalutamide treatment and metastasis-free survival in prostate cancer. New Engl J Med 2018;378:1408–1418.

Sternberg SN et al: Methotrexate, vinblastine, doxorubicin, and cisplatin for advanced transitional cell carcinoma of the urothelium: Efficacy and patterns of response and relapse. Cancer 1989;64:2448.

Sternberg CN, et al: Immediate versus deferred chemotherapy after radical cystectomy in patients with pT3-pT4 or N+ M0 urothelial carcinoma of the bladder (EORTC 30994): An intergroup, open-label, randomized phase 3 trial. Lancet Oncol 2015;16(1):76–86.

Sweeney CJ et al: Chemohormonal therapy in metastatic hormone-sensitive prostate cancer. New Engl J Med 2015;373:737.

Tannock I et al: Chemotherapy with mitoxantrone plus prednisone or prednisone alone for symptomatic hormone-resistant prostate cancer: A Canadian randomized study with palliative end points. J Clin Oncol 1996;14:1756.

Tannock I et al: Docetaxel and prednisone or mitoxantrone and prednisone for advanced prostate cancer. New Engl J Med 2004;351:1502.

von der Maase H et al: Gemcitabine and cisplatin versus methotrexate, vinblastine, doxorubicin and cisplatin in advanced or metastatic bladder cancer: Results of a large, randomized, multi-national, multi-center phase III study. J Clin Oncol 2000; 17:3068.

Williams SD et al: Immediate adjuvant chemotherapy versus observation with treatment at relapse in pathologic stage II testicular cancer. New Engl J Med 1987;317:1433.

Williams SD et al: Treatment of disseminated germ cell tumors with cisplatin, bleomycin, and either vinblastine or etoposide. New Engl J Med 1987;316:1435.

24

第25章 泌尿系统恶性肿瘤的免疫治疗

Arpita Desai，Eric J. Small

在过去的十年里，随着人们对人体免疫监视和肿瘤生长之间相互作用的认识不断加深，肿瘤免疫治疗领域取得了重大进展，这拓展了免疫疗法在各种恶性肿瘤中的临床应用。肿瘤免疫疗法的目标是利用人体的免疫系统来识别和靶向治疗癌症。本章将重点介绍免疫治疗的基本原理，以及免疫治疗在泌尿生殖系统（genitourinary，GU）恶性肿瘤中的临床应用。

癌症免疫学原理

▶ 先天性免疫与获得性免疫

先天性免疫和获得性免疫是健康人体免疫系统产生抗肿瘤反应所必需的。先天性免疫是指包括天然屏障（皮肤、黏膜），以及中性粒细胞、自然杀伤细胞、肥大细胞、树突状细胞和巨噬细胞在内的防御系统。它没有时间依赖性，通常是个体非特异性免疫的第一道防线。相对而言，获得性免疫有 T 细胞和 B 细胞参与，具有时间依赖性、特异性、对特定抗原的反应性和免疫记忆能力。树突状细胞是抗原递呈细胞（APC）的一种，其功能是连接先天性免疫系统和获得性免疫系统。在获得和处理抗原后，树突状细胞发育成熟并将外来抗原（通常来自病原体或肿瘤细胞）呈递给获得性免疫系统的 T 细胞。树突状细胞激活 T 细胞和 B 细胞后，两者分别通过细胞免疫和体液免疫的途径，以特异性免疫的方式发挥抗肿瘤作用。T 细胞上的 T 细胞受体与 APC 上的

主要组织相容性复合体（major histocompatibility antigen complex，MHC）相互结合构成免疫突触，这是激活 T 细胞所必需的步骤。T 细胞的细胞毒性受多种刺激性受体和抑制性受体的调节，而这些受体的活性受细胞因子的密切调控。需要强调的是，由于过度的免疫激活可能会导致自体免疫，因此有许多检查点来反向调控免疫反应。随着免疫激活，细胞因子释放，T 细胞上的检查点受体水平上调，进而与其配体结合，随后抑制 T 细胞的功能，从而抑制和限制免疫反应。淋巴细胞上有两种高度相关的抑制性跨膜蛋白受体分别是细胞毒性 T 细胞相关蛋白 4（CTLA-4）和细胞程序性死亡受体 1（PD-1）。较其他免疫细胞，这两种检查点为淋巴细胞所特有，在免疫激活后释放的细胞因子水平上调，当两者与其配体结合后，抑制免疫反应。CTLA-4 的激活和随后的免疫下调发生在其与 APC 表面的 B7-1 和 B7-2（CD80 和 CD86）结合之后。同理，PD-1 与肿瘤细胞和造血细胞表面的 PD-L1 结合。PD-1 和 PD-L1 之间相互作用以抑制肿瘤细胞溶解，促进细胞毒性 T 细胞向调节性 T 细胞转化，进而导致外周 T 细胞耗尽。这些特定的免疫检查点值得我们关注，因为它们已经成功地作为治疗靶点应用于免疫检查点抑制剂治疗中，用于消除这种负向免疫调节，促进正向免疫反应。

▶ 免疫编辑与肿瘤免疫逃逸

免疫编辑是定义癌细胞和免疫系统之间关系的动态过程。它由免疫消除、免疫平衡和免疫逃

逸三个阶段组成,反映了从最初成功的免疫监视到肿瘤生长的过渡过程。

1. **免疫消除阶段**　这一阶段又称为免疫监视,包括个体对癌细胞的先天性和获得性免疫。其特征是肿瘤细胞、巨噬细胞和周围基质细胞释放的 IFN-α、IFN-γ 和 IL-12 等细胞因子激活 T 细胞、B 细胞和 NK 细胞,从而启动对肿瘤细胞的杀伤过程。但是并不是所有的肿瘤细胞都能被消灭,由于肿瘤的异质性,免疫原性较低的肿瘤会逃脱免疫监视(到达平衡期)。

2. **免疫平衡阶段**　这代表着免疫介导的癌细胞杀伤和持续存在的肿瘤恶性克隆之间的动态平衡。从免疫消除阶段逃脱的肿瘤细胞通常具有非免疫原性表型,并优先增殖。

3. **免疫逃逸阶段**　逃脱免疫监视的肿瘤细胞继续快速生长,出现具有逃避免疫系统能力的恶性克隆。

肿瘤通常会发展各种机制来逃避宿主的免疫反应,这其中包括:

(1)肿瘤通过增加某些细胞因子(如 IL-6 和 IL-10)的分泌来形成促进免疫抑制的微环境,这些细胞因子会引起髓样抑制细胞(MDSC)和调节性 T 细胞的浸润,而这两种细胞都会减少细胞毒性 T 细胞的增殖。

(2)PD-1 和 PD 配体 1(PD-L1)的免疫检查点上调导致的 T 细胞耗竭。

(3)促进肿瘤生长的抑制性吲哚胺 -2,3- 双加氧酶(IDO)过度表达。

(4)肿瘤失去 MHC 表达导致的抗原递呈过程失调。

免疫肿瘤学的治疗途径

人们正在寻求通过各种途径激活宿主的免疫系统,进而治疗癌症。这些途径包括细胞因子、检查点抑制剂、抗体、疫苗和 T 细胞参与疗法。

▶细胞因子疗法

细胞因子是可作为免疫调节剂的一种多肽,在细胞信号转导中起着至关重要的作用。

A. 白介素 2(IL-2)

白介素 2(IL-2)有剂量依赖的免疫调节性和细胞毒性。大剂量 IL-2 可促进 $CD8^+T$ 细胞和 NK 细胞的增殖,促进 $CD4^+T$ 细胞分化为 TH-1 和 TH-2 细胞,发挥对肿瘤的杀伤作用。IL-2 是 FDA 批准用于治疗转移性透明细胞肾细胞癌(renal cell carcinoma, RCC)(和恶性黑色素瘤)的药物,它的总有效率为 12%~20%,完全有效率不到 10%,并可使极少数患者得到长期缓解。但由于该方案存在严重多器官毒性,使其仅局限于器官功能正常、器官状态较好、肿瘤负荷相对较低的患者的治疗,并且需要在能够提供重症监护的专门治疗中心进行住院治疗。随着检查点抑制剂的出现,这种药物相对 IL-2 而言,患者耐受性好,适用范围更广,并且可以在门诊使用,在临床基本上取代了 IL-2。

B. 干扰素 α(IFN-α)

干扰素 α2b 是一种多功能的有免疫调节功能的细胞因子,它激活 JAK-STAT 途径并转录 IL-4,IL-4 负责将 T 辅助细胞去分化为 TH-2 辅助细胞,从而刺激 B 淋巴细胞产生抗体。干扰素曾一度被应用于肾癌的治疗,但由于免疫检查点抑制剂具有良好的治疗效果和安全性,其临床应用在很大程度上已被后者取代。

C. 卡介苗

1976 年首次报道了卡介苗膀胱内灌注来治疗浅表性膀胱肿瘤。40 多年后,它仍然是治疗非肌层浸润性膀胱癌的重要手段。虽然卡介苗在膀胱癌治疗中的确切作用机制尚不完全清楚,但其强大的局部免疫反应是大家公认的。卡介苗的抗肿瘤活性被认为是通过多种机制介导,包括通过激活多种细胞因子来诱导巨噬细胞、树突状细胞和 NK 细胞产生局部免疫反应。它还具有剂量依赖性的抗肿瘤作用。卡介苗治疗已被证明可以延缓癌症进展,减少后续膀胱切除手术,并提高总体存活率。

▶检查点抑制剂

检查点封锁消除了抑制 T 细胞激活的信号,使 T 细胞能够产生有效的抗肿瘤反应。CTLA-4 是一种表达在淋巴细胞上的跨膜抑制蛋白。当 CTLA-4 与 APC 表面的 B7-1 和 B7-2(CD80 和 CD86)结合时,会发生免疫抑制。伊匹单抗(ipilimumab)

是一种抗 CTLA-4 抗体,可与 CTLA-4 结合,并阻止其与 B7-1 和 B7-2 结合,通过消除这种负向调节,使免疫反应得以继续进行。ipilimumab 是第一个被批准的免疫检查点抑制剂,因为它延长了转移性黑色素瘤患者的生存时间。自那以后,它已被用于多种恶性肿瘤的研究,并已被批准用于多种临床治疗,包括晚期 RCC。后面将详细介绍 CTLA-4 在泌尿系统恶性肿瘤中的临床应用。

同样,淋巴细胞表面的检查点抑制蛋白 PD-1 与其在癌细胞表面的配体 PD-L1 结合会产生免疫抑制。几种 PD-1 抗体(pembrolizumab、nivolumab)和 PD-L1 抗体(duvalumab、atezolizumab、avelumab)可以消除这一负向调节,提高患者的存活率,并已被批准用于治疗黑色素瘤、非小细胞肺癌、尿路上皮癌、RCC、肝细胞癌和胃癌。关于 PD-1 抑制剂用于泌尿生殖系统恶性肿瘤(尿路上皮癌和肾癌)的细节将在本章稍后进行讨论。

尽管检查点抑制剂的使用改变了晚期 RCC 和移行细胞癌(transitional cell carcinomas,TCC)患者的治疗方式,但其临床应用仍存在诸多问题。检查点阻断可在许多不同肿瘤的患者中诱导产生持久的治疗效果,部分患者可达到完全缓解。但遗憾的是,这些特殊的治疗效果仅限于少数患者中,这也突显了新治疗方法相关研究的必要性。此外,前列腺癌(最常见的泌尿系恶性肿瘤),在很大程度上对检查点抑制剂没有反应。对有效的免疫反应背后的生物学现象的更好理解,促进了各种新的治疗药物在临床试验中的使用,其中包括抑制分子,如 TIM3 和 LAG3,以及激活分子,如 OX40 和 4~1BB,目前正在研究他们与 PD-1 和 CTLA-4 抗体的结合过程。

由于免疫活性增强,检查点抑制剂会导致许多独特的不良反应。虽然这些免疫相关不良事件(IRAE)可能涉及任何器官系统,但它们通常涉及甲状腺、皮肤、胃肠系统、肝脏、胰腺、肺,而较少涉及心血管和肾上腺系统。值得注意的是,IRAE 与许多其他疾病表现类似,容易导致误诊和处理不当,这更加突显了教育医生认识和管理这些危及生命的不良事件的必要性。

▶抗体

抗体以其天然形式与蛋白质结合,并由于抗原结合片段(fab)内存在高变区,使其对抗原具有高度特异性。通过用人类蛋白序列取代外源蛋白来修饰抗体,显著降低了其免疫原性。比如抗体可以与小鼠抗原结合域嵌合,也可只与小鼠高变区嵌合来拟人化。抗体可以被修饰并连接到其他靶向肿瘤的药物上,比如靶向肿瘤的放射性核素、细胞毒药物、免疫细胞因子和免疫效应细胞。

单独使用单克隆抗体进行免疫治疗已经得到了广泛的评价。针对肿瘤相关抗原的单克隆抗体在包括前列腺癌和肾癌在内的实体瘤患者中仅取得了有限的成功。在白血病和淋巴瘤等淋巴增生性疾病中,某些肿瘤相关表面抗原的抗体似乎可以导致肿瘤细胞死亡。这些作用的机制是多因素的,但部分可能是由补体结合所介导的。

抗体对癌细胞的直接抗增殖作用可以通过抗重要功能抗原的抗体来实现。因此,抑制生长因子和生长因子受体,激活或抑制信号转导分子是值得关注的治疗靶点。肾癌高度依赖血管生成,贝伐单抗(血管内皮生长因子受体的抗体)被证明可以延长转移性疾病的进展时间(TTP)。两个独立的随机 III 期试验已经证明,INF-α 与贝伐单抗联用的效果优于单独使用 INF-α,总有效率有所改善,因此美国 FDA 批准贝伐单抗用于这一类患者。相比之下,在接受雄激素剥夺治疗(androgen deprivation Therapy,ADT)后病情仍有进展的前列腺癌患者中,在使用多西他赛常规化疗的基础上加用贝伐单抗,未能显示出对主要终点(OS)的延长。贝伐单抗治疗晚期膀胱癌的研究已经在进行中,结果还需要等待。

制备单克隆抗体的另一种方法是将各种细胞毒剂中的任何一种与抗体偶联。这种方法的优点是"旁观效应",不需要使用结合每个细胞的抗体。此方法可以通过多种方式实现,最直接的方法是使用单克隆抗体作为一种手段,为所使用的细胞毒剂提供一定的靶向性。使用的细胞毒剂包括放射性核素、化疗和毒素。这种方法的例子是将放射性核素 Lu-177 偶联到抗前列腺特异性膜抗原(prostatespecific membrane antigen,PSMA)抗体或小

25

分子上,这种方法正在被用于前列腺癌的研究中。

▶疫苗

自体疫苗接种程序(用患者自己的肿瘤细胞接种)已经被广泛开发。自体疫苗的优点是疫苗带有患者肿瘤的抗原,但明显的缺点是并不是每个患者的肿瘤都适用于疫苗制备,而且每种疫苗的制备都非常耗费人力。相比之下,同种异体疫苗(使用普通的疫苗或"非定制"抗原)具有可批量生产和易于使用的优点,通过识别特定的肿瘤排斥抗原来实现特定的抗原靶向治疗。然而这种方法存在着疫苗与患者肿瘤的共同抗原谱较窄的风险。RCC 和前列腺癌的自体和同种异体疫苗接种策略都已经得到了研究评估。

有以下几种方法可以进行制备瘤苗。最简单的方法是使用完整但已灭活的肿瘤细胞,其中灭活可以通过紫外线辐射、外部光束(光子)辐射或冻融来实现。细胞的粗提物也可以用来制作瘤苗,其优点是不需要灭活,并且可以获得更容易被吞噬的小颗粒和蛋白质。人们还可以通过以下几种途径来增强接种细胞的免疫原性:在富细胞因子环境中培养细胞;联合注射细胞因子(非特异性主动免疫治疗,见后述);用免疫刺激细胞因子的基因或共刺激分子 B7 的基因转染这些细胞。使用转染 GM-CSF(粒细胞 - 巨噬细胞集落刺激因子)基因的前列腺癌细胞株对转移性激素难治性前列腺癌患者进行疫苗接种的临床试验未能显示出治疗效果。纯化的蛋白或肽是另一种潜在的疫苗接种方案。前列腺特异性抗原(prostate-specific antigen, PSA)在牛痘苗和牛痘(ProstaVax)载体上的早期试验显示了其临床活性,但大型Ⅲ期试验并未显示其对总体生存的益处。第三种进行特定瘤苗接种的方法是绕过免疫系统的抗原呈递功能,直接在体外刺激相应的抗原递呈细胞,如树突状细胞。这些细胞可以通过使用特定的蛋白质或多肽进行脉冲式接触,或者在重新输注前转入编码有关的抗原肽的基因。Sipuleucel-T 是一种自体树突状细胞,因受前列腺酸性磷酸酶脉冲刺激,而富含 APC 的细胞产物。Sipuleucel-T 已被证明可以延长患有转移性去势抵抗性前列腺癌(mCRPC)的男性患者的寿命,并且适用于没有癌症相关疼痛、内脏转移、快速进展性疾病或需要全身甾体激素治疗的患者。

▶T 细胞参与

过继性 T 细胞疗法广泛参与肿瘤特异性 T 细胞的分离和离体扩增,以实现更高的特异性。目前尚无批准用于任何实体瘤(包括泌尿系统恶性肿瘤)的 T 细胞接合疗法,但它们仍有潜在应用可能,T 细胞的结合形式多种多样。嵌合抗原受体(CAR-T)和双特异性 T 细胞我们将在下文进一步讨论。

A. 嵌合抗原受体

嵌合抗原受体(CAR)T 细胞的优势包括强特异性,可表现扩增的反应和免疫记忆功能。

CAR 可通过离体修饰 T 细胞来表达,其能够结合 B 细胞受体的抗原结合域(可以选择靶抗原)和 CD3T 细胞受体的细胞内信号转导域,并整合成单一的嵌合蛋白,被称为 CAR-T 细胞疗法。这些人工程序化的 T 细胞能够不依赖 MHC 靶向识别肿瘤细胞表面的特定抗原。CAR-T 细胞可以来源于自体(患者自身的血液)或同种异体(供体的 T 细胞)。将收获的 T 细胞离体进行基因工程改造,表达靶向肿瘤抗原的特异性嵌合抗原受体。所选的肿瘤抗原通常在良性组织上不表达。CAR-T 细胞在注入人体后与指定的肿瘤抗原接触后被激活,并通过产生多种细胞因子和白介素而导致肿瘤组织破坏。CAR-T 细胞在某些血液系统恶性肿瘤中显现出显著疗效,并于 2017 年用于临床,部分患者使用后 3 年仍有持续性效果。常见的毒性反应是细胞因子释放综合征和肿瘤溶解综合征。

B. 双特异性 T 细胞接合

博纳吐单抗(Blinatumomab)是一种双特异性 T 细胞接合剂(BITE),对 B 细胞上表达的 CD19 和 T 细胞上表达的 CD3 具有双重特异性。肿瘤溶解是由炎症细胞因子的产生和 T 细胞的增殖导致 CD19 细胞的溶解所引起的。FDA 批准博纳吐单抗用于复发性或难治性前体 B 细胞淋巴细胞白血病(B-ALL)。目前使用 BITE 技术靶向治疗晚期前列腺癌患者 PSMA+ 细胞的试验也在进行中。

获批准的泌尿生殖系统疾病免疫疗法

▶前列腺癌

A. 瘤苗

Sipuleucel-T 瘤苗是一种自体树突状细胞治疗性瘤苗,能够增强 T 细胞对前列腺酸性磷酸酶(PAP)的免疫反应,可作为晚期去势抵抗性前列腺癌、无症状或较少症状的去势抵抗性前列腺癌的个体化免疫疗法。该瘤苗是通过收集外周血单核细胞并进行分离而获得,然后将其离体暴露于重组蛋白,该重组蛋白由人粒细胞 - 巨噬细胞集落刺激因子(GMP-CSF)融合 PAP 组成。Sipuleucel-T 间隔 2 周给药,一个疗程给药 3 次。sipuleucel-T 目前已获得批准,且在两项Ⅲ期随机研究中,与安慰剂相比,sipuleucel-T 延长了生存期。需要注意的是,这些试验排除了内脏转移和需要阿片类药物镇痛的肿瘤相关疼痛的患者。

几项Ⅰ和Ⅱ期试验均证明了 PSA 与 ProstaVax 的应答关系,ProstaVax 是一种经过基因改造的牛痘苗 - 牛痘病毒,可表达人类 PSA 基因,并加入一系列免疫佐剂以增强其效果。但是,一项大型的Ⅲ期研究未能证实这些反应,总体生存率无明显差异。

B. 免疫检查点抑制剂

在去势抵抗性前列腺癌患者中,有两项Ⅲ期研究评估了抗 CTLA-4(ipilimumab)对检查点的抑制作用,但未显示出生存改善。迄今为止,用抗 PD1 或抗 PD-L1 抗体进行检查点抑制也未能在 mCRPC 中显示出明显的活性。只有极少数患者例外。DNA 错配修复是一种可纠正 DNA 复制、重组和修复过程中发生错误的系统。DNA 错配修复(dMMR)缺陷的肿瘤具有额外的突变,导致新抗原增加,被识别为非自我抗原。这些肿瘤具有很高的微卫星不稳定性(MSI-H),约占晚期前列腺癌患者的 2%~3%,并且对 PD-L1 抑制剂敏感。FDA 批准 Pembrolizumab 用于治疗不可切除或转移性 MSI-H 或 dMMR 实体肿瘤患者。在 mCRPC 患者中,必须通过下一代测序评估 MSI 状态,以确定可能的免疫治疗受益患者。

▶尿路上皮癌

A. 局限性膀胱癌

约 70% 的尿路上皮恶性肿瘤是非肌层浸润性(NMI),主要治疗手段为经尿道膀胱肿瘤切除(transurethral resection of bladder tumour, TURBT)。通常 TURBT 手术后 6~12 个月复发率为 40%~80%。因此,在 TURBT 术后须通过其他治疗手段加以辅助。卡介苗(Bacillus Calmette-Guérin, BCG)是一种结核菌的减毒活菌,对某些肿瘤具有局部激活及抗肿瘤效果,但作为全身疗法治疗效果较差。BCG 能够在尿路上皮细胞中引发局部免疫反应,并且表现出极佳的抗癌效果,但相关机制尚未明确,目前可能的作用机制包括巨噬细胞激活,淋巴细胞激活,树突状细胞和自然杀伤细胞募集等。如第 24 章所述,卡介苗在非肌层浸润性膀胱癌中非常有效。BCG 抗肿瘤效应是局部作用,其在治疗肌层浸润性或转移性肿瘤方面没有效果。

在早期膀胱癌,包括肌层浸润性疾病和非肌层浸润性膀胱肿瘤中,使用检查点抑制剂作为辅助治疗或新辅助治疗的临床试验正在进行,但迄今为止,尚无确切数据报道。

B. 转移性尿路上皮癌

化疗(顺铂)是转移性尿路上皮癌患者治疗的主要手段。这已在第 24 章中进行了更详细的描述。但是,由于化疗不良反应的存在,例如,肾功能受损、神经病变和心力衰竭,很大一部分患者不耐受铂类治疗。在肿瘤转移患者中使用免疫检查点抑制剂进行免疫疗法非常有效,其中许多药物已获得 FDA 批准。在对铂类药物不敏感的患者的一线治疗中,pembrolizumab 和 atezolizumab 均显示出比非铂类的化学疗法更显著的治疗效果,FDA 已批准相关适应证。

检查点抑制剂也已在一线铂类治疗后进展的患者中进行了评估。FDA 批准了五种相应的抗体(阿托珠单抗,阿伐单抗,杜鲁伐单抗,碘解磷定单抗和尼古鲁单抗)用于铂类化疗期间或化疗后进展的患者。目前这 5 类药品使用暂无直接相互比较的临床数据。

免疫检查点抑制剂作为转移性疾病的一线治疗方法,在肌层浸润性疾病和非肌层浸润性膀胱癌的早期阶段中作为辅助或新辅助治疗也在进行相关研究。

▶ 肾癌

RCC 是一种高度免疫原性的肿瘤,长期以来一直是使用免疫疗法的"典型代表"。其中,基于细胞因子的疗法(IFN-α 和 IL2)被用作晚期肾癌的一线疗法,在小部分患者中可持续应答并提高其生存率。遗憾的是,由于其严重的毒性反应和部分患者无法产生持续的反应使得其应用具有一定的局限性。在过去的十年中,许多靶向血管内皮生长因子受体(VEGFR)和哺乳动物西罗莫司靶标(mTOR)的多激酶酪氨酸激酶抑制剂已成为晚期 RCC 患者的标准治疗方式。酪氨酸激酶抑制剂(TKI)已在第 19 章中进行了更详细的解释。尽管它们可延长无进展生存期(progression-free survival, PFS)并提高应答率,但终究会导致治疗耐药性,因此不能提供持久的应答。

晚期和无法切除的 RCC 的治疗方案建议是以疾病的程度、组织学亚型及国际通用转移性 RCC 数据库联盟(IMDC)预后模型为依据提出,并根据六种治疗前的表现(诊断至接受全身治疗的时间小于 1 年、贫血、高钙血症、KPS 评分 <80%、血小板大于正常值、中性粒细胞大于正常值)将患者分为三种预后风险等级。

免疫疗法改变了 RCC 的治疗前景。一项 III 期研究表明,与单独的舒尼替尼标准治疗相比,接受易普利姆玛(ipilimumab)和纳武单抗(nivolumab)联合免疫治疗的 IMDC 中危和高危患者的总生存率、无进展生存率和总缓解率得到改善。与低表达 PD-L1 的患者相比,PD-L1 表达(>1%)的患者有较好的免疫治疗效果。因此,易普利姆玛和纳武单抗被 FDA 批准用于治疗中危及高危晚期 RCC。检查点抑制剂纳武单抗联合或不联合易普利姆玛,可作为 TKI 治疗失败的晚期肾透明细胞癌的二线及后续治疗。

随着对血管生成和免疫调节之间相互作用机制的进一步了解,TKI 与检查点抑制剂联合使用的临床试验研究已有显著发展。通过抑制 VEGF 的表达来抑制血管新生的作用被验证能够通过增加 PD-1 和 PD-L1 的表达来增加肿瘤中 T 细胞的浸润并增强免疫反应。最近,两项 III 期研究显示,将 TKI 阿昔替尼与两种检查点抑制剂(帕博利珠单抗或阿维鲁单抗)联合使用可获得更好的疗效。迄今为止,FDA 已经根据 III 期试验的数据批准了 pembrolizumab-axitinib 联合治疗方案(2019 年 4 月 22 日)和 Avelumab-axitinib 联合治疗方案(2019 年 5 月 14 日)作为晚期 RCC 患者的一线治疗方案;同时与舒尼替尼相比,该联合用药能够显著改善 PFS 和总体缓解率。需要注意的是,pembrolizumab 与 axitinib 联用能提高整体生存率,但 avelumab 与 axitinib 联用尚无整体生存率的报道。其他检查点抑制剂与 TKI 联合应用的几项临床试验正在进行中。免疫疗法和 TKI 联合试验被证实可提高疗效,但目前这些联合研究中对患者的最佳治疗顺序的研究仍然是重要的临床问题。

(李慕玮 翻译　林毅 审校)

参考文献

Anonymous: FDA approves pembrolizumab plus axitinib for first-line treatment of advanced renal cell carcinoma. 2019. (Available online at: https://ascopost.com/News/59965; accessed 4/22/19.) FDA Approves Avelumab/Axitinib Combination for Advanced Renal Cell Carcinoma (Available online at https://ascopost.com/News/60049)

Atkins MB, et al: High-dose recombinant interleukin 2 therapy for patients with metastatic melanoma: Analysis of 270 patients treated between 1985 and 1993. J Clin Oncol 1999;17(7):2105–2116.

Eder JP, et al: (2000). A phase I trial of a recombinant vaccinia virus expressing prostate-specific antigen in advanced prostate cancer. Clin Cancer Res 2000;6(5):1632–1638.

Fesnak AD, June CH, Levine BL: Engineered T cells: The promise and challenges of cancer immunotherapy. Nat Rev Cancer 2016;16(9):566–581.

Fuge O, Vasdev N, Allchorne P, Green JS: (2015). Immunotherapy for bladder cancer. Res Rep Urol 2015;7:65–79.

George S, Rini BI, Hammers HJ: (2018). Emerging role of combination immunotherapy in the first-line treatment of advanced renal cell carcinoma: A review. JAMA Oncol 2018.

Gulley JL, et al: Phase III trial of PROSTVAC in asymptomatic or minimally symptomatic metastatic castration-resistant prostate cancer. J Clin Oncol 2019:JCO1802031.

Hanahan D, Weinberg RA: Hallmarks of cancer: The next generation. Cell 2011;144(5):646–674.

Jacobson CA, Ritz J: Time to put the CAR-T before the horse. Blood 2011;118(18):4761–4762.

June CH, Riddell SR, Schumacher TN: Adoptive cellular therapy: A race to the finish line. Sci Transl Med 2015;7:280–287.

Kantarjian H, et al: (2017). Blinatumomab versus chemotherapy for advanced acute lymphoblastic leukemia. N Engl J Med 2017;376(9):836–847.

Le DT, et al: Mismatch repair deficiency predicts response of solid tumors to PD-1 blockade. Science 2017;357(6349):409–413.

Liu XD et al: Resistance to antiangiogenic therapy is associated with an immunosuppressive tumor microenvironment in metastatic renal cell carcinoma. Cancer Immunol Res 2015; 3(9):1017–1029.

Makkouk A, Weiner GJ: (2015). Cancer immunotherapy and breaking immune tolerance: New approaches to an old challenge. Cancer Res 2015;75(1):5–10.

Mellman I, Coukos G, Dranoff G: (2011). Cancer immunotherapy comes of age. Nature 2011;480(7378):480–489.

Motzer RJ et al: Avelumab plus axitinib versus sunitinib for advanced renal-cell carcinoma. New Engl J Med 2019;380(12):1103–1115.

Motzer RJ et al: Sunitinib versus interferon alfa in metastatic renal-cell carcinoma. New Engl J Med 2007;356(2):115–124.

Postow MA, Callahan MK, Wolchok JD: (2015). Immune checkpoint blockade in cancer therapy. J Clin Oncol 2015;33(17):1974–1982.

Rini BL et al: Pembrolizumab plus axitinib versus sunitinib for advanced renal-cell carcinoma. New Engl J Med 2019;380(12): 1116–1127.

Rosenberg JE, et al: Atezolizumab in patients with locally advanced and metastatic urothelial carcinoma who have progressed following treatment with platinum-based chemotherapy: A single-arm, multicentre, phase 2 trial. Lancet 2016;387(10031):1909–1920.

Schreiber RD, Old LJ, Smyth MJ: (2011). Cancer immunoediting: Integrating immunity's roles in cancer suppression and promotion. Science 331(6024):1565–1570.

Small EJ, et al: Placebo-controlled phase III trial of immunologic therapy with sipuleucel-T (APC8015) in patients with metastatic, asymptomatic hormone refractory prostate cancer. J Clin Oncol 2006;24(19):3089–3094.

Wei SC, Duffy CR, Allison JP: (2018). Fundamental mechanisms of immune checkpoint blockade therapy. Cancer Discov 2018;8(9):1069–1086.

25

泌尿系统肿瘤的放疗

Yun Rose Li，Alexander
R. Gottschalk，Mack Roach Ⅲ

一百多年以来,放疗逐渐成为治疗泌尿生殖系统(genitourinary,GU)恶性肿瘤的主要手段之一。1895年,伦琴(Wilhelm Roentgen)发现了X线;1899年,一位皮肤癌患者首次接受放疗;此后不到10年的时间内,放疗就已经用于前列腺癌的治疗。虽然化学治疗在不停进步,外科手术也越来越积极,但随着兆伏级辐射源的应用,放疗依然成为许多泌尿系统恶性肿瘤的重要治疗手段,包括膀胱肿瘤、睾丸肿瘤、前列腺肿瘤、早期的阴茎癌、尿道肿瘤、肾癌等。此外,随着剂量爬坡、以立体定向放疗(stereotactic body radiotherapy,SBRT)为代表的短程放疗技术的出现,为泌尿生殖系统恶性肿瘤放疗开辟了新的途径(Gonzalez-Motta and Roach,2017;Kishan et al,2019a;Morgan et al,2018)。放疗是泌尿系统恶性肿瘤治疗的重要组成部分,本章我们回顾它的基本原则和指征。放疗也是姑息性治疗的主要手段,该内容在其他章节有详细描述,在本章不做讨论(Hansen and Roach,2018;Bourgeois 3rd et al,2011;Carl et al,2019)。

放疗一般原则

▶细胞毒性的机制

现在普遍认为放疗对肿瘤和周围正常组织的损伤是由不可逆的DNA双链断裂所导致(McMahon and Prise,2019;Tang et al,2019)。辐射对DNA链的破坏可以来自直接轰击,但更多的是由于激发电子产生氧自由基而随后发生的间接性化学损害。这些不稳定的分子与碱基对发生反应,一系列的化学反应最终结果表现为细胞有丝分裂期间可逆或不可逆的DNA双链断裂。高线性能量传递(linear-energy-transfer,LED)射线(包括中子、质子、碳离子和其他重离子)通过直接作用产生物理的双链断裂,所以具备更强的生物学效应。平时,由于细胞中绝大多数DNA未被激活转录,所以直到靶细胞进入有丝分裂期,放疗的细胞毒性效应才会表现出来。与直肠、膀胱或尿道上皮细胞等分裂活跃的组织相比,心脏、大脑、脊髓等处于细胞间期分裂不活跃的组织对放疗的反应会延迟发生。这一过程体现为DNA不可逆损伤后细胞凋亡以及组织通过细胞分裂来再生修复。而细胞间期的正常组织细胞分裂不活跃,对大分割放疗及高LED射线更加敏感,原因是细胞更新少,因此累积的DNA损伤不能导致那些细胞死亡和减少(Allen et al,2015)。有些器官的功能细胞处于细胞间期,比如肌肉和神经,放疗毒性则是通过缓慢分裂的血管内皮细胞等间质支持细胞表现出来。虽然动物实验支持在放疗开始前进行ADT,但因为还会受到序列和体积等因素的影响,人体中可能并不能得到相同的效果(Zietman et al,2010;Roach et al,2018)。

▶放射敏感性和耐受性

肿瘤疗效和正常组织耐受性取决于生物等

效剂量以及组织特性。通常的治疗方案是常规分割的外照射治疗,一般 1 次 / 日,每次 180cGy(1.8Gy)~200cGy(2.0Gy)。针对前列腺、膀胱和尿道的腺癌、移行细胞癌(transitional cell carcinomas,TCC)和鳞癌的一线治疗,肿瘤靶区需要至少 70Gy 才能达到局部控制。对于可能的镜下微小残留灶或可能的淋巴结转移进行术后预防性放疗,通常需要 45~70Gy。睾丸精原细胞瘤一般 25Gy 的剂量就足够了。

急性放射反应(治疗后的前 3~6 个月)和晚期放射反应的风险主要与总剂量和分次剂量相关。还有其他因素可能也会增加毒性风险,包括再程放疗、手术、同步全身治疗、吸烟、糖尿病、某些遗传性疾病(Li-Fraumeni 综合征)、自身免疫或胶原性血管疾病(如炎症性肠病、狼疮、硬皮病)、高龄和最近才发现的其他遗传因素(Ahmed et al, 2016; Kerns et al, 2010; Andreassen et al, 2016; Azria et al, 2017; Kerns et al, 2016; Oh et al, 2017)。由于我们至今无法重建三维空间中正常组织剂量和体积之间的实际关系,因此无法精确地评估周围正常组织的放疗耐受性。过去的报道认为,器官运动和每日摆位误差对正常组织剂量的影响不大,研究证实这些认识是错误的,实际上可能低估了周围正常组织对放疗的耐受性(Langen and Jones,2001)。

▶ 单次剂量的研究

线性二次方程(L-Q 方程)在临床上被广泛应用,是比较不同剂量分割方案生物效应的常用模型(Fowler et al, 2001)。方程如下:

$$效应(E)=n(\alpha d+\beta d)$$

d= 单次剂量
α= 不可修复损伤
β= 可修复损伤
n= 分割次数

比较两个不同的分割治疗方案,如果治疗时间相同,可以用如下的 L-Q 方程:$D_2/D_1=(1+d_1\beta/\alpha)/(1+d_2\beta/\alpha)$

D= 总剂量 $D_1=n_1d_1$
d= 单次剂量

大多数临床情况,α/β 的值是推测的,晚反应组织如膀胱或直肠组织为 3,早反应的组织和肿瘤组织为 10。

▶ 改良的分割方案

传统上,放射生物模型是基于所谓的 α/β 值来估计生物效应。使用这种 α/β 比值的计算源于临床结果数据的支持,这些数据表明使用大分割比小分割具有生物学优势,并且降低了成本也方便了患者。改良分割的概念可能改善疗效和毒性之间的比例关系;也就是说,在不增加正常组织毒性的前提下提高肿瘤的生物等效剂量,多数人接受了这一观点(Dearnaley et al, 2016; Johnson et al, 2016; Incrocci et al, 2016)。

大分割放疗使用比常规分割更大的单次剂量同时减少了治疗次数。如果肿瘤的 α/β 值相低于周围正常组织,这种方法可以减少正常组织的总生物剂量(可能减少晚期并发症)(Fowler et al, 2001)。许多学者证实,前列腺癌的 α/β 值非常低,为大分割及超大分割治疗提供了充分依据,如同高剂量率(HDR)近距离放疗和体部 SBRT(Brenner and Hall, 1999; Fowler et al, 2001; King and Fowler, 2001)。大分割放疗肯定能够缩短治疗时间和成本,不过目前为止只有一项随机试验表明肿瘤控制率可能更好(Arcangeli et al, 2010; Lee, 2009; McCammon et al, 2009; Ritter et al, 2009)。虽然一些研究没有显示出治疗优势,而另外的研究显示可能存在优势,循证指南通常更倾向于大分割而不是超大分割治疗(Morgan et al, 2019; Kishan, 2019a)。针对每日摆位误差的实时监控技术,能够最大限度确保治疗的准确性和安全性,尤其是超大分割(如 SBRT 技术)(Alejandro Gonzalez-Motta and Roach 2017)。

▶ 近距离放疗

近距离放疗是指将放射源靠近或直接放进肿瘤内的放疗技术。近距离放疗主要分为:①组织间或腔内;②永久性置入(低剂量率,LDR)和临时性置入(高剂量率,HDR)(Bermudez et al, 2007; Viswanathan et al, 2011)。组织间插植放疗将放射性探针或后装探针 / 导管或者放射性粒子直接放置于前列腺、膀胱、阴茎或尿道周围软组织。腔内近距离放疗将放射源导管置入尿道等腔内或孔内，来治疗尿道或阴茎肿瘤。永久性置入将放射性粒子放置在患者体内。当前的临时性置入主要是通过探针或导管作为通道，施放附于导丝末端的高活性放射源，治疗结束放射源全部撤除收回。通常是使用高剂量率近距离治疗系统，在数分钟内实施高剂量照射。HDR 近距离放疗可采用单次治疗，但更常用的是两次或多次的分段治疗以降低远期并发症的风险，不过可能会降低疗效（加拿大的实验显示 2>1 Fx）。低剂量率（LDR）近距离放疗通常永久性置入放射性粒子，持续产生辐射治疗肿瘤的同时自身也会衰减，这一过程可延续数月（Sahgal and Roach 2007）。图 26-1 显示了一例经直肠超声引导下的前列腺 ^{125}I 粒子植入。图 26-2 显示了一例女性尿道癌患者的腔内后装放疗。

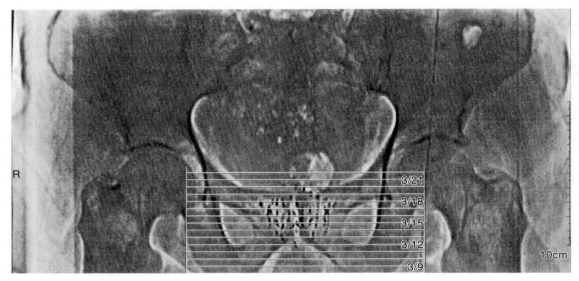

▲ 图 26-1　近距离放疗：超声引导前列腺粒子植入

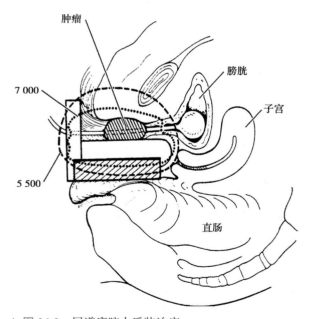

▲ 图 26-2　尿道癌腔内后装治疗

［摘自 Sailer SL，Shipley WU，Wang CC：Carcinoma of the female urethra：A review of results with radiation therapy. J Urol. 1988 Jul；140（1）：1-5］

泌尿系统各部位的放疗

▶前列腺癌

　　放疗首次成功用于前列腺癌的治疗是在 100 多年以前，但并未受到泌尿科医生关注，直到 1949 年 Memmelaar 首次报告了经耻骨后根治性前列腺切除术（radical retropubic prostatectomy，RRP）成功应用于治疗前列腺癌（Memmelaar，1949）。20 世纪 50~60 年代，人们开始相信放疗与前列腺切除术相比，效果近似但并发症发生率更低。不过，1979 年 Walsh 和 Donker 证明了 RRP 对保护神经的潜在价值（Elder et al，1982），后来，Walsh 等还报告了对 RRP 的改良，减少了失血还降低了尿失禁风险，同时保持了疗效（Reiner Walsh，1979）。RRP 与放疗的疗效对比非常具有争议，部分原因是可能存在选择性偏倚，因为优质患者和并发症较少的年轻患者会更倾向于手术治疗。

例如，Giordano 和同事试图在局限期前列腺癌疗效的观察性研究中系统地评估选择偏倚的影响（Giordano et al，2008）。他们从医疗保险数据库 -SEER 中选择了一些男性患者，通过对并发症、疾病分期以及其他一些因素进行多变量分析或倾向性分析，结果出人意料，这些因素似乎对结论影响很小。最终，他们认为对这些疗效观察研究应当谨慎看待。如图 26-3 所示，他们注意到接受根治性前列腺切除术（radical prostatectomy，RP）的男性比无前列腺癌的男性有更高的校正生存率，提示与放疗组相比，这些预后良好的人群存在选择性偏差。

手术和放疗的疗效对比还遇到了另外的挑战，那就是重大的技术进步提高了放疗的准确性，并且还在不断发展。技术上的迅速进步促进了放疗剂量的提高，提升了治疗精度，再加上内分泌治疗的加入，使得在处理选择性偏倚时纳入这些因素到对比研究中非常具有挑战性。因此，虽然

有些回顾性研究显示手术的效果更好一些，但是固有偏倚令其有效性被质疑（Roach et al，2015；Wallis et al，2015，2016）。复杂的选择使前列腺癌的治疗决策充满了挑战。表 26-1 给出了我单位的具体思路和建议。

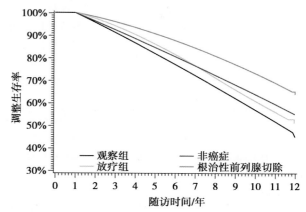

▲ 图 26-3 根治性切除术的患者生存率

图中可见，根治性切除的患者比无前列腺癌的人具有更好的生存率，说明选择性偏倚使得他们比接受放疗的人群具有更好的预后［摘自 Giordano SH，Kuo YF，Duan Z：Limits of observational data in determining outcomes from cancer therapy，Cancer. 2008 Jun；112（11）：2456-2466］

表 26-1　UCSF 前列腺癌放疗的首选方案和相对禁忌（2017）[a]

放疗种类	发表年份[a]	主要适应证	相对禁忌证
IGRT（影像引导放疗）[b]	1996 年之前	加强治疗前 / 后联合治疗 术后辅助治疗 术后挽救性治疗 较大的 TURP 腺窝缺损 其他治疗选择保险未涵盖 患者偏好	既往全剂量照射 患者偏好 局灶复发（倾向于病灶治疗） 技术问题（如过大而无法进行 CT，但适合 BT） 炎症性肠病或结缔组织疾病 多次就诊依从差
PPI（永久性前列腺内置入）BT（近距离放疗）	1996	低风险或中等风险患者的单一疗法 临床 T1-T2 期患者 IMRT 治疗的加强 IMRT 后复发的局部挽救 PPI 后复发后的局部挽救 患者偏好	不适合麻醉 无法中断抗凝治疗 严重耻骨弓干扰（PAI） TURP 缺损过大 基线泌尿症状严重（如尿潴留）
HDR（高剂量）BT	1999	低风险或中等风险患者的单一疗法 临床 T1-T3 期患者 IMRT 治疗的加强 IMRT 术后复发的局部挽救 PAI 而无法行 PPI 治疗 中央叶过大而无法行 SBRT 保险禁止 SBRT 患者偏好	不适合麻醉 无法中断抗凝治疗 严重 PAI TURP 缺损过大 基线泌尿症状严重（如尿潴留）

放疗种类	发表年份 [a]	主要适应证	相对禁忌证
SBRT	2005	低风险或中等风险患者的单一疗法 临床 T1-T4 期患者 IMRT 治疗的加强 IMRT 后复发而不适合进行 BT 挽救的局部挽救 由于局部晚期疾病而存在梗阻的患者（如快速进展） 患者偏好（如由于方便）	过大的中央叶 无法坚持平躺 45 分钟（如震颤） 由于金属伪影（如髋关节置换、PPI 粒子的存在）导致定位不佳 粒子位置不佳（"太近"） 不在保险范围内 协议要求其他治疗

[a] 在 UCSF 开始的大致时间。

[b] 使用常规分割或大分割。"首选"一词反映出在放疗中，临床上的细微差异都会影响放疗方式的选择和应用。当然有时医生会直接向患者推荐其他的方式，表格中的这些"首选项"是常用和惯用的一些。众所周知，为了治疗的连续性和预期疗效可以联合多种治疗，他们很可能出自表格中这些顶尖放射肿瘤临床专家们所钟爱并常用的治疗方式。

摘自 Halperin E, Wazer DE, Perez CA, et al: Perez & Brady principles and practice of radiation oncology, 7th ed. Philadelphia, PA: Wolters Kluwer; 2019。

前列腺特异性抗原（prostate-specific antigen, PSA）控制率在同时期的高剂量率放疗和手术之间似乎非常相似（Jabbari et al, 2010; Kupelian et al, 2004; Stone et al, 2009; Grimm et al, 2012）。近期完成的几个比较 RRP 和放疗的前瞻性 III 期临床试验都未能得出显著性差异的结论，尽管在短期和长期毒性发生率上确实存在差异（Hamdy et al, 2016; Lennernas et al, 2015）。

有些患者通过查体一度认为疾病得到了局部控制，但是 PSA 或组织活检却提示实际上仍旧有肿瘤残留（Crook et al, 2000）。虽然治疗后 PSA 的敏感性更高，但与组织活检相比，并不是治疗失败的特异性指标，因为局部复发和远处转移可能会相差一个分期。长期以来 PSA 都被看作是可靠的疾病状态评价指标，近几年其在放疗后的价值和局限性逐渐清晰（Roach et al, 2003, 2006a, 2007; Rodrigues et al, 2011; Morris et al, 2014; Michalski et al, 2012）。放疗后复发最普遍接受的标准是"Phoenix 定义"：PSA 水平高于放疗后最低值 2ng/ml（Roach et al, 2006b）。需要注意的是，手术后复发的判定阈值与放疗后的并不相同。虽然治疗后的 PSA 水平是监测生化复发的最敏感的指标，但治疗前 PSA 并不是重要的生存预测因子。

治疗前 PSA 重要性似乎比不上 Gleason 评分（GS）或 T 分期（Roach et al, 2007; Rodrigues et al, 2011）。GS 和 T 分期的重要性在放射肿瘤协作组（RTOG）主持的 III 期随机临床试验长期结果中被很好地证实（Roach et al, 2000）。一项多因素分析显示，Gleason 评分、临床分期、病理学淋巴结情况与疾病特异性生存期（Disease Special Survival, DSS）和总生存期（overall survival, OS）相关。这种危险分层系统已经成功在患者中用于预测总生存率（Roach et al, 2007）。而它的另外一个作用是确定内分泌治疗的对象以及使用时间。目前在前列腺癌的治疗中还有许多其他的危险分层方案也在广泛使用，但普遍接受的方案应该是美国综合癌症网络（NCCN）提出的分组标准（Carroll and Mohler, 2018）。

最近的研究也就此提出了问题，是否可以通过组织分型或基因分型来达到更合理的危险分层，来确定雄激素剥夺治疗（androgen deprivation Therapy, ADT）是否获益并指导其使用（Dalela et al, 2017; Ross et al, 2014; Zhao et al, 2017）。

A. "常规"放疗、三维适形放疗（3DCRT）及调强放疗（IMRT）

1. 常规放疗　20 世纪 60 年代末到 20 世纪 80 年代末，美国使用常规外照射放疗（external-beam radiation therapy, EBRT）治疗前列腺癌（Bagshaw et al, 1988）。照射野的布置主要依靠体表骨性解剖标志。现在看来，这种技术导致了大约 1/3 的患者靶区未能充分覆盖。CT 的出现提高了我们的定位能力，并且得以重建盆腔解剖结构，实现了更精确的治疗入路。据一些研究显示,老旧的外照射技术局部控制率预计因此可以达到 70%~90%。这些研究的终点主要基于一个临床指标:局部控制率。实际上,这些指标低估了真实的局部复发比例,因为对照组人群中存在隐性前列腺癌患者。

2. 3DCRT 和 IMRT　以下技术联合解决了准确实施高剂量照射的许多技术难题:①20 世纪 90 年代早期,CT 辅助定位及盆腔解剖重建技术的应用,实现了三维适形放疗(3DCRT);②20 世纪 90 年代中期,计算机优化算法改进了剂量适形性,实现了调强放疗(IMRT);③实时影像技术的出现,产生了影像引导 IMRT 或者称为 IGRT 的新技术,并且成为临床局限期前列腺癌的标准治疗(Boyer Butler et al,2001)。

B. Image-Guided Radiotherapy(IGRT)影像引导放疗(IGRT)

大多数 IGRT 技术需要泌尿科医生提前在前列腺内置入定位标记,一般是三个或更多不透 X 线的金属粒子(Millender et al,2004;Pouliot et al,2003;Schiffner et al,2007;Shinohara and Roach,2008)。标记的作用是在每次治疗前可以现场调整消除摆位误差和器官运动的影响,技师会在每次治疗前拍摄验证图像并与治疗计划的原始图像进行解剖结构对比(Shinohara and Roach,2008)。越来越多复杂的影像引导技术被开发出来,但并没有证据证明其优势,并且价格还异常昂贵,而且其中很少有支持 MRI 的(Langen et al,2003;Willoughby et al,2006)。因为 IGRT 可以实现更为精准的靶区照射,受照正常组织减少,所以毒性也就更少(Millender et al,2004)。因此,照射剂量就可以进一步提高,理论上也就能增高局部控制率。

▶剂量递增、调强、大分割、体部 SBRT

A. 剂量递增

在早期的 RTOG(9406)Ⅰ-Ⅱ期试验之后,更高的剂量(>70Gy)成为肿瘤放疗医生普遍接受的标准剂量(Beckendorf et al,2011;Bolla et al,2016;Michalski et al,2012)。然而迄今为止,高剂量放疗只在 PSA 生化复发上有所改善(Beckendorf et al,2011;Bolla et al,2016;dearnaley et al,2014)。

相比之下,ADT 治疗联合 EBRT 的结果似乎更有说服力(Williams et al,2011;Nanda et al,2014;Zelefsky et al,2013;Roach et al,2012)。RTOG 0815 是一项进行中的Ⅲ期临床试验,试图确定在使用高剂量放疗的情况下,是否可以省去 ADT 治疗。医学研究理事会(MRC)早期的一项研究显示,使用 ADT 并不排除适当增加放疗剂量的必要性(Dearnaley et al,2007)。Zapatero 及其同事进行的西班牙试验同样支持剂量递增和 ADT 都具有必要性(表 26-2)。

表 26-2　推荐的放疗和 ADT 方案

方案	低风险	预后良好的中风险	预后不良的中风险	高风险
主动监测	推荐	对高度选择的病例	仅适用于预期寿命较短的病例	仅适用于预期寿命极短的病例
放疗	PORT	PORT+ADT(4 个月)	WPRT+NHT(在选定的病例中应用至少 4 个月	WPRT
ADT	未指明	新辅助,同期 EBRT(4 个月)	新辅助(2 个月)、同期 EBRT ± 辅助治疗	新辅助(2 个月)、同期 EBRT+ 辅助治疗(24~36 个月)
其他				对年龄 <70 岁、有淋巴结转移的选定病例应用二代 ADT 治疗

ADT,雄激素剥夺疗法;EBRT,外照射放疗(external-beam radiation therapy);PORT,单纯前列腺放疗;WPRT,全骨盆放疗。

经 Halperin E、Wazer DE、Perez CA 等许可,复制:Perez & Brady principles and practice of radiation oncology,7th ed. Philadelphia,PA:Wolters Kluwer;2019。

虽然放疗剂量对疗效的贡献证据有限（Bekelman et al, 2015），但由于可以改善生化控制率（PSA），高剂量放疗成为标准方法，NCCN推荐剂量≤80Gy，每次2Gy（Mohler et al, 2010）。为了缩短治疗疗程减少费用，大分割（适当减少了治疗次数）和超大分割（大幅降低了分割数，5次甚至更少）治疗方案开始出现并逐渐普及（Morgan et al, 2019）。

B. 大分割放疗

随着 IGRT 的出现，放疗的精度大幅提升，可以配合影像引导，在前列腺实施很高剂量的照射，由于高剂量边界很小所以可以避免周围正常组织的损伤。大分割放疗方案的总剂量大幅降低，但等效生物剂量却基本相当甚至某些情况下还会更高。大分割方案缩短了放疗疗程，不但极大地方便了患者同时也减轻了医疗保障系统的开支。现在欧洲相当多中心和机构将大分割方案作为标准分割方案（Incrocci et al, 2016；Catton et al, 2017；Lee et al, 2016；dearnaley et al, 2016；Morgan et al, 2019）。CHIPP 试验的结果很有说服力，显示出 3Gy 20 次的治疗方案与常规分割 79Gy 效果相当。当然，必须强调，这些方案都只是针对前列腺局部的，对于那些可能需要选择性盆腔淋巴结预防照射的高危病例，则无法确定是否适当或充分。不过，也有初步研究结果显示，大分割照射在盆腔淋巴结是可行的（Dearnaley et al, 2019）。

C. 立体定向放疗

一种比较极端的大分割方案是 SBRT，有时也称作立体定向放射外科（stereotactic radiosurgery，SRS）或体部立体定向消融放疗（stereotactic ablative body radiotherapy，SABR）。（其实业内通常对 SBRT 和 SRS/SABR 的定义还是有一定区别，简单说后者一般单次量更大，次数更少甚至单次治疗，并且通常需要更加精准的体位固定/限制技术。也可以理解为前者属于大分割放疗，而后者属于超大分割放疗——译者注）。SBRT 越来越多应用于不同部位不同肿瘤病灶的治疗，尤其是局部早期病灶的根治性治疗。前列腺癌的 SBRT 通常采用 2~5 次的分割方案。随着定位精度的提高，SBRT 的边界剂量降低甚至达到了近距离照射才能达到的水平（见后继讨论）。（Descovich

et al, 2013；King et al, 2009；Gonzalez-Motta and Roach, 2017；Kishan et al, 2019a；Morgan et al, 2019）。

另外，有数个研究的数据值得期待，他们使用 SBRT 作为外照射后的推量手段，进行剂量递增放疗（Anwar et al, 2016；Kishan et al, 2018）。已发表的文献显示，SBRT 的 PSA 控制率与剂量递增的调强放疗或近距离放疗相似。表 26-1 总结了加州大学旧金山分校推荐的放疗首选方案和相对禁忌证。下面我们讨论质子和其他更特殊形式的外照射治疗。

▶其他放疗方式

A. 近距离放疗

这些治疗前列腺癌的外照射方式越来越普及，直到 20 世纪 90 年代末，随着 IGRT 和质子放疗（PBRT）的出现而达到了顶峰。除此之外，治疗前列腺癌的其他选择非近距离放疗（BT）莫属。近距离放疗最显著的优势是能够在小范围内给予非常高剂量的照射，而且只需要非常少的治疗次数。通过现代的影像技术可以直接显示出放射性粒子的放置位置，从而避免了开放性手术。经直肠超声引导下治疗技术也已经成为标准。永久性植入（PPI）使用低剂量率照射来达到很高的总剂量（Sahgal and Roach, 2007；Martinez et al, 1990）。而临时性置入通常总剂量不高剂量率却很高，所以称为高剂量率近距离放疗（HDRBT）。图 26-1 显示了一例我单位使用超声引导前列腺 ^{125}I 粒子永久植入治疗。^{125}I 是最常用的同位素，其他的还有铯和钯。

在某些医疗中心，会对中风险和高风险的患者联合使用外照射和插植放疗，以及内分泌治疗。然而，中风险患者可能只需要单纯放疗（只针对前列腺局部的治疗，不使用 ADT）就能得到满意控制。一项随机试验 RTOG 0232 的结论支持单独 PPI 而不需要 EBRT，单独接受 PPI 放疗的患者预后与 PPI+EBRT 的患者相似（Prestidge et al, 2016）。前列腺近距离治疗的支持者们普遍认为前列腺插植放疗的并发症发生率低于外照射，但生存质量（quality-of-life，QOL）评分的前瞻性研究发现，永久植入治疗的急性并发症发生率更高,而晚期并发症则与外照射相似（Sanda et al, 2008）。PPI 与 EBRT 联合使用可能会比单用更容易出现并发症（Prestidge et al, 2016）。

在一项 Ⅲ 期随机临床试验（ASCEND-RT）中,选取新诊断的中、高风险的前列腺癌患者,使用外照射 +LDR 近距离治疗作为剂量递增的方法与剂量递增外照射治疗（DE-EBRT）进行对比。DE-EBRT 组的生化复发数是 EBRT+ 近距离治疗组的大约 2 倍。然而,LDR-PB 组 5 年累计泌尿生殖系统毒性 ≥3 级（CTCAEv5）（需要保留尿管或尿失禁需要尿垫）为 18%,比 DE-EBRT 组多 3 倍。好在 3 级以上泌尿生殖毒性发生率似乎在 5 年开始下降,两组分别是 8% 和 2%。本研究提出了一个重要的理念:生化控制率的提高,必然要以相应程度的生活治疗下降为代价（Spratt et al, 2018a）。

相对于永久植入治疗,临时置入治疗（HDR）拥有降低医疗人员辐射暴露和可以补偿插值位置偏差而带来的高灵活性的优势（Pellizzon et al, 2003; Anwar et al, 2016）。高剂量率近距离治疗（HDR BT）更多应用于较晚分期的患者,部分原因是与 EBRT 联用时可以准确覆盖侵出腺体之外的病灶。铱 -192 是唯一广泛应用于 HDR 前列腺插植的同位素。根据现有数据,HDR 似乎是一种非常出色的治疗方式,并且作为首选的近距离放疗形式越来越普及（Peach et al, 2016; dearnaley et al, 2019）。

B. 中子、质子、重带电粒子

高能粒子束辐射指的是使用比常规 EBRT 中的光子或电子 LET 值更高的辐射。这类辐射包括中性重粒子（如中子）、带电粒子（如质子）,还有重带电粒子（如碳）。质子治疗理论上的优势是其剂量分布的适形能力（Peeters et al, 2010; Yu et al, 2013; Coen et al, 2011）。目前有两项前瞻性随机试验已经完成。第一项研究显示在晚分期的患者中局部控制率有显著改善,但无病生存、无复发生存或总生存情况无改善（hipley et al, 1995）。其他亚组的患者都没有获益,在混合射线治疗组,5 年直肠出血发生率显著增高（P=0.002）。第二个试验基本上是再次验证了早期的 X 线剂量提升试验的结论 –79Gy 照射剂量比 70Gy 的 PSA控制率高（Zietman et al, 2005）。

重粒子比如中子（或者碳）放疗吸引人的地方在于其氧依赖性较低。重带电粒子（如碳）同时拥有质子和中子的优点（更大的质量以及更小的横向散射）。此项技术早期的研究结果令人振奋,但样本量小,且随访时间相对短,设备也不普及（Forman et al, 2002; Dang et al, 2005; Mizoguchi et al, 2015）。近期,一项超过 2 000 例的碳离子放疗数据更新证实了其安全性和有效性（Dearnaley et al, 2019）。当然,还需要更长时间的随访和更多的研究尤其是随机试验,才能最终确定这几种放疗方式对长期生存的影响（Lazar et al, 2018）。

▶内分泌治疗和放疗

ADT 其地位以及如何联合放疗至今仍存争议。为了提高放疗疗效,ADT 曾经同期、新辅助（放疗前）、辅助（放疗后）联合放疗。虽然 ADT 的确切适应证和疗程长短尚无共识,但更多证据表明,低风险患者不会获益于 ADT,中风险患者会获益于短期内分泌治疗,而高风险患者则获益于长期内分泌治疗（Ludwig et al, 2015; Zapatero et al, 2015; Bolla et al, 2009; Roach and Thomas, 2012; Roach et al, 2012）。

最常用的或许也是最合理的短期内分泌治疗方案,是促黄体素释放素与抗雄激素联合进行雄激素阻断,放疗前 2 个月开始（新辅助）,并至少持续到放疗开始后的 2 个月,总共至少 4 个月（Pisansky et al, 2015; Roach et al, 2012）。

接受内分泌治疗的患者,放疗前的 ADT 好像更容易获益,无论是否全盆腔放疗（WPRT）。RTOG 9413 的远期结果很有趣,显示出 ADT 的时机似乎与选择性盆腔淋巴结预防照射存在某些关联:接受单纯前列腺放疗的患者从辅助 ADT 获益更多,前提是 WPRT 不能在放疗前进行（Roach et al, 2018）。多数高危患者（T3GS=7~10 或 GS=8~10）都需要接受 2~3 年促黄体素释放素的长期辅助 ADT 治疗,某些患者时间甚至更长（Jackson et al, 2016; Moul et al, 2011; Bolla et al, 2010; Roach et al, 2012）。表 26-2 总结了基于主流 Ⅲ 期试验结果的主要结论,分别包括短期、长期

ADT 和 EBRT。单用 ADT 不如 ADT 联合 EBRT 更有效（Warde et al，2011；Fossǎ et al，2016）。

A. 术后放疗及挽救性近距离放疗

1. 前列腺根治性切除术后放疗　局部和区域性术后放疗的目的是清除瘤床、前列腺周围组织以及区域淋巴结残留的镜下肿瘤病灶。具有一个或多个以下危险因素的患者需要术后放疗：①切缘阳性；②精囊腺受侵；③淋巴结受侵；④胞膜外浸润；⑤PSA 升高；⑥活检证实复发。放疗可以在证实复发之前实施，属于辅助治疗，也可以在证实了治疗失败（通常是检测到 PSA 的升高）之后进行，那就是挽救性治疗。

有些前列腺根治性切除后的患者局部存在肿瘤镜下残存，辅助性 EBRT 能够降低其局部复发率。有些泌尿科医生认为辅助放疗的风险超过了获益，所以不建议具有以上危险因素的患者接受放疗。这样或许避免了过度治疗，不过这很可能只是过去放疗技术陈旧、毒性统计数据偏高所造成的错误印象。当前的许多研究发现，得益于现代化设备和三维调强计划设计，其实放疗并发症发生率已经相当的低（Thompson et al，2009；Ghadjar et al，2015；Goenka et al，2011；Pollack et al，2018）。不过，由于放疗可能不利于改善术后尿失禁，所以仍然需要密切关注患者的泌尿系统体征（Zaffuto et al，2017）。

主流的Ⅲ期临床试验始终显示辅助放疗存在生化和临床复发的延迟，随访时间最长的一个实验数据显示，辅助 EBRT 的相关死亡率低于事后挽救放疗（Bolla et al，2012b；Wiegel et al，2014；Thompson et al，2009）。另外，随着现代超灵敏 PSA 检测用于术后监测，两者孰具优势仍需确认。此类研究中最大的 EORTC 22911 发布的长期数据更新，比较了辅助 / 早期挽救治疗及晚期挽救治疗，显示除了 PSA 控制具有优势外，并没有远处转移率和疾病相关生存及总生存的显著改善（Bolla et al，2012a）。这些研究的结论与那些回顾性研究最终一致，提示在临床复发前进行术后早期治疗的患者，比复发后接受挽救治疗的拥有更好的无病生存期（disease-free survival，DFS）、无远处转移时间以及无生化复发时间（Nudell et al，1999；Valicenti et al，1999）。而这些

活检证实复发的患者，只有一半能够在 3 年内成功挽救治疗（Rogers Grossfeld et al，1998）。

术后生化复发的患者，只有挽救放疗这一条根治途径。Stephenson 的学者通过长期随访更新，制订了一张列线图，可以合理评估多数接受挽救 EBRT 患者的总体有效性（Tendulkar et al，2016）。总体上，只有 25% 的患者长期治愈，而其中一些亚组却表现突出。比如，那些 EBRT 前 PSA<0.5ng/ml 且倍增时间长（>6 年），切缘阳性但无精囊腺及淋巴结受侵的患者，接受常规剂量放疗和 ADT 治疗后，其 6 年无进展生存率可以达到 80%。Stephenson 列线图最近更新的数据显示，在 PSA 升高超过 AUA 定义的 RRP 术后复发标准之前（如 PSA 0.05~0.2ng/ml），尽早进行挽救治疗更有可能获益。证据来自以下观察结果：挽救放疗之前 PSA 较低的患者长期 PSA 控制率更高，并且 PSA 低于 0.2 的那些患者最佳，说明这种关联性没有最低阈值限制（Tendulkar et al，2016）。

总之，由于多数复发发生在吻合处，术后放疗一直以来只针对前列腺瘤床，但是选择性淋巴结照射，在那些病理学淋巴结阴性的患者能否获益，尤其是高危组（如 Gleason score 8+ 或 pT3+）或淋巴结清扫不充分的，仍是争议焦点。曾经有回顾性研究表明，与单独 ADT 治疗相比，盆腔淋巴结照射可能改善预后（Pozzo，Da et al，2009；Spiotto et al，2007）。RTOG 0534 的初步结果支持在挽救治疗时加入盆腔淋巴引流区照射存在一定价值（Pollack et al，2018）。RTOG 0534 是一项Ⅲ期临床随机试验，目的是评价在接受挽救性的前列腺瘤床照射和短期 ADT 治疗期间，加入盆腔淋巴引流区照射是否能够获益，并且得出阳性结论，证实加入全盆腔淋巴结照射可以获得无进展生存期（progression-free survival，PFS）优势。

列线图和基因分析正越来越多地应用于前列腺切除术后的预后预测和治疗指导。然而，这些研究中也存在许多混杂因素影响，比如选择性偏倚、缺乏随机、生化控制率较短的 5~10 年时间窗，以及转移性疾病的 5 年（Tendulkar et al，2016；den et al，2015；Spratt et al，2018b）。显而易见，还需要进一步的研究来找到合理的方法，从而筛选

出能够获益的患者给予更积极的治疗（Chan and Roach，2016）。

2. 放疗后失败及挽救治疗　虽然多数放疗后局部复发的患者会接受 ADT 治疗，也有少数手术切除，但其中很多可能适合挽救性放疗（Kimura et al，2010；Aaronson et al，2009；Lee et al，2007）。有些研究的并发症发生率很高（Nguyen et al，2009），很可能是受到技术因素及操作者本身影响，加之挽救病例的样本异质性而使其变异很大。RTOG 近期开展了一项 EBRT 失败后近距离挽救放疗的 Ⅰ-Ⅱ期试验（RTOG 0526），3 级不良事件发生率 14%，没有 4/5 级毒性，总体风险可以承受（Crook et al，2019）。同样，近距离放疗失败和 EBRT 失败也有可能使用 SBRT 挽救治疗（ASTRO，2018）。挽救治疗后的泌尿生殖毒性，发生率与再程照射野（reirradiation field）相关：是单侧也就是局限于腺体中线的一侧，还是中央型也就是照射野越过了中线需要跨中线放疗。除了 EBRT 治疗后失败的挽救治疗，近距离放疗也有可能适合某些近距离治疗后复发的患者（Hsu et al，2013）。

最后，认为放疗失败的患者无法手术的观点是不对的，前列腺切除也可作为挽救治疗的手段。当然，放疗后手术并发症发生率会更高一些，但完全可以通过合理的患者筛选以及外科经验得以控制。

B. 前列腺癌的放疗并发症

放疗过程中，许多患者会出现尿频尿急和不断加重的尿失禁，偶尔会发生尿潴留。α1 抑制剂坦洛新对急性泌尿生殖系统症状效果良好（Prosnitz et al，1999）。接受全盆照射的患者，可能出现轻度的腹泻，但中重度的晚期毒性与前列腺局部照射的患者类似（Pinkawa et al，2008，2010）。尿失禁通常与经尿道前列腺切除手术相关。2%~10% 的患者会出现血尿及输尿管狭窄，不过一般都不严重且通常是自限性的。约 10% 患者会有轻度、自限性的直肠出血，与剂量及照射体积有关，恶心是较少见的不良反应，与照射野的上界水平相关，可以通过药物缓解。常规 EBRT 之后，大便失禁并不常见，约有 10% 的患者会由于直肠刺激而出现里急后重（Lukka et al，2005）。

虽然，额外的盆腔淋巴引流区照射会增加治疗相关毒性的担忧一直存在，但回顾性分析并没有发现显著的变化（Melotek et al，2015；Roach，2018）。

勃起功能障碍是最令人不安的也是关注最多的远期并发症，可能与照射剂量和体积相关（Rivin del Campo et al，2013）。30%~40% 的患者放疗后新发勃起功能障碍，而且很可能与阴茎尿道球所受的照射剂量密切相关（Roach et al，2010）。一项颇大规模的前瞻性试验结果显示，EBRT 后的性功能障碍可能比近距离放疗后要少一些，但两者都比根治性前列腺切除和冷冻治疗造成的影响要小（Sanda et al，2008）。除此之外，许多患者在放疗后还经历了性生活频率和质量的下降，还有许多人发现精液容量减少。而且，随着时间推移，远期放疗反应导致的正常组织损伤加上自然衰老，性能力还会继续下降。

相对于 3D-CRT，近距离放疗的毒性更常见持续时间也长（Wilt et al，2008；Mohammed et al，2010；Rodda et al，2017；Hsu et al，2010；Sanda et al，2008）。狭窄总是比较常见，2%~20% 的患者发生过急性梗阻。ASCEND-RT 试验的结果显示，尽管近距离放疗患者的 3 级以上淋病奈瑟球菌毒性累积发生率较高，但在最后，与仅接受 EBRT 治疗的患者没有显著差异（Rodda et al，2017）。虽然放疗后需要尿片的尿失禁患者不是很多，但其中超过 50% 的患者接受过经尿道前列腺切除。近距离治疗后的直肠毒性比例应该会小于 3D-CRT（Sanda et al，2008；Alexianu and Weiss，2000）和外科手术（Donovan et al，2016）。

非前列腺的泌尿生殖系统肿瘤

▶尿路肿瘤

尿路上皮癌（UC）从肾脏到阴茎尿道，在整个尿路都可以出现。多数 UC 是膀胱原发肿瘤，上尿路来源侵犯肾盂的只占 5%（Muñoz et al，2015）。放疗在 UC 治疗中的作用因位置而异，从姑息治疗到根治治疗，可以单独使用也可以与手术和化疗联合。联合治疗可以显著改善患者的生存质量，尤其是肌层浸润的膀胱癌和阴茎癌，器

官保留非常重要。在本节中,我们将回顾 EBRT
和近距离放疗在尿路恶性肿瘤常规治疗中的
应用。

▶膀胱癌

如果缺乏足够的局部控制,膀胱癌将会自由
生长和侵袭,最终开始远处转移。多数(85%)膀
胱 TCC 患者在确诊时是黏膜浅表病变(Ta、T1
期)。这些原位的 TCC 却有着更强的侵袭性,更
容易侵犯肌层也更容易复发(Wolf et al, 1994)。
如果联合膀胱内灌注免疫治疗(卡介苗)或化疗
(如丝裂霉素),总体复发率比单独经尿道膀胱肿
瘤切除(transurethral resection of bladder tumour,
TURBT)下降了约 30%(Smith et al, 1999)。即
使加入了额外治疗,5 年之内仍有高达 20%~40%
的患者出现进展(Holmäng et al, 1999;Cheng et
al, 1999)。

肌层浸润性病变(T2-T4 期)发生转移扩散
的概率大幅增高,从而导致相关性死亡。遗憾的
是,大约一半被诊断为肌层浸润性 TCC 的患者
在活检时已有肿瘤播散,只不过当时是隐匿的。
据报道,早期(T1-T2a 期,N0)的 5 年生存率高
达 60%;然而,更晚期的肿瘤(T2b-T4 期,N+),
则会降至≤40%(Stein and Skinner 2003;Stein et
al, 2001;Knap et al, 2003)。晚期全身性进展最
常见的是肺转移,而出现局部复发直接造成生存
率下降,提示细胞毒辅助化疗(adjuvant cytotoxic
chemotherapy)还是非常重要(Dalbagni et al,
2001a;Stein et al, 2001a)。经过几十年单一和双
联治疗的失败,目前尝试联合细胞毒性化疗、放疗
和 / 或手术(也称为"三联疗法"治疗)来提高生
存率,并尽可能保留器官。

A. 膀胱癌 EBRT

原位(Tis 期)和表浅性(T1 期)膀胱癌不需
要外照射。德国埃尔兰根大学的研究人员提出
了 TURBT 后 EBRT 或 EBRT 联合化疗(EBRT/
CT,其中 CT 方案为顺铂或卡铂 + 氟尿嘧啶)治
疗高风险(T1G3、T1G1~2 合并 Tis、多发或肿
瘤直径 >5cm)或多发、复发性浅表性膀胱癌的
方案(Weiss et al, 2006)。 初次 TURBT 后 4~6
周接受 EBRT 或 EBRT/CT 治疗的患者中,88%
(121/137)的患者在再分期时发现完全缓解。未
达到完全缓解的患者(16/137,12%)立即进行
膀胱切除术。完全缓解患者的 5 年、10 年 DSS
和 OS 率分别为 89%、75%、79% 和 53%。 当仅
对 T1G3 肿瘤患者评估时,5 年和 10 年的 DSS
和 OS 率分别为 80%、64%、71% 和 47%。 与 T1
期膀胱癌一期膀胱切除术的结果相当(Honma et
al, 2004;Shariat et al, 2006;Amling et al, 1994,
2001)。值得注意的是,EBRT 联合化疗的患者
5 年 DSS 率显著高于只接受 EBRT 的。这发现
很令人振奋,然而能够证实 EBRT 联合化疗具有
额外优势的随机临床试验尚待开展。Harland 及
其同事的一项 Ⅲ 期随机试验报道,辅助 EBRT 对
T1G3 膀胱肿瘤的进展时间、PFS 及 OS 没有带来
益处(Harland et al, 2007)。

许多泌尿肿瘤学家认为放疗在 TCC 治疗中
仅限于不适合手术的患者,用于缓解局部晚期、
不可切除的肿瘤(Balar et al, 2011)。许多人认为
根治性膀胱切除术(RC)是美国复发性浅表性和
原发性肌层浸润性 TCC 的金标准,尽管缺乏强有
力的证据支持(Shipley et al, 2003;Maarouf et al,
2011)。

事实上,最近的研究表明,对于 TCC 患者,保
留器官的联合治疗比 RC 效果更好(Siracusano
et al, 2018;Royce et al, 2019)。对于肌层浸润
的 TCC,4 个随机临床试验对比了术前 EBRT
(≤50Gy)+ 膀胱切除术与一线 EBRT(60Gy)+
复发后(挽救性)膀胱切除,其中 3 个试验证实
了两种方案的远期生存率是相似的,只有一个试
验显示手术组具有显著获益(Balar et al, 2011;
Bloom et al, 1982;Shelley et al, 2001;Miller
1977)。并且,即便试图保留膀胱的治疗失败后,
挽救性膀胱切除术后的 5 年、10 年生存率或转
移率似乎并没有显著变化(Cooke et al, 2000;
Horwich et al, 1995;Petrovich et al, 2001)。

通过联合治疗在不影响治疗效果的情况下实
现器官保留,已成为许多恶性肿瘤的主要治疗方
式,包括了乳腺癌、食管癌、喉癌和肛肠癌。对于
一些肌层浸润性 TCC 患者,由于已证实挽救手术
的疗效并未下降,那么保留器官自然成为合理和
适当的首选方案。

B. 肌层浸润性膀胱癌的联合治疗模式（TURBT、化疗和 EBRT）与器官保留

保留膀胱的治疗方案为一部分侵袭性 TCC 患者提供了另一种选择，而且不会降低生存期。这个方案中，患者的筛选是极为重要的。由于最终可能需要进行挽救性膀胱切除术，因此适合一线手术治疗的患者可以考虑这种选择。放化疗联合治疗的最佳方案目前仍有待确定。

许多评估保留膀胱的综合治疗的前瞻性随机试验已经完成。总的来说，这些试验的保留膀胱策略，一般是先做根治性 TURBT，续以诱导化疗，然后可以选择做或不做疗效评估（Zietman et al，2003；Shipley et al，2003）。临床完全缓解的患者，

继续接受当前保留膀胱治疗；其余所有患者都推荐根治性手术切除。TURBT 是否完全缓解（显性完全缓解与隐性完全缓解），显著影响挽救性膀胱切除术的比例。表 26-3 总结了同时期保留膀胱的联合治疗的试验结果。这些结果与手术治疗的结果相当，这说明选择的患者中主要包括了老年和体弱的患者。

数千名患者在 EBRT 期间参加了各种细胞毒性药物的随机试验，进行疗效和安全性评估。化疗的时机也已经明确。与序贯给药相比，同步放化疗可以提供更高的完全缓解率（Shipley et al，1998；Coen et al，2019；Kaufman et al，2009；Shelley et al，2001）。以顺铂为基础联合氟尿嘧

表 26-3　局部进展期 TCC 保留膀胱的联合治疗的研究对比

系列（第一作者，发表年）	治疗方案 [a]	CR 率 [b]	5 年 OS/ 其他结果指标
RTOG 8512（Shipley，1987）	CDDP vs EBRT	66%	52%
RTOG 8802（Tester，1993）	MCV vs CDDP vs EBRT	75%	51
Erlangen（Sauer，1998）	CDDP/Carbo vs EBRT vs 单纯 EBRT	80% vs 57%	69%~57% vs 47%
RTOG 8903（Shipley，1998）	± neoadj MVAC 后 CDDP vs EBRT	59%	49%
Spain（Arias，2000）	neoadj MCV 后 CDDP vs EBRT	68%	48%
SWOG（Hussain，2001）	CDDP vs 5-FU vs EBRT	49%	32%/45%（拒绝手术）
RTOG 9906（Kaufman，2009）	TAX vs CDDP vs bid EBRT	81%	56%
MGH（Efstathiou，2012）	多种化疗 +max TURBT 后 EBRT	72%	50%/DFS（64%）
BC 2001（James，2012）	EBRT+CT vs 单纯 EBRT	N/A	48 vs 35%/ 局部侵犯的 DFS（77% vs 66%）
RTOG 0233（Mitin，2013）	Bid+ 紫杉醇 -CDDP 或氟尿嘧啶 -CDDP	72% vs 62%	71% vs 75%/ 保留膀胱（67% vs 71%）
RTOG 8802、8903、9506、9706、9906、0233（Mak，2014）	多种化疗和 EBRT 方案	10 年时 14% mic	57%/DFS 71%
RTOG 0712（Coen，2019）	Bid+CDDP/ 氟尿嘧啶 vs qd+ 吉西他滨	88% vs 78%	N/A/~75% 保留膀胱生存

[a] 所有患者在诱导治疗前接受 TURBT。

[b] 在诱导治疗后的膀胱镜检查中。

Bid，2 次 / 日；Carbo，卡铂；CDDP，顺铂；CR，完全缓解；DFS，无病生存期；EBRT，外照射放疗；5-FU，氟尿嘧啶；GEM，吉西他滨；MCV，甲氨蝶呤、顺铂、长春碱；mic，肌层浸润癌；MVAC，甲氨蝶呤、长春碱、多柔比星、顺铂；neoadj，新辅助；OS，总生存率；Pax，紫杉醇；qd，1 次 / 日；RTOG，放疗肿瘤学小组；Pax，紫杉醇；TCC，移行细胞癌；TMaB，曲妥珠单抗；TURBT，经尿道膀胱肿瘤切除。

26

啶（5 FU）、紫杉醇或吉西他滨似乎在耐受性、放射增敏和细胞毒效应等方面都比较适合联合治疗（Kaufman et al, 2009; von der Maase, von der et al, 2005）。以铂为基础的化疗方案与 EBRT 同时使用，其耐受性良好，并可显著改善远处转移和 OS。而额外的新辅助化疗对完全缓解率、无转移生存期或 OS 并无改善，且与较高的发病率和死亡率相关（Tester et al, 1993; Eastham et al, 1996; Shipley et al, 1998）。吉西他滨和紫杉烷类对 TCC 也表现出显著的单药活性。对顺铂和紫杉醇联合 EBRT、继以吉西他滨和顺铂的辅助治疗的评估，显示其毒性可接受，且完全缓解率非常出色，达到了 81%（Kaufman et al, 2009）。对于诱导治疗阶段达到完全缓解的患者（化疗后膀胱镜检查时），随后进行巩固性放化疗，其长期、无病、总体和无转移生存率都与根治性膀胱切除术相当。

如表 26-3 所示，5 年生存率通常超过 50%，生存患者中近 2/3 维持良好的膀胱功能。为缓解治疗相关的并发症而行膀胱切除术的发生率很低（Zietman et al, 2001）。通过这些保留器官治疗策略实现的总生存率和无转移生存率与一期根治性膀胱切除术相似（Nichols et al, 2000; Stein et al, 2001; Zietman et al, 2003）。这一发现表明，总生存率取决于诊断时是否存在隐匿性远处转移。由于远处转移率限制总生存率，这突出了优化全身治疗方案、更好地筛选可能获益的患者的必要性。

放化疗后，20%~30% 的患者在再分期膀胱镜检查和 TURBT 时会发现肿瘤残留。此外，还有 20%~30% 达到完全缓解的患者发展为新的或复发性 TCC。这些肿瘤通常有一半是浅表的，一半为浸润性。无论是否进行膀胱灌注化疗，持续、浅表的复发 TCC 均可通过 TURBT 成功治疗。浅表复发患者的疗效与获得完全缓解的患者相当。浸润性复发可通过及时的膀胱切除术来控制。挽救性手术并不降低总生存率（Dunst et al, 2002; Rödel et al, 2002; Zietman et al, 2001）。虽然在浅表性复发的患者，其总生存率没有差异，但复发根治后其 5 年存活率仍比不上没有复发的。

C. 改善治疗结果

1. **剂量递增 / 加强以及预后预测因子**   TCC 的 EBRT 可能存在剂量 - 效应关系。为了达到更高放疗剂量，需要更复杂的治疗计划和技术能力，从而可以保护小肠和直肠。基于解剖学的图像引导 EBRT 具有多个优势，包括精准靶区定位，安全提供更高剂量的辐射，以及最小化正常组织毒性。图像引导适形 EBRT 的重要性已经在前列腺癌一节进行了讨论。这里，再次强调精确性的重要，包括适应器官运动和患者摆位。与前列腺和其他盆腔恶性肿瘤一样，来自周围小肠和直肠的外部压力，以及膀胱内尿量的变化均会导致膀胱位置显著的变化（Pos et al, 2003; Langen and Jones, 2001）。有一种新技术，通过放置基准标记，配合实时成像功能实现精确放疗，可能具有良好的应用前景（Shimizu et al, 2000）。TCC 治疗的小肠保护，也为诱导放化疗未达效果的患者保留了远期进行尿流改道的选择余地。

2. **其他方法**   其他剂量强化的方法包括近距离放疗和调整分割方案。然而，NRG/RTOG 0712 的结果显示（Coen et al, 2019），当放疗与氟尿嘧啶 - 顺铂或每日的吉西他滨联合应用时，2 次 / 日的治疗似乎并没有产生更好的效果。有些欧洲中心通常会在 EBRT 之外，还使用组织间插植放疗来治疗 TCC，据报道局部控制率为 70%~90%，且膀胱功能保存良好，治疗相关毒性低。然而，由于缺乏比较治疗效果和毒性的前瞻性随机试验，组织间插植放疗尚不能作为 TCC 的标准治疗。正如我们在对放疗一般原则的介绍部分中所讨论的，通过改变分割方案来增加剂量，能够提供更高的有效放疗剂量，进一步提高了治疗效率（Kaufman et al, 2000; Sangar et al, 2005; Hagan et al, 2003; Housset et al, 1993）。积极的剂量强化方案能带来更高的完全缓解率，尽管也可能带来相应的毒性。需要更长时间的随访数据来全面评估疗效和安全性。

已经有一些研究评估了表皮生长因子受体（EGFR）和 Her-2/neu 在膀胱癌中的表达。免疫组化染色显示 Her-2/neu 在 40%~80% 的肿瘤中过表达。关于表达和疗效以及预后之间的关系目前仍存争议。有研究评估了 EGFR 和 / 或 Her-2 联合化疗和放疗的耐药性和治疗效果（Chakravarti et al，2005）。EGFR 的表达似乎是肌层浸润性 TCC 的良好预后因素，并与较高的绝对生存率和疾病特异性生存率显著相关（分别 $P<0.044$ 和 $P<0.42$）。EGFR 的高表达还与远处转移发生率降低相关。Her-2 的表达与放化疗反应率降低显著相关。与其他研究的结果不同，p53 和 p16 的表达水平对预后无影响（Muro，del et al，2004）。体外实验证实，EGFR 和电离辐射之间的协同效应可增加细胞凋亡（Maddineni et al，2005）。这些发现对诊断和治疗的潜在意义仍有待进一步阐明。最新的研究显示，免疫系统可能在决定患者的预后中发挥关键作用（Efstathiou et al，2019）。通过结合生物标志物来改进患者选择具有良好的研究前景，有待于前瞻性随机试验的验证（Forker et al，2015；Choudhury et al，2010）。

D. 膀胱癌的放疗毒性

放化疗期间的相关毒性主要影响膀胱、直肠以及小肠。急性肠炎和膀胱炎是大多数患者的常见并发症，通常症状轻微，对症治疗即可。有不到 10% 的保留器官治疗的患者会发生严重的骨髓毒性。根据报道，慢性膀胱功能障碍的发生率高达 10%，但症状性膀胱容量下降并不多见（Fokdal et al，2004；Rödel et al，2002；Efstathiou et al，2012）。慢性、中度的直肠和小肠损伤分别为 3%~4% 和 1%~2%，5 级死亡的比例为 ≤1%（Lee et al，2014）。随着适形放疗技术的更广泛应用，预期毒性可能会进一步下降。

▶ **肾癌、肾盂和输尿管癌**

过去，EBRT 很少参与肾细胞癌（renal cell carcinoma，RCC）的一线治疗。现在，RCC 的治疗中应用了先进的放疗技术和新的治疗方法。活体和体外实验表明，尽管对常规分割 EBRT 的放射敏感性较低，但结果确实存在变化（Ning et al，1997；Altoos et al，2015；Zhu et al，2012）。随机试验未能显示术前或术后放疗对生存期或无复发生存期的益处（Werf-Messing，van der et al，1982，1988；Spera et al，1988，n. d.；Aref，et al，1997；Rost and Brosig，1977；Kjaer et al，2009）。近期的回顾性研究优化了患者筛选并采用现代的 EBRT

技术，证实了在局部复发风险较高（T3a、T3c 期）的患者中进行术后 EBRT 是可以获益的（Spera et al，1988；Aref et al，1997；Parashar et al，2014）。立体定向体部放疗（SBRT）能够对肾肿瘤提供大分割高剂量辐射，似乎可以完全克服 RCC 的放射抵抗。使用 SBRT 治疗非手术患者的原发性 RCC，初步研究显示出良好的局部控制率（Amini et al，2015；Sheehan et al，2003；Teh et al，2007；Smith et al，2018）。

同样，支持 EBRT 对肾盂或输尿管癌获益的研究也很少。一些研究表明，肾输尿管切除术后放疗在 T3-T4 期、N0 的患者或淋巴结阳性的患者，可能在局部控制上获益（Nikolaev and Benda，2016；Amini et al，2015；Chen et al，2011）。而姑息性 EBRT 对转移性 RCC、肾盂癌和输尿管癌有一定作用（Nikolaev and Benda，2016）。姑息性放疗可有效缓解骨转移引起的疼痛，缓解脑转移、脊髓和神经根压迫或侵袭引起的神经系统症状（Chen et al，2011；Ganju et al，2018；Teh et al，2007）。SBRT 在缓解 RCC 颅内和颅外转移方面也取得了很大的成功（Smith et al，2018；Sheehan et al，2003；Amini et al，2015；Nguyen et al，2010）。

尿道癌

原发性尿道癌在男性和女性中均非常罕见。SEER 数据库在 1973—2002 年仅确定了 1 615 例病例（Swartz et al，2006）。因此，关于危险因素的研究比较有限，尚无最佳诊疗的共识。最常见的病理类型似乎是鳞状细胞癌，其次是腺癌和 TCC（Grigsby，1998；Swartz et al，2006）。远端或前尿道病灶似乎比近端或后尿道的预后更好（DiMarco et al，2004；Eng et al，2003）。

▶ **女性尿道癌**

尿道腺癌在女性泌尿生殖系统癌症中占比不到 1%，使用 SEER 数据库的回顾性分析表明，年龄调整后的年发病率低于百万分之 1.5（Swartz et al，2006；Dayyani et al，2014）。患者的个体治疗策略主要基于肿瘤大小和位置；然而，无论采用何种治疗，预后仍然较差（DiMarco et al，2004；

Grigsby, 1998; Eng et al, 2003)。

远端尿道的小病变可以手术切除，但效果有限（DiMarco et al, 2004）。EBRT 和近距离放疗可以替代手术，治疗小于 1cm 的早期尿道癌。对于较大的病灶，或浸润周围组织的病变，建议术前对腹股沟、髂外和下腹部淋巴结进行 EBRT 放疗（Grigsby, 1998）。阴性淋巴结可给予 45~50Gy 的预防照射，受累的淋巴结都要额外增加 10~15Gy。而瘤体则缩野加量至 60~70Gy。

累及后尿道的肿瘤常累及膀胱，而淋巴结受累的发生率也较高。局部晚期肿瘤可通过术前放疗和手术切除来控制（Dalbagni et al, 2001）。如果条件允许，早期病变可采用手术切除联合术后 EBRT，也可以单独 EBRT 治疗，也有研究中联合使用近距离放疗和 EBRT（Kuettel et al, 1997; Bagshaw et al, 2015; Grigsby, 1998）。目前局部控制率仅为 20%~30%，且 5 年生存率较低。术前 EBRT 的剂量通常为 45~50Gy。术后放疗及根治性放疗，对盆腔及阴性淋巴结给予 45~50Gy 的剂量，对受累的淋巴结额外增加 10~15Gy。对整个阴道黏膜表面给予 60Gy 的总剂量，最后通过近距离治疗对原发肿瘤提供 70~80Gy 的总剂量（Libby et al, 2010; Chen et al, 2011; Parisi et al, 2007; Grigsby, 1998）。对于局部进展期患者，积极的综合治疗取得了一些成功（Nicholson et al, 2008）。

尿道狭窄是放疗中最常见的并发症。尿失禁、膀胱炎、阴道萎缩和狭窄也可能发生。辐射或肿瘤坏死引起的肠瘘和小肠梗阻并不常见（Sharma et al, 2016; Magnuson et al, Shaves 2011）。

▶阴茎癌和男性尿道癌

手术始终是阴茎癌的首选治疗。虽然相当有效，但无论是阴茎部分切除术还是阴茎全切术都不是理想的选择，特别是从患者的生活质量来看。许多研究表明，阴茎切除术后男性患抑郁和自杀的风险显著增加（Sarin et al, 1997; Simpson et al, 2018）。因为阴茎癌的发病率很低，目前还没有对各种治疗方式进行比较的随机试验得以完成。考虑到阴茎切除术的实施率和挽

救性手术的高成功率，对于合适的患者，可以首选单独放疗来保留器官（Sarin et al, 1997; delannes et al, 1992; Mazeron et al, 1984; Soria et al, 1997; Ornellas et al, 1994）。虽然病例的相对缺乏限制了标准化放疗方案的发展，但根据单机构回顾性分析和荟萃分析的结果，控制原发性肿瘤所需的最小剂量为 60~65Gy（Rozan et al, 1995; Hasan et al, 2015; Sarin et al, 1997）。谨慎选择患者对保留阴茎的成功很重要；最佳的选择是位于尿道末端、高中分化且直径 ≤4cm 的肿瘤（Hasan et al, 2015; Sarin et al, 1997; Horenblas et al, 1992）。虽然难以进行大规模的随机研究，但荟萃分析表明，一期手术和近距离放疗的局部控制和预后相近（de Crevoisier et al, 2009; Hasan et al, 2015; Sarin et al, 1997; Rozan et al, 1995; Ornellas et al, 1994）。

EBRT 和插植放疗均可用于治疗阴茎病变。如果既往未行包皮环切，则在放疗前要进行，因为治疗期间的炎症和肿胀会导致严重的包茎而可能需要手术干预。阴茎头和阴茎远端的小浅表病变可用深部 X 线或低能电子束治疗。较大的、侵犯阴茎、阴茎尿道和尿道球的病灶应给予 EBRT 或 EBRT 后插植加量。初始近距离放疗需要达到剂量 >65Gy（Hasan et al, 2015; Cordoba et al, 2016; Crook et al, 2005; Kellas-Sleczka et al, 2015）。除了原发病灶十分浅表的情况外，所有患者都需要双侧腹股沟和盆腔淋巴结 45~50Gy 的预防性照射。可触及的和临床可疑的淋巴结给予 65~70Gy。据报道，局部失败率为 15%~37%（Rozan et al, 1995; Sarin et al, 1997; Rouscoff et al, 2014; Kellas-Sleczka et al, 2015; Soria et al, 1997）。不同的是，前列腺部尿道病变的处理方式参照前列腺癌的方案。

尽管局部控制率良好，但尿道癌容易全身转移，导致远端和近端尿道肿瘤的 5 年生存率分别为 55% 和 15%（Robinson et al, 2018; Salami and Montgomery, 2017; d'Ancona et al, 2004; Crook et al, 2005）。新辅助化疗、放疗和挽救性手术相结合是多数晚期病变的治疗策略。与其他部位的器官保留策略类似，同步放化疗也已用于进展期病变（Robinson et al, 2018; Salami and Montgomery,

2017；d'Ancona et al，2004；Crook et al，2005）。

关于治疗毒性，急性的短暂的症状包括阴茎皮肤敏感、潮湿和剥脱、尿频、尿急、尿痛、遗尿和间歇腹泻（Crook 2017；Robinson et al，2018）。软组织坏疽、纤维化和包茎是阴茎放疗的剂量限制性并发症。尿道和/或尿道口均狭窄是阴茎和尿道放疗最常见的并发症，两者均与剂量和技术密切相关。有症状的狭窄适于尿道扩张治疗，严重者需要进行尿道切开（Dayyani et al，2014）。尽管性行为在放疗期间几乎一律中断，放疗后大多数患者的性功能保持完好或仅轻微降低（Dayyani et al，2014；Cordoba et al，2016；Simpson et al，2018）。

▶睾丸肿瘤

睾丸癌是 15~34 岁男性中最常见的恶性肿瘤。睾丸癌的发病率在世界范围内不断上升，其中精原细胞瘤的增长最明显，其原因尚未知。睾丸癌仍然是最易治愈的癌症之一，无转移病例的 5 年相对生存率为 96%~99%。化疗是非常重要的治疗，尤其是早期患者，由于化疗与放疗的远期预后相似，而化疗在年轻患者中更容易耐受。有回顾性证据表明，在这些年轻患者群体中，化疗后再发生第二恶性肿瘤的概率较低，放疗可以保留用于挽救性治疗（Oliver et al，2011）。举例来说，根据 MRCTE 19/EORTC 30982 的结果，对于Ⅰ期精原细胞瘤患者，单周期卡铂的结果与 EBRT 相当。而第二实体性恶性肿瘤的风险比一般人群高出约 10%（HR：1.8~3.0）（Travis et al，2005）。其他一些研究包括一项来自英国和挪威的患者的大型研究中，第二恶性肿瘤风险在统计学上并没有显著增加（A Horwich et al，2014）。EBRT 在睾丸纯精原细胞性生殖细胞肿瘤（germ cell tumors，GCT）的治疗中发挥了主导作用，但在 NSGCT 的治疗中主要发挥辅助或姑息性治疗作用。此外，EBRT 在播散性 NSGCT 的姑息治疗中作用有限，因为脑转移患者仍可通过化疗治愈。

▶GCT

精原细胞瘤占睾丸 GCT 的 40%，比非精原细胞更容易发生于中年男性（中位年龄 33 岁）。

NSGCT（胚胎癌、畸胎瘤、绒毛膜癌、卵黄囊瘤和混合 GCT）占睾丸肿瘤的其余 60%，在年轻的男性中（中位年龄 27 岁）达到发病率高峰，在 80% 的病例中存在 β-hCG 或 α-feto 蛋白升高或两者都升高。经腹股沟根治性睾丸切除术联合精索高结扎仍然是纯精原细胞性睾丸 GCT 的首选治疗，其次是术后监视、放疗或化疗。

辅助放疗目的是降低同侧盆腔和主动脉旁淋巴结的局部和区域复发风险（Chung and Warde，2011；de Felice et al，2016；Aparicio et al，2005；Jones et al，2013）。图 26-4 显示了早期左侧和右侧睾丸肿瘤中淋巴结转移的发生率和位置。用于降低同侧盆腔和主动脉旁淋巴结复发率的睾丸切除术后经典 EBRT 照射野如图 26-5a、b 所示。纯精原细胞瘤的高度放射敏感性允许逐步降低治疗精原细胞瘤的放疗剂量，而不降低无复发生存率（Niewald et al，1995；Parker et al，2002；Chung et al，2004；Horwich et al，2010；Gürkaynak et al，2003；Jones et al，2005）。在过去的 10 年中，EBRT 在纯精原细胞瘤的治疗中发生了很大变化。由于对Ⅰ期精原细胞瘤（pT1-T3，N0，M0，S0）选择辅助 EBRT 或术后观察可以获得相同的疾病相关和总体生存率，且术后观察没有治疗相关的并发症和继发性恶性肿瘤的风险，故已成为许多中心的首选方法（Flaquer et al，2008；Gürkaynak et al，2003；Chung and Warde，2011；Warde et al，2005；de Felice et al，2016；Dieckmann et al，2000）。

Princess Margaret 医院（PMH）的研究注意到，参与积极观察方案的Ⅰ期患者的 5 年无复发率（RFR）为 80%~85%，而接受辅助 EBRT 的患者达 95%~99%（Warde et al，2005）。术后观察和睾丸切除术后，挽救性 EBRT 后的 5 年疾病相关生存率分别为 99.8% 和 100%。术后观察后需要挽救性化疗的 10 年风险也未显著增加。

术后观察人群的主要复发部位为孤立的主动脉旁淋巴结（89%）。只有 10% 的复发累及盆腔淋巴结。预防性主动脉旁和盆腔淋巴结 EBRT 后 70% 的复发也发生在膈上部位。这些结论促使术后观察成为Ⅰ期精原细胞瘤的标准方案（Warde et al，2002；Leman and Gonzalgo，2010；

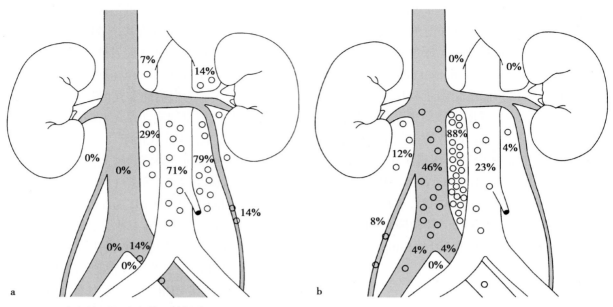

▲ 图 26-4　睾丸精原细胞瘤淋巴结转移

a：左侧早期睾丸精原细胞瘤淋巴结转移的位置和发生率。b：右侧早期睾丸精原细胞瘤淋巴结转移的位置和发生率［摘自 Donohue JP, Zachary JM, Maynard BR: Distribution of nodal metastases in nonseminomatous testis cancer, J Urol. 1982 Aug；128（2）：315-320］

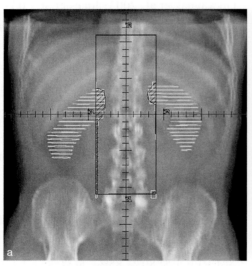
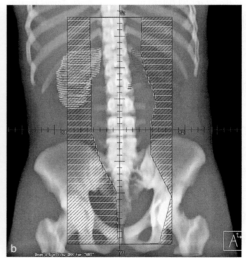

▲ 图 26-5　睾丸精原细胞瘤预防性淋巴结照射

a：Ⅰ期睾丸精原细胞瘤预防性淋巴结照射的主动脉旁照射野（限制野）。b：Ⅰ期睾丸精原细胞瘤预防性淋巴结照射的盆腔野和主动脉旁照射野（曲棍球棍或狗腿形野）

Boormans et al, 2017；Parker et al, 2002）。然而，至今术后观察还未被广泛接受为标准治疗方案。一项评估加拿大和美国医院中心治疗实践的护理模式研究显示，实践模式存在显著差异（Choo et al, 2002）。此外，并非所有患者都选择睾丸切除术后观察，也不是所有患者都适合这一方案。对于缺乏依从性的患者和有高复发风险病理特征（包括肿瘤 >4cm、睾丸网浸润、淋巴血管间隙侵犯和年龄 ≤33 岁）的患者，可能不是术后监视的理想对象（Warde et al, 2002；Leman and Gonzalgo, 2010；Boormans et al, 2017；Parker et al, 2002）。其他需要考虑的因素是几年内频繁进行放射性检查的长期不良反应以及与监测相关的费用。Ⅰ期睾丸精原细胞瘤的监测指南汇总见表 26-4。

表 26-4　Ⅰ期睾丸癌临床观察研究的结果 [a] 研究

	患者数	睾丸切除术后治疗	发现
Warde 等，（JCO，2002）；回顾性	638	监测，中位随访 7 年	19% 的患者复发 复发的危险因素：肿瘤 >4cm，侵犯睾丸网［尽管 Chung 在随后分析中没有证实这些危险因素（2010，摘要 4535）］
Mortenson 等（Eur Urol, 2014），回顾性	1 954	监测，复发者进行挽救性治疗，随访 15.1 年	18.9% 的患者复发，73% 在前两年内发生；62% 复发患者接受放疗，36% 接受化疗；15 年的疾病特异性生存率（DSS）为 99.3%。复发危险因素：肿瘤大小、血管侵犯、附睾侵犯
Kollmannsberger 等（JCO, 2015），回顾性	2 483（54% 精原细胞癌）	监测，复发者进行挽救性治疗，随访 5.2 年	13% 的精原细胞瘤复发，92% 在 3 年内发生；19% 的非精原细胞瘤复发，90% 在 2 年内发生；所有复发用化疗或放疗治疗；5 年 DSS=99.7%
SGCCG（Aparicio, Ann Oncol 2014）	744	低危 - 监测；高危 -2 周期卡铂；中位随访 6.7 年	对低风险患者选择监测；总复发率为 14.8%（如果肿瘤 <4cm 且未累及睾丸网，复发率为 8.3%）；采用挽救性化疗（95%）或放疗（5%）的 5 年 CSS=100%

[a] 除非特别说明组织学类型默认为精原细胞瘤。

摘自 Hansen EK, Roach M. Handbook of Evidence-Based Radiation Oncology, 3rd ed. Chicago, IL: Springer; 2018。

　　术后观察和预防性 EBRT 后的复发模式促进了关于更小的治疗野的研究，其中包括 MRC 的一项随机试验，提出只针对主动脉旁淋巴结而省略盆腔淋巴结的照射野（限制野；图 26-5a）。使用限制野 EBRT 的无复发生存率与经典的"狗腿形"照射野相当，且血液学、胃肠和性腺毒性降低。然而，限制野 EBRT 的盆腔淋巴结复发率较高（Rowland，2005；Niazi et al, 2005；As, van et al, 2008；Horwich et al, 2010；Classen et al, 2004；Paly et al, 2013；Martin et al, 2007）。选择限制野 EBRT 的患者可能应该进行至少 10 年的盆腔监测计划。盆腔淋巴结复发通过挽救性 EBRT 或化疗容易控制（Paly et al, 2013；Martin et al, 2007；As, van et al, 2008）。除了缩小照射野的优势以外，我们有理由认为，增加 IMRT 的使用将进一步降低急性 EBRT 相关毒性，但对继发恶性肿瘤的风险的长期影响尚不确定。

　　Ⅰ期精原细胞瘤治疗的最大变化是单药卡铂方案。在欧洲进行的五项Ⅱ期试验评估了睾丸切除术后两个周期的卡铂辅助治疗的无复发生存率。经过 14~74 个月的随访，其复发率 <1%，3~4 级血液学毒性 <5%。MRC 进行了一项前瞻性Ⅲ期试验，将Ⅰ期精原细胞瘤患者随机分为 20~30Gy 限制野（主动脉旁淋巴结）或扩大野（盆腔及主动脉旁淋巴结）EBRT 或一周期的卡铂辅助化疗

（AUC×7）（Dieckmann et al, 2000, 2016；Aparicio et al, 2005；Germà-Lluch et al, 2002；Steiner et al, 2011；Reiter et al, 2001；Classen, et al, 2004；Oliver et al, 2005）。中位随访时间为 4 年，结果显示单周期卡铂并不劣于预防性淋巴结照射；无复发生存率相当，接受卡铂治疗的患者的退出率更低，并且报道的继发性肿瘤明显较少（Oliver et al, 2005；Dieckmann et al, 2016）。

　　由于对Ⅰ期精原细胞瘤的治疗缺乏共识，西班牙生殖细胞合作小组制订了一项风险适应管理策略（图 26-6）（Aparicio et al, 2005）。2010 年，NCCN 发布了新的睾丸精原细胞瘤管理实践指南（http://www.nccn.org），纳入了时下精原细胞瘤试验的数据。这些治疗建议是为了促进在具有显著疾病复发风险的患者中合理地应用辅助治疗，这样可以减少或避免与化疗和放疗相关的晚期毒性。许多大中心的长期经验支持使用常规和密切观察来代替多模式或是更积极的治疗方案，这是因为挽救性治疗具有良好的效果且能够减少治疗相关并发症和不良反应的发生率，故该方案并不损害长期 OS 和生活质量（Germà-Lluch et al; 2002；Dieckmann et al, 2016；Steiner et al, 2011；Horwich et al, 2010；Jones et al, 2013）。表 26-5 列出了精原细胞瘤的分期治疗建议和注意事项。

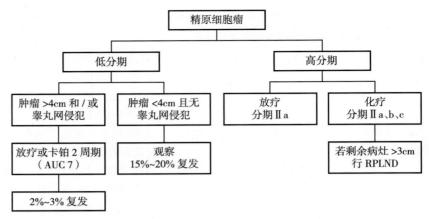

▲ 图 26-6　Ⅰ 期精原细胞瘤治疗的风险调整策略

表 26-5　精原细胞瘤治疗建议

分期	推荐治疗
所有患者	精索高位结扎 + 经腹股沟根治性睾丸切除术
Ⅰ 期精原细胞瘤	切除后：对于依从性好的 pT1-T3 患者（复发率 16%），首选监测；替代方案：放疗（20Gy 至主动脉旁 ± 盆腔淋巴结）或卡铂 ×1~2 周期
ⅡA/ⅡB 期精原细胞瘤	盆腔和主动脉旁淋巴结 20Gy 放疗，伴有严重疾病（ⅡA 30Gy，ⅡB 36Gy），或采用依托泊苷 / 顺铂（EP）化疗 ×4 周期或博来霉素、依托泊苷 / 顺铂（BEP）×3 周期的初次化疗
ⅡC/D 及 Ⅲ 期精原细胞瘤	化疗：EP×4 周期或 BEP×3 周期
非精原细胞瘤	ⅠA：开放性保留神经的腹膜后淋巴结清扫术（nsRPLND）或对依从性良好的患者予以监测 ⅠB：nsRPLND 或 BEP×1~2 周期或对 T2 期和依从性良好的患者予以监测 ⅠS：EP×4 周期或 BEP×3 周期 ⅡA：如果血清标志物阴性，nsRPLND 或 EP×4 周期或 BEP×3 周期；如果标志物持续升高，EP×4 周期或 BEP×3 周期 ⅡB：如果标记物阴性且有引流 LN 转移，nsRPLND 或 EP×4 周期或 BEP×3 周期；如果肿瘤标志物持续升高或多灶性 LN 转移合并淋巴引流障碍，EP×4 周期或 BEP×3 周期 ⅡC/ⅢA：EP×4 周期或 BEP×3 周期 ⅢB：BEP×4 周期 ⅢC：BEP×4 周期或依托泊苷 / 异环磷酰胺 / 顺铂（VIP）×4

摘自 Hansen EK, Roach M. Handbook of Evidence-Based Radiation Oncology, 3rd ed. Chicago, IL: Springer; 2018。

Ⅱ 期精原细胞瘤（pT1-T3，N1~3，M0，S0~1）睾丸切除术后辅助 EBRT 的使用取决于腹膜后淋巴结病变的大小。ⅡA（单个或多个淋巴结均 ≤2cm）和 ⅡB（单个或多个淋巴结 2~5cm）期患者接受对主动脉旁和同侧盆腔淋巴结 EBRT 治疗，使用所谓的"曲棍球棒"或"狗腿"形野（图 26-5b）。盆腔和主动脉旁淋巴结的给予 20~30Gy，肿大淋巴结追加 5~10Gy 的剂量，其 5 年和 10 年无复发、疾病相关和总体生存率分别为 85%、94% 和 93%（Ahmed and Wilder，2015；Giannatempo et al，2015；Chung et al，2004；Classen et al，2003，2004；

Rowland，2005）。ⅡA 和 ⅡB 精原细胞瘤临床分期的区别在于一个还是多个淋巴结肿块，因此建议使用卡铂单药治疗 +EBRT，尤其是 ⅡB 精原细胞瘤（Domont et al，2013；Horwich et al，2006，2013；Chung et al，2004；Patterson et al，2001）。腹膜后淋巴结肿大（≥5cm，ⅡC 分期）的患者远处复发率高。标准治疗是 3 个周期的顺铂 - 依托泊苷和博来霉素（PEB）或 4 个周期的依托泊苷和顺铂，并对持续的淋巴结块进行观察，若残余病灶 <3cm，可以密切观察、放疗或手术切除；若残余病灶 ≥3cm，应该手术切除。不推荐对 Ⅱ 期

26

精原细胞瘤进行预防性纵隔照射。膈上复发率约为3%,可以通过多药化疗成功挽救。EBRT在ⅡC、Ⅲ和Ⅳ期精原细胞瘤的初级治疗中无指征(Horwich et al, 2006, 2010)。

▶睾丸精原细胞瘤的放疗毒性

盆腔及主动脉旁EBRT的治疗相关毒性比较轻微,主要包括恶心、腹泻、直肠急症、消化性溃疡疾病、胃食管反流(GERD)、短暂的精子减少(Garcia-Serra et al, 2005; Joos et al, 1997)。据估计,50%或更多的被诊断为睾丸癌的男性在诊断时存在生精功能损害,使EBRT对生育能力的影响的精确描述复杂化(Nalesnik et al, 2004; Huyghe et al, 2004)。少精子症的严重程度和持续时间似乎与放疗剂量有关,而睾丸散射剂量被认为是导致生育障碍的原因。通过将散射剂量限制在20cGy以下或缩小放疗的范围可以尽量减少放疗对精子生成的影响(Joos et al, 1997; Huyghe et al, 2004; Haugnes et al, 2012)。现代的放疗技术手段可以轻松做到。睾丸切除术后EBRT的患者,现在大约有一半的机会恢复正常精子生成能力,所有患者通常在治疗结束后1~2年至少恢复部分精子生成能力(Hahn et al, 1982; Haugnes et al, 2012; Huyghe et al, 2004)。在EBRT治疗后的远期的严重生精功能紊乱可能是由于治疗前的生精功能损害,而与睾丸的散射辐射的影响相关性较小。

据报道,经过10~20年潜伏期后,第二恶性肿瘤风险小幅但确实增加(Groot et al, 2018; Boujelbene et al, 2011; Horwich et al, 2014),与放疗及含顺铂药物化疗均相关(Horenblas et al, 2007; Groot et al, 2018)。在一些报告中,与预期发病率相比,再发生非精原细胞性恶性肿瘤的总体发病率并未显著增高(Chao et al, 1995)。较新的报告表明,质子的使用可能会降低辐射相关继发性恶性肿瘤的风险(Hoppe et al, 2013; Simone et al, 2012)。

总结

放疗在泌尿生殖系统恶性肿瘤的治疗中有广泛的历史。其应用已经取得了重大进展,特别是在前列腺癌、膀胱肌层浸润性TCC和睾丸精原细胞瘤方面,放疗在泌尿生殖系统恶性肿瘤的多学科治疗中的长期作用是明确的。总体上其疗效在持续改善,与此同时毒性率也在降低。随着技术的不断发展,包括适形放疗的使用、新型治疗药物的发现和应用,以及泌尿肿瘤学中各学科的联合努力,泌尿生殖系统肿瘤患者有更大的机会成为无病患者并保持无病状态。

(耿凯 翻译　张文学 审校)

参考文献

Aaronson DS, et al: Salvage permanent perineal radioactive-seed implantation for treating recurrence of localized prostate adenocarcinoma after external beam radiotherapy. BJU Int 2009;104(5):600–604. (Available online at: http://www.ncbi.nlm.nih.gov/entrez/query.fcgi?cmd=Retrieve&db=PubMed&dopt=Citation&list_uids=19245439.)

Ahmed KA, Wilder RB: Stage IIA and IIB testicular seminoma treated postorchiectomy with radiation therapy versus other approaches: A population-based analysis of 241 patients. Int Braz J Urol 2015;41(1):78–85. (Available online at: https://doi.org/10.1590/S1677-5538.IBJU.2015.01.11.)

Ahmed M, et al: Common genetic variation associated with increased susceptibility to prostate cancer does not increase risk of radio-therapy toxicity. Br J Cancer 2016;114(10):1165–1174. (Available online at: https://doi.org/10.1038/bjc.2016.94.)

Alexianu M, Weiss GH: Radical prostatectomy versus brachytherapy for early-stage prostate cancer. J Endourol 2000;14:325–328. (Available online at: http://www.ncbi.nlm.nih.gov/entrez/query.fcgi?cmd=Retrieve&db=PubMed&dopt=Citation&list_uids=10910147.)

Allen CP, et al: DNA damage response proteins and oxygen modulate prostaglandin E2 growth factor release in response to low and high LET ionizing radiation. Front Oncol 2015;5:260. (Available online at: https://doi.org/10.3389/fonc.2015.00260.)

Altoos BM, et al: Is RCC truly radioresistant? Local control rates of metastatic renal cell carcinoma (RCC) to the lung using stereotactic radiotherapy (SBRT). J Clin Oncol 2015;33(7 Suppl):445–445. (Available online at: https://doi.org/10.1200/jco.2015.33.7_suppl.445.)

Amini A, et al: Local control rates of metastatic renal cell carcinoma (RCC) to the bone using stereotactic body radiation therapy: Is RCC truly radioresistant? Pract Radiat Oncol 2015;5(6):e589–e596. (Available online at: https://doi.org/10.1016/J.PRRO.2015.05.004.)

Amling CL: Diagnosis and management of superficial bladder cancer. Curr Problems Cancer 2001;25(4):219–278. (Available online at: http://www.ncbi.nlm.nih.gov/pubmed/11514784; accessed 3/30/19.)

Amling CL, Thrasher JB, Frazier HA, Dodge RK, Robertson JE, Paulson DF: Radical cystectomy for stages Ta, Tis and T1 transitional cell carcinoma of the bladder. J Urol 1994;151(1):31–35; discussion 35–36. (Available online at: http://www.ncbi.nlm.nih.gov/pubmed/8254828.)

Andreassen CN, et al: Individual patient data meta-analysis shows a significant association between the ATM Rs1801516 SNP and toxicity after radiotherapy in 5456 breast and prostate cancer patients. Radiother Oncol 2016;121(3):431–439. (Available online at: https://doi.org/10.1016/j.radonc.2016.06.017.)

Anwar M, Weinberg V, Seymour Z, Hsu IJ, Roach M, Gottschalk AR: Outcomes of hypofractionated stereotactic body radiotherapy boost for intermediate and high-risk prostate cancer. Radiat Oncol 2016;11(1):1–8. (Available online at: https://doi.org/10.1186/s13014-016-0585-y.)

Aparicio J, et al: Risk-adapted management for patients with clinical stage I seminoma: The Second Spanish Germ Cell Cancer Cooperative Group Study. J Clin Oncol 2005;23(34):8717–8723. (Available online at: https://doi.org/10.1200/JCO.2005.01.9810.)

Aparicio J, Maroto P, Sastre J, Germà JR, behalf of the Spanish Germ Cell Cancer Group on. Re: Mette Saksø Mortensen et al: A Nationwide Cohort Study of Stage I Seminoma Patients Followed on a Surveillance Program. Eur Urol 2014;66:1172–1178.

Arcangeli G, Saracino B, Gomellini S, Petrongari MG, Arcangeli S, Sentinelli S, et al: A prospective phase III randomized trial of hypofractionation versus conventional fractionation in patients with high-risk prostate cancer. Int J Radiat Oncol Biol Phys 2010;78(1):11–18. (Available online at: https://doi.org/10.1016/j.ijrobp.2009.07.1691.)

Aref I, Bociek RG, Salhani D: Is post-operative radiation for renal cell carcinoma justified? J Eur Soc Ther Radiol Oncol 1997;43(2):155–157. (Available online at: https://doi.org/10.1016/S0167-8140(97)01949-X.)

Arias F et al: Chemoradiotherapy for muscle invading bladder carcinoma. Final report of a single institutional organ-sparing program. Int J Radiat Oncol Biol Phys 2000;47:373–378.

As NJ van, et al: Evidence-based pragmatic guidelines for the follow-up of testicular cancer: Optimising the detection of relapse. Br J Cancer 2008;98(12):1894–1902. (Available online at: https://doi.org/10.1038/sj.bjc.6604280.)

Azria D, et al: Data-based radiation oncology: Design of clinical trials in the toxicity biomarkers era. Front Oncol 2017;7:83. (Available online at: https://doi.org/10.3389/fonc.2017.00083.)

Bagshaw HP, Williams NL, Huang YJ, Tward JD, Gaffney DK: Palladium interstitial implant in combination with external beam radiotherapy and chemotherapy for the definitive treatment of a female urethral carcinoma. Gynecol Oncol Rep 2015;13:40–43. (Available online at: https://doi.org/(g/10.1016/j.gore.2015.06.001.)

Bagshaw MA, Cox RS, Ray GR: Status of prostate cancer at Stanford University. NCI Monogr 1988;7:47–60. (Available online at: http://number.)

Balar A, Bajorin DF, Milowsky MI: Management of invasive bladder cancer in patients who are not candidates for or decline cystectomy. Ther Adv Urol 2011;3(3):107–117. (Available online at: https://doi.org/10.1177/1756287211407543.)

Beckendorf V, et al: 70 Gy versus 80 Gy in localized prostate cancer: 5-year results of GETUG 06 randomized trial. Int J Radiat Oncol Biol Phys 2011;80(4):1056–1063. (Available online at: https://doi.org/10.1016/j.ijrobp.2010.03.049.)

Bekelman JE, et al: Effectiveness of androgen-deprivation therapy and radiotherapy for older men with locally advanced prostate cancer. J Clin Oncol 2015;33(7):716–722. (Available online at: https://doi.org/10.1200/JCO.2014.57.2743.)

Bermudez RS, Izaguirre A, Roach M 3rd: State-of-the-art radiotherapy in the management of clinically localized prostate carcinoma. Future Oncol 2007;3(1):103–111. (Available online at: http://www.ncbi.nlm.nih.gov/entrez/query.fcgi?cmd=Retrieve&db=PubMed&dopt=Citation&list_uids=17280507.)

Bloom HJ, Hendry WF, Wallace DM, Skeet RG: Treatment of T3 bladder ancer: Controlled trial of pre-operative radiotherapy and radical cystectomy versus radical radiotherapy. Br J Urol 1982;54(2):136–151. (Available online at: http://www.ncbi.nlm.nih.gov/pubmed/7044462.)

Bolla M, et al: Postoperative radiotherapy after radical prostatectomy for high-risk prostate cancer: Long-term results of a randomised controlled trial (EORTC Trial 22911). Lancet 2012a;380(9858):2018–2027. (Available online at: https://doi.org/10.1016/S0140-6736(12)61253-7.)

Bolla M, et al: Duration of androgen suppression in the treatment of prostate cancer. New Engl J Med 2009;360(24):2516–227. (Available online at: http://www.ncbi.nlm.nih.gov/entrez/query.fcgi?cmd=Retrieve&db=PubMed&dopt=Citation&list_uids=19516032.)

Bolla M, et al: External irradiation with or without long-term androgen suppression for prostate cancer with high metastatic risk: 10-year results of an EORTC randomised study. Lancet Oncol 2010;11(11):1066–1073. (Available online at: https://doi.org/10.1016/S1470-2045(10)70223-0.)

Bolla M, et al: Short androgen suppression and radiation dose escalation for intermediate-and high-risk localized prostate cancer: Results of EORTC Trial 22991. J Clin Oncol 2016;34(15):1748–1756. (Available at: https://doi.org/10.1200/JCO.2015.64.8055.)

Bolla M, et al: Postoperative radiotherapy after radical prostatectomy for high-risk prostate cancer: Long-term results of a randomised controlled trial (EORTC Trial 22911). Lancet 2012b;380(9858):2018–2027. (Available online at: https://doi.org/10.1016/S0140-6736(12)61253-7.)

Boormans JL, et al: Testicular tumour size and rete testis invasion as prognostic factors for the risk of relapse of clinical stage I seminoma testis patients under surveillance: A systematic review by the Testicular Cancer Guidelines Panel. Eur Urol 2017;73(3):394–405. (Available online at: https://doi.org/10.1016/j.eururo.2017.09.025.)

Boujelbene N, et al: Pure seminoma: A review and update. Radiat Oncol 2011;6(1):90. (Available online at: https://doi.org/10.1186/1748-717X-6-90.)

Bourgeois DJ 3rd, Kraus S, Maaloof BN, Sartor O: Radiation for bone metastases. Curr Opin Support Palliat Care 2011;5(3):227–232. (Available online at; https://doi.org/10.1097/SPC.0b013e3283499caa.)

Boyer Butler EB, et al: Intensity-modulated radiotherapy: Current status and issues of interest. Intensity Modulated Radiation Therapy Collaborative Working Group. Int J Radiat Oncol Biol Phys 2001;51:880–914. (Available online at: http://number.)

Brenner DJ, Hall EJ: Fractionation and protraction for radiotherapy of prostate carcinoma. Int J Radiat Oncol Biol Phys 1999;43:1095–1101. (Available online at: http://www.ncbi.nlm.nih.gov/htbin-post/Entrez/query?db=m&form=6&dopt=r&uid=10192361.)

Carl J, Rades D, Doemer C, Setter C, Dunst J, Holländer NH: Palliative radiotherapy to dominant symptomatic lesion in patients with hormone refractory prostate cancer (PRADO). Radiat Oncol 2019;14(1):3. (Available online at: https://doi.org/10.1186/s13014-019-1209-0.)

Carroll PH, Mohler JL: NCCN Guidelines updates: Prostate cancer and prostate cancer early detection. J Natl Comprehens Cancer Network 2018;16(5S):620–623. (Available online at: https://doi.org/10.6004/jnccn.2018.0036.)

Catton CN, Lukka H, Gu C-S, Martin JM, Supiot S, Chung PWM, et al: Randomized trial of a hypofractionated radiation regimen for the treatment of localized prostate cancer. J Clin Oncol 2017;35(17):1884–1890. (Available online at: https://doi.org/10.1200/JCO.2016.71.7397.)

Chakravarti A, Winter K, Wu C-L, Kaufman D, Hammond E, Parliament M, et al: Expression of the epidermal growth factor receptor and Her-2 are predictors of favorable outcome and reduced complete response rates, respectively, in patients with muscle-invading bladder cancers treated by concurrent radiation and cisplatin-based chemotherapy: A report from the Radiation Therapy Oncology Group. Int J Radiat Oncol Biol Phys 2005;62(2):309–317. (Available online at: https://doi.org/10.1016/j.ijrobp.2004.09.047.)

Chan J, Roach M: Re: Genomic classifier identifies men with adverse pathology after radical prostatectomy who benefit from adjuvant radiation therapy. Eur Urol 2016;69(3):539–540. (PAvailable online at: https://doi.org/10.1016/j.eururo.2015.12.026.)

Chao CKS, Lai P, Michalski JM, Perez CA: Secondary malignancy among seminoma patients treated with adjuvant radiation therapy. Int J Radiat Oncol Biol Phys 1995;33(4):831–835. (Available online at: https://doi.org/10.1016/0360-3016(95)00200-8.)

Chen B, Zeng Z-C, Wang G-M, Zhang L, Lin Z-M, Sun L-A, et al: Radiotherapy may improve overall survival of patients with T3/T4 transitional cell carcinoma of the renal pelvis or ureter and delay bladder tumour relapse. BMC Cancer 2011a;11:297. (Available online at: https://doi.org/10.1186/1471-2407-11-297.)

Cheng L, Neumann RM, Weaver AL, Spotts BE, Bostwick DG: Predicting cancer progression in patients with stage T1 bladder carcinoma. J Clin Oncol 1999;17(10):3182–3187. (Available at: https://doi.org/10.1200/JCO.1999.17.10.3182.)

Choudhury A, Nelson LD, Teo MTW, Chilka S, Bhattarai S, Johnston CF, et al: MRE11 expression is predictive of cause-specific survival following radical radiotherapy for muscle-invasive bladder cancer. Cancer Res 2010;70(18):7017–7026. (Available online at: https://doi.org/10.1158/0008-5472.CAN-10-1202.)

Choo R et al: Survey of radiation oncologists: practice patterns of the management of stage I seminoma of testis in Canada and a selected group in the United States. Can J Urol 2002; 9:1479–1485.

Chung P, Warde P: Stage I seminoma: Adjuvant treatment is effective but is it necessary? J Natl Cancer Inst 2011;103(3):194–196. (Available online at: https://doi.org/10.1093/jnci/djq535.)

Chung PWM, Gospodarowicz MK, Panzarella T, Jewett MAS, Sturgeon JFG, Tew-George B, et al: Stage II testicular seminoma: Patterns of recurrence and outcome of treatment. Eur Urol 2004;45(6):754–760. (Available online at: https://doi.org/10.1016/j.eururo.2004.01.020.)

Classen J, Schmidberger H, Meisner C, Winkler C, Dunst J, Souchon R, et al: Para-aortic irradiation for stage I testicular seminoma: Results of a prospective study in 675 patients. A trial of the German Testicular Cancer Study Group (GTCSG). Br J Cancer 2004;90(12):2305–2311. (Available online at: https://doi.org/10.1038/sj.bjc.6601867.)

Classen J, Schmidberger H, Meisner C, Souchon R, Sautter-Bihl M-L, Sauer R, et al: Radiotherapy for stages IIA/B testicular seminoma: Final report of a prospective multicenter clinical trial. J Clin Oncol 2003;21(6):1101–1106. (Available online at: https://doi.org/10.1200/JCO.2003.06.065.)

Coen JJ, Zietman AL, Rossi CJ, Grocela JA, Efstathiou JA, Yan Y, et al: Comparison of high-dose proton radiotherapy and brachytherapy in localized prostate cancer: A case-matched analysis. Int J Radiat Oncol Biol Phys 2011. (Available online at: https://doi.org/10.1016/S0360-3016(11)00206-9 [pii]10.1016/j.ijrobp.2011.01.039.)

Coen JJ, Zhang P, Saylor PJ, Lee CT, Wu C-L, Parker W, et al: Bladder preservation with twice-a-day radiation plus fluorouracil/cisplatin or once daily radiation plus gemcitabine for muscle-invasive bladder cancer: NRG/RTOG 0712—a randomized phase II trial. J Clin Oncol 2019;37(1):44–51. (Available online at: https://doi.org/10.1200/JCO.18.00537.)

Cooke PW, Dunn JA, Latief T, Bathers S, James ND, Wallace DMA: Long-term risk of salvage cystectomy after radiotherapy for muscle-invasive bladder cancer. Eur Urol 2000;38(3):279–286. (Available online at: https://doi.org/10.1159/000020294.)

Cordoba A, Escande A, Lopez S, Mortier L, Mirabel X, Coche-Déqueant B, et al: Low-dose brachytherapy for early stage penile cancer: A 20-year single-institution study (73 patients). Radiat Oncol (London) 2016;11:96. (Available online at: https://doi.org/10.1186/s13014-016-0676-9.)

Crevoisier R de, Slimane K, Sanfilippo N, Bossi A, Albano M, Dumas I, et al: Long-term results of brachytherapy for carcinoma of the penis confined to the glans (N- or NX). Int J Radiat Oncol Biol Phys 2009;74(4):1150–1156. (Available online at: https://doi.org/10.1016/j.ijrobp.2008.09.054.)

Crook J, Malone S, Perry G, Bahadur Y, Robertson S, Abdolell M: Postradiotherapy prostate biopsies: What do they really mean? Results for 498 patients. Int J Radiat Oncol Biol Phys 2000;48:355–367. (Available online at: http://www.sciencedirect.com/science?*ob=GatewayURL&*origin=CDL&*urlversion=3&*method=citationSearch&*volkey=03603016%2348%23355&*version=1&md5=01e1aeb7f7a4359367aff1933b011bf3.)

Crook J: Radiotherapy approaches for locally advanced penile cancer. Curr OpiniUrol 2017;27(1):62–67. (Available online at: https://doi.org/10.1097/MOU.0000000000000346.)

Crook JM, Jezioranski J, Grimard L, Esche B, Pond G: Penile brachytherapy: Results for 49 patients. Int J Radiat Oncol Biol Phys 2005;62(2):460–467. (Available at: https://doi.org/10.1016/j.ijrobp.2004.10.016.)

Crook JM, Zhang P, Pisansky TM, Trabulsi EJ, Amin MB, Bice W, et al: A prospective phase 2 trial of transperineal ultrasound-guided brachytherapy for locally recurrent prostate cancer after external beam radiation therapy (NRG Oncology/RTOG-0526).

Int J Radiat Oncol Biol Phys 2019;103(2):335–343. (Available at: https://doi.org/10.1016/j.ijrobp.2018.09.039.)

Chung H, Roach M: Principles and Practices of Radiation Oncology. In: Perez C, Brady L, Halperin E, editors. 6th ed., New York: Schmidt-Ullrich RK; Lippincott-Raven Publishers; 2019.

Dalbagni G, Genega E, Hashibe M, Zhang ZF, Russo P, Herr HW, et al: Cystectomy for bladder cancer: A contemporary series. J Urol 2001a;165(4):1111–1116. (Available online at: http://www.ncbi.nlm.nih.gov/pubmed/11257649.)

Dalbagni G, Donat SM, Eschwege P, Herr HW, Zelefsky MJ: Results of high dose rate brachytherapy, anterior pelvic exenteration and external beam radiotherapy for carcinoma of the female urethra. J Urol 2001b;166(5):1759–1761. (Available at: https://doi.org/10.1016/S0022-5347(05)65669-8.)

Dalela D, Santiago-Jiménez M, Yousefi K, Karnes RJ, Ross AE, Den R, et al: Genomic classifier augments the role of pathological features in identifying optimal candidates for adjuvant radiation therapy in patients with prostate cancer: Development and internal validation of a multivariable prognostic model. J Clin Oncol 2017;35(18):1982–1990. (Available at: https://doi.org/10.1200/JCO.2016.69.9918.)

d'Ancona CAL, Gonçalves de Lucena R, de Oliveira Querne FA, Martins MHT, Denardi F, Netto NR. Long-term followup of penile carcinoma treated with penectomy and bilateral modified inguinal lymphadenectomy. J Urol 2004;172(2):498–501; discussion 501. (Available at: http://www.ncbi.nlm.nih.gov/pubmed/15247713.)

Dang B, Li W, Wang J: Comparison doses of secondary neutron with the heavy ions in a 75-ev/n heavy ion beam. Radiat Prot Dosim 2005;117(4):369–372. (Available at: http://www.ncbi.nlm.nih.gov/entrez/query.fcgi?cmd=Retrieve&db=PubMed&dopt=Citation&list_uids=16046558.)

Dayyani F, Hoffman K, Eifel P, Guo C, Vikram R, Pagliaro LC, et al: Management of advanced primary urethral carcinomas. BJU Int 2014;114:25–31. (Available online at: https://doi.org/10.1111/bju.12630.)

Dearnaley D, Griffin CL, Lewis R, Mayles P, Mayles H, Naismith OF, et al: Toxicity and patient-reported outcomes of a phase 2 randomized trial of prostate and pelvic lymph node versus prostate only radiotherapy in advanced localised prostate cancer (PIVOTAL). Int J Radiat Oncol Biol Phys 2019;103(3):605–617. (Available at: https://doi.org/10.1016/j.ijrobp.2018.10.003.)

Dearnaley DP, Jovic G, Syndikus I, Khoo V, Cowan RA, Graham JD, et al: Escalated-dose versus control-dose conformal radiothery for prostate cancer: Long-term results from the MRC RT01 randomised controlled trial. Lancet Oncol 2014;15(4):464–473. (Available at: https://doi.org/10.1016/S1470-2045(14)70040-3.)

Dearnaley DP, Sydes MR, Graham JD, Aird EG, Bottomley D, Cowan RA, et al: Escalated-dose versus standard-dose conformal radiotherapy in prostate cancer: First results from the MRC RT01 randomised controlled trial. Lancet Oncol 2007;8(6):475–487. (Available online at: https://doi.org/10.1016/S1470-2045(07)70143-2.)

Dearnaley D, Syndikus I, Mossop H, Khoo V, Birtle A, Bloomfield D, et al: Conventional versus hypofractionated high-dose intensity-modulated radiotherapy for prostate cancer: 5-year outcomes of the randomised, non-inferiority, phase 3 CHHiP Trial. Lancet Oncol 2016;17(8):1047–1060. (Available at: https://doi.org/10.1016/S1470-2045(16)30102-4.)

Delannes M, Malavaud B, Douchez J, et al: Iridium-192 interstitial therapy for squamous cell carcinoma of the penis. Int J Radiat Oncol Biol Phys 1992;24:479–483.

del Campo R, Thomas EK, Weinberg V, Roach M 3rd. Erectile dysfunction after radiotherapy for prostate cancer: A model assessing the conflicting literature on dose-volume effects. Int J Impot Res 2013;25(5):161–165. (Available online at: https://doi.org/10.1038/ijir.2013.28.)

Den RB, Yousefi K, Trabulsi EJ, Abdollah F, Choeurng V, Feng FY, et al: Genomic classifier identifies men with adverse pathology after radical prostatectomy who benefit from adjuvant radiation therapy. J Clin Oncol 2015;33(8):944–951. (Available at: https://

doi.org/10.1200/JCO.2014.59.0026.)

Descovich M, Carrara M, Morlino S, Pinnaduwage DS, Saltiel D, Pouliot J, et al: Improving plan quality and consistency by standardization of dose constraints in prostate cancer patients treated with CyberKnife. J Appl Clin Med Phys 2013;14(5):162–172. (Available at: https://doi.org/10.1120/jacmp.v14i5.4333.)

Dieckmann KP, Brüggeboes B, Pichlmeier U, Küster J, Müllerleile U, Bartels H: Adjuvant treatment of clinical stage i seminoma: Is a single course of carboplatin sufficient? Urology 2000;55(1):102–106. (Available at: http://www.ncbi.nlm.nih.gov/pubmed/10654903.)

Dieckmann KP, Dralle-Filiz I, Matthies C, Heinzelbecker J, Bedke J, Ellinger J, et al: Testicular seminoma clinical stage 1: Treatment outcome on a routine care level. J Cancer Res Clin Oncol 2016;142(7):1599–1607. (Available at: https://doi.org/10.1007/s00432-016-2162-z.)

DiMarco DS, DiMarco CS, Zincke H, Webb MJ, Bass SE, Slezak JM, et al: Surgical treatment for local control of female urethral carcinoma. Urol Oncol Semin Orig Investig 2004;22(5):404–409. (Available at: https://doi.org/10.1016/S1078-1439(03)00174-1.)

Domont J, Massard C, Patrikidou A, Bossi A, de Crevoisier R, Rose M, et al: A risk-adapted strategy of radiotherapy or cisplatin-based chemotherapy in stage ii seminoma. Urol Oncol Semin Orig Investig 2013;31(5):697–705. (Available at: https://doi.org/10.1016/J.UROLONC.2011.04.004.)

Donovan JL, Hamdy FC, Lane JA, Mason M, Metcalfe C, Walsh E, et al: Patient-reported outcomes after monitoring, surgery, or radiotherapy for prostate cancer. New Engl J Med 2016;375(15):1425–1437. (Available at: https://doi.org/10.1056/NEJMoa1606221.)

Dunst J, Rödel C, Zietman A, Schrott KM, Sauer R, Shipley WU, Bladder preservation in muscle-invasive bladder cancer by conservative surgery and radiochemotherapy. Semin Surg Oncol 2002;20(1):24–32. (Available online at: http://www.ncbi.nlm.nih.gov/pubmed/11291129; accessed 3/31/19.)

Eastham JA, Scardino PT, et al: Radical prostatectomy for clinical T1 and T2 prostate cancer. In: Volgelzang NJ, Scardino PE, Shipley WU, Coffey DS (eds): Comprehensive Textbook of Genitourinary Oncology. Williams & Wilkins, Baltimore, 1996, pp. 741–758.

Efstathiou JA, Spiegel DY, Shipley WU, Heney NM, Kaufman DS, Niemierko A, et al: Long-term outcomes of selective bladder preservation by combined-modality therapy for invasive bladder cancer: The MGH experience. Eur Urol 2012;61(4):705–711. (Available at: https://doi.org/10.1016/j.eururo.2011.11.010.)

Efstathiou JA, Mouw KW, Gibb EA, Liu Y, Wu C-L, Drumm MR, et al: Impact of immune and stromal infiltration on outcomes following bladder-sparing trimodality therapy for muscle-invasive bladder cancer. Eur Urol 2019. (Available online at: https://doi.org/10.1016/j.eururo.2019.01.011.)

Elder JS, Jewett HJ, Walsh PC: Radical perineal prostatectomy for clinical stage B2 carcinoma of the prostate. J Urol 1982;127(4):704–706. (Available online at: http://www.ncbi.nlm.nih.gov/entrez/query.fcgi?cmd=Retrieve&db=PubMed&dopt=Citation&list_uids=7069835.)

Eng TY, Naguib M, Galang T, Fuller CD: Retrospective study of the treatment of urethral cancer. Am J Clin Oncol 2003;26(6):558–562. (Available online at: https://doi.org/10.1097/01.coc.0000037764.72722.07.)

Felice F De, Musio D, Gravina GL, Marampon F, Tombolini V: Adjuvant radiation therapy in stage I seminoma: 20 years of oncologic results. Oncotarget 2016;7(48):80077. (Available online at: https://doi.org/10.18632/ONCOTARGET.11374.)

Flaquer A, Álvarez A, Sánchez SM: Role of radiotherapy in organ-sparing treatment of seminoma. Clin Transl Oncol 2008;10(10): 679–681. (Available online at: https://doi.org/10.1007/s12094-008-0272-z.)

Fokdal L, Høyer M, Meldgaard P, von der Maase H:. 2004. Long-term bladder, colorectal, and sexual functions after radical radiotherapy for urinary bladder cancer. Radiother Oncol 2004;72(2):139–145. (Available at: https://doi.org/10.1016/j.radonc.2004.05.006.)

Forker LJ, Choudhury A, Kiltie AE: Biomarkers of tumour radiosensitivity and predicting benefit from radiotherapy. Clin Oncol 2015;27(10):561–569. (Available online at: https://doi.org/10.1016/j.clon.2015.06.002.)

Forman JD, Yudelev M, Bolton S, Tekyi-Mensah S, Maughan R: Fast neutron irradiation for prostate cancer. Cancer Metastasis Rev 2002;21(2):131–135. (Available online at: http://www.ncbi.nlm.nih.gov/entrez/query.fcgi?cmd=Retrieve&db=PubMed&dopt=Citation&list_uids=12465752.)

Fosså SD, Wiklund F, Klepp O, Angelsen A, Solberg A, Damber J-E, et al: Ten- and 15-yr prostate cancer-specific mortality in patients with nonmetastatic locally advanced or aggressive intermediate prostate cancer, randomized to lifelong endocrine treatment alone or combined with radiotherapy: Final results of the Scandinavian Prostate Cancer Group-7. Eur Urol 2016. (Available online at: https://doi.org/10.1016/j.eururo.2016.03.021.)

Fowler J, Chappell R, Ritter M: Is alpha/beta for prostate tumors really low? Int J Radiat Oncol Biol Phys 2001;50:1021–1031. (Available online at: http://www.ncbi.nlm.nih.gov/htbin-post/Entrez/query?db=m&form=6&dopt=r&uid=11429230.)

Ganju RG, TenNapel M, Mahan N, Zahra A, Shen X: The efficacy of conventionally fractionated radiation in the management of osseous metastases from metastatic renal cell carcinoma. J Oncol 2018:6384253. (Available at: https://doi.org/10.1155/2018/6384253.)

Garcia-Serra, Allie M., Robert A. Zlotecki, Christopher G. Morris, and Robert J. Amdur. 2005. "Long-Term Results of Radiotherapy for Early-Stage Testicular Seminoma." American Journal of Clinical Oncology 28 (2): 119–24. https://doi.org/10.1097/01.coc.0000143843.08585.ce.

Germà-Lluch JR, Garcia del Muro X, Maroto P, Paz-Ares L, Arranz JA, Gumà J, Alba E, et al: Clinical pattern and therapeutic results achieved in 1490 patients with germ-cell tumours of the testis: The experience of the Spanish Germ-Cell Cancer Group (GG). Eur Urol 2002;42(6):553–562; discussion 562–563. (Available online at: http://www.ncbi.nlm.nih.gov/pubmed/12477650.)

Ghadjar P, Hayoz S, Bernhard J, Zwahlen DR, Hölscher T, Gut P, et al. Acute toxicity and quality of life after dose-intensified salvage radiation therapy for biochemically recurrent prostate cancer after prostatectomy: First results of the randomized trial SAKK 09/10. J Clin Oncol 2015;33(35):4158–4166. (Available online at: https://doi.org/10.1200/JCO.2015.63.3529.)

Giannatempo P, Greco T, Mariani L, Nicolai N, Tana S, Farè E, et al: Radiotherapy or chemotherapy for clinical stage IIA and IIB seminoma: A Systematic review and meta-analysis of patient outcomes. Ann Oncol 2015;26(4):657–668. (Available online at: https://doi.org/10.1093/annonc/mdu447.)

Giordano SH, Kuo YF, Duan Z, Hortobagyi GN, Freeman J, Goodwin JS: Limits of observational data in determining outcomes from cancer therapy. Cancer 2008;112(11):2456–2466. (Available online at: http://www.ncbi.nlm.nih.gov/entrez/query.fcgi?cmd=Retrieve&db=PubMed&dopt=Citation&list_uids=18428196.)

Goenka A, Magsanoc JM, Pei X, Schechter M, Kollmeier M, Cox B, et al: Improved toxicity profile following high-dose postprostatectomy salvage radiation therapy with intensity-modulated radiation therapy. Eur Urol 2011;60(6):1142–1148. (Available online at: https://doi.org/10.1016/j.eururo.2011.08.006.)

Gonzalez-Motta A, Roach M 3rd: Stereotactic body radiation therapy (SBRT) for high-risk prostate cancer: Where are we now? Pract Radiation Oncol 2017;8(3):185–202. (Available online at: https://doi.org/10.1016/j.prro.2017.11.008.)

Grigsby PW: Carcinoma of the urethra in women. Int J Radiat Oncol Biol Phys 1998;41(3):535–541. (Available at: https://doi.org/10.1016/S0360-3016(97)00773-6.)

Grimm P, Billiet I, Bostwick D, Dicker AP, Frank S, Immerzeel J, et al: Comparative analysis of prostate-specific antigen free survival outcomes for patients with low, intermediate and high risk prostate cancer treatment by radical therapy. Results from the Prostate Cancer Results Study Group. BJU Int 2012;109(Suppl):22–29. (Available online at: https://doi.org/10.1111/j.1464-410X.2011.10827.x.)

Groot HJ, Lubberts S, de Wit R, Witjes JA, Kerst J, de Jong IJ, et al: Risk of solid cancer after treatment of testicular germ cell cancer in the platinum era. J Clin Oncol 2018;36(24):2504–2513. (Available online at: https://doi.org/10.1200/JCO.2017.77.4174.)

Gürkaynak M, Akyol F, Zorlu F, Akyurek S, Yildiz F, Atahan IL:

Stage I testicular seminoma: Para-aortic and iliac irradiation with reduced dose after orchiectomy. Urol Int 2003;71(4):385–388. (Available online at: https://doi.org/10.1159/000074091.)

Hagan MP, Winter KA, Kaufman DS, Wajsman Z, Zietman AL, Heney NM, et al: RTOG 97-06: Initial report of a phase I-II trial of selective bladder conservation using TURBT, twice-daily accelerated irradiation sensitized with cisplatin, and adjuvant MCV combination chemotherapy. Int J Radiat Oncol Biol Phys 2003;57(3):665–672. (Available online at: http://www.ncbi.nlm.nih.gov/pubmed/14529770).

Hahn EW, Feingold SM, Simpson L, Batata M: Recovery from aspermia induced by low-dose radiation in seminoma patients. Cancer 1982;50(2):337–340. (Available online at: https://doi.org/10.1002/1097-0142(19820715)50:2<337::AID-CNCR2820500229>3.0.CO;2-6.)

Hamdy FC, Donovan JL, Lane JA, Mason M, Metcalfe C, Holding P, et al: 10-year outcomes after monitoring, surgery, or radiotherapy for localized prostate cancer. New Engl J Med 2016;375(15):1415–1424. (Available online at: https://doi.org/10.1056/NEJMoa1606220.)

Hansen EK, Roach M. Handbook of Evidence-Based Radiation Oncology. Springer, 2018. (Available online at: https://doi.org/10.1007/978-3-319-62642-0.)

Harland SJ, Kynaston H, Grigor K, Wallace DM, Beacock C, Kockelbergh R, et al: A randomized trial of radical radiotherapy for the management of PT1G3 NXM0 transitional cell carcinoma of the bladder. J Urol 2007;178(3):807–813. (Available online at: https://doi.org/10.1016/j.juro.2007.05.024.)

Hasan S, Francis A, Hagenauer A, Hirsh A, Kaminsky D, Traugher B, et al: The role of brachytherapy in organ preservation for penile cancer: A meta-analysis and review of the literature. Brachytherapy 2015;14(4):517–524. (Available at: https://doi.org/10.1016/j.brachy.2015.03.008.)

Haugnes HS, Bosl GJ, Boer H, Gietema JA, Brydøy M, Oldenburg J, et al: Long-term and late effects of germ cell testicular cancer treatment and implications for follow-up. J Clin Oncol 2012;30(30):3752–3763. (Available online at: https://doi.org/10.1200/JCO.2012.43.4431.)

Holmäng S, Hedelin H, Anderström C, Holmberg E, Busch C, Johansson SL: Recurrence and progression in low grade papillary urothelial tumors. J Urol 1999;62(3 Pt 1):702–707. (Available online at: http://www.ncbi.nlm.nih.gov/pubmed/10458347.)

Honma I, Masumori N, Sato E, Takayanagi A, Takahashi A, Itoh N, et al: Local recurrence after radical cystectomy for invasive bladder cancer: An analysis of predictive factors. Urology 2004;64(4):744–748. (Available online at: https://doi.org/10.1016/j.urology.2004.05.003.)

Hoppe BS, Mamalui-Hunter M, Mendenhall NP, Li Z, Indelicato DJ: Improving the therapeutic ratio by using proton therapy in patients with stage I or II eminoma. Am J Clin Oncol 2013;36(1):31–37. (Available online at: https://doi.org/10.1097/COC.0b013e3182354b9e.)

Horenblas S, van Tinteren H, Delemarre JF, et al: Squamous cell carcinoma of the penis. II. Treatment of the primary tumor. J Urol 1992;147:1533–1538.

Horenblas S, Hoekstra H, Van Den Belt-Dusebout AW, De Wit R, Gietema JA, Louwman MWJ, et al. Surviving testicular cancer: Relationship aspects view project prospective randomized trial for the evaluation of a theoretical follow-up schedule in cutaneous melanoma patients view project treatment-specific risks of second malignancies and cardiovascular disease in 5-year survivors of testicular cancer. J Clin Oncol 2007;25:4370–4378. (Available online at: https://doi.org/10.1200/JCO.2006.10.5296.)

Horwich A, Dearnaley DP, Sohaib A, Pennert K, Huddart RA: Neo-adjuvant carboplatin before radiotherapy in stage IIA and IIB seminoma. Ann Oncol 2013;24(8):2104–2107. (Available online at: https://doi.org/10.1093/annonc/mdt148.)

Horwich A, Pendlebury S, Dearnaley DP: 1000 organ conservation in bladder cancer. Eur J Cancer 1995;31:S208–S209. (Available online at: https://doi.org/10.1016/0959-8049(95)96248-C.)

Horwich A, Fossa SD, Huddart R, Dearnaley DP, Stenning S, Aresu M,

et al: Second cancer risk and mortality in men treated with radio-therapy for stage I seminoma. Br J Cancer 2014;110(1):256–263. (Available online at: https://doi.org/10.1038/bjc.2013.551.)

Horwich A, Alexander EJ, White IM: Update on management of seminoma. Indian J Urol 2010;26(1):82. (Available at: https://doi.org/10.4103/0970-1591.60451.)

Horwich A, Shipley J, Huddart R: Testicular germ-cell cancer. Lancet (London) 2006;367(9512):754–765. (Available online at: https://doi.org/10.1016/S0140-6736(06)68305-0.)

Housset M, Maulard C, Chretien Y, Dufour B, Delanian S, Huart J, et al:. Combined radiation and chemotherapy for invasive transitional-cell carcinoma of the bladder: A prospective study. J Clin Oncol 1993;11(11):2150–2157. (Available online at: https://doi.org/10.1200/JCO.1993.11.11.2150.)

Hsu CC, Hsu H, Pickett B, Crehange G, Hsu IC, Dea R, et al: Feasibility of MR imaging/MR spectroscopy-planned focal partial salvage permanent prostate implant (PPI) for localized recurrence after initial PPI for prostate cancer. Int J Radiat Oncol Biol Phys 2013;85(2):370–377. (Available online at: https://doi.org/10.1016/j.ijrobp.2012.04.028.)

Hsu IC, Bae K, Shinohara K, Pouliot J, Purdy J, Ibbott G, et al: Phase II trial of combined high-dose-rate brachytherapy and external beam radiotherapy for adenocarcinoma of the prostate: Preliminary results of RTOG 0321. Int J Radiat Oncol Biol Phys 2010;78(3):751–758. (Available online at: https://doi.org/10.1016/j.ijrobp.2009.08.048.)

Hussain MHA et al: Combination Cisplatin, 5-Fluorouracil And Radiation Therapy For Locally Advanced Unresectable Or Medically Unfit Bladder Cancer Cases: A Southwest Oncology Group Study. J Urol 2001;165:56–61.

Huyghe E, Matsuda T, Daudin M, Chevreau C, Bachaud J-M, Plante P, et al: Fertility after testicular cancer treatments: Results of a large multicenter study. Cancer 2004;100(4):732–737. (Available online at: https://doi.org/10.1002/cncr.11950.)

Incrocci L, Wortel RC, Alemayehu WG, Aluwini S, Schimmel E, Krol S, et al. Hypofractionated versus conventionally fractionated radiotherapy for patients with localised prostate cancer (HYPRO): Final efficacy results from a randomised, multicentre, open-label, phase 3 trial. Lancet Oncol 2016;17(8):1061–1069. (Available online at: https://doi.org/10.1016/S1470-2045(16)30070-5.)

Jabbari S, Weinberg VK, Shinohara K, Speight JL, Gottschalk AR, Hsu IC, et al:. Equivalent biochemical control and improved prostate-specific antigen nadir after permanent prostate seed implant brachytherapy versus high-dose three-dimensional conformal radiotherapy and high-dose conformal proton beam radiotherapy boost. Int J Radiat Oncol Biol Phys 2010;76(1):36–42. (Available online at: http://www.ncbi.nlm.nih.gov/entrez/query.fcgi?cmd=Retrieve&db=PubMed&dopt=Citation&list_uids=19409729.)

Jackson WC, Schipper MJ, Johnson SB, Foster C, Li D, Sandler HM, et al: Duration of androgen deprivation therapy influences outcomes for patients receiving radiation therapy following radical prostatectomy. Eur Urol 2016;69(1):50–57. (Available online at: https://doi.org/10.1016/j.eururo.2015.05.009.)

Johnson SB, Soulos PR, Shafman TD, Mantz CA, Dosoretz AP, Ross R, et al: Patient-reported quality of life after stereotactic body radiation therapy versus moderate hypofractionation for clinically localized prostate cancer. Radiother Oncol 2016;121(2):294–298. (Available online at: https://doi.org/10.1016/j.radonc.2016.10.013.)

James ND et al: Radiotherapy with or without Chemotherapy in Muscle-Invasive Bladder Cancer. N Engl J Med 2012;366:1477–1488.

Jones G, Arthurs B, Kaya H, MacDonald K, Qin R, Fairbanks RK, et al. Overall survival analysis of adjuvant radiation versus observation in stage I testicular seminoma. Am J Clin Oncol 2013;36(5):500–504. (Available online at: https://doi.org/10.1097/COC.0b013e318254950a.)

Jones WG, Fossa SD, Mead GM, Roberts JT, Sokal M, Horwich A, et al: Randomized trial of 30 versus 20 Gy in the adjuvant treatment of stage I testicular seminoma: A report on Medical Research Council Trial TE18, European Organisation for the Research and Treatment of Cancer Trial 30942 (ISRCTN18525328). J Clin Oncol 2005;23(6):1200–1208. (Available online at: https://doi.

26

org/10.1200/JCO.2005.08.003.)

Joos H, Sedlmayer F, Gomahr A, Rahim HBK, Frick J, Kogelnik HD, et al: Endocrine profiles after radiotherapy in stage i seminoma: Impact of two different radiation treatment modalities. Radiother Oncol 1997;43(2):159–162. (Available online at: https://doi.org/10.1016/S0167-8140(97)00052-2.)

Kaufman DS, Winter KA, Shipley WU, Heney NM, Chetner MP, Souhami L, et al: The initial results in muscle-invading bladder cancer of RTOG 95-06: Phase I/II trial of transurethral surgery plus radiation therapy with concurrent cisplatin and 5-fluorouracil followed by selective bladder preservation or cystectomy depending on the initial response. Oncologist 2000;5(6):471–476. (Available online at: http://www.ncbi.nlm.nih.gov/pubmed/11110598.)

Kaufman DS, Winter KA, Shipley WU, Heney NM, Wallace HJ, Toonkel LM, et al: Phase I-II RTOG Study (99-06) of patients with muscle-invasive bladder cancer undergoing transurethral surgery, paclitaxel, cisplatin, and twice-daily radiotherapy followed by selective bladder preservation or radical cystectomy and adjuvant chemotherapy. Urology 2009;73(4):833–837. (Available online at: https://doi.org/10.1016/j.urology.2008.09.036.)

Kellas-Sleczka S, Bialas B, Fijalkowski M, Wojcieszek P, Szlag M, Cholewka A, et al: Interstitial HDR brachytherapy for penile cancer: A thirteen-year follow up of 55 patients. Brachytherapy 2015;14:S33. (Available online at: https://doi.org/10.1016/j.brachy.2015.02.239.)

Kerns SL, Dorling L, Fachal L, Bentzen S, Pharoah PD, Barnes DR, et al. Meta-analysis of genome wide association studies identifies genetic markers of late toxicity following radiotherapy for prostate cancer. EBioMedicine 2016;10:150–163. (Available online at: https://doi.org/10.1016/j.ebiom.2016.07.022).

Kerns SL, Ostrer H, Stock R, Li W, Moore J, Pearlman A, et al: Genome-wide association study to identify single nucleotide polymorphisms (SNPs) associated with the development of erectile dysfunction in African-American men after radiotherapy for prostate cancer. Int J Radiat Oncol Biol Phys 2010;78 (5):1292–1300. (Available online at: https://doi.org/S0360-3016(10)00969-7 [pii]10.1016/j.ijrobp.2010.07.036.)

Kimura M, Mouraviev V, Tsivian M, Mayes JM, Satoh T, Polascik TJ: Current salvage methods for recurrent prostate cancer after failure of primary radiotherapy. BJU Int 2010;105 (2):191–201. (Available online at: https://doi.org/10.1111/j.1464-410X.2009.08715.x.)

King CR, Fowler JF. A simple analytic derivation suggests that prostate cancer alpha/beta ratio is low. Int J Radiat Oncol Biol Phys 2001;51:213–214. (Available online at: http://www.ncbi.nlm.nih.gov/htbin-post/Entrez/query?db=m&form=6&dopt=r&uid=11516871.)

King CR, Brooks JD, Gill H, Pawlicki T, Cotrutz C, Presti JC: 2009. Stereotactic body radiotherapy for localized prostate cancer: Interim results of a prospective phase II clinical trial. Int J Radiat Oncol Biol Phys 2009;73(4):1043–1048. (Available online at: https://doi.org/10.1016/j.ijrobp.2008.05.059.)

Kishan AU, Dang A, Katz AL, Mantz CA, Collins SP, Aghdam N, et al: Long-term outcomes of stereotactic body radiotherapy for low-risk and intermediate-risk prostate cancer. JAMA Network Open 2019a;2(2):e188006. (Available online at: https://doi.org/10.1001/jamanetworkopen.2018.8006.)

Kishan AU, Tyran M, Weng J, Upadhyaya S, Lamb J, Steinberg M, et al: Stereotactic body radiotherapy to the prostate and pelvic lymph nodes: A detailed dosimetric analysis of a phase II prospective trial. Br J Radiol 2019b(March):20181001. (Available online at: https://doi.org/10.1259/bjr.20181001.)

Kishan AU, Katz AJ, Mantz C, Chu F-I, Appelbaum L, Loblaw A, et al: Long-term outcomes of stereotactic body radiotherapy for low- and intermediate-risk prostate adenocarcinoma: A multi-institutional consortium study. J Clin Oncol 2018;36 (6 Suppl):84. (Available online at: https://doi.org/10.1200/JCO.2018.36.6_suppl.84.)

Kjaer SK, Knudsen JB, Sørensen BL, Møller Jensen O, Kjaer K, Sbrensen BL, et al: The Copenhagen Case-Control Study of Bladder Cancer V. Review of the role of urinary-tract infection. Acta Oncologica 2009. (Available online at: https://doi.org/10.3109/02841868909092283.)

Knap MM, Lundbeck F, Overgaard J: Prognostic factors, pattern of recurrence and survival in a Danish bladder cancer cohort treated with radical cystectomy. Acta Oncologica 2003;42(2):160–168. (Available online at: https://doi.org/10.1080/02841860310005039.)

Kollmannsberger C et al: Patterns of relapse in patients with clinical stage I testicular cancer managed with active surveillance. J Clin Oncol 2015;33:51–57.

Kuettel MR, Parda DS, Harter WK, Rodgers JE, Lynch JH: Treatment of female urethral carcinoma in medically inoperable patients using external beam irradiation and high Dose rate intracavitary brachytherapy. J Urol 1997;157(5):1669–1671. (Available online at: https://doi.org/10.1016/S0022-5347(01)64830-4.)

Kupelian PA, Potters L, Khuntia D, Ciezki JP, Reddy CA, Reuther AM, et al: Radical prostatectomy, external beam radiotherapy <72 Gy, external beam radiotherapy > or =72 Gy, permanent seed implantation, or combined seeds/external beam radiotherapy for stage T1-T2 prostate cancer. Int J Radiat Oncol Biol Phys 2004;58:25–33. (Available online at: http://www.ncbi.nlm.nih.gov/entrez/query.fcgi?cmd=Retrieve&db=PubMed&dopt=Citation&list_uids=14697411.)

Langen KM, Jones DT: Organ motion and its management. Int J Radiat Oncol Biol Phys 50:265–278. (Available online at: https://doi.org/10.1016/S0360-3016(01)01453-5; also at http://www.ncbi.nlm.nih.gov/entrez/query.fcgi?cmd=Retrieve&db=PubMed&dopt=Citation&list_uids=11316572.)

Langen KM, Pouliot J, Anezinos C, Aubin M, Gottschalk AR, Hsu IC, et al: Evaluation of ultrasound-based prostate localization for image-guided radiotherapy. Int J Radiat Oncol Biol Phys 2003;57:635–644. (Available online at: http://www.ncbi.nlm.nih.gov/entrez/query.fcgi?cmd=Retrieve&db=PubMed&dopt=Citation&list_uids=14529767.)

Lazar AA, Schulte R, Faddegon B, Blakely EA, Roach M: Clinical trials involving carbon-ion radiation therapy and the path forward. Cancer 2018;124(23):4467–4476. (Available online at: https://doi.org/10.1002/cncr.31662.)

Lee C-Y, Yang K-L, Ko H-L, Huang R-Y, Tsai P-P, Chen M-T, et al: Trimodality bladder-sparing approach without neoadjuvant chemotherapy for node-negative localized muscle-invasive urinary bladder cancer resulted in comparable cystectomy-free survival. Radiat Oncol 2014;9(1):213. (Available online at: https://doi.org/10.1186/1748-717X-9-213.)

Lee WR: The ethics of hypofractionation for prostate cancer. Int J Radiat Oncol Biol Phys 2009;73(4):969–970. (Available online at: http://www.ncbi.nlm.nih.gov/entrez/query.fcgi?cmd=Retrieve&db=PubMed&dopt=Citation&list_uids=19251081.)

Lee WR, Bae K, Lawton C, Gillin M, Morton G, Firat S, et al: Late toxicity and biochemical recurrence after external-beam radiotherapy combined with permanent-source prostate Brachytherapy: Analysis of Radiation Therapy Oncology Group Study 0019. Cancer 2007;109(8):1506–1512. (Available online at: http://www.ncbi.nlm.nih.gov/entrez/query.fcgi?cmd=Retrieve&db=PubMed&dopt=Citation&list_uids=17340591.)

Lee WR, Dignam JJ, Amin MB, Bruner DW, Low D, Swanson GP, et al: Randomized phase III noninferiority study comparing two radiotherapy fractionation schedules in patients with low-risk prostate cancer. J Clin Oncol 2016;34(20):2325–2332. (Available online at: https://doi.org/10.1200/JCO.2016.67.0448.)

Leman ES, Gonzalgo ML: Prognostic features and markers for testicular cancer management. Indian J Urol 2010;26(1):76–81. (Available online at: https://doi.org/10.4103/0970-1591.60450.)

Lennernas B, Majumder K, Damber JE, Albertsson P, Holmberg E, Brandberg Y, et al: Radical prostatectomy versus high-dose irradiation in localized/locally advanced prostate cancer: A Swedish multicenter randomized trial with patient-reported outcomes. Acta Oncol 2015;54(6):875–881. (Available online at: https://doi.org/10.3109/0284186X.2014.974827.)

Libby B, Chao D, Schneider BF: Non-surgical treatment of primary female urethral cancer. Rare Tumors 2010;2(3):158–160; see also Mehus B, Elliott SP: Urinary adverse effects of pelvic radiotherapy. Transl Androl Urol 2014;3(2):186–195. (Available online at: https://doi.org/10.3978/j.issn.2223-4683.2014.04.01.)

Ludwig MS, Kuban DA, Strom SS, Du XL, Lopez DS, Yamal JM: The role of androgen deprivation therapy on biochemical failure and distant metastasis in intermediate-risk prostate cancer: Effects of radiation dose escalation. BMC Cancer 2015;15(1):190. (Available online at: https://doi.org/10.1186/s12885-015-1180-6.)

Lukka H, Hayter C, Julian JA, Warde P, Morris WJ, Gospodarowicz M, et al: Randomized trial comparing two fractionation schedules for patients with localized prostate cancer. J Clin Oncol 2005;23(25):6132–6138. (Available online at: http://www.ncbi.nlm.nih.gov/entrez/query.fcgi?cmd=Retrieve&db=PubMed&dopt=Citation&list_uids=16135479.)

Maarouf AM, Khalil S, Salem EA, El Adl M, Nawar N, Zaiton F: Bladder preservation multimodality therapy as an alternative to radical cystectomy for treatment of muscle invasive bladder cancer. BJU Int 2011;107(10):1605–1610. (Available online at: https://doi.org/10.1111/j.1464-410X.2010.09564.x.)

Maase H von der, Sengelov L, Roberts JT, Ricci S, Dogliotti L, Oliver T, et al: Long-term survival results of a randomized trial comparing gemcitabine plus cisplatin, with methotrexate, vinblastine, doxorubicin, plus cisplatin in patients with bladder cancer. *J Clin Oncol* 2005;23(21):4602–4608. (Available online at: https://doi.org/10.1200/JCO.2005.07.757.)

Maddineni SB, Sangar VK, Hendry JH, Margison GP, Clarke NW: Differential radiosensitisation by ZD1839 (Iressa), a highly selective epidermal growth factor receptor tyrosine kinase inhibitor in two related bladder cancer cell lines. Br J Cancer 2005;92(1):125–130. (Available online at: https://doi.org/10.1038/sj.bjc.6602299.)

Magnuson WJ, Bradley K, Shaves M: Successful management of female urethral carcinoma with radiation therapy and concurrent chemotherapy. Gynecol Oncol Case Rep 2011;2(1):1–3. (Available online at: https://doi.org/10.1016/j.gynor.2011.10.006.)

Mak RH et al: Long-Term Outcomes in Patients With Muscle-Invasive Bladder Cancer After Selective Bladder-Preserving Combined-Modality Therapy: A Pooled Analysis of Radiation Therapy Oncology Group Protocols 8802, 8903, 9506, 9706, 9906, and 0233. J Clin Oncol 2014;32:3801–3809.

Martin JM, Panzarella T, Zwahlen DR, Chung P, Warde P: Evidence-based guidelines for following stage 1 seminoma. Cancer 2007;109(11):2248–2256. (Available online at: https://doi.org/10.1002/cncr.22674.)

Martinez A, Orton C, Mould R: Brachytherapy HDR and LDR. In: Bertermann H, Brix F (eds): Ultrasound Guided Interstitial High Dose Brachytherapy with Iridium-192: Technique and Preliminary Results in Locally Confined Prostate Cancer. Nucletron, Columbia, MD, 1990.

Mazeron JJ, Langlois D, Lobo PA, et al: Interstitial radiation therapy for carcinoma of the penis using iridium 192 wires: The Henri Mondor experience (1970–1979). Int J Radiat Oncol Biol Phys 1984;10:1891–1895.

McCammon R, Rusthoven KE, Kavanagh B, Newell, Newman F, Raben D: Toxicity assessment of pelvic intensity-modulated radiotherapy with hypofractionated simultaneous integrated boost to prostate for intermediate- and high-risk prostate cancer. Int J Radiat Oncol Biol Phys 2009. (Available online at: http://www.ncbi.nlm.nih.gov/entrez/query.fcgi?cmd=Retrieve&db=PubMed&dopt=Citation&list_uids=19362783.)

McMahon SJ, Prise KM: Mechanistic modelling of radiation responses. Cancers 2019;11(2):205. (Available online at: https://doi.org/10.3390/cancers11020205.)

Melotek JM, Liao C, Liauw SL: Quality of life after post-prostatectomy intensity modulated radiation therapy: Pelvic nodal irradiation is not associated with worse bladder, bowel, or sexual outcomes. PLoS ONE 2015;10(10):1–11. (Available online at: https://doi.org/10.1371/journal.pone.0141639.)

Memmelaar J: Total prostatovesiculectomy; retropubic approach. J Urol 1949;62(3):340–348. (Available online at: http://www.ncbi.nlm.nih.gov/entrez/query.fcgi?cmd=Retrieve&db=PubMed&dopt=Citation&list_uids=18148289.)

Michalski J, Winter K, Roach M, Markoe A, Sandler HM, Ryu J, et al: Clinical outcome of patients treated with 3D conformal radiation therapy (3D-CRT) for prostate cancer on RTOG 9406. Int J Radiat Oncol Biol Phys 2012;83(3):e363–e370. (Availabe online

at: https://doi.org/10.1016/j.ijrobp.2011.12.070.)

Millender LE, Aubin M, Pouliot J, Shinohara K, Roach M 3rd. Daily electronic portal imaging for morbidly obese men undergoing radiotherapy for localized prostate cancer. Int J Radiat Oncol Biol Phys 2004;59:6–10. (Available online at: http://www.ncbi.nlm.nih.gov/entrez/query.fcgi?cmd=Retrieve&db=PubMed&dopt=Citation&list_uids=15093893.)

Miller LS: Bladder cancer. superiority of preoperative irradiation and cystectomy in clinical stages B2 and C. Cancer 1977;39(S2):973–980. (Available online at: https://doi.org/10.1002/1097-0142(197702)39:2+<973::AID-CNCR2820390737>3.0.CO;2-O.)

Mitin T et al: Transurethral surgery and twice-daily radiation plus paclitaxel-cisplatin or fluorouracil-cisplatin with selective bladder preservation and adjuvant chemotherapy for patients with muscle invasive bladder cancer (RTOG 0233): a randomised multicentre phase 2 trial. Lancet Oncol 2013;14:863–872.

Mizoguchi N, Tsuji H, Toyama S, Kamada T, Tsujii H, Nakayama Y, et al: Carbon-ion radiotherapy for locally advanced primary or postoperative recurrent epithelial carcinoma of the lacrimal gland. Radiother Oncol 2015;114(3):373–377. (Available online at: https://doi.org/10.1016/j.radonc.2015.01.009.)

Mohammed N, Kestin L, Ghilezan M, Krauss D, Vicini F, Brabbins D, et al: Comparison of acute and late toxicities for three modern high-dose radiation treatment techniques for localized prostate cancer. Int J Radiat Oncol Biol Phys 2010. (Available online at: https://doi.org/S0360-3016(10)03427-9 [pii]10.1016/j.ijrobp.2010.10.009).

Mohler J, Bahnson RR, Boston B, Busby JE, D'Amico A, Eastham JA, et al: n.d. NCCN clinical practice guidelines in oncology: Prostate cancer. J Natl Compr Canc Netw 2010;8(2):162–200. (Available online at: http://www.ncbi.nlm.nih.gov/entrez/query.fcgi?cmd=Retrieve&db=PubMed&dopt=Citation&list_uids=20141676.)

Morgan SC, Hoffman K, Loblaw DA, Buyyounouski MK, Patton C, Barocas D, et al: Hypofractionated radiation therapy for localized prostate cancer: An ASTRO, ASCO, and AUA evidence-based guideline. J Clin Oncol 2018;36(34):3411–3430. (Available online at: https://doi.org/10.1200/JCO.18.01097.)

Morgan SC, Rumble RB, Sandler H: Hypofractionated radiation therapy for localized prostate cancer: An ASTRO, ASCO, and AUA evidence-based guideline summary. J Oncol Pract 2019;15(1):50–54. (Available online at: https://doi.org/10.1200/JOP.18.00616.)

Morris WJ, Pickles T, Keyes M, McKenzie M, Spadinger I: Pride or prejudice: Does Phoenix flatter radiation therapy? Brachytherapy 2014;13(3):299–303. (Available online at: https://doi.org/10.1016/j.brachy.2013.06.006.)

Mortensen MS et al: A Nationwide Cohort Study of Stage I Seminoma Patients Followed on a Surveillance Program. Eur Urol 2014;66:1172–1178.

Moul JW, Kibel AS, Roach M 3rd, Dreicer R: Indications and practice with androgen deprivation therapy. Urology 2011;78(5 Suppl):S478–S481. (Available online at: https://doi.org/10.1016/j.urology.2011.04.025.)

Muñoz JJ, Drigo SA, Barros-Filho MC, Marchi FA, Scapulatempo-Neto C, Pessoa GS, et al: Down-regulation of SLC8A1 as a putative apoptosis evasion mechanism by modulation of calcium levels in penile carcinoma. J Urol 2015;194(1):245–251. (Available online at: https://doi.org/10.1016/j.juro.2014.11.097.)

Muro X Garcia del, Condom E, Vigués F, Castellsagué X, Figueras A, Muñoz J, et al: P53 and P21 expression levels predict organ preservation and survival in invasive bladder carcinoma treated with a combined-modality approach. Cancer 2004;100(9):1859–1867. (Available online at: https://doi.org/10.1002/cncr.20200.)

Nalesnik JG, Sabanegh ES, Eng TY, Buchholz TA: Fertility in men after treatment for stage 1 and 2A seminoma. Am J Clin Oncol 2004;27(6):584–588. (Available online at: http://www.ncbi.nlm.nih.gov/pubmed/15577436.)

Nanda A, Chen MH, Moran BJ, Braccioforte MH, Dosoretz D, Salenius S, et al: Neoadjuvant hormonal therapy use and the risk of death in men with prostate cancer treated with brachytherapy who have no or at least a single risk factor for coronary artery disease. Eur Urol 2014;65(1):177–185. (Available online at: https://

26

doi.org/10.1016/j.eururo.2012.08.070.)

Nguyen PL, Chen RC, Clark JA, Cormack RA, Loffredo M, McMahon E, et al: Patient-reported quality of life after salvage brachytherapy for radio-recurrent prostate cancer: A prospective phase II study. Brachytherapy 2009;8(4):345–352. (Available online at: http://www.ncbi.nlm.nih.gov/entrez/query.fcgi?cmd=Retrieve&db=PubMed&dopt=Citation&list_uids=19428311.)

Nguyen QN, Shiu AS, Rhines LD, Wang H, Allen PK, Wang XS, et al: Management of spinal metastases from renal cell carcinoma using stereotactic body radiotherapy. Int J Radiat Oncol Biol Phys 2010;76(4):1185–1192. (Available online at: https://doi.org/10.1016/J.IJROBP.2009.03.062.)

Niazi TM, Souhami L, Sultanem K, Duclos M, Shenouda G, Freeman C: Long-term results of para-aortic irradiation for patients with stage I seminoma of the testis. Int J Radiat Oncol Biol Phys 2005;61(3):741–744. (Available online at: https://doi.org/10.1016/j.ijrobp.2004.06.247.)

Nichols RC, Sweetser MG, Mahmood SK, Malamud FC, Dunn NP, Adams JP, et al: Radiation therapy and concomitant paclitaxel/carboplatin chemotherapy for muscle invasive transitional cell carcinoma of the bladder: A well-tolerated combination. Int J Cancer 2000;90(5):281–286. (Available online at: http://www.ncbi.nlm.nih.gov/pubmed/11091352.)

Nicholson S, Tsang D, Summerton D: Aggressive combined-modality therapy for squamous cell carcinoma of the female urethra. Nat Clin Pract Urol 2008;5(10):574–577. (Available online at: https://doi.org/10.1038/ncpuro1211.)

Niewald M, Waziri A, Walter K, Nestle U, Schnabel K, Humke U: Low-dose radiotherapy for stage I seminoma: Early results. Radiother Oncol 1995;37(2):164–166. (Available online at: https://doi.org/10.1016/0167-8140(95)01631-P.)

Nikolaev A, Benda R: Palliative radiation therapy for symptomatic control of inoperable renal cell carcinoma. Urol Case Rep 2016;4:51–52. (Available online at: https://doi.org/10.1016/J.EUCR.2015.09.006.)

Ning S, Trisler k, Wessels BW, Knox SJ: Radiobiologic studies of radioimmunotherapy and external beam radiotherapy in vitro and in vivo in human renal cell carcinoma xenografts. Cancer 1997;80(S12):2519–2528. (Available online at: https://doi.org/10.1002/(SICI)1097-0142(19971215)80:12+<2519::AID-CNCR26>3.0.CO;2-E.)

Nudell DM, Grossfeld GD, Weinberg VK, Roach M 3rd, Carroll PR: Radiotherapy after radical prostatectomy: Treatment outcomes and failure patterns. Urology 1999;54:1049–1057. (Available online at: http://www.ncbi.nlm.nih.gov/htbin-post/Entrez/query?db=m&form=6&dopt=r&uid=10604707.)

Oh JH, Kerns S, Ostrer H, Powell SN, Rosenstein B, Deasy JO: Computational methods using genome-wide association studies to predict radiotherapy complications and to identify correlative molecular processes. Sci Rep 2017;7:43381. (Available online at: https://doi.org/10.1038/srep43381.)

Oliver RTD, Mead GM, Rustin GJS, Joffe JK, Aass N, Coleman, RG, et al: Randomized trial of carboplatin versus radiotherapy for stage I seminoma: Mature results on relapse and contralateral testis cancer rates in MRC TE19/EORTC 30982 study (ISRCTN27163214). J Clin Oncol 2011;29(8):957–962. (Available online at: https://doi.org/10.1200/JCO.2009.26.4655.)

Oliver RTD, Mason MD, Mead GM, von der Maase H, Rustin GJS, Joffe JK, et al: Radiotherapy versus single-dose carboplatin in adjuvant treatment of stage I seminoma: A randomised trial. Lancet (London) 2005;366(9482):293–300. (Available onine at: https://doi.org/10.1016/S0140-6736(05)66984-X.)

Ornellas AA, Seixas AL, Marota A, et al: Surgical treatment of invasive squamous cell carcinoma of the penis: Retrospective analysis of 350 cases. J Urol 1994;151:1244–1249.

Paly JJ, Efstathiou JA, Hedgire SS, Chung PWM, O'Malley M, Shah A, et al: Lymph node metastases mapping patterns of nodal metastases in seminoma: Rethinking radiotherapy fields. Radiother Oncol 2013;106:64–68. (Available online at: https://doi.org/10.1016/j.radonc.2012.12.002.)

Parashar B, Patro KC, Smith M, Arora S, Nori D, Wernicke AG: Role of radiation therapy for renal tumors. Semin Intervent

Radiol 2014;31(1):86–90. (Available online at: https://doi.org/10.1055/s-0033-1363847.)

Parisi S, Troiano M, Corsa P, Raguso A, Cossa S, Piazzolla EE, et al: Role of external radiation therapy in urinary cancers. Ann Oncol 2007;18:157–161. (Available online at: https://doi.org/10.1093/annonc/mdm247.)

Parker C, Milosevic M, Panzarella T, Banerjee D, Jewett M, Catton C, et al: The prognostic significance of the tumour infiltrating lymphocyte count in stage I testicular seminoma managed by surveillance. Eur J Cancer 2002;38(15):2014–2019. (Available online at: http://www.ncbi.nlm.nih.gov/pubmed/12376206.)

Patterson H, Norman AR, Mitra SS, Nicholls J, Fisher C, Dearnaley DP, et al: Combination carboplatin and radiotherapy in the management of stage II testicular seminoma: Comparison with radiotherapy treatment alone. Radiother Oncol 2001;59(1):5–11. (Available online at: https://doi.org/10.1016/S0167-8140(00)00240-1.)

Peach MS, Trifiletti DM, Libby B: Systematic review of focal prostate brachytherapy and the future implementation of image-guided prostate HDR brachytherapy using MR-ultrasound fusion. Prostate Cancer 2016:4754031 (Available online at: https://doi.org/10.1155/2016/4754031.)

Peeters A, Grutters JP, Pijls-Johannesma M, Reimoser S, De Ruysscher D, Severens JL, et al: How costly is particle therapy? Cost analysis of external beam radiotherapy with carbon-ions, protons and photons. Radiother Oncol 2010;95(1):45–53. (Available online at: https://doi.org/10.1016/j.radonc.2009.12.002.)

Pellizzon AC, Nadalin W, Salvajoli JV, Fogaroli RC, Novaes PE, Maia MA, et al: Results of high dose rate afterloading brachytherapy boost to conventional external beam radiation therapy for initial and locally advanced prostate cancer. Radiother Oncol 2003;66(2):167–172. (Available online at: http://www.ncbi.nlm.nih.gov/entrez/query.fcgi?cmd=Retrieve&db=PubMed&dopt=Citation&list_uids=12648788.)

Petrovich Z, Jozsef G, Brady LW: Radiotherapy for carcinoma of the bladder: A review. Am J Clin Oncol 2001;24(1):1–9. (Available online at: http://www.ncbi.nlm.nih.gov/pubmed/11232941.)

Pinkawa M, Fischedick K, Asadpour B, Gagel B, Piroth MD, Holy R, et al: Health-related quality of life after adjuvant and salvage postoperative radiotherapy for prostate cancer - a prospective analysis. Radiother Oncol 2008;88(1):135–139. (Available online at: http://www.ncbi.nlm.nih.gov/entrez/query.fcgi?cmd=Retrieve&db=PubMed&dopt=Citation&list_uids=18022263.)

Pinkawa M, Piroth MD, Holy R, Fischedick K, Klotz J, Szekely-Orban D, et al: Quality of life after whole pelvic versus prostate-only external beam radiotherapy for prostate cancer: A matched-pair comparison. Int J Radiat Oncol Biol Phys 2010;81(1):23–28. (Available online at: http://www.ncbi.nlm.nih.gov/entrez/query.fcgi?cmd=Retrieve&db=PubMed&dopt=Citation&list_uids=20832182.)

Pisansky TM, Hunt D, Gomella LG, Amin MB, Balogh AG, Chinn DM, et al: Duration of androgen suppression before radiotherapy for localized prostate cancer: Radiation Therapy Oncology Group Randomized Clinical Trial 9910. J Clin Oncol 2015;33(4):332–339. (Available online at: https://doi.org/10.1200/JCO.2014.58.0662.)

Pollack A, Karrison TG, Balogh AG, Low D, Bruner DW, Wefel JS, et al: LBA5 short term androgen deprivation therapy without or with pelvic lymph node treatment added to prostate bed only salvage radiotherapy: The NRG Oncology/RTOG 0534 SPPORT Trial LBA6 plasma circulating tumor HPV DNA for the surveillance of cancer recurrence in HPV-associated oropharyngeal cancer. Int J Radiat Oncol Biol Phys 2018;102. (Available online at: https://doi.org/10.1016/j.ijrobp.2018.08.052.)

Pos FJ, Koedooder K, Hulshof MCCM, van Tienhoven G, González DG: Influence of bladder and rectal volume on spatial variability of a bladder tumor during radical radiotherapy. Int J Radiat Oncol Biol Phys 2003;55(3):835–841 (Available online at: https://doi.org/10.1016/S0360-3016(02)04158-5.)

Pouliot J, Aubin M, Langen KM, Liu YM, Pickett B, Shinohara K et al: (Non)-migration of radiopaque markers used for on-line localization of the prostate with an electronic portal imaging device. Int J Radiat Oncol Biol Phys 2003;56:862–866. (Available online at: http://www.ncbi.nlm.nih.gov/entrez/query.fcgi?cmd=Retrieve&d

b=PubMed&dopt=Citation&list_uids=12788196.)

Pozzo LF Da, Cozzarini C, Briganti A, Suardi N, Salonia A, Bertini R, et al: Long-term follow-up of patients with prostate cancer and nodal metastases treated by pelvic lymphadenectomy and radical prostatectomy: The positive impact of adjuvant radiotherapy. Eur Urol 2009. (Available online at: http://www.ncbi.nlm.nih.gov/entrez/query.fcgi?cmd=Retrieve&db=PubMed&dopt=Citation&list_uids=19211184.)

Prestige WK, Sanda MG, Amin MB, Bice Jr WS, Michalski JM, Ibbott GS, et al: Initial report of NRG Oncology/RTOG 0232: A phase III study comparing combined external beam radiation and transperineal interstitial permanent brachytherapy with brachytherapy alone for selected patients with intermediate risk prostatic carcinoma. Int J Radiat Biol 2016:S4.

Prosnitz RG, Schneider L, Manola J, Rocha S, Loffredo M, Lopes L, et al: Tamsulosin palliates radiation-induced urethritis in patients with prostate cancer: Results of a pilot study. Int J Radiat Oncol Biol Phys 1999;45(3):563–566. (Avaiable online at: http://www.ncbi.nlm.nih.gov/entrez/query.fcgi?cmd=Retrieve&db=PubMed&dopt=Citation&list_uids=10524406.)

Reiner Walsh PCWB: An anatomical approach to the surgical management of the dorsal vein and Santorini's plexus during radical retropubic surgery. J Urol 1979;121:198.

Reiter WJ, Brodowicz T, Alavi S, Zielinski CC, Kozak W, Maier U, et al: Twelve-year experience with two courses of adjuvant single-agent carboplatin therapy for clinical stage I seminoma. J Clin Oncol 2001;19(1):101–104. (Available onlline at: https://doi.org/10.1200/JCO.2001.19.1.101.)

Ritter M, Forman J, Kupelian P, Lawton C, Petereit D: Hypofractionation for prostate cancer. Cancer J 2009;15(1):1–6. (Available online at: http://www.ncbi.nlm.nih.gov/entrez/query.fcgi?cmd=Retrieve&db=PubMed&dopt=Citation&list_uids=19197165.)

Roach M 3rd: Re: Morbidity and mortality of locally advanced prostate cancer: A population based analysis comparing radical prostatectomy versus external beam radiation. Eur Urol 2018;73(4):638–639. (Available online at: https://doi.org/10.1016/j.eururo.2017.12.009.)

Roach M 3rd, Moughan J, Lawton CAF, Dicker AP, Zeitzer KL, Gore EM, et al. Sequence of hormonal therapy and radiotherapy field size in unfavourable, localised prostate cancer (NRG/RTOG 9413): Long-term results of a randomised, phase 3 trial. Lancet Oncol 2018;19(11):1504–1515. (Available online at: https://doi.org/10.1016/S1470-2045(18)30528-X.)

Roach M 3rd, Ceron Lizarraga TL, Lazar AA: Radical prostatectomy versus radiation and androgen deprivation therapy for clinically localized prostate cancer: How good is the evidence? Int J Radiat Oncol Biol Phys 2015;93(5):1064–1070. (Available online at: https://doi.org/10.1016/j.ijrobp.2015.08.005.)

Roach M 3rd, Thomas K: Overview of randomized controlled treatment trials for clinically localized prostate cancer: Implications for active surveillance and the United States preventative task force report on screening? J Natl Cancer Inst Monogr 2012(45):221–229. (Available online at: https://doi.org/10.1093/jncimonographs/lgs039.)

Roach M 3rd, Yan Y, Lawton CA, Hsu I-CJ, Lustig RA, Jones CU, et al: Radiation Therapy Oncology Group (RTOG) 9413: Randomized trial comparing whole pelvic radiotherapy (WPRT) to prostate only (PORT) and neoadjuvant hormone therapy (NHT) to adjuvant hormone therapy (AHT). In: Proceedings of 2012 ASCO Genitourinary Symposium. Vol. 30. San Francisco, 2012.

Roach M 3rd, Nam J, Gagliardi G, El Naqa I, Deasy JO, Marks LB: Radiation dose volume effects and the penile bulb. Int J Radiat Oncol Biol Phys 2010.

Roach M 3rd, Weinberg V, Sandler H, Thompson I: 2007. Staging for prostate cancer: Time to incorporate pretreatment prostate-specific antigen and Gleason score? Cancer 2007;109(2):213–220. (Available online at: http://www.ncbi.nlm.nih.gov/entrez/query.fcgi?cmd=Retrieve&db=PubMed&dopt=Citation&list_uids=17167758.)

Roach M 3rd, Hanks MG, Thames H Jr, Schellhammer P, Shipley WU, Sokol GH, et al: Defining biochemical failure following

radiotherapy with or without hormonal therapy in men with clinically localized prostate cancer: Recommendations of the RTOG-ASTRO Phoenix Consensus Conference. Int J Radiat Oncol Biol Phys 2006a;65(4):965–74. https://doi.org/10.1016/j.ijrobp.2006.04.029.

Roach M 3rd, Weinberg V, Nash M, Sandler HM, McLaughlin PW, Kattan MW: Defining high risk prostate cancer with risk groups and nomograms: Implications for designing clinical trials. J Urol 2006b;176(6 Pt 2):S16–S20. (Available online at: http://www.ncbi.nlm.nih.gov/entrez/query.fcgi?cmd=Retrieve&db=PubMed&dopt=Citation&list_uids=17084158.)

Roach M 3rd, Weinberg V, McLaughlin PW, Grossfeld G, Sandler HM. Serum prostate-specific antigen and survival after external beam radiotherapy for carcinoma of the prostate. Urology 2003;61:730–735. (Available online at: http://www.ncbi.nlm.nih.gov/entrez/query.fcgi?cmd=Retrieve&db=PubMed&dopt=Citation&list_uids=12670556.)

Roach M, Lu J, Pilepich MV, Asbell SO, Mohiuddin M, Terry R, Grignon D: Four prognostic groups predict long-term survival from prostate cancer following radiotherapy alone on Radiation Therapy Oncology Group Clinical Trials. Int J Radiat Oncol Biol Phys 2000;47(3):609–615. (Available online at: http://www.ncbi.nlm.nih.gov/entrez/query.fcgi?cmd=Retrieve&db=PubMed&dopt=Citation&list_uids=10837943.)

Robinson R, Marconi L, MacPepple E, Hakenberg W, Watkin N, Yuan Y, et al: Risks and benefits of adjuvant radiotherapy after inguinal lymphadenectomy in node-positive penile cancer: A systematic review by the European Association of Urology Penile Cancer Guidelines Panel. Eur Urol 2018;74(1):76–83. (Available online at: https://doi.org/10.1016/j.eururo.2018.04.003.)

Rodda S, Tyldesley S, Morris WJ, Keyes M, Halperin R, Pai H, et al: 2017. ASCENDE-RT: An analysis of treatment-related morbidity for a randomized trial comparing a low-dose-rate brachytherapy boost with a dose-escalated external beam boost for high- and intermediate-risk prostate cancer. *Int J Radiat Oncol Biol Phys* 2017;98(2):286–295. (Available online at: https://doi.org/10.1016/j.ijrobp.2017.01.008.)

Rödel C, Grabenbauer GC, Kühn R, Papadopoulos T, Dunst J, Meyer M, et al: Combined-modality treatment and selective organ preservation in invasive bladder cancer: Long-term results. J Clin Oncol 2002;20(14):3061–3071. (Available online at: https://doi.org/10.1200/JCO.2002.11.027.)

Rodrigues G, Bae K, Roach M 3rd, Lawton C, Donnelly B, Grignon D, et al: Impact of ultrahigh baseline PSA levels on biochemical and clinical outcomes in two Radiation Therapy Oncology Group prostate clinical trials. Int J Radiat Oncol Biol Phys 2011;80(2):445–452. (Available online at: https://doi.org/10.1016/j.ijrobp.2010.02.034.)

Rogers Grossfeld GD, Roach M 3rd, Shinohara K., Presti JC, Carroll PRR: Radiation therapy for the management of biopsy-proven, local recurrence following radical prostatectomy. J Urol 1998;160:1748–1753.

Ross AE, Feng FY, Ghadessi M, Erho N, Crisan A, Buerki C, et al: A genomic classifier predicting metastatic disease progression in men with biochemical recurrence after prostatectomy. Prostate Cancer Prostatic Dis 2014;17(1):64–69. (Available online at: https://doi.org/10.1038/pcan.2013.49.)

Rost A, Brosig W: Preoperative irradiation of renal cell carcinoma. Urology 1977;10(5):414–417. (Available online at: http://www.ncbi.nlm.nih.gov/pubmed/411207.)

Rouscoff Y, Falk A, Durand M, Gal J, Chand M-E, Gautier M, et al: High-dose rate brachytherapy in localized penile cancer: Short-term clinical outcome analysis. Radiat Oncol 2014;9(1):142. (Available online at: https://doi.org/10.1186/1748-717X-9-142.)

Rowland RG: Stage II testicular seminoma: Patterns of recurrence and outcome of treatment. Urol Oncol 2005;23(2):140–141. (Available online at: https://doi.org/10.1016/J.UROLONC.2005.01.014.)

Royce TJ, Feldman AS, Mossanen M, Yang JC, Shipley WU, Pandharipande PV, et al: Comparative effectiveness of bladder-preserving tri-modality therapy versus radical cystectomy for muscle-invasive bladder cancer. *Clinical Genitourinary Cancer* 2019;17 (1): 23–31.e3. https://doi.org/10.1016/j.clgc.2018.09.023.

Rozan R, Albuisson E, Giraud B, Donnarieix D, Delannes M, Pigneux J, et al: Interstitial brachytherapy for penile carcinoma: A multicentric survey (259 patients). Radiother Oncol 1995;36(2):83–93. (Available online at: https://doi.org/10.1016/0167-8140(95)01574-Z.)

Sahgal A, Roach M 3rd: 2007. Permanent prostate seed brachytherapy: A current perspective on the evolution of the technique and its application. Natl Clin Pract Urol 2007;4(12):658–670. (Available online at: http://www.ncbi.nlm.nih.gov/entrez/query.fcgi?cmd=Retrieve&db=PubMed&dopt=Citation&list_uids=18059346.)

Salami SS, Montgomery JS: Surveillance strategies in the management of penile cancer. *Transl Androl Urol* 2017;6(5):868–873. (Available online at: https://doi.org/10.21037/tau.2017.06.04.)

Sanda MG, Dunn RL, Michalski J, Sandler HM, Northouse L, Hembroff L, Lin X, et al: Quality of life and satisfaction with outcome among prostate-cancer survivors. New Engl J Med 2008;358 (12):1250–1261. (Available online at: https://doi.org/10.1056/NEJMoa074311.)

Sangar VK, McBain CA, Lyons J, Ramani VAC, Logue JP, Wylie JP, et al: Phase I study of conformal radiotherapy with concurrent gemcitabine in locally advanced bladder cancer. Int J Radiat Oncol Biol Phys 2005;61(2):420–425. (Available online at: https://doi.org/10.1016/j.ijrobp.2004.05.074.)

Sarin R, Andrew R. Norman AR, Steel GG, Horwich A: Treatment results and prognostic factors in 101 men treated for squamous carcinoma of the penis. Int J Radiat Oncol Biol Phys 1997;38(4):713–722. (Available online at: https://doi.org/10.1016/S0360-3016(97)00068-0.)

Sauer R et al: Efficacy of radiochemotherapy with platin derivatives compared to radiotherapy alone in organ-sparing treatment of bladder cancer. Int J Radiat Oncol Biol Phys 1998;40:121–127.

Schiffner DC, Gottschalk AR, Lometti M, Aubin M, Pouliot J, Speight J, et al: Daily electronic portal imaging of implanted gold seed fiducials in patients undergoing radiotherapy after radical prostatectomy. Int J Radiat Oncol Biol Phys 2007;67(2):610–619. (Available online at: http://www.ncbi.nlm.nih.gov/entrez/query.fcgi?cmd=Retrieve&db=PubMed&dopt=Citation&list_uids=17236978.)

Shariat SF, Karakiewicz PI, Palapattu GS, Lotan Y, Rogers CG, Amiel GE, et al: Outcomes of radical cystectomy for transitional cell carcinoma of the bladder: A contemporary series from the Bladder Cancer Research Consortium. J Urol 2006;176(6):2414–2422. (Available online at: https://doi.org/10.1016/j.juro.2006.08.004.)

Sharma DN, Gandhi AK, Bhatla N, Kumar S, Rath GK: High-dose-rate interstitial brachytherapy for female peri-urethral cancer. J Contemp Brachyther 2016;1:41–47. (Available online at: https://doi.org/10.5114/jcb.2016.57461.)

Sheehan JP, Sun M-H, Kondziolka D, Flickinger J, Dade Lunsford L: Radiosurgery in patients with renal cell carcinoma metastasis to the brain: Long-term outcomes and prognostic factors influencing survival and local tumor control. J Neurosurg 2003;98(2):342–349. (Available online at: https://doi.org/10.3171/jns.2003.98.2.0342.)

Shelley M, Barber J, Wilt TJ, Mason M: Surgery versus radiotherapy for muscle invasive bladder cancer. Cochrane Database Syst Rev 2001;(1):CD002079. (Available online at: https://doi.org/10.1002/14651858.CD002079.)

Shimizu S, Shirato H, Kitamura K, Shinohara N, Harabayashi T, Tsukamoto T, et al: Use of an implanted marker and real-time tracking of the marker for the positioning of prostate and bladder cancers. Int J Radiat Oncol Biol Phys 2000;48(5):1591–1597. (Available online at: http://www.ncbi.nlm.nih.gov/pubmed/11121666.)

Shinohara K, Roach M 3rd: Technique for implantation of fiducial markers in the prostate. Urology 2008;71(2):196–200. (Available online at: http://www.ncbi.nlm.nih.gov/entrez/query.fcgi?cmd=Retrieve&db=PubMed&dopt=Citation&list_uids=18308082.)

Shipley WU, Verhey LJ, Munzenrider JE, Suit HD, Urie MM, McManus PL, et al: Advanced prostate cancer: The results of a randomized comparative trial of high dose irradiation boosting with conformal protons compared with conventional dose irradiation using photons alone. Int J Radiat Oncol Biol Phys 1995;32(1):3–12. (Available online at: http://www.ncbi.nlm.nih.gov/entrez/query.fcgi?cmd=Retrieve&db=PubMed&dopt=Citation&list_uids=7721636.)

Shipley WU, Winter KA, Kaufman DS, Lee WR, Heney NM, Tester WR, et al: Phase III trial of neoadjuvant chemotherapy in patients with invasive bladder cancer treated with Selective bladder preservation by combined radiation therapy and chemotherapy: Initial results of Radiation Therapy Oncology Group 89-03. J Clin Oncol 1998;16(11):3576–3583. (Available online at: https://doi.org/10.1200/JCO.1998.16.11.3576.)

Shipley WU, Kaufman DS, Tester WJ, Pilepich MV, Sandler HM: Overview of bladder cancer trials in the Radiation Therapy Oncology Group. Cancer 2003;97(S8):2115–2119. (Available online at: https://doi.org/10.1002/cncr.11282.)

Shipley WU et al: The success of radiation therapy in controlling prostatic cancer within the treated field. Prog Clin Biol Res 1987;243B:199–212.

Simone CB, Kramer K, O'Meara WP, Bekelman JE, Belard A, McDonough J, et al: Predicted rates of secondary malignancies from proton versus photon radiation therapy for stage I seminoma. Int J Radiat Oncol Biol Phys 2012;82(1):242–249. (Available online at: https://doi.org/10.1016/J.IJROBP.2010.11.021.)

Simpson WG, Klaassen Z, Jen RP, Hughes WM, Neal DE, Terris MK: Analysis of suicide risk in patients with penile cancer and review of the literature. Clin Genitour Cancer 2018;16(2):e257–e261. (Available online at: https://doi.org/10.1016/j.clgc.2017.09.011.)

Siracusano S, D'Elia C, Cerruto MA, Saleh O, Serni S, Gacci M, et al: Quality of life in patients with bladder cancer undergoing ileal conduit: A comparison of women versus men. In Vivo 2018;32(1):139–143. (Available online at: https://doi.org/10.21873/invivo.11216.)

Smith BW, Joseph JR, Saadeh YS, La Marca F, Szerlip NJ, Schermerhorn TC, et al: Radiosurgery for treatment of renal cell metastases to spine: A systematic review of the literature. World Neurosurg 2018;109:e502–e509. (Available online at: https://doi.org/10.1016/J.WNEU.2017.10.011.)

Smith JA, Labasky RF, Cockett AT, Fracchia JA, Montie JE, Rowland RG: Bladder Cancer Clinical Guidelines Panel summary report on the management of nonmuscle invasive bladder cancer (stages Ta, T1 and TIS). The American Urological Association. *J Urol* 1999;162(5):1697–1701. (Available online at: http://www.ncbi.nlm.nih.gov/pubmed/10524909.)

Soria J-C, Fizazi K, Piron D, Kramar A, Gerbaulet A, Haie-Meder C, et al: Squamous cell carcinoma of the penis: Multivariate analysis of prognostic factors and natural history in a monocentric study with a conservative policy. *Ann Oncol* 1997;8(11):1089–1098. (Available online at: https://doi.org/10.1023/A:1008248319036.)

Spera JA, Whittington R, Littman P, Solin LJ, Wein AJ: A comparison of preoperative radiotherapy regimens for bladder carcinoma. 1988, (n.d.) (Available online at: https://onlinelibrary.wiley.com/doi/pdf/10.1002/1097-0142(19880115)61:2%3C255::AID-CNCR2820610210%3E3.0.CO;2-X; accessed 4/1/19.)

Spiotto MT, Hancock SL, King CR: Radiotherapy after prostatectomy: Improved biochemical relapse-free survival with whole pelvic compared with prostate bed only for high-risk patients. Int J Radiat Oncol Biol Phys 2007;69(1):54–61. (Available online at: http://www.ncbi.nlm.nih.gov/entrez/query.fcgi?cmd=Retrieve&db=PubMed&dopt=Citation&list_uids=17459606.)

Spratt DE, Dess RT, Zumsteg ZS, Lin DW, Tran PT, Morgan TM, et al: A systematic review and framework for the use of hormone therapy with salvage radiation therapy for recurrent prostate cancer. Eur Urol 2018a;73(2):156–165. (Available online at: https://doi.org/10.1016/j.eururo.2017.06.027.)

Spratt DE, Zhang J, Santiago-Jiménez M, Dess RT, Davis JW, Den RB, et al: Development and validation of a novel integrated clinical-genomic risk group classification for localized prostate cancer. J Clin Oncol 2018b;36(6):581–590. (Available online at: https://doi.org/10.1200/JCO.2017.74.2940.)

Stein JP, Skinner DG: Results with radical cystectomy for treating bladder cancer: A "reference standard" for high-grade, invasive bladder cancer. BJU Int 2003;92(1):12–17. (Available online at: https://doi.org/10.1046/j.1464-410X.2003.04274.x.)

Stein JP, Lieskovsky G, Cote R, Groshen S, Feng A-C, Boyd S, et al: Radical cystectomy in the treatment of invasive bladder cancer: Long-term results in 1,054 patients. J Clin Oncol 2001;19(3):666–675. (Available online at: https://doi.org/10.1200/JCO.2001.19.3.666.)

Steiner H, Scheiber K, Berger AP, Rein P, Hobisch A, Aufderklamm J, et al: Retrospective multicentre study of carboplatin monotherapy for clinical stage I seminoma. BJU Int 2011;107(7):1074–1079. (Available online at: https://doi.org/10.1111/j.1464-410X.2010.09658.x.)

Stone NN, Potters L, Davis BJ, Ciezki JP, Zelefsky MJ, Roach M 3rd, et al: 2009. Multicenter analysis of effect of high biologic effective dose on biochemical failure and survival outcomes in patients with Gleason score 7–10 prostate cancer treated with permanent prostate brachytherapy. Int J Radiat Oncol Biol Phys 2009;73(2):341–346. (Available online at: http://www.ncbi.nlm.nih.gov/entrez/query.fcgi?cmd=Retrieve&db=PubMed&dopt=Citation&list_uids=18597953.)

Swartz MA, Porter MP, Lin DW, Weiss NS: Incidence of primary urethral carcinoma in the United States. Urology 2006;68(6):1164–1168. (Available online at: https://doi.org/10.1016/J.UROLOGY.2006.08.1057.)

Tang N, Bueno M, Meylan S, Incerti S, Tran HN, Vaurijoux A, et al: Influence of chromatin compaction on simulated early radiation-induced DNA damage using Geant4-DNA. Med Phys 2019;46(3):1501–1511. (Available online at: https://doi.org/10.1002/mp.13405.)

Teh B, Bloch C, Galli-Guevara M, Doh L, Richardson S, Chiang S, et al: The treatment of primary and metastatic renal cell carcinoma (RCC) with image-guided stereotactic body radiation therapy (SBRT). Biomed Imaging Intervent J 2007;3(1):e6. (Available online at: https://doi.org/10.2349/biij.3.1.e6.)

Tendulkar RD, Agrawal S, Gao T, Efstathiou JA, Piailsansky TM, Michalski JM, et al: 2016. Contemporary update of a multi-institutional predictive nomogram for salvage radiotherapy after radical prostatectomy. J Clin Oncol 2016;34(30):3648–3654. (Available online at: https://doi.org/10.1200/JCO.2016.67.9647.)

Tester W, Porter A, Asbell S, Coughlin C, Heaney J, Krall J, et al: Combined modality program with possible organ preservation for invasive bladder carcinoma: Results of RTOG Protocol 85-12. Int J Radiat Oncol Biol Phys 1993;25(5):783–790. (Available online at: http://www.ncbi.nlm.nih.gov/pubmed/8478228.)

Thompson IM, Tangen CM, Paradelo J, Lucia MS, Miller G, Troyer D, et al: Adjuvant radiotherapy for pathological T3N0M0 prostate cancer significantly reduces risk of metastases and improves survival: Long-term followup of a randomized clinical trial. J Urol 2009;181(3):956–962. (Available online at: https://doi.org/10.1016/j.juro.2008.11.032.)

Travis LB, Fosså SD, Schonfeld SJ, McMaster ML, Lynch CF, Storm H, et al: Second cancers among 40 576 testicular cancer patients: Focus on long-term survivors. J Natl Cancer Inst 2005;97(18):1354–1365. (Available online at: https://doi.org/10.1093/jnci/dji278.)

Valicenti RK, Gomella LG, Ismail M, Strup SE, Mulholland SG, Dicker AP, et al: The efficacy of early adjuvant radiation therapy for PT3N0 prostate cancer: A matched-pair analysis. Int J Radiat Oncol Biol Phys 1999;45:53–58.

Viswanathan AN, Beriwal S, De Los Santos JF, Demanes DJ, Gaffney D, Hansen J, Jones E, et al: American Brachytherapy Society consensus guidelines for locally advanced carcinoma of the cervix. Part II: High-dose-rate brachytherapy. Brachytherapy 11(1):47–52. (Available online at: https://doi.org/10.1016/j.brachy.2011.07.002.)

Wallis CJ, Saskin R, Choo R, Herschorn S, Kodama T, Satkunasivam R, et al: Surgery versus radiotherapy for clinically-localized prostate cancer: A systematic review and meta-analysis. Eur Urol 2015;70(1):21–30. (Available online at: https://doi.org/10.1016/j.eururo.2015.11.010.)

Warde PR, Chung P, Sturgeon J, Panzarella T, Giuliani M, Tew-George B, et al: Should surveillance be considered the standard of care in stage I seminoma? J Clin Oncol 2005;23(16 Suppl):4520. (Available online at: https://doi.org/10.1200/jco.2005.23.16_suppl.4520.)

Warde P, Mason M, Ding K, Kirkbride P, Brundage M, Cowan R, et al: Combined androgen deprivation therapy and radiation therapy for locally advanced prostate cancer: A randomised, phase 3 trial. Lancet (London) 2011;378(9809):2104–2111. (Available online at: https://doi.org/10.1016/S0140-6736(11)61095-7.)

Warde P, Specht L, Horwich A, Oliver T, Panzarella T, Gospodarowicz M, et al: Prognostic factors for relapse in stage I seminoma managed by surveillance: A pooled analysis. J Clin Oncol 2002;20(22):4448–4452. (Available online at: https://doi.org/10.1200/JCO.2002.01.038.)

Weiss LA, Pan L, Abney M, Ober C: The sex-specific genetic architecture of quantitative traits in humans. Nat Genet 2006;38(2):218–222. (Available online at: https://doi.org/10.1038/ng1726.)

Werf-Messing BH van der, Friedell GH, Menon RS, Hop WC, Wassif SB: Carcinoma of the urinary bladder category T3 NX MO treated by preoperative irradiation followed by simple cystectomy. Progress Clin Biol Res 1988;260:453–460. (Available online at: http://www.ncbi.nlm.nih.gov/pubmed/3129735.)

Werf-Messing BHP van der, Friedell GH, Menon RS, Hop WCJ, Wassif SB: Carcinoma of the urinary bladder T3NxMo treated by preoperative irradiation followed by simple cystectomy. Int J Radiat Oncol Biol Phys 1982;8(11):1849–1855. (Available online at: https://doi.org/10.1016/0360-3016(82)90441-2.)

Wiegel T, Bartkowiak D, Bottke D, Bronner C, Steiner U, Siegmann A, et al: Adjuvant radiotherapy versus wait-and-see after radical prostatectomy: 10-year follow-up of the ARO 96–02/AUO AP 09/95 Trial. Eur Urol 2014;66(2):243–250. (Available online at: https://doi.org/10.1016/j.eururo.2014.03.011.)

Williams S, Buyyounouski M, Kestin L, Duchesne G, Pickles T: Predictors of androgen deprivation therapy efficacy combined with prostatic irradiation: The central role of tumor stage and radiation dose. Int J Radiat Oncol Biol Phys 2011;79(3):724–731. (Available online at: https://doi.org/10.1016/j.ijrobp.2009.11.044.)

Willoughby T, Kupelian P, Pouliot J, Shinohara K, Aubin M, Roach M 3rd, et al: Target localization and real-time tracking using the Calypso 4D localization system in patients with localized prostate cancer. Int J Radiat Biol Phys 2006;65:528–534.

Wilt TJ, MacDonald R, Rutks I, Shamliyan TA, Taylor BC, Kane RL: Systematic review: Comparative effectiveness and harms of treatments for clinically localized prostate cancer. Ann Intern Med 2008;148(6):435–448. (Available online at: http://www.ncbi.nlm.nih.gov/entrez/query.fcgi?cmd=Retrieve&db=PubMed&dopt=Citation&list_uids=18252677.)

Wolf H, Melsen F, Pedersen SE, Nielsen KT: Natural history of carcinoma in situ of the urinary bladder. Scand J Urol Nephrol Suppl 1994;157:147–151. (Available online at: http://www.ncbi.nlm.nih.gov/pubmed/7939446.)

Yu JB, Soulos PR, Herrin J, Cramer LD, Potosky AL, Roberts KB, et al: Proton versus intensity-modulated radiotherapy for prostate cancer: Patterns of care and early toxicity. J Natl Cancer Inst 2013;105(1):25–32. (Available online at: https://doi.org/10.1093/jnci/djs463.)

Zaffuto E, Gandaglia G, Fossati N, Dell'Oglio P, Moschini M, Cucchiara V, et al: Early postoperative radiotherapy is associated with worse functional outcomes in patients with prostate cancer. J Urol 2017;197(3 Pt 1):669–675. (Available online at: https://doi.org/10.1016/j.juro.2016.09.079.)

Zapatero A, Guerrero A, Maldonado X, Alvarez A, Gonzalez San Segundo C, Rodríguez MAC, et al High-dose radiotherapy with short-term or long-term androgen deprivation in localised prostate cancer (DART01/05 GICOR): A randomised, controlled, phase 3 trial. Lancet Oncol 2015;16(3):320–327. (Available at: https://doi.org/10.1016/S1470-2045(15)70045-8.)

Zelefsky MJ, Gomez DR, Polkinghorn WR, Pei X, Kollmeier M: Biochemical response to androgen deprivation therapy before external beam radiation therapy predicts long-Term prostate cancer survival outcomes. Int J Radiat Oncol Biol Phys 2013;86(3):529–533. (Available online at: https://doi.org/10.1016/j.ijrobp.2013.02.004.)

Zhao SG, Chang SL, Erho N, Yu M, Lehrer J, Alshalalfa M, et al: Associations of luminal and basal subtyping of prostate cancer with prognosis and response to androgen deprivation therapy.

26

JAMA Oncol 2017;3(12):1663–1672. (Available online at: https://doi.org/10.1001/jamaoncol.2017.0751.)

Zhu H, Wang Z, Xu Q, Zhang Y, Zhai Y, Bai J, et al: Inhibition of STAT1 sensitizes renal cell carcinoma cells to radiotherapy and chemotherapy. Cancer Biol Ther 2012;13(6):401–407. (Available online at: https://doi.org/10.4161/cbt.19291.)

Zietman AL, DeSilvio ML, Slater JD, Rossi CJ Jr, Miller DW, Adams JA, et al: Comparison of conventional-dose vs high-dose conformal radiation therapy in clinically localized adenocarcinoma of the prostate: A randomized controlled trial. JAMA 2005;294:1233–1239. (Available onlinbe at: http://www.ncbi.nlm.nih.gov/entrez/query.fcgi?cmd=Retrieve&db=PubMed&dopt=Citation&list_uids=16160131.)

Zietman AL, Grocela J, Zehr E, Kaufman DS, Young RH, Althausen AF, et al: Selective bladder conservation using transurethral resection, chemotherapy, and radiation: Management and conse-quences of Ta, T1, and Tis recurrence within the retained bladder. Urology 2001;58(3):380–385. (Available online at: http://www.ncbi.nlm.nih.gov/pubmed/11549485.)

Zietman AL, Bae K, Slater JD, Shipley WU, Efstathiou JA, Coen JJ, et al: Randomized trial comparing conventional-dose with high-dose conformal radiation therapy in early-stage adenocar-cinoma of the prostate: Long-term results from Proton Radiation Oncology Group/American College of Radiology 95-09. J Clin Oncol 2010;28(7):1106–1111. (Available online at: https://doi.org/10.1200/JCO.2009.25.8475.)

Zietman AL, Sacco D, Skowronski U, Gomery P, Kaufman DS, Clark JA, et al: Organ conservation in invasive bladder cancer by transurethral resection, chemotherapy and radiation: Results of a urodynamic and quality of life study on long-term survivors. J Urol 2003;170(5):1772–1776. (Available online at: https://doi.org/10.1097/01.ju.0000093721.23249.c3.)

26

第27章 下尿路神经生理学和药理学

Karl-Erik Andersson

简介

膀胱、尿道和盆底,负责储存和定期排出尿液。下尿路综合功能的实现依赖于大脑、脊髓、周围神经节,以及局部调节因子(de Groat and Yoshimura, 2001, 2006, 2015)。中枢神经或下尿路的功能障碍可能会产生排尿困难、尿潴留,或不同类型的尿失禁(主要是急迫性尿失禁和压力性尿失禁),或以尿频、尿急、夜尿增多为特征的"膀胱过度活动(overactive bladder, OAB)"(Abrams et al, 2002)。

对于尿失禁和包括 OAB 在内的下尿路症状(lower urinary tract symptoms, LUTS)的治疗,药物是首选,而且不同作用方式和作用部位的几种药物均已经有人尝试过了(Andersson, 2016; Andersson et al, 2013; Andersson and Wein, 2004; Bechis et al, 2015; Sacco and Bientinesi, 2015)。然而,要想得到最好的疗效,就必须了解排尿的机制和治疗的靶点。理论上,药物可以通过减少逼尿肌兴奋、增加膀胱容量和/或增加膀胱出口阻力,缓解储尿期的症状。

本章简要回顾了下尿路的神经支配和尿失禁的一些治疗原则。

支配储尿和排尿的神经回路

下尿路接收到传入信号后才能产生正常排尿(Birder and Andersson, 2013; de Groat and oshimura, 2006, 2015; Fowler et al, 2008)。膀胱的充盈和排空都是由大脑、脊髓和外周神经节的神经回路支配的。这些回路使膀胱逼尿肌和尿道平滑肌的活动与尿道括约肌和盆底横纹肌的活动相协调。脑桥被认为是下尿路的开关,使得下尿路在储尿和排尿这两种模式之间转换。通过行为学习,健康成人可自主控制储尿和排尿。然而,婴儿却只能以反射的方式来实现这些转换机制,从而产生不自主的排尿。当成人中枢神经系统(CNS)受损时,自主排尿机制会遭到破坏,反射性排尿会再次出现,导致 OAB 和逼尿肌过度活动(DO)。由于中枢神经系统支配下尿路的复杂性,所以,多种神经系统疾病以及周围神经支配的改变、平滑肌和骨骼肌成分的变化均可引起 OAB 和 DO(Andersson and Arner, 2004; Andersson and Wein, 2004)。

膀胱储尿和排尿的过程涉及副交感神经(盆神经)、交感神经(腹下神经)和躯体神经(阴部神经)。这些通路要么使膀胱处于放松状态,使尿液在低膀胱内压下储存,要么通过开放膀胱出口和收缩逼尿肌来排空膀胱。自主神经和躯体神经的整合导致在逼尿肌收缩之前,尿道括约肌舒张,从而促进膀胱排空。相反,在储尿期,使逼尿肌舒张,尿道括约肌收缩以保持控尿。

副交感神经通路

骶副交感神经通路介导逼尿肌的收缩和膀胱出口的松弛。副交感节前神经元位于脊髓内 S_2-S_4 水平的骶骨副交感神经核(SPN)。轴突穿过盆神经,并与盆丛、膀胱表面神经节(膀胱神经节)或膀胱壁和尿道(壁内神经节)中的节后神经形成突触。神经节神经递质的传递主要由作用于烟碱受体的乙酰胆碱介导,尽管该传递可由肾上腺素能、毒蕈碱能、嘌呤能和肽能突触前受体调节。盆神经的节后神经元通过释放作用于毒蕈碱受体的乙酰胆碱来介导健康人逼尿肌的兴奋性传入(见本章下文的讨论)。然而,在大多数动物的膀胱中常见一种阿托品抵抗[非肾上腺素能 - 非胆碱能(the nonadrenergic, noncholinergic, NANC)]的收缩成分。这种成分已被证实也可以改变人类膀胱组织的功能和形态(O'Reilly et al, 2002),但它导致正常逼尿肌收缩的比例非常低(Andersson and Wein, 2004)。三磷腺苷(ATP)是 NANC 收缩最重要的介质,但是不能排除其他递质的参与(Andersson and Wein, 2004)。盆神经还可将副交感神经元的神经冲动传递到膀胱出口和尿道。这些神经通过释放一氧化氮和其他递质对平滑肌产生抑制作用(Andersson and Wein, 2004)。

交感神经通路

膀胱和尿道的交感神经支配源于脊髓胸腰段(T_{10}-L_2)的中间外侧核。轴突通过内脏神经离开脊髓,或者穿过肠系膜下神经节(IMF)和腹下神经,或者穿过椎旁神经链到达腰骶交感神经链,进入盆神经。因此,交感神经信号在腹下神经和盆神经中传递。交感神经节神经传递与副交感神经节前传递一样,主要由作用于烟碱受体的乙酰胆碱介导。一些节前末梢与椎旁神经节或 IMF 内的神经节后细胞形成突触,而其他末梢形成的突触则更靠近盆腔器官,并通过短的节后神经元支配靶器官。因此,腹下神经和盆神经包含节前和节后纤维。交感神经支配的主要作用是收缩膀胱底部和尿道。此外,交感神经抑制脊髓和神经节水平的副交感神经通路。在人类膀胱中,体外电场刺激引起去甲肾上腺素的释放,从而引起逼尿肌松弛。然而,交感神经对人类逼尿肌松弛的重要性从未被证实。相反,在一些动物中,肾上腺素能神经已被证明在膀胱充盈过程中介导逼尿肌的松弛(Andersson and Arner, 2004)。

躯体神经通路

尿道括约肌和某些会阴部肌肉(如收缩尿道和阴道的括约肌)的躯体神经支配是由阴部神经提供的。这些纤维来源于位于骶髓前角(S_2-S_4水平)的括约肌运动神经元,该区域被称为奥奴弗罗维奇核(Onufrowicz nucleus)(Thor and de Groat, 2010; Thor and Donatucci, 2004)。

传入通路

膀胱和尿道的传入神经起源于脊髓腰骶段后根神经节,并通过盆神经到达周围(de Groat and Yoshimura, 2010; Kanai and Andersson, 2010)。一些传入神经起源于胸腰段后根神经节,并通过腹下神经到达周围。尿道外括约肌的传入神经通过阴部神经到达骶髓。排尿过程中最重要的传入纤维是有髓鞘的 Aδ 纤维和无髓鞘的 C 纤维,它们通过盆腔神经传递来自膀胱壁受体的信息到达骶髓。Aδ 纤维对被动扩张和主动收缩做出反应,从而传递有关膀胱充盈的信息。Aδ 纤维的激活阈值为 5~15mmH$_2$O。这是人类初始感觉到膀胱充盈时的膀胱内压力。C 纤维具有较高的机械阈值,主要对膀胱尿路上皮 / 尿路上皮下的化学或寒冷刺激做出反应。化学刺激后,当膀胱排空时 C 纤维表现为自发放电,当膀胱扩张时 C 纤维则表现为放电增加。这些纤维通常是不活跃的,因此被称为"静息纤维"。有关膀胱尿量的传入信息不断地传递到中脑导水管周围灰质(PAG),并从那里传递到脑桥排尿中枢(PMC),也称为巴林顿核(Holstege, 2005; Kuipers et al, 2006)。

尿路上皮 / 尿路上皮下的传入信号

最近的证据表明,尿路上皮 / 尿路上皮下不仅可以作为被动屏障,还可以作为一种特殊的感觉和信号单位,通过产生一氧化氮、ATP 和其他介质,控制传入神经的兴奋,从而启动排尿反射(Andersson, 2002; Birder and Andersson, 2013; Birder and de Groat, 2007; de Groat, 2004)。例如,尿路上皮细胞表达烟碱能、毒蕈碱能、速激肽、肾上腺素能、缓激肽和瞬时受体电位(Trp)受体(Birder and Andersson, 2013; Birder and de Groat,

2007）。低 pH、高 K⁺、渗透压升高和低温可能通过影响香草素受体［辣椒素（CAP）门控离子通道，TRPV1］来影响传入神经，该受体在传入神经末梢和尿路上皮细胞中都有表达（Birder et al，2001，2002）。在人类膀胱的尿路上皮下发现了一个由缝隙连接蛋白 Cx43 广泛连接的间质细胞网络（Brading and McCloskey，2005；McCloskey，2010；Sui et al，2002，2004）。这种间质细胞网络被认为是一个功能性的合胞体，整合了膀胱壁中的信号和反应。尿路上皮下传入神经的放电，传递感觉和调节膀胱激活的阈值，可被抑制性（如氧化亚氮）和刺激性（如 ATP、速激肽、前列腺素）介质所改变。由尿路上皮产生的 ATP，已被认为是尿路上皮信号的重要介质（Andersson，2002）。膀胱内 ATP 诱导清醒大鼠发生 DO 支持这一观点（Pandita and Andersson，2002）。此外，缺乏 P2X₃ 受体的小鼠存在低反应性膀胱（Cockayne et al，2000；Vlaskovska et al，2001）。逼尿肌内也可见间质细胞（Brading and McCloskey，2005；McCloskey，2010）。它们可能与脉冲传递有关，但它们的作用尚未明确。

到目前为止，尿路上皮中似乎还有其他尚未确定的因素可能影响膀胱功能（Andersson and Wein，2004）。即使这些机制可以参与，例如，OAB 的病理生理学，但是它们功能的重要性仍有待确定。

膀胱充盈的神经支配

在储尿期，膀胱必须放松以维持较低的膀胱内压力。尿液的储存受到两种独立的储存反射调节，其中一种是交感神经（自主神经），另一种是躯体神经（Thor and Donatucci，2004）。交感神经储尿反射（盆 - 腹下神经反射通路）是在膀胱扩张时启动的（有髓鞘的 Aδ 纤维），产生传入神经的兴奋通过盆神经到达脊髓。在脊髓内，来自腰椎段（L₁-L₃）的交感神经放电被启动，在这个水平神经节的作用下，减少了副交感神经对膀胱的兴奋性传入。节后神经元释放去甲肾上腺素，通过刺激逼尿肌中的 β₃- 肾上腺素受体（AR）来促进尿液储存（见下文）。正如前面提到的，几乎没有证据表明人类逼尿肌有重要的交感神经支配，

这与在几种动物中的发现不同。人膀胱的交感神经主要分布在膀胱出口，在那里它介导收缩。在排尿过程中，这种交感神经反射通路通过明显抑制脊髓上机制，从而使膀胱收缩，尿道放松。因此，Aδ 传入纤维和交感传出纤维构成膀胱脊髓储尿反射，维持膀胱处于松弛状态，同时近端尿道和膀胱颈收缩。

当腹压突然升高时，如咳嗽、大笑或打喷嚏时，就会启动一种更快速的躯体神经储尿反射（盆 - 阴部神经反射通路），也被称为"守卫"或"保护性反射"。诱发的传入神经兴奋沿着盆神经中有髓鞘的 Aδ 传入神经纤维传到骶髓，在那里激活位于奥奴弗罗维奇核的支配躯体尿道运动的传出神经元。传入信息也被传送到 PAG，并从那里传送到 PMC（L 区域）。从这个中枢，冲动被传递到奥奴弗罗维奇核的运动神经元。这些神经元的轴突在阴部神经中运动，释放乙酰胆碱，激活括约肌上的烟碱能胆碱能受体，然后括约肌收缩。在尿液储存过程中，这一途径是活跃的。然而，当腹部压力突然升高时，括约肌就会动态地收缩。在排尿过程中，这种反射通过脊髓和脊髓上机制被强烈抑制，使得括约肌放松，并允许尿液通过尿道。除了这种脊髓躯体神经储尿反射外，还有来自脑桥的脊髓上传入，它直接投射到奥奴弗罗维奇核，这对括约肌的自主控制很重要（Blok et al，1997；Holstege，2005；Sugaya et al，2005）。

膀胱排空的神经支配

▶膀胱 - 延髓 - 膀胱排尿反射

猫和大鼠的电生理实验为排尿反射提供了证据，该反射通过膀胱 - 延髓 - 膀胱通路介导，涉及构成 PMC 的脑桥神经回路。大脑中的其他区域包括下丘脑和大脑皮质对排尿有重要作用（Fowler et al，2008；Griffiths，2004；Griffiths et al，2005；Holstege，2005）。膀胱充盈导致膀胱壁内张力受体的激活增加，从而增加 Aδ 纤维的传入活性。如前所述，这些投射在脊髓束神经元上的纤维，介导交感神经放电的增加以保持憋尿（储尿反射）。此外，脊髓束神经元将传入活动传递到脊髓和大脑中更靠头端的区域。如前所述，膀

胱传入信息的一个重要接收者是脑干头端中的 PAG（Fowler et al, 2008; Holstege, 2005; Kuipers et al, 2006）。PAG 既接收来自膀胱传入神经元的信息，也接收来自大脑中更靠头端区域的信息，即大脑皮质和下丘脑。这一信息整合在 PAG 和 PMC 的中部（M 区域），它也控制着排尿反射的下行通路。因此，PMC 可被视为排尿反射中的一个开关，当传入神经纤维的兴奋性较低时，抑制下行通路中的副交感神经兴奋，当传入神经兴奋达到一定阈值时，激活副交感神经通路。这个阈值被认为是由大脑中更靠头端区域的输入来设定的。对于猫，下丘脑以上区域的损伤通常通过消除大脑更靠头端区域的抑制性输入来促进排尿。另一方面，较低水平的横断抑制排尿。因此，PMC 似乎处于很强的抑制支配之下。对于 PMC 抑制性输入的变化导致膀胱容量的变化。对大鼠的实验表明，排尿阈值受到以下因素的调节，例如 PMC 神经元中氨酪酸，发挥抑制性作用。

▶膀胱 - 脊髓 - 膀胱排尿反射

从头端到腰骶水平的脊髓损伤切断了膀胱 - 延髓 - 膀胱排尿反射通路，并消除了对脊髓上和自主排尿的控制（Anderson and Wein, 2004）。这最初的结果是无反射性膀胱并伴有尿潴留。尽管由于膀胱逼尿肌 - 尿道括约肌协同失调，即膀胱和尿道同时收缩，导致排尿普遍不足，但无意识的膀胱 - 脊髓 - 膀胱排尿反射也在缓慢发展。在慢性脊髓损伤猫中已经证明，这种反射的传入支是通过无髓鞘的 C 纤维传递的，这种纤维很少对膀胱扩张做出反应，这表明膀胱中的传入受体的特性发生了变化。因此，慢性脊髓损伤猫的排尿反射被 CAP 阻断，它阻断了 C 纤维介导的神经传递。

中枢神经系统药物干预的靶点

从解剖学上讲，几个中枢神经系统区域可能参与排尿的调控：脊髓上结构，如脑皮质和间脑、中脑和脑髓质，以及脊髓结构（Fowler et al, 2008; Fowler and Griffiths, 2010; Griffiths, 2004; Griffiths et al, 2005; Holstege, 2005; Sugaya et al, 2005）。几种递质参与了前面描述的排尿反射通路，并可能成为控制排尿的药物的靶点（de Groat and Yoshimura, 2001）。然而，几乎没有开发出具有中枢神经系统作用靶点的药物（Andersson and Pehrson, 2003; Yoshimura et al, 2014）。

▶阿片受体

内源性阿片肽和相应的受体广泛分布于中枢神经系统的许多区域，对排尿的调控具有重要意义（de Groat and Yoshimura, 2001）。众所周知，吗啡通过不同的给药途径，可以增加动物和人类的膀胱容量或阻止膀胱收缩。此外，μ 阿片受体拮抗剂纳洛酮给麻醉大鼠鞘内注射、人类静脉注射，都已被证明可以刺激排尿，提示 μ 阿片受体对排尿反射的抑制有很强的作用。然而，在鞘内注射能阻断鞘内吗啡作用剂量的纳洛酮并不能有效地刺激清醒大鼠的排尿（Andersson and Wein, 2004）。

鞘内注射吗啡对脊髓损伤所致的 DO 患者有效，但也有不良反应，如恶心和瘙痒。阿片类受体激动剂更严重的不良反应包括呼吸抑制、便秘和滥用（Andersson and Wein, 2004）。已经尝试通过增加对不同类型阿片受体的选择来减少这些不良反应。至少有三种不同的阿片受体 -μ、δ 和 κ，与吗啡特异性结合，并已被证明干扰排尿机制。从理论上讲，选择性受体作用，或对特异性阿片受体介导效应的修饰，可能对排尿调控有效。

曲马朵是一种著名的止痛药。就其本身而言，它是一种微弱的 μ 受体激动剂，但它会被代谢成几种不同的化合物，其中一些化合物在 μ 受体上几乎与吗啡一样有效。然而，该药物也抑制 5- 羟色胺（5-HT）和去甲肾上腺素的再摄取（Raffa and Friderichs, 1996）。由于激动 μ 受体和抑制胺再摄取都可能是治疗 DO/OAB 的有效方法，所以这种药物很有意义。

当给正常清醒的大鼠服用曲马朵时，膀胱测压图中最明显的变化是阈值压力和膀胱容量的增加。纳洛酮几乎可以完全抑制这些作用（Pandita et al, 2003）。然而，曲马朵和吗啡的作用是不同的。吗啡引起排尿抑制与增加膀胱容量的剂量和引起尿潴留的剂量之间的范围非常窄。曲马朵在更大的剂量范围内都有疗效，这意味着它在治疗控制排尿方面可能更有用。可以推测,这种差异取决于其同时抑制 5- 羟色胺和去甲肾上腺素的再摄取(Pandita et al, 2003)。

在大鼠中,曲马朵消除了由实验诱导脑梗死引起的 DO(Pehrson et al, 2003)。曲马朵还能在大鼠抑制由阿扑吗啡诱导的 DO(Pehrson and Andersson, 2003)——帕金森病膀胱功能障碍模型。曲马朵是否对 DO/OAB 有临床疗效还有待临床随机对照试验(RCT)的研究。

Safarinejad 和 Hosseini(2006)在一项双盲、安慰剂对照、随机研究中评估了曲马朵治疗特发性 DO 患者的有效性和安全性。对 76 例 18 岁及以上患者给予曲马朵缓释片 100mg,每 12 小时一次,疗程 12 周。在基线以及治疗期间每 2 周进行一次临床评估。曲马朵显著(P<0.001)减少了每 24 小时大小便失禁的次数[从(3.2±3.3)次减少到(1.6±2.8)次],并导致尿动力学参数的改善。主要不良反应为恶心。在非神经源性 DO 患者中,曲马朵提供了有益的临床和尿动力学效应。然而,由于统计误差太大,这项研究后来被撤回(Safarinejad and Hosseini, 2006; retracted 2014)。

▶ 5- 羟色胺(5-HT)的作用机制

腰骶自主神经和躯体运动核奥奴弗罗维奇核从中缝核接受密集的 5- 羟色胺能输入,在处理下尿路传入和传出冲动的部位发现了多个 5-HT 受体(Ramage, 2006)。与控制排尿有关的主要受体是 $5-HT_{1A}$、$5-HT_2$ 和 $5-HT_7$ 受体(Ramage, 2006)。在大鼠身上有一些证据表明 5-HT 能促进排尿;然而,下行通路本质上是一种抑制回路,5-HT 是关键的神经递质。

据推测,选择性 5-HT 再摄取抑制剂(SSRI)可能对治疗 DO/OAB 有效。另一方面,有报告表明,SSRI 在无尿失禁的患者中会导致尿失禁,特别是在老年人中,其中一种药物(舍曲林)似乎比其他药物更容易产生尿失禁(Movig et al, 2002)。应用 5- 羟色胺再摄取抑制剂的患者发生尿失禁的风险增加(每 1 000 例患者中有 15 例)。到目前为止,还没有 RCT 证明 SSRI 在治疗 DO/OAB 方面的价值。

度洛西汀是去甲肾上腺素和 5- 羟色胺再摄取抑制剂的组合,在猫醋酸刺激膀胱功能的模型中,它已被证明能显著增加尿液充盈 / 储尿阶段括约肌的活性(Katofiasc et al, 2002; Thor et al, 1995)。在这个模型中,膀胱容量也增加了,这两种作用都是通过运动传出和感觉传入的中枢调节来实现的。度洛西汀的作用是在一项 OAB 妇女的安慰剂对照研究中进行的(Steers et al, 2007),结果显示,与安慰剂相比,度洛西汀可以显著改善或减少排尿和大小便失禁,增加日间排尿间隔,并改善生活质量(I-QoL)评分。尿动力学研究显示,最大膀胱容量或 DO 容量阈值没有明显增加。

▶ 氨酪酸的作用机制

在大脑和脊髓中,GABA 都被确认为一种主要的抑制性递质(de Groat and Yoshimura, 2001)。GABA 的功能似乎是由 GABA 与其离子通道型受体 $GABA_A$ 和 $GABA_C$(配体门控氯离子通道)和代谢型受体 GABAB 结合而触发的(Chebib and Johnston, 1999)。通过阻断脊髓和大脑中的 $GABA_A$ 和 $GABA_B$ 受体来刺激大鼠排尿(Pehrson and Andersson, 2002),$GABA_{A+B}$ 受体的内源性激活可能与中枢神经系统排尿反射的持续抑制有关。在脊髓中,除了以 $GABA_B$ 受体为主的脊髓后角,$GABA_A$ 受体比 $GABA_B$ 受体数量更多。

用清醒和麻醉的大鼠进行的实验表明,外源性 GABA、蝇蕈醇($GABA_A$ 受体激动剂)和巴氯芬($GABA_B$ 受体激动剂)静脉、鞘内或脑室内给药可抑制排尿(Pehrson et al, 2002)。鞘内注射巴氯芬可减弱氧合血红蛋白诱导的 DO,提示脊髓中 $GABA_B$ 受体激动剂的抑制作用可能有助于调控尿路上皮和 / 或尿路上皮下 C 纤维激活引起的排尿障碍(Pehrson et al, 2002)。

在猫上证实刺激 PMC 可以立即松弛尿道外括约肌,收缩膀胱逼尿肌,这是一条从 PMC 到骶髓后灰质连合的直接通路(Blok et al, 1997)。有人认为,在排尿过程中,该通路通过调节对 Onuf 括约肌运动神经元有抑制作用的 GABA 神经元,而产生尿道外括约肌的松弛(Blok et al, 1997)。在大鼠中,鞘内注射巴氯芬和蝇蕈醇最终导致小便滴沥不尽(Pehrson et al, 2002)。

因此,尿道括约肌的正常松弛可以是通过

GABA$_A$ 受体介导的（Pehrson et al，2002；Pehrson and Andersson，2002），而 GABA$_B$ 受体对运动神经元兴奋性的影响很小（Rekling et al，2000）。

加巴喷丁最初被设计为一种抗惊厥的 GABA 类似物，能够穿越血脑屏障（Maneuf et al，2003）。然而，加巴喷丁的作用似乎并不是通过与氨酪酸受体的相互作用来介导的，其作用机制仍然存在争议（Maneuf et al，2003），尽管有人认为它是通过与电压依赖性钙通道的 $\alpha_2\delta$ 单位的一个亚单位结合来发挥作用的。加巴喷丁不仅被广泛用于癫痫发作和神经性疼痛，而且还被广泛用于许多其他适应证，如焦虑和睡眠障碍，因为它没有明显的毒性。

在一项初步研究中，Carbone 等（2003）报道了加巴喷丁对神经源性 DO 的影响。这些研究人员发现加巴喷丁治疗后对症状和尿动力学参数有积极的改善作用，并建议在神经源性和非神经源性 DO 的进一步对照研究中探索该药的作用。Kim 等（2004）研究了加巴喷丁对 OAB 和夜尿症患者的影响，这些患者对 M 受体阻滞剂无效。他们发现，31 例患者中有 14 例服用加巴喷丁后有所改善。该药物总体上耐受性良好，作者建议，当常规治疗方法失败时，可以考虑在患者中有选择性的使用该药物。加巴喷丁和其他 $\alpha_2\delta$ 配体（如普瑞巴林及其类似物）有可能是一种新的治疗选择。

▶去甲肾上腺素的作用机制

脑干中的去甲肾上腺素能神经元投射到脊髓腰骶段的交感神经、副交感神经和躯体神经核。通过这些球状脊髓去甲肾上腺素能通路中可能涉及 α_1-AR 的兴奋从而激活膀胱，它可以被 α_1-AR 拮抗剂阻断（Yoshiyama et al，2000）。在接受持续膀胱测压的大鼠中，鞘内注射多沙唑嗪降低了正常大鼠和梗阻肥大膀胱动物的排尿压力。这种影响在 OAB 的动物身上更为明显。给自发性高血压且表现出 OAB 大鼠鞘内注射多沙唑嗪，而不是动脉内给药，可以恢复其正常的膀胱活动（Persson et al，1998）。有人认为多沙唑嗪在脊髓和神经中枢水平有作用位点。

研究人员通过讨论 α_1-AR 拮抗剂的中心作用位点，解释这些药物在与良性前列腺增生（benign prostatic hyperplasia，BPH）相关的下尿路（特别是储尿症状）中的益处（Andersson and Gratzke，2007；Andersson and Wein，2004）。

▶多巴胺的作用机制

帕金森病患者可能有神经源性 DO，这可能是黑质纹状体多巴胺耗竭和未能激活 D$_1$ 抑制性受体的结果（Andersson，2004）。然而，其他多巴胺能系统可能激活 D$_2$ 受体，促进排尿反射。阿扑吗啡同时激活 D$_1$ 和 D$_2$ 受体，通过刺激中枢多巴胺能受体诱导麻醉大鼠 OAB。这种作用可通过四叠体下方横切术和预先腹腔注射多巴胺受体阻滞剂螺环哌啶酮来消除。结果表明，阿扑吗啡对麻醉大鼠的 DO 是由脑干和脊髓排尿中枢的同步刺激引起的，该反应是由多巴胺 D$_1$ 和 D$_2$ 受体引起的。结果表明，阿扑吗啡诱导的 DO 是由刺激脑干和脊髓的排尿中枢引起的，而刺激多巴胺 D$_1$ 和 D$_2$ 受体均可引起这种反应。中枢多巴胺受体的阻断可能会影响排尿；然而，具有这种作用的药物的治疗潜力尚未确定（Andersson and Wein，2004）。

▶NK1 受体的作用机制

主要的内源性速激肽 P 物质、神经激肽 A（NKA）和神经激肽 B（NKB）及其首选受体 NK1、NK2 和 NK3 分别在不同的中枢神经系统区域被证实，包括那些参与排尿控制的区域（Covenas et al，2003；Lecci and Maggi，2001；Saffroy et al，2003）。

阿瑞匹坦是一种用于治疗化疗引起的恶心和呕吐的 NK1 受体拮抗剂（Massaro and Lenz，2005），正如一项精心设计的试验性随机对照试验所显示的那样，阿瑞匹坦显著缓解了有急迫性尿失禁（urgency urinary incontinence，UUI）或混合性尿失禁（mixed urinary incontinence，MUI）病史的绝经后妇女的 OAB 症状（Green et al，2006）。阿瑞匹坦一般耐受性良好，不良反应（包括口干）的发生率很低。另一种 NK1 受体拮抗剂司洛匹坦显著减少每日排尿次数，但与托特罗定相比在疗效上没有优势（Frenkl et al，2010）。这些研究结果表明,NK1 受体拮抗剂有望成为 OAB 的一种潜在治疗方法,但到目前为止,可用的药物作用效果还不明显。

周围神经系统药物干预的靶点

对于膀胱功能的药物控制,有许多可能的周围神经靶点(Andersson and Arner, 2004)。虽然有许多针对这些系统的有效药物可供选择,但由于下尿路缺乏选择性,可能导致无法耐受的不良反应,大多数药物在临床上用处不大。

▶ M 受体

M 受体包括 5 个亚型,M_1-M_5,由 5 个不同的基因编码,在动物和人类的膀胱中,所有 M 受体亚型的 mRNA 都已被证实,其中编码 M_2 和 M_3 受体的 mRNA 占优势。这些受体在功能上也与 G 蛋白偶联,但信号转导系统各不相同(Andersson, 2011;Andersson and Arner, 2004;Giglio and Tobin, 2009)。

逼尿肌内含有 M 受体,主要为 M_2 和 M_3 亚型。人类膀胱中的 M_3 受体对逼尿肌收缩的作用是最重要的(Andersson and Wein, 2004)。在人类的逼尿肌中,Schneider 等(2004)证实介导卡巴胆碱诱导的逼尿肌收缩的 M 受体亚型是 M_3 受体,他们还证明 L 型钙通道阻滞剂尼非地平几乎完全抑制卡巴胆碱诱导的逼尿肌收缩,而储存-释放钙离子通道阻滞剂几乎不能抑制卡巴胆碱诱导的逼尿肌收缩。ρ 激酶抑制剂 Y27632 可以减弱卡巴胆碱诱导的收缩效应,并有浓度依赖性。Schneider 等(2004)得出结论,卡巴胆碱引起的人类逼尿肌收缩是通过 M_3 受体介导的,而且很大程度上依赖于尼非地平敏感钙通道的跨膜 Ca^{2+} 通量以及 ρ 激酶通路的激活。这些结论得到了 Takahashi 等(2004)的支持,他们发现,在人类的逼尿肌中,卡巴胆碱不仅通过增加 Ca^{2+},而且通过增加依赖 ρ 激酶和蛋白激酶 C 的收缩器 Ca^{2+} 的敏感性,从而诱导收缩。

有人认为 M_2 受体可能拮抗由交感神经 β-AR 介导的平滑肌松弛(Hegde, 1997)。M_2 受体刺激也可能通过激活蛋白激酶 C 激活非特异性阳离子通道,抑制 K_{ATP} 通道。然而,M_2 受体在正常膀胱中的作用尚不清楚,但在某些疾病状态下,M_2 受体可能参与膀胱收缩。因此,在去神经的大鼠的膀胱中,M_2 受体,或 M_2 和 M_3 受体的组合,介导收缩反应。这两种类型的受体似乎都以促进的方式起到了调节收缩的作用(Braverman et al, 2002)。在梗阻、肥大的大鼠膀胱中,M_2 受体总密度增加,而 M_3 受体密度降低(Braverman and Ruggieri, 2003)。这一变化对排尿功能的意义尚未确定。Pontari 等(2004)分析了神经源性膀胱功能障碍患者的膀胱肌肉样本,以确定介导收缩的 M 受体亚型是否像在去神经大鼠的肥大膀胱中发现的那样,从 M_3 亚型转变为 M_2 亚型。他们的结论是,虽然正常的逼尿肌收缩是由 M_3 亚型介导的,但在神经源性膀胱功能障碍患者中,收缩可以由 M_2 受体介导。

M 受体也可能位于突触前神经末梢,参与递质释放的调节。抑制性节前 M 受体在兔和大鼠中被归类为 M_2,在豚鼠、大鼠和人类膀胱中被归类为 M_4。在大鼠和兔膀胱中,节前促进性 M 受体似乎为 M_1 亚型(Andersson and Arner, 2004)。在人类膀胱中也检测到了节前促进性 M 受体。慢性脊髓横断大鼠的 OAB 似乎上调了促进性 M 受体的机制。这些机制中的促进性作用主要是由 M_3 受体介导的(Somogyi et al, 2003)。

在尿路上皮和尿路上皮下也发现了 M 受体(Bschleipfer et al, 2007;Chess-Williams, 2002;Mansfield et al, 2005),但它们的功能重要性还没有被阐明。有人认为它们可能与一种未知抑制因子的释放有关(Chess-Williams, 2002),或者它们可能直接参与传入信号,从而成为 M 受体阻滞剂的靶点,从而解释了这些药物在 DO/OAB 中的部分疗效(Andersson, 2004;Andersson and Yoshida, 2003;Kim et al, 2005;Y okoyama et al, 2005)。

▶ M 受体阻滞剂

一般说来,抗 M 受体药物可分为叔胺和季胺(Abrams and Andersson, 2007;Guay, 2003)。它们在亲脂性、分子电荷,甚至分子大小方面都不同,叔胺通常比季胺具有更高的亲脂性和分子电荷。阿托品、达非他汀、非索特罗定(及其活性代谢物 5- 羟甲基托特罗定）、奥昔布宁、普罗维林、青蒿素和托特罗定为叔胺。它们通常能很好地从胃肠道被吸收，理论上应该能够进入中枢神经系统，这取决于它们各自的理化性质。高亲脂性、小分子和较少的电荷会增加通过血脑屏障的可能性，但对一些药物来说，这会被中枢神经系统的主动转运所抵消。季胺，如丙氨西林和托吡胺，吸收不好，进入中枢神经系统的程度有限，并且中枢神经系统不良反应发生率很低（Guay, 2003）。它们仍然会产生众所周知的外周神经抗胆碱能的不良反应，如麻痹、便秘、心动过速和口干。

许多 M 受体阻滞剂被 P450 酶系统代谢成活性和 / 或非活性代谢物（Guay, 2003）。最常涉及的 P450 酶是 CYP2D6 和 CYP3A4。代谢转换产生了药物 - 药物相互作用的风险，导致 M 受体阻滞剂和 / 或相互作用的药物导致降低（酶诱导）或增加（酶抑制，底物竞争）血浆浓度 / 效应。从理论上讲，肾小管分泌的抗胆碱药物（如托吡啶）可能会干扰这种机制，影响其他药物的清除。

M 受体阻滞剂仍然是治疗尿急和 UUI 使用最广泛的药物（Andersson et al, 2013）。然而，目前使用的药物对膀胱缺乏选择性，对其他器官系统的影响可能会导致不良反应，这限制了它们的用途。例如，所有 M 受体阻滞剂在未经治疗的窄角型青光眼患者中都是禁忌。

从理论上讲，只要介导膀胱收缩的药物亚型和 M 受体阻滞剂产生主要不良反应的亚型不同，就可以获得对膀胱有选择性的药物。遗憾的是，情况似乎并非如此。避免大部分 M 受体阻滞剂不良反应的一种方法是膀胱内给药。然而，这只在有限数量的患者中是可行的。

A. 临床疗效

M 受体阻滞剂相对于安慰剂疗效的临床相关性研究受到质疑（Herbison et al, 2003）。然而，对目前使用最广泛的药物进行的大型荟萃分析（Chapple et al, 2005, 2008; Novara et al, 2008）清楚地表明，M 受体阻滞剂具有显著的临床疗效。

临床上常用的 M 受体阻滞剂（达菲他汀、非索特罗定、奥昔布宁、普罗维林、索利夫他汀、托特罗定或曲司匹林）都不是所有 OAB/DO 患者的

理想一线治疗药物。最佳治疗应该是个体化的，这意味着应该考虑患者的并发症和伴随药物，以及不同药物的药理学特征（Chapple et al, 2008）。

B. 耐受性和安全性

大量的文献支持用于治疗 OAB 症状的 M 受体阻滞剂一般耐受性良好。不同药物的不良反应由其器官和胆碱能受体亚型选择性和药代动力学参数决定。最常见的不良反应是口干、便秘、头痛和视力模糊。

与使用 M 受体阻滞剂相关的更严重的担忧是心脏不良反应的风险，特别是心率增快和 QT 间期延长以及诱发多形性室性心动过速（尖端扭转型室性心动过速）。应该强调的是，QT 间期延长及其后果与 M 受体的阻断无关，而是与心脏 hERG 钾通道的抑制有关（Roden, 2004）。因此，QT 延长不是抗心肌梗死药的一种类别效应。总的来说，M 受体阻滞剂在心血管方面似乎是安全的。然而，不同药物增加心率或延长 QT 间期的潜在风险还没有被广泛研究。因为无法排除药物之间的差异，所以基于现有证据是不可能进行风险评估的（Andersson et al, 2011）。

另一个令人担忧的问题是，通常用于治疗 OAB 的 M 受体阻滞剂可能与中枢神经系统不良反应有关，包括认知功能障碍、记忆障碍、头晕、疲劳和头痛。除奥昔布宁外，研究中未发现与中枢神经系统相关的不良反应。引起中枢神经系统相关不良反应的可能性可能因药物不同而不同，但在没有比较试验的情况下，相对风险评估是不可能的。

有关个体化 M 受体阻滞剂的临床有效性、耐受性和安全性的详细讨论，请参阅 Andersson 等（2009b）。

▶肾上腺素受体

A. α- 肾上腺素受体

大多数研究人员一致认为 α-AR 在人类逼尿肌中表达水平较低（Michel, 2006）。Malloy 等（1998）发现，α-AR mRNA 的 2/3 的表达是 α1D，1/3 是 α1A（没有 α1B）。有人认为，膀胱出口梗阻可能会引起亚型分布的改变。Nomiya 和 Yamaguchi（2003）证实了 α-AR mRNA 在健康人逼尿肌中的

低表达,并与动物实验数据进行了对比,进一步证实了这一点(Hampet et al,2000),在梗阻的情况下没有任何肾上腺素受体的上调。此外,在功能性试验中,他们发现膀胱对高浓度去氧肾上腺素的反应很小,正常膀胱和梗阻膀胱之间没有差别。因此,在梗阻的人类膀胱中,似乎没有证据表明 α-AR 上调或亚型改变,尽管这一发现受到 Bouchelouche 等(2005)的质疑,他们发现在梗阻的膀胱中对 α-AR 刺激的反应增加。这是否意味着逼尿肌中的 α_{1D}-AR 导致 DO 或 OAB 尚不清楚。

Sugaya 等(2002)研究了鞘内注射坦洛新(阻断 $\alpha_{1A/D}$-AR)和萘哌地尔(特异性阻断 α_{1D}-AR)对大鼠等容膀胱收缩的影响。鞘内注射坦洛新或萘哌地尔可暂时解除这些收缩。萘哌地尔可降低收缩幅度,坦洛新则无此作用。推测这两种药物除对前列腺平滑肌 α_{1A}-AR 有拮抗作用外,还可能对腰骶髓(α_{1D}-AR)有拮抗作用。考虑到在人类脊髓中 α_{1D}-AR mRNA 总体上占主导地位的发现(Smith et al,1999),这一观察是有意义的。Ikemoto 等(2003)在一项交叉研究中给 96 例 BPH 患者服用坦洛新和萘哌地尔,为期 8 周。尽管萘哌地尔单药治疗缓解了 I-PSS 的储尿症状,坦洛新单药治疗缓解了 I-PSS 的排尿症状。然而,这种差异(这可能取决于药物与 α_1-AR 亚型亲和力的差异)不能在药物之间的随机比较中重现(Gotoh et al,2005)。

B. β- 肾上腺素受体

人们很早就知道异丙肾上腺素,一种非亚型选择性的 β-AR 激动剂,可以松弛膀胱平滑肌(Andersson,1993)。即使 β-Ars 对人类膀胱功能的重要性仍有待证实(Andersson and Arner,2004),这并不排除他们可能成为有用的治疗靶点。β-AR 的所有三种亚型(β_1、β_2 和 β_3)都可以在包括人类在内的大多数物种的逼尿肌中发现(Michel and Vrydag,2006),在人类的尿路上皮中也是如此(Otsuka et al,2008)。然而,β_3-AR mRNA 的表达(Nomiya and Yamaguchi,2003;Michel and Vrydag,2006)和功能表明,该受体在正常和神经源性膀胱中都起着主要作用(Michel and Vrydag,2006)。人的逼尿肌也含有 β_2-AR,

很可能这两种受体都参与了去甲肾上腺素对膀胱的生理效应(松弛)(Andersson and Arner,2004;Michel and Vrydag,2006)。

在大多数物种中,公认的 β-AR 诱导逼尿肌松弛的机制是激活腺苷酸环化酶,随后形成 cAMP。然而,有证据表明,在膀胱 K^+ 通道,特别是 BK_{Ca} 通道,在 β-AR 介导的舒张中可能比 cAMP 更重要(Frazier et al,2008)。β_3-AR 激动剂通常被认为通过松弛逼尿肌、抑制逼尿肌的自发性收缩活动(体外 - 微收缩;体内 - 非排尿收缩)和减少膀胱传入活动来缓解 OAB 症状(Igawa and Michel,2013)。然而,吉莱斯皮和他的同事对公认的 β_3-AR 激动剂的作用方式和作用部位的观点提出了质疑(Gillespie et al,2015a,b),并提出无论是对自发微收缩的影响,还是对非排尿收缩的影响,例如,对梗阻大鼠的影响,都不能完全解释米拉贝隆的作用。假设膀胱充盈过程中胆碱能终末释放的乙酰胆碱(ACh)与 OAB 症状有关,发现连接前 β_3AR 的激活可能下调 ACh 的释放,从而抑制副交感神经活动,这一发现可能是重要的(Rouget et al,2014;D'Agostino et al,2015)。

由于 β-AR 存在于尿路上皮,它们在膀胱松弛中可能存在的作用已被研究(Murakami et al,2007;Otsuka et al,2008)。Murakami 等(2007)发现逼尿肌的松弛反应不受尿路上皮的影响。然而,异丙肾上腺素在有尿路上皮时比无尿路上皮时更能抑制卡巴胆碱诱导的收缩。有人认为这可能反映了一种抑制因子从尿路上皮释放出来。大冢等(2008)进一步支持了这一假设。然而,尿路上皮信号通路在体外和体内对 β-AR 激动剂,特别是 β_3-AR 激动剂诱导的舒张有多大的作用,还有待阐明。

β_3-AR 激动剂对膀胱功能的影响已在多种动物模型上进行了研究。研究表明,与其他药物(包括 M 受体阻滞剂)相比,β_3-AR 激动剂在不改变排尿压力和残余尿量的情况下增加了膀胱容量(Igawa et al,2010)。

一些 β_3-AR 选择性激动剂目前正在接受评估,以作为治疗 OAB 的候选药物,但到目前为止,唯一被批准用于人类治疗的药物是米拉贝隆。最近的几篇综述总结了米拉贝隆对男性和女性 OAB 的影响，（Chapple et al, 2014; Cui et al, 2014; Rossanese et al, 2015; Samuelsson et al, 2015; Warren et al, 2016），以及对同时有排尿和 OAB 症状的男性的作用（Suarez et al, 2013; Otsuki et al, 2013）。

C. 米拉贝隆

Takusagawa 等（2012）发现米拉贝隆在口服后被迅速吸收。它的葡萄糖醛酸结合物和其他代谢物以不变的形式在血浆中循环。药物剂量中，55% 是从尿液中排出的，主要是未改变的形式，34% 是在粪便中代谢的，几乎全部以未改变的形式出现。米拉贝格隆具有高度亲脂性，在肝脏中通过多种途径代谢，主要通过细胞色素 P450 3A4 和 2D6（CYP2D6）（van Gelderen et al, 2009）。在 I 期药代动力学研究中，16 名健康志愿者入选，他们的表型要么是 CYP2D6 的不良代谢者，要么是 CYP2D6 的广泛代谢者。他们在隔夜禁食后接受了 160mg 的单剂量口服。代谢不良者排出的米拉贝格隆尿量（15.4%±4.2%）略高于代谢过度者（11.7%±3.0%）。代谢过度者和代谢不良者的 T_{max} 约为 2 小时，最终消除半衰期（$T_{1/2}$）为 23~25 小时。

米拉贝隆的临床疗效已经得到了很好的证明。Nitti 等（2011）报道了北美的一项多中心、随机、双盲、平行组、安慰剂对照的第 III 阶段米拉贝隆试验。他们招募了 1 328 例 ≥18 岁的有 OAB 症状 ≥3 个月的患者。完成为期 2 周的单盲安慰剂试验并在为期 3 日的排尿日记期间，出现 ≥8 次排尿 /24h 和 ≥3 次尿急发作 /72h（伴或不伴尿失禁）的患者，随机接受安慰剂或米拉贝隆 50mg 或 100mg，1 次 / 日，持续 12 周。比较从基线到最终随访（研究结束）尿失禁次数 /24h 和尿频次数 /24h 平均数的变化。根据患者排尿日记评估疗效，安全性评估包括不良事件（AE）报告。患者随机接受研究药物（安慰剂，$n=453$；米拉贝隆 50mg，$n=442$；米拉贝隆 100mg，$n=433$）。平均年龄 60.1 岁，女性占 74.3%，UUI 占 29.7%，以急迫性为主的（压力性 / 急迫性）MUI 占 38.1%，无尿失禁占 32.2%。在最后一次检查中，与安慰剂相比，米拉贝隆 50mg 和 100mg 在平均失禁

量 / 尿频方面有统计学上的显著改善。在第 4 周的第一个测量时间点，获得了统计学上显著的益处。安慰剂组、米拉贝隆 50mg 组和米拉贝隆 100mg 组的不良反应发生率相似（分别为 50.1%、51.6% 和 46.9%）。治疗组中最常见的不良反应（≥3%）依次为高血压（6.6%、6.1% 和 4.9%）、尿路感染（urinary tract infection, UTI）（1.8%、2.7% 和 3.7%）、头痛（2.0%、3.2% 和 3.0%）和鼻咽炎（2.9%、3.4% 和 2.5%）。

Otsuki 等（2013）报道了米拉贝隆在以男性为主的 OAB 患者群体中的有效性和安全性。在这项前瞻性、非随机、对照研究中，入选的患者每周至少有一次尿急发作，尿急症状评分在 OAB 症状评分（OABSS）中至少为 2 分。在这项研究中，52 例（36 例男性）新诊断 OAB 患者接受米拉贝隆 50mg/d 1 次治疗，45 例（36 例男性）OAB 患者由 M 受体阻滞剂改用米拉贝隆治疗，另 27 例（18 例男性）新诊断 OAB 患者接受 M 受体阻滞剂治疗作为对照。接受稳定剂量 $β_1$-AR 阻滞剂治疗下尿路梗阻的患者也允许参加研究，但 PVR 值大于 100ml 的患者被排除在外。米拉贝隆在所有疗效结果 [OABSS 和国际前列腺症状评分（IPSS）] 方面均有显著改善。在新诊断的 OAB 患者中，改善情况与 M 受体阻滞剂没有显著差异。米拉贝隆耐受性良好，对 PVR 无明显影响。然而，考虑到研究的局限性，米拉贝格隆治疗男性 OAB 的这些令人鼓舞的结果应该谨慎解读，这些局限性包括患者数量少，缺乏随机性，以及处于适应证的非首选治疗期。

在 Chapple 等（2013）评估米拉贝隆 12 个月安全性和有效性的研究中，托特罗定被用作主动对照。不同药物的疗效无显著差异。然而，米拉贝隆是否具有与 M 受体阻滞剂类似的疗效还有待直接的比较研究。在不良反应方面，米拉贝隆似乎比 M 受体阻滞剂有明确的优势。与安慰剂相比，口干和便秘基本上不存在（Chapple et al, 2014; Cui et al, 2014; Rossanese et al, 2015; Samuelsson et al, 2015; Warren et al, 2016）。

D. 新发展

Thiagamoorthy 等（2015）综述了用于治疗 OAB

的"新的和假定的"β₃-AR 激动剂,包括 CL316243、TRK380、AJ9677 和 BRL37344。另一种药物维贝格龙与 MK0634 相比具有总体更好的临床前特征,MK0634 因临床前物种中不可接受的基于结构的毒性而被停用(Edmonson et al,2016)。即使这些药物已经被报道为正在开发中,也没有临床数据公布,是否有任何一种药物可以被认为是"新的和假定的",可能会受到质疑。利托贝隆在 OAB 患者中的 Ⅱ 期和 Ⅲ 期随机、双盲、安慰剂对照研究已经启动并完成,但结果尚未公布,而且似乎没有达到研究的主要疗效终点。利托贝隆似乎还没有启动新的临床试验。

索拉贝隆(GW427353)的有效性和安全性已在 258 例患有尿失禁 OAB 的妇女中进行了一项多中心、随机、概念验证的 Ⅱ 期试验。与安慰剂相比,该药在 24 小时内尿失禁(主要结果)发作从基线到第 8 周的百分比变化与安慰剂相比有统计学意义($P=0.025$),且耐受性良好(Ohlstein et al,2012)。

似乎有一些 β₃-AR 激动剂正在研发中,其中一些正在开发中。然而,目前还不能确定哪些会上市,并可供 OAB 的治疗使用。

▶ 离子通道

A. 钙通道

毫无疑问,Ca^{2+} 升高是激活逼尿肌细胞收缩所必需的关键过程。然而,目前还不确定这种增加是否是由于细胞外的流入和/或细胞内存储的释放。此外,每种机制在不同物种中的重要性,以及关于所研究的特定递质的重要性,还没有得到牢固的确定(Kajioka et al,2002)。

从理论上讲,通过钙拮抗剂抑制钙内流是一种有效的抑制 DO/OAB 的方法。然而,有关钙拮抗剂对 DO 患者影响的临床研究很少。Naglie 等(2002)在一项随机、双盲、安慰剂对照的交叉试验中评估了尼莫地平治疗老年 UUI 的疗效,并得出结论,这种治疗是不成功的。

因此,现有的信息并不表明使用钙拮抗剂的系统治疗是治疗 DO/OAB 的有效方法(Andersson et al,2013;Andersson and Wein,2004)。

B. 钾通道

钾通道是调节平滑肌细胞兴奋性的另一种机制。人类逼尿肌中存在多种不同类型的 K^+ 通道,至少有两种亚型:ATP 敏感性 K^+ 通道(K_{ATP})和大电导钙激活 K^+ 通道(BK_{Ca})。对离体人逼尿肌和几种动物膀胱组织的研究表明,K^+ 通道开放剂可抑制卡巴胆碱和电刺激引起的自发性收缩。然而,目前可用的 K^+ 通道阻滞剂对膀胱和血管系统缺乏选择性,限制了这些药物的使用。研究发现,第一代 K^+ 通道开放剂,如克罗卡林和吡那地尔,对血管平滑肌的抑制作用比对逼尿肌的抑制作用更强(Andersson and Arner,2004)。在对脊髓损伤或继发于膀胱出口梗阻的逼尿肌不稳定的患者的研究中,没有发现克罗卡林或吡那地尔对膀胱的影响。此外,随着最近开发的 K_{ATP} 通道开放剂(声称对膀胱有选择性)在特发性 DO 患者的 RTC 中获得了阴性结果(Chapple et al,2006)。

因此,目前没有临床证据表明 K^+ 通道开放剂是治疗 DO/OAB 的替代疗法(Andersson et al,2013;Andersson and Wein,2004)。

▶ P2X₃ 受体和 P2X₃ 受体拮抗剂

在膀胱充盈期间,尿路上皮被拉伸,ATP 从伞状细胞释放,从而通过刺激膀胱上皮下感觉神经上的嘌呤能受体激活机械转导通路,启动排尿反射,调节膀胱的充盈感和紧迫感(Burnstock,2013,2014)。P2X 受体是配体门控离子通道,目前已有 7 个 P2X 受体亚基从分子水平上被鉴定出来,并在功能和药理上进行了研究(North and Surprenant,2000;Gever et al,2006;Ford and Cockayne,2011)。已发现表达 P2X₃ 免疫反应的感觉神经纤维投射到固有层、尿路上皮和逼尿肌(Ford and Cockayne,2011),在那里这种 P2X 受体和其他几种 P2X 受体都有功能性表达(Ford and Cockayne,2011;Shabir et al,2013)。如前所述,ATP 是由膀胱充盈时从尿路上皮释放出来的(Ferguson et al,2007;Vlaskovska et al,2001;Wang et al,2005a),并且通过分离的啮齿动物膀胱-盆神经的研究表明,膀胱扩张可导致 ATP 和/或 α,β-meATP 模拟的传入神经活动兴奋性增加(Ferguson et al,2007;Vlaskovska et al,

2001；Wang et al，2005a）。膀胱内灌注 ATP 或 α，β-meATP 可以直接刺激清醒大鼠的 OAB，这种刺激方式具有浓度依赖性，并且对 ATP 受体拮抗剂 TNP-ATP 敏感（Pandita and Andersson，2002）。因此，$P2X_3$ 和 $P2X_{2/3}$ 受体可能在感觉正常膀胱充盈过程中的体积变化方面起重要作用，并可能参与降低病理生理条件下 C 纤维激活的阈值。

膀胱中的嘌呤能信号在不同的下尿路疾病中可能发生改变（Burnstock，2014）。因此，膀胱炎可以使腰骶和胸腰椎背根神经节中盆腔内脏和腹下内脏传入神经的 P2X 受体功能敏感和增强（Dang et al，2005）。在膀胱痛综合征 / 间质性膀胱炎（BPS/IC）患者的膀胱尿路上皮细胞中，$P2X_3$ 受体的表达似乎在拉伸后异常上调（Sun and Chai，2004；Sun et al，2009）。在神经源性逼尿肌过度活动症患者的膀胱中观察到 $P2X_3$ 和 TRPV1 表达的神经纤维密度增加，在接受树脂毒素治疗后，对治疗有反应的患者的 TRPV1 和 $P2X_3$ 免疫反应性水平均降低（Brady et al，2004）。

P2X 受体，特别是 $P2X_3$ 受体，长期以来一直被用于治疗下尿路疾病（Ford et al，2006；Ford and Cockayne，2011；Ford，2012；North and Jarvis，2013）。选择性 $P2X_3$ 拮抗剂，如 A317491，被证明能有效地减少环磷酰胺诱导的膀胱炎的症状（Ito et al，2008），并在大鼠脊髓损伤（SCI）模型中改善膀胱功能（Lu et al，2007）。A317491 可剂量依赖性地抑制非排尿收缩，延长排尿间期，增加膀胱容量，但不影响排尿收缩的幅度。Munoz 等（2012）发现，脊髓损伤大鼠场电位和非排尿收缩的频率明显高于正常大鼠。膀胱内 ATP 增加了对照组大鼠的场电位频率，但没有增加脊髓损伤大鼠的场电位频率，而全身应用 $P2X_3$/$P2X_{2/3}$ 拮抗剂 AF353 显著降低了两组大鼠的这一参数（Gever et al，2010）。AF353 也缩短了对照组大鼠的收缩间期，但对脊髓损伤大鼠非排尿收缩的频率无明显影响。AF353 也在乌拉坦麻醉大鼠的闭合性膀胱测量模型（"再灌注 ⅥBC"）中进行了研究。剂量依赖性体积阈值增加 50%~70%，频率略有降低，但幅度无明显变化（Ford and Cockayne，2011）。当 AF353 穿透血脑屏障时（Gever et al，2010），尚不清楚这些效

应是由膀胱壁内的外周神经末梢的 $P2X_3$ 拮抗引起的，还是由脊髓后角的中枢末梢的 $P2X_3$ 拮抗引起的。有人认为 ATP 可以被释放并作用于脊髓 $P2X_3$ 和 $P2X_{2/3}$ 受体，从而影响源自膀胱的传入信号（Ford，2012）。因此，脊髓 ATP 可能构成一种内源性中枢突触前嘌呤能机制来调节内脏感觉传递。进一步研究这种脊髓嘌呤能控制内脏活动的特性，可能有助于研发 $P2X_3$ 和 $P2X_{2/3}$ 拮抗剂来治疗泌尿系统功能障碍，如 OAB（Ford，2012）。

▶ TRP 通道及其拮抗剂

瞬时受体电位（TRP）通道超家族已被证明参与各种器官系统的伤害性感受和机械感觉传导，对下尿路的研究表明，包括 TRPV1、TRPV2、TRPV4、TRPM8 和 TRPA1 在内的几种 TRP 通道在膀胱中表达，并可能作为拉伸和 / 或化学刺激的感受器（Araki et al，2008；Everaerts et al，2008；Andersson et al，2010；Skryma et al，2011；Avelino et al，2013；deruyver et al，2014；Franken et al，2014）。已经发现 TRPV1 和 TRPV4 通道在膀胱中表达（Tominaga et al，1998；Birder et al，2001；Gevaert et al，2007）。TRPV1 在包括人类在内的几个物种的尿路上皮和神经纤维中都存在并具有活性（Ji et al，2002；Charrua et al，2009a）。TRPV4 最初是在啮齿动物和人类的尿路上皮中被发现的（Janssen et al，2011）。在 20% 的大鼠尿路上皮细胞中观察到这两种受体的共同表达（Kullmann et al，2009）。然而，最近的观察表明，TRPV4 也可能在膀胱传入纤维中表达。事实上，大约 30% 投射到膀胱的 L_6 后根神经节神经元共表达 TRPV1 和 TRPV4（Cao et al，2009；Charrua et al，2012a）。这一观察的生理意义尚不清楚。

TRPV1 基因敲除（KO）小鼠具有正常或准正常的表型。在清醒的动物中，在 TRPV1KO 小鼠中检测到的唯一变化是与野生型（WT）对照组相比，每个空隙的体积更小（Birder et al，2001）。在麻醉下进行的膀胱测量的过程中，TRPV1KO 小鼠的表型似乎也非常好。一些研究报告说，这种动物有完全正常的膀胱测量痕迹（Charrua et al，2007）。然而，其他研究表明，TRPV1KO 小鼠

在排尿收缩之前出现了一些非排尿收缩（Birder et al，2001；Frias et al，2012）。因此，TRPV1 拮抗剂（GRC6211）对未受伤的啮齿动物的膀胱活动没有任何相关影响（Charrua et al，2009b）。与 TRPV1KO 小鼠相比，TRPV4KO 小鼠的排尿表型明显异常。TRPV4KO 小鼠出现尿失禁，很可能是由于膀胱排空不全（Gevaert et al，2007），在生理条件下进行的膀胱计量学研究显示，与 WT 同窝小鼠相比，TRPV4KO 小鼠的收缩间期显著延长（Gevaert et al，2007；Birder et al，2002）。同样，TRPV4 拮抗剂（HC067047）减少了膀胱收缩的频率，增加了收缩间期（Everaerts et al，2010）。这些观察结果表明，TRPV4 对正常排尿反射有一定的控制作用。

毋庸置疑，TRPV1 或 TRPV4 在膀胱炎相关排尿频率的增加中发挥了作用（Charrua et al，2007；Everaerts et al，2010）。发炎的 WT 小鼠在包括醋酸或细菌提取物在内的不同形式的膀胱炎后表现出膀胱多动和脊髓 Fos 蛋白的强烈表达，而 TRPV1KO 小鼠则表现出正常的膀胱检测和正常的脊髓 c-fos 表达（Charrua et al，2007）。TRPV4 也是如此。事实上，在使用环磷酰胺而导致发炎后，TRPV4KO 小鼠的排尿频率明显低于 WT，而尿量明显大于 WT（Everaerts et al，2010）。

用特异性拮抗剂阻断 TRPV1 和 TRPV4 通路证实了在基因敲除动物中观察到的结果。事实上，TRPV1 拮抗剂 GRC6211 或 TRPV4 拮抗剂 HC067047 均可消除与化学性膀胱炎相关的排尿频率增加（Everaerts et al，2010；Charrua et al，2009b）。最近的研究表明，TRPV1 和 TRPV4 拮抗剂联合应用治疗膀胱炎所致的排尿频率增加比两种拮抗剂单独应用更有效（Charrua et al，2012b）。TRPV1 和 TRPV4 拮抗剂联合应用时即使剂量很低也能观察到这种作用，单独给药时则不起作用。这种观察到的效果可能是克服与应用其中某些拮抗剂相关的最终不良事件的答案（Planells-Cases et al，2011）。TRPV1 拮抗剂与体温过高和心肌缺血风险增加有关，但是仅为个例（Avelino et al，2012），而 TRPV4 拮抗剂可能最终导致尿潴留和充盈性尿失禁（Gevaert et al，2007）。

很早以前就了解 TRPV1 参与了脊髓切除后神经源性逼尿肌过度活动的出现（Avelino and Cruz，2006）。TRPV1 拮抗剂 GRC6211 被证明可以减少慢性脊髓切除后大鼠的反射性逼尿肌过度活动。随着剂量的增加，完全抑制膀胱活动成为可能（Santos-Silva et al，2012）。Kitagawa 等（2013）评估了选择性 TRPV1 拮抗剂 JTS653 的效果，评估了 JTS653 对膀胱内注射辣椒素引起的盆神经放电增加和膀胱内压力增加的影响。该药物显著抑制了这两个参数。这一发现的临床相关性将在未来得到进一步的研究。有趣的是，Uvin 等（2015）在大鼠和小鼠模型上发现了 TRPM8 参与急性寒冷诱导的尿急症的证据。

TRP 超家族不同成员的激活与 LUTS/DO/OAB 之间似乎有各自的联系，进一步探讨这些通道在下尿路功能正常和功能障碍中的参与可能是有益的。然而，在人类身上的研究仍然缺乏证据。

▶肉毒杆菌毒素的敏感机制

肉毒杆菌毒素（BonT）是由肉毒梭菌产生的一种神经毒素，由 7 个亚型组成，其中作用时间最长的 A 亚型（BONT-A）在临床上最具相关性。BoNT/A 有三种不同的商业试剂，它们的相对效力不同：保妥适、丽舒妥和西马。虽然这三种形式的效力有所不同，但没有理由相信它们的基本作用机制是不同的。临床前和临床上可用的大部分信息都来自对保妥适的使用。

几位研究人员已经讨论了 BoNT 在神经末梢中的作用机制（Humeau et al，2000；Chancellor et al，2008）。简而言之，它涉及参与神经递质释放所必需的细胞膜上的突触小泡细胞融合机制的附着蛋白的切割。附着蛋白（SNARE 复合体）包括突触体相关蛋白 25kD（SNAP25）、小突触泡蛋白（囊泡相关膜蛋白）和突触融合蛋白。BonT/A 裂解 SNAP25，使 SNARE 复合体处于不活跃状态（Humeau et al，2000；Chancellor et al，2008）。在横纹肌中，瘫痪的发生是由于抑制胆碱能运动神经末梢释放乙酰胆碱（ACh）所致（Humeau et al，2000）。

在人类膀胱中，SNAP25 在副交感、交感和感觉纤维中均有表达（Coelho et al，2012）。在膀胱内注射 BONT/A 后引起的逼尿肌低收缩或无收缩，阻断 ACh 的释放起了重要的作用。支持这一观点的是，在正常或脊髓损伤动物中，BoNT/A 治疗减少了电刺激脊神经引起的膀胱收缩，而不改变自主收缩活动。然而，BoNT/A 也可能对感觉纤维有影响，因为大约一半的肽能感觉纤维表达 SNAP25（Coelho et al, 2012）。已有大量文献证明，BoNT/A 可以抑制中枢和外周感觉神经的释放（Aoki, 2005；Ikeda et al, 2012；2006；Lucioni et al, 2008；Meng et al, 2007；Rapp et al, 2006）。研究发现，BoNT/A 可以减少膀胱传入神经放电和神经肽的逆向释放（Ikeda et al, 2012）。

尽管尚未在尿路上皮细胞中检测到 SNAP25 免疫反应性（Coelho et al, 2012），但在使用 BoNT/A 后，尿路上皮功能似乎也受到了损害。在脊髓损伤的动物模型中，BoNT/A 已被证明抑制尿路上皮细胞释放 ATP（Khera et al, 2004；Smith et al, 2008）。

除了对神经递质释放的影响外，注射到膀胱壁的 BoNT/A 似乎还影响重要神经递质的受体谱。apostolidis 等（2005）发现，注射 BoNT/A 4 周后，黏膜中 P2X$_3$ 和 TRVP1 的水平下降，16 周后下降更明显。这些受体水平的下降似乎与那些在注射后感到急迫感减轻的患者有关。Datta 等（2010）发现 OAB 患者尿路上皮 / 尿路上皮下 M 受体水平降低，经 BoNT/A 治疗后 M1 受体和 M3 受体水平恢复正常。此外，他们还发现与受体水平和患者报告的症状呈负相关。黏膜受体谱与患者症状的关系提示这可能是 BoNT/A 的重要作用机制。

因此，现有证据表明，BoNT/A 通过同时作用于肌源性（释放收缩递质）和黏膜（释放感觉递质）激活通路的运动部，降低了膀胱充盈过程中产生的传入神经兴奋。

几项随机对照试验记录了 BoNT/A 在神经源性和特发性 DO 中的临床疗效（Mangera et al, 2011），该药物减少了尿失禁、尿频和尿急的发生，并改善了生活质量（Andersson et al, 2013；Sahai et al, 2007；Brubaker et al, 2008；Tincello et al, 2012）。然而，使用 BoNT/A 治疗 OAB 的成功似乎与 DO 的存在无关。在既往有和没有 DO 的

患者之间没有发现结果差异（Kanagarajah et al, 2012；Rovner et al, 2011）。BoNT/A 在对 M 受体阻滞剂治疗无效的 OAB 综合征患者中也是有效的（Kanagarajah et al, 2012；Rovner et al, 2011）。

它主要的不良反应是尿潴留，有时需要间歇性清洁导尿，以及 UTI。研究表明，有益效果并不依赖于剂量，而不良反应在较低剂量时可能会减轻（Dmochowski et al, 2010）。

总结和展望

为了有效地控制膀胱活动，治疗尿失禁，确定合适的药物干预靶点是必要的。这样的靶点可以在中枢神经系统内部或外部找到。LUTS，包括 OAB/DO，都是对生活质量和社会功能有重大影响的疾病。M 受体阻滞剂仍然是一线的治疗药物，它们通常有良好的初始响应率，但不良反应的产生和疗效的下降会导致长期的依从性问题。β$_3$-AR 拮抗剂（米拉贝隆）是一种替代的一线治疗药物，其不良反应比 M 受体阻滞剂少。TRP 通道超家族已被证明参与多种器官系统的伤害性感受和机械感觉传导，对下尿路的研究表明，几种 TRP 通道，包括 TRPV1、TRPV2、TRPV4、TRPM8 和 TRPA1 在膀胱中表达，并可能作为牵张和 / 或化学刺激的感受器。然而，这些受体在正常下尿路中的功能和 LUTS/DO/OAB 中的作用尚未确定。治疗 LUTS/OAB/DO 可能还有其他新的药物靶点。

目前，人们对通过中枢作用调节排尿反射的药物越来越感兴趣。然而，到目前为止，因为选择性作用可能很难获得，所以中枢神经系统并不是治疗 OAB 药物的首选靶点。具有中枢作用模式的药物，如 NK1 受体拮抗剂、曲马朵和加巴喷丁，有随机对照试验可以证明它们的疗效。即使这几种药物都不能被推荐用于治疗 LUTS/OAB/DO，它们也说明了以中枢神经系统为靶点的药物在治疗上是有用的。因此，即使 M 受体阻滞剂和 β$_3$-AR 拮抗剂（米拉贝隆）在一线治疗中的良好安全比（疗效 / 耐受性）已经得到证实，还需要新的治疗药物。

（李春昶 翻译   崔喆 审校）

参考文献

Abrams P, Andersson KE: Muscarinic receptor antagonists for overactive bladder. BJU Int 2007;100(5):987–1006.

Abrams P, Cardozo L, Fall M, et al: Standardisation Subcommittee of the International Continence Society. The standardisation of terminology of lower urinary tract function: Report from the Standardisation Subcommittee of the International Continence Society. Neurourol Urodyn 2002;21(2):167–178.

Andersson KE: Pharmacology of lower urinary tract smooth muscles and penile erectile tissues. Pharmacol Rev 1993;45:253.

Andersson KE: Pathways for relaxation of detrusor smooth muscle. Adv Exp Med Biol 1999;462:241–252.

Andersson KE: Bladder activation: Afferent mechanisms. Urology 2002;59(5 Suppl 1):43.

Andersson KE: Antimuscarinics for treatment of overactive bladder. Lancet Neurol 2004a;3(1):46–53.

Andersson KE: Mechanisms of disease: Central nervous system involvement in overactive bladder syndrome. Nat Clin Pract Urol 2004b;1(2):103–108.

Andersson KE: Muscarinic acetylcholine receptors in the urinary tract. Handb Exp Pharmacol 2011;(202):319–344.

Andersson KE: Potential future pharmacological treatment of bladder dysfunction. Basic Clin Pharmacol Toxicol 2016;119(Suppl 3):75–85.

Andersson KE, Chapple CR, Cardozo L, et al: Pharmacological treatment of urinary incontinence. In: Abrams P, Cardozo, Khoury S, Wein A (eds): Incontinence, Proceedings of 5th International Consultation on Incontinence (ICUD-EAU), 2013, pp 623–728.

Andersson KE, Arner A: Urinary bladder contraction and relaxation: Physiology and pathophysiology. Physiol Rev 2004;84(3):935–986.

Andersson KE, Campeau L, Olshansky B: Cardiac effects of muscarinic receptor antagonists used for voiding dysfunction. Br J Clin Pharmacol 2011;72(2):186–196.

Andersson KE, Gratzke C: Pharmacology of alpha1-adrenoceptor antagonists in the lower urinary tract and central nervous system. Nat Clin Pract Urol 2007;4(7):368–378.

Andersson KE, Gratzke C, Hedlund P: The role of the transient receptor potential (TRP) superfamily of cation-selective channels in the management of the overactive bladder. BJU Int 2010;106(8):1114–1127.

Andersson KE, Pehrson R: CNS involvement in overactive bladder: Pathophysiology and opportunities for pharmacological intervention. Drugs 2003;63(23):2595–2611.

Andersson KE, Wein AJ: Pharmacology of the lower urinary tract: Basis for current and future treatments of urinary incontinence. Pharmacol Rev 2004;56(4):581–631.

Andersson KE, Yoshida M: Antimuscarinics and the overactive detrusor—which is the main mechanism of action? Eur Urol 2003;43(1):1–5.

Aoki KR: Review of a proposed mechanism for the antinociceptive action of botulinum toxin type A. Neurotoxicology 2005;26:785–793.

Apostolidis A, Dasgupta P, Fowler CJ: Proposed mechanism for the efficacy of injected botulinum toxin in the treatment of human detrusor overactivity. Eur Urol 2006;49(4):644–650.

Apostolidis A, Popta R, Yiangou Y, et al: Decreased sensory receptors P2X3 and TRPV1 in suburothelial nerve fibers following intradetrusor injections of botulinum toxin for human detrusor overactivity. J Urol 2005;174:977–982; discussion 982–983.

Araki I, Du S, Kobayashi H, et al: Roles of mechanosensitive ion channels in bladder sensory transduction and overactive bladder. Int J Urol 2008;15(8):681–687.

Avelino A et al: Transient receptor potential channels in bladder function. Acta Physiol (Oxford). 2013;207(1):110–122.

Avelino A, Cruz F: TRPV1 (vanilloid receptor) in the urinary tract: expression, function and clinical applications. Naunyn Schmiedebergs Arch Pharmacol 2006;373(4):287–299.

Bechis SK, Kim MM, Wintner A, Kreydin EI: Differential response to medical therapy for male lower urinary tract symptoms. Curr Bladder Dysfunct Rep 2015;10:177–185.

Birder L, Andersson KE: Urothelial signaling. Physiol Rev 2013;93(2):653–680.

Birder LA, Kanai AJ, de Groat WC, et al: Vanilloid receptor expression suggests a sensory role for urinary bladder epithelial cells. Proc Natl Acad Sci USA 2001;98(23):13396–13401.

Birder LA, Nakamura Y, Kiss S, et al: Altered urinary bladder function in mice lacking the vanilloid receptor TRPV1. Nat Neurosci 2002;5(9):856–860.

Birder LA, de Groat WC: Mechanisms of disease: Involvement of the urothelium in bladder dysfunction. Nat Clin Pract Urol 2007;4(1):46–54.

Blok BF, de Weerd H, Holstege G: The pontine micturition center projects to sacral cord GABA immunoreactive neurons in the cat. Neurosci Lett 1997;233(2–3):109–112.

Bouchelouche K, Andersen L, Alvarez S, et al: Increased contractile response to phenylephrine in detrusor of patients with bladder outlet obstruction: Effect of the alpha1A and alpha1D-adrenergic receptor antagonist tamsulosin. J Urol 2005;173(2):657–661.

Brading AF, McCloskey KD: Mechanism of disease: Specialized interstitial cells of the urinary tract-an assessment of current knowledge. Nat Clin Pract Urol 2005;11:546–554.

Brady CM, Apostolidis A, Yiangou Y, et al: P2X3-immunoreactive nerve fibres in neurogenic detrusor overactivity and the effect of intravesical resiniferatoxin. Eur Urol 2004;46(2):247–253.

Braverman AS, Tallarida RJ, Ruggieri MR Sr: Interaction between muscarinic receptor subtype signal transduction pathways mediating bladder contraction. Am J Physiol Regul Integr Compar Physiol 2002;283(3):R663–R668.

Braverman AS, Ruggieri MR Sr. Hypertrophy changes the muscarinic receptor subtype mediating bladder contraction from M3 toward M2. Am J Physiol Regul Integr Compar Physiol 2003;285(3):R701–R708.

Brubaker L, Richter HE, Visco A, et al: Refractory idiopathic urge urinary incontinence and botulinum A injection. J Urol 2008;180:217–222.

Bschleipfer T, Schukowski K, Weidner W, et al: Expression and distribution of cholinergic receptors in the human urothelium. Life Sci 2007;80(24–25):2303–2307.

Burnstock G: Purinergic signalling in the urinary tract in health and disease. Purinerg Signal 2014;10(1):103–155.

Burnstock G: Purinergic signalling in the lower urinary tract. Acta Physiol (Oxford) 2013;207(1):40–52.

Candenas L, Lecci A, Pinto FM, et al: Tachykinins and tachykinin receptors: Effects in the genitourinary tract. Life Sci 2005;76(8):835–862.

Cao DS, Yu SQ, Premkumar LS: Modulation of transient receptor potential Vanilloid 4-mediated membrane currents and synaptic transmission by protein kinase C Mol Pain 2009;5:5.

Carbone A, Palleschi G, Conte A, et al: The effect of gabapentin on neurogenic detrusor over-activity, a pilot study. Eur Urol 2003;2(Suppl):141 (abstract 555).

Chancellor MB, Fowler CJ, Apostolidis A, et al: Drug insight: Biological effects of botulinum toxin A in the lower urinary tract. Nat Clin Pract Urol 2008;5:319–328.

Chapple C, Khullar V, Gabriel Z, et al: The effects of antimuscarinic treatments in overactive bladder: A systematic review and meta-analysis. Eur Urol 2005;48:5–26.

Chapple CR, Patroneva A, Raines SR. Effect of an ATP-sensitive potassium channel opener in subjects with overactive bladder: A randomized, double-blind, placebo-controlled study (ZD0947IL/0004). Eur Urol 2006;49:879–886.

Chapple CR, Khullar V, Gabriel Z, et al: The effects of antimuscarinic treatments in overactive bladder: An update of a systematic review and meta-analysis. Eur Urol 2008;54(3):543.

Chapple CR, Kaplan SA, Mitcheson D, et al: Randomized double-blind, active-controlled phase 3 study to assess 12-month safety

27

and efficacy of mirabegron, a β(3)-adrenoceptor agonist, in overactive bladder. Eur Urol 2013;63(2):296–305.

Chapple CR et al: Mirabegron in overactive bladder: A review of efficacy, safety, and tolerability. Neurourol Urodyn 2014;33(1):17–30.

Charrua A, Cruz CD, Cruz F, Avelino A: Transient receptor potential vanilloid subfamily 1 is essential for the generation of noxious bladder input and bladder overactivity in cystitis. J Urol 2007;177(4):1537–1541.

Charrua A, Cruz CD, Narayanan S, et al: GRC-6211, a new oral specific TRPV1 antagonist, decreases bladder overactivity and noxious bladder input in cystitis animal models. J Urol 2009b;181(1):379–386.

Charrua A, Reguenga C, Cordeiro JM, et al: Functional transient receptor potential vanilloid 1 is expressed in human urothelial cells. J Urol 2009a;182(6):2944–2950.

Charrua A, Boudes M, de Ridder D, et al: TRPV1 and TRPV4 expression in bladder neurons during normal condition and during cystitis. Eur Urol Suppl 2012a;11(1):e366.

Charrua A, Cruz CD, Cruz F: TRPV1 and TRPV4 antagonist have synergistic effect for treating bladder overactivity in rats. Eur Urol Suppl 2012b;11(1):e366.

Chebib M, Johnston GAR: The "ABC" of GABA receptors: A brief review. Clin Exp Pharmacol Physiol 1999;26(11):937–940.

Chen Q, Takahashi S, Zhong S, et al: Function of the lower urinary tract in mice lacking 1D-adrenoceptor. J Urol 2005;174(1):370–374.

Chess-Williams R: Muscarinic receptors of the urinary bladder: Detrusor, urothelial and prejunctional. Auton Autacoid Pharmacol 2002;22(3):133–145.

Cockayne DA, Hamilton SG, Zhu QM, et al: Urinary bladder hyporeflexia and reduced pain-related behaviour in P2X3-deficient mice. Nature 2000;407(6807):1011–1015.

Coelho A, Cruz F, Cruz CD, Avelino A: Spread of onabotulinumtoxinA after bladder injection. Experimental study using the distribution of cleaved SNAP-25 as the marker of the toxin action. Eur Urol 2012;61:1178–1184.

Covenas R, Martin F, Belda M, et al: Mapping of neurokinin-like immunoreactivity in the human brainstem. BMC Neurosci 2003;4(1):3.

Cruz F, Silva C: Botulinum toxin in the management of lower urinary tract dysfunction: Contemporary update. Curr Opin Urol 2004;14(6):329–334.

Cui Y, Zong H, Yang C, Yan H, Zhang Y: The efficacy and safety of mirabegron in treating OAB: A systematic review and meta-analysis of phase III trials. Int Urol Nephrol 2014;46(1):275–284.

D'Agostino G, Condino AM: Involvement of β-adrenoceptors in the inhibitory control 3 of cholinergic activity in human bladder: Direct evidence by [³H]-acetylcholine release experiments in the isolated detrusor. Eur J Pharmacol 2015;758:115–122.

Dang K, Lamb K, Cohen M, Bielefeldt K, Gebhart GF: Cyclophosphamide-induced bladder inflammation sensitizes and enhances P2X receptor function in rat bladder sensory neurons. J Neurophysiol 2008;99(1):49–59.

Das AK, Leggett RE, Whitbeck C, et al: Effect of doxazosin on rat urinary bladder function after partial outlet obstruction. Neurourol Urodyn 2002;21(2):160–166.

Datta SN, Roosen A, Oullen A, et al: Immunohistochemical expression of muscarinic receptors in the urothelium and suburothelium of neurogenic and idiopathic overactive human bladders, and changes with botulinum neurotoxin administration. J Urol 2010;184:2578–2585.

de Groat WC: Influence of central serotonergic mechanisms on lower urinary tract function. Urology 2002;59(5 Suppl 1):30–36.

de Groat WC: The urothelium in overactive bladder: Passive bystander or active participant? Urology 2004;64(6 Suppl 1):7–11.

de Groat WC: Integrative control of the lower urinary tract: Preclinical perspective. Br J Pharmacol 2006;147(Suppl 2):S25–S40.

de Groat WC, Yoshimura N: Pharmacology of the lower urinary tract. Annu Rev Pharmacol Toxicol 2001;41:691–721.

de Groat WC, Yoshimura N: Mechanisms underlying the recovery of lower urinary tract function following spinal cord injury. Prog Brain Res 2006;152:59–84.

de Groat WC, Yoshimura N: Afferent nerve regulation of bladder function in health and disease. Handb Exp Pharmacol 2009(194):91–138.

de Groat WC, Yoshimura N: Anatomy and physiology of the lower urinary tract. Handb Clin Neurol 2015;130:61–108.

De Laet K, Wyndaele JJ: Adverse events after botulinum A toxin injection for neurogenic voiding disorders. Spinal Cord 2005;43(7):397–399.

Deruyver Y, Voets T, De Ridder D, Everaerts W: Transient receptor potential channel modulators as pharmacological treatments for lower urinary tract symptoms (LUTS): Myth or reality? BJU Int 2015;115(5):686–697.

Dmochowski R, Chapple C, Nitti VW, et al: Efficacy and safety of onabotulinumtoxin A for idiopathic overactive bladder: A double-blind, placebo controlled, randomized, dose ranging trial. J Urol 2010;184:2416–2422.

Edmondson SD, Zhu C, Kar NF, et al: Discovery of Vibegron: A potent and selective β3 adrenergic receptor agonist for the treatment of overactive bladder. J Med Chem 2016;59(2):609–623.

Everaerts W, Gevaert T, Nilius B, De Ridder D: On the origin of bladder sensing: Tr(i)ps in urology. Neurourol Urodyn 2008;27(4):264–273.

Ferguson DR, Kennedy I, Burton TJ: ATP is released from rabbit urinary bladder epithelial cells by hydrostatic pressure changes—a possible sensory mechanism? J Physiol 1997;505(Pt 2):503–511.

Ford AP: In pursuit of P2X3 antagonists: Novel therapeutics for chronic pain and afferent sensitization. Purinergic Signal 2012);8(Suppl 1):S3–S26.

Ford AP, Gever JR, Nunn PA, et al: Purinoceptors as therapeutic targets for lower urinary tract dysfunction. Br J Pharmacol 2006;147(Suppl 2):S132.

Ford AP, Cockayne DA: ATP and P2X purinoceptors in urinary tract disorders. Handb Exp Pharmacol 2011;(202):485–526.

Ford AP, Undem BJ: The therapeutic promise of ATP antagonism at P2X3 receptors in respiratory and urological disorders. Front Cell Neurosci 2013;7:267.

Fowler CJ, Griffiths D, de Groat WC: The neural control of micturition. Nat Rev Neurosci 2008;9(6):453–466.

Franken J, Uvin P, De Ridder D, Voets T: TRP channels in lower urinary tract dysfunction. Br J Pharmacol 2014;171(10):2537–2551.

Frazier EP, Peters SLM, Braverman AS, et al: Signal transduction underlying control of urinary bladder smooth muscle tone by muscarinic receptors and β-adrenoceptors. Naunyn-Schmiedeberg's Arch Pharmacol 2008;377:449.

Frenkl TL, Zhu H, Reiss T, et al: A multicenter, double-blind, randomized, placebo controlled trial of a neurokinin-1 receptor antagonist for overactive bladder. J Urol 2010;184(2):616–622.

Gevaert T, Vriens J, Segal A, et al: Deletion of the transient receptor potential cation channel TRPV4 impairs murine bladder voiding. J Clin Invest 2007;117(11):3453–3462.

Gever JR, Cockayne DA, Dillon MP, Burnstock G, Ford AP: Pharmacology of P2X channels. Pflugers Arch 2006;452(5):513–537.

Gillespie JI, Rouget C, Palea S, et al: Beta adrenergic modulation of spontaneous microcontractions and electrical field-stimulated contractions in isolated strips of rat urinary bladder from normal animals and animals with partial bladder outflow obstruction. Naunyn Schmiedebergs Arch Pharmacol 2015a;388(7):719–726.

Gillespie JI, Rouget C, Palea S, et al: The characteristics of intrinsic complex micro-contractile activity in isolated strips of the rat bladder. Naunyn Schmiedebergs Arch Pharmacol 2015b;388(7):709–718.

Gotoh M, Kamihira O, Kinikawa T, et al: Comparison of α₁A-selective adrenoceptor antagonist, tamsulosin, and α₁D-selective adrenoceptor antagonist, naftopidil, for efficacy and safety in the treatment of benign prostatic hyperplasia: A randomized controlled trial. BJU Int 2005;96(4):581–586.

27

Green SA, Alon A, Ianus J, et al: Efficacy and safety of a neurokinin-1 receptor antagonist in postmenopausal women with overactive bladder with urge urinary incontinence. J Urol 2006;176(6 Pt 1): 2535–2540.

Griffiths DJ: Cerebral control of bladder function. Curr Urol Rep 2004;5(5):348–352.

Griffiths D, Derbyshire S, Stenger A, Resnick N: Brain control of normal and overactive bladder. J Urol 2005;174(5):1862–1867.

Guay DR: Clinical pharmacokinetics of drugs used to treat urge incontinence. Clin Pharmacokinet 2003;42(14):1243–1285.

Hampel C, Dolber PC, Smith MP, et al: Modulation of bladder alpha1-adrenergic receptor subtype expression by bladder outlet obstruction. J Urol 2002;167:1513–1521.

Hegde SS, Choppin A, Bonhaus D, et al: Functional role of M-2 and M-3 muscarinic receptors in the urinary bladder of rats in vitro and in vivo. Br J Pharmacol 1997;120:1409–1418.

Herbison P, Hay-Smith J, Ellis G et al: Effectiveness of anticholinergic drugs compared with placebo in the treatment of overactive bladder: Systematic review. BMJ 2003;326(7394):841–844.

Holstege G: Micturition and the soul. J Compar Neurol 2005;493(1):15–20.

Humeau Y, Doussau F, Grant NJ, Poulain B: How botulinum and tetanus neurotoxins block neurotransmitter release. Biochimie 2000;82:427–446.

Igawa Y, Aizawa N, Homma Y: Beta3-adrenoceptor agonists: Possible role in the treatment of overactive bladder. Korean J Urol 2010;51(12):811–818.

Igawa Y, Michel MC: Pharmacological profile of β3-adrenoceptor agonists in clinical development for the treatment of overactive bladder syndrome. Naunyn Schmiedebergs Arch Pharmacol 2013;386(3):177–183.

Ikeda Y, Zabbarova I, Birder L, et al: Botulinum neurotoxin serotype A suppresses neurotransmitter release from afferent as well as efferent nerves in the urinary bladder. Eur Urol 2012;62(6):1157–1164.

Ikemoto I, Kiyota H, Ohishi Y, et al: Usefulness of tamsulosin hydrochloride and naftopidil in patients with urinary disturbances caused by benign prostatic hyperplasia: A comparative, randomized, two-drug crossover study. Int J Urol 2003;10(11):587–594.

Ji RR, Samad TA, Jin SX, et al: p38 MAPK activation by NGF in primary sensory neurons after inflammation increases TRPV1 levels and maintains heat hyperalgesia. Neuron 2002;36(1):57–68.

Kajioka S, Nakayama S, McMurray G, et al: Ca(2+) channel properties in smooth muscle cells of the urinary bladder from pig and human. Eur J Pharmacol 2002;443(1–3):19–29.

Kanai A, Andersson KE: Bladder afferent signaling: Recent findings. J Urol 2010;183(4):1288–1295.

Kanagarajah P, Ayyathurai R, Caruso DJ, Gomez C, Gousse AE: Role of botulinum toxin-A in refractory idiopathic overactive bladder patients without detrusor overactivity. Int Urol Nephrol 2012;44:91–97.

Katofiasc MA, Nissen J, Audia JE, et al: Comparison of the effects of serotonin selective norepinephrine selective, and dual serotonin and norepinephrine reuptake inhibitors on lower urinary tract function in cats. Life Sci 2002;71(11):1227–1236.

Khera M, Somogyi GT, Kiss S, Boone TB, Smith CP: Botulinum toxin A inhibits ATP release from bladder urothelium after chronic spinal cord injury. Neurochem Int 2004;45:987–993.

Kim YT, Kwon DD, Kim J, et al: Gabapentin for overactive bladder and nocturia after anticholinergic failure. Int Braz J Urol 2004;30(4):275–278.

Kim Y, Yoshimura N, Masuda H, et al: Antimuscarinic agents exhibit local inhibitory effects on muscarinic receptors in bladder-afferent pathways. Urology 2005;65(2):238–242.

Kitagawa Y, Wada M, Kanehisa T, et al: JTS-653 blocks afferent nerve firing and attenuates bladder overactivity without affecting normal voiding function. J Urol 2013;189(3):1137–1146.

Kuipers R, Mouton LJ, Holstege G: Afferent projections to the pontine micturition center in the cat. J Compar Neurol 2006;494(1):36–53.

Kullmann FA, Shah MA, Birder LA, de Groat WC: Functional TRP and ASIC-like channels in cultured urothelial cells from the rat.

Am J Physiol Renal Physiol 2009;296(4):F892–F901.

Lazzeri M, Spinelli M, Zanollo A, Turini D: Intravesical vanilloids and neurogenic incontinence: Ten years experience. Urol Int 2004;72(2):145–149.

Lecci A, Maggi CA: Tachykinins as modulators of the micturition reflex in the central and peripheral nervous system. Regul Pept 2001;101(1–3):1–18.

Lu SH, de Groat WC, Lin AT, Chen KK, Chang LS: Evaluation of purinergic mechanism for the treatment of voiding dysfunction: A study in conscious spinal cord-injured rats. J Chin Med Assoc 2007;70(10):439–444.

Lucioni A, Bales GT, Lotan TL, McGehee DS, Cook SP, Rapp DE: Botulinum toxin type A inhibits sensory neuropeptide release in rat bladder models of acute injury and chronic inflammation. BJU Int 2008;101:366–370.

Maggi CA, Barbanti G, Santicioli P, et al: Cystometric evidence that capsaicin-sensitive nerves modulate the afferent branch of micturition reflex in humans. J Urol 1989;142(1):150–154.

Malloy BJ, Price DT, Price RR, et al: Alpha1-adrenergic receptor subtypes in human detrusor. J Urol 1998;160:937–943.

Maneuf YP, Gonzalez MI, Sutton KS, et al: Cellular and molecular action of the putative GABA-mimetic, gabapentin. Cell Mol Life Sci 2003;60(4):742–750.

Mangera A, Andersson KE, Apostolidis A, et al: Contemporary management of lower urinary tract disease with botulinum toxin A: A systematic review of botox (onabotulinumtoxinA) and dysport (abobotulinumtoxinA). Eur Urol 2011;60:784–795.

Mansfield KJ, Liu L, Mitchelson FJ, et al: Muscarinic receptor subtypes in human bladder detrusor and mucosa, studied by radioligand binding and quantitative competitive RT-PCR: Changes in ageing. Br J Pharmacol 2005;144(8):1089–1099.

Massaro AM, Lenz KL: Aprepitant: A novel antiemetic for chemotherapy-induced nausea and vomiting. Ann Pharmacother 2005;39(1):77–85.

McCloskey KD: Interstitial cells in the urinary bladder–localization and function. Neurourol Urodyn 2010;29(1):82–87.

Meng J, Wang J, Lawrence G, Dolly JO: Synaptobrevin I mediates exocytosis of CGRP from sensory neurons and inhibition by botulinum toxins reflects their anti-nociceptive potential. J Cell Sci 2007;120(Pt 16):2864–2874.

Michel MC, Vrydag W: Alpha(1)-, alpha(2)- and beta-adrenoceptors in the urinary bladder, urethra and prostate. Br J Pharmacol 2006;147(Suppl 2):S88–S119.

Movig KL, Leufkens HG, Belitser SV, et al: Selective serotonin reuptake inhibitor-induced urinary incontinence. Pharmacoepidemiol Drug Saf 2002;11(4):271–279.

Munoz A, Somogyi GT, Boone TB, Ford AP, Smith CP: Modulation of bladder afferent signals in normal and spinal cord-injured rats by purinergic P2X3 and P2X2/3 receptors. BJU Int 2012;110(8 Pt B): E409–E414.

Murakami S, Chapple CR, Akino H, et al: The role of the urothelium in mediating bladder responses to isoprenaline. BJU Int 2007;99(3):669.

Naglie G, Radomski SB, Brymer C, et al: A randomized, double-blind, placebo controlled crossover trial of nimodipine in older persons with detrusor instability and urge incontinence. J Urol 2002;167(2 Pt 1):586–590.

Namasivayam S, Eardley I, Morrison JF: Purinergic sensory neurotransmission in the urinary bladder: An in vitro study in the rat. BJU Int 1999;84(7):854–860.

Nomiya M, Yamaguchi O: A quantitative analysis of mRNA expression of alpha 1 and beta-adrenoceptor subtypes and their functional roles in human normal and obstructed bladders. J Urol 2003;170(2 Pt 1):649–653.

North RA, Jarvis MF: P2X receptors as drug targets. Mol Pharmacol 2013;83(4):759–769.

North RA, Surprenant A: Pharmacology of cloned P2X receptors. Annu Rev Pharmacol Toxicol 2000;40:563–580.

Novara G, Galfano A, Secco S, et al: Systematic review and meta-analysis of randomized controlled trials with antimuscarinic

27

drugs for overactive bladder. Eur Urol 2008;54(4):740–763.

Ohlstein EH, von Keitz A, Michel MC: A multicenter, double-blind, randomized, placebo-controlled trial of the β3-adrenoceptor agonist solabegron for overactive bladder. Eur Urol 2012;62(5):834–840.

O'Reilly BA, Kosaka AH, Chang TK, et al: P2X receptors and their role in female idiopathic detrusor instability. J Urol 2002;167(1):157–164.

Otsuka A, Shinbo H, Matsumoto R, et al: Expression and functional role of beta-adrenoceptors in the human urinary bladder urothelium. Naunyn Schmiedebergs Arch Pharmacol 2008;377(4–6):473.

Otsuki H, Kosaka T, Nakamura K, et al: β3-Adrenoceptor agonist mirabegron is effective for overactive bladder that is unresponsive to antimuscarinic treatment or is related to benign prostatic hyperplasia in men. Int Urol Nephrol 2013;45(1):53–60.

Pandita RK, Pehrson R, Christoph, et al: Actions of tramadol on micturition in awake, freely moving rats. Br J Pharmacol 2003;139(4):741–748.

Pandita RK, Andersson KE: Intravesical adenosine triphosphate stimulates the micturition reflex in awake, freely moving rats. J Urol 2002;168(3):1230–1234.

Pehrson R, Andersson KE: Effects of tiagabine, a gamma-aminobutyric acid re-uptake inhibitor, on normal rat bladder function. J Urol 2002;167(5):2241–2246.

Pehrson R, Lehmann A, Andersson KE, et al: Effects of gamma-aminobutyrate B receptor modulation on normal micturition and oxyhemoglobin induced detrusor overactivity in female rats. J Urol 2002;168(6):2700–2705.

Pehrson R, Stenman E, Andersson KE: Effects of tramadol on rat detrusor overactivity induced by experimental cerebral infarction. Eur Urol 2003;44(4):495–499.

Pehrson R, Andersson KE: Tramadol inhibits rat detrusor overactivity caused by dopamine receptor stimulation. J Urol 2003;170(1):272–275.

Persson K, Pandita RK, Spitsbergen JM, et al: Spinal and peripheral mechanisms contributing to hyperactive voiding in spontaneously hypertensive rats. Am J Physiol 1998;275:R1366–R1373.

Planells-Cases R, Valente P, Ferrer-Montiel A, et al: Complex regulation of TRPV1 and related thermo-TRPs: implications for therapeutic intervention. Adv Exp Med Biol 2011;704:491–515.

Pontari MA, Braverman AS, Ruggieri MR Sr: The M2 muscarinic receptor mediates in vitro bladder contractions from patients with neurogenic bladder dysfunction. Am J Physiol Regul Integr Compar Physiol 2004;286(5):R874–R880.

Raffa RB, Friderichs E: The basic science aspect of tramadol hydrochloride. Pain Rev 1996;3:249–271.

Ramage AG: The role of central 5-hydroxytryptamine (5-HT, serotonin) receptors in the control of micturition. Br J Pharmacol 2006;147(Suppl 2):S120–S131.

Rapp DE, Lucioni A, Katz EE, et al: Use of botulinum-A toxin for the treatment of refractory overactive bladder symptoms: An initial experience. Urology 2004;63(6):1071–1075.

Rapp DE, Turk KW, Bales GT, Cook SP: Botulinum toxin type A inhibits calcitonin gen-related peptide release from isolated rat bladder. J Urol 2006;175:1138–1142.

Reitz A, Schurch B: Intravesical therapy options for neurogenic detrusor overactivity. Spinal Cord 2004;42(5):267–272.

Rekling JC, Funk GD, Bayliss DA, et al: Synaptic control of motoneuronal excitability. Physiol Rev 2000;80(2):767–852.

Roden DM: Drug-induced prolongation of the QT interval. New Engl J Med 2004;350(10):1013–1022.

Rong W, Spyer KM, Burnstock GL: Activation and sensitisation of low and high threshold afferent fibres mediated by P2X receptors in the mouse urinary bladder. J Physiol 2002;541(Pt 2):591–600.

Rossanese M, Novara G, Challacombe B, Iannetti A, Dasgupta P, Ficarra V: Critical analysis of phase II and III randomised control trials (RCTs) evaluating efficacy and tolerability of a β3-adrenoceptor agonist (Mirabegron) for overactive bladder (OAB). BJU Int 2015;115(1):32–40.

Rouget C, Rekik M, Camparo P, et al: Modulation of nerve-evoked contractions by β3-adrenoceptor agonism in human and rat isolated urinary bladder. Pharmacol Res 2014;80:14–20.

Rovner E, Kennelly M, Schulte-Baukloh H, Zhou J, Haag-Molkenteller C, Dasgupta P: Urodynamic results and clinical outcomes with intradetrusor injections of onabotulinumtoxin A in a randomized, placebo-controlled dose-finding study in idiopathic overactive bladder. Neurourol Urodyn 2011;30:556–562.

Sacco E, Bientinesi R: Innovative pharmacotherapies for women with overactive bladder: Where are we now and what is in the pipeline? Int Urogynecol J 2015;26:629–640.

Safarinejad MR, Hosseini SY: Safety and efficacy of tramadol in the treatment of idiopathic detrusor overactivity: A double-blind, placebo-controlled, randomized study. Br J Clin Pharma col 2006;61(4):456–463.

Retraction in: Br J Clin Pharmacol 2014;77(1):216.

Saffroy M, Torrens Y, Glowinski J, et al: Autoradiographic distribution of tachykinin NK2 binding sites in the rat brain: Comparison with NK1 and NK3 binding sites. Neuroscience 2003;116(3):761–773.

Sahai A, Kalsi V, Khan, MS, Fowler CJ: Botulinum toxin for the treatment of lower urinary tract symptoms: A review. Neurourol Urodyn 2005;24(1):2–12.

Sahai A, Khan MS, Dasgupta P: Efficacy of botulinum toxin A for treating idiopathic detrusor overactivity: Results from a single center, randomized, double-blind, placebocontrolled trial. J Urol 2007;177:2231–2236.

Samuelsson E et al: Effect of pharmacological treatment for urinary incontinence in the elderly and frail elderly: A systematic review. Geriatr Gerontol Int 2015;15(5):521–534.

Santos-Silva A, Charrua A, Cruz CD, et al: Rat detrusor overactivity induced by chronic spinalization can be abolished by a transient receptor potential vanilloid 1 (TRPV1) antagonist. Auton Neurosci 2012;166(1–2):35–38.

Schneider T, Hein P, Michel MC: Signal transduction underlying carbachol-induced contraction of human urinary bladder. J Pharmacol Exp Ther 2004;309(3):1148–1153.

Schurch B, Corcos J: Botulinum toxin injections for paediatric incontinence. Curr Opin Urol 2005;15(4):264–267.

Shabir S, Cross W, Kirkwood LA, et al: Functional expression of purinergic P2 receptors and transient receptor potential channels by the human urothelium. Am J Physiol Renal Physiol 2013;305(3):F396–F406.

Shefchyk SJ: Spinal cord neural organization controlling the urinary bladder and striated sphincter. Prog Brain Res 2002;137:71–82.

Silva C, Silva J, Ribeiro MJ, et al: Urodynamic effect of intravesical resiniferatoxin in patients with neurogenic detrusor overactivity of spinal origin: Results of a double-blind randomized placebo-controlled trial. Eur Urol 2005;48(4):650–655.

Skryma R, Prevarskaya N, Gkika D, Shuba Y: From urgency to frequency: Facts and controversies of TRPs in the lower urinary tract. Nat Rev Urol 2011;8(11):617–630.

Smith MS, Schambra UB, Wilson KH, et al: Alpha1-adrenergic receptors in human spinal cord: Specific localized expression of mRNA encoding alpha1-adrenergic receptor subtypes at four distinct levels. Brain Res Mol Brain Res 1999;63(2):254–261.

Smith CP, Franks ME, McNeill BK, et al: Effect of botulinum toxin A on the autonomic nervous system of the rat lower urinary tract. J Urol 2003;169(5):1896–1900.

Smith CP, Gangiano DA, Munoz A, et al: Botulinum toxin type A normalizes alterations in urothelial ATP and NO release induced by chronic spinal cord injury. Neurochem Int 2008;52:1068–1075.

Somogyi GT, Zernova, GV, Yoshiyama M, et al: Change in muscarinic modulation of transmitter release in the rat urinary bladder after spinal cord injury. Neurochem Int 2003;43(1):73–77.

Steers WD, Herschorn S, Kreder KJ, et al: Duloxetine compared with placebo for treating women with symptoms of overactive bladder. BJU Int 2007;100(2):337.

Sugaya K, Ogawa Y, Hatano T, et al: Evidence for involvement of the subcoeruleus nucleus and nucleus raphe magnus in urine storage and penile erection in decerebrate rats. J Urol

27

1998;159(6):2172–2176.

Sugaya K, Nishijima S, Miyazato M, et al: Effects of intrathecal injection of tamsulosin and naftopidil, alpha-1A and 1D adrenergic receptor antagonists, on bladder activity in rats. Neurosci Lett 2002;328(1):74–76.

Sugaya K Nishijima S, Miyazato M, Ogawa Y: Central nervous control of micturition and urine storage. J Smooth Muscle Res 2005;41(3):117–132.

Sui GP, Rothery, S, Dupont E, et al: Gap junctions and connexin expression in human suburothelial interstitial cells. BJU Int 2002;90(1):118–129.

Sui GP, Wu C, Fry CH: Electrical characteristics of suburothelial cells isolated from the human bladder. J Urol 2004;171(2 Pt 1):938–943.

Sun Y, Chai TC: Up-regulation of P2X3 receptor during stretch of bladder urothelial cells from patients with interstitial cystitis. J Urol 2004;171(1):448–452.

Sun Y, Keay S, Lehrfeld TJ, Chai TC: Changes in adenosine triphosphate-stimulated ATP release suggest association between cytokine and purinergic signaling in bladder urothelial cells. Urology 2009;74(5):1163–1168.

Tai C, Miscik CL, Ungerer TD, et al: Suppression of bladder reflex activity in chronic spinal cord injured cats by activation of serotonin 5-HT(1A) receptors. Exp Neurol 2006;199(2):427–437.

Takahashi R, Nishimura J, Hirano K, et al: Ca²⁺ sensitization in contraction of human bladder smooth muscle. J Urol 2004; 172(2):748–752.

Takusagawa S, van Lier JJ, Suzuki K, Nagata M: Absorption, metabolism and excretion of [14C]Mirabegron (YM178), a potent and selective β3-adrenoceptor agonist, after oral administration to healthy male volunteers. Drug Metab Dispos 2012;40(4):815–824.

Thiagamoorthy G, Giarenis I, Cardozo L: Early investigational β3 adreno-receptor agonists for the management of the overactive bladder syndrome. Expert Opin Investig Drugs 2015;24(10):1299–1306.

Thor KB, Donatucci C: Central nervous system control of the lower urinary tract: New pharmacological approaches to stress urinary incontinence in women. J Urol 2004;172(1):27–33.

Thor KB, de Groat WC: Neural control of the female urethral and anal rhabdosphincter and pelvic floor muscles. Am J Physiol Regul Integr Compar Physiol 2010;299(2):R416–R438.

Thor K, Katofiasc MA: Effects of duloxetine, a combined serotonin and norepinephrine reuptake inhibitor, on central neural control of lower urinary tract function in the chloralose-anesthetized female cat. J Pharmacol Exp Ther 1995;274(2):1014–1024.

Tincello DG, Kenyon S, Abrams KR, et al: Botulinum toxin A versus placebo for refractory detrusor overactivity in women: A randomized blinded placebo-controlled trial of 240 women (the RELAX study). Eur Urol 2012;62:507–514.

Tominaga M, Caterina MJ, Malmberg AB, et al: The cloned capsaicin receptor integrates multiple pain-producing stimuli. Neuron 1998;21(3):531–543.

Uvin P, Franken J, Pinto S, et al: Essential role of transient receptor potential M8 (TRPM8) in a model of acute cold-induced urinary urgency. Eur Urol 2015;68(4):655–661.

van Gelderen EM, Li Q, Meijer J, et al: An exploratory comparison of the single dose pharmacokinetics of the beta3-adrenoceptor agonist mirabegron in healthy CYP2D6 poor and extensive metabolizers. Clin Pharmacol Ther 2009;85:S88.

Vlaskovska M, Kasakov L, Rong W, et al: P2X3 knock-out mice reveal a major sensory role for urothelially released ATP. J Neurosci 2001;21(15):5670–5677.

Wang EC, Lee JM, Ruiz WG, Balestreire EM, von Bodungen M, Barrick S, Cockayne DA, Birder LA, Apodaca G: ATP and purinergic receptor-dependent membrane traffic in bladder umbrella cells. Clin Invest 2005;115(9):2412–2422.

Warren K, Burden H, Abrams P: Mirabegron in overactive bladder patients: Efficacy review and update on drug safety. Ther Adv Drug Saf 2016;7(5):204–216.

Yokoyama T, Kumon H, Smith CP, et al: Botulinum toxin treatment of urethral and bladder dysfunction. Acta Med Okayama 2002;56(6):271–277.

Yokoyama O, Yusup A, Miwa Y, et al: Effects of tolterodine on an overactive bladder depend on suppression of C-fiber bladder afferent activity in rats. J Urol 2005;174(5):2032–2036.

Yoshimura N, Miyazato M, Kitta T, Yoshikawa S: Central nervous targets for the treatment of bladder dysfunction. Neurourol Urodyn 2014;33(1):59–66.

Yoshiyama M, Yamamoto T, de Groat WC: Role of spinal alpha(1)-adrenergic mechanisms in the control of lower urinary tract in the rat. Brain Res 2000;882(1–2):36–44.

27

第28章 神经源性膀胱功能障碍

Anne M. Suskind

介绍

神经源性膀胱是指由神经系统疾病或进展导致的下尿路功能障碍。它不是一个同质化的术语,而是包含任何可以影响膀胱功能的神经系统问题。在患有神经系统疾病的个体中,下尿路功能障碍的高患病率表明了神经系统对泌尿道的复杂控制。神经源性病变的水平和严重程度可有多种表现,但通常是可以预测的,症状主要表现为储尿功能障碍和排尿功能障碍(Panicker et al, 2015)。

神经源性下尿路功能障碍的准确诊断及正确管理包括以下两个主要目标:①通过低压储尿及充分排空以保证膀胱安全;②维持与膀胱相关的合理生活质量。本章旨在讨论健康状态下下尿路的神经控制、与各种神经系统诊断相关的下尿路功能障碍,以及这些疾病的检查和治疗。

下尿路的神经控制

下尿路功能代表了自主神经和躯体神经系统复杂的相互作用,其目的是使膀胱充盈期保持低压以及周期性自主排空尿液。正常神经回路允许人体根据对膀胱充盈的感知和对这种情况的社会适宜性的评估,自愿在储尿期和排尿期之间切换(Panicker et al, 2015)。

自主神经系统由副交感神经和交感神经组成。交感神经起源于胸 10/11 至腰 2/3 的胸腰段脊髓。这些神经穿过腰交感神经节并在腹下神

经丛与骶前神经相连(图 28-1)。交感神经节后神经释放去甲肾上腺素,激活以下受体:①β- 肾上腺素受体,抑制逼尿肌,引起膀胱松弛;②膀胱和膀胱颈的 α- 肾上腺素受体,引起膀胱出口收缩;③膀胱神经节的 β- 肾上腺素受体(Andersson and Arner, 2004)。

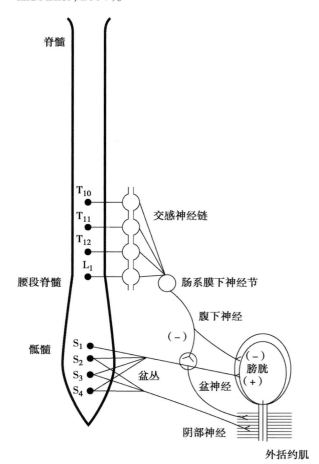

▲ 图 28-1 负责排尿的神经回路

副交感神经起源于骶 2~4 节段,是汇聚到盆腔神经的节前神经纤维。此神经走行于直肠两侧的骨盆深处,终止于膀胱及尿道。副交感神经节后神经可释放胆碱能(乙酰胆碱)和非肾上腺素能非胆碱能神经递质。逼尿肌收缩可通过释放与 M2、M3 毒蕈碱受体结合的乙酰胆碱,以及通过三磷腺苷(ATP)介导的非胆碱能递质作用于膀胱平滑肌的 P2X 嘌呤受体。同时,副交感神经系统释放氧化亚氮,对尿道平滑肌产生抑制,进一步促进排尿(Fowler et al, 2008)。

支配下尿路的躯体运动神经起源于骶 2~4 的前角运动神经元,该区域称为奥奴弗罗维奇核(Onufrowicz nucleus),并通过阴部神经到达尿道外括约肌(Ghoniem and Hairston, 2005)。躯体运动神经支配尿道横纹括约肌并受自主控制。

在正常的膀胱充盈过程中,交感神经(腹下神经)及躯体神经(阴部神经)分别介导内部平滑肌和尿道外括约肌收缩(图 28-2a)。随着膀胱充盈,交感神经抑制逼尿肌活动使膀胱能够在较低的压力下适应容量增加(Fowler et al, 2008)。

当人决定排尿时,脑桥排尿中枢(pontine micturition center, PMC)从大脑高级皮质和皮质下中枢的紧张抑制控制中释放出来,从而开始排尿过程。副交感神经系统"打开",刺激逼尿肌收缩,并放松盆底和内外尿道括约肌(图 28-2b)(panicker et al, 2015)。

功能性磁共振成像(fMRI)研究进一步证实了中枢神经系统对下尿路活动的控制作用,并证明中脑导水管周围灰质(PAG)在控制储尿及排尿期的神经调控方面起重要作用。额叶、中扣带回和皮质下区域在对 PAG 的控制和下尿路的调控过程中都发挥了不同程度的作用(de Groat et al, 2015)。当这些神经通路中的一个或多个受到损害,则会发生下尿路功能障碍。

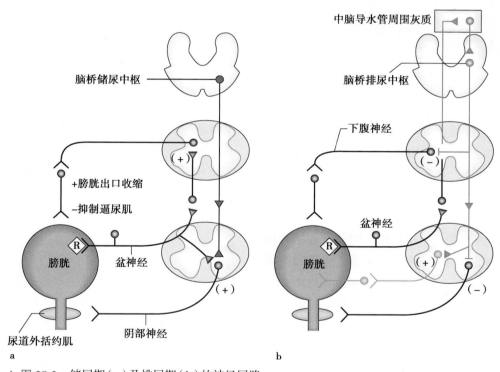

▲ 图 28-2　储尿期(a)及排尿期(b)的神经回路

神经系统损伤及下尿路功能障碍

神经系统损伤平面及严重程度通常与下尿路功能障碍有关(图 28-3)。骶髓上和脑桥上部的神经系统损伤都可能会导致逼尿肌过度活动[可通过尿动力学检查(urodynamics, UDS)得到证实]和不同程度的膀胱过度活动(overactive bladder, OAB)症状[尿频、尿急、急迫性尿失禁(urgency urinary incontinence, UUI)以及夜尿增多]。虽然表现症状可能在各种类型神经损伤

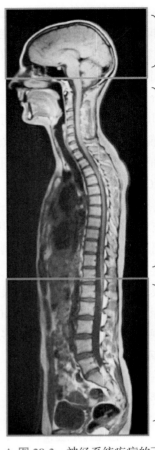

脑桥上部损害
- 病史：显著储尿期症状
- 超声：无意义残余尿量
- 尿动力学：逼尿肌过度活动

过度活动

正常活动

脊髓（脑桥下-骶髓上）损伤
- 病史：储尿及排尿期症状
- 超声：残余尿量增加
- 尿动力学：逼尿肌过度活动，逼尿肌括约肌协同失调

过度活动

过度活动

骶骨/骶骨下损伤
- 病史：显著排尿期症状
- 超声：残余尿量增加
- 尿动力学：逼尿肌收缩无力或无收缩

活动减弱

正常活动

活动减弱

活动减弱

▲ 图 28-3   神经系统疾病的下尿路功能障碍模式

中相似，但其潜在的病理生理学原理不同。若损伤发生于脑桥上部，则 PMC 缺乏一致性控制，导致自发的无意识的逼尿肌收缩。若发生骶髓上损伤则相反，在骶上脊髓损伤病例中，出现类似的症状是由于该段脊髓休克后发生反射引起的。

骶上脊髓病变还可引起排尿时膀胱和括约肌之间的协调能力障碍，导致逼尿肌 - 括约肌协同失调（detrusor external sphincter dyssynergia, DESD）。发生 DESD 时，尿道括约肌在排尿时收缩而非舒张，导致膀胱排空不全以及存在排尿时膀胱内压力升高的潜在风险。

与脑桥上部和骶髓上神经系统损伤不同，骶神经系统病变会导致逼尿肌收缩功能减退。这可导致膀胱排空不全，也可能与尿道括约肌松弛不良有关（panicker et al, 2015）。

► 脑血管意外

在美国，脑卒中是导致死亡和残疾的最常见

原因之一。超过 50% 的脑卒中患者存在某种下尿路功能障碍。在发生脑血管疾病后的急性期，下尿路功能障碍表现为因逼尿肌无反射导致的尿潴留。这一阶段结束后，则表现为伴有完整感觉的逼尿肌过度活动。这些症状可导致 UUI（panicker et al, 2015；de Groat et al, 2015）。

► 痴呆

痴呆涉及大脑灰质及白质的萎缩和损失，主要为额叶病变，与记忆和情绪相关活动有关。阿尔茨海默病是最常见的老年人群痴呆原因之一；然而，在此年龄段痴呆很难与其他疾病进行分类鉴别。尿失禁是这一类人群中最常见的下尿路功能障碍形式，然而很难确定此类人群是失去了自主排尿的意识还是存在潜在的逼尿肌过度活动症（Panicker et al, 2015；de Groat et al, 2015）。

► 帕金森病

帕金森病（PD）是一种首先影响黑质的多巴

28

胺能神经元的神经退行性疾病。帕金森病的主要症状包括震颤、肌肉僵直及运动迟缓。下尿路功能障碍最常表现为 OAB 症状,发生于 50%~70% 的 PD 患者中(de Groat et al, 2015; Araki et al, 2000)。除逼尿肌过度活动外,PD 患者还可能出现膀胱敏感、逼尿肌收缩减弱、DESD 及膀胱出口梗阻(Uchiyama et al, 2011),表现为排尿等待、排尿费力和尿流变细。这些症状可归因于括约肌动作迟缓,或更多见于良性前列腺增生(benign prostatic hyperplasia, BPH)(Thavaseelan and Hamid, 2016)。

▶多系统萎缩

多系统萎缩(MSA),也称为夏伊 - 德雷格综合征,是一种进行性神经退行性疾病,起因不明。多系统萎缩患者除小脑、自主神经功能障碍(包括排尿和勃起功能障碍)和锥体皮质功能障碍外,还表现出帕金森病的症状。多系统萎缩的神经系统损伤通常较帕金森病更为严重,容易早期诱发复杂的泌尿系统症状。其可在诊断多系统萎缩的多达 4 年前即可有典型表现包括尿频、尿急和 UUI。最常见的下尿路功能障碍表现为逼尿肌过度活动;然而患者也可能表现为膀胱顺应性降低、排尿困难和膀胱颈扩大(Wein and Dmochowki, 2016)。

▶多发性硬化

多发性硬化(MS)是一种典型发作于 30~38 岁的中枢神经系统脱髓鞘疾病,可归类为复发、逐渐缓解或渐进性。女性患者占比更多,男女比例约为 1 : 2.3(Alonso and Hernan, 2008)。多发性硬化患者可有视神经功能障碍、锥体束异常、共济失调、直肠功能障碍、下尿路功能障碍和性功能障碍的症状。大脑及脊髓都可能有损伤,故会出现多种下尿路症状(lower urinary tract symptoms, LUTS)。其中,约 10% 的多发性硬化患者有 LUTS,超过 80% 的患者是在疾病进展过程中出现 LUTS。

储尿期症状是多发性硬化患者最常见的 LUTS,其中有 26%~99% 的患者伴随 OAB 症(Phe et al, 2016)。然而,患者还可表现出压力性尿失禁

(stress urinary incontinence, SUI)(56%)、混合性尿失禁(mixed urinary incontinence, MUI)(Murphy et al, 2012)及排尿期障碍(6%~49%)等症状(Betts et al, 1993; Kasabian et al, 1995; Amarenco et al, 1995)。病程较长和较严重的患者通常发生下尿路功能障碍的患病率更高;然而,因其病变广泛分布且不断变化,病变水平和下尿路功能障碍类型间的关系难以统计(Mahajan et al, 2010)。

▶脊髓损伤

脊髓损伤可为完全性或不完全性,造成潜在下尿路后遗症。在受到损伤后,会有一段脊髓休克的初始期,持续 6 周至最长 1~2 年。这一脊髓休克时期以损伤平面以下缺乏躯体反射活动及肌肉迟缓性麻痹为特征,导致这段时期出现无张力性膀胱(Wein and Dmochowski, 2016)。当休克期过去,脊髓反射恢复,会引起逼尿肌过度活动及 DESD。同时发生多种上述 LUTS 会比较麻烦,因为这会导致泌尿系高压,增加上尿路功能损害的风险(Schops et al, 2015)。对于第 6 胸椎及以上水平的脊髓损伤,需关注自主神经反射障碍,它是一种潜在可危及患者生命的情况,以收缩压升高、头痛、潮红、立毛、鼻塞、病变水平以上皮肤出汗、病变水平以下血管收缩及心律失常为特征表现(Krassioukov et al, 2012)。

▶脊髓神经管闭合不全

脊髓神经管闭合不全是一种神经管缺陷,包括囊性脊柱裂及隐性脊柱裂。囊性脊柱裂包括脊髓脊膜突出,指神经根或部分脊髓外翻于椎体外,以及脑脊髓膜突出,包括突出的没有神经的脑膜囊。脊髓脊膜突出一般指脊柱裂,每 1 000 个新生儿中可有 1 例,因母亲怀孕时缺乏叶酸导致神经管缺陷所致。在脊髓脊膜突出患者中,2% 有颈椎损伤,5% 有胸椎损伤,26% 有腰椎损伤,47% 有腰骶部损伤,20% 有骶尾部损伤(Churchill et al, 2001)。90% 以上的脊柱裂患者有下尿路功能障碍。即使脊柱裂患者下尿路功能正常,其病情也可能随疾病进展发生变化。根据损伤水平,脊柱裂患者可有逼尿肌过度

28

活动,逼尿肌收缩减弱或膀胱顺应性低(Kessler et al,2006)。膀胱反射消失合并膀胱颈开放是脊柱裂人群的典型表现(Wein and Dmochowski,2016)。

Mcguire 发现脊髓发育不良患者的 UDS 中逼尿肌漏尿点压(detrusor leak point pressure,DLPP)大于 40cmH₂O 时发生上尿路功能损害的风险较高(McGuire et al,1981)。因此,对于此类患者通过 UDS 及上尿路造影进行密切监测,对提升长期健康及生存非常重要。

▶马尾神经综合征

硬脑膜在第 1 腰椎层面以下分开,形成多个紧密排列的细神经根,看起来形状似马尾,故称为马尾。这些神经根中起主要作用的是腰神经及骶神经丛,为下肢及盆腔内器官提供运动及感觉神经支配(Berry et al,1995)。马尾神经综合征(CES)特征表现为下肢、臀部和会阴的运动及感觉症状,以及性功能、肠道及膀胱功能障碍(Gitelman et al,2008)。马尾神经综合征最常见的病因是脊柱骨折、腰椎间盘突出以及医源性损伤如脊柱手术。

逼尿肌无力和膀胱感觉迟钝所致的尿潴留是与马尾神经综合征有关的最常见的下尿路功能障碍,在神经损伤后立刻发生(DeLong et al,2008)。还可能发生充盈性尿失禁(Kostiuk,2004)、膀胱顺应性降低以及逼尿肌过度活动(Hattori et al,1992;Podnar et al,2006)。

神经源性膀胱功能障碍的评估

对神经源性膀胱功能的评估基于个体神经功能障碍的持续时间、程度和类型。目前对于神经源性下尿路功能障碍没有统一的指南,所有的评估都是为了保护上尿路,并使下尿路并发症尽量减少,并与患者生活习惯保持一致(CSCM,2006)。英国国家卫生与保健研究所(NIHCE,2102)、欧洲泌尿外科协会(EAU)(Blok et al,2015)、国际尿失禁咨询委员会(Drake et al,2016)及由美国瘫痪退伍军人研究基金会资助的脊髓医学协会(CSCM,2006)共同制订了神经源性膀胱功能的评估指南。

▶病史及体格检查

详细的病史应包括泌尿系统症状、神经系统症状和诊断(若已明确)、神经系统疾病病程、肠道症状、性功能、并发症、既往处方和其他药物及治疗。为评估潜在的神经系统疾病并协助定制合适的膀胱管理策略,评估患者行动能力、手部功能、认知功能及社会支持也很重要(NIHCE,2006)。其他需要考虑的因素和病史包括泌尿系感染、压力性溃疡风险,以及其他可能导致下尿路功能障碍的原因如男性前列腺增生和女性尿道过度活动(Drake et al,2016)。还应评估性欲及生育能力的问题(Groen et al,2016)。

一般体格检查应包括血压、腹部检查、男性外生殖器检查,若临床提示女性盆底器官脱垂应行阴道检查,以及直肠检查以检查粪便负荷或肛门张力变化。此外,还建议行重要的神经系统检查,如认知功能、行走和活动能力、手功能、腰椎和脊柱节段功能的评估(NIHCE,2012),包括泌尿生殖区感觉和反射等(Groen et al,2016)。

▶检查

A. 尿液检验

尿常规及培养(必要时)有助于检测尿液中红细胞、葡萄糖、蛋白、白细胞和亚硝酸盐。应留取清洁样本且标本不可从尿袋中取样。许多神经源性膀胱功能障碍患者有不伴泌尿系感染症状的慢性细菌定植,称为无症状菌尿(asymptomatic bacteriuria,ASB)。专家共识建议除患者有临床症状或其他治疗需要外,对于 ASB 不应使用抗生素治疗(Nicolle et al,2005)。

B. 肾功能测定

测定血清肌酐和肾小球滤过率(GFR)可以评估患者肾功能,可能有助于神经源性膀胱功能障碍患者的评估。然而由于大多数 GFR 是间接根据肌肉质量计算的,因此在肌肉质量百分比较低的患者中(如脊髓损伤者)肾功能会被高估(Chikkalingaiah et al,2010)。

C. 上尿路评估

关于神经源性膀胱功能障碍患者的上尿路影像学研究很少。在现有推荐及建议中,脊髓损伤患者应每 6 个月至 1 年进行上尿路评估（Abrams et al, 2008; Sahai et al, 2011），横断性脊髓炎患者应每年进行一次（Tanaka et al, 2006），脊柱裂患者应每年至每三年进行一次（Elliott et al, 2005; Mourtzinos et al, 2010），对于多发性硬化和帕金森症患者目前没有合适的影像学建议（Stoffel, 2016）。影像学检查应包括进行功能评估的检查，如尿路造影，以及解剖学评估如超声、CT 和静脉肾盂造影（intravenous pyelogram, IVP）（CSCM, 2006）。

D. UDS

UDS 有助于评估神经源性膀胱功能障碍患者的膀胱及下尿路功能。需警惕神经源性膀胱功能障碍患者可能在无临床症状的情况下出现上尿路功能损害，而尿动力学检测（特别是影像 UDS）可协助诊断。对于上尿路并发症高发患者如脊柱裂及脊髓损伤患者，该检查尤为重要。对于神经源性下尿路功能障碍患者也建议术前行此类检查（NIHCE, 2012）。根据美国泌尿外科协会（AUA）、尿动力学会、女性盆腔及泌尿生殖学学会（SUFU）的尿动力学指南，神经源性膀胱功能障碍患者应接受残余尿（PVR）测量、合成膀胱内压测量图（CMG）、压力 - 流率分析，条件允许时在 X 线透视下行 UDS（影像尿动力学）以及肌电图（EMG）（Winters et al, 2012）。在尿动力学中，应评估充盈期膀胱感觉、充盈期逼尿肌功能和顺应性、充盈期括约肌功能、排尿期逼尿肌 / 括约肌功能、顺应性损伤患者的逼尿肌漏尿点压（detrusor leak point pressure, DLPP）、膀胱容量和残余尿（PVR）（Drake et al, 2016）。

神经源性膀胱管理

神经源性膀胱的管理目标应为保护上尿路功能以及提高或保持与下尿路相关的合理生活质量。治疗应着重解决存在的储尿及排尿功能障碍。本节讨论一些常见的神经源性膀胱管理策略。

▶储尿功能管理

A. 行为及保守治疗

行为治疗适合那些纠正错误习惯后有效者，如有认知缺陷和有运动障碍的患者。然而，实施行为治疗通常需要护理人员的支持才可成功。定时排尿包括固定时间间隔如厕。习惯的再训练包括识别尿失禁患者的自然排尿模式，并提示患者按计划排尿以防止漏尿。口头提示和积极强化也是训练的有效技巧（Panicker et al, 2015）。盆底锻炼和盆底物理治疗（PFPT）可以增强大脑的抑制反馈机制，帮助抑制排尿急迫感，这在多发性硬化女性患者中被证明有效（de Ridder et al, 1999）。

B. 药物治疗

1. 抗胆碱能药物　抗胆碱能药物是神经源性逼尿肌过度活动患者的主要药物治疗方法（证据等级 1a）（Stohrer et al, 2007），并作为一线治疗，有时与清洁间歇导尿（CIC）联合使用。抗胆碱能药物的目的是增加膀胱容量，减少神经性逼尿肌过度活动引起的尿失禁（Groen et al, 2016）。这些药物通过竞争性拮抗逼尿肌中的毒蕈碱乙酰胆碱受体，引起逼尿肌松弛，降低膀胱内压并缓解储尿期症状。

膀胱内有两种毒蕈碱受体：M_2 和 M_3。M_2 受体含量最多，但 M_3 受体在功能上与膀胱松弛更加密切相关。抗胆碱能药物作用于这些受体，包括奥昔布宁［速释（IR）、缓释（ER）、贴片、局部凝胶］、托特罗定（IR、ER）、曲司溴铵（IR、ER）、索利那新、达利那新和非索特罗定（Cameron, 2016）。抗胆碱能药物最常见的不良反应有口干、视物模糊、便秘、心动过速和精神错乱，一些症状可能已经在神经源性患者中出现（Panicker et al, 2015）。膀胱排空困难是应用此类药物的另一个潜在不良事件，对于任何残余尿量增多的个体和保持自主排尿习惯的高危患者，如多发性硬化症、脑卒中或帕金森病的患者，应考虑此不良事件（Cameron, 2016）。

值得注意的是，抗毒蕈碱药物可以在膀胱内注射给药，这提供了一种直接应用于膀胱的途径，可能会提高部分患者的治疗效果和依从性（Smith, 2016）。

根据 NIHCE 指南，抗胆碱能药物推荐应用于脊髓疾病（如脊髓损伤或多发性硬化症）合并 OAB 症状的患者，可考虑应用于大脑疾病（如脑性瘫痪、头部损伤或脑卒中）合并 OAB 的患者。建议在开始使用抗胆碱能药物治疗后检测残余尿量，并且需要考虑到该药物可通过血脑屏障，从而可抑制膀胱排空，增加了尿路感染（urinary tract infection，UTI）的风险，以及产生或加重便秘症状（NIHCE，2012）。

2. β₃- 肾上腺素受体激动剂　膀胱中超过 97% 的 β- 肾上腺素受体为 β₃ 型，代表了人类膀胱松弛的主要作用位点（Yamaguchi and Chapple，2007；Biers et al，2006）。这些受体的作用是放松逼尿肌，使其成为理想的治疗靶点。2012 年，选择性 β₃- 肾上腺素受体激动剂米拉贝隆（mirabegron）获得美国 FDA 批准，作为临床治疗 OAB 症状的药物。这种药物在神经源性膀胱功能障碍患者中证据有限，但像许多药物一样，它已应用于此类患者。这种药物的主要不良反应在心血管系统，可使血压平均升高 2.4mmHg 以及小幅度的心率升高（Nitti et al，2013）。

3. 去氨加压素　去氨加压素是精氨酸升压素的一种合成类似物，通过促进肾远端小管和集合管的水重吸收来减少尿液产生和容量依赖型逼尿肌过度活动。这种药物已经证明有助于改善多发性硬化（Bosma et al，2015）、帕金森病（Panicker et al，2015）和高位脊髓损伤及夜尿多的患者的夜间 LUTS（Szollar et al，1996）。

在患者使用去氨加压素前，明确患者基线血清肌酐和钠水平很重要，在整个治疗期间应进行监测以保证不出现低钠血症。对于年龄 ≥65 岁以及低钠血症和有心力衰竭风险的下肢水肿患者应谨慎使用此类药物（Panicker et al，2015）。

4. 肉毒杆菌 -A 毒素　对于有逼尿肌过度活动的神经源性膀胱患者，肉毒素可以作为一种很好的替代抗胆碱能药物的治疗方法，由 Schurch 及同事于 2000 年首次在脊髓损伤患者中应用。这种治疗可以减少逼尿肌过度活动和尿失禁的发作，部分病例还可提高膀胱容量和顺应性。

肉毒素 A 通过抑制神经末梢释放乙酰胆碱（胞吐作用），以抑制神经传递和改变感觉传导。更具体地说，肉毒素由二硫键连接的重链和轻链组成，在突触间隙中其重链与突触囊泡蛋白 2（SV2）结合，并被神经末梢内化。在神经内部，

它被分裂成重链和轻链，轻链进入细胞质。在细胞质中，轻链参与突触囊泡（含乙酰胆碱）与细胞膜融合，从而抑制神经中乙酰胆碱的释放。这种附着蛋白被称为突触小体相关蛋白 25kD（SNAP-25），SNAP-25 的裂解使可溶性 N- 乙基马来酰亚胺敏感因子受体（SNARE）蛋白失活，抑制乙酰胆碱的释放（Andersson and Wein，2016）。

在神经源性膀胱患者中，肉毒素 A 也可以通过传入感觉通路发挥作用。无神经疾病时，膀胱的传入传出由有髓鞘的 Aδ 纤维连接大脑的高级区域。当通路被神经疾病破坏时，一种由微小的无髓鞘的 C 纤维组成的替代反射通路出现，可导致膀胱不受控制的收缩以及逼尿肌过度活动（Fowler et al，2008）。肉毒素 A 降低尿路上皮的感觉受体水平，可能减少 C 纤维的刺激（Sellers and McKay，2007）。

在 EAU 指南中，逼尿肌内注射肉毒素 A 用于治疗药物治疗失败后神经源性逼尿肌过度活动患者为 A 级推荐（Blok et al，2015）。需要考虑的是在无法排尿的患者中，注射肉毒素 A 可能会引起残尿量增多，需进一步增加使用 CIC 或其他侵入性的处理方法。肉毒素 A 在神经源性膀胱患者中应用已经有较深入的研究。一项系统回顾发现，注射肉毒素后膀胱内最大压力显著降低，逼尿肌压力平均降低 40%~60%（Karsenty et al，2008）。一项安慰剂对照研究观察了肉毒素 A 在多发性硬化和脊髓损伤患者中的应用，发现 300 单位的肉毒素与安慰剂对比，可显著减少每周尿失禁次数（200 单位组平均减少 21.8 次，300 单位组平均减少 19.4 次，安慰剂组平均减少 13.2 次），且提高了最大膀胱容量、DLPP 和生活质量。

C. 神经调节

神经调节是治疗非神经源性 OAB 较成熟的三线治疗方法，但其在神经源性膀胱中的应用相对不成熟。目前有两种神经调节方式：骶神经调节（SNM）和经皮胫神经刺激（PTNS），20 世纪 90 年代末，两种治疗方式都获得了 FDA 批准用于治疗非神经源性 OAB。神经源性疾病最初不在 FDA 批准的应用范围内，因为专家团队认为此种疗法必须具有完整的神经系统。此后，研究人员却发现神经调节对神经源性疾病患者也有效，

但大部分文献样本量较小且患者构成相对混杂，使这些治疗结果难以被准确解释（Sanford and Suskind, 2016）。

神经调节的机制现在并未完全了解。目前最主要的假说是神经调节可通过刺激周围体细胞传入神经或 C 纤维起作用。SNM 刺激阴部传入神经，PTNS 刺激胫神经的感觉部分。根据推测，这种刺激可阻断来自膀胱的竞争性异常内脏传入信号，防止反射性 OAB（Wein and Dmochowski, 2016）。

大多数关于神经源性疾病患者的神经调节研究仅应用于脑卒中、帕金森病、多发性硬化症和不完全脊髓损伤的患者。这些研究中神经调节治疗的成功率在 50%~80%，可与非神经源性疾患者群的成功率相当（Lay and Das, 2012；Kessler et al, 2010；Peters et al, 2013）。

▶排尿功能障碍管理

排尿功能障碍包括因膀胱收缩障碍或出口阻力增加，如 DESD，引起的膀胱排空障碍。虽然这里讨论了几种排尿功能障碍的管理策略，但需要注意的是，不推荐使用反射式膀胱排空和外部压迫或腹压排尿，因为这些方法会导致膀胱内压增高（Drake et al, 2016）。

A. 清洁间歇导尿

清洁间歇导尿（CIC）为不能自主排空膀胱且保留动手能力或有自愿看护者的患者的首选推荐方法（Drake et al, 2016）。CIC 较留置导尿管更好，比如与经尿道导尿管或耻骨上留置导尿管相比，CIC 已被证明可显著减少长期并发症，包括肾盂积水、膀胱结石、肾结石和自主神经反射异常（Weld and Dmochowski, 2000）。CIC 不能应用于尿道解剖异常、膀胱容量 <200ml、自主神经反射异常、认知能力差、积极性差或不能定时插管排尿的患者。与 CIC 相关的潜在并发症包括 UTI、膀胱过度膨胀、尿失禁、伴有血尿的尿道损伤、尿道假性通道、尿道狭窄、自主神经反射异常（脊髓病变 T$_6$ 或以上）和膀胱结石（CSCM, 2006）。

目前官方指南建议使用一次性导尿管，并且有多种导尿管类型可供选择，包括亲水导尿管、折轴导尿管、免触摸和附有收集袋的导尿管。许多上肢活动受限的患者可能需要适应性设备辅助以成功进行 CIC。

B. 留置导尿管

留置导尿管可能使患者更易发生并发症，但对于某些不能或不建议使用 CIC 的患者，这是一种可替代的膀胱障碍管理办法。如果需要长期使用导尿管，建议使用耻骨上导尿管而不是经尿道导尿管，因为此种导尿管可减少尿路并发症（Drake et al, 2016）。

脊髓医学联盟建议留置导尿管可考虑应用于手部功能差、液体摄入多、认知功能障碍或活性物质滥用、逼尿肌压力升高、其他侵入性较小的治疗方法失败、需临时处理膀胱输尿管反流（vesicoureteral reflux, VUR）、护理人员帮助有限及不可能使用其他治疗方式的人群。长期留置导尿管可导致膀胱和肾结石、尿道侵蚀和附睾炎（经尿道内导尿管）、反复发作的 UTI、尿失禁、肾盂肾炎、膀胱壁增厚或纤维化引起的肾积水和膀胱癌（CSCM, 2006）。

C. 括约肌切开

对于伴有逼尿肌过度活动的男性脊髓损伤患者，括约肌切开是治疗 DESD 的一种选择，此类患者通常对药物治疗和 CIC 治疗反应性差或不愿意接受这些治疗。括约肌切开并通过阴茎套管引流尿液的方式优于留置导尿管，对于无法行 CIC 的患者是一个很好的选择。

括约肌切开术是切开尿道外括约肌的手术，可显著降低膀胱内压力、残余尿量并减少自主神经功能障碍的发生。这一手术并发症包括出血、组织残留、尿脓毒症、勃起功能障碍和括约肌切开失败（Hou and Zimmern, 2016）。括约肌切开术的替代治疗方法是在 3、6、9、12 点方向括约肌周围行肉毒素 A 注射（Smith et al, 2005）。

D. 尿流改道术

随着过去几年许多新疗法的引入，尿流改道术已经较少应用，然而当保守治疗失败或特定情况下如患者不能或不接受导尿时，这仍是一种可行的选择。该手术的主要指征包括肾积水、可能伴有继发于膀胱壁增厚导致尿路梗阻或输尿管膀胱反流的进行性肾功能恶化、复发性尿脓毒症和无法行清洁间歇导尿的永久性储尿或排尿功能损伤（Wein and Dmochowski，2016）。尿流改道术包括可控和非可控的尿流改道。可控性尿流改道包括制作一个贮尿囊如 Indiana 囊、Kock 囊和 T 形囊，添加一个可导尿造口，如 Mitrofanoff 术，可扩大或不扩大膀胱。非可控性尿流改道主要包括回肠和结肠通道（Herschorn and Billy，2016）。

结论

下尿路功能障碍是许多神经系统疾病的常见表现，根据神经系统病变的位置和严重程度，其症状常可预测。我们对于下尿路在健康和神经性疾病两种情况下的理解和观念正在不断更新和持续发展，今后这类疾病患者的治疗及预后必将进一步得到改善。

（常冉 吴栗阳 翻译 张小东 审校）

参考文献

Abrams P et al: A proposed guideline for the urological management of patients with spinal cord injury. BJU Int 2008;101(8):989–994.

Aldousari S, Corcos J: Simplified anatomy of the vesicourethral functional unit. In: Corcos J, Ginsberg D, Karsenty G (eds): Textbook of the Neurogenic Bladder. 3rd ed. CRC Press, New York, 2016, pp. 3–6.

Alonso A, Hernan MA: Temporal trends in the incidence of multiple sclerosis: A systematic review. Neurology 2008;71(2):129–135.

Amarenco G, Kerdraon J, Denys P: [Bladder and sphincter disorders in multiple sclerosis. Clinical, urodynamic and neurophysiological study of 225 cases]. Revue Neurologique 1995;151(12):722–730.

Andersson K-E, Wein AJ: Pharmacologic management of the lower urinary tract storage and emptying failure. In: Wein AJ, Kavoussi LR, Partin AW, Peters CA (eds): Cambell-Walsh Urology. 11th ed., Vol. 3. Elsevier, 2016.

Andersson KE, Arner A: Urinary bladder contraction and relaxation: Physiology and Pathophysiology. Physiol Rev 2004;84(3): 935–986.

Araki I, Kitahara M, Oida T, Kuno S: Voiding dysfunction and Parkinson's disease: Urodynamic abnormalities and urinary symptoms. J Urol 2000;164(5):1640–1643.

Berry M, Bannister LH, Standring SM: Nervous system. In: Williams PL, Bannister LH, Berry MM (eds): Gray's Anatomy. Churchill Livingstone, New York, 1995.

Betts CD, D'Mellow MT, Fowler CJ: Urinary symptoms and the neurological features of bladder dysfunction in multiple sclerosis. J Neurol Neurosurg Psychiatry 1993;56(3):245–250.

Biers SM, Reynard JM, Brading AF: The effects of a new selective beta3-adrenoceptor agonist (GW427353) on spontaneous activity and detrusor relaxation in human bladder. BJU Int 2006;98(6):1310–1314.

Blok B et al: Guidelines on Neuro-Urology. European Association of Urology, 2015.

Bosma R, Wynia K, Havlikova E, De Keyser J, Middel B: Efficacy of desmopressin in patients with multiple sclerosis suffering from bladder dysfunction: A meta-analysis. Acta Neurol Scand 2005;112(1):1–5.

Cameron AP: Medical management of neurogenic bladder with oral therapy. Transl Androl Urol 2016;5(1):51–62.

Chikkalingaiah KB, Grant ND, Mangold TM, Cooke CR, Wall BM: Performance of simplified modification of diet in renal disease and Cockcroft-Gault equations in patients with chronic spinal cord injury and chronic kidney disease. Am J Med Sci 2010;339(2):108–116.

Churchill BM, Abramson RP, Wahl EF: Dysfunction of the lower urinary and distal gastrointestinal tracts in pediatric patients with known spinal cord problems. Pediatric Clin North Am 2001;48(6):1587–1630.

Consortium for Spinal Cord Medicine (CSCM): Bladder management for adults with spinal cord injury: A clinical practice guideline for health-care providers. J Spinal Cord Med 2006;29(5):527–573.

Cruz F et al: Efficacy and safety of onabotulinumtoxin A in patients with urinary incontinence due to neurogenic detrusor overactivity: A randomised, double-blind, placebo-controlled trial. Eur Urol 2011;60(4):742–750.

de Groat WC, Griffiths D, Yoshimura N: Neural control of the lower urinary tract. Comprehens Physiol 2015;5(1):327–396.

De Ridder D, Vermeulen C, Ketelaer P, Van Poppel H, Baert L: Pelvic floor rehabilitation in multiple sclerosis. Acta Neurol Belg 1999;99(1):61–64.

DeLong WB, Polissar N, Neradilek B: Timing of surgery in cauda equina syndrome with urinary retention: meta-analysis of observational studies. J Neurosurg Spine 2008;8(4): 305–320.

Drake MJ et al: Neurogenic lower urinary tract dysfunction: Clinical management recommendations of the Neurologic Incontinence Committee of the Fifth International Consultation on Incontinence 2013. Neurourol Urodyn 2016;35(6):657–665.

Elliott SP, Villar R, Duncan B: Bacteriuria management and urological evaluation of patients with spina bifida and neurogenic bladder: A multicenter survey. J Urol 2005;173(1):217–220.

Fowler CJ, Griffiths D, de Groat WC: The neural control of micturition. Nat Rev Neurosci 2008;9(6):453–466.

Ghoniem GM, Hairston JC: Neurophysiology of micturition. In: Vasavada SP, Appel RA, Sand PK, Raz S (eds): Female Urology, Urogynecology, and Voiding Dysfunction. Taylor & Francis Group, New York, 2005.

Gitelman A et al: Cauda equina syndrome: A comprehensive review. Am J Orthoped 2008;37(11):556–562.

Groen J et al: Summary of European Association of Urology (EAU) Guidelines on Neuro-Urology. Eur Urol 2016;69(2):324–333.

Hattori T, Yasuda K, Sakakibara R, Yamanishi T, Kitahara H, Hirayama K: Micturitional disturbance in tumors of the lumbosacral area. J Spinal Disord 1992;5(2):193–197.

Herschorn S, Bailly GG: Urinary diversion. In: Corcos J, Ginsberg D, Karsenty G (eds): Textbook of the Neurogenic Bladder. CRC Press, New York, 2016, pp. 545–561.

Hou JC, Zimmern PE: Surgery to improve bladder outlet function. In: Corcos J, Ginsberg D, Karsenty G (eds): Textbook of the Neurogenic Bladder. 3rd ed. CRC Press, New York, 2016, pp. 531–543.

Karsenty G et al: Botulinum toxin A (Botox) intradetrusor injections in adults with neurogenic detrusor overactivity/neurogenic overactive bladder: A systematic literature review. Eur Urol 2008;53(2):275–287.

Kasabian NG, Krause I, Brown WE, Khan Z, Nagler HM: Fate of the upper urinary tract in multiple sclerosis. Neurourol Urodyn 1995;14(1):81–85.

Kessler TM et al: Sacral neuromodulation for neurogenic lower urinary tract dysfunction: Systematic review and meta-analysis. Eur Urol 2010;58(6):865–874.

Kessler TM, Lackner J, Kiss G, Rehder P, Madersbacher H: Predictive value of initial urodynamic pattern on urinary continence in patients with myelomeningocele. Neurourol Urodyn 2006;25(4):361–367.

Kostuik JP: Medicolegal consequences of cauda equina syndrome: An overview. Neurosurg Focus 2004;16(6):e8.

Krassioukov A et al: International standards to document remaining autonomic function after spinal cord injury. J Spinal Cord Med 2012;35(4):201–210.

Lay AH, Das AK: The role of neuromodulation in patients with neurogenic overactive bladder. Curr Urol Rep 2012;13(5):343–347.

Mahajan ST, Patel PB, Marrie RA: Under treatment of overactive bladder symptoms in patients with multiple sclerosis: An ancillary analysis of the NARCOMS Patient Registry. J Urol 2010;183(4):1432–1437.

McGuire EJ, Woodside JR, Borden TA, Weiss RM: Prognostic value of urodynamic testing in myelodysplastic patients. J Urol 1981;126(2):205–209.

Mourtzinos A, Stoffel JT: Management goals for the spina bifida neurogenic bladder: A review from infancy to adulthood. Urol Clin North Am 2010;37(4):527–535.

Murphy AM, Bethoux F, Stough D, Goldman HB: Prevalence of stress urinary incontinence in women with multiple sclerosis. Int Neurourol J 2012;16(2):86–90.

National Institute for Health and Care Excellence (NIHCE): Urinary Incontinence in Neurological Disease: Management of Lower Urinary Tract Dysfunction in Neurological Disease. London, 2012.

Nicolle LE et al: Infectious Diseases Society of America guidelines for the diagnosis and treatment of asymptomatic bacteriuria in adults. Clin Iinfect Dis 2005;40(5):643–654.

Nitti VW, Rosenberg S, Mitcheson DH, He W, Fakhoury A, Martin NE: Urodynamics and safety of the beta(3)-adrenoceptor agonist mirabegron in males with lower urinary tract symptoms and bladder outlet obstruction. J Urol 2013;190(4):1320–1327.

Nortvedt MW et al: Prevalence of bladder, bowel and sexual problems among multiple sclerosis patients two to five years after diagnosis. Mult Scler 2007;13(1):106–112.

Panicker JN, Fowler CJ, Kessler TM: Lower urinary tract dysfunction in the neurological patient: Clinical assessment and management. Lancet Neurol 2015;14(7):720–732.

Peters KM, Kandagatla P, Killinger KA, Wolfert C, Boura JA: Clinical outcomes of sacral neuromodulation in patients with neurologic conditions. Urology 2013;81(4):738–743.

Phe V, Chartier-Kastler E, Panicker JN: Management of neurogenic bladder in patients with multiple sclerosis. Nat Rev Urology 2016;13(5):275–288.

Podnar S, Trsinar B, Vodusek DB: Bladder dysfunction in patients with cauda equina lesions. Neurourol Urodyn 2006;25(1):23–31.

Sahai A et al: Neurogenic detrusor overactivity in patients with spinal cord injury: Evaluation and management. Curr Urol Rep 2011;12(6):404–412.

Sanford MT, Suskind AM: Neuromodulation in neurogenic bladder. Transl Androl Urol 2016;5(1):117–126.

Schops TF, Schneider MP, Steffen F, Ineichen BV, Mehnert U, Kessler TM: Neurogenic lower urinary tract dysfunction (NLUTD) in patients with spinal cord injury: long-term urodynamic findings. BJU Int 2015;115(Suppl 6):33–38.

Schurch B, Stohrer M, Kramer G, Schmid DM, Gaul G, Hauri D: Botulinum-A toxin for treating detrusor hyperreflexia in spinal cord injured patients: A new alternative to anticholinergic drugs? Preliminary results. J Urol 2000;164(3 Pt 1):692–697.

Sellers DJ, McKay N: Developments in the pharmacotherapy of the overactive bladder. Curr Opin Urol 2007;17(4):223–230.

Smith CP, Nishiguchi J, O'Leary M, Yoshimura N, Chancellor MB: Single-institution experience in 110 patients with botulinum toxin A injection into bladder or urethra. Urology 2005; 65(1):37–41.

Smith CP: Intravesical pharmacologic treatment for neurogenic detrusor overactivity. In: Corcos J, Ginsberg D, Karsenty G (eds): Textbook of the Neurogenic Bladder. CRC Press, New York, 2016, pp. 489–501.

Stoffel JT: Imaging techniques in the evaluation of neurogenic bladder dysfunction. In: Corcos J, Ginsberg D, Karsenty G (eds): Textbook of the Neurogenic Bladder. 3rd ed. CRC Press, New York, 2016, pp. 363–371.

Stohrer M, Castro-Diaz D, Chartier-Kastler E, Kramer G, Mattiasson A, Wyndaele JJ: Guidelines on neurogenic lower urinary tract dysfunction. Prog Urol 2007;17(3):703–755.

Szollar S, North J, Chung J: Antidiuretic hormone levels and polyuria in spinal cord injury. A preliminary report. Paraplegia 1995; 33(2):94–97.

Tanaka ST, Stone AR, Kurzrock EA: Transverse myelitis in children: Long-term urological outcomes. J Urol 2006;175(5):1865–1868; discussion 1868.

Thavaseelan J, Hamid A: Benign prostatic hyperplasia and lower urinary tract symptoms in men with neurogenic bladder. In: Corcos J, Ginsberg D, Karsenty G (eds): Textbook of the Neurogenic Bladder. 3rd ed. CRC Press, New York, 2016, pp. 719–729.

Uchiyama T et al: Urinary dysfunction in early and untreated Parkinson's disease. J Neurol Neurosurg Psychiatry 2011;82 (12):1382–1386.

Wein AJ, Dmochowski RR: Neuromuscular dysfunction of the lower urinary tract. In: Wein AJ, Kavoussi LR, Partin AW, Peters CA (eds): Campbell-Walsh Urology. 11th ed., Vol. 3. Elsevier, Philadelphia, 2016.

Weld KJ, Dmochowski RR: Effect of bladder management on urological complications in spinal cord injured patients. J Urol 2000;163(3):768–772.

Winters JC et al: Urodynamic studies in adults: AUA/SUFU guideline. J Urol 2012;188(6 Suppl):2464–2472.

Yamaguchi O, Chapple CR: Beta3-adrenoceptors in urinary bladder. Neurourol Urodyn 2007;26(6):752–756.

28

第29章 尿动力学检查

Anne M. Suskind

简介

尿动力学检查（urodynamics，UDS）是对下尿路尿液的运输、储存和排出及相互关系的研究。UDS 是由一组检测组成的，可分为两个主要阶段：储尿（或充盈）阶段和排尿（或排空）阶段。在储尿阶段进行的膀胱测量，包括测量膀胱感觉、收缩、顺应性和容量。还包括其他测量，如腹压漏尿点压（abdominal leak point pressure，ALPP）和逼尿肌漏尿点压（detrusor leak point pressure，DLPP），也可以在储尿阶段进行。排尿阶段测量包括压力-流量测量，可以提供有关排尿的信息。

总的来说，当体检结果和其他侵入性较小的研究没有定论时，UDS 的储尿和排尿阶段可以极大地帮助提供与个体症状相匹配的客观指标（Abrams et al，2003）。在大多数情况下，UDS 的目的是再现和客观量化患者的症状，以便更好地了解其致病原因并帮助诊断。在某些情况下，如患有某些神经疾病的患者，可能不会出现症状，这就可能需要 UDS 来确保尿液储存和排空的安全性（Winters et al，2012）。

UDS 指征

UDS 不应单独进行，除非通过病史和体检结果不能充分诊断或预测下尿路主诉的病理生理（Winters et al，2012），或当患者有神经系统疾病（如脊髓损伤或多发性硬化），抑或有严重和不可逆的上下尿路并发症的高风险。

在 UDS 之前，必须有明确的指征和需要回答的具体临床问题。一旦确定了这些问题，就应该通过选择适当的检查来回答这些问题，并且每个检查都应该针对每个患者进行定制（Nitti and Combs，1998）。所有检查应在以下"良好的尿动力学实践"的基础上进行：

1. 临床医生必须有明确的指征，并适当选择相关的测试和程序。

2. 通过数据质量控制和完整的文件记录获得精确的测量结果。

3. 必须对结果进行准确的分析和严格的报告（Schafer et al，2001）。

美国泌尿外科学会（AUA）及尿动力学、女性盆底医学和泌尿生殖道重建学会（SUFU）已经出版了关于成人尿动力学的指南，并为 UDS 的正确使用提供了进一步的指导，以帮助临床医生在进行适当的评估和症状描述后，选择适当的 UDS。这些指南提供了关于压力性尿失禁（stress urinary incontinence，SUI）和脱垂、膀胱过度活动（overactive bladder，OAB）、急迫性尿失禁（urgency urinary incontinence，UUI）、混合性尿失禁（mixed urinary incontinence，MUI）、神经源性膀胱和下尿路症状（lower urinary tract symptoms，LUTS）等患者，使用 UDS 的标准和建议（表 29-1）（Winters et al，2012）。

表 29-1　美国泌尿外科学会（AUA）及尿动力学、女性盆底医学和泌尿生殖道重建学会（SUFU）成人尿动力学指南摘要

SUI 和盆腔器官脱垂（POP）

应评估尿道功能（推荐）

拟对 SUI 患者进行侵入性治疗的外科医生应评估残余尿（PVR）（专家意见）

可以对有症状和体征的 SUI 患者进行 UDS，这些患者拟行侵入性、潜在并发症或不可逆治疗（可选）

对于怀疑患有 SUI 的患者，如果在 UDS 中未检测出结果，则应在按下导管的情况下进行重复压力测试（建议）

对患有重度 POP 但无 SUI 症状的女性应进行 POP 复位的压力测试，以判断是否存在隐匿性 SUI 和逼尿肌功能障碍（可选）

OAB、UUI、MUI

拟对 UUI 患者进行侵入性、潜在并发症或不可逆治疗前，确定是否存在（或不存在）顺应性改变、逼尿肌过度活动（DO）或其他尿动力学异常非常重要，可进行充盈期膀胱测压（可选）

可以在膀胱出口梗阻术后对 UUI 患者进行压力 - 流量测定，以评估膀胱出口梗阻情况（专家意见）

患有 UUI 和 MUI 的患者，单次 UDS 中没有逼尿肌过度活动并不排除逼尿肌过度活动是其症状的诱因（临床原则）

神经源性膀胱

适当时应进行 PVR 评估（标准）

对于有神经源性膀胱风险的相关神经疾病患者，有其他神经疾病和 PVR 异常的患者或有泌尿系统症状的患者，临床医生需要：

应进行膀胱造影（CMG）（推荐）

应在初始评估时进行压力 - 流率研究（建议）

可进行膀胱镜检查（推荐）

应进行肌电图检查（推荐）

LUTS

可将 PVR 检查作为一种保证安全的工具，以排除初期和随访期间的严重尿潴留（临床原则）

建议当出现排尿异常时，尿流率检查可用于评估 LUTS 男性患者的初始和持续症状的工具（推荐）

判断 LUTS 患者是否存在 DO 或其他充盈 / 储尿异常是非常重要的，尤其是拟接受侵入性、潜在并发症或不可逆治疗时，应进行充盈期膀胱测量（专家意见）

判断男性 LUTS 患者是否存在尿路梗阻，尤其是拟接受侵入性、潜在并发症或不可逆治疗时，应进行压力 - 流率测定（标准）

判断女性是否存在梗阻，可以进行压力 - 流率测定（可选）

可对特定的患者进行影像 UDS，以确定梗阻的部位，特别是对原发性膀胱颈梗阻的患者（专家意见）

LUTS，下尿路症状（lower urinary tract symptoms）；OAB，膀胱过度活动（overactive bladder）；SUI，压力性尿失禁（stress urinary incontinence）；UDS，尿动力学检查（urodynamics）；UUI，急迫性尿失禁（urgency urinary incontinence）。

UDS 组成部分

▶残余尿测量

残余尿量（PVR）的测量是一种简单、无创、廉价的评估膀胱排空的方法。可以通过超声波（膀胱扫描）或导管术。PVR 应在"正常排尿"后立即获得，因为"强制排尿"后的测量可能会被错误评估（Brucker and Nitti，2015）。PVR 升高可能是逼尿肌收缩无力、膀胱出口梗阻或两者共同所致（Winters et al，2012）；然而，这种测试不能区分病因。目前尚无 PVR 参考值的统一意见（文献中范围为 100~500ml）（Kaplan et al，2008），通常 PVR 升高需要进一步测试，以检查这一发现的可能基础和潜在后果。

▶尿流率测定

尿流率测定法是一种廉价且无创的"观察"排尿方法。尿流率测定评估每单位时间的排尿量。这项测定应尽可能复制"正常"排尿，在患者有排尿欲望的情况下进行（Schafer et al，2002），并且通常应在尿流后进行 PVR 检查以评估膀胱排空能力（Rutman and Blaivas，2007）。应询问患者排尿时是否和平时的排尿状态相同（Schafer et al，2002；Drach et al，1979）。尿流率测定得出以下测量结果（图 29-1）：

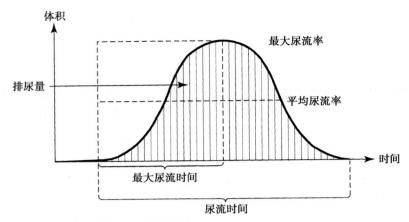

▲ 图 29-1 尿流量测定的基本要素
Q_{max}，最大尿流率；Qav，平均尿流率；Vv，尿流时间和总尿量

- 排尿量（Vv 单位：ml）
- 流率（Q 单位：ml/s）
- 最大尿流率（Q_{max} 单位：ml/s）
- 平均尿流率（Qav 单位：ml/s）
- 排尿时间（排尿总时间，单位：s）
- 尿流时间（出现尿流的时间，单位：s）
- 最大流率时间（开始排尿到 Q_{max} 的时间，单位：s）

　　为了保证结果的准确，应至少有 150ml 的尿量（Drach et al，1979）。在男性中，Q_{max}>15ml/s 被认为是正常的，小于 10ml/s 被认为是不正常的，而 10~15ml/s 被认为是灰区（Abrams and Griffiths，1979）。在女性中，Q_{max} 在 20~36ml/s 被认为是正常的（Jorgensen et al，1998）。然而，重要的是要考虑到，除了性别外，尿流率也因年龄和排尿量而异（Jorgensen et al，1998）。

　　除了通过尿流率检查获得的数值外，排尿曲线或排尿模式也是重要的观察内容。一个正常的尿流模式是一个钟形的平滑曲线，没有任何振幅的快速变化（图 29-2a）。阻塞性尿流模式的示例如图 29-2b 所示，呈"高原"形状（提示梗阻性尿流）或自然"延长"（提示压迫性尿流），分别对应于尿道狭窄和良性前列腺梗阻（BPO）的情况（Schafer et al，2002）。图 29-3 显示了增加腹压或瓦尔萨尔瓦动作（Valsalva maneuver）时的排尿模式。

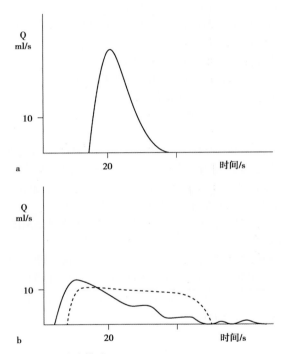

▲ 图 29-2 尿流模式
a：钟形曲线显示正常的尿流模式。b：显示梗阻性排尿模式。梗阻性尿流由虚线表示梗阻性排尿模式，实线表示压迫性排尿模式［摘自 Schafer W, Abrams P, Liao L: Good urodynamic practices：uroflowmetry, filling cystometry, and pressure-flow studies, Neurourol Urodyn. 2002；21（3）：261-274］

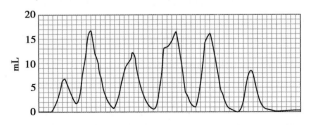

▲ 图 29-3 尿流曲线表现为增加腹压 / 瓦尔萨尔瓦动作（Valsalva maneuver）的排尿模式

►尿道压力描记

为了维持控尿,要确保尿道的压力超过膀胱的压力。如果膀胱压力升高超过尿道压力,可能导致尿漏。尿道压力描记(UPP)是测量沿尿道长度的腔内压力分布(Abrams et al, 2003),及测量尿道产生的阻力。UPP 旨在区分尿失禁的原因,因缺乏尿道解剖结构抑或因丧失维持尿道压力的能力而导致尿失禁,例如,内括约肌缺失(ISD)患者(Wallach and Ostergard, 2005)。

UPP 使用双腔或三腔测压管,当液体以恒定速率泵入尿道时,可以同时记录膀胱和尿道压力。测压管沿着尿道缓慢抽出时,尿道压力传感器开始测量打开闭合的尿道所需的液体压力。UPP 可获得图 29-4 所示的参数(Brucker and Nitti, 2005):

- 尿道闭合压:通过尿道压力减去膀胱内压力来测量
- 最大尿道压力:测量曲线的最大压力
- 最大尿道闭合压(MUCP):尿道压和膀胱内压的最大差值
- 功能尿道长度:女性尿道压力超过膀胱内压力的尿道长度(Abrams et al, 2003)

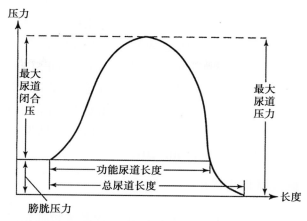

▲ 图 29-4 尿道压力描记曲线及其组成
[摘自 Bradley We: Cystometry and sphincter electromyography, Mayo Clin Proc. 1976 Jun; 51(6): 329-335]

►肌电图

肌电图(EMG)是在膀胱储尿和排尿阶段,评估盆底肌肉和尿道横纹括约肌功能的检查。肌电图记录了盆底运动的动作电位,即肌肉活动时横纹肌纤维的去极化。这些运动可以通过针状电极(不常用)或表面肌电图来测量。在正常的充盈/储尿阶段,肌电活动会逐渐增加(由于正常的保护反射),直到自发的排尿开始,肌电图恢复平静,肌电活动恢复放松。尿道横纹肌括约肌的松弛是正常排尿的第一步,随后尿道的松弛和逼尿肌压力的升高预示着尿流的开始(图 29-5)。

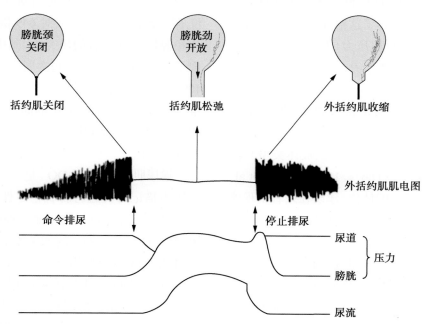

▲ 图 29-5 排尿生理学
[摘自 BlaivasJG. Pathophysiology of lower urinary tract dysfunction, Clin Obstet Gynaecol. 1985 Jun; 12(2): 295-309]

排尿时肌电图不放松的病例,可能提示神经源性排尿功能障碍或逼尿肌 - 括约肌协同失调(detrusor external sphincter dyssynergia, DESD),本章后面将详细讨论。值得注意的是,在压力动作[如咳嗽或瓦尔萨尔瓦动作(Valsalva maneuver)]期间,肌电图活动增加,以帮助保持控尿(Brucker and Nitti, 2015)。

▶ 膀胱压力描记

膀胱压力描记(CMG)是一种测量膀胱充盈时膀胱压力 / 容积关系的方法。膀胱压力描记通常包括膀胱感觉、稳定性、顺应性和容量(Winters et al, 2012)。

进行膀胱压力描记检查时需要使用导管,根据不同规格导管的尺寸通常为 6~8 Fr(Schafer et al, 2002)。该导管末端有一个压力传感器,将压力转换为电信号来测量膀胱压力(P_{ves})。这些导管可以充水或充气(Murphy and Goldman, 2015)。一些导管还有第二个传感器,可以同时测量尿道压力(P_{ura})。导管通常有两个腔,以便在透视的情况下,同时进行压力传导和用水、盐水或造影剂充盈膀胱。

如果将膀胱认为是腹腔内器官,传导来自腹腔的压力,就可以使用第二根导管放置在直肠以测量腹腔压力(P_{abd})。这种腹腔导管通常有一个气囊,使其位置固定。有了这根导管,可以通过以下公式计算膀胱或逼尿肌压力(P_{det}):

$$P_{det}=P_{ves}-P_{abd}$$

A. 进行膀胱压力描记

在开始膀胱压力描记检查之前,先排空膀胱。膀胱排空,置入导管并进行调零,随后即可进行膀胱灌注。要考虑灌注速度、液体类型和温度(Schafer et al, 2002; Davis, 1954; Haylen et al, 2010)。还应考虑患者的体位,建议在患者出现症状的体位时(坐着或者站着)进行检查。

B. 感觉

感觉对膀胱控尿至关重要,可能会降低(如某些神经系统疾病或糖尿病性膀胱),也可能会升高(如膀胱疼痛综合征或膀胱炎)(Jura and Payne, 2015)。根据国际尿控学会(ICS)的意见,尿动力学的充盈阶段始于充盈开始,结束于给予患者排尿指令时。膀胱感觉应在充盈过程中进行评估,重点感觉包括初始尿意感、正常尿意感和强烈尿意感。以下是 ICS 对膀胱充盈时膀胱重点感觉的定义:

- 初始尿意感:患者初次意识到膀胱充盈时的感觉。
- 正常尿意感:一种会促使患者在一个方便的时间排尿的感觉,但排尿可能会延迟。
- 强烈尿意感:并不害怕漏尿时持续排尿欲望。
- 膀胱感觉增强:膀胱充盈期提前出现的初始尿意感和 / 或膀胱容量较低时出现的强烈的排尿欲望。
- 膀胱感觉迟钝:膀胱充盈时感觉减退。
- 无膀胱感觉:充盈时无尿意感。
- 非特异性膀胱感觉:使患者意识到膀胱充盈的感觉,如腹部饱胀感。
- 膀胱疼痛:膀胱充盈时异常疼痛。
- 尿急:突然而强烈的排尿的欲望(Abrams et al, 2003)。

因为膀胱感觉的测量是主观的,所以在检查过程中患者和检查者之间保持开放和持续的交流是很重要的。虽然从患者那里获取膀胱感觉的信息尚无标准化的方法,但检查者应该以一致的方式询问膀胱感觉。

对于每一种膀胱感觉所对应的"正常"容积没有一致认识。在一项对 649 例神经源性和非神经源性膀胱患者的研究中,其中 354 例患者出现了三种不同的感觉:初次尿意感为膀胱容量的 40%,正常尿意感为膀胱容量的 75%,以及强烈尿意感是最大膀胱容量(Wyndaele, 1991)。最重要的是,观察到的感觉因人而异。

C. 稳定性

逼尿肌过度活动(DO)是尿动力学诊断,在膀胱压力描记时应进行膀胱稳定性评估,正常膀胱充盈时不应出现 DO。DO 是一种尿动力学观察结果,其特征是充盈期逼尿肌的不自主收缩,其可能是自发的或由其他引起的(图 29-6)(Abrams et al, 2003)。DO 可能与感觉或尿急和 / 或 UUI 有关,如果与神经系统疾病(如脊髓损伤或多发性硬化)有关,则可进一步归类为神经源性膀胱,没有明确原因则为特发性疾病。

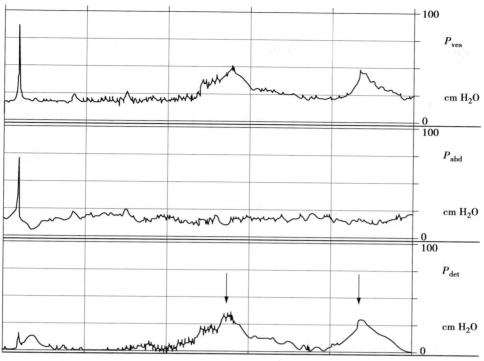

▲ 图 29-6　UDS 检查

充盈期显示逼尿肌不自主收缩（箭头）。注意膀胱压（P_{ves}）和逼尿肌压（P_{det}）升高，但腹压（P_{abd}）没有变化（摘自 Corcos J, Ginsberg D, Karsenty G: Textbook of the Neurogenic Bladder, 3rd ed. New York, NY: CRC Press; 2015）

　　DO 的临床资料非常重要，UDS 上是否存在 DO 必须考虑到临床资料。DO 可以在无症状患者中人工诱发（Heslington and Hilton, 1996），或者相反，也可以在高达 50% 有症状患者中缺失。因此，进行 UDS 的临床医生在 UDS 表现为逼尿肌收缩时应在场并与患者确认是否与感觉一致，以增加这些发现的临床意义（Nitti and Brucker, 2016）。

D. 顺应性

　　顺应性是指膀胱容积和压力之间的关系。它是通过体积的变化（ΔV）除以逼尿肌压力的变化（ΔP_{dte}）来计算，以 ml/cmH$_2$O 表示：

$$C = \Delta V / \Delta P_{det}$$

　　ICS 建议顺应性测量从膀胱充盈（通常为零）开始，至膀胱功能容量或引起明显漏尿的逼尿肌收缩为止（Abrams et al, 2003）。

　　在正常膀胱中，顺应性归因于平滑肌、胶原和弹性蛋白的黏弹性，当膀胱充满时，膀胱内压力几乎没有变化。相反，在顺应性差的膀胱中，当膀胱充盈时，压力会逐渐升高（图 29-7）。虽然没有一个普遍用于描述"正常顺应性"的临界值，但有研究表明，在 12.5~15ml/cmH$_2$O 值之间，

上尿路损害的风险有显著增加，表明 12.5ml/cmH$_2$O 可定义为异常顺应性的临界值（Weld et al, 2009）。然而，也有人使用 10ml/cmH$_2$O 来定义异常顺应性（Churchill et al, 1987）。尽管顺应性异常的临界值尚在商榷，但众所周知，膀胱压力持续 >40ml/cmH$_2$O 会对上尿路造成重大风险（McGuire et al, 1981）。此外，有学者认为膀胱处于高压状态的时间长短，与上尿路恶化的风险成正比（Churchill et al, 1987）。

　　顺应性是一种可重复且可靠的 UDS 测量方法之一，可以说是最具临床意义的方法之一。顺应性差会导致上尿路疾病和恶化，包括膀胱输尿管反流（vesicoureteral reflux, VUR）、上尿路扩张或输尿管积水、肾功能损害、衰竭和肾移植，甚至在极端情况下死亡（McGuire, 2010）。一些可能导致患者膀胱顺应性差的病理状况包括脊柱裂、脊髓损伤（SCI）、多系统萎缩（MSA）、由于盆腔手术和放疗产生的膀胱的损害，或膀胱出口梗阻（BOO）（Brown et al, 2015）。早期 UDS 监测膀胱顺应性有助于评估甚至预防某些患者的上尿路损害和恶化，具有重要的临床意义。

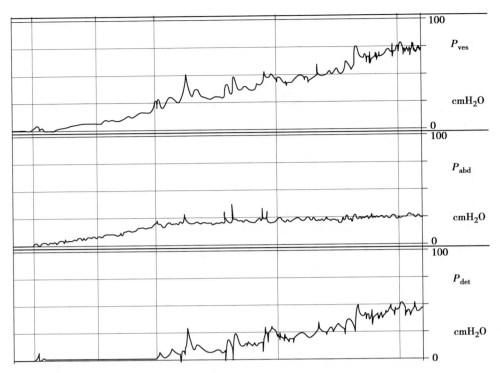

▲ 图 29-7　UDS 检查

充盈期显示顺应性差。注意膀胱压（P_{ves}）和逼尿肌压力（P_{det}）均升高。逼尿肌压力 Pdet 超过 40cmH$_2$O（摘自 Corcos J, Ginsberg D, Karsenty G: Textbook of the Neurogenic Bladder, 3rd ed. New York, NY: CRC Press; 2015）

E. 膀胱容量

根据 ICS 的定义，膀胱容量是指充盈膀胱结束时的膀胱容积，此时通常给予排尿指令。最大膀胱容量是指患者感到不能再延迟排尿并伴有强烈的排尿欲望的容量。这些定义不同于最大麻醉膀胱容量，最大麻醉膀胱容量是指在深度全身麻醉或脊髓麻醉下膀胱可以充满的容量（Abrams et al, 2003）。

测量膀胱容量的目的是估计一个人可以舒服地容纳的尿量。膀胱容量经常在一次排尿到另一次排尿之间变化，在 UDS 时测量一次膀胱容量可能是不精确的。这一信息可以通过几天内进行的频率 - 容量膀胱日记来补充（Smith et al, 2015）。虽然没有一个"正常"膀胱容量的定义，但成人的膀胱容量通常定义为 300~550ml（Wyndaele, 1999）。对于儿童，可以采用以下公式，根据年龄计算膀胱容量（Feldman and Bauer, 2006）：

年龄 <2 岁的儿童，膀胱容量（盎司）=（2 × 年龄）+2

年龄 ≥2 岁的儿童，膀胱容量（盎司）=（年龄 /2）+6

排尿期压力流率研究

一旦患者的膀胱充盈结束，被允许排尿，排尿期就可以开始了。这需要尿道和直肠导管就位的情况下进行，理想情况应该是自发排尿。值得注意的是，有些人在检查者面前很难排尿，这是由于环境所致的。

在排尿阶段，压力 - 流率研究可用于评估膀胱功能及其出口情况。根据排尿模式，膀胱功能是通过逼尿肌收缩力来评估的，膀胱出口可能是梗阻，也可能是非梗阻（之前在尿流率测定一节中讨论过）。压力 - 流率研究可以确定三种基本的排尿状态：

1. 逼尿肌压力低，流速高（通畅）

2. 逼尿肌压力高，低流速（阻塞）

3. 逼尿肌压力低，流速低（收缩力差）（Nitti, 2005）

在男性中，压力 - 流率研究最常用于诊断良性前列腺增生（benign prostatic hyperplasia, BPH）引起的梗阻，并且已有完善的列线图来帮助诊断。典型的膀胱出口梗阻（BOO）表现为高压低流排尿模式。Abrams 和 Griffiths 通过以下公式描述了膀胱出口梗阻指数（BOOI）：

$$BOOI=P_{det}Q_{max}-2(Q_{max})$$

所得结果构成 ICS 列线图，用于诊断疑似前列腺增生男性梗阻（图 29-8）。根据这个列线图，如果男性的 BOOI ≥40 说明存在梗阻，如果 BOOI ≤20 说明无梗阻，若 BOOI 在 20~40，被认为是可疑的。

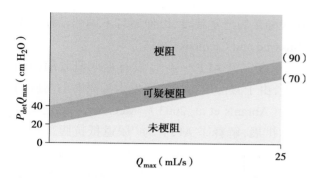

▲ 图 29-8　国际尿控学会膀胱出口梗阻指数（BOOI）列线图

［摘自 Reproduced with permission from Abrams P: Bladder outlet obstruction index, bladder contractility index and bladder voiding efficiency: three simple indices to define bladder voiding function, BJU Int. 1999 Jul; 84（1）: 14-15］

膀胱收缩指数（BCI）可以用来描述膀胱收缩力的强弱。由以下公式计算（图 29-9）：

$$BCI=P_{det}Q_{max}+5(Q_{max})$$

根据这个列线图，BCI>150 表示强烈的收缩，BCI 为 100~150 表示正常收缩力，BVI <100 表示收缩力减弱（Abrams, 1999）。

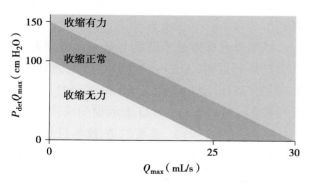

▲ 图 29-9　膀胱收缩列线图

［摘自 Abrams P: Bladder outlet obstruction index, bladder contractility index and bladder voiding efficiency: three simple indices to define bladder voiding function, BJU Int. 1999 Jul; 84（1）: 14-15］

女人也会经历 BOO；然而，由于排尿动力学和解剖学的不同，男性的列线图不能应用于女性。在女性中应用这些列线图可能会导致对 BOO 的低估。女性可能会由于曾经的失禁手术、前盆腔脱垂或排尿功能障碍等原因引起 BOO。我们将 Q_{max} ≤12ml/s 和 P_{det} ≥25cmH_2O 作为诊断女性 BOO 的依据。无论男性女性，可以使用透视检查协助做出诊断。

▶影像 UDS

在 UDS 中增加同步影像，可以提供大量与泌尿系统相关的解剖学信息，被称为影像尿动力学。影像尿动力学通常使用 X 线透视（通过 C 型臂）进行，对神经源性膀胱、尿失禁和尿路梗阻的患者尤其有用。影像尿动力学可以确定因膀胱压力升高而首次出现 VUR 时的膀胱容量。它还可以识别潜在的 pop-off 现象，如膀胱憩室（图 29-10）和 VUR（图 29-11），这些疾病可能会改变顺应性测量结果，应予以注意。影像尿动力学还有助于识别膀胱充盈时的尿漏还是膀胱颈开放（图 29-12）。在排尿过程中，影像尿动力学有助于确定膀胱颈或尿道括约肌的梗阻程度，这可能会改变治疗策略（Brucker and Nitti, 2015）。

根据 AUA/SUFU 关于尿动力学的指南（表 29-1），对神经源性膀胱患者使用同步影像尿动力学进行评估是合适的，有助于确定梗阻的具体部位，确定是否存在反流及其程度以及反流时的尿动力学参数，鉴别解剖和生理异常（即膀胱

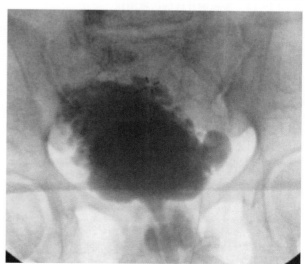

▲ 图 29-10　膀胱憩室的透视图像

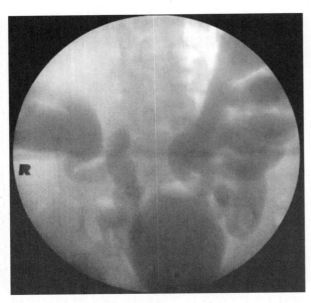

▲ 图 29-11　VUR 的透视图像

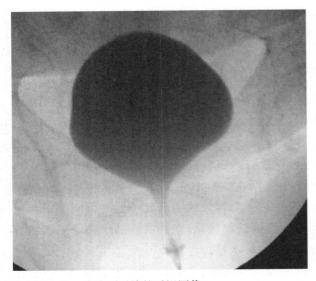

▲ 图 29-12　膀胱颈开放的透视图像

憩室、膀胱出口异常和膀胱结石），并可协助诊断 DESD、逼尿肌膀胱颈协同失调和其他疾病，如原发性膀胱颈梗阻和排尿功能障碍，证据等级 C（Nager et al，2012；van Leijsen et al，2012）。指南还支持在某些患者中使用影像尿动力学来定位梗阻位置，以诊断原发性膀胱颈梗阻（基于专家意见）（Winters et al，2012）。

其他测试

▶腹压漏尿点压

腹压漏尿点压（abdominal leak point pressure，ALPP）用于评估 SUI。SUI 的尿动力学定义是"在没有逼尿肌收缩的情况下，在充盈期膀胱测压中发现与腹内压增加相关的不自主性漏尿"（Winters et al，2012）。虽然研究表明，有明显漏尿症状和体征的妇女中，UDS 对于诊断 SUI 是不必要的，但 UDS 在较复杂的情况下可能有用。例如，UDS 可能有助于区分临床症状描述不清的 SUI 和 UUI，而两者的治疗策略不同。也有助于判断 SUI 的严重程度，以便制订不同的治疗方案（Suskind and Clemens，2015）。

ICS 定义 ALPP 为：在没有逼尿肌收缩的情况下，由于腹部压力增加而发生漏尿时的膀胱内压力（Abrams et al，2003）。McGuire 对此定义进行了扩展，解释了 ALPP 为"尿道抵抗腹部压力增加的能力"（McGuire et al，1996）。通常，ALPP 较低意味着更严重的尿失禁；然而在实践中，较低的 ALPP 并不总是与症状严重程度或治疗结果相关（Lemack，2004）。

检测 ALPP 有很多方法。咳嗽漏尿点压（CLPP）要求患者咳嗽时测量压力，而瓦式动作漏尿点压（VLPP）要求患者执行瓦式动作时测量压力。VLPP 通常比 CLLP 低。不同的压力（即 P_{abd}，P_{det}，P_{ves}）均可用于测量 ALPP；然而，McGuire 最初使用 P_{ves} 来描述这种测量（McGuire et al，1996）。比起到底使用哪种压力类型更重要的是，在每项研究中使用同样的压力类型测量方法，特别是随着时间的推移在对患者重复测量时。同样，将产生漏尿的最低压力记录为 ALPP 也很重要（Suskind and Clemens，2015）。

虽然没有标准值或范围与某一诊断相关，但先前的研究表明，ALPP<60cmH$_2$O 表明固有括约肌缺失（ISD），ALPP 介于 60 和 90cmH$_2$O 之间是可疑的，ALPP>90cmH$_2$O 表示很少或没有 ISD（McGuire et al，1993）。重要的是，这些只是指南，还必须要考虑临床情况。

▶逼尿肌漏尿点压

DLPP 的测量与 ALPP 明显不同，ICS 将其定义为在没有逼尿肌收缩或腹压增加的情况下发生漏尿的最低逼尿肌压力（Abrams et al，2003）。

DLLP 与膀胱顺应性差有关,通常在神经源性膀胱的患者中被描述,但在任何膀胱顺应性差的患者中都应该测量。

1981 年,McGuire 及其同事发表了一篇 42 例骨髓发育不良的儿童 7 年尿动力学研究的论文,推广了 DLPP 的重要性。他们报道了大量的与 $P_{det} \geq 40cmH_2O$ 发生漏尿时有关的上尿路损害(68% 有 VUR,81% 有输尿管扩张),现在称为 DLPP(McGuire et al,1981)。虽然并非所有的高 DLPP 患者在报告时都会出现上尿路恶化,但在 2 年后重新评估时,所有(100%)患者最终都出现上尿路恶化(McGuire et al,1983)。一旦确定了 DLPP 增高与预后不良之间的关联,就需要这些患者中实施各种治疗(如间歇性自家导尿和使用抗胆碱药物),临床预后才能得到改善(McGuire,2010)。此外,DLPP 的测量是非常重要的,这可以保证某些患者泌尿系统的长期健康。

DESD 和排尿功能障碍

盆底松弛(尿动力学期间通过肌电图测量)是正常排尿的第一步。骶上脊髓有神经病变的患者,在排尿时肌电图活动不自主增加,就会出现 DESD。ICS 将 DESD 定义为逼尿肌收缩同时伴有尿道和 / 或尿道周围横纹肌的不自主收缩,偶尔可能阻止排尿(Abrams et al,2003)。

DESD 通常促使逼尿肌高压克服相对闭合的括约肌,表现为高压梗阻性排尿模式,随着时间的推移可能导致膀胱顺应性受损和上尿路恶化(Nitti and Brucker,2016)。当脑桥排尿中枢(PMC)和骶髓(Onufs 核)之间出现神经系统异常,导致脊髓保护性反射抑制消失和 Onufs 核异常兴奋,就会出现逼尿肌收缩时尿道外括约肌同时收缩,则出现 DESD。与 DESD 相关的神经疾病包括脊髓损伤、多发性硬化、脊髓脊膜膨出和横纹肌炎(Harris et al,2015)。

在没有相应的神经学诊断的患者中,盆底松弛不良被称为功能性排尿障碍,排尿期尿道周围横纹肌的不自主间歇收缩导致尿流间断和 / 或波动(Abrams et al,2003)。可能出现的症状包括:排尿持续时间延长、排尿踌躇、间断排尿、排尿困

难、复发性膀胱炎、遗尿、尿频、排尿疼痛、肛门不适,甚至在某些情况下出现 VUR(Amarenco et al,2016)。

尿动力学的临床应用

▶ SUI

有几项研究调查了 SUI 患者使用 UDS 的情况。尿动力学评价试验(ValUE)是一项多中心随机试验,纳入计划接受手术治疗的女性单纯性 SUI(基于有效问卷,PVR<150ml,尿液分析或培养阴性,或棉签试验阳性)。排除既往有尿失禁手术史、盆腔放疗史、最近 3 个月的盆腔手术史或前盆腔或中盆腔器官明显脱垂的女性。共有 630 例女性被随机分为术前尿动力学研究组和单纯门诊评估组,主要结局是 12 个月时通过问卷调查手术治疗成功率。共有 76.9% 接受 UDS 的女性和 77.2% 未接受 UDS 的女性在 12 个月时报告治疗成功,与非劣效性研究一致,这意味着在无并发症的 SUI 患者中,在术后 12 个月的治疗成功率方面,通过门诊评估的方法并不劣于 UDS 评估的方法(Nager et al,2012)。

在荷兰进行的另一项多中心研究也对女性 SUI 手术前 UDS 的价值进行了研究。这项研究观察以 SUI 为主要症状的女性,这些女性仅根据临床评估具有手术指征。所有的女性都接受了 UDS。在 UDS 结果与临床评估不一致的女性中(如 SUI 未被证实,或有 DO、尿流缓慢、PVR 升高、膀胱最大容量小或膀胱感觉减退),根据 UDS 的发现(包括治疗 DO 的抗胆碱药、治疗排尿功能障碍的盆底运动或膀胱训练、子宫托、期待治疗、逼尿肌内注射肉毒杆菌毒素或经皮胫神经刺激等),参与者被随机分为即刻手术组和个体化治疗组。12 个月后通过问卷泌尿生殖困扰量表(urogenital distress inventory)对这些女性进行评估,并进行意向性治疗分析。共有 578 例女性参与了这项研究,其中 46% 的女性有不一致的 UDS 结果,符合随机分组的条件。与接受个体化治疗组相比,即刻手术组在 1 年时平均症状缓解为 44 分,而在泌尿生殖困扰量表上为 39 分,因此,即刻手术组在平均症状缓解方面的差异为 5

分。此外,该研究得出结论,根据 UDS 研究结果,在无并发症的 SUI 女性中,立即进行尿道吊带手术并不比个体化治疗差(van Leijsen et al,2012,2013)。

从这两项研究的结果来看,一般认为患有单纯性 SUI 的女性不需要进行术前 UDS。然而,有许多女性患者不属于这一类,因为她们有 MUI 或膀胱排空困难的症状,她们可能会因 UDS 收益。此外,一些外科医生可能会根据 UDS 期间获得的 ALPP 改变手术入路,在这种情况下,这些研究可能有助于进行手术选择。AUA/SUFU 指南提供了 SUI 接受 UDS 建议,如表 29-1 所示。

▶OAB, UUI, MUI

对 OAB 和 UUI 症状进行 UDS,有助于复杂情况的诊断,例如,合并膀胱出口梗阻,或同时存在储尿期高压或者低顺应性膀胱(如神经系统疾病、放射性膀胱炎、慢性出口梗阻)(Brucker and Nitti,2015)。正如本章前面所讨论的,在任何一项 UDS 研究中,高达 50% 的 OAB 症患者可能没有表现出 DO;因此,对这些发现的解释应结合具体情况(Nitt and Brucker,2016)。表 29-1 总结了 AUA/SUFU 对有这些症状的成人进行 UDS 的指南。

▶神经源性膀胱

UDS 最重要的用途之一是在患有可能对膀胱和上尿路产生有害影响的神经疾病(如脊髓损伤或脊柱裂)的患者中使用。在这一人群中,患者往往缺乏症状,或症状的严重程度与预后或上尿路恶化的风险不一致,因此 UDS 是一项重要的筛查方法,以确保膀胱储存和排空的安全。另外,有些人可能有尿失禁和 / 或难以 / 无法排空膀胱的症状。在这一人群中最重要的 UDS 参数包括膀胱顺应性、DLPP 和评估 DESD 的压力 - 流率研究。神经源性疾病的人群中 UDS 的目标可概括为以下几点(Brucker et al,2016):

记录神经疾病对下尿路的影响;

将患者症状与尿动力学表现联系起来;

评估是否存在与泌尿系统并发症相关的风险

(如 DESD、膀胱顺应性差、逼尿肌收缩持续升高、VUR)。

UDS 结果与神经损伤程度相关。脑干以上病变的患者常出现 DO。骶髓以上和脑干以下病变的患者常出现 DO,可能有 DESD,如果病变高于 T_6,则可能有自主神经反射障碍。骶髓病变患者常有逼尿肌反射消失。神经损伤及其相应的症状将在第 27 章 "神经源性膀胱" 中详细讨论。

UDS 研究在神经源性膀胱的人群中如此重要的另一个原因是,可以解决储尿期高压或 DESD 的早期诊断问题,这样才有可能避免进行性的尿路系统损害。旨在降低储尿期高压的处理方法将在第 27 章中详细讨论。

AUA/SUFU 关于神经源性膀胱的指南详见表 29-1。此外,英国国家卫生保健研究所(NIHCE)提供了以下关于神经源性膀胱患者 UDS 的指南(NIHCE,2012):

对于那些已知疾病(多发性硬化症)并发风险较低的人,不建议定期进行 UDS。

对于有肾脏并发症的高风险的人群(脊柱裂、脊柱损伤、肛门直肠畸形),建议影像 UDS。

对于神经源性下尿路功能障碍拟行手术治疗前,建议 UDS。

虽然这些指南有助于推荐哪些患者需要进行 UDS 检测,但对于神经源性膀胱患者的监测和随访检测的频率缺乏共识。检测频率主要基于神经系统疾病临床表现的类型和严重程度,其中风险最大的患者(即脊髓损伤和脊柱裂患者)需要的不仅仅是常规 UDS 检测。

▶LUTS

通常,UDS 有助于揭示男性和女性 LUTS 的多种可能原因,如膀胱出口梗阻、逼尿肌活动低下、逼尿肌过度活动和尿急感。通常,从无创性检查开始,如尿流率和残余尿检查,有助于 LUTS 患者的评估,并可能需要有创性 UDS 的进一步研究。

在患有膀胱出口梗阻的男性患者中,UDS 可以帮助预测哪些患者在经尿道前列腺切除术(transurethral resection of prostate,TURP)后可能有残余储尿期症状,如尿急、尿频和 UUI。这些症状发生在大约 1/3 的病例中。一项研究发现,DO 患者术后出现刺激性排尿症状的风险较高,这些症状在研究过程中反复出现,或者出现在膀胱容量 >160ml 的情况下(Kageyama et al,2000)。这些信息有助于在 TURP 手术前与患者进行讨论,并可能改变那些更关心 OAB 而不是排尿症状患者的治疗决定。

关于术前使用 UDS 预测接受 TURP 的男性患者治疗成功率的文献是混杂的和有争议的。一些研究支持其使用(Javle et al,1996;Rodrigues et al,2001;Porru et al,2002),而其他人则认为没有必要(Pannek et al,1998;Kanik et al,2004)。尽管缺乏明确的证据,AUA/SUFU 指南指出"临床医生对那些确认是否存在尿动力学梗阻的 LUTS 男性患者进行压力 - 流率研究是很重要的,尤其是考虑接受侵入性、潜在并发症或不可逆的治疗时"(Winters et al,2012),基于 B 级证据(表 29-1)。

患有 LUTS 和排尿困难的女性患者也可能因 UDS 收益。女性的压力 - 流率研究有助于区分梗阻和逼尿肌收缩力受损。影像尿动力学还可以提供有关梗阻是解剖性还是功能性的额外信息。解剖性梗阻,如重度脱垂或先前的吊带手术,通常可通过透视观察到,而功能性梗阻,如排尿功能障碍,可在排尿期压力 - 流率研究期间使用肌电图确定(Nitti and Brucker,2016)。AUA/SUFU 对患有 LUTS 的男性和女性使用 UDS 的进一步建议详见表 29-1。

结论

UDS 是一系列测试的集合,可以单独也可以共同使用,这些将有助于回答有关 LUTS 的临床问题。进行 UDS 应有明确的适应证(或临床问题),有选择地进行 UDS 并使用适当的方法,UDS 会成为有 LUTS 的男性和女性患者临床评估的重要手段。

（张建忠　翻译　田龙　审校）

参考文献

Abrams P, Cardozo L, Fall M, et al: The standardisation of terminology in lower urinary tract function: Report from the standardisation sub-committee of the International Continence Society. Urology 2003;61(1):37–49.

Abrams P: Bladder outlet obstruction index, bladder contractility index and bladder voiding efficiency: Three simple indices to define bladder voiding function. BJU Int 1999;84(1):14–15.

Abrams PH, Griffiths DJ: The assessment of prostatic obstruction from urodynamic measurements and from residual urine. Br J Urol 1979;51(2):129–134.

Amarenco G, Ismael SS, Soler JM: Dyssynergic sphincter. In: Corcos J, Ginsberg DA, Karsenty G (eds): Textbook of the Neurogenic Bladder. CRC Press, New York, 2016, pp. 133–137.

Brown ET, Hebert KL, Winteres JC: Baldder filling and storage: "Compliance." In: Rovner ES, Koski ME (eds): Rapid and Practical Interpretation of Urodynamics. Springer, New York, 2015, pp. 171–184.

Brucker BM, Kelly CE, Nitti VW: Evaluation of neurogenic lower urinary tract dysfunction: Basic urodynamics. In: Corcos J, Ginsberg D, Karsenty G (eds): Textbook of the Neurogenic Bladder. CRC Press, New York, 2016, pp. 373–381.

Brucker BM, Nitti VW: Urodynamic studies: Types and indications. In: Rovner ES, Koski ME (eds): Rapid and Practical Interpretation of Urodynamics. Springer, New York, 2015, pp. 3–25.

Churchill BM, Gilmour RF, Williot P: Urodynamics. Pediatr Clin North Am 1987;34(5):1133–1157.

Davis DM: The hydrodynamics of the upper urinary tract (urodynamics). Ann Surg 1954;140(6):839–849.

Defreitas GA, Zimmern PE, Lemack GE, Shariat SF: Refining diagnosis of anatomic female bladder outlet obstruction: comparison of pressure-flow study parameters in clinically obstructed women with those of normal controls. Urology 2004;64(4):675–679; discussion 679–681.

Drach GW, Layton TN, Binard WJ: Male peak urinary flow rate: Relationships to volume voided and age. J Urol 1979;122(2):210–214.

Feldman AS, Bauer SB: Diagnosis and management of dysfunctional voiding. Curr Opin Pediatr 2006;18:139–147.

Harris CH, Smith PP, Gousse AE: Bladder emptying: Coordination of bladder and sphincters. In: Rovner ES, Koski ME (eds): Rapid and Practical Interpretation of Urodynamics. Springer, New York, 2015, pp. 251–262.

Haylen BT, de Ridder D, Freeman RM, et al: An International Urogynecological Association (IUGA)/International Continence Society (ICS) joint report on the terminology for female pelvic floor dysfunction. Neurourol Urodyn 2010;29(1):4–20.

Heslington K, Hilton P: Ambulatory monitoring and conventional cystometry in asymptomatic female volunteers. Br J Obstet Gynaecol 1996;103(5):434–441.

Javle P, Jenkins SA, West C, Parsons KF: Quantification of voiding dysfunction in patients awaiting transurethral prostatectomy. J Urol 1996;156(3):1014–1018; discussion 1018–1019.

Jorgensen JB, Colstrup H, Frimodt-Moller C: Uroflow in women: An overview and suggestions for the future. Int Urogynecol J Pelv Floor Dysfunct 1998;9(1):33–36.

Jura YH, Payne CK: Bladder filling and storage: "(Coarse) sensation." In: Rovner ES, Koski ME (eds): Rapid and Practical Interpretation of Urodynamics. Springer, New York, 2015.

Kageyama S, Watanabe T, Kurita Y, Ushiyama T, Suzuki K, Fujita K: Can persisting detrusor hyperreflexia be predicted after transurethral prostatectomy for benign prostatic hypertrophy? Neurourol Urodyn 2000;19(3):233–240.

Kanik EA, Erdem E, Abidinoglu D, Acar D, Akbay E, Ulusoy E: Can the outcome of transurethral resection of the prostate be predicted preoperatively? Urology 2004;64(2):302–305.

Kaplan SA, Wein AJ, Staskin DR, Roehrborn CG, Steers WD: Urinary retention and post-void residual urine in men: Separating truth from tradition. J Urol 2008;180(1):47–54.

29

Lemack GE: Urodynamic assessment of patients with stress incontinence: How effective are urethral pressure profilometry and abdominal leak point pressures at case selection and predicting outcome? Curr Opin Urol 2004;14(6):307–311.

McGuire EJ, Cespedes RD, O'Connell HE: Leak-point pressures. Urol Clin North Am 1996;23(2):253–262.

McGuire EJ, Fitzpatrick CC, Wan J, et al: Clinical assessment of urethral sphincter function. J Urol 1993;150(5 Pt 1):1452–1454.

McGuire EJ, Woodside JR, Borden TA, Weiss RM: Prognostic value of urodynamic testing in myelodysplastic patients. J Urol 1981;126(2):205–209.

McGuire EJ, Woodside JR, Borden TA: Upper urinary tract deterioration in patients with myelodysplasia and detrusor hypertonia: A followup study. J Urol 1983;129(4):823–826.

McGuire EJ: Urodynamics of the neurogenic bladder. Urol Clin North Am 2010;37(4):507–516.

Murphy AM, Goldman HB: Urodynamics equipment: selection and training. In: Rovner ES, Koski ME (eds): Rapid and Practical Interpretation of Urodynamics. Springer, New York, 2015, pp. 35–42.

Nager CW, Brubaker L, Litman HJ, et al: A randomized trial of urodynamic testing before stress-incontinence surgery. New Engl J Med 2012;366(21):1987–1997.

National Institute for Health and Care Excellence (NIHCE): Urinary Incontinence in Neurological Disease: Management of Lower Urinary Tract Dysfunction in Neurological Disease. London, 2012.

Nitti VW, Brucker BM: Urodynamic and video-urodynamic evaluation of the lower urinary tract. In: Wein A, Kavoussi LR, Partin AW, Peters CA (eds): Campbell-Walsh Urology. 11th ed, Vol. 3. Elsevier, 2016, pp. 1718–1742.

Nitti VW, Combs AJ: Urodynamics: When, why and how. In: Nitti VW (ed): Practical Urodynamics. Saunders, Philadelphia, 1998, pp. 15–25.

Nitti VW, Tu LM, Gitlin J: Diagnosing bladder outlet obstruction in women. J Urol 1999;161(5):1535–1540.

Nitti VW: Pressure flow urodynamic studies: The gold standard for diagnosing bladder outlet obstruction. Rev Urol 2005;7(Suppl 6):S14–S21.

Pannek J, Berges RR, Haupt G, Senge T: Value of the Danish Prostate Symptom Score compared to the AUA symptom score and pressure/flow studies in the preoperative evaluation of men with symptomatic benign prostatic hyperplasia. Neurourol Urodyn 1998;17(1):9–18.

Porru D, Jallous H, Cavalli V, Sallusto F, Rovereto B: Prognostic value of a combination of IPSS, flow rate and residual urine volume compared to pressure-flow studies in the preoperative evaluation of symptomatic BPH. Eur Urol 2002;41(3):246–249.

Rodrigues P, Lucon AM, Freire GC, Arap S: Urodynamic pressure flow studies can predict the clinical outcome after transurethral prostatic resection. J Urol 2001;165(2):499–502.

Rutman MP, Blaivas JG: Urodynamics: What to do and when is it clinically necessary? Curr Urol Rep 2007;8(4):263–268.

Schafer W, Abrams P, Liao L, et al: Good urodynamic practices: uroflowmetry, filling cystometry, and pressure-flow studies. Neurourol Urodyn 2002;21(3):261–274.

Smith AL, Wang MY, Wein AJ: Bladder filling and storage: "Capacity." In: Rovner ES, Koski ME (eds): Rapid and Practical Interpretation of Urodynamics. Springer, New York, 2015, pp. 155–170.

Suskind AM, Clemens JQ: Bladder filling and storage: "Continence: Stress incontinence." In: Rovner ES, Koski ME (eds): Rapid and Practical Interpretation of Urodynamics. Springer, New York, 2015, pp. 209–225.

van Leijsen SA, Kluivers KB, Mol BW, et al: Can preoperative urodynamic investigation be omitted in women with stress urinary incontinence? A non-inferiority randomized controlled trial. Neurourol Urodyn 2012;31(7):1118–1123.

van Leijsen SA, Kluivers KB, Mol BW, et al: Value of urodynamics before stress urinary incontinence surgery: A randomized controlled trial. Obstet Gynecol 2013;121(5):999–1008.

Wallach SJ, Ostergard DR: Urodynamic assessment: Urethral pressuppre profilometry and PTR. In: Vasavada SP, Appel RA, Sand PK, Raz S (eds): Female Urology, Urogynecology, and Voiding Dysfunction. Taylor & Francis, New York, 2005, pp. 141–155.

Weld KJ, Graney MJ, Dmochowski RR: Differences in bladder compliance with time and associations of bladder management with compliance in spinal cord injured patients. J Urol 2000;163(4):1228–1233.

Winters JC, Dmochowski RR, Goldman HB, et al: Urodynamic studies in adults: AUA/SUFU guideline. J Urol 2012;188 (6 Suppl):2464–2472.

Wyndaele JJ: A clinical study on subjective sensations during bladder filling. Int Urogynecol J 1991;2:215–218.

Wyndaele JJ: Normality in urodynamics studied in healthy adults. J Urol 1999;161(3):899–902.

第30章 尿失禁

Tom F. Lue, Emil A. Tanagho

在全球范围内,受压力性尿失禁(stress urinary incontinence,SUI)和急迫性尿失禁(urgency urinary incontinence,UUI)影响的人数分别为 1.67 亿(发病率 3.3%)和 6000 万(发病率 1.21%)(Irwin et al,2011)。尿失禁在美国是一个主要健康问题,在 2000 年美国针对尿失禁的直接及间接诊疗花费约 195 亿美元,其中 75% 的花费都用在疾病的诊疗管理中。尿失禁也会引起其他包括骨质疏松症、慢性阻塞性肺疾病和脑梗死等会导致生活质量产生显著影响疾病的发病率提升。尿失禁在女性中的总体发生率为 38%,年轻女性发病率为 20%~30%,而在老年女性中其发病率上升至 50%(Anger et al,2006;Hawkins et al,2010)。SUI 发病率最高年龄在 40~50 岁,而接下来混合性尿失禁(mixed urinary incontinence,MUI)和 UUI 的发病率随着年龄增高不断地提高。在美国进行的几项研究表明,白人女性中 SUI 的发病率高于非洲裔及亚洲裔美国女性(Thom et al,2006)。SUI、MUI 和 UUI 的病理生理学、药物治疗和外科手术技术的不断进步重新定义了这类患者的现代治疗。

国际尿控协会(ICS)和国际妇产协会(IUGA)提出了并概括了用来描述症状、体征、一般状态、尿动力检查及治疗的标准术语(Abrams et al,2003;Haylen et al,2010)。他们将尿失禁症状定义为"任何的无意识的漏尿",同时,他们建议在描述尿失禁症状时,要考虑到尿失禁的相关因素如尿失禁类型、症状严重程度、诱发因素、社会卫生及生活质量的影响,并需要评估包括漏尿程度及是否需要治疗等各种情况。

尿失禁的类型

尿失禁可分为急性及慢性。急性尿失禁通常继发于阴道分娩或者急性下尿路感染(urinary tract infection,UTI),并且常可自愈。慢性尿失禁有多种病因,并且经常症状持续或症状进展。从功能及解剖的角度来看,下尿路被直接分为两部分,储尿的膀胱及控尿的尿道括约肌。尿失禁可发生在任何一个部位或两者都出现异常的情况下。这里讨论几种常见类型的尿失禁:SUI、UUI、MUI、神经性尿失禁及充溢性尿失禁。

一般方法

第四届国际尿失禁协商会科学委员会推荐了一种逐步管理男性和女性尿失禁的方法(Abrams et al,2010)。原则上,委员会建议对所有类型的尿失禁进行初步管理和专门的管理算法。在初步评估中,为了进行个体化的管理治疗,应将复杂的尿失禁情况进行分组。这包括复发性或真性尿失禁以及与疼痛、血尿、复发性感染、前列腺外照射和根治性骨盆手术相关的尿失禁,怀疑有瘘管引起漏尿以及明显的充溢性尿失禁。以下类型尿失禁适合初步治疗:SUI、UUI 和混合症状尿失禁。初步临床评估应包括一般健康状况、下尿路梗阻情况、盆底情况、症状评分、生活质量、治疗意愿、体格检查、尿液分析和残余尿。初步治疗包括生活方式干预、膀胱和盆底肌肉训练、失禁相关药物治疗。对于上述治疗失败的患者或有特殊情况的患者,建议进行专业治疗。评估的方法包括尿路影响检测、尿动力学和膀胱尿道镜检查,同时建议对这些患者进行更多的侵入性治疗,包括手术、神经调节和组织修复手术。

SUI

ICS 将 SUI 定义为与咳嗽、打喷嚏或体力活动相关的漏尿。男性 SUI 主要是由于手术[如根治性前列腺切除术(radical prostatectomy,RP)后]或膀胱颈或尿道括约肌损伤所致。女性 SUI 的原因比较复杂及有争议。绝大多数 SUI 发生在中年后的女性(有阴道分娩和难产史)。它通常是由于盆底肌肉和韧带的无力或断裂,导致膀胱尿道括约肌复合体的支撑不良或尿道括约肌组织的无力。当膀胱充盈时,尿道闭合压力增加常见于直立姿势或是在各种紧张的情况下,如咳嗽、打喷嚏,或向下弯腰。在用力过程中,腹部压力增加引起的被动压力传递和括约肌反射性收缩都会增强尿道阻力,防止尿漏。

▶解剖

女性 SUI 被认为是由两种机制的重叠所引起的:膀胱颈和尿道的过度活动以及尿道固有的括约肌功能降低。在膀胱颈及尿道过度活动中,假设括约肌本身的内在结构是完整的。因为过度的活动及尿道支持结构的功能减退,尿道的关闭功能减弱。因此,应力性尿失禁的解剖学特征是尿道的过度活动或位置降低(或两者的结合)。另一方面,一些接受过多次耻骨后或尿道手术的女性,其固有的括约肌机制存在缺陷,其特征是静息状态下膀胱有压力作用时,膀胱颈及近端尿道处于开放状态同时尿道下降很少或没有下降。尽管如此,许多女性在尿道过度活动情况下仍能保持正常的控尿,一项动态 MRI 研究发现,盆底松弛与患者的尿失禁症状之间没有相关性(Broekhuis et al,2010)。因此,目前观点认为,女性 SUI 有不同程度的尿道括约肌功能缺陷。

女性的正常尿控是尿道、膀胱、盆底肌肉和周围结缔组织之间协通作用的结果。在静息状态下,尿道张力是通过平滑肌和横纹肌的活动、尿道壁纤维弹性组织的张力,以及柔软、可压缩的黏膜下血管丛的缓冲作用来维持的。尿道压力曲线是测量外括约肌活动的方式(图 30-1)。静态压力曲线显示非排尿状态下括约肌静息张力;动态压力曲线显示了这些括约肌组织对各种活动的反应,如膀胱容积增加、直立姿势状态下的张力(图 30-2,图 30-3)、长时间的下压压力或咳嗽和打喷嚏的突然压力增加(图 30-4)。正常情况下,尿道闭合压力-尿道内压力和膀胱内压力之间的净差值在压力作用状态下保持或增加。

患者处于坐姿,膀胱半充盈,然后改变为直立姿势后的闭合压力。请注意,患者坐着时,闭合压力接近 75cmH$_2$O,但直立时,闭合压力降至 35cmH$_2$O 左右。值得注意的是,一旦改变成直立位置,患者的功能性尿道长度明显缩短。

中尿道悬吊术的高成功率使一些人相信中尿道支持是预防 SUI 的关键因素,并对其与膀胱影像研究的相关性提出了怀疑。Petros 和他的同事们(Petros and Ulmstem,1990;Petros and Abendstein,2018)提出阴道前壁的支撑是由三种独立但协同的支持结构共同作用:耻骨尾前肌、膀胱颈、盆底肌肉组织,就像一个吊床,在当压力

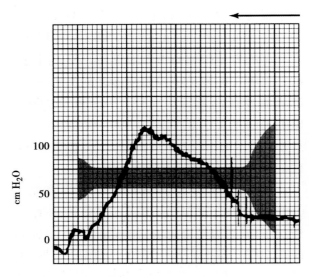

▲ 图 30-1　正常尿道压力
尿道初始段压力很低,在中 1/3 段压力逐渐上升,是因为尿道括约肌在这个位置

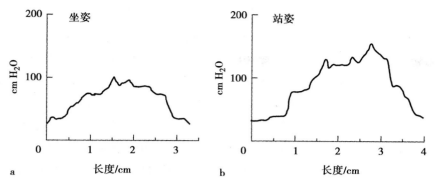

▲ 图 30-2　坐姿与站姿的尿道压力曲线
患者站姿时尿道压力会提升 50%，这一提升通过功能尿道帮助实现

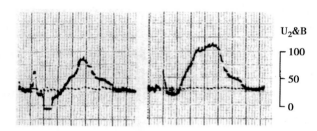

▲ 图 30-3　中重度 SUI 患者的尿道压力

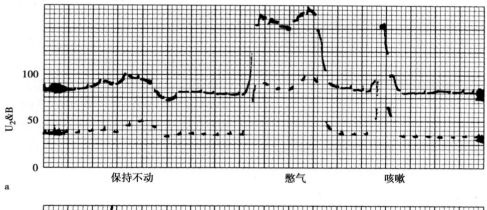

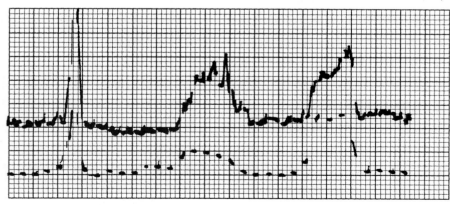

▲ 图 30-4　膀胱和尿道的压力反应
a：膀胱内压力和尿道压力对咳嗽、憋气（类似乏式呼吸）和保持不动时的压力反应。请注意，腹内压急剧增加反映在咳嗽时的膀胱内压，同时尿道压急剧增加。憋气时的反应类似。在这些压力期间，闭合压力保持甚至增大。保持不动（记录点位于近端尿道）对近端尿道闭合压力的反应最小。b：记录与 A 相当，但记录点位于中尿道。再次注意因咳嗽和憋气而产生的持续闭合压力，以及保持不动后中尿道段的显著压力增加

作用在膀胱时帮助关闭膀胱颈。阴道前壁松弛导致这三个支持结构作用的缺失，从而导致 SUI。Delancey（1994）提出支撑结构的稳定性而不是尿道的位置决定是 SUI 的关键因素。当腹内压升高时，尿道被压迫在支撑结构上，支撑结构起到背板的作用，防止尿液流失。膀胱颈和尿道中段吊带在治疗 SUI 方面都被证明是成功的，这一事实支持了上述理论（Novara et al, 2010; Ulmsten et al, 1998）。

一份临床研究报告得出结论，尿道闭合压力低是女性 SUI 的最佳预测因素（DeLancey et al, 2008）。MRI 研究还显示，SUI 女性的尿道括约肌比无症状女性的小 12.5%（Morgan et al, 2009）。对度洛西汀（一种 5- 羟色胺和去甲肾上腺素再摄取抑制剂）的研究表明，它能在咳嗽时提高基线尿道压力（平滑肌上的肾上腺素能神经支配）和主动提升尿道压力［奥奴弗罗维奇核（Onufrowicz nucleus）］同时激活横纹肌收缩（Miyazato et al, 2008）。这些观察结果证实了 Tanagho 最初的观察结果，即平滑肌、横纹肌、黏膜和黏膜下血管各占尿道闭合压力的 1/3，并且它们在括约肌功能中都很重要。

▶诊断

详细的病史记录很重要，包括泄漏程度；它与膀胱充盈的活动、位置和状态的关系；发病时间；以及它的发展过程。SUI 发生在腹部压力增加的时刻，包括在咳嗽、打喷嚏和 / 或腹肌紧张的情况下。如果患者出现尿急的感觉后出现尿失禁，而腹压没有升高，则可能出现 UUI。了解过去的外科和产科病史、服用的药物、饮食习惯和系统性疾病（如糖尿病）有助于诊断。ICS 建议将记录排尿时间、排尿量和尿失禁类型的排尿日记作为疾病诊断过程中的有效补充（Abrams et al, 2010）。还建议进行 1 小时或 24 小时的尿垫试验。此外，病史的询问还应包括漏尿引起的烦恼程度和对生活质量的影响。许多问卷和记录可供临床和研究使用。有效的问卷可以从患者的角度提供更多关于尿失禁的信息。

查体是必要的，尤其是如果检查者看到患者有漏尿情况。女性的盆腔检查应侧重于盆腔支撑松弛的各种情况，包括任何程度的脱垂、膀胱膨出、直肠膨出，以及阴道前壁萎缩或活动过度。如果怀疑神经病变，应进行神经系统检查。膀胱造影研究有助于显示解剖异常，尿动力学检查（urodynamics, UDS）也有助于确认尿失禁的典型特征并确定其原因。膀胱造影和 UDS 的目标是，首先，证明解剖异常及其程度；其次，评估括约肌机制的活动，从而评估通过纠正解剖异常改善的可能性。女性的过度活动程度也可以通过简单的棉签试验（Q-tip）进行评估（Swift et al, 2010）。这是通过将一个润滑良好的无菌棉头敷料器轻轻地穿过尿道插入膀胱，然后将其拉回到膀胱颈部的水平来完成的。记录静止和腹压增加后棉签的角度，过度活动被定义为静息状态和腹压增加状态棉签改变角度大于 30°。

▶SUI 的尿动力学特征

请参阅第 29 章"尿动力学研究"。

A. 尿道压力曲线

ICS 将尿动力学 SUI 定义为在没有逼尿肌收缩的情况下，腹压升高时的非自主性尿漏（Abrams et al, 2003）。正如我们预料的那样，大多数 SUI 患者尿道压力尤其是闭合压力降低。尿道闭合压力随括约肌损伤严重程度而变化。当膀胱相对排空时，压力曲线的这种弱点并不常见。当膀胱内有尿液时，它表现的更为明显。此外，当患者处于仰卧位时，压力曲线可能看起来正常；当他 / 她采取直立姿势时，尿道闭合压力的减弱变得更为明显。

B. 功能尿道长度

尿道的解剖长度通常保持不变，但由于盆底支持结构减弱导致近端尿道段下移，从而引起功能长度缩短。虽然在膀胱造影上可能膀胱颈并没有表现为漏斗状改变，但该段的闭合效率非常低，其压力几乎等于膀胱内压力。功能性缩短可能是很小一段或可能涉及尿道长度的一半以上。值得注意的是，当膀胱未充盈或患者处于仰卧位时，功能长度（如压力曲线）可能会正常。

C. 对膀胱扩张和体位变化的反应

必须强调的是，尽管上述特征在膀胱充盈最少的静息姿势下可能是正常的，但在膀胱充盈或直立姿势下,所有这些特征都会加重。

D. 腹压漏尿点压

腹压漏尿点压(abdominal leak point pressure,ALPP)是指在没有逼尿肌收缩的情况下发生尿漏的膀胱内压力(Abrams et al,2003)。该测试评估尿道固有功能,因此 ALPP 越低,括约肌越弱。

▶治疗

1. 保守治疗 在轻度和中度症状病例中,ICS 建议进行生活方式干预,如减肥、咖啡因减少、优化体液平衡、盆底肌肉训练(有或没有生物反馈),或服用度洛西汀,这是一种 5- 羟色胺和去甲肾上腺素再摄取抑制剂,已在许多国家得到批准,但在美国尚未得到批准。电刺激、阴道内装置和尿道插入物也可能对一些女性有所帮助。

a. 生活方式的改变:肥胖已被证明与 SUI 有关。在一项随机试验中,与随访 6 个月体重减轻 1.6% 的组相比,体重减轻 8% 的女性的 SUI 发作次数显著减少(Subak et al,2009)。适当的液体管理以及限制酒精和咖啡因的摄入可以减少 SUI 的泄漏量和发作次数。

b. 盆底肌肉训练(PFMT):经典的方式是凯格尔运动。它包括 8~12 次持续的盆底肌肉收缩,每次约 10 秒,每日数次,持续 4~6 个月。另一种方法教导女性在腹压增加之前和期间有意识地收缩盆底肌肉,以避免渗漏(Aoki et al,2017)。尽管一项综述得出结论,与未治疗组的 6% 治愈率相比,56% 的患者在 PFMT 后治愈,但缺乏研究后长期疗效和患者依从性的证据。然而,PFMT 的效果已被证明优于电刺激和膀胱训练。虽然各种生物反馈方法已被发现在某些情况下是有用的,但总体附加效益有限(de Vries and Heesakkers,2018)。

2. 手术治疗 如果最初的治疗失败,女性 SUI 的主要外科治疗是为膀胱尿道连接部或中尿道提供适当的支持。

a. 膀胱颈悬吊术:有许多方式可以恢复膀胱颈的正常位置,并提供足够的支撑——一些方式是通过阴道支撑,另一些是通过耻骨上支撑。在耻骨上支撑方式中,尿道周围组织被缝合到耻骨联合的背面。改良(Burch 手术)是将阴道前壁固定到库珀韧带上。据报道,这种修改提供了最持久的结果(Drouin et al,1999;Kulsen-Hanssen and Berild,2002)。另一种方法是用耻骨阴道吊带悬吊膀胱颈,这种方式可以有许多吊索材料供选择,包括自体阔筋膜或直肌筋膜、尸体阔筋膜和各种合成材料。耻骨尿道吊带通常放置在膀胱颈处,以改善尿道吻合和控尿。这些手术通常在已选择其他类型手术失败的患者身上进行。

b. 尿道中段吊带手术:经阴道尿道无张力悬吊术(TVT)和许多改良术式(如通过闭孔放置的 TVT-O,或单切口吊带)均使用合成材料胶带,由带有孔隙的聚丙烯组成,这些孔隙的存在可以让组织向内生长和固定;因此,吊带无须缝线固定。吊带的中部位于中尿道下方,两臂通过耻骨后间隙位穿刺至腹直肌筋膜上方,或通过闭孔到达皮下组织。随访 11 年的 TVT 结果显示,与传统手术方法(尿道固定术、Burch 阴道镜或注射性填充剂)相比,TVT 具有相近的有效性或改善率,其报告的手术成功率高达 77%(Fong and Nitti,2010;Novara et al,2010)。在另一项研究中,Holdø 等(2019)报告了 1 年、5 年和 10 年后的总体累计治愈率,分别为 92%(95% *CI*:90%~94%)、79%(95% *CI*:75%~83%)和 69%(95% *CI*:63%~75%)。潜在的并发症包括膀胱损伤、感染、尿潴留、出血或血肿、(阴道或尿道)侵蚀、疼痛和性交困难。这些与使用合成胶带相关的并发症给这些材料生产公司和外科医生带来了无数法律诉讼。

c. 尿道内注射填充剂:对有明显内括约肌损伤的患者,局部注射填充剂,如透明质酸 / 葡萄糖酐凝胶、聚二甲基硅氧烷(大塑性)、悬浮在水基载体凝胶(硬脑膜)中的热解碳涂层珠粒,牛胶原蛋白(Contigen)等,主要用于无膀胱尿道过度活动且主要问题是固有括约肌无力的患者中,其作用为增加膀胱出口阻力(Ghoniem et al,2010;Lightner et al,2009)。此外,自体成肌细胞和成纤维细胞、肌源性细胞和成人干细胞被注射到尿道周围组织中,结果不尽相同(Mitterberger et al,2007;Hart et al,2015;Jankowski et al,2018)。除了膨胀效应,注射的干细胞似乎能够刺激局部组

30

织增殖（平滑肌、胶原和弹性纤维），从而提高括约肌的功能（Lin et al，2010）。

d. 人工尿道括约肌：这是一种充满盐水的植入式医疗设备，由三部分组成：一个调压气囊、一个套在尿道或膀胱颈周围的袖带，以及一个放置在女性阴唇和男性阴囊的泵，可以打开或关闭袖带。该设备主要用于其他治疗方式失败的情况。男性 RP 后 32 个月的总体尿控率约为 60%（Tutolo et al，2019）。并发症包括暴露、感染、尿道萎缩和人工括约肌故障。

急迫性尿失禁

为了更好地定义用于各种排尿症状的术语，目前国际尿控协会 ICS 的定义（Haylen et al，2010）如下：

- 尿急："尿急（Urgency）是一种下尿路储尿期症状，定义为突然急迫排尿的症状，很难延迟。""Urge"一词用来描述膀胱感觉的正常现象。
- UUI：主诉与尿急相关的不自主漏尿。
- 膀胱过度活动（overactive bladder，OAB）：尿急，通常伴有尿频和夜尿症，伴有或不伴有尿急性尿失禁，无 UTI 或其他明显病理改变。"OAB wet"与 UUI 相关，"OAB dry"与 UUI 无关。

UUI 的基本特征是逼尿肌过度活动或膀胱顺应性低，以及试图抑制排尿时尿液不自主漏出。括约肌不稳定不太常见。本节的重点仅限于 UUI 和 OAB。

神经源性、肌源性或尿路上皮性膀胱功能障碍可导致 UUI 或 OAB 定义内包含的一系列症状。OAB，无论有无 UUI，在男性和女性中都很常见，可由神经性损伤（脑或脊髓损伤）、梗阻、炎症（间质性膀胱炎）、糖尿病、良性前列腺增生（benign prostatic hyperplasia，BPH）等引起，也可能是医源性的。OAB 可能源于尿路上皮、逼尿肌或神经激活的改变。

▶诊断

对有 UUI 或 OAB 症状的患者的评估应包括详细的病史，包括对该疾病对日常生活影响的评估、体格检查、尿液分析，以及如行动不便等可引起此类症状的原因。患者的主诉多为与体力活动无关的突发尿失禁，以及到达厕所前出现不自主漏尿。大多数患有单纯尿失禁的女性此时可以得到初步诊断，并开始治疗。如果初始治疗失败（通常在 8~12 周的试验后），或存在复杂情况（如盆腔器官脱垂、明显的后遗症、疼痛、血尿或脓尿），建议进行尿动力学、膀胱镜检查或其他专业检查（Abrams et al，2010）。

▶治疗

UUI 的治疗通常包括改变生活方式、膀胱训练以及抗胆碱能药物治疗。药物治疗无反应者的选择可能包括肉毒素（保妥适）膀胱注射或植入骶神经刺激，如 Intersim 疗法。更具侵入性的外科手术，包括膀胱增大术或持续严重尿失禁的尿流改道术等治疗方式很少被推荐使用。

生活方式的改变包括液体管理，因为大量液体摄入会加剧尿失禁。行为疗法应从解剖学、生理学和患者个体状况包括排尿日记的教育开始。与解剖科普漫画一起，排尿日记可以用来教患者正常的膀胱功能和容量（并用于设定目标）。可以基于患者的排尿日记采用四种策略来调节不同患者的膀胱功能——膀胱训练、定时排尿、鼓励排尿和根据排尿日记如厕（Potts and Payne，2018）。优化肠道功能和消除粪便嵌塞也很重要。

根据第六届国际尿失禁协商会（Abrams et al，2017）的 1 级证据，九种口服药物的疗效被评为 a 级推荐药物：达利那辛、弗斯特罗定、咪达那新、丙哌唯林、索利那辛、托特罗定、曲司氯胺、奥昔布宁和米拉贝隆。其中，除 β_3- 激动剂米拉贝隆外，所有药物均为抗胆碱能药物。所有抗胆碱能药物在高质量临床试验中都具有明显的疗效，并且具有相同的抗胆碱能药物不良反应，如口干、胃不适和便秘。

越来越多的证据表明，米拉贝隆的有效性与标准抗胆碱能药物相当，与抗胆碱能药物的联合治疗可以改善症状控制（Andersson et al，2018）。由于对抗胆碱药引起痴呆和认知障碍的严重担忧，米拉贝格隆可能是治疗老年 OAB 的更好选择。关于血压升高和心血管毒性的担忧基本上被证明是没有根据的（White et al，2018）。

有趣的是，据报道，用于勃起功能障碍的磷酸

二酯酶 -5 抑制剂（phosphodiesterase-5 inhibitors，PDE5I）在治疗男性和女性下尿路症状（lower urinary tract symptoms，LUTS）方面也很有效（Takahashi et al，2018；Chen et al，2017）。提出的机制是：①改善下尿路氧合；②平滑肌松弛；③抑制下尿路基质的增殖和转分化；④减少膀胱传入神经活动；⑤降低前列腺炎症（Gacci et al，2016）。

虽然药物治疗是有帮助的，但许多患者因为边际效益或不良反应而停止治疗。为了满足这些患者的需求，人们开发了更先进的治疗方法，如神经调节和肉毒毒素疗法。神经调节疗法激活了与下尿路功能有关的传入抑制通路和皮质区域。治疗包括刺激周围神经或骶神经。胫后神经刺激（PTNS）通过针灸针进行 30 分钟，每周进行一次，持续 12 周。它已被证明优于对照治疗，并具有合理持续的长期效果（Peters et al，2013）。骶神经刺激（SNS）已被 FDA 批准用于治疗尿频伴或不伴尿失禁。它甚至可以有效地治疗严重和复杂的病例（Tanagho and Schmidt，1988）。大约 2/3 的难治性 OAB 患者对 SNS 有反应。ICS 发布了针对各种情况使用骶神经调节的最佳实践声明（Goldman et al，2018）。

在局部麻醉或轻度镇静的情况下，通过膀胱镜将肉毒素，如肉毒杆菌 A（阻止乙酰胆碱的释放）注入逼尿肌。这种作用持续 3~6 个月，当 OAB 症状复发时，这种作用可能会重复（Chancellor，2010）。其功效似乎至少与 SNS 相似（Amundsen et al，2016）。

尽管上述疗法对大多数患者有效，但在一些严重痉挛的神经源性膀胱患者中，可能需要膀胱扩张、尿流改道或长期导尿。

MUI

MUI 是指与急迫、劳累、打喷嚏或咳嗽相关的非自愿尿漏。这种疾病表现为逼尿肌功能障碍（运动或感觉）以及尿道括约肌功能不全。一些专家认为，MUI 现在是主要的症状分组，在大规模人群研究中报告的发病率高达 50%（Dmochowski and Staskin，2005）。相对发病率随年龄增长而增高，最常见于 60 岁以上的女性。

▶ 诊断

ICS 对 MUI 的定义强调了在缺乏已知诱因的情况下，SUI 和伴或不伴 OAB（尿频和尿急）的症状。尿动力学方面，逼尿肌过度活动是常见的。然而，应该强调的是，MUI 的潜在来源可能是腹腔压力增高导致尿液释放到近端尿道引起的反射反应。通过这种方式，一些 SUI 患者可能会表现为 MUI，因为与尿失禁相关的显著尿急表现。MUI 的诊断步骤与 SUI 相同，并在 SUI 一节中描述。对于同样麻烦（UI 和 SUI）或难以确定症状的个体，UDS 可能有助于确定排尿异常的原因并且指导治疗。

▶ 治疗

患者的症状可作为初始治疗选择。最麻烦的方面，SUI 相较于 UUI，通常是先解决的。如果这两种类型的尿失禁都同样令人烦恼，那么在大多数情况下，最好是对尿急首先进行治疗。

最初的方法包括行为治疗、生物反馈和抗胆碱药治疗，约 70% 的患者症状缓解；值得注意是患有严重 SUI 的患者。在男性中，用于治疗储尿性 LUTS 和前列腺增大的抗胆碱药物也被证明是有效的，用药后发生尿潴留的概率不到 3%（Kaplan et al，2011）。一旦确定了最初的治疗，就可以针对 SUI 和 UUI 章节中分别概述的持续性或继发性症状开始进一步的治疗。

MUI 的手术治疗选择，各种尿道吊带技术得到了疗效的正式。通过吊带手术纠正低压出口可能至少对一些逼尿肌过度活动的患者有利，尽管单纯 SUI 的手术效果更好。在应用吊带治疗的前提下，至少 70% 的患者已证明 MUI 症状缓解，包括 TVT 方法报告的 4 年治愈率为 85%（Dmochowski and Staskin，2005；Lleberia，2011）。目前的数据支持使用中尿道或耻骨阴道吊带进行 MUI。

充溢性尿失禁

充溢性尿失禁的定义是膀胱过度扩张导致的尿液不自主漏出。主要涉及两个机制：①膀胱出口梗阻引起的尿潴留；②膀胱收缩不足。流出道梗阻可能继发于前列腺增生、膀胱颈挛缩或尿道狭窄,或相对较少继发于前列腺癌,也可能继发于膀胱膨出、盆腔器官脱垂或女性既往尿失禁手术病史。逼尿肌收缩力下降引起的膀胱排空障碍可能是药物、脊髓或周围神经损伤或长期过度扩张的结果。糖尿病性膀胱可导致尿失禁,因为感觉和收缩功能都可能受损。由于术后的尿道狭窄或膀胱颈挛缩并发症阻碍尿流,经尿道前列腺切除术(transurethral resection of prostate , TURP)后也可能发生溢尿失禁。

▶诊断

与其他分型的尿失禁相似,充溢性尿失禁也有相似的机制。通过详细的病史询问可以推断患者的病因。充溢性尿失禁是通过在患者排尿后立即用超声波(首选)或导尿测量残余尿量来判断的。排尿后膀胱内残留的尿液少于 50ml 视为正常。尿失禁患者的残余尿量 >200ml 表明患者存在充溢性尿失禁。UDS 和膀胱尿道镜检查可用于确定潜在原因。

▶治疗

初步治疗的重点是明确患者充溢性尿失禁是否由可逆性原因造成的,如膀胱膨出、盆腔器官脱垂、行动不便或尿道狭窄。

如果以上病因未被发现,可通过调整液体摄入和定时排尿保守治疗出口梗阻问题。然而,男性患者通常需要进一步的干预,包括使用 α- 肾上腺素受体拮抗剂或 5α- 还原酶(非那雄胺)/双 5α- 还原酶(杜他雄胺)抑制剂进行药物治疗。如果存在狭窄或前列腺梗阻,可以进行手术干预(如 TURP、膀胱颈切开术、可视尿道内切开术)。

对于非梗阻性逼尿肌活动不足继发的充溢性尿失禁,第一步是留置导管或清洁间歇导尿(CIC)减压膀胱 7~14 日,同时排除药物、感染或便秘等潜在病因。在这段时间内可以应用 α- 肾上腺素受体阻滞剂。如果使用可控逼尿肌的患者排尿试验多次失败,CIC 是首选的治疗方法,而不是永久性留置导管(如果可能的话)。

神经性尿失禁

许多涉及大脑、脊髓和周围神经的疾病或情况都会影响膀胱和括约肌的功能和结构,以及这两种结构的协同作用。虽然不同程度的神经系统病变可能会产生典型的尿动力学表现,但由于神经适应性、感染后变化、纤维化或其他现象引起的继发性变化,同一病变患者的症状可能会有所不同。许多疾病也可以不同程度地累及周围神经系统和中枢神经系统。尿失禁也可能是由于患者无法对膀胱发出的感官提示做出反应,或者根本感觉不到膀胱充盈。

A. 膀胱储存功能丧失

逼尿肌顺应性减弱可导致膀胱的储尿功能丧失。膀胱内压随着膀胱充盈量的减少而升高,超过出口阻力,导致尿漏。脑膜脊髓膨出或表现出其他上运动神经元损伤的患者可能会出现储液功能障碍。尽管这些患者可能有部分病变,伴有明显的横纹肌括约肌活动,提供了一定程度的阻力,但膀胱顺应性的减退导致膀胱容量减少,从而增加了膀胱内压力,当内压升高到大于出口阻力出现漏尿。这些患者一旦被诊断,就必须积极治疗,因为这些情况往往对上尿路有重大风险,如膀胱输尿管反流(vesicoureteral reflux , VUR)、肾功能恶化或输尿管下段梗阻。

B. 括约肌失功能

骶尾段神经的完全损伤导致括约肌的活动完全丧失。外括约肌提供的阻力最小。大多数经历这种失功能的患者可保有一定的膀胱容量,因为膀胱肌肉组织变得无张力,膀胱内压仍然较低,但膀胱内压的任何增加都可能导致膀胱渗漏,膀胱永远无法达到满容量。因此,上尿路的完整性不会像膀胱挛缩那样受到威胁。

（关星　翻译　张小东　审校）

▶诊断和治疗

请参照第 28 章 "神经源性膀胱"。

参考文献

Abrams P et al: Standardisation Sub-Committee of the International Continence Society: The standardisation of terminology in lower urinary tract function: Report from the standardisation sub-committee of the International Continence Society. Urology 2003;61(1):37–49.

Abrams P et al: 4th International Consultation on Incontinence Recommendations of the International Scientific Committee: Evaluation and treatment of urinary incontinence, pelvic organ prolapse, and fecal incontinence. Neurourol Urodyn 2010;29(1):213–240.

Abrams P, et al (eds): Incontinence. 6th ed. ICI-ICS. International Continence Society, Bristol, UK, 2017.

Amundsen CL et al: OnabotulinumtoxinA vs sacral neuromodulation on refractory urgency urinary incontinence in women: A randomized clinical trial. JAMA 2016;316(13):1366–1374.

Andersson KE et al: The efficacy of mirabegron in the treatment of urgency and the potential utility of combination therapy. Ther Adv Urol 2018;10(8):243–256.

Anger JT et al: The prevalence of urinary incontinence among community dwelling adult women: Results from the National Health and Nutrition Examination Survey. J Urol 2006;175:601.

Aoki Y et al: Urinary incontinence in women. Nat Rev Dis Primers 2017;3:17042 (doi: 10.1038/nrdp.2017.42); Review. Erratum in: Nat Rev Dis Primers 2017;3:17097.

Broekhuis SR et al: Perineal descent and patients' symptoms of anorectal dysfunction, pelvic organ prolapse, and urinary incontinence. Int Urogynecol J Pelvic Floor Dysfunct 2010;21(6):721–729.

Chancellor MB: Ten years single surgeon experience with botulinum toxin in the urinary tract; clinical observations and research discovery. Int Urol Nephrol 2010;42(2):383–391.

Chen H et al: Efficacy of daily low-dose tadalafil for treating overactive Bladder: Results of a randomized, double-blind, placebo-controlled trial. Urology 2017;100:59–64.

DeLancey JO: Structural support of the urethra as it relates to stress urinary incontinence: The hammock hypothesis. Am J Obstet Gynecol 1994;170(6):1713–1720.

DeLancey JO et al: Stress urinary incontinence: Relative importance of urethral support and urethral closure pressure. J Urol 2008;179(6):2286–2290.

De Vries AM, Heesakkers JPFA: Contemporary diagnostics and treatment options for female stress urinary incontinence. Asian J Urol 2018;5(3):141–148.

Dmochowski R, Staskin D: Mixed incontinence: Definitions, outcomes, and interventions. Curr Opin Urol 2005;15:374.

Drouin J et al: Burch colposuspension: Long-term results and review of published reports. Urology 1999;54:808.

Fong ED, Nitti VW: Review article: Mid-urethral synthetic slings for female stress urinary incontinence. BJU Int 2010;106(5):596–608.

Gacci M et al: Latest evidence on the use of phosphodiesterase type 5 inhibitors for the treatment of lower urinary tract symptoms secondary to benign prostatic hyperplasia. Eur Urol 2016;70(1):124–133.

Ghoniem G et al: Durability of urethral bulking agent injection for female stress urinary incontinence: 2-year multicenter study results. J Urol 2010;183(4):1444–1449.

Goldman HB et al: International Continence Society best practice statement for use of sacral neuromodulation. Neurourol Urodyn 2018;37(5):1823–1848.

Hart ML et al: Cell Therapy for stress urinary incontinence. Tissue Eng Part B Rev 2015;21(4):365–376.

Haylen BT et al: International Urogynecological Association; International Continence Society. An International Urogynecological Association (IUGA)/International Continence Society (ICS) joint report on the terminology for female pelvic floor dysfunction. Neurourol Urodyn 2010;29(1):4–20.

Hawkins K et al: The prevalence of urinary incontinence and its burden on the quality of life among older adults with Medicare supplement insurance. Qual Life Res 2010;20(5):723–732.

Holdø B et al: The retropubic tension-free vaginal tape procedure: Efficacy, risk factors for recurrence and long-term safety. Acta Obstet Gynecol Scand 2019.

Irwin DE et al: Worldwide prevalence estimates of lower urinary tract symptoms, overactive bladder, urinary incontinence and bladder outlet obstruction. BJU Int 2011;108(7):1138–1139.

Jankowski RJ et al: A double-blind, randomized, placebo-controlled clinical trial evaluating the safety and efficacy of autologous muscle derived cells in female subjects with stress urinary incontinence. Int Urol Nephrol 2018;50(12):2153–2165.

Kaplan SA et al: Antimuscarinics for treatment of storage lower urinary tract symptoms in men: A systematic review. Int J Clin Pract 2011;65(4):487–507.

Kulseng-Hanssen S, Berild GH: Subjective and objective incontinence 5 to 10 years after Burch colposuspension. Neurourol Urodyn 2002;21:100.

Lightner D et al: Randomized controlled multisite trial of injected bulking agents for women with intrinsic sphincter deficiency: Mid-urethral injection of Zuidex via the Implacer versus proximal urethral injection of Contigen cystoscopically. Urology 2009;74(4):771–775.

Lin G et al: Treatment of stress urinary incontinence with adipose tissue-derived stem cells. Cytotherapy 2010;12(1):88–95.

Lleberia J et al: Surgical treatment of mixed urinary incontinence: Effect of anterior colpoplasty. Int Urogynecol J Pelvic Floor Dysfunct 2011;22(8):1025–1030.

Mitterberger M et al: Autologous myoblasts and fibroblasts for female stress incontinence: A 1-year follow-up in 123 patients. BJU Int 2007;100(5):1081–1085.

Miyazato M et al: Effect of duloxetine, a norepinephrine and serotonin reuptake inhibitor, on sneeze-induced urethral continence reflex in rats. Am J Physiol Renal Physiol 2008;295(1):F264–F271.

Morgan DM et al: Urethral sphincter morphology and function with and without stress incontinence. J Urol 2009;182(1):203–209.

Novara G et al: Updated systematic review and meta-analysis of the comparative data on colposuspensions, pubovaginal slings, and midurethral tapes in the surgical treatment of female stress urinary incontinence. Eur Urol 2010;58(2):218–238.

Peters KM et al: Percutaneous tibial nerve stimulation for the long-term treatment of overactive bladder: 3-year results of the STEP study. J Urol 2013;189(6):2194–2201.

Petros PE, Ulmsten UI: An integral theory of female urinary incontinence. Experimental and clinical considerations. Acta Obstet Gynecol Scand Suppl 1990;153:7–31.

Petros P, Abendstein B. Knowledge of urethral closure mechanics helps to optimize surgical methodology of the midurethral sling operation. Cent Eur J Urol 2018;71(3):334–337.

Potts JM, Payne CK: Urinary urgency in the elderly. Gerontology 2018;64(6):541–550.

Subak LL et al: PRIDE Investigators. Weight loss to treat urinary incontinence in overweight and obese women. New Engl J Med 2009;360(5):481–490.

Swift S et al: Test-retest reliability of the cotton swab (Q-tip) test in the evaluation of the incontinent female. Int Urogynecol J Pelvic Floor Dysfunct 2010;21(8):963–967.

Takahashi R et al: Tadalafil improves symptoms, erectile function and quality of life in patients with lower urinary tract symptoms suggestive of benign prostatic hyperplasia (KYU-PRO Study). Low Urin Tract Sympt 2018;10(1):76–83.

Tanagho EA, Schmidt RA: Electrical stimulation in the clinical management of the neurogenic bladder. J Urol 1988;140(6):1331–1339.

Thom DH et al: Differences in prevalence of urinary incontinence by race/ethnicity. J Urol 2006;175(1):259–264.

Tutolo M et al: Efficacy and safety of artificial urinary sphincter (AUS): Results of a large multi-institutional cohort of patients with mid-term follow-up. Neurourol Urodyn 2019;38(2):710–718.

Ulmsten U et al: A multicenter study of tension-free vaginal tape (TVT) for surgical treatment of stress urinary incontinence. Int Urogynecol J Pelvic Floor Dysfunct 1998;9(4):210–213.

White WB et al: Cardiovascular safety of the β(3)-adrenoceptor agonist mirabegron and the antimuscarinic agent solifenacin in the SYNERGY Trial. J Clin Pharmacol 2018.

30

第 31 章 肾上腺疾病

Michelle L. McDonald,
Christopher J. Kane

肾上腺皮质由三个具有不同内分泌功能的区域组成：球状带（产生盐皮质激素）、束状带（产生糖皮质激素）和网状带（产生性激素）。肾上腺髓质约占腺体的 10%，由分泌儿茶酚胺的嗜铬细胞组成。下丘脑-垂体-肾上腺轴的紊乱（图 31-1）会导致典型的内分泌紊乱，如库欣综合征、醛固酮增多症和嗜铬细胞瘤所致的儿茶酚胺过多（表 31-1，表 31-2）。这些疾病的诊断需要仔细的内分泌和影像学评估。

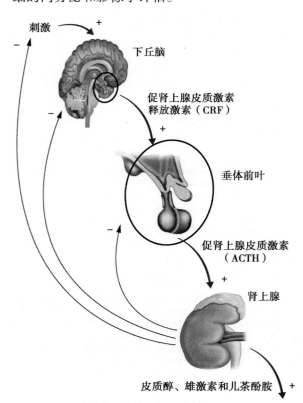

▲ 图 31-1 下丘脑-垂体-肾上腺轴

表 31-1 嗜铬细胞瘤患者24 小时尿检测结果分析

尿液	去甲肾上腺素：10~100μg/24h
	肾上腺素：<20μg/24h
	去甲肾上腺素和肾上腺素：<1.5mg/24h
	香草扁桃酸（VMA）：2~9mg/24h
血液	去甲肾上腺素：100~200pg/ml
	肾上腺素：30~50pg/ml

摘自 Stein PP, Black HR: A simplified diagnostic approach to pheochromocytoma. A review of the literature and report of one institution's experience, Medicine（Baltimore）1991 Jan; 70（1）: 46-66。

表 31-2 尿液和血液中的儿茶酚胺

	正常的数量 /%	1~2 倍升高的数量 /%	升高 >2 倍的数量 /%
VMA（n=384）	41（11）	86（22）	257（67）
MN（n=271）	12（5）	33（12）	226（83）
UFC（n=319）	14（4）	30（10）	275（86）

VMA，香草苦杏仁酸；MN，甲肾上腺素；UFC，尿皮质醇。

注：列出的值代表正常范围的平均值，每个实验室的平均值各不相同。

摘自 Stein PP, Black HR: A simplified diagnostic approach to pheochromocytoma. A review of the literature and report of one institution's experience, Medicine（Baltimore）1991 Jan; 70（1）: 46-66。

偶发瘤

肾上腺"偶发瘤"是指在不相关原因的横断面成像中意外发现的肾上腺肿物，是所有肾上腺肿物发现的最常见原因。除明显的髓性脂肪瘤外,美国国立卫生研究院和美国内分泌学家协会建议对每个偶发肿瘤进行代谢功能和恶性潜能评估。偶发瘤的鉴别诊断范围相当广泛(表31-3),包括良性腺瘤、功能性肾上腺肿瘤、转移瘤和良性肾上腺病变,如髓性脂肪瘤和神经纤维瘤。需要一种系统的方法对需要切除的功能性肾上腺肿物和高癌症风险的病变与更常见的良性无功能性腺瘤进行区分。

表 31-3　肾上腺偶发瘤

腺瘤转移
淋巴瘤
嗜铬细胞瘤
神经母细胞瘤
肾上腺皮质癌
血肿
髓脂肪瘤
肾上腺增生
肾上腺囊肿
肉芽肿性疾病
血管瘤
神经节细胞瘤

▶代谢评估

仔细的病史和体格检查是必要的,特别是对于肥胖、男性化、糖耐量减低和高血压的患者。激素水平评估应该首先采用皮质醇增多症(库欣综合征)的三种一线检验方法:小剂量地塞米松抑制试验、深夜唾液皮质醇试验和传统的24小时尿皮质醇测定。患者还应进行血浆游离甲氧基肾上腺素或24小时尿游离甲氧基肾上腺素试验,以排除嗜铬细胞瘤。如果存在高血压和血浆醛固酮/肾素比值异常,需要进一步检查原发性醛固酮增多症。还应进行血清电解质(包括葡萄糖和钾)的实验室检查。当出现可疑体征或症状或筛查试验异常时,需要进行额外的代谢测试。

▶影像

CT 或 MRI 上以囊性为主的病变通常是良性的,可以进行系列成像随诊。良性肾上腺囊肿薄壁无强化,约50%的患者在 CT 上可见液相衰减和薄壁钙化。

良性肾上腺腺瘤通常有丰富的胞质内脂质,在平扫CT上表现为低密度[Hounsfield 单位(Hu)<10](图31-2)。在使用洗脱动力学(washout kinetics)的增强 CT 上,腺瘤通常在10~15分钟后排泄>50%,而恶性肿瘤则不是。低脂腺瘤在平扫CT上可能有更大的基线衰减,但也会有相似的早期对比消失。化学位移成像是一种识别细胞内脂质的 MR 技术,可以用来识别腺瘤;然而,CT 研究显示出更高的敏感性和特异性,被认为是金标准。

CT 上有粗大脂肪的肿块(从 −10 到 −20Hu 不等)是髓性脂肪瘤(图31-3),是含有脂质和髓样成分的良性无功能性肾上腺病变。髓性脂肪瘤通常无症状或出血时伴有疼痛。

可疑恶性肿瘤的特征包括大于 4cm 的实性肿块、不均匀、出血或坏死。这些病灶在平扫CT上典型的强化(Hu>25),在增强扫描上延迟消失

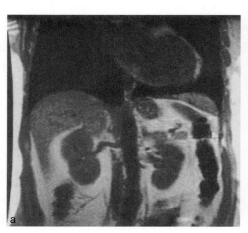
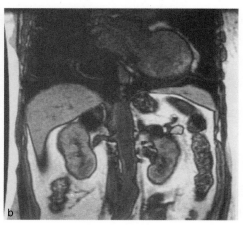

▲ 图 31-2　右肾上腺腺瘤冠状面的 MRI

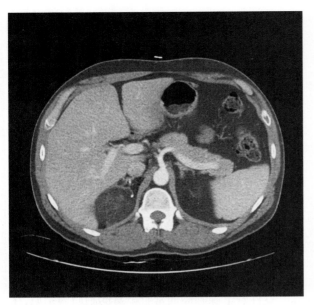

▲ 图 31-3　双侧肾上腺增生的 CT 对比图

（>50%）。由于内出血，MRI 在 T_1 和 T_2 加权图像上通常是不均匀的。肾上腺转移瘤可能与原发性肾上腺恶性肿瘤影像学上相似。

▶诊断程序

　　CT 引导下经皮穿刺活检可能适用于具有可疑转移影像特征的肾上腺肿块或已知恶性肿瘤患者。在活检前应排除嗜铬细胞瘤和肾上腺皮质癌，以分别避免高血压危象和肿瘤种植的可能性。所有功能性肾上腺肿物及直径 >4cm 者均应切除。腹腔镜肾上腺切除术是首选的手术方法，除疑似恶性或有局部进展迹象的巨大肿块外，大多数情况下都适合腹腔镜肾上腺切除术。小于 4cm 的无功能性肾上腺肿块需要在 3~6 个月进行影像学检查，然后每 1~2 年复查一次，并在 5 年内每年复查激素。如果病灶产生功能或每年增大 ≥0.8cm，应考虑手术切除。对于"亚临床"库欣综合征患者，年轻患者或代谢参数加重的患者应考虑手术治疗。

肾上腺皮质疾病

库欣综合征

　　库欣综合征是一种长期暴露于高糖皮质激素环境引起的临床疾病，糖皮质激素可能来自外源性糖皮质激素或内源性糖皮质激素。内源性可分为依赖促肾上腺皮质激素（ACTH）[来自垂体或其他异位肿瘤（80%）] 和非 ACTH 依赖的皮质醇过多症 [肾上腺来源（20%）]。大多数 ACTH 依赖型是由于垂体分泌 ACTH（库欣病）引起的，只有大约 10% 的病例是由于非垂体肿瘤异位产生 ACTH 引起的。异位 ACTH 分泌最多见于小细胞肺癌；其他产生 ACTH 的肿瘤包括类癌（肺、胸腺、胃肠道）、胰腺胰岛细胞瘤、甲状腺髓样癌、嗜铬细胞瘤和前列腺小细胞癌。肾上腺腺瘤和肾上腺皮质腺癌可产生过量的皮质醇，导致 ACTH 抑制。在儿童中，肾上腺皮质癌是库欣综合征最常见的原因。

▶病理生理学

　　肾上腺皮质组织产生过量的皮质醇会使机体处于分解代谢状态。这导致氨基酸从肌肉组织中释放出来，在肝脏中通过糖异生转化为葡萄糖和糖原，使得肌肉和弹性组织的蛋白合成减弱，从而造成腹部膨隆，伤口愈合不良，全身肌肉无力，以及明显的骨质疏松症，而尿中钙离子的大量流失会进一步加重骨质疏松症。

　　此外，葡萄糖大量转化为脂肪，并堆积在特征部位，如腹部、锁骨上脂肪垫和脸颊。患者还具有糖尿病倾向，大约 20% 的患者空腹血糖水平升高，80% 的患者糖耐量异常。

　　皮质醇分泌过多还会抑制免疫系统，使患者容易感染。过量的皮质醇抑制成纤维细胞功能进一步抑制伤口愈合。

　　90% 的患者存在高血压。尽管醛固酮水平几乎没有升高，但与 11- 去氧皮质酮相同，皮质醇含量过高本身就会产生高血压效应。高血压可能伴有盐皮质激素过量的表现（低钾血症和碱中毒），特别是在异位 ACTH 综合征或肾上腺皮质癌患者中。

▶病理学

　　肾上腺增生中的细胞和正常肾上腺皮质束状带中的细胞相似。典型的肾上腺皮质癌表现为异型性，侵犯包膜和血管系统或两者都侵犯（图 31-4）。除了局部浸润侵犯，常转移至肝、肺、骨骼或大脑等部位。组织学上通常很难分辨腺瘤

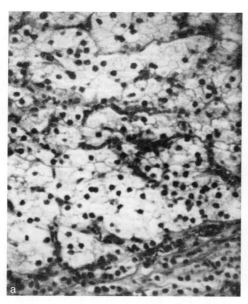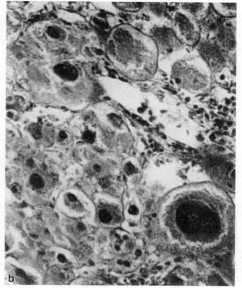

▲ 图 31-4　左侧为肾上腺增生,右侧为肾上腺皮质癌

和腺癌。在腺瘤或恶性肿瘤存在的情况下,双侧肾上腺皮质都会发生萎缩,因为肿瘤的主要分泌产物皮质醇将抑制了垂体分泌 ACTH。因此,随着肿瘤的继续生长,对侧的肾上腺皮质也将进一步萎缩。

▶临床表现

A. 症状和体征(图 31-5,图 31-6)

库欣综合征的临床表现多样化,部分与皮质醇含量和持续时间有关。虽然有些症状如近端肌肉无力,四肢消瘦,腹部脂肪堆积和紫纹是很有特征性的,但是库欣综合征的大多数体征和症状在人群中很常见。《内分泌学会指南》建议在以下群体中进行检测:

1. 患者具有与年龄不符的特征(如骨质疏松症,高血压,2 型糖尿病,皮肤菲薄)

2. 患者具有多种进展性特征,特别是那些提示库欣综合征的体征:

瘀斑

多血质外貌

紫纹(特别是 >1cm 的紫红色条纹)

近端肌病(近端肌肉无力)

儿童生长速度减缓、体重增加、肥胖

背部颈部脂肪垫(水牛背)

注意力或性欲下降

情绪低落

面部饱满(满月脸)

痤疮

多毛症或女性秃头

失眠

3. 儿童身高降低体重增加

4. 无症状的偶发瘤患者

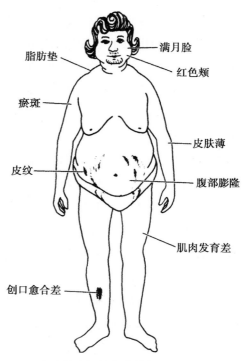

▲ 图 31-5　库欣综合征的临床体征

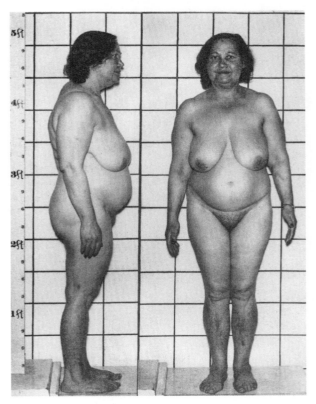

▲ 图 31-6　库欣综合征的临床体征

B. 实验室检查

在进行生化检测之前,应进行彻底的用药史检查,以排除外源性糖皮质激素使用史。

1. 建议对库欣综合征进行的检测　根据患者的依从性,推荐使用以下三种测试中的两种进行库欣综合征的初步筛查。由于操做简单、灵敏度高,与测定游离尿皮质醇相比,小剂量地塞米松试验更受 AUA 青睐。

(1)地塞米松抑制实验(1mg):小剂量地塞米松用于评估糖皮质激素对 ACTH 和皮质醇产生的反馈抑制作用。地塞米松在晚上 11 点给予,第二天早晨 8 点至 9 点之间测量血清皮质醇。健康人的 ACTH 分泌受到抑制,但库欣综合征的人却不受抑制。为了提高灵敏度,将 <1.8μg/dl (50nmol/L)的患者排除在库欣综合征的诊断外。服用避孕药的女性血浆皮质醇水平较高,因为和怀孕时一样,雌激素会刺激皮质醇结合球蛋白的产生。在进行地塞米松抑制试验前必须停药 6 周。其他导致假阳性反应的疾病还有急性疾病、

抑郁症和酗酒。

(2)24 小时尿皮质醇测定(UFC):这项测试提供了 24 小时皮质醇分泌的综合评估,不受改变血清皮质醇水平的条件和药物的影响。由于存在几种不同的检测技术,建议使用特定检测的正常上限作为阳性检测的截止值。由于库欣病患者可能有可变的 UFC,因此需要多次的 UFC 测量并检测周期性皮质醇增多症来避免假阴性结果。

(3)深夜唾液皮质醇测定:血清和唾液皮质醇通常在早晨达到峰值,在睡眠期间午夜左右达到最低点。库欣综合征患者失去了这一昼夜最低点,睡前皮质醇水平会异常升高。当使用 ELISA 检测时,正常受试者睡前唾液皮质醇水平 <145ng/dl(4nmol/L)。据报道,这项检验的准确性与 UFC 类似。唾液皮质醇可以方便地在家中检测,但是这种检测可能在高血压和糖尿病患者中出现假阳性结果。

2. 库欣综合征的特异性检查　可以非常准确地确定库欣综合征的各种原因(95% 的病例)。

(1)血浆 ACTH 水平:如果已经确定了库欣综合征的诊断,该测试将区分 ACTH 依赖的疾病(库欣病和异位 ACTH 综合征)与非 ACTH 依赖的肾上腺肿瘤。ACTH 正常范围是 10~50pg/ml。库欣病患者的促肾上腺皮质激素水平为 10~200pg/ml;在异位 ACTH 综合征中,水平通常 >200pg/ml,肾上腺肿瘤患者的 ACTH 水平受到抑制(<5pg/ml)。

(2)较长时间的小剂量地塞米松抑制试验(每日 2mg,连续 48h):该试验主要是用来帮助区分库欣综合征和库欣病。库欣病患者的促肾上腺皮质激素分泌不能完全抵抗糖皮质激素的反馈,而只能部分耐受。因此,如果增加地塞米松的剂量,则库欣病患者的垂体部分 ACTH 被抑制,糖皮质激素的产生减少。相反,地塞米松对肾上腺肿瘤和异位 ACTH 产生的患者没有作用,因为它们的垂体已经被抑制。

（3）血浆雄激素：在患有肾上腺腺瘤的患者中，雄激素水平正常或较低，而在肾上腺皮质癌中，这些水平通常明显升高。

C. X 线检查和特殊检查

1. ACTH 异常分泌来源的定位　当检查提示库欣病或异位 ACTH 综合征且血浆 ACTH 水平升高时，必须确定 ACTH 的来源。因为这些患者绝大多数患有库欣病，而且大多数 ACTH 异位分泌的患者都有明显的恶性，所以第一步是进行垂体 MRI 检查。在库欣病患者中，50%~60% 的患者 ACTH 呈阳性；在其余患者中，应通过采集垂体前叶（即海绵窦和岩下窦）的静脉引流部位的 ACTH 水平来确定诊断。如果 MRI 和静脉采样没有发现 ACTH 的垂体来源，则使用胸部和腹部的 CT 来定位 ACTH 异位肿瘤。

2. 肾上腺病变的定位　库欣综合征合并可疑肾上腺肿瘤且 ACTH 水平低下的患者应在腹部进行 3mm 的肾上腺 CT。引起库欣综合征的肾上腺肿瘤通常直径 >3cm（图 31-7），因此很容易被发现。腺瘤的直径通常为 3~6cm；癌的直径通常大于 6cm（图 31-8），并且在诊断时常常是局部侵袭或转移到肝和肺。在肾上腺肿瘤患者中，对侧肾上腺受到抑制，因此 CT 显示萎缩或正常。双侧肾上腺增大是库欣病或异位 ACTH 综合征的典型表现。尽管超声或 MRI 也可用于肾上腺定位，但是与 CT 相比，这些检查似乎没有明显的优势。

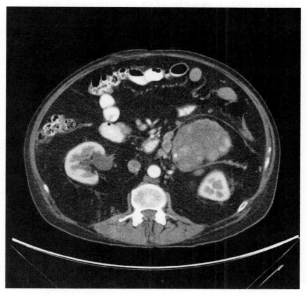

▲ 图 31-8　左肾上腺癌

超声波或 MRI 也可以用于肾上腺定位，尽管这些技术似乎不能提供明显优于 CT 的优势

▶**治疗**

A. 库欣病

垂体微腺瘤是双侧肾上腺皮质增生最常见的原因，必须通过手术定位并切除。由经验丰富的神经外科医生进行经蝶窦切除术是首选方法。据报道，手术成功率大于 80%，而且在大多数情况下，脑垂体的内分泌功能都得到了保护。垂体放疗适合不能接受手术的患者，或者在手术失败时作为二线治疗。

B. 异位促肾上腺皮质激素综合征

这些患者的治疗是困难的，大多数人都是晚期恶性肿瘤并发严重的皮质醇亢进。切除原发肿瘤是首选的治疗方法；然而，根治性切除仅存在于少数良性肿瘤患者，如支气管类癌。手术切除不完全或转移瘤的患者应首先使用肾上腺抑制剂治疗，如果治疗没有效果，应考虑双侧肾上腺切除术。

C. 双侧肾上腺全切术

双侧全肾上腺切除术适用于其垂体瘤不能切除，且药物治疗不能控制皮质醇过多的库欣病患者。腹腔镜肾上腺切除术是首选的方法，因为与开腹肾上腺切除术相比，腹腔镜肾上腺切除术显著降低了发病率和住院时间。双侧肾上腺切除术

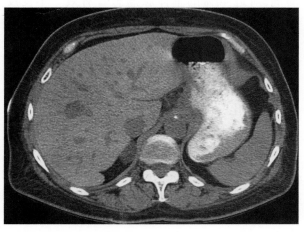

▲ 图 31-7　右肾上腺肿瘤

也可用于肾上腺分泌抑制剂无法控制并且危及生命的皮质醇增多症的异位 ACTH 综合征患者以及库欣综合征纠正后不久渴望怀孕的育龄期妇女。

1. 术前准备 去除过量皮质醇的来源将不可避免地导致暂时或永久性的肾上腺功能不全，因此术前使用皮质醇和术后继续替代治疗对控制艾迪森氏病至关重要。

2. 术后情况 许多患者在使用生理性替代治疗的情况下仍有糖皮质激素危象的表现。一些医生开出超过每日大约 20mg 的大剂量糖皮质激素可能会起作用。在几天内逐渐减少类固醇替代治疗是很重要的，缩减的策略也多种多样，但在此方面并没有得到系统的研究。内分泌学会建议用氢化可的松替代糖皮质激素，每日 10~12mg/m²，分次服用，每日 2~3 次，第一次在晨起后不久服用。

D. 肾上腺腺瘤和腺癌

大多数肾上腺腺瘤和较小的肾上腺癌都是通过腹腔镜切除的，这再次减少了患者的住院时间，使患者恢复得更快。有新的证据表明，机器人辅助肾上腺切除术是安全可行的，有可能改善预后，减少住院时间。对于能产生皮质醇成人和儿童肾上腺腺瘤，由经验丰富的外科医生进行的单侧肾上腺切除术对几乎全部患者能达到治愈效果。大的、局部浸润性的或累及下腔静脉的肾上腺癌最好通过开放手术来治疗。

1. 术前准备 术前准备与双侧增生相同，因为在这种情况下，剩余的肾上腺将萎缩，因此患者将会发生肾上腺功能减退。

2. 术后治疗和随访 氢化可的松术前按前面描述的剂量给药，目标替代剂量为每日 10~12mg/m²。根据残留腺的恢复速度，替代疗法可能需要 6 个月到 2 年。盐皮质激素替代治疗一般不需要，因为萎缩的肾上腺通常会产生足够量的醛固酮。肾上腺皮质癌患者通常不能通过手术治愈，需要额外的治疗。

E. 内科治疗

内科治疗适用于不能接受手术（如由于虚弱，近期心肌梗死）或垂体、异位或肾上腺肿瘤切除不成功的患者。恢复皮质醇水平的药物可分为三大类：类固醇生成抑制剂、垂体导向药和糖皮质激素受体导向药。

1. 类固醇生成抑制剂

（1）酮康唑：该药通过抑制 P450c11 和 P450scc 来抑制肾上腺和性腺类固醇的分泌，使大多数库欣病患者的 UFC 减少约 50%。总剂量为每日 400~1 600mg，每日分 3~4 次使用。不良反应包括肾上腺功能不全，肝功能检查异常，很少出现肝毒性。

（2）甲吡酮：该药抑制 11-β 羟化酶，控制 50%~75% 的患者的皮质醇过多症。它可以单独使用或与酮康唑合用。通常的剂量为每日 500mg~6g，每日分 3~4 次使用。不良反应包括胃肠道不适、高血压、多毛症和低钾血症。

（3）米托坦：这种药物既是肾上腺分泌的抑制剂，又是损害肾上腺皮质细胞的细胞毒药物。米托坦不作为单独内分泌治疗使用，几乎完全用作残留肾上腺皮质癌患者的辅助治疗。通常的剂量为每日 500mg~8g，每日分 3~4 次使用。不良反应包括胃肠道不适、女性乳房发育症、白细胞减少和抑郁等，约 28% 的患者因此停药。

米托坦是美国 FDA 批准用于治疗肾上腺癌的药物。酮康唑和甲氧苄啶只在欧洲被批准用于治疗皮质醇亢进症。

2. 垂体导向药 卡麦角林和帕瑞肽直接作用于垂体瘤，抑制 ACTH 的产生。它们在治疗肾上腺来源的皮质醇增多症方面效果不佳。

（1）卡麦角林：这种药物是一种多巴胺激动剂，对近 40% 的垂体腺瘤患者有效。不良反应包括乏力和胃肠道不适。通常剂量为每周 1~7mg。

（2）帕瑞肽：这种药物是一种生长抑素受体激动剂，可以使大约 20% 手术失败的患者的 UFC 水平正常化。剂量为 600~900μg，2 次/日。

3. 糖皮质激素受体导向药

（1）米非司酮：这是一种糖皮质激素受体拮抗剂和抗孕激素，在美国获得批准，用于控制手术失败或无法接受手术的患者因皮质醇过高而继发的糖尿病。皮质醇水平在治疗过程中保持稳定或可能上升，这可能会使服药变得困难。起始量为每日 300mg，之后缓慢静滴。不良反应包括头痛、胃肠道不适、高血压和关节痛。

▶预后

皮质醇增多症的症状和许多体征通常在治疗后在几天到几周内消失，但骨质疏松症通常会在成年人中持续存在，而高血压和糖尿病通常会得到改善。库欣病经垂体腺瘤切除术治疗，早期预后良好，长期随访复发率约为 10%。异位 ACTH 综合征和恶性肿瘤患者一般预后较差。良性病变的患者可以通过单侧肾上腺切除术切除肿瘤来治愈，患者预后良好。

肾上腺皮质癌患者的预后不良。抗肿瘤药物米托坦减轻了库欣综合征的症状和体征，但对延长生存期作用甚微。放疗和化疗对于肾上腺皮质癌的患者没有效果。

肾上腺雄激素综合征

肾上腺雄激素综合征是性类固醇异常产生的结果，在女性中更为常见。可观察到先天性双侧肾上腺增生和肿瘤，既有良性的，也有恶性的。与蛋白质分解代谢的库欣综合征不同，雄激素综合征是合成代谢的。无论男女，在未经治疗的情况下，发际线明显后退，胡须生长增加，性器官毛发总体上过度生长。男性阴茎增大，通常伴有睾丸萎缩；女性阴蒂增大，伴有乳房萎缩和闭经。肌肉量增加，脂肪含量减少，形成强壮而修长的身材。患者的喉咙会不可逆的增大，使声音更加深沉，尤其是在女性患者。无论男女，生理上的性侵略性和性欲都可能增强。

▶产生雄激素的先天性双侧肾上腺增生症

A. 病理生理学

某些肾上腺酶的常染色体隐性缺陷导致糖皮质激素缺乏和伴随的雄激素过剩，导致女性的性发育障碍（disorders of sex development，DSD）和男性的大生殖器。先天性肾上腺皮质增生症（congenital adrenal hyperplasia，CAH）是儿科人群肾上腺功能不全的最常见原因，其与子宫内雄激素分泌过多有关。在女性中，中肾旁管结构（如卵巢、子宫、阴道）发育正常，但过多的雄激素

会对尿生殖窦和生殖器结节产生男性化作用，使阴道与尿道相连，而尿道则在增大的阴蒂底部打开。阴唇通常肥大。外观表现为重度尿道下裂合并隐睾。

肾上腺皮质主要分泌类固醇激素和雄激素，关键酶的性质不同会导致皮质醇不同程度的缺乏。皮质醇分泌不足会增加 ACTH 的分泌，从而导致肾上腺皮质增生，并将累积的皮质醇前体转移到雄激素合成上。21-羟化酶缺乏症（约占 CAH 的 95%）无法将 17α-羟基黄体酮转化为皮质醇，或将黄体酮转化为醛固酮。这种常见的缺陷有两种形式：一种是经典的盐皮质激素缺乏症类型，醛固酮含量低至不存在，另一种是不常见的非盐皮质激素缺乏类型。

B. 临床表现

1. 临床症状和体征　轻度雄激素过多的婴儿可能没有症状，或者出现危及生命的肾上腺功能不全和性发育障碍，这取决于疾病具体类型和疾病的严重程度。在新生儿中，外生殖器的外观类似于伴有隐睾症的严重尿道下裂。男婴在出生时可能看起来正常，这使诊断变得更加困难。包括美国在内的许多国家都实施了新生儿 21-羟化酶缺乏症筛查。年龄较大的儿童可能会发展为假性早熟，并出现身体的加速生长和骨骼发育成熟。

在未经治疗的女性病例中，多毛症、肌肉发达，最后出现闭经是常见现象。患者伴有乳房发育不良。在男性中，出现阴茎过度生长，患者因为高水平的雄激素抑制了促性腺激素的分泌通常伴有睾丸萎缩。在极少数情况下，睾丸内增生的肾上腺皮质组织使其变大变硬。一般情况下，青春期后会出现无精子症。

2. 生长速度　无论是男性还是女性，雄激素增多症患者最初的生长速度都会加快，从而比同班同学都要高。在 9~10 岁的时候，过多的雄激素引起的骨骺过早融合会导致生长终止，因此这些患者比成年人矮。

C. 实验室研究结果

尿 17-酮类固醇水平在性别和年龄上高于正常水平，血浆 21-脱氧皮质醇、雄烯二酮、脱氢表雄酮、脱氢表雄酮-S 和睾酮水平升高。血浆促

肾上腺皮质激素也升高,在最常见的缺陷(即 21-羟化酶缺乏症)患者中,血浆 17α- 羟黄体酮明显升高。染色体检查是正常的。

D. X 线检查

X 线显示骨龄加速。

E. CT

扫描通常显示肾上腺肥大。

▶ **治疗**

及早诊断是当务之急。潜在原因的治疗是内科的,目的是抑制 ACTH 的过度分泌,从而将过度的雄激素分泌降至最低。这是通过用糖皮质激素替代肾上腺来实现的,剂量足以抑制肾上腺雄激素的产生,从而阻止男性化和骨骼的快速生长。内分泌学会推荐儿童服用氢化可的松片,因为这对生长有较少的不良影响,并为不发育的患者保留了泼尼松和地塞米松。对于盐皮质激素缺乏症患者,为稳定血压和体重,氟可的松(0.05~0.2mg,取决于病情和年龄)和氯化钠补充剂是必要的。

在婴儿期早期或青春期后,可以通过手术将阴道从尿道分离出来,并在会阴的正常位置打开阴道,但对理想的重建时机存在争议。正确地使用雌激素或避孕药能使患者女性化。

▶ **预后**

如果能尽早发现病情,甚至在手术修复生殖器异常之前就开始抑制 ACTH,则正常的线性生长和发育前景非常好。过度暴露于糖皮质激素会导致高血压、肥胖症和将来的不孕症的患病率增高。在某些女性患者中,月经在治疗后开始,如果解剖异常很小或已通过手术修复,则可能发生受孕和分娩。

产生雄激素的肾上腺皮质肿瘤是最常见的癌症,但也有少数良性腺瘤的报道。大多数癌症还会分泌其他激素(如皮质醇或 11- 去氧皮质酮),因此临床表现各不相同。女性患者存在雄激素过多,其严重程度可能足以导致男性化;这些患者中的许多人还患有库欣综合征和盐皮质激素过多(高血压和低钾血症)。在成年男性中,过多的雄激素可能不会导致临床表现,这些患者的诊断可能会推迟到出现腹痛或腹部肿块。这些患者还可能出现库欣综合征和盐皮质激素过多。

原发性醛固酮增多症(Conn 综合征)

醛固酮的过量产生,主要是由于醛固酮瘤(图 31-9)或肾上腺皮质球状带的自发性双侧增生,导致高血压、钠潴留、钾排泄和夜尿症的结合。

▶ **病理生理学**

过量的醛固酮作用于体内大多数细胞膜,会在远端肾小管和小肠产生典型变化,从而导致肾钠重吸收和氢离子分泌增加,以及尿钾流失,如果持续时间长且严重,则会引起低钾血症。与以前的看法相反,现在已知只有少数患者(9%~37%)发生低钾血症。钠潴留会导致血浆容量增加,血压升高和心血管损害。由于血容量增加,过量的醛固酮会抑制血浆肾素,其次是血浆血管紧张素。肾集合管可逆性损伤可能导致类似于肾源性尿崩症的综合征。

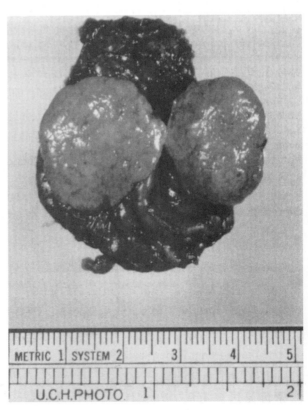

▲ 图 31-9　切除的醛固酮瘤的大体图片

▶临床表现

A. 症状和体征

通常以正常血钾高血压为主要表现,最严重的病例可能伴有低钾血症。头痛是常见的,夜尿症总是存在,在血钾水平非常低的情况下出现罕见的瘫痪发作。四肢麻木和刺痛与碱中毒有关,严重的情况可能会导致手足抽搐。

B. 实验室检查结果

在进行筛查测试之前,必须确定患者没有服用口服避孕药或其他雌激素制剂,因为这些可能会增加肾素和血管紧张素水平,从而提高醛固酮水平,从而人为地提高血压。强制停用这些药物 1 周。利尿剂也必须停用,因为它们会降低血容量,导致继发性醛固酮增多症和低钾血症。

在真正的醛固酮过量时,血清钠轻微升高,CO_2 升高,而血清钾可能正常或偏低。确诊取决于血浆醛固酮 / 肾素比值(ARR)升高。由于在检测方案上缺乏共识,建议血浆 AAR 升高的患者接受确诊试验,如口服钠负荷试验或生理盐水输注试验。然而,对于 AAR 升高和自发性低钾血症的患者,没有必要进行进一步的诊断测试。

继发性醛固酮增多症可能伴有肾血管性高血压。这也可能与低钾性碱中毒有关。然而,肾素水平升高而不是被抑制。原发性高血压不会引起电解质紊乱。醛固酮增多症的检测结果是阴性。

C. 定位

薄层 CT 是最初的步骤,可以定位大多数患者的腺瘤(图 31-3)。然而,CT 成像不能可靠地鉴别肾上腺微腺瘤、无功能偶发瘤、产生醛固酮的腺瘤和某些其他肾上腺肿瘤(图 31-2,图 31-3,图 31-10)。因此,如果考虑手术治疗,应行肾上腺静脉取样,以区分单侧和双侧原发性醛固酮增多症。

▶治疗

A. 醛固酮瘤

如果肿瘤部位已经确定,则只需切除受累的肾上腺。手术术式选择腹腔镜单侧肾上腺切除术,这可以很成功的解决代谢缺陷问题。

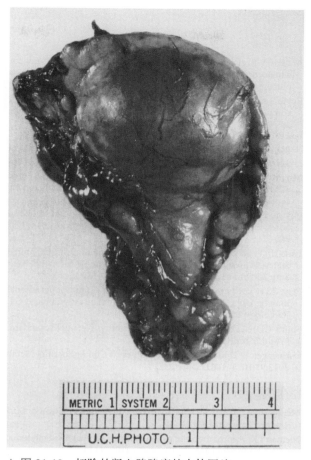

▲ 图 31-10　切除的肾上腺腺瘤的大体图片

B. 双侧结节增生

很少有专家建议切除双侧肾上腺,因为血压下降只是暂时的,电解质失衡可能会持续存在。推荐内科治疗。

C. 医疗

如果必须推迟手术,或者是有轻微高血压的老人,或者是双侧增生推荐使用螺内酯(螺内酯),12.5~25mg,每日口服一次。依普利酮是一种选择性较高但药效较差的替代性盐皮质激素受体拮抗剂。阿米洛利是一种保钾利尿剂,每日最多可服用 20~40mg。联合其他降压药治疗是必要的。

▶预后

肾上腺腺瘤切除后,低钾血症消失。50% 的患者在没有降压药的帮助下血压恢复正常。肾上腺双侧结节增生不能手术治疗,内科治疗效果参差不齐。

（汤坤龙　翻译　李黎明　审校）

参考文献

一般共识

Autorino R et al: Open versus laparoscopic adrenalectomy for adrenocortical carcinoma: A meta-analysis of surgical and oncologic outcomes. Ann Surg Oncol 2016;23:1195–1202.

Bovio S et al: Prevalence of adrenal incidentaloma in a contemporary computerized tomography series. J Endocrinol Invest 2006; 29:298–302.

Brandao LF et al: Robot-assisted laparoscopic adrenalectomy: Step-by-step technique and comparative outcomes. Eur Urol 2014;66:898–905.

Mir MC et al: Comparative outcomes of laparoscopic and open adrenalectomy for adrenocortical carcinoma: Single, high-volume center experience. Ann Surg Oncol 2013;20:1456–1461.

Osswald A et al: Favorable long-term outcomes of bilateral adrenalectomy in Cushing's disease. Eur J Endocrinol 2014; 171: 209–215.

Park HS et al: Outcomes from 3144 adrenalectomies in the United States: Which matters more, surgeon volume or specialty? Arch Surg 2009;144:1060–1067.

Pena CS et al: Characterization of indeterminate (lipid-poor) adrenal masses: Use of washout characteristics at contrast-enhanced CT. Radiology 2000;217:798–802.

Smith CD et al: Laparoscopic adrenalectomy: New gold standard. World J Surg 1999;23:389.

Swearingen B: Update on pituitary surgery. J Clin Endocrinol Metab 2012;97:1073–1081.

偶发瘤

Mandeveille J, Moinzadeh A: Adrenal ncidentalomas. Lesson 4, AUA Update Series 2010;29:34–39.

Nieman LK: Approach to the patient with an adrenal incidentaloma. J Clin Endocrinol Metab 2010;95(9):4106–4113.

NIH. NIH state-of-the-science statement on management of the clinically inapparent adrenal mass ("indidentaloma"). NIH Consensus State Sci Statements 2002;19:1–25.

Pantalone KM et al: Change in adrenal mass size as a predictor of a malignant tumor. Endocr Pract 2010;16:577–587.

Young WF Jr: Clinical practice: The incidentally discovered adrenal mass. New Engl J Med 2007;356:601–610.

Zeiger MA et al: American Association of Clinical Endocrinologists and American Association of Endocrine Surgeons Medical Guidelines for the management of adrenal incidentalomas: Executive summary of recommendations. Endocr Pract 2009; 15:450–453.

库欣综合征与肾上腺皮质肿瘤

Atkinson AB: The treatment of Cushing's syndrome. Clin Endocrinol (Oxford) 1991;34:507.

Azoury SC et al: Computed tomography in the management of adrenal tumors: Does size still matter? J Comput Assist Tomogr 2017;41:628–632.

Boushey RP, Dackiw AP: Adrenal cortical carcinoma. Curr Treat Options Oncol 2001;2:355.

Colao A et al: A 12-month phase 3 study of pasireotide in Cushing's disease. New Engl J Med 2012;366:914–924.

Decker RA et al: Eastern Cooperative Oncology Group Study 1879: Mitotane and adriamycin in patients with advanced adrenocortical carcinoma. Surgery 1991;110:1006.

Doherty GM et al: Time to recovery of the hypothalamic-pituitary-adrenal axis after curative resection of adrenal tumors in patients with Cushing's syndrome. Surgery 1990;108:1085.

Elamin MB et al: Accuracy of diagnostic tests for Cushing syndrome: A systematic review and meta-analyses. J Clin Endocrinol Metab 2008;93:1553–1562.

Feelders RA et al: Pasireotide alone or with cabergoline and ketoconazole in Cushing's disease. New Engl J Med 2010;362:1846–1848.

Findling JW, Raff H: Diagnosis and differential diagnosis of Cushing's syndrome. Endocrinol Metab Clin North Am 2001;30:729.

Fleseriu M et al: A new therapeutic approach in the medical treatment of Cushing's syndrome: Glucocorticoid receptor blockade with mifepristone. Endocr Pract 2013;19:313–326.

Grossman A et al: Therapy of endocrine disease: Perspectives on the management of adrenal insufficiency: Clinical insights from across Europe. Eur J Endocrinol 2013;169:165–175.

Grus JR, Nelson DH: ACTH-producing pituitary tumors. Endocrinol Metab Clin North Am 1991;20:319.

Lacroix A et al: Cushing's syndrome. Lancet 2015;386:913–927.

Luton JP et al: Clinical features of adrenocortical carcinoma, prognostic factors, and the effect of mitotane therapy. New Engl J Med 1990;322:1195.

Mandeveille J, Moinzadeh A: Adrenal incidentalomas. AUA Update Series, Lesson 4, 2010;29:34–39.

Mendiratta-Lala M et al: Efficacy of radiofrequency ablation in the treatment of small functional adrenal neoplasms. Radiology 2010; 258(1):308–316.

Ng L, Libertino JM: Adrenocortical carcinoma diagnosis, evaluation and treatment. J Urol 2003;169:5.

Nieman LK et al: The diagnosis of Cushing's syndrome: An Endocrine Society Clinical Practice Guideline. J Clin Endocrinol Metab 2008;93(5):1526–1540.

Nieman LK et al: Treatment of Cushing's syndrome: An Endocrine Society Clinical Practice Guideline. J Clin Endocrinol Metab 2015;100:2807–2831.

Nieman LK: Cushing's Syndrome: Update on signs, symptoms and biochemical screening. Eur J Endocrinol 2015;173:33–38.

Raff H, Findling, JW: A physiologic approach to diagnosis of the Cushing syndrome. Ann Intern Med 2003;138:980.

Stratakis CA: Cushing syndrome in pediatrics. Endocrinol Metab Clin North Am 2012;41:793–803.

Styne DM et al: Treatment of Cushing's disease in childhood and adolescence by transsphenoidal microadenomectomy. New Engl J Med 1984;B310:889.

Trainer PJ, Grossman A: The diagnosis and differential diagnosis of Cushing's syndrome. Clin Endocrinol (Oxford) 1991;34:317.

Tyrrell JB et al: An overnight high-dose dexamethasone suppression test: Rapid differential diagnosis of Cushing's syndrome. Ann Intern Med 1986;104:180.

肾上腺雄激素综合征

Abiven G et al: Clinical and biological features in the prognosis of adrenocortical cancer: Poor outcome of cortisol-secreting tumors in a series of 202 consecutive patients. J Clin Endocrinol Metab 2006;91:2650–2655.

Else T et al: Adrenocortical carcinoma 2014;35:282–326.

Krone N, Hanley NA, Arlt W: Age-specific changes in sex steroid biosynthesis and sex development. Best Pract Res Clin Endocrinol Metab 2007;21:393–401.

Siegel SF et al: ACTH stimulation tests and plasma dehydroepiandrosterone sulfate levels in women with hirsutism. New Engl J Med 1990;323:849.

Speiser PW et al: Congenital adrenal hyperplasia due to steroid 21-hydroxylase deficiency: An Endorcrine Society Clinical Practice Guideline. J Clin Endocrinol Metab 2010;95:4133–4160.

Webb EA et al: Current and novel approaches to children and young people with congenial and renal hyperplasia and adrenal insufficiency. Best Practice Res Clinical Endocrinol Metab 2015;29: 449–468.

White PC: Optimizing newborn screening for congenital adrenal hyperplasia. J Pediatr 2013;163:10–12.

31

原发性醛固酮增多症

Conn JW et al: Normokalemic primary aldosteronism. A detectable cause of curable "essential" hypertension. JAMA 1965;193: 200–206.

Funder JW et al: The management of primary aldosteronism: Case detection, diagnosis, and treatment: An Endocrine Society Clinical Practice Guideline. J Clin Endocrinol Metab 2016;101:1889–1916.

Ganguly A: Primary aldosteronism. New Engl J Med 1998;339:1828.

Gomez-Sanchez CE: Primary aldosteronism and its variants. Cardiovasc Res 1998;37:8.

Gordon RD: Primary aldosteronism. J Endocrinol Invest 1995; 18:495.

Parthasarathy HK et al: A double-blind, randomized study comparing the antihypertensive effect of eplerenone and spironolactone in patients with hypertension and evidence of primary aldosteronism. J Hypertens 2011;29:980–990.

Rossi GP et al: A prospective study of the prevalence of primary aldosteronism in 1,125 hypertensive patients. J Am Coll Cardiol 2006; 48:2293–2300.

Rossi GP et al: Long-term control of arterial hypertension and regression of left ventricular hypertrophy with treatment of primary aldosteronism. Hypertension 2013;62:62–69.

Rossi GP et al: The adrenal vein sampling international study (AVIS) for identifying the major subtypes of primary aldosteronism. J Clin Endocrinol Metab 2012;97:1606–1614.

Shen WT et al: Laparoscopic vs open adrenalectomy for the treatment of primary hyperaldosteronism. Arch Surg 1999;134:628.

Siren J et al: Laparoscopic adrenalectomy for primary aldosteronism. Surg Laparosc Endosc 1999;9:9.

Sukor N et al: Improved quality of life, blood pressure, and biochemical status following laparoscopic adrenalectomy for unilateral primary aldosternism. J Clin Endocrinol Metab 2010;95: 1360–1364.

Vallotton MB: Primary aldosteronism. Part I. Diagnosis of primary hyperaldosteronism. Clin Endocinol (Oxford) 1996;45:47.

Vallotton MB: Primary aldosteronism. Part II. Differential diagnosis of primary hyperaldosteronism and pseudoaldosteronism. Clin Endocrinol (Oxford) 1996;45:53.

Young WF Jr et al: Primary aldosteronism: Adrenal venous sampling. Surgery 1996;120:913.

31

第32章 肾脏疾病

David B. Bayne, Jack W. McAninch, Thomas Chi

先天性肾脏异常

先天性异常在肾脏中的发生频率高于其他任何器官。有些异常不会引起肾功能异常，但是很多（如发育不全、多囊肾）会导致肾功能损害。已经发现，具有与同侧骨骼发育不良相关的外耳严重畸形的儿童，易于出现与畸形同侧的先天性肾脏畸形（如异位、发育不全）。也发现乳头的侧向移位与双侧肾发育不全有关。

与先天性脊柱侧凸和后凸畸形相关的肾脏发育不全、异位、畸形和重复的发生率很高。单侧发育不全和不典型增生通常与肛门闭锁相关。为了更好地了解这些先天性异常，请参阅第2章中有关肾脏的胚胎学和发育的讨论。

肾脏缺如

双侧肾发育缺陷极为罕见；报告的病例不超过400例，估计发病率为0.013%（Thomas and Mc Cullough，2017）。通常，儿童无法在这种情况下幸存下来，但有一个例外情况是，从妊娠23周开始，连续输注羊水可以存活到新生儿以后。这样一来，孩子出生后就可以通过腹膜透析生存，为1岁时进行肾移植做准备（Bienstock et al，2014）。这种情况似乎没有任何诱因。胎儿超声检查发现羊水过少时，应在产前怀疑该异常。通常存在肺发育不全和面部畸形（Potter相）。腹部超声检查通常可以确定诊断。

单侧肾脏缺失估计每10 000例新生儿中有4例发生（Laurichesse Delmas et al，2017）。在某些情况下，这可能是因为输尿管芽（从中肾管）未发育，或者如果发育，则没有发育至后肾（成人肾）。没有引流系统，后肾会萎缩。在50%的病例中，未形成肾脏的一侧不存在输尿管，尽管可能会发现输尿管盲道（见第2章）。

肾脏发育不全常无症状；通常是在腹部或肾脏放射检查时偶然发现的。即使在检查膀胱时不存在输尿管，也没有可见的输尿管口，要明确诊断并不容易，因为可能存在肾脏，但被异位的输尿管引流（进入尿道、精囊或阴道）。欲确定诊断，则应通过同位素扫描、超声检查和CT进行诊断。

对侧肾感染、肾积水和结石的发生率增高。与该缺陷相关的其他器官先天性异常包括心脏、椎骨和肛门异常及长骨、手和生殖器异常。

肾发育不全

发育不全意味着肾脏缩小。肾脏的总质量可能会以不相等的方式进行划分，在这种情况下，一个肾脏较小，而另一个肾脏相应地比正常更大。这些先天性小肾脏中的一些被病理证实是发育不良的。在胎儿酒精综合征的婴儿中观察到单侧或双侧肾发育不全，并且在宫内可卡因暴露的婴儿中有肾脏异常的报道。

肾发育不全与获得性肾萎缩的鉴别是困难的。萎缩性肾盂肾炎通常显示出肾盏的典型变形。即使没有感染，婴儿的输尿管反流也可能导致肾脏变小。肾动脉狭窄也可导致肾脏缩小。

发育不全的肾脏具有较小的肾动脉和分支，

并伴有高血压,可通过肾脏切除术缓解。选择性肾脏静脉造影有助于区分先天性肾脏缺失和不可见的萎缩肾。

多肾脏畸形

第三个肾脏的存在非常罕见。至于一个人有四个独立的肾脏的情况,在文献中只有 5 次报道(Keskin et al, 2014)。一定不要将多肾脏畸形与一个肾脏中肾盂的重复(或重复肾盂)相混淆,后者并不罕见。

发育不良和多囊肾

肾发育不良有多种表现。新生儿的多囊肾通常是单侧的、非遗传性的,其特征是不规则分叶的囊肿。输尿管通常不存在或闭锁。它可能是肾单位和集合系统的错误连接导致。最多只能观察到几个肾小球和肾小管。唯一的发现是在胁部可见不规则的肿块。泌尿道造影未显示任何异常,但在某些情况下,可能会注意到一些不透射线的液性区域。如果患囊肿的肾脏很大,通常其对侧肾是正常的。然而,当患肾较小时,对侧肾脏容易出现异常。囊性的病变表现可以通过超声检查来发现,并可以进行诊断。如果医师认为已做出正确诊断,则无须治疗。如果诊断不清,可以考虑选择肾切除术。已报道多囊性肾发育不良的肿瘤性改变,但最后被认为是良性疾病。在 30 年间随访的 300 例多囊性增生性肾脏疾病患者中,未发现恶性肿瘤(Eickmeyer et al, 2014)。

多囊肾通常与对侧肾和输尿管异常相关。对侧输尿管盆腔交界处梗阻是常见问题之一。需要对两个肾脏进行诊断评估才能确定异常发育的总体状况。

肾实质发育不良也可能与输尿管梗阻或反流有关,后者可能在怀孕初期就出现了。被先天性输尿管囊肿阻塞的肾脏上极的节段性肾损害相对常见。它也可能在后尿道瓣膜严重阻塞的尿道中发现。在这种情况下,病变可能是双侧的。

在显微镜下,肾实质是"结构紊乱的",可以看到肾小管和肾小球囊肿。这些元素提示是胎儿类型的多囊肾。常常还能见到软骨化岛。共同原因似乎是胎儿期梗阻。

成人型多囊肾

成人型多囊肾是常染色体显性遗传性疾病,几乎总是双侧的(95% 的病例)。婴儿中遇到的疾病与成人中发现的疾病不同,尽管文献曾报道少数成人类型的婴儿患者。前者是常染色体隐性遗传疾病,寿命短,而成年后诊断为常染色体显性遗传。通常直到 40 岁以后才会出现症状。肝,脾和胰腺的囊肿可能与这两种形式相关。肾脏比正常大,并且散布着各种大小不等的囊肿。

▶病因和发病机制

有证据表明,囊肿的发生是由于集合管和泌尿小管的发育异常,以及它们的结合机制方面的缺陷。与功能性肾小球相连的分泌小管为盲端而变为囊性。随着囊肿的扩大,它们压迫邻近的肾实质,肾实质局部缺血破坏,并阻塞正常的肾小管。结果是进行性肾功能损害。

▶病理

一般而言,肾脏通常会明显增大。它们的表面散布着各种大小的囊肿(图 32-1)。在切片上,

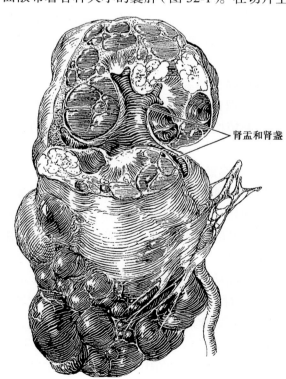

肾盂和肾盏

▲ 图 32-1 多囊肾。软组织深处和表面有多个囊肿。注意囊肿引起的肾盏变形

发现囊肿散布在整个薄壁组织中。钙化罕见。囊肿中的液体通常为琥珀色，但可能会伴有出血。

在显微镜下，囊肿的内壁由单层细胞组成。肾实质可能有肾小管周围纤维化和继发感染的表现。肾小球数量似乎减少，其中一些可能出现透明变性。肾小动脉增厚是成年型多囊肾的主要发现。

▶临床表现

A. 症状

可能出现单侧或双侧肾脏疼痛，可能是由于肾脏重量增加牵拉血管蒂、梗阻或感染或出血形成血肿而引起。肉眼或镜下可见的血尿并不罕见，也可能比较严重。原因尚不清楚。如果出现血块或结石，可能会导致绞痛。患者可能会注意到腹部肿块。

感染（寒战、发热、肾区痛）通常会使多囊肾疾病复杂化。膀胱刺激症状可能是第一个主诉。当发生肾功能不全时，会出现头痛、恶心和呕吐，虚弱和体重减轻。

B. 体征

通常可以触及一个或两个肾脏。可能触及结节。如果有感染，可能会有触痛。在这些患者中，有 60%~70% 发现高血压。需注意有无心脏扩大的体征。

如果存在肾盂肾炎或囊肿已被感染，可能会发热。在尿毒症阶段，贫血和体重减轻可能很明显。检眼镜检查可显示中度或重度高血压的典型变化。

C. 实验室检查

贫血可能是由于慢性失血引起的，或更常见的是由尿毒症引起的造血抑制所致。尿蛋白和镜下（如果不是肉眼）血尿是常见的。脓尿和细菌尿也很常见。

尿浓缩功能逐渐丧失。肾清除率测试显示不同程度的肾功能不全。初诊时，约有 1/3 的多囊肾患者为尿毒症期。

D. X 线检查

通常，两个肾脏的阴影在腹部的平片上都会增大，甚至可以增大到正常大小的 5 倍。甚至肾脏长度超过 16cm。

肾脏通常会增大，而肾小管的形态则非常怪异（蜘蛛样畸形）。肾盏变宽、变平，扩大并弯曲，倾向于环绕相邻囊肿的周围。通常，一侧肾脏可能只有轻微改变或根本没有变化，导致对侧的肾误诊为肿瘤。如果囊肿被感染，肾周炎的影像可能会掩盖肾脏甚至腰大肌阴影。

E. CT

CT 是一种出色的无创技术，可用于诊断多囊性疾病。CT 表现为充满液体的多个薄壁囊肿和肾脏增大，使用这种方法诊断的准确率明显升高（95%）。

F. 同位素扫描

扫描照片显示大的肾脏阴影中有多个"冷"的无血管区。

G. 超声检查

在诊断多囊性疾病时，超声检查似乎优于排泄性尿路造影和同位素扫描。

H. 器械检查

膀胱镜检查可能显示出膀胱炎的迹象，在这种情况下，尿液中会含有异常成分。可能会见到输尿管口出血。很少用到输尿管插管和逆行尿路造影。

▶鉴别诊断

双侧肾积水（由先天性或获得性输尿管梗阻引起）可能表现为双侧腹部肿块和肾功能损害的迹象，但超声检查显示的改变与多囊肾的改变完全不同。

双侧肾肿瘤很少见，但在尿路造影上可以与多囊肾相似。肿瘤通常位于肾脏的一部分，而囊肿则相当分散。单侧肿瘤的总肾功能应该是正常的，但在多囊肾患者中通常会降低。有时可能需要 CT 以区分这两种情况。

von Hippel-Lindau 病（血管瘤性小脑囊肿、视网膜血管瘤病以及胰腺肿瘤或囊肿）可能会发展为双肾多发性囊肿或腺癌。合并症状的出现可以确认诊断。CT、血管造影、超声检查或闪烁照相检查可以明确诊断。

结节性硬化症（抽搐性癫痫，智力低下和皮脂腺腺瘤）的典型特征是错构瘤，通常累及皮肤、大脑、视网膜、骨骼、肝脏、心脏和肾脏（见第

21 章）。肾脏病变通常为多发性和双侧性，显微镜下可见血管平滑肌脂肪瘤（angiomyolipomas，AML）。其他并发症的存在以及使用 CT 或超声检查应进行鉴别诊断。

单纯性肾囊肿（见下一节）通常是单侧的和单发的，总肾功能应正常，尿路造影通常显示单个病变（图 32-2），而多囊肾则是双侧的，并且有多个充盈缺损。

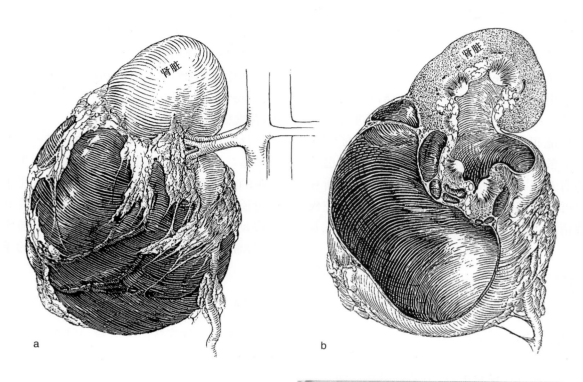

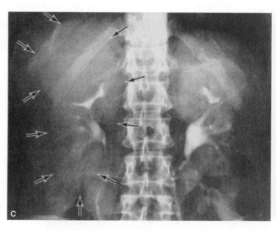

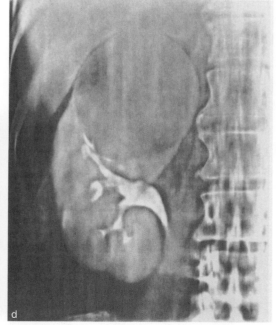

▲ 图 32-2　单纯囊肿

a：大囊肿位于下极。b：肾脏切片显示一个大囊肿和几个小囊肿。c：显示右肾上极软组织肿块的排泄性尿路造影。囊肿引起的上盏延长和变形。d：肾脏造影显示肾上极有大囊肿，使上肾盏变形，并使肾脏上部侧向移位

▶并发症

由于不明的原因,肾盂肾炎是多囊肾疾病的常见并发症,其也可能是无症状的,尿液中的脓细胞可能很少或不存在。染色涂片或定量培养可以明确诊断。尽管 CT 是诊断和随访脓肿的最准确方法,但柠檬酸镓[67]扫描将显示包括脓肿在内的感染部位(Browne et al,2004)。

囊肿的感染与肾区疼痛和压痛以及发热反应有关。在囊肿感染和肾盂肾炎之间进行鉴别诊断可能很困难,但再次进行镓扫描被证实是有帮助的。使用 18-氟脱氧葡萄糖的 PET 也已成为有意义的一种检查方法,可以准确诊断和定位可疑的感染性肾囊肿(Calvet,2015)。在极少数情况下,严重血尿可能发展迅速,甚至危及生命。

▶治疗

A. 一般治疗

患者应低蛋白饮食[0.5~0.75g/(kg·d)的蛋白质摄入],并每日摄入≥3 000ml 的液体。在合理的范围内进行体育锻炼,但禁止剧烈运动。当患者处于绝对肾功能不全的状态时,无论出于任何原因,都应将其与尿毒症一样对待。高血压应得到控制。可能需要进行血液透析。

B. 手术治疗

没有证据表明囊肿切除或囊肿减压可改善肾功能。如果发现大的囊肿压迫了上输尿管,导致阻塞并进一步干扰了肾功能,则应切除或抽吸治疗。当肾功能不全的程度危及生命时,应考虑进行慢性透析或肾移植。

C. 药物治疗

传统上,成人多囊肾疾病多采用保守的和支持性的治疗。血管升压素 V2 受体拮抗剂(如托伐普坦)正在作为可能的药物进行研究,可通过减少肾囊肿细胞增殖来减缓疾病进展。但该类药物具有潜在的转氨酶升高和肝毒性的不良反应(Barnawi et al,2018)。

D. 并发症的治疗

肾盂肾炎必须严格治疗,以防止进一步的肾脏损害。囊肿的感染需要手术引流。如果一个肾脏的出血严重到可能危及生命,则必须考虑进行肾脏切除术或肾脏血管栓塞术,或者最好是节段动脉栓塞术,以挽救生命。一些伴随疾病(如肿瘤,结石阻塞)可能需要进行彻底的手术治疗。

▶预后

儿童时出现症状的多囊肾,其预后很差。大多数在 35 岁之后出现临床体征和症状的患者预后较好。尽管差异很大,但除非能够进行透析或进行肾移植,否则这些患者在做出诊断后的寿命很少会超过 10 年。

单纯性(单发)肾囊肿

单纯性肾囊肿(图 32-2,图 32-3)通常是单侧的和单发的,也可能是多发的和多囊的,但双侧的则很少。在临床和病理上,它与多囊肾不同。

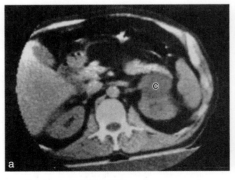
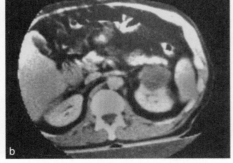

▲ 图 32-3　左侧肾囊肿

a:CT 显示一个均匀的低密度肿块,起源于左肾的前唇,位于胰尾的后面。CT 值与水相似,提示为单纯性肾囊肿。b:静脉注射造影剂后,肿块的 CT 值没有增加,进一步证实了其良性囊肿性质

▶病因和发病机制

单纯性囊肿是先天性还是后天性尚不清楚。它的起源可能与多囊肾相似。差异可以仅仅是程度不同而已。另一方面,通过引起肾小管阻塞和局部缺血在动物体内产生了单纯的囊肿。这表明该病变可以是获得性的。

随着单纯性囊肿的生长,它会压迫并可能破坏肾实质,但很少破坏较多的肾脏组织,以致肾功能受损。某些单发囊肿的发生位置会压迫输尿管,从而引起进行性肾积水。感染可能会使疾病复杂化。

获得性肾脏囊性疾病可能会因慢性透析而引起。偶尔会发现囊肿的自发消退。

▶病理

单纯性囊肿通常累及肾脏的下极。那些产生症状的患者,囊肿平均直径约 10cm,但有一些囊肿大到足以占据整个侧腹部。它们通常含有透明的琥珀色液体。它们的壁很薄,囊肿的外观为"蓝色圆顶"样。偶尔可见囊壁钙化。约有 5% 的液体含有出血性液体,其中可能有一半的囊壁合并乳头状肾细胞癌(renal cell carcinoma, RCC)。

单纯性囊肿通常是浅表的,但可能位于较深的位置。当囊肿位于肾脏内部深处时,囊肿壁与肾盏或肾盂的黏膜相邻,很难将其从中分离出来。囊肿不与肾盂相通(图 32-2)。镜检囊肿壁可见严重的纤维化和透明化,可以看到钙化区域,邻近的肾组织被压缩并被纤维化。已报告多例儿童单纯性囊肿,但是,大的囊肿在儿童中很少见。因此必须排除癌症的存在。

输尿管造影可将多房肾囊肿与肿瘤混淆。超声检查通常可以做出诊断。有时可能需要 CT 和 MRI。

单纯性肾囊肿的 Bosniak 分类有助于根据影像学标准确定恶性肿瘤的风险。Ⅰ 型囊肿简单而壁光滑,有透明液体;Ⅱ 型囊肿也是良性的,但可能有少量的分隔和小的边缘钙化;Ⅲ 型囊肿更复杂,有更多钙化,分隔增加和囊壁厚。Ⅳ 型囊肿的壁不规则增厚,经常有钙化,并且在囊肿内部可能发现肿块,提示癌变可能。研究结果已被用作诊断肾癌的指南引用。随着囊肿复杂性的增加,恶性肿瘤的患病率也随之增加,按照 Bosniak 分型的 Ⅰ、Ⅱ、ⅡF、Ⅲ、Ⅳ 型,合并恶性率分别为 3.2%、6%、6.7%、55.1% 和 91%(Sevcenco et al, 2017)。

▶临床表现

A. 症状

侧腹部或背部的疼痛(通常是间歇性和钝痛)常见。如果出血突然牵张囊壁,可能会突然加重疼痛。偶尔会出现胃肠道症状,并可能被考虑为消化性溃疡或胆囊疾病。尽管这种大小的囊肿是罕见的,但患者可能会在腹部发现肿块。如果囊肿被感染,患者通常会主诉为全身乏力和发热。

B. 体征

体格检查通常是正常的,尽管有时可能会触诊或叩诊到肾脏区域的肿物。如果囊肿被感染,可能会引起侧腹部的压痛。

C. 实验室检查

尿常规通常是正常的。镜下血尿罕见。除非囊肿多发且双侧(罕见),否则肾功能检查正常。即使面对一个肾脏的广泛破坏,另一肾脏的代偿性肥大也将维持正常的总肾功能。

D. CT

CT 似乎是区分肾囊肿和肿瘤的最准确方法(图 32-3)。囊肿的密度近似水,而肿瘤的密度与正常的实质相似。静脉注射造影剂会使实质强化,但囊肿仍不受影响。囊壁与肾实质明显分界,肿瘤的表现则不同,囊肿的壁很薄,而肿瘤的壁却相对较厚。在许多情况下,CT 可能会在囊肿和肿瘤的分辨中很好地取代囊肿穿刺活检。

E. 肾脏超声检查

肾脏超声检查是一种无创性诊断技术,可在很高比例的病例中区分囊肿和实体瘤。如果超声检查结果也与囊肿一致,可以在超声检查的控制下将针插入囊肿并抽吸。为了提高超声的准确性,超声造影(contrast enhanced ultrasound, CEUS)已被提议作为一种手段来检测肾囊肿的增强检查,并避免需要进一步的 CT 或 MRI 检查(Gulati et al, 2015)。

F. 同位素扫描

同位素扫描清楚地描绘了肿块,但未将囊肿与肿瘤区分开。扫描通过注射一种名为司他比的药物而实现,显示该肿物区确实是无血管的。

G. 经皮囊肿抽吸术和囊内造影术

如果影像检查结果对囊肿和肿瘤的鉴别有所怀疑,可以进行抽吸术(见下文"治疗"部分)。

▶鉴别诊断

肾癌也呈占位性病变,但倾向于位于器官更深处,因此导致更多的肾盏变形。血尿常见于肿瘤,罕见于囊肿。表现为一个实体瘤覆盖在腰肌上,肌肉的边缘在平片上显示不清;然而,该边缘可以通过囊肿看到。转移的证据(即体重和力量下降、可触及的锁骨上淋巴结、显示转移结节的胸片)、红细胞增多症、高钙血症和沉淀率增高表明为癌症。然而,必须记住,单纯性囊肿的壁可能会发生癌变。超声、CT 或 MRI 在鉴别诊断中几乎是决定性的。明智的做法是假设肾脏的所有占位性病变都是癌症,除非得到证实其不是恶性病变。

多囊肾几乎都是双侧的。弥漫性肾盏和肾盂变形是常见的。单纯性囊肿通常是孤立的和单侧的。多囊肾病通常伴有肾功能损害和高血压;单纯性囊肿则不同。

肾脓肿很少见。可能会在发热和局部疼痛发作前几周有皮肤感染史。肾脏的 CT 通常看出脓肿的表现。肾脏可能是固定的;这可以通过比较患者仰卧和直立时肾脏的位置来证明。血管造影显示无血管病变。[67]镓扫描显示病变的炎症性质,但感染的单纯性囊肿可能有类似的外观。

肾积水可能会表现出与单纯性囊肿相同的症状和体征,但尿路造影却有很大不同。囊肿导致肾盏扭曲;肾积水时,由于梗阻导致肾盏和肾盂扩张。急性或亚急性肾积水通常会产生更多的局部疼痛,因为肾盂内压增加,更容易并发感染。

肾外肿瘤(如肾上腺、混合腹膜后肉瘤)可能会挤压肾脏,但很少侵犯肾脏并扭曲其肾盏。如果肾脏的棘球蚴囊肿与肾盂不相通,可能很难将其与孤立的囊肿区分开来,因为尿液中不会出现头节或钩状物。包虫囊肿的壁在 X 线检查中经常显示钙化(图 14-5)。棘球蚴病皮肤过敏试验(卡索尼皮内实验)可能会有帮助。

▶并发症(少见)

单纯性囊肿的自发性感染很罕见,但一旦发生,很难与肾皮质脓肿相鉴别。囊肿有时会出血。如果突然发作,会引起剧烈疼痛。出血可能是由囊肿壁上出现的复杂癌引起的。

如果下极囊肿压迫输尿管,可能会出现肾积水。这本身可能会因肾盂中的内压升高而引起疼痛。这种梗阻可能导致肾脏感染。

▶治疗

A. 具体措施

1. 如果肾脏超声、CT 和 MRI 不能得出明确的诊断,可能需要肾血管造影或针吸囊肿。如果需要抽吸,可以在超声引导下进行。透明液体是良性囊肿的特征,应通过细胞学评估来证实。在一些医疗中心,造影剂在抽吸后被注射到囊肿内,以便对囊肿壁进行更彻底的评估。光滑的囊壁,支持良性囊肿的诊断。如果吸出物含有血液,应考虑手术探查,因为囊肿癌变的可能性很大。

2. 如果可以明确诊断,应该考虑不要干预囊肿,因为囊肿很少损害肾脏。超声在囊肿患者的随访中是有用的。

B. 并发症的治疗

如果囊肿继发感染,应进行强化抗菌治疗;已经发现抗微生物药物在囊液中的浓度非常低。所以经常需要经皮引流。当经皮引流失败时,囊肿壁肾外部分的外科切除和引流是可治愈的。

如果出现肾积水,切除梗阻囊肿将缓解输尿管梗阻。受累肾脏的肾盂肾炎应提示继发于输尿管引流受损的集合系统淤滞,囊肿的切除和随之而来的集合系统压力降低使得抗菌治疗更加有效。

▶预后

单纯性囊肿可以用超声和 CT 诊断非常准确。早期超声检查被推荐作为监测囊肿大小、形态和内部密度变化的方法。如果可疑恶性,则可进行 CT,必要时可进行抽吸以确定诊断。大多数囊肿诊断并不困难。

融合肾畸形

大约每 1 000 人中有 1 人有某种类型的肾融合;最常见的类型是"马蹄形"肾。融合的肾实质几乎总是包含两个排泄系统,因此包含两条输尿管。肾组织可以均匀分布于两侧,或者整个可以在一侧。即使在后一种情况下,两条输尿管在膀胱的正常位置开口。

▶病因和发病机制

两个后肾的融合似乎发生在胚胎的早期,此时肾脏位于骨盆的下方。由于这个原因,它们很少上升到正常肾脏所在的位置。它们甚至可能留在真骨盆里。在这种情况下,这种肾脏可能从该区域的许多血管(如主动脉、髂动脉)获得血液供应。虽然马蹄形肾通常被描述为由肠系膜下动脉(inferior mesenteric artery,IMA)支撑在骨盆中,但仅在 40% 的病例中发现马蹄肾的峡部低于 IMA(Taghavi et al,2016)。在同时伴有异位肾和融合肾的患者中,78% 有泌尿系统外解剖异常,65% 有其他泌尿生殖系统缺陷。

▶病理(图 32-4)

因为肾脏融合早,不能发生正常旋转;因此,每个肾盂位于其肾脏的前表面。因此,输尿管必须跨过马蹄形肾的峡部或穿过融合肾的前表

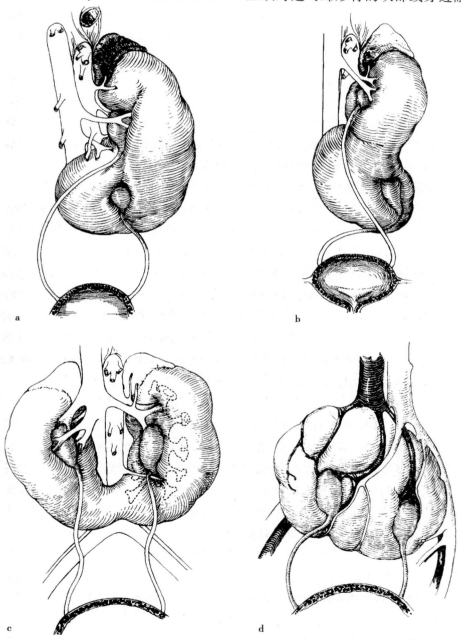

▲ 图 32-4 融合肾

a:交叉异位融合肾。融合肾位于左侧。右侧输尿管必须越过中线。b:S 形肾。c:马蹄肾。肾盂在前面。注意迷走动脉阻塞左侧输尿管和肾脏的下部。d:盆腔融合肾。位于肾盂前面。注意异常的血液供应

面。一定程度的输尿管压迫可能由此或由一个或多个异常血管阻塞引起。肾积水和感染的发生率很高。膀胱输尿管反流（vesicoureteral reflux，VUR）经常与融合肾相关。

马蹄肾中，峡部通常连接每个肾的下极；每个肾脏都低于正常水平。这些肾组织的轴线是垂直的，而正常肾脏的轴线与脊柱倾斜，因为它们沿着腰肌的边缘。在极少数情况下，两个肾融合成一个包含两个肾盂和两条输尿管的肿块。肿块可能位于中线，以便在适当的位置开口于膀胱（交叉异位融合肾）。

▶ 临床表现

A. 症状

大多数融合肾的患者没有症状。然而，有些人出现输尿管梗阻。可能会出现类似消化性溃疡、胆结石或阑尾炎的胃肠道症状（肾消化反射）。如果出现输尿管梗阻、肾积水或结石，很容易发生感染。

B. 体征

体检结果通常是阴性的，除非能发现异位的肾脏。对于马蹄形肾，触诊可能发现腰椎（峡部）前方的肿块。在交叉异位的情况下，可以在胁腹部或下腹部触诊到肿块。

C. 实验室检查

尿常规正常，除非有感染。除非每个融合的肾脏中同时患有疾病，否则肾功能是正常的。

D. X 线检查

在马蹄肾的情况下，如果在平片上可见，两个肾的轴平行于脊柱。有时，峡部是可以识别的。平片也可以显示一个侧面大的软组织肿块，但另一侧没有肾影。排泄性尿路造影可确定肾实质是否正常。肾组织密度的增加可以使肾的位置或结构更加明显。尿路造影可显示肾盂和输尿管。

1. 马蹄肾的肾盂位于其肾脏的前表面，而正常肾的肾盂位于其内侧。马蹄形肾诊断的最有价值的线索，是在下极指向中间并且位于输尿管中间的区域存在肾盏（图 32-4）。

2. 交叉异位融合肾显示两条肾盂和两条输尿管。一条输尿管必须穿过中线，以便在适当的位置开口于膀胱（图 32-4）。

3. 盘状或团块形融合肾可能整体位于骨盆内（盆腔融合肾），但它的输尿管和肾盂仍然可见（图 32-4）。盆腔融合肾可能会压迫膀胱顶部。

CT 清楚地勾勒出肾脏肿块，但并不是诊断所必需。对于盆腔融合肾或位于单侧的融合肾，在输尿管导管置入的情况下拍摄的平片给出了诊断的第一个提示。逆行尿路造影显示肾盂的位置，并显示与感染或梗阻相适应的变化。肾脏扫描可显示肾脏及其轮廓，超声也是如此。

▶ 鉴别诊断

旋转不良的独立肾脏可能会与马蹄肾混淆。它们位于腰肌的边缘，而马蹄形肾的轴线平行于脊柱，下极位于腰肌上。马蹄形肾峡部的肾盏指向中间，靠近脊柱。

排泄性尿路造影中，如果其中一条输尿管明显阻塞，会导致肾、肾盂和输尿管的一部分无法显示。穿刺尿路造影或逆行尿路造影可显示肾脏肿块的两个排泄道。

▶ 并发症

由于异常肾血管的高发生率以及一条或两条输尿管必须在肾组织周围或上方形成拱形，融合的肾易于发生输尿管梗阻。因此，肾积水、结石和感染是常见的。一个巨大的融合肾占据了骶骨的凹面，可能会导致难产。

▶ 治疗

除非出现梗阻或感染，否则不需要治疗。马蹄形肾的引流可以通过分裂其峡部来改善。如果马蹄肾的一极严重受损，可能需要手术切除。

▶ 预后

大多数情况下，预后是很好的。如果发生输尿管梗阻和感染，必须通过手术手段改善肾引流，以便抗菌治疗有效。

异位肾

先天性异位肾通常不会引起任何症状，除非

出现输尿管梗阻或感染等并发症。

▶单纯异位

单纯性先天性异位肾通常是指正常一侧的低位肾未能上升到正常位置,它可能位于骨盆边缘或骨盆内,很少会在胸部发现。异位肾的血液供应来自邻近的血管,输尿管很短,容易出现输尿管梗阻和感染,可能导致疼痛或发热。有时,这种肾脏可能是可触及的,导致误诊的可能(如肠癌、阑尾脓肿)。

排泄尿路造影显示肾脏的真实位置。如果存在肾积水,则显示会更明显。输尿管没有多余部分,从而与肾下垂或获得性异位(如巨大肾上腺肿瘤移位)鉴别。梗阻和感染可能会使简单的异位肾复杂化,应采取适当的方法进行治疗。

交叉性不融合异位肾

在交叉性不融合异位肾中,肾脏位于身体的另一侧,但不与正常位置的肾脏相连。除非可以看到两个不同的肾阴影,否则很难将这种情况与交叉异位融合肾相鉴别(图 32-4)。超声、血管造影术或 CT 应该能做出区分。

异常旋转

通常,当肾脏上升到腰部时,肾盂位于其前表面。后来,肾盂开始向中间倾斜。这种旋转也可能不会发生,尽管这很少导致肾脏疾病。尿路造影显示位置异常。

髓质海绵肾(肾集合小管的囊性扩张)

髓质海绵肾是一种以远端集合小管扩张为特征的先天性常染色体隐性缺陷。通常是双侧的,影响所有肾乳头,但也可能是单侧的。有时,只涉及一个乳头。小管囊性扩张也经常出现。偶发的感染和结石被视为小管中尿液瘀积的结果。认为髓质海绵肾与多囊肾疾病有关,但尚未对其联系进行深入研究。除了与中枢神经系统(CNS)、心血管系统和颅面骨骼发育先天性异常相关外,还注意到其与身体部分肥大偶尔关联(Ria et al,2017)。

唯一的症状是由感染和结石形成引起的。诊断基于排泄性尿路造影或增强扫描的结果(图 32-5)。肾盂和肾盏是正常的,但是在它们的

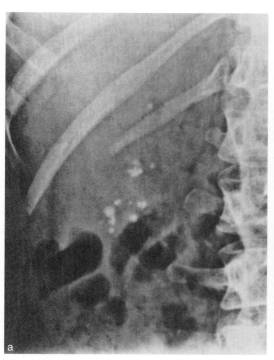
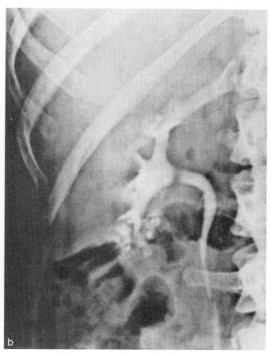

▲ 图 32-5　髓质海绵肾

a:右肾平片,中部有多个小结石。b:排泄性尿路造影显示结石与肾盏的关系。典型的肾盏很大;结石位于扩张的集合小管中

侧面可以看到扩张的（条索状的）小管；许多扩张的小管含有不透射线的圆形物质（囊状扩张）。如果有结石，平片将显示肾盏外锥体区的小而圆的结石。

鉴别诊断包括结核、愈合的乳头状坏死和肾钙质沉着症。结核通常是单侧的，尿路造影显示肾盏溃疡；细菌学研究发现结核杆菌。乳头状坏死可能在愈合阶段因钙化而变得复杂，但可以通过其典型的肾盏畸形、感染的存在以及常见肾功能受损来区分。肾钙质沉着症中的管状和实质钙化比海绵肾中的更为弥散；可发现原发性甲状旁腺功能亢进或肾小管酸中毒的症状和体征。

髓质海绵肾没有治疗方法。治疗旨在控制并发症（如肾盂肾炎和肾结石）。只有一小部分海绵肾患者出现并发症。总体预后良好。少数患者可能偶尔会排出小结石。

肾血管异常

75%~85% 的个体有单个肾动脉，有单个肾静脉的占比更高。变异的肾动脉比肾静脉更多见。异常的动脉通过肾脏的下极或跨过漏斗部会导致梗阻和肾积水。这些梗阻的原因可以在血管造影、MRI 或增强 CT 上诊断。

获得性肾脏病变

肾动脉动脉瘤

肾动脉动脉瘤通常是由退化性动脉疾病引起的，退化性动脉疾病会削弱动脉壁，从而因血管内压力使其膨隆。最常见的原因是动脉硬化或动脉纤维肌发育不良（González et al，2014），但也可能继发于创伤或梅毒。有先天性动脉瘤的报道。大多数病例是血管造影偶然发现。

除非动脉瘤压迫肾动脉，否则动脉瘤性扩张对肾脏没有有害影响，在这种情况下，预计会出现一些肾缺血，因此会出现萎缩。真正的动脉瘤可能会破裂，产生假性动脉瘤。怀孕期间尤其容易出现这种情况。腹膜后间隙中溢出的血液最终被纤维覆盖物包裹。动脉瘤可能涉及肾实质内的小动脉。它可能会破裂进入肾盂或肾盏。

大多数动脉瘤不会引起任何症状，除非发生动脉瘤破裂，在这种情况下，可能会出现严重的侧腹部疼痛，甚至休克。如果动脉瘤破裂进入肾盂，就会出现明显的血尿。常见的死亡原因是动脉瘤破裂导致的严重出血。高血压很少出现。应在肋膈角或肾动脉前方寻找杂音。如果自发性或创伤性破裂已经发生，可以在侧腹部可触诊到肿块。

腹部平片（plain abdominal radiograph）〔又称肾、输尿管及膀胱平片（kidney ureter bladder position，KUB）〕可能显示肾内或肾外环状钙化（图 32-6）。KUB 可能正常或显示肾脏萎缩。如果肾动脉出现压迫或部分阻塞，可能会出现肾功能损害。主动脉造影可以显示动脉瘤。超声、MRI 和 CT 可能会有所帮助。

除非获得病史或创伤证据，否则动脉瘤破裂和肾脏损伤的鉴别诊断是困难的。积水的肾脏可能会出现肿块，但肾脏影像学检查可以解决这个问题。

因为大量未钙化和大的钙化动脉瘤容易自发破裂，这种病变的存在是手术的指征，特别是在怀孕期间。可以考虑修复肾外动脉瘤，但并发症（如血栓形成）并不少见。如果肾内动脉瘤位于一极，则半肾切除术也是可行的。然而，如果它在器官的中心且必须切除，则需要行肾切除术。已有报道通过动脉内注射自体肌肉组织来栓塞治疗动脉瘤。血管内介入治疗失败后可注射凝血酶（González et al，2014）。少数高血压患者在手术后可能血压恢复正常。

肾梗死

肾梗死是由动脉闭塞引起的。主要原因是亚急性感染性心内膜炎、心房或心室血栓、动脉硬化、结节性多动脉炎和创伤。腹主动脉中的血栓形成过程可能会逐渐向上延伸以阻塞肾动脉。肾脏梗死可能是单侧或双侧的。

如果较小的动脉或小动脉阻塞，从这些血管接受血液的组织将首先肿胀，然后发生坏死和纤维化。如果主肾动脉闭塞，整个肾脏都会出现类似的反应。因此，肾脏会发生坏死和纤维化，可能会变得无功能和萎缩。

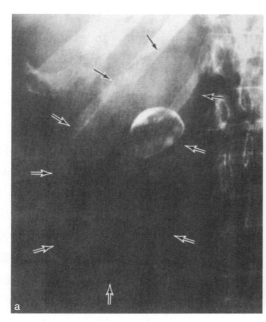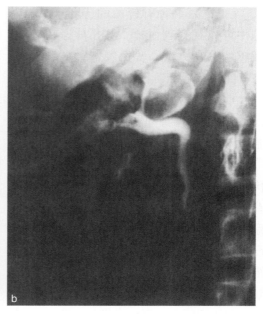

▲ 图 32-6　肾内动脉瘤

a：平片显示右肾影上方钙化结构。b：排泄性尿路造影，显示钙化肿物与肾盂和上盏有关

部分肾梗死是一种症状隐匿疾病，但它会导致腰痛和镜下血尿或肉眼血尿。突然和完全的梗死可能导致肾脏或胸部疼痛，有时会出现肉眼或显微镜下血尿，可见蛋白尿和白细胞增多。可见上皮脱落代表肾小管细胞脱落。查体可能会发现侧腹部压痛。肾脏不会因动脉闭塞而显著增大。

CT 可能无法在部分梗死的肾脏部分进行对比增强；完全梗死时，没有造影剂排出。如果怀疑完全肾梗死，放射性核素肾图将显示很少或没有放射性显像。在注射造影剂后进行的 CT 上可以看到类似的图像。即使完全丧失了功能，在极少数情况下，肾循环也可以自发恢复。肾血管造影术或 CT 可以帮助做出明确的诊断。动态钆扫描可显示受影响的肾脉管系统没有显影剂灌注。

在急性期，梗死症状很类似输尿管结石。对于结石，排泄性尿路造影也可能显示肾功能缺乏，但即使如此，小管中通常有足够的介质来获得"肾图"。完全梗死时不会出现这种情况。心脏或血管病变的证据有助于做出正确的诊断。

并发症与原发性心血管疾病引起的梗死有关，包括其他器官的栓塞。在少数情况下，高血压可能在梗死后几天或几周内发生。以后血压可能会下降。

尽管已经开展了急症手术干预，但抗凝治疗是可选择的治疗方法。研究表明，尿激酶、肝素、华法林和抗血小板剂可用于治疗栓塞（Oh et al，2016），多数情况下肾功能可以恢复。

肾静脉血栓形成

成年人肾静脉血栓形成很少见。它通常是单侧的，通常与膜性肾小球肾炎和肾病综合征有关。肿瘤或腹膜后疾病侵犯肾静脉可能是病因。肾静脉血栓形成可能是由回肠炎引起的严重腹泻患儿严重脱水和血液浓缩的并发症。血栓形成可能从腔静脉延伸到外周小静脉，也可能起源于外周静脉并扩散到肾静脉主干。严重的被动充血导致肾脏肿胀和充血。肾单位的退化随之而来。通常会有腰痛，并可能出现血尿。在胁腹部经常能触到大的有触痛的肿块。可能会出现血小板减少症，尿液含有白蛋白和红细胞。在急性期，尿路造影显示增大的肾脏中造影剂排泄不良或缺乏，可见漏斗肾盏的拉伸和变薄，肾盂中的血凝块可能会导致充盈缺损。之后，肾脏可能会萎缩。

超声显示 50% 的病例腔静脉内有血栓,受累肾脏增大。CT 也是一种有价值的诊断工具,在多数病例中可以观察到血栓。MRI 被证明是一种非常敏感的诊断方法。肾血管造影显示小动脉伸展和弯曲。在肾相阶段,肾椎体可能变得相当密集。晚期 X 线片可能显示静脉侧支。静脉造影术,最好是选择性肾静脉造影术可显示肾静脉内的血栓(图 32-7),有时也显示腔静脉内的血栓。

症状和体征类似于输尿管结石引起的梗阻。输尿管有结石应该很明显;输尿管和肾盂也应该有一定程度的扩张。输尿管血凝块梗阻必须与梗阻性结石相鉴别。

虽然过去曾建议进行血栓切除术,甚至肾切除术,但越来越清楚的是,药物治疗通常是有效的。在急性期使用肝素抗凝和长期使用华法林可以令人满意地解决大多数患者的问题。对婴儿和儿童来说,纠正液体和电解质问题以及服用抗凝剂至关重要。纤维蛋白溶解疗法也很成功。肾功能通常完全恢复。

肾动静脉瘘

肾动静脉瘘可能是先天性的(25%),也可能是获得性的。据报道,在对肾脏进行针吸活组织检查或对肾脏造成创伤后,会出现许多这样的瘘。少数发生在肾切除术后,继发于肾蒂的缝扎或结扎。这些肾动静脉瘘往往需要手术修复。一些肾动静脉瘘被认为与肾腺癌有关,它们也可能是部分肾切除术的并发症(Linte et al,2017)。

震颤经常可以被触摸到,前后都可以听到杂音。在充分检查的情况下,发现收缩压升高,脉压变宽。肾血管造影或同位素扫描可以明确诊断。CT、超声检查以及最近的彩色血流双功能超声检查尤其有用。涉及肾动脉和静脉的动静脉瘘需要手术修复或肾切除术。然而,大多数可以通过栓塞、球囊或金属支架闭塞。那些继发于肾活检的肾动静脉瘘往往会自然愈合。

动静脉瘤

已经报道的该病约有 100 例(图 32-8),大多数继发于创伤。高血压是常见的,并与高输出性

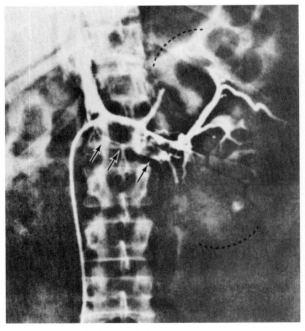

▲ 图 32-7   肾静脉血栓形成
选择性左肾静脉造影显示静脉几乎完全闭塞。静脉下极充盈缺损。注意肾脏的大小

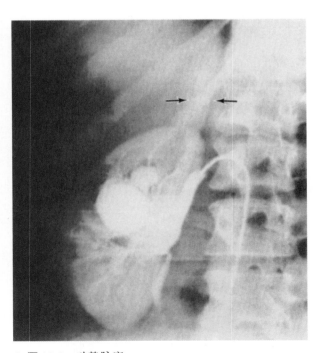

▲ 图 32-8   动静脉瘤
选择性肾血管造影。注意肾中央的动脉瘤,腔静脉迅速充盈(箭头)

心力衰竭有关。通常会有血管杂音。通常需要行肾切除术。

肾消化道瘘

已有超过 150 例肾消化道瘘被报道（Lin et al，2018）。它们通常涉及胃、十二指肠或邻近的结肠，尽管已有食管、小肠、阑尾和直肠形成瘘的报道。

潜在的原因通常是肾积脓或 RCC，它们黏附在消化道的那一部分，然后自发破裂，从而形成瘘管（图 32-9）。也有一些创伤后病例的报道。患者容易出现急性肾盂肾炎的症状和体征。尿路造影可以显示造影剂进入胃肠道。胃肠相关检查也可能揭示与肾脏的联系。治疗方法是肾切除术，关闭通向肠道的开口。

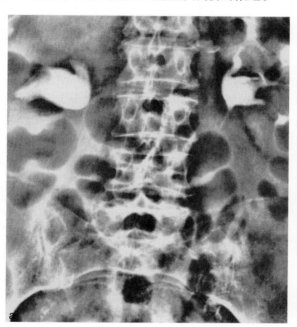
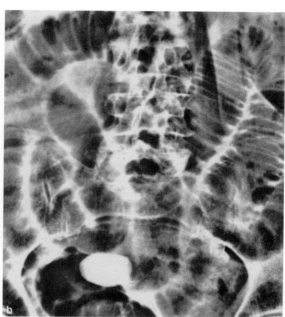

▲ 图 32-9 肾十二指肠瘘和肾鹿角形结石引起的小肠梗阻

a：显示右肾无功能的排泄性尿路造影和鹿角形结石。b：患者 4 年后出现肠梗阻的症状和体征。平片显示小肠袢扩张至回盲瓣附近。结石挤入十二指肠导致梗阻

肾支气管瘘

肾支气管瘘很少见。它们是由被感染的结石肾穿过横膈膜破裂引起的。

（王宝龙 翻译 李黎明 审校）

参考文献

先天性肾脏异常
一般共识

Calisti A et al: The risk of associated urological abnormalities in children with pre and postnatal occasional diagnosis of solitary, small or ectopic kidney: Is a complete urological screening always necessary? World J Urol 2008;26(3):281–284.

Donohue RE, Fauver HE: Unilateral absence of the vas deferens: A useful clinical sign. JAMA 1989;261:1180.

Hálek J et al: Diagnostic accuracy of postnatal ultrasound screening for urinary tract abnormalities. Pediatr Nephrol 2010;25(2):281–287.

Sheih CP et al: Renal abnormalities in schoolchildren. Pediatrics 1989;84:1086.

Yoshida J et al: Mass screening for early detection of congenital kidney and urinary tract abnormalities in infancy. Pediatr Int 2003;45:142.

肾脏缺如

Bienstock JL, Birsner ML, Coleman F, Hueppchen NA: Successful in utero intervention for bilateral renal agenesis. Obstet Gynecol 2014;124:413–415.

Kaneyama K et al: Associated urologic anomalies in children with solitary kidney. J Pediatr Surg 2004;39:85.

Laurichesse Delmas H, et al: Congenital unilateral renal agenesis: Prevalence, prenatal diagnosis, associated anomalies. Data from two birth-defect registries. Birth Defects Res 2017;109:1204–1211.

Ouden van den D et al: Diagnosis and management of seminal vesicle cysts associated with ipsilateral renal agenesis: A pooled analysis of 52 cases. Eur Urol 1998;33:433.

Spira EM et al: Sonographic long-term study: Paediatric growth charts for single kidneys. Arch Dis Child 2009;94(9):693–698.

Thomas AN, McCullouh LB: Evidence-based, ethically justified counseling for fetal bilateral renal agenesis. J Perinat Med 2017;45:585–594.

肾发育不全

Saborio P, Scheinman J: Genetic renal disease. Curr Opin Pediatr 1998;10:174.

多肾脏畸形

Keskin S, Batur A, Keskin Z, Koc A, Ozcan IF: Bilateral supernumerary kidney: A very rare presentation. Iran J Radiol 2014;11:10–12.

发育不良和多囊肾

Alconcher L, Tombesi M: Multicystic dysplastic kidney detected by prenatal ultrasonography: Conservative management. Pediatr Nephrol 2005;20:1024.

Eickmeyer AB, et al: The natural history of the multicystic dysplastic kidney—Is limited follow-up warranted? J Pediatr Urol 2014;10:655–661.

Mattioli G et al: Nephrectomy for multicystic dysplastic kidney and renal hypodysplasia in children: Where do we stand? Pediatr Surg Int 2010;26(5):523–528.

McMann LP et al: Magnetic resonance urography in the evaluation of prenatally diagnosed hydronephrosis and renal dysgenesis. J Urol 2006;176(4 Pt 2):1786–1792.

Shaheen IS et al: Multicystic dysplastic kidney and pelviureteric junction obstruction. Pediatr Surg Int 2005;21:282.

Singh S et al: Clinico-pathological profile of 22 cases of cystic renal dysplasia. Indian J Pathol Microbiol 2007;50(1):6–10.

Welch TR, Wacksman J: The changing approach to multicystic dysplastic kidney in children. J Pediatr 2005;146:723.

成人型多囊肾

Avni FE, Hall M: Renal cystic diseases in children: New concepts. Pediatr Radiol 2010;40(6):939–946.

Barnawi RA, Attar RZ, Alfaer SS, Safdar OY: Is the light at the end of the tunnel nigh? A review of ADPKD focusing on the burden of disease and tolvaptan as a new treatment. Int J Nephrol Renovasc Dis 2018;11:53–67.

Browne RFJ, Zwirewich C, Torreggiani WC: Imaging of urinary tract infection in the adult. Eur Radiol 2004;14(Suppl 3): E168–E183.

Calvet JP: The role of calcium and cyclic AMP in PKD. In: Polycystic Kidney Disease. National Institutes of Health, Bethesda, MD, 2015, Chapter 8.

Dambreville S et al; Consortium for Radiologic Imaging Studies of Polycystic Kidney Disease (CRISP): Renal arterial blood flow measurement by breath-held MRI: Accuracy in phantom scans and reproducibility in healthy subjects. Magn Reson Med 2010;63(4):940–950.

Deacu M et al: Urothelial carcinoma of the renal pelvis associated with cystic disease of the kidney. Rom J Morphol Embryol 2011;52 (1 Suppl):497–501.

Dunn MD et al: Laparoscopic cyst marsupialization in patients with autosomal dominant polycystic kidney disease. J Urol 2001;165:1888.

Ekser B, Rigotti P: Images in clinical medicine. Autosomal dominant polycystic kidney disease. New Engl J Med 2010;363(1):71.

Gulati M, King KG, Gill IS, Pham V, Grant E, Duddalwar VA: Contrast-enhanced ultrasound (CEUS) of cystic and solid renal lesions: A review. Abdom Imaging 2015;40:1982–1996.

Lentine KL et al: Renal function and healthcare costs in patients with polycystic kidney disease. Clin J Am Soc Nephrol 2010; 5(8):1471–1479.

Meijer E et al: Early renal abnormalities in autosomal dominant polycystic kidney disease. Clin J Am Soc Nephrol 2010;5(6): 1091–1098.

Punia RP et al: Unilateral and segmental cystic disease of the kidney. Int J Urol 2005;12:308.

Serra AL et al: Sirolimus and kidney growth in autosomal dominant polycystic kidney disease. New Engl J Med 2010;363(9): 820–829.

Sevcenco S, et al: Malignancy rates and diagnostic performance of the Bosniak classification for the diagnosis of cystic renal lesions in computed tomography—a systematic review and meta-analysis. Eur Radiol 2017;27:2239–2247.

Taskinen S et al: Segmental cystic kidney tumours in children. Scand J Urol Nephrol 2009;43(6):476–481.

肾融合

Taghavi K, Kirkpatrick J, Mirjalili SA: The horseshoe kidney: Surgical anatomy and embryology J Pediatr Urol 2016;12:275–280.

海绵肾

Ria P, Fabris A, Dalla A, Gianluigi G, Lupo A, Gambaro G: New non-renal congenital disorders associated with medullary sponge kidney (MSK) support the pathogenic role of GDNF and point to the diagnosis of MSK in recurrent stone formers. Urolithiasis 2017;45:359–362.

单纯性（单发）肾囊肿

Israel GM et al: Evaluation of cystic renal masses: Comparison of CT and MR imaging by using the Bosniak classification system. Radiology 2004;231:365.

Israel GM, Bosniak MA: An update of the Bosniak renal cyst classification system. Urology 2005;66:484.

Patel NS et al: The characterization of small hypoattenuating renal masses on contrast-enhanced CT. Clin Imaging 2009;33(4):295–300.

Ryu DS, Oh TH: Laparoscopic decortication of large renal cysts: A comparison between the transperitoneal and retroperitoneal approaches. J Laparoendosc Adv Surg Tech A 2009;19(5):629–632.

Terada N et al: The 10-year natural history of simple renal cysts. Urology 2008;71(1):7–11; discussion 11–12.

Warren KS, McFarlane J: The Bosniak classification of renal cystic masses. BJU Int 2005;95:939.

White WM et al: Single-port urological surgery: Single-center experience with the first 100 cases. Urology 2009;74(4):801–804.

获得性肾脏病变

一般共识

Nanda S et al: Inferior vena cava anomalies—A common cause of DVT and PE commonly not diagnosed. Am J Med Sci 2008; 335(5):409–410.

Rawashdeh YF et al: The intrarenal resistive index as a pathophysiological marker of obstructive uropathy. J Urol 2001;165:1397.

Zhang JQ et al: Etiology of spontaneous perirenal hemorrhage: A meta-analysis. J Urol 2002;167:1593.

感染相关肾脏疾病

Best CD et al: Clinical and radiological findings in patients with gas-forming renal abscess treated conservatively. J Urol 1999;162:1273.

Cheng CH et al: Renal abscess in children: A 10-year clinical and radiologic experience in a tertiary medical center. Pediatr Infect Dis J 2008;27(11):1025–1027.

Cheng CH et al: Clinical courses of children with acute lobar nephronia correlated with computed tomographic patterns. Pediatr Infect Dis J 2009;28(4):300–303.

Demertzis J, Menias CO: State of the art: Imaging of renal infections. Emerg Radiol 2007;14(1):13–22.

Guzzo TJ et al: Xanthogranulomatous pyelonephritis: Presentation and management in the era of laparoscopy. BJU Int 2009; 104(9):1265–1268.

Hussein N et al: Xanthogranulomatous pyelonephritis in pediatric patients: Effect of surgical approach. Urology 2009;73(6):1247–1250.

Lee BE et al: Recent clinical overview of renal and perirenal abscesses in 56 consecutive cases. Korean J Intern Med 2008;23(3): 140–148.

Li L, Parwani AV: Xanthogranulomatous pyelonephritis. Arch Pathol Lab Med 2011;135(5):671–674.

Loffroy R et al: Xanthogranulomatous pyelonephritis in adults: Clinical and radiological findings in diffuse and focal forms. Clin Radiol 2007;62(9):884–890.

Meng MV et al: Current treatment and outcomes of perinephric abscesses. J Urol 2002;168:1337.

Rogers C et al: Robotic nephrectomy for the treatment of benign and malignant disease. BJU Int 2008;102(11):1660–1665.

Vourganti S et al: Ultrasonographic evaluation of renal infections. Radiol Clin North Am 2006;44(6):763–775.

肾动脉动脉瘤

Cura M et al: Renal aneurysms and pseudoaneurysms. Clin Imaging 2011;35(1):29–41.

González J, Esteban M, Andrés G, Linares E, Martínez-Salamanca JI: Renal artery aneurysms. Curr Urol Rep 2014;15.

Helck A et al: Diagnosis, therapy monitoring and follow up of renal artery pseudoaneurysm with contrast-enhanced ultrasound in three cases. Clin Hemorheol Microcirc 2010;46(2–3):127–137.

Ikeda O et al: Endovascular management of visceral artery pseudoaneurysms: Transcatheter coil embolization using the isolation technique. Cardiovasc Intervent Radiol 2010;33(6):1128–1134.

Keddis MT et al: Ischaemic nephropathy secondary to atherosclerotic renal artery stenosis: Clinical and histopathological correlates. Nephrol Dial Transplant 2010;25(11):3615–3622.

Robinson WP III et al: Favorable outcomes with in situ techniques for surgical repair of complex renal artery aneurysms. J Vasc Surg 2011;53(3):684–691.

肾梗死

Oh YK, et al: Clinical characteristics and outcomes of renal infarction. Am J Kidney Dis 2016;67:243–250.

肾静脉血栓形成

Akin O et al: Bland and tumor thrombi in abdominal malignancies: Magnetic resonance imaging assessment in a large oncologic patient population. Abdom Imaging 2011;36(1):62–68.

Al-Said J, Kamel O: Changes in renal cortical and medullary perfusion in a patient with renal vein thrombosis. Saudi J Kidney Dis Transpl 2010;21(1):123–127.

Cai S et al: Evaluation of acute renal artery thrombosis or embolism with color Doppler sonography. Clin Imaging 2008;32(5):367–371.

Ciancio G et al: Long-term survival in patients undergoing radical nephrectomy and inferior vena cava thrombectomy: Single-center experience. Eur Urol 2010;57(4):667–672.

Decoster T et al: Renal colic as the first symptom of acute renal vein thrombosis, resulting in the diagnosis of nephrotic syndrome. Eur J Emerg Med 2009;16(4):170–171.

Demirel N et al: Neonatal thrombo-embolism: Risk factors, clinical features and outcome. Ann Trop Paediatr 2009;29(4):271–279.

Douma RA et al: Incidental venous thromboembolism in cancer patients: Prevalence and consequence. Thromb Res 2010;125(6):e306–e309.

Mehta S, Vijayakumar M: Spontaneous renal vein thrombosis with anti-thrombin III deficiency. Indian J Pediatr 2009;76(9):964–965.

Mahmoodi BK et al; Prevention of Renal and Vascular End-stage Disease (PREVEND) Study Group: Microalbuminuria and risk of venous thromboembolism. JAMA 2009;301(17):1790–1797.

Wahlgren CM et al: Endovascular treatment in postthrombotic syndrome. Vasc Endovascular Surg 2010;44(5):356–360.

动静瘤瘘

Linte CA, Camp JJ, Rettmann ME, Iii DRH, Richard A: Partial vs radical nephrectomy for t1–t2 renal masses in the elderly: Comparison of complications, renal function, and oncologic outcomes. Urologiy 2017;100:151–157.

肾支气管瘘

Lin W, Watts K, Aboumohamed A: Renoalimentary fistula: Case report of a renoduodenal fistula and systematic literature review. Urol Case Reps 2018;18:41–43.

第33章

内科肾脏疾病诊断

Brian K. Lee, Flavio G. Vincenti

内科肾脏疾病 - 概述

内科肾脏疾病主要指肾实质性疾病。在许多累及肾实质、血管或泌尿系统的疾病中均可出现血尿、蛋白尿、脓尿、少尿、多尿、尿痛，还会有肾功能不全伴氮质血症、酸中毒、贫血、电解质紊乱和高血压等表现。

对任何患者，完整的病史采集、体格检查、详细的尿检和血尿生化检查都很必要。

▶病史和体格检查

A. 家族史

家族史可以提示疾病的遗传来源，为诊断提供非常重要的线索，例如，肾小管代谢异常、多囊肾、罕见类型肾炎、血管结构异常或凝血功能障碍等。糖尿病肾病患者的一级亲属患终末期肾病（end-stage renal disease, ESRD）的风险增加，其遗传性与糖尿病无关。另外，在遗传性局灶性节段性肾小球硬化症（focal segmental glomerulosclerosis, FSGS）患者中，可出现 nephrin（NPHS1）和 podocin（NPHS2）基因的突变；最新的研究表明，在非洲裔美国人慢性肾脏病（chronic kidney disease, CKD）患者中，载脂蛋白 L1（APOL1）的风险变异对疾病进展具有重要的临床意义。

B. 既往史

关于既往史应询问患者有无感染、外伤、接触毒物病史，以及是否曾使用抗凝剂、服用有毒药物或致敏药物等。也应询问患者有无糖尿病、高血压或自身免疫性疾病。鉴于可卡因可以引起抗中性粒细胞胞质抗体（antineutrophil cytoplasmic antibody, ANCA）相关性肾病，也应注意询问非法药物使用史。病史询问还应包括有无尿毒症症状，身体有无乏力以及有无 CKD 的血管并发症。往往患者没有相关症状，仅是因为偶然发现实验室化验结果异常才诊断为肾脏疾病。

▶体格检查

应注意患者有无以下情况：皮肤黏膜苍白、水肿、高血压、视网膜病变（高血压或糖尿病）或先天遗传疾病特征。

▶实验室检查

A. 尿液分析

尿液检查是肾脏疾病诊断的重要组成部分。

1. 蛋白尿　内科肾脏疾病（累及肾实质）可表现为不同程度的蛋白尿（2~4+）。尿中出现有形成分可进一步辅助诊断。大量蛋白尿一般发生于免疫介导的肾小球疾病或累及肾小球的糖尿病、骨髓瘤和淀粉样变等疾病中。间质性肾炎、多囊肾和其他小管性疾病往往不会出现大量蛋白尿。为了更好地量化尿蛋白，可以采集 24 小时尿，也可以通过化验尿微量白蛋白 / 肌酐比（mg/mg）代替（图 33-1）。

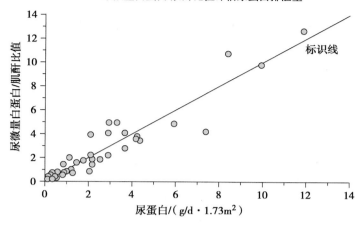

▲ 图 33-1　24 小时尿蛋白排泄总量与随机尿测定的尿微量白蛋白 / 肌酐比值（mg/mg）的相关性
虽然两者密切相关，但在给定尿微量白蛋白 / 肌酐比值时，24 小时尿蛋白排泄量可以变化很大。
例如，当尿微量白蛋白 / 肌酐比值为 2 时，24 小时尿蛋白排泄量从 2g/d 到 8g/d 变化不等

2. 红细胞管型　红细胞管型提示肾小球肾炎。如果尿中未发现红细胞管型，通过显微镜检查一般不能判断是否为肾小球源性。在肾小球疾病患者中，尿相差显微镜检查可见畸形的红细胞（棘形红细胞）（敏感性 52%，特异性 98%）。

3. 脂肪管型和卵圆形脂肪体　肾脏疾病中可见肾小管细胞脂肪变性（可见于肾病综合征、肾小球肾炎，以及自身免疫性疾病、淀粉样变性和毒物铅、汞所致肾损害）。

4. 颗粒管型　此类管型是由细胞管型变性分解导致。颗粒管型不是诊断特定肾脏疾病的指标，但确实反映了肾脏的炎症状态。

B. 其他表现

肾脏代谢障碍性疾病可仅表现为尿化学成分的异常。这些疾病包括糖尿病、肾性糖尿、氨基酸尿（包括胱氨酸尿）、草酸尿、痛风、甲状旁腺功能亢进、血红蛋白尿和肌红蛋白尿。

▶肾脏和泌尿系统检查

X 线、超声和放射性核素检查可以提供有关肾脏大小、结构、血供和功能的信息。CT 和 MRI 的出现为我们进一步认识泌尿系统提供了帮助，并已成为诊断和治疗泌尿系统疾病（如肾结石和肾肿瘤）不可或缺的工具。另外，血管和输尿管结构的高分辨率成像推进了移植术的发展，尤其是为活体供肾者术前方案的制订提供了帮助。

▶肾活检

肾活检是非常有价值的诊断方法。这项技术已非常成熟，通过该技术可以获得足够的肾组织进行光镜、电镜和免疫荧光检查。经皮肾活检的相对禁忌证包括：先天性孤立肾，一侧肾功能严重受损（即使对侧肾功能足以代偿），出血倾向以及不能配合的患者。控制不良的血压（收缩压 >160mmHg 或舒张压 >100mmHg）应在进行侵入性操作（如肾活检）之前得到控制。肾活检除了可以明确诊断之外，还可以评估预后，追踪病变发展和治疗效果，评价是否合并全身性疾病（自身免疫性疾病、淀粉样变性、结节病）和明确移植肾功能不全的原因。超声或 CT 引导下肾活检使活检结果更可靠。近期，一些泌尿外科医生已经开展腹腔镜技术（有或没有机器人辅助）进行肾活检。开放性肾活检术已经被淘汰（除非患者将同时接受与活检不相关的泌尿外科手术）。

随着有出血倾向患者（尤其伴有肝功能障碍者）对肾活检需求的增加，一些医生建议使用经颈静脉途径行肾活检术。然而，这一手术的成功与否很大程度上取决于该中心和操作人员的经验，手术所获得样本的诊断率在 73%~97%。近年来，通过血清 / 尿生物标记物诊断肾功能不全的研究取得了进展，希望有一天可以取代或补充有创肾活检技术。

33

肾小球肾炎

肾小球疾病的临床表现一般包括不同程度的血尿、尿中有特征性形成物、蛋白尿、肾功能不全及其相应并发症。除糖尿病外,免疫相关性肾病是引起蛋白尿和肾病综合征最常见的原因。

单独用光镜观察活检肾组织,肾小球结构改变一般很微小且无特异性,难以分辨和鉴别。因此,需要对肾组织中的各种抗原、抗体、补体进行免疫荧光检查来辅助诊断肾脏疾病。电子显微镜检查可进一步辅助诊断。免疫球蛋白(Ig)、补体和其他炎症介质的血清学检查有助于肾活检组织的病理学分析。

抗体沉积于肾小球有两个非常重要的体液机制。这主要取决于抗原的位置,抗原可固定于肾脏内或以可溶性形式存在于循环中。固有抗原可以是肾小球的自然结构单位,也可以是被肾小球捕获的各种免疫或理化因素所产生的一些外来物质。典型的固有抗原是肾小球基底膜(GBM)相关抗原,它均匀分布于肾小球基底膜,免疫荧光检查可显示特征性线性免疫球蛋白(IgG)沉积。该抗原所致肾病约占免疫介导肾小球疾病的 5%,也被称作抗 -GBM 病。当合并肺部症状(该抗体可以损伤肺泡膜)时,称为肺出血肾炎综合征(Goodpasture syndrome)。然而,大部分患者体内抗体与肾固有细胞抗原或是与肾小球捕获的抗原结合后,免疫荧光会表现为不连续的免疫沉积。此外,循环免疫复合物可以在肾小球基底膜和系膜区沉积和积聚。

寡免疫复合物型肾小球肾炎是以肾小球毛细血管袢纤维素样坏死、新月体形成、肾功能快速进展为特征的免疫介导性肾炎,尽管抗体可能是致病因素,但在肾小球内罕见免疫沉积物沉积。它也被称为抗中性粒细胞胞质抗体病。血清抗髓过氧化物酶抗体(MPO, P-ANCA)和蛋白酶 3 抗体(PR3, C-ANCA)阳性可分别见于显微脉管炎和肉芽肿性血管炎[既往称为韦氏肉芽肿病(Wegener granulomatosis)]。

细胞免疫过程在不同肾小球肾炎中发挥着不同的作用。

可能的免疫机制

根据肾小球中免疫复合物产生的机制、表现和定位对肾小球肾炎进行以下分类。

A. 上皮下免疫沉积物

1. 感染后肾小球肾炎,如链球菌感染后肾小球肾炎。

2. 特发性膜性肾病或继发于其他原因的膜性肾病,如系统性红斑狼疮、癌症、使用金制剂和青霉胺。

B. 内皮下免疫沉积物

系统性红斑狼疮性肾炎、Ⅰ 型膜增生性肾小球肾炎(MPGN)、丙型肝炎相关性肾小球肾炎、细菌性心内膜炎和分流性肾炎。

C. 系膜区免疫沉积物

IgA 肾病,过敏性紫癜。

D. 抗 -GBM 病

免疫球蛋白沿肾小球基底膜呈弥漫性线性沉积。

▶ **免疫机制不明确**

1. 微小病变性肾病。

2. 局灶性节段性肾小球硬化症。

3. 溶血性尿毒症综合征和血栓性血小板减少性紫癜。

4. ANCA 相关疾病:韦氏肉芽肿病和小血管炎。

5. Ⅱ 型膜增生性肾小球肾炎(致密物沉积病)。

6. C3 肾小球病。

7. IgG4 相关性肾病。

▶ **链球菌感染后肾小球肾炎**

A. 诊断要点

● 链球菌感染史(常见感染部位包括鼻咽和皮肤);

● 全身轻度水肿,轻度高血压,视网膜出血;

● 肉眼血尿;尿中可见蛋白管型、红细胞管型、颗粒管型和透明管型,以及白细胞(白细胞尿)和肾小管上皮细胞;

● 血抗链 O 滴度升高,低补体血症。

B. 一般情况

链球菌感染后肾小球肾炎会侵犯双侧肾脏。大多数患者急性期后可完全恢复,但也有部分患者疾病会持续进展,造成肾脏损害,最后导致肾功能不全。急性肾小球肾炎好发于 3~10 岁的儿童。到目前为止,最常见的病因是咽、扁桃体或皮肤感染 A 族 β 溶血性链球菌中的致肾炎菌株。在感染致肾炎菌株的儿童和年轻人中,10%~15% 会出现肾炎。在 6 岁以下的儿童中,脓皮病(脓疱病)是最常见的前驱感染原因;对于 6 岁以上的儿童和年轻成人,咽炎则是常见的前驱感染因素。继发于其他感染的肾小球肾炎很少见,因此一般统称为感染后肾小球肾炎。

新的免疫技术(免疫荧光)和电子显微镜检查的应用进一步阐明了肾小球病变的发生机制。感染可造成肾脏毛细血管间的系膜细胞受损。感染后产生的抗原 - 抗体复合物更容易使肾小球受到损害。补体可以单独或与 IgG 同时在肾小球基底膜上皮侧呈颗粒状沉积。

病变肾脏大体观察可见皮质点状出血。显微镜下可见病变主要累及肾小球,表现为毛细血管袢内皮细胞和系膜细胞增生、肿胀。肾小囊上皮细胞也可出现增生,毛细血管袢周围可见白细胞、红细胞浸润和渗出。常见肾间质水肿和小管上皮细胞肿胀。病变严重时可见典型的组织学表现,新月体增大并发展为玻璃样变,形成瘢痕组织,从而影响肾小球血液循环。伴随着肾单位的脂肪样变性、坏死和瘢痕的形成,肾小管也会出现退行性改变。

C. 临床表现

1. 症状和体征　通常症状轻微,除非尿检发现异常,否则不会考虑肾脏受累。病情严重的患者,在急性链球菌感染后 2 周会出现头痛、不适、轻度发热、眼周和颜面水肿、腰痛和少尿。尿液颜色常常为鲜红色,如果尿液呈酸性,则尿色为褐色或可乐色。患者可有中度心动过速、呼吸困难和中重度血压升高。常有肋脊角压痛。

2. 实验室检查　尿液检查可辅助诊断,患者可以有肉眼血尿或咖啡色尿,也可能仅是镜下血尿。尿中有蛋白(1~3+)和管型。很多患者尿中可见透明管型和颗粒管型,但肾小球肾炎尿检的典型特征是显微镜下偶见的红细胞管型。红细胞管型通常直径小,呈深橘色或红色,由大量的红细胞与纤维蛋白和血浆蛋白凝块结合而成。

随着肾功能损害(肾小球滤过率和血流量下降)和少尿的出现,血尿素氮和血肌酐水平升高,且其升高水平与肾损害的严重程度有关。液体潴留和血液稀释可导致轻度正色素性贫血。

患者咽喉感染了致肾炎链球菌后,血清抗链 O 滴度会升高,而皮肤感染后则很少出现高滴度的血清抗链 O 水平。链真菌试验由 5 种抗链球菌抗体组成,它在咽炎患者中诊断率为 95%,在皮肤感染患者中诊断率为 80%。急性肾小球肾炎患者血清补体水平(C3、C4、CH50)通常降低。

尽管患者典型的病史和临床表现可以为诊断提供很好的依据,但仍然需要靠尿液检查来明确诊断。尿中的红细胞管型可证明红细胞存在于肾小管,而不是来源于泌尿生殖道的其他部位。

3. 微生物培养　由于患者前驱感染后数周才出现症状,只有 25% 的患者咽喉或皮肤培养呈阳性。

4. 肾活检　患者一般不需要行肾活检术;然而,如果临床表现与预期不符,组织学检查有助于鉴别诊断。例如,反复血尿可能提示 IgA 肾病,持续的低补体血症(C3)超过 6 周提示膜增生性肾小球肾炎。

5. 治疗　无特异性治疗方法。清除感染灶,防止体内容量负荷过重和控制高血压,积极处理并发症,如高血压脑病和心力衰竭。对于肾活检显示有新月体的部分患者,给予静脉甲泼尼龙治疗,但不作为常规治疗方法。

6. 预后　大部分急性患者可痊愈;5%~20% 的患者表现为进行性肾损害。这种损害可能仅在免疫损伤后数年才表现出来。如果患者的少尿、心力衰竭、高血压脑病非常严重,则急性期有死亡风险。尽管该病很急很重,但大多数患者均可痊愈,尤其是儿童。

▶IgA 肾病

目前,认为原发性血尿(特发性良性或复发性血尿,Berger 病)是一种免疫复合物型肾小球病,免疫荧光可见 IgA 在肾小球系膜区呈颗粒状沉积。光镜下表现多种多样,可以表现为正常,也可以表现为广泛新月体性肾小球肾炎。

肾脏疾病通常仅表现为复发性肉眼血尿、镜下血尿和轻度蛋白尿。大部分 IgA 肾病患者的发病年龄为 16~35 岁。IgA 肾病的男性患病率高于女性,它是亚洲和发达国家最常见的肾小球肾炎。尽管大部分患者有持续肉眼或镜下血尿,但患者的肾功能可保持稳定。大约 30% 患者出现进行性肾功能减退并发展为 ESRD。IgA 肾病预后不良的临床特征包括:男性,发病时年龄大,出现肾病程度的蛋白尿,伴高血压,合并肾功能不全等。

目前针对 IgA 肾病没有满意的治疗方法。血管紧张素转化酶抑制药(ACEI)和血管紧张素受体拮抗剂(ARB)可以降低尿蛋白、延缓 CKD 进展,应作为一线治疗方案。类固醇和细胞毒等免疫抑制药物的作用尚不清楚,尚没有严格的对照实验来说明它们的作用。STOP-IgAN 研究者报道糖皮质激素治疗组的完全缓解率(17% vs 5%,$P=0.01$)明显高于对照组(ACEI/ARB)。总体来说,两组之间肾功能年下降率没有差异。糖皮质激素组患者有较多的不良反应。有研究表明使用 ω-3 脂肪酸(鱼油)可以延缓肾脏病进展。一项大样本前瞻性随机安慰剂对照实验表明,在 IgA 肾病患者中加用 12g ω-3 脂肪酸可以减轻肾功能损害,并且减少进入终末期肾脏病患者的数量。

IgA 肾病患者肾移植后,有 21%~58% 的患者会复发。在那些因为复发而出现移植肾功能障碍的患者中,46%~71% 的患者出现移植肾的功能丧失。活体亲属供肾复发风险是否比尸体供肾或活体非亲属供肾复发风险高仍有争议。

▶急进性肾小球肾炎

急进性肾小球肾炎以肺 - 肾损害为特点。患者一般有近期咯血史,并且常有精神不振、食欲缺乏和头痛等症状。病情严重的急性肾小球肾炎患者可伴有弥漫性肺出血。患者可有肉眼或镜下血尿,实验室检查提示肾功能严重受损。肾活检可见肾小球新月体形成,肾小球粘连,肾间质炎性细胞浸润。电镜可见肾小球基底膜增厚,毛细血管内皮下纤维蛋白沉积。在抗 GBM 病患者的血液中可检测到抗 GBM 抗体。免疫荧光可见 IgG、

C3 以及经典补体途径激活后产生的其他成分在肾小球基底膜和肺基底膜中呈线性沉积,称为 Goodpasture 病。

在抗 GBM 病患者中,大剂量糖皮质激素联合免疫抑制治疗有一定效果。血浆置换清除循环抗体在一些患者中有效。肾移植应该在循环中抗肾小球基底膜抗体转阴后进行。

相反,在一些新月体性肾小球肾炎患者中,肾组织免疫荧光检查显示无任何免疫沉积物或抗体沉积,也就是寡免疫特发性急进性肾小球肾炎。大部分患者血清 ANCA 呈阳性。对于该类型肾炎患者,使用大剂量泼尼松冲击治疗和细胞毒药物可以延长缓解期。

肾病综合征

▶诊断要点和一般情况

- 水肿;
- 尿蛋白 >3.5g/d;
- 低白蛋白血症 <3g/dl;
- 高脂血症,胆固醇 >300mg/dl;
- 脂肪尿:游离脂肪,卵圆形脂肪体,脂肪管型。

肾病综合征患者的治疗和预后随病因不同而变化,因此肾活检非常重要。可以通过光镜、电镜和免疫荧光确定疾病的免疫机制,从而明确大部分肾病的原因。

与肾病综合征相关的肾小球疾病包括以下几种。

▶肾小球微小病变

微小病变性肾病约占成人肾病综合征的 20%,占儿童肾病综合征的 90%。肾活检组织光镜检查一般无异常,电镜下可见肾小球基底膜改变和上皮细胞足突消失。免疫荧光检查未见相关免疫沉积。该病理类型对激素治疗反应良好,尤其是儿童患者。成人需要较儿童更长程的激素治疗。对于激素治疗后频繁复发或激素抵抗的患者,加用一定疗程的环磷酰胺或苯丁酸氮芥可延长缓解期。对上述药物无反应的患者可能对环孢素或他克莫司反应良好。该类型患者肾功能通常保持稳定。患者中对治疗有部分反应者少见,这

时应该及时考虑是否因为肾活检取材的局限性而应诊断为局灶性节段性肾小球硬化症。

▶局灶性节段性肾小球硬化症

FSGS是儿童肾病综合征第二大病因,在成人肾病综合征中发病也有升高趋势。有些人认为FSGS与微小病变肾病属于同一疾病谱。该病理类型光镜下可见节段性透明样变和硬化,电镜下可见足突融合。局灶性肾小球硬化常为特发性,但也可与感染人类免疫缺陷病毒(human immunodeficiency virus,HIV)和使用海洛因有关。循环通透因子是否为致病原仍有争议,它的确切来源和性质仍不清楚。关于可溶性尿激酶纤溶酶原激活物受体(suPAR)抗体是否为移植后复发FSGS的潜在因素仍不清楚。另一类局灶性肾小球硬化无弥漫性足突改变,常见于孤立肾、高滤过综合征和反流性肾病患者。有报道称该病有家族遗传性(*nephrin*和*podocin*突变)。特发性局灶性肾小球硬化对治疗反应不佳。近40%的患者使用长程激素疗法后可缓解。10年后,约50%的患者会进展为CKD。特发局灶性肾小球硬化患者肾移植后复发率为25%。如果患者前期有移植肾复发的病史,第二次肾移植后复发的风险将显著增加。

▶膜性肾病

活检肾组织光镜下可见肾小球体积增大,无细胞增殖。电镜下可见基底膜和上皮细胞间不规则块状电子致密物沉积,基底膜成分插入其中,形成钉突样结构。免疫荧光显示免疫球蛋白(尤其IgG)和补体(C3)沿GBM呈弥漫颗粒状沉积。随着基底膜增厚,肾小球逐渐硬化和透明样变。

膜性肾病的发病机制尚不明确。多种机制已被阐述。主要包括:循环免疫复合物沉积;或抗体与散在的肾小球抗原(固有抗原或外源性抗原植入肾小球)结合致原位免疫复合物形成。原发性/特发性膜性肾病标志物M型磷脂酶A_2受体抗体的发现,证实这是一种自身免疫性疾病。

针对该病理类型,激素和免疫抑制剂的治疗效果仍有很大争议。对于有进行性肾衰竭高危因素的患者应尽早开始治疗,这些高危因素包括:尿蛋白>5g/d,伴高血压,血肌酐升高。起始治疗方案包括加用泼尼松/甲泼尼龙和苯丁酸氮芥(Ponticelli方案),头对头实验显示该方案与激素加用环磷酰胺方案效果相似,但由于苯丁酸氮芥不良反应较多,故更偏向于使用环磷酰胺。

▶膜增生性肾小球肾炎-Ⅰ型和Ⅱ型

Ⅰ型膜增生性肾小球肾炎(MPGN),光镜下可见肾小球毛细血管壁增厚,伴系膜增生和肾小球毛细血管襻闭塞。部分病例表现为肾小球基底膜双轨征。电镜下可见内皮下免疫复合物沉积和系膜延伸入肾小球毛细血管内皮和基底膜之间。免疫荧光可见补体C3沉积,很少有免疫球蛋白沉积。Ⅰ型MPGN最常见的病因是慢性丙型肝炎。此病通常与高水平的IgG/IgM有关。该类型可出现冷球蛋白血症,血清补体水平可正常或轻度降低。目前尚无有效的治疗方法。传统方法使用聚乙二醇干扰素-α和利巴韦林(在估计GFR>50ml/min的患者中应用)治疗丙型肝炎可以减缓肾脏病进展或修复肾损伤。针对丙型肝炎的新型抗病毒药物的应用显著提高了丙型肝炎的根治率,并减轻了其对肾功能的影响。

Ⅱ型MPGN的特点是电镜下可见电子致密物沉积,免疫荧光检查阴性。该类型治疗效果差,而且肾移植后复发率高(80%~100%)。

▶其他类型

许多代谢性、自身免疫性或感染性疾病,以及肿瘤性疾病、药物、毒物等都会导致肾小球疾病。这些疾病包括糖尿病性肾病、系统性红斑狼疮、ANCA相关性肾病(包括GPA)、淀粉样变、多发性骨髓瘤、淋巴瘤、癌症、梅毒、毒物反应、药物反应(如三甲氧二酮)和接触重金属。另一类引起肾病综合征的罕见肾小球疾病是纤维样和免疫触须样肾小球肾炎。纤维样肾小球肾炎的病变特征是直径10~30nm的纤维丝在系膜区和毛细血管壁内沉积。免疫触须样肾小球病主要表现为直径18~19nm的微管沉积,合并淋巴增生性疾病。与淀粉样变不同,这两种疾病的沉积物刚果红染色阴性。且治疗效果一般较差。

33

▶肾病综合征的临床表现

A. 症状和体征

水肿可隐匿出现并逐渐加重,也可突然出现并迅速加重。除了水肿,其他症状并不明显。

体格检查可见患者周身明显水肿。胸腹水常见。水肿可加重皮肤苍白,并可使皮肤出现裂纹。

B. 实验室检查

肾病综合征患者的尿蛋白定量可达 4~10g/24h。尿微量白蛋白 / 肌酐比(少量晨尿)与 24 小时尿蛋白有很好的相关性。例如,尿微量白蛋白 / 肌酐比超过 3∶1 提示 24 小时尿蛋白达 3g。尿沉渣中可见管型、肾小管细胞以及数量不等的红细胞,管型包括特征性的脂肪和蜡样管型,其中一些肾小管细胞含有脂肪小滴(卵圆形脂肪体)。血常规常表现为轻度正色素性贫血,如果肾损害严重,贫血也会加重。氮质潴留的程度随肾功能损害严重程度而变化。血浆通常为脂血,血胆固醇显著升高,血浆蛋白显著降低。血白蛋白可降至 <2g/dl。疾病活动期会出现低补体血症。尽管血钠会轻度降低,但通常血电解质浓度会在正常范围。化验可见血清总钙降低,与低白蛋白血症和蛋白结合钙减少的程度一致。患者水肿期间,尿钠排泄量很低,尿醛固酮排泄增加。如果患者出现肾功能不全(见前述),血检和尿检通常会有相应变化。

C. 鉴别诊断

肾病综合征可能与多种原发性肾脏病相关,也可继发于系统性疾病:胶原血管病(如系统性红斑狼疮,多动脉炎),糖尿病肾病,淀粉样变,肾静脉血栓形成,黏液水肿,多发性骨髓瘤,疟疾,梅毒,接触毒物或重金属,药物反应和缩窄性心包炎。

D. 治疗

基本治疗原则是严格限制钠摄入(0.5~1g/d),积极抗感染治疗。可以使用利尿剂,但只有部分患者有效。白蛋白和其他抗肿瘤药物作用有限且短暂。对以下引起肾病综合征的疾病加用激素治疗有一定效果,包括微小病变肾病、FSGS、系统性红斑狼疮、增生性和新月体性肾小球肾炎。但激素对膜性肾病和膜增生性肾小球肾炎效果较差。

目前,已经开始应用烷化剂、硫唑嘌呤、吗替麦考酚酯、环孢素和他克莫司治疗肾病综合征。在儿童和成人增生性肾小球肾炎、膜性肾病和系统性红斑狼疮患者中疗效尚可。尚不清楚这些药物会使多少患者获益。

激素和细胞毒药物均有严重的不良反应。目前这些治疗仅适用于对常规治疗无效的患者。

应用低蛋白饮食和 ACEI/ARB 类药物可以减轻患者的蛋白尿和肾性水肿。近期,一些研究表明降脂药物也有一定效果。

E. 预后

病程和预后取决于引起肾病综合征的基础疾病。大部分儿童肾病综合征(继发于微小病变肾病)患者接受适当治疗后预后较好,无后遗症。其他儿童患者会进展为肾功能不全。成人肾病综合征预后欠佳。如果患者合并有高血压、大量蛋白尿和肾功能不全常提示预后较差。

胶原病肾脏损害

将所有这些疾病归类为结缔组织病可能并不准确。肾小球肾炎可出现在以下疾病中:系统性红斑狼疮、结节性多动脉炎、显微镜下脉管炎、硬皮病、韦氏肉芽肿病、过敏性紫癜和血栓性血小板减少性紫癜。尿沉渣常可见具有诊断意义的红细胞和红细胞管型,包含脂肪滴的肾小管细胞,蜡样管型和粗颗粒管型。这些表现提示有活动性肾小球和肾小管疾病。患者胶原病类型的鉴别,可根据原发性疾病的症状和体征,肾外表现(如韦氏肉芽肿病中肺、耳、鼻、喉的改变;系统性红斑狼疮的皮肤病变或心脏炎;硬皮病出现吞咽困难),以及 ANCA 和其他血清学检查。虽然激素和免疫抑制剂(单独或联合使用)可延长缓解期,但患者的肾功能一般不可能完全恢复。

肾小管和间质疾病

▶间质性肾炎

急性间质性肾炎常由药物过敏所致,包括抗生素(青霉素,磺胺类)、非甾体抗炎药和苯妥英钠。急性间质性肾炎的病理特点是间质内炎细胞浸润。患者典型表现是近期有新药服用史和快速进展的肾功能恶化。过敏性间质性肾炎患者可有嗜酸性粒细胞尿。停用可疑药物后肾功能可完全恢复。短期加用激素治疗可促进肾功能恢复。

慢性间质性肾炎的特点是局灶性或弥漫性间质纤维化伴炎症细胞浸润,最终出现广泛肾小管萎缩。它是多种原因引起的非特异性反应:包括滥用止痛药、铅和镉中毒、肾钙质沉着症、尿酸盐性肾病、放射性肾炎、结节病、巴尔干肾病和某些尿路梗阻性疾病。

► **止痛剂肾病**

典型的止痛剂肾病常发生在慢性和复发性头痛或慢性关节炎患者中,该类患者常常习惯性服用大量止痛药。最初的止痛药物包含非那西汀,但随着非那西汀从药物成分中的去除,止痛剂肾病发生率并没有下降。长期应用非甾体抗炎药是该病的常见原因。当患者出现肾功能不全后才会发现肾脏损害。详细的病史采集和尿中止痛药代谢产物的检测可以辅助诊断。患者可能会隐瞒过量止痛药物服用史。这种药物的作用一般有累积效应(即总摄入量)。

在病理学上,该病的肾脏损害是非特异性的,包括肾小管周围及血管周围炎症细胞浸润,肾小管细胞萎缩(慢性间质性肾炎)。肾小球常无改变。当肾乳头坏死发展至肾髓质区域时,可累及多个肾乳头。

患者多以镜下血尿为主诉,肾乳头坏死脱落时可有腰痛。主要表现为多尿。患者常有酸中毒(呼吸深大)、脱水和面色苍白等症状,且常并发感染。当患者尿中出现红细胞和少量蛋白时才会引起注意。代谢性酸中毒和肾衰竭患者的典型特征是血尿素氮(blood urea nitrogen,BUN)和肌酐升高、电解质紊乱。患者常有尿浓缩功能障碍。尿路造影可见肾乳头坏死区域的典型空洞和环形阴影。

► **尿酸性肾病**

尿酸盐结晶可引起间质炎症反应。尿酸盐从酸性尿中析出在肾盂中形成尿酸结石。骨髓增生性疾病患者在治疗中会出现尿酸结晶并阻塞上尿路(肿瘤溶解综合征)。碱化尿液和摄入大量液体可防止结晶形成。别嘌醇可有效防止高尿酸血症。在严重肿瘤溶解综合征患者中可应用重组尿酸氧化酶(rasburicase)来降低血尿酸水平。近期,有报道认为很多慢性"痛风性肾病"患者其实是慢性铅中毒所致肾损伤,而不是原发性尿酸盐沉积引起的肾损害。

► **尿路梗阻性疾病**

梗阻所致间质性肾炎与感染无关。肾小管保水保钠功能受损。梗阻解除后肾功能可部分或完全恢复,但是肾功能恢复程度与梗阻持续时间相关。

► **多发性骨髓瘤肾病**

骨髓瘤所致肾损害的特征包括蛋白尿(本周氏蛋白、κ、λ 轻链)和异常蛋白在肾小管腔内积聚。患者可发展为 Fanconi 综合征。

该病可出现肾小管堵塞,肾小管萎缩,偶可见淀粉样物质积聚。患者的肾衰竭可急剧发作也可缓慢进展。骨髓瘤患者化疗期间可进行血液透析治疗。

另一类引起肾脏损害的疾病称为轻链沉积病。患者可出现肾病性蛋白尿并进展为肾衰竭。与多发性骨髓瘤不同,该病没有出现像骨髓瘤患者那样由于浆细胞异常增生导致的恶性造血。患者的尿液和血清免疫固定电泳可检测出 κ 或 λ 轻链。肾小球内可见轻链沉积物。针对该病尚无相关有效的治疗方法。

遗传性肾脏病

遗传性肾病的特征主要包括遗传性和家族发病。遗传性肾脏病虽然发病率低,但应该被认识,以做到早期诊断并进行遗传咨询。

► **慢性遗传性肾炎**

常发生于儿童期,表现为阵发性血尿。男性患者常发展为肾功能不全,而女性患者罕有肾功能不全。患者生存年龄一般小于 40 岁。

在很多家系病中,肾脏病常合并耳聋和视力

异常［称为奥尔波特综合征（Alport syndrome），家族性出血性肾炎］。该病的另一种遗传型可合并多发性神经病变。且常并发尿路感染（urinary tract infection, UTI）。

该病病理表现为 GBM 断裂、增厚或足细胞增生、鲍曼囊增厚。家族性"薄基底膜病"患者也可表现为镜下血尿，后期会进展为慢性肾衰竭。同奥尔波特综合征一样，主要病因为肾小球基底膜中Ⅳ型胶原的异常或缺乏。这两种遗传性肾病男女均可患病。因此，一般不建议男性奥尔波特综合征患者接受女性亲属活体移植。

这些疾病的实验室检查与患者肾功能相符。仅对症治疗。

▶ 肾脏囊性疾病

在任何患有高血压、肾盂肾炎和肾功能不全的患者中均应考虑是否有先天性肾脏结构异常。这些患者泌尿系感染的风险增加。

A. 常染色体显性遗传多囊肾病

常染色体显性遗传多囊肾病（autosomal dominant polycystic kidney disease, ADPKD）除累及肾脏，还累及肝脏和胰腺。常染色体显性遗传多囊肾病至少有两个基因位点（*PKD1* 和 *PKD2* 基因）异常。

肾皮质囊肿的形成常由于一些肾单位的远曲小管和集合管连接异常所致。肾内囊肿根据囊肿液所含溶质浓度的不同，可分为近端囊肿或远端囊肿。一个或多个囊肿感染后抗生素的选择（根据囊肿类型选择渗透性好的药物）非常重要。一般不会形成新囊肿，但已经存在的囊肿会不断扩大，压迫、破坏邻近肾组织。该类患者颅内动脉瘤和二尖瓣脱垂的发生率高于健康人。

ADPKD 患者通常是在检查高血压，对肾盂肾炎或血尿进行系统检查，或对多囊肾病进行家族调查时发现。肾囊肿囊内出血会引起腰痛。该病其他表现主要是高血压和肾功能不全引起的症状和体征。体格检查时可触及增大、不规则的肾脏。

患者尿中可有白细胞和红细胞。肾囊肿囊内出血，也会流入泌尿系统，出现血尿。血生化检查可以了解患者的肾功能情况。超声、CT 或 X 线检查显示肾脏增大，尿路造影显示典型的肾盏拉长，肾盂伸展至囊肿表面。研究者已确立了常染色体显性遗传多囊肾病的超声诊断标准（不能进行基因检测或基因型未知时）。（表 33-1）

表 33-1　超声诊断常染色体显性遗传多囊肾病的标准

年龄/岁	诊断标准	敏感性/%	特异性/%
15~29	3 个单侧/双侧囊肿	82	100
30~39	3 个单侧/双侧囊肿	96	100
40~59	每侧肾脏有 2 个囊肿	90	100
>60	每侧肾脏有 4 个囊肿	100	100

摘自 Pei Y, Obaji J, Dupuis A, et al: Unified criteria for ultrasonographic diagnosis of ADPKD, J Am Soc Nephrol. 2009 Jan; 20（1）: 205-212。

目前该病无特殊治疗方法，手术仅适用于严重疼痛患者的巨大囊肿减压治疗。近期研究表明，mTOR 抑制剂可以限制囊肿生长，但并没有使患者的肾功能得到改善，限制了其在临床的应用。FDA 近期批准了使用血管升压素 -2 受体拮抗剂托伐普坦治疗 ADPKD。临床研究表明托伐普坦可以延缓肾功能减退［每年 1.3ml/（min/1.73m^2）］。与安慰剂组相比，托伐普坦组的总肾体积增长率较低（每年 2.8% vs 5.5%）。托伐普坦治疗组转氨酶升高发生率高，治疗过程中应定期监测肝功能。

多囊肾患者将逐步进展为尿毒症。血液透析和肾移植可以延长患者生命。肾切除术仅适用于囊肿反复感染、反复严重出血或肾脏明显肿大引起压迫症状的患者。

B. 肾髓质囊性疾病

1. **髓质囊性病**　髓质囊性病是一种家族性疾病，往往青春期发病。患者最先出现贫血，很快会出现氮质血症、酸中毒、高磷血症。虽然肾脏浓缩能力下降、盐丢失，但尿检未见明显异常。许多小囊肿散布在肾髓质。治疗通常采用肾移植。

2. **髓质海绵肾**　髓质海绵肾通常无症状，往往在尿路造影时发现特征性小管扩张。在排泄性尿路造影中可见增大的肾乳头和肾盏，以及肾锥体内的小空腔。囊肿内可见许多小结石，可合并感染。患者的预期寿命不受影响，治疗仅针对输尿管结石和感染。

近端小管异常

▶氨基酸重吸收障碍

A. 先天性胱氨酸尿

胱氨酸排泄增加导致患者尿路胱氨酸结石的形成。鸟氨酸、精氨酸和赖氨酸也有不同程度的过量排泄。空肠对这些氨基酸的吸收也有缺陷。应对不透光结石进行化学分析以明确诊断。治疗方法包括大量饮水,睡前给予碳酸氢钠和柠檬酸钠加乙酰唑胺,使尿液 pH 保持在 7 以上,以确保患者夜间尿液呈碱性。

难治性病例应给予低蛋氨酸(胱氨酸前体)饮食。在一些患者中青霉胺治疗有效。

B. 氨基酸尿

大量氨基酸因重吸收障碍而丢失。该病可合并发育不良和其他小管功能障碍。无特殊治疗方法。

C. 肝豆状核变性(威尔逊氏症)

该病为家系遗传病,表现为肝硬化和神经症状,同时合并氨基酸尿和肾小管酸中毒。特征性表现为肝大、肝功能损害、痉挛状态、手足徐动症、情感障碍和角膜周围形成 K-F 环。该病的主要病因是铜蓝蛋白合成减少,血浆铜蓝蛋白缺乏和游离铜增加。青霉胺可作为螯合剂去除多余的铜。乙二胺四醋酸(EDTA)也可用于去除铜。

D. 肾小管功能多重缺陷(deToni-Fanconi-Debré 综合征)

该综合征的特点是氨基酸尿、磷酸盐尿、尿糖和不同程度的肾小管酸中毒。其突出的临床表现是骨软化症;其他临床、实验室表现和肾小管功能损伤如前所述。

治疗方法包括纠正电解质紊乱(尤其是钾),用碳酸氢盐或柠檬酸盐纠正酸中毒,用等离子中性磷酸盐纠正磷丢失,并确保钙的摄入。补充维生素 D 也很重要,但其剂量必须通过监测血钙和血磷水平来调整。

E. 钙和磷重吸收障碍

一些散发性、遗传性和后天获得性疾病都归纳到该类,其特征性表现为大量磷酸尿所致的持续低磷酸盐血症,骨代谢异常,儿童佝偻病和成人骨软化症。患者对维生素 D(1,25-二羟胆钙化醇,维生素 D 活性类似物)的治疗反应各异。

F. 葡萄糖吸收障碍(肾性糖尿)

肾性糖尿是由于肾脏对葡萄糖重吸收异常引起,血糖往往正常。患者不会出现酮症。糖耐量正常。无特殊治疗方法。

G. 碳酸氢盐重吸收障碍

近端肾小管酸中毒(Ⅱ型肾小管酸中毒)是由于近端小管重吸收碳酸氢盐障碍,导致尿中碳酸氢盐丢失和细胞外液中碳酸氢盐浓度降低。尿中 K^+ 丢失增加,血中 Cl^- 升高来取代 HCO_3^-。因此表现为酸中毒、低钾血症和高氯血症。还会合并肾小管重吸收葡萄糖、氨基酸、磷酸盐和尿酸盐的转运障碍(Fanconi 综合征)。

远端肾小管异常

▶氢离子分泌障碍和碳酸氢盐重吸收障碍(经典Ⅰ型肾小管酸中毒)

远端肾小管泌氢障碍和铵离子形成障碍会导致固定碱基、钠、钾和钙的丢失,也会合并磷酸盐分泌增加。患者常表现为呕吐,发育不良,慢性代谢性酸中毒的症状和体征,也可出现钾缺乏性肌无力和骨软化症所致的骨痛。大约 1/2 的病例会出现肾钙质沉着症,表现为钙沉着于肾髓质。尿液呈碱性,含有大量的钠、钾、钙和磷酸盐。尿阴离子间隙($U \cdot Na^+ + U \cdot K^+ - U \cdot Cl^-$)异常(低),与 NH_4^+ 生成减少有关。这些有助于该病与Ⅱ型肾小管酸中毒和腹泻所致的代谢性酸中毒相鉴别。血生化检查提示代谢性酸中毒和低钾血症。

治疗应对症,增加钠、钾、钙和磷酸盐的摄入。以碳酸氢盐和柠檬酸盐的形式补给钠和钾。还需额外补充一些维生素 D。

▶钾分泌过多(钾损耗综合征)

肾脏过量分泌钾或丢失钾一般出现在以下四种情况中:①中度肾功能不全伴 H^+ 分泌减少;②肾小管酸中毒(近端或远端肾小管酸中毒);③醛固酮增多症和肾上腺皮质激素增多症;④不明原因的肾小管分泌钾。低钾血症提示钾严重缺乏。低钾血症患者可表现为肌无力、多尿和尿液稀释。治疗方案主要是治疗原发病和补钾。

▶钾分泌减少

肾外醛固酮减少或肾内肾素生成增多时（继发性醛固酮减少症），钾分泌减少。后者称为IV型肾小管酸中毒，常合并远端小管分泌 H^+ 和 K^+ 障碍。药物性间质性肾炎、痛风和糖尿病是引起IV型肾小管酸中毒常见原因，可合并高钾血症和轻度代谢性酸中毒。治疗方法包括：促进尿钾（袢利尿剂），胃肠道聚磺苯乙烯（聚磺苯乙烯），可应用盐皮质激素和醋酸氟氢可的松。

▶水重吸收障碍（肾性尿崩症）

肾性尿崩症男性发病率高于女性。对抗利尿激素无反应是区别于中枢性（垂体）尿崩症的关键。

患者除了先天对抗利尿激素无反应，尿路梗阻、锂、甲氧氟烷和去甲金霉素均可使肾小管对血管升压素无反应。

患者的症状与水重吸收障碍有关，表现为多尿和烦渴。每日尿量可达 12L，尿渗透压和尿比重降低。

治疗主要包括摄入足够水分。氢氯噻嗪可改善多尿，其作用机制尚不清楚，它可能通过增加肾小管近段的等渗重吸收来起作用。

非特异性肾小管异常

在特发性高钙尿症患者中，钙重吸收减少易导致肾结石的形成。患者的血钙和血磷正常。尿钙排泄增加，尿磷排泄减少。可出现镜下血尿。关于含钙尿路结石的治疗，见第 17 章，尿路结石疾病。

（齐焰 翻译　闫铁昆 审校）

参考文献

Adler S: Diabetic nephropathy: Linking histology, cell biology, and genetics. Kidney Int 2004;66:2095.

Afshin P, Kao L, Xie D, et al: APOL1 risk variants, race, and progression of chronic kidney disease. New Engl J Med 2013;369(23):2183–2196.

Alric L et al: Influence of antiviral therapy in hepatitis C virus-associated cryoglobulinemic MPGN. Am J Kidney Dis 2004;43:617.

Anonymous: Imaging the kidney—radiologic imaging 2006. (Excerpts) Nephron Clin Pract 2006;103:c19.

Appel GB et al: Membranoproliferative glomerulonephritis type II (dense deposit disease): An update. J Am Soc Nephrol 2005;16:1392.

Barratt J, Feehally J: IgA nephropathy. J Am Soc Nephrol 2005;16:2088.

Braden GL et al: Tubulointerstitial diseases. Am J Kidney Dis 2005;46:560.

Buhaescu I et al: Systemic vasculitis: Still a challenging disease. Am J Kidney Dis 2005;46:173.

Chesney R: The changing face of childhood nephrotic syndrome. Kidney Int 2004;66:1294.

Couser WG (guest editor): Frontiers in nephrology: Membranous nephropathy. J Am Soc Nephrol 2005;16:1184.

Flanc RS et al: Treatment of diffuse proliferative lupus nephritis: A meta-analysis of randomized controlled trials. Am J Kidney Dis 2004;43:197.

Ginzler EM et al: Mycophenolate mofetil or intravenous cyclophosphamide for lupus nephritis. New Engl J Med 2005;353:2219.

Grantham JJ: Advancement in the understanding of polycystic kidney disease: A system approach. Kidney Int 2003;64:1154.

Heering P et al: Cyclosporine A and chlorambucil in the treatment of idiopathic focal segmental glomerulosclerosis. Am J Kidney Dis 2004;43:10.

Hofstra JM, Wetzels JFM: Phospholipase A2 receptor antibodies in membranous nephropathy: Unresolved issues. J Am Soc Nephrol 2014;25(6):1137–1139.

Hruska KA: Treatment of chronic tubulointerstitial disease: A new concept. Kidney Int 2002;61:1911.

Izzedine H et al: Oculorenal manifestations in systemic autoimmune diseases. Am J Kidney Dis 2004;43:209.

Javaid B, Quigg RJ: Treatment of glomerulonephritis: Will we ever have options other than steroids and cytotoxics? Kidney Int 2005;67:1692.

McGarth MM, Isakova T, Rennke H, et al: Contaminated cocaine and anti-neutrophilic cytoplasmic antibody-associated disease. Clin J Am Soc Nephrol 2011;6(12):2799–2805.

Nair R, Walker PD: Is IgA nephropathy the commonest primary glomerulopathy among young adults in the USA? Kidney Int 2006;69:1455.

Noris M, Remuzzi G: Hemolytic uremic syndrome. J Am Soc Nephrol 2005;16:1035.

Perna A et al: Immunosuppressive treatment for idiopathic membranous nephropathy: A systematic review. Am J Kidney Dis 2004;44:385.

Pettitt DJ et al: Familial predisposition to renal disease in two generations of Pima Indians with type 2 (non-insulin-dependent) diabetes mellitus. Diabetologia 1990;33(7):438–443.

Ponticelli C et al: A randomized study comparing methylprednisolone plus chlorambucil versus methylprednisolone plus cyclophosphamide in idiopathic membranous nephropathy. J Am Soc Nephrol 1998;9(3):444–450.

Rauen T, Eitner F, Fitzner C, et al: Intensive supportive care plus immunosuppression in IgA nephropathy. New Engl J Med 2015;373(23):2225–2236.

Rosner MH, Bolton WK: Renal function testing. Am J Kidney Dis 2006;47:174.

Rossert J: Drug-induced acute interstitial nephritis. Kidney Int 2001;60:804.

Tenenhouse HS, Murer H: Disorders of renal tubular phosphate transport. J Am Soc Nephrol 2003;14:240.

Torres VE, Chapman AB, Devuyst O, et al: Tolvaptan in later-stage autosomal dominant polycystic kidney disease. New Engl J Med 2017;377(20):1930–1942.

Troyanov S et al: Renal pathology in idiopathic membranous nephropathy: A new perspective. Kidney Int 2006;69:1641.

Wilmer WA et al: Management of glomerular proteinuria: A commentary. J Am Soc Nephrol 2003;14:3217.

第34章 急性肾损伤与少尿

Brian K. Lee，Flavio G. Vincenti

少尿在字面意义上是指尿量减少 - 即患者的尿量不足以排出体内代谢产生的可溶性终末产物。如果患者饮食规律，尿液浓缩功能正常，少尿（该患者）指尿量 <400ml/d 或 <6ml/（kg·d）。如果患者尿浓缩功能受损，且尿比重低于 1.010，少尿则指尿量 <1 000~1 500ml/d。

为了规范急性肾衰竭的诊断，提出了急性肾损伤（acute kidney injury，AKI）的概念。并已经应用新的分期系统来比较不同研究组肾损伤的严重程度和预测疾病发展。

AKI 是指肾小球滤过率突然降低，导致内源性和外源性代谢物（尿素、钾、磷酸盐、硫酸盐、肌酐、摄入药物）的急性潴留，而这些物质在正常情况下是由肾脏排泄。患者通常会出现尿量减少（<400ml/d）。如果尿液浓缩功能受损，每日尿量可在正常范围，甚至增多（多尿型或非少尿型肾衰竭）。少数 AKI 患者会出现无尿（尿量完全没有）。

AKI 的原因详见表 34-1。肾前性肾衰竭如果治疗及时一般可逆，但如果延误治疗可进展为实质性肾衰竭（如急性肾小管坏死）。AKI 的其他原因可根据血管病变、肾实质疾病和肾后性疾病进行分类。

表 34-1　AKI 的原因

肾前性
脱水
血管塌陷：脓毒症，降压药，第三间隙液
心排出量减少
功能性 - 血流动力学改变
血管紧张素 - 转化酶抑制剂药物
非甾体抗炎药
环孢素；他克莫司（钙调神经磷酸酶抑制剂）
肝肾综合征
血管因素
动脉栓塞
夹层动脉瘤
恶性高血压
实质性（肾性）
特异性
肾小球肾炎
间质性肾炎
毒物 / 造影剂
溶血性尿毒症综合征
非特异性
急性肾小管坏死
急性肾皮质坏死
肾后性
孤立肾肾结石
双侧输尿管梗阻
流出道梗阻
渗漏，创伤后

肾前性急性肾损伤

肾前性肾损伤指肾灌注不足或有效动脉循环血容量减少。其最常见的原因是肾性或肾外性液体丢失引起的脱水,如腹泻、呕吐、过量使用利尿剂和其他系统疾病。少见原因有感染性休克,血管外"第三间隙"液体积聚,降压药物的过量使用。心力衰竭所致的心排出量减少也可以降低肾有效循环血量。根据临床症状仔细分析可以分辨出引起肾前性肾衰竭的主要原因,但常常多种原因共同存在。对于住院患者,循环系统异常持续时间往往更长,会导致更持久的损伤(急性肾小管坏死)。

应注意肝硬化(肝肾综合征)患者,还有服用环孢素、他克莫司、非甾体抗炎药或血管紧张素转化酶抑制药的患者也可出现急性肾小球滤过率下降。上述情况容易出现明显的肾血流动力学紊乱。在这些情况下,尿检结果类似于肾前性肾衰竭,但患者的临床表现与肾前性肾衰竭的常见肾外表现不一致,详见后面章节所述。在停药后,或有肝肾综合征的患者进行肝病治疗或肝移植后,肾小球滤过率会有所改善。

▶临床表现

A. 症状和体征

除了极少数伴有心脏病或"泵"衰竭的病例外,患者最常见的主诉是口渴和站立时头晕(直立性眩晕)。可以有明显的液体丢失病史。体重下降可以反映患者脱水的程度。体格检查可见皮肤皱褶、颈静脉塌陷、黏膜干燥,更重要的是可出现直立性或体位性血压和脉搏变化(体位变化时收缩压下降 >20mmHg 或舒张压下降 >10mmHg)。

B. 实验室检查

1. 尿液　患者尿量常减少。精确的尿量评估需要留置导尿,测量每小时尿量(可以排除下尿路梗阻,见下文讨论)。在这种急性肾衰竭中,尿液表现为高比重(>1.025)和高渗透压(>600mOsm/kg)。尿常规通常无明显异常。当患者进展为急性肾小管坏死时,尿沉渣中可见到脱落的小管上皮细胞和深褐色管型。

2. 尿和血的生化检查　血中尿素氮(BUN)和肌酐的正常比例是 10:1,在肾前性肾衰竭中该比例一般会升高。其他表现详见表 34-2。因为甘露醇、造影剂和利尿剂会影响肾小管对尿素、钠、肌酐的转运和处理,所以在用药后进行尿和血的生化检查所得的结果会误导临床。

表 34-2　肾性 AKI 与肾前性氮质血症

参数	肾性	肾前性
尿渗透压 /（mOsm/L）	<350	>500
尿 / 血尿素	<3	>8
尿 / 血肌酐	<20	>40
尿钠 /（mmol/L）	>40	<20
$FE_{Na} = \dfrac{U/P_{Na}}{U/P_{肌酐}} \times 100$	>1	<1
$FE_{尿} = \dfrac{U/P_{尿}}{U/P_{肌酐}}$	>50	<35
$FE_{尿酸} = \dfrac{U/P_{尿酸}}{U/P_{肌酐}}$	>15	<7

FE_{Na},滤过钠排泄分数。

3. 中心静脉压　中心静脉压低提示血容量不足。如果严重心力衰竭是肾前性肾衰竭的主要原因(很少是唯一原因),则患者表现为心排出量明显减少和中心静脉压升高。

4. 容量负荷　在肾前性肾衰竭的患者中,适当增加液体入量时尿量增加对该病具有诊断和治疗意义。常用的治疗方法是快速静脉输入 300~500ml 生理盐水。在随后的 1~3 小时评估尿量。尿量增加 >50ml/h 则认为治疗有反应,可继续静脉补液。如果患者尿量不增加,医生需回顾患者血和尿的生化检验,再次评估患者容量状态,并重新进行体格检查,以决定是否继续补液(用或不用呋塞米)。

▶治疗

对于脱水患者,必须迅速补液纠正少尿。液体管理不当可能会使肾血流动力学进一步恶化,最终导致肾小管缺血(不可逆的急性肾小管坏死,见下文讨论)。在补液充足的患者,若仍有持续的少尿和低血压,应使用血管加压药来纠正败血症和心源性休克引起的低血压。升压药对恢复系统血压,维持肾内血流量和肾功能非常有益。然而,既往提出的肾脏剂量多巴胺 [1~5μg/(kg·min)] 的益处尚未得到证实。研究表明一种多巴胺 A_1 受体激动剂非诺多泮,有较好的应用前景。但该药物在广泛应用前,还需在随机试验中进行更严格的测试。肾前性 AKI 的患者应停用降压药和利尿剂。

血管性疾病所致的急性肾损伤

引起 AKI 的常见血管性疾病包括动脉栓塞性疾病、夹层动脉瘤和恶性高血压。动脉栓塞性疾病在小于 60 岁患者中少见,诱发因素包括血管手术、血管造影和肝素抗凝治疗。在大多数情况下,这些事件发生后数周内肾功能会发生潜在亚急性恶化。诊断通常依靠病史和体格检查,包括外周动脉栓塞体征,如蓝趾综合征、短暂性脑缺血发作(TIA)/休克、网状青斑和肠系膜缺血性疼痛。实验室检查可表现为外周血嗜酸性粒细胞增多症和低补体血症。如果行肾活检可见胆固醇沉积。除了降低栓塞风险和对症治疗外,目前尚无明确的治疗方法。观察性研究表明他汀类有潜在益处[死亡和终末期肾病(end-stage renal disease, ESRD)的相对风险为 0.53]。通常夹层动脉瘤和恶性高血压的临床表现明显。

快速评估肾动脉血流需要动脉造影或其他非造影血流动力学检查(如 MRI 或多普勒超声)。恶性高血压的病因可通过体格检查确定(如硬皮病)。对导致 AKI 的血管性因素进行早期治疗非常必要。

肾性急性肾损伤

该类疾病可分为特异性和非特异性肾实质损害。

最常见的引起 AKI 的特异性肾实质疾病包括急性或快速进展性肾小球肾炎、急性间质性肾炎、中毒性肾病和溶血性尿毒症综合征。

▶临床表现

A. 症状和体征

患者一般会提供相关病史,如咽喉痛或上呼吸道感染,腹泻,使用抗生素或静脉用药(常为违规药物)。应注意患者是否有间断加重的双侧腰背部疼痛。患者也可出现肉眼血尿。肾盂肾炎很少引起 AKI,除非患者伴有脓毒症、尿路梗阻或孤立肾。引起 AKI 的系统性疾病包括过敏性紫癜、系统性红斑狼疮和硬皮病。患者感染人类免疫缺陷病毒(human immunodeficiency virus, HIV)也

可出现 HIV 肾病导致的 AKI。

B. 实验室检查

1. 尿液 尿沉渣检查可见许多红细胞或白细胞,以及多种类型的细胞和颗粒管型。尿相差显微镜检查通常可看到畸形红细胞。在过敏性间质性肾炎中,可见到嗜酸性粒细胞。尿钠浓度范围为 10~40mEq/L。

2. 血化验 血清补体成分一般降低(由于补体活化和消耗)。在一些情况下,可以检测到血液循环免疫复合物。血清学检查可以提示系统性疾病,如红斑狼疮(如抗中性粒细胞抗体、抗双链 DNA 抗体、抗 Smith 抗体)。在溶血性尿毒症综合征患者外周血涂片中可见血小板减少和红细胞形态结构改变。急进性肾小球肾炎可通过检测抗中性粒细胞胞质抗体(antineutrophil cytoplasmic antibody, ANCA)和抗 GBM 抗体(抗肾小球基底膜抗体)的滴度来进行评估。

3. 肾活检 光镜检查可见肾小球肾炎(即鲍曼囊内新月体;图 34-1)、急性间质性肾炎和肾小球毛细血管血栓(溶血性尿毒症综合征)的特征性变化。免疫荧光显示的免疫沉积有助于明确急进性肾小球肾炎的诊断。免疫沉积物可进一步分为内皮下沉积物(狼疮性肾炎)、上皮下沉积物(感染后肾小球肾炎)或系膜区沉积物(IgA 肾病)。

C. X 线检查

由于造影剂有引起肾损伤的风险,应尽量避免使用。因此,超声检查最适合排除尿路梗阻问题。

急进性肾小球肾炎

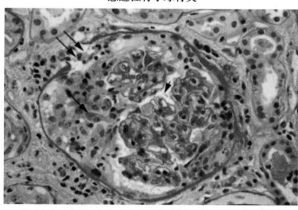

▲ 图 34-1 高倍显微镜显示细胞纤维性新月体

细胞纤维性新月体呈亮红色(长箭头)。严重的炎症损伤致肾小球毛细血管袢断裂(短箭头)和囊壁撕裂(双箭头)(Used with permission from Helmut Rennke, MD)

▶治疗

治疗目的是消除潜在有害因素,如控制感染,清除体内抗原、毒性物质和药物,抑制自身免疫,清除自身免疫抗体,减轻炎症反应。免疫治疗包括药物(糖皮质激素)和短时间应用血浆置换。有时也需要支持性透析治疗(见下文)。

引起 AKI 的非特异性肾内因素包括急性肾小管坏死和急性肾皮质坏死。后者主要与肾的血管内凝血有关,预后较前者差。这些情况通常发生于医院治疗过程中。多种疾病状态导致患者出现脓毒症综合征样生理性紊乱。

肾脏局部缺血可引起远端肾小管(近髓肾单位)的退行性病变。如果不发生肾血管内凝血和皮质坏死,透析后大多数患者通常会完全康复。

在低血压的情况下,老年患者更容易出现少尿型 AKI。使用某些药物后,如非甾体抗炎药,可以增加急性肾小管坏死的发生风险。虽然典型的近髓肾单位肾病尚未出现,在一些汞中毒(尤其是氯化汞)和使用造影剂的患者中,尤其是伴有既往肾功能损害、糖尿病或骨髓瘤的患者中可出现类似的非特异性 AKI。

▶临床表现

A. 症状和体征

其临床特征通常与相关疾病有关。脱水和休克可同时出现,但与肾前性肾衰竭患者不同,该病患者经静脉补液治疗后尿量和 AKI 无改善(见下文)。另一方面,造影剂所致 AKI 患者,可出现液体潴留体征。在 AKI 患者中[与慢性肾脏病(chronic kidney disease, CKD)不同]尿毒症症状(如精神改变和胃肠道症状)不常见。

B. 实验室检查(表 34-2)

1. 尿液　尿比重常偏低或固定于 1.005~1.015。尿渗透压也降低(<450mOsm/kg,尿渗透压:血浆渗透压 <1.5∶1)。尿沉渣可见小管细胞和颗粒管型;尿色浑浊。如果尿潜血阳性,但显微镜下未看到红细胞,应考虑肌红蛋白尿或血红蛋白尿的可能。可以进行有关肌红蛋白的检查。

2. 中心静脉压　往往正常或轻度升高。

3. 容量负荷　静脉输注甘露醇或生理盐后尿量不增加。有时,应用呋塞米或"肾剂量"多巴胺[1~5μg/(kg·min)]后可使少尿转为多尿。然而,传统观点认为使用上述方法将少尿型 AKI 转变为非少尿型 AKI,患者预后会更好,但尚无证据支持。事实上,近期的研究似乎表明,在 AKI 期间使用袢利尿剂,患者预后可能会更差。

▶治疗

如果静脉补液或甘露醇无效,则应尽快减少液体入量。评估患者血肌酐、尿素氮和电解质浓度以明确是否需要透析。适当调整液体入量,维持营养摄入以保证 30~35kcal/kg 的热量,这样可以纠正或降低伴有急性肾小管坏死患者的高分解代谢程度。

必须严密监测血钾,以保证及早发现高钾血症。高钾血症可予以下治疗:①静脉输注碳酸氢钠;②聚磺苯乙烯,25~50g(含山梨醇)口服(灌肠有肠缺血的风险);③静脉输注葡萄糖和胰岛素;④静脉输注钙剂以防心脏应激(通常伴有心电图改变,如 T 波高尖,QRS 波群增宽)。

预防造影剂肾病的方法包括:输注生理盐水和碳酸氢钠,使用 N-乙酰半胱氨酸,提前进行血液透析和血液透析滤过治疗。在随机试验中,除了增加补液外尚无其他保护性方法。已经推荐使用低渗造影剂,而等渗造影剂(碘沙醇)未能显示更多益处。

必要时应使用腹膜透析或血液透析方法,以预防或纠正尿毒症、高钾血症或容量负荷过重。AKI 患者的血液透析可间断或持续进行(连续性动-静脉或静-静脉血液滤过技术)。用经皮中心静脉置管建立血管通路。在重症监护病房,连续透析治疗更适用于血流动力学不稳定的患者。

对于 AKI 患者采用何种肾脏替代治疗方式最佳目前尚无共识。连续性静脉-静脉血液滤过/血液透析/血液透析滤过与间歇性透析相比,并没有为患者更好的生存和肾脏恢复带来更多益处。早期报道发现对 AKI 患者进行强化透析治疗(每周 6 次 vs 隔日 1 次透析)可获得更高的生存率,但近期研究证据并不支持该方案。目前需要仔细观察患者每次治疗的透析剂量,并尽量减少因血管通路不良而中断透析治疗。

▶预后

大多数患者于 7~14 日恢复。可能会存在残留的肾功能损害,尤其在老年患者中。

肾后性急性肾损伤

在表 34-1 中列出了泌尿科主要的诊断和治疗方法。下腹部手术后的 AKI 应考虑到尿道和输尿管梗阻的可能。双侧输尿管梗阻的原因包括:①腹膜或腹膜后肿瘤侵犯,伴有肿块或结节;②腹膜后纤维化;③肾结石;④术后或创伤后的尿路梗阻。对于孤立肾,输尿管结石可引起整个尿路梗阻进而导致 AKI。尿道或膀胱颈梗阻是引起肾衰竭的常见原因,尤其是老年男性患者(前列腺增生)。创伤后尿道撕裂详见第 18 章。

▶临床表现

A. 症状和体征

患者常会出现肾区疼痛和肋脊角压痛。如果手术造成输尿管损伤及尿液外渗,尿液可能会从伤口漏出。容量负荷过重时会出现水肿。患者常出现肠梗阻,伴有腹胀和呕吐。

B. 实验室检查

尿液检查无重要意义。留置导尿后引出大量尿液,则可以诊断和治疗下尿路梗阻。

C. X 线检查

放射性核素检查可显示尿液渗漏,对于尿路梗阻患者,可见同位素在肾盂内蓄积。超声检查可见上部集合系统扩张和肾盂积水。

D. 器械检查

膀胱镜检查和逆行尿路造影可见输尿管梗阻。

▶治疗

输尿管损伤的治疗参见第 18 章。

（齐焰 翻译　闫铁昆 审校）

参考文献

Anonymous: Intensive care nephrology. J Am Soc Nephrol 2001; 12(Suppl 17):S1.

Bellomo R et al: Acute dialysis quality initiative workup: Acute renal failure—definition, outcome measures, animal models, fluid therapy and information technology needs: The Second International Consensus Conference of the Acute Dialysis Quality Initiative (ADQI) Group. Crit Care 2004;8:R204–R212.

Forni LG, Hilton PJ: Continuous hemofiltration in the treatment of acute renal failure. New Engl J Med 1997;336:1303.

Fredrich JO et al: Meta-analysis: Low-dose dopamine increases urine output but does not prevent renal dysfunction or death. Ann Intern Med 2005;142(7):510–524.

Gines P, Arroyo V: Hepatorenal syndrome. J Am Soc Nephrol 1999; 10:1833.

Gonzales DA et al: A meta-analysis of N-acetylcysteine in contrast-induced nephrotoxicity: Unsupervised clustering to resolve heterogeneity. BMC Med 2007;5:32.

Lassnigg A et al: Lack of renoprotective effects of dopamine and furosemide during cardiac surgery. J Am Soc Nephrol 2000; 11(1):97–104.

Marik PE et al: Low-dose dopamine does not prevent acute renal failure in patients with septic shock and oliguria. Am J Med 1999; 107:387.

Merten GJ et al: Prevention of contrast-induced nephropathy with sodium bicarbonate: A randomized controlled trial. JAMA 2004; 291:2328–2334.

Murphy SW et al: Contrast nephropathy. J Am Soc Nephrol 2000; 11:177.

Nolan CR, Anderson RJ: Hospital-acquired acute renal failure. J Am Soc Nephrol 1998;9:710.

Palevsky PM et al: Intensity of renal support in critically ill patients with acute kidney injury. New Engl J Med 2008;359:7–20.

Pannu N et al: Renal replacement therapy in patients with acute renal failure: A systematic review. JAMA 2008;299:793–805.

Schiffl H et al: Daily hemodialysis and the outcome of acute renal failure. New Engl J Med 2002;346:305.

Schor N: Acute renal failure and the sepsis syndrome. Kidney Int 2002;61:764.

Star RA: Treatment of acute renal failure. Kidney Int 1998;54:1817.

Tepel M et al: Prevention of radiographic-contrast-agent-induced reductions in renal function by acetylcysteine. New Engl J Med 2000;343:180.

34

第35章 慢性肾脏病和肾替代治疗

Brian K. Lee，Flavio G. Vincenti

概述

在慢性肾脏病（chronic kidney disease，CKD）中，某些主要由肾脏排泄的溶质的清除率降低，导致它们潴留在体液中。这些溶质是内源性代谢以及外源性物质（如药物）的终产物。肾衰竭的最常用的测量指标是血尿素氮（blood urea nitrogen，BUN）和血清肌酐。肌酐清除率（根据24小时尿液收集计算得出）通常用作肾小球滤过率（GFR）的替代指标。

肾衰竭根据发展的速度和继发的氮质血症可分为急性或慢性。对肾衰竭急性或慢性的分析对于理解生理适应性、疾病机制和最终的治疗很重要。在个别情况下，通常很难确定肾衰竭的持续时间，比如高血压等病史或肾脏萎缩的影像学征象往往表明是一个慢性的病程。急性肾损伤（acute kidney injury，AKI）可能会发展为不可逆的慢性肾衰竭（有关 AKI 的讨论，见第 34 章）。

美国国家肾脏基金会-肾脏病预后质量倡议（K/DOQI）已建立了新的分类方法。无论是否存在结构性或功能性肾脏异常，都可以通过不同程度的 GFR 降低来描述 CKD（http://www.kidney.org/professionals/KDOQI/Guidelines_ckd/p4_class_g1.htm）。这在研究 CKD 的进展中很有用，尤其是在减少 GFR 恶化的各种药物方案中。

现在有许多在线计算器可以根据肌酐值估算一个人的 GFR，其中一个示例可在美国国家肾脏基金会的网站中获得（http://www.kidney.org/professionals/kdoqi/gfr_calculator.cfm）。这些计算尽管并不完美，但有助于我们在正常参考范围内根据肌酐值警惕肾功能不佳的患者。

2001—2005 年终末期肾病（end-stage renal disease，ESRD）的发病率相对稳定，而 2015 年该发病率增长到每百万人口 378 例。这一增长几乎可以完全由同一时期糖尿病肾病的发病率上升来解释（图 35-1）。其中，受影响最大的是年龄

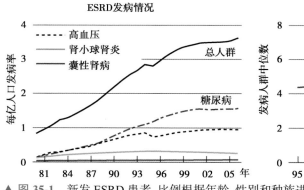
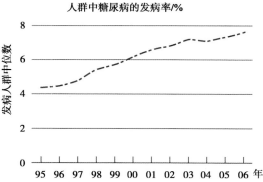

▲ 图 35-1 新发 ESRD 患者，比例根据年龄、性别和种族进行了调整

（摘自 Centers for Disease Control and Prevention. Behavioral Risk Factor Surveillance System）

较大的患者（75 岁以上）和非洲裔美国人（是高加索人的 3.6 倍；图 35-2，图 35-3）。尿毒症的严重程度和发展速度很难预测。透析和移植的应用正在全球范围内迅速推广。截至 2015 年 12 月 31 日，美国有超过 44 万例 ESRD 患者接受了血液透析治疗，约有 4.9 万例接受了腹膜透析治疗，约有 20.8 万例患者行肾移植手术。

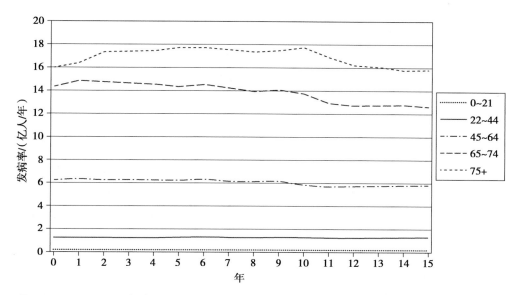

▲ 图 35-2　2000—2015 年美国人群按年龄组分类的 ESRD 发生率（经性别和种族标准化）标准人口为 2011 年的美国人口

［摘自 the United States Renal Data System. End-stage Renal Disease（ESRD）in the United States，2017］

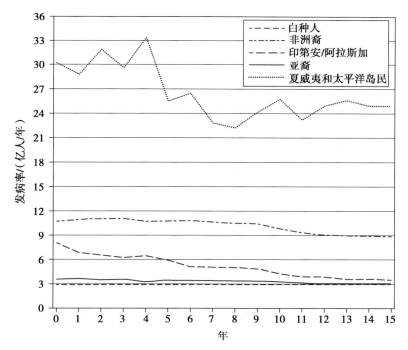

▲ 图 35-3　2000—2015 年美国人群经调整后按种族划分的 ESRD 发生率标准人口为 2011 年的美国人口

［摘自 the United States Renal Data System. End-stage Renal Disease（ESRD）in the United States，2017］

►历史背景

多种原因的进行性肾功能不全都可导致终末期肾衰竭。在 1800 年，Bright 描述了几位临终患者的终末期肾衰竭特点，这些患者存在水肿、血尿和蛋白尿。血清化验分析引起人们对潴留的含氮化合物的关注，这与临床上发现尿毒症存在关联。尽管尿毒症的病理状态已得到很好的描述，但直到 1960—1970 年出现肾透析和肾移植后，患者才实现长期生存，而在过去的 50 年中，患者的存活率有了显著提高。

►病因学

CKD 与多种疾病有关。可能是原发性肾脏病（如肾小球肾炎、肾盂肾炎、先天性发育不全）或继发性肾脏病（由全身性疾病，例如糖尿病或红斑狼疮）引起。现在认为，一旦发生肾脏损伤，对未损伤的肾单位的适应性超滤将对残余的肾脏组织产生进一步的压力和损伤，最终导致肾功能恶化和尿液异常（即蛋白尿）。患者将进展至 CKD 下一阶段。脱水、感染、梗阻性尿毒症或高血压生理变化的叠加可能会使患者最终进展至慢性尿毒症阶段。

►临床表现

A. 症状和体征

CKD 较轻时，可能没有临床症状。中度至重度 CKD 患者经常出现瘙痒、全身不适、疲倦、健忘、性欲减退、恶心和容易疲劳等症状。生长迟滞是青春期前患者的主要就诊原因。而多系统疾病（如系统性红斑狼疮）患者的症状可能同时出现。大多数 CKD 患者由于容量超负荷或高肾素血症而导致血压升高，但是，如果患者有明显的尿钠流失趋势（如髓样囊性疾病），则血压可能正常或较低。并发贫血和代谢性酸中毒时，脉搏和呼吸频率加快。尿毒症臭味、心包炎、扑翼样震颤的神经系统改变、精神改变和周围神经病变的临床表现仅在严重的 V 期 CKD 患者中出现。肾脏触诊可能提示多囊肾。眼科检查可能显示高血压或糖尿病性视网膜病变。涉及角膜／晶状体的改变与代谢疾病有关［如法布里病（Fabry disease），胱氨酸病，Alport 遗传性肾炎］。

B. 病史

20% 的患者有 CKD 家族史，既往可能有肾炎发作或蛋白尿的病史。要注意检查药物使用情况和可能的毒物暴露（如铅）。

C. 实验室检查

1. 尿液成分 尿量因肾脏疾病的类型而异。尿液中水分和盐分的丢失量与多囊性肾病和间质性肾疾病有关。但是，一般来说，当 GFR 降至正常值的 5% 以下时，尿量会非常少。可能会影响尿液浓缩（固定的低比重尿）和酸化（尿液 pH 较高）的机制。每日的盐损失倾向比较固定，并且如果盐损失低，则出现钠潴留，进而会导致水肿。蛋白尿可以是可变的。尿液分析检查可能会发现单核细胞（白细胞增多），偶尔会出现蜡样管型，但通常尿液分析是非特异性且无反应的。

2. 血液检查 经常见到的是正细胞、正色素性贫血，即所谓的慢性病贫血。随着肾功能的恶化，可能会出现缺铁。尽管血小板计数正常，但患者仍会出现凝血功能异常（血小板功能不良），其特征是出血时间异常。

当 GFR 降至 30ml/min 以下时，血清电解质和矿物质代谢会出现一些异常（对于继发性甲状旁腺功能亢进，损害可能在 GFR<60ml/min 时开始出现）。人体缓冲液存储量的逐步减少以及无法排泄可滴定酸会导致进行性代谢性酸中毒，其特征是血清碳酸氢盐减少和代偿性过度通气。尿毒症的代谢性酸中毒的特点是正常的阴离子间隙、高氯血症和正常血钾。但是，随着肾功能障碍的发展，一些患者可能会发展为阴离子间隙酸中毒（由于有机阴离子的积累）。除非 GFR 低于 5ml/min，否则很少发生高钾血症。在患有间质性肾脏疾病、痛风性肾病或糖尿病性肾病的患者中，可能发生高氯血症性代谢性酸中毒并伴有高钾血症（肾小管性酸中毒，Ⅳ 型）。在这些情况下，酸中毒和高钾血症与肾衰竭的程度不成比例，并与肾素和醛固酮分泌减少有关。在中度至重度 CKD 中，多种因素导致血清磷酸盐增加和血清钙减少。高磷酸盐血症是由于肾脏磷酸盐清除减少所致。此外，由于肾脏 1α- 羟化酶将 25- 羟维生

素 D 转化为活性形式 1, 25- 羟维生素 D 的减少，因此维生素 D 的活性也降低了。这些改变导致继发性甲状旁腺功能亢进，伴有骨软化症和囊性纤维性骨炎。尿酸水平常升高，但在慢性尿毒症期间很少导致结石或痛风。

D. X 线检查

肾功能下降的患者应该避免进行含碘造影剂的检查，因为会造成肾脏进一步损害的风险。肾脏超声在确定肾脏大小及皮质厚度以及肾脏穿刺活检定位中非常实用。骨骼 X 线检查可以发现骨软化症和纤维性骨炎。平片检查可以发现软组织以及血管钙化。在超声波检查或者腹部 CT 平扫中可以发现多囊肾患者具有较大的肾脏且分割成较多的囊腔。

E. 肾脏活检

肾脏穿刺除了能明确非特异性间质纤维化和肾小球硬化外，并无重要意义。可能发现明显的血管改变，比如血管中膜增厚，纤维层断裂，内膜增生，这些改变可能继发于尿毒症性高血压抑或由于原发的肾动脉硬化。对终末期的萎缩肾进行穿刺活检可能导致出血（由于尿毒症性血小板功能障碍，见血液检测相关章节）。这种出血倾向一旦开始透析就可以改善，或者应用去氨加压素（可以介导血管内皮储存的血管性血友病因子多聚体）。

▶**治疗**

最近的研究表明一些药物可以用来减缓 CKD 的进展。血管紧张素转化酶抑制药和血管紧张素受体阻滞剂的使用在延缓肾功能下降方面有明显的作用，尤其对于存在明显蛋白尿的糖尿患者群。与醛固酮拮抗剂联合应用来控制患者的血压，患者需密切跟踪进行血钾检测，以免血钾过高造成危险。降脂药物应该在已经存在动脉粥样硬化加速进展的慢性肾脏患者群中应用，并且具有潜在的延缓肾脏功能恶化的作用。

总的来说，直到患者无法继续原有的日常生活方式之前，治疗应该是保守。每日蛋白质限制（0.8~1.0g/kg），推荐限钾和限磷。保持饮食中钠的平衡是必要的，防止体内低钠或高钠。这需要通过密切监测患者的体重来完成。口服碳酸氢盐（每日 0.5~1mEq/kg）可以帮助纠正中度酸中毒（目标血清 HCO_3 水平 ≥23mEq/L）。贫血可以通过皮下注射重组人促红素来纠正（根据 K/DOQI 指南，血红蛋白水平为 11.0~12.0g/dl）。为预防可能发生的尿毒症骨营养不良和继发性甲状旁腺功能亢进，需要密切监测钙磷平衡，维持这种平衡可能需要磷结合剂、钙剂和活性维生素 D，西那卡塞可以直接减少甲状旁腺激素的分泌。如果存在严重继发性甲状旁腺功能亢进，需要进行甲状旁腺切除术。

A. 维持性腹膜透析

维持性腹膜透析是一种可选择的透析方式，当条件不允许进行血液透析时使用（如血管通路无法建立）。10% 的患者选择这种透析方式。可以使用改良的软质腹膜透析导管进行重复的腹膜灌洗治疗。腹膜透析对中分子的清除效率优于血液透析，而对小分子物质（如尿素氮和肌酐）的清除效率不如血液透析。每周三次的间断腹膜透析（IPPD），连续腹膜透析（CCPD）以及维持性便携式腹膜透析（CAPD）都可以选择。对于后者，患者每日要做 3~5 次交换，每次交换使用 1~2L 腹膜透析液。透析液含有高浓度葡萄糖，腹膜表面作为透析半透膜。随着连接技术的改进，细菌污染和腹膜炎的发生正在减少。随着时间的推移，许多患者过渡到血液透析，要么是由于腹膜功能衰竭（如腹膜硬化或者粘连），抑或是残余肾脏功能减退导致透析不充分。

B. 维持性血液透析

半透膜在维持性血液透析中广泛应用。血管通路分为以下几种：自体动静脉内瘘，移植血管内瘘（用自体大隐静脉或合成材料），或经皮穿刺置入导管（通过手术或介入方式置入）。目前透析使用的半透膜生物相容性比较好（很少发生透析膜过敏）。体内的毒素和多余的水负荷可以被已知化学成分的透析液轻易清除。高通量透析膜的应用可以减少透析治疗时间。

透析治疗通常是每周治疗 3 次，每次治疗 3~5 小时。使用尿素动力学模型进行计算机建模，可以提供更精确的血液透析处方。透析治疗可以在肾脏病中心、血液净化中心，甚至在家庭中进行。家庭透析是最理想的，因为透析时间更加灵活,对患者而言更舒适也更方便,但是只有 20% 的透析患者满足这种治疗的要求。人们对这种治疗方式越来越感兴趣,因为它可以为患者提供更好的生存率和生活质量。

透析技术的广泛应用增加了患者的活动能力,度假和商务活动前可预先安排透析。目前甚至有提供透析服务的专用游轮。两种维持性透析都存在的常见问题,包括感染、骨症状、操作失误、持续贫血和心理障碍。过高的发病率和死亡率通常与长期透析治疗导致的动脉粥样硬化有关。目前认为,尿毒症患者尽管进行了透析,仍可发展为失用综合征、心肌病、多发神经病变,以及透析相关淀粉样变性,因此如果条件具备,肾移植应尽早完成。尽量避免双侧肾切除术,因为它增加了透析患者输血的需求。当透析患者发生顽固性高血压、肾脏反流并发感染,多囊肾囊内反复出血和疼痛,才需要进行肾脏切除术。透析患者偶尔会有获得性肾囊性疾病,这类患者需要密切监测原位肾细胞癌(renal cell carcinoma, RCC)的发生。

对于接受家庭透析的患者每年每位的费用平均 5 万美元,而在透析中心接受治疗的患者平均花费达 5 万 ~7.5 万美元(使用移植物动静脉内瘘或半永久导管的患者花费更多),但是其中大部分在 HR-1(医疗保险)中被报销。如果患者没有其他系统性问题(如糖尿病),一旦开始维持透析,死亡率为 8%~10%/ 年。尽管存在医学

上的、心理上的、社会性质的和经济上的各种困难,大多数接受透析治疗的患者的生活是丰富多彩的。

C. 肾脏移植

随着免疫抑制技术和基因匹配技术的进展,异体肾移植术成为维持性血液透析患者的一种选择。我们注意到短期内移植后效果的改善是由于新的免疫抑制药物的开发。目前使用的移植后的药物包括泼尼松、吗替麦考芬酸酯(及其肠溶配方)、环孢素、他克莫司和西罗莫司 / 依维莫司。目前有很多新药物正在研究中,通过抑制异体识别机制的不同途径来发挥作用,包括各种注射用的生物制剂。肾脏移植的主要优势是重建接近正常以及稳定的身体生理和生化功能。饮食也无须像透析患者那样严格限制。肾移植的缺点包括骨髓抑制,容易感染,肿瘤发生风险升高,以及异体移植物不确定性导致的心理问题。大部分缺点都与免疫抑制药物的应用相关。移植肾的长期问题包括移植肾的尿毒症复发和癌症发生率增高。如未发生泌尿系统结构性并发症(如尿漏),泌尿生殖系统感染似乎不是很重要。然而,器官供应的短缺仍然困扰着等待移植的人群。截至 2016 年,等待肾移植的患者大约有十万,年死亡率为 65 例 /1 000 例患者(图 35-4)。

肾脏病中心使内科医师和外科医师紧密合作,尝试把透析和移植的两种治疗方式整合为一个整体,这种模式正在逐渐兴起。

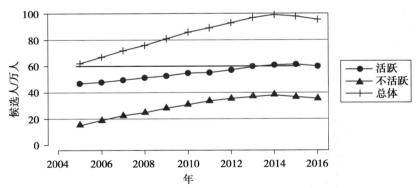

▲ 图 35-4　每年的 12 月 31 日列出进行肾脏移植的成人信息同时在多个中心列出的候选人仅计算一次,具有并发列表并且在任何程序中处于活跃状态的那些被认为是活跃的,包括肾脏和肾脏 - 胰腺移植列表

(摘自 Hart A, Smith JM, Skeans MA, et al: OPTN/SRTR 2016 Annual Data Report: Kidney, Am J Transplant. 2018 Jan; 18 Suppl 1: 18-113)

（孙桂江　翻译　姜埃利　审校）

参考文献

Anonymous: K/DOQI clinical practice guidelines for chronic kidney disease: Evaluation, classification, and stratification (excerpts). Am J Kidney Dis 2002;39(Suppl 1):1.

Anonymous: Clinical Practice Guidelines and Clinical Practice Recommendations 2006: K/DOQI Advisory Panel (excerpts). Am J Kidney Dis 2006;48(Suppl 1):1.

Anonymous: 2008 OPTN/SRTR Annual Report 1998–2007. HHS/HRSA/HSB/DOT; UNOS; Arbor Research Collaborative for Health.

Astor BC et al: Type of vascular access and survival among incident hemodialysis patients. J Am Soc Nephrol 2005;16:1449.

Atkins RC et al: Proteinuria reduction and progression to renal failure in patients with type 2 diabetes mellitus and overt nephropathy. Am J Kidney Dis 2005;45:281.

Coresh J et al: Chronic kidney disease awareness, prevalence and trends among U.S. adults. J Am Soc Nephrol 2005;16:180.

Daugas E et al: HAART-related nephropathies in HIV-infected patients. Kidney Int 2005;67:393.

El Nahas M: The global challenge of chronic kidney disease. Kidney Int 2005;68:2918.

Go AS et al: Chronic kidney disease and the risks of death, cardiovascular events, and hospitalization. New Engl J Med 2004;351:1296.

Hsu CY et al: Elevated blood pressure and risk of end-stage renal disease in subjects without kidney disease. Arch Int Med 2005; 165:923.

Levey AS et al: A new equation to estimate glomerular filtration rate. Ann Intern Med 2009;150:604–612.

Muntner P et al: Association of serum intact parathyroid hormone with lower estimated glomerular filtration rate. Clin J Am Soc Nephrol 2009;4:186–194.

Remuzzi G et al: Chronic renal disease: Renoprotection benefits of renin-angiotensin system inhibition. Ann Intern Med 2002; 136:304.

Stewart JH et al: Cancers of the kidney and urinary tract in patients on dialysis for end-stage renal disease. J Am Soc Nephrol 2003; 14:197.

US Renal Data Systems: 2008–2009 Annual Data Report. (Available online at: http://www.usrds.org/adr.htm; accessed 7/6/10.)

Woods JD et al: Comparison of mortality with home hemodialysis and center hemodialysis: A national study. Kidney Int 1996;49(5): 1464–1470.

第36章 肾移植

John M. Barry

肾移植：前言

本章将向普通泌尿科医生和实习医生介绍肾移植的基本情况。本章主要介绍其实际应用。

美国终末期肾病（end-stage renal disease，ESRD）的发病率约为每年每百万人口 380 例，并随年龄增长而增高（United States Renal Data System，2017）。在美国，有一半的 ESRD 患者年龄超过 65 岁。糖尿病、肾小球肾炎、高血压和多囊肾是导致 ESRD 的四个主要原因。与普通人群相比，接受肾脏替代治疗的患者的预期寿命降低，ESRD 的年死亡率大于乳腺癌或前列腺癌（United States Renal Data System，2017；Seigel et al，2018）。与透析相比，肾移植在患者生存期、生活质量及节约医疗成本方面更有优势（Wolfe et al，1999；Grams et al，2010）。美国目前约有 9 万名透析患者在等待肾移植，其中一半在积极的等待名单上，这一数量仍然是供肾数量的近三倍（United States Renal Data System，2017）。

美国每年近 2 万例肾脏移植患者中，有 2/3 来自已故者器官捐献。为了减少边缘肾脏的浪费，并减少获取差异，目前实施了质量匹配的已故者器官分配系统。肾脏捐献者概况指数（Kidney Donor Profile Index，KDPI）是一个基于 10 个供体因素（年龄、身高、体重、种族、高血压史、糖尿病史、死亡原因、血清肌酐、丙型肝炎状态和心脏死亡捐献）的评估系统，取代了只包含四个因素的标准（SCD）和扩大标准捐献（ECD）的二元分

类系统（United States Renal Data System，2017）。一个 KDPI 为 85% 的供肾，其质量与 ECD 大致相同。预期移植后生存（EPTS）评分是基于年龄、透析时间、器官移植史和是否有糖尿病，用来评估等待肾移植的患者，分数越低越好。EPTS 分数为 20% 或以下供者的肾脏优先分配给 EPTS 分数为 20% 或以下的等待者。KDPI 和 EPTS 计算器可以在 optn.transplant.hsra.gov/resources/allocation-calculators 上找到。

已故供体肾移植移植肾和受者的 10 年存活率分别为 48% 和 64%。活体供体肾移植移植肾和患者 10 年存活率分别为 62% 和 78%（United States Renal Data System，2017）。

几十年来，肾移植积累了以下经验：①采用多学科方法来应对复杂、花费高患者；②强制性国家登记系统的优势；③抗体的使用；④应用主要的单一支付和多个私人医疗保险机构来处理复杂的美国医疗保健系统的经验和教训。

等待肾移植的患者评估

表 36-1 显示了多学科肾移植评估需要回答的问题。

A. ESRD 复发

因原发肾病复发导致移植肾功能丧失的病因有：原发性草酸盐肾病、非典型溶血性尿毒症综合征（aHUS）、FSGS、膜性增殖性肾小球肾炎、膜性肾病、IgA 肾病、系统性红斑狼疮、抗肾小球基底膜肾病、抗中性粒细胞胞质抗体（antineutrophil

表 36-1 通过对肾移植候选者的
多学科评估解决的问题

肾病综合征的病因和肾移植术后复发的风险是什么？

哪些社会心理或经济问题会影响移植后患者的依从性？

目前是否存在活动性的侵袭性感染？

目前是否存在活动性恶性肿瘤？

是否存在解剖或功能上的困难影响到手术成功？什么是免疫高危因素？

去除肾衰竭因素，等待移植患者的预期寿命？是否有亲属供肾？

cytoplasmic antibody, ANCA）相关性血管炎、肾淀粉样变性和法布里病（Fabry disease）。原发性草酸盐肾病通常需要肝肾联合移植。多囊肾、肾先天性疾病及慢性肾盂肾炎等疾病行肾移植后不会复发。移植医生在移植前将告知这方面信息。

B. 社会心理和经济问题

依从性差是导致移植失败的重要原因，对患者进行社会心理及经济评估可以对移植术后依从性差进行预防。青少年、经济问题、精神功能障碍，以及支持系统不健全是导致肾移植失败的因素。协调员、药房、社会服务及金融服务在移植前需要提供这些信息。

C. 活动性感染

遵循当前的 CDC 免疫建议（美国 CDC, 2018）。建议无脾患者和可能接受补体抑制剂依库利珠单抗的患者接种脑膜炎球菌疫苗，该抗体用于预防或治疗 aHUS 血栓性微血管病。丙型肝炎患者可以在移植前接受治疗。潜在肾移植受者中最常见的感染部位是肺和泌尿道。肺部感染的筛查是通过胸部 X 线检查和肺结核检查。非活动性结核病患者通常接受数月的异烟肼预防性治疗，不必需要推后移植，因为移植后可以继续治疗。

尿路感染（urinary tract infection, UTI）必须在移植前得到治愈或控制。尿常规和尿培养用于有症状、近期或复发性 UTI 的患者。根据培养和药敏结果进行针对性治疗。如果复发或慢性菌尿是由于肾盂肾炎、结石或输尿管梗阻引起的，则通常在移植前 6~8 周进行肾切除术。

复发性结肠憩室炎患者需要进行预防性节段性结肠切除术。无症状胆石症不需要移植前切除胆囊。在移植前必须治愈牙齿感染。

因为移植后巨细胞病毒（CMV）感染有高的发病率和死亡率，CMV 抗体水平需要在移植前测定。移植前也会进行 CMV 供体 - 受体匹配，预防 CMV 血清阴性受体接受 CMV 血清阳性的供肾，以降低移植后 CMV 感染或预防的风险和费用。因为免疫抑制可以导致肝炎恶化，如果乙型肝炎或丙型肝炎病毒抗体水平提示患者存在活动性肝炎，这些患者将被排除在移植之外，直到确认感染被控制。如果 CD4 淋巴细胞计数满足要求，人类免疫缺陷病毒（human immunodeficiency virus, HIV）阳性的受者可能有资格进行移植（Yoon et al, 2011）。许多中心进行单纯疱疹病毒（herpes simplex virus, HSV）滴度测定。如果滴度升高或患者有疱疹病毒感染史，通常在移植后 3~4 个月进行抗病毒治疗。如有特殊病例建议征求感染专家意见。

D. 恶性肿瘤

癌症筛查的指南在不断地更新。美国癌症协会定期发布的治疗指南，已经被普遍接受（Smith et al, 2018）。服用马兜铃酸（一种常用的减肥草药）的病史，或既往接受环磷酰胺治疗，都需要进行尿路上皮癌的筛查。经列线图分析，经治疗的癌症患者移植后复发的概率较低。移植前的无病等待时间或肾移植的积极等待时间见表 36-2。如果有疑问，可以咨询泌尿生殖系统肿瘤专家。

表 36-2 建议在泌尿生殖系统肿瘤
接受治疗前的无病等待时间

肿瘤	分期 / 危险	分级	无复发或进展的等待时间
肾癌	T1aN0M0	任何分级	无
	T1bN0M0	Fuhrman1-2	无
	T1bN0M0	Fuhrman3-4	2 年
	≥T2	任何分级	2 年
前列腺癌	低危		无
	中危		无
	高危		2 年
尿路上皮癌	≤T1，原位癌	低级别	无
	≤T1	高级别或原位癌	2 年
	≥T2	任何分级	2~5 年

36

E. 影响手术成功的解剖问题

尿路评估需解决的问题见表 36-3,基本评估见表 36-4。对于少尿移植患者来说,准确的排尿史是不可能获得的,只能依靠患者记忆中的排尿情况。尿液分析可能因为少尿而没有意义,除非怀疑有肠膀胱瘘,否则尿液细菌培养结果可以忽略。肾移植受者必须有足够的膀胱容量,可以自然地排空尿液,或者可以通过间歇导尿或尿管排空。可控膀胱患者由于尿液中的电解质被肠黏膜重吸收,需要肾小球滤过率 >35ml/min 才可以行肾移植(Hautmann et al, 1999)。尿潴留情况可以通过超声来测定。可控膀胱及泌尿道的造影检查多用于结石、反流或梗阻。严重的尿道狭窄和前列腺增生需要在移植手术前接受治疗。如接受前列腺摘除术或经尿道前列腺切除术(transurethral resection of prostate, TURP),为防止出现前列腺尿道的狭窄,需要等待数周直至前列腺窝创面愈合。当患者尿量不足,可以通过间断导尿或留置耻骨上膀胱造瘘向膀胱内灌注生理盐水并让患者排尿来评估是否需要进行膀胱出口的手术。超声是对肾积水、结石或者肿瘤最基本的检查手段。

表 36-3　肾移植候选者泌尿系统评估需要回答的问题

膀胱或储尿囊是否可以充盈?
膀胱或储尿囊是否可以排空?
患者是干的吗?
移植时是否需要避开储尿囊?
有没有人工尿道括约肌需要在移植时打开?
是否存在泌尿生殖系统肿瘤?
是否需要切除原肾?

表 36-4　泌尿道基础评估

步骤	核对清单
病史	UTI,排尿功能障碍,结石,手术,癌症,阴茎假体,人工尿道括约肌,性功能,马兜铃酸,环磷酰胺,血吸虫病
体格检查	腹部、生殖器,前列腺体积 >50
影像学	肾输尿管超声,膀胱排空检查
实验室	尿酸、肌酐,PSA(>50 岁)
特殊	排尿造影、尿动力

在患有慢性肾衰竭的获得性肾囊肿患者中,肾肿瘤的发生频率增加(Kuroda et al, 2011),并且通常对实体瘤进行肾切除术。表 36-5 总结了肾移植候选患者行自体肾切除的指征。对于 T1a 期和 Fuhrman 1 级或 2 级 T1b 期肾细胞癌(renal cell carcinoma, RCC),在移植时同时进行自体肾切除是合理的。

表 36-5　移植前自体肾切除的适应证

药物无法控制的高血压
复发性肾盂肾炎
无法通过微创方式处理的肾结石
大量蛋白尿(可考虑介入栓塞)
抗肾小球基底膜抗体持续存在
实体肿瘤
伴有出血、反复感染、慢性疼痛、影响食欲或肾下极到达真骨盆的多囊肾

移植肾的动脉血管重建术实施前需要检查周围血管疾病的症状和体征,并确保移植肾不会导致同侧下肢或臀部发生盗血综合征。血管超声检查(包括或不包括盆腔血管和脾动脉的平扫 CT)可以帮助严重周围血管疾病的患者、正在或接受过腹部或盆腔血管重建手术患者选择合适的动脉吻合位置。足部溃疡必须在移植前治愈。

F. 预期寿命

心脏病是 ESRD 死亡的一个主要原因,超声心动图、核医学灌注研究和冠状动脉造影用于高危肾移植等待者的心脏评估。基于查尔森并发症的预期寿命计算器可以指导选择合适的移植等待者(表 36-6)。查尔森并发症评分为 1、3、5

表 36-6　Charlson 并发症评分 / 指数

分值	并发症
1 分	从 50 岁开始每 10 年
每项 1 分	无并发症的糖尿病、轻度肝病、充血性心力衰竭、心肌梗死、慢性阻塞性肺疾病、外周血管疾病、脑血管意外或短暂性脑缺血发作、痴呆、结缔组织病、消化性溃疡
每项 2 分	糖尿病终末器官损伤;白血病、淋巴瘤或实体肿瘤;中度至重度慢性肾病、偏瘫
每项 3 分	中至重度肝病
每项 6 分	转移性实体肿瘤,获得性免疫缺陷综合征

和 7 的十年预期寿命分别为 96%、22%、21% 和 2%（Charlson Comorbidity Index，2018）。例如，一名 55 岁的女性 ESRD 患者，有糖尿病和心肌梗死、外周血管疾病、慢性阻塞性肺疾病和短暂性脑缺血发作的病史，其 10 年生存期估计为 0。通过肾移植治愈她的 ESRD 的概率将是 2%。她应该接受移植吗？这将由多学科遴选委员会决定。

G. 免疫风险

免疫抑制方案通常需要综合多种因素确定。抗体诱导治疗的选择通常是基于肾移植受者的免疫高危因素。肾移植受者的免疫高危因素包括：非洲血统、既往有输血史或妊娠导致的高抗人白细胞抗原（HLA）抗体水平、系统性红斑狼疮、aHUS、ABO 血型不相容以及发生早期排斥的既往器官移植患者。年龄较大的受者被认为免疫能力下降。

淋巴细胞耗竭剂（alemtuzumab 或兔抗人胸腺细胞免疫球蛋白）通常用于免疫高风险患者。重组人白介素 -2 受体抗体（daclizumab）或无抗体诱导对于低免疫风险的受者来说已经足够。Eculizumab 用于补体介导的微血管肾病导致 ESRD 的患者。维持免疫抑制通常使用嘌呤拮抗剂（硫唑嘌呤或吗替麦考酚酯）、钙调神经磷酸酶抑制剂（他克莫司或环孢素）和少量的糖皮质激素（泼尼松）。西罗莫司是一种哺乳动物西罗莫司靶点（mTOR）抑制剂，有时用于代替他克莫司或环孢素以预防钙调神经磷酸酶抑制剂肾毒性。mTOR 抑制剂的缺点是影响伤口愈合。

H. 活体肾移植

如果一个移植候选者可以接受移植，并且有一个潜在的活体肾脏捐赠者，这个潜在捐赠者通过移植程序成为志愿者后会接受评估。

活体与死亡供体肾移植比较

▶ 活体供肾捐献者

A. 评估

活体肾脏捐献并非没有风险。腹腔镜供肾切取术后 90 日死亡率为 3.1/ 万，腹腔镜非供体肾切除术的相应死亡率为 260/ 万（Segev et al，2010）。肾脏捐献者发生 ESRD 的风险为 90/ 万，据报道，健康非供者和未进行体检的非供者的 ESRD 风险分别为 14/ 万和 326/ 万（Muzaale et al，2014）。

为了尽量减少对捐献者的损害，活体肾脏捐献应遵循临床实践指南，包括肾脏科医生应该评估移植适应证，外科医生应该评估手术风险，心理健康专家应该研究心理健康与移植受者接受移植意愿之间的相关性（Lentine et al，2017）。活体供肾者的排除标准：未成年；载脂蛋白 L1 变异的非洲裔（Newell et al，2017）；肾功能不全；蛋白尿 >300mg/d；尿微量白蛋白 >30mg/d；体重指数 >35kg/m^2；血压 >140/90mmHg；糖尿病；多发性肾结石；有转移风险的恶性肿瘤；需要肾毒性药物治疗的恶性肿瘤；导致受者发病或死亡的感染；非自愿；精神疾病；缺乏社会支持和应对机制。供者如果有无法解释的镜下血尿，需要进行肾穿刺活检。

对供肾者进行影像学检查的目的是为了评估肾脏血管情况、结构和大小、集合系统，以及是否存在尿石症。平扫或增强 CT 能够满足以上需求。

活体肾捐赠的原则之一是把更好的肾留给供者。由于右肾患肾盂肾炎和妊娠肾积水的比例较高，对于有生育要求的女性供肾者，一些移植中心首选右肾作为捐献肾脏（Monga 1998）。

B. 技术

腹腔镜供肾切取术是最常见的手术方式，左肾因左肾静脉的解剖特点而受到受体外科医生的青睐。活体供肾移植的成功取决于供、受者手术医生的技术水平、器械，以及供、受者的期望。

▶ 已故供肾捐献者

死亡捐献者获取符合以下条件：无感染，无恶性肿瘤，获取可移植器官，摘除组织相容性样本，通常是淋巴结和脾脏。肾脏获取是多器官获取过程中最常见的一部分，采用正中线切口劈开胸骨，主动脉接冷保存液进行灌注，通过下腔静脉或右心房引出（Barry and Conlin，2012）。在肝脏获取过程中，门静脉系统需要快速灌注。成人正常大小的肾脏进行分离，重新灌注，包装，然后送到器官库继续冷藏。机械灌注常用于心脏死亡（DCD）捐献或质量不佳的肾脏。幼儿供肾两个肾脏一般不进行分离，需要进行双肾整块移植。

受体选择

供者和受者必须是 ABO 血型相容，并且供者 - 受者淋巴细胞毒性交叉配型为阴性。选择 DCD 供肾的受者积分系统基于 ABO 血型相容性、组织相容性、等待时间、肾脏质量、既往活体器官捐献者和 EPTS。儿童享有优先权。由于保存时间限制，匹配需要按本地、区域和本国受者的顺序进行。如果活体供者 - 受者 ABO 血型或交叉配型不相容时，可以通过肾脏替换计划或供者 - 受者配对链的供受者。

肾移植患者入院时，需要进行快速检查有无手术禁忌和影响免疫抑制的并发疾病。近期存在输血或感染，则需要重复淋巴细胞毒性交叉配型。如果受者未完成初始多学科评估，此时会进行血栓形成评估，以检测高凝状态并制订抗凝方案。免疫抑制剂通常在肾移植过程开始时使用。对于选择性活体肾移植，一般在移植前一周开始服用硫唑嘌呤或吗替麦考酚酯。

受者手术

在过去的 50 年中，该技术已经标准化（Barry，2007）。

在手术开始前预防性使用头孢类抗生素，持续使用到术中培养出结果后对抗生素进行更改或停止使用。由于氟喹诺酮类抗生素对肾囊肿的效果好（Bennett et al，1985），如果要在移植时处理或切除多囊肾，通常会使用喹诺酮替代常用的头孢菌素。

三腔中心静脉压（CVP）导管通常用于抽血、静脉输液和 CV 监测。将自固定三腔球囊导管放置在膀胱中，使用抗生素溶液进行膀胱灌注充盈膀胱，以便随后进行输尿管膀胱吻合。为保持足够移植肾灌注需要将 CVP 维持在 5~10cm H_2O。

通过改良的 Gibson 切口将移植肾放在对侧髂窝，肾盂和输尿管放置在内侧表浅位置，以方便对输尿管和膀胱进行重建手术。男性患者需要保

留精索，而女性患者的子宫圆韧带被结扎和剪断。将腹膜推向内侧。游离髂动脉，寻找三个软点，一个用于吻合，另外两处用于血管阻断钳，可防止斑块破裂和内膜剥离。最常采用的动脉吻合术是肾动脉髂外动脉端侧吻合，需要使用打孔器在受体动脉上打出一个光滑的圆孔。肾静脉通常与髂外静脉或髂总静脉的一侧吻合。

原位肾移植很少使用，一般会先进行左肾切除术，并使用肾静脉和脾动脉进行肾血管吻合。

边缘肾脏的双肾移植可以一侧髂窝放置一个，或将它们叠放在同一侧髂窝中（Ekser et al，2010）。

儿童肾移植一般将供者主动脉和下腔静脉用于血管吻合。

在肾血管吻合过程中和结束后即刻静脉给予甘露醇和呋塞米，以促进利尿。

尿路重建通常采用输尿管膀胱再植术，有关尿路重建问题及处理方法参见表 36-7。一般会使用输尿管支架管。在膀胱功能正常的无尿患者的膀胱功能会在术后 6 周内恢复正常。

表 36-7　泌尿外科手术中遇到的问题及对策

问题	对策
回肠造口	在造口的侧面做切口，将移植肾放置对侧髂窝
盆腔多次手术	三腔尿管寻找膀胱
可控膀胱	三腔尿管充盈膀胱并检查有无漏尿
膀胱功能障碍	三腔尿管充盈膀胱，行移植肾输尿管原输尿管吻合或移植肾肾盂原输尿管吻合
膀胱扩大	避免损伤膀胱血供，了解有无代谢异常，酌情进行治疗
消化道出血	质子泵抑制剂

术后护理

静脉补液量等于尿量加上隐性丢失。需要应用降压药来控制血压。如果血细胞比容低于 25 且患者有症状，或血细胞比容小于 20，则建议输血。每隔几小时监测一次电解质和血细胞比容，直到数值稳定。通过将 CVP 升高至 10cm H_2O 并静脉注射呋塞米来处理移植肾功能延迟恢复。当

血清钾处于正常范围的中间值时,将钾添加到静脉输液中。高钾血症或液体量过多通常应用透析治疗。高血钾水平可以通过静脉注射氯化钙来抵消,血钾水平可以通过静脉注射碳酸氢钠和/或葡萄糖和胰岛素暂时降低。肠道功能通常会在 3 日内恢复。

尿管拔除前的 24 小时需要留取尿培养,根据培养和药敏结果开始使用或更换抗生素。当泌尿道重建不复杂时,尿管通常在术后第 3 日拔除。单次口服 α- 肾上腺素受体阻滞剂可防止尿管拔除时出现尿潴留。术后 2~4 周拆除切口缝线或缝合钉。如果使用了没有固定在尿管上输尿管支架管,则在移植手术后 4~12 周将其移除。预防性甲氧苄啶/磺胺甲噁唑(TMP/SMX)通常给药 3 个月。轻微的磺胺过敏可以在移植住院期间进行脱敏治疗。呋喃妥因可以用来治疗严重的磺胺过敏。

并发症

A. 肾功能延迟恢复

当出现移植肾功能延迟且上述措施失败时,需要超声检查来确定移植肾的血流量和功能,并筛查输尿管梗阻或积液。有时需要移植肾穿刺活检来进行诊断。

B. 排斥反应

排斥反应是除外肾积水或 UTI 的情况下肌酐水平升高,通常通过穿刺活检证实,可应用大剂量的糖皮质激素治疗。糖皮质激素无效的排斥反应通常用淋巴细胞耗竭剂治疗。抗体介导的排斥反应可以通过血浆置换、静脉注射免疫球蛋白、增加糖皮质激素用量,有时需要抗 CD20 抗体利妥昔单抗来治疗。

C. 免疫抑制剂不良反应

硫唑嘌呤或吗替麦考酚酯最常见的并发症是白细胞减少,可以随着移植时间逐渐延长外周血白细胞计数的监测频率。肾毒性是钙调磷酸酶抑制剂最常见的并发症,对这类药物血药浓度的监测频率也随移植时间逐渐延长。接受他克莫司或环孢素治疗的患者应慎用肾毒性药物,如氨基糖苷类和两性霉素 B,以及保钾利尿药。性腺功能减退是 mTOR 抑制剂的不良反应(Lee et al,

2005)。

D. 血尿

无法通过尿管冲洗控制的急性术后血尿可通过内镜电灼术,极少数情况需要进行开放手术。

E. 出血

如出血肿迫输尿管或移植肾血管,需要进行移植肾探查。

F. 移植肾破裂

多由于严重的急性排斥反应或肾静脉血栓引起,比较少见,多数情况下需要行移植肾切除。

G. 移植肾动脉狭窄

移植肾动脉狭窄可能与严重的、控制不佳的高血压和肾功能下降有关。可通过移植肾超声检查进行筛查,肾动脉造影可以确诊。治疗通常是通过介入手段放置动脉内支架。

H. 引流情况/肾盂积水

引流液的成分可以通过化验检查确定。保持引流通畅,并使用抗生素。如果引流液清亮,肌酐水平与血清水平相同,则引流液为淋巴液。如果持续存在,可以用经皮或通过注入硬化剂或将其引流进入腹腔来治疗。如果引流液明显高于肌酐水平,则是尿瘘。漏尿的部位可以通过膀胱造影和/或经皮肾造影来确定。膀胱渗漏可通过留置尿管引流一周并重复膀胱造影以确保愈合后拔除尿管。如果诊断为输尿管漏,治疗通常是经皮肾造瘘或留置输尿管支架管,直至缺损愈合,微创治疗失败则需要开放手术。如果输尿管坏死导致漏尿,则需要开放手术修复。

I. 伤口感染

伤口感染一般通过前面提到的措施来预防。发生伤口感染后的治疗是充分引流并应用抗生素。对于严重感染,一般停用嘌呤拮抗剂,减少糖皮质激素用量,继续使用钙调神经磷酸酶抑制剂。

J. 泌尿道感染

UTI 在肾移植术后很常见。除留置尿管、年龄和免疫抑制等是泌尿道感染的危险因素外,尿潴留和糖尿病也可以增高 UTI 发生的概率。伴有发热的移植肾功能不全可能是由急性排斥反应或移植肾肾盂肾炎引起,这两者必须区分开来,因为在未经治疗的肾盂肾炎发作期间增加免疫抑制会导致致命的败血症。移植后数月发生的 UTI 通常是轻度的,对普通抗感染治疗有效。无症状菌尿(asymptomatic bacteriuria, ASB)不需要治疗(Origuen et al, 2016)。

K. 其他感染

细菌性肺炎是肺部感染最常见的类型。军团菌、诺卡氏菌、分枝杆菌、病毒、寄生虫和真菌也都可能导致肺部感染。

L. 肾结石

一般可以通过冲击波碎石术、经皮肾镜碎石术或输尿管镜碎石术进行处理。如果肾移植的尿路重建是膀胱输尿管吻合、输尿管输尿管吻合或移植肾肾盂输尿管吻合,输尿管镜的治疗是首选的方式。结石病因可能是肾小管酸中毒、移植肾术前存在结石、UTI 或甲状旁腺功能亢进。甲状旁腺功能亢进可能需要甲状旁腺次全切除术和自体前臂移植术。

M. 深静脉血栓形成与肺栓塞

可采用标准的抗凝方案用来预防和治疗。

N. 移植后高血压

先天性肾脏疾病、排斥反应、移植肾动脉狭窄和钙调磷酸酶抑制剂可以引起。

O. 血管疾病

尽管进行了积极的术前评估和治疗,心肌梗死和脑卒中仍然是肾移植受者的主要死因。高脂血症,糖皮质激素会增加心血管事件风险。移植后高脂血症需要改变饮食习惯并加用药物治疗。

P. 新发糖尿病

肾移植术后新发糖尿病在肾移植受者发生比例较高,这与糖皮质激素和钙调神经磷酸酶抑制剂的使用有关。移植前口服降糖药的糖尿病患者通常需要在移植后进行胰岛素治疗,而移植前需要胰岛素治疗的患者移植后可能需要两倍的胰岛素剂量。

Q. 泌尿系统恶性肿瘤

与一般人群相比,移植受者癌症的标准化发病率(SIR)有所增高,例如淋巴组织增生性疾病、卡波西肉瘤和口咽癌、胃癌、肛门癌、宫颈癌、阴茎癌、外阴癌和阴道癌(Engels et al, 2011)。

据报道,肾癌和膀胱癌的总体癌症特异性 SIR 分别为 8.61 和 3.18,前列腺癌的总体 SIR 为 1.11(Yan et al, 2014)。

盆腔恶性肿瘤手术一般不推荐移植侧进行淋巴结清扫。对移植后泌尿系统恶性肿瘤患者是否进行免疫治疗应当听取移植医生的建议。通常禁忌使用刺激免疫系统的药物(如免疫检查点抑制剂)或引起感染的免疫刺激剂(卡介苗)。

小结

肾移植前需要对 ESRD 患者进行细心的筛选,并对主要的危险因素进行干预。DCD 供肾的使用需要结合 KDPI 评分和预估移植后生存评分(EPTS)体现分配的公平和公正。活体器官捐献需要综合考虑供肾质量和安全标准。动脉粥样硬化、泌尿道畸形以及手术意外是主要的外科问题。通过供体评估、预防使用抗生素,以及仔细选择免疫抑制方案,肾移植术后感染并发症有所减少。

(王伟 翻译 张小东 审校)

参考文献

Barry JM, et al: Renal transplantation. In: Wein AJ, Kavoussi LR, Novick AC, Partin AW, Peters CA (eds): Campbell-Walsh Urology. 10th ed. Elsevier, Philadelphia, 2012, pp. 1238–1239.

Barry JM: Renal transplant recipient surgery. BJU Int 2007;99(3): 701–717.

Bennett WM, et al: Cystic fluid antibiotic concentrations in autosomal-dominant polycystic kidney disease. Am J Kidney Dis 1985;6(6):400–404.

Centers for Disease Control and Prevention: Recommended immunization schedules for children, teens, and adults. CDC, 2018. (Available online at: http://www.cdc.gov/vaccines.)

Charlson Comorbidity Index (CCI)—MDCalc. (Available online at: www.mdcalc/charlson-comorbidity-index-cci; accessed 7/13/18.)

Ekser B, et al: Technical aspects of unilateral dual kidney transplantation from expanded criteria donors: Experience of 100 patients. Am J Transplant 2010;10(9):2000–2007.

Engels EA, et al: Spectrum of cancer risk among US solid organ transplant recipients. JAMA 2011;306(17):1891–1901.

Grams ME, et al: Listing for expanded criteria donor kidneys in older adults and those with predicted benefit. Am J Transplant 2010;10(4):802–809.

Hautmann RE, et al: The ileal neobladder: Complications and functional results in 363 patients after 11 years of follow-up. J Urol 1999;161(2):422–427.

Kuroda N, et al: Review of acquired cystic disease-associated renal cell carcinoma with focus on pathobiological aspects. Histol Histopathol 2011;26(9):1215–1218.

Lee S, et al: The effect of sirolimus on sex hormone levels of male renal transplant recipients. Clin Transplant 2005;19(2):162–167.

Lentine KL, et al: Summary of Kidney Disease Global Outcomes (KDIGO) clinical practice guideline on the evaluation and care of living kidney donors. Transplantation 2017;101(6):1783–1792.

Monga M: Maternal cardiovascular and renal adaptation in pregnancy. In: Creasy RK, Resnik R (eds): Maternal-Fetal Medicine. 4th ed. Saunders, Philadelphia, 1998, pp. 787–788.

Muzaale AD, et al: Risk of end-stage renal disease following live kidney donation. JAMA 2014:311(6):579–586.

Newell KA, et al: Integrating APOL1 gene variants into renal transplantation: Considerations arising from the American Society of Transplantation Expert Conference. Am J Transplant 2017;17(4):901–911.

Origuen J, et al: Should asymptomatic bacteriuria be systematically treated in kidney transplant recipients? Results of a randomized controlled trial. Am J Transplant 2016;16(10):2943–2953.

Segev DL, et al: Perioperative mortality and long-term survival following live kidney donation. JAMA 2010;303(10):959–966.

Seigel RL, et al: Cancer statistics, 2018. CA Cancer J Clin 2018;68(1): 7–30.

Smith RA, et al: Cancer screening in the United States, 2018: A review of current American Cancer Society guidelines and current issues in cancer screening, 2018. (Available online at: http://doi.org/10.3322/caac.21446.)

United States Renal Data System: 2017 USRDS annual data report: Epidemiology of kidney disease in the United States. National Institutes of Health, National Institute of Diabetes and Digestive and Kidney Diseases, Bethesda, MD, 2017.

Wolfe RA, et al: Comparison of mortality in all patients on dialysis, patients on dialysis awaiting transplantation and recipients of first cadaver kidney transplants. New Engl J Med 1999;341(23):1725–1730.

Yan L, et al: Risk of bladder cancer in renal transplant recipients: A meta-analysis. Br J Cancer 2014;110(7):1871–1877.

Yoon SC, Hurst FP, Jindal RM, et al: Trends in renal transplantation in patients with human immunodeficiency virus infection: An analysis of the United States renal data system. Transplantation 2011;91(8): 864–868.

第37章 输尿管和肾盂输尿管连接部疾病

Barry A. Kogan

输尿管从肾脏引导尿液流入膀胱,是一个功能复杂的管道器官。影响输尿管功能的病变可导致肾脏异常,其中肾积水(见第14章)和感染最常见。输尿管疾病可分为先天性和获得性两大类。

输尿管先天性疾病

先天性输尿管畸形是常见疾病,包括输尿管完全缺失和输尿管重复畸形。输尿管畸形有时可引起严重梗阻需紧急处理,也可以没有症状和临床意义。它们的命名一度较混乱,Glassberg等曾努力统一其命名以避免歧义(Glassberg et al, 1984)。

输尿管闭锁

输尿管闭锁(ureteral atresia)时,输尿管可完全缺失,也可能只向腰侧部分发育而形成盲端。畸形发生于胚胎发育期,原因有:中肾管未能形成输尿管芽,或是输尿管芽在与后肾胚基结合之前发育停滞。决定输尿管芽发育和引起输尿管芽异常的遗传因素正逐渐明了(Nagalakshmi and Yu, 2015)。无论如何,输尿管芽闭锁最终将导致同侧肾缺失、多囊肾或肾发育不良。多囊肾多是单侧,没有症状,亦无临床意义。对个别患者,可能与高血压、感染和肿瘤有关。虽然伴发对侧膀胱输尿管反流(vesicoureteral reflux, VUR)比较常见,但是通常此种反流的临床意义也有限。曾有学者担心以上患者的恶变风险,但是,根据目前的临床证据,从泌尿外科学的角度而言,更倾向于认为没有治疗或随访的必要(Onal and Kogan, 2006)。

输尿管重复畸形

尿路先天性畸形中最常见的即是完全的或不完全的输尿管重复畸形。Nation(1944)在尸检中发现,不同程度的输尿管重复畸形发生率为0.9%。该畸形多为双侧,女性多于男性。

输尿管芽在到达后肾胚基之前发生分叉导致不完全型(Y)输尿管重复畸形,在大多数情况下,这种畸形与临床疾病没有关系。但有时在重复输尿管汇合处附近发生输尿管蠕动异常(图37-1)。

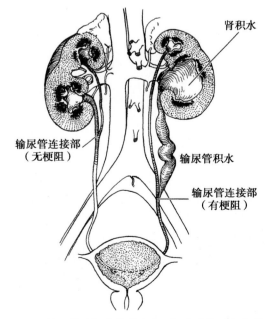

▲ 图37-1 输尿管重复畸形,伴左肾下极积水的不完全型(Y)可发生输尿管-输尿管(yo-yo)反流,引发影像学改变

一侧发出两个输尿管芽则导致完全型输尿管重复畸形,此时形成两套各自独立的输尿管和肾盂。引流肾上部的输尿管发源于中肾管的头侧,该输尿管较长并在发育中迁移得较远,并总是开口于引流肾下部输尿管的内下方(Weigert-Meyer定律)。因此,引流肾上部的输尿管过于向尾侧迁移可导致输尿管开口异位和输尿管梗阻;另外,引流肾下部的输尿管开口于膀胱外侧方,膀胱壁内段过短则容易引起 VUR(图 37-2)(Tanagho,

1976)。近期的研究显示,总输尿管细胞的程序性死亡对于输尿管从沃尔夫管分离来说至关重要,异位输尿管的根本原因很可能是此过程的失败(Mendelsohn et al, 2009)。并且,正是尿生殖窦引导了程序性死亡和输尿管分离,并且在一些病例中,似乎是上输尿管芽距离尿生殖窦过远,无法接受信号,因此造成输尿管从沃尔夫管分离失败。

虽然很多输尿管重复畸形患者没有症状,但是有些患者持续或反复发生尿路感染(urinary tract infection, UTI)。对于女性患者,引流肾上极的输尿管开口可异位至尿道外括约肌之外,甚至尿路之外,其典型症状是持续滴沥的尿失禁,同时又可正常排尿。对于男性患者,由于中肾管最后变为输精管和精囊,所以异位输尿管开口多位于尿道外括约肌的近侧,于是也就没有与之相关的尿失禁。近年来,产前胎儿输尿管超声检查的开展,有助于许多无症状的输尿管重复畸形新生儿的早期诊断。

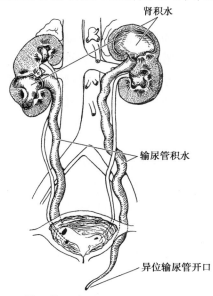

▲ 图 37-2　输尿管重复畸形,伴右肾下极反流和慢性肾盂肾炎瘢痕形成的完全型

引流左肾上极的输尿管异位,相关的肾实质通常发育不良

目前,在这些儿童中超声正处于选择研究中。一般而言,积水的肾上极和扩张的输尿管远端可被看到。并且,医生可同时评估肾实质厚度,输尿管囊肿或其他膀胱病变。排尿期膀胱尿道造影(voiding cystourethrogram, VCUG)对于诊断 VUR 和输尿管囊肿十分重要。肾核素(尤其是 ^{99m}Tc- 二巯基琥珀酸)扫描有助于估计每个肾段的功能情况(图 37-3)。

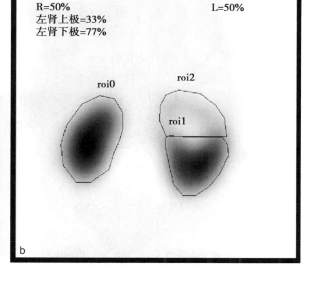

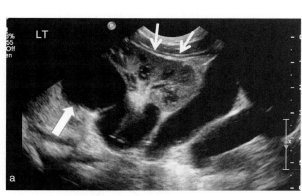

▲ 图 37-3　左肾重复畸形

a:超声显示左肾上极明显积水(大箭头)与左侧扩张输尿管相一致。左肾下极完好保留(小箭头)。b:锝 -99m- 二巯基丁二酸扫描显示各肾段的相对功能

输尿管反流的治疗是有争议的（第 13 章），但输尿管反流的治疗应不受输尿管重复畸形的影响。较轻反流只需保守治疗，较重反流则需手术治疗。根据解剖不同，有多种手术方法可供选择。如肾上极梗阻或输尿管开口异位，则必须手术治疗。现已提出多种手术方法（Belman et al，1974）。如一肾段功能极差，半肾切除是最合适的方法。为保存肾实质功能，适于行肾盂输尿管吻合、输尿管 - 输尿管吻合或输尿管再植术（Amar，1970）。手术可通过开放或腹腔镜下完成（Howe et al，2017）。

输尿管口囊肿

输尿管口囊肿（ureterocele）是输尿管末段一种囊状畸形（图 37-4）。输尿管口囊肿可位于膀胱内，也可异位于其他部位，后者有时会位于膀胱颈或尿道。膀胱内输尿管口囊肿多发生于单根输尿管（多见于男孩），而异位输尿管口囊肿多发生于引流肾上极的重复输尿管。异位输尿管口囊肿的发生率比膀胱内输尿管口囊肿多 4 倍（Snyder and Johnston，1978）。女性输尿管口囊肿的发生率比男性多 7 倍，10% 属于双侧输尿管口囊肿。较轻的输尿管口囊肿在成人体检中偶然发现。

输尿管口囊肿的发生归因于输尿管芽管化的延迟或不完全而导致的胚胎早期在为尿生殖窦吸收前输尿管芽的梗阻和扩张（Tanagho，1976）。在膀胱三角区的浅肌层和深肌层间形成囊状扩张。大的输尿管口囊肿可使其他输尿管开口移位，破坏膀胱肌层，甚至使膀胱出口梗阻。异位输尿管口囊肿出现时，常发现显著的肾输尿管积水和肾上极节段性发育不良。

输尿管口囊肿患者临床表现多样。在过去，患者常伴发感染，膀胱出口梗阻或尿失禁（女性输尿管口囊肿偶尔可自尿道脱垂）。但是在目前，一些输尿管口囊肿可通过产前超声即得以诊断。出生后，患者应当进行超声和排泄性膀胱尿路造影。超声可以明确诊断和肾脏解剖。排泄性膀胱尿路造影可显示肾下极反流或对侧输尿管反流，极少数还能显示向自发破裂输尿管口囊肿的反流（图 37-5，图 37-6）。核素肾动态显像有助于评估肾功能，并且综合评估以上检查结果对于决定治疗方法至关重要。

输尿管口囊肿的治疗必须个体化。经尿道囊肿切开在许多病例中被认为是最权威的治疗方法，尤其适用于膀胱内输尿管口囊肿患者和新生儿患者的首次治疗。当需要开放手术时，手术方法应根据输尿管开口位置、输尿管口囊肿位置、肾输尿管积水程度和肾功能损害程度而定。一般而

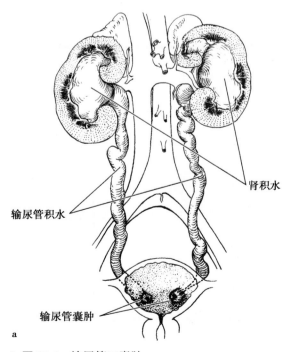
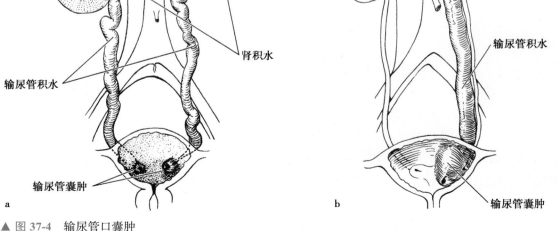

肾积水

输尿管积水

输尿管积水

输尿管囊肿

输尿管囊肿

a

b

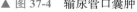

▲ 图 37-4　输尿管口囊肿

a：无重复畸形的输尿管开口位置正常的输尿管口囊肿。b：输尿管重复畸形伴肾上极功能不良的输尿管口囊肿

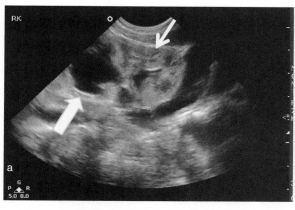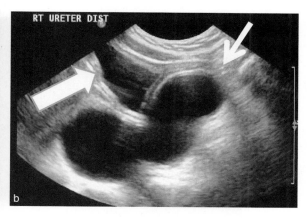

▲ 图 37-5　患有重复畸形女性的输尿管囊肿

a：超声显示右肾上极严重积水（大箭头）。肾下极功能完好（小箭头）。b：相比于异位开口的输尿管，远端扩张的右侧输尿管在膀胱内（大箭头）存在一较大输尿管囊肿（小箭头）

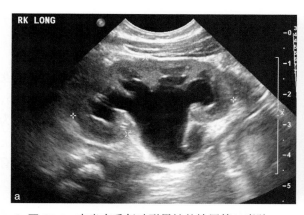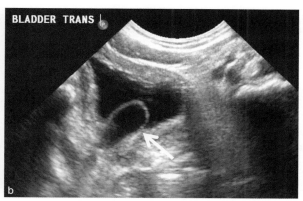

▲ 图 37-6　未患有重复畸形男性的输尿管口囊肿

a：超声显示右肾中度积水，伴近端输尿管扩张。b：右输尿管远端入膀胱处存在输尿管口囊肿（箭头）

言，手术方法有：半肾切除、输尿管切除、输尿管口囊肿切除、膀胱重建和输尿管再植。一些学者甚至推荐创伤较小的腹腔镜上肾输尿管结扎术（Lopes et al，2018）。通常需要二次手术。

输尿管开口异位

输尿管开口异位（ectopic ureteral orifice）畸形经常伴发重复输尿管（见前节），但单独的输尿管开口异位也有发生。这种畸形原因是胚胎发育期，输尿管芽自中肾管分离延迟或失败。一篇关于输尿管芽发育的优秀文献综述已经被发表（Nagalakshmi and Yu，2015）。就解剖而言，原发异常可能是异位的输尿管芽，这也就解释了肾发育不良往往与单一异位输尿管相关。

输尿管开口异位的临床表现随性别和输尿管开口位置不同而变化。男性多由于 UTI 或附睾炎而就诊，此时，输尿管可直接开口于输精管或精囊。女性的输尿管开口可位于尿道、阴道或会阴，虽也有 UTI，但尿失禁是主要表现。虽有正常排尿但仍持续滴尿是其特征表现。尿急和急迫性尿失禁（urgency urinary incontinence，UUI）易使诊断迷惑。

超声和 VCUG 有助于描述这种畸形。如果输尿管异位至尿道，VCUG 可能可以显示异位的输尿管（图 37-7）。但是，因为异位肾脏可能既小又处于异常位置，超声可能难以发现异位肾脏，可能需要 MRI，膀胱镜或腹腔镜来确定诊断（Lipson et al，2008）。行膀胱镜检查时，可能只能看到半个膀胱三角区，异位的输尿管开口可能会被直接看到，并通过逆行插管进行确定。肾核素扫描有助于相关肾脏功能的评估。与输尿管口囊肿和输尿管重复畸形类似，治疗的选择取决于临床症状和肾功能情况。

37

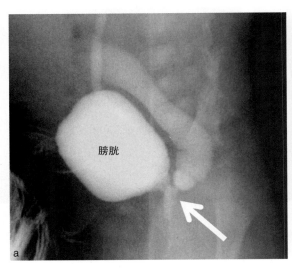
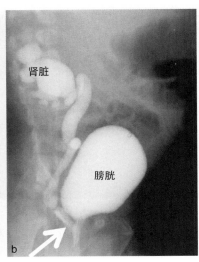

▲ 图 37-7   异位输尿管
a：一个男性的 VCUG 显示尿液排泄至后尿道，尿液反流至扩张的输尿管，可见输尿管进入前列腺部尿道（箭头）。b：一个女性的 VCUG 显示，尿液反流至扩张输尿管直至右肾下极。注意输尿管是异位的，进入了近端尿道（箭头）

输尿管位置异常

腔静脉后输尿管（retrocavel ureter, circumcaval ureter and postcaval ureter）很少见，胚胎发育正常的输尿管因右侧的下腔静脉（与上腔静脉相对）的异常而陷于其后方。这导致右侧输尿管自后方环绕腔静脉。通常下降至约 L_3 水平时，输尿管呈反 J 形自后穿过再向前包绕腔静脉（图 37-8）。这经常引起尿路梗阻。

传统上，腔静脉后输尿管通过排泄性尿路造影得以诊断，现在虽然超声已成为检查首选，但放射科医师如发现上段输尿管扩张（下段不扩张），应高度怀疑腔静脉后输尿管的可能。目前，MRI 是清楚显示解剖异常的最理想的非侵入性方法。如有必要，需外科处理腔静脉后输尿管，过程包括：切断输尿管（最好横断扩张部），自腔静脉后掏出远段输尿管，并与近断端输尿管再吻合。该手术可通过腹腔镜完成，以减少并发症的发生（Bagheri et al, 2009）。

输尿管肾盂连接部梗阻

儿童输尿管梗阻主要发生于输尿管肾盂连接部和输尿管膀胱连接部（图 37-9）。输尿管肾盂连接部梗阻（obstruction of the ureteropelvic junction）可能是最常见的输尿管先天性异常。儿

童中，男性多于女性（5 : 2）。相反，成年人中，女性多于男性（Capello et al, 2005）。如单侧发病，左侧多于右侧（5 : 2）。双侧梗阻的发病率约为 10%~15%，并多见于婴儿（Johnston et al, 1977）。这种畸形可见于同一家庭中的数位成员，但没有明确的遗传模式。

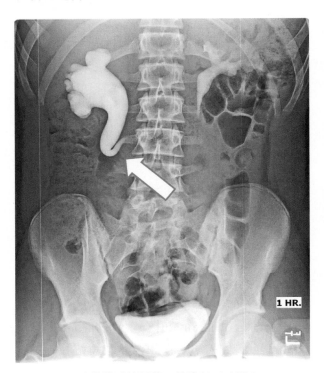

▲ 图 37-8   腔静脉后输尿管。静脉肾盂造影（intravenous pyelogram, IVP）显示了典型的 J 形的输尿管位于下腔静脉后的表现（箭头）

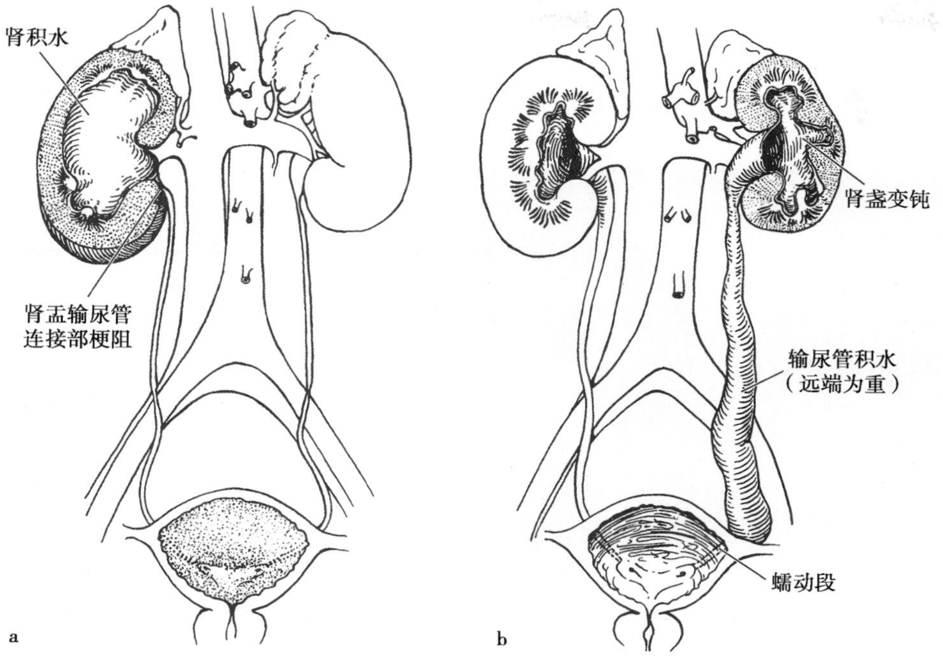

▲ 图 37-9　先天性输尿管梗阻

a：右侧肾盂输尿管连接部梗阻伴肾积水。b：左侧肾盂输尿管连接部梗阻伴肾盂输尿管积水（梗阻性巨输尿管）

输尿管肾盂连接部梗阻的确切原因不清楚。曾有输尿管息肉和输尿管瓣膜的报道，但非常少见。在扩张肾盂和输尿管连接处总有成角或扭曲改变，这本身即可造成尿路梗阻。但这是不是主要原因，或继发于其他梗阻性病变，仍不清楚。真正的狭窄少见，但常发现壁薄、发育不良的近端输尿管。在这一区段可见特征性的组织和超微结构变化，据此可解释输尿管肾盂连接部蠕动异常并导致肾盂排尿障碍（Hanna et al，1976）。目前基础研究表明降低的 BMP4 信号导致输尿管平滑肌功能混乱可能与此相关（Wang et al，2008）。另外，细胞外基质过表达和神经数量大量减少也与此相关，尽管这些研究的结果存在高度异质性（How et al，2007；Kaya et al，2010）。手术时还可发现其他两种异常，一种是输尿管源于肾盂较高位置，另一种是近段输尿管与下极肾动脉关系异常。这些改变是肾盂扩张的结果还是原因仍存在争议，但 Stephens（1982）指出肾盂旋转异常导致输尿管陷入肾下极血管而造成尿路梗阻。梗阻病变是由于内在因素还是外部因素所致？这一问题通过术中仔细探查将有可能得以澄清（Johnston，1969；Koff et al，1986）。

临床表现随患者确诊年龄而不同。很多患儿在宫内即得以诊断。这些患儿倾向于原发性内在病变，并有很多自发缓解。病变晚期，疼痛和呕吐是最常见症状，也可出现血尿和 UTI。少数患者可合并出现结石、巨大肾脏的外伤（图 37-10）或高血压（少见）。大部分患者是外源性病变，在成年期时得以诊断，此类患者女性多见。但是，现在还无法明确，这些外源性病变是否从内源病变发展而来（Capello et al，2005）。

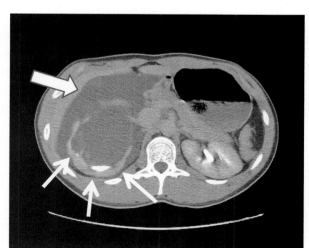

▲ 图 37-10　外伤后发现肾盂输尿管连接部梗阻

一名 18 岁男性腹部外伤，CT 平扫显示明显的右肾积水（小箭头），以及外伤后肾盂破裂尿外渗造成的尿性囊肿（大箭头）

大部分病例通过超声得以确诊。同样,利尿性肾图或结合压力流量试验的顺行尿路造影(较少做)也对诊断有帮助(Thrall et al, 1981;Whitaker,

1973)(图 37-11)。许多外科医师认为 VCUG 应是术前的常规检查。当患侧输尿管(或双侧)在与肾盂连接部以下显影或扩张时,尤显必要。

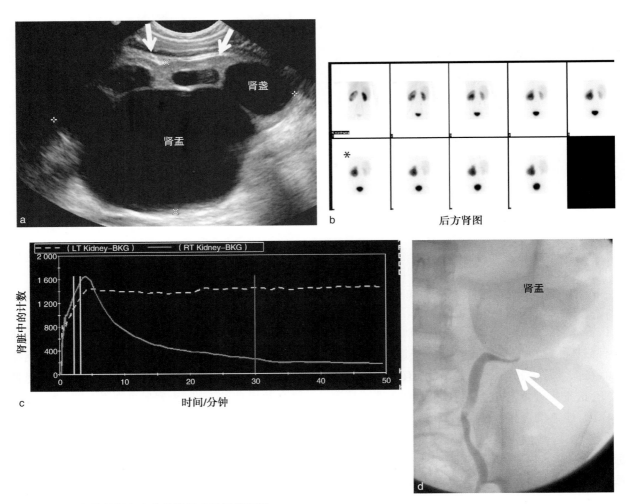

▲ 图 37-11   产前肾积水患儿继发肾盂输尿管梗阻

a:超声显示肾盂增大和肾盏扩张的严重肾积水。部分肾实质仍存在(箭头)。b:使用锝标记的巯乙酰基三甘氨酸的利尿肾图每 5 分钟摄取一张图片,显示左肾功能良好,但提示左肾肾积水,并且排泄缓慢。星号标记了呋塞米的使用时间。值得注意的是,使用呋塞米后左肾排泄没有增加。c:肾图数据经过计算机计算后得到了时间/活动曲线。双肾功能良好(最初数分钟内两肾肾功能获得了较高分数)。右肾(实线)迅速排泄放射性核素。左肾(虚线)的排泄较差。d:逆行肾盂造影显示肾盂输尿管连接部梗阻(箭头),扩张的肾盂和正常的输尿管

输尿管肾盂连接部梗阻出现症状时,需手术治疗。目前通过产前超声肾积水表现可确定大部分病例,婴儿无症状主诉,所以评估肾积水程度显得很重要。一方面,早期手术可阻止未来的 UTI、结石或其他并发症;另一方面,许多患者终其一生亦无肾积水出现,所以这是一个有争议的话题。对于肾功能受损、巨大肾积水、UTI 或泌尿系结石患者,应建议早期手术治疗。密切随访的保守治疗认为是安全的,但约有 25% 的患者会因疼痛、

UTI 或核素扫描复查发现肾功能损害而最终需要手术治疗。临床医生和科学家正在寻找泌尿系梗阻的生物标志物,泌尿系的蛋白质组学分析似乎具有一定的前景(Drube et al, 2010)。这仍是一个有争议的话题,但是一些数据表明儿童期早期治疗可能降低成年期输尿管肾盂连接部梗阻的可能性(Capello et al, 2005)。

由于解剖变异,没有通用于任何情况的手术方法(Smart, 1979)。无论应用何种技术,共同的

成功修复标准是形成可靠的漏斗形的合适的输尿管肾盂连接部管状通路。虽然保存输尿管肾盂连接部完整有时很容易,但当梗阻因近节段输尿管动力不良所致时,大多采用肾盂输尿管离断成形术(Anderson,1963)。肾盂输尿管离断成形术也用于近段输尿管被肾下极血管压迫时。当肾外肾盂扩张时,肾盂输尿管离断成形术结合 Foley Y-V 成形术可形成更具漏斗状的输尿管肾盂连接部(Foley,1937)。肾盂瓣方法(Culp and De,1951)适于肾盂虽显著扩张,但输尿管肾盂连接部仍处于可靠位置的病例。该方法还有对输尿管血供破坏较少的优点,故尤适于未来需行输尿管远段手术(如输尿管再植术)的患者。大部分医疗中心采用肾盂输尿管离断成形术作为主要的修复方法。

Y-V 成形和肾盂瓣技术均可用于马蹄肾和盆位肾的输尿管肾盂连接部梗阻的处理。此时,如采用肾盂输尿管离断成形术,由于解剖因素,将难以形成可靠的输尿管肾盂连接部。肾盂成形时,是否采用支架导管和近端造瘘分流有争议,至今仍未达一致。有或没有采用支架导管和分流,均有疗效满意的报道(Smith et al,2002)。

输尿管肾盂连接部梗阻的预后通常良好。在很多病例中,术后超声可以证实手术的成功(Kern et al,2017)。在一些大病例数的报告中,再手术率只有 2%~4%,但术后放射线表现可能令人失望。大的肾外型肾盂可能使肾盏显著变形得以明显改善,但大部分患者虽肾引流正常,尿路形变仍持续存在。在这些病例中,术后利尿肾图检查对于证实手术成功是有帮助的。此外,在一些病例中,放射线表现改善通常需要数年时间。

逐渐过渡至微创手术后,疾病的治疗迎来了巨大变化。腔内肾盂切开术可以通过经皮路径或输尿管内镜下直接切开梗阻,放置支架管和二期愈合来治疗疾病。该技术与 Davis(1943)报道的方法类似,但完全由内镜完成。然而很遗憾的是,尽管疗法很受欢迎,治疗的成功率至多只有 80%,这种治疗适用于初次治疗失败的患者(Jacobs et al,2018)。另一个适合的手术指征是肾盂输尿管连接部梗阻与泌尿系结石共同发病。所有异常可在一次内镜操作下治疗。可是,

这些治疗方式绝大部分被腹腔镜下手术治疗所取代。尤其是,机器人辅助泌尿系手术量的明显增长使得更多的泌尿外科医生对于机器人辅助肾盂成形术熟练起来,已经成为治疗优选。虽然机器人辅助腹腔镜手术与开放手术并发症相似,并且治疗费用更高,但是机器人辅助腹腔镜手术尤其在较年长的儿童和成年人中有明显的美容优势(Howe et al,2017;Chan et al,2017)。

梗阻性巨输尿管

输尿管膀胱连接部梗阻的发生率,男孩比女孩多 4 倍。梗阻可以是双侧的,但多为非对称。左侧输尿管梗阻略多于右侧。

输尿管膀胱连接部梗阻的胚胎发病机制还不清楚。现已明确大多数患者的输尿管膀胱连接部并没有狭窄。术中,逆行插管或探子往往可以通过梗阻部位。通过术中或 X 线透视仔细观察发现正常蠕动波不能经输尿管远段传导,进而导致功能性梗阻。此外,X 线透视还发现有逆行蠕动。这种传导异常增加肾脏压力,不仅使肾盂扩张,而且引起肾盏也扩张。组织学显示远段输尿管环形肌纤维和胶原过多,这可能是原因所在(Tanagho et al,1970)。超微结构研究显示这种梗阻与输尿管肾盂连接部梗阻的表现类似。

目前,产前超声可显示绝大部分病例。超声显示的病变形态通常是:远段输尿管扩张,近段输尿管扩张较轻,而肾盂形态相对正常,相对于肾盂,肾盏形态变钝(图 37-12)。

原来认为绝大部分患者需手术治疗。远段输尿管切断再植可治疗此病。由于输尿管广泛扩张,输尿管可能需缩窄或折叠(Ehrlich,1985;Hanna,1982;Hendren,1969)。由于这些患者的输尿管肌肉尚正常,故预后很好。有趣的是,有一些创伤更小的外科治疗手段,尽管这些治疗手段不经常使用(Kaefer,2017)。更重要的是,近年来发现大部分患者可自行缓解或病情稳定。对于无症状患者,在诊断后应该给予一段时间的观察(Baskin et al,1994;Chertin et al,2008)。因为存在较高的感染风险,新生儿可予以 1~2 年的预防量抗生素治疗。最终,很少的患者需要手术治疗。

37

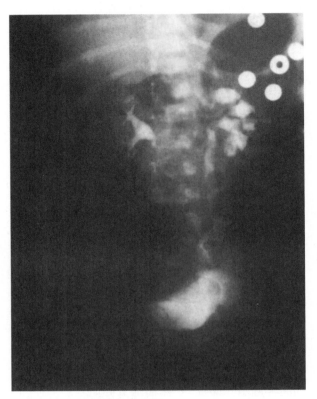

▲ 图 37-12   梗阻的巨输尿管
超声显示子宫内 9 月龄男婴单侧肾积水。排泄性尿路造影显示梗阻的巨输尿管的典型表现：远端扩张输尿管，扩张稍轻的近端输尿管和变钝的肾盂

非梗阻性上尿路扩张

并非所有的上尿路扩张都是由于梗阻所致。例如，反流可以引起超声上的肾积水。其他难以诊断的情况有：原有梗阻疾病残留的扩张、细菌感染相关的扩张（可能与内毒素对输尿管肌层的直接作用相关），新生儿肾积水以及尿崩症患者长期的多尿。

对这些情况，一般的检查并不能提供有效的信息。利尿性放射性核素肾图对区别梗阻性或非梗阻性输尿管扩张尤有帮助，并且还可判断肾功能是否受损（图 37-13）（Thrall et al, 1981）。因技术操作可影响结果，故这项检查必须仔细完成（Gungor et al, 2002；Nguyen et al, 1997）。有时，经皮肾穿刺也有帮助，对尿路扩张者，穿刺的风险很小，使得对特定患者行顺行尿路造影和压力流量试验具有可行性。肾盂高流量（10ml/min）灌注盐水的同时，测定肾盂的压力（Whitaker 试验），借此以区分梗阻性和非梗阻性扩张（Wolk and Whitaker, 1982）。然而可惜的是，真正的"金标准"还没有，而且这些检查也并不总是一致。目前，临床判断应起最终的作用。

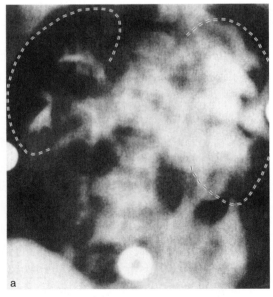

▲ 图 37-13   上尿路扩张
a：后尿道瓣膜切除后 3 个月，右肾积水已完全消失。左集尿系统仍扩张（虚线显示肾轮廓）。b：利尿性放射性肾图以确定是否有继发性输尿管肾盂或输尿管膀胱梗阻。肾图清晰显示注射呋塞米（箭头）后放射性核素的"冲刷样"排泄，说明没有梗阻存在

输尿管获得性疾病

几乎所有的输尿管获得性疾病总是引起尿路梗阻。虽然这些疾病很多见,但确切的发病率并不清楚。它们的临床表现、对肾脏的影响、并发症和治疗与前面所述相似。这些病变大致可分为内在性和外在性两大类。

A. 内在性输尿管梗阻

最常见的内在性输尿管梗阻原因有:

(1)输尿管结石(见第 17 章)。

(2)输尿管移行细胞肿瘤(见第 22 章)。

(3)输尿管壁的慢性炎症病变(多由结核病或血吸虫病所致)导致输尿管挛缩或蠕动不良(见第 15 章和图 15-2,图 15-4)。

B. 外在性输尿管梗阻

最常见的外在性输尿管梗阻原因有:

(1)严重的便秘,有时伴膀胱梗阻,主要见于儿童和成年女性。

(2)冗长输尿管周纤维结节所致的继发性梗阻,主要改变有输尿管远段梗阻和大量的尿液反流。

(3)妇科良性疾病,如子宫内膜异位或右卵巢静脉综合征。

(4)与宫颈癌、膀胱癌或前列腺癌相关的肿瘤局部浸润。

(5)与肿瘤转移有关的盆腔淋巴结病变。

(6)医源性输尿管损伤,主要发生于大范围的盆腔手术(图 37-14)和广泛的放疗后。

(7)腹膜后纤维化。

腹膜后纤维化(腹膜后筋膜炎,慢性腹膜后纤维增生,Ormond 病)

累及下段腰椎腹膜后组织的慢性炎症病变可使一侧或双侧输尿管受压。许多原因均可引起腹膜后纤维化(retroperitoneal fibrosis)。首先应考虑并排除恶性疾病(霍奇金病、乳腺癌和结肠癌最常见)的可能。某些药物也与之有关,最常见的有二甲麦角新碱,一种麦角碱衍生物,用于治疗偏头痛。偶尔可见于膜性肾小球肾炎(Shirota et al,2002)、炎症性肠病(Siminovitch and Fazio,1980)或主动脉瘤(Brock and Soloway,1980)。

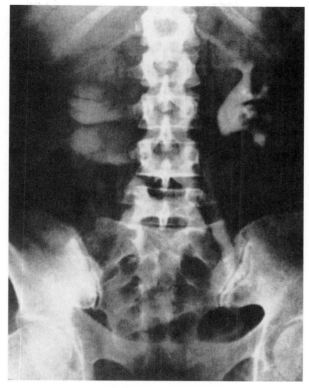

▲ 图 37-14 输尿管梗阻
根治性子宫切除术后 2 周行排泄性尿路造影显示双侧输尿管梗阻和右肾明显积水

其他病例属特发性,有时也指 Ormond 病。最近,绝大多数病例,尤其在男性患者中,考虑与自身免疫相关,IgG4 很可能参与其中(Zen et al,2009)。

症状多为非特异性,包括:后背疼痛、不适、食欲缺乏或体重下降,严重者可出现尿毒症(Swartz,2009)。感染不常见。诊断多依靠 CT(图 37-15),冠状面图像具有特征性改变。输尿管向中央移位,近段扩张。往往有较长的输尿管受累,有些患者由于纤维化导致输尿管不能蠕动而呈烟筒状表现。超声检查有助于监测治疗效果。CT 或MRI 除显示输尿管外,还可显示后腹膜自身变化(Hricak et al,1983)。近来有人提倡采用 PET 来诊断有转移灶的恶性肿瘤,并随访炎性病变的病情(Piccoli,2010)。

有报道,腹膜后纤维化可自行缓解(Kume and Kitamura,2001);但主要治疗还是手术方法。少数研究曾报道,首先尝试采用糖皮质激素治疗可取得显著疗效,但如不坚持使用,复发率比较高(Swartz,2009)。当糖皮质激素反应差或梗阻严

37

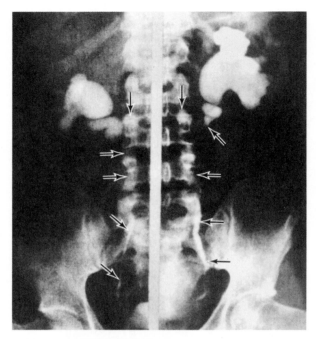

▲ 图 37-15　腹膜后纤维化

排泄性尿路造影显示同一患者左右肾脏。注意内侧的明显梗阻

重,输尿管必须经手术从纤维块中分离,游离后,输尿管应置于腹膜内或以大网膜包裹以防止复发,手术操作可以通过腹腔镜下完成(Stein et al,2010)。最近的一项研究提示早期手术治疗效果更好(O'Brien and Fernando, 2017)。术中取得的纤维组织应多次取活检以确定是否有恶性肿瘤的可能。

继发于恶性疾病的输尿管梗阻

对恶性疾病扩散导致的输尿管梗阻曾一度束手无策。随着对恶性疾病治疗水平的提高,这些患者多需行尿流改道治疗。无论肿瘤进展与否,短期内尿流改道常是必要的,如治疗有效,输尿管梗阻可得以缓解。这样,即可达到保持尿路完整,尽可能减少并发症的治疗目的。这可通过经膀胱镜逆行置入支架或通过经皮技术顺行完成治疗。

（刘赛　翻译　田龙　审校）

参考文献

Amar AD: Ureteropyelostomy for relief of single ureteral obstruction due to retroperitoneal fibrosis in a patient with ureteral duplication. J Urol 1970;103:296–297.

Anderson JC: Hydronephrosis. Heinemann, 1963.

Bagheri F, et al: Laparoscopic repair of circumcaval ureter: One-year follow-up of three patients and literature review. Urology 2009;74:148–153.

Baskin LS, et al: Primary dilated megaureter: Long-term followup. J Urol 1994;152:618–621.

Belman AB, et al: Surgical management of duplication of the collecting system. J Urol 1974;112:316–321.

Brock J, et al: Retroperitoneal fibrosis and aortic aneurysm. Urology 1980;15:14–16.

Capello SA, et al: Prenatal ultrasound has led to earlier detection and repair of ureteropelvic junction obstruction. J Urol 2005;174:1425–1428.

Capello SA, et al: Prenatal ultrasound has led to earlier detection and repair of ureteropelvic junction obstruction. J Urol 2005;174:1425–1428.

Chan YY, et al: Outcomes after pediatric open, laparoscopic, and robotic pyeloplasty at academic institutions. J Pediatr Urol 2017;13:49, e1–e6.

Chertin B, et al: Long-term follow up of antenatally diagnosed megaureters. J Pediatr Urol 2008;4:188–191.

Culp OS, et al: A pelvic flap operation for certain types of ureteropelvic obstruction: Preliminary report. Mayo Clin Proc 1951;26:483–488.

Davis DM: Intubated ureterotomy: A new operation for ureteral and ureteropelvic strictures. Surg Gynecol Obstet 1943;513.

Drube J, et al: Urinary proteome analysis identifies infants but not older children requiring pyeloplasty. Pediatr Nephrol 2010;25:1673–1678.

Ehrlich RM: The ureteral folding technique for megaureter surgery. J Urol 1985;134:668–670.

Foley FEB: A new plastic operation for stricture at the ureteropelvic junction. J Urol 1937:643.

Glassberg KI, et al: Suggested terminology for duplex systems, ectopic ureters and ureteroceles. J Urol 1984;132:1153–1154.

Gungor F, et al: Effect of the size of regions of interest on the estimation of differential renal function in children with congenital hydronephrosis. Nucl Med Commun 2002;23:147–151.

Hanna MK, et al: Ureteral structure and ultrastructure. Part II. Congenital ureteropelvic junction obstruction and primary obstructive megaureter. J Urol 1976;116:725–730.

Hanna MK: Recent advances and further experience with surgical techniques for one-stage total remodeling of massively dilated ureters. Urology 1982;19:495–504.

Hendren WH: Operative repair of megaureter in children. J Urol 1969;101:491–507.

How GY, et al: Neuronal defects an etiological factor in congenital pelviureteric junction obstruction? J Pediatr Urol 2018;14(1).

Howe A, et al: Robotic surgery in pediatric urology. Asian J Urol 2017;4:55–67.

Hricak H, et al: Nuclear magnetic resonance imaging in retroperitoneal fibrosis. Am J Roentgenol 1983;141:35–38.

Jacobs BL, et al: The comparative effectiveness of treatments for ureteropelvic junction obstruction. Urology 2018;111:72–77.

Johnston JH, et al: Pelvic hydronephrosis in children: A review of 219 personal cases. J Urol 1977;117:97–101.

Johnston JH: The pathogenesis of hydronephrosis in children. Br J Urol 1969;41:724–734.

Kaefer M: Unconventional surgical strategies for the obstructed megaureter-what are the options and when should we use them? J Urol 2017;198:995–996.

Kaya C, et al: Extracellular matrix degradation and reduced neural den-

37

sity in children with intrinsic ureteropelvic junction obstruction. Urology 2010;76:185–189.

Kern AJM, et al: Simple visual review of pre- to post-operative renal ultrasound images predicts pyeloplasty success equally as well as geometric measurements: A blinded comparison with a gold standard. J Pediatr Urol 2017;13:401, e1–e7.

Koff SA, et al: Pathophysiology of ureteropelvic junction obstruction: Experimental and clinical observations. J Urol 1986;136:336–338.

Kume H, et al: Spontaneous regression of bilateral hydrone-phrosis due to retroperitoneal fibrosis. Scand J Urol Nephrol 2001;35:255–256.

Lipson JA, Coakley FV, Baskin LS, Yeh BM: Subtle renal duplication as an unrecognized cause of childhood incontinence: Diagnosis by magnetic resonance urography. J Pediatr Urol 2008;4:398–400.

Lopes RI, et al: Clinical outcomes of the upper urinary tract after ureteral clipping for treatment of low functioning or nonfunc-tioning renal moieties. J Urol 2018;199:558–564.

Mendelsohn C, et al: Using mouse models to understand normal and abnormal urogenital tract development. Organogenesis 2009;5:306–314.

Nagalakshmi VK, et al: The ureteric bud epithelium: Morphogenesis and roles in metanephric kidney patterning. Mol Reprod Dev 2015;82:151–166.

Nation EF: Duplication of the kidney and ureter: A statistical study of 230 new cases. J Urol 1944;51:456–465.

Nguyen HT, Gluckman GR, Kogan BA: Changing the technique of background subtraction alters calculated renal function on pediatric mercaptoacetyltriglycine renography. J Urol 1997;158: 1252–1256.

O'Brien T, Fernando A: Contemporary role of ureterolysis in retroperitoneal fibrosis: Treatment of last resort or first intent? An analysis of 50 cases. BJU Int 2017;120:556–561.

Onal B, Kogan BA: Natural history of patients with multicystic dysplastic kidney - what followup is needed? J Urol 2006;176: 1607–1611.

Piccoli GB, Consiglio V, Arena V, et al: Positron emission tomog-raphy as a tool for the 'tailored' management of retroperitoneal fibrosis: A nephro-urological experience. Nephrol Dialysis Transplant 2010;25:2603–2610.

Shirota S, Tsuchiya K, Takada M, et al: Retroperitoneal fibrosis asso-ciated with membranous nephropathy effectively treated with steroids. Intern Med 2002;41:20–25.

Siminovitch JM, Fazio VW: Ureteral obstruction secondary to Crohn's disease: A need for ureterolysis? Am J Surg 1980;139:95–98.

Smart WR: Surgical correction of hydronephrosis. Campbell's Urol 1979:3.

Smith KE, Holmes N, Lieb JI, et al: Stented versus nonstented pediatric pyeloplasty: A modern series and review of the literature. J Urol 2002;168:1127–1130.

Snyder HM, Johnston JH: Orthotopic ureteroceles in children. J Urol 1978;119:543–546.

Stein RJ, Patel NS, Quinn K, et al: Laparoscopic ureterolysis with omental wrap for idiopathic retroperitoneal fibrosis. BJU Int 2010;106:703–707.

Swartz RD: Idiopathic retroperitoneal fibrosis: A review of the pathogenesis and approaches to treatment. Am J Kidney Dis 2009;54:546–553.

Tanagho EA, Smith DR, Guthrie TH: Pathophysiology of functional ureteral obstruction. J Urol 1970;104:73–88.

Tanagho EA: Embryologic basis for lower ureteral anomalies: A hypothesis. Urology 1976; 7:451–464.

Thrall JH, Koff SA, Keyes JW Jr: Diuretic radionuclide renography and scintigraphy in the differential diagnosis of hydrouretero-nephrosis. Semin Nucl Med 1981;11:89–104.

Wang MH, Greenfield SP, Williot P, Rutkowski J: Ectopic uretero-celes in duplex systems: Long-term follow up and "treatment-free" status. J Pediatr Urol 2008;4:183–187.

Whitaker RH: Methods of assessing obstruction in dilated ureters. Br J Urol 1973; 45:15–22.

Wolk FN, Whitaker RH: Late followup of dynamic evaluation of upper urinary tract obstruction. J Urol 1982;128:346–347.

Yamakawa H, Sekine A, Yamanaka Y, et al: Pathologically proven spontaneous remission of IgG4-related retroperitoneal fibrosis. Intern Med 2017;56:1867–1871.

Zen Y, Onodera M, Inoue D, et al: Retroperitoneal fibrosis: A clinico-pathologic study with respect to immunoglobulin G4. Am J Surg Pathol 2009;33:1833–1839.

37

第**38**章　膀胱、前列腺和精囊疾病

Samuel L. Washington Ⅲ,
Katsuto Shinohara

先天性膀胱畸形

▶膀胱外翻

膀胱外翻是一种罕见的先天性畸形,伴有尿生殖窦腹侧完全缺失并上覆骨骼肌(Gambhir et al, 2008)。据报道,在新生儿中膀胱外翻的发病率为 3.3/10 万。男女比例约为 1.6∶1(ICBDMS, 1987; Jayachandran et al, 2011; Feldkamp et al, 2011)。

A. 体征和症状

下腹中部为膀胱后壁内层表面所占据,膀胱黏膜边缘与皮肤融合。尿液自输尿管开口流出腹壁。患者耻骨梳分离大,骨盆环强度不足,股骨外旋,患儿行走呈"鸭步"。

腹直肌远端广泛分离,外翻膀胱和周围皮肤形成疝样膨出。

最常伴发尿道上裂,亦可见到隐睾。肛门和阴道常位于前面,尿路感染(urinary tract infection, UTI)和肾积水亦常见。

B. 诊断

产前诊断困难,仅 13%~16% 可以通过产前常规超声来确定诊断(Jayachandran et al, 2011; Austin et al, 1998; Emanuel et al, 1995; Cervellione et al, 2015)。高达 6% 的婴儿会合并其他先天性畸形(Cervellione et al, 2015),如出生时发现的膀胱黏膜暴露或 X 线片上看到的耻骨分离。

C. 治疗

以往的处理方法是对膀胱外翻进行分期修复(Stec et al, 2012)。第一阶段包括关闭腹壁、膀胱和后尿道。可能有必要进行骶骨截骨术以闭合腹壁(Meldrum et al, 2003; Suson et al, 2013; Vining et al, 2011)。Mollard 等(1994)建议采用以下步骤对膀胱外翻进行满意的修复(Mollard et al, 1993):①通过骶骨截骨术闭合膀胱,以闭合耻骨联合处的骨盆环(Cervellione, 2011),并延长阴茎;②抗输尿管反流手术与膀胱颈重建;③阴茎外阴修复术,治疗需要在膀胱黏膜纤维化之前开始,以便完全修复这种畸形(oestring and Jeffs, 1987)。当膀胱变小、纤维化和缺乏弹性时,其功能性闭合变得不合适,膀胱切除术后的尿流改道是首选的治疗方法。目前的方法是对这种畸形进行一期完全修复,可以选择在出生后 2~3 个月延迟治疗,而不是传统认为在出生后 72 小时内开始治疗(Mitchell, 2005; Mourtzinos and Borer, 2004)。

D. 预后

有文献中描述了手术修复后的常见并发症(Gargallo et al, 2011; Light and Scott, 1983; Perlmutter et al, 1991; Gargallo and Borer, 2007)。完全一期缝合似乎是改善尿失禁的最佳选择。先前的研究表明,一期修复效果更好(Grady et al, 1999; Kiddoo et al, 2004; Lowentritt et al, 2005),而最近的长期随访研究(长达 20 年)表明,约有一半的报告称排尿间隔至少持续 3h

和/或无尿漏症状（Gupta et al, 2014; Taskinen and Suominen, 2013）。膀胱和直肠腺癌的发病率较高（Husmann and Rathbun, 2008）。

▶脐尿管未闭

　　胚胎学上，尿囊连接尿生殖窦和脐。正常情况下，尿囊渐消退为位于膀胱顶至脐间的一纤维条索（脐尿管）（Bauer and Retik, 1978）。脐尿管的形成与膀胱下降直接相关。与膀胱出口梗阻相比，膀胱下降不全与脐尿管未闭的关系更密切（Scheye et al, 1994）。

A. 体征和症状

　　如只是尿囊上末端未闭合，将形成脐部的窦道，如伴有感染，可有脓液流出。如仅下末端仍开放，脐尿管将与膀胱相通，通常无临床症状。极少数情况下，整个脐尿管开放，则尿液将持续从脐部流出，婴儿出生后数天即有此表现。如脐尿管只在两端闭合，将有囊肿形成，可发展成下腹中央相当大的肿块（图 38-1）（al-Hindawi and Aman,

1992）。如囊肿发生感染，就会出现全身或局部败血症的迹象（Mesrobian et al, 1997）。

　　腺癌可能发生在脐尿管囊肿中，尤其是膀胱端（图 38-2），并有侵犯前腹壁下组织的倾向。

B. 诊断

　　体格检查可发现窦口或下腹部肿块。CT、MRI 或超声可显示膀胱穹顶附近的囊性结构（Chouhan et al, 2010; Cilento et al, 1998; Holten et al, 1996）。膀胱镜检查可发现来自肿块的外部压迫改变。脐尿管囊肿内可形成结石，通过 X 线平片可确诊。

C. 治疗

　　治疗包括切除位于腹膜表面的脐尿管（Chan et al, 2009; destri et al, 2011; Yohannes et al, 2004; Stone et al, 1995）。如果存在腺癌，则需要根治性切除。除非存在其他严重的先天性畸形，否则预后良好（Upadhyay and Kukkady, 2004）。并发腺癌者预后差（Gopalan, 2009）。

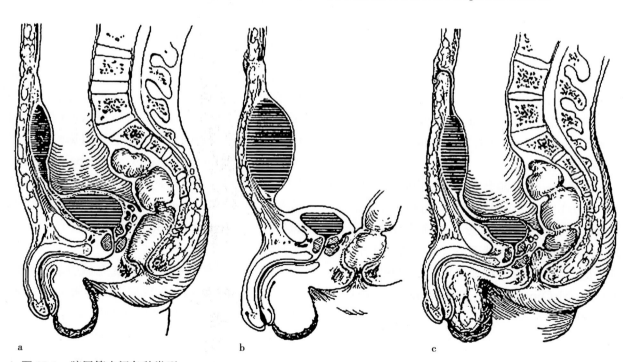

▲ 图 38-1　脐尿管未闭各种类型

a：脐部完全闭合，与膀胱相通。b：两端闭合，中间存在囊性扩张。c：脐尿管两端完全开放伴囊性扩张

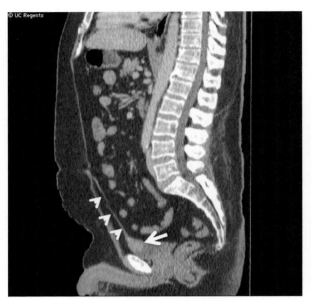

▲ 图 38-2　一例脐尿管腺癌的 MRI 中线矢状面图
连接膀胱穹窿和脐的脐尿管（箭头）。膀胱穹顶可见软组织肿块（箭头）

▶其他膀胱异常

A. 膀胱憩室

大约 1.7% 的儿童患有先天性膀胱憩室（Blane et al, 1994），这是由瓦氏鞘先天性发育薄弱导致的。大多数病例可无症状，部分患者憩室可引起 UTI，在极少数情况下，憩室可导致输尿管或膀胱出口梗阻（Bhat et al, 2012; Pieretti and Pieretti Vanmarcke, 1999; Bogdanos et al, 2005）。

B. 膀胱内疝

膀胱的一侧可能会突入形成腹股沟疝内容物的一部分（图 38-3），但这种包块可在排尿时消退。通过 X 线检查如尿路造影获得确诊（Bjurlin et al, 2018; Catalano, 1997），然而更常见的情况是在疝外科修复过程中作为一种未曾预计到的并发症得以被发现（McCormick et al, 2005; Patle et al, 2011）。

C. 巨膀胱症

巨膀胱症是一种由于发育过程中膀胱过度膨胀导致膀胱增大的疾病，通常伴有大量尿液反流和肾积水（Burbige et al, 1984）。通过产前超声检查可发现，有研究报告在怀孕前 3 个月，大约有 1 500 例孕妇中可发现 1 例巨大膀胱患儿（Sebire et al, 1996）。巨膀胱可伴随其他异常，如后尿道瓣膜异常（Confer et al, 2010）、埃勒斯 - 当洛斯

综合征（Ehlers-Danlos syndrome）（Sato, 1993）和脑膜脊髓膨出（Blane et al, 1994）。据报道，高达 20% 的病例可出现自发消退，消退时的胎龄可用于预测其远期并发症（Fontanella et al, 2017）。

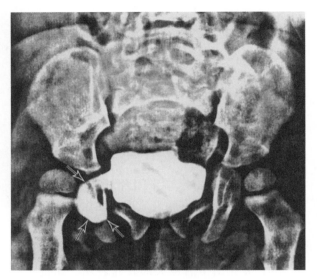

▲ 图 38-3　膀胱造影显示腹股沟管内膀胱滑动疝（箭头）

膀胱获得性疾病

▶间质性膀胱炎或膀胱疼痛综合征（IC/BPS）

间质性膀胱炎 / 膀胱疼痛综合征是一种病因不明的综合征，以尿频、尿急和膀胱疼痛为特征（Nickel, 2004）。过去的报道提示该病常影响中年妇女，但新近的研究显示它可以影响所有年龄阶段的男性和女性（Kusek and Nyberg, 2001）。间质性膀胱炎 / 膀胱疼痛综合征在 1.9%~4.2% 的成年男性（Suskind et al, 2013）和 2.7%~6.5% 的成年女性中普遍存在（Berry et al, 2011）。

A. 体征和症状

IC/BPS 的常见症状是膀胱充盈引起的膀胱疼痛、对某些食物摄入的反应以及排尿时的灼痛，尿频、夜尿增多和尿急也很常见。尽管不同国家和国际指南对疼痛的定义不尽相同，如可被描述为膀胱区压迫感或不适，但疼痛仍是其标志性症状。

B. 病因学

IC/BPS 的病因学尚不清楚，可能与多种病因相关，包括膀胱壁肥大细胞增多，膀胱黏膜表面糖胺聚糖层缺乏导致膀胱壁炎症，未知病毒感

38

染，尿液中含有有毒物质和自身免疫性疾病等（Buffington，2004；Burkman，2004；Clemens et al，2008；Elbadawi，1997；Wesselmann，2001）。

C. 诊断

对怀疑患有 IC/BPS 的患者首先进行基本评估，要全面了解病史，确定基线症状和疼痛程度，进行针对性的体格检查，并考虑采用其他的诊断学方法，如实验室检查或排除其他潜在病因的检查方法。由美国泌尿外科协会出版的指南推荐的初始评估包括残余尿测定，尿液检查如尿液细胞学、尿液常规分析和尿培养，自评问卷和疼痛程度评估（对于疑似男性患者如报告伴有射精痛或排尿疼痛可能与慢性前列腺炎有关，需要进一步检查明确诊断）：

1. 美国糖尿病和消化系统及肾脏疾病研究所标准　由于 IC/BPS 是一种病因不明的临床症状综合征，美国糖尿病和消化系统及肾脏疾病

研究所标准被用于诊断（Gillenwater and Wein，1988；Nordling，2004；Oberpenning et al，2002）（表 38-1）。

2. 有效问卷　如威斯康星间质性膀胱炎量表和间质性膀胱炎症状和问题指数（O'Leary et al，1997），可用于诊断和评估治疗效果（Sirinian et al，2005）。

3. 实验室检查　一般情况下尿常规分析无感染证据，可见镜下血尿。肾功能检查结果正常，但伴有膀胱纤维化导致膀胱输尿管反流（vesicoureteral reflux，VUR）或梗阻的患者除外。目前尚无尿液细胞学或标记物对 IC/BPS 有特异性（Hurst et al，1993）。血清学检查对该病无诊断价值。

4. 影像学检查　未发现 IC/BPS 的特异性影像学改变。除出现尿液反流，导致肾积水形成外，排泄性尿路造影结果通常正常。膀胱造影可显示

表 38-1　美国糖尿病和消化及肾脏疾病研究所间质性膀胱炎标准

要诊断为间质性膀胱炎，患者必须经膀胱镜检查发现典型的 Hunner 溃疡或肾小球样出血灶

或者

与膀胱或尿急有关的疼痛

麻醉下膀胱扩张至 80~100cm 水压 1~2 分钟后，进行检查以观察肾小球样出血灶

在评估之前，膀胱最多充盈两次

在膀胱至少 3 个象限呈弥漫性肾小球样出血灶

以每象限至少 10 个肾小球样出血灶的速度出现，不要沿着膀胱镜的路径（消除膀胱镜体影响）

下列任何一项标准均排除间质性膀胱炎的诊断：

1. 清醒状态下，使用气体或液体填充介质进行膀胱容量测量时，膀胱容量大于 350ml

2. 膀胱充满 100ml 气体或 150ml 水，膀胱灌注速度为 30~100ml/min，无强烈的排空冲动

3. 用上述膀胱灌注速度在膀胱测量时显示阶段性膀胱不自主收缩

4. 症状持续时间 <9 个月

5. 无夜尿症

6. 通过抗菌剂、泌尿道抗菌药、抗胆碱药或解痉药缓解症状

7. 清醒时的排尿频率少于每日 8 次

8. 3 个月内诊断为细菌性膀胱炎或前列腺炎

9. 膀胱或输尿管结石

10. 活动性生殖器疱疹

11. 子宫癌、宫颈癌、阴道癌或尿道癌

12. 尿道憩室

13. 环磷酰胺或任何类型的化学性膀胱炎

14. 结核性膀胱炎

15. 放射性膀胱炎

16. 良性或恶性膀胱肿瘤

17. 阴道炎

18. 18 岁以下

38

膀胱容量较小,可发现造影剂反流进入扩张的上尿路。

5. 尿动力学检查(urodynamics,UDS) 诊断 IC/BPS 不需要进行 UDS,但可以用来排除其他疾病,如神经源性膀胱或膀胱出口梗阻。

6. 膀胱镜检查 诊断 IC/BPS 不需要膀胱镜检查,但在怀疑诊断时可以使用。诊断性膀胱镜检查通常在麻醉下进行,以充分扩张膀胱。与 IC/BPS 相关的典型膀胱镜检查结果是膀胱容量减少,黏膜瘢痕和破裂伴扩张(Hunner 溃疡),出现典型的 Hunner 溃疡是罕见的。膀胱扩张后出现肾小球样出血灶(黏膜弥漫性瘀点出血),由于在其他情况下也可以看到肾小球样出血灶形成,因此这一发现并不能确定或排除 IC/BPS 的诊断(Ottem and Teichman, 2005; Simon et al, 1997),但可能对发现其他潜在病因提供帮助。

7. 组织学检查 膀胱组织学活检可发现膀胱壁肥大细胞数量增加(Sant et al, 2003),但该发现并不能确定或排除诊断(Johansson and Fall, 1990)。

8. KCl 试验 尿路上皮防御层缺乏的患者(Nickel et al, 1993)在膀胱内滴注氯化钾溶液时可能会经历剧烈疼痛,该试验充满争议,未广泛使用。

D. 鉴别诊断

膀胱结核引起溃疡最易累及输尿管口引流结核肾的区域。血吸虫病导致的膀胱溃疡引起的症状与间质性膀胱炎相似,如果患者生活在血吸虫病流行地区,建议进行病原学诊断。非特异性膀胱感染很少引起溃疡,尿液中可发现脓细胞和细菌且抗菌治疗有效。

E. 治疗

治疗方案可能有所不同,AUA 在 2014 年修订了治疗指南,为 IC/BPS 患者提供了系列治疗方案建议:

一线治疗方案包括压力管理/一般放松、疼痛管理、患者教育和自我护理/行为调整。二线治疗方案包括口服药物、膀胱灌注和疼痛管理。

1. 口服药物 阿米替林可缓解 IC/BPS 症状,包括疼痛和尿急(van Ophoven et al, 2004)。但一项多中心双盲随机对照试验表明,未接受治疗的患者可能从口服阿米替林结合教育和行为矫正中获益有限,因此支持将其作为二线治疗选择(Foster et al, 2010)。在一项前瞻性、随机、双盲安慰剂对照试验中,H_2 受体拮抗剂西咪替丁已被证明能缓解耻骨上疼痛和夜尿症等症状(Thilagarajah et al, 2001)。羟嗪也被应用于 IC/PBS 的二线治疗(Sant et al, 2003; Theoharides, 1994)。戊聚糖多硫酸酯能为膀胱提供保护性涂层,因此可能减少 IC/BPS 相关疼痛症状(Parsons and Mulholland, 1987)。然而,一项随机研究表明,与安慰剂相比,戊聚糖多硫酸酯并没有使患者明显受益(Nordling, 2004; Sant et al, 2003; Sairanen et al, 2005)。环孢素已被证明比戊聚糖多硫酸酯更有效,但其应用受到其毒性限制(Sairanen et al, 2005)。抗胆碱药可被用来控制尿频和尿急症状。

2. 其他非特异性药物治疗 如镇痛药、消炎药、加巴喷丁等,此外可以使用血清素再摄取抑制剂。经皮神经电刺激(Comiter, 2003)和生物反馈疗法可能对控制症状也有一定益处(Peters et al, 2007)。此外避免某些食物或饮料摄入的饮食调整可能在治疗中起作用(Chaiken et al, 1993)。

3. 手术治疗 本病很少需要手术治疗。即使在膀胱切除术后,一些患者仍会持续疼痛(Baskin and Tanagho, 1992)。对于膀胱容量小的患者,可以考虑进行膀胱扩大手术。在膀胱壁注射肉毒杆菌毒素 A 可缓解患者症状和改善膀胱容量。

不推荐的治疗包括长期抗生素治疗、盆底/凯格尔训练、膀胱内卡介苗灌注和膀胱水扩张治疗,以及根据修订的 AUA 指南长期全身使用类固醇。

F. 预后

大多数患者对前面提到的某一种治疗方案有反应。IC/BPS 是一种慢性病,需要得到患者的充分理解和配合。

▶膀胱内异物

男、女尿道及膀胱内均可发现异物。部分患者出于好奇将异物通过尿道途径置入膀胱(Cardozo, 1997; Mastromichalis et al, 2011),部分异物可以通过侵蚀迁移至膀胱中。在泌尿道内发现的异物可以有宫内节育装置（Bjørnerem and Tollan，1997；Chuang et al，2010；Hick et al，2004；Jin et al，2016）、金属螺钉（Brusky et al，2008）和橡胶管或导管（Stamatiou and Moschouris，2016；Grubišić et al，2014）。其他异物包括疝手术中放置的修补网片（Bjurlin，2011）、引流管、阴道吊带材料，以及创伤后形成的骨碎片（Stone et al，1995）。

异物的存在会引起膀胱炎，血尿并不少见。尴尬可能是患者延迟就医的原因。膀胱区 X 线片可显示有金属物体，X 线阴性异物有时会被钙盐包裹，通过膀胱镜检查可明确诊断。

异物可通过膀胱镜或耻骨上途径切开清除。如果不清除，异物可导致膀胱感染，如果是尿素分解的微生物导致的感染，碱性尿液（导致钙盐不溶性增加）有助于结石在异物表面快速形成。

▶过敏性膀胱疾病

许多黏膜可受到过敏原的影响，因此必须考虑膀胱过敏表现的可能性。在无 UTI 或其他明显原因的情况下，急性"膀胱炎"的复发症状有时提示过敏。在发病过程中，可观察到膀胱黏膜红斑和输尿管口水肿，有时病变与恶性肿瘤改变类似（Salman et al，2006；Thompson et al，2005）。膀胱活检可显示弥漫性嗜酸性粒细胞浸润（嗜酸性膀胱炎）（Popescu et al，2009；Rubin and Pincus，1974）。

通过仔细的病史询问可发现该病与摄入通常不食用的食物（如新鲜龙虾）有关，有时也与杀精乳剂过敏有关。如果怀疑本病，可皮下注射 0.5~1ml 1 : 1 000 肾上腺素治疗，也可以通过使用抗组胺药治疗，类固醇治疗对严重病例有效（Watanabe et al，2009）。皮肤测试在某些情况下呈阳性。

▶膀胱憩室

大多数膀胱憩室是后天获得性的，常继发于膀胱颈梗阻或上运动神经元型神经源性膀胱远端梗阻，膀胱内压力的增加导致膀胱黏膜缓慢进入肥大的肌束间，最后形成膀胱外黏膜囊

（图 38-4）。通常这个囊位于输尿管的正上方，可引起 VUR。憩室由于缺乏肌肉没有排出能力，常伴有永久性的残留尿液和感染。如果憩室开口狭窄，妨碍其排空，经尿道切除（transurethral resection，TUR）其狭窄开口可改善引流。癌细胞有时会在憩室壁上生长（Prakash et al，2010；Fu and Adeniran，2015；Gerridzen and Futter，1982），因此强调膀胱镜检查憩室内表面的重要性。憩室壁厚度不足可导致肿瘤的早期侵袭，并可导致不良预后（Yu et al，1993），保留膀胱的治疗方法包括 TUR、憩室切除术和膀胱部分切除术（对于较小、低级别的肿瘤），以及根治性膀胱切除术（对于较大或更高级别的肿瘤）（Walker et al，2014）。憩室切除术可在腹腔镜下成功完成（Khonsari et al，2004；Kural et al，2009；Macejko et al，2008）。如果要进行憩室切除术，必须对膀胱出口梗阻进行内镜治疗。对于无法耐受外科手术的患者，有内镜治疗成功的病例报告（Chandhoke and Ghoniem，2015；Pham et al，2016）。

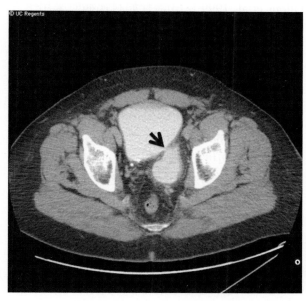

▲ 图 38-4 骨盆增强 CT 显示充满造影剂的膀胱憩室及其颈口（箭头）

▶膀胱瘘

膀胱瘘很常见，膀胱可与皮肤、肠道或女性生殖器官相通形成膀胱瘘（图 38-5）。膀胱瘘的原发性疾病很少是泌尿系统疾病，可能病因如下：①肠道疾病：憩室炎，占 50%~60%；结肠癌，

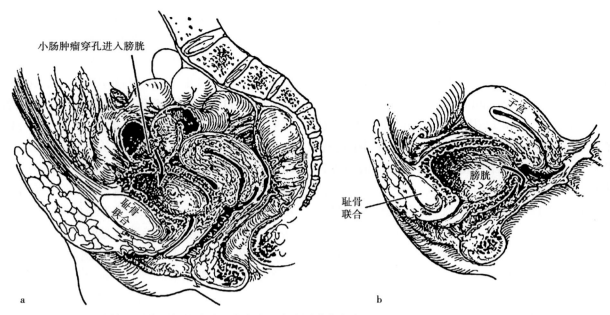

▲ 图 38-5　图示乙状结肠肿瘤引起的膀胱肠瘘（a）和膀胱阴道瘘（b）

20%~25%；克罗恩病，10%（Badlani et al，1980；Simoneaux and Patrick，1997）；②妇科疾病：难产期压迫性坏死；晚期宫颈癌（Chapple et al，1991；Gilour et al，1999）；③治疗妇科疾病时采用子宫切除，剖宫产和肿瘤的放疗（Ayhan et al，1995）；④创伤：如冷冻手术或高强度聚焦超声治疗前列腺癌，可导致直肠尿道瘘形成，但直肠膀胱瘘的发生并不多见。

　　小肠或大肠、子宫或宫颈的恶性肿瘤可侵犯膀胱并穿孔，邻近器官的炎症也可能侵蚀膀胱壁。膀胱严重损伤可导致膀胱周围脓肿形成，脓肿可侵蚀会阴或腹部皮肤形成膀胱瘘。在妇科或肠道手术中，膀胱可能会意外损伤。膀胱切开取石或前列腺切除术可能导致皮肤瘘。

A. 体征和症状

　　膀胱肠瘘引起的症状包括膀胱刺激征、碎屑（粪便）和气体通过尿道排出（粪尿、气尿）以及由原发性肠道疾病引起的排便习惯改变（如便秘、腹胀、腹泻）（Kirsh et al，1991），可能引起肠梗阻症状。如果是炎症引起，可触及腹部压痛。

B. 实验室检查结果

　　尿液分析可发现细菌和白细胞和红细胞增多，尿液培养通常会培养出混合菌群。

C. 诊断

　　1. 影像学　CT 和 MRI 是检查膀胱瘘的敏感影像学方法。可显示膀胱壁增厚、膀胱附近肿块和膀胱内气体影（图 38-6）（Moon et al，2001）。然而，膀胱中的气体也可能由产气细菌感染或检查操作引起（Joseph et al，1996）。钡剂灌肠对发现瘘管不够敏感，但可发现憩室病或恶性肿瘤。膀胱造影鉴别膀胱瘘的敏感性较低，但可以发现造影剂进入肠道。放射性核素膀胱造影是诊断本病的敏感检查（Tamam et al，2009）。

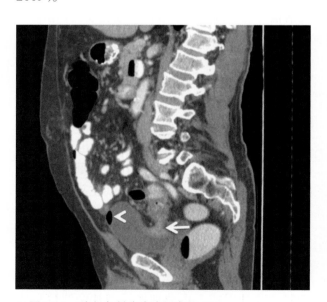

▲ 图 38-6　憩室炎所致膀胱肠瘘的 CT
结果显示增厚的膀胱壁与乙状结肠粘连（长箭头）。膀胱内可见游离气体（箭头）

2. 膀胱镜检查　膀胱镜检查可发现严重的局部炎症反应，以及渗出的肠内容物。通过瘘管插管注入造影剂是可行的，通常可确定诊断。

3. 其他检查方法　口服木炭（Huettner et al，1992）或罂粟籽（Kwon et al，2008）检测患者尿液中有无木炭或罂粟籽、Bourne 试验检测钡剂灌肠后尿液中的钡颗粒（Amendola et al，1984），这些检查有可能显示瘘管的迹象，但无法显示其解剖特征，目前已很少使用。

D. 鉴别诊断

双染色试验可鉴别输尿管阴道瘘和膀胱阴道瘘（vesicovaginal fistula，VVF），口服非那吡啶（Pyridium）使尿变橙色。1 小时后，将 3 根棉拭子放入阴道并将甲基蓝注入膀胱。让患者来回行走，然后检查棉拭子，如近端棉球湿染为橙色，为输尿管阴道瘘；如深部拭子有蓝色液体，则诊为膀胱阴道瘘；如只有远端拭子呈蓝色，患者可能为尿失禁（Raghavaiah，1974）。

E. 治疗

1. 保守治疗　克罗恩病引起的瘘管通常用类固醇、柳氮磺吡啶和抗生素治疗。无法耐受手术治疗的憩室瘘患者可用抗生素治疗。

2. 手术治疗　无论同时进行膀胱修复与否，膀胱瘘通常可通过切除受影响的肠管来治疗（Melchior et al，2009）。分阶段的粪便改道分流可缓解憩室瘘引起的严重炎症（Moss and Ryan，1990）。如果是恶性肿瘤导致的瘘管，部分或全部切除膀胱与受影响的肠管是必要的。

对于膀胱阴道瘘，可通过电极插入瘘管破坏成熟的尿道上皮，微小瘘口可能会被封闭愈合，留置导管 2 周或更长时间。继发于产科或外科损伤的较大瘘管手术修复效果较好，可通过经阴道或经膀胱进行外科修复（Huang et al，2002；McKay，2004）。Persky 及其同事建议对这种瘘管，即时修复要优于等待 3~6 个月再修复，后者为多数外科医师采用（Persky et al，1979；Blaivas et al，1995）。宫颈癌放疗后形成的瘘管由于组织缺乏血供而愈合更加困难，宫颈癌直接侵犯膀胱引起的瘘管几乎不可能通过手术治疗愈合，因此有必要行膀胱以上的尿流改道（如输尿管乙状结肠造口术）。

F. 预后

良性疾病或手术创伤引起的瘘管外科修复预后较好，放疗后组织坏死导致的膀胱瘘预后较差，继发于侵袭性癌症的瘘管治疗仍旧比较困难。

▶盆腔脂肪增多症

盆腔脂肪增多症的病因尚不清楚，该病似乎主要影响 20~40 岁的黑人高血压患者（Heyns et al，1991）。本病无特异性症状，患者可有排尿困难或轻度尿路梗阻症状。检查可发现镜下血尿，扩张或扩大的梨形膀胱。排泄尿路造影和膀胱造影可显示上尿路扩张，膀胱向上移位和侧向受压（Miglani et al，2010；Mordkin et al，1997）。在膀胱周围区域，X 线片可显示与脂肪组织相似透光度的区域。钡剂造影可能显示直肠乙状结肠上有外源性压迫改变。CT 可通过明确显示膀胱周围增多的脂肪组织确定诊断，超声检查也具有同样诊断价值。腺性膀胱炎常与盆腔脂肪增多症有关（Heyns et al，1991；Masumori and Tsukamoto，1999），这种情况下可发生膀胱腺癌（Sözen et al，2004）。

▶非感染性出血性膀胱炎

部分宫颈癌、膀胱癌或前列腺癌患者在放疗后，容易出现间歇性的，通常是严重的膀胱出血，给予环磷酰胺或异环磷酰胺治疗的患者也是如此。环磷酰胺在肝脏代谢成丙烯醛，这种物质通过尿液排出，对膀胱壁造成损害（Cox，1979）。5%~10% 有盆腔照射史的患者（Levenback et al，1994）和 70% 使用高剂量环磷酰胺或异环磷酰胺患者有发生出血性膀胱炎的风险（Efros et al，1990），此外青霉素和达那唑也与出血性膀胱炎有关（Bracis et al，1977；Andriole et al，1986；deVries and Freiha，1990）。

A. 体征和症状

肉眼血尿伴血块，无典型 UTI 症状。

B. 鉴别诊断

恶性肿瘤、UTI、结石和良性前列腺增生（benign prostatic hyperplasia，BPH）可引起肉眼血尿。

C. 诊断

膀胱镜检查显示异常的新生血管,容易因膀胱扩张而出血,弥漫性膀胱黏膜出血很常见(图 38-7)。

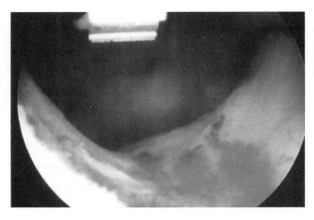

▲ 图 38-7 膀胱镜检查显示前列腺癌放疗后血尿患者放射性膀胱炎导致的膀胱颈弥漫性黏膜出血

D. 预防

为预防环磷酰胺或异环磷酰胺治疗引起的出血,建议在化疗期间进行水化和持续膀胱引流(Ballen et al, 1999),使用 2- 巯基乙烷磺酸盐与环磷酰胺代谢产物丙烯醛结合可降低毒性作用(Goren et al, 1997)。

E. 治疗

保守疗法包括口服氨基己酸,用明矾溶液或硝酸银溶液三腔导尿管膀胱冲洗。对于伴有大量血块堵塞膀胱的严重出血,可膀胱镜下清除血块、电灼止血(Kaplan and Wolf, 2009),也可在麻醉下甲醛膀胱灌注(Donahue and Frank, 1989),但在治疗前需进行膀胱造影以明确无 VUR,因为甲醛反流到肾脏中会损害肾功能(Sarnak et al, 1999)。

Giuliani 等(1979)报道了经导管选择性髂内动脉栓塞的成功经验。Ostroff 和 Chenault(1982)认为,效果最佳且危害最小的治疗方法是通过三通 Foley 导管用 1% 明矾溶液(铵盐或钾盐)连续冲洗膀胱(Giuliani et al, 1979; Ostroff and Chenault, 1982)。在肾衰竭患者明矾可诱发脑病,因此需监测血清铝离子浓度(Andriole et al, 1986; Perazella and Brown, 1993)。

高压氧治疗已用于放疗和化疗引起的出血

性膀胱炎,治疗效果令人鼓舞(Chong et al, 2005; Shao et al, 2012; Yoshida et al, 2008; Mougin et al, 2016),此外结合雌激素治疗也显示出一些效果(Liu et al, 1990; Rodriguez et al, 1992; Miller et al, 1994)。

双侧肾造瘘可减少尿液与膀胱接触有一定疗效。对于严重难治性血尿,膀胱切除伴尿流改道或膀胱重建是最后的治疗方法。

良性前列腺增生

▶ 发病率和流行病学

BPH 是男性最常见的良性肿瘤,其发病率与年龄有关。尸检中组织学 BPH 的患病率从 41~50 岁男性的约 20% 上升到 51~60 岁男性的 50%,80 岁以上男性的患病率高达 90%。前列腺梗阻症状也与年龄相关,55 岁时约 25% 的男性表现排尿梗阻症状,在 75 岁时,50% 的男性主诉尿线细而无力。

对前列腺增生的危险因素了解甚少。一些研究表明前列腺增生有遗传倾向,还有一些研究指出与种族差异有关。在 60 岁以下接受前列腺增生手术的男性中,约有 50% 的人可能存在前列腺增生的遗传形式,这种形式很可能是一种常染色体显性遗传,患者一级男性亲属相对风险增加约四倍。

▶ 病因

前列腺增生的病因尚未完全了解,但似乎除受到内分泌控制外,与很多因素有关。前列腺由基质和上皮组成,每种成分单独或同时增生都会引起增生性结节和前列腺增生相关症状,因此每种成分都可能成为药物治疗的对象。

对男性患者的观察和临床研究清楚地表明,前列腺增生受内分泌调控,去势治疗可使已形成的前列腺增生退化和症状缓解。进一步的研究证实游离睾酮和雌激素与前列腺体积呈正相关。后者提示老龄和 BPH 的相关性可能由于老龄时雌激素水平增高,诱导雄激素受体,因此使前列腺对游离睾酮敏感。但至今还没有研究证实人类 BPH 存在雌激素受体水平提高。有证据表明,雌激素通过基质和上皮雌激素受体发挥作用,可能在一定程度上导致前列腺疾病。影响 5α- 还原酶的遗传或环境因素在前列腺增生的发展中也发挥重要的作用(Kristal et al, 2008; Prins and Korach, 2008)。

▶病理

如前所述,前列腺增生发生在移行区,是一个由细胞数量增加引起的增生过程。显微镜检查显示结节状生长模式,由不同数量的基质和上皮组成,基质由不同数量的胶原和平滑肌组成。前列腺增生组织学成分的不同,可以部分解释药物治疗的潜在反应性差异:α- 肾上腺素受体阻滞剂治疗对含有平滑肌成分的前列腺增生患者可能产生良好的疗效,而那些主要由上皮细胞组成的前列腺增生患者对 5α- 还原酶抑制剂的疗效可能更好,基质中含有大量胶原成分的患者可能对这两种药物治疗均无反应,到目前为止尚无法准确预测对特定疗法的反应性。

当移行区的前列腺增生结节增大时,它们压迫前列腺的外部区域,形成所谓的外科包膜,该边界将移行区与外周区分开,为开放性单纯前列腺切除术或钬激光前列腺剜除术(holmium laser enucleation of the prostate, HoLEP)中的手术分离平面。

▶病理生理

前列腺增生的症状与增大腺体自身导致的梗阻和增大腺体导致的膀胱出口阻力改变有关,可分为机械性梗阻和动力性梗阻。

当前列腺增大时,机械性梗阻可能是由于腺体突入尿道或膀胱颈,导致膀胱出口阻力增大。在对前列腺进行分区之前,泌尿科医生经常提到前列腺的"三个叶",即两个侧叶和中叶。直肠指检(DRE)显示的前列腺大小与症状相关性较差,部分原因是中叶不易触及。

动力性梗阻可以解释患者症状的自然发展,前列腺基质由富含肾上腺素能神经的平滑肌和胶原组成,自主神经活跃水平决定了前列腺部尿道的张力。使用 β- 肾上腺素受体阻滞剂治疗会降低这种张力,降低出口阻力。前列腺增生的排尿

刺激症状是膀胱对前列腺增生出口阻力增大的继发反应,膀胱出口梗阻导致逼尿肌肥大、增生及胶原沉积,可能降低膀胱顺应性,逼尿肌不稳定也是一个因素。膀胱镜检查可见逼尿肌肌束增厚,形成小梁。如果不加以干预,逼尿肌束之间的黏膜疝会随之发生,导致假憩室形成(所谓的假憩室由黏膜和浆膜组成,没有逼尿肌存在)。

▶临床表现

A. 症状

前列腺增生的症状可分为梗阻性和刺激性:梗阻性症状包括排尿踌躇、尿无力和尿线变细、膀胱排空不完全、分次排尿(在前一次排尿后 2 小时内再次排尿)、排尿困难和尿滴沥,刺激性症状包括尿急、尿频和夜尿增多。

最初由美国泌尿外科协会(AUA)开发的自填问卷在确定治疗对象和监测治疗反应方面既有效又可靠。AUA 症状评分问卷已经得到广泛应用,现在更常见的是国际前列腺症状评分(IPSS)(表 38-2)。IPSS 可能是评估 BPH 患者最重要的工具,建议所有患者在开始治疗前使用 IPSS,该评估侧重于 7 个项目,要求患者以 0~5 的分值量化其梗阻性或刺激性症状的严重程度。评分范围为 0~35,0~7 被认为是轻度,8~19 被认为是中度,20~35 被认为是重度。BPH 患者和对照组评分相对分布分别为:轻度得分组 20% 和 83%,中度得分组 57% 和 15%,重度得分组 23% 和 2%(McConnell et al, 1994)。与其他调查问卷类似,合理的可阅读计算度是获得有效结果的必要条件,目前已经开发出 IPSS 多媒体版本,在受教育程度较低人群中使用结果更为可靠(Bryant et al, 2009)。

以泌尿道为重点的详细病史采集可排除其他疾病,如泌尿道感染、神经源性膀胱、尿道狭窄或前列腺癌。

B. 体征

包括临床体格检查、直肠指诊和神经系统检查,应注意前列腺的大小和质地,即使直肠指诊确定的前列腺大小与症状的严重程度或梗阻程度无关。前列腺增生通常导致前列腺平滑、坚实、弹性增大。如果发现硬结,必须注意癌症的可能性和进一步评估的必要性,如前列腺特异性抗原

38

表 38-2　国际前列腺症状评分问卷

泌尿系统症状（症状评分标准）	无	<1/5	<1/2	1/2	>1/2	几乎总是
1. 排空不完全 在过去的一个月里，你多久有一次小便后膀胱没有完全排空的感觉？	0	1	2	3	4	5
2. 频率 在过去的一个月里，你有多少次在小便结束后不到 2 小时又不得不小便？	0	1	2	3	4	5
3. 间歇性 在过去的一个月里，你有多少次发现自己在小便时停下来又开始小便？	0	1	2	3	4	5
4. 紧迫性 在过去的一个月里，你发现憋尿有多困难？	0	1	2	3	4	5
5. 尿流变细 在过去的一个月里，你多久有一次尿流变细？	0	1	2	3	4	5
6. 用力程度 在过去的一个月里，你有多少次需要用力或用力才能开始排尿？	0	1	2	3	4	5
7. 夜尿 在过去的一个月中，从晚上睡觉到早上起床，你一般起床小便次数是多少？	0	1	2	3	4	5
国际前列腺症状评分（IPSS）= 问题 1 到 7 的总和						

泌尿系统疾病导致的生活质量	高兴	满意	大致满意	一半满意	不满意	苦恼	很糟
如果以后你的生活都有和现在一样的排尿症状，你感觉如何？	0	1	2	3	4	5	6

（prostate-specific antigen，PSA）、经直肠超声引导前列腺活检（transrectal ultrasound-guided prostate biopsy，TRUS）、前列腺 MRI 和活检。

C. 实验室检查

需要进行尿液分析以排除感染或血尿，测量血清肌酐以评估肾功能。肾功能不全可在 10% 的前列腺病患者中观察到，此时需要行上尿路影像学检查。肾功能不全可使患者出现前列腺增生术后并发症的风险增加。血清 PSA 被认为是可选的，大多数医生会将其纳入初步评估。PSA 与单用 DRE 相比，可提高前列腺癌的检出能力，但由于 BPH 和前列腺癌的 PSA 水平有很多重叠，其使用仍有争议。

D. 影像学检查

上尿路影像学检查（肾脏超声或 CT 尿路造影）仅在伴有尿路疾病或 BPH 并发症（如血尿、UTI、肾功能不全、结石病史）时推荐。对于经

DRE 怀疑有严重前列腺增大拟行前列腺手术患者，TRUS 可确定其前列腺大小。

E. 膀胱镜检查

不常规推荐膀胱镜检查，但可用于协助选择手术入路。当患者有明显的梗阻症状，前列腺体积相对较小的情况下，膀胱镜检查有助于鉴别有无膀胱颈抬高，尿道狭窄或其他疾病。如果前列腺增生伴有血尿，则必须进行膀胱镜检查以排除其他膀胱疾病。

F. 其他检查

尿流率测定、残余尿测定和压力 - 流量检查可选。对怀疑有神经系统疾病或前列腺手术失败的患者可行膀胱造影和 UDS。

▶鉴别诊断

其他可导致下尿路梗阻的疾病，如尿道狭窄、膀胱颈挛缩、膀胱结石和前列腺癌，在评估前列腺

增生时必须考虑。既往有经尿道治疗操作史、尿道炎或外伤史应明确排除尿道狭窄或膀胱颈挛缩。血尿和疼痛通常与膀胱结石有关。前列腺癌可以通过 DRE 异常或 PSA 升高来鉴别。

UTI 有类似前列腺增生的刺激性症状,可通过尿液分析和培养来确定,UTI 也可能是前列腺增生的并发症。排尿刺激症状也可能与膀胱癌,特别是原位癌有关,但膀胱癌尿液分析通常可发现血尿。神经源性膀胱疾病患者可能有许多前列腺增生的体征和症状,但多有神经系统疾病、卒中、糖尿病或背部损伤的病史。此外,检查可发现患者会阴或下肢感觉减退,直肠括约肌张力或球海绵体反射改变,同时肠功能改变(便秘)也提示神经病因的可能性。

▶治疗

在对患者进行评估后,应告知他们前列腺增生的各种治疗方案。建议患者咨询医生,根据治疗方案的相对疗效和不良反应做出合理选择。

对于那些症状轻微(IPSS 评分 0~7)的患者,一般建议观察等待。绝对手术指征包括:对药物治疗无效和尝试拔管失败的尿潴留、复发性 UTI、复发性血尿、膀胱结石、肾功能不全或较大膀胱憩室。

A. 观察等待

很少有关于前列腺增生自然病程的研究报道,疾病进展或出现并发症的风险是不确定的。在有症状的前列腺增生患者中,疾病进展不是不可避免的,一些患者会出现症状自然缓解或消失。

对前列腺增生自然病程的回顾性研究本身就存在偏倚,可能与患者选择、随访类型和程度有关。很少有关于前列腺增生自然病程的前瞻性研究报道,一项大型随机研究比较了非那雄胺和安慰剂对中度至重度症状 BPH 和经 DRE 发现前列腺肥大患者的治疗效果(McConnell et al, 1994),研究中安慰剂组患者 4 年内发生尿潴留的风险为 7%。

如前所述,观察等待是对症状评分为 0~7 分患者的适当治疗。对于有中度或重度症状的患者,如患者同意也可选择观察等待,目前没有确定的最佳随访期限和干预时间。

B. 药物治疗

1. α- 肾上腺素受体阻滞剂　前列腺和膀胱

基底部含有 α₁ 肾上腺素受体,前列腺对相应的激动剂有收缩反应。前列腺和膀胱颈的收缩特性似乎主要由 α₁ₐ 亚型受体介导。应用 α- 肾上腺素受体阻滞剂可使某些患者前列腺增生的症状和体征得到改善,α- 肾上腺素受体阻滞剂可根据其受体选择性和半衰期进行分类(表 38-3)。

表 38-3　前列腺增生治疗药物分类和推荐剂量

分类	口服剂量
α- 肾上腺素受体阻滞剂	
非选择性	
酚苄明	10mg　2 次 / 天
α₁- 肾上腺素受体阻滞剂,短效	
哌唑嗪	2mg　2 次 /d
α₁- 肾上腺素受体阻滞剂、长效	
特拉唑嗪	5 或 10mg/d
多沙唑嗪	4 或 8mg/d
α₁ₐ 选择性	
坦洛新	0.4 或 0.8mg/d
阿福佐辛	10mg/d
西罗多辛	8mg/d
5α- 还原酶抑制剂	
非那雄胺	5mg/d
度他雄胺	0.5mg/d

酚苄明和哌唑嗪曾是典型的非选择性和选择性 α- 肾上腺素受体阻滞剂,目前基本很少应用。

长效 α- 肾上腺素受体阻滞剂使一天一次给药成为可能,但剂量调整仍然是必要的。特拉唑嗪每日 1mg 开始,持续 3 日,11 日增加到每日 2mg,然后增加到每日 5mg。如有必要,剂量可增加至每日 10mg。多沙唑嗪治疗从每日 1mg 开始,持续 7 日,增加到每日 2mg,持续 7 日,然后增加到每日 4mg。如有必要,剂量可增加至每日 8mg,可能的不良反应包括直立性低血压、头晕、疲倦、逆行射精、鼻炎和头痛。

选择性阻断位于前列腺和膀胱颈的 α1a 受体,可减少全身(尤其是心血管)不良反应,因此使用这些药物时(坦洛新、阿福佐辛和西罗多辛)

38

无须进行剂量调整。其他不良反应如逆行射精仍然可以发生，虹膜松弛综合征是 α- 肾上腺素受体阻滞剂的另一种不良反应，对于白内障术前患者应谨慎使用。

几个随机、双盲、安慰剂对照试验，分别比较了 α- 肾上腺素受体阻滞剂和安慰剂，证明了药物的安全性和有效性。

2. 5α- 还原酶抑制剂　非那雄胺是一种 5-α 还原酶抑制剂，它能阻止睾酮转化为双氢睾酮（DHT）。非那雄胺可影响前列腺上皮成分，导致腺体缩小和症状改善。治疗需要 6 个月的时间来观察对前列腺大小（缩小 30%）和症状改善的最大影响。

几个随机、双盲、安慰剂对照试验比较了非那雄胺和安慰剂，治疗有效性、安全性和耐用性已得到充分证实，但症状改善仅见于前列腺增大（体积 >40cm³）的患者，不良反应是罕见的，包括性欲下降、射精量减少、勃起功能障碍，在接受非那雄胺治疗的患者中，血清 PSA 降低约 50%。

度他雄胺不同于非那雄胺，因为它抑制 5α 还原酶的两种同工酶。与非那雄胺类似，度他雄胺能降低血清 PSA 水平和前列腺总体积。随机、安慰剂对照试验表明，度他雄胺在症状缓解、改善症状评分、增加峰值尿流率、减少急性尿潴留风险和手术需求方面有疗效，不良反应相对少见，包括勃起功能障碍、性欲下降、女性乳房发育和射精障碍。很少有头对头研究对非那雄胺和度他雄胺进行对比，2000 年后的一项对 5 000 例 65 岁以上男性接受 5α 还原酶抑制剂药物治疗的回顾性分析发现度他雄胺和非那雄胺的尿潴留发生率分别为 12% 和 14.7%（P<0.004 2），接受手术率分别为 3.9% 和 5.1%（P<0.03）（Fenter et al，2008）。

3. 联合药物治疗　一项随机、双盲、安慰剂对照研究比较了安慰剂、非那雄胺单独、特拉唑嗪单独以及非那雄胺和特拉唑嗪联合治疗（Lepor et al，1996），用以评估 α- 肾上腺素受体阻滞剂和 5α 还原酶抑制剂联合治疗的效果，超过 1 200 例患者参与了研究，仅在服用特拉唑嗪的患者中观察到 IPSS 显著降低和尿流率增加，但该研究并未将前列腺增大作为纳入标准，研究对象的前列腺体积要比先前的非那雄胺对照试验研究对象的前

列腺体积小得多（32cm³ 比 52cm³）。McConnell 及其同事进行了一项 3 047 例患者长期双盲实验，比较安慰剂、多沙唑嗪、非那雄胺和联合治疗对前列腺增生临床进展的影响（McConnell et al，2003），与安慰剂相比，多沙唑嗪（风险降低 39%）和非那雄胺（风险降低 34%）显著降低了 IPSS、急性尿潴留、尿失禁、肾功能不全或复发性 UTI 的总体临床进展风险。与单独使用多沙唑嗪或非那雄胺相比，联合治疗的风险降低（风险降低 66%）更显著，最有可能从联合治疗中获益的患者是基线进展风险非常高的患者，通常是腺体较大和 PSA 值较高的患者。

4. 植物制剂疗法　植物制剂疗法是指将植物或植物提取物用于治疗。植物制剂治疗前列腺增生在欧洲已经应用了很多年，目前尚无 AUA 推荐的用于治疗前列腺增生的植物制剂。

C. 外科治疗

1. 经尿道前列腺切除术（transurethral resection of prostate，TURP）　绝大多数前列腺次全切除术都可以通过内镜完成，多使用脊髓或全身麻醉，通常需要患者在医院留观过夜以观察是否有潜在出血。尽管患者住院时间更长，TURP 对于前列腺增生 IPSS 和尿流改善程度和持久性优于其他任何微创治疗。TURP 的风险包括逆行射精（75%）、勃起功能障碍（5%~10%）和尿失禁（>1%），并发症包括出血、尿道狭窄或膀胱颈挛缩、前列腺包膜穿孔伴尿外渗，更为严重的是 TUR 综合征，是由于低渗冲洗液吸收入血，导致血容量增高、低钠状态，尽管该综合征并不常见。

TUR 综合征临床表现包括恶心、呕吐、意识障碍、高血压、心动过缓和视觉障碍。TUR 综合征的风险随着切除时间超过 90 分钟而增加，常见于老年男性。治疗包括利尿，严重者给予高渗盐水。目前 TURP 可以用双极电极进行，允许在生理盐水冲洗下进行切除，该方法可消除低钠血症，但长时间手术操作仍可能出现大量液体吸收。

2. 经尿道前列腺切开术（transurethral incision of prostate，TUIP）　有中重度症状和小前列腺的男性患者常有膀胱颈抬高。TUIP 比 TURP 更迅速，损伤更小。虽然 TUIP 仍有较低的逆行射精发生率（25%），但如果适应证选择合理，疗效可靠。TUIP

使用 Collins 刀在膀胱颈 5 点和 7 点的位置切开，切口开始于输尿管口远端，向外延伸至精阜。

3. 经尿道前列腺汽化术（transurethral vaporization of prostate，TUVP）　使用光汽化或电汽化来消融阻塞的前列腺组织，两种最常用的装置是（Nd：YAG）KTP"绿激光"和等离子体汽化钮状电极。与现代 TURP 一样，TUVP 是在盐水冲洗下进行的。与传统 TURP 类似，手术的目的是去除增生的腺体形成前列腺中央区缺损，出血少，穿孔风险低，缺点是术后短期内可出现更严重的排尿刺激症状，且手术远期效果较差。另外，由于组织被破坏而不是被切除，因此无法获得组织标本进行病理学检查。

4. 钬激光前列腺剜除术　HoLEP 不是像 TURP 及其他微创方法经前列腺部尿道向外逐步进行组织切除或消融，而是在前列腺中央区和外周区之间的平面上进行解剖性切除。HoLEP 被认为可提供最大腺体切除体积，可能获得最长疗效，但学习曲线比 TURP 或 TUVP 更长。摘除的前列腺组织可以被粉碎，经尿道取出送病理学检查。

5. 单纯（次全）前列腺切除术　当前列腺太大而不能通过内镜切除时，必须行开放性手术。腺体大于 100g 通常被认为适合行开放性摘除术，伴有膀胱憩室或较大膀胱结石或患者无法截石位时可考虑行开放性前列腺切除术。

开放性前列腺切除术可采用耻骨上或耻骨后入路。单纯耻骨上前列腺切除术经膀胱进行，是处理同时伴随其他膀胱疾病的首选术式。打开膀胱后，在膀胱三角远侧作一个半圆形切口，然后用手指钝性切除腺体，为避免损伤远端括约肌，应锐性离断前列腺尖部。切除腺体后，用缝合线结扎止血，并在关闭膀胱前留置尿管和耻骨上导管。单纯耻骨后正位前列腺切除术不进入膀胱，在前列腺的外科包膜上做一个横向切口，摘除腺体，手术结束时只需要留置一根导尿管。机器人辅助单纯前列腺切除术已被报道，研究正在进行中（Sutherland et al，2011）。

6. 经尿道微波热疗（transurethral microwave thermotherapy，TUMT）　常用经尿道导管，采用设备冷却尿道黏膜以降低损伤风险。如果温度不超过 45℃，不需要冷却。有文献报告 IPSS 和尿流速得到改善，由于 TUMT 无法通过可视化来证实组织消融，因此报告结果混杂，对疗效很难做出准确预测。可能由于经济利益驱动在某些临床情况下仍在使用。

少有前瞻性研究用于与 TURP 或其他方法进行比较，有 Meta 研究发现治疗效果差异不大，但研究样本较小，随访时间有限（Ahyai et al，2010）。由于所有较新的手术方式费用都比 TURP 昂贵，因此迫切需要进行成本效益研究。

7. 前列腺尿道提升术　当患者出现下尿路症状（lower urinary tract symptoms，LUTS）症状并伴有侧叶梗阻时，可考虑进行前列腺尿道提升术，使用永久性植入物放置侧叶压缩梗阻组织和开放尿道，禁忌证包括中叶增生、膀胱颈抬高或前列腺较大（>100g）。

8. 水蒸气疗法　可作为日间手术进行，可以用于中叶增生患者。经尿道途径将水蒸气注入前列腺移行区，利用对流传热，当水蒸气在前列腺组织内凝结成水时，会导致急性坏死，使用生理盐水灌注冷却组织。

前列腺和精囊的先天性异常

▶前列腺囊肿和结石

前列腺囊肿很常见。经直肠超声检查时，常发现前列腺小囊增大。这些囊肿通常很小，位于前列腺部尿道后中线，在矢状视图中典型地呈泪滴状（图 38-8）。前列腺囊肿被认为是胚胎期中肾旁管远端的残留，中线囊肿常与尿道相通；还可以存在一些变异（Furuya et al，2008；Kato et al，2005）。前列腺囊肿大多不引起症状偶然被发现。前列腺囊肿可出血并引起血精症（Coppens et al，2002）。极少数情况下囊肿较大，容易经直肠甚至腹部触及，可出现膀胱颈梗阻症状（Desautel et al，1999）。椭圆囊肿可能导致射精管梗阻（ejaculatory duct obstruction，EDO）（Sharlip，1984），这种情况可在男性不育检查中发现。射精管可能开口于中线囊肿（Furuya et al，2008）。其他常见的前列腺囊肿是退化性的，多见于腺体增大的移行区；外周区也可发生囊肿，通常不会引起症状。

38

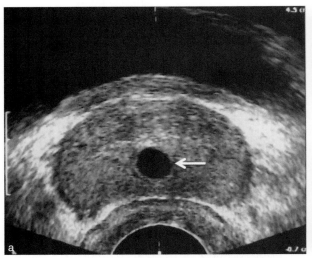
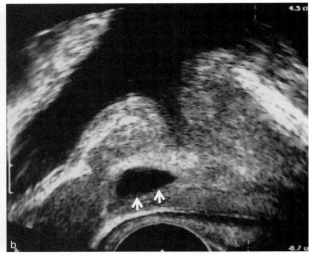

▲ 图 38-8　经直肠超声检查显示典型的椭圆囊囊肿

底部的横切面图像显示尿道后方中线有一个圆形囊肿（箭头）(a)。矢状位上，囊肿呈典型的泪滴状（箭头），狭窄的一端向尿道延伸(b)

前列腺结石是一种非常常见的疾病。几乎所有的中年男性都会有前列腺结石。前列腺结石通常发生在靠近前列腺部尿道的前列腺管内，常在经直肠前列腺超声检查中发现（图 38-9）。一般来说，前列腺结石不会引起任何症状。巨大前列腺结石的患者可能会出现排尿功能障碍，导致尿液反流到前列腺管（Kim et al, 2011）。

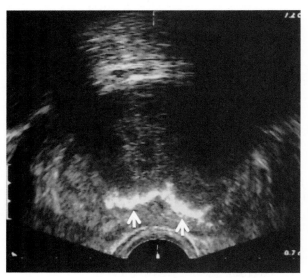

▲ 图 38-9　典型的前列腺结石经直肠超声显示为带声影的弯曲亮线（箭头）

▶精囊异常

单侧或双侧精囊发育不全常在男性不育检查中发现。精囊发育不全除射精量少外，一般无症状。患侧输精管可能缺失，也可发现患侧肾发育不全或异位。

输尿管异位开口于射精管可导致输精管壶腹和精囊极度扩张，患者常有患侧复发性附睾炎的病史。通常患侧的肾脏异位、发育不良或明显发育不全（Carbone et al, 2007；Cherullo et al, 2002）。

（杨波　翻译　秦卫军　审校）

参考文献

Ahyai SA et al: Meta-analysis of functional outcomes and complications following transurethral procedures for lower urinary tract symptoms resulting from benign prostatic enlargement. Eur Urol 2010;58:384–397.

al-Hindawi MK, Aman S: Benign non-infected urachal cyst in an adult: Review of the literature and a case report. Br J Radiol 1992;65:313–316.

Amendola MA et al: Detection of occult colovesical fistula by the Bourne test. Am J Roentgenol 1984;142:715–718.

Andriole GL et al: Danazol-induced cystitis: an undescribed source of hematuria in patients with hereditary angioneurotic edema. J Urol 1986;135:44–46.

Austin PF et al: The prenatal diagnosis of cloacal exstrophy. J Urol 1998;160:1179–1181.

Ayhan A et al: Results of treatment in 182 consecutive patients with genital fistulas. Int J Gynaecol Obstet 1995;48:43–47.

Badlani G et al: Enterovesical fistulas in crohn disease. Urology 1980;16:599–600.

Ballen KK et al: Safety and cost of hyperhydration for the prevention of hemorrhagic cystitis in bone marrow transplant recipients. Oncology 1999;57:287–292.

Baskin LS, Tanagho EA: Pelvic pain without pelvic organs. J Urol 1992;147:683–686.

Bauer SB, Retik AB: Urachal anomalies and related umbilical disorders. Urol Clin North Am 1978;5:195–211.

Berry SH et al: Prevalence of symptoms of bladder pain syndrome/

interstitial cystitis among adult females in the United States. J Urol 2011;186:540–544.

Bhat A et al: Congenital bladder diverticulum presenting as bladder outlet obstruction in infants and children. J Pediatr Urol 2012; 8:348–353.

Bjørnerem A, Tollan A: Intrauterine device—primary and secondary perforation of the urinary bladder. Acta Obstet Gynecol Scand 1997;76:383–385.

Bjurlin MA, Berger AD: Herniorrhaphy mesh as nidus for bladder calculi. Urology 2011;78(2):329–330.

Bjurlin MA et al: Imaging the high-risk prostate cancer patient: Current and future approaches to staging. Urology 2018;116:3–12.

Blaivas JG et al: Early versus late repair of vesicovaginal fistulas: Vaginal and abdominal approaches. J Urol 1995;153:1110–1112, discussion 1112–1113.

Blane CE et al: Bladder diverticula in children. Radiology 1994;190:695–697.

Bogdanos J et al: The large bladder diverticulum in children. J Pediatr Urol 2005;1:267–272.

Bracis R et al: Methicillin hemorrhagic cystitis. Antimicrob Agents Chemother 1977;12:438–439.

Brusky JP et al: Removal of an unusual foreign body from the bladder and urethra. J Trauma 2008;65:1568.

Bryant MD et al: Multimedia version of a standard medical questionnaire improves patient understanding across all literacy levels. J Urol 2009;182:1120–1125.

Buffington CAT: Comorbidity of interstitial cystitis with other unexplained clinical conditions. J Urol 2004;172:1242–1248.

Burbige KA et al: The megacystis-megaureter syndrome. J Urol 1984;131:1133–1136.

Burkman RT: Chronic pelvic pain of bladder origin: Epidemiology, pathogenesis and quality of life. J Reprod Med 2004;49: 225–229.

Carbone A et al: Renal aplastic dysplasia and ipsilateral ectopic ureter obstructing the seminal via: A possible cause of male infertility. Eur Urol 2007;52:268–272.

Cardozo L: Recurrent intra-vesical foreign bodies. Br J Urol 1997; 80:687.

Catalano O: US evaluation of inguinoscrotal bladder hernias: Report of three cases. Clin Imaging 1997;21:126–128.

Cervellione RM et al: Prospective study on the incidence of bladder/cloacal exstrophy and epispadias in Europe. J Pediatr Urol 2015; 11:337.e1–337.e6.

Cervellione RM: The use of pelvic osteotomy in cloacal exstrophy. Semin Pediatr Surg 2011;20:119–122.

Chaiken DC et al: Behavioral therapy for the treatment of refractory interstitial cystitis. J Urol 1993;149:1445–1448.

Chan ESY et al: Novel approach of laparoscopic transperitoneal en bloc resection of urachal tumor and umbilectomy with a comparison of various techniques. J Laparoendosc Adv Surg Tech 2009;19:423–426.

Chandhoke RA, Ghoniem GM: Transurethral electrovaporization of bladder diverticulum: An alternative to open or laparoscopic bladder diverticulectomy. J Endourol Case Rep 2015;1:11–13.

Chapple CR et al: Subtrigonal phenol injection. How safe and effective is it? Br J Urol 1991;68:483–486.

Cherullo EE et al: Laparoscopic management of congenital seminal vesicle cysts associated with ipsilateral renal agenesis. J Urol 2002;167:1263–1267.

Chong KT et al: Early hyperbaric oxygen therapy improves outcome for radiation-induced hemorrhagic cystitis. Urology 2005;65:649–653.

Chouhan M et al: Utility of diffusion-weighted imaging in the presurgical diagnosis of an infected urachal cyst. Pediatr Radiol 2010;41:125–128.

Chuang Y-T et al: Laparoscopic removal of a migrated intrauterine contraceptive device with bladder penetration. Taiwan J Obstet Gynecol. 2010;49:518–520.

Cilento BG Jr et al: Urachal anomalies: Defining the best diagnostic modality. Urology 1998;52:120–122.

Clemens JQ et al: Case-control study of medical comorbidities in women with interstitial cystitis. J Urol 2008;179:2222–2225.

Comiter CV: Sacral neuromodulation for the symptomatic treatment of refractory interstitial cystitis: A prospective study. J Urol 2003;169:1369–1373.

Confer SD et al: Megacystis with an anterior urethral valve: Case report and review of literature. J Pediatr Urol 2010;6:459–462.

Coppens L et al: Adult müllerian duct or utricle cyst: Clinical significance and therapeutic management of 65 cases. J Urol 2002;167:1740–1744.

Cox PJ: Cyclophosphamide cystitis—identification of acrolein as the causative agent. Biochem Pharmacol 1979;28:2045–2049.

Desautel MG et al: Müllerian duct remnants: Surgical management and fertility issues. J Urol 1999;162:1008–1013, discussion 1014.

Destri GL et al: The Urachal pathology with umbilical manifestation: Overview of laparoscopic technique. J Laparoendosc Adv Surg Tech 2011;21:809–814.

deVries CR, Freiha FS: Hemorrhagic cystitis: A review. J Urol 1990;143:1–9.

Donahue LA, Frank IN: Intravesical formalin for hemorrhagic cystitis: Analysis of therapy. J Urol 1989;141:809–812.

Efros M et al: Cyclophosphamide-induced hemorrhagic pyelitis and ureteritis associated with cystitis in marrow transplantation. J Urol 1990;144:1231–1232.

Elbadawi A: Interstitial cystitis: A critique of current concepts with a new proposal for pathologic diagnosis and pathogenesis. Urology 1997;49:14–40.

Emanuel PG et al: Prenatal detection of anterior abdominal wall defects with US. RadioGraphics 1995.

Feldkamp ML et al Cloacal exstrophy: An epidemiologic study from the International Clearinghouse for Birth Defects Surveillance and Research. American Journal of Medical Genetics Part C: Seminars in Medical Genetics. John Wiley & Sons, Ltd; 2011 Nov 15;157(4):333–43.

Fenter TC et al: Dutasteride vs finasteride: assessment of differences in acute urinary retention rates and surgical risk outcomes in an elderly population aged > or =65 years. Am J Manage Care 2008;14:S154–S159.

Fontanella F et al: Fetal megacystis: Prediction of spontaneous resolution and outcome. Ultrasound Obstet Gynecol 2017;50:458–463.

Foster HE et al: Effect of amitriptyline on symptoms in treatment [of] naïve patients with interstitial cystitis/painful bladder syndrome. J Urol 2010;183:1853–1858.

Fu L-Y, Adeniran AJ: Adenocarcinoma arising from a bladder diverticulum. J Urol 2015;194:527–528.

Furuya R et al: New classification of midline cysts of the prostate in adults via a transrectal ultrasonography-guided opacification and dye-injection study. BJU Int 2008;102:475–478.

Gambhir L et al: Epidemiological Survey of 214 Families With Bladder Exstrophy-Epispadias Complex. Journal of Urology. 2008 Apr 1; 179(4):1539–43.

Gargollo P et al: Bladder neck reconstruction is often necessary after complete primary repair of exstrophy. J Urol 2011;185: 2563–2571.

Gargollo PC, Borer JG: Contemporary outcomes in bladder exstrophy. Curr Opin Urol 2007;17:272–280.

Gerridzen RG, Futter NG: Ten-year review of vesical diverticula. Urology 1982;20:33–35.

Gillenwater JY, Wein AJ: Summary of the National Institute of Arthritis, Diabetes, Digestive and Kidney Diseases Workshop on Interstitial Cystitis, National Institutes of Health, Bethesda, Maryland, August 28–29, 1987. J Urol 1988;140:203–206.

Gilmour DT et al: Lower urinary tract injury during gynecologic surgery and its detection by intraoperative cystoscopy. Obstet Gynecol 1999;94:883–889.

Giuliani L et al: Gelatin foam and isobutyl-2-cyanoacrylate in the

38

treatment of life-threatening bladder haemorrhage by selective transcatheter embolisation of the internal iliac arteries. Br J Urol 1979;51:125–128.

Gopalan A et al Urachal carcinoma: a clinicopathologic analysis of 24 cases with outcome correlation. The American Journal of Surgical Pathology. NIH Public Access; 2009 May;33(5): 659–68.

Goren MP et al: Combined intravenous and oral mesna in outpatients treated with ifosfamide. Cancer Chemother Pharmacol 1997;40:371–375.

Grady RW et al: Complete primary closure of bladder exstrophy: Epispadias and bladder exstrophy repair. Urol Clin North Am 1999;26:95–109.

Grubišić I et al: Intravesical foreign body as a result of self catheterization: case report. Acta Clin Croat 2014;53:359–361.

Gupta AD et al: Examining long-term outcomes of bladder exstrophy: A 20-year follow-up. BJU Int 2014;113:137–141.

Heyns CF et al: Pelvic lipomatosis associated with cystitis glandularis and adenocarcinoma of the bladder. J Urol 1991;145:364–366.

Hick EJ et al: Bladder calculus resulting from the migration of an intrauterine contraceptive device. J Urol 2004;172:1903.

Holten I et al: The ultrasonic diagnosis of Urachal anomalies. Australas Radiol 1996;40:2–5.

Huang WC et al: Surgical repair of vesicovaginal fistulas. Urol Clin North Am 2002;29:709–723.

Huettner PC et al: Colouterine fistula complicating diverticulitis: charcoal challenge test aids in diagnosis. Obstet Gynecol 1992;80:550–552.

Hurst RE et al: Urinary glycosaminoglycan excretion as a laboratory marker in the diagnosis of interstitial cystitis. J Urol 1993;149:31–35.

Husmann DA, Rathbun SR: Long-term follow up of enteric bladder augmentations: The risk for malignancy. J Pediatr Urol 2008;4:381–385.

ICBDMS (International Clearinghouse for Birth Defects Monitoring Systems): Epidemiology of bladder exstrophy and epispadias: A communication from the international clearinghouse for birth defects monitoring systems. Teratology 1987;36:221–227.

Jayachandran D et al: Register based study of bladder exstrophy-epispadias complex: Prevalence, associated anomalies, prenatal diagnosis and survival. J Urol 2011;186:2056–2061.

Jin C et al: Removal of foreign bodies embedded in the urinary bladder wall by a combination of laparoscopy and carbon dioxide cystoscopic assistance: Case report and literature review. Investig Clin Urol 2016;57:449–452.

Johansson SL, Fall M: Clinical features and spectrum of light microscopic changes in interstitial cystitis. J Urol 1990;143: 1118–1124.

Joseph RC et al: Genitourinary tract gas: Imaging evaluation. RadioGraphics 1996;16:295–308.

Kaplan JR, Wolf JS: Efficacy and survival associated with cystoscopy and clot evacuation for radiation or cyclophosphamide induced hemorrhagic cystitis. J Urol 2009;181:641–646.

Kato H et al: Anatomical and histological studies of so-called Müllerian duct cyst. Int J Urol 2005;12:465–468.

Khonsari S et al: Intraoperative catheter management during laparoscopic excision of a giant bladder diverticulum. J Laparoendosc Adv Surg Tech 2004;14:47–50.

Kiddoo DA et al: Initial management of complex urological disorders: Bladder exstrophy. Urol Clin North Am 2004;31:417–426, vii–viii.

Kim WB et al: Influence of prostatic calculi on lower urinary tract symptoms in middle-aged men. Urology 2011;78:447–449.

Kirsh GM et al: Diagnosis and management of vesicoenteric fistulas. Surg Gynecol Obstet 1991;173:91–97.

Kristal AR et al: Serum steroid and sex hormone-binding globulin concentrations and the risk of incident benign prostatic hyperplasia: results from the prostate cancer prevention trial. Am J Epidemiol 2008;168:1416–1424.

Kural AR et al: Robot-assisted laparoscopic bladder diverticulectomy combined with photoselective vaporization of prostate: A case report and review of literature. J Endourol 2009;23:1281–1285.

Kusek JW, Nyberg LM: The epidemiology of interstitial cystitis: Is it time to expand our definition? Urology 2001;57:95–99.

Kwon EO et al: The poppy seed test for colovesical fistula: Big bang, little bucks! J Urol 2008;179:1425–1427.

Lepor H et al: The efficacy of terazosin, finasteride, or both in benign prostatic hyperplasia. Veterans Affairs Cooperative Studies Benign Prostatic Hyperplasia Study Group. New Engl J Med 1996;335:533–539.

Levenback C et al: Hemorrhagic cystitis following radiotherapy for stage Ib cancer of the cervix. Gynecol Oncol 1994;55:206–210.

Light JK, Scott FB: Treatment of the epispadias-exstrophy complex with the AS792 artificial urinary sphincter. J Urol 1983; 129:738–740.

Liu YK et al: Treatment of radiation or cyclophosphamide induced hemorrhagic cystitis using conjugated estrogen. J Urol 1990;144:41–43.

Lowentritt BH et al: Variants of the exstrophy complex: A single institution experience. J Urol 2005;173:1732–1737.

Macejko AM et al: Cystoscope- and robot-assisted bladder diverticulectomy. J Endourol 2008;22:2389–2391, discussion 2391–2392.

Mastromichalis M et al: Urethral foreign body insertion for secondary gain in the incarcerated population. Can J Urol 2011;18:5916–5917.

Masumori N, Tsukamoto T: Pelvic lipomatosis associated with proliferative cystitis: Case report and review of the Japanese literature. Int J Urol 1999;6:44–49.

McConnell JD et al: Benign prostatic hyperplasia: diagnosis and treatment. Agency for Health Care Policy and Research. Clin Pract Guide Quick Ref Guide Clin 1994. pp. 1–17.

McConnell JD et al: The long-term effect of doxazosin, finasteride, and combination therapy on the clinical progression of benign prostatic hyperplasia. New Engl J Med 2003;349:2387–98.

McCormack K et al: Laparoscopic surgery for inguinal hernia repair: Systematic review of effectiveness and economic evaluation. Health Technol Assess 2005;9:1–203, iii–iv.

McKay HA: Vesicovaginal fistula repair: Transurethral suture cystorrhaphy as a minimally invasive alternative. J Endourol 2004;18:487–490.

Melchior S et al: Diagnosis and surgical management of colovesical fistulas due to sigmoid diverticulitis. J Urol 2009;182:978–982.

Meldrum KK et al: Pelvic and extremity immobilization after bladder exstrophy closure: Complications and impact on success. Urology 2003;62:1109–1113.

Mesrobian H-GO et al: Ten years of experience with isolated Urachal anomalies in children. J Urol 1997;158:1316–1318.

Miglani U et al: Rare etiology of obstructive uropathy: Pelvic lipomatosis. Urol Int 2010;84:239–241.

Miller J et al: Oral conjugated estrogen therapy for treatment of hemorrhagic cystitis. J Urol 1994;151:1348–1350.

Mitchell ME: Bladder exstrophy repair: Complete primary repair of exstrophy. Urology 2005;65:5–8.

Mollard P et al: Urinary continence after reconstruction of classical bladder exstrophy (73 cases). Br J Urol 1994;73:298–302.

Moon SG et al: Pelvic fistulas complicating pelvic surgery or diseases: Spectrum of imaging findings. Korean J Radiol 2001;2:97–104.

Mordkin RM et al: The radiographic diagnosis of pelvic lipomatosis. Tech Urol 1997;3:228–230.

Moss RL, Ryan JA: Management of enterovesical fistulas. Am J Surg 1990;159:514–517.

Mougin J et al: Evaluation of hyperbaric oxygen therapy in the treatment of radiation-induced hemorrhagic cystitis. Urology 2016;94:42–46.

Mourtzinos A, Borer JG: Current management of bladder exstrophy. Curr Urol Rep Curr Med Group 2004;5:137–141.

Nickel JC, Emerson L, Cornish J. The Bladder Mucus (Glycosaminoglycan) Layer in Interstitial Cystitis. Journal of Urology. No longer published by Elsevier; 1993 Apr 1;149(4):716–8.

Nickel JC: Interstitial cystitis: A chronic pelvic pain syndrome. Med Clin North Am 2004;88:467–481, xii.

Nordling J: Interstitial cystitis: How should we diagnose it and treat it in 2004? Curr Opin Urol 2004;14:323–327.

Oberpenning F et al: Interstitial cystitis: An update. Curr Opin Urol 2002;12:321–332.

Oesterling JE, Jeffs RD: The importance of a successful initial bladder closure in the surgical management of classical bladder exstrophy: Analysis of 144 patients treated at the Johns Hopkins Hospital between 1975 and 1985. J Urol 1987;137:258–262.

O'Leary MP et al: The interstitial cystitis symptom index and problem index. Urology 1997;49:58–63.

Ostroff EB, Chenault OW: Alum irrigation for the control of massive bladder hemorrhage. J Urol 1982;128:929–930.

Ottem DP, Teichman JMH: What is the value of cystoscopy with hydrodistension for interstitial cystitis? Urology 2005;66:494–499.

Parsons CL, Mulholland SG: Successful therapy of interstitial cystitis with pentosanpolysulfate. J Urol 1987;138:513–516.

Patle NM et al: Sliding inguinal hernias: Scope of laparoscopic repair. J Laparoendosc Adv Surg Tech A 2011;21:227–231.

Perazella M, Brown E: Acute aluminum toxicity and alum bladder irrigation in patients with renal failure. Am J Kidney Dis 1993;21:44–46.

Perlmutter AD et al: Vesical neck reconstruction in patients with epispadias-exstrophy complex. J Urol 1991;146:613–615.

Persky L et al: Nondelay in vesicovaginal fistula repair. Urology 1979;13:273–275.

Peters KM et al: Prevalence of pelvic floor dysfunction in patients with interstitial cystitis. Urology 2007;70:16–18.

Pham KN et al: Endoscopic management of bladder diverticula. Rev Urol 2016;18:114–117.

Pieretti RV, Pieretti-Vanmarcke RV. Congenital bladder diverticula in children. J Pediatr Surg 1999;34:468–473.

Popescu O-E et al: The spectrum of eosinophilic cystitis in males: Case series and literature review. Arch Pathol Lab Med 2009;133:289–294.

Prakash et al: Urinary bladder diverticulum and its association with malignancy: An anatomical study on cadavers. Rom J Morphol Embryol 2010;51:543–545.

Prins GS, Korach KS: The role of estrogens and estrogen receptors in normal prostate growth and disease. Steroids 2008;73:233–244.

Raghavaiah NV: Double-dye test to diagnose various types of vaginal fistulas. J Urol 1974;112:811–812.

Rodriguez Luna JM et al: Control of massive hematuria in idiopathic hemorrhagic cystitis after administration of conjugated estrogen. J Urol 1992;148:1524–1525.

Rubin L, Pincus MB: Eosinophilic cystitis: The relationship of allergy in the urinary tract to eosinophilic cystitis and the pathophysiology of eosinophilia. J Urol 1974;112:457–460.

Sairanen J et al: Cyclosporine A and pentosan polysulfate sodium for the treatment of interstitial cystitis: A randomized comparative study. J Urol 2005;174:2235–2238.

Salman M et al: Eosinophilic cystitis simulating invasive bladder cancer: A real diagnostic challenge. Int Urol Nephrol 2006;38:545–548.

Sant GR et al: A pilot clinical trial of oral pentosan polysulfate and oral hydroxyzine in patients with interstitial cystitis. J Urol 2003;170:810–815.

Sarnak MJ et al: Intravesicular formaldehyde instillation and renal complications. Clin Nephrol 1999;51:122–125.

Scheye T et al: Anatomic basis of pathology of the urachus. Surg Radiol Anat 1994;16:135–41.

Sebire NJ et al: Fetal megacystis at 10–14 weeks of gestation. Ultrasound Obstet Gynecol 1996;8:387–390.

Shao Y et al: Comparison of intravesical hyaluronic acid instillation and hyperbaric oxygen in the treatment of radiation-induced hemorrhagic cystitis. BJU Int 2012;109:691–694.

Sharlip ID: Obstructive azoospermia or oligozoospermia due to Müllerian duct cyst. Fertil Steril 1984;41:298–303.

Simon LJ et al: The Interstitial Cystitis Data Base Study: Concepts and preliminary baseline descriptive statistics. Urology 1997;49:64–75.

Simoneaux SF, Patrick LE: Genitourinary complications of Crohn's disease in pediatric patients. Am J Roentgenol 1997;169:197–199.

Sirinian E et al: Correlation between 2 interstitial cystitis symptom instruments. J Urol 2005;173:835–840.

Sözen S et al: The importance of re-evaluation in patients with cystitis glandularis associated with pelvic lipomatosis: A case report. Urol Oncol 2004;22:428–430.

Stamatiou K, Moschouris H: A rubber tube in the bladder as a complication of autoerotic stimulation of the urethra. Arch Ital Urol Androl 2016;88:239–240.

Stec AA et al: The modern staged repair of classic bladder exstrophy: A detailed postoperative management strategy for primary bladder closure. J Pediatr Urol 2012;8:549–555.

Stone NM et al: Laparoscopic excision of a urachal cyst. Urology 1995;45:161–164.

Suskind AM et al: The prevalence and overlap of interstitial cystitis/bladder pain syndrome and chronic prostatitis/chronic pelvic pain syndrome in men: Results of the RAND Interstitial Cystitis Epidemiology male study. J Urol 2013;189:141–145.

Suson KD et al: Bony abnormalities in classic bladder exstrophy: The urologist's perspective. J Pediatr Urol 2013;9:112–122.

Sutherland DE et al: Robot-assisted simple prostatectomy for severe benign prostatic hyperplasia. J Endourol 2011;25:641–644.

Tamam M et al: Direct radionuclide cystography imaging in colovesical fistula due to inguinal hernia operation complication. Ann Nucl Med 2009;23:693–696.

Taskinen S, Suominen JS: Lower urinary tract symptoms (LUTS) in patients in adulthood with bladder exstrophy and epispadias. BJU Int 2013;111:1124–1129.

Theoharides TC: Hydroxyzine in the treatment of interstitial cystitis. Urol Clin North Am 1994;21:113–119.

Thilagarajah R et al: Oral cimetidine gives effective symptom relief in painful bladder disease: A prospective, randomized, double-blind placebo-controlled trial. BJU Int 2001;87:207–212.

Thompson RH et al: Clinical manifestations and functional outcomes in children with eosinophilic cystitis. J Urol 2005;174:2347–2349.

Upadhyay V, Kukkady A: Urachal remnants: An enigma. Eur J Pediatr Surg 2004;13:372–376.

van Ophoven A et al: A prospective, randomized, placebo controlled, double-blind study of amitriptyline for the treatment of interstitial cystitis. J Urol 2004;172:533–536.

Vining NC et al: Classic bladder exstrophy: Orthopaedic surgical considerations. J Am Acad Orthop Surg 2011;19:518.

Walker NF et al: Diagnosis and management of intradiverticular bladder tumours. Nat Rev Urol 2014;11:383–390.

Watanabe M et al: [A case of eosinophilic cystitis that was treated with oral suplatast tosilate (IPD-1151T).] Hinyokika Kiyo 2009;55:715–719.

Wesselmann U: Neurogenic inflammation and chronic pelvic pain. World J Urol 2001;19:180–185.

Yohannes P et al: Laparoscopic radical excision of Urachal sinus. J Endourol 2004;17:475–479.

Yoshida T et al: Hyperbaric oxygen therapy for radiation-induced hemorrhagic cystitis. Int J Urol 2008;15:639–641.

Yu C-C et al: Intradiverticular tumors of the bladder: Surgical implications–an eleven-year review. Eur Urol 1993;24:190–196.

38

第39章 男性性功能障碍

Amanda B. Reed-Maldonado，
Tom F. Lue

背景和简介

据估计，在美国有超过一半的40~70岁男性无法达到或维持足够的阴茎勃起以获得满意的性生活。随着药物治疗勃起功能障碍（ED）的不断进展，加之对男性性功能障碍更多的理解，越来越多的人开始关注自己的性健康并寻求治疗。鉴于磷酸二酯酶-5抑制剂（phosphodiesterase-5 inhibitors，PDE5I）的有效性、安全性及易于服用的特性，其已成为全世界范围内首选的一线治疗ED的药物。现在，勃起功能可以居家使用这些药物观察勃起反应，或者在医院向海绵体内注射血管活性药物（intracavernous injection，ICI）进行评估，并且，先进的诊疗手段可以区分不同类型的勃起功能障碍。新一代假体装置较之前更加精细、耐用，因此，患者对阴茎假体的满意度很高。目前的治疗方法在不断改进，新的治疗方法，如低强度体外冲击波、干细胞和基因治疗，可能代表着下一代更具有生理和疾病特异性的方案来治疗各种类型的ED（Melman et al, 2007；Lin et al, 2017；Bahk et al, 2010）。

阴茎勃起生理学

▶阴茎神经支配

脊髓自主神经勃起中枢位于S_2-S_4和T_{12}-L_2水平的内侧核。来自胸腰段（交感神经）和骶段（副交感神经）的神经纤维融合形成下腹下丛和盆腔神经丛，两者发出神经纤维支配盆腔脏器。支配阴茎的神经（海绵体神经）经精囊腺和前列腺的侧后方下行，并与膜部尿道一同穿过尿生殖膈（图39-1）。海绵体神经的部分纤维与海绵体动脉及尿道球部动脉相伴行进入阴茎海绵体和尿道海绵体，其余部分与阴茎背神经进一步前行，在不同节段进入阴茎海绵体和尿道海绵体，控制阴茎的中段和远端。海绵体神经末梢支配螺旋动脉和海绵窦平滑肌，负责阴茎勃起和消退过程中的血管变化。

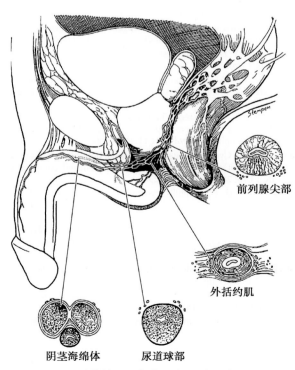

前列腺尖部

外括约肌

阴茎海绵体　　尿道球部

▲ 图39-1　海绵体神经的部位及与尿道的关系

躯体运动神经中枢位于 S_2-S_4 节段（Onufs核）的腹侧角。运动神经纤维加入阴部神经，支配球海绵体肌和坐骨海绵体肌。起始于阴茎受体的躯体感觉神经传输痛觉、温度觉、触觉和振动觉。大脑对勃起的脊髓通路有调节作用，特别是下丘脑的内侧视前区和室旁核、中脑的脑室管周灰质，延髓的旁巨细胞核中枢。PET 和功能性 MRI 通过测量局部脑血流或活动，使人们对性唤起和性高潮期间的大脑活动有了更深入的了解。这些强有力的工具，用于研究更高的大脑功能和性唤起的中枢激活，可能更好地定义与各种条件相关的病理生理学，包括心理性 ED、早泄和性高潮障碍（Georgiadis and Holstege，2005）。

人类有三种勃起机制：①生殖器刺激性（接触性或反射性）；②中枢刺激性（非接触性或心理性）；③中枢起源性（夜间性）。生殖器刺激的勃起是通过对生殖器区域的触觉刺激诱发的，这种勃起持续时间较短，不易受主观控制，但可在较高位脊髓病变时保留。中枢刺激性勃起更为复杂，由记忆、幻想或视听刺激诱发。中枢起源性勃起可在无刺激或睡眠时自发发生；大多数睡眠相关勃起发生在快速动眼（REM）睡眠中。

▶阴茎勃起的解剖学和血流动力学

阴茎海绵体的白膜是由多个亚层组成的双层结构，其内侧环行纤维束支撑并包容海绵体组织。从白膜内层发出放射状的海绵体窦内柱，以加强纵隔的力量，对勃起组织提供必要的支持。白膜外层纤维束自阴茎头至阴茎脚纵行排列，进入耻骨下支，该层纤维在白膜的 5~7 点处缺失。与阴茎海绵体不同，尿道海绵体无外层纤维及海绵窦内支撑结构，使其在勃起时保持较低压力状态。白膜由弹力纤维组成网状结构，其上覆盖胶原纤维。导静脉在白膜的内、外层间短距穿行，常斜行穿越纤维束。阴茎背动脉走行更垂直，并被纤维组织鞘包绕（Hsu et al，2004）。

双侧阴部内动脉是阴茎血供的主要来源。该动脉的终末分为三个分支：尿道球动脉、阴茎背动脉和海绵体动脉（深动脉）。海绵体动脉供应阴茎海绵体，背动脉供应阴茎皮肤、皮下组织和阴

茎头，尿道球部动脉供应尿道海绵体。三支动脉间常见交通支。有些人阴茎供血的多数可能来自髂外动脉的副阴部动脉或闭孔动脉。阴茎头的静脉血主要经背静脉回流，尿道海绵体静脉血主要经螺旋静脉、尿道静脉和球静脉回流。阴茎海绵体静脉血的回流较为复杂，其中、远段主要经背深静脉回流至前列腺前静脉丛，其近段主要由海绵体静脉和角静脉引流至前列腺前静脉丛和阴部内静脉。三条海绵体的静脉回流均起始于白膜下小静脉，后者汇合成导静脉穿出白膜。阴茎头有大小不等的静脉与背静脉自由交通。阴茎皮肤和皮下组织由背浅静脉引流，排入大隐静脉。

激活自主神经可使阴茎充分勃起，即向海绵体内灌注并贮存血液。阴茎充分勃起后，坐骨海绵体肌收缩（由躯体神经激活），挤压阴茎海绵体近端，使海绵体内压超过收缩期血压，阴茎发生强制性勃起（表 39-1）。强直勃起期自然地发生于

表 39-1　阴茎勃起过程分期

疲软期（1）

只有少量动、静脉血流；血气值相当于静脉血气值

充盈（灌注）期（2）

阴部内动脉血流在收缩期和舒张期均增加。阴部内动脉压力下降；海绵体内压不变。阴茎长度增加

充盈期（3）

海绵体内压增加直至达到充分勃起。阴茎更粗更长，并有搏动。伴随海绵体内压的增加，血流速度下降，当内压达到舒张压水平时，血液只在收缩期流入

充分勃起期（4）

海绵体内压升至收缩压的 80%~90%

血气值接近动脉血

骨性或强直勃起期（5）

由于坐骨海绵体肌的收缩，海绵体内压升至收缩期血压水平以上，导致强直勃起。此期内几乎无血流通过海绵体动。然而，由于持续时间很短，因而不会发生组织缺血和损伤

消退期（6）

射精后或性刺激终止后，交感神经恢复释放递质，导致海绵窦和小动脉的平滑肌收缩。平滑肌的收缩使动脉血流减至疲软期水平，将海绵窦内的大量血液排出，静脉通道重新开放。阴茎恢复其原疲软时的长度和周径

39

自慰或性交中,但也能发生在不需要肌肉收缩的阴茎轻度弯曲时。阴茎勃起过程可分为 6 个时期,详见表 39-1 和图 39-2。阴茎头的血流动力机制与阴茎海绵体不同,由于其外周无白膜包绕,因而在充分勃起相发挥静脉漏的作用。然而在强直勃起期,大多数静脉通道均被暂时挤压,阴茎头会进一步增大。(Lue, 2999)。

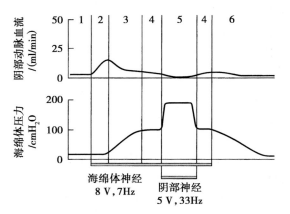

▲ 图 39-2   阴茎勃起分期(在猴身上由神经刺激诱导)
数字 1~6 与表 39-1 分期对应。(下部曲线 = 海绵体内压;
上部曲线 = 阴部内动脉血流)

▶阴茎勃起机制

阴茎勃起组织,特别是海绵体、小动脉和动脉壁平滑肌在勃起过程中起关键作用。在疲软状态下,平滑肌的内在张力,或是肾上腺素能张力性递质维持平滑肌的收缩,只允许少量的动脉血流用于营养目的。血氧分压(PO$_2$)约为 35mmHg。

当平滑肌在神经递质的作用下舒张时,人血阻力降至很低,以使动脉和小动脉扩张,海绵窦膨胀,接受大量增加的入血量。贮存血液使阴茎快速增长增粗,直至达到白膜的最大容量。同时,海绵窦膨胀,在窦壁之间及其与白膜间挤压白膜下静脉丛。白膜层不均匀的伸展也挤压了导静脉,使静脉血流量降至极低水平(Lue, 2000)(图 39-3a、b)。阴茎从疲软状态到勃起状态海绵体压(ICP)和 PO$_2$ 分别增加到大约 100mmHg和 90mmHg,坐骨海绵体肌肉收缩时,可使压力进一步增大(达到几百 mmHg),从而维持坚硬的勃起阶段(Dean and Lue, 2005; Gratzke et al, 2010)。

▶激素与性功能

雄激素对男性性成熟至关重要。睾酮调节促性腺激素分泌和肌肉发育;双氢睾酮介导男性性成熟,包括毛发生长、痤疮、男性秃顶和精子生成。成年后,雄激素缺乏可导致性欲(性趣)下降和精液量减少。衰老与睾酮、双氢睾酮、甲状腺素、褪黑素和生长激素的进行性下降有关,与

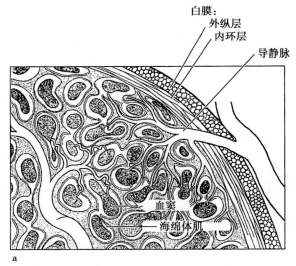

▲ 图 39-3   阴茎勃起机制
a:在疲软状态,动脉、小动脉和海绵窦收缩。窦间和白膜下小静脉丛敞开,血液在导静脉内自由流动。b:在勃起状态,窦壁和小动脉平滑肌舒张,使大量血液进入顺应好的海绵窦腔。大多数小静脉被膨胀的海绵窦挤压。甚至于较大的交通小静脉也被膨胀的海绵窦和顺应性差的白膜夹闭。有效地使静脉腔减至极低

性激素结合球蛋白、垂体促性腺激素和催乳素水平升高有关（Morales，2005）。在一项对中年男性为期 7~10 年的纵向研究中发现，其血清总睾酮水平每年下降 0.8%，而游离睾酮和白蛋白结合睾酮每年下降约 2%。性激素结合蛋白每年增加 1.6%（Feldman et al，2002）。睾酮水平与 ED 的严重程度不一致；然而，在性欲减退的男性中，睾酮水平会降低。虽然夜间阴茎勃起的频率、幅度和潜伏期随着睾酮的减少而减少，但性腺功能减退者能保留可视性刺激引发的阴茎勃起，说明雄激素对阴茎勃起并非必需。由于催乳素可抑制中枢多巴胺能活性导致促性腺激素释放激素分泌减少，任何原因引起的高泌乳素血症均会导致生殖和性功能障碍（Corona et al，2004）。

▶ 阴茎勃起的神经递质和药理学

阴茎勃起的神经控制包括肾上腺素能、胆碱能和非肾上腺素能 - 非胆碱能（the nonadrenergic，noncholinergic，NANC）神经效应系统的作用。肾上腺素能神经介导海绵体内平滑肌的收缩，维持阴茎的疲软状态。目前认为交感神经兴奋是通过激活突触后 α_{1a}- 和 α_{1d}- 肾上腺素受体介导的，并由突触前 α_2- 肾上腺素受体调节（Giuliano，2006）。胆碱能神经可能通过抑制性中间神经元抑制肾上腺素能神经，并通过乙酰胆碱刺激内皮细胞释放氧化亚氮（NO），从而诱发平滑肌舒张和阴茎勃起（Saenz de Tejada et al，2004）。

阴茎勃起的主要神经递质是来自副交感神经和 NANC 神经末梢的 NO。血液冲入海绵窦的牵张力会刺激内皮细胞释放 NO，能进一步增强平滑肌舒张和勃起。此外，血氧分压和海绵窦内皮细胞分泌的物质，如前列腺素、内皮素和血管紧张素，也可能参与阴茎勃起和消退的机制（Musicki and Burnett，2006）。能诱导阴茎勃起和消退的物质见表 39-2。尽管不同物质的作用机制不同，所有勃起诱导剂均可使平滑肌舒张，而所有的勃起消退诱导剂均会使平滑肌收缩。

表 39-2 已报告的阴茎勃起诱导剂和抑制剂

诱导剂	抑制剂
罂粟碱	去氧肾上腺素
酚妥拉明	肾上腺素
酚苄明	去甲肾上腺素
前列地尔（前列腺素 E1）	间羟胺
血管活性肠多肽（VIP）	麻黄碱
降钙素基因相关肽（CGRP）	依前列醇
氧化氮供体	地诺前列素
鸟苷酸环化酶激活剂	血栓素 A2（TXA2）
磷酸二酯酶抑制剂	内皮素
Rho 激酶抑制剂	血管紧张素 II

▶ 平滑肌收缩与舒张的分子机制

平滑肌收缩由 Ca^{2+} 调控。当胞质内游离 Ca^{2+} 浓度由从静息时的 120~270nM 升至 500~700nM 后，钙调蛋白 -4Ca^{2+} 复合物与肌原蛋白轻链激酶结合。而后活化的激酶使肌原蛋白轻链磷酸化，启动平滑肌的收缩（Gratzke et al，2010）。一旦胞质内游离 Ca^{2+} 浓度降至静息水平时，Ca^{2+} 途径就会失活。这一途径涉及 Rho 激酶，一种激活 Rho- 激酶的小分子单体 G 蛋白。活化的 Rho 激酶磷酸化，从而抑制平滑肌肌球蛋白的调节亚基磷酸酶，防止肌丝去磷酸化和保持收缩张力（Jin and Burnett，2006）。逐渐形成的共识是，阴茎平滑肌的阶段性收缩是由增加的胞质内 Ca^{2+} 浓度调节，强直性收缩是由钙离子敏感途径调节的。

▶ 阴茎勃起信号转导

在性刺激过程中，神经终端和内皮释放的 NO 弥散进入海绵体及血管平滑肌细胞内，激活鸟苷酸环化酶，后者催化生成第二信使环磷酸鸟苷（cGMP）。而 cGMP 可活化蛋白激酶 G，使钾、钙通道磷酸化并超极化，胞质内钙离子浓度降低，最终的结果是肌原蛋白头与肌动蛋白解离，平滑肌舒张。环腺苷酸（cAMP）是另一种参与平滑肌舒张的第二信使，可被腺苷、降钙素基因相关肽和前列腺素等 cAMP 信号分子激活（Lin et al，2005）。

这些第二信使通过以下机制激活 cAMP 和 cGMP 依赖的蛋白激酶导致细胞质内游离钙离子浓度下降和平滑肌舒张：①钾离子通道的开放和超极化；②胞质内钙离子被内质网隔离；③抑制电压依赖性钙离子通道阻止钙离子内流（Dean and Lue，2005）。相反，去甲肾上腺素、去氧肾上腺素和内皮素似乎能活化激活激酶 C，生成三磷酸肌醇和二酰基甘油，使胞质内钙离子浓度增加，平滑肌收缩。特定类型的磷酸二酯酶将 cGMP 和 cAMP 分别降解为 GMP 和 AMP 后，阴茎勃起消退。在已鉴定出 11 类磷酸二酯酶中阴茎富含磷酸二酯酶 5（GMP 特异性），因此选择性 PDE5I（阿伐那非、西地那非、他达拉非和伐地那非）可以改善 ED 患者的阴茎勃起功能。

男性性功能障碍

男性性功能障碍，是指无法实现令人满意的性生活，可能涉及勃起不佳或泌精、射精及性高潮障碍。以下定义与此有关：

早泄（premature ejaculation）（射精过快）是指持续存在或反复微小性刺激所致的，在阴道插入前、插入中或插入后不久即射精，或早于期望值的射精表现。

射精延迟（retarded ejaculation）是指在性活动中，不适当地延迟达到高潮的时间。

逆向射精（retrograde ejaculation）是指由于膀胱颈部关闭机制失调，射精时精液回流入膀胱。

性高潮缺失（anorgasmia）在有意识的性活动中不能达到高潮，但可能有夜间的泌精。

流行病学

在马萨诸塞州男性的增龄研究中，基于社区 40~70 岁男性的调查结果发现，52% 的受访者报告有不同程度的 ED，其中 17% 为轻度，25% 为中度，10% 为重度（完全性）。尽管在 40~70 岁轻度 ED 的患病率保持恒定（17%），但中度 ED 和重度 ED 的患病率分别增加了 2 倍（从 17% 到 34%）和 3 倍（从 5% 到 15%）（Feldman et al，2004）。超过 70% 的年龄大于 65 岁的男性自诉他们有性欲，然而，40% 的患者对其性功能不满意（Braun et al，2000）。ED 的主要预测因素是高血压、高脂血症、糖尿病和心脏病。ED 与吸烟有关，并呈剂量依赖性（Polsky et al，2005）。接受过放射或手术治疗的前列腺癌或其他盆腔肿瘤患者 ED 的患病率也较高。与 ED 相关的心理障碍有自尊心下降、抑郁、焦虑、愤怒和社交障碍等（Althof et al，2006）。其他性功能障碍，如早泄、性欲减退（缺乏性兴趣）等也比较常见，并是患者经常担心的问题。

▶ 分类和发病机制

国际勃起功能障碍研究协会最常用的分类方法将 ED 的分为器质性、心理性和混合性（表 39-3）。在 20 世纪 50 年代，90% 的 ED 病例被认为是心理因素所致。而现在，多数作者认为绝大多数 ED 的病因是器质病变与心理障碍的混合因素。

表 39-3   国际性学会推荐的 ED 分类方法

心理性
普遍型
普遍型感受性迟钝
性唤起原发性缺失
年龄相关的性唤起减退
普遍型抑制
性隐秘慢性疾患
境遇型
伴侣相关性
特殊关系中的性唤起缺失
性目标选择性性唤起缺失
性伴冲突或威胁所致高级中枢抑制
操作相关性
与其他性功能障碍相伴（如射精过快）
境遇操作性焦虑（如恐惧失败）
心理创伤或心理调整相关性
与负性心理状态相伴（如抑郁）或重大的生活挫折（丧偶）
器质性
神经性
激素性
动脉性
海绵体性（静脉性）
药源性
混合性   器质性/心理性（最常见的类型）

►心理疾患

许多心理障碍（操作焦虑、关系紧张、性唤起缺失、抑郁及精神分裂症）都可能导致 ED 或加重其病情。性行为和阴茎勃起是由下丘脑、大脑皮质和边缘系统控制的。由于已知和未知因素的数量和复杂性，心因性 ED 的发病机制仍不明确。可能的机制有中枢神经递质失衡、大脑对脊髓勃起中枢抑制过度、NO 释放不足及交感神经功能亢进（Bodie et al, 2003）。

►神经系统病变

据估计，高达 20% 的 ED 起源于神经源性，由外周（海绵体神经和阴部神经）或中枢病变引起。脊髓损伤者的勃起功能状况取决于损伤的性质、部位及范围。与 ED 相关的脑损伤包括痴呆、帕金森病、卒中、肿瘤、创伤和 Shy-Drager 综合征（Papatsoris et al, 2006）。发生于糖尿病、慢性酗酒或维生素缺乏的周围神经病变可影响神经末梢，造成神经递质缺乏。创伤、盆腔恶性肿瘤根治术或盆腔放疗对海绵体神经或阴部神经的直接损伤，也可导致勃起功能障碍。值得注意的是，即使采用保留神经的前列腺和直肠手术，勃起恢复也需要 24 个月或更长时间。

►内分泌系统疾病

最近的数据显示性腺功能减退症随着年龄的增加而显著增加。下丘脑或垂体肿瘤、雌激素或抗雄激素治疗、睾丸切除术等导致的性腺功能低下均可以抑制性欲和夜间勃起。高催乳素血症、库欣综合征（Cushing syndrome）和艾迪生病（Addison disease）等均可导致性欲减退和 ED。甲状腺功能亢进通常与性欲减退相关，可能是由于雌激素水平升高导致，而甲状腺功能减退可通过睾酮分泌减少和催乳素水平升高导致 ED（Veronelli et al, 2006）。

►动脉病变

尽管动脉性 ED 可能源于损伤或先天性病变，但大多数是全身动脉病变的局部表现。外伤性动脉闭塞下腹（髂）- 阴部海绵体动脉树动脉

粥样硬化疾病可减少流向窦腔的血流和灌注压力，从而降低硬度或延长最大勃起时间。只要动脉血流超过静脉血流，则一些动脉病变严重者仍能保持勃起能力。相反，有些动脉病变轻微者因静脉血流较大，海绵体平滑肌功能失调或者神经递质释放不足等原因而发生部分性或完全性 ED（Dean and Lue, 2005）。

据报道，患有冠状动脉、大脑和周围血管疾病的男性有较高的 ED 患病率（Kloner et al, 2003; Chai et al, 2009）。在患有冠状动脉疾病的男性中，ED 的患病率随着冠状动脉病变的严重程度的增加而增加。在伴有 ED 的慢性冠心病患者中，93% 的患者性功能障碍发生在 CAD 之前，平均时间间隔为 24（12~36）个月（Montorsi et al, 2006）。当年轻男性发生 ED 时，它与未来心脏事件的风险显著增加相关，而在老年男性中，ED 似乎没有重要的预警作用（Inman et al, 2006）。

动脉功能不全的常见危险因素包括高血压、高脂血症、糖尿病和代谢综合征。长距离骑行也可能是血管源性和神经源性 ED 的危险因素（Huang et al, 2005）。

►海绵体病变

海绵体静脉阻塞功能障碍（cavernous veno-occlusive dysfunction, CVOD）可能是多种病理生理过程的结果。退行性改变（阴茎纤维性海绵体炎、衰老和糖尿病）和白膜的创伤性损伤（阴茎骨折）可减少膜下静脉和导静脉的压迫。小梁、海绵体平滑肌和内皮的纤维弹性改变可能导致静脉漏（Devechi et al, 2006）。患有糖尿病和动脉粥样硬化的男性发生平滑肌萎缩、纤维化和内皮细胞破裂的风险增加。

►药物诱发的勃起功能障碍

据报告，许多药物可诱发 ED，但其作用机制多不明确，也缺乏单个具体药物对性功能影响的对照性研究。由于 ED 在老年男性中很常见，它会与其他疾病并存，这些疾病本身就是 ED 的危险因素，如心血管疾病、糖尿病或抑郁症。与药物相关的性症状还包括性欲、性唤起和性高潮等多

种,而不仅仅局限于勃起功能受损。

一般来说,干扰中枢神经内分泌或阴茎平滑肌局部神经血管控制的药物均可能导致 ED。中枢神经递质系统,如 5- 羟色胺、去甲肾上腺素和多巴胺系统均与性功能相关,也都可能被抗精神病药物、抗抑郁药物和中枢作用的抗高血压药物干扰(Balon,2005)。选择性 5- 羟色胺再摄取抑制剂是目前最常用的治疗抑郁症的药物,据估计,使用这些药物的患者中有高达 50% 的人会经历性功能的改变。非特异性 β- 肾上腺素受体阻滞剂因能强化阴茎 α- 肾上腺素受体的作用而可能导致 ED。相反,α₁ 受体阻滞剂和血管紧张素 Ⅱ 受体阻滞剂都倾向于在治疗期间改善性功能,因此可能在有 ED 的男性患者开始降压治疗时有用。噻嗪类利尿剂已被报道导致 ED,螺内酯也会导致性欲下降和男性乳房发育。其他被认为会引起 ED 的药物包括阿片类药物、抗反转录病毒药物和组胺受体拮抗剂(西咪替丁)。α- 肾上腺素能阻滞剂,如多沙唑嗪、特拉唑嗪和坦洛新,因使膀胱颈部松弛而导致逆向射精(Giuliano,2006)。

抗雄激素通过调节中枢神经系统(CNS)雄激素受体不同程度地改变性行为,可完全丧失,也可完全正常。非那雄胺是一种 5-α- 还原酶抑制剂,常用于治疗良性前列腺增生(benign prostatic hyperplasia,BPH),是对循环睾酮和性功能影响最小的抗雄激素。据报道,服用 5mg 剂量治疗的男性中约有 5% 出现性症状(Miner et al,2006)。雌激素和具有抗雄激素作用的药物,如酮康唑、非甾体 LHRH 激动剂(比卡鲁胺)和甾体(醋酸环丙黄体酮)醋酸酯可降低性功能。用 LHRH 激动剂进行药物去势达到几乎完全的雄激素剥夺治疗(androgen deprivation Therapy,ADT)可导致性欲的严重丧失,并且常伴发 ED。

▶衰老和系统性疾病

"健康"老年男性的性功能也会进行性减退。纵向研究表明,随着年龄的增长,性功能的大部分方面呈非线性下降,在老年群体中下降更为明显(Araujo et al,2004)。如性刺激开始至阴茎勃起的时间延长,勃起硬度不佳,射精力度减弱,精液量减少,以及勃起间的不应期延长。阴茎对触觉刺激的敏感度降低,血清睾酮浓度降低,海绵体肌张力增加。虽然心理和器质性因素对不同年龄组 ED 患者都有重要影响,但随着男性年龄的增长,器质因素往往更为重要。

男性糖尿病患者勃起功能障碍的发生率大约是普通人群的 3 倍,并且可以作为糖尿病的表现症状和 / 或预测以后的神经系统并发症。糖尿病可影响小血管、海绵体神经末梢、海绵体平滑肌和内皮细胞。长期患病对神经和血管的损害使糖尿病性 ED 患者对口服 PDE5I 治疗反应性降低。肥胖是代谢综合征的一个组成部分,与内皮功能障碍、雄激素缺乏和 ED 有关(Traish et al,2009)。

有严重呼吸系统疾病的患者,可能因恐惧呼吸困难在性交时加重而发生 ED(Koseoglu et al,2005)。心绞痛、心肌梗死或心力衰竭患者由于常伴发焦虑、抑郁或阴茎动脉供血不足等发生 ED。慢性肾衰患者常伴发勃起功能障碍、性欲障碍和不育(Shamsa et al,2005)。许多慢性肾衰竭合并 ED 者存在动脉闭塞性病变和静脉闭合功能障碍。其发病原因可能是多方面的,如血清睾酮降低、糖尿病、血管功能不足、多种用药、自主和躯体神经病变及心理障碍。其他系统疾病,如肝硬化、慢性消耗和恶病质由于性欲减退和神经血管功能障碍而导致 ED。

诊断和治疗

ED 患者的管理应该建立在以患者为中心和循证原则的基础上。详细的病史、性生活史和心理社会病史以及详细的体格检查是鉴别诊断性功能障碍最重要的步骤。方便时与患者伴侣的交流有利于获得可靠的病史,制订治疗计划并取得良好的疗效。

▶病史、性生活史和心理社会病史

采集病史的目的是基础性疾病的潜在作用、区分器质性和心理性病因、评估药物的作用及病因和治疗。患者既往手术史也可以提供一定的帮助。详细的病史应包括症状的严重程度,开始时间,持续时间,以及伴随的医学或心理社会因素。有必要确定目前的症状(如 ED、早泄)是主要的性问题,还是性反应周期的其他方面(欲望、射精、性高潮)的问题。虑到性问题的人际关系,过去和现在的伴侣关系的心理社会评估是至关重要的。性功能障碍可影响患者的自尊心和应对能力,以及社会关系和职业表现。

▶ **体格检查和实验室检查**

每个患者均应进行体格检查,评估泌尿生殖系统、内分泌系统、神经系统和血管系统,完整的生殖器检查,指直肠检查,以及测量血压和心率。检查可诊断为阴茎纤维性海绵体炎、前列腺增生、恶性肿瘤或性腺功能减退(睾丸缩小、第二性征改变)。

推荐的实验室检查包括空腹血糖、血脂和早晨睾酮(计算的游离睾酮能更可靠地确定性腺功能减退)。糖尿病患者应进行糖化血红蛋白检测,当发现睾酮水平低或临床怀疑异常时,还需要其他激素检测[催乳素、卵泡刺激素(follicle-stimulating hormone,FSH)和促黄体素(luteinizing hormone,LH)]。根据患者的症状和危险因素进行选择性检查,包括前列腺特异性抗原(prostate-specific antigen,PSA)、促甲状腺素(TSH)、全血计数和肌酐。

▶ **自我报告问卷和实验室调查**

最常用的经过验证的问卷是国际勃起评分(IIEF)或更适合临床使用的 5 项问题的简化版(IIEF-5)。IIEF 评估的性功能包括勃起功能、性高潮、性欲、性交满意度和总体满意度。这些工具对于确定基线勃起功能和评估特定治疗方式的影响是有用的。根据 IIEF-5 评分将 ED 分为 5 级,重度(5~7)、中度(8~11)、轻中度(12~16)、轻度(17~21)、无 ED(22~25)(Rosen,2004)。

医生应复查检查结果,询问患者(及其伴侣)的目的和偏好,并讨论进一步的诊断和治疗选择,以便患者(或他们)在决策过程中充分知情。对于少数患者,采取进一步的测试和/或评估可能是合适的。转诊的指征包括患者要求、治疗失败、复杂的性腺或其他内分泌疾病、提示大脑或脊髓疾病的神经功能缺陷、深层次的心理或精神问题以及活动性心血管疾病。患者被认为是在中等或

更高的心脏风险(心脏状态不确定,中度到重度症状,或无法进行适度的锻炼强度)应该评估心脏病/内科医生,性活动需延迟到心脏病稳定或恢复到性活动被会诊医生认为是安全的。低风险患者,能够进行中等强度的运动[6 个或更多代谢当量(MET)]而没有症状的患者,通常不需要进行心脏病评估(Jackson et al,2006)。

▶ **勃起功能障碍的进一步检查**

对问题较复杂的患者,包括阴茎畸形、盆腔或会阴外伤史,ED 病因不明的情况下可选择血管和神经系统检查。复杂的内分泌疾病、精神障碍、关系问题、法医学问题,或应患者要求,各种各样的血管和神经系统检查有助于确定 ED 的病因或制订治疗计划(表 39-4)。

表 39-4　多种治疗方法相应的检查 [a]

1. 口服药物,经尿道治疗或真空收缩装置
无深入检查
2. 海绵体注射治疗
CIS 试验
3. 阴茎假体
CIS 试验、NPT 试验或双功能超声
4. 静脉手术
CIS 试验
双功能超声、海绵体动脉关闭压试验
海绵体测压和海绵体造影
5. 动脉手术(或动静脉手术)
CIS 试验
双功能超声、海绵体动脉关闭压试验
海绵体测压和海绵体造影
药物性动脉造影

CIS,海绵体注射与性刺激联合试验;NPT,阴茎夜间勃起试验。

[a] 无论采用何种方法,病史、体格检查和基本的化验检查都是必不可少的。

A. 阴茎血管功能检测方法

血管评估的目的是识别和评估动脉和静脉阻塞功能障碍。最常用的检查包括海绵体注射与性刺激联合试验(CIS)、双功能超声检查、阴茎海绵体动态测压及造影术(DICC)和选择性阴茎血管

造影。有报道一项关于血管内皮依赖性血流介导肱动脉扩张的试验,但由于其对阴茎功能没有特异性,因此不作讨论(Yavuzgil et al,2005)。

1. 海绵体注射与性刺激联合试验(CIS)　该试验是最常用的 ED 诊断方法。药物性勃起试验、海绵体注射与可视性刺激或手动性刺激联合应用,观察阴茎勃起状况。最常用的血管舒张剂是前列地尔(10μg)与罂粟碱与酚妥拉明的混合液(0.3ml)。强制性勃起时间超过 10 分钟,提示阴茎静脉系统功能正常。然而,同样的勃起质量不能证明动脉系统功能正常,原因是轻度动脉供血不足也能达到上述勃起效果。虽然一些研究人员使用口服 PDE5I 和视听性刺激对该试验进行了改进,但正常标准尚未确定。

2. 超声检查　当需要准确的血流检查时可使用双功能超声检查。它包括海绵体药物试验和双功能多普勒超声探测阴茎血流(Aversa and Sarteschi,2007)(图 39-4)。高分辨率(7~12MHz)实时超声检查和彩色脉冲多普勒超声检查可选择性地显示背侧动脉和海绵体动脉,并进行动态血流分析,是诊断高流量勃起和定位破裂动脉的最佳工具。性刺激后,在阴茎根部测得最大血流速度大于 30cm/s 的高尖波形血流,且无舒张期血流反映动脉功能正常。超声还能探查阴茎结构异常如 Peyronie 斑块、海绵体纤维化、钙化和动脉增厚等。当多普勒波形表现为高收缩期血流[>30cm/s 收缩期峰值速度(PSV)]和持续舒张末期血流速度(EDV)>5cm/s 并伴有自我刺激后快速疲软时,认为患者为静脉性勃起功能障碍。诊断静脉漏的指标包括舒张期静脉血流速度为 >5cm/s 和 / 或阻力指数 <0.75。RI= 收缩压峰值速度(PSV)–EDV/PSV(Sikka et al,2013)。

3. 海绵体测压及海绵体造影术　药物性海绵体测压包括海绵体注射血管舒张剂(前列地尔 + 罂粟碱 + 酚妥拉明)和灌注生理盐水,并同步监测 ICP 内压的变化。静脉功能正常者在 ICP 为 100mmHg 时维持灌流速度应 <10ml/min,停止滴注后 30 秒内 ICP 不应超过 50mmHg。静脉闭塞功能障碍表现为:①静脉滴注生理盐水无法将 ICP 增加到平均收缩压水平;②停止滴注后 ICP 迅速下降。

海绵体造影术是利用血管舒张剂(启动静脉闭合机制)行 ICI 后在人工诱导勃起的基础上,海绵体注入造影剂以显示静脉漏(Mulhall et al,2004)。静脉闭合功能正常者在海绵体外难以见到造影剂。先天性或创伤性静脉漏者,可分别在阴茎脚或损伤处显示静脉漏影像(图 39-5)。可发现阴茎头、海绵体、背浅静脉、海绵体静脉和脚静脉的渗漏部位。在大多数患者中,不止一个部位可见静脉漏。海绵体或白膜病变性静脉漏的典型表现是阴茎所有静脉通道的弥漫性泄漏(Glina and Ghanem,2013)。

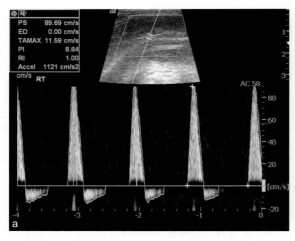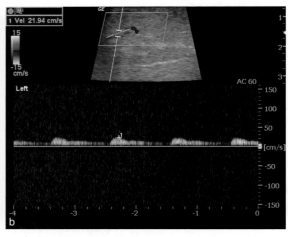

▲ 图 39-4　彩色多普勒超声分析海绵体内注射血管舒张剂后动脉反应

a:健康年轻男性心因性 ED 动脉反应良好,收缩压峰值流速(PS)为 89.69cm/s,舒张末期流速(ED)为 0cm/s,阻力指数为 1。舒张期早期出现负血流波,表明勃起反应良好,且海绵体内压力高于全身舒张压。b:动脉反应较差的老年男性血管源性 ED。收缩压峰值速度为 21.94cm/s,提示阴茎动脉供血不足

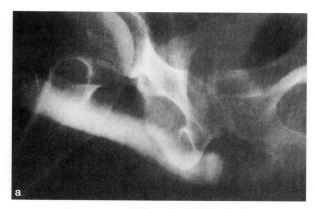

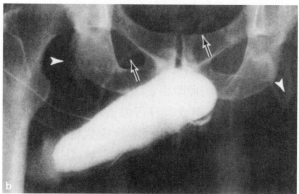

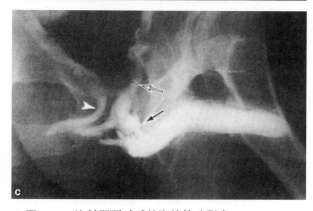

▲ 图 39-5　注射罂粟碱后的海绵体造影术

a：健康人，勃起的阴茎海绵体显影，而阴茎静脉未显像。b：患者存在双侧背浅静脉（箭头所指）向大隐静脉（箭头所指）明显的泄漏。c：显示经海绵体静脉的异常回流（实心箭头所指），并进入前列腺前静脉丛（开口箭头所指）和阴部内静脉（箭头所指）。［Reproduced with permission from Lue TF, Tanagho Ea: Physiology of erection and pharmacological management of impotence, J Urol. 1987 May; 137（5）: 829-836］

4. 海绵体动脉闭合压　海绵体注射血管舒张剂后再灌入生理盐水，使海绵体内压超过收缩压，然后将笔式多普勒探头置于阴茎根部的一侧，同时停止海绵体灌注，使海绵体内压下降。多普勒探及海绵体动脉血流时的海绵体内压即为海绵体动脉收缩期闭合压（cavernous artery systolic occlusion pressure, CASOP）。海绵体动脉与前臂动脉的压力梯度小于 35mmHg，并且两侧海绵体动脉压力一致时视为正常。

5. 动脉造影术　用于拟接受血管重建手术的复杂性 ED 患者，包括年轻 ED 患者继发于创伤性动脉破裂或有会阴压迫损伤的 ED 患者。海绵体注射血管舒张剂（罂粟碱、罂粟碱 + 酚妥拉明或前列地尔）后，阴部内动脉插管并注射低渗的造影剂，观察海绵体动脉的解剖结构和影像学表现。观察的内容除海绵体动脉和阴茎背动脉外，还包括腹壁下动脉。

B. 神经检查

神经病变对阴茎勃起的影响是一个复杂的现象，除少数病例外，神经系统检查很少能改变治疗方案。对于特定的研究方案或法医学调查，包括创伤或手术并发症的病例，建议进行检测。另外，还可以确定是否需要神经病学专家介入（如脊柱肿瘤诊疗计划）。

体神经检查是通过测试神经传导速度和诱发电位，这些检查具有众所周知的重复性和有效性。自主神经检查不太可靠，因为它们同时测量涉及受体、小纤维和靶器官的一系列事件或反应。中枢和外周交感神经和副交感神经系统之间复杂的相互作用使自主神经检查比价困难。目前可用的检查没有很好的标准化，缺乏有效性、重复性和可比性。

泌尿科医生常用的一项检查是振动阈值测定。目的是测定阴茎体和阴茎头对不同振幅的振动刺激的感受阈值，方法是以手持电磁仪（振动阈值测定仪）比较示指指腹、阴茎体和阴茎头两侧的振动阈值。阴茎热感觉检查可量化小感觉神经纤维的传导性，可以间接反映弥漫性神经病变所致的自主神经紊乱，如糖尿病多发性神经病变。

C. 夜间阴茎勃起试验

阴茎夜间勃起可发生于任何年龄的健康男性，其中 80% 与快速动眼相睡眠相伴，并且相对来说不受心理因素的影响。一般男性平均每夜有 3~5 次夜间勃起（NPT），每次持续时间 30~60分钟。随着年龄的增长，夜间勃起的总时间缩短。夜间阴茎勃起的测试方法有多种，如邮票试验、弹力尺、拉力尺、NPTR 睡眠实验室。当代的 NPT 测试是通过更简单的门诊设备进行的，如 Rigiscan NPTR（Rigiscan, GOTOP Medical; St. Paul, MN）。这些电子仪器可以记录阴茎夜间勃起的次数、持续时间、硬度和周径。NPT 起初被用以鉴别心理性 ED 与器质性 ED，但目前在美国，它最多被用于医疗法律鉴定或复杂病例的诊断中。

D. 心理评估

心理性 ED 的临床亚型包括广泛性与情境性、原发性（主要）与获得性（次要，包括药物滥用或重大精神疾病）。性的心理和人际维度功能与功能障碍的关系是复杂的，因此，与患者进行熟练的诊断性交流是心理检查的重点。心理性 ED 病史中有提示意义的特点是：突发、选择性发生（如勃起表现因伴侣不同而异，勃起在自慰或性幻想时正常而性交时异常）、夜间勃起正常而清醒时勃起异常。心理性 ED 常伴有焦虑、内疚、恐惧和情感压力，以及宗教性或双亲性抑制。如果病史和性病史提示混合有器质性和心理性危险因素，这些患者应被诊断为器质性 / 心理性 ED，成功的治疗必须解决这两个方面的问题。并非所有的患者均需做心理咨询，但它对有深层心理问题的患者的诊断与治疗是非常有利的。

勃起功能障碍的非手术治疗

随着 ED 药物治疗的发展，越来越多的患者开始为性问题寻求初级和专科治疗。口服 PDE5I 由于其有效性、易用性和安全性，已成为世界范围内首选的 ED 一线治疗方法。在 PDE5I 被研发之前，治疗选择仅限于生活方式的改变，调整用药，性心理治疗，负压吸引装置经尿道治疗、海绵体注射和阴茎假体植入。

▶改变生活方式

一项随机、单盲研究发现，110 例 35~55 岁无糖尿病、高血压、高脂血症的肥胖男性（BMI ≥ 30kg/m^2）ED 患者（ⅡEF 评分 ≤21 分），通过生活方式的改变（通过减少热量摄取和增加体育活动使体重下降 ≥10%）对 ED 的治疗是有益的。另一项大规模的研究中，研究者将 209 例非肥胖男性随机分为干预组和对照组同样证实上述结论（Esposito et al, 2009）。

众所周知，ED 与动脉粥样硬化性冠心病和外周血管病变以及代谢综合征、中心性肥胖、血脂异常、胰岛素失调和临界性高血压密切相关。定期锻炼，健康饮食，戒烟和限制酒精的摄入可以降低发生 ED 的风险或改善潜在的功能障碍。与对照组正常饮食相比，地中海饮食（水果、蔬菜、坚果、全谷物、橄榄油和减少饱和脂类）可改善内皮功能评分和炎症标志物（C 反应蛋白）（Esposito et al, 2010）。肥胖和吸烟已确定为 ED 的危险因素，而体育活动与 ED 的发展呈负相关。

长途骑行会阴部压迫阴茎动脉也可能是 ED 的一个可改变的危险因素。如果发现阴茎血管受损，更换自行车座或骑行习惯通常会改善勃起功能。具体的策略包括用无鼻座椅代替有鼻座椅，将坐姿调整为更直立 / 倾斜的姿势，使用凝胶座椅以及将座椅向下倾斜（Huang et al, 2005）。

▶调整用药

如果患者是服用了某种药物后发生了性功能障碍，那么重要的是确定问题是性欲减退，勃起障碍，还是射精过快或延迟。多数情况下，改变药物种类是可行的第一步。理论上讲抗高血压药能降低血压，也正是该效应一直被认为是其对勃起不良反应的机制。将降压药调整为 α- 肾上腺素受体拮抗药、钙通道阻滞剂和血管紧张素转化酶（ACE）抑制剂等，可能使某些患者的 ED 病情好转。服用抗抑郁药的性功能障碍患者可能获益于调整用药种类（安非他酮、奈法唑酮、丁螺环酮、米氮平）、用药周期、选择性 5- 羟色胺再摄取抑制剂（SSRI）、减量和 / 或 PDE5I。

▶性心理治疗

PDE5I 或 ICI 可能比患者采用长程的心理治疗来得更快。但是潜在的特殊原因一旦消除，ED 即有可能治愈，因而应建议有明显心理障碍的患者寻求心理治疗或性治疗。最新的性治疗方法包括关注挑战或纠正不良认知的认知 - 行为干预，行为技术（脱敏和自信练习），探索过去对现在行为的发展经验，以及夫妻治疗。此外，对心理和器质混合原因性 ED 患者,心理治疗可能有助于其缓解焦虑,消除与内科治疗或手术治疗相关的不现实期望。

▶激素治疗

有甲状腺、肾上腺、垂体或下丘脑功能失调的患者,建议转诊内分泌科医生。无论有无性腺功能低下,睾酮替代治疗均不能改善高催乳素血症患者的性功能。该症治疗的首要目标是清除滥用药物如雌激素、吗啡、镇静剂或神经剂。溴隐亭是多巴胺激动剂,可以降低催乳素水平并使睾酮水平恢复正常。溴隐亭还被用以缩小催乳素腺瘤的体积,只有药物治疗反应不佳或腺瘤挤压视神经导致视野改变时才选择手术治疗。

老年 ED 患者并发性腺功能低下时可能表现以下症状:性欲低下、抑郁、智力减退、瘦肉减少、骨密度减低、皮肤张力减小、体毛分布变化、睡眠方式变化和内脏脂肪增加(Snyder et al,2016)。对已明确伴发性腺功能低下的 ED 患者,有理由启动雄激素治疗。对于单独使用 PDE5I 治疗无反应的性腺功能减退患者,补充睾酮可增强治疗效果,改善勃起功能(Morales,2005)。

睾酮的长效制剂环戊烷丙酸睾酮和庚酸睾酮是最便宜的雄激素替代疗法,能有效恢复正常的血清睾酮水平。两种制剂均经深部肌内注射(200~250mg,每 2 周一次),在 72 小时内血清睾酮超过生理水平,其后 10~12 日内平稳下降。最初超生理上的"冲动"可能会让一些患者感到不安,但另外一些患者的幸福感、攻击性和性欲得到了改善。也可以使用长效的肌内注射睾酮制剂,持续约 10 周,和睾酮颗粒,持续 3~4 个月。十一酸睾酮,nebido(在美国不可用,起始剂量为 1 000mg 连续 6 周,每 10~14 周重复给药);aveed(在美国可用,建议起始剂量为 750mg,连续 4 周,之后每 10 周给药 750mg);TESTOPEL 芯片,每 3~4 个月用套管针植入皮下。这些长效制剂与注射相关的罕见的肺油微栓塞和颗粒植入部位感染,这些并发症和挤压有关。

如果在清晨使用,睾酮经皮贴剂能模拟正常的血清睾酮周期性变化。美国 FDA 批准使用的睾酮贴剂有以下两种:testoderm TTS,很大程度上取代了阴囊贴片,使用方便,剂量为 5mg/d,可贴于前臂、后背和臀部上方。androderm 两种贴剂的剂量分别为 2.5mg 和 5mg。最常见的不良反应是痒、皮肤慢性刺激和过敏性接触性皮炎。患者应变换贴敷位置,避开光照部位,也可局部应用可的松霜保护皮肤。1% androgel 是一种霜剂(含有 50mg,75mg,或 100mg 睾酮),在清晨时涂于肩部、前臂上部或腹部清洁而干燥的皮肤上。涂抹后应彻底洗手,因为皮肤接触会传输睾酮。睾酮外用凝胶也含有 1% 的睾酮,在一次使用后可持续经皮给药 24 小时,涂抹于肩部和上臂完整、清洁、干燥的皮肤。一管 5g testim 含有 50mg 睾酮。其他外用凝胶包括 testogel(50mg/5g 包),fortesta 2% 凝胶(计量单位 -10mg/ 次),axiron 2% 溶液(计量单位 -30mg/ 次)和 tostran 2% 凝胶(计量单位 -10mg/ 次)。

口服睾酮制剂甲基睾酮后经肝脏"首过循环"时多数被灭活。达到治疗水平所需的大剂量(超过 200mg/d)可能会导致肝毒性,导致肝炎、胆汁瘀积性黄疸、肝细胞瘤、出血性肝囊肿和肝癌。虽然在美国不能使用,唯一口服有效且安全的睾酮形式是安特尔(十一酸睾酮),由于其具有亲脂侧链,部分被淋巴吸收,部分逃脱肝脏的灭活。一般 2~3 小时可达到最大血药浓度,6~8 小时恢复至基线水平。3 次 / 日,每次 40mg 的剂量通常能够提供足够的雄激素,睾酮水平在(低)正常范围内,DHT 水平可适度增加(2~4nmol/L)。吸收因食物消耗而异,剂量应根据血浆水平和临床效果而定。其他 FDA 批准的给药方式包括 testopel subcutaneous pellets[剂量为 2~6 粒(150~450mg 睾酮)],持续 4~6 个月。striant,一种片剂样口腔黏合剂,2 次 / 日给药 30mg 睾酮。

▶睾酮替代治疗潜在的不良反应

对于性腺功能低下且无补充禁忌者的睾酮替代无疑是治疗首选。然而,部分患者的治疗风险超过了治疗效果,高于生理水平的睾酮将抑制促黄体素(luteinizing hormone,LH)和 FSH 的分泌而导致不育、乳房胀痛和男性乳房发育。红细胞增多是睾酮长期治疗导致的最常见的实验室检查异常。由于红细胞数目、血栓素 A2 及血小板凝集增加而使心血管疾病的危险性增加。雄激素可能诱发或加剧睡眠性呼吸困难。长期治疗需要患者的协议,以便医生能够继续随访下列内容。

关于前列腺安全性,大量文献研究表明雄激素替代治疗不会诱导正常前列腺癌变,空白对照研究结果也显示两组前列腺体积、PSA 和梗阻症状无明显差别。在补充睾酮的临床试验、基于纵向人群研究或接受睾酮治疗的性腺功能低下男性高危人群中,发现没有增加前列腺癌的风险(Morgentaler, 2006; Fernandes-Balsells et al, 2010)。

当患者需要雄激素替代治疗时,在雄激素治疗前应做前列腺指诊和 PSA 检查,可疑患者还应在 B 超引导下行前列腺穿刺活检。前列腺癌和乳腺癌是雄激素替代治疗的绝对禁忌证。接受雄激素治疗的患者应在 3 个月和 6 个月后进行直肠指诊和检测 PSA 水平,之后根据情况每年复查一次。此外,还应包括血红蛋白/血细胞比容、肝功能、胆固醇和脂质水平的检查。雄激素治疗的效果由临床反应确定,而非血睾酮水平。

如果患者有治疗前列腺癌和性腺功能减退症的病史,只有在临床和实验室检查证实没有残余癌的前提下,间隔一段时间后再考虑睾酮替代治疗。由于没有长期的研究数据,临床医生必须进行良好的临床判断,并充分了解睾酮治疗在这种情况下的优点和缺点。必须与患者明确讨论并使患者充分了解风险和益处,随访必须特别小心(Wang et al, 2009)。在开始治疗前和 1 个月后,每 6 个月进行一次 PSA 检查,如果患者病情稳定,可以考虑每年进行一次 PSA 检查。

睾酮替代治疗增加心血管疾病(CVD)风险的说法仍然没有得到证实。事实上,有些人认为睾酮替代治疗甚至可以保护心脏。越来越多的证据表明睾酮替代治疗可降低心血管风险而不是增加风险(Morgentaler, 2016; Morgentaler et al, 2015)。尽管如此,还是建议临床医生在开始睾酮替代治疗前根据患者的病史和症状,个体化的进行讨论所有的益处和风险。

▶口服药物治疗

A. 磷酸二酯酶(PDE)抑制剂

西地那非(万艾可)、伐地那非(艾力达)、他达拉非(希爱力)和阿伐那非(维克奇)是目前已被美国批准临床使用的四种选择性 PDE5I,由于其有效性、安全性和易用性,已成为大多数男性 ED 患者首选的一线治疗药物。一系列的研究结果表明,这些药物均可明显改善勃起功能,适用于不同地区,不同人群,以及各种原因引起的 ED。四种 PDE5I 在 ED 治疗中疗效相当,耐受性良好,并且有相似的禁忌证和注意事项(Carson and Lue, 2005)。

1. 作用机制 其作用机制是性刺激导致阴茎神经末梢和血管内皮细胞释放 NO。NO 随后扩散到阴茎海绵体的血管和平滑肌细胞。NO 刺激鸟苷酸环化酶提高 cGMP 含量,降低细胞质钙离子含量,导致平滑肌松弛,随后阴茎勃起。PDE-5I 通过竞争性抑制磷酸二酯酶 5 降解 cGMP 来增强 NO-环 cGMP 信号通路,然而,如果没有性刺激和因此产生的 NO 释放,这些抑制剂是无效的。

2. 临床疗效 西地那非、伐地那非、他达拉非和阿伐那非的临床疗效和安全性已经多项安慰剂对照的双盲和开放性研究所验证(Carson and Lue, 2005; Brock et al, 2002; Porst et al, 2003; Goldstein et al, 1998, 2012)。治疗效果主要以 IIEF-15 中的问题 3 和 4(启动和维持勃起的能力)评价。服用 25~100mg 西地那非治疗组勃起功能的改善率是 56%~84%,而安慰剂组只有 25%,其总反应率似乎与剂量相关,超过 100mg 时疗效增加有限,而不良反应更加明显。对具体原因 ED 的疗效分别为:高血压患者 70%,糖尿病患者 57%,前列腺根治性切除术后患者 43%,脊柱损伤患者 43%。伐地那非的疗效在 10mg 和 20mg 的剂量下进行了类似的评估,平均 II EF 评分从基线的 12.8 分增加到治疗第 12 周时的 21 分(相比之下,安慰剂从 13.6 分增加到 15.0 分)。类似地,1 112 例患者的他达拉非 III 期临床研究显示,20mg 剂量组与 15mg 安慰剂组相比,II EF 评分增加了 24 分,超过 70% 的患者在服药 30 分钟后至 36 小时内成功地完成了性生活。对于难治性人群,包括糖尿病患者、重度 ED 患者和前列腺切除术后患者,四种 PDE5I 是许多男性的有效治疗方法。

3. 起效时间 在类似方法的报告中,西地那非的起效时间为 14 分钟,伐地那非 10 分钟,他达拉非 16 分钟,阿伐那非 15 分钟。然而,使用西地那非、伐地那非和他达拉非 20 分钟后的成功率远低于 1 小时后;因此,如果患者没有迅速体验到明显的效果,应建议他们服药后 1 小时(西地那非或伐地那非)或 2 小时(他达拉非)再进行性生活,以使药物达到最高血药浓度。研究表明,高脂饮食会延迟阿伐那非、伐地那非和西地那非的吸收,而他达拉非不受影响(Carson and Lue, 2005)。

4. 有效期 他达拉非比阿伐那非、西地那非或伐地那非有更长的临床反应窗口,因为它的半衰期较长(他达拉非 17.5 小时,西地那非或伐地那非 4~5 小时)。他达拉非能持续 36 小时改善 ED 患者的勃起功能,意味着可以减少由计划性交带来的压力。与西地那非和伐地那非相似,阿伐那非的药效持续时间为 4~6 小时。

5. 不良反应 在随机对照试验中,潮红(10%)和视觉不良反应在服用西地那非或伐地那非患者更常见,背部疼痛 / 肌痛(1%~4%)在他达拉非使用者中更为常见。这些不良反应大多是轻微的,随着时间的推移(2~4 周)逐渐减轻,只有少数患者需停止治疗(Brock et al, 2002; Porst et al, 2003; Goldstein et al, 1998)。除视觉障碍外,PDE5I 的其他不良反应(伐地那非和西地那非的头痛 15%,潮红、鼻塞 5%~10%,血压轻微降低、消化不良等)可能是由 PDE5 抑制血管或胃肠道平滑肌引起的。

6. 注意事项和药物相互作用 ED 常见于动脉硬化性冠心病患者。在总体心脏安全性方面,四种 FDA 批准的 PDE5I 对照和上市后研究表明,与预期研究人群相比,双盲、安慰剂对照或开放标签研究中没有增加心肌梗死或增高死亡率。急性心肌梗死术后不服用硝酸盐类药物的 ED 患者可以给予 PDE5I 治疗。在服用西地那非或伐地那非 24 小时、他达拉非 48 小时、阿伐那非 12 小时内不能服用硝酸甘油。目前,PDE5I- 硝酸盐相互作用没有药物可以解除(Kostis et al, 2005)。当 α- 肾上腺素受体阻滞剂和 PDE5I 同时使用时也要注意,因为它们会引起相互作用,导致血管过度扩张和低血压。

由于其对 QTc 间期的影响,伐地那非不推荐用于服用 1A 型抗心律失常药物(如奎尼丁或普鲁卡因胺)或 3 型抗心律失常药物(如索他洛尔或胺碘酮)的患者,或先天性 QT 间期延长综合征患者。

在使用 PDE5I 的患者中已经报道了突发性听力丧失的病例,包括伴有或不伴有前庭症状(耳鸣、眩晕或头晕),这促使 FDA 在 2007 年要求更改药物说明书。虽然没有因果关系被证明,但 FDA 认为在这种情况下 PDE5I 的使用和突发性听力丧失之间的强烈时间关系值得对药品类别的产品说明书进行修订。

最后,有报道称使用 PDE5I 的男性发生了非动脉性前缺血性视神经病变(NAION)。流行病学上,NAION 是 50 岁及以上男性第二常见的获得性视神经病变。NAION、心血管疾病和 ED 的有共同的危险因素,包括年龄、血脂异常、糖尿病、高血压和吸烟。考虑到大量男性使用这些药物是安全的和有限的事件,不能确定 NAION 是否与使用 PDE5I 直接相关。然而,作为安全措施,医生应建议患者停止使用 PDE5I,并在突然失明的情况下立即寻求医疗救助(Sikka et al, 2013)。

7. 禁忌证 PDE5I 对于使用硝酸盐的患者是禁忌证,同时使用可能有突发的或潜在的危及生命的低血压发生。有不稳定心绞痛、心力衰竭、近期心肌梗死、无法控制或危及生命的心律失常或血压控制不佳(静息 BP<90/50mmHg 或 >170/100~110mmHg)的男性不推荐使用或慎用 PDE5I。

8. 起始剂量 西地那非推荐起始剂量为 50mg,伐地那非和他达拉非为 10mg,根据个人疗效和耐受性,剂量可增加到 100mg(西地那非)或 20mg(伐地那非或他达拉非)或减少到 25mg 或 5mg。阿伐那非的起始剂量为 50mg,可根据需要增加到 100~200mg。一些研究显示,每日服用 5mg 他达拉非减少了不良反应,同时达到了按需服用 20mg 他达拉非的效果(Seftel et al, 2009)。在宣布 PDE5I"无效"之前,还应建议患者进行多次尝试,例如,西地那非的累积成功概率随着前 9~10 次尝试而增加,之后稳定下来(McCullough et al, 2002)。

39

B. 中枢口服药物

阿扑吗啡是多巴胺 D_1D_2 受体激动剂，但同时可活化 5-HT（2C）受体增强阴茎勃起功能（Kimura et al, 2008）。Uprima，一种阿扑吗啡的舌下剂型，在欧洲已被批准治疗 ED（但在美国尚未批准），对 67% 的心理性 ED 患者有效。Uprima 起效迅速，服药后 50 分钟可达到最大血药浓度，其治疗窗约 2 小时。在一项双盲、安慰剂对照的研究中，服用 2mg 和 4mg Uprima 的治疗组患者报告阴茎勃起坚硬足以性交的比例分别是 45% 和 55%，而安慰剂组分别是 35% 和 36%。不良反应包括：恶心 16.9%，眩晕 8.3%，出汗 5%，嗜睡 5.8%，呵欠 7.9%，呕吐 3.7%。临床试验未发现明确的食物 / 药物相互作用（酒精除外），特别是与硝酸盐类药物的相互作用。

育亨宾是一种中枢作用的 α_2- 肾上腺素能拮抗剂，2005 年美国泌尿学会指南（2011 年审核并证实有效性）不推荐用于 ED 治疗（Montague et al, 2005）。不良反应包括胃肠道不适、心动过速、头痛、兴奋、焦虑和血压升高（心血管疾病患者应慎用）。同样也不推荐使用曲唑酮，汇总分析显示其疗效与安慰剂相比无差异。曲唑酮的不良反应包括困倦、恶心、呕吐、血压变化（高血压或低血压）、尿潴留和异常勃起（特别是在抑郁症的治疗水平时）。

▶ 经尿道治疗

前列地尔是唯一通过 FDA 批准的经海绵体注射和尿道使用的用于治疗 ED 的合成剂。前列地尔自尿道经尿道海绵体扩散至阴茎海绵体后，刺激腺苷酸环化酶，增加细胞内 cAMP 水平，并降低胞内钙离子浓度，最终诱发海绵体和动脉壁平滑肌舒张。用于勃起的用药系统（Medicated urethral system for erection, MUSE, VIVUS Inc, Menlo Park, CA, USA）由半固体微球（3mm×1mm）构成，以独特的释放器置入尿道远端（2~3cm）。临床试验结果显示，66% 的患者对诊室内试验即有反应，然而，上市后的成功率有所下降，约为 50%（Mulhall et al, 2001）。治疗者在阴茎根部使用弹力环，以机械方式协助静脉闭合，能达到增加阴茎勃起的目的。阴茎和 /或

阴囊疼痛或不适是前列地尔治疗中普遍存在的不良反应，且与剂量相关，该不良反应在 MUSE 使用者的发生率为 33%。低血压和晕厥发生率为 1%~5.8%，因此初次治疗应在诊室进行。男性使用 MUSE 后，一些女性伴侣也报告有阴道不适症状（约 10%）。

▶ 海绵体注射

ICI 海绵体注射被认为是 ED 最有效的非手术治疗方法。它仍然是首选的一线治疗方法，也是 PDE5I 无应答或不能耐受口服药物不良反应患者的一种有效的治疗选择。ICI 治疗有几种潜在的优势，包括起效迅速，没有系统性不良反应和药物相互作用，并对使用类型的 ED 有效。ICI 治疗最大的人群为口服一线药物治疗无效的患者，其有效率 >80%，意味着其发展为二线治疗方式是合适的。目前在临床中使用的 ICI 见表 39-5，下面讨论最常用的药物和组合。

表 39-5　海绵体内血管舒张剂注射治疗[a]

药物	试验剂量	治疗剂量
罂粟碱	15~30mg	15~60mg
前列地尔	5~10μg	5~60μg
罂粟碱（30mg）+ 酚妥拉明（1mg）	0.1~0.3ml	0.1~1ml
罂粟碱（30mg）+ 酚妥拉明（1mg）+ 前列地尔 罂粟碱（30mg）+ 酚妥拉明（1mg）	0.1~0.3ml	0.1~1ml

[a] 处理神经性和心理性 ED 时使用较低剂量。

A. 罂粟碱

罂粟碱是提取自罂粟的生物碱，其作用的分子机制是抑制磷酸二酯酶，使海绵体和血管平滑肌舒张。罂粟碱在肝脏代谢，其血浆半衰期约 1~2 小时。罂粟碱注射的平均剂量为 15~60mg，优点是费用低，且能在室温下保持稳定；不良反应包括阴茎异常勃起（高达 6%），海绵体纤维化（6%~30%；可能与注射技术差、注射量 >1ml、pH 3~4 有关）和偶尔发生肝酶升高（Bella and Brock, 2004）。

B. 前列地尔（前列腺素 E1）

前列地尔通过提高细胞内 cAMP 水平引起

平滑肌舒张、血管扩张和抑制血小板聚集。前列地尔被人海绵体内活跃的前列腺素 15-羟脱氢酶代谢。ICI 后，96% 的前列地尔在 60 分钟内局部代谢，外周血浓度未见变化。美国 FDA 批准使用的前列地尔有两种：Caverject（Pfizer，NYC）和 Edex（Schwarz Pharma，Milwaukee，WI）。注射 12~15μg 剂量的前列地尔可使 70%~75% 的 ED 患者获得充分的勃起。常见的不良反应包括注射部位疼痛或勃起时疼痛（11%~15%），血肿或瘀伤，阴茎纤维化（1%~3%），注射时有烧灼感。阴茎勃起的比例很低（1%~3%），全身不良反应也很少见（Bella and Brock，2004）。

C. 联合用药

在美国，ICI 最常用的药物组合是不同浓度的二联（罂粟碱/酚妥拉明）和三联（罂粟碱/酚妥拉明/前列地尔）（Montorsi et al，2010）。血管活性肠多肽和酚妥拉明的组合也已在其他国家使用。多项研究表明患者满意度 >75%，且阴茎勃起或纤维化的发生率较低。联合用药可以取协同作用之长，降低用药量，减少不良反应。

D. 不良反应

阴茎异常勃起（见下文）和海绵体纤维化是 ICI 治疗的两个严重副反应。48 项研究中，8 090 例患者中使用前列地尔的患者异常勃起率为 1.5%，比罂粟碱（10%）和罂粟碱/酚妥拉明二联（7%）药物低约 5 倍。海绵体纤维化可表现为硬结、弥漫性瘢痕、斑块或弯曲。在注射部位压迫 >5 分钟可预防瘢痕组织，减少出血和创伤。注射合适剂量是预防异常勃起最好的办法。

E. 剂量及其调整

患者在回家治疗前必须接受医务人员的首次注射及适当的培训和教育。前列地尔的推荐起始剂量为 2.5μg，如果勃起反应不足，则以 2.5μg 为单位逐渐增加剂量至阴茎充分勃起或达到最大量 60μg。对于药物组合而言，应自小剂量（如 0.1ml）开始，并根据勃起反应调整剂量。目标是获得充分勃起而不超过 1 小时，避免发生异常勃起。

F. 持续性勃起或异常勃起的处理

最佳的治疗是预防。异常勃起是一种潜在的破坏性不良反应，通常是继发于患者剂量的快速增加，二次注射失败，或在神经源性和/或年轻患者中使用。临床医生在开海绵体内治疗处方时必须向患者强调，阴茎异常勃起是泌尿系统的急症，任何持续 4 小时的勃起都需要紧急的医疗评估。阴茎异常勃起的最佳治疗方法是海绵体灌注稀释的去氧肾上腺素 250~500μg，每 3~5 分钟一次，直至阴茎疲软。对合并心血管疾病的患者，应监测其血压和心率变化（Montague et al，2003）。如果阴茎勃起超过 2~3 日，则可能需要在阴茎海绵体阴茎头内隧道中进行阴茎海绵体阴茎头分流（Inman et al，2009）。

G. 禁忌证

有镰状细胞贫血、精神分裂症或其他严重精神疾病患者禁忌海绵体注射治疗。由于单胺氧化酶（MAO）参与儿茶酚胺（包括去氧肾上腺素）的代谢，如果服用 MAO 抑制剂的男性在 ICI 后出现持续性勃起/异常勃起，单用阴茎海绵体-阴部分流术可能比海绵体内注射去氧肾上腺素更有效。对于使用抗凝剂或阿司匹林的患者，建议在注射后按压注射部位 7~10 分钟。对于手的灵活性差的患者，可以指导其性伴侣对其注射。

▶真空吸引装置

真空吸引装置由 1 个塑料桶与真空发生器（手动或电池驱动泵）直接或以管道连接构成。只有包含真空限制器的设备才能使用，因为极高的负压可造成阴茎损伤（Montague et al，2005）。阴茎被负压抽吸而胀大后，在其根部放置缩窄环以维持勃起，可能会造成不舒服或疼痛；缩窄环应在 30 分钟内去除，以避免阴茎损伤。真空装置诱导的勃起与生理性勃起或海绵体注射引发的勃起不同，缩窄环近段阴茎不硬，稳定性差，并可能会导致旋转效应。阴茎皮肤凉而发暗，射精也可能受缩窄环的阻碍。并发症包括阴茎疼痛和麻木、射精困难、瘀斑和斑点。服用阿司匹林或华法林钠盐者应慎用。

许多患者使用该装置能产生接近正常的勃起和足够的硬度以完成性交，或使勃起时阴茎头硬度差者阴茎头胀大。对有严重血管供血不足者，真空缩窄装置可能导致勃起不充分。如果使用得当，该疗法是一种安全且成本较低的治疗 ED 的方法，但患者的可接受性低限制了这种方法的应用或使用。

▶后续策略

无论选择何种治疗方案,随访都是确保最佳疗效的关键。每次就诊时都应重新评估和鼓励患者进行生活方式和饮食的改变,定期锻炼,控烟和戒烟。观察不良反应,评估对特定治疗是满意还是失败,确定伴侣是否有性功能障碍,评估整体健康和心理社会状态均是需要考虑的关键因素。对于一线治疗无效(口服 PDE5I 治疗)的患者,改变剂量或治疗方法可能是有意义的,因为大多数二线和三线治疗方案在对照研究中显示了不错的疗效和满意度(Lue et al, 2004)。

阴茎血管手术

阴茎外动脉的局限性狭窄或闭塞适于手术修复。动脉重建手术是健康男性的一种治疗选择,患者年龄通常在 55 岁或以下,继发于局灶性动脉闭塞的获得性 ED,无高脂血症、糖尿病、慢性高血压、严重静脉闭塞性疾病或全身性血管疾病(Montague et al, 2005)。最常用的阴茎血管再造术是腹壁下动脉与阴茎背动脉或背深静脉吻合。

阴茎静脉手术也只适用于先天性或创伤性静脉漏的年轻患者。先天性静脉漏典型的表现是阴茎脚或背浅静脉的异常回流,易于被手术治愈。创伤性静脉漏的原因通常是白膜的局部损伤或阴茎海绵体与尿道海绵体间形成内漏。修补白膜或关闭静脉漏能使勃起功能显著改善。对慢性系统性疾病的老年患者而言,静脉漏的原因是海绵体平滑肌萎缩和海绵体纤维化,阴茎静脉结扎术只能暂时改善勃起,因而也不宜施行。

阴茎假体

考虑假体植入的患者应了解假体的类型、有效性和潜在的并发症,包括感染、机械故障、圆柱体或连接管渗漏、穿孔、持续性疼痛、阴茎缩短和自发性充水。阴茎假体一般分为三种类型:可塑型(可弯型)、机械式和可膨胀型。可塑型假体由硅橡胶和其核心交织的金属丝构成。机械式假体也有硅橡胶制成,内含聚四氟乙烯包被的聚磺酸环交锁成柱状体。当聚磺酸环排列成行时阴茎勃起,将阴茎弯曲时即疲软。可膨胀型假体也有 2 中类型:2 件套和 3 件套。2 件套假体由 1 对柱状体和与其相连的阴囊中的水泵和贮水囊构成。最常用的 3 件套假体由 1 对柱状体、1 个阴囊中的水泵和 1 个耻骨上贮水囊组成(表 39-6)。

表 39-6　阴茎假体类型

可塑型
AMS
Coloplast Genesis
2 件可膨胀型
AMS Ambicor
3 件可膨胀型
Coloplast Titan with standard and narrow-base cylinder
AMS 700 MS series:CX, CXR, LGX

一般来说,可塑型假体比可膨胀型假体更耐用。现代的三件套假体非常耐用和可靠。然而,应告知患者可膨胀型假体在前 5 年的失败率为 5%~15%,多数假体在 10~15 年会报废,需要更换。在选择适当的患者中,达 85%~90% 患者对三件套满意度高。阴茎假体的最新创新包括抗生素涂层和亲水涂层装置(感染率 <1%),防止自动膨胀的锁定,以及更方便患者使用的泵(Knoll et al, 2009;Wolter and Hellstrom, 2004)。

泌精、射精和性高潮的生理学

阴茎勃起、泌精、射精和高潮的发生机制各不相同,可以单独存在(如勃起功能障碍患者常抱怨射精时阴茎疲软;图 39-6)。除夜间泌精(或梦遗)外,泌精和射精均需要外生殖器的刺激。刺激信号经阴部神经传至上段腰髓的交感神经核,而传出信号经下腹神经至生殖道,指挥其将附睾远段、输精管、精囊和前列腺的精子和分泌液送到前列腺部尿道。尿道内括约肌关闭与外括约肌的协调松弛,又将精液送至球部尿道(泌精)。其后,球海绵体肌的节律性收缩使精液冲出狭窄的尿道腔(胀大的阴茎海绵体挤压所致),经尿道口射出 2~5ml 精液。射精过程涉及了阴部神经的躯体运动传出神经,以收缩球海绵体肌。由于射精是非自主控制的运动,需要自主神经和躯体神经的整合作用。

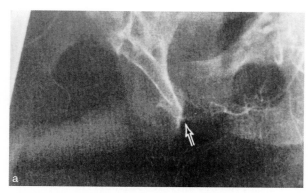

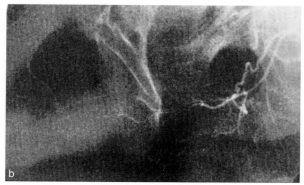

▲ 图 39-6　疲软阴茎的髂内动脉造影

a：显示阴茎动脉显示较差，模拟闭塞（箭头）。在海绵体内注射罂粟碱（b）60mg 后，阴茎动脉各分支清晰可见

性高潮的发生机制是性活动中知之最少的内容。它大概涉及了大脑对性刺激的评估和反应。与泌精和射精相伴的还有非生殖器反应，如肛门括约肌的非自主性节律性收缩、过度通气、心动过速和血压增高。

▶影响泌精、射精和性高潮的疾病

早泄或射精过快（PE）是指在很小的性刺激下，一直或反复发生在插入阴道前、插入中或插入后不久，在希望射精之前即射精。据报道，有 20%~30% 的男性出现早泄或射精过快（Althof，2006）。有学者提出，早泄的定义应包括射精快、缺乏控制力及消极后果（McMahon et al，2004）。除了心理或行为治疗，目前的指南建议使用 SSRI，如帕罗西汀（每日 10~40mg 或性交前 3~4 小时 20mg）可以作为 PE 的药物治疗，尽管这一适应证没有得到 FDA 的批准（Montague et al，2004）。使用避孕套或局部麻醉剂（利多卡因 - 丙洛卡因）可以降低阴茎的敏感性，虽然可以延长射精时间，但相当一部分男性感到快感降

低（阴茎麻木）或勃起功能丧失。短效 SSRI，盐酸达泊西汀，已经被用于 PE 的按需治疗，但还没有得到 FDA 的批准。其药代动力学特征是快速吸收，半衰期短（1.3~1.4 小时），即使多次给药后也能快速消除，累积量极小。几项大型 Ⅲ 期临床研究表明，达泊西汀可以延长阴道内射精潜伏期，并改善一些患者报告的与射精控制力和性交满意度相关的结果。最常见的不良反应有恶心、头晕、腹泻和头痛。在突然停药后，没有出现治疗相关焦虑或 SSRI 停用综合征的表现（Owen，2009）。

病史或手术史有助于区分泌精障碍与逆向射精。如果用显微镜在未射出精液的患者膀胱尿液中发现了精子，则可诊断为逆向射精；如果尿中没有发现精子，则应诊断为泌精障碍。L_2 水平的双侧交感神经切除术可导致约 40% 的患者射精功能障碍，而高位双侧腹膜后淋巴结切除术可导致更高比例的泌精障碍。逆向射精的原因通常是内括约肌或膀胱颈部功能失调，常见于前列腺切除术后、α- 肾上腺素受体阻滞剂使用后和糖尿病引起的自主神经病变。

某些患者停用 α- 肾上腺素受体阻滞剂，可使其泌精障碍或逆向射精得以治愈。A 交感拟似物如麻黄碱或马来酸氯苯那敏和盐酸苯丙醇胺两者联用等已被成功地用于治疗逆向射精（McMahon et al，2004）。以直肠探头电刺激诱发射精，在部分脊柱损伤的患者中取得成功（Soeterik et al，2016）。有正常的梦遗，但性交时不能达到高潮和射精者可以从心理治疗中获益。

viberect 是一种被 FDA 批准用于治疗 ED 的手持设备（Reflexonic，LLC，Chambersburg，PA，USA），它也可以用于延迟射精 / 性高潮或阴茎敏感度降低的男性。它利用振动刺激阴茎传入神经，通过神经刺激原理诱发勃起。一项关于该装置的研究，涉及 5 名年轻男性（平均年龄 26 岁，勃起功能正常）在 75Hz 下使用腹侧刺激（没有任何外部视觉性刺激），记录客观的勃起硬度测量和主观的勃起硬度评分（EHS），并进行相关分析。两名受试者的 EHS 评分为 4/4（阴茎完全勃起并且很坚挺），另外两名受试者的 EHS 评分为 3/4（阴茎达到足以插入的硬度，但不够坚挺），

另一名受试者的 EHS 评分为 2/4（阴茎有轻微勃起，但不足以插入）。所有受试者都认为 viberect 是一种可信、实用的 ED 治疗方法，且无并发症（Segal et al, 2013）。Viberec 疗法尤其适用于性高潮延迟或阴茎敏感度降低的患者，并可促进脊髓损伤患者射精。在一些脊髓损伤的患者中，可以成功的射精而没有性高潮。

阴茎纤维性海绵体炎

阴茎纤维性海绵体炎（Peyronie disease, PD），或阴茎塑样结节，是阴茎白膜的一种获得性、进行性结缔组织疾病。表现为阴茎疼痛，阴茎弯曲或畸形，性交困难或无法进行，体检时可触及明显斑块。PD 会显著影响生活质量，对人际关系产生不良影响，并对患者及其性伴侣造成严重的生理和心理困扰（Smith et al, 2008）。

▶ 阴茎纤维性海绵体炎的流行病学

PD 的在男性的患病率估计在 3%（Schwarzer et al, 2001）到 9%（Mulhall et al, 2004）之间，但真正的患病率可能更高。PD 患者的年龄通常在 45~60 岁之间（Mulhall et al, 2004）；然而，10% 的患者年龄小于 40 岁，包括青少年（Tefekli et al, 2001; Tal et al, 2012）。PD 在白种人男性中更为常见（Tal et al, 2010）。

据估计，8% 的糖尿病患者（2 型）发生 PD（El-Sakka and Tayeb, 2005），16% 的根治性前列腺切除术（radical prostatectomy, RP）患者发生 PD（Tal et al, 2010），糖尿病合并 ED 患者发生率为 20%（Arafa et al, 2007）。只有 2% 的患者有 PD 家族史（Bella et al, 2007）。高达 21% 的 Dupuytren contractures（DC）患者伴有 PD（Carrieri et al, 1998）。研究表明，PD 和 DC 家族的基因表达模式相似，特别是在胶原降解、骨化和肌成纤维细胞分化方面（Qian et al, 2004）。

超过一半的 PD 患者伴有焦虑、抑郁、自尊心降低和关系障碍（Smith et al, 2008; Nelson et al, 2008; Gelbard et al, 1990）。有趣的是，疼痛的程度并不一定与阴茎弯曲或畸形的程度相关（Rosen et al, 2008）。20%~50% 的 PD 患者伴有 ED。ED 通常是由多种因素引起的，如勃起时阴茎疼痛，因弯曲或血管疾病导致的连枷阴茎所致功能障碍，以及因表现焦虑和害怕伴侣排斥而产生的心理因素（Gelbard et al, 1990）。

▶ 阴茎纤维性海绵体炎的发病机制

PD 的潜在发病机制尚不清楚，但这一过程可能与伤口异常愈合、遗传易感、性交过程中阴茎勃起的重复微损伤以及随后的组织缺血有关。

▶ 阴茎纤维性海绵体炎的自然病程

阴茎纤维性海绵体炎是一种获得性、进行性的白膜结缔组织疾病。PD 的急性期（炎症期或活跃期）的特征是阴茎炎症与勃起或弛缓状态时阴茎疼痛，阴茎斑块生长和进行性畸形。35%~45% 的患者在疾病早期出现疼痛，90% 的患者在前 6 个月疼痛消失（Hatzimouraditis et al, 2012）。当炎症消退，疼痛、斑块和阴茎畸形稳定时，疾病已发展为慢性（纤维化或稳定）期，通常发生在发病后 6~12 个月。在这个阶段，阴茎弯曲和畸形的改善是罕见的（Mulhall et al, 2006）。虽然泌尿科医生认为 PD 是一个两阶段的疾病过程，但 PD 的自然史可能是不同的。研究表明，如果不进行治疗，30%~50% 的患者阴茎畸形加重，47%~67% 的患者稳定，3%~13% 的患者改善（Gelbard et al, 1990; Mulhall et al, 2006; Kadioglu et al, 2002）。

▶ 评估与诊断

PD 的诊断通过病史及查体常可确诊。应收集完整的性生活史，查体应包括手和脚，以检测掌腱筋膜挛缩及足底筋膜 Ledderhose 病（Mulhall et al, 2006），这些疾病通常与 PD 有关（Hatzimouratidis et al, 2012）。

泌尿生殖系统体格检查发现，典型患者有边界清楚的斑块和可触及的硬结。客观评估应包括阴茎牵拉长度，测量斑块大小，勃起功能评估，在使用真空缩窄装置后患者拍摄的自然勃起照片或在门诊使用 ICI 后评估阴茎弯曲度/畸形（Hatzimouratidis et al, 2012）。其他数据可以从影像学检查中获得，与其他影像学方法相比，超声对白膜斑块的敏感性最高。如果在勃起期间进行多普勒超声检查,可以提供 PD 斑块钙化和软组织成分的信息,以及阴茎血管状况的评估。

▶阴茎纤维性海绵体炎的药物治疗

确定恰当的治疗方法取决于多方面因素:疾病的阶段、是否存在疼痛、弯曲的严重程度和方向、阴茎长度及阴茎勃起状态(Garaffa et al,2013)。PD 的非手术治疗旨在减轻阴茎疼痛,阻止疾病进展,稳定炎症、斑块发展和阴茎畸形(Gur et al,2011)。非手术治疗包括口服药物治疗、局部治疗和病灶内注射治疗。

口服药物治疗适用于急性期和阴茎畸形相关烦恼的男性。我们建议使用己酮可可碱一线口服药物作为多模式治疗的关键部分,多模式治疗还包括病灶内注射(Alwaal et al,2015)和在病程进展的适当时间进行牵引治疗(Usta and Ipekci,2016)。己酮可可碱是一种非特异性磷酸二酯酶抑制剂,可抑制 TGFβ$_1$ 介导的炎症,防止 I 型胶原沉积,增加 NO 含量。其他各种口服药物治疗选择也被建议,包括秋水仙碱、PDE5I、维生素 E、苯甲酸钾、他莫昔芬、肉碱、辅酶 Q10 和 ω-3 脂肪酸。虽然这些疗法的初步结果都很有效,但精心设计的随机安慰剂对照试验却令人失望,未能显示出很大的益处(Hatzimouratidis et al,2012)。

病灶内治疗可以直接向阴茎斑块内注射药物,从而避免药物不良反应,并确保病灶内药物高浓度。这些疗法通常是安全的并且耐受性良好。有三种病灶内药物治疗在随机试验中显示出疗效:胶原酶、维拉帕米和干扰素 -α2b。胶原酶梭状芽孢杆菌是 FDA 批准的唯一一种用于男性阴茎纤维性海绵体炎病灶内治疗的药物,并已被积极采纳为病灶内治疗的选择。在风险评估和缓解战略(risk evaluation and mitigation strategy,REMS)下,药物治疗受到限制。疗程包括每个斑块几个周期,每个周期包括两次注射,间隔 1~3 日,使阴茎肿胀和不适得以缓解,从而使后续注射更容易。阴茎模型建立是治疗的一个重要组成部分,应该在第二次注射后 48 小时开始,或者如果能够耐受的话更早开始。周期之间的间隔应不小于 6 周(Tan et al,2014)。不良反应包括注射部位或周围的阴茎疼痛、挫伤、瘀斑、肿胀、发红和瘙痒,主要的严重不良反应包括在临床试验中需要手术修复的阴茎破裂。

其他治疗方式,如离子导入、局部治疗、体外冲击波治疗和放疗,尚不推荐作为 PD 的治疗(Chung et al,2016)。

▶阴茎纤维性海绵体炎的手术治疗

当非手术治疗不能纠正畸形时,可以考虑手术治疗。已发表的、以证据为基础的指南将某些患者的疾病特征确认为手术指征:损害性功能的畸形、疾病稳定、广泛的斑块钙化、微创治疗失败,并希望获得快速稳定的缓解(Hatzimouratidis et al,2012;Chung et al,2016;Nehra et al,2015)。手术的目的是纠正畸形,保持满意的阴茎长度和周长,并保持足够的硬度以恢复插入式性交(Garaffa et al,2013)。理想情况下,在疾病稳定3~12 个月后进行手术(Chung et al,2016;Nehra et al,2015;Kendirci and Hellstrom,2004)。

手术风险包括重新 ED 或 ED 恶化,阴茎缩短、暂时或永久的阴茎感觉减退、慢性疼痛、皮肤下永久性缝合线触及的可能性及手术瘢痕(Montorsi et al,2010)。在病情稳定期之前或活化期及使用可吸收线缝合均有可能导致复发性弯曲。

纠正 PD 引起的畸形的手术分为在阴茎凸(长)侧进行的阴茎缩短手术和在阴茎凹(短)侧进行的阴茎延长手术。延长手术是为了避免阴茎缩短或纠正复杂的畸形,包括沙漏或凹形畸形,需要使用移植术,有较高的勃起功能障碍和阴茎感觉减退风险。与 PD 相关的药物难治性 ED 患者考虑阴茎假体植入术(Nehra et al,2015)。PD 手术方式的选择取决于各种因素,包括阴茎长度、位置和弯曲度、勃起功能、患者目标,以及患者和外科医生的偏好。

阴茎异常勃起

阴茎异常勃起是最常见的泌尿科急症之一,是指与性欲或性刺激无关的阴茎持续长时间勃起,持续时间超过 4 小时(Montague et al,2003)。阴茎异常勃起分为三种类型:缺血性(低灌注)、非缺血性(高灌注)和复发性(反复发作)。

39

▶流行病学与发病机制

缺血性异常勃起是最常见的类型，发病率高达每年每 10 万男性中 5.34 人。最常见的是特发性，尤其常见于镰状细胞贫血患者（Roghmann et al, 2013）。缺血性异常勃起与阴茎海绵体静脉回流阻断机制异常有关，阻止了动脉流入，导致组织缺血、内皮和平滑肌损伤，最终纤维化（Montague et al, 2003; Spycher and Hauri, 1986）。虽然最常见的是特发性，但已知的原因包括恶性肿瘤、药物、脊髓损伤、镰状细胞贫血和 6- 磷酸葡萄糖缺乏症（Broderick et al, 2010）。

非缺血性阴茎异常勃起较少见，常由会阴或阴茎外伤所致（Shigehara and Namiki, 2016）。这种情况不是泌尿急症。阴茎创伤后，阴茎勃起会加重阴茎海绵体动脉或螺旋动脉的血管损伤。当在动脉和阴茎窦间隙之间形成瘘管时，动脉流入不受控制，导致阴茎持续无痛性勃起。由于保留了静脉回流，阴茎组织不会出现缺血，一般情况下是无痛的（Brock et al, 1993）。

复发性缺血性或间歇性阴茎异常勃起是指周期性长时间勃起，可能导致反复发作缺血性异常勃起。缺血性阴茎异常勃起的潜在分子机制仍在继续研究中。由于复发性异常勃起在镰状细胞贫血患者中的影响较其他患者更普遍，由溶血和镰状红细胞瘀积引起的微血管阻塞被认为是一个重要的促进因素（Adeyoju et al, 2002）。动物模型和临床研究也揭示了 PDE5 调控不当以及氧化亚氮（NO）和环磷酸鸟苷（cGMP）信号和调控异常在间歇性阴茎异常勃起发病机制中的作用（Champion et al, 2005; Lagoda et al, 2014; Anele and Burnett, 2015）。

▶阴茎异常勃起的治疗

对于缺血性阴茎异常勃起（图 39-7），及时的治疗对于确保最少程度的长期影响，即阴茎纤维化和持续性勃起功能障碍是至关重要的。治疗可以通过 21 号蝶形针插入阴茎海绵体，随后注射稀释的 α- 肾上腺素，如去氧肾上腺素（每 5 分钟 500μg），作为早期治疗的首选药物（Montague et al, 2001）。其他 ICI，如口服特布他林，被认为不如去氧肾上腺素有效（Martin and Cocchio, 2016）。如果上述治疗方法无效，或者持续时间久（>24 小时），可以进行分流手术。通常，使用经皮（Ebbehoj or Winter 分流术，T 型分流术）或开放术在海绵体和阴茎头之间建立远端分流术（Kovak et al, 2013; Segal et al, 2013; Garcia et al, 2008）。这种选择通常取决于外科医生的熟悉程度，但应该遵循从侵入性最小到最大的原则。在过去，近端分流（Quackels, 1964）和海绵体 - 静脉分流（Barry, 1976）是标准的方法。然而，这些具有技术挑战性和步骤繁琐已被 Lue 及其同事（Garcia et al, 2008; Brant et al, 2009）和 Burnett 及其同事（Segal et al, 2013; Burnett and Pierorazio, 2009）研发的隧道术所取代。

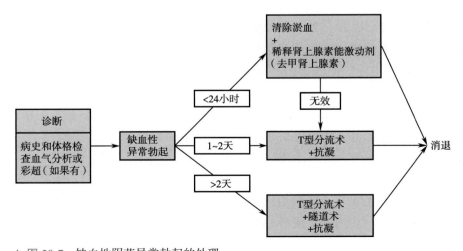

▲ 图 39-7　缺血性阴茎异常勃起的处理

［转载自 Hudnall M, Reed-Maldonado AB, Lue TF: Advances in the understanding of priapism, Transl Androl Urol. 2017 Apr; 6（2）: 199-206］

分流术最常见的并发症之一是分流失败。所有分流都需要切开白膜，使胶原蛋白暴露在血液中的凝血因子中，从而激活凝血级联反应，在某些情况下可使分流通道过早关闭。在确定需要外科分流手术后，应立即开始围手术期抗凝（肝素 5 000 单位和阿司匹林 325mg/d），并持续到术后至少 5 日（阿司匹林 325mg/d+ 氯吡格雷 75mg/d）。适当的抗凝可以使分流失败最低化（Lue and Garcia，2013）（图 39-8）。

对于持续缺血超过 48 小时的患者，建议早期植入阴茎假体。在缺血发作 4 周内植入比延迟几个月植入可能会导致更少的术后并发症，如侵蚀或感染，且患者有更高的满意度和更少的阴茎缩短（Zackarakis et al，2014）。立即植入可塑性阴茎假体是一种选择，它可以在以后手术中没有明显困难的使用充气假体来增大阴茎尺寸，并可长期节约成本和减少医疗资源的利用（Zackarakis et al，2015）。但早期植入阴茎假体并不是必需的。

对于非缺血性阴茎异常勃起，治疗方案包括观察、药物治疗、选择性动脉栓塞和最后的手术干预（Montague et al，2003）。观察和阴茎压迫是典型的初始治疗选择，因为这种情况可能会自行解决。药物治疗加雄激素消融 1~3 个月可以有效治疗由海绵体动脉损伤引起的非缺血性阴茎勃起（Mwamukonda et al，2010；Wu and Lue，2012）。雄激素阻断被认为可以减少与睡眠有关的勃起，并促进创伤后血管损伤的愈合。药物治疗具有短暂的不良反应和最低的并发症发病率，可以避免侵入性干预治疗（Mwamukonda et al，2010）（图 39-9）。

如果药物治疗失败，用自体血凝块、可吸收凝胶或螺旋圈行选择性动脉栓塞是一种选择（Hakim et al，1996）。CT 血管造影可用于识别受损血管（Tan et al，2015）。

最后，对于出现复发性阴茎异常勃起的患者，雄激素阻断是一种有效的治疗方法，可以消除雄激素促进勃起的作用。在镰状细胞贫血的男性患者中，每日持续低剂量 PDE5I 治疗可以使失调的 PDE5 水平正常化，并降低阴茎异常勃起发作的频率（Burnett et al，2006，2014）。随着科学家们对复发性缺血性阴茎异常勃起的病理生理学和机制的了解越来越多，药物干预和管理的机会也越来越多。当代治疗复发性阴茎异常勃起的主要目标是防止再次发作，以降低发展为严重缺血事件的风险（Anele et al，2015）。

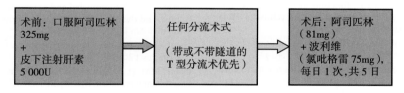

▲ 图 39-8 围手术期抗凝，防止阴茎异常勃起症复发
［转载自 Hudnall M, Reed-Maldonado AB, Lue TF: Advances in the understanding of priapism, Transl Androl Urol. 2017 Apr; 6（2）: 199-206］

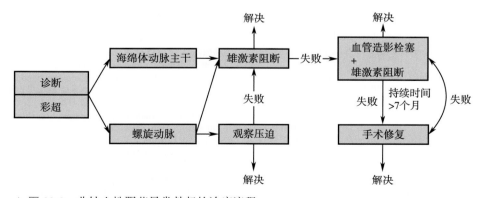

▲ 图 39-9 非缺血性阴茎异常勃起的治疗流程
［转载自 Hudnall M, Reed-Maldonado AB, Lue TF: Advances in the understanding of priapism, Transl Androl Urol. 2017 Apr; 6（2）: 199-206］

未来勃起功能障碍的治疗

除了改变生活方式和血管重建,目前对 ED 的干预只是治疗 ED,提供症状缓解而不是治愈 ED 的潜在疾病。迫切需要开发一种治疗 ED 方法,这激发了人们对利用新的治疗方法如干细胞治疗和低强度冲击波治疗 ED 的兴趣。这些疗法的潜在机制以及对人体的短期和长期生物学效应仍有待研究,需要精心设计的严格研究来进一步确定其作用机制、安全性和有效性。

(杨永姣 翻译　刘晓强 审校)

参考文献

Adeyoju AB, et al: Priapism in sickle-cell disease; Incidence, risk factors and complications - an international multicentre study. BJU Int 2002;90:898.

Althof SE, et al: Sildenafil citrate improves self-esteem, confidence, and relationships in men with erectile dysfunction: Results from an international, multi-center, double-blind, placebo-controlled trial. J Sex Med 2006;3:521.

Althof SE: Prevalence, characteristics and implications of premature ejaculation/rapid ejaculation. J Urol 2006;175:842.

Alwaal A, et al: Management of Peyronie's disease after collagenase (Xiaflex:(R)). Curr Drug Targets 2015;16:484.

Anele UA, et al: Nitrergic mechanisms for management of recurrent priapism. Sex Med Rev 2015;3:160.

Anele UA, et al: How I treat priapism. Blood 2015;125:3551.

Arafa M, et al: The prevalence of Peyronie's disease in diabetic patients with erectile dysfunction. Int J Impot Res 2007;19:213.

Araujo AB, et al: Changes in sexual function in middle-aged and older men: Longitudinal data from the Massachusetts Male Aging Study. J Am Geriatr Soc 2004;52:1502.

Aversa A, et al: The role of penile color-duplex ultrasound for the evaluation of erectile dysfunction. J Sex Med 2007;4:1437.

Bahk JY, et al: Treatment of diabetic impotence with umbilical cord blood stem cell intracavernosal transplant: Preliminary report of 7 cases. Exp Clin Transplant 2010;8:150.

Balon R: Sexual function and dysfunction during treatment with psychotropic medications. J Clin Psychiatry 2005;66:1488.

Barry JM: Priapism: Treatment with corpus cavernosum to dorsal vein of penis shunts. J Urol 1976;116:754.

Bella AJ, et al: Intracavernous pharmacotherapy for erectile dysfunction. Endocrine 2004;23:149.

Bella AJ, et al: Peyronie's disease (CME). J Sex Med 2007;4:1527.

Bodie JA, et al: Psychogenic erectile dysfunction. Int J Psychiatry Med 2003;33:273.

Brant WO, et al: T-shaped shunt and intracavernous tunneling for prolonged ischemic priapism. J Urol 2009;181:1699.

Brock G, et al: High flow priapism: A spectrum of disease. J Urol 1993;150:968.

Brock GB, et al: Efficacy and safety of tadalafil for the treatment of erectile dysfunction: Results of integrated analyses. J Urol 2002;168:1332.

Broderick GA, Kadioglu A, Bivalacqua TJ, et al: Priapism: Pathogenesis, epidemiology, and management. J Sex Med 2010;7:476.

Burnett AL, et al: Randomized controlled trial of sildenafil for preventing recurrent ischemic priapism in sickle cell disease. Am J Med 2014;127:664.

Burnett AL, et al: Feasibility of the use of phosphodiesterase type 5 inhibitors in a pharmacologic prevention program for recurrent priapism. J Sex Med 2006;3:1077.

Burnett AL, et al: Corporal "snake" maneuver: Corporoglanular shunt surgical modification for ischemic priapism. J Sex Med 2009;6:1171.

Carrieri MP, et al: A case-control study on risk factors for Peyronie's disease. J Clin Epidemiol 1998;51:511.

Carson CC, et al: Phosphodiesterase type 5 inhibitors for erectile dysfunction. BJU Int 2005;96:257.

Chai SJ, et al: Small-vessel lower extremity arterial disease and erectile dysfunction: The Rancho Bernardo study. Atherosclerosis 2009;203:620.

Champion HC, et al: Phosphodiesterase-5A dysregulation in penile erectile tissue is a mechanism of priapism. Proc Natl Acad Sci USA 2005;102:1661.

Chung E, et al: Evidence-based management guidelines on Peyronie's disease. J Sex Med 2016;13:905.

Corona G, et al: Aging and pathogenesis of erectile dysfunction. Int J Impot Res 2004;16:395.

Dean RC, et al: Physiology of penile erection and pathophysiology of erectile dysfunction. Urol Clin North Am 2005;32:379.

Deveci S, et al: Erectile function profiles in men with Peyronie's disease. J Urol 2006;175:1807.

El-Sakka AI, et al: Peyronie's disease in diabetic patients being screened for erectile dysfunction. J Urol 2005;174:1026.

Esposito K, et al: Effects of intensive lifestyle changes on erectile dysfunction in men. J Sex Med 2009;6:243.

Esposito K, et al: Dietary factors, Mediterranean diet and erectile dysfunction. J Sex Med 2010;7:2338.

Feldman HA, et al: Impotence and its medical and psychosocial correlates: Results of the Massachusetts Male Aging Study. J Urol 1994;151:54.

Feldman HA, et al: Age trends in the level of serum testosterone and other hormones in middle-aged men: Longitudinal results from the Massachusetts male aging study. J Clin Endocrinol Metab 2002;87:589.

Fernandez-Balsells MM, et al: Clinical review 1: Adverse effects of testosterone therapy in adult men: A systematic review and meta-analysis. J Clin Endocrinol Metab 2010;95:2560.

Fonseca V, et al: Endothelial and erectile dysfunction, diabetes mellitus, and the metabolic syndrome: Common pathways and treatments? Am J Cardiol 2005;96:13M.

Garaffa G, et al: Understanding the course of Peyronie's disease. Int J Clin Pract 2013;67:781.

Garcia MM, et al: T-shunt with or without tunnelling for prolonged ischaemic priapism. BJU Int 2008;102:1754.

Gelbard MK, et al: The natural history of Peyronie's disease. J Urol 1990;144:1376.

Georgiadis JR, et al: Human brain activation during sexual stimulation of the penis. J Compar Neurol 2005;493:33.

Giuliano F: Impact of medical treatments for benign prostatic hyperplasia on sexual function. BJU Int 2006;97(Suppl 2):34.

Glina S, et al: SOP: Corpus cavernosum assessment (cavernosography/cavernosometry). J Sex Med 2013;10:111.

Goldstein I, et al: Oral sildenafil in the treatment of erectile dysfunction. Sildenafil Study Group. New Engl J Med 1998;338:1397.

Goldstein I, et al: A randomized, double-blind, placebo-controlled evaluation of the safety and efficacy of avanafil in subjects with erectile dysfunction. J Sex Med 2012;9:1122.

Gratzke C, et al: Anatomy, physiology, and pathophysiology of erectile dysfunction. J Sex Med 2010;7:445.

Gur S, et al: Current status and new developments in Peyronie's disease: Medical, minimally invasive and surgical treatment options. Expert Opin Pharmacother 2011;12:931.

Hakim LS, et al: Evolving concepts in the diagnosis and treatment of arterial high flow priapism. J Urol 1996;155:541.

Hatzimouratidis K, et al: EAU guidelines on penile curvature. Eur Urol 2012;62:543.

Hsu GL, et al: Anatomy of the human penis: The relationship of the architecture between skeletal and smooth muscles. J Androl

2004;25:426.

Huang V, et al: Bicycle riding and erectile dysfunction: An increase in interest (and concern). J Sex Med 2005;2:596.

Inman BA, et al: A population-based, longitudinal study of erectile dysfunction and future coronary artery disease. Mayo Clin Proc 2009;84:108.

Jackson G, et al: The second Princeton consensus on sexual dysfunction and cardiac risk: New guidelines for sexual medicine. J Sex Med 2006;3:28.

Jin L, et al: RhoA/Rho-kinase in erectile tissue: mechanisms of disease and therapeutic insights. Clin Sci (London) 2006;110:153.

Kadioglu A, et al: A retrospective review of 307 men with Peyronie's disease. J Urol 2001;168:1075.

Kendirci M, et al: Critical analysis of surgery for Peyronie's disease. Curr Opin Urol 2004;14:381.

Kimura Y, et al: 5-HT(2C) receptor activation is a common mechanism on proerectile effects of apomorphine, oxytocin and melanotan-II in rats. Eur J Pharmacol 2008;589:157.

Kloner RA, et al: Erectile dysfunction in the cardiac patient: How common and should we treat? J Urol 2003;170:S46.

Knoll LD, et al: Physician and patient satisfaction with the new AMS 700 momentary squeeze inflatable penile prosthesis. J Sex Med 2009;6:1773.

Korenman SG: Epidemiology of erectile dysfunction. Endocrine004; 23:87.

Koseoglu N, et al, et al: Erectile dysfunction prevalence and sexual function status in patients with chronic obstructive pulmonary disease. J Urol 2005;174:249.

Kostis JB, et al: Sexual dysfunction and cardiac risk (the Second Princeton Consensus Conference). Am J Cardiol 2005;96:313.

Kovac JR, et al: A pathophysiology-based approach to the management of early priapism. Asian J Androl 2013;15:20.

Lagoda G, et al: Sustained nitric oxide (NO)-releasing compound reverses dysregulated NO signal transduction in priapism. FASEB J 2014;28:76.

Laties A, et al: Ocular safety in patients using sildenafil citrate therapy for erectile dysfunction. J Sex Med 2006;3:12.

Lin CS, et al: Cyclic nucleotide signaling in cavernous smooth muscle. J Sex Med 2005;2:478.

Lin G, et al: In situ activation of penile progenitor cells with low-intensity extracorporeal shockwave therapy. J Sex Med 2017;14:493.

Linet OI, et al: Efficacy and safety of intracavernosal alprostadil in men with erectile dysfunction. The Alprostadil Study Group. New Engl J Med 1996;334:873.

Lue TF, et al: Should perioperative anticoagulation be an integral part of the priapism shunting procedure? Transl Androl Urol 2013;2:316.

Lue TF, et al: Summary of the recommendations on sexual dysfunctions in men. J Sex Med 2004;1:6.

Lue TF: Erectile dysfunction. New Engl J Med 2000;342:1802.

Martin C, et al: Effect of phenylephrine and terbutaline on ischemic priapism: A retrospective review. Am J Emerg Med 2016;34: 222.

McCullough AR, et al: Achieving treatment optimization with sildenafil citrate (Viagra) in patients with erectile dysfunction. Urology 2002;60:28.

McMahon CG, et al: Disorders of orgasm and ejaculation in men. J Sex Med 2004;1:58.

Melman A, et al: Plasmid-based gene transfer for treatment of erectile dysfunction and overactive bladder: Results of a phase I trial. Isr Med Assoc J 2007;9:143.

Miner M, et al: Treatment of lower urinary tract symptoms in benign prostatic hyperplasia and its impact on sexual function. Clin Ther 2006;28:13.

Montague DK, et al: American Urological Association guideline on the management of priapism. J Urol 2003;170:1318.

Montague DK, et al: AUA guideline on the pharmacologic management of premature ejaculation. J Urol 2004;172:290.

Montague DK, et al: Chapter 1: The management of erectile dysfunction: an AUA update. J Urol 2005;174:230.

Montorsi F, et al: Summary of the recommendations on sexual dysfunctions in men. J Sex Med 2010;7:3572.

Montorsi P, et al: Association between erectile dysfunction and coronary artery disease. Role of coronary clinical presentation and extent of coronary vessels involvement: The COBRA trial. Eur Heart J 2006;27:2632.

Morales A: Men's aging and sexual disorders: An update on diagnosis and treatment. Rev Endocr Metab Disord 2005;6:85.

Morgentaler A, et al: Testosterone therapy and cardiovascular risk: Advances and controversies. Mayo Clin Proc 2015;90:224.

Morgentaler A: Controversies and advances with testosterone therapy: A 40-year perspective. Urology 2016;89:27.

Morgentaler A: Testosterone replacement therapy and prostate risks: Where's the beef? Can J Urol 2006;13(Suppl 1):40.

Mulhall JP, et al: Congruence between veno-occlusive parameters during dynamic infusion cavernosometry: Assessing the need for cavernosography. Int J Impot Res 2004;16:146.

Mulhall JP, et al: Subjective and objective analysis of the prevalence of Peyronie's disease in a population of men presenting for prostate cancer screening. J Urol 2004;171:2350.

Mulhall JP, et al: An analysis of the natural history of Peyronie's disease. J Urol 2006;175:2115.

Musicki B, et al: eNOS function and dysfunction in the penis. Exp Biol Med (Maywood) 2006;231:154.

Mwamukonda KB, et al: Androgen blockade for the treatment of high-flow priapism. J Sex Med 2010;7:2532.

Nehra A, et al: Peyronie's disease: AUA guideline. J Urol 2015;194:745.

Nelson CJ, et al: The chronology of depression and distress in men with Peyronie's disease. J Sex Med 2008;5:1985.

Owen RT: Dapoxetine: A novel treatment for premature ejaculation. Drugs Today (Barcelona) 2009;45:669.

Papatsoris AG, et al: Erectile dysfunction in Parkinson's disease. Urology 2006;67:447.

Polsky JY, et al: Smoking and other lifestyle factors in relation to erectile dysfunction. BJU Int 2005;96:1355.

Porst H, et al: Efficacy and tolerability of vardenafil for treatment of erectile dysfunction in patient subgroups. Urology 2003;62:519.

Qian A, et al: Comparison of gene expression profiles between Peyronie's disease and Dupuytren's contracture. Urology 2004;64: 399.2004.

Quackels R: Treatment of a case of priapism by cavernospongious anastomosis. Acta Urol Belg 1964;32:5.

Roghmann F, et al: Incidence of priapism in emergency departments in the United States. J Urol 2013;190:1275.

Rosen R, et al: Impact of Peyronie's disease on sexual and psychosocial functioning: Qualitative findings in patients and controls. J Sex Med 2008;5:1977.

Rosen RC: Evaluation of the patient with erectile dysfunction: History, questionnaires, and physical examination. Endocrine 2004;23:107.

Saenz de Tejada I, et al: Physiology of erection and pathophysiology of erectile dysfunction. In: Lue T. Basson R, Rosen R, et al (eds): Sexual Medicine: Sexual Dysfunctions in Men and Women. Paris: Health Publications, Paris, 2004, p. 287.

Salonia A, et al: European Association of Urology guidelines on priapism. Eur Urol 2014;65:480.

Schwarzer U, et al: The prevalence of Peyronie's disease: Results of a large survey. BJU Int 2001;88:727.

Seftel AD, et al: Improvements in confidence, sexual relationship and satisfaction measures: results of a randomized trial of tadalafil 5 mg taken once daily. Int J Impot Res 2009;21:240.

Segal RL, et al: Corporal Burnett "Snake" surgical maneuver for the treatment of ischemic priapism: Long-term followup. J Urol 2013;189: 1025.

Segal RL, et al: Viberect penile vibratory stimulation system: Evaluation of its erectogenic efficacy. Can J Urol 2013;20:6844.

Shamsa A, et al: Erectile function in end-stage renal disease before and after renal transplantation. Transplant Proc 2005;37:3087.

Shigehara K, et al: Clinical management of priapism: A review. World J Mens Health 2016;34:1.

Sikka SC, et al: Standardization of vascular assessment of erectile dysfunction: Standard operating procedures for duplex ultrasound. J Sex Med 2013;10:120.

Smith JF, et al: Risk factors for emotional and relationship problems in Peyronie's disease. J Sex Med 2008;5:2179.

Snyder PJ, et al: Effects of testosterone treatment in older men. New Engl J Med 2016;374;611.

Soeterik TF, et al: Electroejaculation in patients with spinal cord injuries: A 21-year, single-center experience. Int J Urol 2016.

Spycher MA, et al: The ultrastructure of the erectile tissue in priapism. J Urol 1986;135:142.

Tal R, et al: Peyronie's disease in teenagers. J Sex Med 2012;9:302.

Tal R, et al: Peyronie's disease following radical prostatectomy: Incidence and predictors. J Sex Med 2010;7:1254.

Tan RB, et al: Update on medical management of Peyronie's disease. Curr Urol Rep 2014;15:415.

Tan XZ, et al: Post-traumatic high-flow priapism: Multidetector computed tomography demonstration. Urology 2015;86:e25.

Tefekli A, et al: Peyronie's disease in men under age 40: Characteristics and outcome. Int J Impot Res 2001;13:18.

Traish AM, et al: Mechanisms of obesity and related pathologies: Androgen deficiency and endothelial dysfunction may be the link between obesity and erectile dysfunction. FEBS J 2009;276:5755.

Usta MF, et al: Penile traction therapy for Peyronie's disease-what's the evidence? Transl Androl Urol 2016;5:303.

Veronelli A, et al: Prevalence of erectile dysfunction in thyroid disorders: Comparison with control subjects and with obese and diabetic patients. Int J Impot Res 2006;18:111.

Wang C, et al: ISA, ISSAM, EAU, EAA and ASA recommendations: Investigation, treatment and monitoring of late-onset hypogonadism in males. Int J Impot Res 2009;21:1.

Wolter CE, et al: The hydrophilic-coated inflatable penile prosthesis: 1-year experience. J Sex Med 2004;1:221.

Wu AK, et al: Commentary on high flow, non-ischemic, priapism. Transl Androl Urol 2012;1:109.

Yavuzgil O, et al: Endothelial function in patients with vasculogenic erectile dysfunction. Int J Cardiol 2005;103:19.

Zacharakis E, et al: Early insertion of a malleable penile prosthesis in ischaemic priapism allows later upsizing of the cylinders. Scand J Urol 2015;1.

Zacharakis E, et al: Penile prosthesis insertion in patients with refractory ischaemic priapism: Early vs delayed implantation. BJU Int 2014;114:576.

第40章 女性性健康

Alan W. Shindel, Tami S. Rowen

引言

医学界对女性性行为的理解和兴趣远远落后于男性性行为。这种差异有许多潜在的因素；然而，认为女性的性行为比男性的性行为更复杂且难以理解，并以此来解释其中的差异是不可取的（Taylor, 1897；Shindel and Goldstein, 2016）。

性健康

性健康的概念被描述为（WHO, 2006）：

1. 与性有关的身体、情感、精神和社会健康状态

2. 不仅仅是没有疾病、功能障碍和/或衰弱

3. 是人类发展和成熟的一个重要和不可分割的方面

4. 属于人权范畴

生理和心理问题可能会损害性健康和生活质量（Davison et al, 2009）。由于生物医学问题的治疗也属于医疗服务从业者的专业知识范畴，因此这些问题值得在医疗咨询期间被认真对待。虽然身体和精神问题可能更多的是医疗服务从业者的主要关注点，但对任何存在性问题的患者提供建议和治疗时，考虑性行为的情感和文化因素也很重要。

在接受泌尿系统治疗的女性中性问题并不少见。此外，性兴趣和性活动对于一部分女性来说会至少持续到90岁（Elsamra et al, 2010；Waite et al, 2009）。然而，泌尿科医生和其他从业人员很少在日常工作中考虑这些问题（Bekker et al, 2009；Sobecki et al, 2012）。所有执业医师，尤其是为女性泌尿和妇科问题提供治疗者，都应精通女性性行为的生理学和病理生理学（Shindel and Goldstein, 2016）。

女性性反应

人类的性反应受神经、血管、激素和社会文化因素的复杂相互作用的调节（Schober and Pfaff, 2007）。性反应的经典分类包括欲望期、觉醒期、性稳定期、性高潮期和消退期的线性过程（Kaplan, 1977；Masters and Johnson, 1966）。每个性反应阶段都与身心变化有关（表40-1）。

表40-1　性反应周期的生理和心理特征

阶段	生殖器变化	非生殖器变化
唤醒期	外阴和阴蒂肿胀，阴道润滑和延长，生殖器敏感性增加	乳头勃起、心动过速、呼吸急促、主观快感和兴奋
稳定期	维持唤醒期生殖器变化	不断增强性兴奋和快感
高潮期	盆腔肌肉不自主、有节奏的收缩、子宫和肛门收缩、肌强直	强烈的快感伴随着意识状态的改变，伴随着幸福感和满足感
消退期	骨贫血流减少，润滑停止，外阴和膀胱恢复到基线水平	乳头勃起松弛，心率和呼吸频率恢复到基线，性兴趣降低

线性模型适用于大多数男性,但其对女性的适用性的变化较大(Basson,2002)。一些女性极少能够(如果有的话)体验到内在的性欲望,但可能很容易受到伴侣的性启动。一些女性可能在没有高潮的情况下也经历了满意的性生活,而另一些女性可能在一次性生活中多次达到高潮(Bancroft and Graham,2011)。这种变化差异事实上并不是任何女性的病理情况,但确实应当询问对于接受性健康咨询的女性而言,什么样的性生活是令人满意的。

部分由于线性模型的局限性,一些专家提倡性反应的"循环"模型,包含了性反应和性满足的情感和关系方面(图 40-1)(Basson,2002)。在调查研究中,很大一部分女性认可这种循环模式,认为它更能反映她们的性反应。有趣的是,这些女性在常用的性反应评估工具[如女性性功能指数(female sexual function index,FSFI)]上趋向于较低的得分(Giles and McCabe,2009;Sand and Fisher,2007)。不清楚这是否代表认同循环模式的妇女中真的存在较差的性反应,还是对于这一部分女性缺乏标准的、经验证的性行为评估工具。可以假设,循环模型中强调的从性活动中获得的次要收益(如感情亲密度、关系培养)可能对于"伴侣性行为"期间内在欲望较低、觉醒减少和/或高潮不频繁的女性,是性反应的关键驱动力(Shindel and Goldstein,2016)。

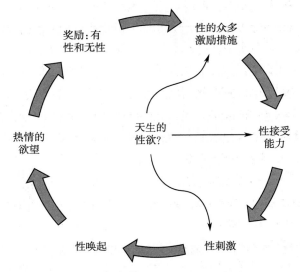

▲ 图 40-1　循环性反应模型
[摘自 Basson R. A model of women's sexual arousal. J Sex Marital Ther. 2002 Jan-Feb;28(1):1-10]

解剖学

了解相关的生殖器解剖结构对于理解女性的性行为至关重要。外阴是针对女性生殖道最外部的最合适的总称。大阴唇是从阴阜延伸到会阴的成对器官;这些结构含有皮脂腺和角质层(O'Connell et al,2008)。在大阴唇之间是成对的小阴唇,它们是纤维基质中的非角质化网络血管组织(Yang et al,2006)。前庭腺(也称为巴氏腺)位于大阴唇旁,负责产生润滑液。不同女性之间的阴唇外观有明显的差异(Lloyd et al,2005),这很少引起身体/性方面的担忧,但可能会对某些女性造成美容方面的担忧(Herbenick et al,2011)。关于阴唇外观正常变异的宣传可能会缓解许多女性的担忧(Shindel and Goldstein,2016)。

外阴前庭是小阴唇之间的一种非角质化黏膜组织,紧邻阴道内口。阴道是一个管状、有弹性的肌肉器官,在大多数情况下是一个隐藏的空间。阴道从处女膜水平的外阴前庭延伸至子宫颈(O'Connell et al,2008)。阴道黏膜下固有层含有丰富的血管神经支配,在性唤醒期间充血和扩张(O'Connell et al,2008;Musicki et al,2009)。血管扩张时,肿胀的压力通过位于阴道黏膜细胞内的水通道蛋白使液体漏出(Martin-Alguacil et al,2006;Munarriz et al,2002;Park et al,2008)。这些液体在性唤起时润滑阴道;而阴道内本身没有分泌液体的腺体成分(Woodard and Diamond,2009)。

阴蒂由两个可勃起的海绵体组成,这两个海绵体附着在阴道外侧的坐骨上(Mazloomdoost and Pauls,2015)。阴蒂的外部可见部分称为阴蒂头,通常被小阴唇上部的汇合所遮盖(O'Connell et al,2008),阴蒂大部分位于内部,直接位于阴道上方。在性唤醒过程中,阴蒂的勃起组织充血。阴蒂的勃起组织被一种叫做白膜的纤维弹性鞘所包围。阴蒂的被膜相对于阴茎的被膜层更薄;因此,阴蒂的静脉阻塞能力小于阴茎,在性唤醒过程中,阴蒂通常不会变得僵硬(Yang et al,2006)。

阴蒂球位于阴蒂的后部和尾部,由围绕阴道

的成对双侧器官组成。尽管靠近阴蒂头，阴蒂球似乎并没有与阴蒂融合。这些器官由勃起组织组成，但没有白膜；因此，它们可能会充血，但在性唤醒过程中不会变硬（O'Connell et al, 2008；Yang et al, 2006）。

1950 年，Ernst Graffenberg 博士提出阴道前部存在一个区域，该区域与强烈的性刺激快感有关。为纪念 Graffenberg 博士，该区域被命名为 "G 点"（Goldberg et al, 1983）。尽管一些女性自述刺激该区域会产生强烈快感，但解剖学和影像学研究在证明 G 点所在位置为一个单独的腺体或器官时的结果并不一致（O'Connell et al, 2008）。G 点的存在与否有一定的争议。在实践层面，应鼓励女性自己探索刺激所谓的 G 点（或身体的任何其他部位）是否特别令她愉快。特定组织或结构的存在并不比女性发现刺激 G 点会引起兴奋的私人问题有价值。

尿道不是性器官，但对泌尿科医生来说显然也很重要。尿道口位于阴蒂和阴道口之间；尿道接近阴道和阴蒂，这使得尿道病理学研究和 / 或手术与性行为高度相关（Yang et al, 2006）。

外生殖器的神经血管特性

大阴唇的神经供应来源于髂腹股沟神经的前阴唇支和阴部神经的后阴唇支。大阴唇和小阴唇的血供来自阴部外动脉的阴唇支，该动脉来源于股动脉。唇外静脉汇入大隐静脉（O'Connell et al, 2008）。

外生殖器和尿道由会阴神经血管束进一步支配，这些神经血管束是阴部神经的分支，起源于阴蒂神经的起始点附近。

阴蒂有广泛的神经和血供。阴蒂头的主要血液供应是通过阴蒂背动脉，这是阴部动脉的分支。其余的血液供应来自会阴动脉（球部和尿道部的分支）和阴蒂小体的深层动脉，主要为阴蒂的勃起供血。阴蒂包皮的血液供应来自阴部外动脉（O'Connell et al, 2008）。背深静脉主要引流阴蒂勃起时的血流（O'Connell et al, 2008）。

阴蒂背神经来源于阴部神经，起源于骨盆侧壁附近。这些神经沿阴蒂被膜表面延伸，但大部分终止于阴蒂头。

阴蒂背神经是阴蒂和周围组织的主要躯体感觉神经（O'Connell et al, 2008）。这些纤维对支配勃起组织的胆碱能和氮能神经元呈阳性反应（Yucel and Baskin, 2004）。阴蒂头仅对 P 物质和 CGRP 有阳性反应，表明其主要作用是感觉。阴蒂头的神经末梢包括游离神经末梢（对温度和光接触敏感）和 Pacini 小体（对振动和压力敏感）（O'Connell et al, 2008；Martin-Alguacil et al, 2006）。

激素和生殖器

众所周知，阴道组织和外阴组织具有多种雌激素受体（Martin-Alguacil et al, 2006）。一些研究已经证明，局部雌激素治疗对于与雌激素缺乏有关的性疼痛和阴道干燥的妇女有积极的效果（Sarrel, 2000）。阴道外阴组织也富含雄激素受体（Hodgins et al, 1998）。雄激素缺乏状态与女性生殖器组织中的有害作用有关，尽管这种关系没有像雌激素那样被很好地定义（Martin-Alguacil et al, 2006）。

女性性健康状况的评估

▶ 病史

性健康调查与泌尿科医生和其他为女性提供医疗保健的提供者有关，许多患者在与医疗保健提供者讨论这些问题时会迟疑，原因是感到尴尬、认为没有价值、认为性行为不是医疗问题等观念，或者只是在咨询期间没有时间（Nicolosi et al, 2006）。由于患者可能会犹豫是否提出这个话题，因此医疗保健提供者主动询问患者的性问题是至关重要的（Hatzihristou et al, 2016）。发起询问的方法可以由提供者自行决定，但最好是简单的、开放式的询问，避免对性关系、性活动和性取向的假设性提问。比如 "你对性行为有什么顾虑或疑问？"（Kingsberg and Althof, 2009），使陈述正常化（如 "我会问我所有的患者关于性健康的问题" 或 "许多患者有性方面的问题"）可能有助于患者在讨论这个敏感话题时感到放心（Sadovsky and Nusbaum, 2006）。或者，可以使用简单的调查工具作为筛查问卷（Clegg et al, 2012）。尽管这些工具可以帮助识别有性倾向问题的患者，但它们不能取代由相关的卫生保健提供者进行的详细病史询问（Kingsberg and Althof, 2009；Clegg et al, 2012）。

当一名女性患者报告与性行为有关的问题时，应询问后续问题，应探讨包括性、医疗、关系和情感方面的问题（Basson et al, 2010）。应让患者仔细说明问题的性质（主要问题、相关症状、发病情况、相关因素、先前的治疗经过）（Kingsberg and Althof, 2009；Basson et al, 2010）。谨慎的做法是在患者透露这些信息之前，避免对患者的伴侣或性关系状况做出假设；对这些问题的询问应该保持非特异性（如避免使用针对性别的代词）（Shindel and Goldstein, 2016）。虽然应该避免对伴侣的假设，但了解患者的关系动态是至关重要的，因为性困扰往往与她和伴侣的争执高度相关（Witting et al, 2008）。

▶体格检查

为了筛查通常与性问题共存的疾病，全面体格检查是必要的（Basson et al, 2010）。彻底而仔细的盆腔检查是至关重要的。盆腔检查应包括评估阴道 pH、阴唇皱褶以及彻底的双合诊评估，重点是盆底检查。对外生殖器的评估可能会发现一些病变、解剖变异、组织萎缩、皮肤病或其他可能导致性问题的异常（Goldstein and Alexander, 2005）。可以使用简单的方法来测试神经功能的完整性（如应用热/冷、振动感觉或尖锐感觉）。简单的咳嗽试验或棉签试验可能会揭示导致性困扰的排尿问题（Goldstein and Alexander, 2005）。尽管在体格检查中很难发现，但尿道憩室（urethral diverticulum, UD）是导致性交困难、排尿困难和漏尿（"3D"症）的常见原因（Antosh and Gutman, 2011）。对闭孔内肌、肛提肌和球海绵体肌的评估可能会发现压痛点和/或盆底松弛或高张，这些都可能导致性功能问题（Rosenbaum and Owens, 2008）。在某些情况下，内镜检查可能是必要的（如果患者主诉在性行为中有阴道或深盆腔疼痛，则需考虑行内镜检查）（Goldstein and Alexander, 2005）。

▶辅助检查

血清学研究对女性性问题的价值尚不明确；化学、脂类和糖化血红蛋白是常规实验室检查，可能会有一些价值；如果有雌激素缺乏的迹象，应考虑对雌激素水平进行评估；然而，这些化验方法在围绝经期的帮助较小，因为它们的差异很大（Burger et al, 2008）。月经周期的时期是评估绝经前妇女雌激素水平的重要信息（Kingsberg and Althof, 2009）。如果雌激素水平确定异常，重复评估辅助实验室检查包括催乳素、卵泡刺激素（follicle-stimulating hormone, FSH）和促黄体素（luteinizing hormone, LH）释放激素等激素水平可能有参考价值（Kingsberg and Althof, 2009；Atis et al, 2010）。一些专家主张对血清睾酮水平进行评估，然而，目前很难对女性正常的睾酮水平定量检测，而且这一方法的临床应用也存在争议（Bancroft and Graham, 2011）。

先进的实验室检测技术（生物声学、阴道体积描记术、彩色多普勒超声）在研究中很有价值，但这些技术在常规实践中的确切作用尚不清楚（Woodard and Diamond, 2009；Chivers et al, 2010）。在某些疑似具有特定解剖病理的病例中（如尿道憩室），可采用先进的 CT 或 MRI 技术（Suh et al, 2003）。然而，在大多数情况下，由一名有经验的医疗保健提供者进行彻底的体格检查就可以发现相关的体征。

▶转诊

如果问题超出了医疗保健提供者的执业范围，则应进行适当的转诊，应该转诊给在性医学方面具有专业知识的同行（Goldstein and Alexander, 2005）。咨询心理健康专家或人际关系专家也很有价值，因为大多数性问题都涉及心理情感因素。最好是选择对性行为有专业知识和兴趣的心理健康专家，因为并不是所有的心理健康专家都擅长评估性方面的复杂心理问题（Althof, 2010；McCabe et al, 2010）。虽然转诊到心理健康专家是非常有价值的，但应该向女性患者明确的是，这种转诊是性健康综合诊疗方法的一部分，并不意味着她有精神方面的问题。此外，仔细评估生物学参数（解剖学、性激素等）也很重要。

▶ 特殊人群

怀孕期间的性行为一般情况下是安全的（Millheiser，2012），然而某些特殊的性行为和/或姿势可能会变得困难甚至不可能，特别是在怀孕的后期。在考虑可能有宫颈功能不全或早产的其他危险因素时，插入女性阴道的性活动也必须十分谨慎。分娩时有较大风险造成阴道和会阴损伤，其中任何一种损伤都可能导致产后性功能问题（Leeman and Togers，2012；Pauls et al，2008）。然而，目前还没有足够的研究数据清楚地阐明分娩方式（即顺产与剖宫产）与产后性功能之间的明确关系（Leeman and Rogers，2012）。选择母乳喂养的女性将经历催乳素急剧升高的过程，这可能会对性类固醇产生抑制作用，从而对性欲和生殖器组织产生影响。这些抑制因素也可能会加剧心理压力，成为新生儿父母性行为的常见障碍（Leeman and Rogers，2012；Pauleta et al，2010）。

性行为与社会文化习俗紧密相连，关于什么是女性正常和可接受的性表现形式的观念，将使女性对于性的看法和性反应产生强烈影响（Anderson et al，2011）。文化因素可能在一定程度上解释了世界各地各种性问题的流行程度差异很大的现象（Laumann et al，2005）。医疗保健提供者的目的不是让女性口述与其性行为相关症状，在一定程度上尊重和理解女性对其性经历的感受是至关重要的。医疗保健提供者也应该记住，不同的人群对于性的看法是不同的（如一些来自保守社区的女性可能持有开明的性观念，反之亦然），性的自决权是一项人类的权利（WHO，2006）。

在有关性功能的生物医学研究文献中，与女性发生性关系的女性（women who have sex with women，WSW）、变性人（包括女性到男性和男性到女性）以及其他拒绝性别标签的人的比例很低。然而，终身同性性行为的人群在女性中并不少见，即使在认为自己是异性恋的人中也是如此（Burri et al，2012；Xu et al，2006）。相反，许多认为自己是女同性恋的女性也报告了在自己的一生中或截至目前有过与男性的性行为（Diamant et al，1999）。女性性行为的特点是高度多变的，有证据表明 WSW 通常有更加多样的性经历（Burri et al，2012；Xu et al，2006）。在 WSW 中，性问题的流行和联系大体上类似于与男性发生性行为的女性（Shindel et al，2012），尽管这些性问题的影响可能有所不同。不熟悉 WSW 的医疗保健提供者花时间去了解这些特定患者的特殊问题并要求他们说明不清楚的问题很重要（Stott，2013），这种倾听和理解的意愿在治疗那些可能会（也可能不会）担心激素替代或外科手术改变性别的变性患者时也尤其重要（Makadon，2011）。这些话题可能会对性表达产生深远而重要的影响。

残疾的广义定义是指一种精神和/或身体状况（先天的或后天的）可能限制个人独立地和/或在没有帮助的情况下发挥正常功能的能力。残疾不是性表达和性享受的禁忌证，适应性过程和/或采取替代性满足手段可能对残疾人有很大益处（Rowen et al，2015）。对于有精神残疾的人确实需要仔细和个体化的考虑，因为这些人做事前很难想到要获得"知情同意"甚至对"知情同意"的概念都不理解（Kennedy，2003），因而他们很有可能对别人施行虐待或强暴。不可否认精神残疾者有享受性快感的权利，但必须制订保障措施，以优化他们在性方面表达自由意志的能力（Spieker and Steutel，2002；Greenspan，2002）。

遗憾的是，基于性别的暴力和性侵犯是世界范围内非常普遍的问题（WHO，2013），这些犯罪行为的广泛流行使得医疗保健提供者对他们遇到的许多女性患者可能成为受害者这一事实保持敏感。除了可能对生殖器造成身体伤害外，性暴力的长期心理后果可能对性表达产生非常强烈的负面影响（Schulte-Herbruggen et al，2009）。为了解决这些问题，可能需要细心和相互尊重的医疗咨询和心理健康咨询，治疗的目的是使女性能够感觉到自己的性行为可以得到控制，并将两厢情愿的性行为与先前受到的性侵犯分开（Basson et al，2010）。

妇科疾病（如尿失禁、间质性膀胱炎）可能

是性问题的起因或并发症（Chen et al, 2013），妇科泌尿疾病的治疗（内科或外科）有可能改善或加重女性的性问题（Chen et al, 2013；Wehbe et al, 2017）。经阴道补片治疗失禁性盆腔器官脱垂可能对性快感有正面或负面影响（Altman et al, 2009；Roovers et al, 2006）；同样，子宫切除术对女性的性功能既有积极的影响，也可能有消极的后果，两者的可能性似乎在很大程度上取决于手术适应证（Roovers et al, 2003；Greer et al, 2010）。正在经历与其泌尿妇科疾病相关的性问题的女性更有可能在治疗后报告总体改善，接受骨盆恶性肿瘤手术的女性通常会经历明显的性功能下降（Donovan et al, 2010；Raina et al, 2007），这可能与盆腔器官的手术或放疗、辅助化疗和/或激素治疗的不良反应以及确诊癌症的心理负担有关（Incrocci and Jensen, 2013；Zippe et al, 2004）。

女性性功能障碍

在许多关于女性性行为的出版物中，女性性功能障碍（female sexual dysfunction, FSD）被视为一种诊断。首字母缩写 FSD 更准确地定义为一个综合术语，指一个或多个损害女性性享受能力的特定痛苦情况。

对女性来说，最好的性困扰预测指标是与伴侣的情感关系的质量（Bancroft et al, 2003）。对一些女性来说，身体问题占一部分原因，而且可能是主要的关注点，但总的来说，关系问题似乎是大多数女性总体性生活满意度的主要决定因素。这种关系强调了性反应的生理中断，与性有关的痛苦可能经常在女性中相互独立地发生（Shifren et al, 2008）。为了解决这一问题，Raina 等（2007）提出了一个三方分类系统：

1. 性抱怨　对性功能不满意的表现，通常与性伴侣或性经历的个人问题有关。

2. 性功能障碍　性反应的一个或多个阶段中断，通常与身体问题有关。一些女性可能能够在性满意度受到最小干扰的情况下适应这些情况，因此可能不需要广泛的生物医学干预。

3. 性紊乱　性功能障碍和相关的个人痛苦的组合。这些情况值得密切评估和干预。

关于 FSD 的概念引发了一些激烈的辩论，这是对男性性功能的讨论从未有过的。批评人士认为，FSD 的概念深深植根于以男性为中心的性行为概念（Basson, 2002），或者心理社会因素与女性的性满意度的相关性比生物因素更大，生物学探究并不重要（Tiefer, 2002, 2007），甚至 FSD 的概念只是医疗行业为了经济利益的一种尝试（Tiefer, 2002；Moynihan, 2004）。尽管所有这些论点都必须认真对待，但事实仍然是，性在很大程度上是一种身体（和情感）现象，医疗保健提供者最有资格解决女性的性躯体方面的问题。在理想的情况下，性健康咨询是根据患者的独特需求量身定做的，并将根据需要采取生物医学、心理健康和人际关系咨询（Basson et al, 2010）。从根本上说，即使在没有其他干预措施的情况下，与专业人士以开放和不加评判的方式讨论性的机会也可能大大减轻许多女性与性有关的痛苦（Goldstein and Alexander, 2005）。

分类

使用最广泛的 FSD 分类系统是《精神疾病诊断与统计手册》（DSM），目前是其第五版（DSM-V），于 2013 年 5 月出版（APA, 2013）。目前，DSM 包括女性性欲/性唤起障碍（DSM 先前诊断的性欲减退障碍和女性性唤起障碍的综合）、女性性高潮障碍和生殖器盆腔疼痛/插入障碍（DSM 先前诊断的性交困难和阴道痉挛的综合）（APA, 2013）。DSM-V 规定满足诊断的条件是，这种 FSD 的情况必须导致个人痛苦，至少在 75% 的性接触中存在，并且至少持续 6 个月。这些诊断进一步分为轻度、中度与重度，先天与后天，环境性的与普遍性的（APA, 2013）。

关于新的 DSM-V 分类方案，缺乏经验数据或研究数据，因此，国际妇女性健康研究协会和国际性医学咨询协会倡导了关于性问题的定义，这些定义与现有数据中的定义更加一致（Parish et al, 2016）。重要的是，该分类方案不包括性疼痛障碍，这被包括在 2015 年对持续性外阴疼痛和外阴痛的共识分类中（Bornstein et al, 2016）。这些定义将用于本章的其余部分。各种分类系统如表 40-2 所示。

表 40-2　女性性功能障碍的分类

	诊断和统计手册，第 4 版文本修订	诊断和统计手册，第 5 版	国际妇女性健康研究学会 / 国际性医学咨询会
性欲障碍	性欲减退症：持续或反复缺乏性幻想和对性活动的渴望。缺乏症的判断是由临床医生做出的，需考虑到影响性功能的因素，如年龄和个人的生活背景 性厌恶障碍：对性伴侣的所有（或几乎所有）生殖器性接触持续或反复极度厌恶和回避	女性性兴趣 / 性唤起障碍：表现出以下三个或更多症状。包括对性活动缺乏兴趣；或决定减少此类活动；没有幻想，甚至没有性或情色的想法。同样，女性也不愿意与她的伴侣发生性接触；并且在性行为中没有表现出快感	性欲减退症：缺乏性活动的动机，表现为（1）减少或缺乏自发欲望（性想法或幻想）或（2）对情色刺激的反应性欲望减弱或缺失；刺激无反应或无法通过性活动维持欲望或兴趣，或失去发起或参与性活动的欲望，包括行为反应，例如避免可能导致性活动的情况
性唤起障碍	女性性唤起障碍：性兴奋的润滑 - 肿胀反应持续或目前无法达到，或维持到性活动结束 持续性生殖唤醒障碍并没有明确的定义	持续性生殖唤醒障碍并没有明确的定义	女性生殖唤醒障碍：无法发展或维持适当的生殖器反应，包括外阴阴道润滑、生殖器充血和与性活动相关的生殖器敏感性 持续性生殖唤醒障碍：持续的或反复的、不想要的或侵入性的、令人痛苦的生殖器唤醒或处于性高潮边缘的感觉（生殖器感觉迟钝），与伴随的性兴趣、想法或幻想无关
性高潮障碍	女性性高潮障碍：在正常的性兴奋期之后，性高潮持续或反复地减弱或消失	女性性高潮障碍：性高潮的显著变化，例如延迟、强度降低或停止	女性性高潮障碍：与性活动有关的性高潮频率、强度、时间和 / 或快感的持续或反复的、令人痛苦的受损 * 快感分离性高潮障碍：性高潮伴随着愉悦感减少或缺失而发生 * 女性性高潮疾病综合征：发生在性高潮前、中、后的外周和 / 或中枢不良症状，本质上与性高潮质量的降低无关
性交疼痛障碍	性交困难：与性交相关的复发性或持续性生殖器疼痛 阴道痉挛：影响性交的阴道外 1/3 肌肉组织反复或持续不自主痉挛	生殖器盆腔疼痛 / 插入障碍：每当试图插入时，阴道周围的盆底肌肉会收缩或收紧的一种情况	性交疼痛障碍不属于 ISSWSH/ICSM 性障碍。国际外阴阴道疾病研究学会、国际盆腔疼痛学会和国际妇女性健康研究学会将外阴疼痛定义为"由特定疾病引起的外阴疼痛"或"外阴痛"（当无法确定明确的可识别原因时） 性交困难是性活动中与上述任何一种相关的疼痛

▶性欲减退症

性欲减退症（hypoactive sexual desire disorder，HSDD）被定义为缺乏性行为动机，表现为自发性欲望减弱或缺失，或对性爱提示和刺激的反应欲望减弱或缺失，或丧失发起或参与性活动的欲望，包括行为反应，如回避可能导致性行为活动的情况等（Parish et al, 2016）。值得注意的是，性欲或性唤起本身可以是一个目的，即使在没有性行为的情况下也可以被积极地感知（Wallen and Lloyd, 2011）。因此，关注性欲问题可能会带来好处，即使是在没有报告性事件相关变化的女性中也是如此。

HSDD 的患病率在 10% 左右（Shifren et al, 2008）。常见的相关因素包括与性伴侣的问题、血清性类固醇（雌激素和睾酮）下降、生活应激源及抗抑郁药物，包括选择性 5- 羟色胺再摄取抑制剂（SSRI）等（Brotto et al, 2011；Clayton et al, 2012）。一些使用激素避孕药的女性报告称，性欲下降令她们烦恼，这可能与睾酮的分泌减少

40

和性激素结合球蛋白（SHBG）的分泌增加有关（Burrows et al，2012）。

HSDD 的管理在很大程度上是由所关注的问题和相关问题的性质驱动的。在服用抗抑郁药物的女性中，停药、减少剂量和 / 或选择替代药物可能在缓解这些症状方面发挥重要作用（Burrows et al，2012；Clayton and Montejo，2006），这样的干预措施只能由对调整抗抑郁药物方案感到满意的医疗提供者进行决定。据报道，安非他酮或丁螺环酮的辅助治疗可以缓解 SSRI 相关的性欲下降（Taylor et al，2013；Landen et al，1999）。

雌激素在治疗孤立性 HSDD 方面尚未显示出令人信服的疗效（Wierman et al，2010），然而，使用以雌激素为基础的激素替代的绝经后女性更有可能变得性生活活跃（Gass et al，2011）。雌激素替代疗法一直与性欲的改善有关（Gast et al，2009），这种作用可能是通过直接作用于性欲或间接通过改善生殖器的萎缩和反应性来实现的。一些专家还主张使用雄激素治疗雌激素水平正常的持续性 HSDD 女性（Shifren et al，2008）。雄激素目前没有被批准用于女性的任何适应证，因为雄激素的定量检测和使用剂量对女性患者来说可能是一个挑战。许多女性对激素替代疗法的长期安全性感到担忧，她们的担忧主要是基于女性健康倡议上的初步结果，而最新的研究结果表明该疗法远远比最初提出时更安全（Rossouw et al，2013）。有关雄激素替代治疗的数据主要来源于经皮睾酮补充的作用效果。雄激素替代疗法已被证明对性欲和性活跃度有有益的影响（Davis SR et al，2016），使用的主要限制是缺乏 FDA 批准的配方，以及对长期安全性的担忧。然而，数据表明，生理剂量的睾酮不会增加心脏病或宫颈癌的风险，关于补充睾酮的女性患乳腺癌的风险的数据也非常有限（Davis SR et al，2015）。

氟班色林是一种 5-HT$_{1A}$ 受体激动剂（Gelez et al，2013），本来是作为一种抗抑郁药进行研究，但并没有对抑郁症提供有统计学意义的改善。然而，在这些研究中，使用该化合物的女性在性功能方面有明显的改善。随后对氟班色林的验证研究表明，在治疗使绝经前和绝经后女性痛苦的 HSDD 方面，该药物显著优于安慰剂（Katz et al，2013；Simon et al，2014；Thorp et al，2012）。美国 FDA 规定，试验的主要终点是每月"令人满意的性行为（SSE）"。与安慰剂相比，氟班色林与 SSE 的轻微增加有关。然而，需要注意的是这种药物的适应证不是没有 SSE，而是 HSDD，即在增强性欲和自我感觉方面，氟班色林比安慰剂表现得更好。

在 2010 年和 2013 年被 FDA 拒绝后，氟班色林终于在 2015 年获准使用，目前可以通过处方获得。饮酒后 2 小时内不建议服用氟班色林，早期服用氟班色林时禁止饮酒是基于一些研究发现年轻人服用该药后在 10 分钟内喝了两杯酒精饮料（FDA，2015）。氟班色林和酒精对血压的影响实际上很轻微（Stevens，2017）。

积极改变生活方式（如减肥、锻炼）与男性性功能的改善有关（Esposito et al，2010a），但对女性产生类似影响的证据并不有力。然而，意大利的一项研究表明，在糖尿病女性中，低加工食品和低饱和脂肪饮食与较低的性唤起障碍患病率有关（Esposito et al，2010b）。积极改变生活方式也可能通过改善身体形象和运动耐量产生有利的性的影响。即便没有潜在的对性的益处，也应该鼓励所有患者进行健康水平内的运动和合理的饮食，这种干预通常有益健康。

▶ 女性性唤起障碍

女性性唤起障碍（female genital arousal disorder，FGAD）指无法引起和 / 或维持足够的生殖器反应，包括外阴阴道润滑、生殖器充血和 / 或与性活动相关的生殖器快感（Parish et al，2016）。应该注意的是，FGAD 的诊断只适用于女性正在接受足够和适当的性刺激的情况下，关注重点是强度和持续时间。因性刺激不足而没有被唤起的女性不一定符合 FGAD 诊断（Parish et al，2016），除非与之前相比有明显的降低。

FGAD 的患病率约为 5%（Shifren et al，2008），和女性许多其他性问题一样，心理关系问题已被证明与性唤起中断密切相关（Basson et al，2010）。激素缺乏，特别是可能与更年期（手术或自然）有关的雌激素下降，也与生殖器萎缩和基线生殖器湿度下降有关,这些可能导致性唤醒较差(Bachmann et al,1999)。动物模型和人类流行病学研究表明,血管或神经疾病可能导致 FGAD(Giraldi and Kristensen,2010;Traish et al,2010)。有趣的是,有数据表明,假如有足够的性刺激(Brotto and Gorzalka,2002),绝经后女性的性唤起反应可能基本完好。这表明,对于一些绝经后的女性来说,更长时间的性刺激可能会缓解一些性唤起反应不佳的问题。FGAD 的其他危险因素包括骨盆手术、尼古丁和代谢性疾病,如糖尿病(Raina et al,2007;Giraldi and Kristensen,2010;Harte and Meston,2008)。

在 FGAD 的管理中,注意潜在的心理状况非常重要。激素因素,最常见的是低雌激素或低雄激素血症,也经常与 FGAD 有关,适当的激素补充可能有助于缓解这些问题(Bachmann and Oza,2006)。具体疗法包括雌激素(全身或阴道局部)、选择性雌激素受体调节剂(SERM)和合成激素替勃龙(Gast et al,2009)。有些女性可以考虑补充雄激素疗法,但这种疗法在美国境内目前还未被批准,只有在患者和对女性雄激素补充非常了解的医疗保健提供者之间进行了详细的关于风险和效益的交流后,才应该考虑。

生殖器保湿剂(通常用来增加水分)和润滑剂(在性交时使用)可能会有助于解决一些女性生殖器受损的问题(Herbenick et al,2011)。关于润滑剂的详细分析不属于了本章节的范围,但有多种选择。使用性增强设备(振动器、性玩具、感觉游戏设备)可能会增强许多女性的性唤醒反应。这类设备的使用与 FSFI 分数的提高有关(Heerbenick et al,2010)。虽然大多数此类物品如果使用得当是安全的,但许多物品在市场上被标榜为"新奇物品",因此可能不会按照最佳安全标准生产(Aaronson and Shindel,2010)。患者应谨慎使用,避免因不当使用品质低劣的设备而受伤或遗失在体腔内。

目前还没有 FDA 批准的治疗 FGAD 的药物疗法。最初,人们对磷酸二酯酶-5 抑制剂(phosphodiesterase-5 inhibitors,PDE5I)治疗这一适应证产生了浓厚的兴趣。这类药物在男性性唤起障碍[如勃起功能障碍(ED)]中取得了很好的效果,但类似的研究在女性 FSD 患者中却产生了阴性结果(Basson et al,2012)。然而,在有明确的性唤醒障碍病因(如脊髓损伤、多发性硬化症、糖尿病)的女性中,PDE5I 有一定的疗效(Caruso et al,2006;Dasgupta et al,2004;Sipski et al,2000)。可选择的药物治疗方法包括外用前列腺素(用于阴蒂或阴唇),这些干预措施似乎帮助了一些患有性唤起障碍的女性,但也有一些潜在的不良反应,如生殖器刺激(Liao et al,2008)。

▶持续性性唤起障碍

持续性性唤起障碍是一种原因不明且罕见的疾病,特点是持续或反复的、非意愿的、痛苦的性唤起或与伴随的性兴趣、想法或幻想无关的处于性高潮边缘的感觉。PGAD 通常是难治性的,或者性高潮仅部分地被唤起。这些绝望的感觉带来的心理压力可能相当严重,甚至一些女性因此想过自杀(Parish et al,2016)。

由于对这种情况了解不多,通常与 PGAD 相关的情况很难描述。据说,PGAD 与动静脉畸形、癫痫、不宁腿综合征、膀胱过度活动(overactive bladder,OAB)、激素治疗的变化、阴部神经受压和某些抗抑郁药物有关。然而,许多病例仅仅是特发性的(Garvey et al,2009;Leiblum et al,2007;Waldinger and Schweitzer,2009)。

由一名具有丰富的 PGAD 管理经验的医疗保健提供者对 PGAD 患者进行详细的病史询问和体格检查是必要的。如果确定了诱发因素(如药物),应考虑及时中止这些诱因。经验性研究报告了使用三环类或 SSRI 类抗抑郁药以及抗癫痫药物如卡马西平、小剂量唑吡坦和苯二氮 44EC 类药物的疗效有限。可以采用各种干预方式,但在大多数情况下,只能在专家的指导下进行这些干预(Jackowich et al,2016)。

▶女性性高潮障碍

女性性高潮障碍(female orgasm disorder,FOD)被定义为性高潮频率、强度、时间和/或快感持续或反复降低(Parish et al,2016)。值得注意的是,FOD 的诊断仅限于女性正在接受符合其个人喜好的数量和质量合适的性刺激的情况,因为缺乏偏好的性刺激而没有达到性高潮的女性不符合标准。同样要特别注意的是,许多性满足的女性并不是仅仅通过阴道插入来达到性高潮。有一种广为流传的文化信仰,在很大程度上源于西格蒙德·弗洛伊德(Sigmund Freud)100 年前的理论(Freud, 1905),即只有由于插入而经历的性高潮才是健康的。然而,鉴于没有通过阴道插入达到性高潮的女性比例很高,而且这些女性没有任何明显的异常,这一古老的观点没有经验支持。

据估计,FOD 的患病率约为 5%(Shifren et al, 2008),性高潮障碍可能部分源于其他性功能障碍、关系冲突或沟通不良,以及其他与达到性高潮困难有关的心理社会问题(Dennerstein et al, 1999; Laumann et al, 1999)。SSRI 类抗抑郁药与 FOD 密切相关(Rosen et al, 1999)。FOD 与年龄、更年期状态、种族或民族之间没有明确的联系(Graham, 2010)。

FOD 的管理核心是解决可逆病因(如 SSRI 药物),并加强伴侣之间关于可能引发性高潮的性行为的沟通,这些活动可以并入性接触中(Shindel and Goldstein, 2016)。经指导的手淫和自我探索可能有助于辨识特定女性所特有的性高潮的触发因素(Heiman and Meston, 1997)。对并存的或突发的性功能障碍的治疗也可能有助于解决 FOD 问题(Shindel and Goldstein, 2016)。

▶性疼痛障碍

与性行为有关的疼痛是一个常见的问题,它可能是一个易感的、急迫的或并存的性问题,也可能是一个独立的问题。这一系列疾病最常用的术语是性交困难,它被定义为在性行为之前、期间或之后发生的生殖器疼痛(Parish et al, 2016)。性交困难可分为浅表性(处女膜和阴道),阴道性(子宫颈口)或深部性(超过宫颈)。性交困难不同于与缺乏阴道润滑有关的疼痛,也不同于阴道附近的盆底肌肉痉挛,导致阴道无法插入———种通常被称为阴道痉挛的情况。虽然这个术语不再被人们所喜欢,但它仍然被普遍使用(Bornstein et al, 2016)。

受到产生该类疾病的人群和出现该问题的阶段的影响,性交困难的患病率差异很大,但已有报道的范围为 7%~32%(Laumann et al, 2005; Hayes et al, 2008)。与性行为有关的疼痛似乎在年龄最极端的女性(年轻或年长)中最为常见(Bancroft and Graham, 2011; Farage and Maibach, 2006; Landry and Bergeron, 2009)。这种疼痛的病因可能有所不同,老年女性的外阴阴道萎缩可能是疼痛的原因,而不充分的性刺激和 / 或精神关系问题可能与年轻女性更相关。特定的医疗条件也与性疼痛有关。浅表性性交困难与外阴前庭神经增生性疾病、外阴皮肤病或解剖变异有关(如持续性处女膜、可能在性交过程中被拖拽的隆起阴唇)(Zolnoun et al, 2006; Bowen et al, 2008; Burrows et al, 2008)。深部性性交困难与子宫内膜异位症、子宫肌瘤和 / 或卵巢囊肿有关(Vercellini et al, 2012)。

疼痛是一种神经认知现象,因此,认知和情感因素之间的相关性不容忽视。情绪和焦虑在有疼痛症状的个体中相当常见,这可能会导致灾难性的想法("这种疼痛将是无法忍受的")和 / 或丧失自我能动性("我无法做到性交而不受伤害")(Desrochers et al, 2010)。来自保守文化的女性可能会在性活动中遇到困难(Yasan and Akdeniz, 2009),因此更容易发生性疼痛。性疼痛问题在女性性暴力受害者中也很常见(Nusbaum et al, 2005)。

重视心理因素是性疼痛综合征管理的重要组成部分,然而,必须注意仔细评估和治疗任何可能导致疼痛的身体问题(Rosenbaum and Owens, 2008; Bergeron et al, 2001)。对外生殖器和内生殖器进行彻底和细致的检查至关重要,包括评估妇科和泌尿器官以及肌肉骨骼张力(Goldstein and Burrows, 2008)。如果不能同时解决性疼痛的生理和精神因素,将导致不太理想的结果。

性疼痛障碍的治疗应以解决身体问题(如外阴阴道萎缩、盆底肌张力增高、外阴皮肤病)为中心,采用适当的药物或物理治疗(Rosenbaum and Owens, 2008; North American Menopause Society, 2007; Salim and Wojnarowaksa, 2005)。具体的例子包括治疗外阴阴道萎缩的雌激素,治疗皮肤病的外用药物,以及使用或不使用阴道扩张器的盆底物理疗法,以解决骨盆肌肉张力问题。某些特殊病例可能需要手术治疗(Bergeron et al,2001)。各种形式的经验性疼痛药物治疗已有报道,关于这方面的证据一般很少,但有针对性的治疗在某些情况下可能是有益的(Bergeron et al,2001)。有证据支持使用肌肉松弛药(Bertolasi et al,2009)或阴道内使用苯二氮 44EC 类药物(Rogalski et al,2010),但这些药物应仅在明确适应证的情况下使用。

奥培米芬是一种在骨和阴道上皮中具有雌激素活性的选择性雌激素受体调节剂。奥培米芬的作用似乎与阴道外用雌激素相似,理论上对骨和阴道上皮具有选择性(Rutanen et al,2003),已被 FDA 批准用于绝经后女性性交困难这一特定适应证(Portman et al,2013)。最近,一种脱氢表雄酮(DHEA)阴道栓已被 FDA 批准用于治疗外阴阴道萎缩所致的性交困难(Labrie et al,2016)。

总结

性行为是女性及其伴侣整体生活质量的重要组成部分。医生可以通过引出性健康史并提供关于性问题的教育和治疗,在最优化女性性健康方面发挥重要作用。适当的转诊和咨询仍然十分关键。随着对 FSD 的更多治疗选择的出现,预计将有更多的医生在管理女性的性问题方面发挥积极作用。

(刘莉 翻译　刘晓强 审校)

参考文献

Aaronson DS, Shindel AW: Advocating for safer use of sexual enhancement products. J Sex Med 2010;7(6):2285–2287.

Althof SE: What's new in sex therapy (CME). J Sex Med 2010;7(1 Pt 1): 5–13; quiz 14–15.

Altman D, Elmer C, Kiilholma P, et al: Sexual dysfunction after trocar-guided transvaginal mesh repair of pelvic organ prolapse. Obstet Gynecol 2009;113(1):127–133.

Anderson D, Sievert LL, Melby MK, Obermeyer CM: Methods used in cross-cultural comparisons of sexual symptoms and their determinants. Maturitas 2011;70(2):135–140.

Antosh DD, Gutman RE: Diagnosis and management of female urethral diverticulum. Female Pelvic Med Reconstr Surg 2011; 17(6):264–271.

APA: Diagnostic and Statistical Manual of Mental Disorders. Vth ed. American Psychiatric Association, 2013.

Atis G, Dalkilinc A, Altuntas Y, Atis A, Caskurlu T, Ergenekon E: Sexual dysfunction in women with clinical hypothyroidism and subclinical hypothyroidism. J Sex Med 2010;7(7):2583–2590.

Bachmann G, Oza D: Female androgen insufficiency. Obstet Gynecol Clin North Am 2006;33(4):589–598.

Bachmann GA, Ebert GA, Burd ID: Vulvovaginal complaints. In: Lobo RA (ed): Treatment of the Postemonpausal Woman: Basic and Clinical Aspects. Lippincott Williams & Wilkins, Philadelphia, 1999, pp. 195–201.

Bancroft J, Graham CA: The varied nature of women's sexuality: Unresolved issues and a theoretical approach. Horm Behav 2011;59(5):717–729.

Bancroft J, Loftus J, Long JS: Distress about sex: A national survey of women in heterosexual relationships. Arch Sex Behav 2003; 32(3):193–208.

Basson R, McInnes R, Smith MD, Hodgson G, Koppiker N: Efficacy and safety of sildenafil citrate in women with sexual dysfunction associated with female sexual arousal disorder. J Womens Health Gend Based Med 2002;11(4):367–377.

Basson R, Wierman ME, van Lankveld J, Brotto L: Summary of the recommendations on sexual dysfunctions in women. J Sex Med 2010;7(1 Pt 2):314–326.

Basson R: A model of women's sexual arousal. J Sex Marital Ther 2002;28(1):1–10.

Basson R: Rethinking low sexual desire in women. Br J Obstet Gynaecol 2002;109(4):357–363.

Bekker M, Beck J, Putter H, et al: The place of female sexual dysfunction in the urological practice: Results of a Dutch survey. J Sex Med 2009;6(11):2979–2987.

Bergeron S, Binik YM, Khalife S, et al: A randomized comparison of group cognitive-behavioral therapy, surface electromyographic biofeedback, and vestibulectomy in the treatment of dyspareunia resulting from vulvar vestibulitis. Pain 2001;91(3):297–306.

Bertolasi L, Frasson E, Cappelletti JY, Vicentini S, Bordignon M, Graziottin A: Botulinum neurotoxin type A injections for vaginismus secondary to vulvar vestibulitis syndrome. Obstet Gynecol 2009;114(5):1008–1016.

Bornstein J, Goldstein AT, Stockdale CK, et al: 2015 ISSVD, ISSWSH, and IPPS consensus terminology and classification of persistent vulvar pain and vulvodynia. J Sex Med 2016;13(4):607–612.

Bowen AR, Vester A, Marsden L, Florell SR, Sharp H, Summers P: The role of vulvar skin biopsy in the evaluation of chronic vulvar pain. Am J Obstet Gynecol 2008;199(5):467 e461–e466.

Brotto LA, Gorzalka BB: Genital and subjective sexual arousal in postmenopausal women: Influence of laboratory-induced hyperventilation. J Sex Marital Ther 2002;28(Suppl 1):39–53.

Brotto LA, Petkau AJ, Labrie F, Basson R: Predictors of sexual desire disorders in women. J Sex Med 2011;8(3):742–753.

Burger HG, Hale GE, Dennerstein L, Robertson DM: Cycle and hormone changes during perimenopause: The key role of ovarian function. Menopause 2008;15(4 Pt 1):603–612.

Burri A, Rahman Q, Santtila P, Jern P, Spector T, Sandnabba K: The relationship between same-sex sexual experience, sexual distress, and female sexual dysfunction. J Sex Med 2012;9(1):198–206.

Burrows LJ, Basha M, Goldstein AT: The effects of hormonal contraceptives on female sexuality: A review. J Sex Med 2012;9(9): 2213–2223.

Burrows LJ, Shaw HA, Goldstein AT: The vulvar dermatoses. J Sex Med 2008;5(2):276–283.

Caruso S, Rugolo S, Agnello C, Intelisano G, Di Mari L, Cianci A: Sildenafil improves sexual functioning in premenopausal women with type 1 diabetes who are affected by sexual arousal disorder: A double-blind, crossover, placebo-controlled pilot study. Fertil Steril 2006;85(5):1496–1501.

Chen J, Sweet G, Shindel A: Urinary disorders and female sexual function. Curr Urol Rep 2013;14(4):298–308.

Chivers ML, Seto MC, Lalumiere ML, Laan E, Grimbos T: Agreement of self-reported and genital measures of sexual arousal in men and women: A meta-analysis. Arch Sex Behav 2010;39(1):5–56.

Clayton AH, DeRogatis LR, Rosen RC, Pyke R: Intended or unintended consequences? The likely implications of raising the bar for sexual dysfunction diagnosis in the proposed DSM-V revisions: 1. For women with incomplete loss of desire or sexual receptivity. J Sex Med 2012;9(8):2027–2039.

Clayton AH, Montejo AL: Major depressive disorder, antidepressants, and sexual dysfunction. J Clin Psychiatry 2006;67(Suppl 6):33–37.

Clegg M, Towner A, Wylie K: Should questionnaires of female sexual dysfunction be used in routine clinical practice? Maturitas 2012;72(2):160–164.

Dasgupta R, Wiseman OJ, Kanabar G, Fowler CJ, Mikol D: Efficacy of sildenafil in the treatment of female sexual dysfunction due to multiple sclerosis. J Urol 2004;171(3):1189–1193; discussion 1193.

Davis SR, Worsley R, Miller KK, Parish SJ, Santoro N. Androgens and Female Sexual Function and Dysfunction-Findings From the Fourth International Consultation of Sexual Medicine. J Sex Med. 2016;13(2):168–178.

Davis SR, Wahlin-Jacobsen S. Testosterone in women-the clinical significance. Lancet Diabetes Endocrinol. 2015;3(12):980–992.

Davison SL, Bell RJ, LaChina M, Holden SL, Davis SR: The relationship between self-reported sexual satisfaction and general well-being in women. J Sex Med 2009;6(10):2690–2697.

Dennerstein L, Lehert P, Burger H, Dudley E: Factors affecting sexual functioning of women in the mid-life years. Climacteric 1999;2(4):254–262.

Desrochers G, Bergeron S, Khalife S, Dupuis MJ, Jodoin M: Provoked vestibulodynia: Psychological predictors of topical and cognitive-behavioral treatment outcome. Behav Res Ther 2010;48(2):106–115.

Diamant AL, Schuster MA, McGuigan K, Lever J: Lesbians' sexual history with men: Implications for taking a sexual history. Arch Intern Med 1999;159(22):2730–2736.

Donovan KA, Thompson LM, Hoffe SE: Sexual function in colorectal cancer survivors. Cancer Control 2010;17(1):44–51.

Elsamra S, Nazmy M, Shin D, Fisch H, Sawczuk I, Fromer D: Female sexual dysfunction in urological patients: Findings from a major metropolitan area in the USA. BJU Int 2010;106(4):524–526.

Esposito K, Giugliano F, Maiorino MI, Giugliano D: Dietary factors, Mediterranean diet and erectile dysfunction. J Sex Med 2010a; 7(7):2338–2345.

Esposito K, Maiorino MI, Bellastella G, Giugliano F, Romano M, Giugliano D: Determinants of female sexual dysfunction in type 2 diabetes. Int J Impot Res 2010b;22(3):179–184.

Farage M, Maibach H: Lifetime changes in the vulva and vagina. Arch Gynecol Obstet 2006;273(4):195–202.

FDA: Administration USFaD. ADDYI (flibanserin) tablets label. 2015.

Freud S. Drei Abhandlungen zur Sexualtheorie. Frankfurt am Main: Fischer; 1905.

Garvey LJ, West C, Latch N, Leiblum S, Goldmeier D: Report of spontaneous and persistent genital arousal in women attending a sexual health clinic. Int J STD AIDS 2009;20(8):519–521.

Gass ML, Cochrane BB, Larson JC, et al: Patterns and predictors of sexual activity among women in the Hormone Therapy trials of the Women's Health Initiative. Menopause 2011;18(11):1160–1171.

Gast MJ, Freedman MA, Vieweg AJ, et al: A randomized study of low-dose conjugated estrogens on sexual function and quality of life in postmenopausal women. Menopause 2009;16(2):247–256.

Gelez H, Clement P, Compagnie S, et al: Brain neuronal activation induced by flibanserin treatment in female rats. Psychopharmacology (Berlin) 2013;230(4):639–652.

Giles KR, McCabe MP: Conceptualizing women's sexual function: Linear vs. circular models of sexual response. J Sex Med 2009; 6(10):2761–2771.

Giraldi A, Kristensen E: Sexual dysfunction in women with diabetes mellitus. J Sex Res 2010;47(2):199–211.

Goldberg DC, Whipple B, Fishkin RE, Waxman H, Fink PJ, Weisberg M: The Grafenberg spot and female ejaculation: A review of initial hypotheses. J Sex Marital Ther 1983;9(1):27–37.

Goldstein AT, Burrows L: Vulvodynia. J Sex Med 2008;5(1):5–14; quiz 15.

Goldstein I, Alexander JL: Practical aspects in the management of vaginal atrophy and sexual dysfunction in perimenopausal and postmenopausal women. J Sex Med 2005;2(Suppl 3):154–165.

Graham CA: The DSM diagnostic criteria for female orgasmic disorder. Arch Sex Behav 2010;39(2):256–270.

Greenspan S: A sex police for adults with "mental retardation"? Comment on Spiecker and Steutel. J Moral Educ 2002;31(2): 171–179.

Greer WJ, Richter HE, Wheeler TL, et al: Long-term outcomes of the Total or Supracervical Hysterectomy (TOSH) trial. Female Pelvic Med Reconstr Surg 2010;16(1):49–57.

Harte CB, Meston CM: Acute effects of nicotine on physiological and subjective sexual arousal in nonsmoking men: A randomized, double-blind, placebo-controlled trial. J Sex Med 2008;5(1):110–121.

Hatzichristou D, Kirana PS, Banner L, et al: Diagnosing sexual dysfunction in men and women: Sexual history taking and the role of symptom scales and questionnaires. J Sex Med 2016;13(8):1166–1182.

Hayes RD, Dennerstein L, Bennett CM, Fairley CK: What is the "true" prevalence of female sexual dysfunctions and does the way we assess these conditions have an impact? J Sex Med 2008;5(4):777–787.

Heiman JR, Meston CM: Evaluating sexual dysfunction in women. Clin Obstet Gynecol 1997;40(3):616–629.

Herbenick D, Reece M, Hensel D, Sanders S, Jozkowski K, Fortenberry JD: Association of lubricant use with women's sexual pleasure, sexual satisfaction, and genital symptoms: A prospective daily diary study. J Sex Med 2011;8(1):202–212.

Herbenick D, Reece M, Sanders SA, Dodge B, Ghassemi A, Fortenberry JD: Women's vibrator use in sexual partnerships: Results from a nationally representative survey in the United States. J Sex Marital Ther 2010;36(1):49–65.

Herbenick D, Schick V, Reece M, Sanders S, Dodge B, Fortenberry JD: The Female Genital Self-Image Scale (FGSIS): Results from a nationally representative probability sample of women in the United States. J Sex Med 2011;8(1):158–166.

Hodgins MB, Spike RC, Mackie RM, MacLean AB: An immunohisto-chemical study of androgen, oestrogen and progesterone receptors in the vulva and vagina. Br J Obstet Gynaecol 1998;105(2):216–222.

Incrocci L, Jensen PT: Pelvic radiotherapy and sexual function in men and women. J Sex Med 2013;10 (Suppl 1):53–64.

Jackowich RA, Pink L, Gordon A, Pukall CF: Persistent genital arousal disorder: A review of its conceptualizations, potential origins, impact, and treatment. Sex Med Rev 2016;4(4):329–342.

Kaplan H: The New Sex Therapy. Brunner/Mazel, New York, 1977.

Katz M, DeRogatis LR, Ackerman R, et al: Efficacy of flibanserin in women with hypoactive sexual desire disorder: Results from the BEGONIA trial. J Sex Med 2013;10(7):1807–1815.

Kennedy C: Functioning and disability associated with mental disorders: The evolution since ICIDH. Disabil Rehabil 2003; 25(11–12):611–619.

Kingsberg S, Althof SE: Evaluation and treatment of female sexual disorders. Int Urogynecol J Pelvic Floor Dysfunct 2009;20(Suppl 1): S33–S43.

Labrie F, Archer DF, Koltun W, et al: Efficacy of intravaginal dehy-droepiandrosterone (DHEA) on moderate to severe dyspareunia and vaginal dryness, symptoms of vulvovaginal atrophy, and of the genitourinary syndrome of menopause. Menopause 2016;23(3):243–256.

Landen M, Eriksson E, Agren H, Fahlen T: Effect of buspirone on sexual dysfunction in depressed patients treated with selective serotonin reuptake inhibitors. J Clin Psychopharmacol 1999; 19(3):268–271.

Landry T, Bergeron S: How young does vulvo-vaginal pain begin? Prevalence and characteristics of dyspareunia in adolescents. J Sex Med 2009;6(4):927–935.

Laumann EO, Nicolosi A, Glasser DB, et al: Sexual problems among women and men aged 40-80 y: Prevalence and correlates identified in the Global Study of Sexual Attitudes and Behaviors. Int J Impot Res 2005;17(1):39–57.

Laumann EO, Paik A, Rosen RC: Sexual dysfunction in the United States: Prevalence and predictors. JAMA 1999;281(6):537–544.

40

Leeman LM, Rogers RG: Sex after childbirth: Postpartum sexual function. Obstet Gynecol 2012;119(3):647–655.

Leiblum S, Seehuus M, Brown C: Persistent genital arousal: Disordered or normative aspect of female sexual response? J Sex Med 2007; 4(3):680–687; discussion 687–689.

Liao Q, Zhang M, Geng L, et al: Efficacy and safety of alprostadil cream for the treatment of female sexual arousal disorder: A double-blind, placebo-controlled study in Chinese population. J Sex Med 2008;5(8):1923–1931.

Lloyd J, Crouch NS, Minto CL, Liao LM, Creighton SM: Female genital appearance: "Normality" unfolds. Br J Obstet Gynaecol 2005;112(5):643–646.

Makadon HJ: Ending LGBT invisibility in health care: The first step in ensuring equitable care. Cleve Clin J Med 2011;78(4):220–224.

Martin-Alguacil N, Schober J, Kow LM, Pfaff D: Arousing properties of the vulvar epithelium. J Urol 2006;176(2):456–462.

Masters WH, Johnson VE: Human Sexual Response. Springer, New York, 1966.

Mazloomdoost D, Pauls RN: A comprehensive review of the clitoris and its role in female sexual function. Sex Med Rev 2015;3(4):245–263.

McCabe M, Althof SE, Assalian P, et al: Psychological and interpersonal dimensions of sexual function and dysfunction. J Sex Med 2010;7(1 Pt 2):327–336.

Millheiser L: Female sexual function during pregnancy and postpartum. J Sex Med 2012;9(2):635–636.

Moynihan R: Drug maker urges group to lobby FDA on testosterone for women. BMJ 2004;329(7477):1255.

Munarriz R, Kim NN, Goldstein I, Traish AM: Biology of female sexual function. Urol Clin North Am 2002;29(3):685–693.

Musicki B, Liu T, Lagoda GA, Bivalacqua TJ, Strong TD, Burnett AL: Endothelial nitric oxide synthase regulation in female genital tract structures. J Sex Med 2009;6(Suppl 3):247–253.

Nicolosi A, Laumann EO, Glasser DB, Brock G, King R, Gingell C: Sexual activity, sexual disorders and associated help-seeking behavior among mature adults in five Anglophone countries from the Global Survey of Sexual Attitudes and Behaviors (GSSAB). J Sex Marital Ther 2006;32(4):331–342.

North American Menopause Society: The role of local vaginal estrogen for treatment of vaginal atrophy in postmenopausal women: 2007 position statement of The North American Menopause Society. Menopause 2007;14(3 Pt 1):355–369; quiz 370–351.

Nusbaum MM, Braxton L, Strayhorn G: The sexual concerns of African American, Asian American, and white women seeking routine gynecological care. J Am Board Fam Pract 2005;18(3):173–179.

O'Connell HE, Eizenberg N, Rahman M, Cleeve J: The anatomy of the distal vagina: towards unity. J Sex Med 2008;5(8):1883–1891.

Parish SJ, Goldstein AT, Goldstein SW, et al: Toward a more evidence-based nosology and nomenclature for female sexual dysfunctions-Part II. J Sex Med 2016.

Park K, Han HJ, Kim SW, et al: Expression of aquaporin water channels in rat vagina: Potential role in vaginal lubrication. J Sex Med 2008;5(1):77–82.

Pauleta JR, Pereira NM, Graca LM: Sexuality during pregnancy. J Sex Med 2010;7(1 Pt 1):136–142.

Pauls RN, Occhino JA, Dryfhout VL: Effects of pregnancy on female sexual function and body image: A prospective study. J Sex Med 2008;5(8):1915–1922.

Portman DJ, Bachmann GA, Simon JA: Ospemifene Study G. Ospemifene, a novel selective estrogen receptor modulator for treating dyspareunia associated with postmenopausal vulvar and vaginal atrophy. Menopause 2013;20(6):623–630.

Raina R, Pahlajani G, Khan S, Gupta S, Agarwal A, Zippe CD: Female sexual dysfunction: Classification, pathophysiology, and management. Fertil Steril 2007;88(5):1273–1284.

Rogalski MJ, Kellogg-Spadt S, Hoffmann AR, Fariello JY, Whitmore KE: Retrospective chart review of vaginal diazepam suppository use in high-tone pelvic floor dysfunction. Int Urogynecol J 2010;21(7):895–899.

Roovers JP, van der Bom A, van Leeuwen JS, Scholten P, Heintz P, van der Vaart H: Effects of genital prolapse surgery on sexuality. J Psychosom Obstet Gynaecol 2006;27(1):43–48.

Roovers JP, van der Bom JG, van der Vaart CH, Heintz AP: Hysterectomy and sexual wellbeing: Prospective observational study of vaginal hysterectomy, subtotal abdominal hysterectomy, and total abdominal hysterectomy. BMJ 2003;327(7418):774–778.

Rosen RC, Lane RM, Menza M: Effects of SSRIs on sexual function: A critical review. J Clin Psychopharmacol 1999;19(1):67–85.

Rosenbaum TY, Owens A: The role of pelvic floor physical therapy in the treatment of pelvic and genital pain-related sexual dysfunction (CME). J Sex Med 2008;5(3):513–523; quiz 524–515.

Rossouw JE, Manson JE, Kaunitz AM, Anderson GL: Lessons learned from the Women's Health Initiative trials of menopausal hormone therapy. Obstet Gynecol 2013;121(1):172–176.

Rowen TS, Stein S, Tepper M: Sexual health care for people with physical disabilities. J Sex Med 2015;12(3):584–589.

Rutanen EM, Heikkinen J, Halonen K, Komi J, Lammintausta R, Ylikorkala O: Effects of ospemifene, a novel SERM, on hormones, genital tract, climacteric symptoms, and quality of life in postmenopausal women: A double-blind, randomized trial. Menopause 2003;10(5):433–439.

Sadovsky R, Nusbaum M: Sexual health inquiry and support is a primary care priority. J Sex Med 2006;3(1):3–11

Salim A, Wojnarowaksa F: Skin diseases affecting the vulva. Curr Obest Gynecol 2005;15:97–107.

Sand M, Fisher WA: Women's endorsement of models of female sexual response: The nurses' sexuality study. J Sex Med 2007;4(3):708–719.

Sarrel PM: Effects of hormone replacement therapy on sexual psychophysiology and behavior in postmenopause. J Womens Health Gend Based Med 2000;9(Suppl 1):S25–S32.

Schick V, Rosenberger JG, Herbenick D, Reece M: Sexual behaviour and risk reduction strategies among a multinational sample of women who have sex with women. Sex Transm Infect 2012; 88(6):407–412.

Schober JM, Pfaff D: The neurophysiology of sexual arousal. Best Pract Res Clin Endocrinol Metab 2007;21(3):445–461.

Schulte-Herbruggen O, Ahlers CJ, Kronsbein JM, et al: Impaired sexual function in patients with borderline personality disorder is determined by history of sexual abuse. J Sex Med 2009;6(12):3356–3363.

Shifren JL, Davis SR, Moreau M, et al: Testosterone patch for the treatment of hypoactive sexual desire disorder in naturally menopausal women: results from the INTIMATE NM1 Study. Menopause 2006;13(5):770–779.

Shifren JL, Monz BU, Russo PA, Segreti A, Johannes CB: Sexual problems and distress in United States women: Prevalence and correlates. Obstet Gynecol 2008;112(5):970–978.

Shindel AW, Goldstein I: Sexual function and dysfunction in the female. In: Wein A (ed): Campbell-Walsh Urology. 11th ed. Elsevier, 2016, pp. 749–764.

Shindel AW, Rowen TS, Lin TC, Li CS, Robertson PA, Breyer BN: An Internet survey of demographic and health factors associated with risk of sexual dysfunction in women who have sex with women. J Sex Med 2012;9(5):1261–1271.

Simon JA, Kingsberg SA, Shumel B, Hanes V, Garcia M Jr., Sand M: Efficacy and safety of flibanserin in postmenopausal women with hypoactive sexual desire disorder: Results of the SNOWDROP trial. Menopause. 2014;21(6):633-640.

Sipski ML, Rosen RC, Alexander CJ, Hamer RM: Sildenafil effects on sexual and cardiovascular responses in women with spinal cord injury. Urology 2000;55(6):812–815.

Sobecki JN, Curlin FA, Rasinski KA, Lindau ST: What we don't talk about when we don't talk about sex: Results of a national survey of U.S. obstetrician/gynecologists. J Sex Med 2012;9(5):1285–1294.

Spiecker B, Steutel J: Sex between people with "mental retardation": An ethical evaluation. J Moral Educ 2002;31(2):155–169.

Stevens DM, Weems JM, Brown L, Barbour KA, Stahl SM. The phar-

40

macodynamic effects of combined administration of flibanserin and alcohol. J Clin Pharm Ther. 2017;42(5):598–606.

Stott DB: The training needs of general practitioners in the exploration of sexual health matters and providing sexual healthcare to lesbian, gay and bisexual patients. Med Teach 2013;35(9): 752–759.

Suh DD, Yang CC, Cao Y, Garland PA, Maravilla KR: Magnetic resonance imaging anatomy of the female genitalia in premenopausal and postmenopausal women. J Urol 2003;170(1):138–144.

Taylor MJ, Rudkin L, Bullemor-Day P, Lubin J, Chukwujekwu C, Hawton K: Strategies for managing sexual dysfunction induced by antidepressant medication. Cochrane Database Syst Rev 2013(5):CD003382.

Taylor R: A Practical Treatise on Sexual Disorders of the Male and Female. Lea Brothers, New York, 1897.

Thorp J, Simon J, Dattani D, et al: Treatment of hypoactive sexual desire disorder in premenopausal women: Efficacy of flibanserin in the DAISY study. J Sex Med 2012;9(3):793–804.

Tiefer L: Beneath the veneer: The troubled past and future of sexual medicine. J Sex Marital Ther 2007;33(5):473–477.

Tiefer L: Sexual behaviour and its medicalisation. Many (especially economic) forces promote medicalisation. BMJ 2002;325 (7354):45.

Traish AM, Botchevar E, Kim NN: Biochemical factors modulating female genital sexual arousal physiology. J Sex Med 2010;7(9):2925–2946.

Vercellini P, Somigliana E, Buggio L, Barbara G, Frattaruolo MP, Fedele L: "I can't get no satisfaction": Deep dyspareunia and sexual functioning in women with rectovaginal endometriosis. Fertil Steril 2012;98(6):1503–1511, e1501.

Waite LJ, Laumann EO, Das A, Schumm LP: Sexuality: measures of partnerships, practices, attitudes, and problems in the National Social Life, Health, and Aging Study. J Gerontol B Psychol Sci Soc Sci 2009;64(Suppl 1):56–66.

Waldinger MD, Schweitzer DH: Persistent genital arousal disorder in 18 Dutch women: Part II. A syndrome clustered with restless legs and overactive bladder. J Sex Med 2009;6(2):482–497.

Wallen K, Lloyd EA: Female sexual arousal: Genital anatomy and orgasm in intercourse. Horm Behav 2011;59(5):780–792.

Wehbe SA, Kellogg S, Whitmore K: Urogenital complaints and female sexual dysfunction. Part 2. J Sex Med 2010;7(7): 2304–2317; quiz 2318–2309.

WHO: Defining Sexual Health. World Health Organization, Geneva, 2006.

WHO: Global and Regional Estimtes of Violence against Women. World Health Organization, Geneva, 2013.

Wierman ME, Nappi RE, Avis N, et al: Endocrine aspects of women's sexual function. J Sex Med 2010;7(1 Pt 2):561–585.

Witting K, Santtila P, Varjonen M, et al: Female sexual dysfunction, sexual distress, and compatibility with partner. J Sex Med 2008;5(11):2587–2599.

Woodard TL, Diamond MP: Physiologic measures of sexual function in women: A review. Fertil Steril 2009;92(1):19-34.

Xu F, Sternberg MR, Markowitz LE: Women who have sex with women in the United States: prevalence, sexual behavior and prevalence of herpes simplex virus type 2 infection-results from national health and nutrition examination survey 2001-2006. Sex Transm Dis 2010;37(7):407–413

Yang CC, Cold CJ, Yilmaz U, Maravilla KR: Sexually responsive vascular tissue of the vulva. BJU Int 2006;97(4):766–772.

Yasan A, Akdeniz N: Treatment of lifelong vaginismus in traditional Islamic couples: A prospective study. J Sex Med 2009;6(4):1054–1061.

Yucel S, Baskin LS: An anatomical description of the male and female urethral sphincter complex. J Urol 2004;171(5):1890–1897.

Zippe CD, Raina R, Shah AD, et al: Female sexual dysfunction after radical cystectomy: A new outcome measure. Urology 2004;63(6): 1153–1157.

Zolnoun D, Hartmann K, Lamvu G, As-Sanie S, Maixner W, Steege J: A conceptual model for the pathophysiology of vulvar vestibulitis syndrome. Obstet Gynecol Surv 2006;61(6):395–401; quiz 423.

第41章 阴茎及男性尿道疾病

Benjamin N. Breyer，Jack W. McAninch

先天性阴茎异常

阴茎缺如

先天性阴茎缺如极其罕见。患者尿道通常开口于会阴或直肠内。

孩子应该进行染色体核型分析以及转诊到性发育障碍（disorders of sex development，DSD）专家。

巨阴茎

儿童时期阴茎快速增大称为巨阴茎，患儿通常伴有增加睾酮水平的疾病，如睾丸间质细胞增生、肿瘤，或肾上腺皮质肿瘤。治疗主要是纠正潜在的内分泌问题。

小阴茎

小阴茎更常见，通常因睾酮缺乏导致其靶器官阴茎发育差。阴茎尺寸小于正常值 2 个标准差被认为是小阴茎（表 41-1）。睾丸小且时常伴随下降不全。其他器官，包括阴囊可能合并异常。早期证据表明，下丘脑分泌促黄体素释放素的能力降低垂体 - 性腺轴似乎是完好的，因为这些器官对睾酮有反应，尽管这种反应有时可能反应迟缓。研究发现，5% 睾酮乳剂局部使用使阴茎增大，但该作用是睾酮吸收入血通过全身作用促进阴茎生长。应检查患者是否存在其他内分泌及中枢神经系统异常。患者常合并骨骼发育延迟、嗅

表 41-1 从婴儿到成人阶段未拉长阴茎及睾丸的大小

年龄 / 岁	阴茎长度 /cm （$\bar{x} \pm s$）	睾丸的直径 /cm （$\bar{x} \pm s$）
0.2~2	2.7 ± 0.5	1.4 ± 0.4
2.1~4	3.3 ± 0.4	1.2 ± 0.4
4.1~6	3.9 ± 0.9	1.5 ± 0.6
6.1~8	4.2 ± 0.8	1.8 ± 0.3
8.1~10	4.9 ± 1	2 ± 0.5
10.1~12	5.2 ± 1.3	2.7 ± 0.7
12.1~14	6.2 ± 0.2	3.4 ± 0.8
14.1~16	8.6 ± 2.4	4.1 ± 1
16.1~18	9.9 ± 1.7	5 ± 0.5
18.1~20	11 ± 1.1	5 ± 0.3
20.1~25	12.4 ± 1.6	5.2 ± 0.6

觉缺失、学习障碍及肾上腺皮质激素释放激素和甲状腺素释放激素缺乏。此外，在开始治疗之前，必须仔细检查伴随性发育障碍的可能性。

治疗方法近年来逐渐发生变化。但雄激素替代治疗仍然是基础治疗方法。治疗的目的是提供足够的雄激素促进阴茎生长的同时，不改变骨的生长和融合。治疗建议口服睾酮 25mg 每三周一次，不超过 4 次。治疗效果通过测量治疗前后阴茎拉伸长度（耻骨前到整个阴茎体）变化进行评估。治疗从 1 岁开始，使阴茎生长与躯体的发育同步。如阴茎的生长落后于躯体的生长需

要重复治疗。睾丸下降不全的患者需在 2 岁前行睾丸固定术。将来可能会采用促黄体素释放素（luteinizing hormone releasing hormone，LHRH）治疗小阴茎以及睾丸下降不全，但目前尚未得到批准。

成人阴茎大小

近年来，尽管尚没有确切成功的文献报道，阴茎延长增大手术的开展仍然越来越多。采用的方法包括阴茎悬韧带松解、耻骨部脂肪垫前移、脂肪注射及皮肤脂肪移植。许多人认为这些手术对健康人的安全性和有效性有待证实。最近，Wessells，Lue 及 McAninch（1996）测量疲软和勃起状态下阴茎的大小后发现，阴茎勃起的长度与拉长后阴茎的长度显著相关（R^2=0.793；表 41-2）。这有助于医生为那些担心阴茎大小的患者提供一个参考指南。

表 41-2　成人阴茎大小：疲软、拉长及勃起状态下大小的比较

阴茎状态	长度 /cm	周长 /cm
疲软	8.8	9.7
拉长	12.4	—
勃起	12.9	12.3

先天性尿道异常

重复尿道

重复尿道很罕见。重复的尿道结构可为完全性或非完全性的。治疗方法建议保留一个结构完整尿道的前提下切除多余尿道。

尿道狭窄

男性婴儿先天性尿道狭窄少见。最常见发生狭窄的部位是舟状窝和膜部尿道。严重狭窄可导致膀胱损伤和肾积水（见第 12 章），出现排尿梗阻（尿频及尿急）或尿路感染（urinary tract infection，UTI）症状。出现这些症状时，需详细询问病史并进行体格检查。静脉肾盂造影（intravenous pyelogram，IVP）及膀胱排尿造影常能确定诊断及梗阻程度。逆行尿路造影也有帮助（图 41-1）。所有疑有尿道狭窄的患者均需要行膀胱尿道镜检。

狭窄可以在内镜检查时得到治疗。膜状狭窄可行扩张或直视下切开。其他类型尿道狭窄可采用儿童尿道冷刀行尿道内切开。多次手术有助于控制尿道狭窄。如梗阻复发，可考虑行一期开放手术修补、口腔黏膜移植或阴茎皮瓣成形手术等。

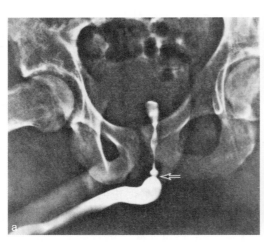
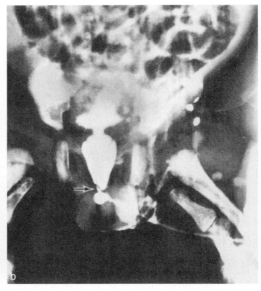

▲ 图 41-1　后尿道瓣膜

a：逆行尿道造影示先天性膜状尿道狭窄。b：膀胱尿道排尿造影显示后尿道瓣膜。箭头所指处示前列腺尿道远端的重度狭窄。c：后尿道瓣膜。膀胱造影时患者不能排尿。逆行尿道造影显示瓣膜（箭头）。d：同一患者膀胱造影。显示膀胱输尿管反流（vesicoureteral reflux，VUR），膀胱小梁及膀胱憩室

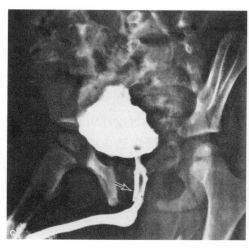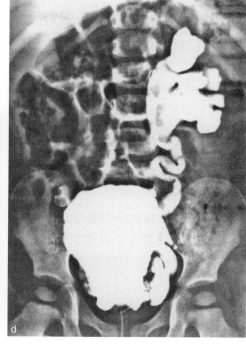

▲ 图 41-1 （续）

后尿道瓣膜

后尿道瓣膜是婴儿及新生儿最常见的尿道梗

阻疾病，仅发生于男性患儿的前列腺尿道远端。瓣膜由黏膜皱褶构成的膜状结构，可引起不同程度的梗阻症状（图 41-2）。

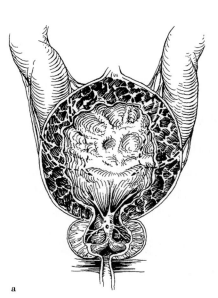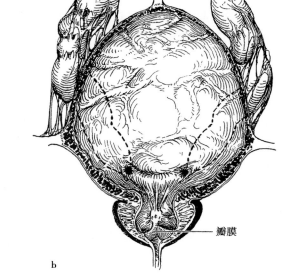

瓣膜

a   b

▲ 图 41-2　后尿道瓣膜

a：前列腺尿道扩张、膀胱壁及三角区代偿性增厚；三角区增厚导致双侧输尿管积水。b：失代偿阶段膀胱壁肌肉变薄；输尿管扩张加剧并扭曲，常继发于 VUR

► 临床表现

A. 症状和体征

患者可出现不同程度的梗阻症状。通常表现为排尿无力、中断及尿滴沥。UTI 及败血症也较常发生。严重梗阻可表现为腹部可触及包块的巨大肾积水（见第 11 章）。查体下腹部中线的可触及包块是扩张的膀胱。偶尔因肾积水可于侧腹部触及包块。许多患者可能仅表现为发育不良，而检查只能发现慢性疾病的表现。

B. 实验室检查

常表现为氮质血症和肾浓缩功能差。尿液常有感染，慢性感染可出现贫血。血清肌酐、尿素氮及肌酐清除率是评估肾功能损害程度的最佳指标。

C. X 线检查

排泄性膀胱尿道排尿造影是确诊后尿道瓣膜的最佳放射科检查。检查时导尿可引出大量残余尿，同时采集未被污染的尿液标本作细菌培养。膀胱造影可发现 VUR 及长期梗阻所形成的膀胱小梁。膀胱尿道排尿造影常能发现后尿道拉长及扩张，膀胱颈突出（图 41-1）。长期严重梗阻行 IVP 可见肾盂、输尿管积水。

D. 超声检查

严重氮质血症的儿童行超声检查时可发现肾、输尿管积水及尿潴留。超声检查还可发现胎儿肾积水，尿道瓣膜引起的肾积水早在孕 28 周即可通过超声检查发现，常表现为膀胱增大及双侧肾盂输尿管扩张积水。

E. 器械检查

全麻下行尿道镜检及膀胱镜检可见膀胱小梁增粗呈蜂窝状，偶见膀胱憩室。膀胱颈及三角区增厚。于前列腺尿道远端发现瓣膜可以确诊。耻骨上压迫膀胱可见瓣膜引起梗阻。

► 治疗

治疗方法包括破坏瓣膜，但该方法取决于阻塞的程度和儿童的一般健康状况。对于患有轻度到中度梗阻和轻度氮质血症的儿童，经尿道瓣膜电切通常是成功的。偶尔导管、膀胱镜或通过会阴尿道造口的尿道扩张也会破坏瓣膜。

更严重的阻塞程度会导致不同程度的肾盂积水，需要个性化的治疗。合并肾盂积水的儿童尿败血症和但氮质血症的治疗包括使用抗生素，膀胱导管引流，以及纠正液体和电解质失衡。膀胱造口术可能对反流和肾发育不良的患者有益。

造成肾积水的梗阻的治疗应因人而异。伴有毒血症以及肾积水伴有氮质血症的患儿应留置尿管、给予抗生素并矫正水电解质平衡。伴有 VUR 及肾发育不良的患儿应行膀胱造瘘。

在最严重的肾盂积水病例中，由于存在输尿管无张力及三角区增厚引起的膀胱输尿管连接部的梗阻，仅行膀胱造口或切除瓣膜治疗还不够。此时，经皮襻状输尿管造口有助于缓解肾积水，保留肾功能。待肾功能恢复后，再行瓣膜切除和尿路重建。

近端尿路改道的时间应尽可能短，因长时间的分流可引起永久性膀胱挛缩。

Johnston 发现约 50% 患有尿道瓣膜的儿童存在 VUR，双侧反流的预后较差。解除梗阻后，约 1/3 的反流可自行缓解。其余 2/3 患儿需行手术治疗反流。

► 预后

早期发现是挽救肾脏和膀胱功能的最佳方法。孕期超声检查、新生儿排尿时的详细体检及对 UTI 患儿的详细检查均有助于早期诊断。梗阻解除后氮质血症和感染持续存在者预后差。

前尿道瓣膜

前尿道瓣膜是一种罕见的先天性异常，包括瓣膜近端的尿道扩张或憩室、膀胱出口阻塞、排尿后尿失禁和感染。可有遗尿。尿道镜及膀胱尿道排尿造影可确诊，治疗可行经尿道镜电灼。

尿道直肠瘘及膀胱直肠瘘

尿道直肠瘘及膀胱直肠瘘罕见，几乎都伴有直肠闭锁。因尿道直肠隔发育不全未能将直肠和尿道生殖道分开所致（见第 2 章）。临床表现为气尿及尿液中含有粪便。如直肠开口正常，尿液可经直肠排出。

　　膀胱镜和直肠镜可确定瘘口。口服造影剂可显示直肠盲端及直肠盲端与会阴之间的距离。

　　低位直肠闭锁应考虑立刻手术打开并关闭瘘口。高位直肠闭锁可临时行乙状结肠造口,择期行肛门成形及关闭瘘口。

尿道下裂

　　在尿道下裂中,尿道开口异位于阴茎腹侧阴茎头的近端(图 41-3)。

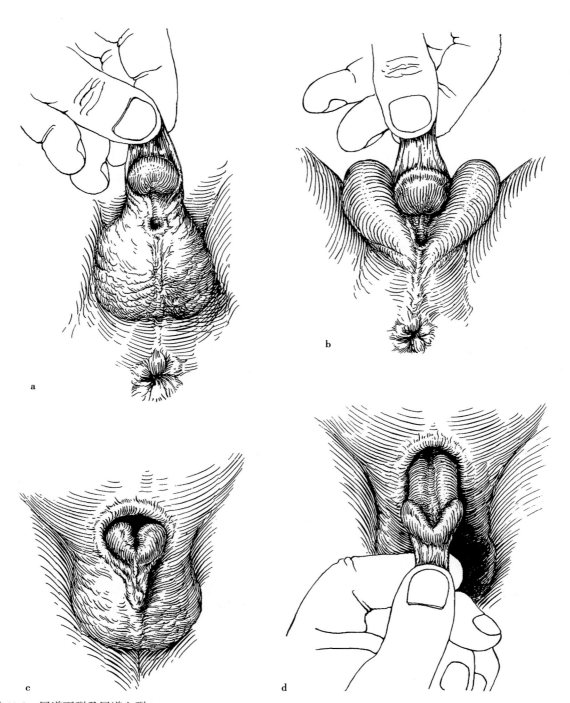

▲ 图 41-3　尿道下裂及尿道上裂

a:尿道下裂,阴茎阴囊型。腹侧包皮缺如而背侧包皮过多;腹侧弯曲。b:尿道下裂,阴囊型。阴茎弯曲更显著。阴茎通常较小。c:尿道上裂。背侧包皮缺如而腹侧包皮过多;阴茎严重背曲。d:牵拉包皮显示背侧包皮缺如

性别分化及尿道发育始于孕 8 周,于孕 15 周完成。尿道皱褶沿阴茎腹侧融合形成尿道,延伸至冠状沟。阴茎头部尿道由与尿道皱褶相连的外胚层索管状化而成。尿道皱褶融合不全导致尿道下裂。

男孩中尿道下裂的发生率为 1/300。孕期使用雌孕激素可增加尿道下裂发生率。尽管尿道下裂有家族史倾向,尚未发现有特异性遗传特征。

▶分型

根据尿道开口的部位可将尿道下裂分为以下几类:①阴茎头型,尿道开口于近端阴茎头;②冠状沟型,尿道开口于冠状沟;③阴茎体型;④阴茎阴囊型;⑤会阴型。约 70% 的尿道下裂开口于阴茎远端或冠状沟。

男性尿道下裂是女性化的表现。阴茎阴囊型及会阴型尿道下裂应检查是否存在两性畸形。尿道下裂新生儿不应行包皮环切,应保留包皮待将来行尿道成形手术。

▶临床表现

A. 症状和体征

新生儿及年龄小的儿童很少出现尿道下裂相关的症状,年长儿童及成人可出现排尿异常,表现为不能控制尿流方向及尿流分散。阴茎弯曲可能会妨碍性交。会阴型及阴茎阴囊型尿道下裂患者需要坐位排尿,并可引起不育。另一个表现是阴茎外观异常。尿道探子检查可发现尿道口狭窄。阴囊检查对于确定睾丸的位置是必要的。

B. 实验室检查、X 线检查及内镜检查

阴茎阴囊型及会阴型尿道下裂患者常伴随裂状阴囊和外生殖器模糊,行颊黏膜涂片及核型分析有助于确定遗传学性别。膀胱尿道镜对确定男性内生殖器是否发育正常有帮助。排泄性尿路造影用于确定是否合并肾输尿管先天异常。

有些作者主张尿道下裂患者都应接受排泄性尿路造影,但这对于远端型尿道下裂意义不大,因为这些人群中合并上尿路异常的不多见。

▶鉴别诊断

尿道下裂是女性化的表现。会阴型及阴囊型尿道下裂应鉴别是否为女性男性化肾上腺生殖综合征。膀胱尿道镜有助于评估内生殖器官的发育。

▶治疗

考虑到心理方面的因素,应该在学年前矫正尿道下裂,尽可能在 2 岁前进行。

有关尿道下裂矫正手术的介绍超过 150 种。目前,越来越多的医生采用岛状包皮皮瓣或者尿道板切开卷管一期矫正尿道下裂。目前看来,口腔黏膜作为游离移植物优于其他材料,应该作为首选。术后尿瘘发生率为 15%~30%,需要二期修复。

所有尿道下裂矫正手术均包括矫正阴茎弯曲畸形,术中人工阴茎勃起证实弯曲畸形已纠正充分,再进行尿道重建。多数成功的术式采用局部皮肤和包皮来重建新尿道。近年来通过手术能将尿道前移开口于阴茎头使其更加美观。

▶预后

多数患者经手术矫正后,能够站立排尿及完成性生活将精液射入阴道。如何防止尿瘘及使外形美观仍然是重要的难题。

无尿道下裂阴茎下曲畸形

先天性阴茎腹侧下弯不伴有尿道下裂偶见,因尿道短和或纤维组织包绕尿道海绵体牵拉所致。尿道开口于正常阴茎头位置,仅于勃起时出现下弯导致插入阴道困难。如果门诊查体时阴茎自然勃起不充分,不能充分显示弯曲程度,建议手术中在阴茎根部扎止血带,向阴茎内注射生理盐水行人工阴茎勃起,以确保术后阴茎伸直完全。

若阴茎足够长,可通过背侧白膜紧缩矫正下弯,如阴茎背侧两侧白膜椭圆形切除或横切纵缝。应完全切除尿道与尿道海绵体周围的纤维索条。

尿道上裂

完全尿道上裂的发生率在男性约为 1/12 万,女性为 1/45 万。男性尿道位于阴茎背侧,根据开口的位置进行分类:阴茎头型尿道上裂,尿道扁而宽,开口于阴茎头背侧。阴茎型尿道上裂,尿道口宽有裂隙,开口于冠状沟与耻骨联合之间。常见背侧沟。阴茎耻骨型,尿道开口于阴茎耻骨处,可见起自阴茎头延续整个阴茎的背侧沟。

阴茎头型尿道上裂患者很少出现尿失禁。阴茎型及阴茎耻骨型尿道上裂患者尿失禁的发生率分别为 95% 及 75%。

女性尿道上裂患者通常出现裂状阴蒂及分开的大阴唇。多数患者出现尿失禁。

尿失禁常见,因为尿道括约肌发育异常。也可见阴茎背曲(图 41-3)。和膀胱外翻一样存在耻骨的分离,尿道上裂属于轻度膀胱外翻,严重时,膀胱外翻和尿道上裂同时存在。

需手术矫正尿失禁,矫正背曲伸直阴茎,将尿道口延长至阴茎头。目前尚没有有效的方法来修复尿道括约肌。矫正弯曲畸形、尿道成形及尿道口前移已能成功改善阴茎外观和功能。不能矫正尿失禁的患者需要行膀胱扩大及辅助人工括约肌治疗。

阴茎及男性尿道的获得性疾病或异常

阴茎异常勃起

阴茎异常勃起少见,指无性刺激状态下长时间的阴茎勃起,常伴有疼痛。60% 的病例病因不明,其余 40% 病例与某些疾病(如白血病、镰状细胞贫血、盆腔肿瘤、盆腔感染)、阴茎损伤、脊髓损伤或与某些药物(曲唑酮)的使用有关。静脉注射药物治疗勃起功能障碍引起异常勃起是目前最常见的原因。虽然特发性类型最初通常与长时间的性刺激有关,但由其他原因引起的阴茎持续勃起与心理性兴奋无关。

阴茎异常勃起可分为高灌注和低灌注两类。高灌注(非缺血性)异常勃起常继发于阴茎损伤,阴茎中央动脉损伤后不能调节阴茎血流。一侧或双侧阴茎中央动脉可见血管瘤。血气分析显示氧含量高,而二氧化碳水平正常。动脉造影有助于发现血管瘤,并可行栓塞治疗,治疗后常能保留勃起功能。

低灌注(缺血性)异常勃起常主诉持续数小时痛性勃起。阴茎头及尿道海绵体维持疲软状态,并不参与此过程。阴茎海绵体充血伴有触痛。有关低灌注阴茎异常勃起的机制尚有争论,多数学者认为与静脉回流阻断机制异常有关。这种阻塞会导致瘀积于阴茎海绵体内的血液高黏度,含氧量低,二氧化碳含量高。若勃起持续数日,阴茎海绵体间质可发生水肿和纤维化,导致勃起功能障碍。

缺血性异常勃起必须按照泌尿外科急症来处理。硬膜外或腰麻下,用粗针从阴茎头处穿刺阴茎海绵体抽吸冲洗瘀血。可在冲洗液中加入肾上腺素。监测海绵体压以观察疗效。也可多点穿刺造成阴茎头阴茎海绵体内瘘。间断阴茎体部加压(每 15 分钟)以维持内瘘引流。麻醉恢复后可让患者自行加压。

若阴茎头阴茎海绵体内瘘失败,可考虑行阴茎背浅静脉与阴茎海绵体吻合。其他分流方法包括经会阴行阴茎海绵体尿道海绵体吻合;大隐静脉阴茎海绵体短路及泵减压术。

大量输血和或血液置换对镰状细胞贫血有益。高压氧治疗也有益。白血病患者应及时化疗。应及时处理潜在病因,但对已持续数小时的异常勃起仍需要采用更积极的治疗方法。

最差的结果是出现勃起功能障碍,勃起持续数日者发生勃起功能障碍更常见。早期发现(数小时)和及时治疗能最大限度避免发生勃起功能障碍。

Peyronie 病

Peyronie 病(阴茎塑料样结节)首次被描述于 1742 年,是中老年男性常见病。表现为勃起时阴茎疼痛、弯曲及病灶远端的阴茎勃起差。严重阴茎弯曲可妨碍阴道插入。正常疲软状态无阴茎疼痛。

体格检查可在阴茎体部触及大小不等的深达白膜的纤维斑块,斑块常靠近背侧中线。有时可见多个斑块。严重病例经放射科检查可见斑块钙化及骨化。该病病因不明,显微镜下可见致密纤维斑块伴有重度血管炎,这种纤维化与 Dupuytren 掌筋膜纤维瘤病类似。

约 50% 的病例会自行缓解。初诊建议患者观察并给予情感支持。未缓解者,可试用

p-aminobenzoic（氨基苯甲酸酯）或维生素 E 数月。但此类药物的疗效有限。近年来，多种手术被用于治疗难治性病例。切除斑块，用皮肤、鞘膜或静脉移植，也可考虑切除斑块后阴茎海绵体内植入阴茎假体。其他方法有斑块放疗及注射类固醇、二甲基亚砜或甲状旁腺激素等，有关这些疗法的成功记录很少。

包茎

包茎指包皮不能向上翻起暴露阴茎头。最常见的病因是不注意局部卫生导致慢性感染。多数患者未行包皮环切，行包皮环切者若残余包皮过多也会发生狭窄而导致包茎。包皮内可产生结石及鳞状细胞癌。任何年龄的男子均可发生包茎。老年糖尿病男子，慢性阴茎头包皮炎导致包茎可能成为首次就诊的主诉。两岁以下儿童很少是真正的包茎，相对狭窄的包皮开口会逐渐扩大，使包茎消失。需要全身麻醉行包皮环切的患儿应暂缓进行，除非反复感染。手术应推迟到可行局部麻醉时进行。

包皮水肿、血肿、包皮触痛及出现脓性分泌物的患者会到医院诊治。因包皮不能翻起而就诊者少见。

首次感染者，应给予广谱抗生素。如需要改善引流可作包皮背侧切开。需要作包皮环切者需要待感染控制后进行。

包皮嵌顿

包皮嵌顿指包皮翻起超过阴茎头后不能回复到正常位置，常因包皮慢性炎症于开口处形成缩窄环所致。缩窄环卡住阴茎头后，使静脉充血，导致阴茎头水肿增大，阴茎头增大使病情进一步加重。随着病情进展，会因动脉血流阻断而出现阴茎头坏死。

治疗常采用手法复位，用力挤压阴茎头 5 分钟，减轻阴茎头水肿，使阴茎头缩小，回复包皮。偶需局麻下切开缩窄环。给予抗生素，待炎症消退后行包皮环切。

包皮环切

尽管在一些国家出于宗教或文化传统因素常规行包皮环切，但如注意个人卫生和保持阴茎清洁，一般不需要行包皮环切。未行包皮环切的男性阴茎癌的发生率要高，但这通常与慢性感染和不注意卫生有关。发生感染、包茎或包皮嵌顿者需要行包皮环切（见前述）。包皮环切术已被证明可以降低撒哈拉以南非洲的艾滋病毒传播率。对有性活动的成年人进行男性包皮环切的广泛研究工作正在进行中。

尿道狭窄

继发性尿道狭窄常见于男性，女性罕见（先天性尿道狭窄已在本篇前文讨论）。多数狭窄继发于感染或损伤。尽管目前淋球菌性尿道炎引起的尿道狭窄已很少见，但感染，特别是长期留置尿管导致的感染仍然是导致尿道狭窄的主要原因。粗尿管和器械更易导致尿道缺血和损伤。外伤，如骨盆骨折（见第 18 章）可部分或完全损伤膜部尿道导致严重和复杂的狭窄。骑跨伤可导致球部尿道狭窄。

尿道狭窄是由致密胶原和成纤维细胞组成的成纤维性狭窄。纤维化常延伸至邻近的尿道海绵体，导致海绵体纤维化。这些狭窄会导致排尿不畅，引发近段尿道和前列腺小管的扩张。常见的并发症有前列腺炎。膀胱肌肉会变得肥厚，出现残余尿增多。长期尿道狭窄会导致肾积水和肾衰竭。长期尿液潴留易并发感染。长期严重尿道狭窄还可能并发尿瘘及尿道周围脓肿。

临床表现

A. 症状和体征

尿流减弱是最常见的主诉，常见表现有尿线细、尿分权及尿后滴沥。偶尔可因合并慢性前列腺炎而表现为长期出现尿道分泌物。有时会有急性膀胱炎或感染症状。伴有感染或前列腺梗阻时可出现急性尿潴留。也可表现为尿频及轻度尿痛。

查体可在局部扪及尿道结节。邻近尿道的触痛包块提示尿道周围脓肿。可发现尿道皮肤瘘。慢性尿潴留可于耻骨上触及膀胱。

B. 实验室检查

尿流率检查对尿道狭窄的诊断有帮助。患者

适当憋尿后记录其排尿状况。收集并记录中段最大尿流时 5 秒钟的尿量。连续数日,在放松状态下,重复 8~10 次,计算出最大尿流率。尿道狭窄患者的最大尿流率通常低于 10ml/s(正常值为 20ml/s)。

有时需要作尿培养。中段尿通常无菌,初段尿会有少量白细胞。若合并前列腺炎,前列腺按摩后的尿液标本中可发现细菌。若合并膀胱炎,全程尿液均会发现细菌。

C. X 线检查

尿道造影和或排泄性膀胱尿道排尿造影可确定狭窄的部位和程度。也可作超声检查。有时能发现尿道瘘、尿道憩室(urethral diverticulum, UD)、膀胱结石、小梁或憩室等。

D. 器械检查

尿道镜能直视尿道狭窄的部位。狭窄部位管腔变窄使器械难以通过。尿道镜及尿道超声检查有助于确定狭窄的程度、部位及瘢痕的程度。尿道镜还可检查狭窄邻近区域瘢痕状况。

尿道狭窄的程度可通过尿道探条来测定。

▶**鉴别诊断**

良、恶性前列腺疾病导致尿道梗阻可出现与尿道狭窄相似的症状。前列腺术后膀胱颈挛缩也可出现类似症状。直肠指诊及内腔镜检查有助于鉴别诊断。尿道癌常伴有尿道狭窄,尿道镜可发现病灶,活检可确诊。

▶**并发症**

包括慢性前列腺炎、膀胱炎、慢性 UTI、憩室、尿道皮肤瘘、尿道周围脓肿及尿道癌等。长期尿液淤滞可并发膀胱结石和感染。

▶**治疗**

A. 特异治疗

1. 尿道扩张 尿道扩张通常不能治愈尿道狭窄,但其可破坏瘢痕组织暂时增大管腔,愈合后会重新形成瘢痕。

由于尿道狭窄导致急性或慢性尿潴留的患者处理可能首先需要尿道扩张。扩张前用水溶性制剂润滑尿道。有各种扩张尿道狭窄的方法,包括导丝和伞状、探针和球囊扩张。

也可采用 Van Buen 探子扩张尿道,这通常需要由有经验的泌尿外科医生来进行操作。首先试用 22Fr 探子,如不成功可改用 20Fr 探子。使用小号探子时应避免形成假道。尿道扩张的主要问题是出血和疼痛。

2. 内腔镜直视下尿道切开术 尿道镜直视下用冷刀可切断狭窄。切开前插入导丝作为引导。通常于尿道背侧切开,有时需作多处切开以扩大管腔直至 22Fr 器械能顺利通过。手术结束时留置尿管防止出血和疼痛。短期满意率达 70%~80%,但远期疗效不佳。该手术有下列优点:麻醉简单,有时仅需表面麻醉加镇静剂;可重复;安全,并发症少。直视尿道切开术通常有利于扩张,因为狭窄区域可以精确地测量,对周围健康尿道的损伤更小。

3. 手术重建 尿道切开手术失败可考虑开放手术。前尿道狭窄 ≤2cm,可行狭窄段切除后尿道原位吻合术。切除范围应尽可能超过狭窄段 1cm 以便去除纤维化海绵体,促进术后愈合。

超过 2cm 的尿道狭窄可采用皮瓣移植尿道成形术。沿尿道中线切开,近远端超出狭窄段约 0.5cm。取全厚层的皮肤移植物,最好是口腔黏膜,需要仔细切除所有皮下组织,精确移植于缺损处(图 41-4)。

更长的致密纤维狭窄,采用阴茎远端筋膜皮瓣的成功率超过 80%。全尿道狭窄可结合颊黏膜移植。成人阴茎皮瓣或颊黏膜移植于尿道球部时应采用嵌合技术以尽可能保证移植物从尿道海绵体获得血液供应。游离移植物可采用背侧或者腹侧镶嵌的方法。

膜部尿道狭窄通常源于外伤(见第 17 章)。多数可经会阴切除狭窄段行球部尿道和前列腺部尿道吻合(图 41-5)。有时需要切除部分耻骨以便行无张力尿道吻合。少数情况下,需要切除全部耻骨以便作尿道直接端端吻合。

这些一期手术的成功率高,替代尿道无毛发,而这是二期手术的主要问题。尽管很少需要作二期手术修复尿道狭窄,但复杂的尿道狭窄应考虑到行二期手术。

41

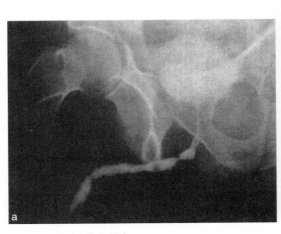
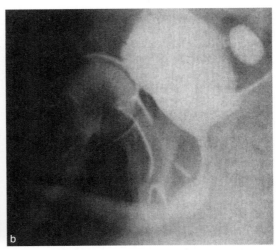

▲ 图 41-4　尿道成形术

a：尿道造影显示前尿道多处狭窄。b：同一患者行 14cm 皮肤移植尿道成形术后膀胱尿道排尿造影。没有尿道狭窄

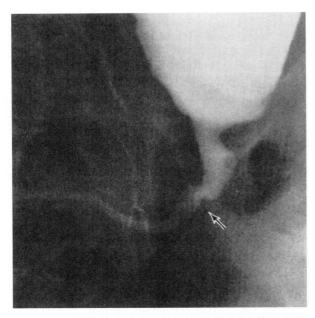

▲ 图 41-5　外伤性后尿道狭窄修补术后行尿道排尿造影

箭头处示修补处狭窄消失

B. 并发症治疗

狭窄患者的 UTI 需要敏感的抗生素治疗，然后是长期的预防性治疗，直到狭窄得到纠正。尿道周围的脓肿需要引流和使用抗菌药物。泌尿道瘘管通常需要进行手术修复。

▶ 预后

治疗后观察至少 1 年以上无复发方可认为治愈。测定尿流率和尿道造影有助于确定残留梗阻的程度。

尿道尖锐湿疣（尿道疣）

尖锐湿疣常发生于皮肤，尿道少见。是由乳头瘤状病毒引起的疣状乳头瘤，通常由直接性接触传播，但也可通过非性接触传播。

患者常主诉尿道有血色斑点，偶有尿痛及尿道分泌物。尿道口检查通常会发现小而凸起的乳头瘤。有时检查者需要分开尿道口显露远端尿道才能发现病灶。约 90% 的病灶位于远端尿道。应行尿道镜检查以确定其他部位有无病灶。

尿道口疣可行局部切除。局麻后用小剪刀于基底部剪除病灶，电凝创面。病灶位于舟状窝及阴茎头部尿道时需要切开尿道口以便切除病灶。

再深处的病灶可通过尿道镜电凝。最近也有人采用经尿道镜二氧化碳或钬激光（holmium laser）治疗。激光治疗对尿道黏膜的损伤小，并发尿道狭窄的可能性小。

多发病灶可采用 5% 氟尿嘧啶霜或溶液灌注尿道。每周两次，每次保留 20min，共 5 周。要注意保护阴茎和阴囊皮肤，避免直接接触药物，导致严重刺激症状。

合并感染及溃疡者应作病理检查以排除癌症。巨大的阴茎湿疣罕见（Buschke-Löwenstein 瘤），涉及阴茎和尿道。这些病变提示癌变可能，必须进行活检，首选手术切除。

必要时，还必须对性伴侣进行检查和治疗。应鼓励没有湿疣的患者接种人乳头状瘤病毒

（human papillomaviruses，HPV）疫苗。

尿道口狭窄

新生儿通常存在某种程度的尿道口狭窄。常继发于包皮环切术后的氨皮炎，出现长期的刺激性尿道口炎。

测定尿道口直径很重要，因为尿道口外观通常与其实际大小不一致。儿童尿道应易插入 8Fr 鼻饲管。尿道口狭窄的意义尚有争论，但 10 岁以下儿童尿道口直径小于 5Fr 应行尿道口切开术。

阴茎血栓形成及淋巴管梗阻

阴茎背侧邻近冠状沟的表浅静脉和淋巴管可出现刺激症状和炎症改变。详细询问病史可发现该区域的创伤史（如长时间性交）。阴茎背侧可有触痛、肿胀及条索样结构。可见轻度红斑。

临床上，无须鉴别病因为淋巴源性或静脉源性，因为两者均可自发缓解，应让患者明白这一点。

（庄利恺 翻译　刘毅东 审校）

参考文献

先天性异常
阴茎和尿道

Akman Y et al: Penile anatomy under the pubic arch: Reconstructive implications. J Urol 2001;166:225.

Barbagli G: Editorial comment on: Surgical treatment of 31 complex traumatic posterior urethral strictures associated with urethrorectal fistulas. Eur Urol 2010;57(3):520–521.

Confer SD et al: Megacystis with an anterior urethral valve: Case report and review of literature. J Pediatr Urol 2010;6(5):459–462.

de Oliveira MC et al: Surgical treatment of penile duplication. J Pediatr Urol 2010;6(3):257.e1–257.e3.

Fine MS et al: Posterior urethral valve treatments and outcomes in children receiving kidney transplants. J Urol 2011;185 (6 Suppl):2507–2511.

Gad YZ et al: 5 alpha-reductase deficiency in patients with micropenis. J Inherit Metab Dis 1997;20:95.

Ishii T et al: The effect of intramuscular testosterone enanthate treatment on stretched penile length in prepubertal boys with hypospadias. Urology 2010;76(1):97–100.

Sarhan OM et al: Posterior urethral valves: Multivariate analysis of factors affecting the final renal outcome. J Urol 2011;185(6 Suppl): 2491–2495.

Tsang S: When size matters: A clinical review of pathological micropenis. J Pediatr Health Care 2010;24(4):231–240 (review).

Wan J, Rew KT: Common penile problems. Prim Care 2010; 37(3):627–642, x (review).

Wessells H et al: Penile length in the flaccid and erect states: Guidelines for penile augmentation. J Urol 1996;156:995.

Yanai T et al: Minimally invasive repair of hypospadiac urethral duplication. Pediatr Surg Int 2011;27(1):115–118.

尿道下裂

Acimi S: Comparative study of two techniques used in distal hypospadias repair: Tubularized incised plate (Snodgrass) and tubularized urethral plate (Duplay). Scand J Urol Nephrol 2011;45(1):68–71.

Barbagli G et al: Retrospective descriptive analysis of 1,176 patients with failed hypospadias repair. J Urol 2010;183(1):207–211.

Baskin LS: Hypospadias and urethral development. J Urol 2000; 163:951.

Bhangoo A et al: Isolated micropenis reveals partial androgen insensitivity syndrome confirmed by molecular analysis. Asian J Androl 2010;12(4):561–566.

Castagnetti M, El-Ghoneimi A: Surgical management of primary severe hypospadias in children: Systematic 20-year review. J Urol 2010;184(4):1469–1474.

Hensle TW et al: Hypospadias repair in adults: Adventures and misadventures. J Urol 2001;165:77.

Powell CR et al: Comparison of flaps versus grafts in proximal hypospadias surgery. J Urol 2000;163:1286.

Roberts J: Hypospadias surgery past, present and future. Curr Opin Urol 2010;20(6):483–489.

Snodgrass W: Hypospadias reporting—How good is the literature? J Urol 2010;184(4):1255–1256.

Thorup J et al: What is new in cryptorchidism and hypospadias—A critical review on the testicular dysgenesis hypothesis. J Pediatr Surg 2010;45(10):2074–2086.

Wan J, Rew KT: Common penile problems. Prim Care 2010;37(3): 627–642.

Ziada A et al: Outcomes of hypospadias repair in older children: A prospective study. J Urol 2011;185(6 Suppl):2483–2485.

尿道上裂

Baird AD et al: Reconstructive lower urinary tract surgery in incontinent adolescents with exstrophy/epispadias complex. Urology 2005;66:636.

Ben-Chaim J, Gearhart JP: Current management of bladder exstrophy. Scand J Urol Nephrol 1997;31:103.

Gearhart JP: Re: Results of complete penile disassembly for epispadias repair in 42 patients. J Urol 2004;171:2386.

Grady RW, Mitchell ME: Management of epispadias. Urol Clin North Am 2002;29:349.

Hammouda HM: Results of complete penile disassembly for epispadias repair in 42 patients. J Urol 2003;170:1963.

阴茎及男性尿道的获得性疾病或异常

Park S et al: Extramammary Paget's disease of the penis and scrotum: Excision, reconstruction and evaluation of occult malignancy. J Urol 2001;166:2112.

Rosenstein D, McAninch JW: Urologic emergencies. Med Clin North Am 2004;88:495.

阴茎异常勃起

Chinegwundoh F, Anie KA: Treatments for priapism in boys and men with sickle cell disease. Cochrane Database Syst Rev 2004;18(4):CD004098.

Costa WS et al: Structural analysis of the corpora cavernosa in patients with ischaemic priapism. BJU Int 2010;105(6):838–840; discussion 840.

Montague DK et al: American Urological Association guideline on the management of priapism. J Urol 2003;170:1318.

Montague DK: Sexual dysfunction: Immediate penile prosthesis for acute ischemic priapism. Nat Rev Urol 2010;7(4):187–188.

Shrewsberry A et al: Recent advances in the medical and surgical treatment of priapism. Curr Urol Rep 2010;11(6):405–403 (review).

Stember DS, Mulhall JP: Ischemic priapism and implant surgery with sharp corporal fibrosis excision. J Sex Med 2010;7(6):1987–1990; quiz 1991.

41

Tabibi A et al: Erectile function and dysfunction following low flow priapism: A comparison of distal and proximal shunts. Urol J 2010;7(3):174–177.

Volkmer BG et al: Prepubertal high flow priapism: Incidence, diagnosis and treatment. J Urol 2001;166:1018.

Peyronie病

Breyer BN et al: Are sonographic characteristics associated with progression to surgery in men with Peyronie's disease? J Urol 2010;183(4):1484–1488.

Chung E et al: Five-year follow-up of Peyronie's graft surgery: Outcomes and patient satisfaction. J Sex Med 2011;8(2):594–600.

Eisenberg ML et al: Tunica-sparing ossified Peyronie's plaque excision. BJU Int 2011;107(4):622–625.

Heidari M et al: Evaluation of intralesional injection of verapamil in treatment of Peyronie's disease. J Pak Med Assoc 2010;60(4): 291–293.

Hellstrom WJ: Medical management of Peyronie's disease. J Androl 2009;30(4):397–405.

Mulhall JP et al: Basic fibroblast growth factor expression in Peyronie's disease. J Urol 2001;165:409.

Seftel AD: Incidentally diagnosed Peyronie's disease in men presenting with erectile dysfunction. J Urol 2005;173:2076.

Simonato A et al: Penile dermal flap in patients with Peyronie's disease: Long-term results. J Urol 2010;183(3):1065–1068.

Tal R et al: Peyronie's disease following radical prostatectomy: Incidence and predictors. J Sex Med 2010;7(3):1254–1261.

Wilson SK et al: Long-term followup of treatment for Peyronie's disease: Modeling the penis over an inflatable penile prosthesis. J Urol 2001;165:825.

包茎

Hayashi Y et al: Prepuce: Phimosis, paraphimosis, and circumcision. ScientificWorldJournal 2011;11:289–301.

Minhas S et al: Penile cancer—prevention and premalignant conditions. Urology 2010;76(2 Suppl 1):S24–S35.

Nobre YD et al: To circ or not to circ: Clinical and pharmacoeconomic outcomes of a prospective trial of topical steroid versus primary circumcision. Int Braz J Urol 2010;36(1):75–85.

Pieretti RV et al: Late complications of newborn circumcision: A common and avoidable problem. Pediatr Surg Int 2010; 26(5):515–518.

包皮嵌顿

Olson C: Emergency treatment of paraphimosis. Can Fam Physician 1998;44:1253.

包皮环切

Fitzgerald DW et al: An Ad5-vectored HIV-1 vaccine elicits cell-mediated immunity but does not affect disease progression in HIV-1-infected male subjects: Results from a randomized placebo-controlled trial (the Step study). J Infect Dis 2011;203(6):765–772.

Mahanta J et al: Circumcision and herpes simplex virus-2 infection among spouses. Sex Transm Infect 2010;86(7):487.

Mokhless IA et al: Penile advancement and lengthening for the management of post-circumcision traumatic short penis in adolescents. Urology 2010;76(6):1483–1487.

Wawer MJ et al: Effect of circumcision of HIV-negative men on transmission of human papillomavirus to HIV-negative women: A randomised trial in Rakai, Uganda. Lancet 2011;377(9761):209–218.

尿道狭窄

Anger JT et al: Trends in stricture management among male Medicare beneficiaries: Underuse of urethroplasty? Urology 2011;77(2):481–485.

Breyer BN et al: Multivariate analysis of risk factors for long-term urethroplasty outcome. J Urol 2010;183(2):613–617.

Burks FN, Santucci RA: Complicated urethroplasty: A guide for surgeons. Nat Rev Urol 2010;7(9):521–528.

Chapple C: Anterior urethral surgery: Current concepts and future directions. Eur Urol 2010;58(1):42–45.

Ching CB et al: The Cleveland Clinic experience with adult hypospadias patients undergoing repair: Their presentation and a new classification system. BJU Int 2011;107(7):1142–1146.

Erickson BA et al: The use of uroflowmetry to diagnose recurrent stricture after urethral reconstructive surgery. J Urol 2010; 184(4): 1386–1390.

Lumen N et al: Ventral longitudinal stricturotomy and transversal closure: The Heineke-Mikulicz principle in urethroplasty. Urology 2010;76(6):1478–1482.

Mundy AR, Andrich DE: Urethral strictures. BJU Int 2011;107(1): 6–26.

Myers JB, McAninch JW: Perineal urethrostomy. BJU Int 2011;107(5): 856–865.

Myers JB, McAninch JW: Surgery illustrated—surgical atlas perineal urethrostomy. BJU Int 2011;107(5):856–857.

Santucci R, Eisenberg L: Urethrotomy has a much lower success rate than previously reported. J Urol 2010;183(5):1859–1862.

Schwentner C et al: Anterior urethral reconstruction using the circular fasciocutaneous flap technique: Long-term follow-up. World J Urol 2011;29(1):115–120.

Whitson JM et al: Long-term efficacy of distal penile circular fasciocutaneous flaps for single stage reconstruction of complex anterior urethral stricture disease. J Urol 2008;179(6):2259–2264.

尿道尖锐湿疣(尿道疣)

Stefanaki C et al: Prognostic factors for the response to treatment in males with genital warts. J Eur Acad Dermatol Venereol 2009;23(10):1156–1160.

阴茎血栓形成及淋巴管梗阻

Conkbayir I et al: Superficial dorsal penile vein thrombosis (Mondor disease of the penis) involving the superficial external pudendal vein: Color Doppler sonographic findings. J Ultrasound Med 2010;29(8):1243–1245.

第42章 女性尿道疾病

Donna Y. Deng

女性尿道先天性畸形

婴幼儿远端尿道狭窄（尿道外括约肌痉挛）和排尿功能障碍

先天性尿道异常很少见。这些疾病包括尿道瓣膜（后尿道和前尿道）、尿道闭锁、先天性尿道狭窄、泄殖腔畸形、女性尿道上裂、无神经系统异常的膀胱-括约肌功能障碍，以及先天性尿道阴道瘘。单纯解剖学基础上的梗阻性尿道畸形主要见于男性（后尿道瓣膜）。最大的基于人群的下尿路梗阻患病率研究显示，每 1 万例新生儿中有 3.3 例尿道异常。其中大部分由后尿道瓣膜引起，每 1 万例新生儿中就有 1.9 例（Malin et al, 2012）。目前只报告了 6 例先天性尿道阴道瘘患者；最近有报告其原因还有阴道横隔较低（Amer et al, 2016）。

先天性尿道狭窄很少见。女孩较常见的下尿路梗阻原因是排尿功能障碍。两者的临床表现相似。排尿功能障碍包括尿等待、排尿缓慢或中断、复发性膀胱炎和肾盂肾炎。经进一步评估，患者可能存在膀胱输尿管反流（vesicoureteral reflux, VUR）。尿失禁是白天常见的症状。患者可能需要腹压排尿。少量残余尿也会损害膀胱防御机制。尿道造影可能表现为膀胱颈开放和近端尿道膨胀（图 42-1）。

在患有先天性远端尿道狭窄的女孩中，梗阻的原因是尿道外括约肌的继发性痉挛，而不是膀胱颈梗阻。Lyon 和 Tanagho（1965）发现，远端

尿道宽度在 2 岁时为 14 Fr，在 4~10 岁为 16 Fr。从流体力学的角度来看，这一区域尽管狭小但也不应该是梗阻的，几乎所有的观察者都同意，扩张尿道狭窄环确实可以缓解这些儿童的症状，并且会使 80% 的病例的持续感染或膀胱功能障碍得到治愈或改善（Kondo et al, 1994）。Tanagho 等（1971）同时测量了有症状女孩的膀胱、近端和中段尿道的压力，发现她们的尿道中段闭合压力较高，其中一部分可高达 200cmH$_2$O（正常为 100cmH$_2$O）。为了排尿膀胱内压力可高达 225cmH$_2$O（正常为 30~40cmH$_2$O）。在药物治疗下，尿道闭合压力降至正常（40~50cmH$_2$O），证明这些阻力是由横纹肌括约肌痉挛引起的。当远端尿道环得到治疗且症状减轻时，复查压力实验显示尿道中段和膀胱内排尿压力正常。因此，结论可能比较明确，即年轻女性泌尿系统问题的可能原因是外括约肌痉挛，而不是膀胱颈狭窄（Smith, 1969）。

排尿期膀胱尿道造影（voiding cystourethrogram, VCUG）可能显示远端尿道环狭窄的证据，但典型表现并不常见，尤其是尿流缓慢时。最后的诊断可由尿道扩张探子得出。

从历史上看，最简单、危害最小的治疗方法是尿道扩张，可用直径 32~36 Fr 的尿道探子在尿道内"裂开"狭窄环，会有少量出血。这种狭窄很少复发。尿道内切开术的效果不佳，因为沿尿道全长切开尿道并不会对外括约肌起到扩开作用（Kaplan et al, 1973）。

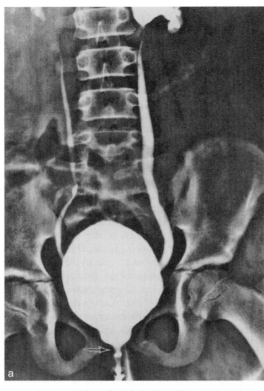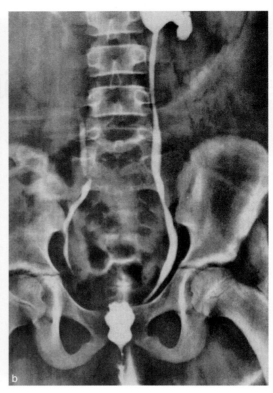

▲ 图 42-1   远端尿道狭窄伴输尿管抗反流肌肉痉挛

a：排尿膀胱尿道图显示双侧 VUR，膀胱颈广泛开放，尿道中段横纹尿道括约肌严重痉挛（箭头），继发于
远端尿道狭窄。b：排尿后影像。膀胱是空的，膀胱颈是开放的，但扩张的尿道在狭窄区附近含有不透射
线的液体。因此，尿道中的细菌可以流回膀胱

在过去的 20 年里，人们已经认识到，大多数儿童尿路梗阻是由出口梗阻引起的功能性变化，而非神经或解剖学原因造成。儿童必须达到成人的排尿控制模式，尤其是在如厕训练期间会出现排尿障碍。这可能会导致各种各样的症状，这些症状源于尿道括约肌的不自主关闭（排尿功能障碍）。这些症状包括严重的功能性梗阻伴尿潴留、膀胱解剖结构改变、VUR（称为 Hinman 综合征），以及较轻的尿失禁。通常伴有便秘或大便失禁等肠道症状。治疗需要对膀胱进行训练，包括心理上的帮助和生物反馈以及恢复正常的排便习惯，包括改变膳食和控便能力。

我们已经了解并意识到专业骨盆物理治疗的重要性，包括肌筋膜松解、内外按摩、评估可能影响盆底的髋关节或脊柱异常、神经肌肉再调节，以及最重要的是，为患者量身订制的适当且和谐的家庭锻炼计划。关键的一点是，通过凯格尔运动来收紧盆底肌肉的方案通常是不合适的，而且可能会使病情恶化。困难在于缺乏经验丰富的骨盆理疗师。几乎无法找到一个能与儿科医生合作的骨盆理疗师。

阴唇融合（外阴粘连）

一些反复发生尿路感染（urinary tract infection, UTI）的儿童可发现阴唇融合，这会阻碍尿液排出，导致尿液在阴道内聚集。2 次 / 日局部涂抹雌激素乳膏，持续 2~4 周，常常可以使其自发分离，不良反应极小（Aribug, 1975；Leung et al, 2005）。也有人支持通过外力破坏粘连或通过解剖分离粘连（Christensen and Oster, 1971）。

阴唇融合可被视为青春期后的后天性疾病，由生殖器创伤（性虐待、阴道分娩、手术等）引起（Kumar et al, 2006）。在进行"女性割礼"（女性生殖器切割）的文化中，这可能是一种相对常见的并发症（Adekunle et al, 1999）。

女性尿道后天性疾病

急性尿道炎

急性尿道炎经常发生在女性淋病（淋病奈瑟菌）或滴虫病（阴道毛滴虫）感染中，沙眼衣原体感染可能不太常见（约25%的病例有症状）。泌尿系统症状通常在疾病发作时出现。培养和涂片可确定诊断。使用抗菌药物可以迅速治愈，通常要同时涵盖淋病和衣原体，例如，肌内注射头孢曲松和口服阿奇霉素或多西环素。治疗很重要，因为40%未经治疗的衣原体感染妇女将罹患盆腔炎，这可能导致异位妊娠、盆腔疼痛和不孕症（Simms and Stephenson，2000）。

泡泡浴中的洗涤剂和一些杀精凝胶可能会引起阴道炎和尿道炎，可能导致膀胱刺激症状（Bass，1968；Marshall，1965）。

慢性尿道炎

慢性尿道炎是女性最常见的泌尿系统疾病之一。尿道远端通常含有病原体，而感染的风险可能会因穿着受污染的尿布、留置导尿、宫颈或阴道感染蔓延或与受感染的伴侣性交而增加。性交或分娩的创伤也可能导致尿道炎症。

▶临床表现

尿道黏膜变红，异常敏感，常伴狭窄。颗粒状区域常见，息肉样肿块可见于膀胱颈远端。

A. 症状

症状类似于膀胱炎，尽管尿液可能清亮。主诉包括排尿灼热、尿频和夜尿症。可能会感到尿道不适，尤其是走路时。

B. 体征

经阴道触诊可能会发现尿道口发红，尿道口和尿道过度敏感，以及宫颈炎或阴道炎的证据。

C. 实验室检查

当在不同的容器中收集初始和中段尿液样本时，第一杯可含有脓液，而第二杯则不含有脓液（Marshall et al，1970）。解脲支原体（以前称为"支原体T株"）通常在第一杯中就能鉴别出来。这些发现与男性非淋病奈瑟球菌性（衣原体）尿道炎相似。

临床上，在常规染色或培养中没有细菌的情况下出现白细胞提示非淋病奈瑟球菌性尿道炎。在其他情况下，各种细菌（如粪链球菌、大肠埃希菌）可能会从尿道冲洗液和从阴道口处的样本中培养出来。

D. 辅助检查

由于尿道狭窄，导尿管、尿道探子可能会遇到阻力。全尿道内镜检查显示黏膜红肿和颗粒状（Krieger，1988）。炎症性息肉可见于尿道近端。膀胱镜检查可能显示三角区增生（三角区炎），通常伴有尿道炎。

▶鉴别诊断

尿道炎和膀胱炎的鉴别取决于尿液的细菌学检查；全尿道内镜可显示尿道病变。可能同时存在尿道炎和膀胱炎。慢性非炎症性尿道炎可能是精神压力的表现。患有焦虑症或疼痛障碍的患者可能会出现非常类似尿道炎的症状。或者，有长期症状的女性可能会出现类似于儿童排尿功能障碍的症状（见前面的讨论）。重要的是要了解在缺乏真正细菌病原学证据的情况下，慢性排尿困难往往是慢性盆腔疼痛综合征（即间质性膀胱炎、膀胱疼痛综合征）的表现。

▶治疗及预后

渐进性尿道扩张（成人直至36 Fr）可治疗真性尿道狭窄；这种方法可能不可避免地导致一些尿道挛缩。Immergut和Gilbert（1973）更倾向于尿道内切开术（Farrar et al，1980）。然而，真正的尿道狭窄在女性中并不常见，诊断应该通过膀胱镜检查和尿道测量来确认。如果存在潜在的盆底功能障碍，麻醉下测量将显示尿道口径正常。解脲支原体和衣原体尿道炎通常对多西环素或阿奇霉素有反应。

要强调的是，真正的女性尿道狭窄是罕见的。女性的大多数梗阻性排尿症状都是由于盆底肌紧张或功能障碍引起的，盆腔理疗是关键。治疗的困难在于缺乏经验丰富的骨盆理疗师。

萎缩性尿道炎

生理性（或手术性）绝经后，雌激素水平降低，阴道黏膜发生萎缩性变化，因此阴道变得干燥苍白（Smith，1972）。萎缩性阴道炎影响

20%~30% 的绝经后妇女。这一情况被严重低估,因为女性患者不愿意诉说症状,要么是因为尴尬,要么是因为她们不知道有可用的治疗方法(Johnston et al, 2004)。下尿路也有类似的变化;它们与雌性生殖器官来自相同的胚胎组织。通常可以看到尿道口周围的黏膜因阴道壁萎缩而外翻,常被误诊为肉阜。

▶临床表现

A. 症状

许多绝经后妇女有膀胱刺激症状(灼热感、尿频、尿急)和压力性尿失禁(stress urinary incontinence, SUI)的症状。排尿困难可能发生在与发炎萎缩组织本身的尿液接触之后,或由于女性 UTI 的发生率增加。这些女性可能会主诉为阴道和外阴瘙痒或紧绷、分泌物或性交困难,患者可能会有阴道流血,尤其是在性交后。

B. 体征

阴道上皮干燥苍白,皱襞减少。尿道口的黏膜常红肿、过度敏感;常见尿道阴道壁萎缩导致尿道后壁外翻。萎缩性阴道炎也会增加 UTI 的风险,60 岁以上的女性中有 10%~15% 有频繁的 UTI。在切除卵巢以形成绝经后状态的小鼠中,有更高的尿菌计数、更强烈的炎症反应、产生更多的 IL-6(促炎症细胞因子)以及更多的细胞内细菌库。

C. 实验室检查

尿液通常不含微生物。可通过以下步骤进行诊断。阴道上皮细胞的干涂片用卢戈氏溶液染色。然后用水冲洗载玻片,并在湿状态下立即进行显微镜检查。在低雌激素水平下,细胞的摄碘能力较差,因此呈现黄色。当黏膜正常时,这些细胞因其糖原含量而呈深棕色。巴氏涂片也可以确诊。绝经后状态与阴道 pH 升高、阴道乳酸杆菌定植减少和大肠埃希菌定植增加有关。

D. 辅助检查

膀胱尿道镜检查可显示尿道黏膜呈红色颗粒状。可能显示出尿道狭窄。更常见的情况是,尿道口的黏膜红肿,但尿道的其余部分相当正常。

▶鉴别诊断

萎缩性尿道炎常被误认为尿道肉阜。在这两种情况下,尿道后唇外翻都很明显;然而,萎缩性尿道炎中不存在过度敏感的血管瘤。

▶治疗

萎缩性尿道炎对阴道局部雌激素治疗反应良好(Sturdee and Panay, 2010)。有几种药物可供选择:结合雌激素乳膏、阴道内缓释雌二醇环(可持续释放低水平雌二醇达 3 个月)或低剂量阴道雌二醇片剂。阴道雌激素替代与乳杆菌的阴道定植增加有关,能降低阴道 pH。阴道乳杆菌可防止泌尿病原体的定植。局部应用的优点是全身血液水平变化最小,因此避免了与全身激素治疗相关的不良反应。没有足够的数据建议对使用局部雌激素的无症状妇女每年进行子宫内膜监测。然而,对于那些患有乳腺癌或妇科肿瘤的患者,肿瘤科的会诊是很重要的。

▶预后

阴道局部雌激素是绝经后妇女复发性感染的有效治疗方法(Quinlivan, 1965)。在一项对照试验中,接受雌激素乳膏治疗的患者平均每年感染 0.5 例,而未接受治疗的女性每年感染约 6.0 例(Raz and Stamm, 1993)。另一项随机、开放标签、平行对照研究显示,应用雌二醇阴道环者感染复发显著减少。

尿道肉阜

尿道肉阜是尿道远端的炎症性病变,最常见于绝经后妇女。外观为红色、树莓状、易碎的外生肿块,累及尿道外口黏膜后唇。显微镜下,可见包被一上皮质含有大量炎性细胞和血管的结缔组织(Lee et al, 1995)。

▶临床表现

尿道肉阜的症状包括排尿疼痛、性交疼痛,甚至轻微摩擦也会出现出血。尿道口后唇可见固定的或有蒂的红色、易碎、柔软肿块(图 42-2)。偶可引起排尿症状。很少情况下,病变会合并血栓形成,导致尿道周围肿块变色。慢性刺激会导致组织出血、坏死和炎性增生。它不应长在尿道外周。

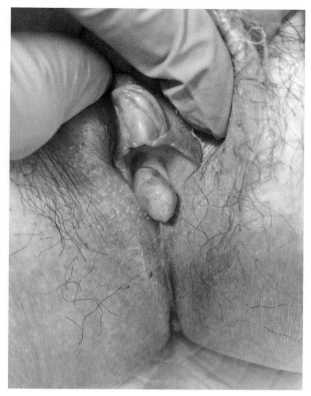

▲ 图 42-2　尿道肉阜

肉球样分叶状肿块从尿道口后方发出。肿块上布满肉柱状的组织

▶ 鉴别诊断

如果病变在外观或表现上不典型，需要切除或活检进行明确。尿道癌可能累及尿道口。触诊显示明显硬结。萎缩性尿道炎可造成尿道口息肉样反应，实际上是该区域肿块的最常见原因。诊断可以通过确认患者的低雌激素状态和证明雌激素替代疗法的良好反应来进行。如果存在疑问，应进行活检（Neilson et al，1989；Young et al，1996）。据报道，肠化生、肺结核、黑色素瘤和淋巴瘤可与尿道肉阜同时出现（Willett and Lack，1990；Indudhara et al，1992；Lopez et al，1993；Atalay et al，1998）。

▶ 治疗

目前缺乏文献支持尿道肉阜的最佳治疗。最初的保守治疗包括局部使用雌激素乳膏和／或抗炎乳膏，以及坐浴。如果病变较大或有症状且对保守治疗无效，可进行单纯切除。如果仍然存在较大的缺损，可使用可吸收缝线对黏膜进行重建

缝合。在大多数情况下，导尿管周围的尿道黏膜会愈合。

▶ 预后

真正的肉阜通常通过切除可治愈，但在部分病例中会复发。

尿道脱垂

女性尿道脱垂是尿道口水平的尿道黏膜环周外翻。它最常见于青春期前女童和绝经后妇女（Rudin et al，1997）。在儿童中，这通常是由于 Valsalva 排尿或便秘所致。由于远端尿道的内纵肌层和外环肌层之间的连接松动，黏膜可能会外翻（Lowe et al，1986；Valerie et al，1999）。绝经后妇女的病因尚不清楚。流行病学上，它与雌激素缺乏有关（Desai and Cohen，1997）。最常见的最初症状是出血或瘀点。有些会引起疼痛或泌尿系统症状。外观是一个粗壮的红色甜甜圈状病变，中心为尿道口（图 42-3）。如果不及时缩回，突出的尿道黏膜可能会坏疽（Kleinjan，1996）。当年

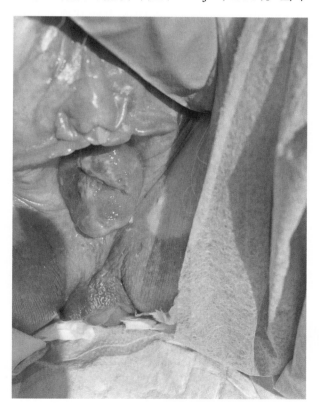

▲ 图 42-3　尿道脱垂

表现为尿道口周围的环状肉质突出物。肿块中间的一条细的横向"线"。患者也偶发直肠脱垂

轻女孩有这种突出肿块时,必须将尿道脱垂与输尿管囊肿脱垂区分开来(Fernandes et al, 1993; Valerie et al, 1999)。

治疗方案包括观察、外用乳膏(雌激素、抗炎药)和坐浴。外科治疗包括烧灼术、Foley 导管周围结扎术,以及完整的环切术,并将剩余尿道黏膜缝合至阴道壁(Rudin et al, 1997)。非手术治疗的复发率为 67%(Jerkins et al, 1984)。

复位后,应行膀胱镜检查以排除输尿管囊肿。手术后复发很少见;伴随的炎症可能会在愈合过程中“修复”组织。

尿道阴道瘘

▶病因学

在发展中国家,尿道阴道瘘通常是由于产程受阻,伴或不伴有膀胱阴道瘘(vesicovaginal fistula, VVF)(Elkins, 1994)。在发达国家,尿道阴道瘘通常有医源性原因。一个常见的原因是在手术修复膀胱膨出或切除尿道憩室(urethral diverticulum, UD)的过程中尿道或其血液供应受到创伤。也有尿道悬吊术后网带腐蚀进入尿道,导致尿道阴道瘘的报道(Morton and Hilton, 2009)。被忽视的用于治疗盆腔器官脱垂的子宫托也会导致瘘的形成,其他任何异物也会如此(Hilton and Cromwell, 2012)。其他原因可能包括盆腔恶性肿瘤的放疗、创伤/骨盆骨折和阴道肿瘤(Flottorp and Inversen, 1960)。最后,长期留置导管的压力性坏死可导致创伤性尿道下裂和尿道阴道瘘(Andrews and Shah, 1998)。

▶表现

症状通常是一定程度的尿失禁,如果瘘管很小,症状可很轻,若瘘管较大,会有持续性尿漏。若远端的瘘管穿过了尿道外括约肌可能完全无症状,偶可有尿分叉。

▶诊断

通常可以通过体检和尿道镜进行诊断,尿道造影对诊断最有价值。高达 20% 的病例会出现相关的 VVF;因此,对整个下尿路进行全面评估非常重要(Lee et al, 1988)。

▶治疗

治疗是外科修复,但具有挑战性,因软组织缺损且缺乏多层修复的局部活性组织。术前应改善阴道组织的质量。任何异物(如合成网带)的切除或取出必须按对任何失活或炎症组织的清创一样进行。通常情况下,可能需要两次或两次以上的手术处理(Webster et al, 1984)。Martius 大阴唇脂肪瓣可以用作中间层,以加强修复,防止瘘复发。

▶手术技术

瘘管的边缘做 U 形切口。将阴道壁瓣游离,根据瘘口的位置,将尿道周围筋膜暴露到膀胱颈的水平或更高。瘘管的边缘用可吸收缝线缝合,形成第一层闭合。尿道周围筋膜与第一层垂直缝合。Martius 瓣(大阴唇脂肪组织的带蒂皮瓣)或其他类型的皮瓣可以固定在尿道周围筋膜上。然后阴道前壁被重新缝合修复。应使用导尿管引流至少 14 日。对于单独使用耻骨上膀胱造瘘或导尿管,或两者都使用的选择,目前尚无共识。

尿道憩室

尿道憩室是一种充满尿液的尿道周围囊性结构,通过开口与尿道相连。

▶病因

尿道憩室的确切起源尚不清楚。绝大多数患者是成年女性。尿道憩室的患病率为 1%~6%(Andersen, 1967; Davis and Robinson, 1970)。关于 UD 的形成有多种理论。尿道周围腺体可能是尿道憩室的起源部位。对女性尿道的解剖学研究表明,尿道周围腺体位于尿道背外侧,沿尿道近端呈树状排列,连接尿道远端 1/3(Huffman, 1948)。90% 以上的病例中,开口位于中尿道或远端尿道的后外侧(Lang and Davis, 1959),这一发现支持了这一点。在大多数 UD 病例中,尿道周围腺体感染似乎是最普遍接受的病因,伴有梗阻、尿道下脓肿形成,随后这些感染腺体破裂而沟通尿道腔内。

▶ 表现

尿道憩室通常与反复发作的 UTI、刺激性排尿症状（尿频、尿急）和疼痛有关（Davis and TeLinde, 1958; Leach et al, 1986）。经典的记忆法是三个 "D"：排尿困难（dysuria）、性交困难（dyspareunia）和尿滴沥（dribbling），但这三种症状很少同时出现。其他症状包括阴道肿块、血尿、阴道或尿道分泌物、梗阻症状和尿失禁。阴道"隆起"受到轻微挤压时可能会通过尿道口排出尿液或脓性分泌物。高达 20% 的 UD 患者可能完全无症状。憩室的大小与症状无关，症状可能时轻时重。

▶ 评估和诊断

完整的病史至关重要，包括手术史，如任何盆腔手术、尿道悬吊术或尿道填充剂注射。此外，应记录是否存在尿失禁、性功能和性交困难情况，因为阴道重建手术可能会对这些症状产生有利或不利的影响。

当感觉到阴道前壁（尿道腹侧）有一个圆形囊性肿块，对该肿块通过对尿道的轻柔的类似"挤奶"动作后尿道口渗出脓液常可做出诊断。然而，UD 可以位于尿道前方，延伸至尿道周围或膀胱颈附近。憩室有时是多发性的或分叶状的。据报道，此类憩室中有几例中发现恶性肿瘤（Kato et al, 1998; Marshall, 1977; Nakamura et al,

1995）。触诊时发现的硬块可能提示尿道憩室中形成了结石（图 42-4）。

鉴别诊断包括尿道旁腺囊肿或脓肿、阴道肿块（平滑肌瘤）、Gartner 管囊肿或尿道周围填充剂（图 42-5）。

膀胱尿道镜检查可显示憩室开口，尽管开口通常很难定位。开口通常位于尿道中段至远端的 4~8 点钟位置。膀胱镜检查也可用于评估患者下尿路症状（lower urinary tract symptoms, LUTS）的其他原因。

UD 没有单一的金标准影像学研究。目前可用的技术包括双气囊尿道造影、VCUG、超声和MRI。

目前 UD 的两个最常见的标准检查如下：

1. 正压 VCUG+ 膀胱镜检查　手动排空憩室。通过尿管向膀胱内滴入 5ml 靛蓝胭脂红和 60ml 造影剂。取下尿管，让患者开始做排尿动作，同时用手指堵住尿道。这种做法常会使憩室充满测试溶液。然后进行 X 线检查和尿道镜检查，以检查是否有蓝色染料从憩室口漏出。不堵塞尿道口的 VCUG 可能会将一些造影剂推入 UD，成像将显示憩室，即使不阻塞尿流。

2. 双气囊正压尿道造影　插入 Davis-TeLinde尿管或 Trattner 尿管，它们类似于 Foley 导管，但在尿道远端还有第二个可移动的球囊。将导管插

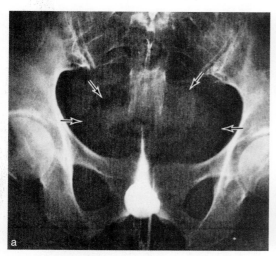
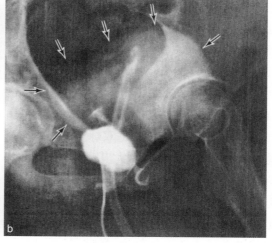

▲ 图 42-4　尿道憩室内含结石
a：显示石头的普通 X 线片。箭头勾勒出膀胱。b：通过输尿管导管注入不透射线液体的憩室。由箭头勾勒出的膀胱

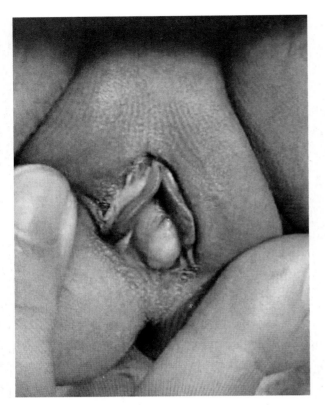

▲ 图 42-5 一名 3 周大女孩的新生儿尿道旁腺
尿道口位于病变的后部和右侧。每日坐浴,病变可自然
消退

入膀胱,并给近端球囊充气。在轻轻拉动导管并
密封膀胱颈的同时,将第二个气囊滑向尿道并充
气。然后将造影剂注入导管。不透射线液体(造
影剂)将通过气囊之间的侧孔从导管中流出,并
填充尿道和憩室,之后以 X 线摄片。这种方法成
像良好。其优点是,该技术不依赖于患者在研究
期间的排尿情况。然而,双球囊导管是高度专科
化的,必须专门储备。

经阴道超声(Baert,1992;Mouritsen and Ber-
nstein,1996;Siegel et al,1998;Vargas Serrano et
al,1997)或盆腔 MRI(Chaudhari et al,2010;debaere
et al,1995;Kim et al,1993)可有助于诊断;据
报道,MRI 在检测憩室方面比双球囊尿道造影
更敏感(Neitlich et al,1998),尤其是通过阴道内
线圈以增强尿道周围成像时(Dwarkasing et al,
2011)。MRI 可用于评价尿道憩室,但有局限性。
Chung 等(2010)的一项研究发现,MRI 和术中
所见之间的差异为 24%。例如,憩室误诊为巴氏
腺囊种,无菌性脓肿误诊为憩室,憩室内癌症漏诊
(图 42-6,图 42-7)。

▶外科技术

患者取截石位,放置 Foley 导管,使用加强的
阴道窥器进行暴露。以尿道远端作为"U"的底
部做一 U 形切口。根据憩室的位置,将阴道壁切
开分离并暴露尿道周围筋膜到膀胱颈或膀胱颈以
上。精细操作避免意外进入 UD。保留明显的尿
道周围筋膜以作为中间层的填充,以防止复发和
尿道阴道瘘的形成。通常在尿道周围筋膜上做一
个横切口,这一层就分离了。然后抓住 UD 囊并
解剖至尿道。此时通常有必要进入憩室,以便于
与周围组织分离。如果 UD 与尿道的中间分隔非
常薄,从而无法完全地移除憩室的所有壁,则应尽
一切努力去除憩室黏膜面,以防止复发。如果憩
室开口不易辨认,可以使用泪道探针轻轻地探测
黏膜中的"凹坑"。在 UD 切除后,常通过手术部
位可见 Foley 导管。尿道缺损用可吸收缝线以不
漏液体为标准的方式重建。在尿道周围延伸的
复杂 UD 需要分段切除和复杂重建(Rovner and

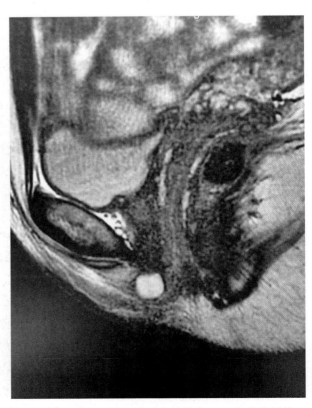

▲ 图 42-6 单纯远端尿道憩室的骨盆 MRI 矢状位图像
在尿道最远端,病变比膀胱中的尿液更亮更白

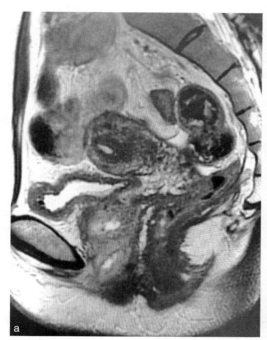
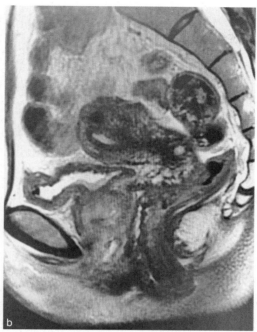
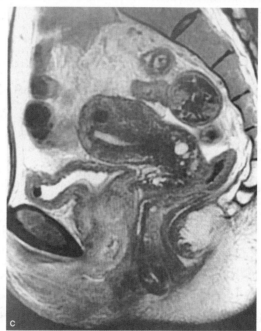

▲ 图 42-7　尿道憩室

a-c：复杂尿道憩室的骨盆 MRI 矢状位图像。与图 42-6 相比，该病变吞噬了整个尿道。体检时误认为阴道前壁脱垂。病变的异质性对恶性肿瘤非常重要。活检显示鳞状化生，伴有急性炎症、水肿和纤维化。异型增生或恶性肿瘤证据为阴性

Wein, 2003）。然后将尿道周围皮瓣以垂直于尿道闭合的方向重新固定。注意消除所有死角。然后再将阴道前壁皮瓣重新固定。阴道填塞可用于止血。

憩室手术切除后，耻骨上膀胱造瘘或导尿管应保留 2~3 周。

手术结果通常是好的，除非憩室的位置损伤尿道外括约肌机制。少数病例出现尿道阴道瘘。如果在充分引流的情况下瘘管未闭合，则需要在 2~3 个月后进行手术修复。

尿道狭窄

成年女性尿道真正的解剖性狭窄并不常见。由于盆底功能障碍导致的功能性尿道梗阻更常见。它可能是先天的或后天的。性交创伤和分娩创伤（尤其关键）可能导致尿道周围纤维化伴挛缩，或是阴道修复术中由外科引起的狭窄，也可能继发于急性或慢性尿道炎。盆腔放疗也是病因之一。

尿道狭窄的主要症状是开始排尿时尿等待和尿线细。继发性尿道炎或膀胱炎可能引起排尿灼热、尿频、夜尿症和尿道疼痛。如果存在膀胱继发感染，尿液中会发现白细胞和细菌。一根相对较粗的导管（22 Fr）很难进入膀胱。尿道镜检查可显示尿道狭窄位置，并找到尿道炎的证据。膀胱镜检查常显示膀胱壁的小梁形成（肥大）。

慢性膀胱炎可能会引起类似的症状，但尿液分析可找到感染的证据。尿道癌可导致尿道进行性狭窄，但阴道检查可发现尿道硬化和浸润。全尿路内镜检查结合活检确定诊断。膀胱肿瘤累及膀胱颈会引起尿等待和排尿困难。膀胱镜检查和活检是可以确定诊断的。慢性尿道炎通常伴有尿道狭窄，也可能是原发的尿道狭窄。复发性或慢性膀胱炎往往继发于尿道狭窄。

治疗方式包括每周反复渐进性尿道扩张（最高 36 Fr）。轻微的过度扩张是必要的，因为扩张间歇会出现一定的挛缩。还必须采取措施防治尿道炎和膀胱炎。有人支持尿道内切开术（Essenhigh，1968）。通过适当的尿道过度扩张和尿道炎的治疗，其预后良好。对于尿道扩张无效的病例，可以进行正规的尿道成形术，成功率很高（Onol，2011）。

（关星 翻译 张小东 审校）

参考文献

远端尿道狭窄

Amer MI et al: Congenital urethrovaginal fistula with transverse vaginal septum. J Obstet Gynaecol Res. 2016;42(8):1042–1045.

Immergut MA, Gilbert EC: Internal urethrotomy in recurring urinary infections in girls. J Urol 1973;109:126.

Kaplan GW et al: A blind comparison of dilatation, urethrotomy and medication alone in the treatment of urinary tract infection in girls. J Urol 1973;109:917.

Kondo A et al: Functional obstruction of the female urethra: Relevance to refractory bed wetting and recurrent urinary tract infection. Neurourol Urodyn 1994;13(5):541–546.

Lyon RP, Marshall S: Urinary tract infections and difficult urination in girls: Long-term follow-up. J Urol 1971;105:314.

Lyon RP, Tanagho EA. Distal Urethral Stenosis In Little Girls. J Urol 1965;93:379–388.

Malin G et al: Congenital lower urinary tract obstruction: A population-based epidemiological study. Br J Obstet Gynecol 2012;119(12):1455–1464.

Smith DR: Critique on the concept of vesical neck obstruction in children. JAMA 1969;207:1686.

Tanagho EA et al: Spastic external sphincter and urinary tract infection in girls. Br J Urol 1971;43:69.

阴唇融合（外阴粘连）

Adekunle AO et al: Female genital mutilation—postcircumcision vulval complications in Nigerians. J Obstet Gynaecol 1999;19:632.

Aribarg A: Topical oestrogen therapy for labial adhesions in children. Br J Obstet Gynaecol 1975;82:424.

Christensen EH, Oster J: Adhesions of labia minora (synechia vulvae) in childhood: A review and report of fourteen cases. Acta Paediatr Scand 1971;60:709.

Kumar RK et al: Labial adhesions in pubertal girls. Arch Gynecol Obstet 2006;273:243.

Leung AK et al: Treatment of labial fusion with topical estrogen therapy. Clin Pediatr (Philadelphia) 2005;44:245.

急性尿道炎

Bass HN: "Bubble bath" as an irritant to the urinary tract of children. Clin Pediatr 1968;7:174.

Marshall S: The effect of bubble bath on the urinary tract. J Urol 1965;93:112.

Simms I, Stephenson JM: Pelvic inflammatory disease epidemiology: What do we know and what do we need to know? Sex Transm Infect 2000;76:80.

慢性尿道炎

Bruce AW et al: Recurrent urethritis in women. Can Med Assoc J 1973;108:973.

Farrar DJ et al: An evaluation of Otis urethrotomy in female patients with recurrent urinary tract infections: A review after 6 years. Br J Urol 1980;52:68.

Immergut MA, Gilbert EC. Internal urethrotomy in recurring urinary infection in girls. J Urol 1973;109(1):126–127.

Krieger JN et al: Evaluation of chronic urethritis: Defining the role for endoscopic procedures. Arch Intern Med 1988;148:703.

Marshall S et al: Nonspecific urethritis in females. Calif Med 1970;112:9.

Simpson T et al: Vaginal douching among adolescent and young women: More challenges than progress. J Pediatr Adolesc Gynecol 2004;17:249.

萎缩性尿道炎

Eriksen B: A randomized, open, parallel-group study on the preventive effect of an estradiol-releasing vaginal ring (Estring) on recurrent urinary tract infections in postmenopausal women. Am J Obstet Gynecol 1999;180(5):1072–1079.

Johnston SL et al: The detection and management of vaginal atrophy. J Obstet Gynaecol Can 2004;26:503.

Quinlivan LG: The treatment of senile vaginitis with low doses of synthetic estrogens. Am J Obstet Gynecol 1965;92:172.

Raz R, Stamm WE: A controlled trial of intravaginal estriol in postmenopausal women with recurrent urinary tract infections. New Engl J Med 1993;329:753.

Smith P: Age changes in the female urethra. Br J Urol 1972;44:667.

Sturdee DW, Panay N: Recommendations for the management of postmenopausal vaginal atrophy. Climacteric 2010;13:509.

尿道肉阜

Atalay AC et al: Non-Hodgkin's lymphoma of the female urethra presenting as a caruncle. Int Urol Nephrol 1998;30(5):609–610.

Indudhara R et al: Urethral tuberculosis. Urol Int 1992;48(4): 436–438.

Lee WH et al: The aetiology of postmenopausal bleeding—a study of 163 consecutive cases in Singapore. Singapore Med J 1995;36:164.

Lopez JI, et al: Primary malignant melanoma mimicking urethral caruncle. Case report. Scand J Urol Nephrol 1993;27(1):125–126.

Neilson D et al: Squamous intra-epithelial neoplasia presenting as a urethral caruncle. Br J Urol 1989;64:200.

Willett GD1, Lack EE: Periurethral colonic-type polyp simulating urethral caruncle. A case report. J Reprod Med 1990;35(11):1017–1078.

Young RH et al: Urethral caruncle with atypical stromal cells simulating lymphoma or sarcoma—a distinctive pseudoneoplastic lesion of females. A report of six cases. Am J Surg Pathol 1996;20:1190.

尿道脱垂

Desai SR, Cohen RC: Urethral prolapse in a premenarchal girl: Case report and literature review. Austral NZ J Surg 1997;67(9):660–662.

Devine PC, Kessel HC: Surgical correction of urethral prolapse. J Urol 1980;123:856.

Fernandes ET et al: Urethral prolapse in children. Urology 1993;41:240.

Jerkins GR et al: Treatment of girls with urethral prolapse. J Urol 1984;132(4):732–733.

Kleinjan JH, Vos P: Strangulated urethral prolapse. Urology 1996;47:599.

Lowe FC et al: Urethral prolapse in children: Insights into etiology and management. J Urol 1986;135(1):100–103.

Rudin JE et al: Prolapse of urethral mucosa in white female children: Experience with 58 cases. J Pediatr Surg 1997;32(3):423–425.

Valerie E et al: Diagnosis and treatment of urethral prolapse in children. Urology 1999;54:1082.

尿道阴道瘘

Andrews HO, Shah PJ: Surgical management of urethral damage in neurologically impaired female patients with chronic indwelling catheters. Br J Urol 1998;82(6):820–824.

Creatsas G et al: Reconstruction of urethrovaginal fistula and vaginal atresia in an adolescent girl after an abdominoperineal-vaginal pull-through procedure. Fertil Steril 1997;68:556.

Elkins TE: Surgery for the obstetric vesicovaginal fistula: A review of 100 operations in 82 patients. Am J Obstet Gynecol 1994;170:1108.

Flottorp J, Inversen S: [Vesicovaginal and urethrovaginal fistulas treated at the Norwegian Radium Hospital 1940-1952 and in the gynecological department of the Rikshospitalet 1953-1959.] Tidsskr Nor Laegeforen 1960;80:597–599.

Hilton P, Cromwell DA: The risk of vesicovaginal and urethrovaginal fistula after hysterectomy performed in the English National Health Service—a retrospective cohort study examining patterns of care between 2000 and 2008. Br J Obstet Gynecol 2012;119(12):1447–1454.

Lee RA et al: Current status of genitourinary fistula. Obstet Gynecol 1988;72(3 Pt 1):313–319(review).

Morton HC, Hilton P: Urethral injury associated with minimally invasive mid-urethral sling procedures for the treatment of stress urinary incontinence: A case series and systematic literature search. B J Obstet Gynecol 2009;116(8):1120–1126.

Webster GD et al: Urethrovaginal fistula: A review of the surgical management. J Urol 1984;132:460.

尿道憩室

Andersen MJ: The incidence of diverticula in the female urethra. J Urol 1967;98:96.

Baert L et al: Endovaginal sonography: New diagnostic approach for urethral diverticula. J Urol 1992;147:464.

Chaudhari VV et al: MR imaging and US of female urethral and periurethral disease. Radiographics 2010;30:1857.

Chung DE et al: Urethral diverticula in women: Discrepancies between magnetic resonance imaging and surgical findings. J Urol 2010;183:2265.

Davis BL, Robinson DG: Diverticula of the female urethra: Assay of 120 cases. J Urol 1970;104:850.

Davis HJ, TeLinde RW. Urethral diverticula: an assay of 121 cases. J Urol 1958;80(1):34–39.

Debaere C et al: MR imaging of a diverticulum in a female urethra. J Belge Radiol 1995;78:345.

Dwarkasing RS et al: MRI evaluation of urethral diverticula and differential diagnosis in symptomatic women. Am J Roentgenol 2011;197:676.

Elik M: Diverticulum of the female urethra: A new method of ablation. J Urol 1957;77:243.

Huffman JW: The detailed anatomy of the para-urethral ducts in the adult human female. Am J Obstet Gynecol 1948;55(1):86–101.

Kato H et al: Carcinoembryonic antigen positive adenocarcinoma of a female urethral diverticulum: Case report and review of the literature. Int J Urol 1998;5:291.

Kim B et al: Diagnosis of urethral diverticula in women: Value of MR imaging. Am J Roentgenol 1993;161:809.

Lang EK, Davis HJ: Positive pressure urethrography: A roentgenographic diagnostic method for urethral diverticula in the female. Radiology 1959;72(3):401–405.

Leach GE, Schmidbauer CP, Hadley HR et al. Surgical treatment of female urethral diverticulum. Semin Urol 1986;4(1):33–42.

Marshall S, Hirsch K: Carcinoma within urethral diverticula. Urology 1977;10:161.

Mouritsen L, Bernstein I: Vaginal ultrasonography: A diagnostic tool for urethral diverticulum. Acta Obstet Gynecol Scand 1996;75:188.

Nakamura Y et al: A case of adenocarcinoma arising within a urethral diverticulum diagnosed only by the surgical specimen. Gynecol Obstet Investig 1995;40:69.

Neitlich JD et al: Detection of urethral diverticula in women: Comparison of a high resolution fast spin echo technique with double balloon urethrography. J Urol 1998;159:408.

Presman D et al: Calculus formation within a diverticulum of the female urethra. J Urol 1964;91:376.

Rovner ES, Wein AJ: Diagnosis and reconstruction of the dorsal or circumferential urethral diverticulum. J Urol. 2003;170(1):82–86; discussion 86.

Siegel CL et al: Sonography of the female urethra. Am J Roentgenol 1998;170:1269.

Vargas-Serrano B et al: Transrectal ultrasonography in the diagnosis of urethral diverticula in women. J Clin Ultrasound 1997;25:21.

尿道狭窄

Essenhigh DM et al: A study of the bladder outlet in lower urinary tract infections in women. Br J Urol 1968;40:268.

Onol FF et al: Techniques and results of urethroplasty for female urethral strictures: Our experience with 17 patients. Urology 2011;77:1318.

第43章 性发育障碍

Laurence S. Baskin

性别的确定是复杂的,受遗传、环境及文化等因素的影响。性别起源于受精时来自父母双方的遗传物质融合形成一个新个体,此后性别的分化按照高度有序的步骤进行。性染色体和常染色体决定性腺的发育,性腺反过来又会产生性激素,进而引发内外生殖器的发育。性发育障碍(disorders of sex development, DSD)和分化异常,可能源于染色体、性腺发育或激素的产生及活性异常。

性发育障碍表现为:①新生儿期的非典型的生殖器或生殖器表型与羊膜穿刺时的基因型不一致;②青春期发育异常;③青春期发育延迟;④成年后不育。

正常性别分化

▶染色体性别

决定男性表型的遗传物质位于 Y 染色体短臂(Wilson et al, 1981)。Y 染色体上重要的基因或性别决定区称为 SRY 区。SRY 遗传级联的基因产物通过与其他多个基因,如睾丸决定因子和 SOX-9,相互作用引导睾丸的发育(Conte and Grumbach, 2007)。除了性腺分化,男性和女性发育所需的遗传信息位于 X 染色体和常染色体上。

▶性腺分化

性腺由泌尿生殖嵴发育而成(图 43-1)。在孕 4 周时沿着中肾管的上皮增殖,以及底层的间质汇集形成。位于卵黄囊内胚层的生殖细胞迁移进入生殖嵴。性腺发育的早期具有形成睾丸或卵巢的双向潜能。到孕 6~7 周,至少有 4 个基因[肾母细胞瘤抑制基因(Wilms tumor suppressor gene, WT-1)、Fushi-Tarza 因子(Fushi-Tarza factor, FTZ-F1)、类固醇生成因子 1(steroidogenic factor 1, SF-1)及 LIM-1]引发睾丸发育。原始生殖细胞分化为支持细胞和间质细胞,它们聚集成生精索。疏松间质组织变成厚的致密层,即白膜。白膜包绕睾丸,将其与体腔上皮细胞的连接隔开,防止中肾管迁入睾丸。

传统的理论认为,女性表型是在缺少 SRY 通路的情况下的默认发育途径。现在已知,至

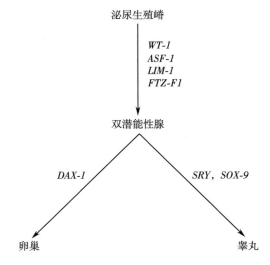

▲ 图 43-1　与睾丸及卵巢发育相关的性别决定基因

少有一个基因,剂量敏感型性逆转 -1（dosage-sensitive sex reversal, DAX-1）是卵巢发育所必需的。DAX-1 位于 X 染色体短臂。SRY 与 DAX-1 的产物相互竞争促进类固醇生成急性调节蛋白（steroidogenic acute regulatory protein, StAR）的产生, StAR 是类固醇生成的第一步,促进胆固醇转化为孕烯醇酮。在正常的 XY 男性,SRY 的强度超过一个功能性 DAX-1 基因,促进睾丸的发育和睾酮的产生。而在正常 XX 女性,没有 SRY 基因,两条 DAX-1 基因发挥作用,下调 StAR,抑制睾丸的发育,促进卵巢的发育。在胚胎期,卵巢的生殖细胞分化并停留于减数分裂的最后阶段,形成卵母细胞。生殖嵴的细胞发育成间质细胞包绕卵母细胞,形成完整的卵巢。

▶**激素**

　　孕 3.5 周时,沃尔夫（Wolffian）系统呈 2 条纵向的管道,头部与中肾管相连,尾部汇入尿生殖窦（图 43-2）。约孕 6 周时,中肾旁管（Müllerian）于沃尔夫管外侧发育为腔上皮内的凸起。

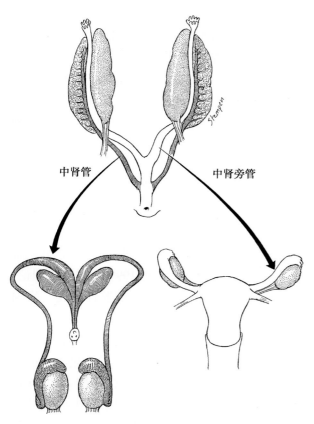

▲ 图 43-2　生殖器发育的共同起源,男性（中肾管）和女性（中肾旁管）示意图

中肾管　　　　　　中肾旁管

　　到孕 8~9 周时,胎儿睾丸的支持细胞分泌一种糖蛋白,称为米勒管抑制物质或抗米勒管激素。该蛋白通过溶解基底膜,使中肾旁管周围的间质细胞聚集而使中肾旁管退化。由于米勒管抑制物质仅作用于局部,因此,只有胎睾产生该激素的一侧的中肾旁管才会发生退化。米勒管抑制物质还引导睾丸生精小管的形成和分化。孕 9 周或 10 周时,睾丸出现间质细胞并开始合成睾酮。睾酮使沃尔夫管衍变成男性生殖道,该过程于孕 11 周完成。

　　从孕 9 周起,睾酮诱导生殖结节、尿生殖窦及生殖隆起发育为外生殖器（Jirasek et al, 1968）（图 43-3）。在分子水平,睾酮在 2 型 5a 还原酶的作用下转化为 5a 双氢睾酮（DHT）,完成阴茎、阴茎头及男性尿道的发育（Wilson et al, 1993）。睾酮在血浆中,与其载体蛋白解离并被动扩散进入细胞。进入细胞后,睾酮与雄激素受体结合并变形,使其不能被蛋白酶降解。这种构象变化也是雄激素受体二聚体化、DNA 结合、转录激活所必需的。雄性激素的结合也使热休克蛋白解离,可能解除了对受体二聚体或 DNA 结合的限制。进入细胞核后,雄激素受体复合物与靶基因的雄激素反应单元 DNA 序列结合激活靶基因。DHT 也与雄激素受体结合,其雄激素活性增强,增强的部分原因是由于 DHT 从雄激素受体解离慢。

　　DHT 再与核受体结合形成复合物,调节阴茎头、阴茎、海绵体尿道、尿道旁腺、前列腺及阴囊的发育。孕 28~37 周,睾丸开始下降进入阴囊。该过程的机制尚未完全明晰,但肯定依赖雄激素。

▶**女性生殖器的发育**

　　女性内生殖器起源于中肾旁管。缺乏来自睾丸的雄激素,沃尔夫管于孕 9 周退化,而同时中肾旁管开始分化。头部形成输卵管,尾部融合形成子宫、子宫颈及阴道的上部。同时尿生殖窦和生殖结节发育成外生殖器,即阴道的下部、前庭、巴氏腺及 Skene 腺、阴蒂及大小阴唇。与睾丸的发育类似,卵巢也会于腹部下降,但仅降至骨盆缘下方并不下降进入腹股沟管。雌激素在女性分化中的作用不详。

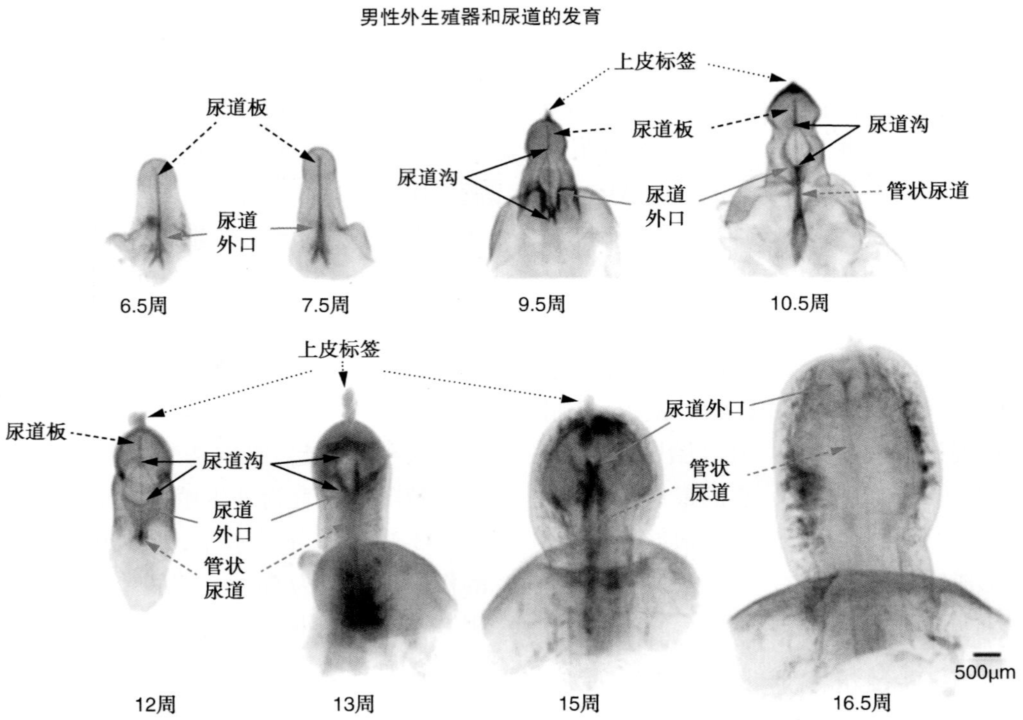

男性外生殖器和尿道的发育

▲ 图 43-3　光学投影断层扫描显示,男性胎儿外生殖器和尿道从未分化的阶段到完全分化(6.5~16 周)
注意尿道口的进展情况(粗虚箭头)从 6.5 周的阴囊褶皱处到 16.5 周的阴茎头末端位置。宽大的尿道沟(粗实箭头)
9.5~13 周时,尿道沟的边缘从近端向远端融合,形成管状尿道(细虚箭头)。在 13 周时,尿道沟位于阴茎头内,尿道管完全形成于阴茎轴内,这与尿道发育的内胚层理论一致。在任何标本中都没有发现外胚层侵入的证据

▶男性外生殖器的发育

　　男性外生殖器的形成是一个复杂的过程,涉及 SRY 通路、细胞分化、雄激素通路、酶活性及组织重塑等。孕第 1 个月末,后肠及未来的泌尿生殖系统到达泄殖腔膜的腹侧。尿直肠纵隔将泄殖腔分为后半部即肛门、前半部或泌尿生殖膜。尿生殖膜有三个凸起,最前方的是生殖结节,另外两个位于尿生殖膜的两侧。在孕 7~8 周,男女生殖器本质上难以区分(图 43-3,图 43-4)。垂体促黄体素(luteinizing hormone,LH)显著升高使睾酮大量合成,外生殖器出现男性化。表现为肛门与生殖器的距离变长、阴茎的伸长、尿道沟形成阴茎尿道及包皮的发育(图 43-3)。

　　孕 8 周时,外生殖器仍未分化。尿道的形成有两个步骤,包括管道化("开口拉链")不依赖雄性激素,也发生在女性外生殖器的发育过程中(图 43-4)(Li et al,2015；Overland et al,2016),第二步是依赖雄性激素的融合过程("闭合拉链"),只发生在男性。阴茎腹侧的尿道沟介于两尿道皱褶之间。尿道皱褶的内胚层中间部分融合形成阴茎部尿道。随着发育进行,尿道沟的外胚层部分融合形成中间脊(图 43-3)。阴茎出现正常腹侧弯曲,到孕期第 11~12 周,冠状沟将阴茎头和阴茎轴分开。到孕 16 周,尿道皱褶在阴茎腹腔的中线上完全融合(图 43-3)。在正常的男性发育过程中,从正常的阴茎腹侧弯曲,到孕第 19 周时完成(图 43-3)。

　　阴茎头部尿道也于该时期形成,它由鳞状上皮组成,不同于由尿路上皮构成的前尿道。阴茎头部尿道形成的机制仍有争议。有两种解释(图 43-5):①现代理论,源于尿生殖窦的内胚层细胞转化而来(Kurzrock et al,1999);②传统理论,来自阴茎头皮肤的外胚层细胞发育而成。孕 24 周的阴茎横切面组织学分析显示阴茎发育已完成(图 43-6)。可见神经支配已到达海绵体被囊。男性胎儿阴茎的三维重建图像显示广泛的神经分布(图 43-7)。注意阴茎头的神经密度(图 43-7e、f)。

　　解剖学及免疫组化研究提出内胚层分化的新理论,表明整个尿道上皮均起源于尿生殖窦。整个男性尿道,包括阴茎头部尿道,由尿道板向背侧

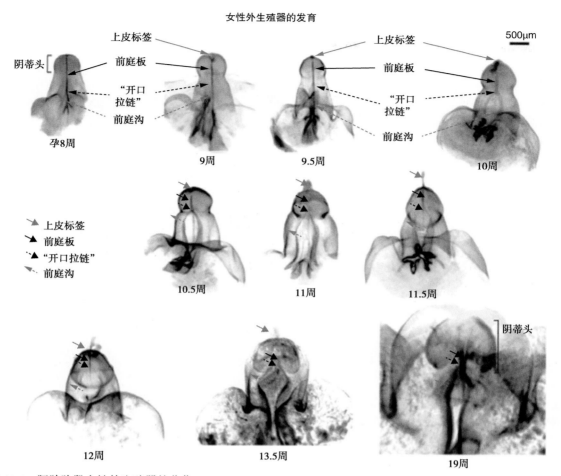

▲ 图 43-4　胚胎阶段女性外生殖器的分化

从未分化到完全分化阶段（孕 8~19 周）。注意"开口拉链"，有利于前庭板的开放，形成前庭沟。也注意到缺乏"闭合拉链"，前庭沟保持开放。箭头所指的是上皮标签、前庭板、"开口拉链"和前庭沟

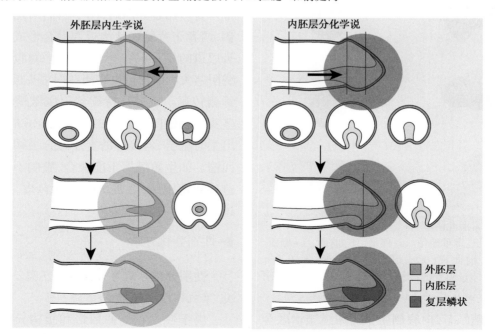

▲ 图 43-5　人尿道阴茎部发育的理论

多数胚胎学教科书引用外胚层内生学说，认为阴茎头部尿道由表皮向内生长。最新的资料支持整个尿道由内胚层分化而成

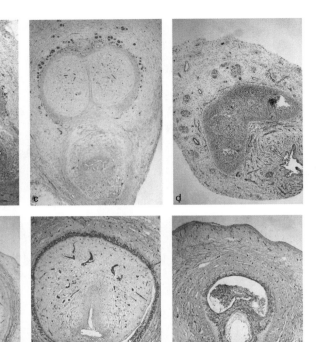

▲ 图 43-6　正常 24 周胎儿的阴茎（a-h）

神经元标志物 s-100 免疫组化染色横切面图像（×25 倍）。暗染的 S-100 阳性神经沿阴茎体完全包绕阴茎海绵体至阴茎海绵体尿道海绵体连接部，仅 12 点处例外（a-d）。近端阴茎海绵体分杈处（e），在耻骨下方和邻近的地方继续以横向方式进行，神经位于 11 点到 1 点间虚构的三角区。此处（e），神经进入海绵体的距离最深（海绵体直径的 1/2），然后，继续于 11 点和 1 点处远离尿道处呈致密分布（f、g）

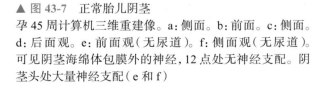

▲ 图 43-7　正常胎儿阴茎

孕 45 周计算机三维重建像。a：侧面。b：前面。c：侧面。d：后面观。e：前面观（无尿道）。f：侧面观（无尿道）。可见阴茎海绵体包膜外的神经，12 点处无神经支配。阴茎头处大量神经支配（e 和 f）

生长进入生殖结节，向腹侧生长与尿道皱褶融合而成。在适当的间质引导下，尿路上皮可分化为复层鳞状上皮，具有特征性的角蛋白染色，可以解释阴茎头的细胞类型。

包皮伴随尿道同时形成且依赖于尿道的正常发育。约孕 8 周时，阴茎两侧出现矮的包皮皱褶，两者于背侧冠状沟近端融合形成平嵴。阴茎头尿道的发育不完全，造成该平嵴腹侧不完全包绕阴茎头。因此包皮皱褶在阴茎头板和间质间向背侧转运。该过程持续到包皮皱褶覆盖整个阴茎头，形成中缝（图 43-3，孕 13~16 周）。中缝于出生时融合，但接着的上皮融合去鳞状化使包皮回缩。如生殖皱褶不能融合，腹侧不能形成包皮造成尿道下裂，表现为腹侧无包皮，而背侧包皮过多。

▶性别分化异常

性别分化异常可分为以下三类。

A. 染色体性别异常

由于性染色体的数目和结构异常所致。包括，染色体不分离、缺失、断裂、重组及遗传物质的转位等。这些疾病归纳如表 43-1。

表 43-1　染色体性别异常

疾病	病理	染色体	发病率	性腺	内生殖器	外生殖器	其他表现	癌症的风险	治疗
47,XXY（Klinefelter综合征）	额外的X染色体	47,XXY；46,XY/47,XXY	1/500	睾丸透明变性无精子生成	沃尔夫管	男性	乳房女性化 高身材 轻度智力迟钝 FSH/LH升高 睾酮降低 雌二醇升高 不育	乳房 性腺外生殖细胞	补充雄激素 手术治疗严重乳房女性化
XX男性（XX性反转）	无Y染色体,一些患者TDF阳性	46,XX	1/20 000 ~ 1/24 000	睾丸透明变性,无精子生成	沃尔夫管	男性	乳房女性化 身材矮小 尿道下裂发生率高 精神状态正常 可能有家族史	罕见生殖细胞	同klinefelter
45,X（Turner综合征）	缺一个X染色体	45,X；46,XX/45,X 一些患者有Y染色体成分	1/2 700	条纹状性腺 无生殖细胞	中肾旁管	未成熟女性	身材矮小 乳房发育差 蹼状颈及其他躯体异常 心血管异常（如缩窄）肾脏异常（如马蹄形肾或旋转异常）自身免疫疾病（甲状腺功能低下,糖尿病）不育 无月经	某些Y染色体杂合子患者可出现GCT	补充雌激素 Y染色体杂合子患者去除条纹状性腺
45,X/46,XY性发育障碍（混合性性腺发育不良）	男性化不全和中肾旁管退化	45,X/46,XY（70%）无法监测的杂合子	—	一侧睾丸下降,另一侧为条纹状性腺	沃尔夫管及中肾旁管	常常为非典型	躯体特征似45,X	GCT	女性 • 行卵巢性腺切除 男性 • 需要切除条纹状性腺 • 腹腔内睾丸如不能松解固定于阴囊且没有中肾旁管结构存在时可能需要去除性腺
卵睾性发育障碍（真两性畸形）	不详	46,XX（70%）46,XY（10%）杂合子	不详	双侧卵睾 卵巢与卵睾或睾丸（40%）卵巢与睾丸（40%）	沃尔夫管及中肾旁管	常为非典型	青春期乳房女性化 青春期出现月经 可有家族史	罕见GCT	重建手术 可能需要去除性腺

43

B. 性腺性别异常

由于生殖器发育异常所致。此类疾病中,患者的染色体核型正常(如 46,XX 或 46,XY)。但性染色体或常染色体的突变、致畸物或生殖器创伤可干扰生殖器的正常发育。此类疾病归纳如

表 43-2。

C. 表型性别异常

由于激素产生或活性异常所致。病因包括,性腺激素合成障碍、肾上腺激素产生异常、外源性激素及激素受体活性的异常。归纳如表 43-3。

表 43-2　性腺性别异常

疾病	病理表现	染色体	发病率	性腺	内生殖器	外生殖器	其他特征	肿瘤风险	治疗
性腺发育不良(Swyer 综合征)	尚未发现的阻止正常性腺分化的突变	46,XX 46,XY	1/8 000	双侧条纹状性腺	中肾旁管	未成熟女性	正常到高等身材躯体异常轻微 女性:雌激素缺乏 男性:睾酮缺乏 可有家族史	46,XY 患者可能发生 GCT	补充雌激素 46,XY 患者切除性腺
无睾丸综合征	睾丸突变、畸形或外伤	46,XY	不详	缺如或残基睾丸无条纹状性腺	沃尔夫管	不同程度的男性化	正常	通常没有	女性: ● 补充雌激素 ● 重建手术 男性: ● 补充雄激素

表 43-3　表型性别异常

疾病	病理	染色体	发病率	性腺	内生殖器
46,XX 性发育障碍(女性假两性畸形)					
3β - 羟类固醇脱氢酶缺乏	雄激素过多	46,XX	CAH 第二常见原因	卵巢	中肾旁管
11β - 羟化酶缺乏	雄激素过多	46,XX	罕见	卵巢	中肾旁管
21α - 羟化酶缺乏			1/5 000 到 1/15 000		
部分缺乏 严重缺乏	雄激素过多 雄激素过多	46,XX 46,XX		卵巢 卵巢	中肾旁管 中肾旁管
孕期过多雄激素	雄激素过多	46,XX		卵巢	中肾旁管
46,XY 性发育障碍(男性假两性畸形)					
20,22 碳链酶缺乏	睾酮合成障碍	46,XY		睾丸	沃尔夫
3β - 羟类固醇脱氢酶缺乏	睾酮合成缺陷	46,XY	CAH 第二位常见原因	睾丸	沃尔夫
17α - 羟化酶缺乏	睾酮合成缺陷	46,XY		睾丸	沃尔夫
17,20 碳链酶缺乏	睾酮合成缺陷	46,XY	罕见	睾丸	沃尔夫
17β - 羟类固醇脱氢酶缺乏	睾酮合成缺陷	46,XY	最常见	睾丸	沃尔夫
5α - 还原酶缺乏	雄激素作用缺陷	46,XY - 常染色体隐性遗传		睾丸有精子产生	沃尔夫

续表

疾病	病理	染色体	发病率	性腺	内生殖器
完全雄激素不敏感综合征	雄激素受体缺陷	46，XY-X连锁	1/64 000~1/20 000	睾丸不育	缺如
部分雄激素不敏感综合征	雄激素受体缺陷	46，XYX连锁隐性	完全性 1/10	睾丸不育	沃尔夫管
男性不育综合征	雄激素受体缺陷	46，XYX连锁隐性		睾丸不育	沃尔夫管
中肾旁管永存综合征	中肾旁管残留	不详		睾丸	沃尔夫管伴有子宫及输卵管残基

外生殖器	其他特征	尿液类固醇	肿瘤的风险	治疗
46，XX 性发育障碍（女性假两性畸形）				
非典型	重度失盐无可的松无醛固酮	DEAS	无	补充盐皮质激素及糖皮质激素必要时重建手术
非典型	高血压低可的松低醛固酮	11DCS11DOC	无	补充糖皮质激素
非典型	可的松正常醛固酮升高	17-羟黄体酮	无	必要时重建手术
非典型	重度失盐可的松降低醛固酮降低	17-羟黄体酮	无	补充盐皮质激素及糖皮质激素必要时重建手术
非典型	孕前药物卵巢男性化肾上腺肿瘤	无	无	无
46，XY 性发育障碍（男性假两性畸形）				
非典型	重度失盐无可的松无醛固酮	无	无	补充盐皮质激素和糖皮质激素
非典型	重度失盐无可的松无醛固酮	DEAS	无	补充糖皮质激素和盐皮质激素，必要时重建手术
非典型	低钾性碱中毒高血压可的松低醛固酮低乳房女性化	CS11DCS1	无	补充糖皮质激素
非典型	可的松及醛固酮正常		无	补充睾酮
非典型	青春期男性化	ASD	无	决定当男孩或女性抚养
女性	无乳房女性化睾酮正常正常男性化	无	无	无

43

续表

外生殖器	其他特征	尿液类固醇	肿瘤的风险	治疗
女性 当女性抚养	睾酮升高 雌激素升高	无	GCT	青春期后切除性腺,补充雌激素
女性对应严重尿道 下裂	睾酮升高 雌二醇升高	无	GCT	根据抚养性别决定
男性	不育 睾酮正常或升高 雌激素正常或升高	无	无	无
男性常伴有隐睾	睾酮正常 雌激素正常	无	无	睾丸固定 保留子宫和输卵管

生殖器畸形患者的临床评估

正确诊断生殖器畸形具有挑战性。诊断将决定治疗时的性别取向,不仅对患者本人而且对其家庭有着重大影响(Daaboul and Frader,2001;Morland,2001;Conte and Grumbach,2007)。多数社会仅接受两种性别,即男性或女性。孩子出生后如不能马上确定其是男性还是女性会给家庭笼罩上阴影。产前羊膜腔穿刺、常规超声检查常能确定性别。如预期的基因型性别与新生儿的外观性别不符会带来情绪上的创伤。此外,对诸如严重失盐的先天性肾上腺增生症患者,准确的诊断可以挽救生命。

▶病史

详细询问病史很重要。由于许多疾病如男性XX综合征及真两性畸形等是遗传疾病,应详细询问家族史,包括有无类似患者、婴儿期不明原因死亡、不育、无月经及女性多毛症者。此外,应询问孕期用药情况(如黄体酮)及孕期有无男性化的表现等。

▶体格检查

仔细检查腹部及直肠,了解中线结构如子宫。这些检查可以评估是否有中肾旁管衍生结构。其他有益的发现包括脱水、成长不足、色素沉着(失盐性先天性肾上腺皮质增生症)及合并其他异常如心脏杂音或蹼状颈[见于特纳综合征(Turner syndrome)或克兰费尔特综合征(Klinefelter

syndrome)的患者]。

于阴唇、阴囊皱褶或阴囊触诊检查生殖腺很重要。因为卵巢不下降进入该区域,如能触及,很可能是睾丸,因此可排除46,XX性发育障碍。根据有无性腺,根据诊疗流程图可进一步鉴别生殖器畸形(图43-8)。应检查阴茎的大小(表43-4)及尿道开口的位置(Camurdan et al,2007)。任何双侧隐睾或单侧隐睾伴有尿道下裂者应考虑是否存在性别分化异常。其他有益于诊断的体征包括乳晕及阴唇阴囊皱褶的色素沉着,常见于先天性肾上腺皮质增生症(congenital adrenal hyperplasia,CAH)。

▶染色体检查

颊黏膜细胞检查Barr小体(失活的第二条X染色体)的检查不能用来对生殖器畸形的患者作出准确的诊断。

更准确的但更耗时的方法是培养外周血白细胞直接检查染色体,需要2~3日。这种方法能检查确切的染色体组成、杂合子及染色体的结构特征。

如发现杂合子,应取几种不同的组织样本准确地判断其基因型。

▶生化检查

怀疑CAH的患者,应检查尿液类固醇的种类以便确定何种酶缺乏。图43-9显示了类固醇激素的合成通路,从胆固醇到醛固酮、类固醇或双氢睾酮。注意从前体转化为产物所需要的各种酶(表43-3)。

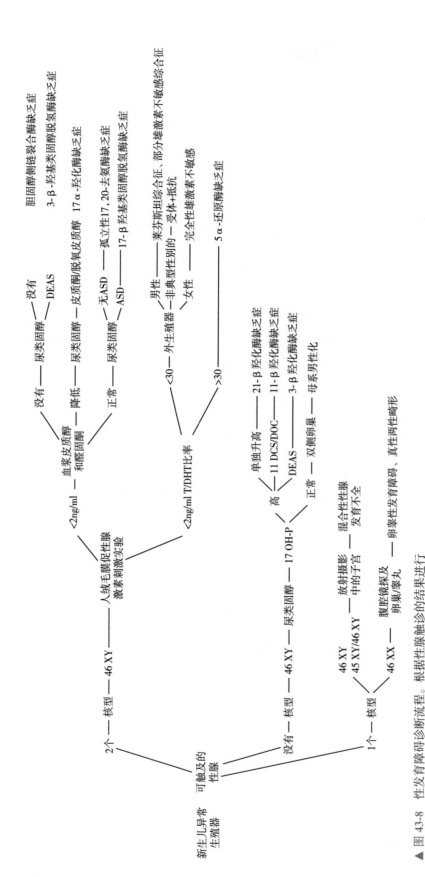

▲ 图 43-8　性发育障碍诊断流程。根据性腺触诊的结果进行

17 OH-P, 17 羟孕酮；DCS/DOC, 脱氧皮质醇/脱氧皮质酮；DEAS, 硫酸脱氢表雄酮；T/DHT, 睾酮/双氢睾酮

表 43-4　拉长阴茎的正常值

年龄	阴茎长度 /cm（平均 ±SD）	年龄	阴茎长度 /cm（平均 ±SD）
30 周早产儿	2.5 ± 0.4	2~3 岁	5.1 ± 0.9
足月新生儿	3.5 ± 0.4	3~4 岁	5.5 ± 0.9
0~5 月	3.9 ± 0.8	5~6 岁	6 ± 0.9
6~12 月	4.3 ± 0.8	10~11 岁	6.4 ± 1.1
1~2 岁	4.7 ± 0.8	成人	12.4 ± 2.7

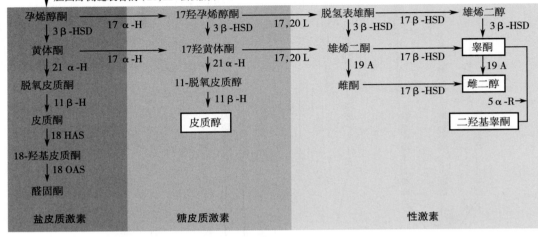

▲ 图 43-9　类固醇激素合成通路及相关酶缺乏示意图

3β-HSD=3β- 羟类固醇脱氢酶；21α-H=21α- 羟化酶；11β-H=11β- 羟化酶；17β-HSD=17β- 羟类固醇脱氢酶。18HAS=18 羟基醛固酮合成酶；18OAS=18 氧化酶 - 醛固酮合成酶；5α-R=5α 还原酶；19A=19 芳香化酶；StAR= 急性类固醇合成调节蛋白

其他激素异常导致的疾病，（如 5α- 还原酶缺乏和雄激素抵抗）。直接检测血浆睾酮鲜有帮助，因为这些疾病睾酮异常的规律尚未搞清。一个有益的检查是人绒毛膜促性腺激素（human chorionic gonadotrophin, hCG）刺激睾酮反应试验，2 000IU 每日，连续 4 日。如睾酮升高幅度超过 2ng/ml，则可能是雄激素抵抗，而不是睾酮合成不足。此外，该试验也可用于诊断二型 5α- 还原酶缺乏，hCG 刺激后睾酮与双氢睾酮的比值超过 30 可确诊，目前可以通过 5α 还原酶基因的基因组测序进行确诊。

▶ 影像学检查

性发育障碍的患者，超声检查无创、安全，可用于腹盆腔检查。确定源自中肾旁管的结构如子宫、输卵管对诊断有帮助（图 43-10a）。肾上腺增大不能诊断 CAH，需要进一步检查确诊。

MRI 能更好的显示腹部内生殖器的细节，但多数情况下需要麻醉以获得高质量的 MRI 图像。通过尿生殖窦开口注射造影剂也有助于确定内生殖道的结构，对确定有无阴道、子宫颈、输卵管、子宫及相连的尿道更有帮助（图 43-10b、c）。泌尿生殖道造影可以为将来重建手术提供解剖学资料。

▶ 诊断性剖腹探查或腹腔镜探查

偶尔需要手术探查内生殖器，获取生殖器的标本行病理检查。适用于活检结果会影响性别认定的患者。此外，有时需要手术切除易并发癌症的发育不全的生殖腺 [Turner Y 染色体变异（Swyer 综合征）]。在性发育障碍的患者可用腹腔镜手术代替开放手术进行探查，新生儿期就可安全地进行，仅需 1~3 个 2~3mm 的切口放置腹腔镜。简单的外科手术如疝修补、睾丸固定及切

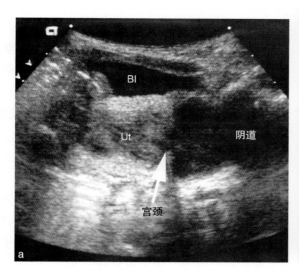

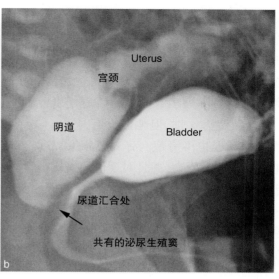

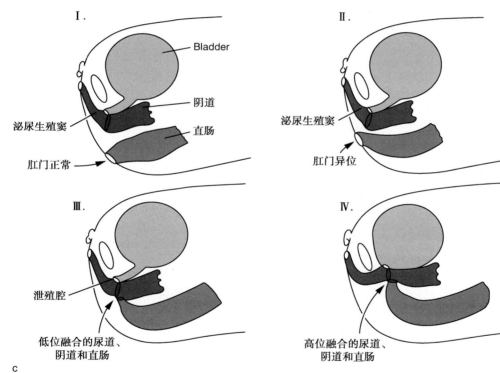

▲ 图 43-10　性发育障碍患者腹盆腔检查

a：CAH 新生儿超声检查，可见子宫位于膀胱后方。可见扩张的阴道（Vag），子宫颈（箭头）和膀胱。b：CAH 患者生殖道造影提示尿道和阴道高位汇合（箭头），伴随一个共有的尿生殖窦。c：可能出现的生殖系统图像示意图：Ⅰ 和 Ⅱ 示尿生殖窦异常，会阴可见两个开口（公共尿生殖窦和直肠开口）。Ⅲ 和 Ⅳ 泄殖腔异常，会阴仅一个开口。可见尿道、阴道及直肠在低位或高位融合。生殖道造影显示共有尿生殖窦。Bl，膀胱；Ut，子宫

除不需要的器官等均可通过腹腔镜进行。

▶ 性别认定

　　过去，具有非典型外生殖器的新生儿被看作是不完整的，直至认定为男孩或女孩。遗憾的是，仓促的决定可能短时间内使家庭、医生、护士及工作人员安心，但将来会造成麻烦。性别认定是一个复杂的课题。我们一直提倡及时作出确切的诊断。幸运的是，多数生殖器畸形的患者（如 CAH）能够被诊断（Auchus et al, 2010）。初步检查后不能确定性别或确定性别但性取向困难时，应采取更谨慎的措施。首选，应该采取可逆的或

43

不固定的性取向。患者将来会重新确定他们的社会性别。例如，泄殖腔外翻或医源性阴茎损伤时，既往的治疗建立在缺乏适当的阴茎结构基础上。通过手术切除睾丸、去除多余的男性生殖器、阴道成形及将来用激素治疗促进乳房发育使患者从解剖上由男性变为女性，但他们没有月经、不能生育，性功能状况也不清楚。有一部分患者进入青春期后，被认定为女性，并且对于他们被认定的不和谐的遗传性别身份没有大的异议。与此相反，有一部分患者后来认同了他们的遗传性别，患者会要求从女性变回男性，遇到基因型与表型不符时，从男性变为女性的重建手术显然无法保证成功的性别认同。

临床经验表明性别认定具有复杂性。社会因素或培养假说，及生理因素或遗传假说在性别认同方面均起着作用。培养假说基于父母对孩子性别的看法。这种看法会表现在孩子的名字、穿衣、社会中的角色。显然，父母的看法及儿童生长的环境对性别的认同非常重要。

相反，遗传假说认为性别认同由遗传因素决定。越来越多的证据支持遗传假说。例如，动物实验支持类固醇或雄激素对大脑有印迹作用。人和实验动物性别认同的过程并非全或无的关系，而是表现为一个连续的过程。

▶发育异常的诊断流程

新生儿期，生殖器畸形可通过流程进行分析（图 43-11）（Lee et al, 2006）。如前面所述，病史、体格检查、实验室检查、影像学检查及必要时手术探查有助于确诊。确定染色体核型后，根据生殖腺的状况进行适当检查能够作出诊断（图 43-11及表 43-5）。患者也可表现为青春期（不相符或者延迟发育）性分化异常或成年后不育。鉴别诊断如图 43-12 所示。

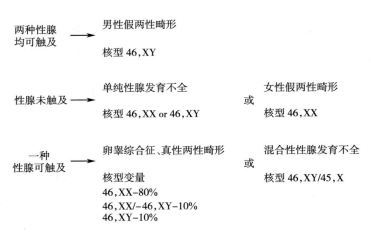

▲ 图 43-11　体格检查结合染色体核型诊断性发育障碍的初步流程图

表 43-5　新生儿非典型生殖器的鉴别诊断

疾病	常见核型	性腺表现	生殖器	子宫	尿液 / 血清类固醇
46, XX 性发育障碍（女性假两性畸形）（CAH）	XX	卵巢	尿道下裂	有	升高
46, XY 性发育障碍（男性假两性畸形）	XY	睾丸	尿道下裂 / 小阴茎	无	正常
45, X/46, XY 性发育障碍（混合性性腺发育不全）	XY/XO	条状发育不良	尿道下裂	有差异 / 残基	正常
卵睾性发育障碍（真两性畸形）	XX/ 杂合子	卵睾或卵巢及睾丸	尿道下裂	有差异 / 残基	正常

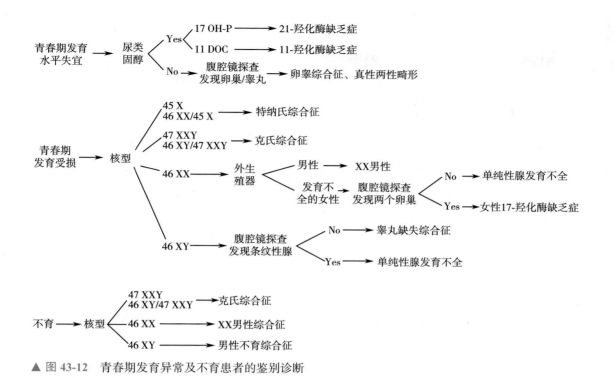

▲ 图 43-12 青春期发育异常及不育患者的鉴别诊断
DOC,脱氧皮质醇；OH-P= 羟黄体酮

特殊畸形的治疗

▶46, XX 性发育障碍（之前的女性假两性畸形）

46, XX 性发育障碍常见患者基因型表现为 46, XX,不能触及睾丸,或有正常卵巢,不同程度的外生殖器男性化。

A. 先天性肾上腺皮质增生症

CAH 是女性生殖器畸形最常见的病因,约占全部生殖器畸形的 70%。超过 95% 的女性假两性畸形的病因为 CAH,其余 5% 的病因为孕期接触雄激素。有 5 个基因其中一个基因突变会抑制皮质醇分泌,反馈引起促肾上腺皮质激素升高导致肾上腺增生（Speiser, 2007）。类固醇激素合成需要其中 4 个基因编码的酶,第 5 个基因编码细胞内胆固醇转运蛋白（StAR）（图 43-9）。缺乏 21α- 羟化酶和 11β- 羟化酶导致女性胎儿男性化,而对男性胎儿的生殖器没有影响。相反,缺乏 3β- 羟类固醇脱氢酶、17α- 羟化酶及 StAR 的婴儿在皮质醇和类固醇合成方面均有缺陷。男性患儿因睾酮合成缺乏表现为不同程度的生殖器畸形,女性患儿可能有或者没有男性化。

21α- 羟化酶缺乏为最常见的 CAH 病因,占 90%。因 21α- 羟化酶缺乏导致代谢产物 17- 羟黄体酮及 17- 羟孕烯二酮积聚,转化为雄激素,导致女性外生殖器男性化。21α- 羟化酶缺乏有三种类型：经典型、单纯男性化及非经典型。每一型因为基因表达水平的不同而各具特点。经典型患者有男性化特征,并且失盐。单纯男性化者只表现为男性化而没有盐丢失。非经典型患者表现为青春期后男性化。

一般来说,经典型 21α- 羟化酶缺乏表现出更显著的男性化（图 43-13）。皮质醇及醛固酮分泌减少导致水电解质平衡失调,产生低钠、高钾、酸中毒、血浆肾素水平升高、脱水,最终会导致血管塌陷。21α- 羟化酶缺乏的男性患者不出现外生殖器异常,失盐可能在无意间发生。应立即给予大量生理盐水并动态测定血电解质。血及尿 17- 羟黄体酮水平升高可作出诊断。确诊及纠正水电解质平衡失调后,应规律补充糖皮质激素、盐皮质激素及钠盐。定期测量血电解质、肾素及 ACTH 水平帮助调整药物用量。未治疗的患者表现为过度生长、显著男性化、骨龄提前及骨骺提前愈合（Hughes, 2007）。

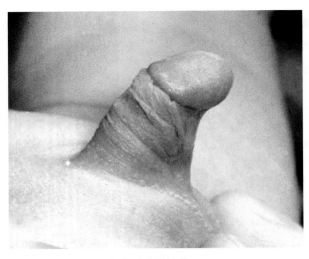

▲ 图 43-13　CAH 患者严重男性化

其余 CAH 主要是 11β- 羟化酶缺乏所致（约 9%）。患者 17- 羟黄体酮、去氧皮质酮及 11- 脱氧皮质醇水平升高，导致钠盐积聚，引起高血压。11β- 羟化酶缺乏症的患者多表现为高血压，与 21α- 羟化酶缺乏症表现的低血容量休克不同。盐皮质激素水平升高导致的低钾血症也较常见。

由于 CAH 是遗传性疾病，如果想要另一个孩子，应对患者的家庭成员进行咨询和治疗。孕 10 周前给予地塞米松治疗可显著降低女性胎儿的男性化风险（Miller，1998）。对有 CAH 家族史的孕妇，标准的产前治疗方案是 20mg/kg，2 次 / 日，在确定妊娠后马上进行（孕 5 周）。孕 9~10 周时，获取绒毛膜标本确认染色体核型，并检测是否存在 CYP21 基因，21α- 羟化酶缺乏症患者 CYP21 阳性（90%CAH 病例）。如染色体核型为 XY 或 CAH 基因 CYP21 为阴性，停止地塞米松治疗。从统计学角度看，有 50% 的胎儿为男性，女性胎儿中，只有 25% 出现呈隐性遗传的 21α- 羟化酶缺乏症。因此，7/8 的胎儿接受了不必要的产前激素治疗，其对健康的长期影响，如高血压，尚不清楚。尽管短期内能降低女性的男性化，但是接受激素治疗后的胎儿仍需要长期随访。

B. 女性男性化的激素来源

母系肿瘤是女性胎儿男性化罕见的病因。最常见者为卵巢的黄体瘤，肿瘤同时可导致孕母男性化。对孕母进行血液分析及影像学检查（超声及 MRI 检查）可作出诊断。孕期服用药物是导致胎儿生殖器异常发育的另一个罕见原因

（表 43-6）。黄体酮常用于孕早期保胎及体外受精治疗。

表 43-6　孕期可能导致性发育障碍的药物

黄体酮	达那唑
非那雄胺	异炔诺酮
醋酸亮丙瑞林	炔黄体酮
己烯雌酚	炔诺酮

黄体酮对雄激素受体的作用导致接触高浓度黄体酮的女性胎儿男性化。男性胎儿因黄体酮对睾酮合成及雄激素受体的抑制而表现为尿道下裂。外生殖器异常的患者应询问有无孕期使用黄体酮的情况。

▶ **46，XY 性发育障碍（以前所称的男性假两性畸形）**

46，XY 性发育障碍常表现为 46，XY，正常睾丸（常可触及）及外生殖器部分或完全男性化。鉴别诊断列举如图 43-14 所示。

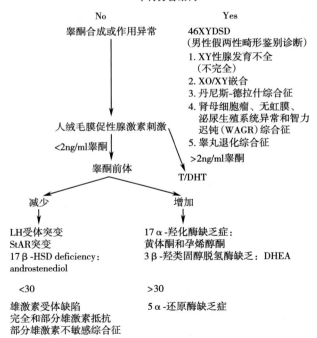

▲ 图 43-14　46，XY 性发育障碍（男性假两性畸形）的鉴别诊断

DHEA，脱氢表雄酮；GU，泌尿生殖系统；HSD，羟类固醇脱氢酶；LH，促黄体素；StAR，急性类固醇合成调节蛋白；T/DHT，睾酮 / 双氢睾酮

与男性假两性畸形有关的雄激素抵抗分为两种，即完全雄激素抵抗及部分雄激素抵抗。

A. 完全雄激素不敏感

雄激素受体的缺陷可导致部分或完全雄激素抵抗。完全雄激素抵抗或雄激素失敏综合征（AIS），既往称为睾丸女性化。患者染色体核型为46，XY，但表现为女性外生殖器、大阴唇发育不良、带有盲端的阴道及无子宫（Wisniewski et al，2000）。腋窝和耻骨部的毛发的发育依赖雄激素受体，完全雄激素失敏综合征患者这些区域的毛发稀疏甚至没有毛发生长。完全雄激素失敏综合征病因可能是X连锁隐性遗传或发育过程中自发突变导致雄激素受体失去功能。患者常被看作是女性。猜测大脑也存在雄激素受体缺陷阻止了男性化过程。在这些患者的性别认同方面尚缺乏长期的随访资料。

女性表型的患者出现含有睾丸的腹股沟疝时应怀疑完全雄激素抵抗（约1%青春期前女性行疝修补术）（Oakes et al，2008）。完全雄激素失敏综合征最常见的表现为女性青春期没有月经。睾酮在外周芳香化酶的作用下转化为雌二醇使乳房发育。青春期后，约10%的睾丸会恶变，最常见的肿瘤为精原细胞瘤（Kathrins and Kolon，2016）。由于睾丸恶变的风险增加，建议在青春期后乳房发育后切除睾丸。也可在确诊后即切除睾丸，青春期给予雌激素补充。由于阴道的长度可能不足，一些患者可能需要行阴道延长手术。采用皮瓣或肠管行阴道延长术后，常需要自己行阴道扩张。

B. 部分雄激素不敏感

与完全雄激素失敏综合征相反，部分雄激素抵抗患者的外生殖器表现存在差异，有轻-重度的尿道下裂（伴有或不伴有隐睾）、小阴茎或巨大阴蒂伴有部分阴唇融合（图43-15）。睾丸可能位于阴唇、腹股沟管或腹腔内。青春期前睾丸组织学检查正常。但青春期后，睾丸内通常没有生精过程，间质细胞增生。4%~9%的患者睾丸有恶变倾向（Fallat and Donahoe，2006）。

部分雄激素抵抗的典型原因是雄激素受体的单个碱基突变。遗传方式可以表现为X连锁或常染色体隐性遗传，也可表现为自发突变。有趣的是，同一家族中，同样的遗传缺陷可能有不同的表现。这种差别给咨询带来困难。

部分雄激素抵抗的患者，抚养时的性别由雄激素抵抗的程度及外生殖器异常的程度来决定。大剂量雄激素治疗（初始2mg/kg到4mg/kg）能促进阴茎生长的患者可当男孩抚养。早期行生殖器重建、尿道下裂成形及隐睾手术。雄激素治疗效果不显著者的处理比较棘手。既往，如当女性抚养，通常在出生后一年内行女性生殖器重建、切除睾丸。青春期补充雌激素。推测在部分雄激素失敏综合征，性别认同受雄激素对中枢印迹的影响。外生殖器对雄激素部分有效与雄激素对大脑的性别认同作用可能不一致（Zucker，2003）。一些伴有严重尿道下裂及小阴茎的患者成年后出现性别认同困难，这给性别的取向带来困难。目前

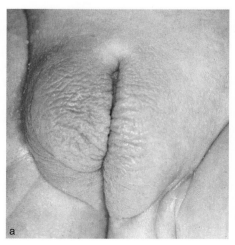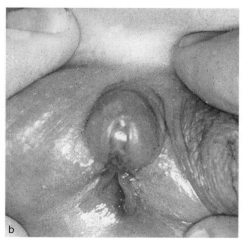

▲ 图43-15 雄激素受体部分缺陷导致重度尿道下裂伴有弯曲（a）及小阴茎（b）

认为,宜等到患者认同自己性别后再进行不可逆的重建手术。

▶ 2 型 5α- 还原酶缺乏症

2 型 5α- 还原酶缺乏症为影响男性外生殖器形成的常染色体隐性遗传病（Wilson et al, 1993）。5α- 还原酶负责将睾酮转化为活性强

5~10 倍的双氢睾酮。2 型 5α- 还原酶主要位于外生殖器及前列腺,而 1 型 5α- 还原酶位于皮肤及生殖器以外组织。多种 2 型 5α- 还原酶突变可导致疾病。免疫组化研究将 2 型 5α- 还原酶定位于尿道中缝（图 43-16）（Kim et al, 2002）。因此 2 型 5α- 还原酶缺陷使尿道中缝不能融合导致尿道下裂。

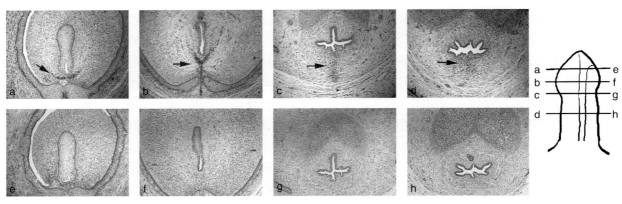

▲ 图 43-16　孕 16.5 周胎儿阴茎 2 型 5α- 还原酶（a-d）及雄激素受体（e-h）免疫组化定位（放大 25 倍）沿尿道缝可见 2 型 5α- 还原酶高表达（箭头）

临床上,患者表现为小阴茎、严重尿道下裂,分裂的阴囊及残留前列腺囊或带有盲端的阴道（图 43-17）。睾丸常位于腹股沟管内。青春期时强度较弱的睾酮,大量作用于正常雄激素基因,或过量的睾酮通过 1 型 5α- 还原酶转化为双氢睾酮,未治疗的患者通常会男性化。

性别认同与染色体核型 XY 男性一致,猜测与大脑的男性化有关。在一些特殊地区,如多米尼加共和国,2 型 5α- 还原酶缺乏症的发生率较高,通常认为,患病儿童会从最初的模糊性别发展到青春期时认同为男性。

严重尿道下裂,特别是伴有阴囊畸形及隐睾的患者应考虑是否存在 2 型 5α- 还原酶缺乏。诊断依据睾酮与双氢睾酮的比值的增加。尽管在美国很难得到双氢睾酮,但由于患者阴茎小,试图用双氢睾酮乳膏来增大阴茎是合理的。需要行尿道下裂及隐睾的矫正手术。由于精子产生和质量不佳,以及隐睾,2 型 5α- 还原酶缺乏的患者很少有生育的报道。

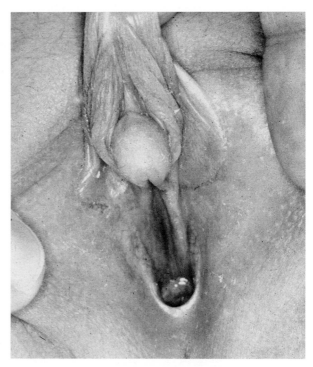

▲ 图 43-17　2 型 5α- 还原酶缺乏患者的外生殖器表现可见重度尿道下裂及小阴茎,分裂的阴囊及前列腺囊或带有盲端的阴道

▶中肾旁管永存综合征

中肾旁管抑制物或抗中肾旁管激素使形成子宫、输卵管及上段阴道的结构退化。因此，中肾旁管抑制物基因或其受体的缺陷会导致中肾旁管结构存留，常表现为常染色体隐性遗传。患者的男性兄弟，特别是隐睾，应作筛查，他们有 25% 的患病率（Rey et al，1999）。

临床上，患者行隐睾手术时意外发现中肾旁管结构（图 43-18）。因此，该综合征的另一个表现是腹股沟子宫疝。术中发现，疝囊内输卵管或子宫或者两者都有与睾丸索样结构连在一起，这会给治疗带来困难，应该取消手术，待作出正确的诊断后再进行。可作睾丸活检并行染色体核型检查，手术记录中要详细描述睾丸及其周围中肾旁管结构。

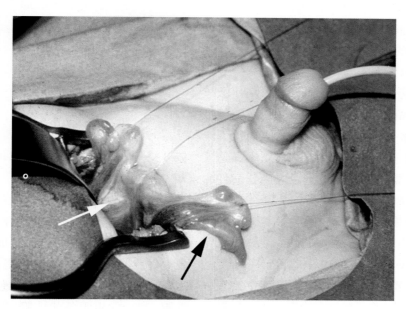

▲ 图 43-18　腹股沟子宫疝或中肾旁管永存综合征
可见附着于睾丸索的输卵管（黑色箭头）及子宫（白色箭头）

一旦诊断确定，可行重建手术。从睾丸索分离中肾旁管结构，避免损伤输精管和睾丸动脉。但由于输精管常穿过中肾旁管结构，因此难免会损伤输精管。即使睾酮水平正常，患者的生育能力也会降低。生育力降低是原发于睾丸功能异常还是继发于隐睾尚有争论。术中应尽可能去除中肾旁管结构，松解睾丸固定于阴囊或至少固定于腹股沟这些可触及的部位以便于将来检查睾丸有无恶变。2%~10% 的患者发生睾丸癌。位于腹腔内的睾丸或睾丸不能与中肾旁管结构分离时应考虑进行睾丸切除术或者长期密切观察。

▶性腺功能异常综合征

A. 45,X 性发育障碍（特纳综合征）

特纳综合征相对常见，发生率占女性胎儿的 1/2 000。染色体核型为完全或杂合子 X 染色单体（45, X 或 45, X/46, XX）（Loscalzo，2008）。临床表现为蹼颈、盾状胸、主动脉瓣膜缺损、主动脉缩窄、马蹄肾、体型小及不出现青春期。卵巢在胎儿阶段发育但随后退变成条状性腺。这种条状性腺不易癌变（除非存在 Y 染色体）因此无须切除（Cools et al，2014）。儿童期给予生长激素帮助生长，青春期末再开始补充雌激素以避免影响快速生长。

B. 46,XX 性发育障碍完全性腺发育不全

46XX 完全性腺发育不全的患者通常因为青春期月经延迟或者原发性闭经就诊被发现（Wolffenbuttel et al，2016）。患者表现为正常的女性性征，没有特纳综合征的表现，正常内部及外部中肾旁管结构及双侧条状性腺。性别认定是女性。与 46, XY 性腺发育不全不同，发生肿瘤的可

能性小。治疗主要是补充激素,没必要切除条状性腺。

C. 46,XY 性发育障碍性腺发育不全(Swyer 综合征)

46,XY 性腺发育不全的特征表现为有 Y 染色体但没有睾丸功能。典型患者表现为女性性征。产前染色体核型与儿童性征不一致、青春期延迟、无月经或具有激素功能的性腺肿瘤导致的早熟是患者就诊的原因。性腺肿瘤的发生率高达60%,胚细胞瘤最常见,也有无性细胞瘤、精原细胞瘤及非精原细胞瘤(nonseminomatous germ cell tumors,NSGCT)的报道。

在纯 XY 性腺发育不全,中肾旁管抑制物分泌障碍导致中肾旁管结构存留,而缺乏睾酮使沃尔夫管结构仅遗留残迹或消失。hCG 刺激试验显示女性的睾酮水平没有升高。手术探查可见条状性腺、输卵管及子宫。由于肿瘤的发生率高达60%,一旦确诊需要切除性腺。患者应当作女性抚养,青春期补充雌激素。

D. 45,X/46,XY 性发育障碍(混合性性腺发育不全)

染色体核型表现为 45,X/46,XY、46,XY 或其他杂合子。典型患者有一个条状性腺,一个发育不全的睾丸。多数儿童因不完全男性化而表现为生殖器畸形或尿道下裂伴有隐睾。也有患者为产前羊膜腔穿刺活检确诊(Chang et al,1990)。有意义的是,有 90% 产前染色体核型检查为 45,X/46,XY 的患者表现为男性外生殖器。但这些患者的性腺会发生导致纤维化的进行性改变、生育力及睾酮水平降低。性腺肿瘤的发生率似乎没有增高。但最明显的是,20% 的儿童出现智力迟钝或孤独癖。

出现生殖器畸形的患者,可于一侧(常见于右侧)阴囊或腹股沟管扪及性腺,另一个性腺则不能触及(条状性腺)。阴茎小且伴有近端或更严重的尿道下裂(图 43-19)。睾酮水平及 hCG 刺激试验正常。中肾旁管抑制物水平通常正常。手术可见,性腺(条状)外观正常,但镜检可见异常,如生精小管发育不全被卵巢或纤维基质包绕。性腺发育不良程度的不同导致不同中肾旁管结构,如输卵管和子宫残留。活检对侧阴囊或腹股沟管内的性腺为正常或发育不全的睾丸。

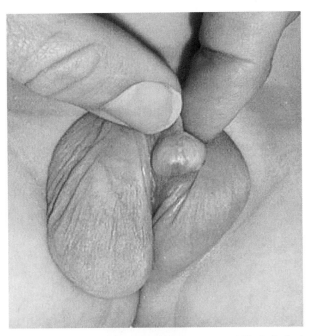

▲ 图 43-19　混合性性腺发育不良出现生殖器畸形及可于右侧触及睾丸

15%~30% 的患者发生性腺胚细胞瘤(Levin,2000)。性腺胚细胞瘤能够分泌类固醇激素,由大生精细胞、支持细胞及基质组成。男性化不足的患者性腺胚细胞瘤的发生率更高,最常见的核型为 46,XY。60% 的性腺胚细胞瘤发生于不确定性腺,22% 发生于条状性腺,18% 发生于发育不全的隐睾。有 2 例位于阴囊的睾丸发生性腺胚细胞瘤的报道。1/3 为双侧,60% 性腺胚细胞瘤继发恶性生精细胞肿瘤(GCT、精原细胞瘤、无性细胞瘤、畸胎瘤、胚胎癌、内胚层窦肿瘤或绒毛膜癌)。在性腺胚细胞瘤中会有 10% 的 GCT 会发生转移。

男性化不足的儿童建议当女性抚养。确诊后切除发育不全的性腺以避免其恶变。青春期需要补充雌激素。如看作为男性,对阴囊内睾丸的处理有争议,从密切观察到活检。男性化的患者当男性抚养,其睾丸产生激素的能力及其生育潜能差(Woodhouse,2001)。这类患者成年后需要补充雄激素(Birnbacher et al,1999)。

5% 的患者并发肾母细胞瘤、生殖器畸形及进展性肾小球病,称为德尼 - 德拉什综合征(Denys-Drash syndrome)。肾母细胞瘤发生于出生后 2 年内,常为双侧。典型表现为婴儿同时有生殖器畸形、高血压及肾病综合征。

E. 17β- 羟类固醇脱氢酶缺乏症

17β- 羟类固醇脱氢酶缺乏的患者不能有效将雄烯二酮转化为睾酮。17β- 羟类固醇脱氢酶主要位于睾丸。该病表现为常染色体隐性遗传，见于中东加沙地区的阿拉伯人。临床表现为 XY 核型、外生殖器轻度男性化、阴蒂肥大及带有盲端的阴道。睾丸位于腹腔内、腹股沟管或阴唇阴囊皱褶中。如男性化轻微，通常在青春期阴茎及男性第二性征发育时作出诊断。在青春期，正常的 17α- 羟类固醇脱氢酶会将雄烯二酮转化为睾酮。雄烯二酮在外周芳香化酶的作用下转化为雌激素会使患者的乳房女性化。根据青春期后雄烯二酮与睾酮的比值的增加或青春期前 hCG 刺激试验可作出诊断。

如在婴儿期作出该诊断，治疗给予睾酮、尿道下裂成形及当作男孩抚养。加沙地区，青春期时从女性转为男性常见。开始当作女性抚养，青春期转为男性的长期结果有待观察。

▶ 卵睾性发育障碍（真两性畸形）

卵睾性发育障碍是指一个人同时存在卵巢及睾丸（图 43-20）。这是一种非常罕见的性发育障碍，涉及性别抚养非常复杂。需要性腺活检来确诊。最常见的染色体核型是 46, XX（主要见于非洲裔美国人），其次是 46, XY/46, XX 杂合子。患者如出现生殖器畸形强烈提示卵睾综合征。仅 7% 的患者为 46, XY 核型。有趣的是，并非所有的卵睾综合征的患者均有 SRY 基因表达，提示非 SRY 基因在这些患者的睾丸发育中发挥了作用。

患者的性腺表现为卵睾、卵巢或睾丸。最常见为一侧卵睾，另一侧为卵巢，占 35%。其次是双侧均为卵睾，占 25%。一侧卵巢，另一侧为睾丸占 25%。一侧为卵睾，另一侧为睾丸占 15%。至少 60% 的患者能扪及一侧或者双侧性腺。睾丸多位于右侧，原因不详。睾丸和卵巢位于各自的生理部位。卵睾的位置与其中睾丸组织的所占的比例有关。卵巢的结构和功能正常，但睾丸的结构和功能常不正常。卵睾由两部分组成，卵巢和睾丸组织相对独立，也可能混合在一起难以通过手术分离。诊断时需要行深部活检确定性腺的结构。其内部结构与性腺的类型一致。约 80% 的患者具有功能子宫或原始子宫。子宫可能位于腹腔内或腹股沟疝囊内。子宫和卵巢均正常的患者能够生育。

外生殖器非典型畸形，60% 的患者外生殖器男性化，阴茎发育良好伴有尿道下裂。尿道下裂可能表现为严重的会阴型或阴茎阴囊型伴有阴唇阴囊皱褶融合不全。男性化的程度与正常睾丸组织的数量有关。患儿的睾丸内可见正常精原

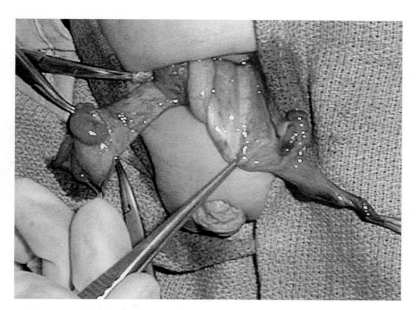

▲ 图 43-20 卵睾综合征患者（真两性畸形）手术探查结果
患者右侧可见睾丸，左侧可见输卵管、子宫和经活检证实的卵巢

细胞，但成年后发生睾丸纤维化，罕见能生育者。1%~2% 的患者发生睾丸肿瘤。

外生殖器具有男性非典型畸形的患者，核型为 46,XX（非洲裔美国人）或核型为 46,XX/46,XY 杂合子并发现中肾旁管结构者应怀疑卵睾性发育障碍。性腺活检证实同时存在卵巢和睾丸组织可以确诊。认定性别后，与性别不一致的性腺应该切除。当女性抚养的患者，切除所有睾丸组织对预防青春期男性化很重要。有必要手术矫正尿生殖窦显露阴道。当男性抚养的患者，约占 30%，应该矫正尿道下裂和隐睾。男性患者青春期睾丸功能衰竭常见，需要补充睾酮。

▶ 未分类性别分化异常

A. 尿道下裂

尿道下裂并非性发育障碍（图 43-21）（Baskin and Ebbers, 2006）。只有不到 5% 的患者能找到病因。多数患者病因不明。腹侧与背侧尿道雄激素受体表达的变化可能与其发病有关（图 43-22）（Baskin et al, 1998; Kim et al, 2002）。最近的理论认为是尿道中缝关闭异常导致尿道下裂。另外一个可能的病因，过去 25 年内西方国家尿道下裂的发病率增高可能与环境中内分泌因素接触增多有关（Baskin et al, 2001）。

对照研究发现，多数患者手术矫正成功且长期疗效能够接受。尿道下裂有时会给男性性别认定带来困难。严重的尿道下裂，尿道开口于会阴或阴囊，发现包埋于阴囊内的重度弯曲的阴茎有助于确诊。这一点对伴有隐睾的尿道下裂的诊断同样重要。对可疑患者，如重度尿道下裂，或尿道下裂伴有隐睾，应作染色体核型检查（McAleer and Kaplan, 2001）。重度尿道下裂患者，因阴茎重度弯曲难以评估其大小时，采用 hCG 刺激试验评估性腺轴，如引发阴茎生长可证实其具有正常的雄激素受体。

B. 小阴茎

足月男性新生儿的阴茎长度小于 2.5cm，不伴有尿道下裂称为小阴茎（图 43-23，表 43-4）。多种因素可导致小阴茎，胎儿睾酮缺乏最常见，其次为雄激素受体或 5α- 还原酶部分缺陷（表 43-7）。根据胎儿睾酮缺乏的原因分为两类：①原发性睾丸衰竭（间质细胞）；②中枢障碍。中枢障碍可能源于先天性垂体功能低下或特发性促性腺激素缺陷。肌内注射庚酸睾酮 25~50mg 每月一次，连续 3 个月对两种原因引起的胎儿睾酮缺乏均有效。

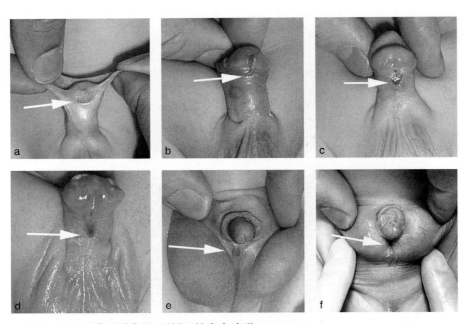

▲ 图 43-21　尿道下裂分型，不属于性发育障碍

a：阴茎头型，尿道开口于阴茎头下方。b：冠状沟型，尿道开口于冠状沟。c：阴茎型，尿道开口于阴茎体远段 1/3。d：阴茎阴囊型，尿道开口于阴囊前方阴茎体部。e：阴囊型，阴茎开口于阴囊或生殖凸起之间。f：会阴型，尿道开口于阴囊或生殖凸起后方

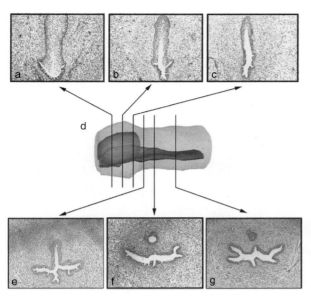

▲ 图 43-22　孕 16.5 周胎儿阴茎雄激素受体表达

阴茎头远端尿道上皮腹侧可见雄激素受体高表达细胞。a: 阴茎头远端。b: 阴茎头中段。c: 阴茎头近端。d: 三维重建显示尿道雄激素受体表达趋势。e: 阴茎体远端。f: 中段阴茎体。g: 近端阴茎体。所有尿道上皮雄激素受体表达相同。可见，阴茎头部尿道背侧雄激素受体表达较弱

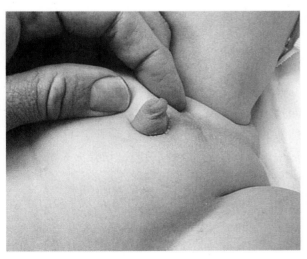

▲ 图 43-23　小阴茎。包皮内可触及正常海绵体

尿道开口于阴茎头末端。该足月新生儿阴茎拉长后的长度小于 2.5cm

表 43-7　小阴茎的病因

睾酮分泌缺陷

促性腺激素释放激素减低　性腺功能低下

卡尔曼综合征（Kallmann syndrome）

普拉德 - 威利综合征（Prader-Willi syndrome）

Laurence-Moon 综合征

Bardet-Biedl 综合征

Rudd 综合征

原发性性腺功能低下（"无价值性腺"）

无睾丸

克兰费尔特综合征

性腺发育不良（部分）

LH 受体缺陷（部分）

努南综合征（Noonan syndrome）

21 三体综合征

Robinow 综合征

巴尔得 - 别德尔综合征（Bardet-Biedl syndrome）

Laurence-Moon 综合征

睾酮合成缺陷（部分）

睾酮作用缺陷

雄激素受体缺陷（部分）

5α 还原酶缺乏

生长激素 / 胰岛素样生长因子 1 缺乏

胎儿乙内酰脲综合征

发育异常

阴茎缺如

泄殖腔外翻

医源性损伤

环切

创伤

多次短疗程的庚酸睾酮治疗后，90% 以上的患者成年后阴茎长度正常。此外，认定为男性者具有正常的勃起、射精及性高潮。睾酮治疗无效者罕见，过去通常将患者转为女性。目前，不会单纯因为阴茎小而转化性别。

对阴茎不发育及医源性阴茎切除或包皮环切损伤阴茎者，切除性腺、作女性生殖道成形后当女性抚养是传统治疗。阴茎完全不发育者，睾丸正常，海绵体缺如，尿道开口于直肠前壁或会阴。这些患者出生前雄激素水平正常，因此大脑已接受了男性性别认同的信号（Wisniewski et al, 2001）。同样状况见于包皮环切严重损伤阴茎的患者。目前，不会单纯因为阴茎缺如或小阴茎而进行性别转化。阴茎重建，尽管技术上尚不理想，但可以提供最佳预后。

C. 泄殖腔外翻畸形

泄殖腔外翻是罕见的下腹部最严重的先天异常，发生率占活新生儿的 1/20 万。既往通常不予治疗，任其死亡。需要手术矫正的畸形包括脐膨出、多种消化道畸形如短肠、转位异常、重复、十二指肠

43

缺如及 Meckel 憩室及严重的泌尿生殖道异常如膀胱分裂、上尿路异常及生殖器裂开等。患者还可能合并神经系统及骨骼系统的畸形如脊髓拴系、脊髓脊膜膨出、下肢瘫痪、弯脚畸形及髋关节脱位等。

　　由于外生殖器发育不良及男性外生殖器成形

手术效果不佳，因此以往新生男性患儿通常手术转化为女性（图43-24）。尽管手术能从外观上将男性转化为女性，但会带来一系列新的问题，如青春期需要补充雌激素、无月经及不育等。此外，雄激素对胎儿及新生儿大脑的印迹作用似乎不可逆转。

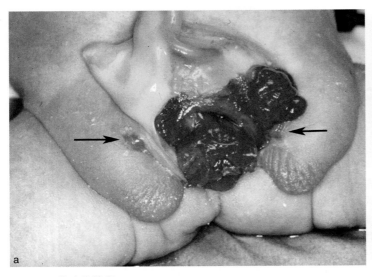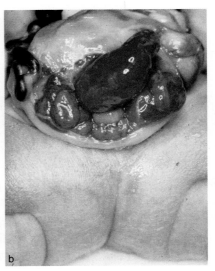

▲ 图 43-24　泄殖腔外翻
a：男性泄殖腔外翻。b：女性泄殖腔外翻。男性可见裂开的阴囊及小而分开的阴茎（箭头）。女性阴蒂体和外生殖器消失

　　由于部分转化为女性的患者在青春期重新认同他们的遗传学性别，因此，目前正在重新评估将遗传学为男性的患者转化为女性来抚养的做法。性别认同的确切因素尚未搞清，因此比较实际的做法是推迟任何不可逆手术，如睾丸切除、阴茎切除或缩小手术等。现代外科技术及多学科方法的应用能使患者得到正确的性别认定。

性发育障碍的手术处理

　　性发育障碍是否需要手术处理，正被重新评估（Mouriquand et al，2016）。患者性别认同的决定因素主要在于其染色体性别及发育过程中类固醇／雄激素对大脑的作用。环境和社会因素也是重要的，但目前认为其影响是次要的（Suorsa et al，2015）。

　　我们提倡在诊断明确且认为手术的长期效果满意时再进行手术。这方面的例子包括大多数性发育障碍的患者，如 CAH（女性抚养）和混合性腺发育不良（男性抚养）（Nordenstrom et al，2010；Merke and Poppas，2013）。长期性别不能确定的情况包括卵睾综合征和严重的部分雄性激素不敏感。手术分为5类：①诊断性手术／活检；

②性腺切除及切除多余的中肾旁管结构；③阴蒂缩小；④阴道成形；⑤阴茎重建术。

　　腹腔镜的广泛使用，使得观察内生殖器的诊断技术得以提高。通过腹腔镜不仅可以观察内生殖器的结构，还可在需要时无须开腹手术即可行活检。确诊后还可通过腹腔镜切除多余的性腺、中肾旁管残留等。

▶阴蒂成形术

　　是否行阴蒂成形术目前尚有争论。没有研究表明雄激素刺激治疗导致的大阴蒂是需要缩小或不作处理。但手术显然会损伤神经和勃起组织。

　　历史上，通常切除增大的阴蒂或阴茎（Gross and Crigler，1966）。后来，通过重叠和包埋近端海绵体和阴蒂头发展为保留阴蒂的回缩阴蒂成形术。阴蒂回缩手术的缺点是青春期后回缩的海绵体增大，性刺激时会感到疼痛。进一步改进手术为阴蒂体不全切除，保留阴蒂头。

　　阴蒂成形术的目的是重建正常的女性解剖结构。目前，手术倾向于更保守以便于保留阴蒂的感觉功能及外观。了解正常女性的解剖结构有助于

CAH 重建手术的设计（图 43-25 及图 43-26）（Baskin et al, 1999）。同期阴蒂缩减成形术是依据胎儿的解剖学研究结果作出的（Wang and Poppas, 2016）。目前，通过尽可能游离背神经可以保留海绵体的包膜。从包膜 11 点及 1 点处游离背神经似乎与神经在阴蒂体背外侧呈扇形分布相违背。

　　第二个方案是切除勃起组织。外生殖器严重男性化时（Prader V），减少勃起组织被认为是合理

的。标准治疗方法是从耻骨弓切除阴蒂海绵体体部，保留脚部、神经血管束及背侧相连的一条包膜。切除海绵体组织对性功能的长期影响不详。相反，有报告称保留过多的勃起组织的患者，青春期会出现疼痛，这可能是由于将海绵体组织固定于耻骨，目前已不提倡这么做。折中的方法是从腹侧 6 点切开，包膜内切除勃起组织，缩小勃起组织的大小，而保留部分勃起组织及阴蒂的神经（图 43-27）。

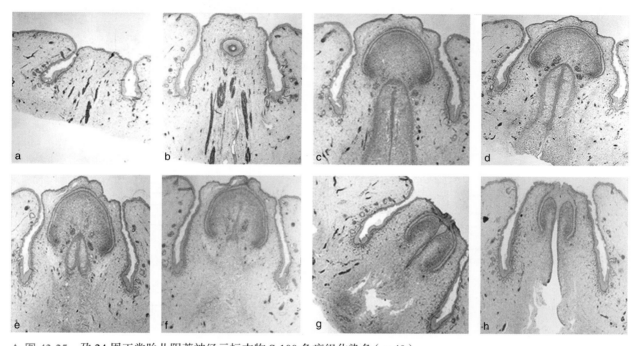

▲ 图 43-25　孕 24 周正常胎儿阴蒂神经元标志物 S-100 免疫组化染色（×40）
a：阴蒂包皮、小阴唇和大阴唇。b：阴蒂海绵体和阴茎头表面的神经。c-e：阴蒂阴茎头和海绵体。f、g：阴蒂阴茎头下部分有中间缝。h：阴蒂阴茎头末端及阴道入口

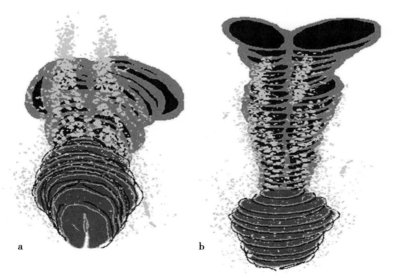

▲ 图 43-26　孕 24 周正常胎儿阴蒂计算机三维重建图像
a：上面观。b：底面观。c：后面 / 上面观。d：底面观。可见神经走行途径（浅灰色），阴蒂根部及头部中线的神经较少

43

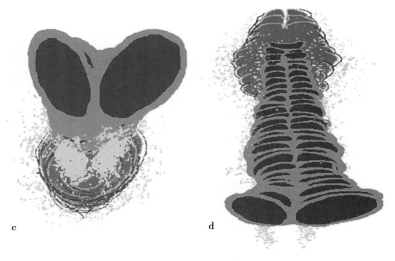

▲ 图 43-26 （续）

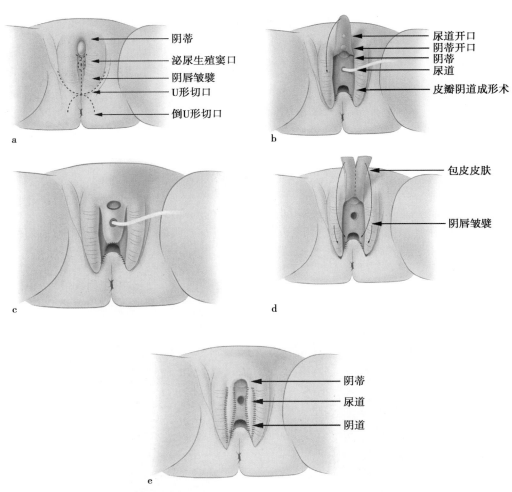

▲ 图 43-27   低位融合患者行皮瓣阴道成形手术示意图

a：有共用尿生殖窦患者会阴切口示意图。b：阴道前壁可采用阴蒂皮肤或尿生殖窦远端。如同时行阴蒂成形手术，阴蒂包皮皮瓣中线作两个切口以容纳阴蒂和尿道。然后，将阴蒂包皮皮瓣向下拉缝合与阴道前壁。c：修复完成。d：也可将阴蒂包皮沿中线分开用于阴道入口和阴道前壁重建。e：修复完成

▶阴道成形术

阴道成形的时机在生殖器重建中也有争论。直到青春期后阴道才有所作为,开始时只是作为月经的通道,后来,成为健康女性的性交和生育器官。但并非所有女性的阴道均能发挥这些功能,如小阴道及有同性性取向的女性可能不希望更大的阴道。认定为女性但缺乏中肾旁管结构(特别是有功能的子宫)的患者,阴道成形的时机由父母决定而与月经无关。对具有常见的尿生殖窦及隐匿阴道的患者来说,出生后 1 年内早期手术与青春期前的晚期手术各有优缺点(Farkas et al,2001)。早期阴道成形术的优点是阴道靠近会阴因此出血少。主要的缺点是结构小,因此需要青春期时行二期手术矫正阴道狭窄。相反,晚期阴道成形术的优点是成形的阴道大,术后患者可自行扩张阴道防止阴道狭窄(Hensle et al,2006)。

阴道成形术的方式依据男性化的程度来定

(Kalfa et al,2008)。低位尿生殖窦畸形可行皮瓣阴道成形,通常可分开尿道和阴道,满足性交的需要(图 43-27)。高位尿生殖窦畸形,可能需要移动公共尿生殖窦(Rink and Cain,2008)(图 43-28)。阴道缺如或阴道很短时,可能需要行肠管或皮肤移植阴道成形(Thomas and Brock,2007)。最近有研究显示可以采用自体口腔黏膜进行阴道重建(Samuelson and Baker,2006)。

▶阴茎重建

阴茎重建是一项艰巨的任务。然而,某些患者,特别是阴茎不发育或医源性损伤,有正常的 XY 核型和雄激素受体者仍需要作这方面的努力。有多种技术可供选择,包括游离显微吻合、带神经的前臂皮瓣、带有阴茎假体的管状腹部皮瓣及腹直肌肌皮瓣等。游离前臂桡侧皮瓣时,将前臂的外侧皮神经与阴部神经吻合。桡动静脉与腹壁下、阴部内动静脉或股动静脉吻

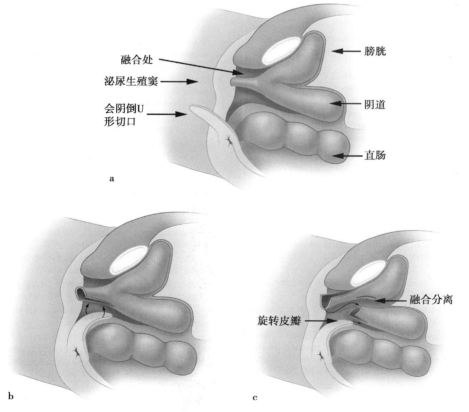

▲ 图 43-28　游离尿生殖窦

a:尿生殖窦从后方与直肠分离,前方与耻骨分离。b:评估后方皮瓣(箭头)的长度是否能达到阴道。c:分开阴道与尿道融合处

合。主要的并发症有瘘、假体腐蚀及感觉差等。微血管吻合技术要求在青春期或成年后在进行重建手术。较晚行重建手术的心理影响尚未确定。最近，De Castro 等（2007）描述了一种用腹壁组织制作新生阴茎的技术。早期的结果是令人鼓舞的，但确定效果还需要更长时间的随访，以确定在青春期时是否需要修整。随着新的组织工程技术的出现，将会出现更好的阴茎重建技术。

（韩虎　翻译　田龙　审校）

参考文献

Auchus RJ, Witchel SF, Leight KR, Aisenberg J, Azziz R, Bachega TA, et al: Guidelines for the development of comprehensive care centers for congenital adrenal hyperplasia: Guidance from the CARES Foundation Initiative. Int J Pediatr Endocrinol 2010;275213.

Baskin LS et al: Anatomical studies of hypospadias. J Urol 1998;160 (3 Pt 2):1108–1115.

Baskin LS et al: Anatomical studies of the human clitoris. J Urol 1999;162(3 Pt 2):1015–1020.

Baskin LS et al: Hypospadias and endocrine disruption: Is there a connection? Environ Health Perspect 2001;109(11):1175–1183.

Baskin LS, Ebbers MB: Hypospadias: Anatomy, etiology, and technique. J Pediatr Surg 2006;41(3):463–472.

Birnbacher R et al: Gender identity reversal in an adolescent with mixed gonadal dysgenesis. J Pediatr Endocrinol Metab 1999;12(5):687–690.

Camurdan AD et al: Current stretched penile length: Cross-sectional study of 1040 healthy Turkish children aged 0 to 5 years. Urology 2007;70(3):572–575.

Chang HJ et al: The phenotype of 45,X/46,XY mosaicism: An analysis of 92 prenatally diagnosed cases. Am J Hum Genet 1990;46(1):156–167.

Conte FA, Grumbach MM: Disorders of sexual determination and differentiation. Chapter 15. In: Gardner DG, Shoback D (eds): Greenspan's Basic and Clinical Endocrinology. 8th ed. McGraw-Hill, New York, 2007, pp. 562–610.

Cools M, Looijenga LH, Wolffenbuttel KP, T'Sjoen G.: Managing the risk of germ cell tumourigenesis in disorders of sex development patients. Endocr Dev 2014;27:185–196 (doi: 10.1159/000363642).

Daaboul J, Frader J: Ethics and the management of the patient with intersex: A middle way. J Pediatr Endocrinol Metab 2001;14(9):1575–1583.

De Castro R et al: Phalloplasty and urethroplasty in children with penile agenesis: Preliminary report. J Urol 2007;177(3):1112–1116; discussion 1117.

Fallat ME, Donahoe PK: Intersex genetic anomalies with malignant potential. Curr Opin Pediatr 2006;18(3):305–311.

Farkas A et al: 1-Stage feminizing genitoplasty: 8 years of experience with 49 cases. J Urol 2001;165(6 Pt 2):2341–2346.

Griffin J et al: The androgen resistance syndromes: Steroid 5 alpha-reductase deficiency, testicular feminization and related disorders. In: Scriver C (ed): The Metabolic and Molecular Bases of Inherited Disease, Vol. 3. McGraw-Hill, Philadelphia, 1995, pp. 2967–2998.

Gross R, Crigler R: Clitorectomy for sexual abnormalities, indications and techniques. J Surg 1966;59:300–308.

Hensle TW et al: Sexual function following bowel vaginoplasty. J Urol 2006;175(6):2283–2286.

Hughes IA: Congenital adrenal hyperplasia: A lifelong disorder. Horm Res 2007;68(Suppl 5):84–89.

Jirasek J et al: The relationship between the development of gonads and external genitals in human fetuses. Am J Obstet Gynecol 1968;101:830.

Kalfa N, Liu B, Cao M, Vilella M, Hsieh M, Baskin LS: 3-dimensional neuroanatomy of the human fetal pelvis: Anatomical support for partial urogenital mobilization in the treatment of urogenital sinus. J Urol 2008;180(4 Suppl):1709–1714; discussion 1714–1715.

Kathrins M, Kolon TF: Malignancy in disorders of sex development. Transl Androl Urol 2016;5(5):794–798.

Kim KS et al: Expression of the androgen receptor and 5 alpha-reductase type 2 in the developing human fetal penis and urethra. Cell Tissue Res 2002;307(2):145–153.

Kurzrock E et al: Ontogeny of the male urethra: Theory of endodermal differentiation. Differentiation 1999;64:115–122.

Lee PA et al: Consensus statement on management of intersex disorders. International Consensus Conference on Intersex. Pediatrics 2006;118(2):e488–e500.

Levin HS: Tumors of the testis in intersex syndromes. Urol Clin North Am 2000;27(3):543–551, x.

Li Y, Sinclair A, Cao M, Shen J, Choudhry S, Botta S, Cunha G, Baskin L: Canalization of the urethral plate precedes fusion of the urethral folds during male penile urethral development: The double zipper hypothesis. J Urol 2015;193(4):1353–1359.

Loscalzo ML: Turner syndrome. Pediatr Rev 2008;29(7):219–227.

McAleer IM, Kaplan GW: Is routine karyotyping necessary in the evaluation of hypospadias and cryptorchidism? J Urol 2001;165(6 Pt 1):2029–2031; discussion 2031–2032.

Merke DP, Poppas DP: Management of adolescents with congenital adrenal hyperplasia. Lancet Diabetes Endocrinol 2013;1(4):341–352.

Mouriquand PD, Gorduza DB, Gay CL, Meyer-Bahlburg HF, Baker L, Baskin LS, et al: Surgery in disorders of sex development (DSD) with a gender issue: If (why), when, and how? J Pediatr Urol 2016;12(3):139–149.

Nordenstrom A, Frisen L, Falhammar H, Filipsson H, Holmdahl G, Janson PO et al: (2010). Sexual function and surgical outcome in women with congenital adrenal hyperplasia due to CYP21A2 deficiency: Clinical perspective and the patients' perception. J Clin Endocrinol Metab 2010;95(8):3633–3640.

Miller W: Prenatal treatment of congenital adrenal hyperplasia—a promising experimental therapy of unproven safety. Trends Endocrinol Metab 1998;9:290–293.

Morland I: Management of intersex. Lancet 2001;358(9298):2085–2086.

Oakes MB et al: Complete androgen insensitivity syndrome—a review. J Pediatr Adolesc Gynecol 2008;21(6):305–310.

Overland M, Li Y, Cao M, Shen J, Yue X, Botta S, et al: Canalization of the vestibular plate in the absence of urethral fusion characterizes development of the human clitoris: The single zipper hypothesis. J Urol 2016;195(4 Pt 2):1275–1283.

Rey RA et al: Evaluation of gonadal function in 107 intersex patients by means of serum antimullerian hormone measurement. J Clin Endocrinol Metab 1999;84(2):627–631.

Rink RC, Cain MP: Urogenital mobilization for urogenital sinus repair. BJU Int 2008;102(9):1182–1197.

Samuelson ML, Baker LA: Autologous buccal mucosa vulvovaginoplasty for high urogenital sinus. J Pediatr Urol 2006;2(5):486–488.

Speiser PW: Prenatal and neonatal diagnosis and treatment of congenital adrenal hyperplasia. Horm Res 2007;68(Suppl 5):90–92.

Suorsa KI, Mullins AJ, Tackett AP, Scott Reyes KJ, Austin P, Baskin L, et al: Characterizing early psychosocial functioning of parents of children with moderate to severe genital ambiguity due to disorders of sex development. J Urol 2015;194(6):1737–1742.

Thomas JC, Brock JW III: Vaginal substitution: Attempts to create the ideal replacement. J Urol 2007;178(5):1855–1859.

Wilson JD et al: The hormonal control of sexual development. Science 1981;211(4488):1278–1284.

Wilson JD et al: Steroid 5 alpha-reductase 2 deficiency. Endocr Rev 1993;14(5):577–593.

Wisniewski AB et al: Complete androgen insensitivity syndrome: Long-term medical, surgical, and psychosexual outcome. J Clin Endocrinol Metab 2000;85(8):2664–2669.

Wisniewski AB et al: Congenital micropenis: Long-term medical, surgical and psychosexual follow-up of individuals raised male or female. Horm Res 2001;56(1–2):3–11.

Wolffenbuttel KP, Hersmus R, Stoop H, Biermann K, Hoebeke P, Cools M, Looijenga LH: Gonadal dysgenesis in disorders of sex development: Diagnosis and surgical management. J Pediatr Urol 2016 (pii: S1477-5131(16)30274-1; doi: 10.1016/j.jpurol.2016.08.015).

Woodhouse CR: Prospects for fertility in patients born with genito-urinary anomalies. J Urol 2001;165(6 Pt 2):2354–2360.

Zucker KJ: Re: Androgen imprinting of the brain in animal models and humans with intersex disorders: Review and recommendations. J Urol 2003;169(6):2306.

第44章 男性不育症

Thomas J. Walsh，James F. Smith

不育症是指经过一年无避孕的规律性交而女方未能成功受孕。人群中大约 15% 的夫妇会罹患不育症，其中 20% 是完全由男方因素造成的，另有 30% 也有男方因素的参与。一般来说，男性不育会发现精液分析中存在异常；然而，有时精液质量正常，其他因素也可导致不育症的发生。

导致男性不育的原因是多种多样的，一些原因可以被确诊且通过特定的手术或药物治疗而逆转或改善，而一些原因却只能被确诊但无法治疗和逆转。当引起不育或精液质量异常的原因无法阐明，这种情况下称之为特发性不育，对于这些病例可通过经验性治疗来提高受孕的概率。

男性生殖生理学

下丘脑 - 垂体 - 性腺轴

下丘脑 - 垂体 - 性腺（HPG）轴在睾丸执行内分泌（分泌睾酮）和外分泌（生成精子）的功能中均发挥重要作用。以下回顾内分泌的几个概念。

A. 激素分类（图 44-1）

生殖内分泌轴内有两类激素发挥着信息通讯作用：肽类和甾体类。肽类激素是小分子量的分泌蛋白，通过结合细胞表面受体引起细胞内改变而发挥作用。激素信号由第二信使转导，最终导致数种蛋白的磷酸化，从而改变细胞的功能。下丘脑 - 垂体 - 性腺轴中关键的肽类激素包括促黄体素（luteinizing hormone，LH）和卵泡刺激素（follicle-stimulating hormone，FSH）。

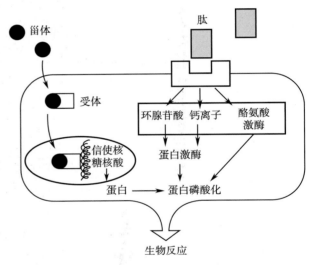

▲ 图 44-1　生殖激素轴内肽类和甾体激素介导细胞间联络的作用模式图

与肽类激素不同，甾体类激素来源于胆固醇，并不贮存在分泌颗粒中，其分泌量直接反映了其合成量。由于其脂溶性，甾体激素通常具有细胞膜通透性。在血浆中，大部分甾体类激素通常与血清蛋白结合，只有很少"游离"成分可扩散至细胞内与受体结合。一旦与细胞内受体结合，甾体类激素被转运至细胞核内的 DNA 识别位点，调节靶基因的转录。下丘脑 - 垂体 - 性腺轴中关键的甾体类生殖激素有睾酮和雌二醇（E2）。

B. 反馈弧

睾丸发挥正常的内分泌和外分泌功能依赖于多种激素的协作。正反馈和负反馈是激素调节发生的主要机制。通过反馈作用，某种激素可以调节自身的合成与作用，也可以控制另一激素的合成与作用。激素间的深入协作源于激素在多个靶点的作用及其多种效应。在下丘脑 - 垂体 - 性腺轴（HPG）中，负反馈调节的作用是减少激素作用的混乱，维持其平衡。

▶下丘脑 - 垂体 - 性腺轴的构成（图 44-2）

A. 下丘脑

　　下丘脑接受和整合来自大脑中枢如杏仁体、丘脑、脑桥、视网膜及皮质的神经信号输入，下丘脑脉冲性分泌的促性腺激素释放激素（GnRH）也是垂体和性腺激素周期性分泌的脉冲起源。下丘脑通过门脉血管系统和神经通路与垂体存在解剖联系，门脉血管系统可以避开体循环，直接将下丘脑激素送至垂体前叶。GnRH 是由下丘脑视前核和弓状核神经元细胞分泌的含 10 个氨基酸的肽，其半衰期为 5~7 分钟，GnRH 一旦分泌进入垂体门脉系统，在刺激垂体前叶分泌 LH 和 FSH 后，经过垂体一次后几乎全部消失。

　　GnRH 的分泌极易受多种激素和药物摄入（表 44-1）的干扰，也受毒品、药物、应激、运动和饮食的影响。GnRH 分泌的脉冲频率变化很大，由每小时 1 次到每 24 小时 1~2 次，给予外源性

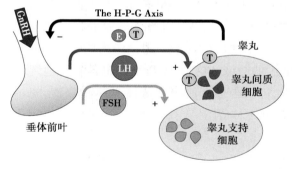

▲ 图 44-2　下丘脑 - 垂体 - 性腺轴的主要成员及其反馈通路
+，正反馈；−，负反馈；E，雌激素；FSH，卵泡刺激素；GnRH，促性腺激素释放激素；LH，促黄体素；T，睾酮；the H-P-G Axis，下丘脑 - 垂体 - 性腺轴

表 44-1　调节 GnRH 分泌的物质

GnRH 调节剂	反馈类型	代表物质
阿片类	负反馈 / 抑制性	β- 内啡肽
儿茶酚胺	多样化	多巴胺
肽类激素	负反馈 / 抑制性	FSH、LH
甾体性激素	负反馈 / 抑制性	睾酮
前列腺素	正反馈 / 刺激性	PGE_2

FSH，卵泡刺激素；LH，促黄体素；PGE_2，前列腺素 E_2。

GnRH 激动剂也可使其周期性分泌消失。

B. 垂体前叶

　　垂体前叶位于颅骨蝶鞍内，分泌包括促性腺激素在内的一系列肽类激素。GnRH 以钙离子流依赖性机制刺激 FSH 和 LH 的合成和分泌。垂体促性腺激素对 GnRH 的敏感性因患者的年龄和激素状态不同而异。

　　LH 和 FSH 均是由不同基因编码的 α 和 β 两条多肽链亚单位组成的糖蛋白。两种激素的 α 亚单位相同，并与其他垂体激素相似，其生物活性由独特的 β 亚单位决定。LH 分泌的频率为每 24 小时 8~16 次脉冲，分泌量相差在 1~3 倍，其分泌的频率也反映了 GnRH 释放的模式，雄激素和雌激素以负反馈的方式调节着 LH 的分泌。FSH 分泌的频率平均为每 1.5 小时一次，也存在分泌量变化。FSH 由于分泌量变化小，血浆内半衰期长，其对 GnRH 的反应比 LH 更难测量。除了通过血清类固醇激素调节外，FSH 似乎对性腺蛋白抑制素和激活素有独特和独立的反应。

　　在睾丸间质细胞中，LH 诱导线粒体内的胆固醇转化为黄体酮和睾酮。FSH 与睾丸中支持细胞和精原细胞结合，是发育过程中生精小管生长和青春期启动精子发生的主要刺激因子。成年后，FSH 的主要生理作用是维持正常规模的精子发生。FSH 和 LH 均通过与细胞表面受体结合，进一步激活腺苷酸环化酶引起细胞内 cAMP 浓度增加而发挥作用。

　　催乳素（PRL）也是由垂体前叶合成和分泌，对下丘脑 - 垂体 - 性腺轴和生育也有作用。催乳素是一种大分子（分子量 23kDa）的球蛋白，促进女性怀孕期间的产奶和泌乳。催乳素在男性的正常作用知之甚少，它有可能增加间质细胞上 LH 受体的密度，有利于维持睾丸内正常的高睾酮浓度。催乳素还有可能增强雄激素对男性副性腺生长与分泌的作用。正常的催乳素水平也可能对维持性欲有重要的作用。高水平的催乳素能干扰 GnRH 的脉冲式释放，终止促性腺激素的脉冲式分泌。催乳素明显升高可能是垂体 PRL 分泌腺瘤（催乳素瘤）的证据，需要进一步评估。

C. 睾丸

　　男性正常的生育力需要睾丸内、外分泌功能

的协调,两种分泌功能均直接受控于下丘脑 - 垂体 - 性腺轴(HPG)。睾丸的间质主要有间质细胞,负责甾体合成。在支持细胞的支持下,生精小管负责精子发生。

1. 睾丸的内分泌功能

正常男性每日合成睾酮约 5g,大约 2% 的睾酮在血清中循环"游离",被认为是具有生物活性的部分。其余睾酮一部分结合于性激素结合蛋白(SHBG)上,少部分结合于血白蛋白上。数种病理状态可以改变血中 SHBG 的水平,其结果是使组织可利用的游离睾酮或生物活性睾酮浓度发生变化。肥胖、糖尿病和长期使用糖皮质激素可导致 SHBG 的产生减少,使总睾酮减少而游离睾酮正常。相反,甲状腺功能减退、肝硬化、慢性抗惊厥治疗和衰老都可导致 SHBG 的产生增加,使总睾酮水平升高。

睾酮在靶组织中代谢成两种主要的活性物质:①受 5α- 还原酶的作用,转化为主要的代谢物双氢睾酮(DHT);②受芳香化酶的作用,转化为雌二醇。双氢睾酮的雄激素活性显著强于睾酮,在很多组织中,睾酮必须转化成双氢睾酮才能发挥效应。虽然芳香化酶存在于许多组织中,但脂肪细胞在睾酮向雌二醇的芳香化过程中起着重要作用。雌二醇在 HPG 轴的调节中起着关键作用。睾酮通过芳香化酶作用转化为雌二醇,是 HPG 轴中调节其自身生成的主要负反馈方式。

2. 睾丸的外分泌功能

FSH 主要作用于生精小管内的支持细胞,诱导产生精子发生所必需的多种蛋白质,包括雄激素结合蛋白、运铁蛋白、乳酸盐、血浆铜蓝蛋白、凝集素、纤溶酶原激活物、前列腺素及数种生长因子。通过这些作用,生精小管的生长在发育期间被激发,精子生成在青春期启动并在成年期保持。

3. 抑制素与活化素

抑制素是由支持细胞合成,分子量为 32kDa 的蛋白,它可抑制垂体前叶释放 FSH。睾丸内抑制素的合成受 FSH 的刺激,而前者对垂体和下丘脑有负反馈作用。活化素是一种结构与转化生长因子 -β(TGFβ)极为相似的肽类激素,似乎可通过对下丘脑和脑垂体作用来刺激 FSH 的分泌。活化素受体存在于许多性腺外组织中,这表明这种激素可能在体内具有多种促生长或调节作用。

精子发生

精子发生是一个复杂的过程,其间原始的多能干细胞发生分裂,更新自身或产生子代细胞(有丝分裂)并进一步分裂(减数分裂)和发育成熟为精子。精子生成在睾丸的生精小管内发生,睾丸体积的 80%~90% 是由生精小管和处于不同发育期的生殖细胞构成。因此,睾丸萎缩与精液参数密切相关就不足为奇了。

▶支持细胞

生精小管基底膜被覆以支持细胞,支持细胞之间有紧密的连接。这些连接复合体将生精小管分为两个空间:基底膜部分和管腔部分。这种解剖结构形成了血睾屏障的基础,使精子发生过程在免疫豁免区域进行。这种免疫豁免是至关重要的,因为免疫系统在出生后第一年发育成熟具有识别敌我能力,而精子是在青春期开始产生含有自身未识别的抗原。

支持细胞为精子发生提供养分,还参与了生殖细胞的胞噬作用。FSH 与其在支持细胞上高亲和力的受体结合后,诱导细胞产生雄激素结合蛋白(ABP),并分泌入生精小管管腔。ABP 与睾酮结合,保持着生精小管内雄激素的高浓度(血浆浓度的 20~50 倍)。支持细胞也具有其他调节作用,包括合成抑制素和配体受体复合物,如 c-kit 和 kit 配体等。

▶生殖细胞

自生精小管的基底膜到管腔,生殖细胞的排列极为有序。精原细胞直接附着于基底膜上,继之依此为初级精母细胞、次级精母细胞和精子细胞。在人类睾丸内可以见到处于 13 个不同发育期的生殖细胞。支持细胞间的紧密连接屏障可使精原细胞和早期精母细胞分布在生精小管的基底膜部分,而发育较成熟的生殖细胞分布于近管腔部分。生殖细胞由其组织形态分期,有黑型 A(Ad)、灰型 A(Ap)和 B 型精原细胞,细线前期、细线期、偶线期和粗线期初级精母细胞,次级精母细胞及 Sa、Sb、Sc、Sd1 和 Sd2 精子细胞(图 44-3)。

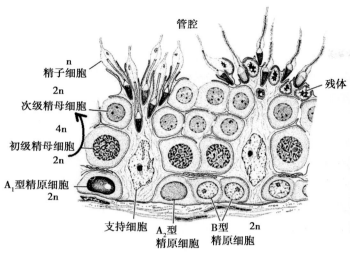
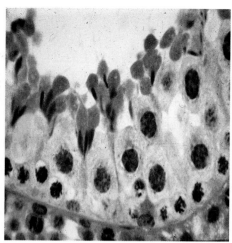

▲ 图 44-3 睾丸生殖细胞从精原细胞到精细胞的成熟阶段

n,单倍体;2n,二倍体;4n,四倍体

精子发生是一个涉及精原干细胞分化为细长精子细胞的周期性过程。在生殖上皮内可以同时有数个生精周期并存。人类睾丸的一个完整的生精周期需要 60~80 日。处于相似发育阶段的生殖细胞群通过细胞质桥连接,并一致成熟。这种细胞质连接沿着生精小管呈螺旋状排列,导致成熟精子源源不断产生而不是脉冲式产生。

▶精子发生的遗传学

有丝分裂是体细胞复制形成基因完全相同的子细胞的过程。减数分裂是生殖细胞复制的过程,生殖细胞以减数分裂方式复制,其间遗传物质被等分为二,以利于生殖。这种细胞复制的根本差异通过自然选择产生遗传多样性。

细胞的寿命被分为不同的周期,每期均与不同的活动相关联。只有 5%~10% 的细胞处于有丝分裂期(M 期),期间 DNA 和细胞发生分裂。有丝分裂的细胞复制是一个精密的,编排巧妙的过程,包括了遗传物质(染色体)的复制,细胞核膜的瓦解,以及染色体和胞质均等地分配至 2 个子细胞中(表 44-2)。有丝分裂与减数分裂本质的区别在于同样是 DNA 复制 1 次,前者细胞分裂 1 次,而后者细胞分裂 2 次,生成 4 个子代细胞(图 44-4)。减数分裂的结果是子代细胞(配子)只有母细胞半数的染色体,即双倍体的母细胞(2n)经过分裂成为单倍体的配子(n)。有丝分裂和减数分裂的其他主要差异见表 44-3。

表 44-2 细胞周期时相与有丝分裂

有丝分裂时相	细胞周期	事件
间期	G_1、S、G_2	DNA 发生倍增
前期	M	核膜溶解,纺锤体形成
中期	M	染色体在细胞赤道排列
后期	M	复制的染色体分离
末期	M	染色体移至两极,胞质分裂

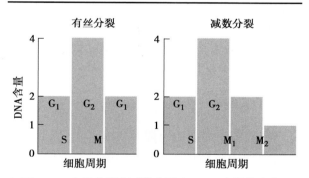

▲ 图 44-4 有丝分裂和减数分裂中 DNA 含量的变化

G,生长期;S,DNA 合成期;M,有丝分裂期

表 44-3 生精小管中有丝分裂与减数分裂的本质差别

有丝分裂	减数分裂
1 次细胞分裂,生成 2 个子代细胞	2 次细胞分裂,生成 4 个子代细胞
染色体数目不变	染色体数目减半
无同源染色体配对与联会	同源染色体联会,早期 I
无同源染色体交换	每对同源染色体有 1 次以上的交换
着丝点分离,后期	着丝点分离,后期 II
子代细胞基因型完全相同	子代细胞基因有差别

44

▶精子发生的各个阶段

从青春期开始,精子发生的过程需要快速和精准的细胞分裂,在人体的其他类型细胞中却无类似的情况。结果生成大量这类高度特异化的细胞,每克睾丸组织每秒钟可生成多达300个精子。B型精原细胞经有丝分裂,生成二倍体的初级精母细胞(2n),后者在中期完成DNA的复制。然后在首次减数分裂后,每个子代细胞包含单个同源染色体,称为次级精母细胞(2n)。在第二次减数分裂期,染色质在着丝点处分离,生成单倍体精子细胞(n)。

▶精子形成

精子发生是精子细胞在生精小管的基底室成熟成为细长精子的过程。这需要数周时间,经历以下过程:①高尔基复合体形成顶体;②中心体构成鞭毛;③线粒体在中段外周重组;④细胞核内物质的广泛压缩;⑤清除剩余的胞质。

在精子形成过程中,许多细胞成分参与了细胞形态的重塑,包括染色体结构、相关的染色体蛋白、核周细胞骨架鞘层、核内的微管、顶体下肌动蛋白及支持细胞的相互作用。伴随精子细胞外形长化的完成,支持细胞胞质在发育中的精子周围收缩,将后者多余的胞质剥离,并将其推入生精小管腔内。成熟精子只保留极少的细胞质。

▶精子成熟

睾丸精子的活力有限或没有活力,因此不能自然使卵子受精(这有重要的临床意义)。虽然睾丸中通常存在活动的精子,但绝大多数精子只有在通过附睾进一步成熟后才能获得这种能力。附睾的解剖结构可分为3段:附睾头、附睾体和附睾尾。虽然精子在附睾内的成熟过程仍有待阐明,但新生精子在通过附睾时会发生许多变化,这些变化包括细胞膜极性、膜蛋白组成、免疫反应性、磷脂和脂肪酸含量以及腺苷酸环化酶活性。精子经过附睾的时间大概为10~15日。

授精

正常授精发生于输卵管的壶腹部。排卵通常发生在女性月经周期的中期,可以通过计算时间、体温变化、LH激增的化学检测或宫颈黏液的变化来预测。宫颈黏液发生变化,量更多也更稀薄。上述变化有利于精子进入子宫腔并免受阴道内强酸性分泌物的影响。在女性生殖道内,精子要经历生理变化,通常称为获能。精子与卵子相遇后,会启动其鞭打式运动,称为超活力运动。表现为精子尾部大幅度的鞭打式运动。当与卵接触时,精子顶体释放溶解酶,协助其穿透卵子的外表面。顶体反应完成后,精子和卵子之间的进一步作用是由各自表面的特定配体和受体介导的。

一旦一个精子进入了卵细胞的透明带,其他精子就无法穿透。受精后,卵细胞恢复减数分裂,形成中期Ⅱ纺锤体。精子中段的中心体对受精卵的早期纺锤体形成和胚胎形成至关重要。

男性不育症的诊断

男性不育评估的目的:①识别和纠正男性不育的可逆原因,以使夫妇通过性交或使用最简单的技术怀孕;②鉴别可能适合治疗的不可逆转的因素,以使用男性伴侣的精子进行辅助生殖技术(assisted reproductive technology, ART);③鉴别无法获得男性精子的不可逆转的因素,在这种情况下夫妇可以考虑采用捐献精子或收养;④鉴别可能与不孕有关并需要治疗的疾病;⑤鉴别可能影响和传递给后代的引起不育的特定遗传因素。考虑到男性因素可能在不育原因中占到30%~40%,且影响到50%的不育夫妇,同时对双方进行评估非常重要。不育症作为表象,其背后也可能潜伏着重要的系统性疾病,因而全面的泌尿系统评估也是非常重要的。

病史

男性不育的评估首先要完整地收集生殖、内科和外科方面的病史(表44-4)。病史的核心内容:①不育的持续时间、性交时间和频率及性健康状态;②既往生育及治疗史;③儿童时期疾病及进展情况;④内科疾病、既往感染和药物治疗史;⑤既往手术或外伤史;⑥潜在的环境性腺毒素暴露史,如热、辐射、化学试剂或农药;⑦潜在的不良生活方式接触性腺毒素,如烟草、大麻、酒精和其他娱乐性药物。

表 44-4 不育症病史构成

生育史
  既往生育史（与现任或其他配偶）
  不育时间
  既往不育症的治疗
  女方生育力评估

性生活史
  性欲
  阴茎勃起
  性交时间与频率
  润滑剂

发育史
  隐睾
  儿童期肿瘤及治疗
  腮腺炎性睾丸炎
  青春期发育

内科疾病史
  发热
  系统性疾病 - 糖尿病、癌症、感染
  遗传性疾病 - 囊性纤维化、克氏综合征

手术史
  睾丸固定术，隐睾
  疝修补术
  创伤，扭转
  盆腔、膀胱或腹膜后手术
  TURP
  青春期启动

家族史
  隐睾
  中线缺陷（Kartagener 综合征）
  尿道下裂
  使用过己烯雌酚
  其他罕见综合征 - 杏梅腹等

用药史
  睾酮
  脱氢表雄酮
  非那雄胺 / 度他雄胺
  阿片类药物
  非甾体抗炎药（NSAID）
  选择性 5- 羟色胺再摄取抑制剂（SSRI）
  硝基呋喃妥因
  西咪替丁
  柳氮磺吡啶
  螺旋内酯
  α- 肾上腺素受体阻滞剂

生活史
  酒精
  吸烟 / 烟草
  大麻
  可卡因
  合成甾体

职业史
  离子辐射接触
  慢性热接触
  苯胺染料
  杀虫剂
  重金属（铅）

性生活史也要收集，因为多数夫妇不知道如何精确地安排性交时间以使女方受孕。性交后，精子在宫颈黏液和隐窝中可停留 1~2 日，存活时间会更长；因此，合理的性交频率为每 2 日一次。水基润滑剂（如 K-Y 胶）、多数皮肤乳液和唾液在体外可以降低精子的活力，应该避免使用。如果需要，可接受的润滑剂包括植物油、红花油、椰子油、花生油及蛋清。

全面的药物治疗和手术史收集也是非常重要的。发热或急性感染可使睾丸功能和精子质量下降。由于精子发生通常需要至少 60 日才能完成，这种影响可能直到至少 2 个月后才能在精液中有所反映。膀胱、腹膜后或骨盆的手术可导致射精功能障碍引起不育，原因是膀胱颈、交感神经或盆腔神经丛可能受损。疝气手术是导致输精管阻塞的少见原因。

儿童期疾病也可严重影响生育。青春期后腮腺炎患者中有约 1/3 发生单侧睾丸炎而有 10% 发生双侧睾丸炎。腮腺炎性睾丸炎可引起严重水肿导致睾丸组织受压坏死，远期发生明显的睾丸萎缩。在有强制性疫苗接种计划的国家的儿童中，流行性腮腺炎并不常见。隐睾症与精子产量下降有关，无论是单侧还是双侧隐睾，均可能伴有生精减少。对患病儿童的纵向研究结果显示，30% 的单侧隐睾和 50% 的双侧隐睾患者精子数目异常减少。虽然缺乏流行病学数据，但隐睾似乎有较高的不育症风险。与降低睾丸肿瘤风险类似，早期行睾丸下降固定术可降低生精异常的风险。

暴露接触史和用药史与生育密切相关。处方药和非处方药都会严重影响精液质量。接触特殊杀虫剂的工人精子数目减少，被认为与睾酮 / 雌激素平衡的变化有关。离子辐射也是公认的接触式危险因素，低至 10cGy 剂量的辐射即可导致暂时性的生精减少，更高剂量辐射会引起更持久或更严重的减少。数种药物（表 44-5）和摄入物如烟草、可卡因和大麻均被视为生殖毒素。随着大麻在几个州合法化，大量接触大麻可能会变得更加普遍，影响可能更大。这些药物的作用在停药后可能可逆，尽管此方面相关研究很少。合成类固醇通常用于增加肌肉质量和发育，可通过抑制垂体 - 性腺轴发挥避孕作用。应当避免日

表 44-5　与射精障碍相关的药物

抗高血压药物（噻嗪类）
α - 肾上腺素受体阻滞剂（哌唑嗪、酚妥拉明）
抗精神病药物
硫利达嗪
氟哌利多
氯氮 44EC
抗抑郁药物
丙咪嗪
阿米替林

常的热盆浴和桑那浴，以免增加睾丸温度，干扰精子生成。与生育能力受损相关的其他因素包括肥胖、电磁辐射暴露（如大量暴露在高压电线下、手机处于"打开"状态）、职业状态（如干洗工、油漆工、农场工人），以及与工作相关的或其他的心理压力等。

家族史和发育史也会提供有关不育的线索。囊性纤维化（CF）的家族史，一种常伴发先天性输精管缺如（CAVD）的遗传病，或两性畸形病史等都很重要。兄弟中出现的生育障碍可能提示 Y 染色体微缺失，或家族中存在着染色体核型的异常。青春期启动延迟能提示卡尔曼综合征和克氏综合征。反复呼吸道感染的病史可能提示纤毛不动综合征的纤毛缺陷（如卡塔格内综合征）。值得注意的一点是生殖技术能使许多有上述异常的患者繁衍后代，因而也使其在正常情况下难以保留的遗传缺陷不断下传。

体格检查

对不育男子进行全面的体格检查，以了解其一般健康状况是非常重要的。正常男子应该雄性化特征明显，因为体毛减少或男性乳房发育可能提示雄激素缺乏或雌激素过量。

检查阴囊及其内容物时，应细致并嘱患者取站立位。年轻男子接受检查时可能有心理不适的感觉，因此应尽可能使检查高效和客观。睾丸检查应注意三个特征：大小、质地和有无相关异常。睾丸体积以测量其长径和宽径获得，或者用睾丸测量器对比计算其体积（图 44-5）。据报道，正常男性睾丸大小的标准值为：平均长度 4.6cm（范围 3.6~5.5cm）、平均宽度 2.6cm（范围 2.1~3.2cm）和平均体积 18.6ml（±4.6ml）（图 44-6）。睾丸质地较难评估，但可以描述为韧（正常）或软（异常）。睾丸体积小于正常的称为发育不良，而睾丸质地低于正常的称为萎缩，两种情况均揭示生精障碍。存在睾丸肿块或病变需进一步评估以排除睾丸生殖细胞肿瘤（germ cell tumors, GCT）。

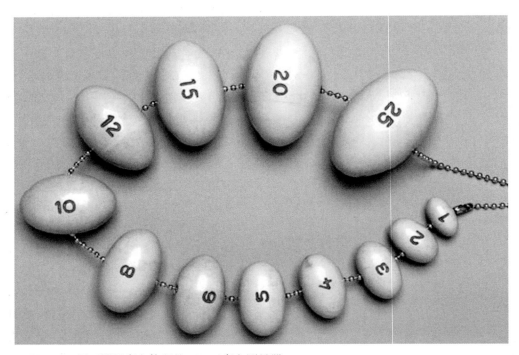

▲ 图 44-5　用于测量睾丸体积的 Prader 睾丸测量器

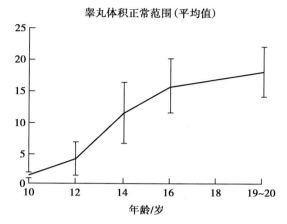

睾丸体积正常范围(平均值)

▲ 图 44-6　不同年龄男子睾丸的正常体积

除睾丸外,其周围组织也应详细检查。如附睾外形的不规则改变、硬结、触痛或囊肿。因为 2% 的不育男子可能发生先天性输精管缺如(CAVD),体检时应注意输精管是否存在。

阴囊内蔓状静脉丛的增大是精索静脉曲张的表现。精索不对称是静脉曲张的最初所见,在以瓦尔萨尔瓦动作(Valsalva maneuver)增加腹压时触诊阴囊能感觉到一种"冲击"力。精索静脉曲张常见于左侧(90%),并常伴睾丸的萎缩。发现双侧睾丸体积不一致时,应考虑精索静脉曲张存在的可能性。

前列腺或阴茎的异常也应予以关注。阴茎的异常如尿道下裂、异常弯曲和包茎,可能导致性交时精液向阴道上部穹窿输送的障碍。肛查时前列腺增大并有触痛提示前列腺的感染,而前列腺有异常硬化或硬结时应考虑偶发于不育男子的前列腺癌。在精液量低的男性中,前列腺轮廓的消失可能提示存在前列腺囊种。肛诊时触及精囊增大提示可能存在射精管梗阻(ejaculatory duct obstruction, EDO)。

实验室检查

实验室检查是男性不育症诊断中的重要组成部分。

▶精液分析

细致的精液分析是了解精子生成状况和生殖道通畅的主要手段,然而它不是生育力的检测。精液分析结果异常只能提示可能有生育力减退。多项研究证实,精液参数有正常低限,低于此限时

可能发生生育困难。精液参数的正常参考值已由 WHO(2010)确定,并被视为"正常"精液质量的最低标准(表 44-6 和表 44-7)。从统计资料分析看,存在任何一项低于上述标准的精液均较难使其配偶受孕。精液参数中与生育力关系最密切的是精子数量和精子活力。

表 44-6　精液分析[a]- 正常参考值最低标准

精液量	≥1.5ml
精子密度	>15 × 10⁶/ml
精子活力	>40%
精子形态	≥4% 正常形态

[a] 无凝集(结块)、白细胞或黏度增加。

表 44-7　不育男子精液分析结果的分布频率

参数	百分率 /%
全部正常	55
个别参数异常	37
活力低下	26
数量低下	8
精液量	2
形态	1
无精子	8

A. 精液收集

正常男子的精液质量每日变化很大,精液分析结果对收集方法的依赖性也很强。例如,收集精液前的禁欲时间对精液参数影响很大。在 1 周内,每增加 1 日禁欲时间,精液量可增加 0.4ml,精子密度可增加 10~15M/ml。但禁欲时间超过 5 日后,精子活力有下降趋势。基于上述原因,推荐在禁欲 48~72 小时收集精液。

为获得精液质量的基线,最少需要收集 2 份精液检查。精液应以自慰、体外射精或特殊的无杀精作用的安全套方式,收集于清洁的玻璃或塑料容器中。由于射精后的精子活动力会递减,因而应在射精后 1 小时内完成精液分析。在运送过程中,精液标本应保持在体温水平。

B. 物理特性与检测参数

新鲜精液射出后很快变为固态,而后在 15~30 分钟液化。精液量应至少有 1.5ml,否则不足以中和阴道内的酸性环境。精液量少提示有逆向

44

射精、EDO、标本收集不全或雄激素缺乏。精子密度应在 15M/ml 以上。精子活力的评估有两种方法：活动精子的百分率和精子运动的质量（泳动的速度和直线性）。

精子细胞学或形态学是精液质量的另一项指标。通过对精子头部、中段和尾部的精确尺寸和形状特征的评估，可以将精子归类为"正常"或"不正常"。在最严格的分类系统（Kruger 形态学）中，射精中至少 5% 的精子在外观上是正常的，精子的形态才被认为是"正常的"。

C. 计算机辅助精液分析

为避免人工精液分析中存在的主观性误差，计算机辅助精液分析（CASA）是以影像技术结合数字化和微芯片处理，按运算法则对精子的特征进行分类的方法。虽然这项技术很有前景，但当对相同的样本进行人工精液分析与 CASA 分析比较时，CASA 可能会将精子数量高估 30%，其中混有大量污染细胞，如未成熟的精子或白细胞。此外在精子密度过高时，CASA 会低估精子活力。目前 CASA 在科学研究领域和一些临床试验室中得到应用。

D. 精液白细胞分析

白细胞存在于所有精液中，并在免疫监督和异常精子清除中发挥重要作用。白细胞精症或脓精症，即射精中白细胞增加，定义为精液中白细胞 $>1 \times 10^6$/ml，但其并不是男性不育的重要原因，其治疗方法仍有争议。不育症患者中白细胞精液症的发生率为 2.8%~23%。通常情况下，中性粒细胞是白细胞精液症中的主要炎症细胞（表 44-8）。白细胞精液症的检查有多种方法，如白细胞鉴别的染色法（如巴氏染色法）、过氧化物酶染色法（检测中性粒细胞中的过氧化物酶）和免疫细胞学法。这些检测对于确认白细胞水平升高非常重要。

表 44-8　白细胞精液中的细胞类型

细胞类型	相对丰度
中性粒细胞	++++
单核细胞 / 巨噬细胞	+
辅助 T 淋巴细胞	+
抑制 T 淋巴细胞	++
B 淋巴细胞	+

抗精子抗体（ASA）可能存在于血清、精浆或精子表面，其中精子表面抗体与不育的相关性最强。与临床相关的抗体种类包括免疫球蛋白 G（IgG）和 IgA，IgG 主要产自局部，少数（1%）来自血液，而 IgA 全部在局部合成。

▶辅助精液试验：精浆果糖与射精后尿液分析

果糖是一种来源于精囊腺高浓度分泌的碳水化合物，存在于正常精液中。如果精液果糖阴性，提示可能存在精囊发育不全或梗阻。精液量少或无精子症患者应行精浆果糖检测。射精后尿液分析是对射精后首次尿液进行显微镜检查，以了解有无精子存在。如果尿液中见到精子，则可诊断为逆向射精。若精液量低于正常值应进行此项检测（表 44-7）。

▶抗精子抗体检测

睾丸得益于血睾屏障，使其成为免疫豁免区。一旦血睾屏障被破坏，精子抗原暴露于机体免疫监视下，就可能发生自体免疫性不育症。睾丸损伤和输精管结扎术是造成血睾屏障破坏的两种常见原因，可诱导机体产生抗精子抗体（ASA）。ASA 可能干扰精子在生殖道的转运或卵子受精。如果发生以下情况，应检测 ASA：①精液分析显示精子凝集或聚集；②精子活力低下并有睾丸损伤或手术史；③存在特发性白细胞精症；④不明原因不育。在当前不育症治疗中，很少检测 ASA，因为没有对此行针对性治疗。

▶低渗肿胀试验

精子活力是判断精子是否存活的最常用指标。然而研究提示，精子活力丧失的精子可能仍然存活。事实上，有多种情况如纤毛不动综合征和从睾丸直接获取的精子均无活动能力，但仍是健康存活的精子。联合胞质内精子注射技术，这些精子可被用于构建健康胚胎，因此在临床应用中，如何鉴别这些不动精子的存活精子显得非常重要。利用低渗肿胀的生理原理，可以无创性地检测细胞的存活率。理论上讲，细胞膜功能完整的存活细胞在低渗环境中应发生肿胀。这种反应很容易在精子中观察到，因为精子头部肿胀通常伴随着尾巴卷曲。对精子活力完全丧失者推荐进行此项检测。

▶ 精子穿透试验

可以在实验条件下测定人精子穿透特殊处理的仓鼠卵的能力。仓鼠卵可以完成异种间的授精,但不会发生进一步发育。这项生物检测法可以提供关于精子经历获能过程以及穿透卵子并授精的能力信息。不育者精子穿透并授精卵子的比例可能较正常精子的比例小。诊断性精子穿透试验(SPA)的适应证仅限于需要检测精子功能的情况,也就是说,对不明原因不育的夫妇作进一步评估,以帮助他们决定下一步进行宫腔内人工授精(intrauterine insemination, IUI)(SPA 结果良好)还是体外受精和精子微操作(SPA 结果较差)是较合适的治疗方案。当前这种测试已很少使用。

▶ 精子 DNA 碎片检测

精子 DNA 完整性对于男性生育非常重要。精子 DNA 的双链和单链断裂可以通过几种方法来测量,包括 COMET 和 TUNNEL 试验,同时使用或不使用流式细胞技术。这些试验可对精子 DNA- 染色质复合体受化学应激时发生的 DNA 碎片化程度进行评估,可间接反映精子 DNA- 染色质复合体的质量,并能间接反映精子 DNA 的完整性。精子 DNA 碎片率异常在正常生育男性中很少见,但却在其他精液指标正常的不育男性中占很大的比例。该方法可用于传统精液分析指标正常的不育患者。引起 DNA 碎片率增高的原因通常是可逆的,包括使用烟草、内科疾病、高热、空气污染、感染和精索静脉曲张。精子 DNA 碎片检测只应在那些具有可指导治疗方案选择的特定男性中进行。

▶ 激素测定

垂体 - 性腺轴功能的检查能提供有关精子生成状态的信息,它也可发现导致精子质量差和不育的 HPG 轴疾病(高催乳素血症、促性腺激素缺乏和先天性肾上腺增生)。通常,精子密度低于 10×10^6/ml 的不育者应检测血 FSH 和睾酮水平。

睾酮是一种衡量整体内分泌平衡的指标,可能在精子发生中起着关键作用。多数情况下,FSH 反映精子生成状态,当睾丸中精子发生受损时,FSH 是升高的。睾酮和 FSH 联合测定能检出几乎所有(99%)的内分泌异常。如睾酮和 FSH 异常,应进行血清 LH 和催乳素检测。如睾酮水平较低,应评估游离睾酮水平。因雌二醇在 HPG 轴中发挥调节作用,如存在女性化证据或肥胖,也应该对其进行评估。未愈的系统性疾病可影响精子生成,如有潜在活动性系统疾病的证据,应进行甲状腺素、肝功能和其他器官特异性检测。不育症中常见的激素异常类型见表 44-9。

表 44-9　不育男性内分泌的特征性改变

内分泌功能状态	T	FSH	LH	PRL
正常	正常	正常	正常	正常
原发性睾丸功能不全	低	高	正常 / 高	正常
低促性腺激素性性腺功能低下	低	低	低	正常
高催乳素血症	低	低 / 正常	低	高
雄激素抵抗	高	高	高	正常

T, 睾酮;FSH, 卵泡刺激素;LH, 促黄体素;PRL, 催乳素。

如果精子发生正常,血浆 LH 和 FSH 水平低则没有临床意义。同样,单纯 LH 低而睾酮正常也无临床意义。不育男性激素评估的其他指征包括性功能异常(性欲低下、勃起功能障碍)和提示特定内分泌疾病(如甲状腺)。在初检中,大约 10% 的不育男性会出现激素水平异常,2% 的男性合并临床有意义的内分泌疾病。

遗传学检测

▶ 染色体分析

轻微的遗传学异常即可导致男性不育症。据估计,2%~15% 的无精子症或重度少精症不育者中存在性染色体或常染色体的异常。血细胞遗传学的检测(核型)可确定遗传异常是否存在。细胞遗传学异常危险性较高者的表现包括小睾丸、睾丸萎缩、FSH 升高和无精子症。克氏综合征(Klinefelter syndrome, XXY)是男性不育者中最常见的性染色体异常类型。

▶囊性纤维化变异基因检测

该项血液检查的适应证是有囊性纤维化或更轻微病变即先天性输精管缺如（CAVD）的不育患者。尽管通常认为后者是非典型性囊性纤维化，其阴囊内输精管不可及，但两组患者存在着相似的基因变异。大约 80% 的输精管缺如者会有囊性纤维化基因的变异。

在这两类患者中都发现了类似的基因突变，尽管后者通常被认为是一种非典型的 CF，其阴囊部输精管是不可触及的。近期的数据显示，特发梗阻性无精子症（obstructive azoospermia，OA）和有慢性鼻窦炎、支气管扩张和 OA 三联征（扬氏综合征，Young syndrome）的患者囊性纤维化基因变异的危险性较高。

▶Y 染色体微缺失分析

7% 少精症和 15% 无精子症患者的 Y 染色体长臂（Yq）上存在一个或数个基因位点的微小潜在缺失。Y 染色体的三个区域与生精障碍有关，称为 AZFa、AZFb 和 AZFc 片段（图 44-7）。AZFc 区的 DAZ（无精症缺失）基因缺失是不育症患者中最常见的微缺失类型。通过体外受精和精子微操作，大多数有这些缺陷的男性都有生育能力。以聚合酶链反应（polymerase chain reaction，PCR）检测外周血白细胞 Y 染色体的微缺失，可用于少精、无精和小睾丸、萎缩睾丸患者的检测。

辅助检查

▶尿液分析

尿液分析简便易行，可在初检时完成。分析的目的主要是确定有无感染、血尿、葡萄糖尿或肾脏疾病，以了解泌尿系统解剖异常或疾病状况。

▶精液培养

精浆通过尿道时常被细菌污染，造成了精液培养结果评价的困难。因此，精液培养应该在特定的情况和条件下进行。精液培养只在特定的情况下进行，大约 13% 的不育男性精液培养呈阳性，细菌培养结果和不育之间的关系仍有争议。当有感染的证据时，应考虑精液培养：①生殖道感染史；②前列腺液异常；③每毫升精液中含病原菌超过 1 000 个；④每毫升精液中白细胞超过 10^6（脓精症）。

男性生殖道感染的最常见病原体见表 44-10。淋球菌感染是最常见的感染。10%~25% 的衣原体感染可能无症状。阴道毛滴虫通常导致有症状的原虫感染，占非淋病奈瑟球菌性感染的 1%~5%。解脲脲原体是性活动期男子（30%~50% 健康男子）尿道的常驻微生物，与 1/4 的非淋病奈瑟球菌性感染相关。支原体是需氧微生物，已知在男性生殖道驻扎。更少见但可能的病原体还有厌氧菌和结核杆菌。

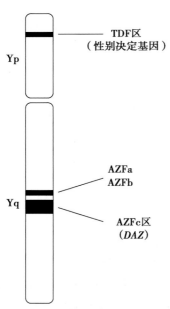

▲ 图 44-7　与男性不育相关的 Y 染色体区域，包括无精症因子（AZF）区域 a、b 和 c
AZFc 区含目前已分离的不育症基因、DAZ 基因。TDF，睾丸决定因子；Yp，Y 染色体短臂；Yq，Y 染色体长臂

表 44-10　男性生殖道感染最常见的微生物

淋病奈瑟菌	巨细胞病毒
沙眼衣原体	Ⅱ型单纯疱疹病毒
阴道毛滴虫	人类乳头状病毒
解脲脲原体	EB 病毒
大肠埃希菌（其他革兰阴性杆菌）	乙型肝炎病毒
人型支原体	HIV

44

▶影像学检查

A. 阴囊超声

阴囊高频超声是评估体格检查无法明确的睾丸、附睾和阴囊病变的常规检查手段。睾丸鞘膜积液时睾丸触及困难,应进行超声检查以确定其是否正常。睾丸周围的病变也需要超声检查确定其性质和起源。

阴囊彩色多普勒超声已被用于探查精索静脉曲张(图 44-8)。通过结合血流模式(存在静脉血液反流)和静脉管径的测量,超声检查可以提供更精确的生理和解剖信息以明确诊断。虽然精索静脉曲张的诊断标准不一,但一般来说蔓状静脉的直径 >3mm 被视为异常。瓦尔萨尔瓦动作时精索静脉内血液反流是精索静脉曲张的一个重要的影像学特征。

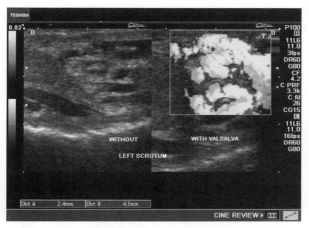

▲ 图 44-8　阴囊超声
精索静脉曲张显示为管状无回声结构。

B. 经直肠超声

高频(5~7mHz)经直肠超声(TRUS)可以提供前列腺、精囊和射精管的良好解剖细节。TRUS 显示精囊扩张(宽径 >1.5cm)或射精管扩张(>2.3mm)伴囊肿、钙化或结石者,高度提示有 EDO(图 44-9)。男性不育者伴精液量少(<1.5ml),无法用逆向射精或激素异常原因解释的,推荐行 TRUS 检查。

C. 盆腔 CT 或 MRI

CT 和 MRI 成像技术可以进一步明确生殖道解剖结构。然而,随着 TRUS 的应用,CT 和 MRI 的适应证相应减少。两项检查可用于常提示腹膜后病变的单纯右侧精索静脉曲张或不可触及的睾丸时的探查。

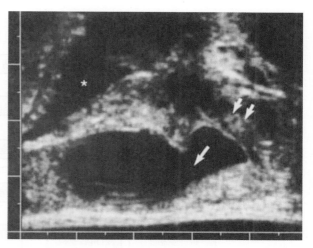

▲ 图 44-9　伴精液量、精子数量和活力低下男性的经直肠超声检查(矢状位)
射精管囊肿(白色箭头);尿道(双白色箭头);膀胱(星号)。

▶睾丸活检与输精管造影

睾丸活检是不育症诊断中重要的辅助手段,因为它可提供更精子发生的直接证据。一般睾丸活检是在局麻或全麻下,经阴囊壁和睾丸白膜的小切口完成的。取出少量睾丸组织,用甲醛或布氏溶液固定,并进行组织学检查。根据生精小管结构和细胞组分的异常划分为不同类型。此方法通常用于无精子症的男性诊断,以鉴别是因为精子生成障碍[非梗阻性无精子症(nonobstructive azoospermia, NOA)]还是生殖道梗阻(OA)。上述情况下睾丸活检可提供有力证据,以指导无精子症男性的进一步治疗(图 44-10)。

对于精液量正常且睾丸活检提示精子发生正常的无精子症患者,需要对生殖道进行仔细检查以确定梗阻部位。输精管造影涉及从阴囊向膀胱方向在输精管内注射造影剂。在 X 线平片或透视中,造影剂可以显示近端输精管、精囊和射精管的解剖结构,并确定是否存在梗阻。虽然无解剖细节,通过输精管通色素法可获得类似的信息,即在注射染料(靛蓝胭脂红,亚甲蓝)时通过膀胱尿道镜来观察射精管。输精管造影时采集的输精管液还能确定近睾丸端输精管中有无精子存在。输精管中存在精子意味着睾丸和附睾内无阻塞。通过输精管造影可以精确地确定阻塞部位和选择潜在的手术治疗方式。

```
                            ┌──────┐
                            │ 不育 │
                            └──┬───┘
                  ┌────────────┴────────────┐
            ┌─────┴─────┐            ┌──────┴──────┐      ┌──────────────┐
            │  男方评估  │            │   女方评估   │─────▶│ 彻底同步评估  │
            └─────┬─────┘            └─────────────┘      └──────────────┘
                  │
       ┌──────────┴──────────┐      ┌─────────────────────────────────┐
       │   病史和体格检查      │─────▶│ 处理可变因素,排生殖毒素或外源性雄激素  │
       └──────────┬──────────┘      └─────────────────────────────────┘
                  │
       ┌──────────┴──────┐   ┌──────┐   ┌──────────┐   ┌────────────────┐
       │    2次精液分析    │──▶│ 异常  │──▶│ 激素检测  │──▶│ 纠正性腺激素缺乏  │
       └──────────┬──────┘   └──┬───┘   └──────────┘   └────────────────┘
                  │              │
     ┌────────────┼──────────────┴─────────────────────┬────────────────┐
┌────┴────┐  ┌────┴────┐  ┌─────────────────────┐  ┌────┴────┐
│   正常   │  │ 精液量少 │  │ 少精子症、弱精子症、畸形精子症 │  │ 无精子症 │
└────┬────┘  └────┬────┘  └──────────┬──────────┘  └────┬────┘
     │            │                  │                  │
┌────┴────┐  ┌────┴─────┐  ┌─────────┴─────────┐  ┌──────┴───────┐
│ 进一步精子 │  │ 射精后尿检 │  │  可纠正的可逆因素:  │  │ 睾丸活检、细针穿刺 │
│ 功能检测  │  │(是否有精子)│  │ 生殖毒素暴露、     │  │ 活检或精子提取   │
│         │  │          │  │ 精索静脉曲张等     │  │              │
└────┬────┘  └────┬─────┘  └─────────┬─────────┘  └──────┬───────┘
     │            │                  │                   │
     └────────────┴──────────────────┴───────────────────┘
                  │
  ┌───────────────┴─────────────────────────────────────────┐
  │ 基于夫妇的治疗方法:纠正特定病因,考虑 ART、采用捐精或收养        │
  └─────────────────────────────────────────────────────────┘
```

▲ 图 44-10　无精子症患者的诊断流程
ACTH,促肾上腺皮质激素;CBAVD,先天性双侧输精管缺失;CF,囊性纤维化;FNA,细针穿刺;FSH,卵泡刺激激素;GH,生长激素;LH,促黄体素;MRI,磁共振成像;TSH,促甲状腺素

　　活检很少用于少精子症者,除非重度少精或交替出现无精子症(隐匿性无精子症)或临床诊断为 NOA 的患者。一般来说,单侧睾丸活检已足够,但双侧不对称的睾丸应双侧活检。这种情况见于一侧无阻塞的睾丸生精障碍而对侧为阻塞性正常睾丸。以往,生精小管内 GCT 高危者也接受睾丸活检。这种癌前病变在有对侧睾丸 GCT 者的发生率为 5%,其在不育者中较正常生育者中常见。值得注意的是,虽然有强有力的证据表明不育男性患睾丸癌的风险更高,但他们患癌症的绝对风险仍然很低,而且大多数癌症都伴有无痛性睾丸肿块。一般来说,睾丸活检的目的是为了确定精子的存在与否,而不是为了诊断癌症。

　　睾丸精子提取(testis sperm extraction, TESE)可以获得用于 ART 的精子。通过手术获得的睾丸精子现在通常被用来帮助重度男性不育患者成为父亲。精子提取技术将在后面的章节中讨论。

▶ 睾丸多点细针穿刺取精术(图 44-11)

　　尽管睾丸精子已被用于 IVF 和卵胞质内单精子注射(intracytoplasmic sperm injection, ICSI),但仍有 25%~50% 的睾丸功能不全患者难以获取精子。如果睾丸活检未能找到精子,IVF 不得已而

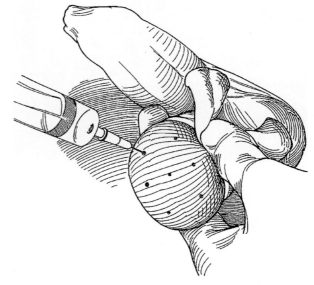

▲ 图 44-11　经皮睾丸 "图阵式" 细针穿刺取精术
在阴囊标记引导下,从睾丸的各个系统取样区域采集细胞学样本

终止,使患者蒙受巨大的情感和经济损失。为减少取精的失败率,可采取经皮睾丸细针穿刺取精术。该技术可准确诊断无精子症或严重少精子症患者的疾病严重程度和类型。睾丸细针穿刺与开放睾丸活检的组织学标本有很高的相关性。在一些男性中,睾丸细针穿刺在检测睾丸内精子发生的异质性时可能更敏感。

与睾丸活检类似,细针穿刺术也在局麻下进行。从睾丸不同区域经皮穿刺(使用 23 G 细针)的生精小管涂在载玻片上,经固定并染色,由男科学或细胞学专家观察有无精子存在。以此得到的信息可以全面地提示患者接受 IVF 和 ICSI 治疗时取精的成功率。然而,对于许多患者来说,睾丸细针穿刺活检的结果并不会影响他们后续选择行显微睾丸取精术(micro-TESE),micro-TESE 为 NOA 患者提取精子所必需的技术。因为即使细针穿刺活检的结果不理想,许多男性仍会决定继续进行 micro-TESE 术。

男性不育症的病因

导致不育的潜在原因众多,但通常以其作用水平分为:睾丸前、睾丸和睾丸后病因。

睾丸前病因

不育的睾丸前病因本质为内分泌性原因(表 44-11)。

表 44-11　不育症的睾丸前病因

下丘脑疾病
促性腺激素缺乏(卡尔曼综合征)
单纯 LH 缺乏(生殖无睾症)
单纯 FSH 缺乏
先天性低促性腺激素综合征
垂体疾病
垂体功能不足(肿瘤、浸润性病变、手术、放射和沉积)
高催乳素血症
外源性激素(雌激素-雄激素过多,糖皮质激素过多,甲状腺功能亢进和低下)
生长激素缺乏

▶下丘脑疾病

A. 促性腺激素缺乏(卡尔曼综合征)

卡尔曼综合征(1:30 000)的特征是中枢性腺功能减退、青春期延迟和不育,其他临床特征包括嗅觉丧失、小睾丸、偶有肾脏发育不全、双手联动、唇裂和牙齿发育不全。当不伴嗅觉缺失时,这种病症称为特发性促性腺激素功能低下型性腺功能减退症(idiopathic hypogonadotropic hypogonadism,IHH)。卡尔曼综合征的临床诊断

是通过激素评估,表现为低睾酮、低 LH、低 FSH 和正常的催乳素水平。出现不育时可以用促性腺激素(LH 和 FSH)替代治疗 12~18 个月,约 80% 的男性精液中可出现精子。其中 1/3 为家族性遗传疾病,X 染色体连锁和常染色体连锁遗传均有。当为 X 染色体隐性遗传时,发病机制为 *KAL1* 基因的缺失阻止了 GnRH 神经元在胚胎发育期间向下丘脑视前区迁移。

如以 FSH 和 LH 刺激睾丸功能,此类患者的雄性化和生育功能可恢复。

B. 单纯促性腺激素缺乏

此类疾病罕见。由于部分 LH 缺乏,LH 足以刺激睾丸内睾酮合成和生精,但睾酮不足以使患者雄性化。临床表现为类无睾体征、雄性化程度不同和男乳女化。通常患者睾丸体积正常,但精子密度低,血浆 FSH 正常,LH 和睾酮处于正常低值。

另一种情况下,垂体分泌 FSH 不足,但 LH 正常。此类患者雄性化正常,睾丸体积、血 LH 和睾酮水平正常。而血 FSH 均低,对 GnRH 的刺激无反应。临床表现为无精子症或极度少精症。

C. 先天性低促性腺激素综合征

数种综合征可与继发性性腺功能低下相关。普拉德-威利综合征(Prader-Willi syndrome)(1:20 000)的特征是肥胖、智力迟钝、手足短小和性腺功能低下,由下丘脑分泌 GnRH 缺乏引起。该病因可能为 15 号染色体上的单基因变异。与卡尔曼综合征类似,其精子生成可由外源性 FSH 和 LH 诱导。Barder-Biedl 综合征是一种常染色体隐性遗传的促性腺激素功能低下型性腺功能减退症,病因也是因为 GnRH 缺乏。其临床特征是智力迟钝、色素性视网膜炎、多指和性腺功能低下。除还包含遗传性肥胖外,该病与卡尔曼综合征类似,治疗也是补充 LH 和 FSH。小脑共济失调可能伴发促性腺激素功能低下型性腺功能减退症,小脑功能障碍包括语言和步态的异常,患者可能表现睾丸萎缩和类无睾症体征。脑白质的病理改变导致的下丘脑-垂体功能失调可能是不育的原因。

▶垂体疾病

A. 垂体功能不足

垂体功能不足的原因可能是肿瘤、梗死、手

术、放射、浸润或肉芽肿性病变。对镰状细胞贫血患者而言,镰状红细胞在其垂体和睾丸内发生的微梗死被认为是不育的原因。该病患者血睾酮降低,而 LH 和 FSH 水平多变。β- 珠蛋白生成障碍性贫血患者的 β- 珠蛋白基因发生变异,导致血红蛋白中珠蛋白构成比例失调和红细胞溶解,该病主要累及地中海或非洲裔患者。不育的原因是垂体和睾丸中的血铁黄素沉积。同样,血红蛋白沉积症导致的肝脏、睾丸和垂体内铁沉积常导致 80% 的患者睾丸功能不全。

B. 高催乳素血症

循环中催乳素水平增高可引起促性腺激素功能低下型性腺功能减退症。发生高催乳素血症时,应先排除如取血后应激状态、系统性疾病和用药等继发性原因。排除这些原因后,高催乳素血症最常见和最重要的原因是催乳素分泌垂体腺瘤或催乳素瘤。蝶鞍部位 MRI 可以鉴别微腺瘤（<10mm）与巨腺瘤（>10mm）。

单纯以放射性检查分类腺瘤可能导致误差,因为高催乳素血症的手术几乎总能发现垂体腺瘤。催乳素增高通常引起促性腺激素生成减少,进一步导致睾酮水平和精子发生受损。相关的症状还有性欲减退、勃起功能障碍、乳溢和男乳女化。同时,也应关注其他垂体激素紊乱（促肾上腺皮质激素、促甲状腺素）的症状和体征。

C. 外源性或内源性激素

1. 雌激素

无论是雌激素或雄激素,过多的甾体性激素均可能因睾酮 / 雌激素比例失调而导致不育症,睾酮 / 雌激素比例正常值为 10∶1。肝硬化因病变肝内芳香化酶功能亢进而增加内源性雌激素水平。同理,肥胖者由于外周脂肪细胞中芳香化酶活性增加,而使睾酮 / 雌激素平衡失调。较为少见的是肾上腺皮质肿瘤、支持细胞肿瘤和间质细胞肿瘤分泌雌激素。过多的雌激素能抑制垂体分泌促性腺激素,导致继发性睾丸功能不全和精子生成障碍。

2. 雄激素

雄激素过多能抑制垂体分泌促性腺激素,导致继发性睾丸功能衰竭。有 15% 的中学运动员、30% 的大学运动员和 70% 的专业运动员使用外源性雄性甾体（合成性甾体）,并可能导致抑制正常 HPG 轴功能引起暂时性不育。初步处理是停用甾体,而后每 3~6 个月复查精液质量直至正常。内源性雄激素过多的最常见原因是先天性肾上腺增生,该症常见 21- 羟化酶缺乏。由此使皮质醇合成障碍,促肾上腺皮质激素分泌过多。后者刺激肾上腺皮质合成雄激素异常增多。雄激素水平增高可使青春期前男孩青春发动期提前,第二性征过早发育和阴茎异常增大。由于雄激素对促性腺激素的抑制作用,睾丸体积缩小。雄激素水平增高还可使女性表现明显的雄性化和阴蒂增大。即使不作糖皮质激素治疗,发生于儿童期的典型先天性肾上腺增生症也可有正常的精子计数和生育力。该病是为数不多有生育力的性别畸形。内源性雄激素过多的其他原因包括有激素活性的肾上腺皮质肿瘤或睾丸的间质细胞肿瘤。

3. 甲状腺功能亢进或低下

甲状腺异常是男性不育症的少见原因（0.5%）。血清甲状腺素异常增高或降低可在垂体和睾丸两个层面影响生精。甲状腺功能的平衡对下丘脑激素的正常分泌和性激素结合蛋白的正常水平均很重要,后者决定着睾酮 / 雌激素的比值。

睾丸性病因

导致不育的睾丸水平病因见表 44-12。与多数睾丸前病因可使用激素治疗不同,目前睾丸源性不育大多为不可逆的。

表 44-12　不育症的睾丸原因

染色体性（克氏综合征 XXY,XX 性逆转,XYY 综合征）
努南综合征（男性特纳综合征）
肌强直性营养不良
颓废睾丸综合征（双侧无睾症）
唯支持细胞综合征（生殖细胞发育不良）
Y 染色体微缺失（DAZ）
性腺毒素（放射、药物）
系统性疾病（肾衰竭、肝功能衰竭和镰状细胞贫血）
雄激素功能不足
睾丸损伤（睾丸炎、睾丸扭转和损伤）
隐睾
精索静脉曲张
特发性

44

▶常见遗传原因

A. Y 染色体微缺失

约 7% 的少精症患者和 13% 的无精子症患者在 Y 染色体长臂（Yq）上存在结构变异。控制睾丸分化的睾丸决定区域基因是完整的，但在其他区域有明显缺失导致生精障碍。近来分子遗传技术的迅猛发展，使 Y 染色体的分析研究更成熟。目前观察的 3 个基因位点是推定 AZF（无精症因子）候选区：AZFa、b 和 c。最有前景的是 AZFc，它包含了 DAZ 基因区域。在该区域内，DAZ 至少有 6 个拷贝，编码 RNA 结合蛋白，调节着生殖细胞生成的减数分裂过程。DAZ 的同源基因可见于许多其他动物，包括鼠和果蝇。基于 PCR 技术的血细胞检测可定量分析上述缺失。将来，精子 DNA 检测可能成为精液分析的组成部分。由于 Y 染色体微缺失的患者精液中可能存在精子，ART 可能使这种遗传学异常传至后代。

B. 克氏综合征

染色体数目异常（非整倍体）是男性不育症的明确原因。对 1 263 例不育夫妇的研究中，染色体异常的检出率是 6.2%。精子密度 <10 × 10^6/ml 者中，染色体的异常率是 11%，而无精子症患者染色体明显异常的发生率高达 21%。基于上述原因，对严重少精症和无精子症患者，应行常染色体和性染色体的细胞遗传学（核型）分析。

克氏综合征［克兰费尔特综合征（Klinefelter syndrome）］是最常见的染色体非整倍体类型和无精子症的常见遗传原因，占某些系列病例的 14%（男性总发病率为 1∶500）。该综合征经典的三联症是小而硬的睾丸、男乳女化和无精子症。其余临床表现可有性成熟延迟、身长过高、智力减退、静脉曲张、肥胖、糖尿病、白血病、性腺外 GCT 高发和乳癌（较正常男子高发 20 倍）。在这种染色体数目异常的综合征中，90% 的患者携带 1 条多余的 X 染色体（47XXY），10% 的患者为 XXY/XY 嵌合型。该病患者的睾丸长径通常小于 2.0cm，并且不超过 3.5cm。睾丸活检显示生精小管硬化和透明样变，间质细胞数目正常。血睾酮降低，而 LH 和 FSH 显著增高，雌二醇水平也增高。由于睾酮水平随年龄增长而降低，因而该病患者需要雄激素替代治疗以维持雄性化和正常的性功能。父子两代患该症的概率很少，但更多见于嵌合型或轻症。一些男性仍有一定的生精功能，可用睾丸取精和 ICSI 的方法生育后代。

▶其他遗传原因和综合征

A. XX 男性综合征

XX 男性综合征是染色体结构和数目的异常，是克氏综合征的变体。其临床表现是青春期出现男乳女化，成年时发生无精子症。该病患者的平均身高低于正常，并常见尿道下裂。男性内、外生殖器正常。智力缺陷的发生率也不增加。血 LH 和 FSH 增高，睾酮降低或正常。睾丸活检显示生精缺失及纤维化病变，间质细胞聚集。该病最明确的解释是性别决定区域（SRY）或睾丸决定区域，由 Y 染色体异位至 X 染色体。如此，睾丸分化正常，但控制生精的基因仍在 Y 染色体上未发生同样异位，从而导致无精子症。

B. XYY 综合征

XYY 综合征的患病率与克氏综合征类似，但其临床表现更加多样化。典型的 47,XXY 综合征患者体型修长，2% 具有进攻性或反社会性倾向。激素检查可见 FSH 水平高，而 LH 和睾酮正常。精液分析显示少精症或无精子症。睾丸活检结果多样，但通常显示精子成熟障碍或唯支持细胞综合征。

C. 努南综合征

也称为男性特纳综合征（Turner syndrome）、努南综合征（Noonan syndrome）的临床特征与特纳综合征（45,X）相似。但其染色体核型可能正常（46,XY）或嵌合型（X/XY）。典型患者具有异形表象，如蹼状颈部、身材矮小、双耳下垂、眼距增宽和心血管异常等。出生时，75% 的患者有隐睾表现，并对成年后的生育力有影响。如果睾丸已完全下降，患者则有可能生育。血 FSH 和 LH 的水平取决于睾丸的功能状况。

D. 肌强直性营养不良

肌强直性营养不良是成年发病的肌肉营养不良最常见的原因。除肌强直性异常，或肌肉收缩后舒张延迟外，该病患者通常有白内障、肌肉萎缩和多种内分泌疾病。大多数患者的睾丸萎缩,但有生育的报告。不育者可 FSH 和 LH 增高,而睾酮水平降低或正常。75% 的患者生精小管有损害。该病患者青春期发育正常,睾丸损害似乎发生在青春期后。

E. 颓废睾丸综合征

也称为双侧无睾症。颓废睾丸综合征罕见,患病率为 1:20 000。患者的双侧睾丸缺如,而由于睾酮缺乏导致性成熟障碍。睾丸缺如的原因是胚胎期睾丸扭转、创伤、血管损伤或感染。一般来说,在胚胎发育第 14~16 周时,睾丸的功能组织是必不可少的。因为在此期内中肾管生长发育,而中肾旁管抑制,并有男性外生殖器相应的生长发育。该病患者表现为无睾体型,但无男乳女化,染色体核型也正常。血 LH 和 FSH 增高,睾酮水平极低。该型不育症无从治疗,患者需终身补充睾酮以维持其雄性化和性功能。

F. 完全生殖细胞发育不全(唯支持细胞综合征)

生殖细胞发育不全的主要特征是无精子症男子睾丸内生精上皮的完全缺失。该病的发病有数种可能的原因,如遗传缺陷、胚胎发生过程中正常生殖细胞迁移的先天性缺失和雄激素抵抗。其临床表现是雄性化正常,睾丸小而质地正常。睾丸保留了正常的内分泌功能,血睾酮和 LH 正常,FSH 水平通常(90%)增高。“综合征”的含义是指具体原因不清,由于性腺毒素如放射性离子、化疗和腮腺炎睾丸炎等导致的睾丸生殖细胞发育不全。该综合征尚无有效疗法。对部分患者,睾丸图阵式细针穿刺或多处活检可能发现精子,用于 ART。

G. 缺陷 DNA 错配修复

DNA 修复缺陷可能是某些癌症的病因。通过小鼠的研究表明,DNA 修复所需基因(*PMS2*,*Mlh1*)的突变也会导致不育,其特征是睾丸中出现减数分裂停滞和精子成熟停滞。以生殖细胞成熟阻滞和唯支持细胞综合征为特征的无精子症男性不育者也与 DNA 错配修复异常有关。这些证据表明,某些男性不育可能与生殖系 DNA 无法正确修复有关。不育男性的 DNA 修复缺陷与其自身患癌风险及其后代患癌风险之间的关系值得进一步研究。

▶生殖腺毒素

A. 射线

放疗对生精的影响已多有论述,Clifton 和 Bremner(1983)20 世纪 60 年代在健康囚犯的试验中,检查了放射性离子对精液质量和精子生成的影响。在输精管结扎术前,每名志愿者接受了不同剂量的照射,结果发现囚犯的精子数目与照射剂量呈负相关关系。放射剂量在 15cGy 时,精子数目显著减少,而剂量达到 50cGy 时,精子会暂时绝迹。放射剂量在 400cGy 时,表现持续无精子症,至少 40 周后无恢复迹象。在大多数受试者中,停止照射后精子数量反弹至照射前水平。

放射后的睾丸组织检查显示,精原细胞是生殖细胞中对放射最敏感的细胞,而间质细胞团相对稳定。由于睾丸组织对放射线的极度敏感性,因而许多研究集中在癌症放疗中睾丸的暴露剂量。在有睾丸防护的腹部放疗中,估计生殖腺仍受到平均大约 75cGy 的辐射。但该剂量的放射似乎不会增加接受放疗患者后代先天性缺陷的发生率。重要的是,最近的数据表明环境或职业电磁辐射也可能降低精液质量。

B. 药物

一些生殖毒性药物见表 44-13。上述药物可以通过不同的机制导致不育症。酮康唑、螺内酯和酒精抑制睾酮合成,而西咪替丁是雄激素拮抗剂。毒品如大麻、海洛因和美沙酮伴发睾酮水平降低。杀虫剂如二溴氯丙烷,可能有雌激素样作用。重要的是,许多药物和非处方药的性腺毒性是未知的。因此,夫妻在尝试怀孕之前应该考虑停止使用不必要的药物或补品。

表 44-13 与不育症相关的药物

钙通道阻滞剂	别嘌醇
西咪替丁	α- 肾上腺素受体阻滞剂
柳氮磺吡啶	硝基呋喃坦丁
丙戊酸	锂离子
螺内酯	三环抗抑郁药
秋水仙碱	抗精神病药物
选择性血清素再吸收抑制剂	
睾酮	

肿瘤化疗的目标是杀灭快速的分裂细胞,其不良后果是对正常增殖的生殖细胞毒性作用。分化中的精原细胞似乎对化疗最敏感。烷化剂如环磷酰胺、苯丁酸氮芥和氮芥是毒性最大的药物。化疗药物对生殖的毒性作用因其使用剂量和疗程、疾病的类型和分期、患者的年龄和健康状况及睾丸的基础功能的不同而异。尽管有生殖毒性作用,但化疗药物的诱变效应似乎不足以增高患者后代先天性缺陷和遗传相关疾病的发病率。化疗患者应在治疗结束至少 6 个月后再尝试授(受)孕。

▶ 系统性疾病

A. 肾衰竭

尿毒症可伴发不育症、性欲减退、勃起功能障碍和男乳女化。该病患者性腺功能低下的原因尚无定论,可能是多因素的。睾酮水平降低,FSH和 LH 可增高,25% 的患者催乳素增高。雌激素过多可能是性激素轴紊乱和生精障碍的原因。药物和尿毒症性神经病变可能导致了尿毒症相关性勃起功能障碍和性欲障碍。肾移植成功后,性腺功能低下通常能改善。

B. 肝硬化

肝衰竭相关的性腺功能低下可能有多种原因,其中造成肝衰竭的病因是重要因素。肝炎伴随的病毒血症和发热能影响精子生成。与其对肝脏的影响无关,过量酒精摄入能抑制睾丸内睾酮的合成。肝衰竭和肝硬化伴有睾丸萎缩、勃起功能障碍和男乳女化。血睾酮水平和代谢清除率降低;而由于芳香化酶作用使雄激素转化雌激素增加,血雌激素水平增高。睾酮水平的降低并不伴有 LH 和 FSH 成比例的增高,提示肝衰竭可能伴发 HPG 轴的抑制。

C. 镰状细胞疾病

镰状细胞疾病能导致垂体功能失调,原因可能是红细胞瘀积和其所致的微梗死。相同的机制也可见于睾丸组织,导致原发性性腺功能低下。其结果是精子生成减少,睾酮水平降低。

D. 糖尿病

长期糖尿病可导致严重的心血管疾病以及周围神经病变的发生。现已有大量关于此疾病对勃起和射精功能影响的报道。除影响性功能外,累及副交感神经和交感神经盆腔丛的神经病变可导致膀胱颈和射精器官收缩不良,导致逆行射精或不射精。

▶ 雄激素功能障碍

外周雄激素抵抗有两种类型的缺陷:①由于 5α- 还原酶的缺乏,雄激素合成减少;②雄激素受体缺乏。一般来说,上述异常均是单基因缺失的后果。

A. 5α- 还原酶缺乏

5α- 还原酶缺乏时,睾丸和沃尔夫管结构(内生殖器)发育正常,而外生殖器发育不稳定。外生殖器发育不稳定的原因是先天性 5α- 还原酶缺乏,后者可将前列腺、精囊腺和外生殖器等雄激素敏感组织中的睾酮转化为双氢睾酮。截至目前,已报告 5α- 还原酶有 29 种突变形式。该病的诊断方法是测定尿液中睾酮代谢物的比值和生殖器皮肤成纤维细胞中 5α- 还原酶的表达,后者表达量的下降可确认 5α- 还原酶缺乏。尽管有人称下降的睾丸有精子生成,但该病患者尚无生育的报告。生育障碍的主要原因可能是外生殖器的功能异常。

B. 雄激素受体缺乏

雄激素受体缺乏是一种 X 连锁的遗传病,特征是雄激素抵抗。雄激素受体是一种核蛋白,其表达缺失或功能异常可使睾酮或双氢睾酮无法与其结合并活化靶细胞基因。由于雄激素对靶组织无作用,因而内、外生殖器都会受到影响。该病患者的生育状况取决于特殊的受体异常。有些患者(46, XY 的男子)的靶器官对雄激素完全抵抗,其临床表现有女性外生殖器和腹腔内睾丸。睾丸生精小管发育不成熟,肿瘤的发生率也增高。如不行睾丸切除术,肿瘤的发生率则达 10%~30%。该病患者的生育力丧失。雄激素受体缺陷较轻者可能表现为表象正常的不育者,精子生成存在但受损。目前还不清楚该病在不育症患者中确切的发生率。

▶睾丸损伤

A. 睾丸炎

睾丸组织的炎症主要源自细菌感染的附睾 - 睾丸炎。腮腺炎睾丸炎时,睾丸也可发生病毒感染。睾丸炎可见于 30% 患腮腺炎的青春发动期后男子。睾丸萎缩是病毒性睾丸炎常见和重要后果,但它较少见于细菌感染。

B. 睾丸扭转

继发于精索扭转的睾丸缺血性损伤,在青春期前儿童和青春发动早期少年中并不少见。如果精索扭转能在发病后 6 小时内得到诊断并手术纠正,睾丸功能则通常可以保留。精索扭转可导致睾丸抗原自身免疫反应,为日后的免疫性不育症埋下隐患。现已认识到,发生扭转的睾丸对侧的"健睾"也可能有组织学异常的表现。但尚不清楚该种变化与精索扭转有关,或是与扭转前睾丸已存在的异常有关。

C. 睾丸创伤

睾丸创伤可导致不育症。由于其免疫状况特殊(免疫豁免区),睾丸损伤除导致组织萎缩外,还可激发异常的免疫反应。两者均可引发不育症。对睾丸损伤导致的白膜破裂应探查并予以修补,减少睾丸组织暴露的机会。

▶隐睾

隐睾(crytorchidism)或睾丸下降不全是极为常见的泌尿系统疾病,1 岁男孩的发病率为 0.8%。下降不全的睾丸发生 GCT 的危险性升高。尽管出生时隐睾的组织形态学正常,但在 2 岁时常见早期生殖细胞数目的减少。对于对侧正常下降的睾丸而言,其生殖细胞异常的危险性也增高。由此可见,无论单侧或双侧,隐睾患者将来均有发生生精障碍和不育症的危险。历史上,睾丸固定术仅用于睾丸触诊以便于检测癌症。然而,我们现在知道,如果在青春期前实施睾丸固定术,可以降低癌症发展的风险。此外,早期睾丸固定术可以改善隐睾男孩的精子发生。

▶精索静脉曲张

精索静脉曲张是精索蔓状静脉丛无功能静脉中血液反流的结果,是男性不育症中最宜手术矫正的病因。此病常在青春期发病,此时睾丸的内分泌和外分泌功能显著增加,同时睾丸的血流量也显著增加。精索静脉曲张极少见于 10 岁以下儿童。左侧精索静脉曲张可见于 15% 的正常青年男子,而其在不育症患者中的发病率近 40%。双侧精索静脉曲张在正常男性中少见(<10%),但在不育男子中可达 20%。精索静脉曲张通常不会自然消失,其诊断的核心依赖于准确的体格检查。然而,超声可作为经体格检查后仍不能确诊精索静脉曲张的强大辅助手段。

左侧精索静脉曲张高发有其解剖学基础,如左侧精索内静脉较右侧长,并以直角方式汇入左肾静脉而右侧以锐角汇入下腔静脉。由于这些特点,左侧精索静脉有较高的静脉压力,导致血液逆行回流。

精索静脉曲张可伴发睾丸萎缩,而且手术已证明可以逆转成年人的萎缩病变。精索静脉曲张会影响精液质量是不争的事实,可造成精子密度和活力下降、精子形态异常,而以活力下降最明显。精液分析中的异常发现是对不育男子施行精索静脉曲张手术的主要指征。

精索静脉曲张对睾丸影响的精确机制尚不清楚。有数种理论解释,可能是多种因素的综合作用导致了不育。垂体 - 性腺轴的功能失调、肾及肾上腺代谢物通过精索内静脉的逆流、静脉内静水压的增加和静脉逆流等也是精索静脉曲张影响睾丸功能的可能机制。精索静脉曲张影响睾丸功能最引人瞩目的理论是体循环热血包绕睾丸,干扰了其正常的热交换平衡,导致睾丸内温度上升,生精发生抑制。

▶特发性病因

据估计,近一半的男性不育症无确切病因。男性不育症的病因可能是多因素的,包括遗传、内分泌和环境因素。此外,改变生活方式可能对该疾病有治疗作用。一些观察性研究考察了身体活动、肥胖、酒精、烟草和大麻使用、心理压力和手机使用对男性不育的影响,但由于研究设计的局限性,结果尚不确定。

睾丸后病因（表 44-14）

表 44-14　不育症的睾丸后原因

生殖道梗阻
先天性阻塞
先天性输精管缺如
扬氏综合征
特发性附睾梗阻
多囊性肾疾病
射精管梗阻
获得性阻塞
输精管结扎术
腹股沟手术
感染
功能性阻塞
交感神经损伤
药物性
精子功能或运动障碍
鞭毛不动综合征
成熟缺陷
免疫性不育
感染
性交障碍
勃起功能障碍
尿道下裂
时间和频率

▶生殖道梗阻

生殖道的睾丸后组成部分包括附睾、输精管、精囊腺和相关的射精管道。

A. 先天性阻塞

1. 囊性纤维化

囊性纤维化（CF）是美国最常见的常染色体隐性遗传病，白种人中患病率为 1∶20。该病是由于氯离子在细胞膜上的转运缺陷导致液体和电解质异常（异常的氯 - 汗试验），并表现慢性肺阻塞和感染、胰腺功能不足和不育症。超过 95% 的 CF 男性也有先天性双侧输精管缺如（CBAVD）。除输精管外，附睾、精囊腺和射精管部分萎缩或完全缺如，导致精道梗阻。虽然精子生成数目正常，最近的数据表明，来自 CF 男性的精子可能缺乏

使卵子受精的正常能力。此外，一些异常 CF 基因的携带者也可能存在精子功能缺陷。先天性双侧输精管缺如占不育症病因的 1%~2%，体格检查会发现单侧或双侧输精管不可触及。囊性纤维化患者精道的其他部分也可能异常，并难以重建。尽管多数患者无囊性纤维化的临床表现，但该病仍与囊性纤维化相关，多达 80% 的患者会检出 CF 基因突变。此外，由于胚胎时期发育异常，在单侧输精管缺如的患者中，有 15% 存在同侧肾脏缺如。

2. 扬氏综合征

扬氏综合征有三联征：慢性鼻窦炎、支气管扩张和 OA。精道梗阻的部位在附睾。该病的病理生理学机制尚不明了，但可能涉及纤毛功能或黏液质量的异常。与其他梗阻情况相比，重建手术的成功率较低。

3. 特发性附睾梗阻

特发性附睾梗阻在健康男子中是一种相对少见的异常。近期有证据表明，该种异常与囊性纤维化相关，因为其中 1/3 的患者可能存在 CF 基因突变。

4. 成人多囊肾疾病

成人多囊肾疾病是一种常染色体显性遗传病，表现为肾脏、肝脏、脾脏、胰腺、附睾、精囊腺和睾丸的多发囊肿。本病通常发生在 20 多岁或 30 多岁，伴有腹痛、高血压、肾衰竭等症状。成人多囊肾疾病患者不育的原因是附睾或精囊腺的梗阻性囊肿。

5. 射精管梗阻

连接输精管、精囊腺与尿道的精细胶原性双管（射精管）的梗阻称为 EDO。5% 的无精子症病因是 EDO。EDO 的原因可以是先天性的，如中肾旁管（前列腺小囊）囊肿、沃尔夫管（憩室）囊肿或先天性闭锁，也可是获得性的如精囊结石或手术、炎症导致的瘢痕组织等。该病的临床表现有血精、痛性射精或不育症。EDO 的诊断依据是精液量少，精囊腺或射精管扩张（TRUS 检出）。

B. 获得性阻塞

1. 输精管结扎术

在美国，每年要施行 50 多万例绝育性输精管结扎术。其中 6% 的患者后来要行输精管复通

术,主要原因是再婚。

2. 腹股沟及疝手术

腹股沟及疝手术会使 1% 的患者发生腹股沟段输精管的阻塞。应注意的是疝修补时应用的合成网片产品会增加输精管周的炎症反应,增加输精管阻塞的机会。

3. 细菌感染

细菌感染(35 岁以上为大肠埃希菌)或衣原体感染(年轻患者)可能累及附睾,造成瘢痕和梗阻。

C. 功能性阻塞

除生理性梗阻外,精囊腺还可能发生功能性阻塞。功能性阻塞的原因是神经损伤或用药等,干扰精囊腺或输精管平滑肌的收缩。影响射精的神经损伤的经典例子是睾丸肿瘤的腹膜后淋巴结切除术。该手术可导致逆向射精或完全不射精,取决于其对交感神经节后纤维的损伤程度。发自脊髓胸腰段的交感神经经腹主动脉表面下行,在盆腔汇合形成下腹神经丛,控制泌精过程。多发性硬化和糖尿病也可导致射精障碍。

动物模型研究结果显示,精囊具有类似于膀胱的收缩特性,提示精囊器官功能障碍可能是一些情况下射精管"梗阻"的原因。涉及这一功能的药物通常与射精障碍有关。能导致射精障碍的药物见表 44-5(上文已列出)。

▶**精子功能或运动障碍**

A. 纤毛不动综合征

纤毛不动综合征是一组混合原因的疾病(男性中 1∶20 000),其精子运动力降低或丧失。精子运动障碍的原因是精子和其他有纤毛细胞运动器或轴突的异常。在正常的精子尾部内,由 9 对外周微管环绕 1 对中央微管,并靠 ATP 酶连接,控制着微管和精子尾部的运动。ATP 酶的多种缺陷可导致纤毛和精子活动障碍。Kartagener 综合征是该病的一个亚型(男性中 1∶40 000),表现有慢性鼻窦炎、支气管扩张和位置逆转三联征。多数纤毛不动综合征病例在儿童期因呼吸或鼻窦问题而确诊。视网膜和耳内存在的纤毛发生缺陷,可导致 Usher 综合征的色素性视网膜炎和耳聋。纤毛不动综合征患者的特征性表现是,精子

存活但不运动,精子数目正常。该病的诊断只能依赖于电子显微镜检查。

B. 免疫性不育

自身免疫性不育症在不育夫妇的病因中占 10%。睾丸是一个免疫豁免区域,原因可能是由于支持细胞紧密连接组成的血 - 睾丸屏障及局部下调细胞免疫。在输精管结扎术、睾丸扭转或睾丸活检后,精子抗原暴露而引发病理性免疫应答,可导致自身免疫性不育症。抗精子抗体可干扰精子的运输或精卵结合。有多种方法检测抗精子抗体,但是检测与精子直接结合的抗体才是与临床相关的,而非血清中的抗体。

C. 感染

能导致生殖道感染的最常见的病原体见表 44-10。感染的精液中可有活化白细胞的多种产物。精液中的白细胞与能损害精子膜的超氧阴离子、过氧化氢和氢氧基(活性氧)等显著相关。由于精子的胞质很少,抗氧化能力低,因而对氧化应激反应高度敏感。精子氧化损伤与其功能丧失和 DNA 受损相关。尽管流行病学调查发现,生殖道感染与不育症有联系,但具体微生物与不育症的相关性尚不清楚。非对照研究提示感染治疗后妊娠率提高,但未被对照研究证实。

▶**性交障碍**

A. 勃起功能障碍

性欲减退或勃起功能障碍等性功能障碍是不育症的常见原因。男性激素检查能发现性功能障碍的器质性原因。大多数因生育要求迫切而导致的境遇性勃起功能障碍,可以通过性咨询和口服磷酸二酯酶抑制剂治疗解决。

B. 尿道下裂

解剖学异常如尿道下裂,可使输送精液距宫颈过远,导致不育症。

C. 性交时间与频率

对性交时间和频率等简单问题,可以通过改变不育夫妇的性生活习惯而纠正。在围排卵期,适当的性交频率为 2 日一次,排卵周期是排卵前后的窗口期,此时卵子有可能受精。女方可以通过测量并记录基础体温曲线,来计算下次排卵的时间。测量排卵前尿 LH 峰值的家用测试盒也有

效。应告知备孕夫妇，在性交时尽量避免使用润滑剂。准备生育期间，最好停用非必需药物。其他生殖毒性因素包括来自普通桑拿、热桑拿、热水浴缸或按摩浴缸的热暴露及使用香烟、可卡因、大麻和过量饮酒。

男性不育症的治疗

手术治疗

手术在男性不育症治疗中的作用已得到确认，与高技术方法相比，它也具有更好的费用 - 疗效比。手术还能矫正特殊的解剖或病理生理异常，可使精子质量正常化或改善，从而使一对夫妇自然怀孕，而不是使用 ART。其他可直接从睾丸或附睾获取精子的手术需要与 ART 联合使用。

▶ 精索静脉曲张

精索静脉曲张与不育的关系已被证实。精索静脉曲张有数种疗法，既有手术疗法也有非手术疗法。这些方法包括经腹膜后、腹股沟或腹股沟下静脉结扎术、经皮栓塞术或经腹腔镜静脉结扎术。所有治疗的共同目标是消除精索内静脉的血液逆流。精索静脉曲张治疗的效果评价项目包括治疗成功率（精液改善和妊娠率）、治疗费用、治疗后恢复状况（止痛剂应用，恢复工作或其他活动的时间）和其他相关指标。三种常用疗法的效果比较见表 44-15。应注意的是，如果采取观察等待，精索静脉曲张夫妇的自然妊娠率为 16%。如采取体外受精（IVF），该病夫妇的妊娠率可达

表 44-15　精索静脉曲张治疗：效果的比较

比较参数	治疗		
	结扎术	腹腔镜	经皮栓塞
精液改善	66%	50%~70%	60%
妊娠率	35%	12%~32%	10%~50%
复发率	0%~15%	5%~25%	0%~10%
手术失败率	极少	少	10%~15%
止痛药物	9.4	11	极少
恢复工作时间（天）	5.0	5.3	1

35%。三种疗法总的并发症发生率：结扎术，1%；腹腔镜手术，4%；经皮栓塞，10%~15%。经皮栓塞的主要问题是技术性失败率高，即无法介入精索内静脉并栓塞之。

▶ 输精管复通术

在美国，每年有超过 50 万的男性接受输精管结扎手术，而有近 6% 的人最终希望输精管复通。最常见的原因与男人社会情况的变化有关，包括再婚和失去一个孩子。除输精管结扎术外，引起输精管梗阻的原因包括感染、先天性、外伤和既往手术等，也可能成为输精管复通术或附睾输精管吻合术的适应证。对于睾丸大小正常、激素正常、无精子症的男性，应该考虑存在输卵管梗阻。

输精管吻合术的方法有数种，没有证据表明其中有优劣之分。但若借助于显微镜，则手术的成功率更高。在通常情况下，采用的是单层或双层吻合方法（图 44-12）。尽管方法不同，但医生的经验是关系手术成功最重要的因素。取决于上述因素，95% 或更多的患者在输精管吻合术后能获得精子。如果输精管结扎位置以下精浆中无精子存在，则附睾管内可能存在梗阻，这种梗阻可能继发于结扎后附睾管中压力增加导致的管腔破裂。输精管结扎时间延长或输精管结扎距离附睾较近均会增加附睾堵塞的风险。在这种情况下，输精管必须与爆裂以上部位的附睾管（如靠近睾丸处）吻合，该术式称为附睾 - 输精管吻合术。尽管这是一项具有技术挑战性的手术，但由于手术技术和器械的改进，60%~65% 的男性在附睾 - 输精管吻合术后射精中出现精子。

输精管 - 输精管吻合术后射精中出现精子的实现很大程度上取决于手术技术，但术后是否怀孕则取决于夫妇的生育潜力。因此，在选择这一手术治疗方法之前，同时了解女性配偶的生殖健康是至关重要的。影响精道显微手术成功率的其他因素：①复通前的精液质量异常；②30% 的输精管切除术后患者有抗精子抗体存在（过高抗精子抗体水平影响生育）；③术后在吻合部位发生瘢痕，形成新的梗阻；④输精管梗阻时间过长，附睾功能受损，精子成熟障碍。

44

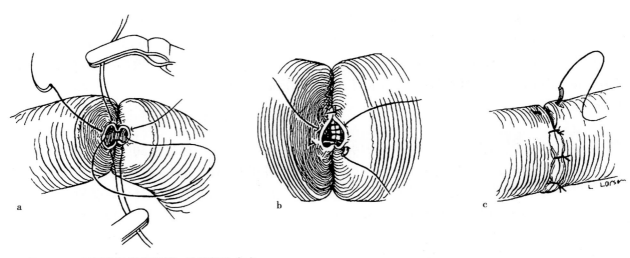

▲ 图 44-12　两层法显微输精管 - 输精管吻合术

a：用 10~0 的尼龙线缝合输精管腔后壁，包含黏膜和黏膜下组织。b：缝合输精管前壁的黏膜层。c：最后用 9~0 的尼龙线缝合输精管壁的浆膜层，完成吻合术

▶射精管梗阻

当射精量 <1.5ml 且未发现逆行性射精或激素缺陷时，应考虑存在 EDO。EDO 可有几种不同的类型（表 44-16）。完全或典型的 EDO 是指双射精管的梗阻，表现为低精液量无精子症。不完整或"部分"EDO 是指双侧射精管中的一个或单侧梗阻或双侧射精管的部分阻塞。通常表现为精液量低和精子浓度低和精子活力严重下降。功能性 EDO 是一种射精功能障碍，临床表现与典型 EDO 相同，但没有物理梗阻的解剖证据。临床判断可以通过 TRUS 检查证实，表现是精囊和射精管扩张。对有性交不适、反复血精或导致不育症的严重 EDO 患者，应考虑寻求治疗。

表 44-16　不同类型射精管梗阻的精液分析参数

精液参数	不完全或部分梗阻	完全梗阻	功能性射精管梗阻
精液量	低或低 - 正常	低	低
精子数量	低	无	无或低
精子活力	低	无	无或低
果糖	阳性	无	无或低

经尿道射精管切开术在膀胱镜下进行（图 44-13）。置入电切镜，在中线处切除精阜，直到显露射精管。同时使用实时经直肠超声可提高手术切除的准确性。由于切除部位在前列腺尖部，靠近尿道外括约肌和直肠，因而应细致定位电切镜，避免损伤。经尿道射精管切开术后，有 65%~70% 的男性精液质量可有显著改善，而成功怀孕概率为 30%。经尿道射精管切开术的并发症发生率约为 20%。其多数并发症为自限性的，包括血精、血尿、尿路感染（urinary tract infection，UTI）、附睾炎和水样精液。罕见的手术并发症有逆向射精、直肠穿孔和尿失禁。

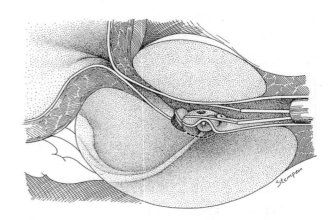

▲ 图 44-13　经尿道射精管切开术

在膀胱镜下，以电切环切除射精管开口处的精阜，开放压迫射精管的囊肿

▶电刺激取精术

完全泌精和射精障碍最常发生于脊髓损伤的患者（在美国每年有 1 万例），也可见于盆腔或腹膜后手术损伤盆腔交感神经的患者。利用直肠电

刺激探头,可控性地刺激盆腔交感神经,引发输精管、精囊腺和前列腺收缩,诱发反射性射精。从尿道外口或膀胱收集精液,因为电刺激取精时常见逆向射精。以这种方式获得的精液至少需要借助 IUI 技术才能怀孕。

对腹膜后手术或脊髓损伤后不射精者,电刺激取精术的成功率是很高的。以该法取出的精子活动力降低,但与电刺激或热效应无关。T_5 水平以上的脊髓损伤者,常可以通过阴茎高频振动诱导反射性射精,称为振动刺激取精术。教会患者使用频率为 110 周 / 秒、振幅为 3mm 的手持振动仪在家中取精,作宫颈管人工授精。

▶精子获取

对精道缺如或无法手术重建或夫妇选择使用 ART 而不是输精管复通术而不能射精的男性,可采取精子获取术。它也适用于 NOA 的男性,这些男性的睾丸内可能存在局灶性生精区域。鉴于这些不同的指征,精子获取技术包括微创的抽吸术和借助手术显微镜进行侵入性的睾丸切开取精。常规在输精管、附睾和睾丸中获取精子。重要的是,获取的精子,要通过体外受精的方式才能生育。因此,其成功率最终取决于涉及夫妇双方的辅助生殖项目(表 44-17)。获取自睾丸和附睾的精子,需采用 ICSI 和体外受精技术。精子获取术的前提是睾丸内有精子生成。虽然通过激素水平和睾丸体积可作间接评估,但验证是否有精子生成的最直接方法是睾丸活检。

表 44-17　取精的来源与相关 ART

取精术	取精源	体外受精	显微操作
输精管取精术	输精管	通常	否
附睾抽吸术	附睾	是	是
睾丸活检	睾丸	是	是

A. 输精管抽吸

取阴囊切口,借助手术显微镜作输精管半切,将溢出的精子吸入培养基中。一旦获取到足量精子($10 \times 10^6 \sim 20 \times 10^6$)后,以显微缝合关闭输精管。输精管抽吸术获取的精子最成熟。然而,考虑到技术上的因素和从输精管中识别健康精子困难,现很少采用这种方法。

B. 附睾精子抽吸

附睾精子抽吸可采用两种不同的技术。显微镜下附睾精子抽吸术(MESA),可直接从一个单独的附睾小管中获取精子(图 44-14)。取精后,以显微缝合方式关闭附睾管,然后处理精子。当可触及附睾时,也可通过经皮附睾精子抽吸术(PESA)获得精子。虽然此技术创伤较小,但盲针穿刺可能更容易导致附睾小管损伤,但是这是否会使随后输精管复通的成功率降低尚未得到证实。附睾精子不及输精管精子成熟,因而需 ICSI 授精。取自附睾的精子的授精率和妊娠率分别可达 65% 和 50%,并因精子和卵子质量的不同而异。

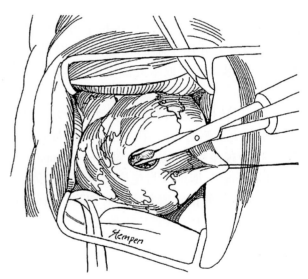

▲ 图 44-14　显微镜下附睾精子抽吸术
在阴囊开"小窗",以小拉钩牵引暴露。在 20 倍显微镜下,解剖附睾,用显微剪刀切开附睾小管。含精子的液体被抽吸用于体外受精

C. 睾丸取精

TESE 适用于无法或不希望重建梗阻的输精管或附睾的患者,或睾丸功能严重受损生成精子很少而无精的患者。TESE 的侵袭性因术式不同差异很大,应该尽可能使用侵入性最小的方法获取足够的精子。在传统的 TESE 中,以类似于睾丸活检的方式取一小部分睾丸组织。当已知或怀疑生精正常或睾丸生精均匀减少时,则应考虑睾丸精子抽吸术(TESA)。与此不同的是,如果睾丸生精明显减少,如 NOA 时,将在事先尝试或没

有尝试细针穿刺取精后,通过外科显微镜的帮助(显微 TESE)仔细解剖所有睾丸组织来获取精子。取得的睾丸组织在实验室中经过特殊处理,以将精子与其他细胞分开。虽然直接取自睾丸的精子通常没有活力,其受精率(50%~65%)和妊娠率(40%~50%)均较高。

▶睾丸固定术

睾丸下降不全在1岁儿童的发生率为0.8%,而且发病率可能还在增高。历史上,行睾丸固定术的目的是使睾丸可触及方便监测睾丸癌变。最近研究表明,早期行睾丸固定术可以降低患癌风险,并能促进将来睾丸的精子生成。组织学研究发现,出生至2岁,隐睾内的精原细胞数目显著减少。目前推荐隐睾手术应在2岁前施行,以防止生殖细胞的潜在退化。由于精子可以取自小而衰竭的睾丸并用于辅助生殖,因而对隐睾患者而言,应尽可能采取睾丸固定术,而非睾丸切除术。

睾丸扭转是泌尿外科急症。动物研究资料显示,扭转睾丸对侧的"健"睾也可能受累,导致生精障碍,这种现象称为"易感性睾丸病(sympathetic orchidopathia)",据推测与免疫反应有关。因此,建议对无活力的扭转睾丸应及时切除。然而,随着 ART 的发展,上述建议应重新考虑。

▶垂体腺瘤切除

垂体腺瘤导致的血清催乳素水平增高,可以通过药物或手术方式治疗。如果腺瘤在影像检查中可见(巨腺瘤),则可采取经蝶窦腺瘤切除术。如腺瘤不可见(微腺瘤),可用多巴胺激动剂溴隐亭或衍生物治疗更合适。研究表明,非促性腺激素缺乏的单纯高泌乳素血症,可抑制正常睾丸功能。

非手术治疗

▶特异性治疗

此文中的特异性治疗是指以纠正已知病理生理学异常改善精子生成和生育力为目标的治疗手段。这些疗法应该与旨在单纯纠正病理状态的经验性疗法形成对比。在任何可能的情况下,应该选择特异性治疗而不是经验性治疗。

A. 脓精症

精液中白细胞数目增多称为脓精症(pyospermia),与下述情况有关:①生殖道亚临床感染;②精液中活性氧增高;③精子功能和生育力减退。对无明显细菌感染的脓精症的治疗,仍有争议。患者检查的重点是性传播疾病、尿道分泌物、前列腺炎或附睾炎。其中包括前列腺液中白细胞检查,尿液中衣原体、淋球菌和支原体检查。使用广谱抗生素,如多西环素和增效联磺,可以降低精液中白细胞浓度,改善精子功能。当然,此治疗方法也存在争议。通常女方也应治疗。重要的是组织学形态上,未成熟生殖细胞可能与精液样本中的白细胞混淆。因此,应注重避免单纯以"圆细胞"增多为依据作出脓精症的诊断。特异性白细胞酯酶染色方法可确诊,标准为白细胞浓度大于 100 万 /ml。

对于确诊的脓精症患者而言,规律排精(多于每 3 日 / 次)联合多西环素治疗可能比单独抗生素治疗的效果更持久。越来越多的证据表明,抗氧化维生素(A、C 和 E)及谷胱甘肽和欧米珈 -3 脂肪酸(鱼油)有助于中和脓精症患者精液中的活性氧,改善精子的活动力。

B. 性交治疗

关于性交时间、频率和避免性腺毒素等问题进行简单的咨询即可改善生育能力。其中重要的环节是测量并记录女方的基础体温表,并测试尿液 LH 峰值(排卵前 24 小时内),以确定排卵日。由于精子会暂存于宫颈黏液中 48 小时,并不断释放,因而性交无须与排卵完全同时进行。通常推荐最佳的性交频率是在排卵期每 2 日性交 1 次。性交时尽可能避免使用润滑剂,因为许多商业上可用的产品对精子有毒害作用。如果必须使用润滑剂,植物油、橄榄油和蛋清是最安全的。

射精时膀胱颈关闭障碍,可导致逆向射精。射精后尿液发现精子可确定诊断,并可用拟交感药物治疗。约 30% 的患者可能获得不同程度的疗效。在射精前数天开始服药,使用丙咪嗪(25~50mg,2 次 / 日)或速达菲(60mg,3 次 / 日)

等治疗均取得成功疗效。对药物治疗失败者,可以获取膀胱内精子,行 IUI 来达到怀孕的目的。对于提前射精的早泄男性患者来说,性咨询联合三环类抗抑郁药或 5- 羟色胺再摄取抑制剂治疗有效。

C. 免疫性不育

抗精子抗体导致的不育症,是一个复杂的问题。其现有的疗法有肾上腺皮质激素免疫抑制、精子洗涤、IUI、体外受精(IVF)和 ICSI。免疫抑制治疗的理论基础是,类固醇激素可抑制免疫反应减少精子上的抗体。然而考虑到潜在的明显不良反应,这种方法很少使用。

IUI,可使更多的精子接近卵子,该术式的妊娠失败率为 10%~15%。ART 如 IVF 和 ICSI,对解决该症的生育障碍也非常有效。一般来说,超过 50% 的精子携带抗体时,应接受治疗。此外,抗精子头部和中段的抗体较抗精子尾的抗体,与不育的关系更密切。

D. 药物治疗

当作为一种特异性而不是经验性的治疗手段时,激素治疗是有效的。特异性替代疗法寻求改善既定的病理生理状态,而经验性治疗以试图克服那些病因不明确或没有特效治疗方法的病理状态为目的。

1. 高催乳素血症

男性正常的催乳素水平,有助于维持睾丸内高水平的睾酮,并影响附属性腺的生长和分泌。高催乳素血症可干扰 GnRH 的周期性释放,消除促性腺激素的脉冲式分泌。如果腺瘤在影像检查中显像,则可采取经蝶窦腺瘤切除术。如腺瘤不显像,可用溴隐亭(5~10mg/d)治疗,以恢复垂体激素的平衡。

2. 甲状腺功能低下

甲状腺素的过高或过低,均会影响精子生成。补充过少的甲状腺素,或去除过多的甲状腺素,对治疗不育症均有效。由于该病的临床表现突出,因而在不育症检查中,无须常规行甲状腺检查。

3. 先天性肾上腺皮质增生症

大多数情况下,是 21- 羟化酶的缺乏,引起皮质醇不足和雄激素合成过多。由于雄激素过多,抑制垂体促性腺激素的分泌,使睾丸成熟障碍。

该病罕见,常表现为青春期提前,应进行细致的实验室检查。无论男女,该病及其相伴的不育症,均以皮质激素治疗。

4. 睾酮过多或缺乏

卡尔曼综合征患者缺乏 GnRH,不足以维持正常的垂体功能。该病伴发的不育症,可以人绒毛膜促性腺激素(human chorionic gonadotrophin,hCG)(1 000~2 000U,3 次 / 周)和重组 FSH(75IU,2 次 / 周),替代 LH 和 FSH 治疗,效果极好。也可以用便携式泵,以脉冲方式补充 GnRH[25~50ng/(kg·2h)]治疗。生殖性类无睾综合征或单纯 LH 缺乏患者,对 hCG 单独治疗的反应好。一般在治疗启动后 9~12 个月,精液中可见到精子。由于注射治疗疗程长、方案复杂、费用较高,因而一旦精液中有活动精子建议冻存。合成甾体是造成睾丸功能不全常见的未被广泛认识的原因,外源性睾酮及其代谢物过多,能抑制垂体 - 性腺轴的功能和精子生成。治疗伊始,患者应停止使用激素,使激素平衡恢复正常。二线治疗通常包括用柠檬酸氯米芬刺激垂体(见下文)或用 hCG 和 FSH 刺激睾丸,用法类似于卡尔曼综合征(Kallmann syndrome)。

▶经验性药物治疗

有近 1/4 的不育者,难以明确病因。由于这些患者的病理生理学异常不确切,因而称为特发性不育症。还有一类患者,虽然不育的病因已明确,但尚无特效疗法。上述两类患者,均是经验性内科治疗的潜在对象。此类治疗是以试图克服那些病因不明确或没有特效治疗方法的病理状态为目的。鉴于此,重要的是制订治疗的时间限度,以确定患者何时终止经验性治疗,改用其他疗法。

A. 柠檬酸氯米芬

柠檬酸氯米芬是一种合成的非甾体药物,可阻断正常低水平雌激素对下丘脑和垂体的抑制作用,增加 GnRH、LH 和 FSH 的释放,最终使睾酮合成和精子生成功能增强。它应用于治疗男性不育症是超出"说明书"范围的,因为美国 FDA 批准其仅用于女性不育症的治疗。氯米芬治疗主要针对低 - 正常 LH、FSH 和睾酮水平的特发性少精子症。剂量是 12.5~50mg/d，可连续服用或每月停 5 日。在治疗中，每 3 周复查一次血清促性腺激素和睾酮水平，以调整药物剂量，控制睾酮在正常水平内。睾酮水平高于正常会引起高雌激素血症，影响精液质量。如果精液质量在 6 个月的治疗观察期内无改善，则应终止治疗。自 1964 年以来，尽管已有 30 项有关氯米芬的研究结果发表，但设计对照的研究很少。总的来说，关于氯米芬作为一种经验性治疗的有效性方面，这些研究的结果是模棱两可的。最近的研究数据表明，对 NOA 男性使用柠檬酸氯米芬可以提高手术取精的成功率。

B. 抗氧化治疗

有证据表明，多达 40% 的不育者生殖道内的活性氧水平增高。这些活性氧（OH、O_2 自由基和过氧化氢）能导致脂质过氧化反应，损害精子膜导致精子活力和功能缺陷。清除活性氧的治疗可以保护精子，免受氧化损害。推荐药物包括谷胱甘肽、维生素 E 和鱼油。这些药物可能对那些精液中活性氧水平升高的不育男性是有效的。遗憾的是，可证明这些补品有效性的对照研究很少或没有。

ART

如果手术或药物治疗均不能解决男性生育障碍，则可选择 ART 完成受孕。总的来说，ART 是经验性治疗的最有力补充手段。

▶宫腔内人工授精

宫腔内人工授精（intrauterine insemination，IUI）是所有 ART 中技术含量最低的，通常与体外受精分开论述。IUI 是将洗涤后的精液，越过宫颈屏障，直接置入宫腔内。IUI 的主要适应证是宫颈因素的不育症，如果精子绕过宫颈，就可能发生妊娠。它也应用于少精症、免疫性不育症和男性机械性精子输送障碍（如尿道下裂）等。IUI 通常用于特发性不育症。为保证疗效，IUI 要求精液中至少应有 5×10^6 的活动精子。IUI 的成功率差别很大，与女方的生殖潜力直接相关。对于男性不育症，每个 IUI 治疗周期的妊娠率为 8%~16%。如女性使用药物促排卵，可以提高 IUI 的成功率。

▶体外受精和卵胞质内单精子注射（图 44-15）

体外受精包括受控的卵巢刺激和正常排卵发生前超声引导下经阴道从卵巢取卵。然后在培养皿中将卵子与清洗过的精子结合，从而实现受精。重要的是，大量的洗涤后活动精子（50 万到 500 万）是传统体外受精成功的必要条件。在 1992 年，显微镜下将一个精子注射到一个卵子的指定区域从而导致怀孕，这项技术称为卵胞质内单精子注射（intracytoplasmic sperm injection，ICSI），已经成为治疗严重男性因素导致不育的革命性方法。卵子受精所需的活精子由 IVF 的数十万减少到 ICSI 的 1 个。ICSI 技术的开展，促进了针对无精子症患者的取精术的发展。该技术同时也推动了泌尿外科医生使其超越精液范畴，在男性生殖道内探求精子，以协助患者完成生物学意义的妊娠。目前，精子的来源涵盖了输精管、附睾和睾丸。由于 IVF 和 ICSI 可能避免了许多自然受精

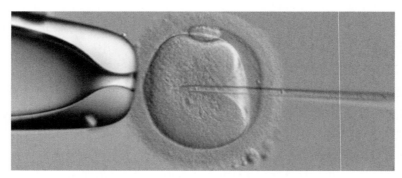

▲ 图 44-15　卵胞质内单精子注射技术
显微镜下，一个成熟的卵细胞（左）正准备接受显微管中的精子注射。显微管已插入卵细胞，将精子释放入胞质内（右）

中的自然选择屏障，使导致不育的异常缺陷传至后代。由于 ICSI 是一项相对较新的技术，目前还没有关于其孕育儿童未来健康和生育力的长期数据。一些研究报道，通过 ICSI 受孕的婴儿尿道下裂的发生率增高。此外，由于引起男性不育的一些因素是家族性的，与遗传问题相关（Y 染色体微缺失），男性后代也可能遗传父亲存在精子发生障碍。

▶胚胎植入前遗传学诊断或筛查

胚胎植入前遗传学诊断是一项专门的技术，使实验室能够准确地确定胚胎的遗传正常程度。对于患有遗传性、可能危及生命的疾病的患者，通过 IVF 和 ICSI 技术，可能将这些疾病传至后代。这项复杂的技术包括在早期胚胎移植到子宫之前从培养皿中去除单个细胞。通过检测这些"活检"细胞中提取的遗传物质，可确定胚胎是否携带异常的染色体或基因。借助于胚胎植入前遗传学诊断，IVF 和 ICSI 产生的早期胚胎可以接受单独检查，确定是否存在可疑的遗传特征。由于其实时的特性，能在 24 小时内确定是否进行胚胎移植，以确保致命性疾病不被下传。很显然，从胚胎上获取数个细胞，不会损害多数胚胎的存活和正常发育。

▶男性不育症的非生殖方面问题

除了与男性不育相关的显著的社会心理和婚姻压力外，一些流行病学研究表明，男性不育可能是整体健康的一个标志。一项大型的丹麦纵向研究表明，男性生育能力可能与总体寿命有关，精液质量较好的男性可能比精液质量较差的男性的年龄校正死亡率更低。其他研究表明，男性不育是晚年发生睾丸 GCT 的一个重要危险因素。美国一项大型队列研究发现，不育症男性患睾丸癌的可能性较正常男性高近 3 倍，平均男性患不育症的时间比患癌症的时间早 10 年以上。有其他研究表明，男性生育能力低下可能是前列腺癌的一个危险因素。然而，这些研究的结果尚未得到证实，需要进一步的研究。虽然男性不育及其治疗不太可能导致癌症，但这些疾病很可能有共同的潜在病因。考虑到男性生殖障碍表现较早，对不育症男性的流行病学研究可能会为鉴别和消除致癌因子提供机会。

（雷洪恩 翻译　田龙 审校）

参考文献

男性生殖生理学

Aitken RJ, West K, Buckingham D: Leukocytic infiltration into the human ejaculate and its association with semen quality, oxidative stress, and sperm function. J Androl 1994;15:343. [PMID: 7982803]

Gui YL et al: Male hormonal contraception: Suppression of spermatogenesis by injectable testosterone undecanoate alone or with levonorgestrel implants in Chinese men. J Androl 2004;25:720. [PMID: 15292101]

Hess RA et al: A role for estrogens in the male reproductive system. Nature 1997;390:509. [PMID: 9393999]

Von Eckardstein S et al: Serum inhibin B in combination with FSH is a more sensitive marker than FSH alone for impaired spermatogenesis in men, but cannot predict the presence of sperm in testicular tissue samples. J Clin Endocrinol Metab 1999;2496. [PMID: 0404826]

男性不育评估

Agarwal A et al: Clinical relevance of oxidative stress in male factor infertility: An update. Am J Reprod Immunol 2008;59:2. [PMID: 18154391]

Carlsen E et al: Evidence for decreasing quality of semen during the past 50 years. Br Med J 1992;105:609. [PMID: 1393072]

Carlsen E et al: History of febrile illness and variation in semen quality. Hum Reprod 2003;18:2089. [PMID: 14307826]

Chemes HE: Phenotypes of sperm pathology: Genetic and acquired forms in infertile men. J Androl 2000;21:799. [PMID: 11105905]

Gandini L et al: Effect of chemo- or radiotherapy on sperm parameters of testicular cancer patients. Hum Reprod 2006;21:2882. [PMID: 16997940]

Clifton DK, et al: The effect of testicular X-irradiation on spermatogenesis in man: A comparison with the mouse. J Androl 1983;4:387. [PMID: 6654753]

Eisenberg ML et al: Semen quality and pregnancy loss in a contemporary cohort of couples recruited before conception: Data from the Longitudinal Investigation of Fertility and the Environment (LIFE) study. Fertil Steril 2017;108(4):613–619. [PMID: 28863939]

Guzick DS et al: Sperm morphology, motility and concentration in fertile and infertile men. New Engl J Med 2001;343:1388. [PMID: 11794171]

Hammoud AO et al: Impact of male obesity on fertility: A critical review of the current literature. Fertil Steril 2008;90:897. [PMID: 18929048]

Jarow JP et al: Male Infertility Best Practice Policy Committee of the American Urological Association Inc. J Urol 2002;167:2138. [PMID: 11956464]

Kruger TF et al: Predictive value of abnormal sperm morphology in vitro fertilization. Fertil Steril 1988;49:112. [PMID: 3335257]

Meinertz H et al: Antisperm antibodies and fertility after vasovasostomy: A follow-up study of 216 men. Fertil Steril 1990;54:315. [PMID: 2379630]

Sallmen M et al: Reduced fertility among overweight and obese men. Epidemiology 2006;17:520. [PMID: 16837825]

Sigman M, et al: Medical evaluation of infertile men. Urology 1997;50:659. [PMID: 9372871]

Smith JF, et al: Ejaculatory duct obstruction. Urol Clin North Am 2008; 35(2):221 [PMID: 18423242]

Turek PJ et al: Diagnostic findings from testis fine needle aspiration mapping in obstructed and non-obstructed azoospermic men. J Urol 2000;163:1709. [PMID: 10799166]

44

Turek PJ: Practical approach to the diagnosis and management of male infertility. Nature Clin Pract Urol 2005;2:1.

Urban MD, et al: Adult height and fertility in men with congenital virilizing adrenal hyperplasia. New Engl J Med 1978;299:1392. [PMID: 152409]

World Health Organization: WHO Laboratory Manual for the Examination of Human Semen and Sperm-Cervical Mucus Interaction. 4th ed. Cambridge University Press, 1999. pp. 60–61.

Xu WM et al: Cystic fibrosis transmembrane conductance regulator is vital to sperm fertilizing capacity and male fertility. Proc Natl Acad Sci USA 2007;104(23):9816. [PMID: 17873061]

Zini A et al: Prevalence of abnormal sperm DNA denaturation in fertile and infertile men. Urology 2002;60:1069. [PMID: 12475672]

男性不育病因

睾丸前病因

Aiman J et al: Androgen insensitivity as a cause of infertility in otherwise normal men. New Engl J Med 1979;300:223. [PMID: 7598691]

Carter JN et al: Prolactin-secreting tumors and hypogonadism in 22 men. New Engl J Med 1978;299:847. [PMID: 211411]

Fujisawa M et al: Growth hormone releasing hormone test for infertile men with spermatogenetic maturation arrest. J Urol 2002;168:2083. [PMID: 12394714]

Goffin V et al: Prolactin: The new biology of an old hormone. Ann Rev Physiol 2002;64:47. [PMID: 11826263]

Griffin JE: Androgen resistance: The clinical and molecular spectrum. New Engl J Med 1992;326:611. [PMID: 1734252]

Oliveira LMB et al: The importance of autosomal genes in Kallmann syndrome: Genotype-phenotype correlations and neuroendocrine characteristics. J Clin Endocr Metab 2001;86:1532. [PMID: 11297579]

Wu SM, et al: Male pseudohermaphroditism due to inactivating luteinizing hormone receptor mutations. Arch Med Res 1999;30:495. [PMID: 10714363]

睾丸病因

Aiman J, et al: The frequency of androgen receptor deficiency in infertile men. J Clin Endocrinol Metab 1982;54:725. [PMID: 6801070]

Hopps CV et al: Detection of sperm in men with Y chromosome microdeletions of the AZFa, AZFb and AZFc regions. Hum Reprod 2003;18,1660. [PMID: 12871878]

Kostiner DR, et al: Male infertility: Analysis of the markers and genes on the human Y chromosome. Hum Reprod 1998;13:3032. [PMID: 9853850]

Lipshultz LI et al: Testicular function after orchiopexy for unilaterally undescended testis. New Engl J Med 1976;295:15. [PMID: 5671]

Nagler HM, et al: Testicular torsion: Temporal considerations. Fertil Steril 1984;42:257. [PMID: 6743439]

Richardson I et al: Outcomes of varicocele treatment: An updated critical analysis. Urol Clin North Am 2008;35:191. [PMID: 18423240]

Walsh TJ et al: Prepubertal orchidopexy for cryptorchidism may be associated with lower risk of testicular cancer. J Urol 2007;178:1430. [PMID: 17706709]

Walsh TJ et al: Differences in the clinical characteristics of primarily and secondarily infertile men with varicocele. Fertil Steril 2009;91:826 [PMID: 18314114]

World Health Organization: The influence of varicocele on parameters of fertility in a large group of men presenting to infertility clinics. Fertil Steril 1992;57:1289. [PMID: 1601152]

睾丸后病因

Chillon M et al: Mutations in the cystic fibrosis gene in patients with congenital absence of the vas deferens. New Engl J Med 1995;332:1475. [PMID: 7739684]

Handelsman DJ et al: Young's syndrome: Obstructive azoospermia and chronic sinopulmonary infections. New Engl J Med 1984;310:3. [PMID: 6689737]

Matsuda T, et al: Obstructive azoospermia of unknown origin: Sites of obstruction and surgical outcomes. J Urol 1994;151:1543. [PMID: 8189567]

男性不育症的遗传原因

Anguiano A et al: Congenital bilateral absence of the vas deferens: A primarily genital form of cystic fibrosis. JAMA 1992;267:1794. [PMID: 1543465]

Kenti-First MG et al: Infertility in intracytoplasmic-sperm-injection-derived sons. Lancet 1996;348:332. [PMID: 8709700]

Kurda-Kawaguchi T et al: The AZFc region of the Y chromosome features massive palindromes and uniform recurrent deletions in infertile men. Nat Genet 2001;29:279. [PMID: 11687796]

Pryor JL et al: Microdeletions in the Y chromosome of infertile men. New Engl J Med 1997;336:534. [PMID: 9023089]

Reijo R et al: Diverse spermatogenic defects in humans caused by Y chromosome deletions encompassing a novel RNA-binding protein gene. Nat Genet 1995;10:383. [PMID: 7670487]

Walsh TJ et al: The genetics of male infertility. Semin Reprod Med 2009; 27(2):124. [PMID: 19247914]

Xu EY, et al: A gene family required for human germ cell development evolved from an ancient meiotic gene conserved in metazoans. Proc Natl Acad Sci (USA) 2001;98:7414. [PMID: 11390979]

治疗

Baker WHG et al: Protective effect of antioxidants on the impairment of semen motility by activated polymorphonuclear leukocytes. Fertil Steril 1996;65:411. [PMID: 8566272]

Belker AM et al: Results of 1,469 microsurgical vasectomy reversals by the vasovasostomy study group. J Urol 1991;143:505. [PMID: 1997700]

Bennett CJ et al: Sexual dysfunction and electroejaculation in men with spinal cord injury: Review. J Urol 1988;139:433. [PMID: 3278126]

Branigan EF, Muller CH: Efficacy of treatment and recurrence rate of leukocytospermia in infertile men with prostatitis. Fertil Steril 1994;62:580. [PMID: 7520396]

Cayan S et al: Can varicocelectomy significantly change the way couples use assisted reproductive technologies? J Urol 2002;167:1749. [PMID: 11912402]

Cayan S et al: Response to varicocelectomy in oligospermic men with and without defined genetic infertility. Urology 2001;57:530. [PMID: 11248633]

Cox G et al: Intracytoplasmic sperm injection may increase the risk of imprinting defects. Am J Hum Genet 2002;71:162. [PMID: 12016591]

Damani MN et al: Post-chemotherapy ejaculatory azoospermia: Fatherhood with sperm from testis tissue using intracytoplasmic sperm injection. J Clin Oncol 2002;20:930. [PMID: 11843813]

DeBaun M, Niemitz E, Feinberg A: Association of in vitro fertilization with Beckwith-Wiedemann syndrome and epigenetic alterations of LIT1 and H19. Am J Hum Genet 2003;72:156. [PMID: 12439823]

Eisenberg ML et al: Ejaculatory duct manometry in normal men and in patients with ejaculatory duct obstruction. J Urol 2008;180:255. [PMID: 18499178]

Eisenberg ML et al: Racial differences in vasectomy utilization in the United States: Data from the national survey of family growth. Urology 2009;74:1020. [PMID 19773036]

Evers JLH, Collins JA: Assessment of efficacy of varicocele repair for male subfertility: A systematic review. Lancet 2003;361:1849. [PMID: 12788571]

Fuchs EF, Burt RA: Vasectomy reversal performed 15 years or more after vasectomy: Correlation of pregnancy outcome with partner age and with pregnancy results of in vitro fertilization with intracytoplasmic sperm injection. Fertil Steril 2002;77:516. [PMID: 11872205]

Guzick DS et al: Efficacy of superovulation and intrauterine insemination in the treatment of infertility. National Cooperative Reproductive Medicine Network. New Engl J Med 1999;340:177. [PMID: 9895397]

Kadioglu A et al: Does response to treatment of ejaculatory duct obstruction in infertile men vary with pathology? Fertil Steril 2001;76:138. [PMID: 11438332]

Madgar I et al: Controlled trial of high spermatic vein ligation for varicocele in infertile men. Fertil Steril 1995;63:120. [PMID: 7805900]

Matthews GJ, Schlegel PN, Goldstein M: Patency following microsurgical vasoepididymostomy and vasovasostomy: Temporal considerations. J Urol 1993;154:2070. [PMID: 7500460]

Meng M, Green K, Turek PJ: Surgery or assisted reproduction? A decision analysis of treatment costs in male infertility. J Urol 2005;174:1926. [PMID: 16217347]

Patel DP et al: The safety and efficacy of clomiphene citrate in hypoandrogenic and subfertile men. Int J Impot Res 2015;27(6):221–224 (doi: 10.1038/ijir.2015.21; Epub 8/20/15). [PMID: 26289907]

Yang G et al: The kinetics of the return of motile sperm to the ejaculate after vasectomy reversal. J Urol 2007;177.

男性不育症的非生殖影响

Glazer CH et al: Male infertility and risk of nonmalignant chronic diseases: A systematic review of the epidemiological evidence. Semin Reprod Med 2017;35(3):282–290. [PMID: 28658712]

Hanson BM et al: Male infertility: A biomarker of individual and familial cancer risk. Fertil Steril 2018;109(1):6–19.

Walsh TJ et al: Increased risk of testicular germ cell cancer among infertile men. Arch Int Med 2009;169(4):351. [PMID: 19237718]

第45章 男性衰老

James F. Smith，Bogdana
Schmidt，Thomas J. Walsh

引言

根据预测，在今后的 25 年 65 岁以上的人口比例将显著上升。根据美国人口普查数据，到 2020 年，65 岁以上的美国人人数将增至近 5 500 万人（占总数的 16.3%），2050 年将达到近 8 700 万人（占总数的 20.7%）。因此，医疗保健系统可能会面临年龄相关性健康问题剧增的局面，如癌症、脑血管病、冠心病，以及性腺功能减退等。大量文献显示老年男性雄激素的变化与身体健康显著相关。本章回顾了与年龄相关的性腺功能减退的流行病学、随年龄变化的睾丸生理学，以及这些变化对精液质量、生育能力、子代出生缺陷和老年男性整体健康的影响。

流行病学

性腺功能减退症是男性睾酮缺乏或血清睾酮浓度降低引发的相应临床症状和体征的一种临床综合征。从人口学角度来讲老龄化对血清睾酮水平的影响非常显著。巴尔的摩老龄化纵向研究（BLSA）发现，设定血清睾酮阈值为 325ng/dl 时，50、60、70 岁和 80 岁男性中，性腺功能减退症的发生率分别为 12%、20%、30% 和 50%。最近，调查了 51 085 名≥65 岁男性，血清睾酮阈值以更严格的 275ng/dl 为标准，结果显示睾酮水平低下者为 790 人，性腺功能减退症比例为 14.7%。在调整了慢性疾病，如肥胖，糖尿病和甲状腺功能亢进后，发现年龄是性腺功能减退症的独立危险因素。

睾丸与年龄

▶睾丸内分泌

A. 间质细胞

为了了解老年男性睾酮水平逐渐下降的流行病学和临床表现的潜在机制，研究人员对人类睾丸间质细胞群进行了分析。成年男性 95% 的睾酮由生精小管之间的间质细胞产生。Kaler 和 Neaves（1978）研究了 18~87 岁男性尸检的睾丸组织，他们指出睾丸间质细胞的总体积随着年龄的增长显著下降，这种下降与间质细胞总数的下降成正比。同时指出，年轻人（20 岁）的睾丸大约含有 7 亿个睾丸间质细胞，每十年损耗大约 8 000 万个细胞。其他研究也表明，与年轻男性相比，老年男性的血清促黄体素（luteinizing hormone，LH）水平显著高于年轻男性，这为间质细胞研究提供了生理学的佐证。

B. 睾酮

老年男性睾酮水平的下降曾被称为绝雄、男性更年期、迟发性性腺功能减退症（late-onset hypogonadism，LOH）和中老年男性部分雄激素缺乏（partial androgen deficiency in the aging male，PADAM），或者简单地说是"性腺功能减退"。男性的血清睾酮水平从 30 岁开始逐渐下降，直至生命结束。睾酮水平下降主要是由于睾丸间质细胞数量减少，也可能与昼夜节律改变以及下丘脑 - 垂体对 LH 分泌的控制有关。因此，

睾丸和下丘脑 - 垂体水平都存在致病机制,这种机制可能导致睾酮随年龄增长而下降。

睾酮在血浆中以几种不同的形式存在,每一种都具有不同的生物活性(图 45-1)。游离或未结合的睾酮是生物活性睾酮,蛋白质结合的睾酮只有部分生物活性。在与蛋白质结合的形式中,与白蛋白结合的睾酮比与性激素结合球蛋白(SHBG)结合的睾酮更容易被利用,后者是非活性形式的睾酮(图 45-2)。有研究表明,老化和一些医学共病以及 SHBG 的增加有关。SHBG 的增加导致睾酮结合增多和功能失活增加,活性睾酮水平下降(图 45-3)。50% 的 60 岁以上男性的活性睾酮水平低于正常值。睾酮的产生、可利用率和可利用度的变化都随年龄的变化而不同;通常,50 岁以后,睾酮水平平均每年下降约 1%。事实上,从 25 岁到 75 岁,男性体内生物活性睾酮的浓度降低了 50%。相反,雌二醇和双氢睾酮(DHT)是睾酮的主要代谢产物,随着男性年龄的增长,其下降幅度最小。

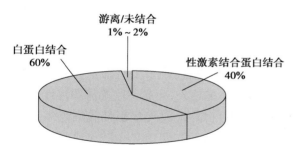

▲ 图 45-1　血液中各种形式睾酮的相对数量
与白蛋白结合的睾酮被认为是"生物可利用的",具有生理活性,但与 SHBG 结合的睾酮在化学上是不可用的。SHBG,性激素结合球蛋白

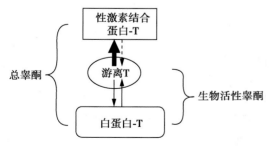

▲ 图 45-2　睾酮在血液中存在形式
总睾酮包括各种形式的睾酮,即游离的和结合的。性激素结合球蛋白(SHBG)对睾酮的亲和力远高于白蛋白。发挥生理活性的睾酮的有效形式包括游离的和与白蛋白结合的部分。T,睾酮

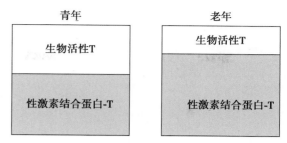

▲ 图 45-3　性激素结合球蛋白(SHBG)随年龄变化
尽管年轻男性和老年男性的总睾酮水平可能相似,但由于 SHBG 随年龄增长而增加,因此"活性"睾酮较少。T,睾酮

▶睾丸外分泌

支持细胞

研究发现支持细胞数随年龄增长而下降。有研究表明,年轻人的睾丸大约有 5 亿个支持细胞,而老年人则只有 3 亿个(表 45-1)。随年龄增长,睾丸质量和圆形精子细胞数量也下降。

表 45-1　年轻和老年男性支持细胞和生殖细胞的比较

睾丸参数	年龄范围	
	20~48 岁	50~85 岁
平均睾丸重量 /g	19	16
支持细胞数 / 睾丸	5.03 亿	3.12 亿
圆形精子数	5 500 万 / 克睾丸	4 100 万 / 克睾丸
精子细胞 / 支持细胞数量	4.0	4.3

精子发生

▶精子产生

生精小管随年龄增长的变化,表现为睾丸生精小管体积减小和长度也减少。睾丸组织匀浆中成熟精子计数也表明,随着年龄的增长,每日精子的产生数量显著减少(表 45-2)。随年龄增长老年睾丸精子的产生数量下降,是由于初级精母细胞减少或精原细胞增殖减少所致,而非细胞退化。相应地,卵泡刺激素(follicle-stimulating hormone,FSH)水平随着年龄的增长而显著增高,老年男性的 FSH 平均值比年轻男性高出 3 倍。

45

表 45-2 生精小管和精子产生随年龄变化

睾丸参数	年龄范围	
	20~48 岁	50~90 岁
睾丸重量 /g	41	31
生精小管体积	24ml/ 人	18ml/ 人
日产精子数量	25 000 万	12 100 万

▶ **精液质量**

由于睾丸随年龄变化而变化,精液质量也会随着年龄的增长而下降,但这在临床上尚未得到确切的证据。横断面研究发现,老年男性与年轻男性相比,精子浓度既可能有下降,也可能无变化。然而,大多数研究表明,与年轻男性相比,老年男性的精子活力较低,在 30 岁以后,精子活力每年下降约 0.7%。这些下降很难归因于年龄,因为同一个体重复采集的精液分析结果差异很大。目前仍缺乏前瞻性的、基于人群的研究来证实上述横断面研究的发现。

▶ **生育力**

父系年龄对生育的影响仍存在争议。相关问题的研究常被女性伴侣年龄和随着年龄增长而减少的性交频率所混淆。虽然有一些局限性,但有多项研究发现 35 岁以上的男性与 30 岁以下的男性相比,在矫正了母亲的年龄之后,怀孕的时间有所延迟。父系年龄的增长也被认为是子代发育和染色体异常的一个危险因素。精子 DNA 碎片增多、单基因突变和精子染色体异常都与高龄父系有关。此外,父系年龄的增长还增加了流产、胎儿丢失和子代先天性畸形的发病风险。这些变化的机制尚不清楚;然而,有研究证明,在老年男性的精液中,除了基因异常外,还发现了活性氧水平的增加。

▶ **遗传**

A. **精子染色质异常**

早期按年龄分层对已育男性的精子细胞遗传学研究显示,精子染色体异常的总发生率为 10%,但父系年龄与精子染色体数目异常(非整倍体)的频率没有关系。荧光原位杂交(FISH)

技术的研究表明,父系年龄对精子非整倍体有影响。父系年龄似乎增加了精子的性染色体非整倍体比例。混合效应模型提示,除了 XYZ 异常外,1 号、13 号、18 号、21 号和 X 染色体[如 47,XXY- 克兰费尔特综合征(Klinefelter syndrome)]异常的发病风险也随父系年龄增长有相应增加。父系年龄与精子结构异常频率之间存在显著的正相关关系(r=0.63;图 45-4)。

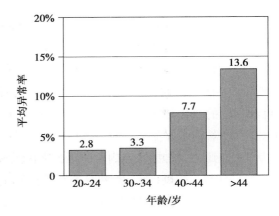

▲ 图 45-4 按父系年龄划分的精子染色体结构异常发生率 [摘自 Martin RH, Rademaker AW: The effect of age on the frequency of sperm chromosomal abnormalities in normal men, Am J Hum Genet 1987 Sep; 41(3): 484-492]

在精子发生过程中,生殖细胞会持续细胞分裂,随着年龄的增长,生殖细胞暴露在活性氧等细胞毒素的时间增加,这使生殖细胞染色体损伤的风险增加。然而,在新生儿或产前诊断的胎儿的研究中并不支持这样的论断,研究发现除了平衡易位外,新生结构染色体异常更常见于老年男性的后代。

B. **精子基因突变**

精子中的单基因缺陷可能是由于 DNA 复制过程中的突变造成的。许多研究已经将高龄父系年龄与单基因缺失相关疾病之间的关系编入新病例目录(表 45-3)。高龄父系新的单基因突变发生机制涉及精子发生过程中精原细胞分裂的特征和持续过程。到了青春期,精原细胞发生了 30 次分裂,形成了大量未分化细胞。青春期后,每年发生 23 次分裂;35 岁的男性,这些细胞将经历 540 次分裂。事实上,老年人的精原干细胞经历了无数次细胞分裂,这可能使它们更容易出现 DNA 转录错误,而 DNA 转录是单基因缺陷的根源。

新生突变率与父系年龄密切相关,现有模型预测父系生殖系突变每 16.5 年翻一番。这一发现在一项对 11 020 个新生突变的研究中得到了证实,该研究表明,相对于 20 岁的父系,40 岁的父系的突变率是 20 岁父系的两倍。

表 45-3　与高龄父系有关的特定遗传疾病

软骨发育不全	无虹膜症
尖头并指综合征	双侧视网膜母细胞瘤
克鲁松综合征	骨化性纤维发育不良
血友病 A	莱希 - 尼亨综合征
马方综合征	神经纤维瘤病
眼指综合征	多囊肾
大肠息肉病	早老症
特雷彻 - 柯林斯综合征	结节性硬化症
瓦登伯革综合征	

C. 父系年龄与子代出生缺陷和疾病

毫无疑问,子代常染色体显性遗传病发病率随父系的年龄增长而增高(表 45-3)。父系的年龄是常染色体突变的危险因素,研究证明,40~44 岁的男性,其子代发生突变的风险是 4.5/1 000,而在 29 岁以下的男性中,发生突变的风险为 0.22/1 000。与女性年龄相关的非整倍体也有类似现象。有人认为,来自世界各地报告了许多子代中发现精神分裂症,潜在的遗传机制或许可以解释父系年龄和子代精神分裂症发病存在风险。

据报道,高龄父系与子代恶性肿瘤发生也有关联。在控制了母系年龄情况下,子代(尤其是绝经前妇女)乳腺癌的发病风险与高龄父系年龄呈正相关。与 30 岁以下的父系相比,父系年龄在 40 岁以上的女性患乳腺癌的风险增加了 1.6 倍。

也有一些研究报告说,儿童白血病的风险有小幅增加。

父系年龄与子代出生缺陷之间的关系一直是研究的热点。其中一项研究表明,父系年龄大于 40 岁,子代有严重出生缺陷(如内脏转位、房间隔缺损或室间隔缺损)的发生率增高 20%;然而,增加年龄的绝对风险仍然很小。另一项基于人群的回顾性队列研究显示,出生缺陷的基线发生率为 1.5%,父系年龄大于 50 岁的子代出生缺陷的风险增加了 15%。因此,精子捐赠指南建议捐精者年龄应小于 40 岁。

雄激素缺乏的诊断

▶睾酮对器官系统的影响

睾酮影响多个靶器官。在大脑中,它可以调节或影响认知、情绪、性兴趣(如性欲)和男性进取心等方面。接受睾酮替代疗法后,老年男性认知、语言记忆、视觉空间技能和记忆力都得到了改善。睾酮刺激肾脏和骨髓中重组人促红素和干细胞的生成,而在骨骼中,睾酮会加速青春期前男性的生长和骨骺闭合。睾酮增加肌肉力量和生长。在年轻男性中,睾酮可以促进性器官的成熟和阴茎的生长。在青春期后的男性中,内源性睾酮促进精子发生,并促进前列腺的生长和维持其功能。男性的外表受到睾酮的影响,因为睾酮会导致特定的体毛生长模式、秃顶和其他第二性征。因此,正常的男性生长、成熟、生殖和性功能都受到睾酮水平的强烈影响(表 45-4)。

表 45-4　睾酮在正常男性中的作用

靶向器官	效应
男性生殖器官	生长、发育、第二性征维持、精子产生、勃起、前列腺功能
行为	性欲、情绪、记忆、精力提升
骨	线性生长、骨骺闭合、增加骨密度
脂肪组织	身体和内脏脂肪减少
肌肉	增加合成代谢;增加肌肉质量和力量
肝	刺激血清蛋白分泌
肾	刺激重组人促红素产生
心脏	舒张冠状动脉
血液	抑制凝集因子 II、V、VII,降低 HDL 及胆固醇
骨髓	刺激干细胞产生
毛发	影响身体毛发生长,尤其是面部毛发

2002 年,美国国家老龄化研究所和美国国家癌症研究所委托医学研究所(IOM)对老年男性睾酮替代的效果进行分析。这份报告总结了睾酮治疗对全身器官系统的许多影响。他们发现睾酮(和雌二醇)的下降与男性的骨质流失有关。尽

45

管有这一发现,但 IOM 的报告显示缺乏足够的证据表明性腺功能减退的老年男性有更高的骨折风险。研究表明,接受睾酮补充的男性肌肉重量增加;然而,肌肉力量并未全部得到改善。尽管有证据支持睾酮替代与认知能力改善之间的联系,但临床试验并没有始终如一地证明其有益。情绪、抑郁和睾酮水平之间的关系也是如此,一些研究证明了睾酮替代治疗的益处,而另一些的结果则模棱两可。研究表明,抑郁的男性更有可能从睾酮替代中获益。通过刺激重组人促红素的产生,睾酮替代治疗增加了老年男性的红细胞生成(血细胞比容升高)。低睾酮水平与所有重要的心血管危险因素如高血压、动脉粥样硬化性脂质异常、血栓形成因子和 2 型糖尿病显著相关,尽管这些都与心血管危险因素有关,但没有研究最终证明睾酮替代会改变心血管疾病的发病率或死亡率。

性功能的某些方面可以通过睾酮替代来改善。大多数研究支持性欲和睾酮水平之间的关系。睾酮替代对改善性欲的作用比对勃起功能的作用更为一致。老年男性勃起功能障碍可由内皮功能障碍、阴茎血管供应减少(如阴茎动脉粥样硬化)、神经系统异常(如糖尿病、盆腔癌手术)或心理和 / 或人际关系困难引起。虽然睾酮偶尔可以选择作为治疗性腺功能减退男性勃起功能障碍的有效方法,但勃起功能障碍有特定的治疗方法。最近的数据表明雄激素替代疗法和选择性磷酸二酯酶 -5 抑制剂(phosphodiesterase-5 inhibitors,PDE5I)可能协同改善勃起功能,或者 PDEI-5s 必须在达到睾酮的阈值水平后才能更有效发挥作用。最近有一项关于睾酮的安慰剂、随机双盲对照试验显示,治疗组的性活动和性欲增加,勃起功能、身体机能和情绪得到改善,抑郁严重程度降低。

▶患者病史与体格检查

考虑到睾酮水平影响全身多个器官,性腺功能减退症的特点是各种非特异性的生理和智力改变,因此,这种综合征的定义是存在症状、体征和实验室检查证明睾酮低下。

A. 症状

成人性腺功能减退可导致性欲减退,夜间勃起丧失,体毛脱落,肌力下降。性生活频率的降低往往伴随着性欲的降低。潮红和 / 或出汗、乳房不适或男性乳腺发育和不育也是雄激素缺乏症的特异性症状。性腺功能减退的症状还包括疲劳、抑郁、记忆力或其他认知功能减退、体脂增加、工作能力减退和睡眠障碍。

B. 体征

对性腺功能减退的男性进行检查可能会发现乳房压痛或男性乳腺发育、肌肉质量下降、肌肉体积和力量减少、内脏脂肪(腹围)增加。还会有面部和胸部毛发减少或变薄、皮肤改变(如贫血貌)等贫血表现,大多为轻度正常红细胞型贫血。低骨密度伴骨质减少或骨质疏松症也与低循环睾酮水平有关。生殖器检查可发现睾丸萎缩,表现为睾丸体积缩小或质地柔软。

性腺功能减退症的诊断并不要求具有以上所有这些症状和体征。对许多男性来说,自然衰老、抑郁或其他情绪障碍或其他医学上的共病都可能与这些特征有关。尽管睾酮水平正常,睾酮缺乏的典型症状,如情绪减退、认知障碍和肌肉力量丧失,都可以在老年男性身上发现,这些症状与持续低血清睾酮水平的关联暗示性腺功能减退可能是潜在的病因。

▶实验室检查结果

诊断老年男性雄激素缺乏,是否应该指定采用某种实验室检查方法还存在着较大争议。对于大多数男性而言,初始检测血清睾酮和 SHBG 至少两次,而且是在上午 7~11 点空腹检测。最近发表的共识指出,非肥胖的健康青年男性其睾酮正常值的下限为 264ng/dl(9.2nmol/L)。如果 SHBG 改变或总睾酮临界水平为 200~400ng/dl,就需要评估游离睾酮水平。对于血清睾酮水平低于 150ng/dl(5.2nmol/L)的患者,应检测血清泌乳素以评估是否发生泌乳素瘤。若总睾酮值为 230~350ng/dl(8~12nmol/L),需要查 LH、FSH,并复查血清总睾酮、游离睾酮或经计算的游离睾酮(使用 SHBG,血清白蛋白以及总睾酮计算,方法详见 www.issam.ch/freetesto.htm)。这些验证性测试对于确定未结合 HBG 睾酮非常重要。尽管已经公布了生物活性睾酮和游离睾酮的参考范围,美国内分泌学会和 CDC 激素标准化计划为了质控,建议采用标准方法提高实验室检测结果的质量,但他们并未对参考范围进行严格验证。睾酮水平的参考范围并不受年龄的影响,因为睾酮对靶器官的影响是相同的,与年龄无关。测量游离睾酮平衡透析法十分可靠;模拟置换法则应用更加广泛,但检测结果不如平衡透析法可靠。若测得或计算出的活性睾酮或生物活性睾酮水平正常,则雄激素缺乏可能性不

大。若计算游离睾酮水平低,即使总睾酮水平正常,也可能出现雄激素缺乏症状,如性功能低下或身体功能评分低。图 45-5 概述了一种用于雄激素缺乏症实验室诊断的工作管理方法。目前,不建议评估睾酮代谢物(如 DHT,雌二醇和 DHA)的水平来帮助诊断雄激素缺乏。检测血红蛋白或血细胞比容评估红细胞质量有助于确认性腺功能减退,并且对于建立在治疗前基线很重要。

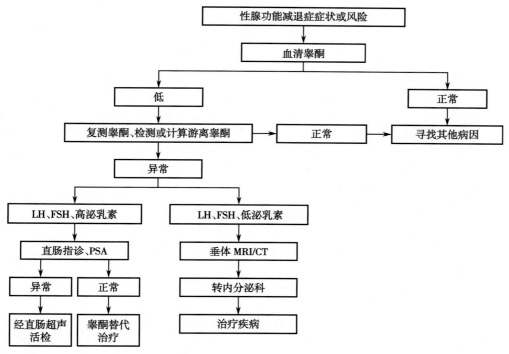

▲ 图 45-5　男性性腺功能减退症的实验室诊断方法
LH,黄体生成素;FSH,卵泡刺激素

▶放射学检测

性腺功能低下与骨密度低 / 骨折风险增高有关,因此建议进行髋骨和脊柱骨密度测定。过去曾使用 X 线评估骨密度,目前 DEXA 扫描是最准确的方法。这是一种 X 线增强形式,称为双能 X 线骨密度仪(DXA 或 DEXA),是一种快速,无创的骨丢失测量方法。DEXA 机器检测人体发出的两种不同能量峰的低剂量 X 线。一个峰主要被软组织吸收,另一个峰被骨骼吸收。用总吸收减去软组织吸收,可得出的骨吸收水平,然后将其转换为骨密度。所使用的辐射量非常小,不到标

准胸部 X 线剂量的十分之一。还可使用便携式设备,测量手腕,手指或脚跟的骨密度,用于筛选。该测试有两种评分方式:

1. T 评分与同性别年轻成年人比较骨量。高于 –1 为正常;–1 和 –2.5 之间为骨质减少;低于 –2.5 为骨质疏松症,可以用来估计发生骨折的风险。

2. Z 评分与相同年龄,相同体型及性别的人比较骨量。

无论选择哪种治疗方法,都应在 1~2 年重复骨密度评估,以确定是否能够维持足够的骨量。

雄激素缺乏的治疗

▶ 制剂

睾酮替代治疗性腺功能减退症的主要目的是恢复睾酮的正常水平，缓解睾酮水平低下导致的相关症状和体征，同时最大限度地减少治疗的不良反应。在美国有四种常用剂型：注射、透皮剂、口腔黏膜下和口服（表 45-5）。受欢迎程度依次是透皮凝胶，注射剂，口腔黏膜下和透皮贴剂。由于口服睾酮有较高肝损伤风险，因此在美国尚未被 FDA 批准使用。超过 95% 的处方是透皮或注射途径给药。表 45-5 总结了睾酮制剂的特有风险，而接下来总结常见风险。

表 45-5 美国可用的睾酮治疗类型

可用剂型	用法	用量	备注
注射	环戊丙酸睾酮 庚酸睾酮 十一酸睾酮	每隔 2~3 周肌注 100~400mg 初始 3ml（750mg）；第 4 周 3ml（750mg）；此后每 10 周 3ml	深部肌肉注射；使激素水平过高或过低；情绪波动；给药后观察 30 分钟
皮肤药贴	睾酮贴剂（阴囊） TTS 睾酮贴剂 睾酮素贴剂	4~6mg/d 5mg/d	阴囊贴片：需每日剃毛，吸收变异 非阴囊贴片：贴片部位皮肤红肿概率高
睾酮颗粒	Testopel（局麻下经腹 / 臀部 2mm 切口埋入皮下）	75mg/ 粒；初始每 3~4 月用 8~10 粒	局部感染，外渗，情绪波动，红细胞比容升高
经皮凝胶	androgel、testim、axiron（适用于手臂、肩膀、背部、大腿和腋窝部位的清洁干燥皮肤）	2.5~5mg/d 5mg/d	激素误传给伴侣或孩子；麝香味（testim）
克罗米酚	枸橼酸克罗米酚片 50mg	每天 12.5~25mg；开始 3~4 周后检测 T、FSH、LH、E2 变化，根据需要调整剂量	需每日口服；对改善症状并不总是有效；不影响生育能力
绒促性素	肌肉注射	1 500IU 每周 3 次；开始 3~4 周后检测 T、FSH、LH、E2 变化，根据需要调整剂量	可能很贵；注射 3 次 / 周可能会造成负担；不影响生育能力

▶ 风险

A. 心血管疾病

睾酮和心血管风险之间的关系很复杂。几项基于人群的研究表明，心血管事件增加与补充睾酮之间没有相关性，一些研究表明，较高的睾酮水平可以降低冠脉粥样硬化疾病的风险，而较低的睾酮水平与心肌梗死和卒中的发生率增加相关。一项对 8.3 万名退伍军人的研究表明，补充睾酮使睾酮水平正常化可降低心肌梗死、卒中和死亡的风险。尽管有以上证据，但仍不确定补充睾酮对心血管功能的长期影响，因此在补充之前需要医生与患者共同讨论。

B. 肺部反应

注射十一酸睾酮（Aveed）可能会导致发生严重的肺油微栓塞（POME）（咳嗽、呼吸困难、咽喉紧缩、胸痛、头晕、晕厥）和潜在的危及生命的过敏反应。反应在给药期间或给药后立即发生，并且可能发生在治疗的任何时间，包括首次给药后。

C. 血脂的分布

尽管超生理剂量的睾酮，特别是口服不可芳香化的雄性类固醇可降低高密度脂蛋白（HDL）水平，但大量研究表明，生理剂量的睾酮对 HDL、总胆固醇和低密度脂蛋白（LDL）水平没有显著影响。补充睾酮并未改变这些因素。

D. 红细胞增多症

有证据表明睾酮水平与红细胞生成有关。青春期男性酮水平增加,血红蛋白水平也增加15%~20%。性腺功能减退的男性常患轻度贫血,可通过补充睾酮加以改善,而对于血红蛋白正常的男性,睾酮替代疗法可导致超出生理性血红蛋白水平。红细胞增多是睾酮注射最常见的不良反应。

E. 生精与不育

任何类型的外源性睾酮都会通过负反馈抑制垂体 LH 和 FSH 分泌,而导致生精功能停止,10周内 >90% 的患者发生无精症。停药后 18 个月左右精子水平通常会反弹,但有些患者可能仍无精子症。应告知接受激素替代疗法的患者,这种疗法会影响生育能力。

F. 肝脏毒性

报道口服甲基睾酮和氟甲睾酮有肝脏毒性。然而,若在肠胃外给药,如透皮和经颊制剂则很少见到肝脏损害。十一酸睾酮(Aveed)有短暂注射后咳嗽的报道,但它似乎也不会增加肝毒性。

G. 前列腺癌

自从 Huggins 在 20 世纪 40 年代首次报道睾酮水平下降与前列腺癌消退的关系以来,降低睾酮水平一直被用于治疗晚期前列腺癌。多年来,补充睾酮是否增加前列腺癌风险一直没有明确的答案。早期病例报告表明补充睾酮可掩盖隐匿性前列腺癌。然而,前瞻性研究未能证实以上的观察。反而大量证据表明,睾酮替代疗法并不增加前列腺癌风险。2002—2012 年对 147 593例睾酮低下的退伍军人跟踪调查,发现睾酮替代疗法并未增加总体前列腺癌的发生率或促进前列腺癌进展。同样,对于已成功接受前列腺癌治疗的男性,补充睾酮也并未增加生化复发的风险。尽管有这些令人放心的数据,仍需要定期监测直肠指查和血清前列腺特异性抗原(prostate-specific antigen,PSA)水平,对睾酮替代疗法后可能发生的前列腺癌患者 PSA 复发很重要。最近有两项研究,一项是对 13 例确诊前列腺癌合并睾酮缺乏男性给予补充睾酮治疗,另一项是28 例经过治疗的前列腺癌患者和未经治疗的 96例前列腺癌患者均给予补充睾酮治疗,分别随

访了 30 个月和 3 年,未发现与前列腺癌进展相关。但是考虑到前列腺癌患者动态检测尚欠缺,建议医生要根据性腺功能减退症状的严重程度和治疗风险,与患者共同决定是否进行补充睾酮治疗。

H. 前列腺增生

众所周知,前列腺增大依赖雄激素。化学或手术去势可导致前列腺组织体积明显缩少。睾酮替代疗法可使前列腺体积增大。尽管有如此,补充睾酮并未影响尿流率、下尿路症状(lower urinary tract symptoms,LUTS)或残余尿,也有增加尿潴留的发生率。但是,我们仍需将排尿症状并作为补充睾酮常规监测的一部分。

I. 睡眠呼吸暂停综合征

补充睾酮可加重已有的睡眠呼吸暂停症状,睾酮替代治疗尽管不是导致睡眠呼吸暂停的原因,但可以使易患睡眠呼吸暂停的患者(如老年男性,肥胖男性和慢性阻塞性肺疾病患者)病情加重。在考虑睾酮替代治疗之前,应向所有潜在患者询问与睡眠有关的呼吸系统疾病。这种不良反应似乎与睾酮具有剂量相关性。因为已经限定了睡眠呼吸暂停症状由中枢相关的机制介导的,所有在接受睾酮替代治疗发生睡眠呼吸暂停的患者,其上呼吸道的变化容易被忽略。

J. 水和电解质紊乱

补充雄激素会导致水钠潴留。在老年男性中,补充睾酮可能导致高血压,周围性水肿或充血性心力衰竭加重。此外,还会发生钠,氯,钾,钙和无机磷酸盐的潴留。因此,监测体重和血压对具有相关风险的患者很重要。

K. 乳房发育与疼痛

在接受睾酮治疗的患者中,由于雌激素(睾酮的一种代谢物)水平升高可导致的乳房肿痛,可用雌激素受体阻滞剂治疗这种不良反应。

L. 其他

据报道,睾酮贴剂可产生皮肤局部刺激,补充睾酮可能出现痤疮、头痛、情绪不稳定、失眠和潮热。建议在涂抹 10 分钟后清洗皮肤,可以最大限度地减少凝胶涂抹后睾酮向其他重要部位的转移。testim 凝胶具有麝香味,有些男人不喜欢

这种气味。经颊吸收制剂（striant）可能引起牙龈炎、嘴唇刺痛和牙痛，并且味苦。尽管有这些不良反应，但仍有 60% 的男性选择继续使用经颊吸收制剂治疗。

▶ 禁忌证和注意事项

患有前列腺癌，乳腺癌和 / 或未经治疗的黑色素瘤的男性不应使用睾酮替代疗法，因为这种疗法可能会促进肿瘤的生长。对于患有严重良性前列腺肥大和严重睡眠呼吸暂停相关的膀胱出口梗阻的男性，应谨慎使用睾酮替代治疗，因为这种治疗可能会加剧这些症状。

目前，没有足够的证据证明当睾酮水平正常或轻度"雄激素缺乏"时使用睾酮补充剂（而非替代品）的合理性。从 2003 年的 IOM 共识声明中得出的结论是，没有足够的证据证明补充睾酮可广泛用于预防年龄相关疾病或改善健康老人的情绪或力量。FDA 在 2015 年发布了一项声明，警告不要因衰老而治疗睾酮水平低下，并要求所有制造商都应更改其标签，说明这些药物仅批准用于睾丸、垂体或大脑的疾病导致的睾酮水平低下。

▶ 治疗监测

睾酮替代治疗性腺功能减退通常是终身治疗。对性腺功能减退患者的监测应在基线或治疗后 3~12 个月以及此后每年进行。在基线评估中，必须进行直肠指检、血清 PSA、血细胞比容 / 血红蛋白测定、排尿功能评估和睡眠呼吸暂停评估（表 45-6）。治疗 3~6 个月，应评估疗效和血清睾酮水平以及血细胞比容。由于睾酮水平可能会波动，尤其是在肌内注射后，临床指标是调整睾酮剂量的更好指南。年龄大于 40 岁的患者，或前列腺癌的高风险患者，应在治疗开始后 3~12 个月进行 PSA 检测和直肠指检。应了解病史并体格检查，评估乳房是否发育、排尿情况以及睡眠呼吸暂停程度的变化。在第一年之后，保持稳定的患者可在此后每年接受一次随访。年度评估应包括睾酮、血红蛋白、肝功能检查、血脂和 PSA 检测。骨密度测定和心理应根据开始使用雄激素替代疗法时的情况选择进行。

表 45-6　睾酮治疗前和治疗期间的患者监测

时间阶段	评估指标
基线（治疗前）	Hgb、HCT 和 PSA 水平 直肠指诊 确定排尿功能障碍和睡眠呼吸暂停的症状 考虑 DEXA 骨密度扫描
治疗第 1~2 月	评估治疗效果：睾酮水平及症状缓解情况；根据上述两方面指标调整剂量
第 1 年每隔 3~6 月一次	评估对治疗的症状反应、排尿症状和睡眠呼吸暂停情况 DRE 体检，检测睾酮、LFT、血脂、PSA 和 Hgb 水平
第 1 年后每年一次	评估对治疗的症状反应、排尿症状和睡眠呼吸暂停情况 DRE 体检，检测睾酮、LFT、血脂、PSA 和 Hgb 水平

DEXA，双能 X 线骨密度测量法；DRE，直肠指检；HCT，红细胞比容；Hgb，血红蛋白；LFT，肝功能测试；PSA，前列腺特异性抗原。

非睾酮治疗雄激素缺乏

▶ 5α- 双氢睾酮

双氢睾酮（DHT）是睾酮的代谢产物，是由阴囊和皮肤中的 5α 还原酶将睾酮转化为双氢睾酮所致。与睾酮相比，双氢睾酮更能有效地与雄激素受体结合，并且不会转化为雌激素。目前在欧洲可以使用的剂型为凝胶剂，使用 2~3 日可达到稳定状态。已有试验表明使用双清睾酮制剂可改善性功能，提升肌肉质量。并且可缩小前列腺体积，原因可能是由于前列腺增生由性激素和雌激素协同作用导致的，而 DHT 作为选择性雄激素可能导致雌激素水平降低。

▶ 选择性雄激素受体调节剂

选择性雄激素受体调节剂（SARM）具有一定的组织特异性。选择性雄激素受体调节剂是非类固醇类药物，具有类固醇雄激素促进男性化的功能。最近的临床试验表明，选择性雄激素受体调节剂可增加老年患者肌肉重量，并改善身体功能。动物实验已在多个领域显示出令人鼓舞的结果，针对乳腺癌、压力性尿失禁（stress urinary incontinence，SUI）和骨质疏松症的 SARM Ⅱ 期临床试验目前正在进行。

▶选择性雌激素受体调节剂

选择性雌激素受体调节剂（SERM）可明显缓解男性患者的性腺功能减退症状，如氯米芬（clomidtm）和恩克米芬（androxal）治疗继发性性腺功能减退症。在一项随机试验中，结果显示接受氯米芬治疗的大多数男性，其性功能和促性腺激素水平得到改善，另一项研究表明血清睾酮水平也有所改善。氯米芬的异构体恩克米芬不仅能维持睾酮水平，同时又能保持精子数量。这种治疗方法对于希望保持生育能力的性腺功能减退患者是一种有效的治疗方法。重要的是，由于SERM 通过刺激下丘脑 - 垂体 - 性腺轴起作用，因此这种治疗方法仅在睾丸间质细胞数量充足能够对促性腺激素的分泌增加作出反应才有效。值得注意的是，尽管这些药物已用于治疗男性性腺功能减退，但并未获得 FDA 批准。

▶人绒毛膜促性腺激素

人绒毛膜促性腺激素（human chorionic gonadotrophin, hCG）可以通过与睾丸间质细胞结合并刺激睾酮的释放来增加睾酮的产生。注射 1 000~2 000IU，每周 2~3 次，可显著提升血清睾酮水平。这种治疗方法也可以改善精子发生，对于希望保留生育能力的性腺功能减退的男性来说是一个很好的选择。

▶7α- 甲基 -19- 去甲睾酮

这种药物也称为 MENT，效力比睾酮高 10倍，不与 SHBG 结合，并且可芳香化为雌二醇，但不会被 5α 还原酶作用产生双氢睾酮。也可增强性功能，同时对前列腺的影响很小。但大剂量使用时，肌肉反而减少，前列腺体积增加。

▶脱氢表雄酮

脱氢表雄酮（DHEA）在美国可以通过非处方药获得，不受 FDA 监管。脱氢表雄酮是一种由肾上腺产生的类固醇激素，从 30 岁开始，其血清水平逐渐下降。各种研究探索将 DHEA 和 DHEA 硫酸盐的水平与各种身体状况之间的相关

性，以探索脱氢表雄酮下降的后遗症。对 DHEA下降对多种身体状态影响的临床试验显示出不一致结果。安慰剂对照研究表明，口服 DHEA 剂量为 30~50mg 可能会产生生理性雄激素水平。临床试验表明，对于患有原发性和继发性肾上腺功能不全的年轻成年人，口服 50mg 脱氢表雄酮，但不能低于 30mg，可将血清雄激素水平提高至生理范围内，并可改善性功能、情绪和自尊、减少疲劳 / 疲惫。一项针对老年男性 DHEA 临床试验的最新荟萃分析表明，补充 DHEA 和雌二醇后血清DHEA 和雌二醇水平会增加，而血清总睾酮水平没有明显增加，也不会影响性功能和生活质量。

（顾本宏　翻译　周任远　审校）

参考文献

流行病学

Cauley JA et al: Recruitment and screening for the testosterone trials. J Gerontol A Biol Sci Med Sci 2015;70:1105–1111. [PMeaID: 4861649]

Harman SM et al: Longitudinal effects of aging on serum total and free testosterone levels in healthy men. Baltimore Longitudinal Study of Aging. J Clin Endocrinol Metab 2001;86(2):724–731. [PMID: 11158037]

Snyder PJ et al: Effects of testosterone treatment in older men. New Engl J Med 2016;374(7):611–624. [PMID: 26886521]

衰老的睾丸生理变化

Eskenazi B et al: The association of age and semen quality in healthy men. Hum Reprod 2003;18:447. [PMID: 12571189]

Choi JY et al: Association of paternal age at birth and the risk of breast cancer in offspring: A case control study. BMC Cancer 2005;5:143. [PMID: 16259637]

Ford WCL et al: Increasing paternal age is associated with delayed conception in a large population of fertile couples: Evidence for declining fecundity in older men. Hum Reprod 2000;15:1703. [PMID: 10920089]

Francioli LC et al: Genome-wide patterns and properties of de novo mutations in humans. Nat Genet 2015; 47:822–826. [PMID: 25985141]

Herati AS et al: Age-related alternations in the genetics and genomics of the male germ line. Fertil Steril 2017;107(2):319–323. [PMID 28160920]

Johnson L et al: Quantification of human Sertoli cell population: Its distribution, relation to germ cell numbers and age-related decline. Biol Reprod 1984;31:785. [PMID: 6509142]

Johnson L et al: Age-related variations in seminiferous tubules in men. A stereologic evaluation. J Androl 1986;7:316. [PMID 3771369]

Kaler LW, Neaves WB: Attrition of the human Leydig cell population with advancing age. Anat Rec 1978;92:513. [PMID: 736271]

Kong A et al: Rate of de novo mutations and the importance of father's age to disease risk. Nature 2012;488:471–475.

Lowe X et al: Frequency of XY sperm increases with age in fathers of boys with Klinefelter syndrome. Am J Hum Genet. 2001;69(5):1046–1054. [PMID 11582569]

Malaspina D et al: Advancing paternal age and the risk of schizophrenia. Arch Gen Psychiatry 2001;58:361. [PMID:11296097]

Martin RH, Rademaker AW: The effect of age on the frequency of sperm chromosomal abnormalities in normal men. Am J Hum

Genet 1987;41:484. [PMID: 3631081]

Murray L et al: Association of early life factors and acute lymphoblastic leukaemia in childhood: Historical cohort study. Br J Cancer 2002; 86:356–361. [PMID 11875699]

Practice Committee of American Society for Reproductive Medicine; Practice Committee of Society for Assisted Reproductive Technology: Recommendations for gamete and embryo donation: A committee opinion. Fertil Steril. 2013;99(1):47–62.

Snyder PJ et al: Effects of testosterone treatment in older men. New Engl J Med 2016;374(7):611–624. [PMID: 26886521]

Wang J et al: Genome-wide single-cell analysis of recombination activity and de novo mutation rates in human sperm. Cell 2012;150(2):402–412. [PMID: 22817899]

Yatsenko AN et al: Reproductive genetics and the aging male. J Assist Reprod Genet 2018. (Available online at: https://doi.org/10.1007/s10815-018-1148-y.) [PMID: 29524155]

Yang Q et al: Paternal age and birth defects: how strong is the association? Hum Reprod 2007;22(3):696–701. [PMID 17164268]

Yip BH et al: Parental age and risk of childhood cancers: A population-based cohort study from Sweden. Int J Epidemiol 2006;35:1495–1503. [PMID 17008361]

雄激素缺乏症的诊断

Antonio L et al: Low free testosterone is associated with hypogonadal signs and symptoms in men with normal total testosterone. J Clin Endocrinol Metab 2016;101(7):2647–2657. [PMID 26909800]

AUA Clinical Guideline Laboratory: Diagnosis of Testosterone Deficiency, 2013. (Available online at: https://www.auanet.org/guidelines/testosterone-deficiency.)

Basaria S et al: Adverse events associated with testosterone administration. New Engl J Med. 2010;363(2):109–122. [PMID 20592293]

Basaria S et al: The safety, pharmacokinetics, and effects of LGD-4033, a novel nonsteroidal oral, selective androgen receptor modulator, in healthy young men. J Gerontol A Biol Sci Med Sci 2013;68:87–95.

Bhasin S et al: Testosterone therapy in men with hypogonadism: An endocrine society clinical practice guideline. J Clin Endocrinol Metab 2018. (Available online at: https://doi.org/10.1210/jc.2018-00229.) [PMID 29562364]

Calof OM et al: Adverse events associated with testosterone replacement in middle-aged and older men: A meta-analysis of randomized, placebo-controlled trials. J Gerontol A Biol Sci Med Sci 2005;60:1441. [PMID 16339333]

Center JR et al: Mortality after all major types of osteoporotic fracture in men and women: An observational study. Lancet 1999;353;878. [PMID: 10093980]

Cheetham TC et al: Association of testosterone replacement with cardiovascular outcomes among men with androgen deficiency. JAMA Intern Med 2017;177(4):491-499. [PMID 28241244]

Cherrier MM et al: Cognitive changes associated with supplementation of testosterone or dihydrotestosterone in mildly hypogonadal men: A preliminary report. J Androl 2003;24:568. [PMID: 12826696]

Corona G et al: Dehydroepiandrosterone supplementation in elderly men: A meta-analysis study of placebo-controlled trials. J Clin Endocrinol Metab 2013;98(9):3615–3626. [PMID 23824417]

Dalton JT et al: The selective androgen receptor modulator GTx-024 (enobosarm) improves lean body mass and physical function in healthy elderly men and postmenopausal women: results of a double-blind, placebo-controlled phase II trial. J Cachexia Sarc Musc 2011;2:153–161

Deutschbein T et al: Total testosterone and calculated estimates for free and bioavailable testosterone: Influence of age and body mass index and establishment of sex-specific reference ranges. Horm Metab Res 2015;47(11):846–854. [PMID 25565093]

Fisch H: Older men are having children, but the reality of a male biological clock makes this trend worrisome. Geriatrics 2009;64(1):14–17.

Golla V et al: Testosterone therapy on active surveillance and following definitive treatment for prostate cancer. Curr Urol Rep 2017;18(7):49. [PMID 28589395]

Hackett G et al: British society for sexual medicine guidelines on adult testosterone deficiency, with statements for UK practice. J Sex Med 2017;14(12):1504–1523. [PMID 29198507]

Harman SM et al: Longitudinal effects of aging on serum total and free testosterone levels in healthy men. Baltimore Longitudinal Study of Aging. J Clin Endocrinol Metab 2001;86:724–731. [PMID: 11158037]

Kacker R et al: Can testosterone therapy be offered to men on active surveillance for prostate cancer? Asian J Androl. 206;18(1):16–20. [PMID 26306850]

Kaplan AL et al: Testosterone therapy in men with prostate cancer. Eur Urol 2016;69(5):894–903. [PMID 26719015]

Kim ED et al: Oral enclomiphene citrate raises testosterone and preserves sperm counts in obese hypogonadal men, unlike topical testosterone: restoration instead of replacement. BJU Int 2016;117(4):677–685. [PMID 26496621]

Kloner RA et al: Testosterone and cardiovascular disease. J Am Coll Cardiol 2016;67:544. [PMID 26846952]

Kouri EM et al: Changes in lipoprotein-lipid levels in normal men following administration of increasing doses of testosterone cypionate. Clin J Sport Med 1996;6:152. [PMID: 8792044]

Krakowsky Y et al: Initial clinical experience with testosterone undecanoate therapy (AVEED) in men with testosterone deficiency in the united states. Urology 2017;109:27–31. [PMID 28735014]

Morgentaler A et al: Testosterone therapy in men with untreated prostate cancer. J Urol 2011;185:1256–1260. [PMID 21334649]

Mulhall JP et al: Evaluation and management of testosterone deficiency: AUA guideline. J Urol 2018 (doi: 10.1016/j.juro.2018.03.115). [PMID 29601923]

Narayanan R et al: Development of selective androgen receptor modulators (SARMs). Mol Cell Endocrinol 2018;465:134–142.

Pfeil E, Dobs AS: Current and future testosterone delivery systems for treatment of the hypogonadal male. Expert Opin Drug Deliv 2008;5(4):471–481.

Rhoden EL, Morgantaler A: Risks of testosterone-replacement therapy and recommendations for monitoring. New Engl J Med 2004;350:482. [PMID: 14749447]

Seftel AD: Male hypogonadism. Part I: Epidemiology of hypogonadism. Int J Impot Res 2006;18(2):115–120.

Seftel A: Male hypogonadism. Part II: Etiology, pathophysiology, and diagnosis. Int J Impot Res 2006;18(3):223–228.

Sharma R et al: Normalization of testosterone levels is associated with reduced incidence of myocardial infarction and mortality in men. Eur Heart J 2015;36:2706–2715. [PMID 26248567]

Snyder PJ et al: Effect of testosterone treatment on bone mineral density in men over 65 years of age. J Clin Endocrinol Metab 1999;84:1966. [PMID: 10372695]

Snyder PJ et al: Effects of testosterone treatment in older men. New Engl J Med 2016;374(7):611–624. [PMID: 26886521]

Trost LW et al: Challenges in testosterone measurement, data interpretation, and methodological appraisal of interventional trials. J Sex Med 2016;13(7):1029–1046. [PMID 27209182]

Vigen R et al: Association of testosterone therapy with mortality, myocardial infarction, and stroke in men with low testosterone levels. JAMA 2013;310(17):1829–1836. [PMID 24193080]

Walsh TJ et al: Recent trends in testosterone testing, low testosterone levels, and testosterone treatment among veterans. Andrology 2015;3(2):287–292. [PMID 25684636]

Wang C et al: Testosterone replacement therapy improves mood in hypogonadal men—a clinical research center study. J Clin Endocrinol Metab 1996;8:3578. [PMID: 8855804]

Wang C et al: Investigation, treatment and monitoring of late-onset hypogonadism in males: ISA, ISSAM, EAU, EAA and ASA recommendations. J Androl 2009;30:1.

Whitsel EA et al: Intramuscular testosterone esters and plasma lipids in hypogonadal men: A meta-analysis. Am J Med 2001;111:261. [PMID: 11566445]

Winters SJ et al: Laboratory Assessment of Testicular Function, mdtext.com, Inc., South Dartmouth, MA. (Available online at: www.endotext.org; accessed 4/2/18.)

第46章 生殖器性别确定手术：患者关怀、决策与手术选择

Maurice M. Garcia

介绍

关注跨性别患者是泌尿外科正式确认的焦点领域。对跨性别患者的关爱和手术已经成为这个领域的一部分，其原因众多：对生活在身边的跨性别者，人们有了更多的认识和接受，医学上对性取向多样性和性别多样性也有了更多的接受。

如今我们认识到性别是一个范围，而不是非此即彼的二元结构概念。今天的泌尿科医生很可能会在她/他的就诊过程中看到跨性别患者。虽然生殖器变性手术是泌尿外科的一种新兴亚专业，但普通泌尿科医生也应该熟悉变性患者的需求、关爱以及手术解剖。因为普通泌尿医生会为变性患者提供常规的泌尿外科服务，也需要将变性患者推荐给有尿道重建经验的整形外科医生。

术语和人文关怀/人文缺乏

个人性别在出生时就确定了，涉及诸如男性或女性生殖器/生殖解剖、激素水平和基因等生物因素。性认同指的是某一个体，基于其身体特征、浪漫情感和/或对他人感情吸引，从而将自身定义为异性恋、同性恋、双性恋或无性恋（Anton，2009）。性别是指无形的社会构成（行为、社会角色、属性和活动），这个社会构成赋予了每个个体恰当的社会性别角色认同。性别是由社会、文化和社会阶层来定义的。性别认同是指在男女性别谱系中，个体自我的、复杂的、完全内在地将自

己视为"男性""女性"或"其他者"的自我意识（APA，2011）。性别认同并不等同于一个人的性取向。我们可以这样来考虑性别认同和性认同的区别："性认同是和谁上床，而性别认同是作为谁上床。"

性别顺应是指个人的性别认同与个人所在社会对其出生时的性别认同相互一致。

性别错位是指一个人的性别身份、角色和表达不同于特定社会和文化规定的男性或女性规范的程度（Coleman et al, 2012）。性别相符（或错位）根植于占主导地位的社会和文化规范，并受到亚文化领域的影响，包括社会经济地位、地理和历史因素。

性别不符和性别焦虑不同。性别不符是指个体的性别身份、角色或表达程度不符合社会规定的特定性别文化规范（Coleman et al, 2012）。性别焦虑是指由于个人的性别认同和这个人出生时社会认同性别之间的差异而引起的不适或痛苦（Fisk, 1974; Bockting et al, 2011）。并非所有性别不符的人都会经历性别焦虑。

跨性别者是指一个人的性别认同、性别表达和行为与出生时社会所认定的性别不一致。当提到跨性别者（transgender）时，前缀跨（trans-）是与个人认同的性别一致的，而跨界了这个人出生时的社会性别。性别错位/非两性的术语经常被人们用来更好地解释或澄清个体性别是如何处于男性性别与女性性别这两种性别角色之间的状态。许多人并不认为自己是跨性别者，而更喜欢

用中性代词"他们"的主语形式和宾语形式，来分别代表相对主动和被动的配偶角色。

就性取向而言，与性别一致的人群一样，跨性别者可以是异性恋、同性恋、双性恋或无性恋（Coleman et al, 2012）。

性别相关的术语对不同的人往往有不同的定义。术语也会随着时间而变化，今天使用的术语可能会过时，或者在含义和细微差别上发生变化。在与跨性别者相关的医学文献中，变性一词的使用更为广泛，它指的是一个跨性别者，希望通过激素补充、手术、和/或其他方法使她/他的外表与她/他的个人性别认同一致（APA, 2011）。变性是一个较老的术语，对一些人来说是对跨性别者的病态称谓。

性别认同障碍（gender identity disorder）是美国精神病学协会（American Psychiatric Association）《精神疾病诊断与统计手册》（*Diagnostic and Statistical Manual of Mental Disorders*）中的一个历史术语，它明确地将跨性别者归为"精神障碍"，反映了对跨性别者含义的长期病态观点。

2012 年，美国精神病学协会（American Psychiatric Association）的《精神疾病诊断与统计手册》将跨性别者明确归类为"精神障碍"，反映了将针对跨性别者的常见诊断术语从性别认同障碍改为性别焦虑症（gender dysphoris）的漫长改变历史。性别焦虑症被定义为由于一个人的性别认同和出生性别之间的差异而引起的强烈而持久的痛苦（Davy, 2015）。

并非所有的跨性别者都认同性别焦虑，虽然很多人需要使用激素和手术来帮助他们的身体与自己的性别认同保持一致，但也不是所有人都会采取这些措施（Anton, 2009；美国心理学协会，2013）。

性别确定手术（gender-affirming surgery, GAS）一词（Kuzon and Gast, 2016）指的是为了帮助一个人的身体与她/他认同的性别一致而进行的任何手术。GAS 的其他术语包括性别确证手术和性别重置手术。我们更喜欢 GAS，因为它更以患者为中心。性别重置手术是一个更古老的术语，但在今天已经没有意义了，因为就像性取向一样，性别不能被设置，因此也不能被重置。

▶ 缺乏人文的术语

应该避免人格化的术语，比如跨性别者，或者将跨性别作为名词使用。即使是不必要地使用跨性别作为前缀，特别是在非正式语境中不必要提及一个人的性别，都会被许多人视为带有贬义。

经常被人们错误使用的术语易装癖和类似口头语"异装者"，被性别不符人群认为带有贬义。

当提及患者的解剖结构或特征时，医生使用术语如"真实的"或"自然的"或其他限定词，来表明不接受他或她呈现的自我认同性别，可能是有害的，会诱发患者烦躁，并可能破坏患者对医务工作者的信任。

▶ 人文关怀

许多跨性别者会改变自己的部分或全部出生名，取一个能反映自我认同性别的名字，或者干脆改名。为了与跨性别患者进行充满人文关怀的沟通，使用每位患者喜欢的个人名字和正确的性别代词非常重要。事实上，即使询问患者喜欢的名字、性别和代词，也可以传达出医疗服务者和医护环境富有人文关怀，会受到患者欢迎。

当医生对跨性别者出现性别混淆——也就是说，或者用她/他的出生名来称呼该患者，或者用与该患者的出生性别一致的代词来指代她/他，却不是她/他认同的性别来称呼，这样做可能会诱发显著的性别焦虑。患者向我们描述性别焦虑的常见表现包括：高度焦虑、抑郁、侮辱、怨恨、对安全的恐惧、"不归属感"、被医生拒绝的感觉，这不仅伤害了患者，也破坏了患者与医生的治疗联系和人际关系。

性别混淆是患者在临床环境中最令人沮丧，也可能是最常见的负面经历之一。它也是最容易避免的，因为只需要注意我们对待患者的言语就可以达到。所有医务成员应当始终记住以下有效策略：

1. 询问患者喜欢被称呼的名字
2. 询问患者自我认同的性别（男性、女性或非两性）
3. 询问他们更喜欢称呼的人称代词（他或她）

同样重要的是，修改信息表格和问卷，使之包括上述性别尊重的内容。请求患者帮助医生和她/他的护理团队改进服务以提供尊重、受欢迎的医护服务，会传达一个诚挚的愿望。

▶医学检查引起的性别焦虑

在生殖器 GAS 前及手术后的体检通常会引发立刻的、严重的性别焦虑，尤其是生殖器检查。为了减少与医学检查有关的焦虑，像对待其他患者一样，在开始检查前解释检查的目的，并尽可能在组织/解剖方面使用不分性别的术语是有益的。前列腺指诊可以通过阴道（如果存在）进行。

流行病学和治疗指南

过去对跨性别男性/女性和性别不符合者的流行病学研究受到了一系列调查方法难度的限制，包括选择性偏差。此外，在西方社会中，性别不符对于跨女性和跨男性的个体来说是不那么明显的。普遍的观点是，跨性别者的人数总体上被严重低估了，尤其是男性化的跨性别者和非两性的跨性别者。

值得注意的是，不断更新的研究持续报告越来越高的发病率和流行率（Arcelus et al，2015；Zucker et al，2008，2012）。2010 年马萨诸塞州一项全州范围的研究发现，每 200 人中就有 1 人（0.5% 的人口）认为自己是跨性别者（Conron et al，2012；NCTE，2009）；2011 年的一项研究估计，全国范围内有 0.3% 的成年人被认定为跨性别者（Gate，2011）。2016 年，美国一项全国性研究使用州级人口调查数据收集的最新数据显示，美国成人跨性别者的数量是之前估计的两倍，达到 0.6%（包括青少年则为 0.7%），即 140 万~160 万人（Flores et al，2016）。

▶世界跨性别健康专业协会专业护理和治疗指南

世界跨性别健康专业协会（WPATH）是一个国际专业健康者协会，专门提供基于证据的跨性别健康和 GAS 及相关的社会科学和卫生权利政策。它发布 WPATH 健康标准指南（AMA，2008）。在世界各地，这些标准现在得到了许多

领先的医疗专业组织认可，包括美国卫生和公众服务部，并被推荐到大多数国家健康保险公司。性别焦虑在很大程度上可以通过治疗得到缓解（Murad et al，2010）。更大的公众知名度和对性别多样性的认识（Feinberg，1996）进一步扩大了性别焦虑症患者的选择，使他们能够实现自己的身份，找到自己觉得舒服的性别角色和表达。性别焦虑症的治疗变得更加个性化；帮助缓解一个人性别焦虑的治疗方法可能与另一个人的方法有极大不同。

现在可以选择各种各样的治疗方法使性别焦虑症患者达到舒适和自我性别认同，使他们找到一个舒适的性别角色和表达方式；即使这些自我性别不同于出生时的社会性别，或不同于从主流的性别规范和旁人期待的性别。

重要的是要认识到，这些治疗的频次、类型和顺序因人而异，一些跨性别人和性别不符的人或不存在性别焦虑，可能会选择不接受任何干预（Bockting et al，2006；Bolin，1996；Garcia et al，2017；Rachlin et al，2008，2010）。作为变性人、跨性别者或性别不符者是一个多样性问题，而不是病理问题（Coleman et al，2012）。

治疗方案包括：

1. 多种目的的个人、夫妇或家庭心理治疗/咨询：①帮助个人探索自己认同的自我性别、表达方式和性别角色；②管理性别焦虑对心理健康的负面影响；③减轻内心（或环境）因素造成的跨性别恐惧；④加强社会支持；⑤讨论与性别转换有关的备选治疗办法。

2. 根据个人的性别认同，在性别表达和角色上做出部分或全部改变。

3. 社会和性别表达支持服务：面对面和线上提供一对一支持服务，通过咨询以改善语言和非语言沟通技巧，使其与自我认同的性别一致；脱毛；以及法律名称和性别称谓的改变。

4. 跨性别女性化（基于雌激素）或男性化（基于睾酮激素）的激素疗法。女性化激素治疗通常也包括口服抗雄激素（如螺内酯），在某些情况下，也包括黄体酮（用于女性化脂肪分布）。雄性激素治疗可能包括非那雄胺来防止睾丸激素相关的脱发。

46

5. 通过手术改变主要或第二性征，使身体与所认定的性别一致（见下文手术部分）。

今天我们认识到，许多人需要心理疗法、激素疗法和GAS相结合来缓解他们的性别焦虑，而其他人只需要上述治疗方法的一部分。

▶性别确定手术

针对患者的广义GAS罗列如下（表46-1）。手术，尤其生殖器手术，被广泛确认为性别转换的最重要环节。对许多人来说，整形手术是必要的，也是医学上必需的（Hage and Karim, 2000）。手术可以帮助人们在某些约会、社交和公共环境中感到更舒适和自信。手术也可以减少被捕或监禁时性别混淆所带来的伤害。最近的研究一致表明，手术可以在人格和心理健康、美容、性功能和社会适应等领域给患者带来明确利益（Rachlin et al, 2017; de Cuypere et al, 2005; Gijs and Brewaeys, 2007; Klein and Gorzalka, 2009; Pfafflin and Junge, 1991）。

表46-1 性别确定手术：概况

女性化手术	男性化手术
面部女性化	面部男性化
喉结缩小	双侧乳房切除
声带手术	生殖器男性化整形
隆胸	
身体塑型（使用填充剂）	
生殖器女性化整形	

▶乳房/胸部和生殖器性别确定手术的标准

WPATH SOC指南建议，所有乳房/胸部和生殖器官手术应满足一系列标准（表46-2）。这份清单要求包括针对持续存在的性别焦虑，并由合格的心理健康专业人员记录。手术的类型和顺序应该基于临床需要进行个体化评估。

▶手术推荐信

胸部/乳房和生殖器的GAS是为了治疗性别焦虑，而不是常规的选择性手术，或者仅仅是"美容"手术。相反，它们是专门用于治疗医学诊断为性别焦虑症（ICD-10F64.1）的患者。因此，这些手术应该在一到两个心理健康合格的专业人员评估后进行。如WPATH SOC（版本7.0）第Ⅶ节所述，手术推荐信应该评价以下内容：①患者是否符合指南的手术标准；②患者对计划进行的手术有足够洞察力/理解能力和同意能力；③在恢复过程中，原有的社会家庭资源和支持是否会因为性别转换而受到限制，从而会对她/他产生不利影响。外科医生也应该独立地考虑所有这些要点，如果患者对是否适合接受手术有任何担忧，请直接与转诊的心理医生进行沟通。通过遵循这个推荐的方法，心理健康专业人员、外科医生和患者共同讨论并决定是否进行这些不可逆的手术。

表46-2 性别确定手术标准（Coleman E, 2012）

标准	手术
1. 持续的、充分文字记录的性别焦虑	**A类手术**
2. 具备充分知情的决定同意治疗的能力	MtF患者的乳房切除术/男性胸部成形术：需符合左侧1~4项标准
3. 法定成人年龄	FtM患者的隆胸手术（乳房假体或脂肪填充）：需符合1~4项标准，推荐第5项标准以最大限度地促进术前乳房生长/改善手术结果（但不是明确标准）
4. 如果存在重大的医疗或心理健康问题，必须很好地控制	**B类手术**
5. 连续12个月的激素治疗，以适合患者的性别目标（除非有激素使用临床禁忌证）	FtM患者行子宫切除术/卵巢切除术、MtF患者行双侧睾丸切除术：需符合左侧1~5项标准（如果因性别焦虑以外的医学原因进行手术，该标准不适用）
6. 连续12个月，扮演与患者性别认知一致的性别角色	**C类手术**
	FtM患者的阴蒂增大成形术或阴茎成形术、MtF患者的阴道成形术：需符合左侧1~5项标准。推荐（但不是一个明确标准）：定期回访心理健康或医疗专业人员

*需要认证心理健康医生提供的手术转诊信：A类手术需要一份，B、C类手术需要两份。

▶生殖器性别确定手术

生殖器 GAS 手术同等重要的三个方面是：①消除或去除出生性别的生殖器；②创造与患者认同的性别一致的生殖器外形；③创造与患者认同的性别一致的生殖器功能。对于寻求生殖器性别确定的变性人来说，寻求创建的生殖器官通常是异性器官，尽管并非总是如此。例如，一名跨性别男子可以选择接受几次男性 GAS，包括阴茎成形术，但他也可以选择保留阴道穹窿以实现性功能。同样，性别认同为非二元的个体可能只寻求某些生殖器 GAS 手术，而不寻求其他手术（如子宫切除术、阴道切除术和联合尿道延长的阴蒂肥大成形术，但不寻求伴睾丸假体植入的阴囊成形术）。最终，GAS 不是固定不变的，它包含一系列术式的范畴。

虽然下文概述和讨论了生殖器 GAS 的范畴，并将其划分为男转女（MtF）手术和女转男（FtM）手术，但我们认识到患者可能选择只接受系列手术中的某些类型。

生殖器 GAS（Kuzon and Gast，2016）为患者创造的生殖器官，将尽可能地符合他们所认同的性别。根据我们的经验，对于大多数患者来说，手术消除他们先天的外表性征，与手术创造他们自我认同的性别和性征是同等重要的（如果不是更重要的话）。

A. 女性化（男转女 MtF）生殖器性别确定手术

女性化（男转女 MtF）生殖器 GAS 以三种重要的方式为患者服务：①消除引发焦虑的男性生殖器结构；②消除男性化睾丸激素的来源（即睾丸）；③创建在外观和功能上皆为女性的生殖器结构。

睾丸分泌的睾丸激素会妨碍变性女的性别转变；它保持了不受欢迎的男性第二性征，并减弱了变性激素治疗所期望的女性化效果（如外源性雌激素、抗雄激素和许多患者服用的其他激素）。此外，通过为大脑提供一个"男性"荷尔蒙环境，它可能会加剧性别焦虑，对此我们的理解仅仅处于起步阶段。

双侧睾丸切除术可以单独进行，或者更常见的是，作为更完整的生殖器 GAS- 阴道成形术的一部分来完成，即所有男性生殖器的解剖结构被移除和 / 或重建创造女性生殖器，以反映与女性性征的一致性。

女性化生殖器 GAS 可以分解为以下步骤：

1. 双侧经阴囊睾丸切除术（作为独立手术）
2. 不需要阴道成形的外阴成形术
3. 采用下列 4 种方法的某一种完成阴道成形术

   a. 单独采用逆行阴茎皮瓣形成阴道

   b. 由游离全层阴囊皮肤移植增大的逆行阴茎皮瓣形成阴道

   c. 由带蒂阴囊皮瓣增大的逆行阴茎皮瓣形成阴道

   d. 完全由结肠段形成阴道

B. 双侧睾丸切除术

GAS 中的双侧睾丸切除术，或者有以下情况：①当患者选择接受睾丸切除术，但不计划进行阴道成形术时，作为一个独立的程序；②如果有至少 4 个月的间隔时间，在阴道成形术之前单独完成。在进行阴道成形术之前等待一段时间，将对任何患者都有多个潜在益处（表 46-3）。

双侧睾丸切除术应通过阴囊中线单一垂直切口入路进行。

表 46-3 双侧睾丸切除术作为一种独立手术的潜在好处

1. 停止使用雄激素阻断剂（如利尿药螺内酯），并可降低药物副作用
2. 通常会减少 50% 雌激素的剂量（减少雌激素对心血管系统的负面影响；减少与雌激素使用相关的深静脉血栓风险增加，特别是在吸烟者中）
3. 消除了睾酮对第二性特征的男性化作用（如胡须、皮肤）
4. 便于隐藏（将阴茎向后塞在两腿之间，通过衣服遮盖从而降低阴茎的能见度），并消除了与之相关的睾丸疼痛
5. 据大多患者描述，它减少了生殖器区域的"男性外观"，这有助于减少整体的性别焦虑
6. 据大多患者描述，一旦全身睾酮水平下降，性别焦虑症明显下降

C. 阴道成形术

在阴道成形术中，女性外阴（女性外生殖器的医学术语）是通过去除男性解剖结构（睾丸、阴

46

茎干和阴茎尿道、大部分的阴茎头和几乎所有的阴囊），以及利用残留的男性生殖组织重建女性外阴和阴道的关键结构，联合完成的。

阴道成形术可以创造阴道，为患者提供接受阴道性交（称为全深度阴道成形术）；或者它也可以不创建阴道，我们称之为浅度阴道成形术（有时也称为零深度阴道成形术，或无管化阴道成形术，或外阴成形术）。当与患者一起讨论手术选择时，应该分析全深度和浅深度阴道成形术，因为每一种术式都有其相对的优点和缺点。

　　1. 讨论阴道成形术的手术选择　我们向患者强调，全深度和浅度阴道成形术的唯一解剖学区别是阴道管的存在或不存在。创建阴道管与不创建阴道管的阴道成形术外观完全相似，用肉眼无法区分。我们对这两种手术选择的讨论总是包括下面列出的基本讨论点。

选择建立阴道管的全深度阴道成形术，绝对要求患者承诺定期和终身的阴道扩张和冲洗，以保持阴道管的通畅和卫生。

未能坚持严格的扩张方案会使患者面临阴道管狭窄的重大风险，这将导致阴道管的深度和宽度的损失，影响或消除其性交的可用性。狭窄还可能导致管道内壁皮肤的自然废物（皮肤代谢、汗液、油脂）无法排出，从而导致感染、疼痛和恶臭。

不管是否选择创造一个阴道管，在阴道成形术中创造的新阴蒂及其周围区域都能可靠地产生性刺激而诱发性高潮。

我们推荐由阴茎皮肤和 / 或阴囊皮肤创建阴道管的阴道扩张计划：术后前 3 个月每次扩张 20 分钟，3 次 / 日；术后 4~18 个月，1 次 / 日；术后 19~36 个月及以后，每周扩张 3~4 次。需要向患者解释，没有可靠的数据证明患者需要在手术后多少年进行扩张，因此，患者应该作好在余生继续扩张的准备，直到出现研究结果否定这种建议。

　　2. 沟通和管理患者期望

患者应根据其独特的性偏好、实际需要和个人偏好，考虑哪种阴道成形术最适合他们的需要。例如，对于那些接受阴道性行为是满足性功能的一个重要方面的患者来说，他们可能会合

理地要求建立阴道。对于其他患者来说，放弃持续的自我扩张和冲洗阴道管的需要，可能超过了使用阴道管的潜在获益。各种放弃重建阴道管的例子包括：①接受阴道性交是不重要的或者只是最低限度重要；②无法预测手术后的性生活活跃度；③充分自我意识到（无论什么原因）他们不太可能能够坚持定期和可靠地扩张和冲洗。

根据自认为阴道应有的"正常"外观，患者的困难在于对阴道成形术抱有不合理的期望，或者不了解阴道应有的特殊解剖特征。我们使用不同年龄组正常性别女性的阴道模型图像，开发了一个讨论和教学辅助工具，以推动我们认为能够帮助患者理解的三个关键内容：①所有的阴道都是不同的，没有黄金标准的外观。②因为患者的生殖器区域软组织的数量和类型是有限的，不容易创建特定的解剖特征，如过大的阴唇；由于正常解剖结构是一个范畴（我们会给患者参考阴道模型图谱），患者可以期待逼真的正常阴唇结构，而不是过于突出的阴唇。③有些女性的强烈偏见认为只有有阴道管的阴道才是"真实的"，而没有阴道管的阴道成形术是无奈的折中，不管她们是否计划进行阴道性交。虽然我们总是尊重患者意见，但许多人认为内容（C）中有关阴道管的观点对于患者的手术选择是有帮助的：也就是说，任何女性阴道内的阴道管都是不可见的（也就是说，人们无法看到阴道内部）。然而，我们看到的阴道模型图像，无疑是一个"阴道"。由此可以得出结论，阴道管或阴道深度的程度，并不能定义所看到的是否为阴道。相反，是外观表现决定了我们是否称它为阴道，而且，有或没有阴道管的阴道外观是无法区分的。

可能不适合做阴道管的患者禁忌证包括：①身体活动受限（如手灵活性不足、视力缺陷、和 / 或肩背僵硬不能屈身以扩张和冲洗阴道）；②没有定期、可靠和安全的地方进行阴道扩张和冲洗（如无家可归，经常被监禁，或者生活环境没有扩张器或冲洗设备）。

与女性生殖器结构相关的术语可能会令人困惑和有争议。根据严格的医学定义，外阴是女性生殖器外部可见的部分，而阴道指的是阴道管，在

视野之外，它连接着外阴和子宫。但根据我们的经验，绝大多数变性人和性别一致者都是非医学人员，常使用阴道而不是外阴，来指女性外部可见的生殖区域。关于 GAS，我们认为应该尊重并以患者为中心，来使用解剖学（阴道）和创造女性生殖器手术（阴道成形术）之类的术语。同样我们也了解到，当我们询问跨性别患者如何用喜欢的姓名和性别称呼他们时，他们总是感到被认可和尊重。由于与常用术语不同，使用陌生的术语（或者更糟，他们不理解的术语），可能会使女性患者感觉与其他女性不同，有被蔑视和轻视的风险，并破坏有效的医患关系。因此，无论阴道成形术在手术过程中是否新造了阴道管，我们更喜欢用阴道这个词来形容女性生殖器。我们发现在患者中，术语浅度阴道成形术比"零深度阴道成形术""无管阴道成形术"和"外阴成形术"更受欢迎。如果对手术选择之间的关键区别要与患者进行彻底和完全清楚的讨论，尽可能使用较少污名化的术语是有益的。

外科解剖学

外阴的主要组成部分（阴蒂体部、阴蒂头、阴蒂包皮、适当缩短的尿道、小阴唇、大阴唇和阴

道开口）都是在男性解剖结构被切除之前，利用局部的男性解剖组织重建的。表 46-4 显示了原生男性结构（左栏），重建出新阴道的主要结构（右栏）和原生男性结构的女性同源物（NCTE，2009）。

详细介绍手术技术超出了本章的范围（而且阴道成形术技术不止一种）。尽管如此，我们在这里概述了女性外阴和阴道的主要结构，并解释了如何利用男性的解剖结构创造类似的女性解剖结构。

在表 46-5 中，我们回顾了每种阴道成形术的手术步骤，并在本章后面添加了专门内容，介绍如何将一个或多个供区获得的上皮排列组合以创建阴道管的方法（表 46-6）：单独的阴茎皮肤，带有阴囊皮肤的阴茎皮肤，或带蒂右结肠袢。表 46-6 中列出的 1~4 型式式的共同方面是，在 1~3 型术式中，阴茎皮肤被用来形成阴道口，使得 1~3 型术式的阴道外观相同。只有 4 型式式（结肠阴道成形术）联合应用了皮肤以外的上皮细胞（即结肠黏膜）来创造阴道口。

我们通常构建生殖器解剖学的比例相似的大小和形状的顺性别解剖学。尽管如此，一些患者可能会要求他们的新解剖部分更明显或更不明显；如有可能，这些要求都得到满足。

表 46-4　性别确定的阴道成形术

可用的原有男性结构	女性对应结构	成形术后的对应阴道结构
球部尿道	尿道	1. 外阴阴蒂与尿道之间的粉红色后壁 2. 新建阴道与尿道口
阴茎体（阴茎海绵体）	阴蒂（阴蒂体）	阴蒂（新建阴蒂，在固定位置的上方）
阴茎头（前端）	阴蒂头	新建阴蒂头
阴茎背侧神经血管束（NVB）	阴蒂背侧 NVB	新阴蒂背侧 NVB
阴茎皮肤（阴茎根部至阴茎头冠状沟近端 1cm）（仅用于全深度阴道成形术）	阴蒂包皮	新建阴道的内衬皮肤
耻骨上皮肤（紧邻阴茎根部的头侧部位）（仅用于全深度阴道成形术）		新建小阴唇
阴茎皮肤（阴茎根部至阴茎头冠状沟近端 1cm）（仅用于零深度阴道成形术）	阴蒂包皮	小阴唇和零深度阴道入口（皮肤陷窝）
根部周围的阴茎皮肤	阴道前连合与后连合	新建的阴道前连合与后连合
会阴中线	小阴唇	
阴囊皮肤	大阴唇皮肤	新建大阴唇的内侧面（外侧面由阴囊侧面的腹股沟皮肤组成）

表 46-5   阴道成形术的解剖和一般步骤

1. 垂直会阴切开
2. 球部尿道解剖分离
3. 切开会阴中心键与狄氏筋膜末端,向前旋转前列腺 *
4. 分离阴道管空隙 *
5. 阴茎皮肤套状脱鞘
6. 解剖阴茎背侧神经血管束,联接前端阴茎头形成新阴蒂
7. 横断阴茎尿道,并向近端分离至阴茎脚融合处
8. 阴茎切除
9. 切开近段尿道腹侧;行尿道口成形术
10. 在阴茎前面皮肤正中切开形成"窗口",将尿道和新阴蒂从中拖出
11. 将阴茎皮肤管置入阴道管间隙中,形成阴道口后连合,或者将阴茎远端皮肤缝合至会阴部切口的后端,形成后连合
12. 切除多余阴囊;大阴唇成形
13. 阴蒂成形

表 46-6   覆盖阴道管腔的自体组织类型与手术技巧

1. 阴茎皮肤翻转（阴茎皮肤；带蒂皮瓣）
2. 阴茎皮肤翻转 + 阴囊皮肤移植扩大（游离全厚阴囊皮肤移植）
3. 阴茎去管状皮肤 + 阴囊皮瓣扩大（阴囊后皮肤蒂皮瓣）
4. 结肠阴道成形术（右升结肠或乙状结肠）

▶**初步切除：会阴切口**

我们通过会阴和阴囊的中线切口进行阴道成形术。

在会阴切口（图 46-1）后,可以看到主要的男性泌尿生殖器官解剖结构,并作为重建女性泌尿生殖器官解剖结构的基础（图 46-1）。

▶**分离阴道管空间**

阴道管空隙是通过会阴体（也称为会阴中心腱）,沿着位于 Denonvillier 筋膜前,前列腺和膀胱后的天然无血管组织平面仔细分离而得到的（图 46-2）。

这种剥离是通过将前列腺向前旋转,并通过水平切口从前列腺尖部后侧面插入并扩张狄氏筋膜而完成的。

▶**浅度阴道成型技术**

当完成无阴道管阴道成形术时（即浅度阴道成形术）,因为没有需要创建阴道管空间,采用腹侧正中切口使阴茎的皮肤去管化,而远端阴茎皮肤缝合到会阴切口的后端,形成阴唇后联合。就在阴唇后连合的前方,这些皮肤聚集在一起,形成一个外观上正常阴道开口处可见的皮肤凹陷相同的"浅凹"。

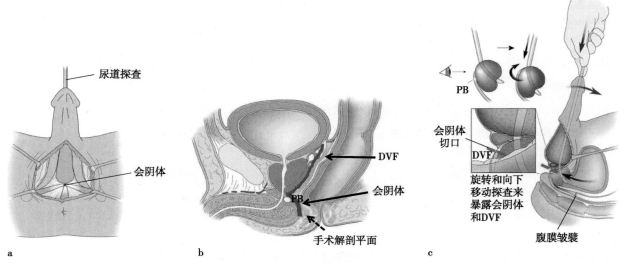

▲ 图 46-1   a：会阴体（或中央肌腱）将尿道球底部固定在会阴横机和尾骨上。b：迪氏筋膜（DVF）（蓝色）位于直肠膀胱囊的腹膜侧反面,终止于会阴体,将前列腺和膀胱与直肠分隔开。DVF 前面的手术解剖平面相对无血管。c：在 DVF 之前和 DVF 之前的尿道球部、前列腺和膀胱之后创建新阴道管空间。新阴道的管腔空间是在 DVF 前方和尿道球、前列腺以及膀胱后方创建的

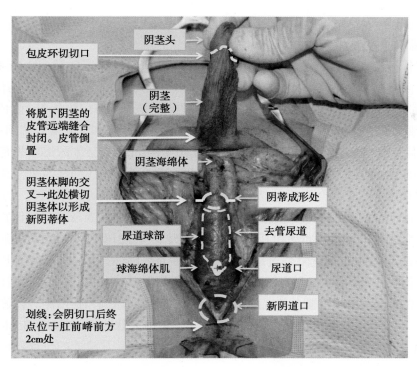

左上：包皮环切切口　　阴茎头

阴茎（完整）

将脱下阴茎的皮管远端缝合封闭。皮管倒置

阴茎海绵体

阴茎体脚的交叉→此处横切阴茎体以形成新阴蒂体　　阴蒂成形处

尿道球部　　去管尿道

球海绵体肌　　尿道口

　　新阴道口

划线：会阴切口后终点位于肛前峰前方2cm处

▲ 图 46-2　阴道成形术中线会阴解剖。左列：关键切口和手术步骤。中列：解剖过程中遇到的原生男性结构。右列：阴道成形术期间产生的相关女性结构的位置

▶阴茎皮肤脱鞘及新阴蒂的构建

　　沿着阴茎深筋膜（Buck 筋膜）和阴茎浅筋膜（Colles 筋膜）之间的自然手术层面将阴茎体部皮肤与阴茎分离。

　　有神经感觉的新建阴蒂是通过保留阴茎头近端背侧部分和阴茎体背侧神经血管束（NVB）而形成的。

　　新建阴蒂的阴蒂包皮是使用 1cm 长的阴茎体部包皮袖状皮瓣构建的，与保留完整的阴茎头组织一起创建新阴蒂；这个袖状皮瓣的左右边缘在中线缝合在一起，形成阴蒂包皮的内板部分（图 46-3）。

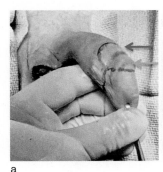
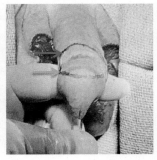
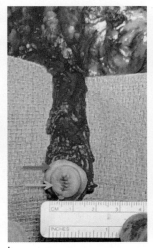
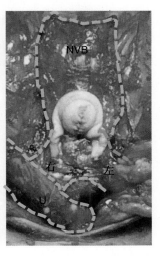

▲ 图 46-3　a：阴茎冠状沟的中线处切割并保留一小部分阴茎头组织（深蓝箭头），与远端阴茎干皮肤的 1cm 袖口（浅蓝箭头）连续，并与之相邻，将作为阴蒂包皮的内衬。b：（左）神经血管束（NVB）已从海绵体上剥离，从阴茎头（浅蓝箭头）收集了一个楔形的组织片段，并在中线处缝合在一起，形成新阴蒂头。（右）阴蒂已经缝合到中线位置，覆盖在切除术位点（左侧和右侧海绵体的汇合处）的缝合口上。多余的神经血管束长度被固定到耻骨上方筋膜（NVB），是性感觉的来源。尿道球部的残端（U）将进一步缩短，并固定到阴蒂的后缘

46

将 NVB 和将成为新阴蒂的阴茎头组织从阴茎体分离后，切除其余阴茎组织，在其基部横断阴茎体（距离两个阴茎脚连接处约 1cm 为阴茎体基底部），并将阴茎体左右两侧的白膜边缘缝合止血，并形成一个平坦的表面（图 46-3b，右侧；图 46-4a，蓝色轮廓）。这样，缝上的阴茎体保留部分作为新建的阴蒂体，新建阴蒂被缝到中线的前侧。多余长度的 NVB 在阴蒂头侧的筋膜中线处折叠固定，通过 PDS 细线缝合筋膜包绕 NVB（图 46-3b，右）。这部分 NVB 是高度敏感的，大多数患者能够产生相同质量的性冲动和高潮，但大多数女性患者没有报告的新建阴蒂过度敏感（Garcia，2018）。值得注意的是，新型的新阴蒂干总是有一个固定的位置：在阴茎脚的交汇处，毗邻耻骨联合的下方。原有尿道与阴蒂干轻度牵连，并在与新阴蒂重叠的地方被横断。

▶ 新建尿道外口及阴道外口

将横断的尿道残端（图 46-4a，蓝色箭头）进行轻度牵引，在到达新阴蒂头的位置进行标记，并用剪刀进行修剪（图 46-4b，蓝色虚线）。然后将尿道残端的腹中线侧从远端到近端进行去管化（图 46-4c），保持近端尿道球部完整以形成应有的颅底漏斗样结构（当患者处于坐姿时，尿道管腔从向前改变到向下的位置）。仍然是管状尿道上的这个位置将是新尿道口的位置（图 46-4d，蓝色箭头）。确定位于尿道尾部的新尿道口的位置是非常重要的，因为如果尿道腔朝向前方，当患者坐位排尿时，尿流不会向下进入马桶，患者经常抱怨坐位排尿时尿湿大腿内侧。在解剖分离过程中插入"橄榄尖状"（Bougies-a-Boule）尿道内超声探头有助于确定尿道腔的位置和轨迹。

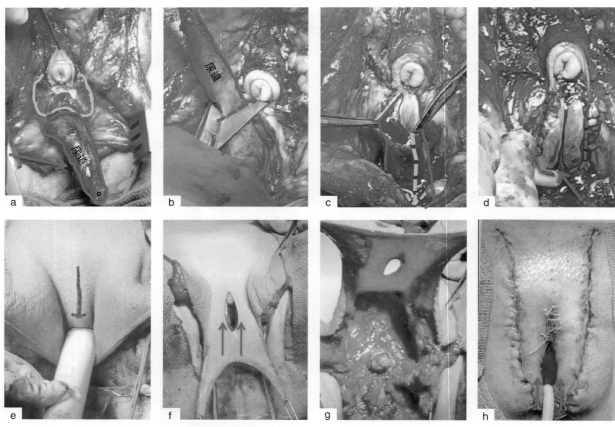

▲ 图 46-4　a：尿道球被解剖至海绵体缝合端（即新阴蒂体）的腹侧。新阴蒂显示为缝合在新阴蒂体的前方中线处。b：用解剖剪刀将尿道球部平整横断，在轻微牵引下，尿道球部与新阴蒂重叠。c：尿道残端的腔道沿其中线的腹侧后方至近端尿道球被切开，尿道腔向头部转向的位置（蓝色箭头）。d：为止血，将去管尿道边缘缝合到海绵体粘膜上。e：阴茎皮肤管翻折并放入新的阴道管腔内。这样做可以将阴茎皮肤管的基部向后移动，并将阴蒂和去管状化的尿道覆盖在阴茎体皮肤下。沿着该皮肤的垂直切口（墨线）将创建一个窗口（f）：通过这个窗口可以看到阴蒂和尿道（g）。h：围绕窗口的皮肤前方边缘被缝合（如图所示），在中线处形成前阴蒂包皮

然后将去管化尿道黏膜沿尿道周围缝合至尿道球部筋膜（图 46-4d，蓝线）。

所有正常女性的外阴，无论个体的肤色如何，都有一个粉红色的后壁。为了实现与阴道成形术相似的解剖结构，将阴茎球部尿道残端去管化，暴露其粉红色的黏膜里层（图 46-4d，蓝线）。

当翻转阴茎皮管并插入预留的阴道管腔时，将其基底部向后牵拉并固定至球部尿道基底的后方，它将作为阴道管的入口。这样做会导致前部的阴茎干皮肤遮盖了位于阴蒂和新尿道口之间的所有中线组织。为了使新的阴蒂和尿道口可以外露，在前部阴茎干皮肤上做一个垂直的中线切口并将新建阴蒂和尿道外口由此拖出（图 46-4e、f）。该切口的长度大约等于新阴蒂（前）和新尿道口（后）之间的距离（图 46-4e-g）。

然后将去管化尿道的边缘（图 46-4d，蓝色轮廓）缝合到此垂直中线切口的同侧皮肤边缘（图 46-4f，左 / 右箭头）。结果如图 46-4h 所示。请注意，阴蒂上的皮肤在中线处缝合在一起，形成阴蒂包皮的前壁。如图所示放置一根导尿管。

小阴唇是由位于阴蒂和阴道口后侧之间的中线两侧的阴茎干皮肤皱褶形成。将皮肤从阴茎基部的后缘缝合到会阴切口的后端（即会阴体）形成阴道隧道时，首先切除多余的阴囊皮瓣并缝合形成大阴唇。在切除阴囊皮肤后外侧和内侧的皮肤边缘被缝合在一起，形成大阴唇。

其他性别确定手术的选择、并发症和技术

▶ 创建阴道管的多种技术：附加讨论

对于全深度阴道成形术，最简单和最可靠的手术技术是使用阴茎干皮肤。因为此皮肤在基部保持完整，并且在阴茎皮肤脱鞘时 Colle 筋膜内有充分的血供，它提供了一个本质上血管化良好的带蒂皮瓣。使用这种技术，称之为阴茎翻转阴道成形术，将阴茎干皮肤的末端缝合闭合，将整个皮肤管翻转并转移到新生的阴道腔隙（表 46-6）。然而，许多包皮环切术后的患者，并没有足够的阴茎干皮肤来形成一个深度令人满意的阴道（通常为 12.7~16.5cm）。对于这些患者，有以下三种选择：

1. 阴茎皮肤翻转阴道成形术　仅使用管状的阴茎皮肤（图 46-2）。

2. 游离全层阴囊皮肤移植　采用全层阴囊游离皮片增大阴茎皮管（图 46-5a）。为了准备这一点，阴囊皮肤在手术台上祛除皮下脂肪，然后缝合成管状，然后将其缝合到阴茎干皮肤管的远端（图 46-5b）。然后将阴囊皮肤（S）缝合在一个定制的支架上（图 46-5c、d），然后将其缝合到管状阴茎皮肤（P）的远端，形成一个完整的翻转皮肤管（图 46-5e、f）。

3. 带蒂阴囊皮瓣移植　将管状阴茎皮肤在腹侧去管化，与会阴和阴囊中线的皮肤端端吻合。然后将吻合皮肤段作为一个整体进行管状化缝合，转移到新建的阴道腔。

4. 肠道阴道成形术　这是使用一段肠道来新建阴道腔。虽然有些人使用小肠或乙状结肠来新建阴道，但我们的经验表明右结肠更可靠。结肠阴道成形术也可以给因手术和药物治疗或先天性疾病而失去阴道的真正女性提供治疗。我们进行右结肠阴道成形术的一个优点是，移植物（结肠段）有一个可靠的血供支持使其适用于相当大的侧支瘢痕或放疗诱导的不利情况。结肠来源的阴道口不易闭合，粉红色结肠使它接近一个正常的阴道外观。以上列出的方案 1 和方案 2 需要术前从阴囊皮肤永久脱毛，因为新阴道管内的毛发可能是感染病灶、毛球和卫生不良的原因（Garcia et al，2017；Zhang et al，2016）。如果阴囊毛发较黑，则可以使用激光治疗。数据表明，激光治疗可能比电解能更有效地永久脱毛。由于肠道阴道成形术比方案 1 和方案 2 更具侵入性，因此最好在没有充足的阴茎皮肤和阴囊皮肤的情况下使用。

▶ 并发症

理解并预防并发症的主要挑战，是对所采用的手术技术缺乏全面和详细的信息，以及缺少一种系统的方法来报告不同手术方法的结果。需要提供的详细情况，包括报道有无具体的并发症。其他缺陷在于大多数研究是基于小样本和不确定性的回顾性随访。

阴道成形术主要并发症的发生率（Massie et al，2016）较低。可以说，最严重的并发症是直肠损

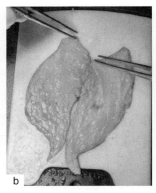
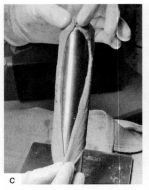
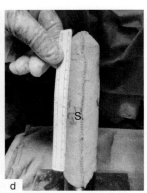
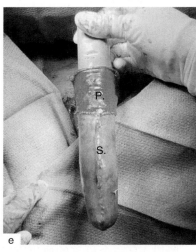
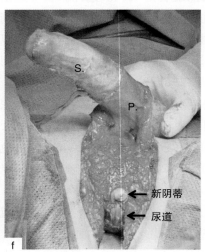

▲ 图 46-5　a：阴囊皮肤可以分成两块单独的部分。然后将全层皮肤移植物去除脂肪至真皮层。b：或者在手术开始时，所有阴囊皮肤都可以作为单块收获，其优点是当移植物的腹侧边缘在支架上缝合在一起时，仅需要一条缝合线即可将移植物管状化（c、d）。由此产生的阴囊皮肤管（S）通常长约 12.7~17.8cm（5~7 英寸）（e）。然后，阴囊皮肤管（S）被缝合到完整的阴茎体皮肤管（P）上，将其送入新创建的阴道管腔内（f）

伤，它会导致直肠阴道瘘。这种损伤通常发生在直肠的前部，即阴道管腔的后部，它发生在阴道管腔的分离过程中。尽管未在所有临床研究中报告明确的并发症发生率，但已有报告的发生率为 0.9%~3%（Buncamper et al，2016；Cristofari et al，2019；Rossi Neto et al，2012）。据报道，术后输血的需求为 5%~15%（Buncamper et al，2016；Rossi Neto et al，2012）。

尽管一些作者分别报道阴道功能完全丧失与症状性和可逆性阴道狭窄的发生率为 12%与 39%（Rossi Neto et al，2012；Goddard et al，2007），阴道完全狭窄导致功能丧失的发生率为 2.9%（Buncamper et al，2016）至 7%~8%（Rossi Neto et al，2012；Cristofari et al，2019）。

梗阻性尿路并发症范围为 1%~40%，常是由于尿道狭窄和尿流向上偏转导致排尿时大腿内侧

湿润（Cristofari et al，2019；Rossi Neto et al，2012；Goddard et al，2007）。

在少数临床研究中报道的其他并发症发生概率为，长期阴道疼痛 22%（Massie et al，2018），性高潮障碍 52%（Cristofari et al，2019），阴蒂过度敏感 14%（Goddard et al，2007），以及明显的阴道内毛发生长 29%（Cristofari et al，2019；Goddard et al，2007）。

其他更常见的与伤口愈合相关的次要并发症包括：外阴或阴道穹窿肉芽组织（7%~26%）和伤口裂开（5%~33%）（Cristofari et al，2019；Rossi Neto et al，2012；Massie et al，2018；Gaither et al，2018）。

▶其他注意事项

接受阴道成形术的患者应该被教导进行凯格

尔练习。因为阴道管和尿道通过盆底肌肉。患者必须学会有效地放松他们的盆底肌肉。不自主收缩，除了不能充分放松这些肌肉外，还会导致排尿困难（也可能导致花洒状尿流），以及疼痛或阴道扩张困难。

也应提醒患者，由于种种原因，阴道成形术不能常规切除前列腺和精囊。前列腺切除术与不可忽视的尿失禁风险相关，前列腺紧邻新建阴道管前方。不仅在阴道成形术时切除前列腺非常困难（因为在长期使用雌激素和雄激素阻断，前列腺通常较小），而且也会对创建阴道管所需组织的存活能力造成影响（增加局部出血和尿漏的风险）。保留前列腺会导致患者术后可能仍然会存在射精感觉与性高潮。我们需要提醒患者，在阴道性交中前列腺仍然是性刺激的内在来源。

因为患者保留了前列腺，所以仍然存在前列腺癌的风险。虽然还不清楚变性女性与真正男性的前列腺癌风险比例，应讨论前列腺特异性抗原（prostate-specific antigen，PSA）常规筛查和数字影像检查的风险和好处，特别是前列腺癌危险因素更大的变性女性（包括家族史和术后开始女性化激素治疗）。由于新建阴道管皮肤毗邻前列腺，阴道成形术后任何明确的前列腺癌治疗（前列腺切除术或放疗）都有直接损伤阴道的风险，并损害现有新建阴道的血供。

▶ 男性化外生殖器性别确定手术（女性变男性）

患者可能会寻求男性化生殖器手术的一个或多个目标。他们可能会以不同的方式优先关注以下目标，或与这些目标相关的风险（Rachlin et al, 2017; Garcia et al, 2014）：

1. 去除女性外生殖器和内生殖器
2. 创造一个全尺寸的阴茎
3. 形成一个含有睾丸的阴囊
4. 能够站立排尿
5. 在性交过程中具有阴茎插入的能力
6. 具备性快感以及性高潮

外科手术的选择可以分为以下几种：创建一个小阴茎（低于平均成人阴茎长度的 2.5 标准差或者长度小于 7cm）；利用患者自己原有的男性化阴蒂创建阴茎；或与一般的成年阴茎相当的全

尺寸阴茎。这种阴茎是利用患者自身的皮肤和皮下组织，手术创建而成的。根据目前常见的术语，这些手术分别被称为阴蒂增大成形术和阴茎成形术。这两种手术方法各有优点、局限性和出现并发症的风险。患者目前有多种相关的手术选择。

A. 阴蒂增大成形术

阴蒂增大成形术是利用睾酮治疗后肥大的阴蒂重建阴茎。

阴蒂增大成形术可以进行或不进行尿道延长。尿道延长术是利用颊黏膜移植物（嵌入），或者阴蒂干皮肤皮瓣的皮肤与筋膜，分期手术使尿道开口延伸至小阴茎尖端。我们分两个阶段进行尿道延长术。第一阶段，在阴蒂皮肤横断后，立即切开阴蒂背侧悬韧带（以释放阴蒂并获得完全长度），在阴蒂最宽的位置用 H 形切口切开腹侧板。打开切口，将阴蒂体进行牵引，使我们能够确定阴蒂延长后尿道缺损的最大面积。将口腔黏膜移植嵌入到缺损的中央位置。根据需要切开阴蒂阴茎头，并放置足够的颊黏膜移植物以确保至少 2cm 宽的无毛上皮，这点非常重要。这样在后期第二阶段手术就有足够的组织形成新尿道管。此时不要将阴蒂体皮肤脱鞘。在第一阶段手术中，我们也进行了 V-Y 成形术，将阴唇的前端转位到大阴唇下方，将皮瓣从小阴茎基部的上方转移到下方。从而获得更多的"男性外观"美容效果，并突出了小阴茎的长度。

在第二阶段手术（通常 4 个月后），中线部位一条 2cm 宽的无毛上皮区域（包括已经的愈合颊黏膜移植物）从原来的尿道开口延伸到阴茎头，将其管状化形成尿道管。沿其腹侧和两侧边缘剥离阴蒂体，外科医生可以将多余的背侧皮肤转移到阴蒂体腹侧。游离小阴唇皮肤并修剪，从而使增大的阴蒂具有阴茎外观。

另外，一些外科医生使用阴蒂体或小阴唇皮肤作为带蒂皮瓣，进行一期阴蒂增大成形术。

阴道切除术、阴囊成形术和放置睾丸假体是患者可以选择的其他术式。我们在第二阶段手术中进行阴道切除术（消除阴道管腔隙，同时或术后进行子宫切除术）和阴囊成形术。切除小阴唇皮肤，并将大阴唇的下缘向前移位（V-Y 型成形术），形成多余的阴囊皮肤完成阴囊成形术。请注意，阴唇前后皮肤末端不应同时转位，因为这样会同时损害前后末端的血液供应，从而增加阴囊皮肤坏死风险。然后将大阴唇的内侧边缘在中线缝合在一起。使其具有阴囊的外观（图46-6）。睾丸假体可以在单独的第三次手术中安全进行，也可在第二阶段手术中进行。

阴蒂增大成形术也可以不延长尿道。在第二阶段的手术中，原有尿道开口可以延伸到阴囊下缘的后方。

阴蒂增大成形术的主要优点是它不需要额外阴茎皮肤就能形成阴茎。小阴茎的感觉通常与术前没有改变。潜在的相对缺点包括小阴茎的尺寸较小，事实上，目前还没有进一步整形手术使小阴茎增大。

B. 阴茎成形术

阴茎成形术可以创建一个完整（成人）大小的阴茎，但这需要使用患者身体其他部位相对较大面积的皮肤作为阴茎成形材料，并且（理想情况下）应当具有充分的血液供应（表46-7）。

C. 桡动脉前臂皮瓣

前臂桡动脉皮瓣（RAFF）是一种以前臂桡动脉、臂静脉和头静脉为基础的游离皮瓣。

1984年，张和黄首次描述使用基于前臂桡动脉和前臂内外侧皮神经的单一游离筋膜皮瓣，来创建存在感觉的阴茎和尿道（Garcia et al，2017；Chang and Hwang，1984）（图46-7）。

D. 前外侧股皮瓣（ALT）

宋及其同事最早报道了利用大腿前外侧ALT带蒂筋膜皮瓣进行阴茎成形术（Garcia et al，2017；Song et al，1984）（图46-8）。其动脉血供来自股旋外侧动脉降支的肌肉穿支，通过股外侧肌到达皮瓣（Garcia et al，2017；Wei et al，2002）。股外侧皮神经提供神经支配。作为带蒂皮瓣，整个皮瓣在股直肌和缝匠肌下进入受体部位，用于构建新阴茎和新尿道。ALT皮瓣也可以作为游离皮瓣切取。

对于这两种皮瓣类型，一个相对较小的（约4cm宽）的皮瓣部分（图46-7，图46-8）被用于构建新尿道。

对于这两种皮瓣，其中较小的（约4cm宽）皮瓣部分（图46-7，图46-8）被用于构建新尿道。将该部分皮瓣的皮肤面向内并管状化形成尿道，皮瓣较大的其余部分围绕神经尿道周围包绕（皮肤朝外）形成阴茎体。

在用于构建尿道和阴茎体的皮瓣部分之间有一条1cm宽的皮肤被剥除，它可以作为皮瓣的管

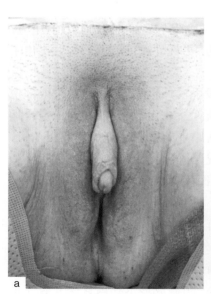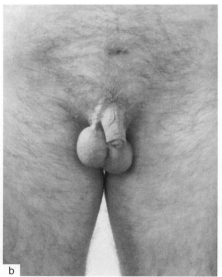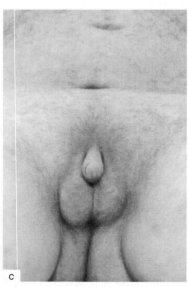

▲ 图46-6　阴茎成形术：包括尿道延长术，但不包括阴囊成形术和双侧睾丸假体植入（a）；包括阴囊成形术和双侧睾丸假体植入（b、c）。作为两期手术中的第一期，新尿道的近端与阴蒂干基部侧面的皮肤吻合，直到第二阶段手术才将原生尿道开口与新尿道近端之间的皮肤制成单一的管状结构。所示范围通常相同，但可能会因外科医生而异。一些外科医生更喜欢一期手术完成而不是分两期手术（经允许摘自 Garcia MM, Thomas P, Christopher NA, et al：Genital Gender Affirming Surgery for Transgender Patients. AUA Update Series, 2017；36：Lesson 5）

状阴茎部分和尿道部分之间的转折部位，该转折部位位于阴茎皮管和尿道皮管的中间位置。

对于 ALT 皮瓣，皮瓣在大腿上的确切位置是基于起源于股外侧动脉降支的穿支动脉的位置，该穿支动脉在进入皮瓣前通过肌肉（通常是股外侧肌）。皮瓣位于这些穿支血管的中心，以确保它们融入皮瓣的近端并靠近新尿道（图 46-8）。

也可以只构建阴茎而不构建尿道（如患者可以选择通过会阴尿道造口术进行尿道缩短，而不是延长）。该步骤可以使用一个较小的皮瓣区域。

在转移到受区部位后（图 46-9），皮瓣动脉可以与腹壁下动脉中的任何一条吻合（我们的偏好），或直接、间接与股动脉吻合。皮瓣静脉（基底静脉和 / 或头静脉，和 / 或合并静脉）与局部静脉吻合，包括腹壁下静脉或同侧隐静脉分支（Garcia et al, 2017）（图 46-10）。

表 46-7　全长阴茎和尿道的阴茎成形术种类

1. 前臂桡动脉游离皮瓣（RAFF）（+/- 新尿道）
2. 带蒂股前外侧带蒂皮瓣（ALT）或游离皮瓣（+/- 尿道）
3. 耻骨上带蒂皮瓣（SP）
4. 腹股沟带蒂皮瓣（G）（- 尿道*）

*虽然这种带蒂皮瓣没有足够的血液供应来支持新尿道，但可以单独进行桡动脉游离皮瓣尿道成形术来创建新尿道。

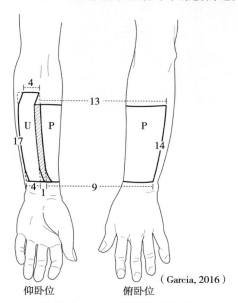

仰卧位　　　俯卧位　　　（Garcia, 2016）

▲ 图 46-7　前臂桡动脉皮瓣供体部位标记。尿道（U）和阴茎（P）段作为单个皮瓣收集。将分隔 U 和 P 皮肤段的宽 1cm 的区段去上皮化（阴影区域），以便将尿道段（皮肤一侧朝内）制成管状并位于阴茎段的管状中心（皮肤一侧朝外）。尿道皮管通常为 17cm×4cm，阴茎段长 14cm×宽 13~9cm（近端皮瓣宽度为 13cm，中部皮瓣宽度为 11cm，远端皮瓣宽度为 9cm）

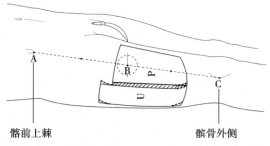

髂前上棘　　　　　　　髂骨外侧

▲ 图 46-8　股前外侧皮瓣（ALT）的尺寸和设计与从前臂桡动脉皮瓣完全相同，可以用于成型阴茎（P）和尿道（U）。用于新尿道的皮瓣部分可以在用于阴茎体的皮瓣部分的外侧（如图所示）或内侧。尿道和阴茎部分通过皮瓣的一个去表皮化的位置连接在一起（阴影区域）。ALT 皮瓣的血液供应来自旋股外侧动脉降支的穿支血管，通常穿过股外侧肌。这些穿支血管在距点 B（斜线圆圈）周长 3cm 的范围内进入皮瓣。点 B 总是位于髂前上棘 A 和髂骨外侧 C 的中点之间。穿支血管的位置在制定皮瓣轮廓之前通过多普勒超声进行确定。一旦确定了穿支血管的位置，就围绕这些穿支血管定位皮瓣，使穿支血管接近阴茎 / 尿道的近端

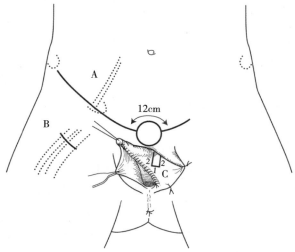

▲ 图 46-9　两步游离皮瓣阴茎成形术的新阴茎和新尿道受体部位标记。切口（粗线）位于髂前上棘和耻骨结节之间，与新阴茎植入部位的周长为 12~13cm 的圆形切口连接。可以解剖下腹壁下动脉（A）并转移到受体部位，与新阴茎桡动脉吻合以提供血供，或者隐动脉和静脉的分支可以通过位于股动脉血管上方和腹股沟下区域的水平切口上移动，（B）在两期阴茎成形术的一期，将在新尿道植入的位置的同侧小阴唇切除，并切开一个 2cm×1cm 无毛小阴唇皮肤瓣（左侧示出）。（C）该小皮瓣的下端被分叉至新尿道的近端。在一期完成的阴茎尿道成形术中，新建阴茎部尿道与新建的尿道固定部（管状阴道皮肤）吻合，将自然尿道开口连接到新尿道的远端（经允许摘自 Garcia MM, Thomas P, Christopher NA, et al: Genital Gender Affirming Surgery for Transgender Patients. AUA Update Series, 2017; 36: Lesson 5）

46

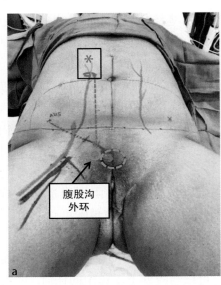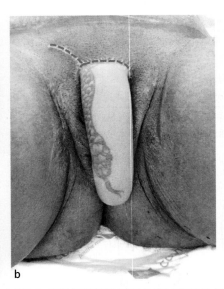

▲ 图 46-10 a：阴茎成形术受体部位。右侧（或左侧）腹壁下动脉和两根伴随静脉可以从穿过腹股沟韧带的位置向头侧游离。头端尽可能远离（*）切断，直到它们进入腹直肌，并通过在同侧腹股沟外环（浅实心蓝色圆圈）形成的开口通过，到达新建阴茎受区部位（浅虚线圆圈）。在这里，它们与阴茎的桡动脉和大约 2 条静脉吻合。b：第一期手术完成时受体部位切口的位置。在受体部位使用腹壁下血管而不是股血管，可以最小化受体部位瘢痕（蓝色虚线）的可见度

供体部位可以被双侧臀部下折痕处采集的全层皮肤移植物（FTSG）覆盖（Garcia et al，2014，2017）；一种更常用的选择是从大腿前部准备薄层皮肤移植物（STSG）。我们在比较 STSG 和 FTSG 美容结果方面的经验发现，下臀褶皱 FTSG 供区部位的恢复和覆盖阴茎成形术皮瓣供区部位，有更好的美容优势。

E. 耻骨上皮瓣和腹股沟皮瓣

来自耻骨上或腹股沟中线区域的皮肤和脂肪组织可以被游离并塑形为阴茎。对于耻骨上皮瓣（SP），将皮瓣的头侧和外侧剥离，将皮瓣的皮肤/脂肪组织从前腹壁剥离出来，只留下皮瓣的尾端与周围皮肤保持连续性。

将 14cm×12cm 的皮瓣沿背侧中线缝合皮瓣的侧边缘而呈管状化；皮瓣的头端成形为阴茎的远端。该皮瓣由局部耻骨上皮肤穿支血管供应。

腹股沟皮瓣（G）是一个近似矩形的皮瓣，与腹股沟韧带平行并位于腹股沟韧带下方一指宽处。它也被称为 SCIP 皮瓣，因为它的血液供应是位于腹股沟韧带缝匠肌内侧的旋髂浅动脉穿支的分支。当皮瓣被提起后，它被旋转 180°（外侧端变成内侧端），并在阴茎根部侧面的完整皮肤下穿过（皮瓣供区部位的内侧会受到限制）。供区部位皮瓣的侧端成为阴茎的远端。

对于 SP 和 G 皮瓣，由于在皮瓣游离过程中局部感觉神经的破坏，皮瓣的游离部分都是感觉麻木的。患者报告仅在成形阴茎根部阴部 2~3cm 处存在触觉 Garcia et al，2014，2017）。

此外，因为这两种皮瓣类型都是基于精细的穿支血管，两者都不能保证灌注良好的足够多皮肤，以提供专门用于建造新尿道额外皮瓣（类似于 RAP 和 ALT 皮瓣形成的"阴茎皮管包绕尿道皮管"情况），因为新尿道缺血或狭窄的风险非常高（Garcia et al，2014，2017）。

▶ 手术分期

阴蒂增大成形术和阴茎成形术可以在一到两个阶段进行。我们相信，两阶段的方法可以提供更有益、更可靠、更美观的美容结果。只有当明确患者没有反复感染，没有局部和/或尿路感染（urinary tract infection，UTI）的危险因素时，未来也不会计划进行额外的生殖器手术时，才考虑进行阴茎假体植入的独立手术。至少间隔 4 个月以保证足够的时间进行伤口愈合。如果为解决不同阶段之间的并发症而进行了一些小的手术，该时间窗口将适当延长。表 46-8 显示了我们的分期计划，并列出了患者接受阴茎成形术的所有额外手术。图 46-11 显示了在 Ⅰ 期手术之后和在

Ⅱ期手术之前可观察到新阴茎 / 新尿道的外观。图 46-12 显示了Ⅱ期手术结束时阴茎的外观。

图 46-13 提供了阴茎头成形术的手术细节和美容优化的技术。

表 46-8　手术分期

Ⅰ期到Ⅱ期 间隔 4 个月	**Ⅰ期手术** 阴蒂增大成形术（增加尿道成形需要Ⅱ期手术，不增加尿道成形则可Ⅰ期完成）（泌尿外科医生） 阴茎尿道成形术（泌尿外科及整形科医生）： 桡动脉前臂皮瓣（神经吻合 + 尿道成形）；大腿前外侧皮瓣（神经吻合 + 尿道成形）；耻骨上皮瓣 （神经吻合，无尿道成形）
Ⅱ期到Ⅲ期 间隔 4 个月	**Ⅱ期手术**（泌尿外科医生） 联合或不联合腹腔镜子宫切除术 尿道成形延长至新建阴茎头，或阴道切除术后尿道会阴造口术 阴茎头成形术 * 将原有阴蒂转位至新建阴茎前部 *
	Ⅲ期手术（泌尿外科医生） 阴茎假体植入术（可膨胀型）* 睾丸假体植入

*需在阴茎成形术后进行。

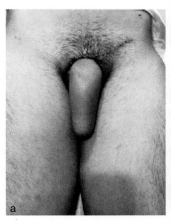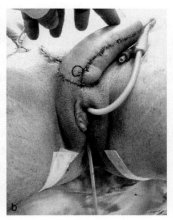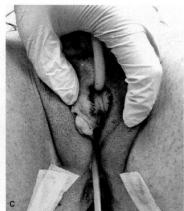

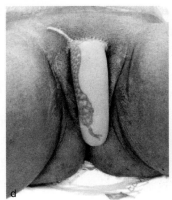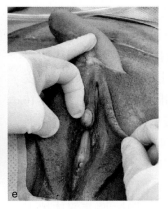

▲ 图 46-11　a：Ⅰ期阴茎尿道成形术后即成形的新阴茎和近端新尿道开口（b、c）。阴茎新尿道口位于原生阴蒂的根部左侧（b、c）。请注意左小阴唇已经手术切除。d、e：4 个月后，在Ⅱ期手术前的相同解剖结构（不同患者）

46

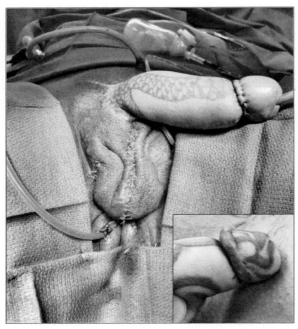

▲ 图46-12 阴茎尿道成形术第二期手术完成后的手术部位。第二期完成以下步骤:①耻骨上导管放置;②阴道切除术(创口引流管从切口处排出);③将原生尿道口与新阴茎新尿道连续("尿道连接");④复杂的阴囊成形术,切除小阴唇,将大阴唇的后端向前移动,并在中线处将大阴唇的内侧缘缝合;⑤将原生阴蒂转移到阴茎腹侧根部右侧(使其不可见);⑥阴茎头成形术,塑形阴茎头;⑦放置导尿管。小图:阴茎头成形术部位愈合后。为了在阴茎体和阴茎头之间的冠状沟变窄,按照(图46-13c)所描述的皮条移植物缝合到阴茎头成形术切口线的末端,在牵拉状态下使皮条的周长小于阴茎体或阴茎头本身的周长。这一关键步骤有助于塑形自然美观的冠状沟

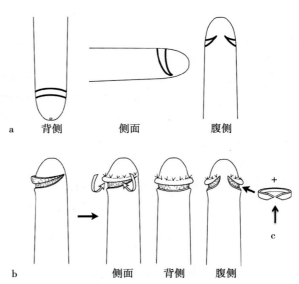

▲ 图46-13 对于阴茎头成形术,我们在新阴茎末端提起局部皮瓣,以形成冠状沟和阴茎头的自然外观。a:切口标记:在阴茎头部位的背面制作两条弧形墨线(距离背中线1cm)。这些向腹部延伸并逐渐变细,会合在阴茎头的腹侧外侧部位。b:切口:用手术刀仅切开近端线。近端皮肤边缘向远端削薄(到真皮和皮下脂肪之间)。然后,皮肤切口的远端边缘向内折叠,并缝合到其自身下表面的真皮(位于远端墨线标记处)。c:收集一条宽1cm的无毛皮条(通常来自臀部区域)作为全层皮肤移植物,并将其缝合到由切口创建的缺损中(在牵拉状态下,使其周长小于阴茎周长)。其近端边缘被缝合到切口近端的皮肤,其远端边缘被缝合到切口远端的皮肤边缘(现位于远端墨线下方)(经允许摘自 Garcia MM, Thomas P, Christopher NA, et al: Genital Gender Affirming Surgery for Transgender Patients. AUA Update Series, 2017; 36: Lesson 5)

▶手术专家

Ⅰ期手术通常需要两名外科医生,最好与一名整形外科医生合作进行皮瓣游离和血管神经的显微外科吻合。在我们的经验中,泌尿科医生执行其他方面的手术,包括从开始供区部位的皮瓣设计,到并受区部位的准备工作(包括图46-10所示的步骤:游离右侧腹壁下血管,创建一条通过右侧腹股沟管的通道到达受区部位,并获取右侧阴蒂神经)。Ⅱ期手术可以由泌尿科医生单独进行,尽管一些中心可能与整形外科医生和/或妇科医生合作完成。在Ⅲ期手术中,阴茎假体植入手术通常由泌尿科医生完成。鉴于几乎所有的长期并发症都与尿路和/或性功能有关,泌尿科医生是很重要的,不但在术前规划和设计中发挥积极作用,并且直接参与手术本身和对患者的长期护理。

▶不同皮瓣的优点和局限性

ALT皮瓣用于阴茎成形术最引人的特点是前臂供区血运优于大腿供区血运。

ALT皮瓣的主要局限性是皮瓣往往相当厚,这通常会导致一个过厚的桶状阴茎。事实上,过大的阴茎周长会导致患者性交中无法完成阴茎插入(伴侣疼痛),而且过重的重量经常会将整个阴茎牵拉到耻骨后方过远的位置(Isaacson et al,

2017）。Isaacson 等（2017）建议最大的阴茎最终周长应小于 12~14cm。ALT 皮瓣通常也没有明显的感觉神经束进行神经吻合。

前臂桡动脉皮瓣现在通常被认为是阴茎成形术的金标准，主要原因：①血管系统为皮瓣组织提供明显的充分血供；②皮瓣具有相对突出的感觉神经，可与受区局部神经吻合；③皮瓣厚度相当均匀，这使得阴茎大小和美容效果更加可靠。该皮瓣的主要缺点是前臂供区部位可见明显的损伤。

性感觉和性功能

▶桡动脉前臂和 ALT 皮瓣

将位于阴茎重建皮瓣底端的感觉支配神经，与同侧阴蒂神经的近端离断面进行端端吻合，可以恢复新建阴茎的触觉和性感觉（Garcia et al, 2014, 2017；Garaffa et al, 2010）。对一些患者来说，新建阴茎的触觉分布可能是不均匀的。Garcia 等研究表明，约 2/3 行前臂桡动脉皮瓣合并阴蒂神经吻合术的患者，可通过阴茎远半端部分的抽插达到性高潮。所有阴蒂增大成形术的在阴蒂转位到阴茎底部的腹侧皮下间隙后，都可以通过直接刺激小阴茎（即原有的阴蒂）来达到性高潮。有趣的是，这些患者描述术后性高潮与术前性高潮的质量相同或更高，这表明，只需要保留单侧完整的阴蒂背感觉神经束就能维持性高潮，且 GAS 使外生殖器与患者内心认知性别一致，可以从主观上提高性高潮质量。

▶腹股沟皮瓣

除阴茎根部 2~3cm 的区域外，其他所有部位都没有触觉。然而，阴茎的性感觉可以通过将（切除表皮的）阴蒂（阴蒂头或阴蒂体）转移到阴茎腹侧基部的皮下空间来实现（Garciaetal, 2014, 2017）。

▶阴茎假体植入术

阴茎假体可以在阴茎成形术后提供勃起功能。阴茎假体被放置在新建尿道和阴茎皮肤之间的间隙中。只有阴茎成形术后，并且没有复发

性尿道狭窄或瘘管的情况下，才进行阴茎假体植入术；因为在新建阴茎内的尿道和阴茎假体之间缺少天然的组织屏障（如阴茎白膜或海绵体腔）。此外，由于缺乏阴茎海绵体腔，假体圆柱体必须固定在耻骨上，以防止设备的移位和穿孔（Garcia et al, 2017）（图 46-14）。

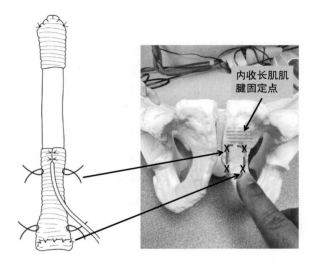

内收长肌肌腱固定点

▲ 图 46-14　新阴茎的可膨胀阴茎假体。为了将可膨胀阴茎假体的柱状体固定在患者身上，柱状体的近端和远端分别包裹在聚酯纤维"袜子"和"帽子"中（左图）。较近端的"袜子"用不可吸收丝线（例如，2-0 Ethibond）缝合到位于内长收肌肌腱固定点后方的坐骨耻骨支（右图，用蓝色轮廓勾画）的一个平坦区域的四个位部位（用黑色 × 标记）

虽然有可塑型假体和可膨胀型假体可供选择，但我们更倾向于后者而非前者。因为可塑型假体可以对阴茎皮肤提供持续性的矢量压力，这导致局部脂肪组织缺血（导致"松垂"阴茎），并增加了假体穿孔的风险。相比之下，可膨胀型假体在松弛状态下，在阴茎内占据的体积要小得多，并且不压迫阴茎内部，从而减少了挤压的风险，并减少了阴茎内脂肪组织的缺血性坏死。

阴茎假体植入必须避免损伤阴茎和尿道的血管蒂，它们远端位于中心位置，近端穿过阴茎血管吻合口的位置。我们通常只将一个圆柱体放置在血管吻合口的对侧（Garciaetal, 2017）。有趣的是，一项针对性别确定阴茎成形术后接受阴茎假体植入患者的回顾性研究显示，患者报告在植入假体后有性感觉的敏感性有明显增加。我们认为这是因为假体作为阴蒂和上覆皮肤后面的"背板"，这增加了通过皮肤直接对它施加压力的刺激。

一般手术并发症

大多数与男性化生殖器 GAS 相关的并发症来自两个方面：尿路（尿道延长）和性功能（使用阴茎假体术来实现勃起）。

在前臂桡动脉皮瓣阴茎成形术中，15%~32% 报告尿道狭窄，21%~28% 报告尿道瘘（Baumeister et al，2011；Doornaert et al，2011；Fang et al，1994）。瘘管发生率明显高于狭窄率可能反映了局灶性尿道皮瓣坏死和 / 或缝合线破裂的独立发生率。据报道，如果使用局部皮瓣（如带血管化的小阴唇皮肤或阴道黏膜瓣）构建新尿道近段（即新走廊 - 尿道近端），狭窄和瘘管发生率较低（Kim et al，2010）。狭窄最常发生在阴茎和尿道固定部分之间的吻合处（Lumen et al，2011）。这可能是由于局部皮瓣和游离皮瓣边缘吻合部位的血管化不佳。

▶ 可膨胀型阴茎假体

据报道，8.5%~12% 的病例出现了假体感染，4%~18% 的病例出现了机械故障（Falcone et al，2018；Hoebeke et al，2010；Neuville et al，2016）。据报道，19% 患者由于柱状体异位或单个柱状体缺乏足够硬度而感到不满（Falcone enal，2018）。

致谢

作者希望感谢来自英国的同事（David Ralph、Nim Christopher、Philip Thomas、James Bellringer 先生），他们通过分享技术、指导和合作为改进这里描述的许多技术做出了贡献。作者还希望感谢 Tom F. Lue 博士、Emil Tanagho 博士和 Peter R. Carroll 博士提供的宝贵和慷慨的指导。

（孙泽家　李泽林　翻译　田龙　审校）

参考文献

AMA (American Medical Association): AMA General Policy H-185.950; Resolution 122 (A-08): Removing financial barriers to care for transgender patients, 2008. (Available online at: http://www.tgender.net/taw/ama_resolutions.pdf.)

Anton BS: American Psychological Association policy statement: Transgender, gender identity, and gender expression nondiscrimination. Proceedings of the American Psychological Association for the legislative year 2008: Minutes of the annual meeting of the Council of Representatives, February 22–24, 2008, Washington, DC, and August 13 and 17, 2008, Boston, MA; and minutes of the February, June, August, and December 2008 meetings of the Board of Directors. Am Psychol 2009;64:372. (Available online at: http://www.apa.org/about/policy/transgender.aspx.)

APA (American Psychiatric Association): Diagnostic and Statistical Manual of Mental Disorders. 5th ed., DSM-5. American Psychiatric Publishing, Arlington, VA, 2013.

APA (American Psychological Association): Answers to your questions about transgender people, gender identity and gender expression, 2011. (Available online at: http://www.apa.org/ topics/lgbt/transgender.aspx.)

Arcelus J et al: Systematic review and meta-analysis of prevalence studies in transsexualism. Eur Psychiatry 2015;30(6):807–815.

Baumeister S et al: [Phalloplasty in female-to-male transsexuals: experience from 259 cases.] Handchir Mikrochir Plast Chir 2011;43(4):215–221.

Bockting W, Coleman E, De Cuypere G: Care of transsexual persons. New Engl J Med 2011;364(26): 2559–2560.

Bockting W: Psychotherapy and the real-life experience: From gender dichotomy to gender diversity. Sexologies 2008;17(4):211–224.

Bockting WO, Knudson G, Goldberg JM: Counseling and mental health care for transgender adults and loved ones. Int J Transgend 2006;9.

Bolin A: Transcending and transgendering: Male-to-female transsexuals, dichotomy and diversity. In: Gilbert HH (ed): Third Sex, Third Gender. Zone Books, 1996.

Buncamper ME et al: Surgical outcome after penile inversion vaginoplasty: A retrospective study of 475 transgender women. Plast Reconstr Surg 2016;138(5):999–1007.

Chang TS, Hwang WY: Forearm flap in one-stage reconstruction of the penis. Plast Reconstr Surg 1984;74(2):251–258.

Coleman E et al: Standards of care for the health of transsexual, transgender, and gender-nonconforming people, Version 7. Int J Transgend 2012;13(4):165–232.

Conron KJ et al: Transgender health in Massachusetts: Results from a household probability sample of adults. Am J Public Health 2012;102(1):118–122.

Cristofari S et al: Postoperative complications of male to female sex reassignment surgery: A 10-year French retrospective study. Ann Chir Plast Esthet 2019;64(1):24–32.

Davy Z: The DSM-5 and the politics of diagnosing transpeople. Arch Sex Behav 2015;44(5):1165–1176.

De Cuypere G et al: Sexual and physical health after sex reassignment surgery. Arch Sex Behav 2005;34(6):679–690.

Doornaert M et al: Penile reconstruction with the radial forearm flap: An update. Handchir Mikrochir Plast Chir 2011;43(4):208–214.

Falcone M et al: Outcomes of inflatable penile prosthesis insertion in 247 patients completing female to male gender reassignment surgery. BJU Int 2018;121(1):139–144.

Fang RH, Lin JT, Ma S: Phalloplasty for female transsexuals with sensate free forearm flap. Microsurgery 1994;15(5):349–352.

Feinberg L: Transgender Warriors: Making History from Joan of Arc to Dennis Rodman. LGBT Thought and Culture. Beacon Press, 1996.

Fisk NM: Editorial: Gender dysphoria syndrome—the conceptualization that liberalizes indications for total gender reorientation and implies a broadly based multi-dimensional rehabilitative regimen. West J Med 1974;120(5):386–391.

Flores AR et al: How many adults identify as transgender in the United States? June 2016. (Available online at: http://williamsinstitute.law.ucla.edu/wp-con-tent/uploads/How-Many-Adults-Identify-as-Transgender-in-the-United-States.pdf.)

Gaither TW et al: Postoperative complications following primary penile inversion vaginoplasty among 330 male-to-female transgender patients. J Urol 2018;199(3):760–765.

Garaffa G, et al: Total phallic reconstruction in female-to-male transsexuals. Eur Urol 2010;57(4):715–722.

Garcia M: Sexual function after shallow and full-depth vaginoplasty: Challenges, clinical findings, and treatment strategies—urological perspectives. Clin Plast Surg 2018;45(3):437–446.

Garcia MC, et al: Genital Gender Affirming Surgery for Transgender Patients. American Urologic Association, 2017. (AUA Update Series, 2017.)

Garcia MM et al: Overall satisfaction, sexual function, and the durability of neophallus dimensions following staged female to male genital gender confirming surgery: The Institute of Urology, London U.K. experience. Transl Androl Urol 2014;3(2):156–162.

Gates GJ: How many people are lesbian, gay, bisexual, and transgender? April 2011. (Available online at: http:/williamsinstitute@law.ucla.edu/wp-content/uploads/Gates-How-Many-Peo-ple-LGBTApr-2011.pdf.)

Gijs L, Brewaeys A: Surgical treatment of gender dysphoria in adults and adolescents: Recent developments, effectiveness, and challenges. Ann Rev Sex Res 2007;18(1):178–224.

Goddard JC et al: Feminizing genitoplasty in adult transsexuals: Early and long-term surgical results. BJU Int 2007;100(3):607–613.

Hage JJ, Karim RB: Ought GIDNOS get nought? Treatment options for nontranssexual gender dysphoria. Plast Reconstr Surg 2000;105(3):1222–1227.

Hoebeke PB et al: Erectile implants in female-to-male transsexuals: Our experience in 129 patients. Eur Urol 2010;57(2):334–340.

IoM (Institute of Medicine): The Health of Lesbian, Gay, Bisexual, and Transgender People: Building a Foundation for Better Understanding. National Academies Press, Washington, DC, 2011.

Isaacson D et al: How big is too big? The girth of bestselling insertive sex toys to guide maximal neophallus dimensions. J Sex Med 2017;14(11):1455–1461.

Kim SK et al: A new method of urethroplasty for prevention of fistula in female-to-male gender reassignment surgery. Ann Plast Surg 2010;64(6):759–764.

Klein C, Gorzalka BB: Sexual functioning in transsexuals following hormone therapy and genital surgery: A review. J Sex Med 2009;6(11):2922–2939; quiz 2940–2941.

Kuzon WM Jr, Gast KM: Discussion: Surgical outcome after penile inversion vaginoplasty: A retrospective study of 475 transgender women. Plast Reconstr Surg 2016;138(5):1008–1009.

Lev AI: Transgender Emergence: Therapeutic Guidelines for Working with Gender-Variant People and Their Families. 2004, Haworth Clinical Practice Press, Binghamton, NY, pp. xxix, 467.

Lumen N et al: Urethroplasty for strictures after phallic reconstruction: A single-institution experience. Eur Urol 2011;60(1):150–158.

Massie JP et al: Predictors of patient satisfaction and postoperative complications in penile inversion vaginoplasty. Plast Reconstr Surg 2018;141(6):911e–921e.

Murad M et al: Hormonal therapy and sex reassignment: A systematic review and meta-analysis of quality of life and psychosocial outcomes. Clin Endocrinol (Oxford, UK) 2010;72(2):214–231.

NCTE (National Center for Trangender Equality): Understanding transgender—frequently asked questions about transgender people. National Center for Transgender Equality, Washington, DC, 2009. (Available online at: http://www.transequality.org/sites/default/files/docs/resources/NCTE_UnderstandingTrans.pdf.)

Neuville P et al: Surgical outcomes of erectile implants after phalloplasty: Retrospective analysis of 95 procedures. J Sex Med 2016;13(11):1758–1764.

Pfäfflin F: Junge, Sex Reassignment. Thirty Years of International Follow-up Studies after Sex Reassignment Surgery. A Comprehensive Review, 1961–1991. 1998.

Rachlin K et al: Utilization of health care among female-to-male transgender individuals in the United States. J Homosex 2008;54(3):243–258.

Rachlin K et al: Hysterectomy and oophorectomy experiences of female-to-male transgender individuals. Int J Transgend 2010;12(3):155–166.

Rossi Neto R et al: Gender reassignment surgery—a 13 year review of surgical outcomes. Int Braz J Urol 2012;38(1):97–107.

Song YG et al: The free thigh flap: A new free flap concept based on the septocutaneous artery. Br J Plast Surg 1984;37(2):149–159.

Wei FC et al: Have we found an ideal soft-tissue flap? An experience with 672 anterolateral thigh flaps. Plast Reconstr Surg 2002;109(7):2219–2226; discussion 2227–2230.

WPATH: Standards of Care for the Health of Transsexual, Transgender, and Gender Nonconforming People. The World Professional Association for Transgender Health. 7th Version, 2011.

Zhang WR et al: Laser hair removal for genital gender affirming surgery. Transl Androl Urol 2016;5(3):381–387.

Zucker KJ et al: Demographics, behavior problems, and psychosexual characteristics of adolescents with gender identity disorder or transvestic fetishism. J Sex Marital Ther 2012;38(2):151–189.

Zucker KJ et al: Is gender identity disorder in adolescents coming out of the closet? J Sex Marital Ther 2008;34(4):287–290.

第47章　小儿泌尿外科病史和体格检查

Michael DiSandro

介绍

在小儿泌尿外科方面,许多技术进步却令我们产生了一种错觉,就是体格检查已经不像以前那么重要了。例如,对于睾丸扭转,我们现在已经拥有了非常敏感的阴囊超声检查,这使得我们能够更精确地观察睾丸的血流,并出现了新的观察指征比如旋涡征(Esposito et al, 2014),这使得阴囊超声的敏感性和特异性比以往更高(Agrawal et al, 2014)。20世纪90年代末,外科治疗决策在很大程度上依赖于体检,但今天更严重依赖于诊断性影像学检查。这是一件好事,因为它会从整体上带来更好的结果,但是它却忽视了完整的病史采集和体格检查的重要意义,以及在体格检查中所能体会到的细微差别。这一章总结了采集病史和体格检查方面的技巧,病史采集和体格检查在某种程度上可以补充和适应新技术,而不能被新技术的应用所取代。

与患者及其家人的交流

为了能获取详细的病史和体检,无论是在诊所、急诊科,还是作为住院患者,患者及其家人都需要感到舒适(Chiocca, 2010a)。医护人员需要以一种冷静而自信的方式来接近患者和家人。接诊前掌握尽可能多的患者信息将会有所帮助。这不仅包括了解患者的医疗记录和影像资料,还要关注护士和其他医护人员与患者家庭的互动交流。盲目接触患者会使整个交流过程更加

困难。了解相关信息后,下一步就是与家人和患者见面,采集病史,并进行体检。为了获得最佳效果,工作步骤需要根据患者的年龄、诊断和其他医疗状况进行不同的操作,这些内容将在下面讨论。

所有与患者的交流和信息均受健康保险流通与责任法案(HIPAA)隐私规则管理(Herold and Beaver, 2010)。除了医疗记录隐私,这些规则还包括发给患者及其家属的口头信息。在与家人讨论患者各种信息之前,确定谁是患者的合法监护人以及其他人是很重要的。可以一种非常礼貌而不尴尬的表述方式进行,比如说"您好,我是史密斯医生,您是?可以和你来谈吗"这也类似于在社交场合遇到陌生人时,如何打破僵局的交流方式。

最后,应该记住,未经说明的情况下永远不要率先检查患者。检查前应告知患者和家人如何进行检查,具体讨论如下。

▶收集信息

幸运的是,大多数小儿泌尿外科患者都是从初级医护人员转诊来的,他们已经做了初步的病史记录,可能也做了一些检查,然后在转诊中记录了患者需要帮助的情况。所有这些信息应在接诊前或查房后收集和仔细审核。医护人员要仔细查看所有的影像资料,而仅依赖于影像学报告是不严谨的。接诊之前,可以剔除病史记录中的大量多余信息,从而为您和患者的家人节省了

时间。例如,如果在查看图表资料后,确定患者是一名新生儿,患有双侧 SPU4 级肾积水、输尿管扩张和膀胱小梁,您的主要考虑可能就是后尿道瓣膜病。现在你就知道下一步诊疗中甚至住院之前患儿可能需要的影像学和实验室检查了。因此,在采集病史过程中可以仅局限于此类病例特定的关注点上,比如其他疾病、尿路感染(urinary tract infection, UTI)史和发烧史、用药史、是否羊水过少、男孩的包皮环切情况和肾功能异常的家族史。然而,并非所有时候都能获得完整的病史,有些患者在就诊前没有相关病史可回顾,那时就需要更多的时间来通过询问获取病史。

还要记住,所有的新患者都需要一个完整的泌尿系统病史记录和体格检查,所以即使患者有特殊情况,也应该进行一个完整的泌尿外科系统回顾和体检。通常有未被发现的泌尿系统问题,如可发现精索静脉曲张或反复发作的泌尿系感染等并给予解决。

小儿泌尿外科特殊的系统回顾应包括以下内容:

1. 一般情况　发烧、体重减轻、嗜睡、生长发育过程。

2. 胃肠道　便秘、腹泻、恶心、呕吐、腹痛。

3. 泌尿道　腰痛、排尿困难、血尿、尿失禁、尿频和尿急。

4. 生殖器　阴囊肿胀和 / 或疼痛,睾丸或阴囊肿块,腹股沟隆起,包茎,阴茎弯曲,阴茎分泌物,阴道分泌物。

需要得到既往医疗和手术史、用药史、过敏史、家族史和社会关系疾病史。有些药物可能对泌尿系统产生不良反应,而某些疾病也有相关的泌尿生殖器官畸形。一些更常见的例子是唐氏综合征伴有肾脏畸形、普拉德 - 威利综合征(Prader-Willi syndrome)伴有隐睾、Beckwith-Wiedemann 综合征伴有肾母细胞瘤。

家族史也很重要,因为许多泌尿系统疾病具有遗传性。其中一些在小儿泌尿外科中较为常见,包括膀胱输尿管反流(vesicoureteral reflux, VUR)、肾囊性疾病、肾多囊性发育不良、肾功能不全、肾结石、夜间遗尿和性发育障碍

(disorders of sex development, DSD)(Arfeen et al, 1993; Murugasu et al, 1991; Eccles et al, 1996; McPherson, 2007)。

▶ 接近孩子

检查开始前与孩子的交流是很重要的。其目的是与患儿和家人建立一种专业的关系,同时也减轻了他们的恐惧和焦虑。一个放松和舒适的孩子不仅更容易接受检查,而且体检会取得更准确的结果。例如,检查幼儿的睾丸时,区分回缩性睾丸和隐睾取决于患儿充分的放松和舒适度。

不同的年龄组需要不同的检查方法(Chiocca, 2010b)。对婴儿来说,陌生人和分离焦虑是应该解决的主要问题。在检查开始前,应允许父母尽可能长时间地抱着孩子,并在检查期间陪在婴儿的身边。慢慢地接近宝宝,微笑着,用平静的声音说话,然后让父母给孩子脱衣服,所有这些都有助于减少分离焦虑。一旦站在孩子身边,最好先碰碰她 / 他的手,表明你没有构成威胁,然后慢慢开始检查。护理人员应该从上面照料孩子。检查一结束,步行退出房间可以有助于护理人员给孩子穿好衣服并安慰孩子。

对于幼儿来说,因为他们的思维简单单纯,确保没有误解是很重要的。要使用简短而具体的说明,并以一种温和、放松的方式进行操作。将他们的玩具纳入检查过程中,并尽可能快速而高效地进行检查。

对于学龄前儿童来说,因为他们乐于获得喜欢和肯定,检查通常更容易。可以让他们参与这个过程,比如让他们自己穿衣服和脱衣服。

对于学龄儿童来说,他们越来越担心可能会受到伤害,而他们对检查的尴尬感也越来越大。需要给孩子解释检查的所有步骤,不要显得匆忙。可以使用更复杂的语言,让你们两个看起来像在进行一个轻松的讨论。

对于青少年来说,把他们当作成年人来和他们交谈。直接告知他们检查结果,并询问他们是否有任何问题。尊重他们的隐私,让他们放心,一定作好保密(Hockenberry et al, 2005)。16 岁以后,除了父母同意之外,患者对诊疗的知情同意同样重要,特别是在涉及生殖器检查时。

体格检查

▶重要体征

一些重要的体征可能有 UTI 伴发热、疼痛伴心动过速，或肾发育不良伴高血压。

▶一般体征

应评估患者的一般外观。应评估舒适性和 / 或疼痛的程度。是否有不寻常的气味，如粪便或尿失禁？有什么综合征的特征？

▶头、耳朵、眼睛、鼻子、和喉咙（HEENT）

检查有无与尿路异常相关的耳前皮肤标志（Kohelet and Arbel, 2000）。

▶腹部

腹部检查可能会发现腹部肿块、膨胀的膀胱（婴儿和幼儿更容易触到）、粪便嵌顿、腰部或腹部压痛、脐部渗液或肿块。

▶生殖器检查

应首先评估生殖器的外观与患者整体外观的关系。"典型"一词被用来描述符合抚养性别的生殖器，无论是男性还是女性。按照常规，多数患者都有典型的生殖器，但有时，生殖器可能不符合社会对典型个体的定义，这些患者被认为有"非典型生殖器"。例如，一个按男孩抚养的婴儿的阴囊下面有一个小阴茎（阴茎阴囊转位），就被认为是非典型的生殖器。非典型生殖器的诊断很重要，因为这些患者可能患有性发育障碍，这在某些情况下需要立即得到重视。有许多不同外观的非典型生殖器，诊断分析取决于病史、体格检查和染色体核型。

一旦评估了与患者相关的生殖器的整体外观，下一步评估就是 Tanner 分期评估。Tanner 分期（Solorio, 2002）应根据患者的年龄（性早熟或青春期延迟）、抚养性别（性发育障碍）、用药史（抗雄激素和雌激素）、出生史和患者的月经史进行评估。

无论诊断结果如何，进行生殖器检查对每个患者都很重要，尤其是儿科医生经常错过细微的生殖器体征（Singh et al, 2010）。从某种意义上说，患儿在小儿泌尿外科就诊是幸运的，因为不仅他们的主诉会被看到，而且他们将获得一个完整的泌尿系统体检。

下面讨论生殖器检查的细节。

A. 回缩性睾丸与隐睾

腹股沟和阴囊检查很重要，而没有经验要作好检查会比较困难。许多因隐睾到小儿泌尿外科检查的患者实际上是回缩性睾丸，只是初级医护人员无法对两者进行鉴别。回缩性睾丸并不是隐睾。回缩性睾丸的精索长度是正常的，当孩子呆在温暖放松的环境中时，比如温暖的浴室中，睾丸很容易到达阴囊并驻留。然而，回缩性睾丸确实有过度活跃的提睾肌，可以将睾丸暂时拉入腹股沟管，但一旦肌肉放松，睾丸就会回到阴囊里。这在幼儿和青春期前阶段是正常的。区分两者的检查技巧很必要，因为两者的治疗是不同的。诊治男孩的一些技巧包括以下几点。

1. 获取完善的病史资料　询问监护人，当婴儿在洗热水澡或睡觉时处于放松状态下，她 / 他是否看到了阴囊里的睾丸。如果是这样，那么这些睾丸很有可能是可回缩的。另外，询问在婴儿出生时睾丸是否在阴囊里；因为提睾肌反射在那时还没有发育，所以如果出生时两侧睾丸在阴囊里，患儿长大后，回缩性睾丸的可能性较大，而不是隐睾。

2. 检查时尽可能让患儿放松　提供一些转移注意力的东西，比如玩具或电子游戏。让监护人哄住孩子。在阴囊触诊之前，先肉眼观察睾丸。通常可以看到阴囊中的睾丸，但一旦触诊阴囊，睾丸就会回缩。

3. 在腹股沟检查时使用肥皂　这可以让你的手更容易滑过腹股沟管，并且更容易摸到睾丸。

4. 调整手的位置　如果初次触诊阴囊时并没有明显触及睾丸（图 47-1），那么先用一只手放在腹股沟管上方，另一只手尖放在靠近近端阴囊的部位。之后，一只手按压腹股沟管，尝试向下按压睾丸（图 47-2），然后这只手保持住位置，防止睾丸后退。再后，用另一只手尝试着感觉位于拇指和其他手指之间的睾丸。在感觉到睾丸之前，可能需要尝试几次这个动作（图 47-3）。

47

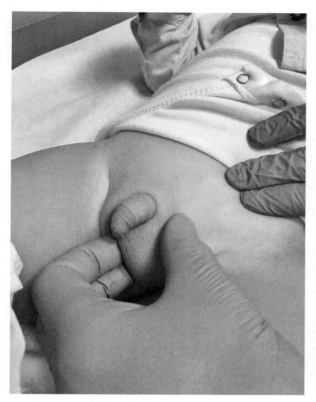

▲ 图 47-1　初次触诊隐睾

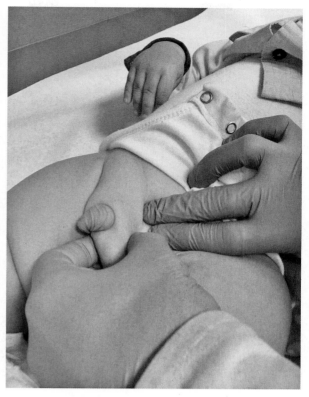

▲ 图 47-3　最后一步是将睾丸推挤到腹股沟管外环口下方

　　5. 把睾丸挤压到阴囊里　一旦感觉到睾丸，试着把它一直挤进阴囊。如果它不能进入阴囊，那么它就是隐睾。如果它进入阴囊，你必须放松它，观察它是否停留在阴囊里。如果患者尽可能地放松，睾丸在阴囊里停留了一段合理的时间，那么它就是回缩睾丸，而不是隐睾。

　　6. 按摩腹股沟管　在你找到睾丸并把它推入阴囊后，你可以用近端手按摩腹股沟管，试着放松提睾肌。这样，再加上让患者放松，通常会让回缩睾丸停留在阴囊里。

B. 鞘膜积液和疝

　　病史对于帮助鉴别腹股沟疝和鞘膜积液很重要，如果存在鞘膜积液，也可以区分交通性和非交通性的鞘膜积液。在病史上，腹股沟疝通常是被父母（或患者）注意到的反复出现和消失的腹股沟隆起。当患者哭喊或用力时，这种现象可能更为明显（图 47-4）。有时疝气不能消退，可能嵌顿，这时会出现压痛、疼痛和可能发烧等病史。鞘膜积液不疼痛或没有触痛，通常局限于阴囊，但可以向上延伸到腹股沟管，或仅局限于腹股沟管（精索鞘膜积液）。如果局限到腹股沟，鞘膜积液

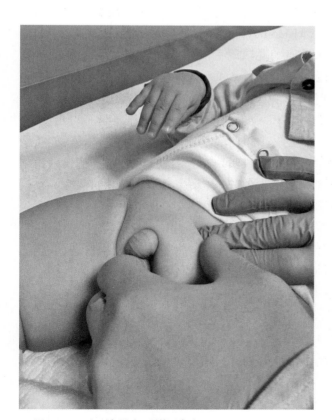

▲ 图 47-2　下一步是向下挤压睾丸

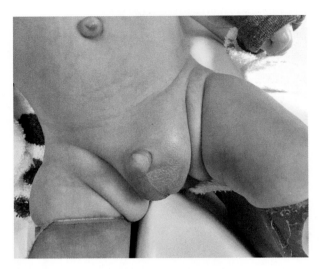

▲ 图 47-4　婴儿腹股沟疝

可能会与腹股沟疝混淆,用手电筒做透光实验或行腹股沟超声可以帮助鉴别两者。腹股沟疝的疝囊内含有腹腔内容物如脂肪或肠道,而鞘膜积液只含有液体。

交通性鞘膜积液的大小往往间歇性变化;它们随着活动或压力比如咳嗽而变得更大,当患者放松或睡觉时,它们会变得更小。非交通性鞘膜积液往往保持相同的大小,或随着时间的推移而缓慢增加,但它们的大小不会波动。

患者的年龄也很重要,因为青春期前男孩更有可能患有交通性鞘膜积液,而青春期后男孩更多是非交通性鞘膜积液(Wilson et al, 2008)。有时鞘膜积液张力较大,很难摸到睾丸。如果是这样,可以进一步做影像学检查,如阴囊超声,以确定睾丸是否存在于鞘膜积液囊内,特别是计划进行手术的患者。

通常父母们会在家里注意到孩子的腹股沟隆起或阴囊增大,但当患者接受小儿泌尿科医生的诊疗时,体格检查通常是要做的。这不能排除腹股沟疝或鞘膜积液的诊断。如怀疑此类疾病,当父母看到阴囊肿胀或增大时,给阴囊拍照会很有帮助。即使在体检时腹股沟疝并未表现出来,如果病史和图片令人信服,那么也可以计划手术。如果有疑问,阴囊和腹股沟超声可有助于诊断(Wani et al, 2015)。

女孩腹股沟疝的表现通常是父母或患者注意到的腹股沟隆起,尤其是用力的时候,和男孩一样,它通常会自行减小,在体检时可能不明显。同样,就像男孩一样,即使检查正常,腹股沟隆起出现和消失的强有力的病史就足以安排腹股沟疝修复手术,特别是当父母有腹股沟隆起时的照片时。

C. 睾丸和附睾

除了如上述检查睾丸的位置外,评估睾丸的形态也很重要。应该评估睾丸的大小,特别是关于对侧睾丸的大小。如果一侧睾丸不可触及,另一侧睾丸可能会有代偿性增大。如果患者单侧睾丸不可触及并且对侧睾丸代偿性增大,则可能存在患侧睾丸缺失(Son et al, 2016;Hodhod et al, 2016)。睾丸大小根据患者的年龄而不同,有非常好的参考文献可以帮助确定正常睾丸大小(Goede et al, 2016)。

触诊时要触摸到完整的睾丸,而不仅仅是有代表性的一部分。睾丸应该是均匀的,没有肿块或硬结。然后检查附睾,应该考虑到年龄较大患者的附睾可能很敏感,所以要谨慎而小心地进行检查。最常见的附睾查体发现是附睾囊肿,它通常是没有触痛的、小而均质的,并位于附睾的头部(Homayoon et al, 2004;Garrett et al, 2004)。任何睾丸或附睾肿块都应通过阴囊超声来进行评估。

D. 精索

下一步检查精索。对于青春期前的儿童,只需要一个粗略的检查来评估明显的体征,如精索鞘膜积液或团块。青春期后,应检查精索内输精管和扩张的静脉(精索静脉曲张)的情况。在检查过程中,应要求患者采取站立位并行瓦尔萨尔瓦动作(Valsalva maneuver),以观察精索静脉是否变得更加明显。通常,精索静脉曲张很明显,甚至在检查开始前就可以透过阴囊明显看到。精索静脉曲张常见于左侧,但也可见于双侧,因此应仔细检查双侧精索。评估睾丸的相对大小很重要,因为精索静脉曲张与患侧睾丸萎缩有关(Alkaram and McCullough, 2014)。尽管精索静脉曲张偶尔会引起轻微间歇性腹股沟或阴囊不适但很少有压痛和疼痛。这种不适不同于真正的生殖器疼痛,它是轻微的,很少令人烦恼。所以即使患者有明显的精索静脉曲张,如果病史表明具有任何超过轻微的间歇性不适的疼痛就应该予以解决,如睾丸扭转、附睾炎或腹股沟疝等来源的疼痛。

E. 腹股沟管

下一步检查腹股沟管。对于青春期前的男孩,可以通过轻轻触诊腹股沟来评估肿块或压痛。对于青春期后的男孩,应采取站立位检查和做瓦尔萨尔瓦动作(Valsalva maneuver)。一只手放在腹股沟上,另一只手沿着精索进入阴囊上口。除了精索外,没有其他内容物可触及,也没有腹股沟隆起。对于女孩,只需要一个温和的腹股沟检查,女孩的腹股沟疝并不常见,如果没有腹股沟隆起的病史,就不太可能诊断为腹股沟疝。

F. 阴囊

阴囊及其内容物的炎症可能是一个需要立即关注的急症问题。阴囊疼痛和炎症最常见的原因是附睾睾丸炎、睾丸扭转或睾丸附件扭转。这三种情况的治疗非常不同,所以必须采集完善的病史,并进行体格检查和影像学分析。

▶ 睾丸扭转、睾丸附件扭转与附睾睾丸炎的鉴别

了解患者的病史对帮助鉴别这三种不同的疾病至关重要。问诊的问题应该是开放性的,比如"告诉我发生了什么",而不是具体的,比如"疼痛从睾丸开始的吗?"开放性问题会给你更多关于疼痛性质的细节提示,而正是这些细微的差别将有助于指导诊断。睾丸扭转有一个更突然发作的病史,所以患者可能表述疼痛开始的确切时间,而其他两种疾病常见为起病隐匿,患儿可能声称注意到有一点阴囊疼痛,然后父母注意到孩子开始走路很奇怪。此外,由于扭转,疼痛可能会使孩子停止行走,并使他立即躺下。可能会突发恶心和呕吐。父母可能会马上注意到阴囊红肿,经常会立即带孩子去急诊科。

附睾睾丸炎的疼痛、红肿通常会随着时间的推移而加重,直到患者非常不舒服而需要看医生为止。与睾丸扭转不同,附睾睾丸炎可能伴有相关的尿路症状,如排尿困难,并可能伴有 UTI。患者还可能有发热、并有尿道分泌物或性传播疾病的病史。

对于睾丸附件扭转,疼痛很严重,但很少像睾丸扭转那样极度疼痛。在白人儿童中,如果早期进行检查,医务人员可能会在阴茎皮肤下看到蓝色("蓝点"征);然而,随着疾病进展,整个睾丸和阴囊会发炎,然后检查就变得不那么特异了。由于睾丸附件位于睾丸上极外侧,因此应对睾丸下极进行仔细检查,通常,睾丸的下部不会疼痛,特别是在症状出现后不久进行检查。

提睾肌反射也是有帮助的。睾丸扭转时提睾肌通常处于收缩状态,因此睾丸可能上提,而提睾肌反射将消失。另一个应该评估的体征是否存在阴囊的波动,这种情况可发生于长期的附睾睾丸炎,并可能提示出现脓肿。对于睾丸扭转,阴囊非常固定,变红而紧张,没有波动感。

▶ 阴茎和阴囊

触诊之前应首先评估阴茎和阴囊的整体外观,寻找明显的异常征象,如阴茎阴囊转位、阴囊对裂和小阴茎和/或阴囊。然后进行更仔细的检查和触诊来评估更细微的体征,如尿道口的位置和阴茎弯曲。

阴囊对裂的形态变化多样,可以是从阴囊中缝水平的一个小凹痕,到完全分裂形成类似阴唇的外观而失去阴囊外形。重度阴囊对裂主要与性发育障碍有关,因此也可能患有严重的尿道下裂、阴茎下弯畸形和阴茎阴囊转位。在这些更严重的病例中,术语模糊生殖器可以用来描述生殖器,因为其表型既不是典型的男性,也不是典型的女性。然而,非典型生殖器这个词是现在提出的,典型和非典型这两个术语将贯穿使用于本章中。

阴茎阴囊转位在性发育障碍中也很常见,但通常可以是一个独立的体征。轻度者,阴囊皮肤包绕在阴茎上方,有时在背侧连接到一起。在更严重的类型中,阴囊可位于阴茎上方,如果是这样的病例,阴囊将是分裂的,阴茎在阴囊的两瓣之间凸出,看起来更像典型的女性而不是男性。

包皮的检查很重要,但应该记住,包皮在新生儿或幼儿中可能不会完全退缩,这是正常的。新生儿的包皮通常会覆盖整个阴茎头,常常看不到尿道口。没有必要强翻包皮来检查尿道口。如果孩子排尿正常,8 岁以下的孩子包茎并不令人担

忧。8 岁以后,包皮应该很容易翻开,如果不能翻开,患者可能需要治疗。青春期前男孩的包皮和阴茎头之间有时有粘连,因此包皮不能完全翻开。这些都是正常的,青春期后可自行解决。但是,如果孩子以前做过包皮环切手术,粘连可能不能自行解除,甚至可能形成皮肤桥(图 47-5)。这些粘连类型是不正常的,应该加以处理。

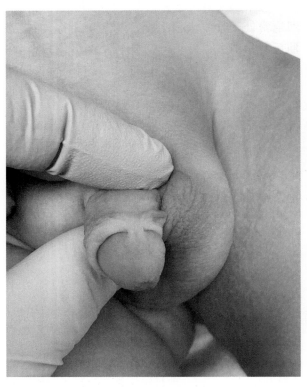

▲ 图 47-5   包皮环切术后的阴茎皮肤桥

在未行包皮环切的男孩中,当包皮卡在阴茎头前端时可发生包皮嵌顿。病史通常为患者或监护人将包皮翻起来,却忘记立即将它再退回去。然后阴茎皮肤开始变红、肿胀和疼痛,需要在急诊科或手术室进行复位。

包皮阴茎头炎是包皮和阴茎头的炎症,可以表现为仅有轻微的刺激和发红,严重的可表现为水肿、疼痛和脓液分泌。如果病情轻微,治疗可以采用温和的日常清洁,但如果病情严重,可能需要局部使用或口服抗生素治疗(Shahid,2012)。

对于未做过包皮环切和做过不完全包皮环切的男孩,另一个常见体征是包皮垢。包皮垢是包皮内外板之间皮脂腺分泌物和脱落的皮肤

的聚集物,不会危及生命。它在皮肤下呈白色肿块,可移动(图 47-6)。由于包皮垢通常会随着时间的推移自行排出,因此无须翻开包皮来清理包皮垢。

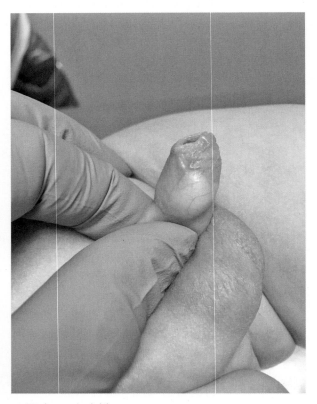

▲ 图 47-6   包皮垢

如果注意到包皮没有完全覆盖阴茎头,通常存在腹侧缺陷。如果是这样的病例,由于腹侧包皮缺失常与尿道下裂有关,因此应评估尿道口的位置。此外,阴茎也可能是背侧弯曲的(阴茎下弯畸形)。

虽然尿道口通常位于阴茎头尖端附近,但尿道口可以出现在阴茎中线的任何位置,可以是背侧(尿道上裂),也可以是腹侧(尿道下裂)。尿道上裂是膀胱外翻 - 尿道上裂复合体的一部分,因此患者也可能表现出膀胱或泄殖腔外翻的症状。

虽然尿道下裂的尿道口位置没有公认的名称,但通常描述为远端型、中间型、近端型或会阴型(图 47-7,图 47-8)。对轻型病例,父母或患者甚至可能没有注意到异常,对严重病例,尿道口可能位于会阴部,这往往与性发育障碍相关。

（巨尿道口），或非常小（尿道口狭窄）。巨尿道口的患者通常有完整的包皮［巨尿道口伴完整包皮（MIP）］，所以巨尿道口可能要到孩子大一些或做了包皮环切后才会明显。尿道口狭窄在做过包皮环切的男孩中很常见，看起来像尿道口在腹侧闭合。除非患者有不正常的尿线（排尿时尿线可能向上），否则不会引起注意。

　　很少情况下，尿道口是重复的。每一个尿道口都位于中线，但可以一个位于背侧，另一个位于腹侧（尿道下裂）。腹侧尿道下裂尿道口通常为功能性尿道。尿道口囊肿比较常见，其外观为小的充满液体的囊泡，位于尿道口，通常位于旁边并向近端尿道延伸几毫米。很少影响排尿，但通常会影响美观，因此可能需要切除（图 47-9）。

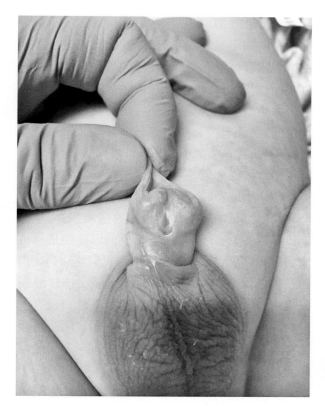

▲ 图 47-7　中间型尿道下裂

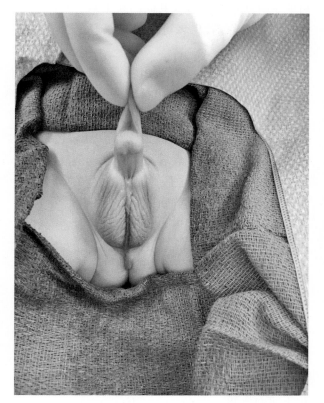

▲ 图 47-8　近端型尿道下裂

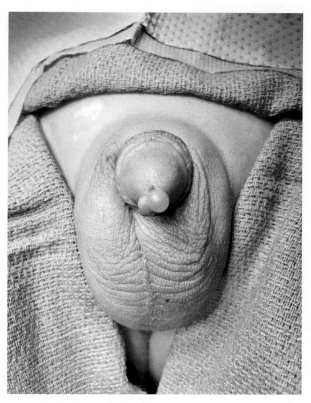

▲ 图 47-9　尿道口囊肿

　　阴茎的长度也要评估。如果患者的阴茎看起来很小，应该采用阴茎牵拉长度。通过拉动阴茎头将阴茎拉伸到其最大长度，然后测量从耻骨到阴茎头端的距离。如果阴茎长度小于患者年龄和种族的平均值（Camurdan et al, 2007）–2.5 个标准差（2.5 SD），则被认为是小阴茎。如果阴茎牵

　　除了对尿道口的位置进行评估外，还应评估尿道口的形态。典型如裂隙状，但也可能非常大

拉长度是正常的,但阴茎看起来很小,它通常是继发的埋藏阴茎。

埋藏阴茎的发生有几个原因。首先,耻骨上脂肪垫可能很厚,阴茎可能隐藏在里面。这种情况也可以发生在包皮环切术后,包皮紧紧包裹住阴茎头,基本上会把阴茎体束缚在脂肪垫下面。另一个阴茎显露小的原因是先天性的隐匿阴茎,包皮看起来与阴茎体是分离的(包皮位于阴茎体的前部,而阴茎体向下突向阴囊方向)(图 47-10)。患有隐匿阴茎时,尿液可能会滞留在包皮腔内,检查时给予轻微压力尿液可能会流出来。

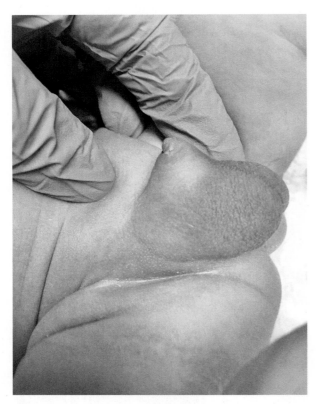

▲ 图 47-10　先天性隐匿阴茎

阴茎扭转是另一种可在检查中注意到的情况。阴茎可能向右或向左旋转,中缝可能不在中线上。阴茎扭转不是问题,除非它极度扭转(>45% 旋转)的情况下可能需要校正。

最后,也要评估阴茎皮肤是否有肿块或皮肤损害,尤其是青春期后的儿童。

▶女性外生殖器检查

女性外生殖器检查包括评估大阴唇和小阴唇、前庭、尿道、阴道和阴蒂。

左右侧阴唇应该是分开的,前庭应该是敞开的。小阴唇可能在中线融合(阴唇粘连),导致前庭关闭。当这种情况发生时,融合通常从后方的阴唇系带开始,并向前延伸。阴唇粘连很少引起任何问题,而且经常可以自行分开。如果粘连很厚,可能只有一个微小的开口排出尿液,这种情况需要治疗。在年轻患者中,由于处女膜的存在可能看不到阴道开口。

前庭部位的另一体检发现有尿液残存,这可能提示尿失禁,阴道排尿或更少的可能性是异位输尿管开口于阴道。病史可帮助我们鉴别到底是哪一种情况。典型的尿失禁应该是在排尿或漏尿之间有干燥时间间隔;异位输尿管开口没有干燥时间间隔,患者的内裤总是潮湿的。阴道排尿通常会导致排尿后潮湿,而在两次排尿之间是干燥的。

尿道的位置应该刚好在阴道的前方,尿道与阴道应该是分开的。如果只看到一个开口,患者可能患有泄殖腔异常或共同的尿生殖窦开口。如果尿道非常靠前,患者可能患有尿道上裂或膀胱外翻。

如果发现阴唇间有突出物或肿块,应进一步评估。阴唇间肿块可能包括尿道脱垂、输尿管膨出、尿道旁囊肿、子宫阴道积液或横纹肌肉瘤。脱垂的尿道通常是脆弱的,颜色有点红紫色,而脱出的输尿管囊肿通常囊肿更大并且充满液体。病史也很重要,因为尿道脱垂通常发生在非洲裔美国人后裔的患者中(Valerie et al, 1999)。子宫阴道积液可能表现为阴道口突出的深色紧密囊性肿块,而横纹肌肉瘤通常是多样性的。处女膜也可以表现为阴唇间肿块(图 47-11)。

阴蒂应该被一层阴蒂皮肤帽所覆盖,通常不会突出。如果它确实突出来了,就应该考虑阴蒂增大。注意阴蒂增大很重要,因为它可能与先天性肾上腺皮质增生症(congenital adrenal hyperplasia, CAH)有关,这可能是一种危及新生儿生命的疾病。

也要评估肛门的位置和肛门舒缩时的形态。

最后,应检查下背部骶窝,这可能与导致神经源性膀胱的脊髓异常有关。骶骨水平的皮肤小坑

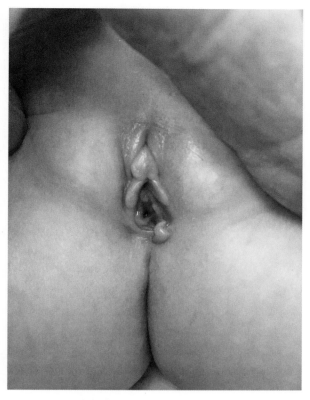

▲ 图 47-11　处女膜

是正常的,但任何深或大的凹陷,位置高于骶骨,或其他皮肤色斑,应进一步评估,因为它们可能与神经管闭合不全或神经管缺陷有关,从而导致神经源性膀胱(Sy et al,2014)。

数码摄影

　　由于生殖器的形态在小儿泌尿外科中非常重要,现在通常用数码摄影来记录非典型体征。获得的图像可以保存在电子病历中,或转发给其他医务人员进行远程咨询,如急诊医生发送给专科医生。数码摄影的使用可以减少不同医务人员所需的检查次数(医务人员可以共同使用图像而不用实际检查),以及术后患者的急诊就医(患者可以将图像转发给医务人员)。然而,必须记住影像资料有一些重要的附加说明。首先,必须根据贵机构的政策获得同意。一些机构可能对影像资料有严格的限制,而另一些机构则允许使用安全的智能手机、照相机和服务器。其次,所有的影像资料都必须符合 HIPAA 的规定,因为它被认为是医疗记录的一部分,因此必须存储在符合贵机构指南的安全手机或服务器上,并且图像只能在安全

设备之间传输。最后,影像资料必须以一种富有同情心和妥善的方式获取。在拍摄任何照片之前,应该采取如体检前同样的步骤来降低患者的焦虑。

结论

　　虽然新的诊断模式如现代超声波和数字重建 CT 和 MRI 已经使病史和体格检查看起来没有以前那么重要,但它们仍然是患者护理的重要组成部分,特别是在小儿泌尿外科。事实上,小儿泌尿外科的大多数治疗并不是基于异常的放射线检查结果,而是基于病史和体格检查结果。常见的诊断,如夜间遗尿、腹股沟疝和尿道下裂,都依赖于病史和体格检查来确定治疗选择,很少需要影像学检查。虽然有时儿科病史和体格检查对规培医生或非小儿泌尿外科医生来说似乎令人生畏,但随着时间和耐心,人们可以掌握这些技能,从而为这些孩子提供专业的诊疗。

(薛文勇　翻译　张小东　审校)

参考文献

Agrawal AM, Tripathi PS, Shankhwar A, Naveen C: Role of ultrasound with color Doppler in acute scrotum management. J Fam Med Prim Care 2014;3(4):409–412.

Alkaram A, McCullough A: Varicocele and its effect on testosterone: Implications for the adolescent. Transl Androl Urol 2014;3(4):413–417.

Arfeen S, Rosborough D, Luger AM, Nolph KD: Familial unilateral renal agenesis and focal and segmental glomerulosclerosis. Am J Kidney Dis 1993;21(6):663–668.

Camurdan AD, Oz MO, Ilhan MN: Current stretched penile length: Cross-sectional study of 1040 healthy Turkish children aged 0 to 5 years. Urology 2007;70(3):572–575.

Chiocca E: The pediatric physical examination. In: Chiocca E (ed): Advanced Pediatric Assessment. Lippincott Williams & Wilkins, 2010, Chapter 8, pp. 147–150.

Chiocca E: The pediatric physical examination. In: Chiocca E (ed): Advanced Pediatric Assessment. Lippincott Williams & Wilkins, 2010a, Chapter 8, pp. 138–159.

Eccles MR, Bailey RR, Abbott GD, Sullivan MJ: Unravelling the genetics of vesicoureteric reflux: A common familial disorder. Hum Mol Genet 1996;5:1425–1429.

Esposito F, Di Serafino M, Mercogliano C, et al: The "whirlpool sign," a US finding in partial torsion of the spermatic cord: 4 cases. J Ultrasound 2014;17(4):313–315.

Garrett JE, Cartwright PC, Snow BW, Coffin CM: Cystic testicular lesions in the pediatric population. J Urol 2000;163(3):928–936.

Goede, J, Hack WM, Sijstermans, K, et al: Normative Values for Testicular Volume Measured by Ultrasonography in a Normal Population from Infancy to Adolescence. LUMC University Hospital Leiden, Leiden, The Netherlands, 2016. (Available online at: www.karger.com/hrp).

Herold R, Beaver K (eds): The Practical Guide to HIPAA Privacy and Security Compliance. 2nd ed. CRC Press, 2014.

Hockenberry MJ, Wilson D, Winkelstein ML (eds): Wong's Essentials of Pediatric Nursing. 7th ed. Elsevier Mosby, St. Louis, 2005, pp. 133–134.

Hodhod A, Capolicchio JP, Jednak R, El-Sherbiny M: Testicular hypertrophy as a predictor for contralateral monorchism: Retrospective review of prospectively recorded data. J Pediatr Urol 2016; 12(1):34.

Homayoon K, Suhre CD, Steinhardt GF: Epididymal cysts in children: Natural history. J Urol 2004;171(3):1274–1276.

Kohelet D, Arbel E: A prospective search for urinary tract abnormalities in infants with isolated preauricular tags. Pediatrics 2000; 105(5):E61.

McPherson E: Renal anomalies in families of individuals with congenital solitary kidney. Genet Med 2007;9(5):298–302.

Murugasu B, Cole BR, Hawkins EP, et al: Familial renal adysplasia. Am J Kidney Dis 1991;18(4):490–494.

Shahid SK: Phimosis in children. ISRN (International Scholarly Research Notices) Urol 2012;2012:707329.

Singh H, Thomas EJ, Wilson L, et al: Errors of diagnosis in pediatric practice: A multisite survey. Pediatrics 2010;126(1):70–79.

Solorio MR: Health care of the adolescent. In: Taylor R (ed): Family Medicine: Principles and Practice. Springer Science & Business Media, 2002, pp. 212–214.

Son HS, Lee YS, Im YJ, et al: Can hypertrophy of the contralateral testis predict the absence of a viable testis in infancy with cryptorchidism: A prospective analysis. PLoS ONE 2016;11(3): e0151528.

Sy C, Nyame V, Haridas A: Sacral dimple—the role and yield of imaging. Austin Neurosurg Open Access 2014;1(4):1016.

Valerie E, Gilchrist BF, Frischer J: Diagnosis and treatment of urethral prolapse in children. Urology 1999;54(6):1082–1084.

Wani SA, Mufti GN, Bhat NA, et al: Ultrasonography: A useful diagnostic adjuvant in equivocal inguinal hernia on history. BAOJ Surg 2015;2(2):1–3.

Wilson JM, Aaronson DS, Schrader R, Baskin LS: Hydrocele in the pediatric patient: Inguinal or scrotal approach? J Urol 2008;180 (4 Suppl):1724–1727.

第48章 临床研究设计导论

June M. Chan, David Tat, Stacey Kenfield

前言

什么是临床试验？临床试验是一种旨在评估干预措施对人类健康相关结局影响的研究方案。干预措施可以采用多种形式——医学疗法、行为改变、教育材料或者网上资料。结局也可以采用多种定义形式——总生存率、疾病进展、身体指标（如胆固醇水平、体重）、生活质量或健康状态、行为改变，以及其他因素。完成临床试验用以评估新的预防、筛查、诊断、治疗方法的有效性。

临床试验有多个步骤及组成部分以确保试验符合标准、系统条理、符合逻辑地进行。这一章简要地总结了一下几个临床研究相关的主题：设计、伦理、实行阶段、优势和劣势、结果评价。这一章仅对临床试验的几个重要概念做个介绍，以帮助读者理解临床试验并促进对同行评议前的论文做批判性阅读。如果您将要开展临床研究或临床试验，我们建议您向流行病学专家或生物统计学专家寻求更专业的知识，或者接受进一步的相关教育。

临床试验与其他研究的区别

为了更好地理解临床试验，最重要的是理解它如何适用于其他流行病学和临床研究的设计背景。临床研究有很多种类型，也有很多种分类方法。四种常见的研究设计是生态学研究、病例对照研究、队列研究和临床试验。下表可帮助了解不同类型的临床试验设计的利弊（图48-1）。

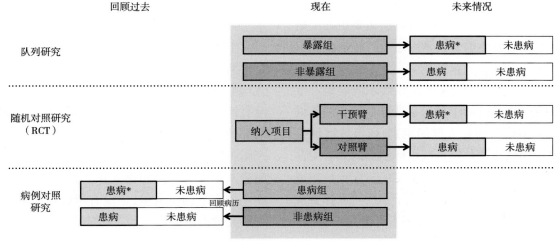

▲ 图 48-1　常见流行病学研究设计
研究设计可以通过比较参与患者人群、时间关系、观察方向（过去 - 回顾 - 或未来 - 前瞻性）
*表中疾病、无疾病或暴露、无暴露的比例代表研究中被替换的成分

▶临床试验与其他流行病学研究设计的比较

流行病学研究的目的是什么？通常来讲，流行病学调查的目的是对特定人群的特殊疾病或状态的原因进行因果推断。有多种研究设计用以达到此目的，每种设计各有优缺点。我们将简要总结这些临床试验方法，以了解它们适用于流行病学研究的地方，以及它们独特的优劣势。

首先，下面有几个用以评价研究设计严谨性的重要概念：结局、暴露、时间性和因果关系、混杂因素、偏倚。

A. 结局

结局就是我们想要了解的疾病或状态。比如：心脏病、肿瘤、糖尿病或尿路感染（urinary tract infection，UTI）。同样，衡量疾病的方式有多种，比较简单的方式就是在特定时间段内观察患者是否患上了该疾病（是或否），或者观察特定时间段内疾病的发生频率（如：癌症发病率通常用每年每 10 万人患病数表示）。

B. 暴露

在流行病学中，暴露是我们认为可能导致疾病的某种原因。我们想测量和评估人群暴露程度，以观察其与目标结局的联系。一种暴露可以包括多种因素，如：体重、饮食、运动、药物，或者环境污染等。

C. 时间性和因果关系

当人们试图了解哪种暴露因素导致了疾病，会遵循一个基本原则就是暴露发生要早于疾病结局。换句话说，因要先于果。因此，需要更加严格的设计在结果发生前对暴露因素进行评估。

D. 偏倚

在流行病学中，偏倚往往导致系统误差。流行病学中最重要的两个偏倚是选择偏倚和测量偏倚。选择偏倚与研究人群的识别、招募或区域有关。测量偏倚指评估暴露或目标结局的方法中存在误差。这些术语将在下面特定的研究设计中进一步定义。无论是观察性还是干预性研究都会发生偏倚，包括临床随机对照试验（RCT）。

E. 混杂因素

混杂是偏倚的一种。一般意义上，混杂因素就是某种令人困惑的东西。在流行病学中，混杂是一个技术名词，指限制我们进行因果推断的特定情形。混杂因素是指存在第三方因素，令我们无法推断某种暴露因素与目标结局之间潜在因果联系。这种造成困惑的第三种因素通常是暴露因素和目标结局共同的原因。比如，如果你想研究运动和前列腺癌患者死亡风险的关系，吸烟可能就是一个潜在的混杂因素，因为吸烟通常与暴露（运动）成负相关，但是吸烟又可能与目标结局（前列腺癌患者死亡）成正相关。

认识到已知和未知的潜在混杂因素是很重要的。因此，我们只能在了解暴露和疾病关联程度的基础上，推测可能混淆暴露与疾病关系的因素。如果我们不太了解某种状态的病因，我们也无法识别潜在的所有混杂因素并予以解释。流行病观察研究很容易存在混杂因素，研究人员需要在研究不同阶段用不同的方法解决这一问题，比如在研究设计或分析阶段。如何最小化地减少混杂因素的影响，虽然不在本章讨论范围内，但是这在解释临床研究结果和评估临床试验严谨性方面是非常重要的。

▶观察性研究设计

A. 生态学研究

这是一种观察性研究，调查者研究的是组别层次的数据而不是个体层面的数据。举个例子，如图 48-2 所示研究者比较不同国家人均脂肪摄入量与癌症死亡率的关系。这种类型的研究可以提供具有颠覆性的初步结果，这对科学假设的产生十分必要。

生态研究的弊端是什么？一个最大的限制就是将两个组别水平的现象联系在一起：一个国家人均脂肪摄入量与癌症死亡率的关联。这些研究没有评估个体实际摄入脂肪的量与个体特殊肿瘤结局的联系。相反，研究者通过粗略评估一个国家脂肪生产总量，然后除以总人口，用平均脂肪分配量来估计人均脂肪摄入量。另外，研究没有考虑个体水平的摄入量，也没有考虑食品浪费。这类研究没有解决真正的"人均摄入量"，这可能不是最主要的，最重要的是其他真正与癌症死亡率相关的因素没有纳入研究，比如摄入足够量的蔬菜（即蔬菜摄入量是一个没有考虑的混杂因素）。

脂肪与结肠癌死亡率

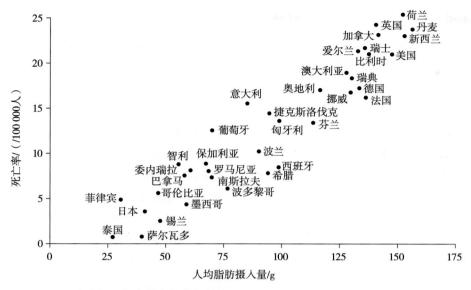

▲ 图 48-2　脂肪摄入与癌症之间的相关性

[Reproduced with permission from Carroll KK: Experimental evidence of dietary factors and hormone-dependent cancers, Cancer Res. 1975 Nov; 35（11Pt.2）: 3374-3383]

B. 病例对照研究

病例对照研究是研究者收集两组个体水平的数据：个体发病，或者发生目标结局与否。这种研究中，研究者可以通过回顾（通过回访、调查、病史数据分析、病历）分析比较患病者（病例组）和未患病组（对照组）暴露因素的不同（图 48-1）。研究者可以用病例对照研究解决"使用他汀类药物与癌症发生之间存在怎样的关联性"之类的问题，可以回顾医院 2010—2015 年登记的癌症确诊患者，然后在同一家医院回顾初级保健门诊登记的没有患癌症的患者。研究者可以通过病历回顾患者到 2010 年的几年间服用他汀类药物的情况，并比较病例组与对照组中使用他汀类药物比例。

1. 优势　病例对照研究相对生态研究的优势是什么？病例对照研究更接近在个体层面评估暴露因素与目标结局之间的联系。但是，该研究在设计上仍有局限性，因此严格设计的病例实行起来较为困难。

与队列研究或随机对照研究相比，病例对照研究需要更少的钱和时间，与生态学研究相比可一步得到个体水平的数据。病例对照研究同样适合研究遗传关联性研究，因为患病后收集血液或唾液，但仍能反映出患者患病前的遗传学因素（因为遗传学因素没有改变）。病例对照研究可以使用历史数据和常规数据进行，这种情形，研究对象不需要提供额外的数据，从而节省时间和成本。相反，如果需要调查数据或血液标本，需要长期联系研究对象，会增加时间和经费成本。

2. 挑战　病例对照研究的挑战性是什么？最主要的挑战就是对照组的选择。研究者可以从任何地方选择没有该疾病的个体，但是为了更具有可比性，应该从患者符合的总体人群中选择对照组。共同的人口和环境，利于评估是什么导致了疾病的发生。假如，研究者从伊利诺斯州（IL）选择病例组，从加利福尼亚州（CA）门诊选择对照组，并分析他汀类药物与癌症之间的特殊关联，将会是一种什么情形？假如加利福尼亚州的保险政策只报销特定的他汀类药物，而在伊利诺斯州保险公司可以报销更多种类的他汀类药物，这种不同的报销政策可能造成了特定的他汀类药物与癌症之间的虚假关联性，而与真正的病因无关，这种关联与病例组和对照组患者的住址有关，是一种选择偏倚。因此，对照组的选择要与病例组所代表的人群一致。

病例对照试验另一个普遍的挑战是评估暴露

发生在目标结局之前。根据定义,当病例对照研究发起时,目标结局就已经发生了。因此,回顾分析暴露在疾病之前有两种方式:一种是诊断疾病前有没有检查和记录数据(如病历),另一种是随访或询问患者回忆诊断疾病前的暴露事件。第一种方法的局限是只能研究记录的事件。这个方法可通过病历获得体重、临床诊疗过程或药物使用之类的全面数据。但是此方法不适用于饮食、运动之类的暴露因素,因为这些暴露因素不是研究之外的病历常规收集的数据。第二种方法是进行访谈或调查,可以收集饮食后运动之类的生活习惯性的数据,但是,在病例对照研究中会出现一种叫做回忆偏倚的测量偏倚。回忆偏倚指患有某种疾病的人回忆过去行为时会与未患病的人不同。癌症患者在回忆时可能会高估自己的脂肪摄入量或久坐的习惯,因为他们潜意识里认为这些习惯导致了他们的疾病,相反,未患病的人可能不会误报。

C. 队列研究

一个典型的队列研究需要确定一个群体,收集人群大量的潜在暴露和相关因素,然后随着时间推移观察人群中发生的不同疾病(图 48-1)。

队列研究的优缺点是什么呢?优点是在队列研究中,可以研究不同的疾病和暴露因素的关系。因为数据是在目标结局发生前收集,所以可以避免时间性错误和回忆偏倚。此外,还有机会收集历史记录之外的暴露因素、混杂因素和目标结局的大量相关数据。严格的设计可以解决很多流行病学问题,但队列研究的缺点是研究通常需要较长时间(数十年)并且启动和维持的经费较高,也存在着混杂因素和测量误差。

D. 临床试验

如前所述,临床试验是一种旨在研究干预措施对健康相关目标结局的影响。存在"干预措施",是此类研究与观察性研究的根本区别。干预措施可以是药物、手术、教育、对特定饮食或运动的鼓励计划、社会心理支持等。同样,目标结局可以是疾病、健康状况、行为改变、生活质量等指标。临床试验可以用来评估新的预防方法、筛查方法、诊断方法和治疗方法。下面我们讨论一下临床试验中几个重要的部分,也决定了该研究的优缺点:

1. 对照组　临床试验可以设置也可以不设置对照组,比如,研究者可以进行单臂试验,用以研究每日 1 000IU 的维生素 D 补充是否会造成 12 周后血维生素 D 水平的升高。研究者只要比较人群在干预前后血中维生素 D 的水平就可以了。如果没有对照组,会存在由于没有严格控制,导致其他因素引起血液中维生素 D 升高可能。比如,该研究在 5—7 月在东北某些地区进行,这段时间日照是否发生巨大变化? 由于日照的外部因素,即使不进行补充的人群,血液中维生素 D 水平也可能会增加。这时设置一个在同一时间段但没有补充维生素 D 的对照组就比较重要,对照组可以用来评价 0~12 周维生素 D 的变化背景,帮助研究者深入研究补充带来的变化。没有对照组的研究,通常在临床预试验时进行,已确定可行性、依从性及安全性,后续需要更为严格的设计。

2. 随机性　在随机对照试验中,分配干预组(暴露组)和常规治疗(对照组)是随机的。这有什么意义? 这种方式最主要的意义是将未知混杂因素的影响降到最低。这是随机对照研究与其他对照研究或观察性研究的主要优势。随机化是如何降低混杂因素的影响的? 从数学上讲,如果干预措施采取随机分配,那么干预措施与其他因素之间不存在关联——即,一个可能是暴露与结局的"共同原因"的因素,现在对暴露(干预措施)和结局都不相关。即使是随机对照研究,在分析阶段,检查有无可疑的混杂因素都很有必要。因为概率问题,随机化可能无法充分解决混杂问题,特别是样本量较小的情况下——所以,请充分检查。

3. 屏蔽　这种方法以前称为"盲法"。在随机对照研究中,研究者可以屏蔽研究对象或研究小组成员,将研究对象随机分配到干预组或对照组。在经典的随机对照研究中,研究者研究药物的疗效,将随机将药物和安慰剂分配给参与者,安慰剂的外观、味道、气味和真正的药物相同。这个例子中,参与者被屏蔽了自己的分组情况。这有什么意义? 如果参与者和他的管理药师都不知道他们被分配到那个组,将最大限度地降低参与者和药师将对体征和症状做倾向性报告的可能。例如,如果参与者没有屏蔽并知道自己的药物干预措施,他可能对一些轻微的症状做淡化描述,或者推迟去随访治疗的时间,因为他认为药物是有效的。相反,我们很容易想象如果参与者知道自己未进行药物干预治疗会发生的情形。这些参与者可能会轻易地汇报自己的症状,更早地去找医生进行随访治疗。同样,医生可能会多对照组的患者进行更多的实验室和影像学检查,因为他们更关心未治疗的患者疾病的发生和进展情况。所以,在随机对照试验中,对参与者和研究者进行屏蔽是非常重要的。通常还会有第三层面的屏蔽,即统计人员,统计人员需要对两组数据的分析比较,而无须知道哪个组接受了药物或安慰剂治疗。在可能的情况下,对其他有关研究人员尽可能地实行盲法。

4. 随访　随访是指观察参与者随着时间变化出现目标结局的情况。在随机对照研究中,完整的随访和最大限度的减少失访是非常重要的。在整个随访过程中,参与者的纳入和随机分配都是可追踪的,参与者谁出现了目的结局谁没有出现也是可追踪的。如果不能随访参与者,我们无法完全了解目标结局情况。在某些情况下,如果失访的原因与兴趣暴露(干预)或目标结局有关,则会造成研究结果的偏倚。因此,制订研究程序是很必要的,以便研究者能够持续追踪参与者的疾病发展或目标结局。当研究发生失访时,最好的办法是评估参与者和失访者人群的基线特征,以探讨两者是否在某些方面存在不同。一个严格的临床试验要有对照组、随机化、多层次(参与者、统计学家、其他研究者、治疗管理人员)、盲法、最小失访率。

E. 随机对照试验

和上述三个观察性研究设计不同的是随机对照试验倾向于模拟干预条件下的对照试验。不仅仅是观察人群或评估生活质量,随机对照试验通常包括对一组患者某种具体干预措施(药物、教育、食物补充等)与另一组常规治疗组进行比较(图 47-1)。任何新药、设备、干预措施都要经过这个阶段的评估。

▶临床试验阶段

通常有五个临床试验阶段。比如评估一个治疗癌症的新药。通常,先在细胞系和动物模型中进行临床前的研究,以观察和评估该药物在其他系统中作用方式。这种研究称为临床前研究。科学家使用细胞系和动物模型研究潜在药物的生物学功能,并研究在那种条件下达到的效果最佳。一旦临床前研究获得令人信服的证据,表明该药对人类疾病具有较好的获益,然后,将会规划一系列临床试验以确定在人体内的作用效果。

A. 0 期试验

确定是否有作用?首先,0 期阶段试验是在少数人中使用低剂量(亚治疗)治疗,仅仅用来测试药物是否在人体内具有预期的作用。一个 0 期试验旨在评估在人体内是否具有基于前期数据所显示的药物动力效应,前期数据是基于观察性研究或非临床模型得出的数据。0 期试验通常在一个小样本量(<10)的健康志愿者中进行。

B. Ⅰ期试验

是否安全及相关剂量?Ⅰ期试验通常在 100 人以下进行,旨在测试药物的安全性,通常使用不同剂量。例如,不同组别的参与者给予不同的药物剂量,范围从低到高。然后,观察参与者在不同剂量情况下出现的不同不良反应。Ⅰ期试验通常在健康志愿者或目标疾病患者中进行。Ⅰ期试验的目标是检查药物的安全性,或者某种剂量下药物的安全性,并进一步评估药物的远期疗效。并确定获得最大生物学效应的剂量或者期望的生物学效应同时平衡了不良反应。

C. Ⅱ期试验

疗效是否比现有药物更好,并且是否与标准治疗一样安全?接下来,进行 2 期临床试验,以评估药物在目标患者中的有效性和安全性。2 期临床试验通常在几百名($≤300$)患者中进行,旨在评估在目标疾病中生物学效应及潜在疗效。比如,最终目标是评估一种药物预防局限性前列腺癌患者的死亡,2 期临床试验首先评估药物对疾病进展早期指标的影响[如前列腺特异性抗原(prostate specific antigen, PSA)复发]。

D. Ⅲ期试验:扩大样本量

如果 2 期临床表明在小样本的某种疾病患者中某种药物有效,那么,需进行 3 期临床试验以全面评估药物的效力、安全性和有效性。在 3 期试验中,将设计一项研究可以观察到前列腺癌患者死亡之类结局。3 期试验通常是在数百或数千名目标疾病患者或具有目标疾病风险的人群中进行的随机对照试验。

E. Ⅳ期试验:长期影响

4 期试验是在一种药物或试剂批准可在人群中使用之后进行,并观察药物的长期治疗效果。

▶效力和有效性的差异

上面描述的,随机对照试验可以解决可行性、安全性、效力和有效性问题。效力是指在受控制的理想条件下,该治疗对生物学或疾病的影响程度。有效性是评估一种治疗在现实世界中的疗效。例如,研究有氧运动是否可以预防癌症的进展。研究者可能观察到,在体育馆中有教练的情况下,具有较高积极性和依从性的人群(如参加所有运动课程的人)中,运动具有生物学上的益处,即可以阻滞癌症的进展。这是基于肿瘤标志物的变化得出运动是有效的。一个大型的随机对照试验需要长期的随访以确保将患者随机分配给运动治疗和常规护理两个组,在干预组给予指导,但被要求独立完成运动,因为研究规模大、时间长且需要适应更多的人。这个试验结果可能大不相同,也没观察到有效。这是不是意味着第一个研究结果错误? 不完全是——可能是第二项研究的参与者没有严格按照相同的要求、强度、持续时间来进行运动。因此,可以得出这样的结论,运动虽然有效,但是提供的运动方法和运动教育方式没有效。

▶意向性治疗

在随机对照试验中,遵循"意向性治疗"的原则进行分析是十分必要的。这意味着研究需按照最初随机分配的人群而不是根据他们实际做了什么来进行分析。有条原则帮助记忆:"一旦随机,永恒分析"。这样可以保持设计的盲法和随机化特征,最大限度地减小偏倚和混杂因素。例如,在一项阿司匹林对癌症发生率影响的研究中,如果将参与者随机分配到了安慰剂组,但试验期间在病历记录中显示该参与者偶尔服用阿司匹林,那么该参与者仍将按照安慰剂组进行分析。

随机对照试验的解释说明

相对于队列和病例对照研究,随机对照试验具有几个优势。如果执行较好,将会最大限度地降低回忆偏倚和混杂因素,并且原因(干预或暴露)肯定先于结果(目标结局)。随机对照试验通常是暴露与结局因果关系论证的金标准。但是,随机对照试验也存在几个关键的局限性因素,在进行研究或解释一些结果时要考虑和理解这些限制性因素。随机对照试验需要较多的后勤保障、时间和金钱。随机对照试验中关于剂量、过程、时间和伦理的弊端较少受到关注。下面分别介绍这些内容。

▶剂量

由于随机对照试验模拟的是对照试验,因此通常一次只执行一个干预因素。干预的因素是十分具体的,比如:每日服用维生素 D 1 000IU,或者每周 3 日每次 30 分钟的有氧运动。有时候,一项试验可涉及多个干预措施,但是通常需要添加相应的臂或组别进行试验,同时样本量及试验复杂程度也相应增加。在试验之前研究者不能研究确定对人群产生生物学效应及相关结果的完整剂量范围。因此,在开始 3 期临床试验之前的其他阶段的试验,主要集中在系统的、渐进的进行干预剂量的调整。相反,观察性研究主要用于研究在整个暴露水平范围内的一种暴露剂量与相应结局之间的关联性。最好是观察性队列研究和早期临床试验确定好 3 期临床试验的最佳剂量。但即便进行了充分的前期准备工作,也可能确定不了最佳剂量。

在一些膳食补充与癌症结局之间的关联性的随机对照研究的例子中,研究者观察到某种食物与癌症结局呈负相关,然后选择特定的营养成分或这种食物中含量最丰富的营养成分进行随机对照试验,但可能会得到无效或者相反试验结果。

▶试验过程和时效性

另一个关于随机对照试验需要注意的是,随机对照试验由于操作繁琐并且花费较高,通常我们不能准确模拟已经观察到的与某种疾病相关的风险因素。例如,在队列研究中我们观察到富含蔬菜和水果的饮食与癌症死亡结局程负相关,我们可以继续进行随机对照试验进行相关研究,建议 60~75 岁成年人每日食用 5~7 种水果或蔬菜,为期 5 年。即使队列研究的数据是正确的,但随机对照试验可能在 5 年这么短的时间内观察不到有益结果,实际上,可能一生或者几十年的食用蔬菜和水果才会使人们避免患上癌症。可能是干预时间太短而无法观察到相应的结果。

同样的,可能在生命的特殊时间段干预对结果的影响较大。比如,在研究性激素与癌症发生之间的复杂关系时,青春期时的激素暴露可能对几十年后癌症的发生发展更为重要。因此,在随机对照试验设计有时无法采用合适的干预和随访的时间段。一些相关的研究可能已经认识到某些干预措施在疾病的某些阶段效果最好。例如,一些干预(如运动)可以预防癌症的进展(如运动可能阻滞血管新生和转移)而不是癌症的发生(如运动可能对癌症的起始阶段 NDA 修复机制的作用有限)。因此,在有几十年随访时间的队列研究中确定的危险因素,但是由于特定的时间段而无法进行随机对照试验研究,因为干预时间的太早或太迟,在随机对照试验中无法准确复制相应的时间窗口期。

▶研究人群

如果研究针对的人群不准确,即使随机对照研究的设计和实施再完善仍然是产生无效或相反结果。根据我们对疾病的异质性、遗传药理学、内外环境相互作用的理解,很明显医疗方法要根据个体遗传学、微生物组学、营养状况或其他因素进行定制化、个体化的方案才能发挥相应作用。比如,在营养与癌症的相关研究中,有些实例表明补充剂对一个人群的影响较大,而对另一人群几乎没有影响,其可能的原因是研究开始时,两个人群的饮食充足水平不同(参阅下面“学习示例”部分)。

▶依从性

在随机对照试验中尽管研究人员将参与人群分为干预组和对照组,但个体仍会做出可能影响分配任务的日常行为。这涉及参与者的依从性。如果参与者拿到药物但不服用,这是缺乏依从性的典型例子。同理,如果参与者被分到“常规护理”组,但在研究中又开始新的运动和饮食习惯,这也是缺乏依从性的表现。对照组包括正在做和干预措施类似行为的参与者,有时这种情况也被称为“交叉”。如果在一个或两个随机分组明显的缺乏依从性,就很难解释干预措施的有效性。

比如,在前列腺癌肺癌直肠癌卵巢癌(PLCO)筛查试验中前列腺癌组 76 693 例患者随机分为干预组(6 年进行一次 PSA 筛查和 4 年进行一次直肠指诊)或对照组(常规观察),以评估前列腺癌的死亡率。期间(1991—2001)在常规观察组患者 PSA 的检测率已经很高,在随机分组的前 3 年 44.1% 的对照组患者至少接受了一次血 PSA 检测(Andriole et al,2009)。在 2009 年,研究者报告在干预组 PSA 检测依从率为 85%,直肠指诊的依从率为 86%,而对照组 PSA 的检测率从第一年的 40% 增高到了第六年的 52%,直肠指诊从 41% 增高到了 46%(Andriole et al,2009)。在一项更新的分析中,随访时间增加到了 19 年,发现在试验期间干预组 99% 和对照组 86% 的人接受了 PSA 的检测。干预组有 255 例死于前列腺癌,对照组有 244 例死于前列腺癌,相对危险度(RR)1.04(95%CI:0.87~1.24),提示有组织的筛查并没有比随机筛查效果好(尽管随访几年后对突出的交叉污染问题进行了处理)(Pinsky et al,2017)。鉴于机会性筛查比例较高,与对照组相比,无法得到年度筛查存在益处的结果,尽管与不进行筛查相比筛查存在着临床益处。2009 年发表在新英格兰杂志上的欧洲前列腺癌筛查随机试验报告中发现,在不同的临床管理模式下,基于 PSA 筛查与对照组相比前列腺癌的死亡率降低了 20%(Pinsky et al,2017;Schroder et al,2009)。

伦理审查

▶考量

在随机对照试验中一个重要的基本原则是我们在评估暴露 - 疾病关系时应进行现有知识的考

量。在随机对照试验中,我们进行的是人体试验,可能是侵入性的、强度大负担重的试验,而我们随机地将参与者分配到不同管理组。因此,将人们随机分配到某组的能力是在伦理上基于我们现有的知识考量。我们确实不知道干预是否影响目标结局,也无法证明那种策略更具有优势,因为现有数据模棱两可。这意味着现有数据支持不同的结果——无效、有效或者存在可能风险。

▶临床研究的伦理

通常,任何临床研究都应该评估风险和收益的平衡,只有当潜在获益大于风险时才可进行。在做这些评估时,应考虑参与者身体、心理、社会、经济的风险,以及对个体和社会的潜在益处。

因此,应该知道某些科学问题是不适合进行随机对照试验研究的,因为不适合将一些参与者分配给某些"暴露因素"。比如,研究吸烟是否影响 UTI 将参与者随机分配到每日吸烟组和不吸烟组(如设置一个每日不吸烟的对照组)。我们也无法对加工肉类摄入量与肾结石患病风险或酒精与生育能力的关系进行随机对照试验,因为将一些参与者分配到食用加工肉类或饮酒组是不符合伦理的(根据国际癌症研究机构数据,两种都是致癌物)。因此,在更大范围的临床问题研究中,某些问题只能通过观察性研究解决,因此严

格的队列研究对这些领域知识的更新是非常重要的。

▶临床差异和统计学差异

对于任何临床研究(不仅随机对照试验)区分临床意义和统计学意义都很重要。临床意义指如果关联性真是存在,某些东西可产生临床差异的潜能。统计学差异是指研究者在进行研究分析时选择 I 型错误的概率阈值(注: I 型错误指原假设为真而拒绝原假设的错误,即拒真错误)。结果可能具有临床意义,但无统计学意义,或者有统计学意义,但无临床意义。但是,研究者通常会忽略这些概念。无论对初学者还是经验丰富的高级研究者这都是所有临床研究中常见的疏忽,这种情况在经过同行评议的论文及专业学术交流会议中都经常出现。所以,当有人说结果没有意义是要注意问基于什么说没有意义?要加上限定语弄清楚是没有统计学意义还是没有临床意义。这种限定性的解释对评估临床研究结果非常重要,特别是对于随机对照试验,因为随机对照试验通常会推动治疗、政策和指南的更新。因此过分强调统计学意义而忽略或无视临床意义会对公共卫生产生重大影响(有关数据示例参照表 48-1)。当你在临床研究学习中、教学中或参与中,要警惕并大声说出来"意义"的限定词。

表 48-1　临床和统计学意义的例子

统计学意义	临床相关	
	是	否
是	来自 PREDIMED 试验,含坚果的地中海饮食 + 高坚果消耗基线 vs 低坚果食用基线的对照组死亡风险比 HR=0.37(95% *CI*: 0.22~0.66)(Gausch-Ferre et al, 2013)	来自 PHSII 的结果,一个没有"统计学意义"和中低风险的降低的例子,补充多种微生素 vs 安慰剂组总体癌症发病率的风险比 HR=0.92(95%*CI*: 0.86~0.998)(Gaziano et al, 2012)
否	来自 PIVOT 试验,前列腺癌根治术 vs 观察组前列腺死亡风险比 HR=0.63(95% *CI*: 0.39~1.02)(Wilt et al, 2017)	来自 PHSII 的结果,补充维生素 C vs 安慰剂组癌症总体发病率的风险比 HR=1.02(95% *CI*: 0.94~1.10)(Wang et al, 2014)

学习示例

对于任何临床研究,定义人群、干预(或暴露)、对照(或对比)组、结局都很有必要。有时可

以用首字母缩写如 PICO(Schlosser et al, 2007)。要记住这些基本组成部分定义上的细微差别可能会改变要验证的科学假设。因此试验在表面是在验证同一问题但实际上可能在检测不同的问题,

因此可能得出的结论不同。例如,下面三个随机对照试验都研究了补充硒或维生素 E 能否预防前列腺癌的发生。

在 1996 年,《癌症的营养预防》(NPC)一项研究报道了 1 312 例有基底细胞或鳞状细胞癌病史的患者,接受 200μg 硒补充的人群患新皮肤癌的风险没有降低(Clark et al, 1996)。但是,硒和安慰剂组患者的总癌症死亡率(次要结局)在临床意义上和统计学意义上都显著降低[风险比(HR)=0.61,95% CI: 0.46~0.82],最终试验被叫停。在 927 例男性中,前列腺癌的 HR 是 0.35(95% CI: 0.18~0.65),意味着该人群发生前列腺癌的风险降低了 65%(Duffieldlillico et al, 2003)。

1998 年,α 维生素 E 和 β 胡萝卜素癌症预防研究(ATBC)在 29 133 名芬兰吸烟男性中进行,结果表明与安慰剂组相比 β 胡萝卜素(20mg)人群肺癌(主要结局)发生率更高,最初的分析报告中 α 维生素 E 与肺癌风险没有关联性(ABCT,1994)。在次要结果分析中,发现 α 维生素 E 组与安慰剂组相比前列腺癌的发生率降低了 36%(95% CI: 6%~56%),死亡率降低了约 40%(95% CI: 1%~65%)(Heinonen et al, 1998)。

基于上述发现和其他相关发现,硒和维生素 E 预防前列腺癌试验(SELECT)纳入了 35 533 名美国男性,并随机分配补充硒(200μg)组,补充维生素 E(400IU)组,两者都补充组,安慰剂组。将 PSA 基线 >4ng/ml 或者直肠指诊可疑结节的男性排除,研究的主要目标结局是新发或新诊断前列腺癌。大约 5.5 年的中位随访,在中期分析中发现补充后无获益证据,并且在随访时间内没有获益可能,试验被终止(Lippman et al,2009)(表 48-2)。

表 48-2　补充维生素 E 或硒与患前列腺癌风险的三个随机对照试验

参数	NPC(1998)[a]	ATBC(1998)[b]	SELECT(2009)[c]
人群:研究人群、研究人群与普通人群比较特点,要具体!	1 312 例患者年龄 18~80 岁,有 BCC 或 SCC 病史;生存期超过 5 年;在过去的 5 年里没有其他恶性肿瘤诊断,并且他们生活在硒低水平的地区(纳入的人中约 75% 为男性)	29 133 名芬兰吸烟男性(每日 5 支以上),年龄 50~69 岁,既往无癌症病史,未服用维生素 E、维生素 A 或 β 胡萝卜素补充剂	35 533 名健康男性,PSA ≤4ng/ml,DRE 阴性,黑人男性年龄大于 50 岁或其他男性年龄大于 55 岁,居住在美国、加拿大或波多黎各
是否是随机试验	是	是	是
干预:干预或暴露是什么?	0.5g 高硒啤酒酵母片可以提供 200μg 硒	dl-α- 维生素 E 醋酸 50mg(维生素 E)或 20mg β 胡萝卜素	200μg/dl 的硒代蛋氨酸或者维生素 E400 IU/d
对照组	安慰剂	安慰剂	安慰剂
结果:首要结果,次要结果	1. 新发的基底细胞皮肤癌或鳞状细胞皮肤癌 2. 总死亡率和相关癌症的死亡率;肺癌、结直肠癌和前列腺癌的发病率(1990 年是增加的)	1. 肺癌发生率 2. 其他癌症发生率	1. 前列腺癌发病率 2. 肺癌和结直肠癌发病率、其他癌症发生率、总死亡率
随访:随访完成度,失访与干预之间的关系	存活期间没有失访人员。约 0.6%(n=9)没有提供进一步的医疗随访	没有失访人员	5%(失访定义为分析数据之前,距离上一次回访时间超过 24 个月)
屏蔽:有无屏蔽?屏蔽的层次?	三方面(患者、研究者、统计人员)	三方面(患者、研究者、统计人员)	三方面(患者、研究者、统计人员)
依从性:试验人员是否依从于试验设计,是否有交叉	82% 的参与者每月忘记服用药物的次数 <2 次	80% 的参与者服用了超 >95% 的胶囊数(根据残余胶囊计数)	第一年结束时是 83%,第 5 年是 65%

48

续表

参数	NPC（1998）[a]	ATBC（1998）[b]	SELECT（2009）[c]
是把干预作为治疗吗	是	是	是
随访时间	1983—1993	1985—1993	2001—2008
结果	BCC，$RR=1.10$（95% CI：0.95~1.28） SCC，$RR=1.14$（95% CI：0.93~1.39） 总死亡率，$RR=0.83$（95% CI 0.63~1.08） 总癌症死亡率，$RR=0.50$（0.50~0.80） 总癌症发病率，$RR=0.63$（95% CI：0.47~0.85） 前列腺癌发病率，$RR=0.51$（95% CI：0.29~0.87）	维生素 E vs 安慰剂的发生率变化： 肺：2%（95% CI：14%~12%） 前列腺：32%（95% CI：47%~12%）	与安慰剂相比，前列腺癌 HR： 维生素 E：1.13（99% CI：0.95~1.35） 硒：1.04（99% CI：0.87~1.24） 维生素 E+硒：1.05（99% CI：0.88~1.25） 没有任何继发癌症结局显示有统计学差异

BCC，基底细胞癌；SCC，鳞状细胞癌。

[a] NPC：Clark LC, Combs GF Jr, Turnbull BW, Slate EH, Chalker DK, Chow J, et al: Effects of selenium supplementation for cancer prevention in patients with carcinoma of the skin. A randomized controlled trial. Nutritional Prevention of Cancer Study Group. JAMA 1996；276（24）：1957-1963。

Duffield-Lillico AJ, Dalkin BL, Reid ME, Turnbull BW, Slate EH, Jacobs ET, et al: Selenium supplementation, baseline plasma selenium status and incidence of prostate cancer: An analysis of the complete treatment period of the Nutritional Prevention of Cancer Trial. BJU Int 2003；91（7）：608-612。

[b] ATBC：The Alpha-Tocopherol Beta-Carotene Cancer Prevention Study Group：The effect of vitamin E and beta carotene on the incidence of lung cancer and other cancers in male smokers. New Engl J Med. 1994；330：1029-1035。

Heinonen OP, Albanes D, Virtamo J, Taylor PR, Huttunen JK, Hartman AM, et al: Prostate cancer and supplementation with alpha-tocopherol and beta-carotene: incidence and mortality in a controlled trial. J Natl Cancer Inst 1998；90（6）：440-446。

[c] SELECT：Lippman SM, Klein EA, Goodman PJ, Lucia MS, Thompson IM, Ford LG, et al: Effect of selenium and vitamin E on risk of prostate cancer and other cancers: The Selenium and Vitamin E Cancer Prevention Trial（SELECT）. JAMA 2009；301（1）：39-51。

这些不一致结果可能的原因是什么？下面几点值得注意：

人群　NPC 和 SELECT 两项研究的人群硒基线水平不同，NPC 是在已知的低硒地区进行的。进一步的随访和分析发现，NPC 中前列腺癌风险降低的人群仅局限于循环血硒水平低于两个三分位数的人群（<123.2ng/ml）（Duffield-Lillico et al, 2003），而 SELECT 中的男性人群循环血硒基线水平约为 136μg/L。进一步的随访，SELECT 研究报告称在硒基线水平较高的人群中补充硒会增加高级别前列腺癌的发病风险，而硒低基线水平人群不增加这种风险（Kristal et al, 2014）。每项研究使用的硒制剂也不同。

干预　β 胡萝卜素的剂量在 ATBC 和 SELECT 中也不同。

结果　重要的是，每项研究中确定的前列腺癌的诊断和类型可能不同，因为前列腺癌不是 NPC 或 ATBC 试验的主要结果。虽然参与者必须没有癌症恶性史才能进入这些试验，但他们并没有积极进行前列腺癌筛查作为资格评估的一部分。相比之下，为了有资格入选，参与者必须经过筛选，并且必须是 PSA 和 DRE 检查阴性。前列腺癌是一种异质性疾病，已知具有惰性和侵袭性表型。NPC 和 ATBC 试验开始于 PSA 筛查普及之前，在 ATBC，约 44% 的发病病例为 Ⅲ 或 Ⅳ 期。在试验开始时，选择筛查出患有前列腺癌的患者，试验期间发生的大多数发病病例为早期、PSA 检测、分级 ≤3+4。因此，有可能 ATBC 和 NPC 实际上是在测试每种补充剂对症状前癌症进展的影响，而 SELECT 实际上是在测试一级预防的效果。

结论

综上所述,临床试验是几种用于临床和流行病学研究中的一种。随机对照试验是一种特定类型的临床试验,它通常被认为是做出因果推论的金标准。然而,随机对照试验有一些局限性,在研究设计或解释结果时应加以注意。

致谢

JMC 感谢 Graham Colditz,他是第一个提醒笔者当心本章中说明和讨论的 RCT 试验需要注意的地方的人。

（王尚任　翻译　刘晓强　审校）

参考文献

ABCT (The Alpha-Tocopherol Beta-Carotene Cancer Prevention Study Group): The effect of vitamin E and beta carotene on the incidence of lung cancer and other cancers in male smokers. New Engl J Med 1994;330:1029–1035.

Andriole GL, Crawford ED, Grubb RL 3rd, Buys SS, Chia D, Church TR, et al: Mortality results from a randomized prostate-cancer screening trial. New Engl J Med 2009;360(13):1310–1319.

Clark LC, Combs GF Jr, Turnbull BW, Slate EH, Chalker DK, Chow J, et al: Effects of selenium supplementation for cancer prevention in patients with carcinoma of the skin. A randomized controlled trial. Nutritional Prevention of Cancer Study Group. JAMA 1996; 276(24):1957–1963.

Duffield-Lillico AJ, Dalkin BL, Reid ME, Turnbull BW, Slate EH, Jacobs ET, et al: Selenium supplementation, baseline plasma selenium status and incidence of prostate cancer: An analysis of the complete treatment period of the Nutritional Prevention of Cancer Trial. BJU Int 2003;91(7):608–612.

Gaziano JM, Sesso HD, Christen WG, Bubes V, Smith JP, MacFadyen J, et al: Multivitamins in the prevention of cancer in men: The Physicians' Health Study II randomized controlled trial. JAMA 2012;308(18):1871–1880.

Guasch-Ferre M, Bullo M, Martinez-Gonzalez MA, Ros E, Corella D, Estruch R, et al: Frequency of nut consumption and mortality risk in the PREDIMED nutrition intervention trial. BMC Med 2013;11:164.

Heinonen OP, Albanes D, Virtamo J, Taylor PR, Huttunen JK, Hartman AM, et al: Prostate cancer and supplementation with alpha-tocopherol and beta-carotene: Incidence and mortality in a controlled trial. J Natl Cancer Inst 1998;90(6):440–446.

Kristal AR, Darke AK, Morris JS, Tangen CM, Goodman PJ, Thompson IM, et al: Baseline selenium status and effects of selenium and vitamin E supplementation on prostate cancer risk. J Natl Cancer Inst 2014;106(3):djt456.

Lippman SM, Klein EA, Goodman PJ, Lucia MS, Thompson IM, Ford LG, et al: Effect of selenium and vitamin E on risk of prostate cancer and other cancers: The Selenium and Vitamin E Cancer Prevention Trial (SELECT). JAMA 2009;301(1):39–51.

Pinsky PF, Prorok PC, Yu K, Kramer BS, Black A, Gohagan JK, et al: Extended mortality results for prostate cancer screening in the PLCO trial with median follow-up of 15 years. Cancer 2017;123(4):592–599.

Schlosser RW, Koul R, Costello J: Asking well-built questions for evidence-based practice in augmentative and alternative communication. J Commun Disord 2007;40(3):225–238.

Schroder FH, Hugosson J, Roobol MJ, Tammela TL, Ciatto S, Nelen V, et al: Screening and prostate-cancer mortality in a randomized European study. New Engl J Med 2009;360(13):1320–1328.

Wang L, Sesso HD, Glynn RJ, Christen WG, Bubes V, Manson JE, et al: Vitamin E and C supplementation and risk of cancer in men: Posttrial follow-up in the Physicians' Health Study II randomized trial. Am J Clin Nutr 2014;100(3):915–923.

Wilt T, Jones K, Barry M, Andriole G, Culkin D, Wheeler T, et al: Radical prostatectomy versus observation for early prostate cancer: Follow-up results of the prostate Cancer Intervention versus Observation Trial (PIVOT). J Urol 2017;197(4 Suppl):e915.

索　引

L

M

N

P

Q

R

S